神経内科疾患の画像診断

第2版

柳下　章 東京都立神経病院神経放射線科●——著

秀潤社

毎日読影をし，文献を読む．そのような日々を支え，励ましてくれる妻に感謝し，この本を捧げる．

第2版に際して

　アメリカでの医学書の書評は，日本に比べて素直で，遠慮がなく，参考になることが多い．書評本来の姿を見る思いがする．Neurologyに関する英語の専門書（第4版）を持っていたが，その第5版についての書評が雑誌に載っていた．多数の疾患に関する参考文献について，その本の出版年までの間に，本とPubMedでの掲載論文の違いについて調べていた．どの疾患に関しても多くの新しい報告がその本には載っていなかった．その結果，この本は新しい事実に対する記載が乏しいとし，評価が厳しく，私も新しい版の購入を止めた．この批評は自分で本を書くときに非常に役に立った．

　一方，著者の立場からすると，原稿を最後に提出した時から，本の出版までの間に出た新しい論文は私に大きな葛藤を引き起こす．これをどうしても入れたいとする思い，しかし，編集が遅れ，出版が延び延びになるので，難しい．そのような思いでいた今回，参考文献の下欄の空きに入るようならば，大きな変更がなく，載せることができるのに気がついた．そこで第2回の校正後に新しい論文の内容を入れて頂いた．私の葛藤は少しは減ったが，本の体裁からすると，問題があるかもしれません．それを受け入れ，何回も書き直しをして頂いた，宇喜多具家様，はじめ，編集者の皆様に感謝します．

　日々の読影にて，レポートを書き終える前に，いかに専門書および論文を読んで，準備をしてから，レポートを書くかが，実力向上のポイントの一つと思っています．真のエキスパートとみなされている放射線科医がしていることです．他人（他の専門家，あるいは病理医）から答えを教わってから，勉強するのではなく，その前に，自分の力で調べ，本や雑誌を読んでおきたいものです．また，同じことですが，雑誌や専門書を毎日読み，新しい知識を取り入れる．自分の目で文献を読む目学問が重要と思っています．そのような時に，この本が役に立つならばうれしいです．

　電子カルテから情報を引き出し，画像と合わせて診断するのが放射線科医の役目です．画像を見て，依頼状には記載がない情報を引き出すことが必要です．画像から主治医が考えていないことを診断するのも放射線科医の役目です．神経症状から脳幹被蓋が疑わしいことがわかれば，そこにある淡い微妙な所見も有意とすることができる．一方，画像は何を示すのか，症状に関係ない部位にキーの所見が隠れていないのか，画像と電子カルテを行き来しながら診断を着ける，とあるエキスパートが述べたとあるが，まさにその通りである．

　神経病院にて画像診断をなさって頂いた全ての放射線科医に感謝します．それがこの本の基礎となっています．また，第3木曜日の当院でのカンファレンスに出席なさった放射線科医にもお礼を述べます．本に載せた大多数の症例は，このカンファレンスに出題した症例である．教えて頂いた所見も多数あり，他の放射線科医がどのように読影をするのかは，本を書く際に非常に参考になりました．

　日常診療を大切に考え，一つでも正しい診断をすることが，何より重要と考えている医師が増えているように思う．そのことを良い方向と私は考えており，そのような医師の手助けにこの本がなれば，大変うれしく思います．

　体力と気力を持ち続け，いつの日にか第3版を出すのが今の夢です．

2019年，紅梅の咲く如月に

柳下　章

初版序文

　卒業して10年目，神経放射線科医を目指すことは決めていたが，どの病院にて仕事をするかなど，進路に悩んでいた．そのときに，都立神経病院の存在を知った．300床の神経系専門病院であること，放射線科医が不在であること，また，難病医療を始めとする神経内科が主体の病院であることもわかった．その頃，MRIが日本で使用され始めた．これからは神経内科疾患の画像診断をするのも面白いのではないかと，いま考えると，無謀ではあったが，神経病院に飛び込むような形で入った．

　いざ，神経病院にて画像診断を始めると，自分が神経解剖，神経病理，神経内科疾患に関してはほとんど何も知っていないことに気がついた．当時，神経病院では2週間に一度ずつ，剖検例のbrain cuttingが行われていた．隣の東京都神経科学総合研究所にも神経病理医がおり，おそらく日本では最も神経病理医の多い環境であった．そのbrain cuttingに毎回参加し，多くの神経病理医に教えて頂きながら，少しずつ勉強した．このことが非常に役に立った．画像診断の基礎は神経解剖と神経病理，そして対象となる疾患に関する知識であることを改めて認識し，病理所見に基づいた画像診断をすることが自分が進むべき道と考えた．

　約15年前より第3木曜日の夜に神経病院にてフィルムを利用して神経放射線カンファレンスを行ってきた．本書に載せたほとんど全ての症例はその会にて出題され，多くの参加者と討論を交わした症例であり，また，私が出題のために準備をした症例である．他の放射線科医に自分が気がついていない所見を指摘されることもあった．また，最初の読影の際には気がつかず，数年後に再び画像を見ると，新たな所見に気がつくこともよくある．その間に自分の知識が増したり，同じような症例を経験した結果である．同じ症例を何度も繰り返し見ることは有用なことが多い．その様なことの積み重ねが本書である．

　神経病院にて多くの症例に恵まれた．当院始め，依頼をして頂いた多くの主治医に感謝します．また，一緒に画像診断をして頂いた放射線科医に感謝する．読影室であれこれと議論をし，共に考え，悩んだ日々は実り多い毎日であった．共に仕事をした若い放射線科医から多くの神経放射線科医が誕生し，これからの日本の神経放射線を担っていこうとしている現状は私の喜びです．

　今回も多くの症例を多数の先生方からお借りしました．深く感謝いたします．ありがとうございます．

　一つの疾患に数多くの症例を載せ，できるだけ詳細に画像所見について記載する今回の企画を認め，自分が思うままに執筆ができたことに対して，原田顕子さん初め，学研メディカル秀潤社の皆様に感謝いたします．ありがとうございます．

　東日本大地震にて困難な状況にある人に，自分ができることで，手助けをしたいと思っている．

2011年6月

柳下　章

本書に記載されている内容は，出版時の最新情報に基づくとともに，臨床例をもとに正確かつ普遍化すべく，著者，編者，監修者，編集委員ならびに出版社それぞれが最善の努力をしております．しかし，本書の記載内容によりトラブルや損害，不測の事故等が生じた場合，著者，編者，監修者，編集委員ならびに出版社は，その責を負いかねます．
また，本書に記載されている医薬品や機器等の使用にあたっては，常に最新の各々の添付文書や取り扱い説明書を参照のうえ，適応や使用方法等をご確認ください．

株式会社 学研メディカル秀潤社

CONTENTS

第2版に際して ……………………………………………………………………… 3
初版序文 …………………………………………………………………………… 4

第1章　診断の基礎

1 大脳皮質と深部灰白質 …………………………………………………………… 20
  1 運動皮質 ………………………………………………………………………… 20
    A 横断像からの同定 ………………………………………………………… 20
    B 矢状断像外側面からの同定 ……………………………………………… 21
    C 矢状断像内側面からの同定 ……………………………………………… 21
    D 横断像（弁蓋部レベル）での中心前回，Broca 野の同定 …………… 21
  2 感覚皮質 ………………………………………………………………………… 22
  3 側頭葉 …………………………………………………………………………… 23
  4 海馬（側頭葉内側部）の解剖 ………………………………………………… 23
  5 頭頂葉 …………………………………………………………………………… 25
  6 後頭葉 …………………………………………………………………………… 26
  7 下前頭回（Broca の運動性言語中枢）の解剖 …………………………… 27
  8 Heschl 回（聴覚中枢） ………………………………………………………… 28
  9 深部灰白質 ……………………………………………………………………… 28

2 大脳白質 …………………………………………………………………………… 31
  1 内包後脚内の皮質脊髄路 ……………………………………………………… 31
  2 視放線 …………………………………………………………………………… 31
  3 橋と小脳の白質 ………………………………………………………………… 32
  4 延髄の解剖 ……………………………………………………………………… 34
  5 中心被蓋路（central tegmental tract） ……………………………………… 34
  6 ギラン・モラレ三角とオリーブ（下オリーブ核）の仮性肥大 ……………… 34
  7 上小脳脚交差 …………………………………………………………………… 37
  8 内側縦束（medial longitudinal fasciculus：MLF） ……………………… 37

3 脳神経の解剖 ……………………………………………………………………… 39
  1 第1脳神経（嗅神経） ………………………………………………………… 39
  2 第2脳神経（視神経） ………………………………………………………… 40
  3 第3脳神経（動眼神経） ……………………………………………………… 41
  4 第4脳神経（滑車神経） ……………………………………………………… 42
  5 第5脳神経（三叉神経） ……………………………………………………… 43
  6 第6脳神経（外転神経） ……………………………………………………… 45
  7 第7脳神経（顔面神経） ……………………………………………………… 45
  8 第8脳神経（内耳神経） ……………………………………………………… 46
  9 第9脳神経（舌咽神経）・第10脳神経（迷走神経）・第11脳神経（副神経） …… 46
  10 第12脳神経（舌下神経） …………………………………………………… 48

4 脳画像の注意すべき読影部位とピットフォール ……………………………… 50
  1 見落としやすい部位 …………………………………………………………… 50
  2 頭部画像：エキスパートの読影法 …………………………………………… 51

第2章　神経変性疾患

1 脊髄小脳変性症（spinocerebellar degeneration：SCD） …………………… 54
  1 非遺伝性脊髄小脳変性症 ……………………………………………………… 54
    A 多系統萎縮症（multiple system atrophy：MSA） ……………………… 54
    B 皮質性小脳萎縮症（cortical cerebellar atrophy：CCA） ……………… 69

- **C** 症候性皮質性小脳萎縮症 …… 70
- **2** 常染色体優性遺伝性小脳失調症（autosomal dominant cerebellar ataxia：ADCA）…… 70
  - **A** Machado-Joseph 病（MJD/SCA3）…… 70
  - **B** spinocerebellar ataxia 1（SCA1）…… 78
  - **C** spinocerebellar ataxia 2（SCA2）…… 78
  - **D** spinocerebellar ataxia 6（SCA6）…… 80
  - **E** 歯状核赤核淡蒼球ルイ体萎縮症（dentatorubral-pallidoluysian atrophy：DRPLA）…… 81
  - **F** spinocerebellar ataxia 7（SCA7）…… 87
  - **G** spinocerebellar ataxia 8（SCA8）…… 89
  - **H** spinocerebellar ataxia 31（SCA31）…… 90
  - **I** spinocerebellar ataxia 17（SCA17）…… 91
  - **J** spinocerebellar ataxia 20（SCA20）…… 92
- **3** 常染色体劣性遺伝性脊髄小脳変性症 …… 92
  - **A** 眼球運動失行と低アルブミン血症を伴う早発型脊髄小脳失調症（アプラタキシン欠損症）
    （early-onset ataxia with ocular motor apraxia and hypoalbuminemia：EAOH）…… 92
  - **B** 毛細血管拡張性運動失調症（ataxia telangiectasia：AT）…… 94
  - **C** autosomal recessive spastic ataxia of Charlevoix-Saguenay（ARSACS）…… 98
  - **D** Marinesco-Sjögren 症候群（MSS）…… 99
  - **E** PMM2-先天性グリコシル化異常症
    （PMM2-congenital disorder of glycosylation：PMM2-CDG）…… 101
- **4** ミトコンドリア脳症（mitochondrial encephalopathy）…… 102
- **5** 小児の遺伝性小脳失調 …… 104
- **6** 家族性（遺伝性）痙性対麻痺（familial/hereditary spastic paraplegia：FSP/HSP）…… 106
- **7** 脊髄小脳変性症と間違えやすい疾患 …… 106
  - **A** 脳表ヘモジデリン沈着症（superficial siderosis）…… 106
  - **B** 脳腱黄色腫症（cerebrotendinous xanthomatosis）…… 106
  - **C** 脆弱 X 関連振戦／運動失調症候群（fragile X tremor/ataxia 症候群）…… 107
- **8** 脊髄小脳変性症に関連した疾患 …… 107
  - **A** 酒石酸プロチレリン（ヒルトニン®）による下垂体卒中（pituitary apoplexy）…… 107
  - **B** 傍腫瘍性小脳変性症（paraneoplastic cerebellar degeneration：PCD）…… 109
  - **C** 片頭痛発作を伴う常染色体優性遺伝性小脳皮質萎縮症 …… 109

2 大脳変性疾患 …… 114
- **1** アルツハイマー病（Alzheimer disease：AD）…… 114
- **2** ダウン症候群（Down syndrome）…… 116
- **3** 前頭側頭葉変性症（frontotemporal lobar degeneration：FTLD）…… 116
- **4** 認知症を伴う筋萎縮性側索硬化症（ALS-dementia：ALS-D）…… 125
- **5** 皮質基底核症候群（corticobasal syndrome：CBS）…… 128
- **6** レビー小体型認知症（dementia with Lewy body：DLB）…… 133
- **7** 石灰化を伴うびまん性神経原線維変化病
  （diffuse neurofibrillary tangles with calcification：DNTC）…… 135
- **8** 神経核内封入体病（neuronal intranuclear inclusion disease：NIID）…… 135
- **9** 嗜銀顆粒性認知症（argyrophilic grain disease：AGD, dementia with grains）…… 141
- **10** 後部皮質萎縮症（posterior cortical atrophy：PCA）…… 142

3 錐体外路系の変性疾患 …… 146
- **1** パーキンソン病（Parkinson disease：PD）…… 146
- **2** 進行性核上性麻痺（progressive supranuclear palsy：PSP）…… 147
- **3** Huntington 病（Huntington's disease：HD）…… 154
- **4** 神経有棘赤血球症（neuro-acanthocytosis：NAC）…… 157
  - **A** 有棘赤血球舞踏病［chorea acanthocytosis（別名：Levine-Critchley 症候群）］…… 158
  - **B** McLeod 症候群 …… 158

5 両側線条体病変を伴う小児期発症の家族性舞踏病（PDE10A 変異） ……………… 158
6 運動障害を示し，画像が特徴的な他の疾患 ……………………………………… 160
 A 脆弱 X 関連振戦 / 運動失調症候群 fragile X tremor/ataxia 症候群（FXTAS） … 161
 B methcathinone（ephedrone）中毒 ……………………………………………… 161
 C 硬膜動静脈瘻 …………………………………………………………………… 161
 D その他 …………………………………………………………………………… 162

4 運動ニューロン疾患（motor neuron disease） ……………………………… 165
1 筋萎縮性側索硬化症（amyotrophic lateral sclerosis：ALS） ……………………… 165

5 脳内鉄蓄積を伴う神経変性症（neurodegeneration with brain iron accumulation：NBIA） ………… 171
1 パントテン酸キナーゼ関連神経変性症
（pantothenate kinase-associated neurodegeneration：PKAN） …………………… 171
2 phospholipase A2-associated neurodegeneration（PLAN） ……………………… 173
3 mitochondrial protein-associated neurodegeneration（MPAN） ………………… 175
4 β-propeller protein-associated neurodegeneration（BPAN） …………………… 175
5 神経フェリチン症（neuroferritinopathy：NFP） ………………………………… 175
6 無セルロプラスミン血症（aceruloplasminemia） ……………………………… 179
7 その他の NBIA …………………………………………………………………… 182

6 その他 ……………………………………………………………………………… 184
1 神経軸索 spheroid を伴う遺伝性びまん性白質脳症
（hereditary diffuse leukoencephalopathy with axonal spheroids：HDLS） ……… 184
2 TUBB4A 関連髄鞘形成不全症（TUBB4A related hypomyelination） …………… 188
3 X 染色体連鎖痙性対麻痺 2 型（spastic paraplegia type 2：SPG2） ……………… 191

第 3 章　感染症

1 ウイルス感染症 ……………………………………………………………………… 196
1 ウイルス性髄膜炎（viral meningitis） …………………………………………… 196
2 mild encephalitis/encephalopathy with a reversible splenial lesion（MERS） … 196
3 ウイルス性脳炎（viral encephalitis） …………………………………………… 199
 A 単純ヘルペス脳炎（herpes simplex encephalitis：HSE） ……………………… 199
 B ヒトヘルペスウイルス 6（HHV-6）脳炎（human herpesvirus 6 encephalitis） … 208
 C 非ヘルペス性非腫瘍性辺縁系脳炎
（non-herpetic non-paraneoplastic limbic encephalitis） ……………………… 209
 D 日本脳炎（Japanese encephalitis：JE） ………………………………………… 210
 E インフルエンザ脳症（infulenza encephalopathy） …………………………… 212
 F Epstein-Barr ウイルスによる神経感染症 ……………………………………… 212
4 レトロウイルス感染症 …………………………………………………………… 215
 A HIV 感染症（human immunodeficiency virus：HIV） ………………………… 215
 B ヒト T リンパ球向性ウイルス脊髄症
（human T-cell lymphotrophic virus associated myelopathy：HAM） ………… 219
5 遅発性ウイルス感染症（slow virus infection） ………………………………… 221
 A 亜急性硬化性全脳炎（subacute sclerosing panencephalitis：SSPE） ………… 222
 B 進行性多巣性白質脳症（progressive multifocal leukoencephalopathy：PML） … 223
 C 免疫再構築症候群（immune reconstruction inflammatory syndrome：IRIS） … 237
6 その他のウイルス感染症 ………………………………………………………… 238
 A 水痘・帯状疱疹ウイルス（varicella-zoster virus：VZV） …………………… 238
 B 水痘・帯状疱疹ウイルス脳血管症
（varicella-zoster virus cerebral vasculopathies：VZVV） …………………… 241
 C サイトメガロウイルス（cytomegalovirus：CMV）感染症 …………………… 242
 D 脊髄前角炎（anterior poliomyelitis） ………………………………………… 243

- **7** 急性小脳炎（acute cerebellitis：AC）……246
- **2** 細菌感染症 ……258
  - **1** 細菌性髄膜炎（bacterial meningitis）……258
  - **2** 結核性髄膜炎（tuberculous meningitis：TBM）……260
  - **3** 結核腫（tuberculoma）……262
  - **4** 脳膿瘍（brain abscess）……265
  - **5** 脳室炎（pyogenic ventriculitis）……269
  - **6** 細菌性動脈瘤（bacterial aneurysm：BAs）……270
  - **7** 感染性心内膜炎，感染性塞栓症による頭蓋内病変（intracranial lesions due to endocarditis and septic emboli）……272
  - **8** 硬膜下（硬膜外）蓄膿（膿瘍）（subdural/epidural empyema）……277
  - **9** リステリア症（Listeria monocytogenesis infections）……278
  - **10** 猫ひっかき病（cat scratch disease）……280
  - **11** コレラ（cholera）……281
  - **12** 髄膜炎の原因としての側頭葉脳瘤 ……281
  - **13** Lemierre 症候群（Lemierre's syndrome）……282
  - **14** 溶血性尿毒素症候群（hemolytic uremic syndrome：HUS）……283
  - **15** ノカルジア症（nocardiosis）……285
  - **16** 頭蓋底骨髄炎（skull base osteomyelitis：SBO）……285
- **3** スピロヘータ感染症（spirochetal infection）……295
  - **1** 神経梅毒（neurosyphilis）……295
    - **A** 進行麻痺（general paresis of the insane）……295
    - **B** 脊髄癆（tabes dorsalis）……297
    - **C** 視神経炎（optic neuritis）……297
    - **D** 中枢神経ゴム腫（central nervous system gumma）……297
  - **2** Lyme 病（Lyme disease）／Lyme borreliosis ……299
- **4** 真菌感染症（fungal infection）……302
  - **1** クリプトコッカス髄膜炎（cryptococcal meningitis：CCM）……303
  - **2** 中枢神経系アスペルギルス症｛Central nervous system（CNS）aspergillosis｝……305
  - **3** ヒストプラズマ症（histoplasmosis）……316
  - **4** ムコール真菌症（mucormycosis）……317
- **5** 原虫感染症（protozoal infection）……322
  - **1** トキソプラズマ症（toxoplasmosis）……322
  - **2** 脳赤痢アメーバ症（cerebral entamebiasis）……325
  - **3** 原発性アメーバ性髄膜脳炎（primary amebic meningoencephalitis）……325
  - **4** 肉芽腫性アメーバ性髄膜脳炎（granulomatous amebic encephalitis：GAE）……326
  - **5** マラリア脳症（cerebral malaria）……326
- **6** 寄生虫感染症（parasitic infection）……328
  - **1** 神経有鉤嚢虫症（neurocysticercosis：NC）……328
  - **2** 脳マンソン孤虫症（cerebral sparganosis mansoni）……331
  - **3** 寄生虫性脊髄炎（parasitic myelitis）……333
    - **A** イヌ回虫およびブタ回虫による脊髄炎 ……333
    - **B** マンソン住血吸虫脊髄炎（schistosomal myelitis）……334
  - **4** 脳肺吸虫症（cerebral paragonimiasis）……335
- **7** プリオン病（prion disease）……338
- **8** その他の感染症 ……350
  - **1** マイコプラズマ肺炎（Mycoplasma pneumoniae pneumonia）……350

第4章　炎症性疾患

1. 神経サルコイドーシス（neurosarcoidosis） 354
2. 肥厚性硬膜炎（hypertrophic pachymeningitis） 372
3. 神経 Behçet 病（neuro-Behçet disease：NBD） 379
4. 石灰化頸長筋腱炎と咽頭後隙液貯留 386
    1. 石灰化頸長筋腱炎
       （calcified tendinitis of the long coli, acute calcific prevertebral tendinitis） 386
    2. 咽頭後隙液貯留（collections in the retropharyngeal spaces） 387
5. IgG4 関連疾患（IgG4 related diseases：IgG4-RD） 391
6. 神経 Sweet 病（neuro-Sweet disease：NSD） 398
7. SAPHO 症候群（synovitis-acne-pustulosis-hyperostosis-osteitis syndrome）
   （掌蹠膿疱性骨関節炎） 401
8. 内頸動脈痛（carotidynia） 403
9. Erdheim-Chester 病（ECD） 405
10. リンパ球性下垂体炎（lymphocytic hypophysitis：LYH） 410
11. CLIPPERS（Chronic lymphocytic inflammation with pontine perivascular enhancement responsive to steroids） 412
12. 再発性多発軟骨炎（relapsing polychondritis：RP） 417
13. 側頭動脈炎（temporal arteritis）（巨細胞性動脈炎 giant-cell arteritis：GCA） 420
14. Vogt-小柳-原田病（Vogt-Koyanagi-Harada disease） 424
15. 自己免疫性脳炎（autoimmune encephalitis：AE） 426
    1. 部位による分類 427
        A. 自己免疫性辺縁系脳炎（autoimmune limbic encephalitis：ALE） 427
        B. 線条体脳炎（stiatal encephalitis） 430
        C. 脳幹脳炎（brainstem encephalitis） 433
        D. Bickerstaff 脳幹脳炎（Bickerstaff brainstem encephalitis：BBE） 433
        E. 傍腫瘍性小脳変性症（paraneoplastic cerebellar degeneration：PCD） 435
        F. 白質脳症 435
        G. 大脳皮質病変を示す AE 435
        H. 脊髄前角病変 435
    2. 抗体による分類 435
        A. LGI1 435
        B. 抗 NMDAR 脳炎（NMDARE） 437
        C. 抗 Ma2 関連脳炎 441

第5章　脱髄性疾患

1. 自己免疫（炎症）性脱髄疾患
   （autoimmune/inflammatory demyelinating disease） 448
    1. 多発性硬化症（multiple sclerosis：MS） 448
        A. tumefactive multiple sclerosis（TMS：腫瘤様多発性硬化症） 465
        B. 同心円硬化症（Baló 病）（concentric sclerosis） 468
        C. 小児の多発性硬化症 469
    2. 視神経脊髄炎（neuromyelitis optica：NMO） 470
    3. 急性散在性脳脊髄炎（acute disseminated ence-phalomyelitis：ADEM） 491
    4. 抗 myelin-oligodendrocyte glycoprotein（MOG）抗体関連疾患（MOGRD） 498
    5. 急性出血性白質脳炎（acute hemorrhagic leukoencephalitis：AHLE） 515
    6. 視神経炎（optic neuritis） 517

2 栄養性・代謝性脱髄 ··· 525
    1 浸透圧性脱髄症候群（osmotic demyelination syndrome：ODS）················· 525
    2 Marchiafava-Bignami 病（Marchiafava-Bignami disease：MBD）··············· 532

第 6 章　代謝性疾患

1 脂質代謝異常症 ·· 536
    1 副腎白質ジストロフィ（adrenoleukodystrophy：ALD）····························· 536
    2 スフィンゴリピドーシス（sphingolipidosis）·· 542
        A Krabbe 病（成人型）（adult-onset Krabbe disease）··························· 543
        B 異染性白質ジストロフィ（metachromatic leukodystrophy：MLD）········· 545
        C GM1 ガングリオシドーシス（成人型）（GM1 Gangliosidosis, adult type）··· 547
        D Fabry 病（Fabry disease）（Anderson-Fabry disease）························ 548
    3 脳腱黄色腫症（cerebrotendinous xanthomatosis：CTX）··························· 549
2 銅代謝異常症 ··· 556
    1 Wilson 病（Wilson disease：WD）·· 556
3 L-2- ヒドロキシグルタル酸尿症（L-2-hydroxyglutaric aciduria）·························· 561
4 ポルフィリン症（porphyria）·· 563
5 Alexander 病（Alexander disease）（fibrinoid leukodystrophy）························· 565
6 那須・Hakola 病（Nasu-Hakola disease）·· 569
7 ミトコンドリア脳筋症（mitochondrial encephalomyopathy）···························· 571
    1 Kearns-Sayre 症候群（Kearns-Sayre syndrome：KSS）／
慢性進行性外眼筋麻痺（chronic progressive external ophthalmoplegia：CPEO）······ 571
    2 赤色ぼろ線維・ミオクローヌスてんかん症候群
（myoclonus epilepsy associated with ragged-red fibers：MERRF）············· 574
    3 ミトコンドリア脳筋症・乳酸アシドーシス・脳卒中様発作症候群（mitochondrial encephalomyopathy, lactic acidosis and stroke-like episodes：MELAS）······················ 575
    4 Leigh 症候群（Leigh syndrome, subacute necrotizing encephalopathy）······ 582
    5 Leber 遺伝性視神経症（Leber 病，Leber's hereditary optic neuropathy：LHON）··· 592
    6 POLG（polymerase γ）遺伝子変異··· 593
8 vanishing white matter disease（VWMD）·· 597
9 megalencephalic leukoencephalopathy with subcortical cysts（MLC）············ 601
**10 メチレンテトラヒドロ葉酸還元酵素欠損症
{methylenetetrahydrofolate reductase（MTHFR）deficiency}**······················· 604
**11 LMNB1 関連常染色体優性白質ジストロフィ
（LMNB1-related autosomal-dominant leukodystrophy）**···························· 606
12 成人ポリグルコサン小体病（Adult polyglucosan body disease：APBD）··········· 608
13 フェニールケトン尿症（成人）··· 610
**14 Leukoencephalopathy with brainstem and spinal cord involvement and
lactate elevation（LBSL）**··· 611
15 成人発症グルタル酸尿症 1 型（adult-onset glutaric aciduria type 1：GA1）········ 613

第 7 章　中毒性神経疾患

1 有機物質中毒·· 616
    1 一酸化炭素中毒（carbon monoxide poisoning：CO 中毒）························· 616
    2 トルエン中毒（toluen poisoning）··· 620
    3 エチレングリコール中毒（ethylene glycol intoxication）····························· 621
    4 スギヒラタケ脳症··· 621

2 重金属中毒 ... 624
1 有機水銀中毒（organic mercury poisoning）（水俣病，Minamata disease）... 624
2 マンガン中毒（manganism）... 624
3 鉛中毒（lead poisoning）... 625

3 アルコール中毒 ... 627
1 メチルアルコール（メタノール）中毒（methanol intoxication）... 627

4 薬物中毒 ... 629
1 メトロニダゾール（フラジール）脳症（metronidazole induced encephalopathy：MIE）... 629
2 シクロスポリン（cyclosporin）... 630
3 覚醒剤中毒（psychostimulant intoxication），コカイン中毒（cocaine addiction poisoning）... 630
4 ヘロイン中毒（heroin intoxication）... 632
5 MDMA（ecstasy）（3,4-methylenedioxymethamphetamine）... 632
6 メトトレキサート脳症（methotrexate leukoencephalopathy）... 633
7 カルモフール白質脳症，5-FU 白質脳症（carmofur-induced leukoence phalopathy）（5-FU-induced acute leukoencephalopathy）... 636
8 モノクローナル抗体治療薬による脱髄（monoclonal antibody therapyassociated demyelination）... 637
9 バルプロ酸脳症（valproic acid induced enephalopathy）... 639
10 ビンクリスチン（vincristine）... 640
11 メサドン（methadone）... 640
12 ビガバトリン（vigabatrin）... 640
13 メトフォルミン ... 641
14 イソニアジド小脳炎（isoniazid cerebellitis）... 641
15 テオフィリン（theophylline）中毒 ... 641
16 カペシタビン白質脳症（capecitabine induced leukoencephalopaty）... 642

5 放射線障害（radiation injury）... 645
1 放射線脳障害 ... 645
2 放射線脊髄症（radiation myelopathy）... 651
3 放射線障害による脊髄神経根での海綿状血管奇形形成 ... 653

第8章　内科疾患に伴う神経系障害

1 ビタミン欠乏症 ... 656
1 Wernicke 脳症（Wernicke encephalopathy：WE）... 656
2 亜急性連合性脊髄変性症（subacute combined degeneration of the spinal cord：SCD）... 663
3 ビタミン B_{12} 欠乏性白質脳症（leukoencephalopathy associated with cobalamin deficiency）... 668
4 ビタミンE欠乏性運動失調症（ataxia with vitamin E deficiency）... 671

2 内分泌・腎疾患 ... 675
1 高血糖 ... 675
　A 高血糖性舞踏病（高血糖によるバリスム・ヒョレア）（hyperglycemic chorea, hemiballism-hemichorea）... 675
　B 非ケトン性高血糖（nonketotic hyperglycemia：NKH）による痙攣 ... 677
2 低血糖による脳障害（hypoglycemic brain damage：HBD）... 679
3 橋本脳症（Hashimoto encephalopathy：HE）... 683
4 腎疾患（renal disease）... 686

5 甲状腺機能亢進症に伴う類もやもや病
　　　　（akin moyamoya disease associated with hyperthyroidism：AMDH） ……………… 687
3 肝および心臓・大動脈疾患 …………………………………………………………………… 691
　　1 肝性脳症（肝脳変性） ……………………………………………………………………… 691
　　2 成人型シトルリン血症（adult-onset type Ⅱ citrullinaemia：CTLN2） ……………… 694
　　3 オルニチントランスカルバミラーゼ欠損症
　　　　（ornithine transcarbamylase deficiency：OTCD） ………………………………… 696
　　4 高アンモニア血症 ………………………………………………………………………… 697
　　5 人工弁設置および大動脈置換術後の頭部 MRI 異常 ………………………………… 700
　　6 心房細動アブレーション後の神経系の異常 …………………………………………… 701
4 膠原病 ……………………………………………………………………………………………… 703
　　1 全身性エリテマトーデス（systemic lupus erythema-tosus：SLE） ………………… 703
　　2 Sjögren 症候群（Sjögren syndrome：SS） …………………………………………… 707
　　3 関節リウマチ（rheumatoid arthritis） ………………………………………………… 712
　　　　A リウマチ性髄膜炎（rheumatoid meningitis） …………………………………… 712
　　　　B 環椎軸椎亜脱臼（atlantoaxial dislocation） ……………………………………… 714
　　4 多発血管炎性肉芽腫症（granulomatosis with polyangiitis：GPA） ……………… 714
5 血液疾患 …………………………………………………………………………………………… 721
　　1 先天性プロテイン C およびプロテイン S 欠損症
　　　　（protein C deficiency, protein S deficiency） ………………………………………… 721
　　2 白血病（leukemia） ……………………………………………………………………… 721
　　　　A 白血病自体に関する病変 ………………………………………………………… 721
　　　　B 白血病の治療に関した病変 ……………………………………………………… 723
　　　　C 白血病とその治療の両方に関係した病態 ……………………………………… 724
　　　　D 関連原因が不明な例 ……………………………………………………………… 725
　　3 血球貪食症候群（hemophagocytic syndrome：HPS） ……………………………… 725
　　4 貧血に伴う骨髄過形成と髄外造血 …………………………………………………… 726
　　　　A 骨髄過形成（hyperplastic vertebral marrow） ………………………………… 726
　　　　B 髄外造血（extra medullary hematopoiesis：EMH） …………………………… 727
　　5 造血幹細胞移植（hematopoietic stem cell transplantation：HSCT）の
　　　　中枢神経系合併症 ………………………………………………………………………… 727
　　6 多血症（polycythemia） ………………………………………………………………… 730

第 9 章　他臓器の悪性腫瘍に伴う神経系障害

1 傍腫瘍性神経症候群（paraneoplastic neurological syndrome：PNS） ………………… 734
　　1 傍腫瘍性小脳変性症（paraneoplastic cerebellar degeneration：PCD） …………… 734
　　2 傍腫瘍性ニューロパチー（paraneoplastic neuropathy：PNN） …………………… 736
　　3 傍腫瘍性舞踏病（paraneoplastic chorea：PNC） …………………………………… 737
　　4 傍腫瘍性孤立性脊髄症（paraneoplastic isolated myelopathy：PIM） …………… 738
　　5 傍腫瘍性脳脊髄炎（paraneoplastic encephalomyelitis） …………………………… 738
2 Trousseau 症候群 ………………………………………………………………………………… 742

第 10 章　脳浮腫と髄液循環異常

1 PRES
　　（posterior reversible encephalopathy syndrome：後方可逆性脳症症候群） ………… 746
2 高地脳浮腫（high altitude cerebral edema：HACE） ……………………………………… 756
3 統合失調症に認められる水中毒 ……………………………………………………………… 759
4 偽性脳腫瘍症候群（pseudotumor cerebri syndrome：PTCS） …………………………… 760

5 特発性正常圧水頭症（idiopathic normal pressure hydrocephalus：iNPH） 764

第11章　発作性疾患

1 痙攣後の脳MRI異常 768
2 熱中症（heat stroke） 776
3 一過性全健忘（transient global amnesia） 777

第12章　脳神経障害

1 眼球運動障害 782
   1 Tolosa-Hunt症候群（Tolosa-Hunt syndrome：THS） 782
   2 甲状腺眼症（thyroid ophthalmopathy） 784
   3 海綿静脈洞における硬膜動静脈瘻（dural arteriovenous fistula：dAVF） 786
   4 外転神経麻痺 791
   5 外眼筋障害を含む多発性脳神経障害 792
   6 眼筋麻痺性片頭痛 792
2 三叉神経障害 795
   1 三叉神経痛（trigeminal neuralgia：tic douloureux） 795
   2 三叉神経に関係した病変 796
      A 脳実質内 796
      B 脳実質外 797
   3 numb chin（numbness of the chin）syndrome（頤しびれ症候群） 797
   4 三叉神経低形成（trigeminal hypoplasia） 799
   5 錐体骨尖端部脳瘤（petrous apex cephalocele：PAC） 799
3 片側顔面攣縮（hemifacial spasm） 802
4 舌下神経麻痺 803
   1 舌下神経麻痺を呈する内頸動脈解離 803
   2 舌下神経麻痺を呈する頭蓋頸椎移行部の骨変性疾患 804
5 造影効果のある脳神経 805

第13章　筋疾患

1 大腿の筋解剖 810
2 多発性筋炎/皮膚筋炎（polymyositis：PM/dermatomyositis：DM） 812
3 封入体筋炎（inclusion body myositis） 813
4 筋緊張性ジストロフィ（myotonic dystrophy, dystrophia myotonica：DM） 814

第14章　脳血管障害

1 原発性中枢神経系血管炎
（Primary angiitis of the central nervous system：PACNS） 818
   1 成人型 818
   2 小児型 821
2 CADASIL（cerebral autosomal dominant arteriopathy with subcortical infarcts and leukoencephalopathy） 826
3 CARASIL（cerebral autosomal recessive arteriopathy with subcortical infarcts and leukoencephalopathy） 831
4 抗リン脂質抗体症候群（antiphospholipid antibody syndrome：APS） 834
5 炎症性腸疾患に伴う脳血管障害 836

6 脳アミロイド血管症（cerebral amyloid angiopathy：CAA） ... 838
- 1 脳アミロイド血管症 ... 838
- 2 炎症性脳アミロイド血管症（inflammatory CAA：ICAA） ... 843
- 3 脳アミロイドーマ（cerebral amyloidoma） ... 846
- 4 遺伝性 ATTR 型脳アミロイド血管症／家族性 ATTR 型眼軟膜アミロイドーシス ... 847

7 脳静脈・静脈洞血栓症 ... 850
- 1 脳静脈・静脈洞血栓症（cerebral venous and sinus thrombosis：CVST） ... 850
- 2 孤発性皮質静脈血栓症（isolated cortical vein thromobosis：ICoVT） ... 863
- 3 脳深部静脈／静脈洞血栓症（deep cerebral venous thrombosis and sinus thrombosis：DCVST） ... 864

8 可逆性脳血管攣縮症候群（reversible cerebral vasoconstriction syndrome：RCVS） ... 867

9 特発性好酸球増多症候群（idiopathic hypereosinophilic syndrome：IHS） ... 876

10 くも膜下出血（subarachnoid hemorrhage） ... 879
- 1 円蓋部くも膜下出血（convexity subarachnoid hemorrhage：CSH） ... 879
- 2 亜急性期のくも膜下出血（subacute subarachnoid hemorrhage） ... 881
- 3 pseudo-subarachnoid hemorrhage（pseudo-SAH） ... 882

11 内頸動脈閉塞症（internal carotid artery occlusion） ... 886
- 1 limb shaking（四肢震え） ... 886
- 2 血行力学的虚血（hemodynamic ischemia） ... 887
- 3 脳室内出血（intraventricular hemorrhage）とくも膜下出血（subarachnoid hemorrhage） ... 888

12 拡散強調像は万能ではない ... 889

13 片頭痛と脳血管障害 ... 891
- 1 片頭痛性脳梗塞（migrainous infarction：MGI） ... 891
- 2 片麻痺性片頭痛（hemiplegic migraine：HM） ... 891

14 妊娠と産褥期の血管障害 ... 895
- 1 妊婦および産後女性の急性神経障害 ... 895
- 2 子癇（eclampsia） ... 895
- 3 HELLP 症候群（HELLP syndrome） ... 897
- 4 分娩後血管症（postpartum angiopathy） ... 897
- 5 Sheehan 症候群 ... 897

15 海綿状血管奇形・海綿状血管腫 [cavernous malformation（hemangioma）：CM] ... 901
- 1 脳海綿状血管奇形（cerebral cavernous malformation） ... 901
- 2 脊髄海綿状血管奇形・血管腫 [spinal cord cavernous malformation（angioma）：SCCM] ... 903
- 3 硬膜海綿状血管腫（dural cavernous hemangioma：DCA） ... 904

16 Susac 症候群（Susac syndrome） ... 911

17 頭蓋内動脈解離（intracranial artery dissection：IAD） ... 914

18 脳脂肪塞栓症（cerebral fat embolism） ... 917

19 高安動脈炎（Takayasu arteritis：TA） ... 919

20 leukoencephalopathy with calcifications and cysts（LCC） ... 921

21 脳静脈性血管奇形（Cerebral developmental venous anomalies） ... 927

22 COL4A1 変異関連疾患（COL4A1 mutation-related disorders） ... 933

第15章　てんかん

1. てんかんの定義・分類・見方 ... 938
    1. てんかんの定義および分類 ... 938
    2. MRI撮像法 ... 938
    3. てんかん患者の脳MRIの全般的な見方 ... 940
2. 側頭葉てんかん ... 942
3. 異所性灰白質と多小脳回 ... 951
    1. 異所性灰白質 (heterotopic gray matter) ... 951
    2. 多小脳回 (polymicrogyria) ... 953
4. 孤発性皮質結節 ... 955
5. 孔脳症と瘢痕回 ... 957
    1. 孔脳症 (porencephalic cyst, porencephaly) ... 957
    2. 瘢痕回 (ulegyria) ... 957
6. 側頭脳瘤 (temporal encephalocele) ... 959
7. Rasmussen脳炎 (Rasmussen's encephalitis：RE) ... 961
8. 神経節膠腫 (ganglioglioma) ... 966
9. Parry-Romberg症候群 (進行性顔面片側萎縮症 progressive facial hemiatrophy：PFH) ... 979
10. Sylvius裂脂肪腫 (sylvian fissure lipoma) ... 982
11. focal cortical dysplasia (FCD) 限局性皮質異形成 ... 985
12. 髄膜血管腫症 (meningioangiomatosis：MA) ... 992
13. 視床下部過誤腫 (hypothalamic hamartoma：HH) ... 995
14. 扁桃体病変 ... 998
15. てんかん手術術後の変化 ... 1002
16. 類皮腫 (dermoid) ... 1003

第16章　神経内科疾患と間違えやすい腫瘍性疾患

1. 血管内大細胞型B細胞リンパ腫 (intravascular large B-cell lymphoma：IVLBCL) ... 1006
2. リンパ腫様肉芽腫症 (lymphomatoid granulomatosis：LYG) ... 1014
3. 悪性リンパ腫 (malignant lymphoma) ... 1017
    1. 脳原発性悪性リンパ腫 ... 1017
    2. 二次性中枢神経系悪性リンパ腫 (secondary CNS lymphoma) ... 1025
    3. 原発性硬膜悪性リンパ腫 (primary dural lymphoma) ... 1027
    4. 神経リンパ腫症 (neurolymphomatosis：NL) ... 1028
    5. lymphomatosis cerebri (LC) ... 1031
    6. 頭蓋骨悪性リンパ腫 (primary cranial vault lymphoma：PCVL) ... 1033
4. 大脳膠腫症 (gliomatosis cerebri) ... 1039
5. 髄膜播種 (meningeal dissemination) ... 1043
6. 胚腫 (ジャーミノーマ：germinoma) ... 1046
7. 多発性骨髄腫 (multiple myeloma：MM) ... 1049

第17章　脊髄疾患

1. 平山病 (Hirayama disease) ... 1056
2. 脊髄梗塞 (spinal cord infarction) ... 1058

3 脊髄硬膜外血腫（spinal epidural hematoma） ……………………………………………1068
4 脊髄硬膜動静脈瘻（spinal dural arteriovenous fistula：SDAVF） ……………………1071
5 頸椎症性髄内浮腫 ………………………………………………………………………1083
6 spinal arachnoid web ……………………………………………………………………1092
7 癒着性くも膜炎（adhesive arachnoiditis：AA） ………………………………………1095

第18章　duropathies

1 特発性脳脊髄液漏出症（idiopathic cerebrospinal fluid leak）
　（特発性低髄液圧症候群）（spontaneous intracranial hypotension：SIH） ………1102
2 脳表ヘモジデリン沈着症（superficial siderosis：SS）………………………………1127
3 特発性脊髄ヘルニア（idiopathic spinal cord herniation：ISCH）……………………1137
4 多髄節性筋萎縮症 ………………………………………………………………………1141

索引 ………………………………………………………………………………………………1145

key point

第2章　神経変性疾患
1. 橋横走線維の変性を示す高信号をT2強調像にて橋底部に認める疾患 ……………………57
2. 中小脳脚に高信号をT2強調像にて認める疾患 ……………………………………………62
3. 付随所見を伴うSCA …………………………………………………………………………72
4. 常染色体優性遺伝を示し，小脳失調を示す疾患 …………………………………………72
5. オリーブ（下オリーブ核）にT2強調像にて高信号を認める疾患 ………………………81
6. 痙攣を伴う遅発性脊髄小脳変性症の鑑別診断 ……………………………………………85
7. 失調を伴う若年者における進行性の精神運動発達退行 …………………………………89
8. 小脳歯状核に異常信号を示す疾患 …………………………………………………………96
9. 小脳に萎縮と皮質の高信号をFLAIR像にて認める病態（shrunken bright cerebellum） …101
10. 認知症と側頭極にT2強調像にて高信号を示す疾患 ……………………………………123
11. 舞踏病と精神運動退行を示す若年者 ………………………………………………………155
12. 尾状核に萎縮を来す脳変性疾患 ……………………………………………………………155
13. 舞踏病様不随意運動を示し，尾状核に異常を来す疾患 …………………………………156
14. T2強調像にて両側の皮質脊髄路（CST）/中心前回に高信号を示す成人の疾患 ………169
15. 運動皮質にT2強調像にて低信号を示す疾患 ……………………………………………170
16. 脊髄前角にT2強調像にて高信号を認める病態 …………………………………………170

第3章　感染症
1. 拡散制限を伴う脳梁の細胞毒性病変 ………………………………………………………198
2. 両側基底核病変を来す感染症あるいは感染後脳症 ………………………………………214
3. 成人における白質脳症の原因 ………………………………………………………………226
4. 若年成人および成人にて，U線維が主として侵され，中心部白質は比較的保たれる疾患 ……230
5. 成人における側脳室脳室上衣の造影効果 …………………………………………………236
6. 脊髄前角にT2強調像にて高信号を認める病態 …………………………………………246
7. FLAIR像によるくも膜下腔に高信号を示す疾患（sulcal hyperintensity on FLAIR） …259
8. 細菌性動脈瘤の画像所見 ……………………………………………………………………272
9. black dotの画像所見 …………………………………………………………………………276
10. 急性脳症とリンパ節腫大を来す疾患 ………………………………………………………280
11. 眼窩先端部症候群を呈する疾患 ……………………………………………………………314

	12.	第四脳室病変の鑑別診断	331
第 4 章	**炎症性疾患**		
	1.	咽頭後浮腫および液貯留の原因	387
第 5 章	**脱髄性疾患**		
	1.	矢状断像あるいは冠状断像にて脊髄にリング状の造影効果を示す疾患	484
	2.	脊髄炎＋両側視神経炎	489
第 6 章	**代謝性疾患**		
	1.	外傷を契機に発症することがある脱髄性病変	536
	2.	両側中心前回白質に左右対称性の高信号を T2 強調像あるいは拡散強調像にて示す疾患	546
	3.	大脳皮質直下の白質異常を示す若年者および成人の疾患	561
	4.	おたまじゃくし（tadpole）型萎縮	567
	5.	FLAIR 像にて脳幹軟膜に高信号を来す疾患	567
第 7 章	**中毒性神経疾患**		
	1.	両側淡蒼球を侵す毒物	617
	2.	Leukotoxin	617
	3.	delayed leukoencephalopathy を起こす疾患	617
第 8 章	**内科疾患に伴う神経系障害**		
	1.	両側視床内側部に対称性の病変を来す疾患	662
	2.	乳頭体に異常を来す疾患	662
	3.	脊髄後索を侵す疾患	668
	4.	成人発症の代謝性/遺伝性疾患における脊髄病変	673
	5.	T1 強調像にて基底核に高信号を示す疾患	678
	6.	T2 強調像にて皮質下の低信号（subcortical low intensity）	679
	7.	大脳皮質層状壊死を起こす疾患	682
	8.	lentiform fork sign を示す疾患	687
第 10 章	**脳浮腫と髄液循環異常**		
	1.	脳幹を侵す（可逆性の）浮腫（鑑別診断）	750
第 12 章	**脳神経障害**		
	1.	動眼神経（脳槽内）に造影効果を認める疾患	783
	2.	外眼筋腫大を来す疾患	784
	3.	傍鞍部の石灰化を示す病変	791
第 14 章	**脳血管障害**		
	1.	血管造影における局所的な動脈狭窄を示す疾患	820
	2.	抗リン脂質抗体の測定が必要な虚血性脳血管障害	834
	3.	軽微なくも膜下出血の CT 所見	880
	4.	高吸収域を示す脳脊髄液	882
	5.	脳梁病変の鑑別診断	912
第 17 章	**脊髄疾患**		
	1.	Scalpel sign を示す疾患	1092

第1章 診断の基礎

本章では神経内科疾患の読影に必要な基礎的な解剖（大脳皮質，大脳白質，脳神経の解剖）とそのMRIでの描出について記載した．さらに，読影の際のピットフォール，見落としやすい点も含めた．

1 ● 大脳皮質と深部灰白質

1 運動皮質（図1～3）

MRIでの運動皮質および中心溝の同定は臨床では重要であり，横断像および矢状断像の両方から同定できる．

A 横断像からの同定（図1）

横断像の上方断面にて，中心前溝，中心溝，中心後溝がほぼ並行して走る．中心前溝には前方より上前頭溝が合流し，中心後溝には後方より頭頂間溝が合流する．中心溝は合流せず，中心前溝の後方にある．以上が最も変異が少なく中心溝の同定法としては明瞭である．運動皮質は中心溝の前部に位置する[1]～[3]．

運動皮質は60歳以上ではしばしばT2強調像にて低信号を示す．加齢による鉄沈着によると考えられる[4]．それのみにて，筋萎縮性側索硬化症の病変としてはならない．

中心溝は最内側部において，帯状溝縁部が口ひげ状に認められ，そのすぐ前に入り込むように位置する．中心溝は正中から3cmのところにて後方に凸のカーブを形成する．この部分は手の運動野にあたり，precentral knob sign と言われる．

脳回の幅は中心前回が中心後回より広く，皮質の幅も運動野が感覚野より広い．解剖した脳では上記のことは正しいが，MRIでは皮質幅の測定は実際には難しい[1]．

上前頭溝にて上前頭回と中前頭回とに分かれ

図1 横断像における運動皮質および中心溝の同定
A　T2強調横断像の上方断面　　B　筋萎縮性側索硬化症（Holzer染色）

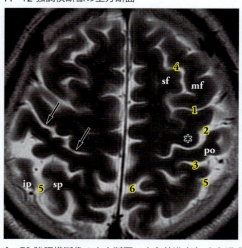 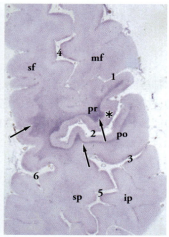

A：T2強調横断像の上方断面：中心前溝（1），中心溝（2），中心後溝（3）がほぼ並行して走る．中心前溝には前方より上前頭溝（4）が合流し，中心後溝には後方より頭頂間溝（5）が合流する．中心溝は合流せず，中心前溝の後方にある．運動皮質は中心溝の前部に位置する（→）．
中心溝は最内側部において，帯状溝縁部（6）が口ひげ状に認められ，そのすぐ前に入り込むように位置する．
中心溝は正中から3cmのところにて後方に凸のカーブを形成する．この部分は手の運動野にあたり，precentral knob sign（＊）と言われる．
上前頭溝にて上前頭回（sf）と中前頭回（mf）とに分かれる．上・中前頭回の後部が運動前野（premotor cortex）にあたる．
頭頂間溝（5）によりその内側（上方）の上頭頂葉小葉（sp）と外側（下方）の下頭頂葉小葉（ip）とに分かれる．
B：筋萎縮性側索硬化症（Holzer染色）：Aと対照することができる．中心前回（pr），中心後回（po）および運動前野［上前頭回（sf）および中前頭回（mf）の後部］の白質中心に線維性グリオーシスを認める（→）．1：中心前溝，2：中心溝，3：中心後溝，4：上前頭溝，5：頭頂間溝，6：帯状溝縁部，ip：下頭頂葉小葉，sp：上頭頂葉小葉，＊：運動皮質．

る．上・中前頭回の後部が運動前野（premotor cortex）にあたる．

B 矢状断像外側面からの同定（図2）

上方の横断面では中心溝の同定は容易であるが，下方では困難になる．そのような場合には矢状断像（脳外側端から約1.5cm）から同定する．

Sylvius 裂の前部において上行する Sylvius 裂前上行枝，前方に走る水平前枝を同定する．前上行枝の後部にあるのが下前頭回弁蓋部であり，その後部に上方から降りてくるのが中心前溝である．その後方の脳回が中心前回である．さらに，後方に中心溝，その後方に中心後回がある．下前頭回の上部に水平に走るのが下前頭溝である．下前頭溝と交差するあるいはその後方に上方から降りてくる脳溝が中心前溝にあたる[1)〜3)]．

時に破格が存在する．Sylvius 裂から前上行枝の後方に diagonal sulcus（対角溝）を認めることがある（図2-B）[5)]．前上行枝とは異なり，浅い脳溝であり，弁蓋の奥深くまでは入っていない．下前頭溝を越えることはないので，中心前溝とは区別ができる．下前頭溝の上部に横走する中間前頭溝（intermediate frontal sulcus）を認めることがある（図2-B）[5)]．

C 矢状断像内側面からの同定（図3）

正中より左あるいは右側の内側面における T1 強調矢状断像にて，帯状溝およびその最後部にあたる帯状溝縁部を同定する．その帯状溝縁部が頭頂に達する部位の直前にある脳溝が中心溝である．横断像（図1）で示した帯状溝縁部と中心溝の関係に一致する[1)〜3)]．

D 横断像（弁蓋部レベル）での中心前回，Broca 野の同定（図4）

Sylvius 裂前上行枝は中心前溝の前方かつ深部で島槽または島の前境界溝に達するのに対し，中心前溝はそれらに達しない．島槽まで達する前上行枝を同定することによって，その後方の中心前溝を同定し，中心前回を同定できる[6)]．また，下前頭回弁蓋部を前方の三角部や眼窩部と区別できる．弁蓋部と三角部を合わせて，優位半球では Broca 野となる．

図2 矢状断像外側面からの運動皮質および中心溝の同定

A　T1 強調矢状断像　　　　B　T1 強調矢状断像

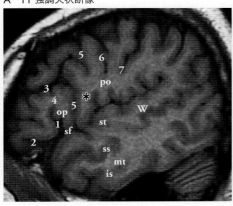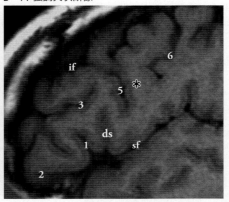

A：T1 強調矢状断像：Sylvius 裂（sf）の前部から上部に伸びる Sylvius 裂前上行枝（1）および水平前枝（2）を同定する．前上行枝の上方に横走する脳溝が下前頭溝（3）である．下前頭溝の下部の脳回が下前頭回（4）になる．前上行枝の後部にあるのが下前頭回弁蓋部（op）であり，その後部に上から降りてくるのが中心前溝（5）である．中心前溝はしばしば下前頭溝と交差する．その後方の脳回が中心溝（6）である．中心前溝と中心溝の間が中心前回（＊）となる．中心溝の後方に平行に中心後溝（7）が走る．中心溝の後部が中心後回（po）である．
Sylvius 裂の下方には上側頭回（st），上側頭溝（ss），中側頭回（mt），下側頭溝（is）がほぼ並行に走る．優位半球の上側頭回後部が Wernicke 領野（W）である．
B：T1 強調矢状断像：Sylvius 裂（sf）から前方に走る水平前枝（2）を認め，その後方に上方に伸びる前上行枝（1）がある．この症例ではその後部に対角溝（ds）を認める．しかし，両者はともに下前頭溝（3）の下部にあり，中心前溝（5）の同定はできる．その後に中心前回（＊），中心溝（6）を認める．if：中間前頭溝．

2 感覚皮質（図1，2）

　中心溝の後ろにほぼ並行に走るのが中心後溝であり，その間に中心後回（postcentral gyrus；感覚皮質）がある（図1）．矢状断像の外側面でも同様である（図2）．

　中心後回の後方では中心後溝に合流する頭頂間溝により，その内側（上方）の上頭頂葉小葉と外側（下方）の下頭頂葉小葉とに分かれる（図1）．

図3│矢状断像内側面からの中心溝の同定

T1強調矢状断像（正中より左へ11mm）

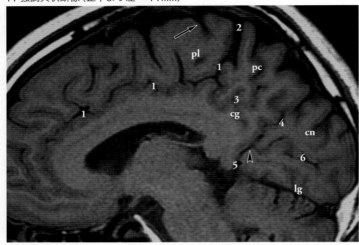

T1強調矢状断像（正中より左へ11mm）：脳梁上部に帯状溝（1）を認める．その最後部にあたる帯状溝縁部（2）により前頭葉から延びる中心傍小葉（pl）と楔前部（pc）が分けられる．その帯状溝縁部が頭頂に届くその直前にある脳溝が中心溝（→）である．図1で示した帯状溝縁部と中心溝の関係に一致する．

帯状溝（1）の後方に連続するように頭頂下溝（3）があり，帯状回（cg）と楔前部（pc）を分ける．

内側面にて頭頂葉と後頭葉との境界が頭頂後頭溝 parieto-occipital sulcus（4）であり，上後方に延びる．頭頂後頭溝と鳥距溝の合流点（▶）より，前方は前鳥距溝（5），それより後方のそれは後鳥距溝（6）となる．

頭頂後頭溝（4）の後ろに後頭葉の楔部（cn）がある．後頭葉は後鳥距溝（6）により，楔部とその下部の舌状回（lg）に分かれる．

表●中心溝の同定のポイント

1. 中心溝は独立するが，中心前溝は上前頭溝，中心後溝は頭頂間溝と合流する（図1）．
2. 中心溝は横断像および矢状断像内側面において，帯状溝縁部の直前に位置する（図1，3）．
3. 矢状断像外側面において，Sylvius裂前上行枝の直後に中心前溝が位置し，その後ろに中心溝がある（図2）．

図4│横断像（弁蓋部レベル）での中心前回とBroca野の同定

T2強調像

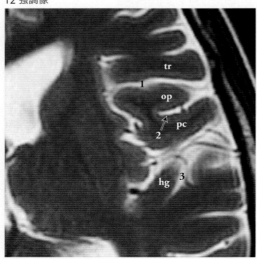

T2強調像：Sylvius裂前上行枝（1）は中心前溝（2）の前方かつ深部で島槽または島の前境界溝に達するのに対し，中心前溝（2）はそれらに達しない．島槽まで達する前上行枝（1）を同定することによって，その後方の中心前溝（2）を同定し，中心前回（pc）を同定できる．前上行枝（1）と中心前溝（2）の間に下前頭回弁蓋部（op），前上行枝の前部に三角部（tr）を認める．

島の後上端を通る横断面ではSylvius裂後端部に横側頭回（Heschl回：hg）が認められる．横側頭回の外側に横側頭溝（3）がある．

3 側頭葉（図5）

側頭葉，海馬の病変を見るためには冠状断像が有用である．海馬長軸に垂直な冠状断像が海馬を見やすい．位置決めの矢状断像にて海馬を撮れる機種ではそれに直行するように撮像する．撮れない時には斜台に平行にトルコ鞍より始めるとよい．

側頭葉は5つの脳回に分かれる．上外方から上側頭回，中側頭回，下側頭回，紡錘状回，海馬傍回があり，そして海馬となる．脳溝ではSylvius裂，上側頭溝，下側頭溝，後頭側頭溝，側副溝（collateral sulcus）を認める．冠状断像では海馬傍回の上方には白質を認め，その上方に海馬がある．優位半球の上側頭回後部がWernicke領野である．

側頭葉の血管支配で重要なことは海馬およびそれより後方の内側部（海馬傍回，紡錘状回の一部）は後大脳動脈支配であり，側頭葉外側部は中大脳動脈の支配領域である．後大脳動脈梗塞では側頭葉内側部が侵されることが多い．

4 海馬（側頭葉内側部）の解剖（図6）

ヒトの大脳表面の大部分を占める6層構造を示す皮質が等皮質（isocortex）である．大脳の辺縁部では様相が変わり，等皮質のⅡ～Ⅳ層が消失し，Ⅴ，Ⅵ層の錐体細胞からなる層とこれらの細胞の樹状突起からなる層の2層のみとなり，異［形］皮質（allocortex）と呼ばれる．その中で，海馬体は原皮質（archicortex）であり，前頭葉眼窩面最後部から島の入口（島限），側頭極内側面は古皮質（paleocortex）である．これらの異形皮質に近い移行的な等皮質を中間皮質（mesocortex）と呼ぶこともある[7]．

冠状断において側頭葉下面では側副溝があり，側脳室内腔への側副隆起の存在によって特徴づけられる．ただし，その前端部（側脳室下角の前端）では側副隆起も消失する．側副溝の外側が紡錘状回（fusiform gyrus）であり，内側が海馬傍回（parahippocampal gyrus）である．

海馬傍回は等皮質であり，アンモン角（Ammon's horn = cornu ammonis：CA）に近づくと，層構造が乱れて表層に細胞集塊が見られるようになる．この部分を内嗅領（野）皮質（entorhinal cortex）という．この内嗅領皮質はアルツハイマー病において萎縮する[7]．

次に，Ⅴ，Ⅵ層が厚くなり，Ⅱ～Ⅳ層が消失した部分は海馬台（海馬支脚：subiculum）という[1]．その表面には有髄線維があり，浅髄板（superficial medullary lamina）という[8]．この構造はMRI（STIR法）にて認められ，海馬硬化症では時に見えなくなり，画像診断において重要な構造である[9]．海馬傍回の白質も同様な理由

図5 側頭葉

T2強調冠状断像

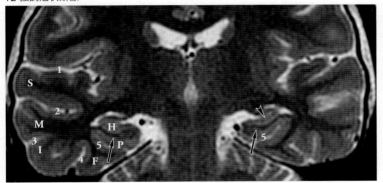

T2強調冠状断像：上方からSylvius裂（1），上側頭回（S），上側頭溝（2），中側頭回（M），下側頭溝（3），下側頭回（I），後頭側頭溝（4），紡錘状回（F），側副溝（5），海馬傍回（P）を認める．さらに，海馬（H）となる．海馬傍回の上方には白質（→）を認め，その上方に海馬がある．その白質とほぼ並行に走る白質が海馬の中に認められ，浅髄板（▶）である．

図6 海馬の解剖とMRI

A 海馬体部・側頭葉内側部（Klüver-Barrera染色）

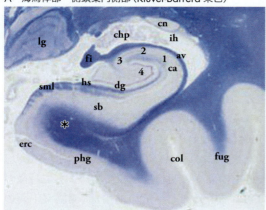

B STIR冠状断像（海馬体部拡大）

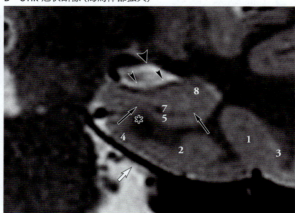

C 海馬頭部（Klüver-Barrera染色）

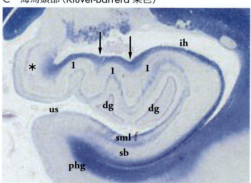

D STIR冠状断像（海馬頭部拡大，Bより前）

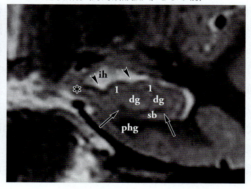

A：海馬体部・側頭葉内側部（Klüver-Barrera染色）：側頭葉底面にある側副溝（col）によって，内側にある海馬傍回（phg）と紡錘状回（fug）とに分けられる．海馬傍回の白質（＊）は側頭葉てんかんの画像診断において，重要なメルクマールになる．海馬傍回の内側部は層構造が乱れて表層に神経細胞が集まり，内嗅野皮質（erc）と呼ぶ．その続きとして海馬台（sb）があり，その表面には有髄線維である浅髄板（sml）を認める．さらに，海馬溝（hs）によって隔たれ，その上部には歯状回（dg）を認める．海馬台の奥にアンモン角（ca）があり，CA1～CA4（1～4）と続き，CA4（4）は歯状回に突っ込む形を取っている．アンモン角の表面には有髄線維である白板（av）を認める．白板の最内側には海馬采（fi）があり，脳弓などを回するPapez回路につながる．側脳室下角（ih）内には脈絡叢（chp）があり，上部には尾状核尾部（cn），内側部には外側膝状体（lg）を見る．
B：STIR冠状断像（海馬体部拡大）：側副溝（1）にて内側の海馬傍回（2）とその外側の紡錘状回（3）が分かれる．海馬傍回の内側部には内嗅野（4）がある．海馬傍回の白質（＊）はよく目立ち，MRIでも重要なメルクマールである．その上部には海馬台（5）があり，その表面には等皮質ではありえない有髄線維を認め，浅髄板（→）と呼ばれる．浅髄板の上部には海馬溝を挟んで歯状回（7）がある．この画像では海馬溝はよく見えない．海馬台から連続するように，アンモン角（8，CA）があり，海馬台側からCA1～CA4と呼ばれる．アンモン角の表面には白板（▶）を認める．⇨：小脳天幕，▶：側脳室下角．
C：海馬頭部（Klüver-Barrera染色）：海馬体頭部は体部から前方で内側に直角に屈曲した左右に長い構造で，その内側端（＊）は上方に回転して鉤の後半部を形成する．側脳室下角（ih）内腔に接して海馬指（digitation hippocampi，→）と呼ばれる凹凸を示すが，これはアンモン角のひだ形成によるもので，主にCA1（1）からなる．CA1の下方に歯状回（dg）が位置する．鉤溝（us）を挟んで浅髄板（sml），さらに海馬台（sb）があり，その下部には海馬傍回（phg）を認める．
D：STIR冠状断像（海馬頭部拡大，Bより前）：海馬傍回の白質（phg）が明瞭であり，その上部に浅髄板を認める（→）．その間に海馬台（sb）がある．海馬体頭部の内側端（＊）は上方に回転して鉤の後半部を形成する．側脳室下角（ih）内腔に接して海馬指（digitation hippocampi，▶）と呼ばれる凹凸を示すが，これはアンモン角のひだ形成によるもので，主にCA1（1）からなる．CA1の下方に歯状回（dg）が位置する．

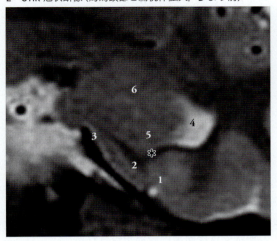

E　STIR冠状断像（海馬頭部と扁桃体拡大，Dより前）

E：STIR冠状断像（海馬頭部と扁桃体拡大，Dより前）：側副溝があり（1），その内側に海馬傍回（2）を認める．その最も内側部に迂回回（3）がある．海馬傍回の上方には白質（＊）を介して海馬頭部（5）を認める．海馬頭部と海馬傍回との間には鉤溝（uncal sulcus）があるが，この画像では見えない．海馬頭部の上方には扁桃体（6）がある．海馬頭部の外方には側脳室下角（4）がある．なお，海馬頭部と扁桃体との境界はわからない．

で，その位置を知っておくことは必要である．

海馬台に続いて，海馬溝（hippocampal sulcus）に沿って深部へ入り込んだ皮質は原皮質であり，狭い意味の固有海馬もしくはアンモン角と呼ばれる．アンモン角は海馬溝の入口から深部へ，さらに溝の底に沿って回転して，歯状回の中へ突っ込んだ形で終わるが，この間で層構造および錐体細胞の形態などが変化するため，海馬台に続く部分から最後までを1部（CA1）～4部（CA4）と分ける．なお，側脳室の上衣細胞に隣接する部分（CA1～CA3）までを脳室内海馬，そうでない部分（CA4）を脳室外海馬とも呼ぶ[7]．

アンモン角の奥に歯状回（dentate gyrus）があり，海馬溝を挟んで海馬台の上に位置する．

海馬硬化症において，最も障害されやすい部位はCA1の錐体細胞層であり，次いで，CA3，CA4，歯状回顆粒層である[10]．低酸素脳症ではCA1が最も侵されやすく，vulnerable Sommer sectorと呼ばれ，CA4がこれに次ぐ．CA3は抵抗性であり，resistant Spielmeyer sectorと呼ぶ[8]．

5　頭頂葉（図3，7）

矢状断像の大脳内側面にて，脳梁上部に帯状溝を認める（図3）．その最後部にあたる帯状溝縁部（marginal ramus of cingulate sulcus）により前頭葉から延びる中心傍小葉（paracentral lobule）と楔前部（precuneus）が分けられる．帯状溝の後方に連続するように頭頂下溝（sub-parietal sulcus）があり，帯状回と楔前部を分ける．内側面にて頭頂葉と後頭葉との境界が頭頂後頭溝（parieto-occipital sulcus）であり，上後方に延びる．

矢状断像の外側面（図7）において，中心溝，中心後溝後方には前後方向に水平方向にあるいはm字型に走行する頭頂間溝を認める．頭頂間溝の下部が下頭頂葉小葉であり，その上部には上頭頂葉小葉がある．Sylvius裂の最後方で，頭頂間溝の下部に縁上回があり，上側頭溝の最後方で頭頂間溝の下部に角回を認める．下頭頂葉小葉は縁上回と角回にて形成される．

横断面での縁上回，角回の同定は容易ではない．Sylvius裂の最後部を同定し，その後に縁上回，上側頭溝，角回の順に前後に並ぶことから同定する．

6 後頭葉（図3，8）

　大脳内側面では頭頂後頭溝の後ろに楔部（cuneus：cn）がある．鳥距溝により，楔部とその下部の舌状回に分かれる．鳥距溝周囲の皮質が有線野であり，一次視覚中枢である．鳥距溝は頭頂後頭溝合流部より前が前鳥距溝，それより後が後鳥距溝と呼ぶ．

　視覚性失認を生じる部位は鳥距溝より下方に存在し，海馬傍回後部，紡錘状回，後頭葉下外側部，下側頭回後部などが含まれる（図8）[11]．これらの同定には冠状断像が有用である．側脳室後角に向かってほぼ水平に走行する前鳥距溝を同定し，その下部に後角に向かって上外側に走行する側副溝を同定する．側副溝の内側が海馬傍回，外側が紡錘状回になる．さらに，外側の後頭側頭溝の外側に下側頭回がある．横断像（前交連のレベル）では側脳室三角部の後方に側副溝が同定できるので，その内側に海馬傍回，外側に紡錘状回を認め，最後部で内側よりにわずかに舌状回がある．

　頭頂後頭溝内を主として走行するのが後大脳動脈系の頭頂後頭動脈である．それゆえに，頭頂後頭溝より下方および内側は後大脳動脈支配であり，それより前で内側部は前大脳動脈の支配となる．また，鳥距溝内の走行するのが後大脳動脈系の鳥距溝動脈となる．後大脳動脈領域の梗塞では後頭葉内側部が侵される．

図7 頭頂葉外側面

A　矢状断外側面での縁上回と角回

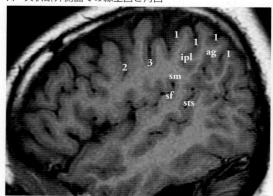

B　矢状断外側面での縁上回と角回

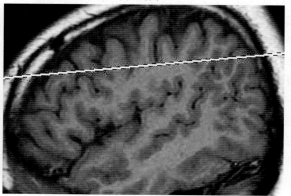

C　横断像での縁上回と角回

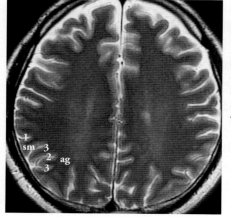

A：矢状断外側面での縁上回と角回：Sylvius 裂（sf）の最後部に縁上回（sm）があり，上側頭溝（sts）の最後部に角回（ag）を認める．その2つにより下頭頂葉小葉（ipl）が形成されている．その下頭頂葉小葉の上縁を頭頂間溝（1）が m 字型を示している．その上部が上頭頂葉小葉になる．2：中心溝，3：中心後溝．**B**（矢状断外側面での縁上回と角回），**C**（横断像での縁上回と角回）：横断像での縁上回と角回の同定は容易ではなく，実際には矢状断像から同定することが多い．**B**では鼻根部最陥凹点と橋延髄移行部を結んだ線に沿って撮像された横断像の位置を矢状断像にて示す．**C**では Sylvius 裂（1），縁上回（sm），上側頭溝（2），角回（ag），頭頂間溝（3）を認める．

7 下前頭回（Brocaの運動性言語中枢）の解剖（図9）

下前頭回は下前頭溝の下部, Sylvius 裂の上部, 中心前溝の前部にある. MRI の矢状断像にて Sylvius 裂の前上行枝により, その後方の弁蓋部, その上部から前部の三角部, さらに, 水平前枝の前部の眼窩部に分かれる. 左下前頭回の三角部と弁蓋部に運動性言語中枢（Broca's speech area）がある.

横断像からの同定は弁蓋部での中心前回, Broca 野の同定参照（p.21）.

図8 視覚性失認と関連ある部位

A　T2 強調冠状断像
（海馬に垂直で側脳室体部から三角部を通る断面）

B　T2 強調像（前交連のレベル）

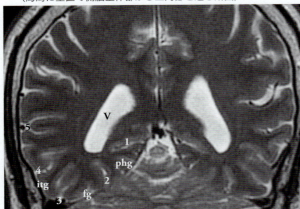
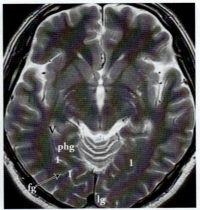

A：T2 強調冠状断像（海馬に垂直で側脳室体部から三角部を通る断面）：側脳室（V）に向かってほぼ水平に走る前鳥距溝（1）, 側脳室に向かって外上方に走行する側副溝（2）を同定し, さらに, 外側の後頭側頭溝（3）, 上方に向かって下側頭溝（4）, 上側頭溝（5）を認める. 前鳥距溝（1）と側副溝（2）の間に海馬傍回（phg）があり, 側副溝と後頭側頭溝（3）の間に紡錘状回（fg）, 後頭側頭溝（3）と下側頭溝（4）の間に下側頭回（itg）を認める.
B：T2 強調像（前交連のレベル）：側脳室三角部（V）の後方に側副溝（1）が同定できるので, その内側に海馬傍回（phg）, 外側に紡錘状回（fg）を認め, 最後部で内側よりにわずかに舌状回（lg）がある.

図9 下前頭回（Brocaの運動性言語中枢）の解剖

T1 強調矢状断像

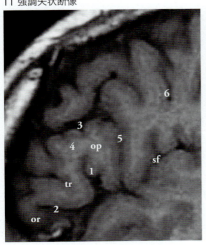

T1 強調矢状断像：Sylvius 裂（sf）, 次にそこから前上方に延びる前上行枝（1）と水平前枝（2）を同定する. 前上行枝（1）の上部に横走する脳溝が下前頭溝（3）であり, その下部にある脳回が下前頭回（4）となる. 下前頭回に交差するように上部から降りてくる脳溝が中心前溝（5）であり, その後方に下方に向かう脳溝が中心溝（6）である. 下前頭回（4）のうち, 前上行枝（1）と中心前溝（5）との間にあるのが弁蓋部（op）, 前上行枝（1）と水平前枝（2）との間にあるのが三角部（tr）, 水平前枝の下方にあるのが眼窩部（or）である. 左下前頭回の三角部と弁蓋部に運動性言語中枢（Broca's speech area）がある.

8 Heschl回（聴覚中枢）（図10）

聴覚野は側頭葉上面の後部にある横側頭回（transverse gyrus of Heschl）にあって聴放線を受ける．横側頭回は1つのことが多いが（66％），2つ以上の複数存在することもあり，その場合は前方のもの（第一横側頭回）が一次聴覚領（Brodmann第41野）である[1]．

島の後上端を通る横断面ではSylvius裂後端部に横側頭回（Heschl回）が認められる（図4）．

冠状断像では横側頭回は上側頭回の内側で，Sylvius裂の下外側に上方凸のΩ型またはハート型を呈する．矢状断像では上側頭回の後部にSylvius裂に突出した形で横側頭回を同定できる[1]．

9 深部灰白質

◆ 1. 乳頭体（mamillary body）・視床下核（subthalamic nucleus）（図11）

第三脳室の下壁と外側壁を構成する視床下部の内，最後部に位置するのが乳頭体である．脳の下面にて，突出した構造として認められるので，病理診断のbrain cuttingの際，切断する一つの目安となる．視床下核はルイ体（corpus Luysi）とも呼ばれるが，乳頭体から約5mm後

図10 Heschl回

A 横側頭回冠状断像（Klüver-Barrera染色）　B T2強調冠状断像

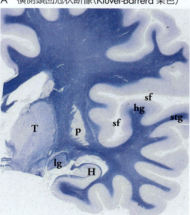
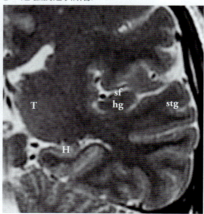

C T1強調矢状断像

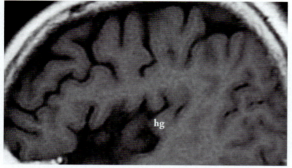

A：横側頭回冠状断像（Klüver-Barrera染色）：外側膝状体（lg）のレベルにおいて，上側頭回（stg）の内側，Sylvius裂（sf）に上面および内側面を接して小さな三角形状の脳回があり，横側頭回（hg）である．H：海馬，p：被殻，T：視床．
B：T2強調冠状断像：Aと同様に上側頭回（stg）の内側，Sylvius裂（sf）に上面および内側面を接して脳回があり，横側頭回（hg）である．H：海馬，T：視床．
C：T1強調矢状断像：上側頭回の後部にSylvius裂に接して横側頭回（hg）を認める．

方に位置し，レンズ状の形態を示し，内包の内方にある．

2. 黒質

FLAIR冠状断像では視床下核の下方に低信号として黒質が認められる（図11）．メラニン画像（T1強調像）では，黒質緻密部（黒質の後部）は高信号を示す（図12）．

図11 正常視床下核（ルイ体）の同定（2例，A〜C，D〜Eは別症例）

A　FLAIR冠状断像

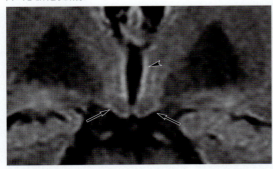

D　T2強調像

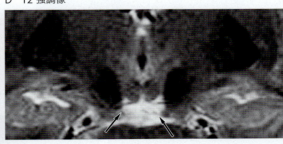

B　FLAIR冠状断像（Aより約6mm後方）

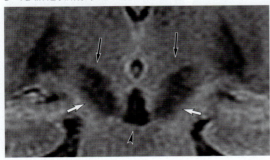

E　T2強調像

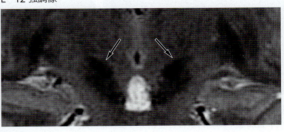

C　FLAIR冠状断像（Bより6mm後方）

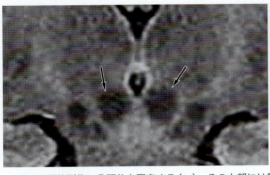

F　T2強調像

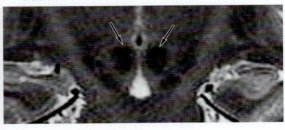

A：FLAIR冠状断像：乳頭体を同定する（→）．その上部には第三脳室を認める（▶）．
B：FLAIR冠状断像（Aより約6mm後方）：楕円形を示す視床下核を認める（→）．その下部には黒質を認める（⇨）．中央には脚間窩がある（▶）．
C：FLAIR冠状断像（Bより6mm後方）：赤核を認める（→）．
補足：加齢と共に，視床下核および黒質が共に，低信号が目立ち，視床下核と黒質との境界が不明瞭になる傾向がある．
D〜F：T2強調像：FLAIR像と同様に乳頭体（D；→）を同定し，その後方に視床下核（E；→）を同定し，その後方に赤核（F；→）を同定する．

図12 正常黒質のメラニン

メラニン画像

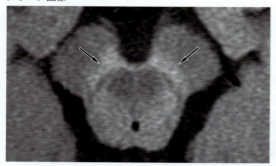

73歳，男性．正常黒質のメラニン．
TR：600msec，TE：Min Full，スライス厚2.5mm，FOV 18cm，スキャン時間5分24秒にて撮像．
メラニン画像：黒質緻密部にメラニンによる高信号を認める（→）．

図13 正常メラニン（黒質，青斑核）

A　T1強調像

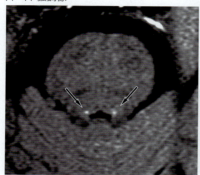

B　T1強調像

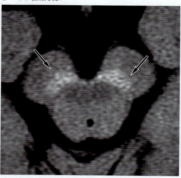

C　T1強調像

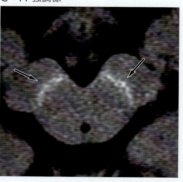

70代，女性．本態性振戦を呈した患者であるが，メラニンは正常と考えられる．
A：T1強調像：両側青斑核に正常メラニンを認める（→）．
B，C：T1強調像：黒質緻密部下部（B）と上部（C）にて，正常メラニンを認める（→）．

参考文献

1) 髙橋昭喜：大脳皮質．髙橋昭喜（編）；脳MRI 1. 正常解剖．秀潤社，p.12-30, 2001.
2) Naidich TP, Valavanis AG, Kubik S: Anatomic relationships along the low-middle convexity: Part I—normal specimens and magnetic resonance imaging. Neurosurgery 36: 517-532, 1995.
3) Naidich TP, Valavanis AG, Kubik S, et al: Anatomic relationships along the low-middle convexity: Part 2—lesion localization. Int J Neuroradiol 3: 393-409, 1997.
4) Hirai T, Korogi Y, Sakamoto Y, et al: T2 shortening in the motor cortex: effect of aging and cerebrovascular diseases. Radiology 199: 799-803, 1996.
5) Ono M, Kubik S, Abernathey CD: Atlas of Cerebral Sulci. George Thieme Verlag, Stuttgart, p.34, p.59-61, p.140-145, 1990.
6) 髙橋昭喜：脳の画像解剖．髙橋昭喜（編）；脳血管障害の画像診断．中外医学社，p.8-9, 2003.
7) 平田幸男：異形皮質．ヒトの脳：神経解剖学・組織学アトラス．文光堂，p.223, 2006.
8) 髙橋昭喜：海馬体・辺縁系．髙橋昭喜（編）；脳MRI: 1. 正常解剖．秀潤社，p.96-116, 2001.
9) 柳下章：側頭葉てんかん：1 画像．柳下章，新井信隆（編）；難治性てんかんの画像と病理．秀潤社，p.47-56, 2007.
10) 新井信隆：側頭葉てんかん：2 病理．柳下章，新井信隆（編）；難治性てんかんの画像と病理．秀潤社，p.57-59, 2007.
11) 平山和美：視覚性失認．武田克彦，波多野和夫（編者）；高次脳機能障害 その概念と画像診断．中外医学社，p.87-88, 2006.

2 ● 大脳白質

1 内包後脚内の皮質脊髄路（図1，2）

T2強調像（図1）にて内包後脚を4等分した前から3番目の位置（淡蒼球の後端にほぼ一致）に皮質脊髄路（corticospinal tract）を認める．T2強調像では周囲の白質に比べて高信号を示し，正常皮質とほぼ等信号を示す円型もしくは楕円形の構造として76%に認められた．T1強調像でも皮質と等信号を示し，90%に認められた．FLAIR像では周囲の白質に比べて高信号を示す．皮質脊髄路内の線維は内包後脚内の他の線維に比べて径が太く（大径線維が多く），線維と線維との間に隙間が多いので，T2強調像では高信号を示す．内包後脚および大脳脚では認められるが，橋内では認めない．橋では皮質脊髄路が分散されることによると考えられる．小児例では認めず，大径線維が少ないことによると考えられる．13歳以上では高頻度になる[1)2)]．

筋萎縮性側索硬化症は内包後脚内では選択的に皮質脊髄路が侵されるので，変性した皮質脊髄路の位置を知るのに有用である（図2）．T2強調像にて示される部位と同一である．

延髄に入ると，皮質脊髄路は再びまとまり，延髄錐体を形成し（図3），それ以後，ほとんどの線維は交差をする．脊髄内では皮質脊髄路は外側皮質脊髄路と前皮質脊髄路に分かれる（図2-B）．

2 視放線（図1，2，4）

視放線は外側膝状体から発して内包レンズ後部を経て側脳室下角の上方を通る．この際，側頭葉内での前方に強く突出する弧を描き，これをMyer's loop（of optic radiation）と呼ばれる．その後，後方へターンして側脳室三角部〜後角の外壁に沿って外側矢状層（external sagittal stratum）内を視覚野に向かう（図1，2）[3)]．視放線は皮質脊髄路と同様にT2強調像では皮質

図1 内包後脚から大脳脚内の皮質脊髄路

A　T2強調像　　　　　　B　T2強調像

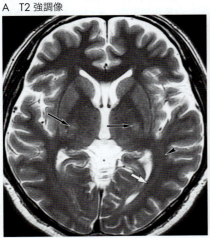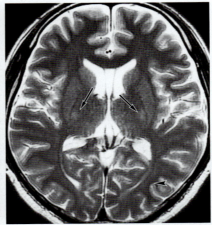

A，B：T2強調像：内包後脚内に周囲の白質に比べて高信号を示す部位があり（→），正常皮質と等信号であり，皮質脊髄路を示す．側脳室三角部から後頭葉にかけて，皮質と同様な信号強度を示す構造があり，視放線と考えられる（▶）．さらに，その内側に比較的低信号を示す構造があり，内側矢状層と壁板（⇨）と考えられる（本ページ「視放線」参照）．
（文献1より転載）

と同様の信号強度を示し，他の白質よりは相対的に高信号である[4]．外側矢状層と側脳室の間には，内側矢状層（internal sagittal stratum）と壁板（tapetum）があり，前者は後頭葉から上丘および外側膝状体に向かう皮質遠心性線維である．さらに，その内側にあるのが壁板であり，脳梁体部から膨大部の線維の一部が下行したものである．内側矢状層と壁板は他の白質と同様な信号強度を示し，相対的に低信号を示す．

冠状断像にて，視放線が側脳室三角部および後角の周囲を，ある高さを持って走行しているのがわかる（図4）．

3　橋と小脳の白質（図5，6）

橋は内側毛帯により，それより腹側の橋底部と背側の橋被蓋に分かれる（図5）．橋底部内には神経細胞の集団である橋核が神経線維の間に存在する．この神経核への入力線維は大脳皮質に由来する皮質橋路（corticopontine tract）であり，橋核からの出力線維は橋小脳路（ponto-cerebellar fibers）である．後者は橋内を横走し，橋横走線維（transverse pontine fibers）とも呼ばれる．反対側の中小脳脚を通り，小脳皮質に終止する．

橋底部に線維路が横断面として見えるのが橋

図2　筋萎縮性側索硬化症による皮質脊髄路の変性

A　髄鞘染色（Klüver-Barrera染色）横断像

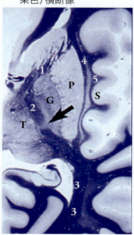

B　胸髄における皮質脊髄路（Klüver-Barrera染色）

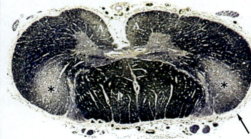

A：髄鞘染色（Klüver-Barrera染色）横断像：内包後脚内（2）の皮質脊髄路が変性し，髄鞘が脱落している（→）．MRIにて認められる内包後脚内のT2強調像での高信号に一致する．側脳室三角部の外側には視放線を含む白質（3）を認める．
1：内包前脚，4：外包，5：最外包，T：視床，G：淡蒼球，P：被殻，S：島回．
B：胸髄における皮質脊髄路（Klüver-Barrera染色）：筋萎縮性側索硬化症例の胸髄である．両側の外側皮質脊髄路（錐体側索路，＊）および前皮質脊髄路（錐体前索路，A）に変性を認め，髄鞘が脱落している．錐体側索路の後外側に髄鞘が残存する部位が後脊髄小脳路（posterior spinocerebellar tract）である（→）．P：後索．
（Bは文献5より転載）

図3　延髄錐体

T2強調像

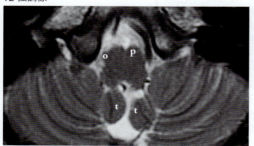

T2強調像：上部延髄にて延髄の前部に左右両側に突出した構造として延髄錐体（p）が認められる．その後方の外側に少し突出した構造がオリーブ（下オリーブ核，o）である．
t：小脳扁桃．

縦走線維であり，皮質脊髄路を含んでいる（図5）．橋内では比較的分散して存在するので，MRIでは捉えられない．

橋被蓋には第四脳室に向かって小さな突出（隆起）があり，顔面神経丘と呼ばれる（図5）．同部位には重なるようにして，外転神経核がある．その周りを顔面神経核から出た顔面神経が回り込む部位：顔面神経膝に相当する．その後，顔面神経は前方に向かう．図5-Bでは前方に向かう顔面神経が同定できる．

多系統萎縮症（multiple system atrophy：MSA）においては橋核およびそれからの出力線維である橋横走線維が変性し，髄鞘が脱落する．橋底部，中小脳脚，小脳白質の萎縮を認める[6)～8)]．

橋底部に梗塞が起こると，交差する橋横走線維に二次変性が起こり，両側の中小脳脚に高信号をT2強調像にて認める（図6）[9)]．新たな病変と間違えないことが重要である．

図4 | 冠状断像による視放線の描出

A　T2強調冠状断像　　　　　B　FLAIR 冠状断像

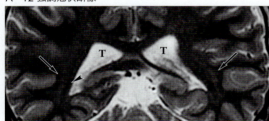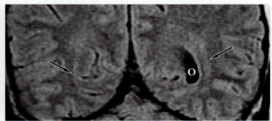

A：T2強調冠状断像：側脳室三角部（T）の外縁から少し離れて皮質と等信号を示す構造として視放線が認められる（→）．その内側には他の白質と同様な信号強度を有する領域（▶）があり，内側矢状層と壁板と考えられる．
B：FLAIR 冠状断像：側脳室後角（O）の外側にも，側脳室壁から離れて，皮質と等信号の構造があり，視放線を示す（→）．

図5 | 橋内の神経線維路

A　橋上部（Klüver-Barrera 染色）　　　B　橋中部（Klüver-Barrera 染色）

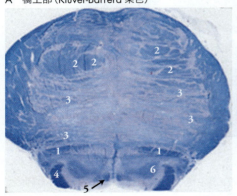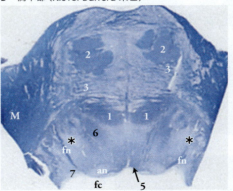

A：橋上部（Klüver-Barrera 染色）：内側毛帯（1）により，それより腹側の橋底部と背側の橋被蓋に分かれる．橋底部内に横断面として見える線維路が橋縦走線維（2）であり，皮質脊髄路を含んでいる．橋内では比較的分散して存在するので，MRIではとらえられない．橋底部を横走する線維が橋横走線維（3）であり，橋内の神経細胞の集まりである橋核から出て，反対側の中小脳脚を通り，小脳皮質に終始し，小脳路とも呼ばれる．4：上小脳脚，5：内側縦束，6：中心被蓋路．
B：橋中部（Klüver-Barrera 染色）：内側毛帯（1），橋縦走線維（2），橋横走線維（3），内側縦束（5），中心被蓋路（6）を認める．橋小脳線維の集まりである中小脳脚（M）を認める．橋被蓋には第四脳室に向かって小さな突出（隆起）があり，顔面神経丘（fc）と呼ばれる．同部位は外転神経核（an）の位置でもある．その周りを顔面神経核（＊）から出た顔面神経が回り込む部位"顔面神経膝"に相当する．その後，顔面神経は前方に向かう．このスライスでは前方に向かう顔面神経（fn）が同定できる．橋被蓋後部にて顔面神経（fn）の外側に前庭神経核群（7）（前庭神経内側核と前庭神経外側核）を認める．

4 延髄の解剖（図7）

　前部に両側性に延髄錐体を認める（図7-A）．最も多い変化は上部の皮質脊髄路を侵す病変による二次変性であり，患側は萎縮し，T2強調像にて高信号を示す．その後方にオリーブを認める．オリーブと錐体の間にある前外側溝（図7-B）であり，舌下神経から出た舌下神経が，この部位からくも膜下腔を走り，舌下神経管に向かう．オリーブの内方には内側毛帯を認める．さらに，その後方に内側縦束があり，舌下神経核が最後部に位置する．

　延髄下部で，中心管が認められ，その外後方に最後野がある（図7-C）．視神経脊髄炎，視神経脊髄炎関連疾患の好発部位である．さらに，下方に行くと，錐体交差（図7-D）となる．

5 中心被蓋路（central tegmental tract, 図5, 8）

　中心被蓋路は内側毛帯の後背側にあり，赤核などの中脳の核から同側下オリーブ核に下行する線維と，下部脳幹網様体から視床の前・後腹側核に投射する上行線維を含んでいる．さらに視床からは運動皮質に連絡がある[3]．

6 ギラン・モラレ三角とオリーブ（下オリーブ核）の仮性肥大（IOH）（図8, 9）

　ある神経細胞が変性，消失した場合，その軸索が連結する次の神経細胞にも変性，消失が起こることを（順行性）経シナプス変性（transneuronal または transsynaptic degeneration）と呼ぶ．オリーブの仮性肥大は小脳歯状核，赤核，下オリーブ核との間に起こる経シナプス変性で

図6 橋底部梗塞による橋横走線維の二次変性

A　T2強調像

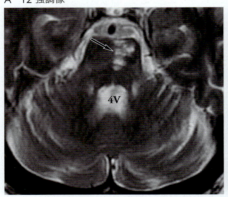

B　T2強調像

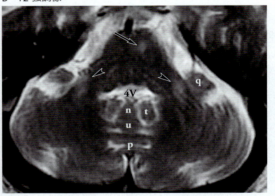

C　FLAIR冠状断像

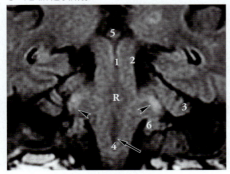

60代，女性．

A, B：T2強調像：橋底部に陳旧性の梗塞があり（→），両側の中小脳脚に二次変性による高信号を認める（▶）．
n：虫部小節，p：虫部錐体，q：後四角小葉，t：小脳扁桃，u：虫部垂，4V：第四脳室．
C：FLAIR冠状断像：両側中小脳脚に二次変性を認める（▶）．
→：最後野，R：菱形窩，1：菱形窩（第四脳室）正中裂，2：上小脳脚，3：四角小葉，4：閂（かんぬき），5：松果体，6：片葉．

ある．下オリーブ核に萎縮ではなく，仮性肥大が起きることがこの経路においては特徴的である[10)11)]．なお，オリーブは腫大するが，神経細胞の腫大がないので仮性となる．

その経路は左赤核で説明すると，左赤核→(中心被蓋路)→左下オリーブ核→(下小脳脚)→右小脳皮質・歯状核→(右上小脳脚・上小脳脚交差)→左赤核の回路を形成しており，ギラン・モラレ三角と呼ばれる[12)]．

この回路に病変があると経シナプス変性によりオリーブに仮性肥大を来し，T2強調像にて高信号をオリーブに認め，時期によるがオリーブの腫大を認める[10)11)]．その後，異常な下オリーブ核と反対側の歯状核は萎縮を来す．さらに歯状核と同側の小脳皮質の萎縮を認める[11)]．

図7 | 延髄の解剖

A 延髄上部 (Klüver-Barrera 染色)

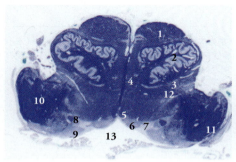

B 延髄中部 (Klüver-Barrera 染色)

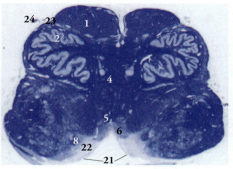

C 延髄下部 (Klüver-Barrera 染色)

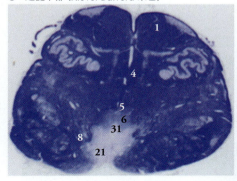

D 延髄頸髄移行部

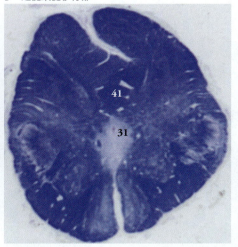

A：延髄上部（Klüver-Barrera 染色）：前部から延髄錐体（皮質脊髄路）(1)があり，その後部にオリーブ（下オリーブ核）(2)を認める．オリーブから小脳に連絡する線維（オリーブ小脳路）(3)が認められる．中央部には左右に内側毛帯(4)がある．さらに，その後方に内側縦束(5)があり，その後方に舌下神経核(6)がある．その外方には迷走神経背側核(7)があり，さらに，孤束(8)が離れた線維路として認められる．孤束の後方に前庭神経内側核(9)を認める．外方には，三叉神経脊髄路(10)があり，下小脳脚(11)を認める．オリーブ小脳路の内方には疑核(12)がある．13：第四脳室．

B：延髄中部（Klüver-Barrera 染色）：第四脳室の最後部で中心管の吻側端の背後にあり，閂を跨いでいるのが最後野(21)である．視神経脊髄炎関連疾患の好発部位である．この像が最後野の最も上部と考えられる．孤束(8)の内後方には孤束核(22)がある．延髄錐体(1)とオリーブ(2)との間に前外側溝(23)があり，舌下神経核から出た舌下神経は内側縦束(5)，内側毛帯(6)の外側を通り，その前外側溝から延髄外に出る(24)．

C：延髄下部（Klüver-Barrera 染色）：中心管(31)がある．その後方にあるのが最後野(21)である．

D：延髄頸髄移行部：錐体交差(41)を認める．（染色標本は都立神経病院検査科，小森隆司先生のご厚意による）

◆ progressive ataxia and palatal tremor(PAPT)[13]

隅蔵らはPAPTと考えられる1例を報告している．76歳，男性であり，71歳より耳の奥でカチカチ鳴る音を自覚した．75歳から進行性の歩行障害が出現した．口蓋振戦と体幹失調を認める．両側オリーブに高信号をT2強調像にて認める．腫大はない．軽い小脳萎縮がある．

PAPTは主に40歳以降に耳鳴りや構音障害，運動失調などに始まり，全例に脳MRIにて下オリーブ核の異常高信号を認めているのが特徴である．剖検例がなく，疾患概念は完全には確立していない．

PAPTの鑑別診断には以下が挙がる．
・Alexander病（成人型）：脊髄および延髄萎縮 IOH（オリーブの仮性肥大）
・SCA20：歯状核に石灰化，IOH
・SCA7：網膜変性
・MSA：橋横走線維の変性，IOH（進行した状態）

図8 ギラン・モラレ三角

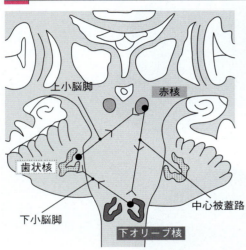

左赤核で説明すると，左赤核→（中心被蓋路）→左下オリーブ核→（下小脳脚）→右小脳皮質・歯状核→（右上小脳脚・上小脳脚交差）→左赤核の回路を形成しており，ギラン・モラレ三角と呼ばれる．
（文献12より一部改変して転載）

図9 オリーブの仮性肥大

A T2強調像　　　　　　　　　B T2強調像　　　　　　　　　C FLAIR冠状断像

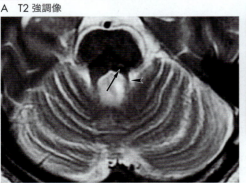 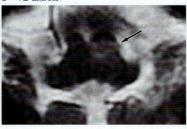 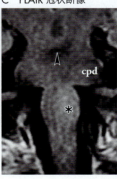

40代，男性．
A：T2強調像：上部橋被蓋左，中心被蓋路を含む領域に出血を認める（→）．左上小脳脚の萎縮がある（▶）．両側の小脳に萎縮を認める．
B：T2強調像：左延髄下オリーブ核に高信号と腫大を認める（→）．仮性肥大である．
C：FLAIR冠状断像：左オリーブに仮性肥大を認める．高信号を示し，腫大している（*）．
▶：橋被蓋の出血，cpd：中小脳脚．

- PSP：中脳被蓋の萎縮，IOH
- Behçet病：間脳から脳幹にかけての長い病変，造影効果，IOH
- 橋本脳症：抗ペルオキシゾーム抗体・抗甲状腺抗体陽性
- 抗GAD抗体陽性
- セリアック病：抗gliadin抗体
- 脳表ヘモジデリン沈着症：ヘモジデリン沈着，IOH
- ミトコンドリア病（POLG変異，SURF1変異）[14]

7 上小脳脚交差（図10）

上小脳脚は下丘のレベルにて上小脳脚交差を介して反対側の赤核および視床へと向かう．その上小脳脚交差部をT2強調像にて高信号として，赤核の直下，中脳下丘レベルにて認める．FLAIR像ではより明瞭な高信号として認められる．病変と間違えないことが重要である．

8 内側縦束（medial longitudinal fasciculus：MLF）

・解剖（図5）

脳幹および脊髄において，正中線の両側を縦走し，中脳水道，第四脳室，中心管の直前（腹側）に位置する神経線維束である[15]．

前庭機能に関する連絡にも関係するがここでは，眼球運動に絞る．

随意的共同眼球運動は中前頭回，Broadmann

図10 上小脳脚交差

A T2強調像　　B FLAIR像

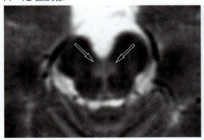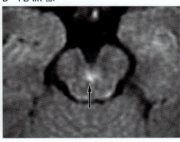

A：T2強調像：中脳下部被蓋に点状の2つの高信号を認める（→）．上小脳脚交差と考えられる．
B：FLAIR像：同部位はより明瞭な高信号を示す（→）．

図11 多発性硬化症（MS）（左MLF症候群）

A T2強調像　　B 造影後T1強調像

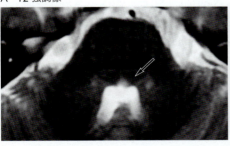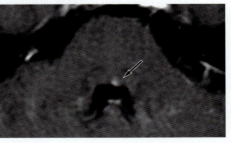

40代，女性．MSの既往があった患者が4日前より右方向視にて複視を認め，入院した．右方向視にて，左眼の内転が3/5と侵され，左MLF症候群と診断された．左顔面神経筋にわずかな筋力低下も疑われた．
A：T2強調像：橋被蓋左傍正中部に高信号を認める（→）．図5-Bに相当する部位であり，高信号にはMLFを含んでいる．また，顔面神経膝部も含まれている可能性がある．
B：造影後T1強調像：**A**の高信号の一部に造影効果があり（→），MSの再燃に合致している．
補足：MLF症候群の病変は小さいので，本症であることを正しく認知し，脳幹被蓋の正中部を注意して読影することが重要である．内転しない眼球側が患側である．

8領域で，運動皮質の前方の前頭葉視覚野から始まる．ここからの線維は内包後脚，大脳脚を通り，反対側の傍正中橋網様体（paramedian pontine reticular formation：PPRF）(別名：水平注視中枢）に終止する．PPRFニューロンは軸索を同側の外転神経核と，MLFを介して，反対側の動眼神経核に送っている．同期した放電が同側の外直筋と反対側の内直筋に届き，随意的水平注視がなされる．左前頭視覚野の活性化は右への水平注視がなされる[16]．

・水平性共同眼球運動における核間性麻痺（図11）

MLFを侵す核間性麻痺は動眼神経核への連絡を遮断し，同側眼球の内転障害を起こす．反対側眼球は眼振をしばしば示す．右MLFの障害では左眼球は左により（外転し），しばしば眼振を伴う．右眼球は正中を越えられない（内転ができない）．両側性のMLF障害は多発性硬化症に特徴的である[16]．

参考文献

1) Yagishita A, Nakano I, Oda M, Hirano A: Location of the corticospinal tract in the internal capsule at MR imaging. Radiology 191: 455-460, 1994.
2) 柳下 章：ALSの画像 MRI 内包後脚．神経内科 50: 516-524, 1999.
3) Carpenter MB, Sutin J: Human neuroanatomy, 8th ed. Williams & Wilkins, Baltimore, p.359, p.542-543, p.665-666, 1983.
4) Kitajima M, Korogi Y, Takahashi M, et al: MR signal intensity of the optic radiation. AJNR Am J Neuroradiol 17: 1379-1383, 1996.
5) 柳下 章：脊髄の肉眼解剖．1. 撮像方法および正常解剖．柳下 章（編）；エキスパートのための脊椎脊髄疾患のMRI（第2版）．三輪書店, p.12-15, 2010.
6) Savoiardo M, Strada L, Girotti F, et al: Olivopontocerebellar atrophy: MR diagnosis and relationship to multisystem atrophy. Radiology 174: 693-696, 1990.
7) 柳下 章，小田雅也：多系統萎縮症におけるMRIと剖検所見との対比：橋小脳病変を中心に．病理と臨床 12: 225-230, 1994.
8) 柳下 章：多系統萎縮症のMRI．神経内科 50: 16-23, 1999.
9) O'uchi T: Wallerian degeneration of the pontocerebellar tracts after pontine hemorrhage. International J Neuroradiol 4: 171-177, 1998.
10) Kitajima M, Korogi Y, Shimomura O, et al: Hypertrophic olivary degeneration: MR imaging and pathologic findings. Radiology 192: 539-543, 1994.
11) Kim SJ, Lee JH, Suh DC: Cerebellar MR changes in patients with olivary hypertrophic degeneration. AJNR Am J Neuroradiol 15: 1715-1719, 1994.
12) 高橋昭喜：小脳．高橋昭喜（編）；脳MRI: 1. 正常解剖．秀潤社, p.158-161, 2001.
13) 隅蔵大幸，奥野龍禎，高橋正紀・他：耳クリック音をみとめたprogressive ataxia and palatal tremor (PAPT) の一例．臨床神経 53: 224-228, 2013.
14) Arkadir D, Meiner V, Karni A, et al: Teaching NeuroImages: Hypertrophic olivary degeneration in a young man with POLG gene mutation. Neurology 84: e59, 2015.
15) Carpenter MB, Sutin J: Human neuroanatomy. 8th eds. Williams & Wilkins. Baltimore: p.298, 1983.
16) Alberstone CD, et al: Anatomic basis of neurologic diagnosis. Thieme, New York: p.243-247, 2009.

3 ● 脳神経の解剖

脳神経の正常解剖について述べる．主たる脳神経の異常については12章（p.782～）を参照．

1 第1脳神経（嗅神経）（図1，2）

他の多くの脳神経と異なり，嗅神経はSchwann細胞に取り囲まれておらず，終脳の延長であり，白質路（嗅索：olfactory tract）を形成している．

嗅覚に関する神経細胞は鼻腔蓋の嗅上皮にあり，それらの神経細胞の軸索が篩骨の篩板を通り，嗅球に伸びている．嗅神経はその嗅球から始まり，前頭蓋底内の嗅溝内を嗅索として後方に進む．さらに，嗅神経脳槽部は直回と内側眼窩回の間でその下部の脳槽内を進み，この二次ニューロンは下内側側頭葉，鉤，内嗅野皮質に終始する[1)2)]．

図1 頭蓋底の骨画像

A 前頭蓋窩と中頭蓋窩

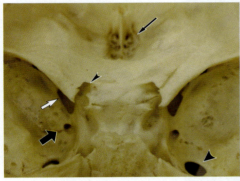

B 中頭蓋窩と後頭蓋窩

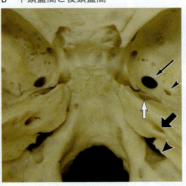

A：前頭蓋窩と中頭蓋窩：前頭蓋底に篩板（lamina cribrosa）を認める（→）．蝶形骨平面の後方に，視神経管（optic canal）の出口を認める（▶）．中頭蓋窩の前部に上眼窩裂（superior orbital fissure）（⇨）があり，その後方に正円孔（foramen rotundum）（➡），さらに，卵円孔（foramen ovale）（▶）がある．
B：中頭蓋窩と後頭蓋窩：中頭蓋底に卵円孔（→）があり，その外後方に棘孔（foramen spinosum）（▶）を認める．卵円孔の後方には破裂孔（foramen lacerum）（⇨）がある．後頭蓋窩では内耳孔（porus acusticus internal）（➡）を認め，その下方に頸静脈孔（jugular foramen）（▶）がある．さらに，下方内側には舌下神経管（hypoglossal canal）があるが，この角度では見えない．

図2 嗅神経

A FLAIR冠状断像

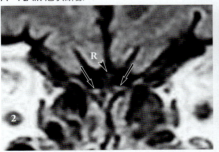

B FLAIR冠状断像（Aより後方）

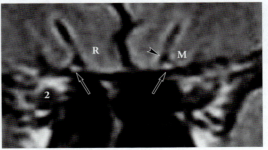

A：FLAIR冠状断像：前大脳縦裂直下に鶏冠（▶）を認め，その下部に嗅索を認める（→）．
B：FLAIR冠状断像（Aより後方）：嗅溝（▶）の下部に嗅索を認める（→）．
R：直回，2：視神経，M：内側眼窩回．

2 第2脳神経（視神経）（図1，3）

　視神経も Schwann 細胞に取り囲まれておらず，間脳の延長であり，白質路を形成している．視神経には4つの区域がある：網膜部，眼窩部，視神経管部，脳槽部である．網膜部は強膜篩板（lamina cribrosa sclerae）から眼球を離れる．眼窩部では眼窩内の中央を後方に走行する．同部で脳脊髄液に囲まれ，さらにその外側には硬膜の鞘を有している．視神経管部では視束管内

（図1）の眼動脈の下方を走行する．最後の脳槽部は鞍上部に位置し，視交叉へと続く．前大脳動脈が視神経の上外側を走る．
　視神経は視交叉に終始する．視交叉からは視索が始まり，大脳脚の周囲を回り，大部分の軸索は外側膝状体に入る．さらに，側脳室下角の周囲を回り，後頭葉の視覚中枢に入る[1)2)]．

・視神経鞘の解剖
　視神経管内では，硬膜は周囲の骨に密着して存在する．眼窩内では，硬膜は2枚に分かれ，1枚は視神経鞘の外側を構成する．もう1枚は

図3 視神経

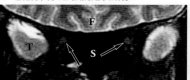

A　脂肪抑制 T2 強調冠状断像

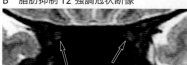

B　脂肪抑制 T2 強調冠状断像

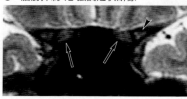

C　脂肪抑制 T2 強調冠状断像

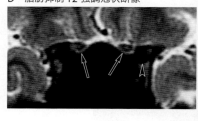

D　脂肪抑制 T2 強調冠状断像

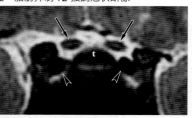

E　脂肪抑制 T2 強調冠状断像

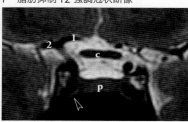

F　脂肪抑制 T2 強調冠状断像

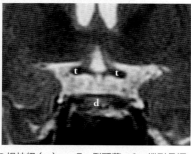

G　脂肪抑制 T2 強調冠状断像

A：脂肪抑制 T2 強調冠状断像：眼窩後部内の視神経（→）．　　T：側頭葉，S：蝶形骨洞，F：前頭葉．
B：脂肪抑制 T2 強調冠状断像：眼窩最後部内の視神経（→）．
C：脂肪抑制 T2 強調冠状断像：視神経管内の視神経（→）．他の部位に比べて視神経が太く見えるのは斜めに切れていることなどの可能性がある．▶：前床突起内の骨髄．
D：脂肪抑制 T2 強調冠状断像：視神経管を抜けて，視交叉溝（chiasmatic sulcus）内の視神経（→）．▶：内頸動脈．
E：脂肪抑制 T2 強調冠状断像：鞍結節（t）レベルでの鞍上槽内の視神経（→）．▶：内頸動脈．
F：脂肪抑制 T2 強調冠状断像：下垂体（p）上方の視交叉（c）．▶：内頸動脈，1：前大脳動脈，2：中大脳動脈．
G：脂肪抑制 T2 強調冠状断像：鞍背（d）の上方に視交叉直後の視索（t）を認める．

眼窩内の骨膜（periosteum）として存在する．一方，頭蓋内では，硬膜は視神経から離れて，蝶形骨洞の骨膜となる．頭蓋内の視神経はくも膜と軟膜のみに囲まれており，硬膜は存在しない[3]．この解剖構造を表すように，抗 myelin-oligodendrocyte glycoprotein（MOG）抗体関連疾患による視神経炎では眼窩内では視神経鞘に造影効果を伴い，頭蓋内では視神経鞘がないので，視神経のみに造影効果を認め，特徴的な画像所見を示す（5章1-4，p.498 抗MOG抗体関連疾患参照）．

撮像方法

眼窩内，視神経管内の視神経の解剖は視神経炎をはじめとする視神経障害の画像を理解する際に重要である．眼窩内の視神経の病変には脂肪抑制後のT2強調冠状断像にて視神経の信号強度を見ること，造影後脂肪抑制後T1強調冠状断像および横断像を撮像し，視神経，視交叉および視索（optic tract）の造影効果を見ることが重要である．特に，多発性硬化症（MS）の視神経炎は視神経管から脳内の視神経に多いので，その部位の視神経の位置と異常に注目する．

3 第3脳神経（動眼神経）（図4）

動眼神経核は中脳上丘レベルにて中脳水道の前部に位置し，松果体の下方にある．その神経核から動眼神経は発し，中脳を前部に進み，さらに脚間窩に入る．この根進入部（root entry zone）は画像にて明瞭に認められる（図4）．しばしば，T1強調矢状断像にて，中脳前部くも膜下腔内の動眼神経が認められるが，その動眼神経の走行に近い角度でFIESTA横断像を撮像すると，動眼神経がつながった状態で撮像できる．中脳前部くも膜下腔では上小脳動脈と後大脳動脈の間を通る[1]．

動眼神経の最外側にはEdinger-Westphal核から出た副交感神経が走る．したがって，外からの圧迫では最初にそれが障害されるため，散瞳が外眼筋麻痺に先行して出現する．後交通動脈起始部の動脈瘤の多くは後下方に突出するため，外部から動眼神経を圧迫し，瞳孔散大を伴う動眼神経麻痺を来すことが多い．一方，糖尿病性動眼神経麻痺は根の中心部の虚血性障害によるので，瞳孔括約筋の完全麻痺を伴うことは少ない[2]．以上の説は現在では，加齢と血管のリスクファクターが合併することが多いので必ずしも絶対的ではないとされる[4]．

その後，動眼神経は海綿静脈洞の外壁に入り，その最も上部に位置する．そして，上眼窩裂（図1）を通り眼窩内に入る．さらに，視神経の外側で上部と下部に動眼神経は分かれる（図5）．

海綿静脈洞外側壁に位置しているのは，上から

図4 動眼神経（脳槽内）の描出

A T1強調矢状断像

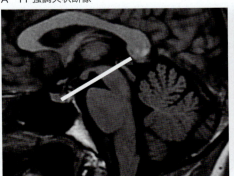

B FIESTA横断像

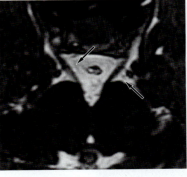

A：T1強調矢状断像：脚間窩を同定し，Aに示すような角度でFIESTAを撮像する．
B：FIESTA横断像：脚間窩から海綿静脈洞に向かう動眼神経を認める（→）．

動眼神経，滑車神経，眼神経，上顎神経であり，内側には内頸動脈周囲に交感神経，その下方には外転神経が存在する（図5）．

Yagiらは造影後の3D-CISS法を使用し，海綿静脈洞内における脳神経の描出率を記載している．造影される海綿静脈洞内において，各神経は造影されない点状の構造として認められる[5]．40例の正常例において，動眼神経40例（100％），滑車神経26例（65％），三叉神経第1枝（眼神経）37例（93％），三叉神経第2枝（上顎神経）は35例（88％），外転神経38例（95％）に同定できるとした．

4　第4脳神経（滑車神経）（図6）

滑車神経核は中脳下丘のレベルで，動眼神経核の下方，内側縦束の後方，中心灰白質の前方に接して位置する．滑車神経は核から出て，外背側，尾側へと進み，中心灰白質の周囲を回って，上髄帆にて交叉し，下丘の下方より脳槽内に出る[7]．

Yousryらは3D CISSを使用し，滑車神経の近位脳槽部位での描出について報告している[8]．横断像にてCN4の近位脳槽部分は60例中57例（95％）に描出される．正中からCN4の出口までの距離は3〜9mmである．8例（14％）に動脈と滑車神経との接触を認めている．上斜筋ミオキミアを有する患者には患側の動脈滑車神経圧迫があったとした．

上斜筋ミオキミアは上斜筋の不随意的な収縮による単眼の動揺視あるいは捻転複視を引き起こす．くも膜下腔での滑車神経の血管圧迫によることがある[9]．

図5　海綿静脈洞内の構造
冠状断像の模式図

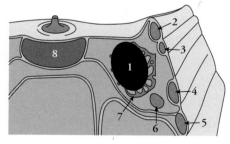

1：内頸動脈，2：動眼神経，3：滑車神経，4：眼神経，5：上顎神経，6：外転神経，7：交感神経，8：下垂体．
（文献6より一部改変して転載）

図6　滑車神経のFIESTA法による描出
FIESTA横断像

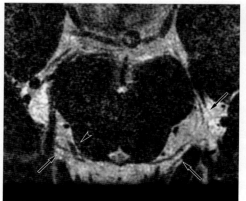

FIESTA横断像：中脳下丘の最下部から，滑車神経が後方から出て，くも膜下腔を前方に回るのが認められる（→）．右側は一部のみが描出されている．右滑車神経には血管圧迫の可能性がある（▶）．

当院での3D FIESTA法による滑車神経の条件は表に示す（表）．

さらに，滑車神経は上小脳脚の上部で中脳を回って迂回槽（ambient cistern）を前方に進み，後大脳動脈と上小脳動脈の間を通る．その後，硬膜を貫通し，海綿静脈洞外壁に入り，動眼神経の下方に位置し，上眼窩裂より眼窩内に入り，上斜筋を支配する．滑車神経は小脳天幕の自由縁と付着部との間に位置するので，この神経麻痺があるときには小脳天幕の前部に注意が必要である[1]．

5 第5脳神経（三叉神経）（図6〜9）

三叉神経は最大の脳神経であり，橋と中小脳脚の移行部から外側に位置し，大きい知覚根と内側で小さい運動根として発する．橋前槽を前走し，中頭蓋窩の脳脊髄液を含む袋であるMeckel腔に入る．同部位では神経は網状の構造となる．同腔内の前部に三叉神経節を作る．ここで，眼神経，上顎神経，下顎神経に分かれる．

表●滑車神経 FIESTA法

TR：12.3msec
TE：Min Full
FA：60°
FOV：14cm
スライス厚：0.6mm
NEX：3
スキャン時間：9分47秒である．

図7 | 三叉神経

A FIESTA 横断像

B FIESTA 横断像（Aより上部）

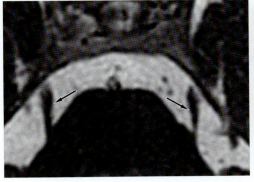
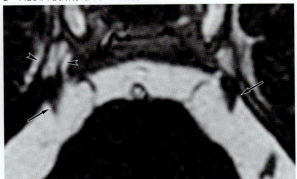

A：FIESTA 横断像：両側三叉神経を橋外側の脳槽内に認める（→）．内側が感覚枝，外側が運動枝とされている．
B：FIESTA 横断像（Aより上部）：三叉神経の前部を認める（→）．右はMeckel腔内にて三叉神経が分かれているのが認められる（▶）．

図8 | 正円孔と卵円孔のCTでの描出

A CT（再構成冠状断像）

B CT（再構成冠状断像）

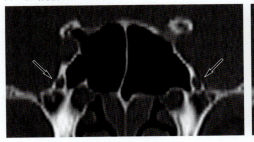
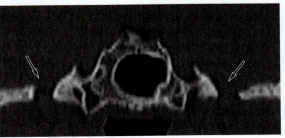

A：CT（再構成冠状断像）：蝶形骨洞の外方に，正円孔が認められる（→）．
B：CT（再構成冠状断像）：中頭蓋底の孔として卵円孔が認められる（→）．

眼神経と上顎神経は海綿静脈洞に入り，それぞれ，上眼窩裂（図1），正円孔（図1，8，9）を通って頭蓋外に出る．下顎神経は運動根を伴って卵円孔から頭蓋を出る（図1，8）[1]．三叉神経の内，第三枝（下顎神経）が海綿静脈洞内には入らず，卵円孔から頭蓋外に出ること，第2枝（上顎神経）が海綿静脈洞の途中より出て，正円孔から頭蓋外に出て，眼窩内には入らないこと，第一神経（眼神経）が海綿静脈洞から上眼窩裂を通り，眼窩に入ることを理解することが重要である．眼窩先端部症候群，海綿静脈洞症候群における脳神経障害の違いを把握する必要がある（それぞれの症候群に関しては，3章 p.308「4. 中枢神経系アスペルギルス症」内の memo 参照）．なお，海綿静脈洞症候群では上顎神経が入り，上眼窩裂症候群では同神経が入らないことが異なる．

T2強調像にて蝶形骨洞外側壁の最下部に，正円孔内の上顎神経を同定できる（図9）．

顔面における三叉神経の末梢性感覚分布を図10に示す．三叉神経の3本の分枝が末梢にて侵されたときに，顔面ではどの部位に障害が出るのかを把握しておく必要がある．とくに，第三枝（下顎神経）の支配領域が口の下側から耳の内側まで延びていることに注意が必要である．

一側下顎の感覚障害は下顎神経障害を示唆するが，卵円孔の位置を把握し，MRI の冠状断像にて，患側下顎神経の異常を注意深く観察する必要がある（12章「2. 三叉神経障害」p.797「numb chin syndrome」参照，3章 p.310「4-2 中枢神経系アスペルギルス症，眼窩先端部症候群」【鑑別診断】参照）．

・中枢側

顔面からの温痛覚に関する脳幹の中継核は三叉神経脊髄路核であり，橋から下方に延び，下端は第三頸髄（C3）まで続く．顔面中心部，鼻・口に近い線維は脳幹内をわずかに下行して，シ

図9｜正円孔内の上顎神経の描出

T2強調冠状断像

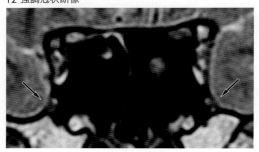

T2強調冠状断像：蝶形骨洞外側壁の最下部に，正円孔内の上顎神経を認める（→）．

図10｜顔面における三叉神経の末梢性感覚分布

（文献10より引用）

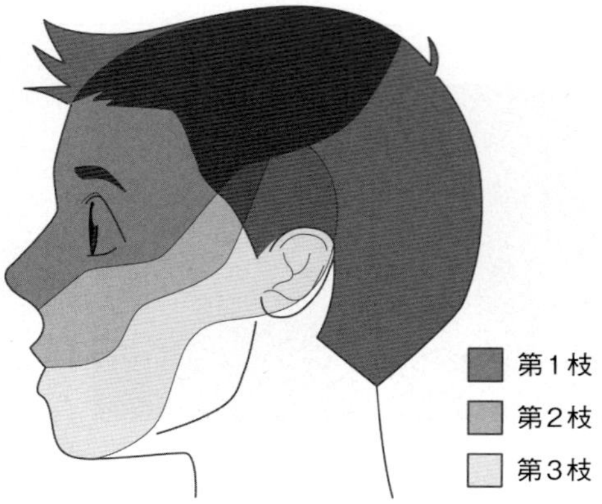

ナプスを形成し対側へ入る．顔面の外側からの線維は三叉神経下行路を下行して対側に入る．顔面最外側の線維は最下端のC2-3レベルまで三叉神経下行路を下行し，シナプスを形成して交叉して対側に入る．それぞれが三叉神経視床路を形成して視床の後内側腹側（VPM）核に入る．

　顔面の触覚や識別知覚は脳幹では橋被蓋外側に位置する三叉神経主知覚核に入る．その後，交叉して，内側毛帯を経て，対側視床VPM核に入る．VPM核からはいずれもニューロンを変えて，大脳皮質知覚野に入る．

・運動神経

　第三枝のみに運動神経があり，咀嚼筋を支配する．主な支配筋は咬筋，側頭筋，内側翼突筋，外側翼突筋である（それらの異常に関しては12章p.795「2. 三叉神経障害」参照）．

6 第6脳神経（外転神経）（図11）

　外転神経核は内側隆起の外側に位置している．顔面神経核から出た顔面神経が外転神経核の内側，背側，外側を回る．この外転神経核とその後方を走行する顔面神経による丸みを帯びた高まりを顔面神経丘（facial colliculs）とよぶ（本章p.33「2. 大脳白質」図5-B参照）．両側外転神経核にT2強調像にて高信号を示す疾患にWernicke脳症があり，8章p.661「1. Wernicke脳症」

図6を参照．

　外転神経は外転神経核の内側から出て，橋被蓋を前方に進み，皮質脊髄路の外方を走行し，橋延髄溝の内側にて脳幹を離れる[7]．その後，橋前槽を前外方かつ上方に走る．錐体尖部上面で錐体前床突起（Grüber）靱帯の下方で，鞍背外側の硬膜間隙（Dorello管）を通って海綿静脈洞外壁に入る（図5）．海綿静脈洞内では外転神経は外側壁ではなく，少し内側よりに位置し，内頸動脈の下外側に位置する．上眼窩裂を通って眼窩に入り，外直筋を支配する[1)2)]．

　斜台に密接な関係を有する神経なので，この外転神経麻痺では斜台と錐体尖部を注意して見る必要がある．しかし，長い経路をたどるので，局所症状のみではなく，頭蓋内圧亢進だけでも起こりうる（10章p.761「特発性頭蓋内圧亢進症」の図1，2参照）[1)]．

　前下小脳動脈が近くを走るが外転神経は直行する経路を通るので，鑑別は難しくはない．

7 第7脳神経（顔面神経）（図12）

　顔面神経核は外転神経核の前外方にある（本章p.33「2. 大脳白質」図5-B参照）．顔面神経は顔面神経核の背側から出て，背内方へ向かい，外転神経核の内方を通り，第四脳室底を上方へと向かい，外転神経核の上縁にて外側に曲がり，腹側外方へと向かう．外転神経核を回る部分を

図11 外転神経
FIESTA 横断像

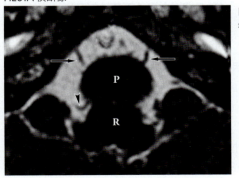

FIESTA 横断像：外転神経（→）が橋槽を前外方に走行する．
►：右の前下小脳動脈．

図12 | 顔面神経，聴神経および聴神経腫瘍

A　FIESTA 横断像

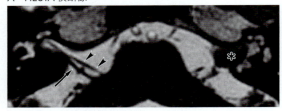

B　FIESTA 横断像（A より上部）

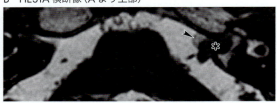

A：FIESTA 横断像：右は正常の顔面神経（▶）および聴神経（→）を認める．右聴神経に動脈が接している．左内耳孔から内耳道内には腫瘍（聴神経腫瘍）を認める（＊）．
B：FIESTA 横断像（A より上部）：左聴神経腫瘍（＊）の内側に嚢胞を伴っているのが認められる（▶）．

顔面神経内膝部（internal genu of the facial nerve）とよぶ[7]．

　さらに，顔面神経は橋延髄移行部（橋延髄溝）外側から発して，小脳橋角槽を斜めに走り，前下小脳動脈近くに位置し，内耳孔より内耳道内に入る．内耳道内では上前方を顔面神経，下前方を蝸牛神経（＋中間神経）（mnemonic：7up, coke down），上後方を上前庭神経，下後方を下前庭神経が通る．これらの神経は内耳道に直角のFIESTA法によって認められる．なお，上前庭神経と下前庭神経が不完全な分離をしていることは正常変異のひとつである[1]．

　さらに，顔面神経は内耳道底から顔面神経管に入る．顔面神経管内ではまず前外方に斜走し，①迷路部を形成し，錐体尖部の中で顔面神経節を作る．その後，急な角度をなして鼓室の上部を外後方に走り，②鼓室部となり，次いで垂直に下方に走り，③乳突部となる．茎乳突孔から頭蓋外に出て，耳下腺内に耳下腺神経叢を作り，顔面表情筋に分布する[2]．

8　第8脳神経（内耳神経）（図12）

　内耳神経は顔面神経より後方の橋延髄移行部（橋延髄溝）外側から発して，小脳橋角槽を斜めに走り，前下小脳動脈近くに位置し，内耳孔より内耳道内に入る．内耳道内にて前庭神経と蝸牛神経とに分かれ，前者はさらに上前庭神経，下前庭神経に分かれる．

　内耳神経は他の脳神経とは異なり，中枢性の神経鞘（乏突起細胞よりなる）が脳幹を出た後も8〜12mm続いており，末梢神経鞘（Schwann細胞よりなる）との移行部は内耳道孔付近にある．聴神経腫瘍の発生母地は基本的にこの移行部またはその末梢側であり，下前庭神経からの発生が多いとされている[2]．また，中枢性の神経鞘が長いために，脳表へモジデリン沈着症ではヘモジデリン沈着が乏突起膠細胞のある部位に起こり，難聴を呈し，内耳神経がT2*強調像にて低信号を示す（18章 p.1127「2. 脳表ヘモジデリン沈着症」参照）．

9　第9脳神経（舌咽神経）・第10脳神経（迷走神経）・第11脳神経（副神経）（図13）

　舌咽神経（第9脳神経），迷走神経（第10脳神経），副神経（第11脳神経），舌下神経（第12脳神経）はしばしば総称して下位脳神経と呼ばれる．

◆下位脳神経の同定

　FIESTA横断像にて最初に内耳道を同定する．

図 13 | 下位脳神経の同定

A　FIESTA

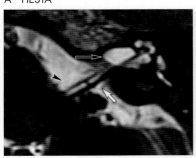

B　FIESTA（A より 3.17mm 下方）

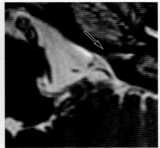

C　FIESTA（B より 1.19mm 下方）

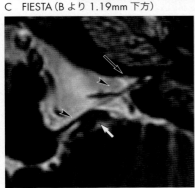

D　FIESTA（C より 1.19mm 下方）

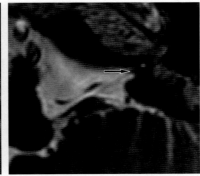

E　FIESTA（D より 0.79mm 下方）

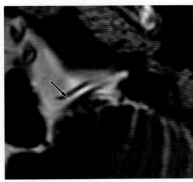

F　FIESTA（E より 1.58mm 下方）

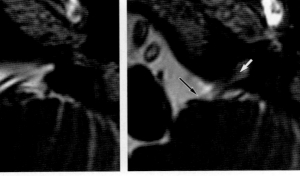

G　FIESTA（F より 7.03mm 下方）

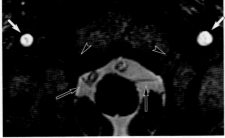

50 歳，女性（右顔面痙攣）．

A：FIESTA：左内耳道があり（→），顔面神経（▶）と聴神経（⇨）を認める．
B：FIESTA（**A** より 3.17mm 下方）：蝸牛水管を認める（→）．内耳道の下方で，側頭骨錐体から水平に内側に出ている．
C：FIESTA（**B** より 1.19mm 下方）：蝸牛水管がなくなり，頸静脈孔（→）が認められるスライスである．左舌咽神経（▶）が全長にわたって認められる．脈絡叢（⇨）の直前に位置しており，その間に髄液を認めない．
D：FIESTA（**C** より 1.19mm 下方）：頸静脈孔内に低信号を示す硬膜リングを認める（→）．
E：FIESTA（**D** より 0.79mm 下方）：硬膜リングより下方のスライスにて，迷走神経を認める（→）．
F：FIESTA（**E** より 1.58mm 下方）：副神経を認める（→）．頸静脈孔（⇨）が小さくなっている．
G：FIESTA（**F** より 7.03mm 下方）：舌下神経を認める（→）．舌下神経管（▶）があり，その前外方に内頸動脈（⇨）を認める．

図14 | 舌下神経管の解剖（CT）

A　CT（横断像）

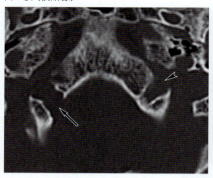

B　CT（冠状断像）

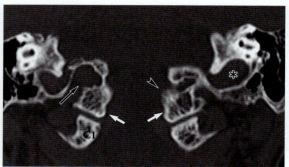

C　CT（冠状断像，Bより前）

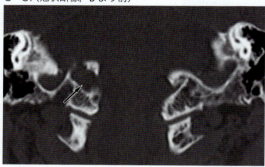

79歳，女性，球麻痺と構音障害が進行しているALSと診断されていた患者であるが，右舌下神経麻痺であった．
A：CT（横断像）：左舌下神経管（▶）があり，右舌下神経管（→）は拡張し，異常である．
B：CT（冠状断像）：左舌下神経管（▶を認める．右舌下神経管（→））に拡大がある．＊：頸静脈孔，⇨：頸静脈結節，C1：環椎
C：CT（冠状断像，Bより前）：拡大した右舌下神経管を認める（→）．
補足：2章筋萎縮性側索硬化症の項（p.168），図5と同一症例であり，舌下神経鞘腫と考えている．MRIは同項を参照．

　その下方に，蝸牛水管を認める．蝸牛水管は蝶形骨との角度が狭く[11]，真横に近い角度である．さらに下方に位置する頸静脈孔に入っていく神経が舌咽神経である．蝸牛水管が舌咽神経の上方にあることは，側頭骨手術に際しても重要なメルクマールとされる[12]．また，舌咽神経は第四脳室外側陥凹の脈絡叢前部に密着して走り，その間に髄液を認めない[13]．

　その下方では，頸静脈孔内に硬膜リング（dural ring）を認め，さらに，下方の頸静脈孔に入っていくのが，迷走神経である．そして，その下方に副神経がある[11]．さらに，下方で舌下神経管が見えるスライスにて舌下神経管に向かう舌下神経を認める．

10　第12脳神経（舌下神経）（図13，14）

　舌下神経は延髄錐体とオリーブ間の前外側溝から延髄を出て，外側小脳延髄槽を通る．その際に前部には椎骨動脈，後部には後下小脳動脈が走る．さらに約45°の前方への角度をもつ舌下神経管を通って頭蓋外に出て，舌の大部分を支配する．冠状断像では複数の舌下神経が舌下神経管へ向かうのをとらえられる[1]．

　なお，舌下神経管の外前方に内頸動脈が位置する（図13）．舌下神経麻痺を起こす病変の1つが頭蓋外の内頸動脈解離であり，舌下神経がすぐ近くを走っていることに関係する[14]（なお，舌下神経鞘腫に関しては2章p.168「筋萎縮性側索硬化症」の項，図5参照）．

参考文献

1) Sheth S, Branstetter BF 4th, Escott EJ: Appearance of normal cranial nerves on steady-state free precession MR images. Radiographics 29: 1045-1055, 2009.
2) 高橋昭喜, 日向野修一: 6 脳幹・脳神経. 高橋昭喜（編）; 脳 MRI 1. 正常解剖, 第 2 版. 秀潤社, p.189-202, 2001.
3) Sadun AA: Walsh and Hoyt's Clinical nuero-ophthlalmology, 5th eds. Miller NR, Newman NJ, ed. Williams & Wilkins, p.72-75, 1998.
4) Sweeney PJ, Hanson MR: Cranial neuropathies. Bradley WG, Daroff RB, Fenichel GM, Jankovic J（eds）; Neurology in clinical practice, 4th ed. Butterworth-Heinemann, Philadelphia, p.2107-2123, 2004.
5) Yagi A, Sato N, Taketomi A, et al: Normal cranial nerves in the cavernous sinuses: contrast-enhanced three-dimensional constructive interference in the steady state MR imaging. AJNR Am J Neuroradiol 26: 946-950, 2005.
6) Lee JH, Lee HK, Park JK, et al: Cavernous sinus syndrome: clinical features and differential diagnosis with MR imaging. AJR Am J Roentgenol 181: 583-590, 2003.
7) Carpenter MB, Sutin J: Human neuroanatomy. 8th. ed. Williams & Wilkins. Baltimore, 1983, pp415, 389-390, 385.
8) Yousry I, Moriggl B, Dieterich M, et al: MR anatomy of the proximal cisternal segment of the trochlear nerve: neurovascular relationships and landmarks. Radiology 223: 31-38, 2002.
9) Kang S, Kim JS, Hwang JM, et al: Mystery case: superior oblique myokymia due to vascular compression of the trochlear nerve. Neurology 80: e134-e135, 2013.
10) 平山惠造（監）: 臨床神経内科学, 改訂 6 版. 南山堂, p.139, 2016.
11) Moon WJ, Roh HG, Chung EC, et al: Detailed MR imaging anatomy of the cisternal segments of the glossopharyngeal, vagus, and spinal accessory nerves in the posterior fossa: the use of 3D balanced fast-field echo MR imaging. AJNR Am J Neuroradiol 30: 1116-1120, 2009.
12) 須納瀬弘, 小林俊光: 中耳・側頭骨解剖アトラス. 医学書院, p.20, 2006.
13) Linn J, Moriggl B, Schwarz F, et al: Cisternal segments of the glossopharyngeal, vagus, and accessory nerves: detailed magnetic resonance imaging-demonstrated anatomy and neurovascular relationships. J Neurosurg 110: 1026-1041, 2009.
14) Okunomiya T, Kageyama T, Suenaga T: Teaching NeuroImages: Isolated hypoglossal nerve palsy due to internal carotid artery dissection. Neurology 79: e37, 2012.

4 ● 脳画像の注意すべき読影部位とピットフォール

1 見落としやすい部位

脳の画像（MRI および CT）を読む際に，見落としやすい部位（＊）および主な注意点を記す[1]．

1) 病歴
2) 脳溝＊
  FLAIR 像での脳溝内の高信号はくも膜下出血，髄膜炎，癌性髄膜炎（16章 p.1043「5. 髄膜播種」図1，2参照），酸素投与後，蛋白性物質の存在を示す．そのうち，造影効果を認めない時には，血液，蛋白性物質，酸素の存在を示唆している[1]．
3) 脳室
4) 中央構造物
5) 脳実質の左右差
6) 脳槽
7) 海綿静脈洞＊
  内頸動脈の flow voids を常に確認する．
8) Meckel 腔＊
  T2 強調像では髄液と同様な高信号を示す．高信号の消失は異常と考える（12章「2. 三叉神経障害」p.797「numb chin syndrome」参照）．
9) 硬膜静脈洞＊
  CT にて横静脈洞の血栓は高吸収域を示す（14章 p.850「7. 脳静脈・静脈洞血栓症」参照）．
10) 眼窩 / 眼球＊
  眼窩内視神経，外眼筋に注意する．
11) 傍咽頭軟部組織＊
  同部位の軟部組織は正常では左右対称であり，左右非対称の時には異常と考える．筋緊張性ジストロフィでは外側 / 内側翼突筋に筋萎縮を認める（13章 p.814「4. 筋緊張性ジストロフィ」図参照）．
12) 頭蓋骨
  ・頭蓋底の孔
    CT にて window 幅とレベルを変えて見ることが必要である．
  ・斜台＊
    矢状断像が最も有効である．斜台の骨髄は T1 強調像では橋の信号強度よりも等〜高信号であり，T2 強調像では橋と等信号である．腫瘍の浸潤があると，橋に比べて T1 強調像では低信号，T2 強調像では高信号を示す．
  ・ピットフォール
    頭部の傾きがあると，対称性が乱れ，左右が違って見える．そのために，正常構造を異常と見誤ることがある．例えば，小脳の後四角小葉が小脳橋角部に左右非対称に認められ，腫瘍と間違えられることがあるので，注意が必要である（図1）．後四角小葉は中小脳脚の外側に位置する．この構造は

図1 後四角小葉

T2 強調像

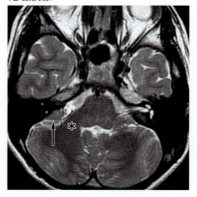

10代，女子．めまいにて他院にて MRI を撮像し，右小脳橋角部の腫瘍の疑いとされた．
T2 強調像：頭部の傾きのため，右後四角小葉（→）が小脳橋角部に腫瘍のように見える．よく見れば，小葉構造が認められる．また，方向を変えると小脳実質であることが判明する．
＊：中小脳脚．

小脳片葉と記載されていることもあるが，片葉はより下部で，内側で，下小脳脚の外側に位置する[2]．

2 頭部画像：エキスパートの読影法

Shimono によれば，以下のごとくである[3]．
① 末梢から中心に向かって画像を見るべきである．まず，頭蓋外の構造，次に頭蓋と脳との間，そして最後に脳を見る．
　頭蓋外では耳下腺の異常，後頸三角（僧帽筋前縁，胸鎖乳突筋後縁，鎖骨上縁との間に位置する）のリンパ節腫大，頸髄の脊髄空洞症，鼻咽腔腫瘍，環椎軸椎脱臼および頸部血管の異常などを指摘することができる．
② 1つのシークエンスにて認められた所見は他のシークエンスではどう見えるか，方向を変えた画像ではどのように見えるかを比べることにより，異常所見，アーチファクトまたは正常かの判断をすることが可能である．
③ 過去の画像があれば，それを常に参照すること．今回の画像で異常所見を見逃したとしても，過去の画像と比べれば容易に今回の画像所見の異常を指摘できる．
④ 病気の初期にはすべての異常所見は微細な所見に留まる．そのような所見も画像所見として記載するのがよい．ただし，その微細な所見を異常と断定するのは問題がある．この微細な所見を異常と判断できるためには，多くの症例と多くの画像を見て，その年齢と性が同じ範囲の正常所見を把握することが必要である．
⑤ 全体的な異常（頭蓋の傾き，動きによるアーチファクト，頭蓋と顔面の形態，脳萎縮，脳腫脹）は局所的な異常よりも重要である．しかも，これらの異常は見逃しやすい．画像が実際の年齢よりも老けている際には，その点を考慮しより深く考える必要がある．
⑥ 病変は好発部位のみではなく，その近傍からも発生する．病変は異所性の残遺組織からも発生することがある．
⑦ MRI は CT より多くの場合優れているが，それでも，造影前 CT は MRI にはない有用な情報を示すことがあるので，撮像することが重要である[2]．

放射線科医は日常，画像はすみからすみまで，全部の画像を見るべきと教育されている．しかし，あらかじめ，臨床症状より病巣部位がわかっていると，そこに注目して，画像を撮像し，読影もそこを中心にしがちである．私自身は神経症状に合わせて撮像をしているので，特にそうなりやすい．そのことを上記の文章は諫めている．臨床症状を呈していない，あるいは主治医が気がついていない部位に異常があることは稀ではない．私が見落としやすい部位として，頭部では上咽頭周囲の筋肉，耳下腺などがある．また，脊髄の画像では脊柱管から遠く離れている部位である．頸椎では舌や甲状腺であり，胸椎では肺や縦隔であり，腰椎では腎，肝，脾などである．注意すべき部位である．

参考文献

1) Bahrami S, Yim CM: Quality initiatives: blind spots at brain imaging. Radiographics 29: 1877-1896, 2009.
2) 高橋昭喜：小脳．高橋昭喜（編）；脳 MRI 1. 正常解剖．秀潤社，p.152-161, 2001.
3) Shimono T: Approaches to brain imaging. 第70回日本医学放射線学会抄録集，p.S88-S89, 2011.

第 2 章

神経変性疾患

　臨床症状とそれに対応する病理所見からclinicopathological entityとしてある疾患がまとめられ，認知されてきた．神経変性疾患はその代表である．剖検例にて示された病理所見をいかに忠実に画像に描出するかということが，診断医の役目であった．しかし，同一の画像所見を示すが，対応する病理学的診断名は異なる疾患も多い．前頭側頭葉変性症のように対応する病理診断名が多数あり，もはや画像からは病理学的診断名をつけられない疾患も多い．一方，ある臨床症状を示したその時期に，その患者がどのような画像所見を示しているかを詳細に正確に記載することは必要であり，臨床所見を加えて，できる限りの診断をすることも重要である．死後の剖検所見では決してとらえることができない情報を画像所見は示していることがあり，それを見つけることも必要である．

　本章では，可能な限り病理所見も加えて，画像所見から把握できることを記載した．萎縮の部位を正確に同定すること，信号強度異常を把握することが重要である．

1. 脊髄小脳変性症（spinocerebellar degeneration：SCD）

　わが国の脊髄小脳変性症（spinocerebellar degeneration：SCD）の中では非遺伝性疾患である多系統萎縮症（mutiple system atrophy：MSA）が最も多く，その予後は最も不良である．それゆえに，SCDの画像診断においては何よりもMSAを確実に診断することが重要である．

　遺伝性SCDに関して，遺伝子診断をすればわかるのだから，画像診断は不要であるとする意見があるが，それは間違いである．なぜならば，第一に，その患者の家族歴が必ずしもすべてわかるわけではない．患者が高齢の場合には両親などが死亡しており，不明の例もある．家族に類症がないSCD症例にて，画像診断からMachado-Joseph病を疑い，遺伝子解析により確認された症例を経験している．第二に，遺伝子解析に誤りがあることもある．遺伝子解析が間違っており，その後の経過，画像所見より再検し，訂正された例がある．第三に，すべてのSCD患者に遺伝子解析をすることは無駄である．第四に，SCDの保因者がSCDを発症しても，必ずしも保因するSCDとは限らない．spinocerebellar ataxia（SCA）6の保因者が実際に発症したSCDはMSAであった例がある[1]．

　SCDの画像所見を知っていれば，上記のことにも対処できる．

撮像方法

　SCDの脳MRI検査は3TのMRI装置で行い，脳ルーチン検査（T2強調横断像3mm厚×30，T1強調矢状断像3mm×19，FLAIR冠状断像3mm×30，T2*強調像3mm×30）に加えて，脳幹を2mmで20枚のT2強調横断像，被殻，尾状核，淡蒼球を見るために，3mmのfast STIR冠状断像20枚を追加している．

　MSAによる被殻の萎縮を見るのには，3TでのFLAIR冠状断像が最も有効であり，3mmの厚さで，間をとるようにして，2回撮像している．

1. 非遺伝性脊髄小脳変性症

A. 多系統萎縮症（multiple system atrophy：MSA）

　わが国の全SCDの40％を占める頻度の高い疾患である[2]．国際的な臨床診断基準[3]があり，表に示す．小脳失調，パーキンソン症状，自律神経障害が主たる症候である．パーキンソン症状が主たる症候を示すMSA-Pと，小脳失調が主たる症候であるMSA-Cとに分かれる．わが国ではMSA-Cが70％を占める[2]．

　初期のMSA-Cでは小脳失調のみのことも多く，非遺伝性皮質性小脳萎縮症（cortical cerebellar atrophy：CCA）（p.69参照）との鑑別が臨床症状のみでは困難なことがある．また，初期のMSA-Pではパーキンソン症状のみで，抗パーキンソン薬の効果が認められることもある．臨床診断（後述のprobable MSA）には発症から平均約2年の経過が必要である[4]．

　国際診断基準の表にはMRI所見は萎縮のみが記載されている[3]．さらに，本文内では被殻，橋横走線維，中小脳脚の信号強度異常が載っている．しかし詳細な記載，特に発症からどのくらいの年数でどの程度の割合でこれらの異常所見が出るかなどについては述べられていない．以下，画像診断の項目にその点を明確に示す．

病理

　橋では橋核および橋横走線維に変性を認める（図1，2）（橋横走線維の解剖に関しては，1章「2. 大脳白質」，p.33「図5 橋内の神経線維路」を参照）．小脳白質の髄鞘の脱落を認める．オリーブにも変性が起きる．橋底部，橋小脳線維（橋横走線維）で構成される中小脳脚，小脳白質の萎縮を認める[5〜7]．

　剖検例の冠状断にて，正常の被殻は外側に凸を示す（図3-A）．それに対して，MSAにより

表 • MSA の国際臨床診断基準[3)]

definite MSA	病理所見にて広範で多数のαシヌクレイン陽性のグリア細胞質内封入体（glial cytoplasmic inclusion）を認め，黒質・線条体とオリーブ橋小脳系の変性所見を認める．
probable MSA	孤発性，進行性で30歳以上にて発症する疾患であり，下記に示す自律神経障害とパーキンソン症状あるいは小脳失調を伴うもの． 1. 自律神経障害：尿失禁（男性では勃起不全を伴う）または起立性低血圧（起立後3分以内での収縮期30mmHg以上または拡張期15mmHg以上の低下） 2. レボドパ抵抗性のパーキンソン症状（筋固縮を伴う運動緩慢あるいは振戦，もしくは姿勢不安定） 3. 小脳症候群（失調性歩行に小脳性構音障害，四肢運動失調もしくは小脳性眼球運動障害を伴うもの）
possible MSA	孤発性，進行性で30歳以上にて発症する疾患であり，パーキンソン症状あるいは小脳失調を伴い，下記に示す自律神経障害の1項目を満たし，下記に示す追加徴候の1項目を認める． 【自律神経障害】 他の理由では説明のつかない尿意切迫，残尿，頻尿，男性の勃起不全，probable MSA の診断基準は満たさない起立性低血圧 【possible MSA の追加徴候】 ［possible MSA-P あるいは MSA-C（両者に共通）］ ・深部腱反射亢進を伴う Babinski 反射陽性 ・喘鳴 ［possible MSA-P］ ・急速に進行するパーキンソン症状 ・レボドパ抵抗性 ・運動症状出現3年以内に出現する姿勢不安定 ・失調性歩行，小脳性構音障害，四肢運動失調もしくは小脳性眼球運動障害 ・運動症状出現5年以内に出現する嚥下障害 ・MRI での被殻，中小脳脚，脳幹あるいは小脳の萎縮 ・FDG-PET での被殻の取り込み低下 ［possible MSA-C］ ・パーキンソン症状（運動緩慢と筋固縮） ・MRI での被殻，中小脳脚，脳幹あるいは小脳の萎縮 ・FDG-PET での被殻の取り込み低下 ・SPECT あるいは PET における神経節前での黒質線条体でのドパミン性脱神経

図1 | 橋横走線維の変性（MSA-C の剖検例）

髄鞘染色

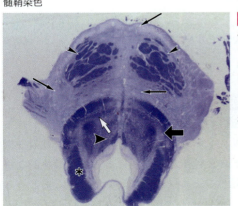

50代，男性．

髄鞘染色：橋底部に残存する線維は橋縦走線維である（▶）．それらを除いて，橋底部の横走線維はほとんどが消失している（→）．図2 は MSA-P であり，図1 は MSA-C であるので，より強い橋横走線維の変性を認める．内側毛帯（⇨）は残り，橋被蓋は保たれている．
＊：上小脳脚，➡：中心被蓋路，▶：内側縦束．
なお正常の橋横走線維の解剖に関しては1章「2. 大脳白質」の p.33 図5 橋内の神経線維路を参照．

図2 橋横走線維の変性（MSA-P の剖検例）

A 髄鞘染色　　B Holzer 染色（A と同一症例）

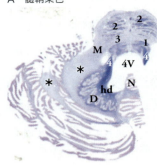
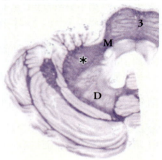

50代，女性．

A：髄鞘染色：MSA では橋核および橋横走線維，小脳白質の変性を認める．それらの部位では髄鞘が落ちるために，染色性が低下する．内側毛帯（1）および橋被蓋は保たれている．橋底部は萎縮し，橋縦走線維（2）は保たれているが，橋横走線維（3）は脱落している．橋から小脳への入力線維で構成される中小脳脚（M）は萎縮し，染色性が低下している．同様な変化が小脳白質（*）にも起こっている．それに対して，ヒダの多い袋状の核である歯状核（D）は正常に保たれている．その袋の口に当たるのが歯状核口（門，hilum of the dentate nucleus：hd）であり，正常である．歯状核門から小脳出力線維が上小脳脚（4）に伸びている．さらに，上小脳脚交差にて交差し，赤核あるいは視床につながっている．これらの神経線維には異常を認めない．N：虫部小節，4V：第四脳室．

B：Holzer 染色（**A** と同一症例）：紫色に染色されている部位に線維性グリオーシスを認める．**A** での髄鞘が落ちている部位に一致して，橋横走線維（3），中小脳脚（M），小脳白質（*）にグリオーシスがある．D：歯状核．

図3 被殻の正常所見（A）と MSA における異常な被殻（B）

A 剖検例の冠状断（正常）　　B 剖検例の冠状断（MSA）

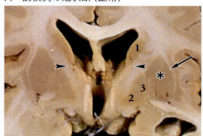
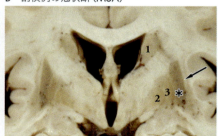

A（剖検例の冠状断（正常）），**B**（剖検例の冠状断（MSA））：正常の被殻（**A**；＊）は外側に凸を示す（**A**；→）．それに対して，MSA により変性した被殻は萎縮し，褐色調を呈する（**B**；＊）．さらに，その外側縁は凸状が消失し直線状になる（**B**；→）．1：尾状核頭部，2：淡蒼球内節，3：淡蒼球外節，▶：外側髄板．

変性した被殻は萎縮し，褐色調を呈する．さらに，その外側縁は凸状が消失し，直線状になる（図3-B）．この直線状を示す点が MRI の読影に重要であり，横断像でも同様に萎縮した被殻は外側が直線状になる[5)6)]．被殻は神経細胞の消失，グリオーシス，鉄沈着（フェリチンおよび Fe^{3+}）を示す．被殻の変性は外側，背側に強い．T2 強調像での被殻の低信号は鉄の沈着を見ている[5)6)8)]．

画像所見

MSA は初期の症状によって2つに分かれるが，進行すると，両方の症状を認め，被殻や橋核などの変性所見に強弱はあるが，最終的な病理所見はひとつの疾患概念，MSA にまとめられる．画像所見も同様であり，MSA-C でも，被殻の変性を認め，MSA-P でも橋横走線維に変性を MRI にて認める．

◆ **1. MSA-C の画像所見**

小脳萎縮（図4〜7）と橋横走線維の変性（図

図4 多系統萎縮症(MSA-C)(1.5T)

A　T2強調矢状断像　　B　T2強調像

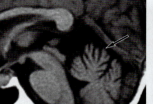
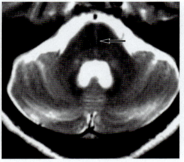

50代，女性．18か月前より歩行時のふらつき，残尿感がある．小脳失調，残尿感，起立性低血圧を認める．
A：T2強調矢状断像：小脳虫部上部に小脳萎縮を認める(→)．脳幹は比較的保たれている．橋下部の底部にわずかな萎縮の疑いがある．
B：T2強調像：橋底部，正中部に前後に延びる線状の高信号(→)を認める．この上部のスライスでも同様な所見を認めた(非掲載)．橋横走線維の正中部における軽度の変化を示す．小脳失調発症2年以内に，この所見を示すのはMSA-Cの可能性が最も高い．

4～7)がMSA-Cでは早期より認められる．その後に，中小脳脚(図14)に変性が及ぶ．いずれもT2強調像にて高信号を示す[5)6)9)～11)]．

橋横走線維の変性はMRIでは橋底部の正中部に始まり，内側毛帯の前部，中小脳脚に及ぶ．T2強調像にて十字状に高信号が認められる．この所見は橋横走線維がたくさん集まり，変性がMRIにてとらえやすい部位を示していると考えられる．それに対して，皮質脊髄路の信号強度は保たれる．また，歯状核および上小脳脚も萎縮や信号強度の変化はない．橋被蓋も保たれる．正常のT2強調像にて橋被蓋傍正中部は線状に前後に信号強度が高いことが多いので，その所見を異常ととってはならない．

橋横走線維の変性が初期で軽い場合にはT2強調像にて，橋底部の前後に伸びた線状の高信号(midline linear hyperintensity)として認められる(図4)．連続する2つのスライスにて，橋底部全体に前後に線状に伸びた高信号をT2強調像にて認めれば，橋横走線維の軽度の変性を示していると考えられる．小脳萎縮があることも参考になる．橋横走線維の変性はMSAに加えて，spinocerebellar ataxia(SCA)1～3(p.70～80参照)にも認められるが，後者では中小脳脚の変性を伴うことは少ない．橋底部に加えて，中小脳脚にもT2強調像にて高信号を伴うSCDではMSAの可能性が最も高い(key point 1参照)．

MSAでは進行とともに，橋横走線維の変性が強くなり，十字型の高信号(cross sign)をT2強調像にて示す(図8)．また，T2強調像にて小脳白質の信号強度が上昇する．冠状断像にて大脳白質の信号強度と比べると，信号強度の上昇が容易に判断できる(図9)．その上昇に伴い，小脳歯状核の低信号がより目立ってくる．

MSA-Cでは橋横走線維の変性と小脳および橋の萎縮は並行して進む．それに反して，SCA1～3では橋の萎縮に比して橋横走線維の変化が軽いことが多い．高度の変性を脳幹に有するMSA例ではオリーブの信号強度もT2強調像にて上昇する．MSA-Cにおいても症状の進行とともに，被殻の変性が起こり，同部位に高信号を認める．

◆ 2. 1.5TでのMSA-Cの早期画像所見[13)]

発症2年以内にMRIを施行し，その後，国際診断基準のprobableあるいはdefinite MSA-Cと診断された33例のMRI所見では，31例に橋横走線維の変性を認めている．22例が正中部の

---

key point ▶【1. 橋横走線維の変性を示す高信号をT2強調像にて橋底部に認める疾患[12)]】
　　1. MSA(MSA-C，MSA-P)(十字状あるいは縦に線状)
　　2. SCA3 > SCA1 = SCA2 > SCA7 = SCA8 > SCA34(ほとんどが縦に線状)
　　3. PMM2-先天性グリコシル化異常症(十字状あるいは線状)

図5 多系統萎縮症（MSA-C）（3T）

A　T2強調横断像（橋）　　B　FLAIR冠状断像　　C　FLAIR冠状断像

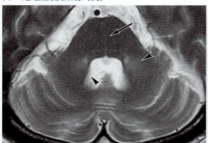
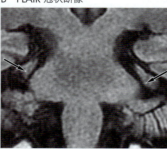
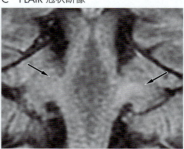

> 56歳，男性．6年前より尿失禁があり，さらに起立性低血圧がある．その後，眩暈がひどくなり，汗もかかなくなった．神経内科を受診し，小脳失調，自律神経障害を認め，軽度の構音障害を認め，MSA-Cと診断された．

A：T2強調横断像（橋）：橋底部正中部に前後に延びる高信号を認め（→），異常である．両側中小脳脚に淡い高信号を認める（▶）．小脳に軽い萎縮がある．被殻には異常を認めない（非掲載）．
B，C：FLAIR冠状断像：左優位に両側中小脳脚に高信号を認める（→）．
補足：自律神経障害が先行し，最近になり，小脳失調が出てきたMSA-Cである．橋底部の線状の高信号があり，FLAIR冠状断像にて，両側中小脳脚に高信号を認める．

図6 多系統萎縮症（MSA-C）（3T）

A　T2強調横断像（橋）　　B　FLAIR冠状断像

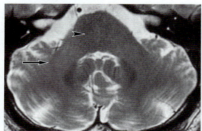
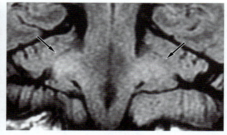

> 41歳，男性．約10か月ほど前より，歩行時のフワワ感を認めた．症状は進行し，片足立ちができない，階段昇降時に手すりを要するようになり，MRIを撮像した．当院に入院し，左優位の四肢運動失調，左優位の下肢痙性，左下肢の腱反射亢進，衝動性眼球運動を認めた．神経耳科的検査では小脳脳幹障害があり，MSA-Cと診断された．その後，症状の進行を認めているが，MRIは撮像されていない．

A：T2強調横断像（橋）：右中小脳脚に高信号を認め，左に比べて右中小脳脚が小さい（→）．橋底部中央に淡い線状の高信号を認める（▶）．小脳に萎縮を認める．
B：FLAIR冠状断像：両側中小脳脚に高信号を認める（→）．右中小脳脚が左に比べてやや小さく，小脳は右がより萎縮している．
補足：MSA-Cのごく初期の病変と考える．FLAIR冠状断像での中小脳脚の高信号に注意すること，橋底部の微妙な高信号を有意と取るのには多くの経験が必要である．

前後に伸びた高信号のみである．十字状の高信号は9例に認めている．中小脳脚の高信号は14例，被殻外側の高信号は1例に認めた．発症2年以内に33例中31例が画像からMSA-Cと診断ができる．

3. MSA-Pの画像所見[5)6)10)11)]

MSA-Pでは初期にはパーキンソン症状に左右差があることが多い．症状の強い側の反対側の被殻が患側であり，注目する．

最も特異的な所見は患側被殻の萎縮（図8）と，T2強調像での被殻背側外側の線状の高信号の存在である（図9）．

被殻の萎縮は1.5TではT2強調横断像にて被殻前部の大きさを比べて，患側が小さいことから判断できる（図8）．

一方，T2強調像における線状の被殻外側にある高信号は1.5Tではパーキンソン症状があれば，初期より大多数の例に認められる．MSA

図7｜多系統萎縮症（MSA-C）（3T）

A　T1強調矢状断像
B　T2強調横断像（スライス厚：3mm）

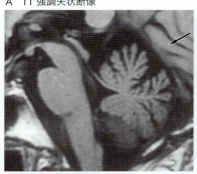
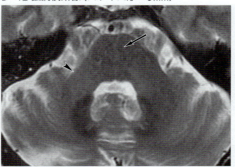

C　FLAIR冠状断像
D　T2強調横断像（スライス厚：2mm）

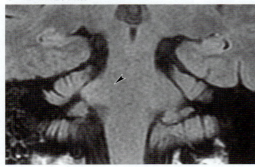
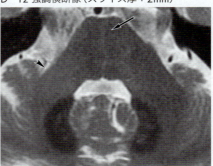

E　STIR冠状断像

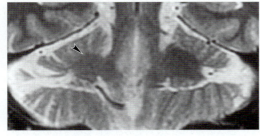

65歳，女性．1年前より歩行の際にふらつきを自覚した．徐々に進行し，当院を受診した．体幹優位の失調性歩行がある．
A：T1強調矢状断像：小脳虫部の萎縮を認める（→）．
B：T2強調横断像（スライス厚：3mm）：橋底部中央に線状の高信号の疑いがある（→）．右中小脳脚は左に比べて萎縮があり，軽い高信号の疑いがある（▶）．小脳萎縮がある．
C：FLAIR冠状断像：右中小脳脚は左に比べて萎縮があり，高信号を示す（▶）．以上より，MSA-Cの疑いがあるので，より詳細な検査の必要性を主治医に伝えた．
D：T2強調横断像（スライス厚：2mm）：橋底部中央において，線状の高信号が，**B**のそれより明瞭であり（→），橋横走線維の変性がある．さらに，右中小脳脚は左に比べて萎縮を認め，軽い高信号を示す（▶）．
E：STIR冠状断像：右中小脳脚の萎縮と軽い高信号を認める（▶）．
補足：ルーチン画像での撮像であったが，よく見れば，T2強調横断像にて右中小脳脚が小さく，橋底部にて線状の高信号が疑われる．さらに，FLAIR冠状断像では右中小脳脚が小さく，高信号がある．2mm厚でのT2強調横断像の再検にて，橋底部にて線状の高信号が明瞭である．さらに，右中小脳脚も左に比べて信号強度が高いことがわかる．STIR冠状断像では右中小脳脚の萎縮が明瞭となる．初期のMSA-Cである．

における被殻の神経細胞の消失は，被殻の外側で背側に強い．その変化を反映し，T2強調像での異常高信号は被殻の尾側，外側および背側に始まり，症状の進行とともに被殻の前方および頭側に伸び，被殻の萎縮も強くなる（図8～10）．

図8 多系統萎縮症（MSA-P）

A　T2強調像（1.5T）　　　　　B　FLAIR冠状断像　　　　　　C　T2強調像（1.5T, 約9か月後）

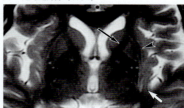 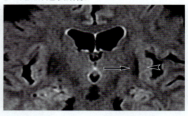 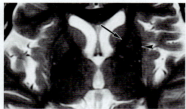

D　FLAIR冠状断像　　　　　　E　T2強調像（3T, さらに約7か月後（初回より1年4か月後））　　F　FLAIR冠状断像（GがFより前）

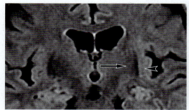 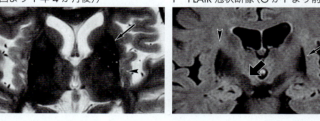

G　FLAIR冠状断像（GがFより前）

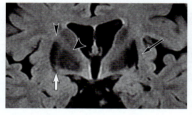

55歳，女性．約2年前よりラ行の呂律不良がある．8か月前より右手にて字を書くときに震えるようになり，当院を受診し，MRIを施行した（**A，B**）．
A：T2強調像（1.5T）：左被殻は右に比べて明らかに萎縮している（→）．その外側に線状の低信号が右に比べて目立つ（▶）．被殻後部外方にある線状の高信号（⇨）は被殻内ではないので，病的意味は不明である．
B：FLAIR冠状断像：左被殻は右に比べて低信号を示し，より直線状になっている（→）．萎縮があると考える．その外側に薄い高信号を認める（▶）．
C：T2強調像（1.5T，約9か月後）：左被殻の萎縮が進行し，右に比べて小さい（→）．線状の低信号も目立つ（▶）．
D：FLAIR冠状断像：左被殻は直線状を呈し，右に比べて低信号を示す（→）．その外側に線状の高信号を認める（▶）．異常と考える．
E：T2強調像（3T, さらに約7か月後（初回より1年4か月後））：左被殻には萎縮があるが（→），低信号が強く，わかりにくい．左被殻後部外側縁には高信号を認め，異常と考える（▶）．
F，G：FLAIR冠状断像（GがFより前）：右被殻は萎縮し，直線状となり，左に比べ下より低信号を示す（→）．**G**では，被殻内側に，淡蒼球外側髄板（lamina pallidi lateralis）が比較的高信号として認められ（⇨），被殻の横幅が明瞭であり，左が萎縮しているのがわかる．⇨：視床下核，▶：淡蒼球．
補足：MSA-Pでは初期にはパーキンソン症状に左右差があることが多い．症状の強い側の反対側の被殻に萎縮を認めるのが，初期のMSA-Pの画像所見である．**A**で示すように，T2強調像では被殻前部の高信号を示す部位の左右差を見ること，**B**で示すように，被殻後部でのFLAIR冠状断像にて，左被殻の直線化と右に比べて低信号を示すことを認めることにある．一方，3TではT2強調像にて，低信号が目立ちすぎ，萎縮がわかりづらいことがある．FLAIR冠状断像では解像度が上昇し，淡蒼球外側髄板が同定できるので，被殻の横幅を明瞭に捉えられ，被殻の萎縮が明瞭となる．

　正常例のT2強調横断像において，被殻の外側縁は外側に凸になる．しかし，本症では被殻の変性が外側に強く，さらに被殻が萎縮することにより，被殻の外側縁を示す異常高信号は直線状になる．片側に強いパーキンソン症状を有する症例では，患側の被殻が反対側と比べて小さいことも重要な所見である（図8，10）．また，線状の高信号の内側に低信号を伴うこともしばしばある．

　被殻におけるT2強調像での低信号はMSAに特異的ではなく，高齢者（60歳以上）では比較的よく認められるので，加齢による変化と考えられる．T2強調像での被殻外側の低信号のみをもって，MSAと診断してはならない．しかし，被殻が低信号を示し，萎縮を伴っている時にはMSAによる被殻の変性を示している（図10，11）．

　また，稀ではあるが，MRIにて，被殻の萎縮

図9 | 多系統萎縮症（MSA-P）（1.5T）

A　T2強調像

B　STIR冠状断像

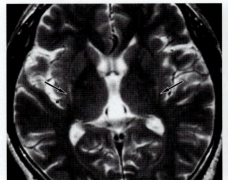
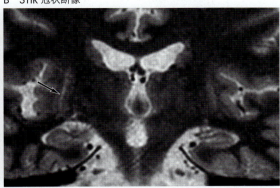

60代，男性．左に強い両上肢の振戦を認めた．
A：T2強調像：両側被殻背側外側に線状の高信号を認める（→）．右がより鮮明である．
B：STIR冠状断像：右被殻に線状の高信号を認める（→）．
補足：STIR冠状断像では被殻の高信号がより明瞭になる．

が明瞭でないときに，SPECTにて，パーキンソン症状優位側の反対側被殻の血流低下があり，MSAを疑うことができる例もある（図12）．

時に，MSA-Pにて被殻の変性を認めず，橋横走線維の変性を認めることがある（図13，14）．パーキンソン症状があり，MRIにて橋横走線維の変性があればMSA-Pの可能性が最も高い．同様の所見はパーキンソン症状を呈するSCA2においても認められるが，MSA-Pに比べて進行が遅い（p.82「SCA2」図33参照）．

逆に，小脳失調にて発症したMSA-Cの患者では，ごく軽い被殻の変性を見ることがある．

しかし，橋横走線維および中小脳脚に変性がなく，被殻のみに異常を呈するMSA-Cはない．

◆ 4. 1.5TでのMSA-Pの早期画像所見[13]

発症2年以内にMRIを施行し，その後，国際診断基準のprobableあるいはdefinite MSA-Pと診断された33例のMRI所見では27例に被殻に異常信号強度を認める．22例がT2強調像にて高信号であり，そのうち14例は片側のみである．また，5例に低信号と萎縮を認めた．さらに，橋横走線維の変性を示す高信号は18例に認め，そのうちの5例は被殻には異常を認めない．それゆえに33例のうち，32例（被殻の異常信号のある27例＋橋横走線維に高信号があり，被殻に異常を認めない5例）にて発症2年以内のMRIにてMSA-Pの診断が可能である．

◆ 5. 3Tによる画像所見
・橋横走線維と中小脳脚

3T機種の使用によって，橋底部正中部に認められる線状の異常高信号を，より短い時期に診断することができるようになった（図5〜7，13）．同時に中小脳脚の異常が1.5Tより鮮明に認められるようになり，変性を捉えられる（図5〜7，13）[14]．

中小脳脚の大きさに左右があり，T2強調像およびFLAIR像にて，中小脳脚の高信号を一側優位に認める（図6，7）．冠状断像では同側小脳が反対側に比べてより強い萎縮を示す．

MSA-PではMSA-Cに比べて，早期の橋横走線維の変性を示す例があり，橋底部の線状の高信号を認めず，中小脳脚に高信号をT2強調像/FLAIR冠状断像にて認める例がある（図15）．中小脳脚にて高信号が最初に出現する部位は，橋被蓋から歯状核に接する（内側の）中小脳脚と考えている．

中小脳脚両側に高信号を来す疾患は多数あるが（key point 2参照）[15]，高信号に左右差があり，患側優位に萎縮を認め，橋底部に線状の高信号を伴う疾患はMSAのみである．中小脳脚

key point 【2．中小脳脚に高信号を T2 強調像にて認める疾患[15)〜18)]】
1. 脳変性疾患
    多系統萎縮症
    spinocerebellar ataxia 1（SCA1）
    SCA2
    Machado-Joseph 病（MJD/SCA3）
    脆弱 X 関連振戦／運動失調症候群（MCP sign を示す）
    歯状核赤核淡蒼球ルイ体萎縮症（DRPLA）
    神経核内封入体病（本章 2-2，p.139 図 26，27 を参照）
    X 染色体連鎖痙性対麻痺 2 型（本章 6-3，p.192 図 4，5 参照）
2. 代謝性・中毒性疾患
    トルエン中毒
    副腎白質ジストロフィ（副腎脊髄ニューロパチー）
    Wilson 病
    肝性脳症・肝脳変性症
    低血糖
    橋外浸透圧性髄鞘崩壊症
    成人型シトルリン血症
    成人型 Alexander 病[17)]
3. 脳腫瘍
    悪性リンパ腫
    脳幹部神経膠腫
    髄膜播種
4. 脳血管障害
    橋底部血管障害（出血，梗塞）による Waller 変性
    PRES（posterior reversible encephalopathy syndrome）
    前下小脳動脈梗塞
5. 炎症・脱髄性疾患
    多発性硬化症
    急性散在性脳脊髄炎
    脳幹脳炎
    神経 Behçet 病
    HIV（ヒト免疫不全ウイルス）脳症（小脳性運動失調を示すことがある）
    HTLV-Ⅰ（ヒト T リンパ球向性ウイルス-Ⅰ感染症）[18)]
    進行性多巣性白質脳症
    Creutzfeldt-Jakob 病（3 章 p.338「7．プリオン病」参照）
6. その他
    神経線維腫症 1 型（NF1）

図10 | 多系統萎縮症（MSA-P）（1.5T）

A　T2強調像　　　B　T2強調像（1年後）

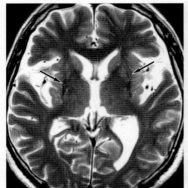
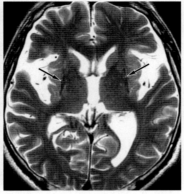

60代，男性．左優位のパーキンソン症状を約1年前より認めている．

A：T2強調像：右に強い両側被殻の萎縮を認める．両側に線状の低信号を被殻外側に認める（→）．
B：T2強調像（1年後）：さらに1年後には両側被殻の萎縮は進行し，被殻外側の低信号はより直線化している．
補足：T2強調像での被殻の低信号は萎縮を伴う時のみ，MSAによる変性を示す．加齢による低信号は萎縮を伴わない．

図11 | 多系統萎縮症（MSA-P）（3T）

A　T2強調横断像　　　B　FLAIR冠状断像

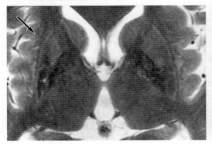
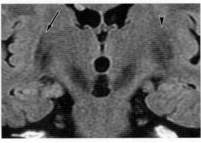

C　メラニン画像

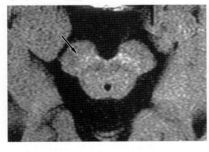

49歳，男性．2年ほど前より，歩行時のふらつきと眩暈があった．真っ直ぐ歩くのが困難となり，当院を受診し，MRIを施行した．入院時，左優位の固縮，左手指の振戦，衝動性眼球運動，排尿困難，便秘，陰萎があり，MSA-Pと診断された．

A：T2強調横断像：左に比べて右被殻の萎縮を認める（→）．被殻外側縁には低信号を認める．
B：FLAIR冠状断像：左被殻（▶）に比べて，右被殻には明らかな萎縮があり（→），より低信号を示し，その外側には線状の高信号を認める．
C：メラニン画像：右に優位に黒質のメラニン低下を認める（→）．

の高信号の程度と，同部位の萎縮がパラレルの関係にあり，高信号が強ければ，必ず中小脳脚に萎縮を伴うのがMSAの特徴である．中小脳脚に大きな高信号があるのに，同部位の萎縮がないのはMSAではない．鑑別診断のポイントである

・被殻

3TでのT2強調横断像では加齢による被殻外側に鉄沈着が起こり，画像が黒くなり，大きさの違いが分かりにくい．さらに，被殻外側縁には正常の高信号がしばしば認められ，被殻の萎縮・変性が非常に分かりにくくなった（図8-D，12-C，15-A，B）．

図3-A，図14-Bにて示すように，冠状断の剖検脳では，基底核は外側から内側に向かい，被殻，外側髄板，淡蒼球外節と並ぶ．この外側髄板と淡蒼球内節の区別が3TでのFLAIR冠状断像にて明瞭につくようになった．MSA-Pの初期には必ずあるパーキンソン症状の左右差に合わせ，被殻における萎縮の左右差が明瞭に診断

図12 | 多系統萎縮症（MSA-P）

A SPECT

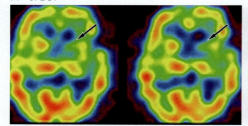

B STIR冠状断像（3T, Aより1年後）

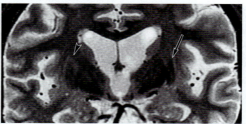

C T2強調横断像（3T）

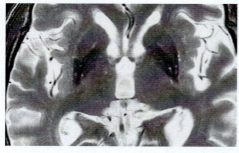

D FLAIR冠状断像（3T, 約1年後）

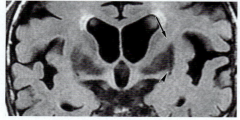

72歳，女性．1年前より右上肢の動かしにくさ，巧緻運動障害，小字症，易転倒性が出現した．神経学的には両側右優位の固縮，前傾姿勢，腕振り低下，姿勢反射障害，両側右優位のパーキンソン症状を認めた．

A：SPECT：右と比べて左被殻に優位に血流低下を認める（→）．MSA-P を示唆する所見である．当時の MRI（1.5T でのルーチンでの撮像）では確実な異常を指摘できない．

B：STIR 冠状断像（A より1年後）：右被殻（▻）に比べて明らかな左被殻（→）の萎縮がある．右優位の臨床症状に対応して，左被殻の萎縮があることを示し，MSA-P と考える．

C：T2 強調横断像（3T）：被殻の大きさに左右差を認めない．左被殻外側の低信号が右に比べて目立つが，これのみでは異常とは取れない．なお，このときには FLAIR 冠状断像は撮像されていない．

D：FLAIR 冠状断像（3T, 約1年後）：左被殻の明らかな萎縮を認める（→）．1年の違いはあるが，B の STIR 像と比べて FLAIR 像がより明瞭に萎縮を示す．▻：外側髄板．

補足：初回の MRI（1.5T）では左被殻の萎縮が指摘できず，脳 SPECT での左被殻の血流低下から MSA-P が疑われた．1年後の T2 強調横断像（3T）でも同様な所見であったが，STIR 冠状断像にて，被殻の萎縮を認めた．その1年後に初めて 3T での FLAIR 冠状断像を撮り，明瞭に左被殻の萎縮が描出された．

できる（図11，12，15）．

外側髄板と被殻の境界も，被殻の鉄沈着によって明瞭につく例が多いが，ときに，被殻内側と外側髄板との境界が不明瞭な例もある．しかし，MSAでは，被殻に萎縮が起きるが，外側髄板には萎縮は来ないので，外側髄板＋被殻の大きさについて，左右を比べれば，十分診断できる．また，MSAによる被殻の変性は鉄沈着を伴うことが多いので，患側被殻が反対側に比べてFLAIR冠状断像にてより低信号を示す．

加齢による被殻の鉄沈着は左右差があり得る．それ故に，被殻における低信号の左右差（T2*強調像など）のみから，被殻の変性（MSA）としてはならないと考えている．患側被殻後部の萎縮を捉えることが肝要であると考えていた．

しかし，図16にて，右優位のパーキンソン症状があり，左被殻に明瞭な萎縮がないが，T2強調像では淡い低信号が患側被殻内にあり，FLAIR冠状断像では，萎縮はないが，左被殻の低信号が目立つ例があった．約2年後，右優位のパーキンソン症状があり，小脳失調，自律神経障害が加わった．FLAIR冠状断像では患側の左被殻に萎縮を来し，典型的なMSA-Pとなった（図16）．FLAIR冠状断像にて，患側被殻に萎縮を認めないが，低信号が患側で優位に強い際には経過観察が必要であり，半年後の再検を進める必要がある．

◆ 6. 大脳の画像所見 [10)11)]

稀ではあるが，MSAではT2強調像にて両側の中心前回白質に高信号と，運動皮質に低信号を認めることがある（図17）．筋萎縮性側索硬化症（p.165参照）でも同様な所見を示すが，MSA

図13 | 多系統萎縮症（MSA-P）

A T2 強調横断像

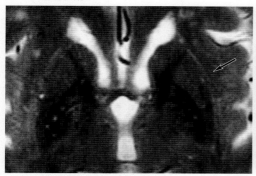

B メラニン画像

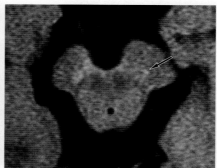

C T2 強調横断像（橋上部のレベル）

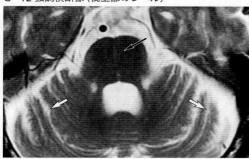

D T2 強調横断像（中小脳脚のレベル）

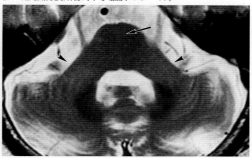

E FLAIR 冠状断像

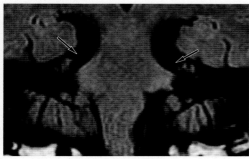

F T2 強調横断像（約1年後）

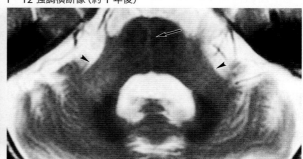

74歳, 女性. 2年前より歩行障害, 1年前より右上下肢の動作緩慢を認め, 他院にてパーキンソン病と診断されたが, 症状が進行し, 当院を受診した.

A：T2 強調横断像：両側被殻外側縁は外側凸の弧を示しており, 被殻に萎縮はない（→）. その他の画像でも被殻に変性を認めない（非掲載）.
B：メラニン画像：左優位に黒質のメラニンの低下を認める（→）.
C：T2 強調横断像（橋上部のレベル）：橋底部正中部に線状の高信号を認める（→）. 小脳半球の萎縮がある（⇨）.
D：T2 強調横断像（中小脳脚のレベル）：橋底部中央にわずかな線状の高信号が疑われる（→）. 両側中小脳脚は信号強度の上昇がある（▶）.
E：FLAIR 冠状断像：両側中小脳脚に高信号が明瞭に認められる（→）. 小脳萎縮がある.
F：T2 強調横断像（約1年後）：橋底部の線状の高信号が明瞭となり（→）, 両側中小脳脚の高信号も目立つ（▶）.
（**A**〜**E**は文献 14 より引用）

補足：本例における右優位のパーキンソン症状と, 左黒質のメラニン低下（メラニン含有細胞脱落）が関係があると考えられる. MSA-P では橋横走線維の変性の初期の画像を知るのに役に立つことが多い. この症例もそのような症例である. 約1年後の画像（**F**）が **C**, **D** の読影が正しいことを示している.

図14 多系統萎縮症（MSA-P）（1.5T）

A　T2強調像

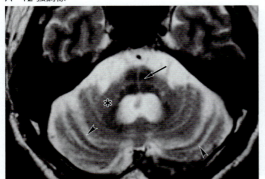

B　剖検脳（髄鞘染色）基底核冠状断像

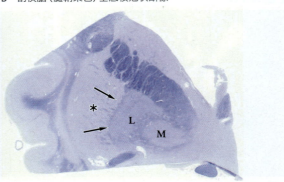

40代，男性．パーキンソン症状にて発症して8年目，抗パーキンソン剤が比較的長く有効であったが，無効となり来院．
A：T2強調像：橋横走線維の変性を認める（→）．小脳萎縮がある（▶）．両側中小脳脚の信号強度も上昇している（＊）．なお，被殻には異常を認めない（非掲載）．
B：剖検脳（髄鞘染色）基底核冠状断像：被殻（＊）に著変を認めない．被殻と淡蒼球外節との間の白質が外側髄板（lamina medullaris externa）である（→）．L：淡蒼球外節，M：淡蒼球内節．
補足：その後，剖検にてMSAの診断がついた．被殻の変性はほとんどなかったが，橋横走線維の変性を認めた．本例のようにパーキンソン症状を示し，橋横走線維の変性を認めれば，MSA-Pの可能性が最も高い．この症例は被殻の変性を認めない非常に稀なMSA-Pであった．

では高信号は中心前回に限局しているのではなく，上前頭回にまで広がることが多い．臨床症状との関係は不明である（正常のメラニン画像については，本章p.149「3-1 パーキンソン病」図2参照）．

7. メラニン画像

MSAでは黒質緻密帯のニューロメラニン含有細胞の脱落があり，外側1/2〜1/3にて強い．黒質の色素脱落は多くの例で肉眼でも認められる[19]．メラニン画像にて，黒質のメラニン低下を認め，メラニンを示す高信号が減少，あるいは消失する（図11，13）．特に，MRIにて被殻に異常を認めないMSA-Pにて，臨床でのパーキンソン症状優位側の反対側黒質にメラニン低下があり（図13），パーキンソン症状に関係していると考えられる．被殻にMRIにて異常がなく，パーキンソン症状がメラニン低下によると考えられる症例ではL-DOPAが有効な例もある[14]．MSA-Pでのメラニン画像の有効性は上記のような症例にあると考える．一方，MSA-Cにおいては，黒質のメラニンが軽度低下している例もあるが，橋横走線維の変性からMSA-CとMRIにて診断できる例が大多数を占めるので，メラニン画像の有効性は低い．

8. 自律神経障害

MSAにおいて，自律神経障害は重要な症状であるが，画像ではその病巣を描出できない．自律神経障害にて初発する例では経過が長い例もあり（図5），小脳症状あるいはパーキンソン症状が出現して，初めて，画像の異常が出現する．

…診断のコツ　MSA-C

小脳失調発症2年以内にT2強調像にて橋底部に縦に線状の高信号を認めた際にはMSA-Cの可能性が最も高い（上記の所見で小脳失調発症3年以上経過した際には，常染色体優性遺伝性SCDを考える）．

3TのMRIでは中小脳脚の高信号がFLAIR像あるいはT2強調像にてより明瞭なことがあるが，橋底部の高信号を注意して見つけることが重要である．

…診断のコツ　MSA-P

被殻背側外側後部に線状の高信号，または被殻の萎縮を伴う低信号をT2強調像にてパーキンソン症状を有する患者に認めた際にはMSA-P

図15 | 多系統萎縮症（MSA-P）(3T)

A　T2強調像
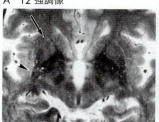

B　T2強調像
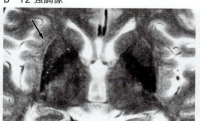

C　FLAIR冠状断像（線条体後部）
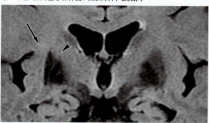

D　T2強調像
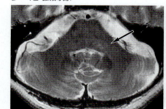

E　T2強調像
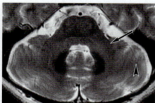

F　FLAIR冠状断像
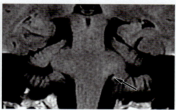

G　FLAIR冠状断像
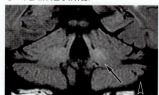

H　T2強調像
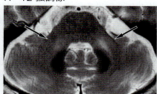

I　FLAIR冠状断像
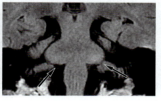

J　FLAIR冠状断像
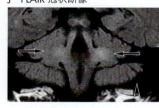

59歳，女性．5か月前から左手足の使いにくさを自覚した．左優位のパーキンソン症状がある．

A，B：T2強調像：右被殻が左に比べて小さく見えるが（**A**；→），確実ではない．**A**の被殻後部外側縁に沿って高信号があり（▶），異常と考えるが，断定しにくい．**B**にも右被殻外側縁に沿って高信号を認めるが（→），異常とはしにくい．
C：FLAIR冠状断像（線条体後部）：右被殻（→）が左に比べて明らかに萎縮している．右被殻は左に比べて低信号を示す．被殻内方にある，やや信号が高い部位が外側髄板であり（▶），それより外側が被殻になるので大きさを比べやすい．T2強調横断像に比べて明瞭である．
D，E：T2強調像：左中小脳脚に淡い高信号を認める（→）．橋底部中央には線状の高信号を認めない．小脳は矢状断像にて軽い萎縮があり（非掲載），左小脳が右に比べて萎縮が強い（▶）．
F，G：FLAIR冠状断像：左中小脳脚に高信号を認める（→）．左右差が明瞭である．中小脳脚には大きさの左右差はないが，小脳萎縮は左がより強い（▶）．
約1年後に入院し，左優位のパーキンソン症状，小脳失調，便秘を認め，MRIの再検（**H**～**J**）をした．
H：T2強調像：左優位に両側中小脳脚に高信号を認める（→）．橋底部中央の高信号は不確実な所見である．
I，J：FLAIR冠状断像：左優位に両側中小脳脚に高信号を認める（→）．小脳萎縮は左優位である（▶）．
補足：MSA-Pでは橋横走線維に，MSA-Cに比べて，非常に早期の変性所見を認めることがある．左中小脳脚にわずかな高信号がT2強調像にてあり（**D**，**E**），FLAIR冠状断像では明瞭である（**F**，**G**）．
本例を見ると，中小脳脚の高信号があるが，橋底部の線状高信号が認められない例もありうる．ただし，MSA-Pで認められたが，MSA-Cでは発症した際には画像所見がより進んでいる可能性があり，実際の臨床でこの所見がMSA-Cにてありうるかは今後の検討が必要である．

図16 | 多系統萎縮症（MSA-P）（3T）

A　T2強調像

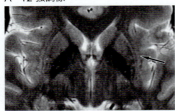

B　FLAIR冠状断像

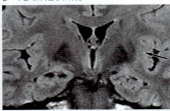

C　FLAIR冠状断像

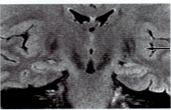

D　T2強調像

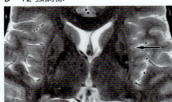

E　FLAIR冠状断像

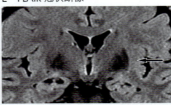

51歳，女性．約1か月前より頻尿があり，右優位のパーキンソン症状があった．MRIを撮像した（A〜C）．
A：T2強調像：左被殻に萎縮を認めないが，左被殻外側に低信号があり，右に比べて目立つ（→）．
B，C：FLAIR冠状断像：左被殻には萎縮がないが，右に比べて低信号を示す（→）．萎縮がないので，異常とは取らなかった．約2年後，右優位のパーキンソン症状，小脳失調，自律神経障害があるとされた．MRIを撮像した（D，E）．
D：T2強調像：左被殻に明らかな萎縮がある（→）．外側の低信号も，右に比べて強い．
E：FLAIR冠状断像：左被殻の萎縮と，強い低信号を認める（→）．
補足：初回のMRIにて被殻における低信号を異常と解すべきか，悩んでいる症例である．加齢における鉄沈着に左右差が出た症例か，MSA-Pにて異常な鉄沈着が起こったが，萎縮を認めない初期の例かである．半年後の再検を進めることが必要と考えている．MSAであれば，おそらく萎縮が出現し，診断ができると考える．

図17 | 多系統萎縮症（MSA-P）（1.5T）

A　T2強調像

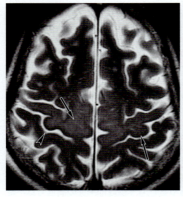

B　FLAIR冠状断像

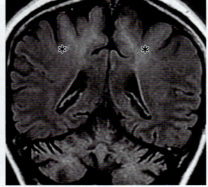

50代，女性．6年前に左足の動きが悪いことで発症．パーキンソン症状と錐体路徴候を認める．
A：T2強調像：前頭葉の軽度の萎縮と，中心前回から上前頭回にかけて白質に高信号を認める（→）．右運動皮質に低信号を認める（▶）．この年齢では異常である．
B：FLAIR冠状断像：中心前回白質に高信号を認める（＊）．小脳萎縮があり，小脳白質の信号強度の上昇を認める．正常の大脳白質と比べると，小脳白質が高信号であることが明瞭である．

の可能性が高い．

初期にはパーキンソン症状に左右差があるので，左右の被殻背側の大きさを3TのFLAIR冠状断像にて確認し，症状優位側の反対側に萎縮があれば，MSA-Pと診断する．

さらにパーキンソン症状を認め，橋横走線維に変性を認める時にもMSA-Pの可能性が最も高い．

鑑別診断

1. **皮質性小脳萎縮症**：橋横走線維の変性を認めない．T2強調像にて歯状核の低信号が消失し，高信号を示すことが多い．
2. **遺伝性脊髄小脳変性症（SCA1，2，3）**：MSAに比べて進行が遅い．橋横走線維の変性が

> **memo 【MSAのその他の画像所見】**
>
> T1強調像にて被殻が高信号を示すとの報告がある[20]．自験例でも稀にあるが，T2強調像での被殻の異常に比べて非常に少ない．また，3Tでは正常人でも被殻の外側に高信号をT2強調像にて認めるとの報告もある[21]．しかし，MSAにおける被殻の異常な高信号は被殻の外側，後部，背側に強く，その高信号が長ければ長いほど，より強い萎縮を伴うので高信号は直線状となる．一方，上記の正常の高信号は外側凸のカーブを描く．そのことを理解していれば，異常と正常を間違えることはない．
> 中小脳脚の萎縮からMSAとパーキンソン病を鑑別する論文[22]，橋底部の萎縮の状態から進行性核上性麻痺とMSAを鑑別する論文[23]がある．橋底部あるいは中小脳脚の萎縮の有無よりは橋横走線維の変性による橋内での高信号を指摘することがより正確で特異的であり，しかもより早期から出る．

MSAに比べて軽い．正中部のみに認められることが多い．T2強調像にて高信号が中小脳脚にまで及ぶのは少ない．

SCA2は時にパーキンソン症状を示し，橋横走線維に変性を示す．MSAに比べて経過が圧倒的に長い（p.82「SCA2」図33参照）．

3. パーキンソン病：被殻の変性を認めない．橋横走線維の変性を認めない．
4. 進行性核上性麻痺：同上．
5. 被殻の梗塞：多くの場合，点状あるいは円形状であり，MSAの被殻の異常との区別は容易である．
6. 脆弱X関連振戦/運動失調症候群：動作性振戦と失調性歩行が主症状である．中小脳脚と大脳白質に高信号を認める．橋底部の橋横走線維に変性を認めない．通常発症は45歳以後である．MSAは30歳以後である[24]．
7. 傍腫瘍性小脳変性症：亜急性の経過を示す．急性小脳炎に類似した高信号をT2強調像にて小脳内に認める．橋横走線維の変性はない（9章「1. 傍腫瘍性神経症候群」のp.734「傍腫瘍性小脳変性症」参照）．
8. 進行性多巣性白質脳症（PML）：稀にPMLにて，橋底部の病変が横走線維の変性の様に見えることがある[25]（詳細は3章のp.223「進行性多巣性白質脳症」参照）．
9. PMM2-先天性グリコシル化異常症：若年者において，橋横走線維の変性を認めた際には本症も考慮する（本章p.101「1-3E. PMM2-先天性グリコシル化異常症」参照）[26]．
10. Wolfram（DIDMOAD）症候群：常染色体劣性遺伝を示す症候群であり，尿崩症，糖尿病，視神経萎縮，難聴を呈する．その頭文字（diabetes insipidus：DI，diabetes mellitus：DM，optic atrophy：OA，deafness：D）を取り，DIDMOAD症候群とも呼ぶ．神経変性疾患と考えられており，橋核，オリーブを侵すので，画像にて，橋，中小脳脚の萎縮を示し，橋横走線維に変性を来し，T2強調像では高信号を橋横走線維が示す．その他に，T1強調像にて下垂体後葉の高信号の消失，視神経萎縮，視放線に沿った高信号をFLAIR像にて示す[27]~[29]．Itoらの報告例は35歳，男性例であり，3歳から尿崩症，糖尿病，視力障害を来した．橋および中小脳脚の萎縮があり，橋横走線維に変性があり，高信号をT2強調像にて示すが，脳幹症状，小脳失調を認めていない[28]．

B 皮質性小脳萎縮症（cortical cerebellar atrophy：CCA）

臨床と病理

中年期に発症する非遺伝性SCDである．発病から全経過を通じて小脳症候のみである．古くは晩発性小脳皮質萎縮症（late cortical cerebellar atrophy：LCCA）と言われたが，必ずしも高齢発症ではないので，lateが抜けた．後述

図18 | 皮質性小脳萎縮症

T1強調矢状断像

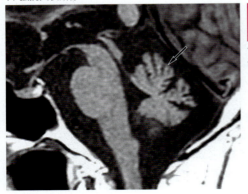

70代，女性．50代後半からふらつきにて発症，緩徐に進行している．小脳失調，眼振を認める．3年前のMRIと比べて大きな変化はない．家族歴はない．
T1強調矢状断像：小脳虫部，特にその上部の萎縮を認める（→）．なお，T2強調像にて橋横走線維の変性を認めない（非掲載）．

する症候性皮質性小脳変性症が鑑別に挙がる[2]．

病理学的には肉眼的に小脳萎縮を認めるのみである．組織学的には従来小脳オリーブ変性症と cerebelloolivary degeneration と呼ばれてきたように，Purkinje 細胞と下オリーブ核神経細胞の脱落・変性を主病変とする[30]．

画像所見

小脳の萎縮を認める（図18）．橋横走線維の変性を認めない[10) 11)]．後述するSCA6，症候性皮質性小脳変性症との画像上の鑑別はできない．皮質性小脳萎縮症では非遺伝性および遺伝性を問わず，1.5Tおよび3Tにて，T2強調像における歯状核が正常の低信号が消失し，橋被蓋と同程度の軽い高信号を示すことが多い（図19）[31]．それに対して，Machado-Joseph病での歯状核では低信号を示すことが多い．

C 症候性皮質性小脳萎縮症

❖ 1) アルコール性小脳変性症

臨床

慢性のアルコール摂取により起こり，小脳失調と下肢の協調運動障害を来す．病理では小脳虫部，特に前上部に強い萎縮を認める．虫部白質の消失を認める．Wernicke-Korsakoff症候群の際には，より強い小脳萎縮を伴うともされている[32]．

画像所見

小脳萎縮を認める（図20）．正常者に比べて大脳皮質下の萎縮もあると報告されている[33]．

❖ 2) 中毒性小脳変性症

抗てんかん薬フェニトインによる小脳萎縮が認められる[34]．また，頭蓋骨の肥厚を来すこともある．小脳萎縮は特徴の記載が少ないが，1例では小脳半球下部に強い萎縮を来している[35]．長期のてんかん患者ではてんかんそのもので小脳萎縮を来すこともあり，注意が必要である[36]．

その他に，リチウム，5-FU，有機水銀による水俣病（7章 p.624，636「中毒性神経疾患」など参照）などがある．

2 常染色体優性遺伝性小脳失調症（autosomal dominant cerebellar ataxia：ADCA）

臨床

ADCAは人種や地域差が大きい．わが国のSCDの中で遺伝性SCDは30％を占める．その中ではMachado-Joseph病（MJD/SCA3）が最も多く，次いでSCA6，歯状核赤核淡蒼球ルイ体萎縮症（dentatorubral-pallidoluysian atrophy：DRPLA），第16番染色体長腕連鎖常染色体優性遺伝性脊髄小脳変性症（16q-ADCA）があり，その他の病型は稀である[37]．

A Machado-Joseph病（MJD/SCA3）

臨床

MJDは常染色体優性遺伝を示す．MJDと

図19 皮質性小脳萎縮症

T2強調横断像（3T）

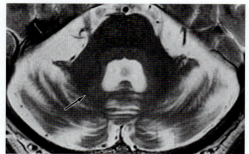

72歳，男性．20年前から緩徐進行性の小脳失調を認める．
T2強調横断像（3T）：歯状核は低信号を示さず，橋被蓋と同様な信号強度を示す（→）．小脳萎縮がある．橋及び中小脳脚には信号強度異常はない．

図20 アルコール性小脳変性症の疑い

A T1強調矢状断像　　B T1強調像

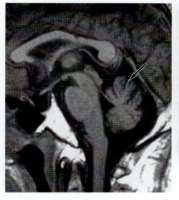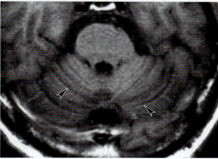

50代，男性．3日で1升を飲む酒豪．5年前より歩行障害．小脳失調を認める．認知障害はない．サイアミンは正常範囲であった．
A：T1強調矢状断像：小脳虫部上部に強い萎縮を認める（→）．脳幹には著変を認めない．
B：T1強調像：小脳上面の萎縮を認める（▶）．

SCA3は同一疾患である．若年から中年にかけて幅広く発症する．初期には小脳失調，錐体路徴候，眼振を伴う進行性眼球運動障害を示し，その後顔面ミオキミア，びっくり眼，ジストニア・アテトーゼなどを示す[1]．表現促進現象（累代発現の遺伝病の発病年齢が早まること：anticipation）を認める．CAGリピート数が高いほど，特徴的な症状である錐体路徴候，びっくり眼，ジストニア，顔面ミオキミアが認められる．稀な臨床型として，遺伝性パーキンソン症状と末梢神経障害を示すことがある[2)38]．また，運動ニューロン疾患を伴うこともある（p.72「SCA1」key point 3「付随所見を伴うSCA」参照）[39]．

病理

肉眼的には大脳には著変を認めない．遅発成人にて発症した例は若年にて発症した例より脳幹と脊髄が小さい[37]．ルイ体，淡蒼球，小脳歯状核と歯状核門の萎縮と褐色調の変化，黒質と青斑核の色素脱失，橋の萎縮などが見られる[3]．橋横走線維にも変性を認める（図21）．下オリーブ核は保たれる．組織学的には主病変はルイ体―淡蒼球内節系（図22），歯状核―赤核系，黒質，橋核，運動性脳神経核，脊髄，末梢神経系と他系統に及ぶ[30)37]．

画像所見

・小脳萎縮

自験例ではすべての症例に小脳萎縮を認めた（図21,23〜25,27）．脳幹の萎縮を認めることが多い[4]．橋では被蓋と底部の両方に萎縮を認める（図23,24）．中脳にも萎縮を認める．萎縮は小脳に始まり，橋底部，橋被蓋，中脳と進行する．初期には小脳萎縮と，橋中央部にT2強調像にて縦型の高信号（midline linear hyperintensity）を認め，橋横走線維の変性を示す

> **memo**【MJDとDRPLAの淡蒼球変性の覚え方】
> MJDはMであるから，内節（medial），DRPLAはLAであるから，外節（lateral）と記憶する．

> **key point**【3．付随所見を伴うSCA[39)43)]】
> ・舞踏運動を伴う：SCA1, 2, 3, 14, 17, 27
> ・運動ニューロン疾患を伴う：SCA2, 3, 6, 8, 36[39)42)]
> ・強い視力障害を伴う：SCA7[43)]

> **key point**【4．常染色体優性遺伝を示し，小脳失調を示す疾患[43)44)]】
> ・SCA（spinocerebellar ataxia）
> ・DRPLA
> ・Alexander病

ことが多い[10)11)45)]．MSA-Cに比べて，橋萎縮の程度と比べると，橋横走線維の変性が軽いことが多い．MSA-Cでは橋の萎縮と橋横走線維の変性は平行した関係にある．

・橋横走線維

MSAと異なり，橋横走線維の変性は正中部に留まることが多い（図21，23〜25，27）．自験MJD 36例（男性12例，女性24例；23〜80歳；発症からの期間1〜22年）の検討[46)]では，橋横走線維の変性は35例（97％）に認められた．橋内に十字状の高信号（cross sign）をT2強調像にて認めたのは5例であり，1例を除いて，発症から15年以上経過した症例であった．その1例は発症から3年目であった．他に，縦に線状の高信号を認めたのが30例あり，発症1年目から22年まで存在した．高信号を認めなかった1例は発症1年後の症例であった．中小脳脚にT2強調像にて高信号を認めたのは36例中2例であり，それぞれ発症から17年と19年経過していた．橋萎縮のない症例は稀にあり，若年者に多い．

Leeらの報告[47)]でも，MJD 76例中38例

図21 Machado-Joseph病の剖検例

A　Holzer染色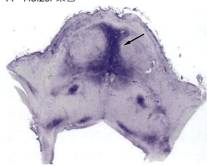
B　T2強調像（死亡3か月前）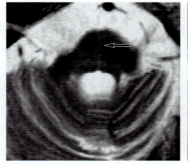
C　T2強調像（死亡3か月前）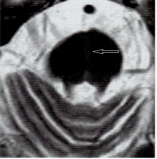

死亡時，60代．歩行障害（小脳失調）にて発症から27年経過．
A：Holzer染色：橋にて橋底部正中部にグリオーシスを認める（→）．
B，C：T2強調像（死亡3か月前）：橋中央部に線状の高信号を認め（→），橋横走線維の変性を示す．橋底部，橋被蓋，小脳に萎縮を認める．

1）脊髄小脳変性症．2 常染色体優性遺伝性小脳失調症　A Machado-Joseph 病

図22 Machado-Joseph 病の剖検例．淡蒼球内節およびルイ体（視床下核）の変性

A　髄鞘染色
（基底核の冠状断像）

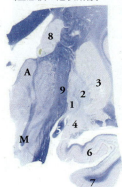

B　Holzer 染色
（A と同一部位）

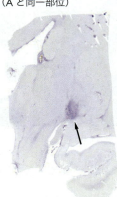

C　髄鞘染色（A より後方）

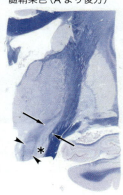

D　Holzer 染色
（C と同一部位）

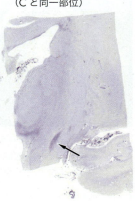

A：髄鞘染色（基底核の冠状断像）：淡蒼球内節（1），同外節（2），被殻（3）を認める．4：扁桃体，5：視索，6：海馬頭部，7：海馬傍回，8：尾状核頭部，9：内包，A：視床前核，M：乳頭体視床路．
B：Holzer 染色（**A** と同一部位）：淡蒼球内節にグリオーシスを認める（→）．変性した淡蒼球内節が線状ではなく，楕円形を示すことに注意することが重要である．
C：髄鞘染色（**A** より後方）：視床下核（→），赤核（▶），黒質（＊）を認める．視床下核が黒質の上部，正中よりは少し離れていることに注意する．
D：Holzer 染色（**C** と同一部位）：視床下核のグリオーシスを認める（→）．

図23 Machado-Joseph 病

A　T1 強調矢状断像

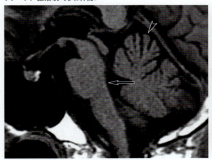

B　T2 強調像

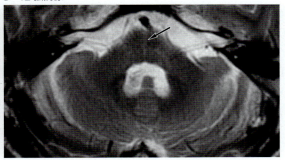

C　T2 強調像

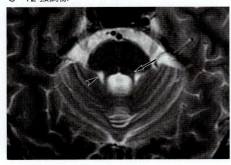

30代，男性．母親，姉が同症．8年前，歩行時のふらつきにて発症．小脳失調と眼球運動制限を認める．

A：T1 強調矢状断像：橋，特に被蓋の萎縮（→）を認める．橋の背側が軽く前方に凸となっている．小脳上部にも軽度の萎縮を認める（▶）．
B：T2 強調像：橋底部の萎縮を認め，橋横走線維の軽度の変性を認める（→）．中小脳脚に異常を認めない．発症して8年経過しており，MSA-C は除外できる．
C：T2 強調像：橋被蓋の萎縮を認め（→），その外側の脳槽が拡大している（▶）．
補足：小脳失調にて発症して8年後の症例に，上記の画像所見を認めた時には MJD が最も考えやすい．ただし，SCA1〜3 の鑑別は画像では難しいこともあり，遺伝子診断が必要である．

図24 | Machado-Joseph 病

A T2強調像　　　　B T2強調像（4年後）　　　　C T1強調矢状断像

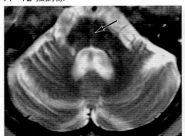 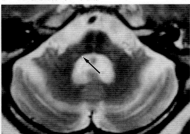 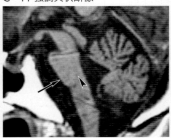

40代，女性．15年前より歩行中のふらつきが出現する．小脳失調を認める．
A：T2強調像：小脳萎縮を認め，橋底部に線状の高信号を認める（→）．
B：T2強調像（4年後）：さらに，4年後に橋底部，被蓋ともに萎縮を認め，橋底部に十字型の高信号と中小脳脚（→）にも高信号を認める．
C：T1強調矢状断像：橋底部（→），橋被蓋（▶）にともに萎縮を認める．小脳萎縮がある．

（50％）にT2強調像にてmidline linear hyperintensityを認め，cross signを1例（1.3％）に認めている．以上より，MJDの橋横走線維の変性はMSAに比べて非常に軽く，中小脳脚まで高信号が及ぶのには発症から長期が経過する（図24）．

MSA-Cにおいて3TのMRIを使用すると，中小脳脚の高信号が早期より認められるが，MJDにおいては認められない（図27）．

・歯状核

MJDではT2強調像にて歯状核の低信号が保たれることが多く（図23，24，26，27），それに対して，皮質性小脳萎縮症では歯状核の低信号が消失し，淡い高信号を示すことが多い[31]．

・淡蒼球

淡蒼球にT2強調像にて線状の高信号を認めることがある（図25）[48]．自験例では36例中29例に認めている[46]．MJDには比較的多い所見と言える．しかし，図22で示すようにMJDの淡蒼球の変性は決して線状ではなく，内節全体にわたっているので，この所見が淡蒼球の変性を示しているとは考えにくい．また，正常な高齢者，SCA1，SCA2の患者のT2強調像でもしばしば同様な画像所見を認める．それゆえに若いMJD症例には参考になるが，高齢者では非特異的所見である．

最近の症例ではプロトン強調像を撮像し，淡蒼球内節の異常を高信号として捉えることができるようになった（図28）．内節全体の変性を示しているので，病理所見と合致しており，本症に特徴的な所見と考えられる．比較的早期（発症5年目）の症例でも認められている．なお，淡蒼球変性についていえば，MJDは内節であるが，DRPLAは外節である（p.72 memo参照）[30]．両者の画像は小脳と中脳被蓋の萎縮，臨床では小脳失調と共通の所見が多い（p.77【鑑別診断】の項参照）．

・中脳被蓋の萎縮

MJDでは中脳被蓋の萎縮は重要な所見である（図26，28）．OnoderaらはMJDの脳幹及び小脳萎縮は，患者のCAG反復が大きいほど，また，年齢が増えるほど萎縮が強くなると報告している[49]．しかし，Horimotoらは小脳及び橋底部は加齢と共に，萎縮が進行するが，中脳被蓋と橋被蓋は加齢による萎縮の進行はなく，初期から小さいとしている[50]．自験例においても，若く，比較的早期に画像所見が撮像された例において，中脳被蓋の萎縮を認めている（図27，28）．

・視床下核の萎縮

MJDでは視床下核（ルイ体）の変性が病理では認められている[37]．MRIでもときに，視床下核の萎縮を指摘できる．

・メラニン画像

越智らはMJDでは黒質緻密部の信号強度が

図25 | Machado-Joseph病

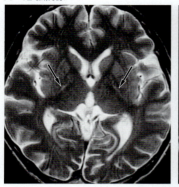
A T2強調像

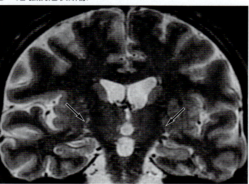
B T2強調冠状断像

40代，女性．2年前より歩行中のふらつきが出現する．小脳失調を認める．
A：T2強調像：両側淡蒼球内側に線状の高信号を認める（→）．
B：T2強調冠状断像：同様な高信号を淡蒼球に認める（→）．

図26 | Machado-Joseph病

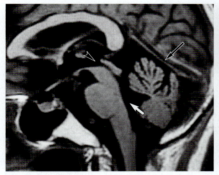
A T1強調矢状断像

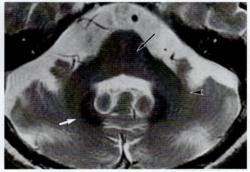
B T2強調像（橋）

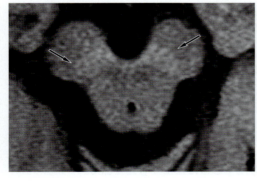
C メラニン画像

79歳，女性．13年ほど前より失調性歩行を認める．家族に類症が多発しており，本人と妹が遺伝子検査にてMJDが確定している．
A：T1強調矢状断像：小脳萎縮を認め（→），中脳も小さい（▶）．橋被蓋も小さい（⇨）．
B：T2強調像（橋）：橋底部正中部に線状の高信号があり（→），橋横走線維の変性を認める．中小脳脚には異常な高信号はない（▶）．両側歯状核は低信号を示し（⇨），正常である．
C：メラニン画像：両側黒質のメラニン低下を認める（→）．
補足：比較的典型的なMJDの症例である．

有意に低下していると報告している[51]．病理でもMJDでは黒質と青斑核の色素脱失が起こるとされている[30]．自験例でも中脳被蓋に萎縮がある症例にメラニン画像にて，黒質メラニン低下を認める（図26，27）．

MJDの画像診断において，メラニン画像の有用性はおそらく限られている．鑑別診断において，SCA1とSCA2が重要であるが，それらのメラニン画像での変化が明らかになっていないからである．自験例ではSCA1にてメラニン低

図27 | Machado-Joseph病

A　T1強調矢状断像

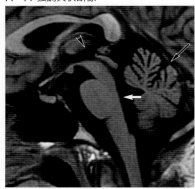

B　T2強調横断像（橋）

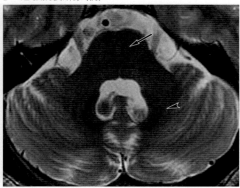

C　FLAIR冠状断像

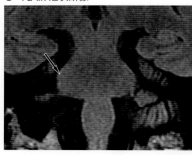

D　メラニン画像

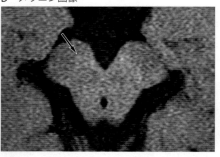

E　FLAIR冠状断像

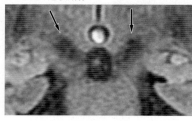

32歳，男性．家族（父親と弟）に類症がある．2年ほど前よりふらつきを自覚した．2日前にバランスを崩して転倒があり，当院を受診した．体幹失調，水平性眼振，腱反射亢進を認め，遺伝子診断にて確定済みである．

A：T1強調矢状断像：小脳萎縮を認める（→）．中脳被蓋の萎縮が目立つ（▶）．橋被蓋にも萎縮がある（⇨）．
B：T2強調横断像（橋）：橋底部に線状の高信号を認める（→）．小脳萎縮がある．歯状核は低信号を示す（▶）．
C：FLAIR冠状断像：中小脳脚には高信号を認めない（→）．
D：メラニン画像：両側黒質のメラニンの低下を認める（→）．青斑核のメラニンも低下している（非掲載）．
E：FLAIR冠状断像：両側視床下核が小さく（→），萎縮している可能性が大きい．（1章1 p.29の図11の正常視床下核を参照）
補足：弟も同症であるが，同様な画像所見を示す．遺伝性皮質性小脳萎縮症とは中脳被蓋の萎縮があるので異なる．黒質のメラニン低下はMJDに特徴的であるが，病理ではSCA2にも認められる[52]．黒質のメラニン低下があるのに，パーキンソン症状がないのは，視床下核の萎縮と関係が疑われる．SCA1, 2との鑑別に，メラニン低下のみでは不十分であるので，遺伝子診断が必要である．

下を認めている（図30）．最近では，SCA2においても，メラニン沈着の低下を認めた例があり（図35），鑑別診断にはあまり役に立たない．一方，遺伝性皮質性小脳萎縮症との鑑別にはメラニン画像が役には立つが，歯状核がT2強調像にて低信号，中脳被蓋の萎縮，橋横走線維の変性などの所見があれば，それらの所見がMJDと診断するのにはより有効である．

SchölsらはMJD黒質メラニン低下があるのに，MJDおよびSCA2にて，パーキンソン症状を呈する例が少ないのは，視床下角の神経細胞消失が起こっていることによると報告している[53]．自験例でも，メラニン低下があるのに，小脳失調のみで，パーキンソン症状がない例があり，

1) 脊髄小脳変性症．2 常染色体優性遺伝性小脳失調症　A Machado-Joseph 病　●　77

図 28 Machado-Joseph 病

A　T1 強調矢状断像（34 歳時）　　B　T2 強調像　　C　プロトン強調像（36 歳時）

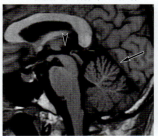
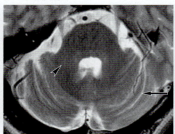
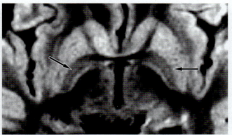

34 歳，男性．3 年前よりスポーツの際に転ぶようになった．神経内科を受診したが，異常がないとされた．3 年後には日常生活においても転ぶことが多くなり，しゃべりづらさ，字が下手になったと自覚した．当院を受診し，MRI を撮像した（A，B）．SCD と診断された．なお，母親が類症であった．2 年後に精査のため，入院し，遺伝子検査にて MJD と診断された．その際に，MRI を撮像した（C）．
A：T1 強調矢状断像（34 歳時）：小脳萎縮（→）と中脳被蓋の萎縮を認める（▶）．
B：T2 強調像：小脳萎縮があり，橋及び中小脳脚がやや小さい（▶）．橋横走線維の変性を認めない．
C：プロトン強調像（36 歳時）：両側淡蒼球内節に高信号があり（→），変性を示している．正常では淡蒼球の外節と内節は同程度の信号強度であり，被殻に比べて低い．
補足：矢状断像では DRPLA も考えられるが，淡蒼球内節の変性が合わない．PSP は年齢から考えにくい．MSA は 3 年の経過があるのに横走線維の変性を認めず，淡蒼球の変性が合わない．

メラニン低下と視床下核の萎縮を認めた（図 27）．

なお，MJD では下オリーブ核は保たれるので，同部位に高信号を認めることはない．

また，MRI での診断において，橋被蓋の萎縮を重要視する報告もあるが，実際の臨床現場では橋被蓋の萎縮で MJD の診断をすることは難しい．なお，パーキンソン症状と末梢神経障害を示す臨床型では MRI での異常はとらえられない．

診断のコツ

小脳失調発症 3 年以上経過した症例における，T2 強調像での橋底部の線状高信号の存在は MJD の可能性が最も高い．しかし，SCA1 および 2 も同様な所見を示すので，遺伝子解析が必要である．

鑑別診断

1. **MSA-C**：MSA-C では発症早期 3 年以内（ほとんどは 2 年以内）では橋横走線維の変性が縦型のみの高信号を示す．それ以上になると十字型になる．後者は MJD では 15 年以上になるので，鑑別は容易である．MJD では 20 代，30 代前半の発症があるが，MSA では稀である．

2. **SCA6**：発症早期の MJD にて橋萎縮および橋横走線維の変性を指摘できない例が稀にあり，その際には SCA6 との鑑別が画像からは難しい．MJD は中脳被蓋の前後径が小さくなるが，SCA6 ではならない．SCA6 では小脳歯状核が T2 強調像にて低信号ではなく，高信号を示すことが多い．ただし，全部ではない．

3. **歯状核赤核淡蒼球ルイ体萎縮症（DRPLA）**：中脳被蓋と小脳萎縮は DRPLA と MJD は共通の所見である．しかし，DRPLA では橋横走線維の変性はない．ある程度の経過があれば，遅発成人型と早期成人型 DRPLA では大脳萎縮が必発である．40 歳以上（遅発成人型）であれば，DRPLA では T1 強調矢状断像にて，橋底部に低信号があり，橋底部あるいは被蓋に対称性の高信号を T2 強調像にて認めることが多い．

20～40 歳の早期成人型では痙攣や認知機能障害があれば，DRPLA の可能性がより高い．

MJD では淡蒼球内節に高信号をプロトン強調像にて認めるが，DRPLA では認めず，

図29 spinocerebellar ataxia 1（SCA1）

A　T1強調矢状断像

B　T2強調像

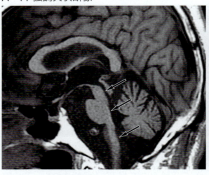
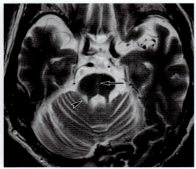

60代，男性．家族に類症が多発．3年前，呂律が回らない，歩行が不安定にて発症．小脳失調，眼球運動障害および眼振，腱反射亢進，病的反射陽性，膀胱直腸障害を認める．

A：T1強調矢状断像：小脳虫部，延髄から橋，中脳の萎縮を認める（→）．橋は底部および被蓋の萎縮を認める．MSA-Cとしては，延髄の萎縮が強い．

B：T2強調像：橋底部を縦断する高信号があり，橋横走線維の軽度の変性を認める（→）．橋被蓋の萎縮を認める（▶）．小脳萎縮がある．

補足：MSA-Cとすると橋横走線維の変性に比べて脳幹の萎縮が強く合わない．この程度の脳幹の萎縮があるとMSAでは橋横走線維の変性はもっと強くなり，十字状を示す．橋被蓋の萎縮も合わない．MJDと比較すると，発症3年目では橋萎縮，橋横走線維の変性が強い．

変性は外節である．

B spinocerebellar ataxia 1（SCA1）

臨床と病理

30～40歳前後に発症することが多い常染色体優性遺伝を示す脊髄小脳変性症である．初期には緩徐に進行する小脳失調，錐体路徴候，眼振を伴わない核性の眼球運動の麻痺を認める[2]．日本では山形県出身者に多い．

下オリーブ核，橋核，小脳皮質の神経細胞脱落とグリオーシスを認めるが，程度はMSAに比して軽度である．歯状核，脳幹神経核にも変性を認める[2]．

SCAにて，不随意運動と運動ニューロン疾患を伴う例はkey point 3に記す．

画像所見

自験8例全例に小脳および脳幹（延髄，橋，中脳）の萎縮を認める．8例中6例に橋横走線維の軽度の変性を認める（図29～31）．MSAに比して軽い．さらに，橋の萎縮に比べて橋横走線維の変性が軽い．橋被蓋の萎縮を認める．自験例で1例オリーブに高信号を認めた例がある．

黒質メラニン低下を1例に認めた（図30）．MJD，後述するSCA2との鑑別は困難なことも多い．SCA1の3例中2例にT2強調像にてmidline linear hyperintensityを，1例にcross signを認めたとする報告がある[47]．時に，淡蒼球内側部に線状の高信号を認めることがある（図31）．

C spinocerebellar ataxia 2（SCA2）

臨床と病理

若年から中年まで幅広い年代にて発症する．初期にはゆっくり進行する小脳失調症，腱反射の低下ないしは消失とBabinski徴候陽性，緩徐眼球運動を認める．初期には眼振，核性の眼球運動麻痺を認めない[2]．古くはMenzel型遺伝性オリーブ橋小脳萎縮症と呼ばれた疾患に最も近い．

大脳萎縮を認め，白質のボリュームの減少を認める．大脳脚は著明な萎縮があり，黒質は色素脱落がある．脊髄後索の変性が著しく，小脳皮質の萎縮があり，橋小脳線維，オリーブの変性を認める．歯状核は通常保たれる．近年，本

図30 | spinocerebellar ataxia 1（SCA1）

A　T1強調矢状断像
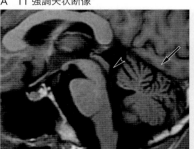

B　T2強調横断像（橋）
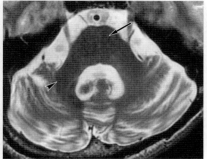

C　FLAIR冠状断像
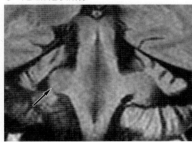

D　メラニン画像
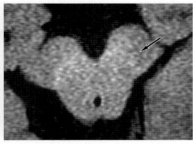

25歳，男性．父親が脊髄小脳変性症と診断されている．2年ほど前より，よろめく感じがあり，7か月前に急な斜面にて転びそうになった．小脳失調，錐体路徴候，眼球上転障害がある．遺伝子診断にてSCA1とされた．

A：T1強調矢状断像：小脳萎縮を認める（→）．中脳被蓋は小さい（▶）．
B：T2強調横断像（橋）：橋底部に線状の高信号を認める（→）．中小脳脚には高信号を認めない（▶）．左歯状核は正常の低信号が消失している．小脳萎縮がある．
C：FLAIR冠状断像：中小脳脚に異常を認めない（→）．小脳萎縮がある．
D：メラニン画像：左優位に黒質のメラニンの低下を認める（→）．
補足：SCA1にて黒質のメラニン低下を認めた例である．

図31 | spinocerebellar ataxia 1（SCA1）

A　T1強調矢状断像
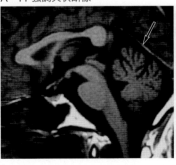

B　T2強調像
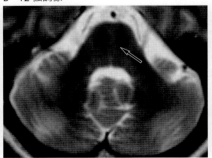

C　T2強調像
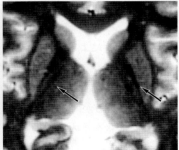

47歳，女性．家族に類症があり，SCA1と診断されている．縄跳びができなくなり，自転車での通勤に不安を感じ，経過1年以内に受診した．遺伝子診断にて，SCA1と診断された．

A：T1強調矢状断像：小脳虫部に萎縮がある（→）．脳幹も全体にやや小さい．
B：T2強調像：橋横走線維に線状の高信号を認め（→），変性がある．中小脳脚には信号強度異常を認めない．小脳には萎縮がある．橋も小さい．
C：T2強調像：両側淡蒼球内に線状の高信号を認める（→）．
補足：比較的発症から短い経過でMRIが撮像されたSCA1である．小脳萎縮があり，脳幹が小さく，橋横走線維に変性を認めた．淡蒼球にも線状の高信号がある．

図32 | spinocerebellar ataxia 2（SCA2）

A　T1強調矢状断像

B　T2強調像

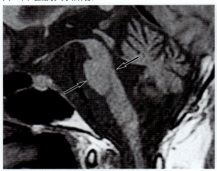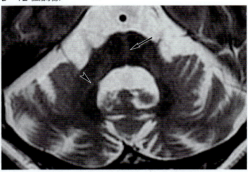

50代，女性．4年前に歩行時にバランスが取れにくいことで発症．その後しゃべりにくくなり，小脳失調を認めた．妹にも同症がある．
A：T1強調矢状断像：小脳および橋（→）の萎縮を認める．橋は底部と被蓋の両者に萎縮を認める．
B：T2強調像：橋底部に線状の高信号を認め（→），橋横走線維の軽度の変性を示す．中小脳脚に萎縮と淡い高信号がある（▶）．小脳，橋底部，橋被蓋に萎縮を認める．
補足：橋横走線維の変性はMSA-Cに比べて遅く，萎縮の進行はSCA3に比べて早い．

症にてパーキンソン症状を発症する症例があり，注目されている（図34）[48)54)～56)]．

・SCAにおけるパーキンソン症状

levodopaが有効なパーキンソン病様の臨床症状あるいは非典型的なパーキンソン症状を呈するSCAがあり，SCA2，SCA3，SCA17において報告がある．小脳失調が出現する前にパーキンソン症状が出ることがある．特に，SCA2における報告が多く，MSA-Pに類似した臨床症状を示すことがあり，注意が必要である．SCA2にてパーキンソン症状が主であった2例の剖検例がある．その2例におけるパーキンソン症状は黒質の変性によるとされる[57)]．線条体に関しては記載がなく，病変はなかったと考えられる．MSA-Pとの鑑別には被殻変性の有無が重要である．稀ではあるが，SCA6，SCA8においてもパーキンソン症状を示す例がある[57)]．

画像所見

7例の自験例では小脳萎縮に加えて，脳幹の萎縮が認められ，橋横走線維の変性も進行に従って認められる．2例は縦型の線状の高信号（図32），その他の5例は十字型の高信号を示した（図33，34）．画像の進行はMSAに比べて遅いが，MJDよりも早い．MSAと画像が似ているが，患者の状態はよりよく，発症年齢も早い（30代にて発症）ことがある．中小脳脚およびオリーブ（key point 5参照）にも高信号を示すことがある（図32～34）．時に，淡蒼球内側部に線状の高信号を認めることがある（図33）．大脳萎縮を認める（図33）．MRIでは大脳脚の萎縮は認めていない．黒質及び青斑核のメラニン沈着低下を認めた例がある（図35）．

LeeらはSCA2の35例中14例（40％）にmidline linear hyperintensityを，9例（26％）にcross signをT2強調像にて認めたとしている[47)]．

経過中にパーキンソン症状を示す症例においても画像所見は他のSCA2と変わりはない（図34）．

鑑別診断

1. MSA-C：橋横走線維の変性，オリーブに高信号を示す点は類似しているが，SCA2は30代にて発症することがしばしばある．
2. MSA-P：パーキンソン症状があり，橋横走線維に変性を示す点は類似している．SCA2がよりゆっくりとした進行を示す．

D　spinocerebellar ataxia 6（SCA6）

臨床

ほぼ純粋な小脳失調症のみを呈する皮質性小脳

key point 【5．オリーブ（下オリーブ核）にT2強調像にて高信号を認める疾患】

1. 小脳歯状核には異常を認めない
   ・進行したMSA-C
   ・SCA2
   ・SCA1
   ・進行性核上性麻痺
   ・ミトコンドリア脳症（小脳オリーブ変性症）（p.104「ミトコンドリア脳症」図59参照）
   ・中間型延髄梗塞[58]
   ・Leigh脳症
   ・Wilson病

2. 小脳歯状核にも異常を認める
   ・SCA20
   ・オリーブの仮性肥大：Guillain-Mollaretの三角に関係する橋底部血管障害（出血ないしは梗塞）あるいは小脳歯状核の血管障害あるいは同部位に関係した外傷[59]
   ・小脳歯状核腫瘍の摘出後[60]
   ・メトロニダゾール（フラジール）脳症[61]
   ・脳腱黄色腫症

失調症であり，わが国の遺伝性皮質性小脳失調症の半数を占め，遺伝性SCDではMJDに続いて多い．高齢発症で予後も比較的よい．榊原はSCA6と共通点の多いSCA31との相違に関して，SCA31では難聴を伴うことがある．それに対してSCA6では錐体路徴候，精神症状など多岐にわたることが多いとしている[62]．

画像所見

皮質性小脳萎縮を示し，脳幹は保たれる．歯状核はT2強調像にて正常の低信号が消失し，橋被蓋と同程度の信号を示すことが多い（図36）[31]．非遺伝性の皮質性小脳萎縮症と同様である．

E 歯状核赤核淡蒼球ルイ体萎縮症（dentatorubral-pallidoluysian atrophy：DRPLA）

臨床

DRPLAはわが国に多く，外国には稀なSCDである．表現促進現象（p.71参照）が著明であり，発症年齢は小児から中年まで幅広く，発症年齢によって臨床症状が異なる．20歳未満の発症（若年型）ではミオクローヌス，てんかん，精神発達遅滞，40歳以降の発症（遅発成人型）では小脳性運動失調，舞踏病様不随意運動，20～40歳発症（早期成人型）では両者の中間の形をとる[2]．病理所見で示される変性部位とは異なる部位にMRIにて異常を認める点が興味深い．

画像所見

発症形式によって画像所見も異なる[10)11)63]．

遅発成人型：小脳，脳幹（延髄から中脳まで），大脳の萎縮を認める（図37）．上小脳脚にも萎縮を認める．脳幹はもともと小さい（小作り）とする説もある．小脳白質，中小脳脚，脳幹被蓋と底部，大脳白質に著明な高信号をT2強調像およびFLAIR像にて認める（図37）．高信号の部位は症例によってそれぞれ異なるが，いずれの部位も比較的左右対称である．橋底部のみにT2強調像にて高信号を示し，他の部位にはなかった症例が2例ある（図38，39）．そのうち，図38は臨床症状も典型的であり，診断は容易であ

図33 spinocerebellar ataxia 2（SCA2）

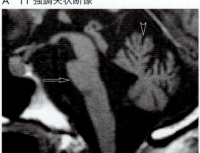

A: T1強調矢状断像

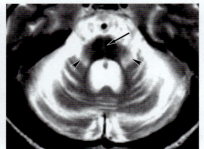

B: T2強調像

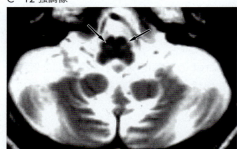

C: T2強調像

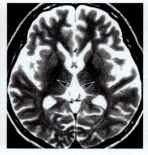

D: T2強調像

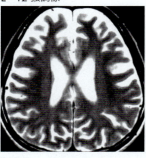

E: T2強調像

30代，女性．父親が同症．20代後半頃より，階段降下時の歩行不安定にて発症．小脳失調，不随意運動，認知症を認める．
A：T1強調矢状断像：強い小脳萎縮（▶）と橋底部（→）の萎縮を認める．
B：T2強調像：橋底部および小脳に強い萎縮を認める．橋横走線維の変性（十字型）を認める（→）．中小脳脚も萎縮し，高信号を認める（▶）．
C：T2強調像：両側オリーブに高信号を認め，変性を示す（→）．延髄および中脳にも軽度の萎縮を示す．大脳にも萎縮を認めた（非掲載）．
D：T2強調像：淡蒼球内側両側に線状の高信号を認める（▶）．
E：T2強調像：前頭・側頭葉を中心とする大脳萎縮がある．
補足：橋横走線維の変性による高信号とオリーブに高信号を認める疾患は進行したMSA-CとSCA2である．また，MSA-Cにてオリーブに高信号を認める状態はほぼ寝たきりであり，SCA2の方が患者の状態がよりよい．MSAと比べると，発症年齢が早いことが鑑別となる．発症の8年前のMRIでもほぼ同様な所見であった．

る．しかし，図39は小脳失調のみである．中脳萎縮，橋底部の比較的特徴的な高信号の位置と並び方，T1強調矢状断像にて，わずかに低信号を示す橋底部の病変，軽い大脳萎縮を捉えることがDRPLA遅発成人型の診断につながる．発症早期（2～3年）ではこのような症例があることに注意が必要である．

発症して3年の早期症例では橋底部の高信号を認めたが，大脳白質の高信号は非常に軽く，大脳萎縮も軽い（図40）．また，痙攣発作の既往と軽い小脳失調があり，臨床症状が最も軽い例（図41）では小脳，延髄から中脳および大脳の萎縮はあるが，脳幹，側脳室周囲のT2強調像での高信号は特異的ではなく，T1強調像では橋の低信号はなかった．その他の症例は大脳白質には全例認めた．小脳白質にも多くの症例にて高信号を認める．なお，T1強調像でも橋底部の病変は低信号を示し，小脳および中脳被蓋の萎縮を伴い，最も特徴的な画像所見である（図37, 40）．

・橋に高信号を認めない遅発性成人型

Kasahataらの報告例は51歳，男性であり，5年前からの歩行障害にて来院した．小脳失調はあるが，不随意運動および認知症はない．T1強調矢状断像にて，小脳萎縮と，中脳被蓋の萎縮があり，橋底部と被蓋もやや小さい．T2強調

図34 spinocerebellar ataxia 2（SCA2）

T2強調像

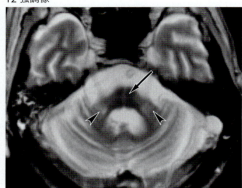

60代，男性．40代にて歩行障害にて発症．SCDと診断される．発症23年後より軽度見当識障害，記憶障害があり，パーキンソン症状が目立つようになる．その後，眼球運動障害が出現し，4年後に死亡し剖検となる．家族に類症がある．SCA2と診断される．
T2強調像：橋底部の萎縮と，小脳の萎縮を認める．橋横走線維に十字型の高信号を認める（→）．中小脳脚にも高信号を認める（▶）．
（美原記念病院神経内科　高尾昌樹先生のご厚意による）

図35 spinocerebellar ataxia 2（SCA2）

A　T1強調矢状断像　　B　T2強調像

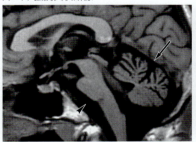 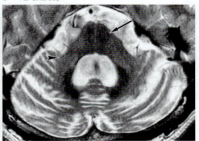

C　メラニン画像　　D　メラニン画像

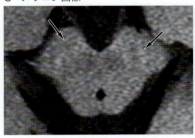 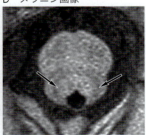

28歳，男性．父および父方祖母に脊髄小脳変性症を認める．本人は高校生の頃より体育が苦手であった．20代になった頃より頭部のふるえが出現した．24歳頃より呂律緩慢，上肢振戦が出現した．当院に入院し，頭部振戦，緩徐眼球運動（slow eye movement），構音障害，失調を認めた．眼振はなく，腱反射は正常であった．
A：T1強調矢状断像：小脳萎縮があり（→），橋下部底部にも萎縮を認める（▶）．
B：T2強調像：橋横走線維に変性があり（→），中小脳脚の信号が高い（▶）．
C：メラニン画像：黒質メラニン沈着の低下を両側に認める（→）．
D：メラニン画像：青班核のメラニン低下を両側に認める（→）．
補足：橋横走線維の変性があるが，若年発症，特徴的な緩徐眼球運動の存在，経過の長さから，MSAではなく，SCA1あるいは2が考えられた．メラニン低下があるが，両者の鑑別にはならない．オリーブの高信号が疑わしかったが（非掲載），確実な所見ではなかった．

像での信号強度異常はない[64]．
　自験例でも同様な例を認めた（図42）．
　遅発成人型にて橋底部の信号強度異常が少ない症例を見ると，図39，41のように40代発症例である．若年成人型では橋底部の信号強度異常は少ないので，遅発成人型でも発症が若いと，橋底部の高信号が少なくなる可能性は十分あり得ると考える．

図36 spinocerebellar ataxia 6（SCA6）

A　T1強調矢状断像

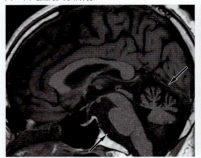

B　T2強調横断像（橋）

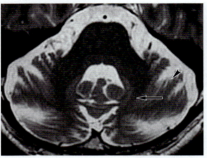

C　T2強調横断像（橋）

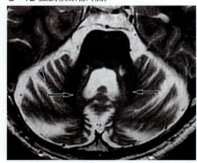

50代，男性．40歳頃より転びやすくなる．母親に類症．左半身優位の小脳失調，嚥下障害，構音障害を認める．
A：T1強調矢状断像：小脳虫部上部に強い萎縮を認める（→）．橋底部を含めて脳幹には著変を認めない．
B，C：T2強調横断像（橋）：小脳半球および虫部に萎縮を認める（▶）．小脳歯状核は正常の低信号が消失し，橋被蓋と等信号を示す（→）．左に強い小脳失調に対応して，左歯状核が右に比べて小さい．
補足：歯状核が正常の低信号をT2強調像にて示さず，橋被蓋と同程度の信号を示すことがSCA6（あるいは皮質性小脳萎縮症）には多い．

早期成人型：若年型と遅発成人型の中間の形態を取る．小脳および中脳被蓋の萎縮，大脳の萎縮を認める．遅発成人型と同様な高信号をT2強調像およびFLAIR像にて認めるが（図43），その範囲はより狭く，高信号を認めない症例もある（図43〜46）．

若年型：初期には小脳萎縮のみを認める（図47）．遅発成人型に認められる高信号を認めない．進行とともに脳幹および大脳萎縮を認める．さらに病気の進行，加齢とともに側脳室周囲に高信号を認めるようになり，早期成人型の画像に近づく（図47）．

25歳，日系ブラジル人の若年型DRPLAの報告がある[65]．8年の経過で，進行性のミオクローヌスてんかんを呈した．父親側の祖父が遅発性パーキンソン症状，父親側の伯父が非典型的パーキンソン症状を発症している．患者はミオクローヌス，失調，腱反射亢進を認めた．T2強調像にて，大脳白質，小脳白質，内包後脚に広範な高信号があり，白質脳症を示した．若年型のDRPLAであった．矢状断像が提示されておらず，小脳萎縮が不明である．大脳萎縮がありそうに思われる．日本人の若年型DRPLAとは画像の様相が少し異なるが，臨床はミオクローヌスてんかんであり，類似している．

●…診断のコツ

遅発成人型：小脳失調を示し，T1強調矢状断像にて橋底部に楕円形の低信号を示し，小脳および中脳の萎縮を認める．臨床症状の軽い初期例では信号強度異常は少なく，小脳，中脳を含めて脳幹の軽い萎縮と大脳萎縮を認める．

早期成人型：痙攣あるいは小脳失調で発症し，小脳，中脳被蓋，大脳の萎縮を認める．遅発成人型の初期例に近い形が多い．小脳白質，大脳深部白質に高信号をT2強調像にて認めることもある．

若年型：初期には小脳萎縮のみを認める．進行につれて脳幹全体の萎縮が加わり，大脳深部白質の高信号がT2強調像にて認められる．家族歴が重要である．

図37 歯状核赤核淡蒼球ルイ体萎縮症（遅発成人型）

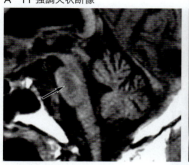
A　T1強調矢状断像

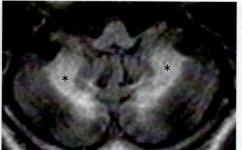
B　FLAIR像

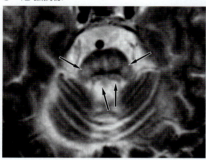
C　T2強調像

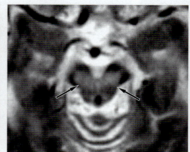
D　T1強調像

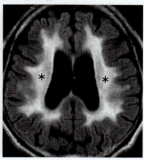
E　FLAIR像

60代, 男性. 約9年前より歩行時のふらつきがあり, 8年前他院に入院し, 小脳失調, 構音障害, 上肢の不随意運動を指摘され, DRPLA と診断される. その後, 嚥下障害が進行.

A：T1強調矢状断像：延髄から橋, 中脳, 小脳の萎縮を認める. 橋底部に低信号を認める（→）.
B：FLAIR像：小脳白質に左右対称性の高信号を認める（＊）. 小脳萎縮がある.
C：T2強調像：萎縮した橋において, 底部および被蓋に高信号を左右対称性に認める（→）.
D：T1強調像：下部中脳は萎縮し, 被蓋に対称性の高信号を認める（→）.
E：FLAIR像：大脳白質, 特に側脳室周囲白質に高信号を左右対称性に高信号を認める（＊）. 大脳萎縮を認める.

鑑別診断

痙攣を伴う遅発性脊髄小脳変性症の鑑別は key point 6 を参照.

1. **遺伝性脊髄小脳変性症**：遅発成人型の DRPLA は橋, 小脳白質, 大脳白質に特徴的な高信号を示す. 若年型ではミオクローヌス, てんかんが特徴である.
2. **Huntington 舞踏病（HD）**：家族歴があり舞踏運動を起こす疾患は DRPLA と HD が多い[67]. この両者の鑑別は臨床では意外に難しいとされる. しかし, DRPLA で舞踏運動を呈するのは遅発成人型が多く, その画像所見は特異的である. また, 早期成人型でも中脳被蓋の萎縮, 小脳萎縮を認めることを知っていれば診断は難しくはない.

なお, 両者が否定されたときは SCA17 と

key point 【6. 痙攣を伴う遅発性脊髄小脳変性症の鑑別診断[66]】

1. 歯状核赤核淡蒼球ルイ体萎縮症（遅発成人型）
2. SCA10
3. episodic ataxia type 2（反復性発作性運動失調症2型）
4. neurometabolic disorders (mitochondrial diseases)
5. α-methylacyl-coA racemase (AMACR) deficiency

図38 歯状核赤核淡蒼球ルイ体萎縮症（遅発成人型）

A　T2強調像

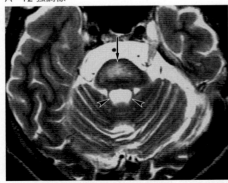

B　T2強調像

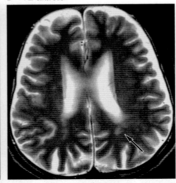

50代，男性．2年前より肩を上下させる不随意運動を示す．小脳失調，てんかん，軽度の認知障害を認める．遺伝子解析によりDRPLAと診断される．娘が3歳発症のてんかん，精神遅滞，小脳失調を認める．

A：T2強調像：橋底部および被蓋の萎縮，小脳の萎縮を認める．上小脳脚に萎縮を認める（▶）．橋底部にほぼ左右対称性の高信号を認める（→）．
B：T2強調像：大脳の萎縮があり，側脳室の軽度拡大がある．側脳室後部周囲の白質に軽い高信号を認める（→）．なお，小脳白質には高信号を認めない（非掲載）．
補足：不随意運動と小脳失調のある症例において，本症に認められる脳幹と小脳の萎縮，上小脳脚の萎縮，橋底部のほぼ左右対称性の高信号の存在はDRPLAに特徴的な所見である．大脳の萎縮と側脳室周囲の軽い高信号も同様である．

図39 歯状核赤核淡蒼球ルイ体萎縮症（遅発成人型）

A　T1強調矢状断像

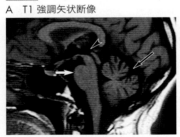

B　T2強調像

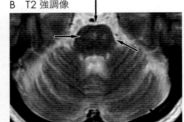

C　T2強調像

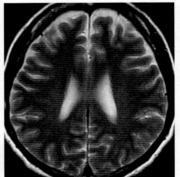

D　T1強調矢状断像（約3年後）

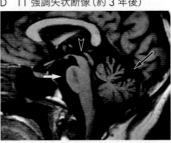

E　T2強調像

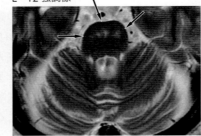

46歳，女性．3年前より歩行時にふらつきが出現した．バランスを崩し，ふらつきが悪化し，MRIを他院にて撮像した（A～C）．その後，症状が進行し，小さい文字が書けなくなり，手足を大きく動かすようになった．当院に入院し，小脳症状，舞踏病様運動，注意力障害，保続傾向を認めた．MRIを撮像した（D, E）．

A：T1強調矢状断像：小脳の萎縮を認める（→）．中脳被蓋に萎縮を認める（▶）．橋底部に淡い低信号が出現しかかっている（⇨）．
B：T2強調像：小脳萎縮がある．橋底部に特徴的な高信号があり，正中部と両側にある（→）．
C：T2強調像：両側前頭葉には年齢を考えると軽い萎縮の疑いがある．側脳室の周囲には高信号を認めない．
D：T1強調矢状断像（約3年後）：小脳萎縮が進行している（→）．中脳被蓋の萎縮がある（▶）．橋底部に低信号を認める（⇨）．遅発成人型DRPLAに特徴的な所見である．
E：T2強調像：橋底部に比較的対称性の特徴的な高信号を認める（→）．
補足：妹が遺伝子診断のついたDRPLA（若年型）であり，臨床症状も本症に特徴的である．また，DとEは遅発成人型DRPLAに特徴的な画像所見を示している．

1）脊髄小脳変性症．2 常染色体優性遺伝性小脳失調症　F spinocerebellar ataxia 7　●　87

図40 | 歯状核赤核淡蒼球ルイ体萎縮症（遅発成人型）

A　T1強調矢状断像　　　B　T2強調像　　　C　T2強調像

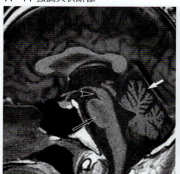 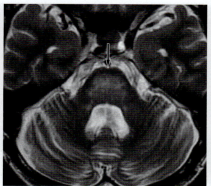 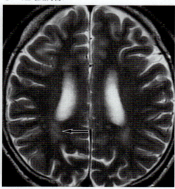

50代，男性．3年前より臥位になると回転性のめまい．15か月前より，ふらつきを自覚する．入院時神経学検査にて，衝動性追従（saccadic pursuit）眼球運動と小脳失調症を認める．家族に類症はない．遺伝子解析によりDRPLAと診断される．CAG repeat数は59と少ない．
A：T1強調矢状断像：小脳萎縮（⇨），中脳被蓋の萎縮（▶），橋底部に低信号（→）を認め，遅発成人型のDRPLAに特徴的な画像所見である．
B：T2強調像：橋底部に左右対称性の高信号を認める（→）．一部は橋被蓋にも及んでいる．小脳萎縮を認める．なお，小脳白質には高信号を認めない．
C：T2強調像：大脳白質の高信号は非常に軽い（→）．大脳萎縮も軽度である．
補足：臨床所見も画像所見も比較的発症早期であるが，遅発成人型DRPLAに特徴的である．

良性遺伝性舞踏病2型を考える必要があるとされる[67]．

3. **赤色ぼろ線維・ミオクローヌスてんかん症候群（myoclonus epilepsy associated with ragged-red fibers：MERRF）**：若年型DRPLAと類似した臨床症状を示す．MERRFでは脳幹萎縮に加えて，高信号を中脳視蓋に認めたり，橋横走線維に淡い高信号を認める（6章p.574「7-2 MERRF」参照）．

4. **不全梗塞**：85歳，男性．約5年前より手指の振戦があり，パーキンソン病を疑われた．その3年後にMRIにて中脳被蓋の萎縮を認め，進行性核上性麻痺が疑われた．その1年後には振戦の増悪，仮面様顔貌，気力低下を来し，再びMRIを撮像した（図48）．T1強調矢状断像にて中脳被蓋の萎縮（図48-Aの→），橋底部に低信号（図48-Aの▶），橋底部から被蓋にかけて，T2強調像にて対称性の高信号を認めた（図48-B，Cの→）．FLAIR冠状断像では基底核上部，大脳白質に小梗塞と考えられる高信号を認めた（図48-D）．1年前の画像にも同様な所見があったが，大きな変化はなかった．DRPLAの画像所見に類似していた．しかし，小脳萎縮を認めず，T1強調矢状断像での低信号もDRPLAとは少し異なり，非連続的で，信号強度が不均一である．大脳白質には小梗塞がある．また，何より，DRPLAを示唆する臨床症状がない．約4か月後に剖検となり，橋底部の異常所見は左右対称性の不完全梗塞であり，中脳被蓋の萎縮は進行性核上性麻痺ではなく，いわゆるpallido-nigra-luysian atrophyによる変化であった．臨床経過が異なるので，日常臨床ではDRPLAを考えないと思うが，橋底部の対称性の高信号＋中脳被蓋の萎縮が必ずしもDRPLAに特異的ではないことを知っておくことは重要である．

F spinocerebellar ataxia 7（SCA7）

臨床

小脳失調と眼球運動障害を認め，多くの症例で網膜変性による視力障害を伴う．Bangらの

図 41 歯状核赤核淡蒼球ルイ体萎縮症（遅発成人型）

A　T1強調矢状断像

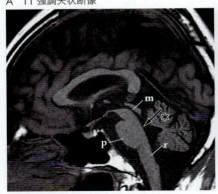

B　T2強調像

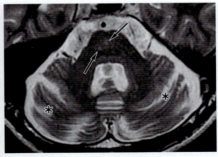

C　T2強調像

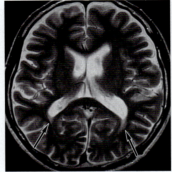

D　T1強調矢状断像

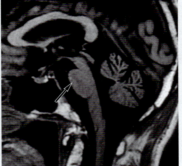

E　T2強調像

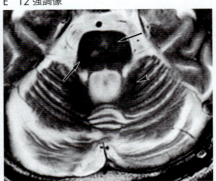

40代後半，男性．約3年半前に痙攣発作にて発症した．その後痙攣発作はない．家族（父，叔父，その叔父の息子）に脊髄小脳変性症が多発しているために，約3年前に当院に入院した．軽い小脳失調があり，脳波では前頭側頭葉にδ波が頻繁に認められた．遺伝子検査にてDRPLAと診断された．MRIを施行した（非掲載）．下記はその3年後の再検時のMRIである．その間に小脳失調が軽度であるが進行している．約4年後に3TのMRIにて再検を施行した（D，E）．

A：T1強調矢状断像：小脳の明瞭な萎縮がある（＊）．脳幹も，延髄（r），橋（p），中脳（m）と萎縮を認める．橋被蓋にも萎縮がある（→）．橋底部に低信号を認めない．なお，3年前の同画像と比べて，脳幹，特に中脳被蓋の萎縮がより明瞭になった．
B：T2強調像：小脳には萎縮がある（＊）．橋も萎縮を認める．橋底部にわずかに高信号（→）があるが，特異的な所見ではない．
C：T2強調像：大脳萎縮がある．側脳室三角部周囲の高信号をわずかに認める（→）．この高信号も3年前と比べて軽度に進行している．約4年後に3TのMRIにて再検を施行した（D，E）．
D：T1強調矢状断像：脳幹の萎縮が進行し，橋底部に特徴的な低信号が初めて出現した（→）．中脳被蓋の萎縮が目立つ．
E：T2強調像：橋底部に特徴的な高信号が出現している（→）．上小脳脚の萎縮があり（▶），橋被蓋に萎縮がある．
補足：痙攣発作の既往，小脳失調があり，脳幹の萎縮，特に，延髄，橋被蓋，中脳被蓋の萎縮，大脳萎縮がDRPLAの診断に結びつく．大脳白質や橋の高信号はこの症例は少なく，非特異的である．当院の遅発成人型のDRPLAの中ではT2強調像での高信号が最も少ない例であり，また，臨床症状も軽い例である．遅発成人型の初期のMRIはこのような形を示すと考える．

報告によると，11例のSCA7の平均発症年齢は28±10であり，1例は網膜色素変性を伴わない小脳失調のみであった[68]．わが国からも数家系の報告がある[69]．

病理

下オリーブ核，小脳のPurkinje細胞，顆粒細胞が著明に減少し，脳幹および小脳の萎縮が認められる[69]．

画像所見

橋萎縮が小脳萎縮に先行し，橋萎縮がより目立ち，主たる病変は橋にあると考えられている[70]．延髄，中小脳脚にも萎縮を認める．Leeらによると1例に橋横走線維の変性を認めている（図49）[47]．

鑑別診断

小脳失調と網膜変性による視力障害を伴う疾

1) 脊髄小脳変性症．2 常染色体優性遺伝性小脳失調症　G spinocerebellar ataxia 8　●　89

図 42 歯状核赤核淡蒼球ルイ体萎縮症（遅発成人型）

A　T1 強調矢状断像　　　B　T2 強調像　　　C　T2 強調像

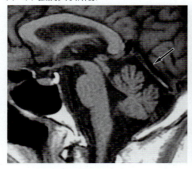
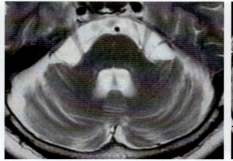
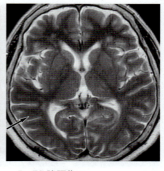

D　T1 強調矢状断像　　　E　T2 強調像　　　F　T2 強調像

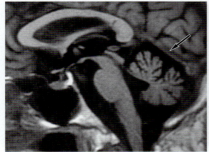
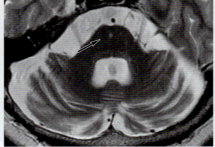
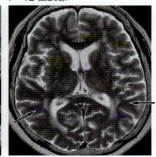

64 歳，女性．4 か月前に歩行時に足が右にそれていくことに気がついた．ペンを不意に落としたり，たばこを灰皿にきちんと入れられないことがあった．3 か月前には手すりを使って歩くようになった．2 週間前より杖を使って歩くようになり，また，眩暈，頭痛が出現した．進行性小脳失調症と診断され，MRI を撮った（A 〜 C）．不随意運動，認知症はなく，家族に類症はない．
A：T1 強調矢状断像：小脳に萎縮を認める（→）．中脳被蓋がやや小さめである．橋底部に低信号を認めない．
B：T2 強調像：小脳萎縮がある．橋は小さいが，異常高信号を認めない．
C：T2 強調像：側脳室周囲に高信号がわずかにある（→）．
約 5 年後，症状に大きな進行がない．MRI を撮像した（D 〜 F）．
D：T1 強調矢状断像：小脳萎縮があり，軽度に進行している（→）．橋底部には低信号を認めない．
E：T2 強調像：橋底部中央にわずかな高信号を認める（→）．
F：T2 強調像：側脳室周囲白質に高信号を認め（→），増加している．
補足：小脳失調のみで，認知症あるいは不随意運動を認めていない．DRPLA である．小脳萎縮，中脳被蓋の軽度の萎縮はあるが，特徴的な高信号を T2 強調像にて認めない症例である．このような DRPLA が確実に存在する．MJD との鑑別が難しい．

患に Kearns-Sayre 症候群（KSS）がある[71]．KSS では心伝導ブロックがあり，MRI では大脳白質病変の有無，CT での基底核などの石灰化の有無が鑑別になる．

G spinocerebellar ataxia 8（SCA8）

臨床

乳児期から幼時期に発症し，小脳失調，聴力低下，外眼筋麻痺を特徴とする例[72]と成人発症

---

key point 【7．失調を伴う若年者における進行性の精神運動発達退行[73]】
・歯状核赤核淡蒼球ルイ体萎縮症（若年型，早期成人型）
・プリオン病
・Niemann-Pick 病（C 型）
・SCA2, 12, 17
・傍腫瘍性小脳変性症

図43 歯状核赤核淡蒼球ルイ体萎縮症（早期成人型）

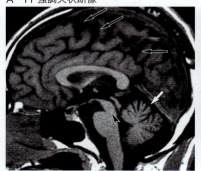
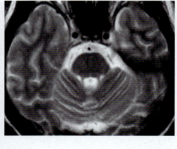
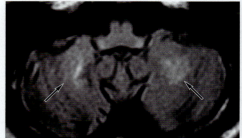
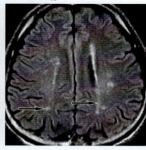

A：T1強調矢状断像
B：T2強調像
C：FLAIR像
D：FLAIR像

30代，男性．数年前より歩行がおかしいと母親が気づく．3か月前に痙攣発作が初めて出現．2か月前，急に目の前が真っ暗になることが2回あった．神経学的には小脳失調，錐体路徴候，不随意運動，痙攣発作，記憶障害を認める．

A：T1強調矢状断像：小脳（⇨）および中脳（▶）の萎縮を認める．橋底部に低信号を認めない．前頭・頭頂葉内側面に脳溝拡大があり，大脳萎縮がある（→）．
B：T2強調像：橋底部には高信号を認めない．遅発成人型とは異なる．小脳萎縮を認める．
C：FLAIR像：小脳萎縮を認め，小脳白質に高信号を認める（→）．
D：FLAIR像：大脳萎縮がある．側脳室周囲白質に高信号を認める（→）．
補足：中脳被蓋の萎縮，小脳萎縮を認めるのが早期成人型の基本形である．この症例は早期成人型としては高信号が多い症例である．しかし，橋底部に高信号を認めない点が遅発成人型とは異なる．

図44 歯状核赤核淡蒼球ルイ体萎縮症（早期成人型）

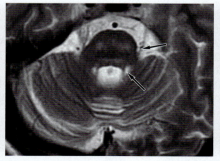
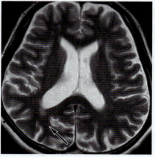

A：T1強調矢状断像
B：T2強調像
C：T2強調像

46歳，女性．12年前より右腕が思うように動かなくなったが，左手を使って，日常生活には不自由がなかった．夫はその頃より歩行時の軽いふらつきに気がついていた．本人も4年前より歩行時のふらつきに気がつく．

例の2種の疾患がSCA8にはある[74]．後者は日本人にも報告があり，小脳症状を主体とする純粋小脳失調型である．

病理
小脳に限局した萎縮と，小脳Purkinje細胞・下オリーブ核神経細胞の脱落である[74]．

画像所見
小脳に限局する萎縮を認める[74]．しかし，Leeらによると1例に橋横走線維の変性を認めている[27]．

H spinocerebellar ataxia 31 (SCA31)

臨床
純粋小脳失調症状を示し，SCA4と同じ第16番染色体長腕領域に連鎖する日本人6家系が報告され，その後多数の報告がある．わが国の

図45 歯状核赤核淡蒼球ルイ体萎縮症（早期成人型）

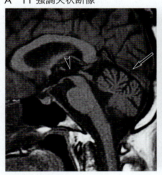

A T1強調矢状断像

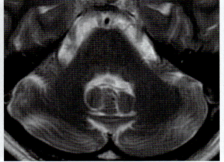

B T2強調像

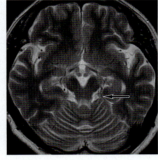

C T2強調像

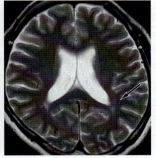

D T2強調像

30代前半，女性．妹が中学初発のてんかんがある．息子（9歳）にもてんかんがあり，運動精神発達遅延がある．患者本人は2～3年前より物忘れがあり，1年前よりふらつきがあり，半年前より，痙攣がある．認知機能障害，不随意運動，小脳失調，深部腱反射亢進を認める．遺伝子検査にてDRPLAが確定している．

A：T1強調矢状断像：小脳萎縮があり（→），中脳萎縮がある（▶）．橋及び延髄も小さい．
B：T2強調像：橋は全体に小さい．
C：T2強調像：中脳の萎縮を認める（→）．小脳および側頭葉にも萎縮がある．
D：T2強調像：年齢に比して，脳溝および脳室の拡大があり，大脳萎縮がある．側脳室後部周囲に高信号を認める（→）．

補足：病歴が正確に記載されていると，早期成人型のDRPLAであると診断するのは，困難ではない．しかし，MRIに際しての臨床情報は意識消失発作のみであった．そのような病歴のときにも，てんかんの可能性を考えることが必要である．小脳失調があり，小脳と中脳の萎縮がある患者の主な鑑別疾患はMachado-Joseph病であるが，大脳萎縮があることがDRPLAを示唆する．臨床症状ではてんかんの存在が，その鑑別には重要である．

ADCAの中ではSCA6，SCA3，歯状核赤核淡蒼球ルイ体萎縮症に次いで多い疾患である．特に60歳以上では稀ではない．また，長野県のようにADCAの原因として半数近くが本症である地域も存在する[75)〜77)]．SCA31として認知された[78)]．

発症年齢は8〜83歳であるが，平均では60歳前後である．多くは歩行障害にて発症するが構語障害が初発症状のこともあり，緩徐に進行する．小脳性失調以外には明らかな神経学的所見を伴わない．高齢発症のため，家族歴も明らかでないことが多い[75)〜77)]．ときに，難聴を伴うことがある．

画像所見

小脳萎縮を認め，脳幹の萎縮はなく，橋横走線維の変性を認めない．小脳歯状核は正常の低信号が消失し，橋被蓋と同様な高信号を示す（図50）．SCA6との区別はできない．

I spinocerebellar ataxia 17（SCA17）

臨床

わが国では珍しい常染色体優性遺伝を示すSCDである．種々の表現型を示すことが知られている．小脳性運動失調，認知症，パーキンソ

図46 歯状核赤核淡蒼球ルイ体萎縮症（早期成人型）

A　T1強調矢状断像　　B　T2強調像　　C　T2強調像

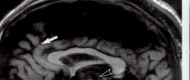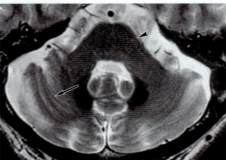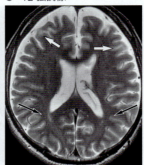

47歳，男性．母親が遺伝子診断にて確定したDRPLAである．本人は30代後半に振戦にて発症し，42歳頃より，歩き方の異常を指摘され，45歳頃より歩行障害を自覚した．症状が進行し，当院に入院した．軽い遅延再生障害がある．小脳失調があり，両下肢に痙縮がある．動作時に，頸部と上肢に舞踏病様の不随意運動を認める．

A：T1強調矢状断像：小脳萎縮がある（→）．中脳被蓋が小さい（▶）．延髄もやや小さく見える．前頭葉に萎縮がある（⇨）．
B：T2強調像：小脳萎縮がある（→）．橋底および被蓋には異常信号を認めない（▶）．
C：T2強調像：側脳室は軽度拡大し，側脳室周囲白質にわずかな高信号を認める（→）．前頭葉から頭頂葉にかけて脳萎縮がある（→）．
補足：30代にて振戦にて発症し，小脳失調による歩行障害が40代にて出現した．画像にて小脳萎縮があり，中脳が小さく，大脳に萎縮があり，側脳室周囲にわずかな高信号を認める．早期成人型DRPLAの典型的な画像所見と考える．発症から10年以上経過しているが，脳幹の高信号が出現していないことが興味深い．早期成人型らしい所見である．MJDとは違い，大脳萎縮を認め，軽い遅延再生障害がある．

ン症状，ジストニア，てんかんなどである[67]．大脳皮質，線条体，小脳を侵す（図51）．小脳失調が多いが，Huntington舞踏病様の症状（認知症，舞踏病）を呈する例がある．舞踏運動を示すのはSCA17の約20％とされる[67]．Huntington遺伝子とは異なる遺伝子異常を有し，Huntington舞踏病様症状を示す疾患をHuntington's disease-like（HDL）syndromeと呼び，異常な遺伝子によりHDL1〜4に分かれる．SCA17はHDL4に相当する[67)79)80]．

画像所見

画像では小脳萎縮を認める．T2強調像にて被殻に高信号を認めるとする報告[81]があるが，血管周囲腔の可能性が高く，特異的な所見ではない．剖検所見（図51）を参考にすると，症例によっては尾状核の萎縮を認めることもありうる．

J spinocerebellar ataxia 20（SCA20）

臨床

常染色体優性遺伝を示し，小脳失調と発声障害を主徴とする脊髄小脳変性症である．発症は時に急で，構音障害が小脳失調に先立つこともある[82)83]．

画像所見

CTにて歯状核に石灰化を示すことが最大の特徴であり，MRIでは小脳萎縮を示し，歯状核はT2強調像にて低信号（p.96 key point 8参照）で，中心部に高信号を示すこともある．オリーブは仮性肥大を示し，T2強調像にて高信号を示す．脳幹および大脳萎縮はない[82)83]．

3　常染色体劣性遺伝性脊髄小脳変性症

A　眼球運動失行と低アルブミン血症を伴う早発型脊髄小脳失調症（アプラタキシン欠損症）（early-onset ataxia with ocular motor apraxia and hypoalbuminemia：EAOH）

臨床

原因遺伝子アプラタキシンによる眼球運動失行と低アルブミン血症を伴う，常染色体劣性遺

図 47 歯状核赤核淡蒼球ルイ体萎縮症（若年型）

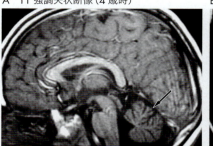
A　T1 強調矢状断像（4 歳時）

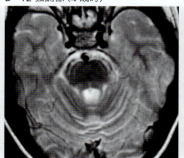
B　T2 強調像（4 歳時）

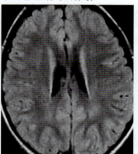
C　FLAIR 像（4 歳時）

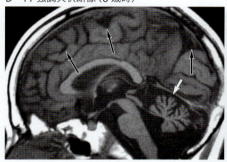
D　T1 強調矢状断像（8 歳時）

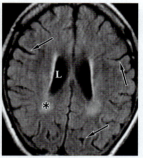
E　FLAIR 像（8 歳時）

4 歳，男児．父親が DRPLA（痙攣発作があったが現在は無症状）である．患児は 2 歳半にて精神運動発達遅滞にて他院に入院．4 歳にて，痙攣発作を認めた．8 歳時には軽い小脳失調とミオクローヌスを認める．
- A：T1 強調矢状断像（4 歳時）：小脳萎縮を認める（→）．脳幹（中脳から延髄），脳梁，大脳に著変を認めない．
- B：T2 強調像（4 歳時）：橋の萎縮はなく，高信号を認めない．
- C：FLAIR 像（4 歳時）：大脳萎縮はなく，深部白質にも異常な高信号を認めない．
- D：T1 強調矢状断像（8 歳時）：小脳萎縮の進行を認める（⇨）．延髄，橋，中脳の軽い萎縮がある．大脳に脳溝拡大を認める（→）．
- E：FLAIR 像（8 歳時）：側脳室が拡大し（L），脳溝も拡大を認める（→）．側脳室後部に明らかな異常な高信号を認める（＊）．

伝性 SCD である．発症年齢は 1 歳から小学生低学年までである．

初発症状は主に易転倒性，処女歩行遅延などの歩行障害が多い．眼球運動失行と注視方向性眼振を伴う．低アルブミン血症があり，20 代後半〜30 代以降，すべての症例に認められる．高脂血症があり，総コレステロールが 280〜300 mg/dL になる．

末梢神経障害があり，10 代から認められ，20 代には深部腱反射の消失，末梢の筋力低下，筋萎縮を来す[84)〜86)]．

・80 例の報告文献[87)]

男性 46 例，女性 34 例，発症平均年齢は 7.7（2〜40）歳，検査時の平均年齢は 28.5（9〜59）歳，罹病期間は平均 20.9（4〜52）年である．

α-fetoprotein（AFP）の上昇が 33 例（41％）にあり，低アルブミン血症は 50 例（63％）にあった．低アルブミン血症と AFP 上昇は罹病期間に比例していたとされる．眼球運動失行は 49 例（61％）にあり，多発神経症が 74 例（93％），小脳萎縮は 78 例（98％）に認められる．眼球運動失行は失調の強さに比例する．

知的障害は 42 例（53％），舞踏病様運動は 32 例（40％），ジストニア 20 例（25％），振戦 52 例（65％），ミオクローヌス 8 例（10％），総コレステロール上昇 45 例（56％）にあった．

画像所見

著明な小脳萎縮が早期よりあり，虫部，半球ともに強い（図 52）．信号強度異常はない．脊髄，脳幹部の萎縮を認める報告もあるが，小脳萎縮

図48 橋底部の不完全梗塞

A　T1強調矢状断像

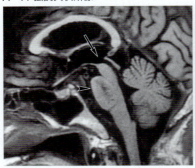

B　T2強調像

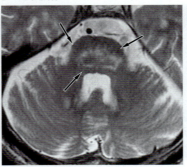

病歴，画像所見については本文内，p.87
【鑑別診断】の「4. 不完全梗塞」を参照．

C　T2強調像

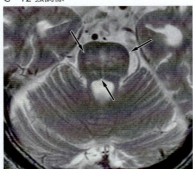

D　FLAIR冠状断像

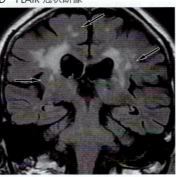

が主体である[80]．

鑑別診断

1. ビタミンE欠乏性運動失調症：劣性遺伝であり，臨床症状は失調，構音障害，腱反射の消失などであり，6～18歳に発症する．
2. 毛細血管拡張性運動失調症：小脳変性，血管拡張，免疫不全，著明な加齢変化，癌にかかりやすい．発症は歩行開始時期で1～2歳．T2*強調像にて脳内に毛細血管拡張症を示す低信号を認めることがある．
3. hypomyelination with atrophy of the basal ganglia and cerebellum (H-ABC)：患児は2か月～3歳．初期の発育不全．錐体外路，失調，痙性を認める．髄鞘化が内包後脚の一部までにとどまり，基底核と小脳の萎縮がある．
4. Marinesco-Sjögren症候群：小脳は低形成．白内障，精神発達遅延，性腺機能低下症．下肢の筋症，萎縮の進行はない．FLAIR像にて小脳皮質に特徴的な高信号の存在（p.99参照）．
5. Autosomal recessive spastic ataxia of Charlevoix-Saguenay (ARSACS)：小脳虫部萎縮のみを呈するARSACSがあり，鑑別が困難なこともある[88]．

B 毛細血管拡張性運動失調症（ataxia telangiectasia：AT）

臨床

　ATは常染色体劣性遺伝を示し，小脳失調と眼球結膜および皮膚の毛細血管拡張症を伴う．早老症，免疫不全を症候群を示す．小脳失調，錐体外路症状（舞踏病様アテトーゼ）などの神経徴候を認め，眼球結膜，顔，耳などに毛細血管拡張がある．免疫不全により，副鼻腔，中耳，気管支，肺の感染症をしばしば伴う．また，悪性リンパ腫，白血病などの悪性腫瘍の合併が多い[89)90)]．αフェトプロテインの上昇を認め，放射線感受性，染色体不安定性がある．責任遺伝子はA-T mutated（ATM）遺伝子と呼ばれ，ATM蛋白質をコードしている．この蛋白質は

図49 | spinocerebellar ataxia 7 (SCA7)

A　T1強調矢状断像　　B　T2強調像

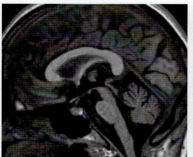
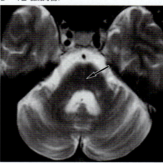

30代，男性．10代後半に視力低下にて発症する．発症から4年後よりよくつまずくことを指摘される．その翌年に受診し，遺伝子検査にてSCA7と診断される．常染色体優性遺伝の家族歴がある．小脳失調，錐体路徴候，視力障害を認める．
A：T1強調矢状断像：小脳虫部の萎縮を認める．橋にも萎縮がある．
B：T2強調像：橋底部中央に淡い高信号があり（→），橋横走線維の軽度の変性を認める．
（東京慈恵会医科大学放射線科　松島理士先生のご厚意による）

図50 | spinocerebellar ataxia 31 (SCA31)

A　T1強調矢状断像　　B　T2強調像

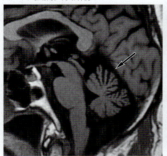
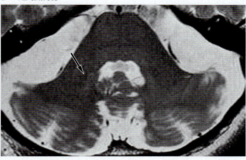

68歳，男性．家族に類症が多発しており，常染色体優性遺伝と考えられる．妹2人および患者本人がSCA31と遺伝子診断されている．11年前から歩行障害と構音障害を自覚した．断綴性言語と失調性歩行があるが，独歩にて入院した．
A：T1強調矢状断像：小脳萎縮を認める（→）．
B：T2強調像：両側歯状核は低信号が消失し，橋被蓋と同様な高信号を示す（→）．小脳の萎縮がある．

図51 | spinocerebellar ataxia 17 (SCA17)

A　大脳冠状断（髄鞘染色）　　B　小脳脳幹横断像（Hematoxylin-Eosin染色）

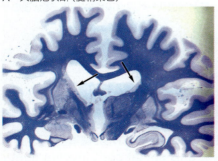
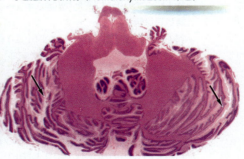

死亡時50代．30代で発症し，ジストニア様の不随意運動，認知症を認めた．
A：大脳冠状断（髄鞘染色）：大脳萎縮および尾状核頭部の著明な萎縮を認める（→）．
B：小脳脳幹横断像（Hematoxylin-Eosin染色）：小脳萎縮を認める（→）．

> **key point** 【8．小脳歯状核に異常信号を示す疾患】
> 1. T2 強調像にて低信号
>   ［鉄沈着による］
>   ・神経フェリチン症
>   ・無セルロプラスミン血症
>   ・脳腱黄色腫症（ヘモジデリン＋石灰化）
>   ・パントテン酸キナーゼ関連神経変性症
>   ・乳児型神経軸索ジストロフィ
>   ・脳表ヘモジデリン沈着症
>   ［石灰化による］
>   ・副甲状腺機能低下症
>   ・SCA20
>   ・MELAS（多くは小脳萎縮を伴う，淡蒼球の石灰化）
>   ・Cockayne 症候群（大脳，脳幹の萎縮）
>   ・Fahr 病（大脳，基底核にも石灰化）
> 2. T2 強調像にて高信号
>   ・皮質性小脳萎縮症（遺伝性および非遺伝性）（正常の低信号が消失し，橋被蓋と同程度の高信号を示すことが多い）
>   ・脳腱黄色腫症（高信号および低信号も認める）
>   ・Wilson 病
>   ・L-2-hydroxyglutaric aciduria
>   ・熱中症（脳梁膨大部あるいは小脳皮質にも高信号を拡散強調像にて認める）
>   ・神経 Sweet 病
>   ・肝脳変性症
>   ・メトロニダゾール（フラジール）脳症
>   ・ヘロイン吸入
>   ・ミトコンドリア脳症
>   ・臭化メチル中毒
>   ・Langerhans 細胞組織球症
>   ・Leigh 症候群（特にチトクローム C 酸化酵素欠損）
>   ・Wernicke 脳症
>   ・クリプトコッカスによる偽嚢胞
>   ・オリーブの仮性肥大（患側のオリーブと反対側歯状核の信号強度の上昇，歯状核の高信号は稀）
>   ・神経線維腫症 1 型（10 歳以下，20 代以上にはない）
>   ・Erdheim-Chester 病
>   ・グルタル酸尿症 1 型（小児）
>   ・Refsum 病（乳児型）
>   ・メープルシロップ尿症
>   ・Leukoencephalopathy with brainstem and spinal cord involvement and lactate elevation（LBSL）（DARS2 関連白質脳症）
>   ・Hypomyelination with brainstem and spinal cord involvement and leg spasticity（HBSL）（DARS 関連白質脳症）
> 3. T1 強調像にて高信号
>   ・Gadolinium（Gd）造影剤の沈着
>   ・多発性硬化症（二次進行性）（Gd 造影剤沈着の可能性もある）
>   ・Langerhans 細胞組織球症（変性による）
>   ・石灰化を伴う疾患（上記の 1. T2 強調像にて低信号［石灰化による］参照）

図52 | 眼球運動失行と低アルブミン血症を伴う早発型脊髄小脳失調症

T1強調矢状断像

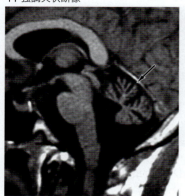

20代，男性．1歳にて歩行開始直後より，歩行のふらつきを認め，転びやすい．その後，体幹歩行失調が進行し，眼球運動障害，上肢の不随運動が出現し，20代にて車椅子生活．低アルブミン血症を認める．
T1強調矢状断像：小脳虫部の萎縮があり（→），上部および下部ともに萎縮を認め，脳幹は保たれている．T2強調像では小脳および橋内に信号強度異常を認めず，橋横走線維に著変を認めない（非掲載）．8歳時に撮像したCTと比べて萎縮は進行している（非掲載）．

図53 | 毛細血管拡張性運動失調症

A　T2強調像　　　B　T2強調像　　　C　T1強調矢状断像

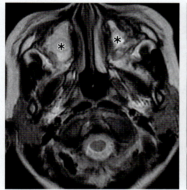 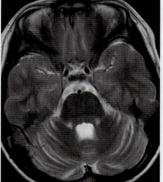 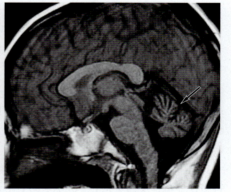

10代，男児．2歳より流涎が多く，ふらつきが目立つ．4歳で幼稚園にて転びやすいことに気がつく．就学前検診にて失調を医師に指摘される．その後，不随意運動が出現し，結膜に毛細血管が出現し，7歳にて上記と診断される．幼稚園から小学校2年まで副鼻腔炎を反復する．

A：T2強調像：副鼻腔炎を両側上顎洞に認める（＊）．
B：T2強調像：小脳半球および虫部に萎縮を認める．信号強度異常はなく，脳幹にも著変を認めない．
C：T1強調矢状断像：小脳虫部に強い萎縮を認める（→）．脳幹には著変を認めない．

DNA損傷に対する細胞反応において重要な役割を果たす．

古典的AT患者は歩き始める頃に失調性歩行を呈し，おおよそ10歳で車椅子生活となる．悪性腫瘍または呼吸不全を原因として10代または20代で死亡する．ただし，変異型AT患者ではより軽症であり，寿命も長い．小児期には錐体外路徴候を呈し，小脳性運動失調は後年になって出現する．原因不明の錐体外路徴候を示す患者ではATも考慮すべきである[91]．

画像所見

皮質性小脳萎縮を認める．初期には虫部が強く，経過とともに萎縮が強くなる（図53）．

成人例では大脳白質にT2*強調像にて低信号を認める．毛細血管拡張症によると考えられる．自験例では14歳にて認められた例がある（図54）．Linらの10例（年齢：19〜34歳）では6例に毛細血管拡張症と考えられる低信号が大脳白質に認められ，年長の2例（28歳と34歳）では大脳白質にT2強調像にて高信号があり，1例は囊胞を伴っている．共に無症状であり，毛細

図54 | 毛細血管拡張性運動失調症

A　T1強調矢状断像　　　B　T2強調像　　　C　T2*強調像

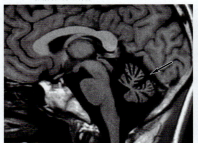
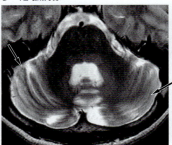
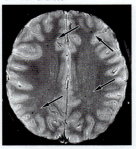

18歳，男性．乳児期の発達は正常，始歩1歳の時点ではふらつきはなかった．2歳から流涎が増加し，歩行が不安定となり，就学前健診にて失調を指摘された．上肢の不随意運動が認められ，眼球結膜の毛細血管拡張が出現し，小学2年にて，ATと診断された．8歳から独歩不能となり，9歳からは不随意運動のため，食事も全介助となった．

A：T1強調矢状断像：小脳に強い萎縮を認める（→）．
B：T2強調像：小脳半球に萎縮を認める（→）．
C：T2*強調像：大脳白質に点状の低信号があり（→），毛細血管拡張症と考える．なお，この所見は13歳のときにはなく，14歳時に出現した．

血管拡張症に伴う浮腫であるとされている[92]．脊髄の萎縮を認められることがある．副鼻腔炎などの感染症をしばしば認める（図53）[89)90)]．

C autosomal recessive spastic ataxia of Charlevoix-Saguenay (ARSACS)

臨床

1970年代後半に初めて報告され，常染色体劣性遺伝で痙性失調を示し，カナダのCharlevoix-Saguenay地区に多いとされた疾患である．その特徴は早期発症の失調，痙性，末梢神経障害，手足の変形，網膜神経のhypermyelinationである．精神症状は通常ない．上部虫部の萎縮と小脳Purkinje細胞の消失が病理学的特徴である．外側皮質脊髄路には変性があるが，中心前回，歯状核，下オリーブ核には著変を認めない．わが国を含む複数の国からも報告されている．第13染色体に異常を認める[93)94)]．わが国の患者ではカナダ人よりも発症がやや遅く，網膜神経の異常はなく知的障害を有することがあり，また痙性のない例があるとされる[94]．

Martinらが5例のMRI所見について報告している[95]．年齢は9〜52歳まであるが，発症年齢は3〜8歳と非常に早い．全例小脳失調を示す．Takiyamaの日本人に関する8例の報告では26〜44歳までの成人例であるが，初発症状は3〜8歳であり，カナダの報告と初発年齢に差はない[94]．

日本人ARSACS症例の臨床症状の特徴は幼時期発症の痙性失調，構音障害，眼振とある程度の筋萎縮である[94]．

・橋横走線維の肥厚

拡散強調像テンソル画像（diffusion tensor imaging：DTI）での解析では橋横走線維に肥厚があり，そのことによって，橋内皮質脊髄路が遮断され，さらに，皮質脊髄路の脱髄と軸索変性が起きると報告されている[96]．網膜においても神経線維の肥厚があるとされている[97]．

画像所見

MRIでは小脳，特に上部中部の萎縮に始まり，小脳半球にも萎縮が及ぶとされる[94)95)]．Martinらは橋底部にT2強調像およびFLAIR像にて線状の低信号があると記載している[95]．頸髄は扁平化し，萎縮を認めるとされる[98]．

イタリアからの9例のMRIに関する報告（検査時の年齢は18〜47歳）では虫部上部の萎縮，橋の軽い肥大，T2強調像での皮質脊髄路を示す橋内の低信号の存在，脳梁の菲薄化，視床外側の線状のT2強調像での高信号は全例に認められている[99]．さらに，橋外側と橋中央部に

図55 | autosomal recessive spastic ataxia of Charlevoix-Saguenay（ARSACS）

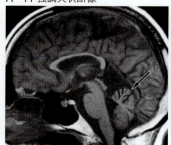
A T1強調矢状断像

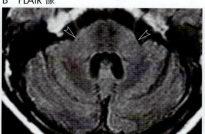
B FLAIR像

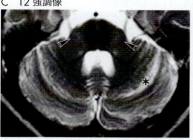
C T2強調像

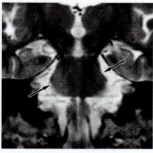
D T2強調冠状断像

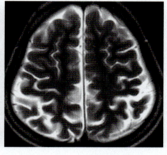
E T2強調像

40代，女性．6歳よりかけっこが飛び抜けて遅い．運動は不得意であった．20代より痙性出現．30代の神経学的所見は深部腱反射の亢進，両下肢痙性，変形がある．弟も同症状であり，家族性痙性対麻痺と診断された．30代半ばより杖歩行．
A：T1強調矢状断像：上部小脳に強い小脳萎縮を認める（→）．脳梁体部に軽い萎縮がある．
B：FLAIR像：橋底部の縦走線維は残り，橋底部両側の信号強度が軽度上昇している（▷）．小脳に萎縮を認める．
C：T2強調像：小脳萎縮を認め（*），両側の橋外側から中小脳脚にかけて，軽度の高信号を認める（▷）．橋底部の縦走線維は保たれる．
D：T2強調冠状断像：橋外側に高信号を両側に認める（→）．
E：T2強調像：頭頂葉に軽い萎縮を認める．
（自治医科大学放射線科 小林 茂先生のご厚意による）

FLAIR像にて高信号が全例にあり，上部頸髄の萎縮が8例に認められている．DTIでは橋横走線維が肥大し，皮質脊髄路を圧迫しているとされる．内側毛帯もT2強調像にて低信号が目立つとされる．

自験例においても，小脳虫部上部の萎縮があり，脳梁に軽い萎縮があり，橋底部外側に高信号がT2強調像およびFLAIR像にて認められ，橋底部の皮質脊髄路の低信号が目立つ（図55，56）．

福本らはEarly-onset ataxia with ocular motor apraxia and hypoalbuminemia（EAOH）との鑑別がむずかしかった1例を報告している[88]．患者は64歳，男性である．処女歩行が1歳8か月，小学生時から酩酊様歩行，42歳で当院初診，脊髄小脳変性症と診断．47歳で歩行不能．家族歴には特記すべきことはない．追視は衝動的で，眼球運動失行が疑われた．MRIでは小脳虫部状の萎縮がある．臨床症状からEAOH/AOA1を疑ったが，遺伝診断にてARSACSであった．

● …診断のコツ

幼時期発症の失調で，小脳萎縮と，T2強調像およびFLAIR像にて橋外側に淡い高信号を認める際にはARSACSを考える．

D Marinesco-Sjögren症候群（MSS）

臨床

MSSは稀な常染色体劣性遺伝を示す疾患である．先天性白内障，小脳性運動失調，下肢優位

図56 | autosomal recessive spastic ataxia of Charlevoix-Saguenay（ARSACS）

A　T1強調矢状断像　　　B　T2強調横断像

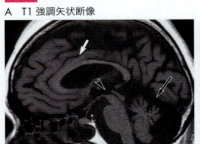
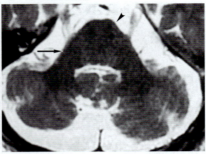

C　FLAIR横断像　　　D　FLAIR冠状断像　　　E　FLAIR横断像

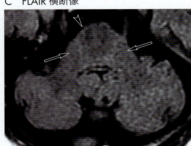
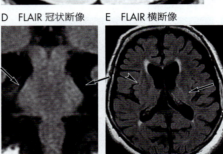

69歳，女性．3歳までは発育に問題はなかった．小学校入学前より歩くのが遅い．小学校では普通学級であったが，成績が悪く，中学校では特殊学校に移った．卒業後，転倒が多くなり，26歳にて退職．以後，自宅療養となった．症状は緩徐に進行し，42歳頃より，起立歩行が不可能となった．48歳から屋内では這って移動するようになった．60歳にて，HDS-Rは10/30であった．感情の起伏が激しく，入院生活ができなかった．
A：T1強調矢状断像：小脳虫部に萎縮を認める（→）．中脳被蓋に萎縮がある（▶）．脳梁が全体に薄い（⇨）．
B：T2強調横断像：橋外側に高信号を認める（→）．橋底部，皮質脊髄路の低信号が目立つ（▶）．
C：FLAIR横断像：橋外側に高信号を認める（→）．橋底部，皮質脊髄路は低信号を示す（▶）．
D：FLAIR冠状断像：橋外側に高信号を認める（→）．
E：FLAIR横断像：左視床外側に高信号を認める（→）．右被殻に高信号を認める（▶）．
補足：1.5Tでの撮像であり，橋外側，視床外側の高信号があまり目立たない．

の緩徐進行性筋症，精神運動発達遅滞，二次性徴発育不全を特徴とする．その他に，骨格筋の異常も報告されている．患児の多くは血族結婚の両親から生まれている[100]．遺伝子変異は染色体5q31に存在するが，遺伝学的には均一ではない[101]．白内障は診断には重要であるが，遅発性に出現するのもあり，必ずしも全例にあるのではない[102]．

画像所見

小脳の低形成とT2強調像およびFLAIR像での皮質の高信号が最も特徴的な所見である[103]．虫部が半球よりも小さい．画像診断の書籍，論文では小脳は低形成とされているのが多い[100)101]．小脳皮質の高信号はFLAIR冠状断像が最も明瞭で，天幕上の大脳皮質と比べると小脳皮質が高信号であることが理解しやすい（図57）．後頭蓋窩が小さいことも特徴とされる．

しかし，必ずしも全例に小脳低形成はないとされる[104]．脳梁の低形成，後頭蓋窩正中部の囊胞，下垂体前葉の低形成，下垂体後葉のT1強調像での高信号の消失，大脳白質のT2延長や大脳萎縮を認めることがある[100)103)104]．

骨格筋の異常としては後側弯，弯足，短中手骨，短中足骨，胸骨異常などがある[100]．

鑑別診断

次項の「PMM2-先天性グリコシル化異常症」のkey point 9「小脳に萎縮と皮質の高信号をFLAIR像にて認める病態（shrunken bright

図57 | Marinesco-Sjögren 症候群

A　T1 強調矢状断像

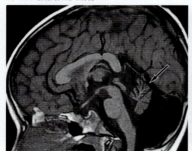

B　T2 強調像

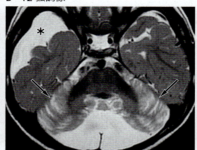

C　FLAIR 冠状断像

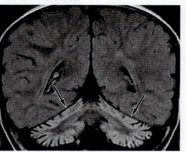

3歳，男児．1歳6か月にて検診で独歩不可．下肢筋力低下，運動発達遅滞，特有の顔貌（眼裂が広く，たれ目），水平性眼振，発語がはっきりしない（小脳性構音障害）．なお，白内障を認めない．

A：T1 強調矢状断像：小脳虫部の著明な低形成を認める（→）．大槽の拡大を認める．脳幹には著変を認めない．なお，下垂体は他のスライスと合わせると正常である．
B：T2 強調像：虫部優位に両側小脳の低形成を認める．小脳半球の信号強度の上昇を認める（→）．右中頭蓋窩にくも膜囊胞がある（＊）．
C：FLAIR 冠状断像：小脳の萎縮と，小脳皮質および皮質下白質に高信号を認める（→）．大脳皮質と比べると，小脳皮質の異常が明瞭である．

補足：1年前にも MRI を撮り，ほぼ同様な画像所見であった．

cerebellum）」を参照．

1. 乳児神経軸索ジストロフィ（infantile neuroaxonal dystrophy：INAD）：小脳皮質がT2 強調像および FLAIR 像にて高信号を示し，萎縮を認める[105]．小脳萎縮あるいは低形成は MSS がより目立つとされる．INAD は発症すると進行がより早い．

E PMM2- 先天性グリコシル化異常症（PMM2-congenital disorder of glycosylation：PMM2-CDG）

臨床

1. 全体像

PMM2-CDG は phosphomannomutase の欠損による最も多いグリコシル化異常症であり，

---

key point　【9．小脳に萎縮と皮質の高信号を FLAIR 像にて認める病態（shrunken bright cerebellum）[106]】

1. 乳児神経軸索ジストロフィ（常にではない）
2. Marinesco-Sjögren 症候群
3. PMM2- 先天性グリコシル化異常症（橋の異常を認めることがある）
4. Christianson syndrome（常にではない）[107]
5. ミトコンドリア病（NUBPL 遺伝子変異による complex I 欠損）[108]
（大脳白質，脳梁に T2 にて高信号を伴う，特徴的な画像所見を示す）
6. coenzyme Q10 欠損症（常染色体劣性遺伝を示す）[109]
7. pontocerebellar hypoplasia type 7
8. GM2-gangliosidosis（晩期）（軽い高信号）[110]
9. spinocerebellar ataxia（詳細な記載はない）（軽い高信号）[110]
10. late infantile neuronal ceroid lipofuscinosis（軽い高信号）[110]
11. 非進行性の小脳失調症[106]
12. 小脳フォリアの拡大を来す状態[106]

以前に hCDG 1a として知られていた[111]．臨床型は様々であり，神経症状と非神経症状を有する．神経系では小脳萎縮と知的障害が主である．

最も重症型は乳児期に多臓器にわたる障害を示す．遅く発症し，非常に軽い障害のみの例もある[112]．体幹低緊張，斜趾，発達遅滞を種々の程度で示し，特異顔貌，皮下脂肪の異常な分布（fat pad），乳首退縮，適切な栄養摂取ができない，成長障害を来す[111]．

◆ 2. 若年成人例

15歳以上の本症に関して，Moninらは報告している．29例中27例は小児期に発症し，典型的な臨床型を示した．残りの2例の患者は遅い発症であり，小児期には PMM2-CDG を示す臨床症状がないとした．

その内の1例は17歳にて，無月経から原発性卵巣不全が見つかった．27歳にて急性の精神症状が出現した．軽い小脳失調があり，MRIにて小脳萎縮が認められて，CDG検査が施行され，本症の診断となった．生活は独立しているが，走れない[112]．

他の1例は学習困難はあったが，普通教育を受けた．18歳にて，軽度の歩行失調があり，MRIを受け，小脳虫部の萎縮があり，CDG検査を受け，診断が確定している．日常生活に不自由はない．なお，この2例を含めて，全例にMRIでは小脳萎縮があった[112]．

◆ 3. 凝固異常

Moninらの17例中15例に凝固異常が見つかっている．5例の患者は静脈血栓症が下肢あるいは上肢に起こっている[112]．凝固障害による脳内出血にて発症した小児例（4歳）もある[113]．

画像所見

Feracoらは5例について報告している．初回のMRIの際の年齢は12日から2歳である．2回目のMRIは4例に施行され，その年齢は11か月から16歳である．

初回の小脳の大きさは全例小さく，軽度から重度まである．進行性の小脳萎縮は4例全例に認められている．T2強調像およびFLAIR像にて，小脳皮質に高信号が5例全例にある[112]．特徴的な所見で，shrunken, bright cerebellum とよぶ．

橋底部の前方への膨らみが小さい所見は5例中4例にあり，その内，1例は初回ではなく，2回目以降のMRIにて認められ，4例中3例は進行していた．さらに，1例は橋底部の横走線維が高信号をT2強調像にて示し，十字状の高信号を認めている[112]．

思春期あるいは若年成人にて，小脳萎縮，橋横走線維の変性を認める際には本症も鑑別に入る．

天幕上では5例中2例に異常があり，1例は11か月にて髄鞘化が遅延し，側脳室拡大があった．他の1例では皮質と白質萎縮があり，脳梁が薄く，側脳室拡大があった[112]．

図58では11か月時のMRIにて，小脳が非常に小さく，FLAIR像にて小脳皮質および白質に高信号を認めた．橋底部の膨らみが少なく，橋横走線維に高信号を認めている（図58）．

・皮質の高信号（shrunken bright cerebellum）

小脳皮質のT2強調像での高信号（T2-hypereintense signal of the cerebellar coretex）と言われるが，FLAIR像の冠状断像が最も有効である．この信号強度異常は，Bergmann glia などのミクログリア細胞の増殖によっていると考えられている．また，key point 9 にて示すように多数の疾患がこの所見を示すことが判明し，その有用性が減じている[106]．

別の報告によると，小児期発症の300例の小脳萎縮例において，71例（24％）が皮質に高信号を認め，その内，33例（46％）は診断がついていない[110]．

4 ミトコンドリア脳症（mitochondrial encephalopathy）

臨床と病理

ミトコンドリアは細胞小器官であり，ミトコ

図 58 PMM2- 先天性グリコシル化異常症

A T1 強調矢状断像

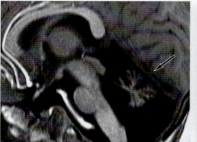

B FLAIR 冠状断像

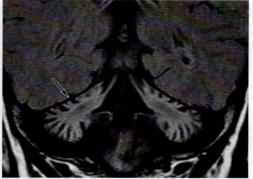

C T2 強調像

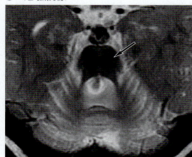

D T2 強調像

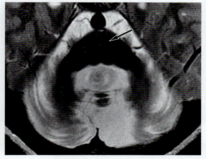

13か月，男児．あやし笑い3か月，頸定6か月，11か月にて，座位が不可により，他院を受診．内斜視，殿部の脂肪分布異常，肝機能障害，凝固因子異常がある．遺伝子検査にて診断される．
A：T1 強調矢状断像：小脳虫部の著明な萎縮あるいは低形成を認める（→）．橋も小さい．
B：FLAIR 冠状断像：小脳半球および虫部の著明な萎縮があり，皮質および白質共に信号強度が高い（→）．なお，大脳には著変を認めない．
C：T2 強調像：橋底部中央に線状の高信号があり（→），橋横走線維の変性が疑われる．約6年後に MRI の再検を当院にて行った．
D：T2 強調像：橋底部の萎縮があり，線状の高信号を認め，橋横走線維の変性がある（→）．
補足：比較的典型的な症例である．FLAIR 冠状断像にて，小脳の高信号の存在，橋底部の橋横走線維に高信号を認める際には本症を考える．

ンドリア DNA を有する．母性遺伝を示す変異があり，それによる脳症では小脳失調が主たる症状である．その他に，ミオクローヌス，難聴，認知症，視神経萎縮，ミオパチー，ニューロパチーを伴う．病理では歯状核，下オリーブ核に強い変性（神経細胞脱落，星状細胞増多）を認め，弱い変性を小脳皮質，赤核，後索に認める[114]（ミトコンドリア病に関しては，6章 p.571「7. ミトコンドリア脳筋症」参照）．

画像所見

ミトコンドリア脳症にはいろいろな臨床型があるが，その基礎に小脳萎縮を認めることは多い．その多くは比較的程度が軽いので，見逃されやすい．注意して読影することが必要である．
MERRF（myoclonus epilepsy associated with ragged-red fibers）では小脳に加えて，脳幹にも萎縮があり，軽い橋横走線維に高信号を T2 強調像にて認める例もある（6章 p.574「7-2 MERRF」参照）．

図 59 の症例は小脳失調にて発症し，MRI にて小脳萎縮とオリーブおよび歯状核（もしくは歯状核門）に高信号を T2 強調像にて認め，前述の病理所見に合致した所見であった．その後，両側視神経萎縮を示し，ミトコンドリア DNA 11778 点変異を認め，Leber 遺伝性視神経症（Leber's hereditary optic neuropathy：

図59 ミトコンドリア脳症（脊髄小脳変性症＋Leber遺伝性視神経症）

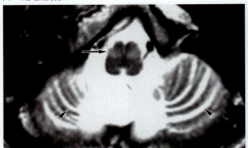
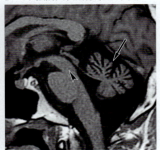
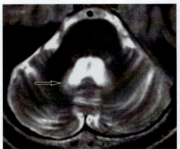
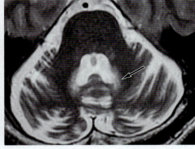
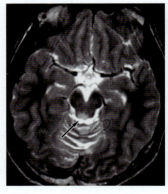
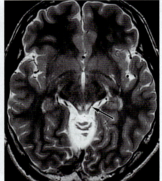

A　T2強調像
D　T1強調矢状断像（12年後）
B　T2強調像
E　T2強調像（12年後）
C　T2強調像
F　T2強調像（12年後）

10代前半，男性．母方の叔父が視神経萎縮があり，全盲である．独歩が1歳5か月と遅い．5歳で手の震え，6歳で歩行障害，7歳にて数歩しか歩けなくなる．12歳にて視神経萎縮が出現する．6歳にてMRIを撮り，小脳萎縮と両側オリーブに高信号をT2強調像にて認めた．小脳萎縮は進行している．その後，視神経萎縮が進行し，Leber遺伝性視神経症と診断される．

A：T2強調像：両側オリーブに高信号を認める（→）．小脳の萎縮を認める（▶）．
B：T2強調像：歯状核あるいは歯状核門に相当する部位に高信号を認め（→），異常である．第四脳室の拡大と小脳萎縮を認める．橋には著変を認めない．
C：T2強調像：中脳視蓋右に高信号を認める（→）．
D：T1強調矢状断像（12年後）：著明な小脳虫部の萎縮を認める（→）．中脳被蓋にも萎縮を認める（▶）．
E：T2強調像（12年後）：両側歯状核の高信号がより明瞭になる（→）．FLAIR像でも同部位は高信号を示した（非掲載）．小脳萎縮がより進行している．
F：T2強調像（12年後）：中脳被蓋は萎縮し，高信号が両側対称性に中脳水道外側にある（→）．なお，天幕上には著変を認めない．

LHON）と診断された．小脳失調もミトコンドリア脳症のひとつの表れと解釈している．なお，同様な症例として，両側視神経障害にて発症し，その後小脳性運動失調と拡張型心筋症を認めたLeber遺伝性視神経症の30代日本人女性例がある[115]（Leber遺伝性視神経症に関しては，6章「7．ミトコンドリア脳筋症」のp.592「Leber遺伝性視神経症」を参照．また，POLG遺伝子変異については6章p.593「7-6 POLG遺伝子変異」参照）．

5　小児の遺伝性小脳失調[116]

小児の小脳失調（Cerebellar Ataxia in Childhood：CAC）を2つに分ける．1つは変性によるCACであり，もう一つは形成障害によるCACである．

◆ 1．変性によるCAC

小脳萎縮が最も多い変化である．虫部がより強く，しかも全体が萎縮することが多い．片側性の小脳萎縮は遺伝性ではなく，後天性の原因

であることが多い.

多くの変性疾患による CAC は著明な脳幹萎縮を伴わないことが多い. infantile-onset spinocerebellar ataxia や DRPLA は例外である. 小脳以外に脳幹にも直接の病変が及ぶことによる.

小脳白質に高信号を T2 強調像あるいは FLAIR 像にて示すのは DRPLA, 脳腱黄色腫症, 乳児 Refsum 病, 副腎脊髄ニューロパチーである.

小脳皮質に高信号を示すのは乳児軸索ジストロフィー, 遅発性乳児神経セロイドリポフチノーシス, ミトコンドリア病, Marinesco-Sjögren 症候群である.

急性発作(代謝性の代償不全)(ミトコンドリア病, アミノ酸尿症, 有機酸尿症による)では灰白質あるいは白質が侵され, 軽度の浮腫を示す(腫張と T2 強調像および FLAIR 像にて高信号, T1 強調像では低信号).

脳腱黄色腫症では対称性の T2 強調像での低信号が小脳深部核に認められる. その原因としてはヘモジデリン沈着, 少量の出血, 石灰化などが病理所見では示されている.

Friedreich 失調症では鉄沈着による T2 強調像での低信号が報告されている.

また ARSACS では線状の低信号が橋に報告されている.

淡蒼球に T1 強調像にて高信号を認める CAC では Wilson 病を考慮する.

CAC にて大脳白質と基底核を注意してみる必要がある. hypomyelination(低髄鞘化)を認めたならば, HABC (hypomyelination with atrophy of the basal ganglia and cerebellum), 4H (cerebellar atrophy with normal basal ganglia), hypomyelination with congenital cataract を考える.

さらに, Pelizaeus-Merzbacher 病, Sella 病, fucosidosis は小脳失調は主たる症状である.

皮質脊髄路が侵されていたならば, peroxisomal diseases (ALD, 副腎脊髄ニューロパチー, acyl-coenzyme A oxidase 欠損症), 脳腱黄色腫症, Refsum 病を考慮する.

脊髄後索を侵していたならば, Friedreich 失調症, ビタミン E 欠損による失調症, abetalipoproteinemia, posterior column ataxia with retinitis pigmentosa を考える.

脳幹の T2 強調像/FLAIR 像での高信号の存在
・Wilson 病:中脳
・ミトコンドリア病:大脳脚, 中脳水道周囲灰白質, 橋背側)
・若年発症 Alexander 病:延髄背側
・DRPLA
・脳腱黄色腫症

小脳歯状核門の高信号の存在
・脳腱黄色腫症
・Refsum 病
・ミトコンドリア病
・L-2-hydroxyglutaric aciduria(大脳皮質下白質, 基底核, 小脳深部核)

MRS での乳酸上昇
・ミトコンドリア病
・乳児 neuronal ceroid lipofuscinosis
に認められる.

石灰化
ほとんどは後天性の病変であるが, それが除外された時には以下のことを考える.
・ミトコンドリア病
・Cockayne 症候群
・biotinidase 欠損症
・脳腱黄色腫症
・carbonic anhydrase 欠損症

◆ 2. 形成障害による CAC

小さな小脳と脳幹を初回の MRI にて認めたならば, glycosylation の先天性異常, 特に, 1a 型を考える. 小脳は萎縮と低形成の両方の用を持ち, 子宮内から小脳への損傷があったと考えられる. 橋及び大脳萎縮を伴う.

小脳虫部の局所的な異常と hindbrain の異常と示す代表的な疾患が JSRD (Joubert syndrome-related disease) と rhombencephalonsynapsis である.

JSRD は primary ciliary protein gene の変異によって起こる，小脳虫部の低形成と molar tooth sign を示す症候群である．primary cilica はニューロンおよび上衣表面から突出特殊な膜様構造であり，脳，腎，眼の発育において多くの役割を果たす．

JSRD ではその他に，小さな異形の中脳，薄い中脳橋移行部，拡大した交叉をしない上小脳脚 (molar tooth) と三角形の形態を有する第四脳室 (bat wing) を示す．

rhombencephalonsynapsis は小脳虫部の欠損を示し，さらに，小脳深部核，小脳半球および上小脳脚の正中部での連続性を示す．さらに，中脳水道狭窄による水頭症，中脳四丘体の融合，脳梁欠損症，透明中隔欠損を示す．

・OPHN1 (oligophrenin-1) 症候群：小脳虫部の低形成と認知障害を認める．X性染色体にリンクしているので男子に発症する．
・Opitz/GBBB 症候群：前部虫部の低形成を示し，発育障害や正中部の奇形を示す．

6 家族性（遺伝性）痙性対麻痺 (familial/hereditary spastic paraplegia : FSP/HSP)

臨床

家族性あるいは遺伝性痙性対麻痺は緩徐進行性の両下肢の痙縮と筋力低下を主徴とする遺伝性疾患であり，脊髄小脳変性症に分類されていることが多い．臨床的にも遺伝的にも多彩な疾患が含まれる．

原因遺伝子あるいは遺伝子座が相次いで同定され，現在30以上の疾患が知られているが，spastin 遺伝子の変異による SPG (spastic gait) 4 が約40％と最も多い[117]．

臨床的には純粋型と複合型に分類され，前者は症例が多く，痙性歩行，腱反射亢進，Babinski 反射陽性を主徴とする．後者はその他に小脳失調，感覚障害，眼振などを伴う．

常染色体劣性遺伝を示す中で，最も多いと考えられているのがSPG11であり，菲薄化した脳梁を伴う．その病理は脳の発達障害があり，脳梁のみならず，大脳白質の低形成を認める．多系統の変性を認め，皮質脊髄路の変性があり，脊髄遠位部から始まり，延髄錐体を巻き込み，進行例では内包にも及ぶ[118]．SPG11 と SPG15 は臨床的には区別できないとされている[119]．

画像所見

FSP の MRI では異常所見がないか，あっても軽い小脳萎縮の例が多い．菲薄化した脳梁を伴う痙性対麻痺では，大脳白質の低形成のためにもともと脳梁は薄く，さらに徐々に進行する前頭葉萎縮に伴い，脳梁では吻側優位に萎縮が進む（図60）[2)4)]．前頭葉内側部の萎縮を認める[118)120)121)]．SPECT では視床，前頭葉内側，側頭・頭頂葉の血流低下を認めると報告されている[121)]．

鑑別診断

1. HAM：脊髄萎縮を認める．
2. ARSACS：小脳萎縮に加えて，T2強調像にて橋外側に淡い高信号の存在 (p.99 図55 参照)．

7 脊髄小脳変性症と間違えやすい疾患

A 脳表ヘモジデリン沈着症 (superficial siderosis)

臨床および画像

成人に両側性の感音性難聴と小脳性失調を来し，画像にて小脳萎縮を来すので，SCD と間違えやすい．画像上の鑑別のポイントは T2 強調像にて小脳および脳幹の表面の低信号を見つけることであり，T2*強調像にてより明瞭になる．臨床上では両側の感音性難聴をとらえることにある（詳しくは 18 章 2 p.1127「脳表ヘモジデリン沈着症」を参照）．

B 脳腱黄色腫症 (cerebrotendinous xanthomatosis)

時に進行性の小脳失調症と痙性対麻痺を示すことがある．常染色体劣性遺伝を示し，sterol

図 60 | 複合型痙性対麻痺

A　T1 強調矢状断像

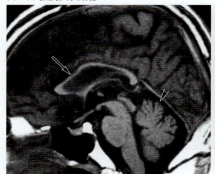

B　T2 強調像

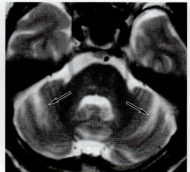

C　T2 強調像

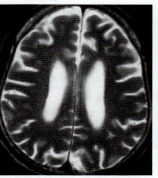

50代，男性．父親の姉妹に認知症がある．10代後半より歩きにくさを自覚．30代にて呂律が回らなくなる．痙性対麻痺，体幹失調優位の小脳症状を認める．ジストニア，多幸性，認知症を認める．
A：T1 強調矢状断像：脳梁全体に萎縮があり，特に脳梁体部前部に萎縮が強い（→）．この所見は脳梁菲薄化を伴う痙性対麻痺に比較的特徴的な所見である．小脳虫部に軽い萎縮がある（▶）．
B：T2 強調像：小脳半球に萎縮を認める（→）．
C：T2 強調像：前頭葉を中心とする大脳萎縮を認める．

27-hydroxylase 遺伝子の異常によりコレスタノールと他のステロイドの蓄積を起こす疾患である．

T2 強調像にて歯状核，淡蒼球，黒質，下オリーブ核に高信号を認め，進行するとその周囲にも高信号を認める．ヘモジデリン沈着と石灰化により歯状核にT2強調像にて低信号を示すこともある．同部位にCTでは石灰化を認めることがある（詳しくは6章「1. 脂質代謝異常症」のp.549「脳腱黄色腫症」参照）[122)123)]．

C 脆弱X関連振戦/運動失調症候群（fragile X tremor/ataxia 症候群）

振戦と小脳失調を主張とする症候群であり，遺伝性でもあり，SCDと誤診する可能性もある．MRIでは中小脳脚の病変が特徴である（本章「3. 錐体外路系の変性疾患」のp.161「脆弱X関連振戦/運動失調症候群」参照）．

8 脊髄小脳変性症に関連した疾患

A 酒石酸プロチレリン（ヒルトニン®）による下垂体卒中（pituitary apoplexy）

臨床

SCDにおける運動失調に対して甲状腺刺激ホルモン放出ホルモン（thyrotropin-releasing hormone：TRH）製剤である酒石酸プロチレリン（ヒルトニン®）と，TRH誘導体のタルチレリン水和物を使用することがある．しかし，下垂体腺腫を有する患者にこれらの薬を投与した場合，頭痛，視力・視野障害などを伴う下垂体卒中（0.1%未満）が現れることがある．また，下垂体の負荷試験や子宮内膜症，閉経前乳癌，前立腺癌などで使用する酢酸リュープロレリン（性腺刺激ホルモン放出ホルモン誘導体［luteinizing hormone-releasing hormone analog：LH-RH analog］）も同様なことを引き起こす可能性がある[124)125)]．

下垂体卒中は下垂体に起こる突然の出血あるいは梗塞により，頭痛，視力障害，髄膜症，外眼筋障害，嘔吐，ホルモン系の異常と意識障害を呈する．本症は下垂体腺腫を有する患者によ

図61 | 下垂体卒中（酒石酸プロチレリン誘発による）

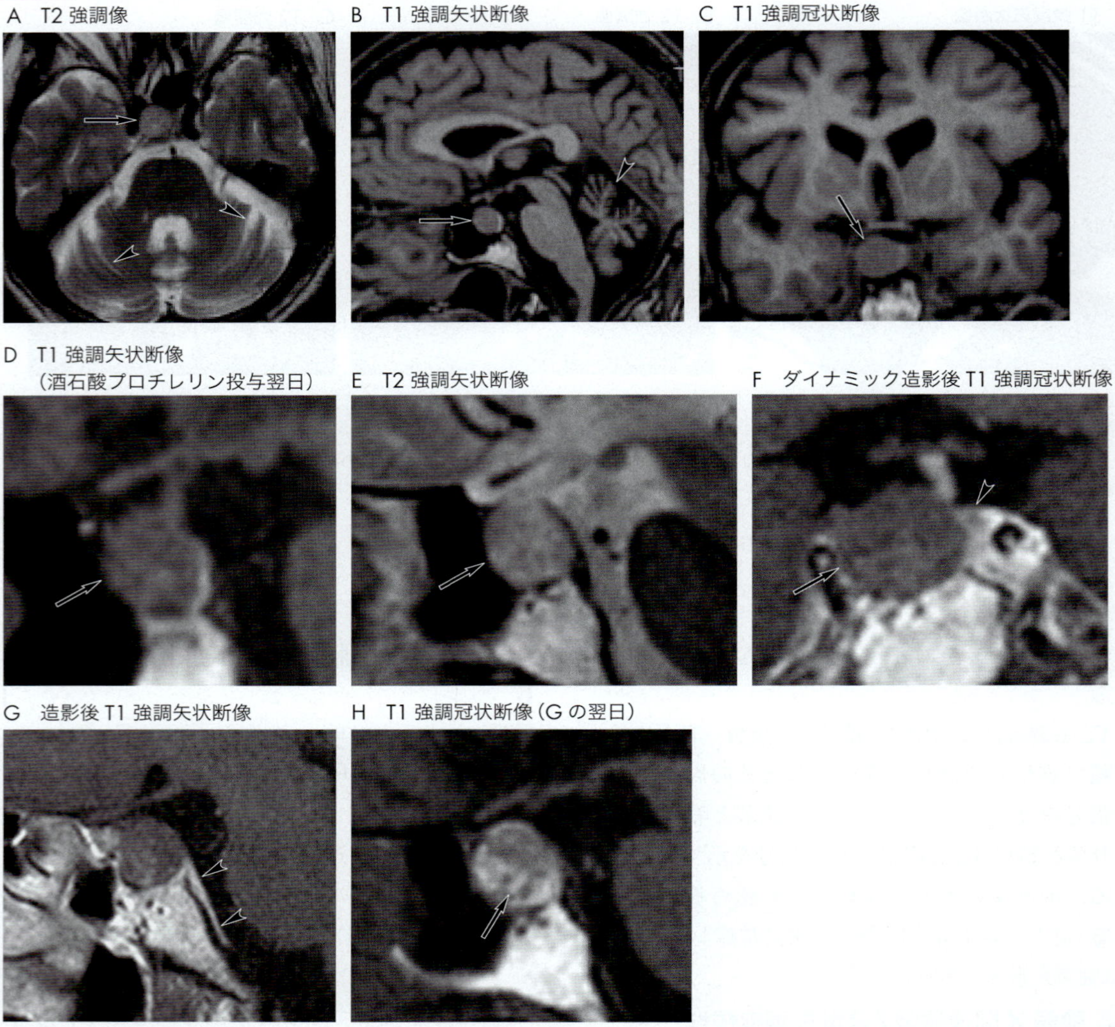

A　T2強調像　　B　T1強調矢状断像　　C　T1強調冠状断像

D　T1強調矢状断像（酒石酸プロチレリン投与翌日）　　E　T2強調矢状断像　　F　ダイナミック造影後T1強調冠状断像

G　造影後T1強調矢状断像　　H　T1強調冠状断像（Gの翌日）

60代，男性．2年前よりふらつきを自覚し，今年に入り呂律が回らないなど増悪している．MRIにて小脳萎縮を認め，家族に類症が多発し，遺伝性脊髄小脳変性症の診断となった．体幹失調に対して，酒石酸プロチレリン2mg静脈注射後，後頭部頭重感を自覚し，翌日には右動眼神経麻痺が出現した．

A：T2強調像：トルコ鞍内に腫瘍を認める（→）．皮質と等信号からやや高信号を示す．小脳萎縮がある（▶）．脳幹は保たれており，橋横走線維に変性はない．
B：T1強調矢状断像：トルコ鞍内に腫瘍があり（→），皮質と等信号で下垂体腺腫と考える．小脳萎縮を認める（▶）．
C：T1強調冠状断像：下垂体腺腫はトルコ鞍内右側にある（→）．皮質とほぼ等信号を示す．
D：T1強調矢状断像（酒石酸プロチレリン投与翌日）：腫瘍の大きさは変化はなく（→），信号強度変化もない．拡散強調像でも著変を認めない（非掲載）．
E：T2強調矢状断像：下垂体腺腫の信号強度の上昇を認め（→），下垂体卒中の可能性がある．
F：ダイナミック造影後T1強調冠状断像：鞍内左の残存する正常下垂体が造影されているのに対して（▶），下垂体腺腫には造影効果を認めず（→），異常である．
G：造影後T1強調矢状断像：鞍背背側に肥厚した硬膜を認める（▶）．以上の所見は下垂体卒中に合致する．
H：T1強調冠状断像（Gの翌日）：下垂体腺腫の下部に高信号を認め（→），腺腫内の出血を示す．

（国立精神・神経医療研究センター 病院放射線科　佐藤典子先生のご厚意による）

り多く起こる．しかし，腺腫を有しなくても，抗凝固療法や血小板減少症を有する患者には起こる[125]．下垂体前葉は門脈系により，下垂体茎を介して栄養されており，このことが卒中と関係がある[125]．

下垂体卒中は neurological emergency のひとつであり，2/3 の症例に急性副腎不全が起こるので，ステロイドの投与が必要である[126]．下野らの薬剤誘発ではない 8 例の下垂体卒中の報告では，すべてに頭痛，7 例に複視，6 例に視力障害(経時的増悪)，6 例に白血球と CRP の上昇，2 例に発熱を認めた[127]．

画像所見

上記の報告[127]では，T2 強調横断像および T1 強調像にて下垂体病変は多彩な信号強度を示し，出血を示唆する所見を認めている(図61)．造影では病変の大部分は造影されず，辺縁のみか辺縁と部分増強を認めるのみであった．拡散強調像では等信号傾向であった．蝶形骨洞粘膜肥厚は 4 例に，8 例全例に鞍結節あるいは鞍背の硬膜肥厚増強効果を認めた．手術所見では全例に下垂体出血性壊死性腫瘍を認め，病理所見では 8 例中 7 例において，好中球浸潤と出血を伴う虚血壊死を来した下垂体腺腫を認めている．

拡散強調像にて高信号を示す症例報告があり[128]有用であるとしているが，壊死と出血の程度によっては高信号を示さないこともありうる．

B 傍腫瘍性小脳変性症(paraneoplastic cerebellar degeneration：PCD)

1 か月程度の亜急性に発症した小脳変性症では常に PCD を考慮する(9 章「1. 傍腫瘍性神経症候群」の p.734「傍腫瘍性小脳変性症」参照)．

C 片頭痛発作を伴う常染色体優性遺伝性小脳皮質萎縮症

家族性片麻痺性片頭痛(familial hemiplegic migraine：FHM)の約 50％を占める家族性片麻痺性片頭痛 1 型(FHM1)は，その約 20％が進行性小脳運動失調症を伴うと報告されている[129]．小脳虫部および半球の萎縮を認めている[129,130](詳細は 14 章 p.891「13. 片頭痛と脳血管障害」参照)．

(p.113 に追加情報がある．)

参考文献

1) 細山香織，下畑享良，平石哲也・他：Spinocerebellar ataxia type 6(SCA6)遺伝子変異を合併したオリーブ橋小脳萎縮症の 1 例．神経内科 56：63-66，2002．
2) 佐々木秀直：脊髄小脳変性症．15 神経系の疾患．杉本恒明，矢崎義雄(総編集)；内科學(第 9 版)．朝倉書店，p.1798-1801，2007．
3) Gilman S, Wenning GK, Low PA, et al: Second consensus statement on the diagnosis of multiple system atrophy. Neurology 71: 670-676, 2008.
4) Watanabe H, Saito Y, Terao S, et al: Progression and prognosis in multiple system atrophy: an analysis of 230 Japanese patients. Brain 125: 1070-1083, 2002.
5) 柳下 章，小田雅也：多系統萎縮症における MRI と剖検所見との対比：橋小脳病変を中心に．病理と臨床 12：225-230，1994．
6) 柳下 章：多系統萎縮症の被殻病変についての MRI と剖検所見との対比．病理と臨床 12：327-334，1994．
7) Matsusue E, Fujii S, Kanasaki Y, et al: Cerebellar lesions in multiple system atrophy: postmortem MR imaging-pathologic correlations. AJNR Am J Neuroradiol 30: 1725-1730, 2009.
8) Matsusue E, Fujii S, Kanasaki Y, et al: Putaminal lesion in multiple system atrophy: postmortem MR-pathological correlations. Neuroradiology 50: 559-567, 2008.
9) Savoiardo M, Strada L, Girotti F, et al: Olivopontocerebellar atrophy: MR diagnosis and relationship to multisystem atrophy. Radiology 174: 693-696, 1990.
10) 柳下 章：脊髄小脳変性症の MRI．臨放 44：1295-1303，1999．
11) 柳下 章：多系統萎縮症の MRI．神経内科 50：16-23，1999．
12) Ozaki K, et al: A novel mutation in ELOVL4 leading to spinocerebellar ataxia (SCA) With the hot cross bun sgn but lacking eythrokeratodermia: a broadened spectrum of SCA34. JAMA Neurol 72: 797-805, 2015.
13) 石亀慶一，柳下 章：多系統萎縮症の MRI 早期所見．第 36 回日本神経放射線学会抄録集，p.106，2007．
14) 柳下 章：MSA-P の MRI．神経内科 82：167-172，2015．
15) Okamoto K, Tokiguchi S, Furusawa T, et al: MR features of diseases involving bilateral middle cerebellar peduncles. AJNR Am J Neuroradiol 24: 1946-1954, 2003.

16) Uchino A, Sawada A, Takase Y, Kudo S: Symmetrical lesions of the middle cerebellar peduncle: MR imaging and differential diagnosis. Magn Reson Med Sci 3: 133-140, 2004.
17) Graff-Radford J, et al: Neuroimaging and clinical features in type II (late-onset) Alexander disease. Neurology 82: 49-56, 2014.
18) Yata S, Ogawa T, Sugihara S, et al: HTLV-I carrier with unusual brain MR imaging findings. Neuroradiology 46: 755-758, 2004.
19) 後藤 昇，柳下 章，大浜栄作，宮田 元：多系統萎縮症．臨床のための形態学入門．三輪書店, p.63-67, 2008.
20) Ito S, Shirai W, Hattori T: Putaminal hyperintensity on T1-weighted MR imaging in patients with the Parkinson variant of multiple system atrophy. AJNR Am J Neuroradiol 30: 689-692, 2009.
21) Lee WH, Lee CC, Shyu WC, et al: Hyperintense putaminal rim sign is not a hallmark of multiple system atrophy at 3T. AJNR Am J Neuroradiol 26: 2238-2242, 2005.
22) Nicoletti G, Fera F, Condino F, et al: MR imaging of middle cerebellar peduncle width: differentiation of multiple system atrophy from Parkinson disease. Radiology 239: 825-830, 2006.
23) Quattrone A, Nicoletti G, Messina D, et al: MR imaging index for differentiation of progressive supranuclear palsy from Parkinson disease and the Parkinson variant of multiple system atrophy. Radiology 246: 214-221, 2008.
24) van Gaalen J, van de Warrenburg BP: A practical approach to late-onset cerebellar ataxia: putting the disorder with lack of order into order. Pract Neurol 12: 14-24, 2012.
25) Aquino K, Koralnik IJ, Silvers D: Clinical Reasoning: An 83-year-old woman with progressive hemiataxia, tremor, and infratentorial lesions. Neurology 77: e7-e10, 2011.
26) Feraco P, Mirabelli-Badenier M, Severino M, et al: The shrunken, bright cerebellum: a characteristic MRI finding in congenital disorders of glycosylation type 1a. AJNR Am J Neuroradiol 33: 2062-2067, 2012.
27) Gocmen R, Guler E: Teaching NeuroImages: MRI of brain findings of Wolfram (DIDMOAD) syndrome. Neurology 83: e213-e214, 2014.
28) Ito S, Sakakibara R, Hattori T: Wolfram syndrome presenting marked brain MR imaging abnormalities with few neurologic abnormalities. AJNR Am J Neuroradiol 28: 305-306, 2007.
29) Hilson JB, Merchant SN, Adams JC, et al: Wolfram syndrome: a clinicopathologic correlation. Acta Neuropathol 118: 415-428, 2009.
30) 後藤 昇，柳下 章，大浜栄作，宮田 元：運動失調の病理．症候から見た神経形態学．臨床のための神経形態学入門．三輪書店, p.63-76, 2008.
31) 私信．松島理士．2011.
32) Harper C, Butterworth R: Thiamine. Graham DI, Lantos PL (eds); Greenfield's neuropathology, 7th ed (vol.1). Arnold, London, p.620-621, 2002.
33) Gallucci M, Amicarelli I, Rossi A, et al: MR imaging of white matter lesions in uncomplicated chronic alcoholism. J Comput Assist Tomogr 13: 395-398, 1989.
34) Baier WK, Beck U, Hirsch W: CT findings following diphenylhydantoin intoxication. Pediatr Radiol 15: 220-221, 1985.
35) 広西昌也，近藤智善：フェニトイン長期使用者にみられた特徴的な小脳萎縮．脳と神経 52: 264-265, 2000.
36) Honavar M, Meldrum BS: Epilepsy. Graham DI, Lantos PL(eds); Greenfield's neuropathology, 7th ed (vol.1). Arnold, London, p.913-914, 2002.
37) Iwabuchi K, Tsuchiya K, Uchihara T, Yagishita S: Autosomal dominant spinocerebellar degenerations. Clinical, pathological, and genetic correlations. Rev Neurol (Paris) 155: 255-270, 1999.
38) 瀧山嘉久：優性遺伝性家族性 MJD/SCA3．Clin Neurosci 27: 52-54, 2009.
39) Neuenschwander AG, Thai KK, Figueroa KP, et al: amyotrophic Lateral Sclerosis Risk for Spinocerebellar Ataxia Type 2 ATXN2 CAG Repeat Alleles: A Meta-analysis. JAMA Neurol 71: 1529-1534, 2014.
40) Jhunjhunwala K, Netravathi M, Purushottam M, et al: Profile of extrapyramidal manifestations in 85 patients with spinocerebellar ataxia type 1, 2 and 3. J Clin Neurosci 21: 1002-1006, 2014.
41) Lee WW, Kim SY, Kim JY, et al: Extrapyramidal signs are a common feature of spinocerebellar ataxia type 17. Neurology 73: 1708-1709, 2009.
42) Chen DH, Cimino PJ, Ranum LP, et al: The clinical and genetic spectrum of spinocerebellar ataxia 14. Neurology 64: 1258-1260, 2005.
43) van Gaalen J, van de Warrenburg BP: A practical approach to late-onset cerebellar ataxia: putting the disorder with lack of order into order. Pract Neurol 12: 14-24, 2012.
44) van Gaalen J, van de Warrenburg BP: A practical approach to late-onset cerebellar ataxia: putting the disorder with lack of order into order. Pract Neurol 12: 14-24, 2012.
45) Murata Y, Yamaguchi S, Kawakami H, et al: Characteristic magnetic resonance imaging findings in Machado-Joseph disease. Arch Neurol 55: 33-37, 1998.
46) 石亀慶一，柳下 章：Machado-Joseph 病の MRI 所見：異常信号と罹病期間の関連について．第38回日本神経放射線学会抄録集, p.105, 2009.

47) Lee YC, Liu CS, Wu HM, et al: The 'hot cross bun' sign in the patients with spinocerebellar ataxia. Eur J Neurol 16: 513-516, 2009.
48) Shirai W, Ito S, Hattori T: Linear T2 hyperintensity along the medial margin of the globus pallidus in patients with Machado-Joseph disease and Parkinson disease, and in healthy subjects. AJNR Am J Neuroradiol 28: 1993-1995, 2007.
49) Onodera O, Idezuka J, Igarashi S, et al: Progressive atrophy of cerebellum and brainstem as a function of age and the size of the expanded CAG repeats in the MJD1 gene in Machado-Joseph disease. Ann Neurol 43: 288-296, 1998.
50) Horimoto Y, Matsumoto M, Yuasa H, et al: Brainstem in Machado-Joseph disease: atrophy or small size? Eur J Neurol 15: 102-105, 2008.
51) 越智 誠, 中尾洋子, 佐藤 聡・他: 脊髄小脳変性症の神経メラニンイメージング. 臨放 58: 699-706, 2013.
52) Schöls L, Reimold M, Seidel K, et al: No parkinsonism in SCA2 and SCA3 despite severe neurodegeneration of the dopaminergic substantia nigra. Brain 138: 3316-3326, 2015.
53) Schöls L, Reimold M, Seidel K, et al: No parkinsonism in SCA2 and SCA3 despite severe neurodegeneration of the dopaminergic substantia nigra. Brain 138: 3316-3326, 2015.
54) Lu CS, Wu Chou YH, Kuo PC, et al: The parkinsonian phenotype of spinocerebellar ataxia type 2. Arch Neurol 61: 35-38, 2004.
55) Tan EK, Tong J, Pavanni R, et al: Genetic analysis of SCA 2 and 3 repeat expansions in essential tremor and atypical Parkinsonism. Mov Disord 22: 1971-1974, 2007.
56) 児矢野繁, 馬場泰尚, 黒岩義之: パーキンソン症状を伴う Spinocerebellar ataxia type 2. 運動障害 17: 43-46, 2008.
57) Park H, et al: Parkinsonism in spinocerebellar ataxia. Biomed Res Int 2015: 125273, 2015.
58) 笠畑尚喜, 長谷川 修, 田中恭子・他: 中間型延髄梗塞の1例. 脳と神経 57: 607-609, 2005.
59) Birbamer G, Gerstenbrand F, Aichner F, et al: MR-imaging of post-traumatic olivary hypertrophy. Funct Neurol 9: 183-187, 1994.
60) Bontozoglou NP, Chakeres DW, Martin GF, et al: Cerebellorubral degeneration after resection of cerebellar dentate nucleus neoplasms: evaluation with MR imaging. Radiology 180: 223-228, 1991.
61) Kim E, Na DG, Kim EY, et al: MR imaging of metronidazole-induced encephalopathy: lesion distribution and diffusion-weighted imaging findings. AJNR Am J Neuroradiol 28: 1652-1658, 2007.
62) 榊原聡子, 饗場郁子, 齋藤由扶子・他: Spinocerebellar ataxia type 31 (SCA31) の臨床像, 画像所見 Spinocerebellar ataxia type 6 (SCA6) との小脳外症候の比較検討. 臨床神経 54: 473-479, 2014.
63) 小林 茂, 柳下 章, 杉本英治: 長期間経過観察された DRPLA の経年的脳 MRI 所見の変化. 第39回日本神経放射線学会抄録集, p.84, 2010.
64) Kasahata N, et al: Dentatorubropallidoluysian atrophy without involuntary movement or dementia–a case report. Clin Neurol Neurosurg 112: 722-725, 2010.
65) de Souza PV, et al: Teaching NeuroImages: Leukodystrophy and progressive myoclonic epilepsy disclosing DRPLA. Neurology 86: e58-e59, 2016.
66) Dick D, Horvath R, Chinnery PF: AMACR mutations cause late-onset autosomal recessive cerebellar ataxia. Neurology 76: 1768-1770, 2011.
67) 下畑享良, 西澤正豊: 舞踏運動の鑑別診断. Brain Nerve 61: 963-971, 2009.
68) Bang OY, Huh K, Lee PH, Kim HJ: Clinical and neuroradiological features of patients with spinocerebellar ataxias from Korean kindreds. Arch Neurol 60: 1566-1574, 2003.
69) 足立芳樹, 中島健二: 優性遺伝性家族性: SCA7. Clin Neurosci 27: 60-62, 2009.
70) Bang OY, Lee PH, Kim SY, et al: Pontine atrophy precedes cerebellar degeneration in spinocerebellar ataxia 7: MRI-based volumetric analysis. J Neurol Neurosurg Psychiatry 75: 1452-1456, 2004.
71) Gupta SN, Marks HG: Spinocerebellar ataxia type 7 mimicking Kearns-Sayre syndrome: a clinical diagnosis is desirable. J Neurol Sci 264: 173-176, 2008.
72) Nikali K, Isosomppi J, Lönnqvist T, et al: Toward cloning of a novel ataxia gene: refined assignment and physical map of the IOSCA locus (SCA8) on 10q24. Genomics 39: 185-191, 1997.
73) Mc Govern EM, Counihan TJ: Clinical Reasoning: Psychomotor regression in the young. Neurology 80: e152-e155, 2013.
74) 伊東秀文: 優性遺伝性家族性: SCA8. Clin Neurosci 27: 63-65, 2009.
75) 網野猛志, 石川欽也, 水澤英洋: 優性遺伝性家族性: SCA4/16q-ADCA. Clin Neurosci 27: 55-56, 2009.
76) Nozaki H, Ikeuchi T, Kawakami A, et al: Clinical and genetic characterizations of 16q-linked autosomal dominant spinocerebellar ataxia (AD-SCA) and frequency analysis of AD-SCA in the Japanese population. Mov Disord 22: 857-862, 2007.
77) Onodera Y, Aoki M, Mizuno H, et al: Clinical features of chromosome 16q22.1 linked autosomal dominant cerebellar ataxia in Japanese. Neurology 67: 1300-1302, 2006.
78) Sato N, Amino T, Kobayashi K, et al: Spinocerebellar ataxia type 31 is associated with "insert-

ed" penta-nucleotide repeats containing (TGGAA) n. Am J Hum Genet 85: 544-557, 2009.
79) Mariotti C, Alpini D, Fancellu R, et al: Spinocerebellar ataxia type 17 (SCA17): oculomotor phenotype and clinical characterization of 15 Italian patients. J Neurol 254: 1538-1546, 2007.
80) Stevanin G, Brice A: Spinocerebellar ataxia 17 (SCA17) and Huntington's disease-like 4 (HDL4). Cerebellum 7: 170-178, 2008.
81) Loy CT, Sweeney MG, Davis MB, et al: Spinocerebellar ataxia type 17: extension of phenotype with putaminal rim hyperintensity on magnetic resonance imaging. Mov Disord 20: 1521-1523, 2005.
82) Knight MA, Gardner RJ, Bahlo M, et al: Dominantly inherited ataxia and dysphonia with dentate calcification: spinocerebellar ataxia type 20. Brain 127: 1172-1181, 2004.
83) Storey E, Knight MA, Forrest SM, Gardner RJ: Spinocerebellar ataxia type 20. Cerebellum 4: 55-57, 2005.
84) 柳下 章, 林 雅晴: 症例から学ぶ神経疾患の画像と病理. 医学書院, p.99-100, 2008.
85) 横関明男, 伊達英俊, 小野寺 理: 眼球運動失行と低アルブミン血症を伴う早発型脊髄小脳失調症の臨床. 神経内科 57: 108-112, 2002.
86) 巻淵隆夫, 福原信義: 眼球運動失行と低アルブミン血症を伴う早発型脊髄小脳失調症の病理. 神経内科 57: 119-124, 2002.
87) Renaud M, et al: Clinical, Biomarker, and Molecular Delineations and Genotype-Phenotype Correlations of Ataxia With Oculomotor Apraxia Type 1. JAMA Neurol: 2018.
88) 福本竜也・他: EAOH/AOA1 と鑑別が困難であった ARSACS の 64 歳男性例. 臨神 56: 214, 2016.
89) Ciemins JJ, Horowitz AL: Abnormal white matter signal in ataxia telangiectasia. AJNR Am J Neuroradiol 21: 1483-1485, 2000.
90) Wallis LI, Griffiths PD, Ritchie SJ, et al: Proton spectroscopy and imaging at 3T in ataxia-telangiectasia. AJNR Am J Neuroradiol 28: 79-83, 2007.
91) Verhagen MM, Abdo WF, Willemsen MA, et al: Clinical spectrum of ataxia-telangiectasia in adulthood. Neurology 73: 430-437, 2009.
92) Lin DD, et al: Cerebral abnormalities in adults with ataxia-telangiectasia. AJNR Am J Neuroradiol 35: 119-123, 2014.
93) Gomez CM: ARSACS goes global. Neurology 62: 10-11, 2004.
94) Takiyama Y: Autosomal recessive spastic ataxia of Charlevoix-Saguenay. Neuropathology 26: 368-375, 2006.
95) Martin MH, Bouchard JP, Sylvain M, et al: Autosomal recessive spastic ataxia of Charlevoix-Saguenay: a report of MR imaging in 5 patients. AJNR Am J Neuroradiol 28: 1606-1608, 2007.
96) Oguz KK, Haliloglu G, Temucin C, et al: Assessment of whole-brain white matter by DTI in autosomal recessive spastic ataxia of Charlevoix-Saguenay. AJNR Am J Neuroradiol 34: 1952-1957, 2013.
97) Leavitt JA, Singer W, Brown WL, et al: Retinal and pontine striations: neurodiagnostic signs of autosomal recessive spastic ataxia of Charlevoix-Saguenay. J Neuroophthalmol 34: 369-371, 2014.
98) Bouchard JP, Richter A, Mathieu J, et al: Autosomal recessive spastic ataxia of Charlevoix-Saguenay. Neuromuscul Disord 8: 474-479, 1998.
99) Prodi E, Grisoli M, Panzeri M, et al: Supratentorial and pontine MRI abnormalities characterize recessive spastic ataxia of Charlevoix-Saguenay. A comprehensive study of an Italian series. Eur J Neurol 20: 138-146, 2013.
100) Georgy BA, Snow RD, Brogdon BG, et al: Neuroradiologic findings in Marinesco-Sjögren syndrome. AJNR Am J Neuroradiol 19: 281-283, 1998.
101) Barkovich AJ: Marinesco-Sjögren syndrome. Pediatric neuroimaging, 4th. ed. Lippincott Williams & Wilkins, p.172, 2005.
102) Shimizu T, Matsuishi T, Yamashita Y, et al: Marinesco-Sjögren syndrome: can the diagnosis be made prior to cataract formation? Muscle Nerve 20: 909-910, 1997.
103) Harting I, Blaschek A, Wolf NI, et al: T2-hyperintense cerebellar cortex in Marinesco-Sjögren syndrome. Neurology 63: 2448-2449, 2004.
104) Reinhold A, Scheer I, Lehmann R, et al: MR imaging features in Marinesco-Sjögren syndrome: severe cerebellar atrophy is not an obligatory finding. AJNR Am J Neuroradiol 24: 825-828, 2003.
105) Tanabe Y, Iai M, Ishii M, et al: The use of magnetic resonance imaging in diagnosing infantile neuroaxonal dystrophy. Neurology 43: 110-113, 1993.
106) Poretti A, Wolf NI, Boltshauser E: Differential diagnosis of cerebellar atrophy in childhood: An update. Neuropediatrics 46: 359-370, 2015.
107) Bosemani T, Zanni G, Hartman AL, et al: Christianson syndrome: spectrum of neuroimaging findings. Neuropediatrics 45: 247-251, 2014.
108) Kevelam SH, Rodenburg RJ, Wolf NI, et al: NUBPL mutations in patients with complex I defi-

ciency and a distinct MRI pattern. Neurology 80: 1577-1583, 2013.
109) Mignot C, Apartis E, Durr A, et al: Phenotypic variability in ARCA2 and identification of a core ataxic phenotype with slow progression. Orphanet J Rare Dis 8: 173, 2013.
110) Al-Maawali A, Blaser S, Yoon G: Diagnostic approach to childhood-onset cerebellar atrophy: a 10-year retrospective study of 300 patients. J Child Neurol 27: 1121-1132, 2012.
111) Monin ML, Mignot C, De Lonlay P, et al: 29 French adult patients with PMM2-congenital disorder of glycosylation: outcome of the classical pediatric phenotype and depiction of a late-onset phenotype. Orphanet J Rare Dis 9: 207, 2014.
112) Feraco P, Mirabelli-Badenier M, Severino M, et al: The shrunken, bright cerebellum: a characteristic MRI finding in congenital disorders of glycosylation type 1a. AJNR Am J Neuroradiol 33: 2062-2067, 2012.
113) Stefanits H, Konstantopoulou V, Kuess M, et al: Initial diagnosis of the congenital disorder of glycosylation PMM2-CDG（CDG1a）in a 4-year-old girl after neurosurgical intervention for cerebral hemorrhage. J Neurosurg Pediatr 14: 546-549, 2014.
114) Ince PG, Clark B, Holton J, et al: Mitochondrial encephalopathy. Love S, Louis DN, Ellison DW（eds）; Greenfield's neuropathology, 8th ed. Hodder Arnold, London, p.946, 2008.
115) 渡邉由佳, 小鷹昌明, 平田幸一：小脳性運動失調と拡張型心筋症とを伴うミトコンドリアDNA11778番塩基対変異を有するLeber遺伝性視神経症の1例. Brain Nerve 61: 309-312, 2009.
116) Vedolin L, Gonzalez G, Souza CF, et al: Inherited Cerebellar Ataxia in Childhood: A Pattern-Recognition Approach Using Brain MRI. AJNR Am J Neuroradiol 34: 925-934, S1-S2, 2013.
117) 水澤英洋：家族性痙性対麻痺. 15 神経系の疾患. 杉本恒明, 矢崎義雄（総編集）; 内科學（第9版）. 朝倉書店, p.1806, 2007.
118) 岩淵潔：菲薄した脳梁を伴う遺伝性痙性対麻痺とSPG11の問題点を中心に. 脳と神経 55: 748-754, 2003.
119) Schüle R, Schlipf N, Synofzik M, et al: Frequency and phenotype of SPG11 and SPG15 in complicated hereditary spastic paraplegia. J Neurol Neurosurg Psychiatry 80: 1402-1404, 2009.
120) 岩淵潔, 野島照雄, 日野英忠：菲薄した脳梁を伴う複合型遺伝性痙性対麻痺：低形成と萎縮のために菲薄している脳梁. 神経内科 43: 519-527, 1995.
121) Okubo S, Ueda M, Kamiya T, et al: Neurological and neuroradiological progression in hereditary spastic paraplegia with a thin corpus callosum. Acta Neurol Scand 102: 196-199, 2000.
122) Clemen CS, Spottke EA, Lütjohann D, et al: Cerebrotendinous xanthomatosis: a treatable ataxia. Neurology 64: 1476, 2005.
123) Barkhof F, Verrips A, Wesseling P, et al: Cerebrotendinous xanthomatosis: the spectrum of imaging findings and the correlation with neuropathologic findings. Radiology 217: 869-876, 2000.
124) Dökmetaş HS, Selçuklu A, Colak R, et al: Pituitary apoplexy probably due to TRH and GnRH stimulation tests in a patient with acromegaly. J Endocrinol Invest 22: 698-700, 1999.
125) Błaut K, Wiśniewski P, Syrenicz A, Sworczak K: Apoplexy of clinically silent pituitary adenoma during prostate cancer treatment with LHRH analog. Neuro Endocrinol Lett 27: 569-572, 2006.
126) Beyer GR: AJNR: Case of the Week. May 25, 2009. Available from: http://www.ajnr.org/home/cow/05252009.dtl
127) 下野太郎, 北野昌彦, 足利竜一郎・他：下垂体卒中のMRI所見とその所見の成因機序に関する検討. 第68回日本医学放射線学会総会抄録集, p.S227, 2009.
128) Rogg JM, Tung GA, Anderson G, Cortez S: Pituitary apoplexy: early detection with diffusion-weighted MR imaging. AJNR 23: 1240-1245, 2002.
129) 相馬広幸, 矢部一郎, 武井麻子, 佐々木秀直：片頭痛発作を伴う常染色体優性遺伝性小脳皮質萎縮症. 神経内科 60: 483-486, 2004.
130) 竹島多賀夫, 今村恵子, 中島健二：頭痛発症に関与する遺伝子：片麻痺性片頭痛. 神経内科 66: 244-251, 2007.

> **追加情報** p.109 参照

進行性小脳失調を呈する非遺伝性疾患

　小脳組織球症（cerebellar histiocytosis）がその代表である. de Assis Francoは4例について記載した. 年齢は12歳が2例, 13歳が1例, 41歳が1例である. いずれも慢性経過の小脳失調があり, 尿崩症の既往があるのが1例, 溶骨性骨病変があったのが2例, 皮膚病変があったのが1例である[131]. 画像では中小脳脚, 歯状核, 小脳白質にT2延長域ありが1例, 歯状核, 脳幹背側, 小脳白質にT2延長域が1例, 脳幹と中小脳脚にT2延長域が1例, 脳幹と上小脳脚にT2延長域が1例あり, 造影効果ありが1例である. 記載はないが, 小脳萎縮が疑われるのが2例あった.

131) de Assis Franco I, et al: The cerebellar histiocytosis: Progressive ataxia is not always a genetic disease. Neurology 91: 357-359, 2018.

2 ● 大脳変性疾患

1 アルツハイマー病（Alzheimer disease：AD）

臨床
認知症を来す疾患の中で最も頻度の高い疾患のひとつで，現在は遅発性（65歳以上）に起きるいわゆるアルツハイマー型老年認知症（senile dementia of Alzheimer type：SDAT）を含めてADと呼ばれる．記憶障害で発症することが多く，言語障害や視空間失認などを呈する．

多くのADの診断基準の共通点を下記に記す（文献1より一部改変して転載）．

1. 発症年齢は40〜90歳（多くは65歳以後）
2. 社会生活や仕事に支障を来す程度の明らかな知的能力の低下がある．
3. 発症は潜行性，経過は進行性である．
4. 記憶障害に加えてさらにひとつ以上の認知機能障害がある．
5. 認知機能障害はせん妄によるものではない．
6. 意識障害はない．

病理
肉眼的には大脳のびまん性萎縮が認められ，高齢遅発例では側頭葉内側部の萎縮が目立つ．組織学的には老人斑，神経原線維変化，神経細胞脱落が認められ，その順番で起こってくることが判明している[1]．

ダウン症候群では40歳以上になると98〜100％の患者が上記の3つの組織学的異常を脳内に示す[2]．なお，ダウン症候群に関してはp.116（「ダウン症候群」）に記載する．

画像所見
ADのMRIでは早期には正常であるが，進行に伴い側頭葉内側部を中心に萎縮が認められ，大脳のびまん性萎縮に至る（図1）．早期に頭頂葉の萎縮が目立つこともある（図2）．

本症のMRIは決して特異的な所見ではない．MRIの役目は他の疾患を否定することにある．

ADではSPECTおよびPETにて早期には後部帯状回から楔前部，進行すると頭頂側頭葉の血流低下および糖代謝の低下を認める．左右非対称の血流低下を認めることもある（図1，2）．MRIの所見が正常あるいは軽度の萎縮のうちに，SPECTではより広い範囲（側頭葉および頭頂葉）に血流低下を認めるのが本症の特徴である．

> **memo**　【VSRAD（voxel-based spesific regional analysis system for Alzheimer's disease）について[3]】
>
> 本法は1.5TのMRIにより収集した脳全体の立体データを専用端末に取り込み，専用解析ソフトで脳全体と海馬の萎縮の程度を一定値（ボクセル値）へ変換した後，健常人のデータベースと照合・解析する．実際には海馬傍回を中心に解析されている．必要な画像は基本的にはサジタル（矢状断）画像であり，当院ではSPGR（spoiled gradient echo）法を使用している．
>
> 萎縮の程度は0（萎縮なし）以上の数値で表され，海馬の萎縮が脳全体のそれより強いほど，大きな数値となる．数値が低く，萎縮がほとんどないとされても，ADを否定できない．また，海馬の萎縮が高くても他の疾患を否定できるものではない．その点を理解して使用する必要がある．
>
> ただし，海馬傍回の萎縮がアルツハイマー病のみに認められるのではない．この数値が高ければ，海馬傍回の萎縮を示すことを理解することが重要であり，それも視覚的に常に確認をしながら，脳全体の所見を見ながら診断を進めることが重要である．

図1 アルツハイマー病

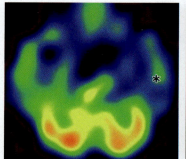
A　SPECT（1年前）

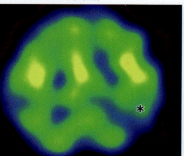
B　SPECT（Aと同時期）

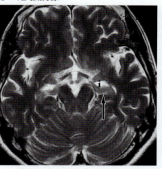
C　T2強調像

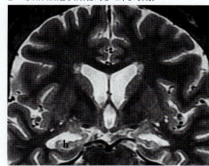
D　STIR法冠状断像（Cと同時期）

70代，女性．2年ほど前より物忘れが進行している．1年前には長谷川式知能評価スケール（HDS-R）は26/30であった．その当時のMRIは正常．最近になり，買い物で物をだぶって買ってしまうことが増えている．HDS-Rが19/30と低下している．
A：SPECT（1年前）：1年前のSPECTにて左優位に両側側頭葉の血流低下を認める（*）．
B：SPECT（Aと同時期）：同時期のSPECTにて左優位に両側頭頂葉の血流低下を認める（*）．
C：T2強調像：今回は両側下角（i）の拡大を認め，側頭葉の横溝に拡大を認める（→）．
D：STIR法冠状断像（Cと同時期）：海馬頭部（h）に軽度の萎縮を認める．

図2 アルツハイマー病の疑い

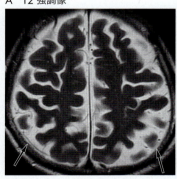
A　T2強調像

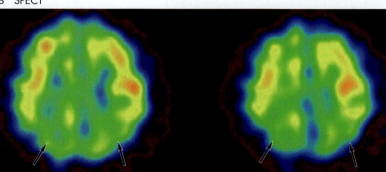
B　SPECT

70代，男性．物忘れを自覚している．HDS-Rは28点．
A：T2強調像：左優位に両側頭頂葉の萎縮を認める（→）．
B：SPECT：両側頭頂葉の血流低下を認める（→）．

稀にADにて大脳萎縮に強い左右差のある例を認める（本章p.133「5. 皮質基底核変性症」図21参照）．

ADに多発性の微小出血（microbleeds：MB）を合併することがある．このMBは皮質に多く，基底核や天幕下には少ない（図3）．それゆえに，その原因は高血圧性ではなく，脳アミロイドアンギオパチーと考えられる．ADにこれらのMBを合併した患者では認知機能検査MMSE（mini-mental state examination）において，AD単独の患者より低下しており，脳脊髄液のamyloid $\beta 1 \sim 42$ も減少している．ADの認知障害

図3 アルツハイマー病の疑い
gradient echo 法

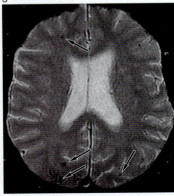

80代，女性．5年前より物忘れを自覚し，日常生活に支障を来している．HDS-Rは23点．

gradient echo 法：両側後頭葉および前頭葉皮質に多発性の微小出血を認める（→）．海馬の萎縮は非常に軽い．

図4 ダウン症候群＋アルツハイマー病の疑い
FLAIR 冠状断像

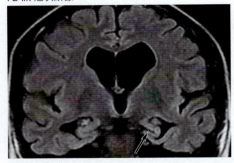

40代，女性．1年ほど前より仕事ができなくなり，認知症を認める．

FLAIR 冠状断像：左優位に両側海馬の萎縮を認める（→）．側脳室の拡大がある．

に何らかの関係があると考えられている[4]．

2 ダウン症候群（Down syndrome）

画像所見

30例のダウン症候群（23～60歳，男性17例，女性13例，そのうち認知症を有する例は10例であった）を検討した報告[2]では，正常コントロールと比べて，下角の拡大を中心とする大脳萎縮（図4），大脳白質での高信号の存在，基底核のT2強調像での低信号がいずれも優位に多く，しかも強く認められている．早期老化を示している．基底核での低信号の存在が最も早期に認められる早期老化のサインである．

3 前頭側頭葉変性症（frontotemporal lobar degeneration：FTLD）

定義

　FTLDは特徴的な行動障害，遂行機能障害，言語障害を主徴とし，前頭葉および側頭葉前方に病変の首座が認められる神経変性疾患である．近年は病理学的もしくは遺伝子学的に確定診断された症例をFTLD，臨床診断例は前頭側頭型認知症（frontotemporal dementia：FTD）と呼ぶことが多い．

　初期から出現する症状および障害される部位により，前頭葉の萎縮を主体とし，行動障害が前景に立つ行動異常型FTD（behavior variant FTD：bvFTD），側頭極および中・下側頭回を主体とする萎縮と意味記憶障害を呈する意味性認知症（semantic dementia：SD），優位半球の

Sylvius裂周囲の限局性萎縮を呈する進行性非流暢性失語（progressive non-fluent aphasia：PNFA）の3病型に大別される[5]．

bvFTDとSDは指定難病に組み入れられており，診断基準を示す（**表1**）[5]．Alzheimer病（AD）との鑑別は重要であり，臨床症状を無視して，画像のみからFTLDと診断してはならないと考えている．

病理

脳内の封入体の種類によって，FTLDは3個の亜型に分かれる．封入体にはタウ（tau），TDP43（transactive response DNA-binding protein 43），FUS（RNA-binding protein fused in sarcoma）があり，それによって，FTLD-tau，FTLD-TDP，FTLD-FUSとされる．

FTLD-tauはパーキンソン症状を合併することがあるが，ALSは伴わない．一方，FTLD-TDP43，FTLD-FUSは前頭側頭型認知症－運動ニューロン疾患（FTD-MND）／筋萎縮性側索硬化症（ALS-D）を伴うことがある．bvFTDはFTLD-tauとFTLF-TDPがそれぞれ半数程度あり，SDではFTLD-TDPが，PNFAではFTLD-tauが認められることが多いとされる[5]．

・Pick病

タウ-3Rを伴うFTLDの基本形であり，40〜60代に発症し，ゆっくりと進行する認知症を来す[6]．神経細胞内に嗜銀性の封入体（Pick球，Pick小体），腫大した神経細胞（Pick細胞）が認められる．現在ではPick球を有する例のみがPick病と診断され，tauopathyのひとつである[7]．大脳皮質の変性領域は前頭葉眼窩回，側頭葉海馬傍回，中・下側頭回，島回に強く，固有海馬や後方の上側頭回は保たれる傾向を示す．大脳基底核では尾状核，扁桃核が障害され

表1●前頭側頭型認知症　診断基準（文献5より改変）

1. 前頭側頭型認知症（行動異常型）（bvFTD）			
1	必須項目	進行型の異常行動や認知機能障害を認め，それらにより日常生活が阻害されている．	
2	次のA〜Fの症状のうち3項目以上を満たす．これらの症状は発症初期から見られることが多い．	A. 脱抑制行動：以下の3つの症状のうちいずれか1つ以上を満たす．	1）社会的に不適切な行動
			2）礼儀やマナーの欠如
			3）衝動的な無分別や無頓着な行動
		B. 無関心または無気力	
		C. 共感や感情移入の欠如：以下の2つの症状のうちのいずれか1つ以上を満たす．	1）他者の要求や感情に対する反応欠如
			2）社会的な興味や他者との交流，または人間的な温かさの低下や喪失
		D. 固執・常同性：以下の3つの症状のうちいずれか1つ以上を満たす．	1）単純動作の反復
			2）強迫的または儀式的な行動
			3）常同言語
		E. 口唇傾向と食習慣の変化：以下の3つの症状のうちのいずれか1つ以上を満たす．	1）食事嗜好の変化
			2）過食，飲酒，喫煙行動の増加
			3）口唇的探求または異食症
		F. 神経心理学的検査において，記憶や視空間認知能力は比較的保持されているにもかかわらず，遂行機能障害が認められる．	
3	画像検査	前頭葉や側頭葉前部にMRI/CTでの萎縮，PET/SPECTでの代謝や血流低下が認められる．	
2. 意味性認知症（SD）			
1	必須項目：次の2つの中核症状の両者を満たし，それらにより日常生活が阻害されている．	A. 物品呼称の障害	
		B. 単語理解の障害	
2	以下の4つのうち少なくとも3つを認める．	A. 対象物に対する知識の障害（特に低頻度/低親密性のもので顕著）	
		B. 表層性失読・失書	
		C. 復唱は保たれる．流暢性の発語を呈する．	
		D. 発話（文法や自発語）は保たれる．	
3	画像検査	前方優位の側頭葉にMRI/CTでの萎縮が認められる．	

やすい[8]．一方，Pick病では黒質は侵されない[9)10)]．これはメラニンが保たれていることを示し，今後，FTLDの背景病理を考えていく上で，メラニン画像が重要になると考えられる．

Bothaらによると，Pick病は侵される部位によって臨床症状が異なる．もっとも多いのはbvFTDであり，次はPNFAで，SDを示すのは15％以下とされる[11)]．

Pick病では萎縮は大脳皮質のみならず白質も著しい．萎縮した大脳白質は髄鞘染色で淡明化し，高度の髄鞘，軸索の脱落と線維性のグリオーシスに置き換わる（図5）．白質の変化は一次性の変性と考えられる[1)6)]．これらの白質変化がFLAIR像あるいはT2強調像での白質の高信号として現れると考えられる（図5）．

以下の自験FTLD例は病理所見が得られていないが，前頭葉あるいは側頭葉白質に，FLAIR像にて強い高信号を示すFTLD例はPick病であると推測している．

臨床

FTLDの多くは孤発性であるが，10〜15％は常染色体優性遺伝を示す[6)]．

・bvFTD

主として初老期に発症し，前頭葉や側頭葉を中心に神経変性を来すために，人格変化，行動異常，失語症，認知機能障害，運動障害などが緩徐に進行する．一方，脳の後方部は比較的保たれるため，記憶や視空間認知はある程度進行するまで保たれる傾向にある[5)]．

・SD

側頭葉前部の顕著な萎縮に伴って生じる語想起，ならびに語の理解障害という2方向性の失語（two way anomia）を特徴とする神経変性疾患である[5)]．BothaらはSDの背景病理は3/4がTDP43（通常はC型）であり，その他に，tauとADがあり，tau病理の大半はPick病であるとした[11)]．一方，Mesulamらによると，SDではTDP43（C型）が多いが，Pick病もあるとした[12)]．

発話は流暢であり，言語の音韻的側面は保たれ，復唱は良好であるが，復唱された語に対する既視感がない．言語の意味的側面が障害されている．呼称検査の際には，後頭音効果がなく，「めがね」と答えてもらう質問に対して，「め」で始まります，「めが」で始まりますとのヒントを伝えても答えられない．答えを言っても，それが何を示すものかはわからない[5)]．リンゴとは何か？という語義がわからなくなる疾患である[13)]．

・PA

話そうとする言語の意味はわかっているが，言語を流暢に作る能力に欠けている．ゆっくりと話し，言葉を言うのに困難があり，とくに，電話や複数の人と話をしたり，複雑な文章を理解するのが困難となる．以上のことが緩徐に進行し，文法錯語・音素錯語（意図した語と異なる語を言う）・名称失語のうちひとつを有する．この疾患を有する患者の多くがパーキンソン症状を有するようになり，PSPやBDと重なる部分が出てくる[13)]．

・FTD-MND

FTDと診断された症例の中に，MNDが合併することが知られている．本邦においては，湯浅－三山型と称されている．ALSの10〜15％にFTDが合併し，さらに，FTDの診断基準を満たさないが，ALSの30〜40％には認知機能障害や社会性の障害が存在するとされる．FTDとALSにおいては臨床的な連続性が存在するとされる．本邦のALSでは背景病理にTDP-43を認めることが多く，FTLD-TDPとALSとの間には連続性があるとされる[5)]．臨床ではFTLD-MNDと診断され，病理ではFTLD-TDP43（B型）であった症例の画像については，p.127「4.認知症を伴う筋萎縮性側索硬化症」の図13参照．

画像所見

・bvFTD

前頭葉および側頭葉の限局的な萎縮を示し，前頭葉および側頭葉皮質下白質にFLAIR像およびT2強調像にて高信号を示す（図6）[14)]．FTLDの中でも前頭葉の萎縮が目立つのが

図5 | Pick病（剖検確認例）（前頭側頭葉変性症）

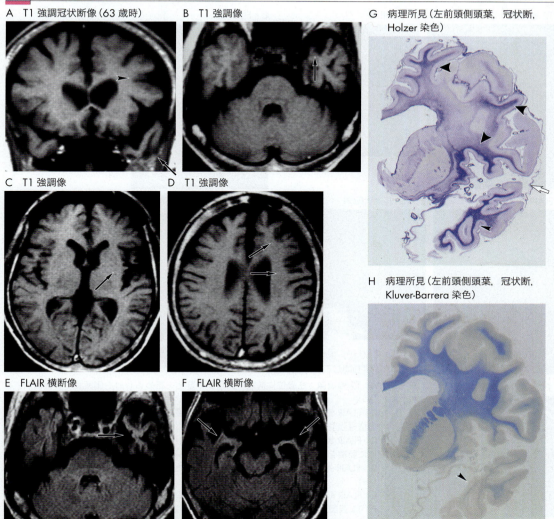

60代，男性．3年前より言葉が思うように話せなくなった．言いたいことはわかっているが，話しづらい．仕事や日常生活で英語を話していたが，話せなくなった．運動症状はなく，性格変化もない．病識があり，次第に無口となった．緩徐進行性失語，皮質下運動失語の診断となった．発症5年後に当院を受診し，初回のMRI（A～C）を撮像した．言語障害は次第に進行し，漢字を書くことができなくなった．しかし，家庭内では日常生活には不自由しなかった．さらに，1年後には肝炎となり，3年後には肝癌となった．言語による意思疎通を図ることはむずかしいが，異常行動はなく，礼節は保たれていた．68歳，死亡1か月前にMRIを撮像した（E, F）．発症から約10年後に死亡した．剖検となり，Pick病と診断された．

A：T1強調冠状断像（63歳時）：左側頭葉尖端部に強い萎縮があり（→），左前頭葉にも萎縮がある（▶）．
B～D：T1強調像：側頭葉の萎縮は尖端部に強く，弁蓋も含まれる．前頭葉萎縮は中心前回にまで及ぶ（→）．なお，当時はFLAIR像は撮像できなかった．
E：FLAIR横断像：左側頭葉尖端部の萎縮が進行し，白質は高信号を示す（→）．右側頭葉にも萎縮を認める．
F：FLAIR横断像：左優位に両側側頭葉に萎縮があり，鉤を中心とする側頭葉内側部には高信号を左優位に認める（→）．
G：病理所見（左前頭側頭葉，冠状断，Holzer染色）：左Sylvius裂の開大があり（⇨），側頭葉尖端部に強い萎縮があり，白質には強いグリオーシスを認める（▶）．左前頭葉にも萎縮があり，白質にはグリオーシスを認める（▶）．尖端部白質には一部スリット状になっている部位がある．
H：病理所見（左前頭側頭葉，冠状断，Kluver-Barrera染色）：左側頭葉先端部白質の髄鞘が落ちている（▶）．
（都立神経病院，小森隆司先生のご厚意による）

補足：進行性非流暢性失語を呈したFTLDであり，左右差のある前頭側頭葉の萎縮があり，左側頭葉尖端部に萎縮が強く，側頭葉白質の高信号から，背景病理はPick病が考えられ，剖検にて確認された症例である．

図6 前頭側頭型認知症（行動異常型）（前頭側頭葉変性症）

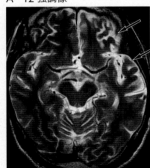
A　T2強調像

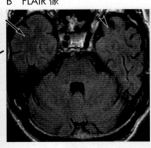
B　FLAIR像

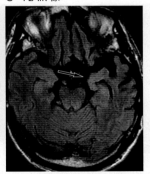
C　FLAIR像

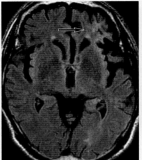
D　FLAIR像

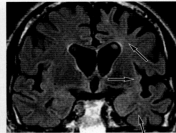
E　FLAIR冠状断像

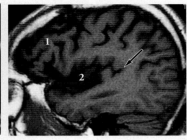
F　T1強調矢状断像（左）

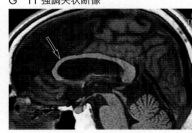
G　T1強調矢状断像

50代，男性．2〜3か月前より部下に対して攻撃的態度を取り，抑制がとれ，何度も同じことを繰り返すことがある．

A：T2強調像：左優位に前頭・側頭葉の萎縮を認める（→）．側頭葉の萎縮は前方に強い．
B：FLAIR像：右側頭葉白質は正常の信号強度を有するが（→），左側頭葉は正常白質の信号強度が消失し，高信号を示す（▸）．
C：FLAIR像：左優位に両側側頭葉内側部（鈎から扁桃体）は高信号を示し（→），左優位に萎縮を認める．海馬は比較的保たれている．
D：FLAIR像：左前頭葉から側頭葉に萎縮があり，左前頭葉白質には高信号を認める（→）．
E：FLAIR冠状断像：左島回皮質，左前頭側頭葉白質の信号強度の上昇を認める（→）．
F：T1強調矢状断像（左）：左下前頭溝（1）の拡大があり，左前頭葉，左上側頭回（2）の萎縮を認める．Sylvius裂の後部は比較的拡大が少ない（→）．
G：T1強調矢状断像：脳梁膝部，脳梁体部前部の萎縮を認める（→）．なお，2年後の再検では左側頭葉の萎縮がより進行し，上側頭回の萎縮がより目立つ．反対側にも軽度の萎縮を認めた（非掲載）．
補足：行動異常型のFTDであり，前頭葉と側頭葉白質に強い高信号を認める．Pick病の白質に強いグリオーシスと合致しており，このような所見を示すFTLDでは背景病理はPick病と考えている．

bvFTDの特徴である．一般駅にはbvFTDは左右非対称が多いが，自験例のALS-Dでは対称性の萎縮が特徴である（ALS-Dに関しては次項に後述）．

Pick病では上述するように，側頭葉および前頭葉白質のFLAIR像での高信号を示すことが特徴的である．30代のbvFTD男性例でも左優位の両側側頭葉の萎縮があり，FLAIR冠状断像では側頭葉白質に高信号を示し，病理学的にPick病とされた[6]．

異常な言動が目立ち，FTLD-MNDと診断され，病理ではFTLD-TDP43であった症例のFLAIR像は，Pick病を疑うほど，高信号が強くはない．左側頭葉内側部（鈎周囲）にわずかに高信号があるが，側頭葉白質には高信号がほとんどなかった（次項目 p.127，「4．認知症を伴う

図7 | 意味性認知症（前頭側頭葉変性症）

A　FLAIR像
B　T2強調像（約1年半後）
C　FLAIR冠状断像（約1年半後）

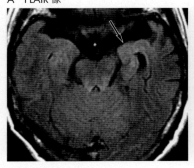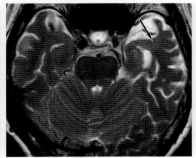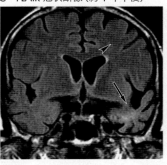

D　T1強調矢状断像
E　FLAIR冠状断像（4年後）

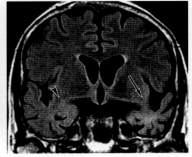

61歳，女性．頭痛にて来院し，MRIを撮像した（**A**）．その17か月後，患者が「自動車と言うところを，自転車と言ってしまうようである」と外来主治医に話したため，MRIの再検をした（**B〜D**）．さらに，その後，患者がレインコートの言葉の意味がわからないことに夫が気がついた．さらに1年半後の診察では身なりは清潔で，衣服も自分で着脱できる．しかし，物品，人物の名前が出てこない．そのことを本人は理解しているが，深刻味に欠けているとされた．4年後にMRIを撮像した（**E**）．
A：FLAIR像：左側頭葉の萎縮を認め，左下角の拡大がある．萎縮は外側部に強い．左側頭葉内側部に高信号を認める（→）．
B：T2強調像（約1年半後）：左側頭葉に萎縮を認める．萎縮は外側部，先端部に強い．左側頭葉前部白質の信号が右に比べて高い（→）．
C：FLAIR冠状断像（約1年半後）：左側頭葉に萎縮を認め，側頭葉白質に高信号を認める（→）．前頭葉も右に比べて左に軽い萎縮がある（▶）．前部帯状回も左に萎縮がある．左側脳室前角が右に比べて拡大している．尾状核の大きさには左右差がない．
D：T1強調矢状断像：左側頭葉前部に萎縮を認める（→）．
E：FLAIR冠状断像（4年後）：左優位の両側側頭葉の萎縮，左側頭葉白質の高信号（→）と，左優位に前頭葉の軽度の萎縮を認める．左前角の拡大がある．右側頭葉にも明らかな萎縮があり，内側部には高信号を認める（▶）．
補足：頭痛にて来院した際のMRIにてすでにSDを示唆する所見が認められた例である．おそらく症状はすでに存在したが，本人および家人が気がつかなかったと考える．その17か月後の本人の話より，MRIを撮り，SDを疑った例である．過去の症例の中で，T2強調像あるいはFLAIR像にて側頭葉白質の高信号が存在し，剖検が施行されたFTLDの自験例はPick病であり，文献上もPick病が多いので，同所見はPick病を強く示唆しているように，筆者には思われる．

筋萎縮性側索硬化症」の図13参照）．

　白質の障害に関しては，拡散テンソル画像による異方性の研究から，ADに比べて，FTDでは前頭葉を中心に顕著な白質障害があるとされる[15]．

　また，ADにおいても異常行動を示す群がある（behavioural/dysexecutive variant of AD）[16]．bvFTDは前頭葉が侵されるのに対して，異常行動を示すADは両側側頭・頭頂葉を侵すが，前頭葉は侵されないとされる．

・SD

　左側頭葉前部の萎縮を認める（図7，8）．右半球優位の萎縮があるSD（図9）では，人の顔がわからなくなる相貌同定障害を伴うことがある[13)17)]．同側の尾状核の萎縮を認める（図8，10）[18]．8年の経過を追跡した症例では，初回のMRIでは左前部側頭葉において，側副溝，下角，上側頭溝の開大と上側頭回の萎縮を認め

図8│意味性認知症（前頭側頭葉変性症）

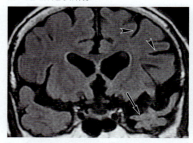
A　FLAIR冠状断像

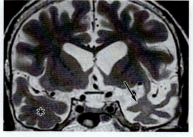
B　T2強調冠状断像

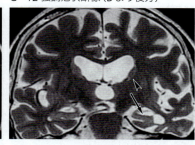
C　T2強調冠状断像（Bより後方）

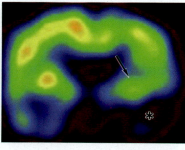
D　T1強調矢状断像（左）　　E　SPECT

70代，女性．2年前より物の名前が出ないことを自覚した．発語は流暢で話量は保たれている．しかし，実名詞が乏しく，喚語困難が著明である．漢字の書字障害がある．

A：FLAIR冠状断像：左側頭葉前部に強い萎縮があり，高信号を認める（→）．左前頭葉も脳溝が開大し（▶），軽度の萎縮を認める．
B：T2強調冠状断像：左側頭葉の萎縮と白質を中心とする高信号を認める（→）．側頭葉の萎縮は内側および外側とも強い．右側頭葉では脳溝が開大し，軽度の萎縮がある（＊）．
C：T2強調冠状断像（Bより後方）：左海馬（→）には軽度の萎縮があるが，側頭葉の他の脳回に比べて保たれている．左尾状核も右に比べて萎縮している（▶）．
D：T1強調矢状断像（左）：左側頭葉の萎縮は前部により強い（＊）．
E：SPECT：左前頭葉（→），左側頭葉（＊）の血流の低下を認める．右側頭葉にも血流低下がある．

表2●意味性認知症の病理と画像（文献11より改変）

画像所見	TDP43	tau（大半がPick病）	アルツハイマー病
knife-edge atrophy	＋	＋＋	＋／－
左右非対称が強い萎縮	＋	＋＋	＋／－
側頭葉萎縮が前方＞後方	＋	＋	－

る．さらに，FLAIR像にて鉤に淡い高信号を認める．徐々に上側頭回，紡錘状回，側頭葉全体の萎縮が加わり，さらに反対側にも側副溝の開大，上側頭回から始まる萎縮を認める[19]．

Bothaら は SD の背景病理ごとにその MR所見をまとめた（表2）．tau 病理は大半が Pick 病とされており，knife edge atrophy と左右非対称の萎縮が特徴である．TDP43 では，その両方を有するが，tau 病理ほど目立たない[11]．なお，FLAIR 像については記載がない．また，MesulamらのSD例は剖検にて TDP43 であっ

た．MRI にて左側頭葉前部の萎縮を来した．FLAIR 像にて，左前側頭葉が軽度高信号を示したと記載されている[12]．しかし，実際の画像が提示されていないので，詳細は不明であるが，Pick病ほどの高信号ではないと考えている．

一方，尾状核萎縮を伴う FTLD は臨床型に無関係に FTLD-FUS に多く，FTLD-TDP や FTLD-tau とは異なる点であるとする報告もある[20]．

枡田らは両側性に側頭葉前部が侵されることが多いが，左側頭葉前部は言語の語義に関わる中枢であり，左優位に認められることが多いと

図9 | 意味性認知症（前頭側頭葉変性症）

A　T2強調像

B　FLAIR冠状断像

C　T1強調矢状断像（右）

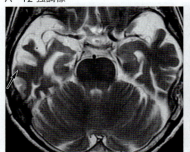 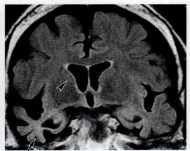 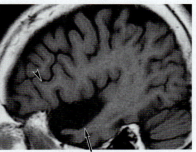

60代，女性．2年前頃より食べ物の名前が出てこない，携帯電話に登録している名前が誰だかわからなくなるなどの症状が出現．換語困難，書字障害，語義失語があり，意味性認知症が疑われている．左利きと考えられている．
A：T2強調像：右優位に両側側頭葉の萎縮を認める．側頭葉の萎縮はより外側部に強い．右側頭葉白質に軽度の信号強度の上昇を認める（→）．
B：FLAIR冠状断像：右優位に両側側頭葉の萎縮を認め，右側頭葉白質内に高信号を認める（→）．前頭葉の萎縮は軽い．右尾状核に萎縮を認める（▶）．
C：T1強調矢状断像（右）：上側頭回の前部に強い萎縮を認める（→）．下前頭回には萎縮を認めない（▶）．

した．鉤状束，弓状束の異常もあるので，白質にも及ぶ．前頭葉の萎縮は眼窩面に留まることが多い．ADに比べて，頭頂葉の萎縮はないか，あっても軽いとしている[5]．

・PA

報告により一定しないが，SDとは異なり，側頭葉のみではなく，下前頭回などの前頭葉と前部頭頂葉にも萎縮がある（図10）[13) 21)]．

実際の臨床では，画像からFTDと診断し，臨床症状も加味して可能ならば，さらにFTD，SD，PAを区別する．

・その他

遺伝性FTLD

FTLDの内，側脳室周囲白質に左右非対称の高信号をFLAIR像にて認める際にはGRN（progranulin）遺伝子変異を考える[22)]．画像所見は特異的とは言いにくいので，FTDを考える臨床症状があり，さらに，上記の所見がある際には考慮する．

筋症，骨のPaget病，意味性認知症を示す韓国家系の報告があり，valosincontaining protein（VCP）遺伝子に変異を認める．画像では非対称性の前部および外側部側頭葉の萎縮に加えて，下部頭頂葉の萎縮があり，同側優位の側脳室拡大が認められる[23)]．

鑑別診断

- 側頭極にT2強調像にて高信号を認める認知症に関してはkey point 1を参照．

---

key point　【10．認知症と側頭極にT2強調像にて高信号を示す疾患】
1．神経梅毒（進行麻痺）
2．CADASIL
3．CARASIL
4．ALS-D（両側対称性の萎縮，非対称もある）
5．筋緊張性ジストロフィ（左右非対称）
6．前頭側頭葉変性症（左右非対称の萎縮，高信号は前頭側頭葉に及ぶこともある）
7．CARASAL

図10 非流暢性失語（前頭側頭葉変性症）

A　STIR冠状断像　　B　FLAIR像　　C　FLAIR像

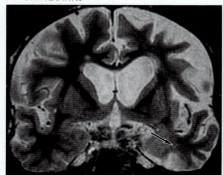
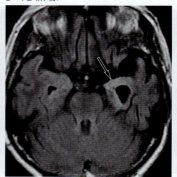
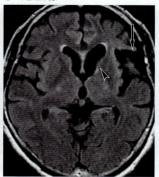

50代，女性．2年前より物忘れが出現し，舌がもつれるような話し方であった．1年前より，読み書きが難しくなり，会話中に言葉を思い出せない傾向が増悪した．HDS-Rは16点で，礼節は保たれている．自発言語は乏しく，非流暢性で音韻性錯語が目立つ．

A：STIR冠状断像：左側頭葉外側部から下前頭回を含む左前頭葉に萎縮を認める．左側頭葉白質の信号強度の上昇を認める（→）．
B：FLAIR像：左側頭葉の萎縮がある．左鉤には高信号を認める（→）．
C：FLAIR像：左Sylvius裂の拡大があり，その前上行枝（→）も拡大があり左下前頭回の萎縮がある．左側脳室前角の拡大，左尾状核の萎縮を認める（▶）．

- frontotemporal brain sagging syndrome（18章 p.1102「1. 特発性脳脊髄液漏出症」参照）：慢性的な頭痛，進行性の性格変化と異常行動を認め，治療による可逆性であったと報告されている[24]．FTD様の臨床症状を示す別の8例についての報告がある[25]．全例，ゆっくりとした発症で，進行性の行動異常と認知障害があり，日中の傾眠と頭痛を認めた．MRIにて脳の下方陥入（brain sagging）があり，中脳の変形を認めている．3例はびまん性に硬膜に造影効果を認めた．しかし，1例を除いて，髄液漏出を確認できなかった．その1例では，髄液漏出が手術にて確認されている．
- 神経軸索spheroidを伴う遺伝性びまん性白質脳症（HDLS）：稀に，HDLSにて原発性進行性失語を示す．左頭頂葉優位の萎縮に加えて，左大脳白質に高信号をFLAIR像にて認め，右前頭葉白質にも高信号があるが，明らかに左優位である（memo「原発性進行性失語を来す疾患」参照）（2章 p.184「6. その他」HDLS参照）[26]．

---

memo【原発性進行性失語を来す疾患[26]】

1. アルツハイマー病
2. 皮質基底核変性症（タウ陽性）
3. 進行性核上性麻痺
4. Pick病
5. 前頭側頭葉変性症（FTLD-TDP）（のA，B，C型）
6. アルツハイマー病とレビー小体認知症の合併例
7. Creutzfeldt-Jakob病
8. 神経軸索spheroidを伴う遺伝性びまん性白質脳症（HDLS）

4 認知症を伴う筋萎縮性側索硬化症（ALS-dementia：ALS-D）

定義

　ALSは古くは運動系以外の症状を示さないと考えられていたが，典型的ALS症状にPick病に似た前頭側頭型認知症（FTD）を合併することは，わが国の湯浅ら，三山らにより早くから注目され，ALS with dementia（ALS-D）あるいはpresenile dementia with motor neuron diseaseと命名された[27]．

　一方，FTDに関してはその臨床病理学的診断基準が提案され，病理学的には①前頭葉変性型，②Pick型，③運動ニューロン疾患（motor neuron disease：MND）の3型に分類された．ALS-Dと③のFTD with MNDは基本的には同一疾患である[27]．

　さらにその後，FTD全体を指す言葉として前頭側頭葉変性症（FTLD）が採用された．FTLDは臨床的には特徴的な行動異常や言語機能異常が見られ，画像では前頭葉と側頭葉を中心とした萎縮や機能低下を呈する「非アルツハイマー型変性疾患の一群」を指す臨床的概念であり，神経病理学的には単一疾患ではなく種々の疾患が含まれている[28]．

　脳内の封入体の種類によって，FTLDは3個の亜型（FTLD-tau，FTLD-TDP43，FTLD-FUS）に分けられる（本章p.116「3. 前頭側頭葉変性症」の項参照）．FTLD-TDP43，FTLD-FUSは筋萎縮性側索硬化症（ALS-D）を伴うことがある[6]．

臨床

　わが国130例のALS-Dの臨床症状を検討すると，精神症状が先行したものが51％，ALSの症状が先行したものが35％，同時に発症したものが14％であった．精神障害では記憶障害を中心としたアルツハイマー型が15％，前頭・側頭型認知症が85％であった[29]．

　岡本によれば，病識欠如，性格の変化，自発書字での錯書はALS-Dでは高頻度に認められる症状であるとしている[29]．当院の観察症例の中では錯書よりも漢字の脱落が多く，病識の欠如と記憶障害が前面に出る例もある[30]．

　発症から4年以内に死亡した脳変性疾患による認知症22例において最も多いのはCreutzfeldt-Jakob病（8例）であり，次がALS-D（5例）であった．急激な進行をする認知症では本症も考慮する[31]．

病理

　ALSの所見に加えて次の所見が特徴的とされる[32]．

① 側頭葉極内側皮質の第2～3層の神経細胞脱落と海綿状変化
② 海馬足のCA1-支脚移行部の神経細胞脱落
③ 扁桃体，迂回回，吻側海馬傍回の神経細胞脱落
④ 海馬歯状回顆粒細胞，内嗅野，側頭葉皮質，前頭葉皮質などの小型ニューロンの胞体にユビキチン陽性，タウ陰性の封入体の出現
⑤ 黒質メラニン含有細胞の脱落

撮像方法

　ALSでは，運動皮質が変性によりT2強調像にて低信号を示すことがある．その低信号をより明瞭にとらえるために，fast spin-echo法ではなく，磁化率効果の強いspin-echo法を使用している．さらに，萎縮を伴うALSでは側頭葉尖端部の異常がありうるので，T2強調像の冠状断像を3mm厚にて撮像している．これはfast spin-echo法を使用している．

画像所見

　両側比較的対称性の前頭・側頭葉の萎縮を認める．特に側頭葉前部に強い．両側比較的対称性に高信号をT2強調像にて，側頭葉前部内側白質に認める（図11，12，key point 10参照）[30)33)34]．この所見は上記，病理所見の①を反映していると考える．時に，前頭葉底部や島回にも高信号を認めることがある（図11）．FTLDは一般的には左右非対称の萎縮が特徴的であるが，その中にあって，本症は比較的左右対称性の萎縮を示すことが多い[33]のが特徴的である．classic ALSとは異なり，脳内の皮質脊髄路に異常信号を認

図11 認知症を伴う筋萎縮性側索硬化症（ALS-D）

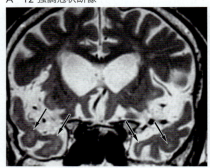
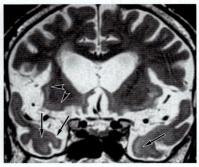
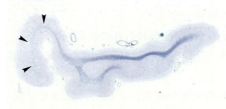

60代，男性．6年前より上肢の筋力低下を自覚．翌年，退職金を家人に相談なく，投資に回し損失を生じ，他院精神科を受診．2.5年前に親指の屈曲にて他院を受診し，ALSと診断される．以後，上肢の筋力低下，声のかすれが進行し，入院．スーパーでの万引き，レストランでの備品を持ち帰るなどの行動異常があり，病識はなくALS-Dと診断された．同年に死亡し，病理にて確認される．

A：T2強調冠状断像：側頭葉優位に両側前頭・側頭葉の萎縮を認める．側頭葉の萎縮は比較的対称性で，側頭極に強い．その側頭極白質に高信号を両側に認める（→）．
B：T2強調冠状断像：側頭極（→）に加えて，前頭葉底部から島回にかけても高信号を認める（▶）．
C：髄鞘染色：左側頭極内側部の髄鞘の減少を認める（▶）．この所見が上記の高信号に関係していると考える．

図12 認知症を伴う筋萎縮性側索硬化症（ALS-D）

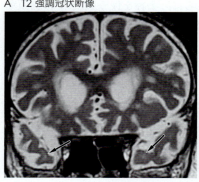
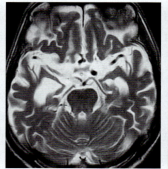
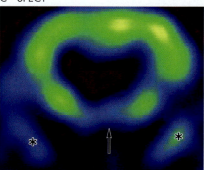

80代，男性．3年前より左腕が肩より上に上がらない．9か月前には右腕も上がらず，運転ができなくなる．次第に床からの立ち上がりが困難となる．当院神経内科に入院し，左優位両側に，近位筋優位の上肢筋力萎縮と筋力低下，両側背側骨間筋の萎縮を認め，下肢の軽度の筋力低下を認めた．EMGでは active denervation potential を認め，ALSと診断された．この時点では精神障害は指摘されなかった．その後，10か月後に再入院した際に，病識欠如，記憶障害，多幸的となり，ALS-Dと診断される．なお，MRIは初回と2回目の入院の際に両方行われたが，変化はなかった．

A：T2強調冠状断像：両側側頭葉前部および前頭葉に萎縮を認める．軽度の左右差があり，側頭葉は右に強い．右側頭葉前部白質内に高信号を両側性に認める（→）．
B：T2強調像：両側側頭葉前部に強い萎縮を認める．萎縮は右により強い．
C：SPECT：右に強い両側側頭極の血流低下（＊），前頭葉底部の血流低下を認める（→）．

図13 前頭側頭葉変性症を伴う筋萎縮症側索硬化症（病理所見 TDP43，B 型）

A　FLAIR 像　　B　FLAIR 像　　C　FLAIR 像

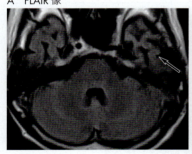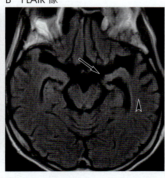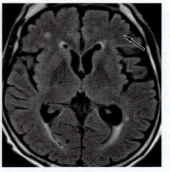

死亡時 65 歳，女性．61 歳の時，家族で認知症の母親を施設に見舞った際に，「認知症の振りをしている」など周囲が驚くような発言をした．62 歳頃に球麻痺，その後，四肢の脱力が進行した．その間，他施設入所中は施設のものは食べず，週に一度 40 個のあんパンと牛乳を購入し，ほぼそれのみで生活していた．死亡前 3 か月間の入院中は自らの訴えに固執し，常に訴えを紙に書き続け，関係を作ることが困難で，ALS-D と診断された．死亡 3.5 か月前に他院にて MRI を撮像した（A～C）．

A：FLAIR 像：左優位に両側側頭葉前部に萎縮を認める（→）．
B：FLAIR 像：左側頭葉内側部，鉤を中心に高信号を認める（→）．左側頭葉外側部にも萎縮があり，明瞭な左右差がある．しかし，側頭葉外側では，白質の信号強度は保たれている（▶）．
C：FLAIR 像：前頭葉は年齢相応であり，左前頭葉白質にも異常を認めない（→）．
補足：認知症を伴った ALS（ALS-D）と臨床診断された例であり，病理は ALS + FTLD-TDP43 であった．Pick 病と対比すると，側頭葉白質の信号変化が軽い．

図14 認知症を伴う筋萎縮性側索硬化症（ALS-D）

A　T2 強調冠状断像　　B　メラニン画像

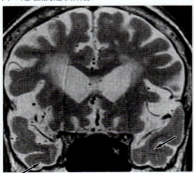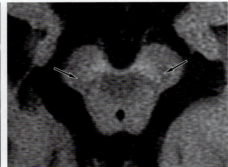

73 歳，女性．2 年前より，左手の第 3 指，4 指が完全伸展しなくなった．その後，呂律が回らないのを夫が気がつく．1 年半前より，左上肢の筋力低下を認め，1 年前より，左手で茶碗を落とし，右手にも筋力低下を認めた．半年前より，呼気時の喘鳴があった．5 か月前に当院神経内科にて，舌萎縮と線維束攣縮，左上肢の筋力低下，筋萎縮，ALS と診断された．MMSE-J24/30，FAb10/18 と認知障害があった．今回，再び入院し，認知機能障害があり，字性の脱字も目立ち，ALS-D と診断された．

A：T2 強調冠状断像：前頭葉および側頭葉の軽い萎縮があり，両側側頭極内側に高信号を認める（→）．
B：メラニン画像：両側黒質メラニンの低下を認める（→）．
補足：画像上も ALS-D を疑わせる所見である．

めることが少なく，運動皮質に T2 強調像にて低信号を認めることも少ない[30)33)]．本症において，上位運動ニューロンの侵され方が比較的軽いことによると考えられる．

ALS-D の剖検例が増加し，病理所見が明らかになるにつれて，左右差が明瞭な ALS-D 例が出現している．FTLD-TDP43 とされた ALS-D 例では左右差が明瞭で，左側頭葉前部に強い萎縮を認めた（図13）．FLAIR 像での白質の高信号は Pick 病に比べて明らかに弱い．

病理にて，ALS-D では黒質のメラニン含有細胞の脱落があるが，メラニン画像にて，黒質メラニンの低下を認める例がある（図 14）．

5 皮質基底核症候群 (corticobasal syndrome：CBS)

臨床

Mathew らによる CBS の診断基準を表に示す（表 3）[35)36)]．その診断基準の基になった 40 例は男性が 22 人，女性が 18 人であり，受診時は平均 67 歳である．受診まで平均 3 年の経過があり，その後平均して 4.9 年経過を追っている．最後の診察から死亡までは 4.9 年である．初回の診察によって CBS と診断されたのは 25 例（62.5％）であり，最終診察時には全例が CBS となった[35)]．

一方，皮質基底核変性症（croticobasal degeneration：CBD）は病理学的に確立された概念であり，下記に病理所見を示す[8)]．

CBS の背景病理として最も多いのは CBD であり，約 46.7％を占める．CBS と臨床診断されても病理は異なる例が多数ある．臨床診断が CBS で，病理は CBD（CBD-CBS）は，臨床症状が Richardson 症候群で病理は CBD の RS-CBD に比べ，発症年齢，死亡時年齢が高く，認知機能障害や前頭葉性の行動異常がより高度であるとされる[37)]．

病理

CBD では大脳皮質の巣症状が重要視され，皮質の変性は巣症状に概ね一致する．肉眼的には典型例の大脳皮質において，中心溝周囲の前頭葉から頭頂葉領域に左右差を伴った限局性の萎縮を多巣性に認める（図 15）．失語症を呈する例では弁蓋部を中心とする領域，前頭側頭型認知症を示す場合には前頭葉前方の領域の萎縮を示す．大脳半球全体の左右差を伴う萎縮も認められる．基底核では淡蒼球，黒質の変性が強い．アルツハイマー病（AD）やピック病とは異なり側頭葉内側面は保たれる[8)]．

表 3●皮質基底核症候群診断基準（文献 35，36 より引用）

必須項目
・徐々に発症し，緩徐進行
・レボドパ治療の持続的な効果がない
大項目及び小項目
・運動障害の特徴 　<u>無動固縮</u> 　局所性あるいは分節性のミオクローヌス 　非対称性のジストニア
・皮質運動感覚障害の特徴 　<u>肢節性運動失行</u> 　他人の手徴候 　皮質性感覚障害あるいは失算
・認知機能障害の特徴 　<u>話し方および言語障害＊</u> 　前頭葉性の遂行機能障害＊＊ 　視空間障害

アンダーラインがあるのが大項目，その他は小項目を示す．
＊：失語，構音障害，失語を含む．
＊＊：前頭葉解放徴候，言語流暢性低下，その他の前頭葉機能テストの異常を含む．
CBS と診断するためには必須項目全てに加えて，大項目 2 つ＋小項目 2 つを満たす．

CBD の大脳萎縮は皮質と白質の両者の障害が加わり，萎縮の進行は早い．皮質直下の白質が強く萎縮粗鬆化し，U 線維を含む皮質下白質が淡明化し，脳梁は菲薄化して強い脳室拡大を示す．このような白質の強い萎縮と軟化は AD などでは通常認められない[8)]．

大脳皮質 3 および 5 層の錐体細胞に Nissl 顆粒が消失し胞体が腫大した ballooned neuron が多数見られる．黒質はメラニン含有神経細胞の脱落が強い[38)]．

撮像方法

CBS を疑う際の脳 MRI 検査は脳ルーチン検査（T2 強調横断像，FLAIR 冠状断像，T1 強調矢状断像）に加えて，中心前回および中心後回の変性を見るために，FLAIR 横断像を 3mm のスライス厚で大脳上部を撮像する．

画像所見

・大脳萎縮

1997 年 4 月〜2006 年 3 月に Boeve らの診断基準[39)]に合致する CBS 症例が 16 例あった[36)]．16 例全例に大脳萎縮を認めた．13 例では非対称性の大脳萎縮があり，臨床的に症状のより強い側の反対側に強い萎縮を認めた．全例におい

図15 皮質基底核変性症（CBD）の剖検例

A 剖検脳左側面像

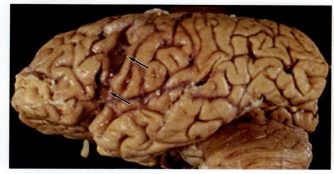

B 剖検脳冠状断像（髄鞘染色：Klüver-Barrera染色）

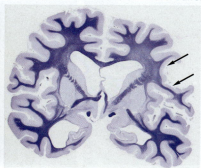

C 剖検脳横断像（髄鞘染色）

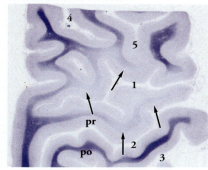

70代，女性．8年の経過にて，右優位の運動失行，失書，アテトーゼ運動が進行し，死亡した．ballooned neuron を中心前回に認め，多数の glial tangles を側頭葉皮質に認めている．CBD と病理診断された．
A：剖検脳左側面像：左中心前回の著明な萎縮を認める（→）．
B：剖検脳冠状断像（髄鞘染色：Klüver-Barrera染色）：中心前溝の著明な拡大がある（→）．
C：剖検脳横断像（髄鞘染色）：中心前回（pr）および運動前野の白質に染色性の低下を認め，髄鞘の脱落がある（→）．
1：中心前溝，2：中心溝，3：中心後溝，4：上前頭溝，5：中前頭溝，po：中心後回．

て，萎縮は前頭葉後部と頭頂葉に最も強かった（図16～19）[40]．

・**大脳白質のFLAIR像での高信号**

FLAIR像にて前頭葉と頭頂葉の白質に14例に高信号を認めた（図16，17）．13例の高信号は臨床上，症状の強い側と反対側にあった．ローランド野に高信号は13例に認められ，しかも，ローランド野のうちでも上部のスライスにてよく認められ，弁蓋などでは認められることは少ない．側脳室周囲白質の高信号とは，連続性を認めず，より上方の（上前頭溝が認められる）スライスにて側脳室周囲高信号と比べてより淡い高信号として認められることが多い．

片側大脳萎縮があり，強い萎縮のある側と同側のローランド野の白質に淡い高信号をFLAIR像にて示す所見はCBSに特異的と考えられた．

Doiらは剖検にて確認されたCBDの1例において，T2強調像ではあるが，上記に示したような左右差のある高信号を前頭葉白質に認めている[41]．この白質高信号は上記の病理所見でも記載されているU線維を含む皮質下白質の強い萎縮と軟化を示していると考える．

症例の集積が進むにつれて，FLAIR像にて，中心前回での高信号を認めない症例も認められるようになった（図18，19）．おそらくそのような症例では，背景病理はCBDではないと推測している．また，MRIでは萎縮に左右差を認めず，臨床症状に合致した左右差を，SPECTのみで認める症例がある（図20）．

・**大脳脚の萎縮**

7例に認められた（図17）．そのうちの6例はより強い萎縮のある大脳半球と同側に萎縮を認めた．7例全例に反対側に錐体路徴候を認めている．大脳脚内の皮質脊髄路に信号強度異常を認めない．1例では片側大脳脚萎縮がCBDSの所見として，最も目立つ画像所見であった．延髄錐体の片側萎縮は5例に認められた（図17）．

パーキンソン症状あるいは一側性の皮質障害

図16 皮質基底核症候群（CBS）

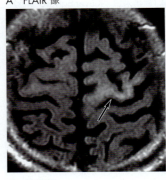
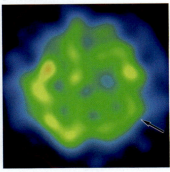
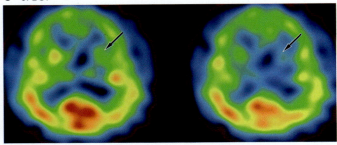

50代，男性．経過約4年，右筋強剛，右強制把握反射，右の口・顔面失行を認める．
A：FLAIR像：左優位の前頭頭頂葉の萎縮を認め，左優位に中心前回に高信号を認める（→）．
B：SPECT：左前頭頭頂葉の血流低下を認める（→）．
C：SPECT：左被殻の血流低下を認める（→）．

図17 皮質基底核症候群（CBS）

A FLAIR像

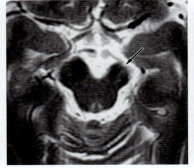
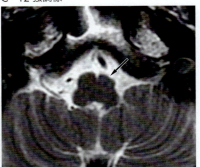

70代，男性．右筋強剛，右の失行，右錐体路徴候を約3年の経過にて認める．
A：FLAIR像：左前頭頭頂葉の萎縮を認め，左中心前回に淡い高信号を認める（→）．
B：T2強調像：左大脳脚の萎縮を認める（→）．皮質脊髄路に信号強度異常を認めない．
C：T2強調像：左延髄錐体に萎縮を認める（→）．
補足：図16の使用機種に比べて，解像力が向上した機種を使用しているため，より淡い高信号をとらえることができた．

を認め，脳幹にWaller変性を認めない片側大脳脚萎縮がある時にはCBSを考慮すべきである．

・中脳被蓋の萎縮

8例に認められた（図18）．そのうちの3例は垂直性眼球運動障害を認めた．PSPと比べて中脳被蓋の萎縮には差がなかった[40]．従来の報告[42]とは異なるが，CBDSにおいても，中脳被蓋の萎縮を認めることは注意すべきでことである．病理所見でも黒質，中脳水道周囲灰白質に変化が及ぶので[38]，これらの変化を示していると考えられる．

図18 | 皮質基底核症候群（CBS）

A　FLAIR像　　B　T2強調像　　C　T1強調矢状断像

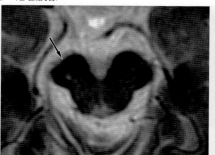
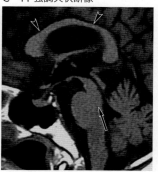

60代，女性．4年前に発症．左優位の固縮，左錐体路徴候，左運動趾節失行，左皮質性感覚障害，左片側空間無視を認める．垂直性眼球運動障害は認められなかった．
A：FLAIR像：右前頭頭頂葉優位に萎縮を認める．中心前回の高信号は優位性がなく異常とは取れない．
B：T2強調像：右大脳脚の萎縮を認める（→）．
C：T1強調矢状断像：中脳被蓋（→）および脳梁，特に体部（▶）の明らかな萎縮を認める．
補足：FLAIR像での高信号を認めないが，大脳脚の片側萎縮，中脳被蓋の萎縮，脳梁萎縮などはCBSを示唆している．FLAIR像での高信号がないので，CBD以外の背景病理を推測している．

図19 | 皮質基底核症候群（CBS）

A　FLAIR像　　B　メラニン画像

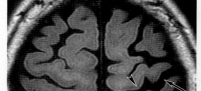
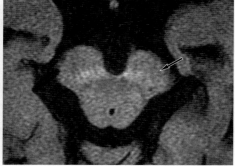

69歳，女性．6年前に右半身の疲労感にて発症した．右上肢の動作困難（書字，炊事）があり，さらに，歩行時に右下肢の運びが不良となった．歩行障害が進行したので受診し，右構成失行が目立ち，CBSの疑いとされた．
A：FLAIR像：左優位に両側前頭頭頂葉の萎縮があり，特に，左中心前回（→）と中心後回（▶）の萎縮が目立つ．左運動皮質深層に認められる低信号は異常であり，特異的ではないが，皮質の変性を示すと考えている（▶）．なお，成人型シトルリン血症でも同様な所見を認めている（8章 p.694「3-2 成人型シトルリン血症」参照）．
B：メラニン画像：左黒質のメラニンの明らかな低下を認める（→）．

・脳梁の萎縮

15例に認められた（図17）．脳梁の中でも体部後部に萎縮が強く，ローランド野の萎縮が強いことを反映している．病理においても脳梁の菲薄化が記載されている[8]．

・SPECT

全例に左右非対称性の前頭頭頂葉の血流低下を認めた．全例，臨床的に症状の強い側と反対側により強い血流低下を認めた（図16，20）．MRIに比べて，非対称性の変化はSPECTがより明瞭に認められた．11例は同側の基底核，特に被殻の血流低下を認めた（図16）[40]．

・メラニン画像

病理においても，黒質には変性が強いが，メラニン画像にて，患側優位にメラニン低下を認める例がある（図19）．

図20 | 皮質基底核変性症

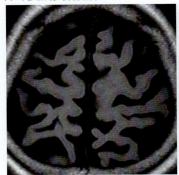
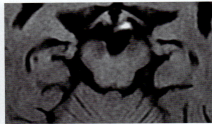
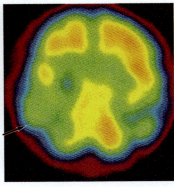
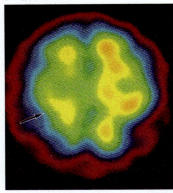

75歳，女性．約3年前より，日記での文字形態が拙劣になった．シーツ交換の際に，手の動きが遅くなった（左右差は不明）．5か月前より，言葉が続かない，話すスピードが遅くなった．同時期に三味線の弦をおさえる動きが遅くなった．当院にて，MMSE22/30，構成失行，左肢節運動失行，左手の強制把握，書字障害，左優位のパーキンソン症状，左優位の反射亢進と痙性，上方視制限を認め，CBSと診断された．
A：FLAIR像（頭頂部）：両側前頭葉および頭頂葉に萎縮を認める．左右差はない．また，中心前回に高信号を認めない．
B：FLAIR像（大脳脚）：大脳脚にも左右差を認めない．
C，D：脳SPECT：右優位に両側前頭葉および頭頂葉に血流低下を認める（→）．
補足：臨床は右優位の症状があるが，MRIでは左右差がわからない．しかし，脳SPECTでは左右差を認め，CBSと診断した．右中心前回に高信号をFLAIR像にて認めず，背景病理はおそらく，CBDではないと考えている．

・その他

　その他の画像所見として，Kitagakiらはアルツハイマー病と比べて，CBDSは傍矢状部および中心前回および中心後回，特に中心後回の萎縮が強いと記載している．前頭葉では上前頭回，頭頂葉では上頭頂葉小葉に強いとされている[43]．

　ごく稀に，大脳萎縮に左右差のあるアルツハイマー病の症例がある（図21）[44)45)]．中脳被蓋を認めず，大脳脚にも左右差はない．アルツハイマー病ではFLAIR像での中心前回および後回には高信号は報告されていない．また，病理でもCBDでは側頭葉内側部はADとは異なり，保たれるが[8]，図21の左右差のあるADでは側頭葉内側部は両側とも強い萎縮を示す．

●…診断のコツ

1. 左右差のある大脳萎縮があり，中心前回白質に淡い高信号をFLAIR像にて認める際にはCBSを考える．

2. 一側性の皮質症状，パーキンソン症状あるいは認知症があり，大脳脚あるいは延髄錐体に片側萎縮があり，脳幹にWaller変性を認めない時にはCBSを考える．大脳萎縮の左右差に注意する．

鑑別診断

1. **進行性核上性麻痺（PSP）**：脳梁の萎縮の程度がCBSに比べて軽い．左右非対称性の萎縮は稀である．

2. **前頭側頭型認知症（FTD）**：側頭葉中心のCBDは診断が困難である．

3. **神経軸索spheroidを伴う遺伝性びまん性白質脳症（HDLS）**：稀な臨床型として，一次性進行性失語症を示す例がある[46]（2章 p.184「6. その他」HDLSの【画像所見】の項参照）．

4. **globular glial tauopathy**：70代，男性．右上肢の筋力低下を来し，約3か月後に他院を受診し，MRIにて左前頭葉から頭頂葉にか

図 21 鑑別診断：アルツハイマー病（剖検例）

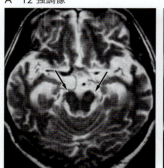
A T2 強調像

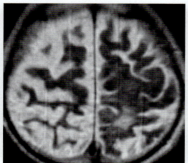
B T2 強調像

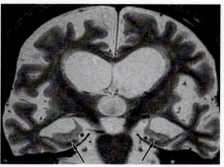
C STIR 法冠状断像

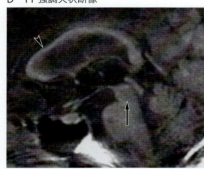
D T1 強調矢状断像

死亡時 60 代後半，男性．60 代前半に歩行障害にて発症し，着衣失行や左上半身の自発的な運動の現象があり，抑うつ，尿失禁，無言，四肢強剛が出現し，発症より 7 年後にはミオクローヌス，認知症を認めた．67 歳時の MRI．
A：T2 強調像：両側側頭葉に強い萎縮を認める．萎縮は右側頭葉にやや強い．大脳脚の大きさに左右差を認めない（→）．
B：T2 強調像：右前頭頭頂葉の強い萎縮を認める．
C：STIR 法冠状断像：両側海馬に萎縮を認める（→）．
D：T1 強調矢状断像：中脳被蓋には明らかな萎縮はない（→）．脳梁は体部前部に軽い萎縮が疑われる（▶）．
補足：FLAIR 像では側脳室周囲の高信号が上部のスライスまであり，左右差のある中心前回の高信号はない．大脳萎縮に左右差があるのに，大脳脚には左右差がなく，海馬をはじめとする両側側頭葉の萎縮が強いなどの点が CBD とは異なる所見であった．

けて軽い萎縮があり，FLAIR 像にて，中心前回白質に高信号を認めた．CBS に類似した画像であるが，CBS としては萎縮が軽い．その後，徐々に筋力低下が進行し，約 9 か月後には発話障害が出現，翌年には非流暢性な発話を示し，病識欠如と自発性低下を認めた．剖検となり，globular glial tauopathy と診断された[47]．CBD と同様に 4R タウに属する．

6 レビー小体型認知症（dementia with Lewy body：DLB）

臨床

2005 年に発表された改訂診断基準を示す[1)45)48)]．

1. 必須要素

認知症はレビー小体型認知症の診断において必須の要素である．

2. 中核症状

中核症状としては以下の 3 項目があり，2 つ以上あれば probable DLB，1 つあれば possible DLB と診断してよい．
1) 注意力と意識清明度の著明な変動を伴う認知症
2) 内容が具体的で詳細な幻視
3) パーキンソン症状

3. 示唆症状

中核症状 1 項目と下記の示唆症状が 1 項目以上あれば probable DLB と診断してよい．

中核症状がなく，示唆症状が 1 項目以上あれば possible DLB と診断してよい．なお，示唆症状は他の認知疾患よりも DLB で有意に高頻度とされている．
1) REM 睡眠行動障害
2) 向精神薬に対する感受性の亢進
3) SPECT または PET による大脳基底核におけるドパミントランスポーターによる取り込み低下

図22 │ レビー小体型認知症（DLB）

A eZIS（eazy Z-score imaging system）による SPECT 合成画像

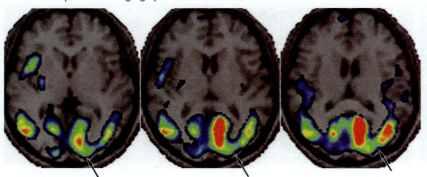

B　MIGB 心筋シンチグラフィ
　　（15 分値，H/M 比＝1.40）

C　MIGB 心筋シンチグラフィ
　　（3 時間値，H/M 比＝1.29）

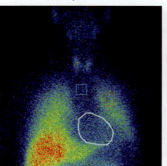
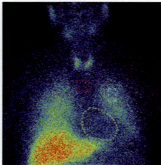

60代，男性．認知障害，動作緩慢にて 3 年前に発症．歩行障害があるが，振戦はなく，固縮も軽度である．入院 3 か月前より抗パーキンソン薬の非内服下にて幻視を認める．

A：eZIS（eazy Z-score imaging system）による SPECT 合成画像：左優位に両側後頭葉の著明な血流低下を認める（→）．

B，C：MIGB 心筋シンチグラフィ：取り込み低下を認め，15 分値（B）にて H/M 比は 1.40 と著明な低下を認める．3 時間値（C）にて 1.29 で，より低下しており，洗い出しの亢進があり，心臓交感神経の脱神経が認められる．なお，MRI ではびまん性の萎縮であり，海馬には軽度の萎縮があった（非掲載）．

補足：臨床症状と以上の画像所見より，DLB と診断した．

4. 注意事項

　DLB の診断は認知症がパーキンソン症状の前か同時に起こる時になされるべきである．Parkinson disease dementia はパーキンソン病の診断が確定した後に認知症が出現した際になされるべきである[1)2)]．

画像所見 [1)49)50)]

　以下の画像所見は前述の臨床診断基準では支持症状となっており，DLB に通常認められるが，診断特異性はないとされている．

- MRI では内側側頭葉の比較的保たれることが多い．
- SPECT での後頭葉を含む全般的血流低下が特徴である（図22）．
- MIGB 心筋シンチグラフィでの取り込み低下を認める（図22）（同方法については本章 p.146「3-1 パーキンソン病」参照）．取り込み量は心臓と上縦隔の比（H/M 比）で判定する．自験例では本症の後期相では通常 1.5 以下である．
- DAT（ドパミントランスポーター）スキャン
　DLB では多くの例で黒質線条体ドパミン神経障害を伴い，両側線条体の DAT の低下を認める．アルツハイマー病（AD）では通常 DAT の低下を伴わないため，両者の鑑別に重要とされる．しかし，DLB の経過中にパーキンソン症状を認めない例もあり，DAT が正常な例もありうる[51)]．

図23 石灰化を伴うびまん性神経原線維変化病（DNTC）

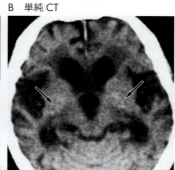
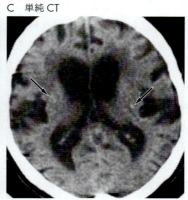

60代，女性．50代半ばより話が通じにくいと言われ，CTにて皮質の萎縮を指摘された．帰り道がわからなくなるなどがあり，CTを施行した（A）．その後，自発言語の減少，構語障害，嚥下障害が進行し，寝たきりとなり死亡した．全経過10年であった．なおCa代謝の異常はない．
A：単純CT：著明な両側側脳室下角の拡大（→）と両側側頭葉のほぼ左右同程度の萎縮を認める．
B：単純CT：両側Sylvius裂の拡大，側脳室および第三脳室の拡大を認める．両側淡蒼球に石灰化を示す高吸収域がある（→）．
C：単純CT：両側被殻に高吸収域があり，石灰化を疑わせる（→）．側脳室の拡大があり，前頭葉にも萎縮を認める．
剖検所見：大脳半球では皮質の萎縮，神経細胞脱落がびまん性に認められたが，側頭葉，特に海馬傍回に変化が強く，海綿状を呈していた．次いで前頭葉に強かった．この点は上記の画像所見を反映している．大脳皮質の神経細胞には広範な神経原線維塊（neurofibrillay tangle：NFT）が出現しており，側頭葉に顕著である．石灰沈着は被殻，淡蒼球，内包，前交連，小脳皮質・白質に認められ，生理的範囲を超えていた．以上よりDNTCと診断された．
（名古屋掖済会病院病理診断科　氏平伸子先生のご厚意による．Aは文献55より転載）

7　石灰化を伴うびまん性神経原線維変化病（diffuse neurofibrillary tangles with calcification：DNTC）

臨床

DNTCには以下のような特徴がある[50)52)53)]．①初老期の発病，②女性に多い，③緩徐に進行する皮質性認知症で，記銘力障害で始まる，④認知症に先行または付随して種々の精神神経症状が見られる（比較的早い時期に幻覚やせん妄が見られることもある），⑤前頭側頭葉症状が主体，⑥前頭側頭葉の限局的萎縮，⑦淡蒼球，歯状核の石灰沈着，⑧SPECTでの前頭側頭葉の血流低下，⑨甲状腺，副甲状腺機能，Ca，Pは正常．石灰沈着は病初期から見られる疾患を特徴づける重要な所見としている[53)]．しかし，DNTCには国際的な十分なコンセンサスが得られた臨床診断基準はない．

画像所見

大脳基底核，特に，淡蒼球と小脳歯状核にCTにて石灰化を認める．石灰化はその他に，被殻，視床，萎縮した大脳皮質の皮髄境界にも認められることがある．側頭葉に強い萎縮があり，側脳室下角は大きく拡大する．側頭葉に次いで前頭葉にも萎縮がある（図23）[54)]．

DNTCに認められる石灰化に関してはいまだあまり詳しく検討されていない[55)]．その程度も大脳皮質や白質にも認められるものから基底核を主体としてやや生理学的に範囲を超える程度のものまで報告例によってさまざまである．淡蒼球と小脳における石灰沈着部位の元素分析を行った症例では，鉄とカルシウムの石灰沈着が検出されている[55)]．

8　神経核内封入体病（neuronal intranuclear inclusion disease：NIID）

臨床

NIIDは神経細胞核内の好酸性封入体形成を

特徴とする神経変性疾患であり，病理学的に診断される．単一の病態を示す疾患名ではなく，特徴的な核内封入体の形成を伴う神経変性疾患群の総称である．核内封入体は神経系細胞のみならず，全身臓器で観察される．多彩な臨床症状を呈する．

藤ヶ崎は NIID を発症年齢により 3 型に分類した．幼児型，若年型，成人型である[56]．

・幼児型，若年型

幼児型は幼時期に発症し，10 年以内に死亡する．小脳性運動失調，不随意運動を主症状とし，痙攣，腱反射の低下，自律神経障害が報告されている．若年型は学童期に学習障害，性格変化を初期症状として発症する．進行性に錐体路徴候，不随意運動，小脳性失調が加わり，経過は比較的長い．

・成人型

60 〜 70 代にて，記銘障害，認知障害，失見当識などを示すことが多く，異常行動を呈することもある．認知機能障害のない例もある．膀胱・直腸障害の合併は多く，起立性低血圧，消化管機能不全も時にある．一過性の意識障害，失神，てんかん発作を合併することがある[56]．家族例がある．

病変分布，臨床症状が多彩で一定のパターンとして捉えがたいことがむしろ特徴とも言え，症状の消長が目立つ点も特徴とされる[57]．

◆ Sone らの成人 57 例の報告 [58]

孤発群 38 例と，家族内に類症がある家族群 19 例である．

・孤発群

発症年齢は 53 〜 75 歳である．認知症が主たる症状であり，発症時の症状でもある．孤発群では 94.7% の患者が認知症を呈する．縮瞳，膀胱障害などの自律神経症状も多い．筋力低下 (27%)，感覚障害 (28.6%)，異常行動 (26.3%)，全身痙攣発作 (13.2%)，意識障害 (39.5%) を認める．

21% の患者に亜急性発症の脳症があり，発熱，頭痛，嘔吐，意識障害を認める．緊急入院することが多いが，ウイルスに対する抗体は陰性であり，髄液細胞数増多もない．

・家族群

認知症が主たる症状であるのが 8 例あり，発症年齢は 43 〜 68 歳である．MRI での白質脳症を呈する．筋力低下を主たる症状とする例が 10 例あり，発症年齢は 16 〜 33 歳であり，白質脳症は少ない．1 例が，認知症と筋力低下の両方を有した．白質脳症は中程度であった．

病理

中枢，末梢神経系の神経細胞に好酸性神経細胞内の核内封入体が出現し，症状に対応した領域に神経変性を認める．核内封入体は他の全身臓器でも観察される．皮膚生検による生前診断に応用されている[56]．

白質脳症を示す例が多く，大脳白質での髄鞘脱落，海綿状変化が報告されている[59)60]．海綿状変化は大脳皮質直下の皮髄境界に強調され，拡散強調像での皮髄境界での高信号と対応すると考えられる[56]．

画像所見

上記の Sone らによる報告がある[58]．

・孤発群

38 例中 37 例に T2 強調像 /FLAIR 像にて大脳白質に高信号を認め，左右対称性であり，融合性である．FLAIR 像では境界部は不明瞭で，前頭葉が主である．外包にも認められる．強い高信号を示す部位は T1 強調像でも低信号を示す．

拡散強調像では 38 例中全例に，U 線維を中心に皮質白質境界に高信号を認め，病態の進行とともに広がる（図 24 〜 26）．病初期には前頭葉皮質白質境界部の一部のみにわずかに認められる．進行とともに，皮質白質境界部に広がるが，深部白質には延びない．37 例では脳室拡大があった．

・亜急性に発症する脳症

（【臨床】の項目，上記の Sone らの成人 57 例の報告参照）時には限局性浮腫が出現することがある．限局性で，左右非対称性であり，T2 強

図 24 | 神経核内封入体病

A 拡散強調像　　B ADC map

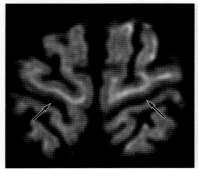
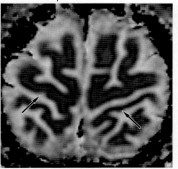

70歳，男性．7年前に，発熱と意識障害により当院に入院した．入院翌日には意識清明となった．髄液中のインターロイキン6（IL-6）の上昇があった．4年前にも意識消失発作を起こし，後方に転倒したことがあった．約2年前に発熱と意識障害により再び入院した．髄液検査にてIL-6の上昇を認めた．70歳にて再び，意識障害，認知機能障害，幻覚，末梢神経障害を認めた．
A：拡散強調像：両側の中心前回と上前頭回白質に線状の高信号を認めた（→）．retrospective に見ると，7年前から拡散強調像にて淡い高信号があったが，1.5Tでの厚いスライスでの拡散強調像であり，同定できなかった．
B：ADC map：**A**の高信号のADC値は上昇している（→）．
補足：発熱と意識障害を繰り返した患者であり，中心前回上部，皮質下白質に左右対称性の高信号が7年前よりあり，今回，3TのMRIにより，初めて同定できた症例であった．皮膚生検にて神経核内封入体が見つかった．

調像/FLAIR像では高信号を示すが，拡散強調像では高信号を示さず，造影効果を認める．掲示された症例では拡散強調像にて前頭葉皮質白質境界に特徴的な高信号を認める．脳症を呈した時期のFLAIR像にて，左側頭後頭葉の脳溝がよく見えず，拡散強調像では高信号を示さず，造影後には左前頭葉外側，弁蓋，側頭後頭葉に広範な造影効果を認めている．

・小脳病変

Sugiyamaらは本症の小脳病変に注目して，8例の報告をした[61]．8例全例に小脳萎縮があった．6例には下部小脳虫部外側（paravermian area）に，両側対称性に高信号をFLAIR像にて認め，本症に特徴的とした．また，両側中小脳脚に高信号をFLAIR像にて4例に認めている．

自験例においても，拡散強調像にて高信号を中小脳脚に両側対称性に認めた例がある（図26）．中小脳脚に高信号を来す疾患の鑑別に入る（本章 p.62「1-1 key point 2 中小脳脚に高信号をT2強調像にて認める疾患」参照）．また，拡散強調像にて下小脳脚に対称性の高信号があり，それから連続して，小脳虫部外側にも高信号を認めた（図26）．

・自験例

図24では発熱と意識障害を繰り返し，後から見ると7年前より，拡散強調像にて淡い高信号が両側中心前回白質に認められ，3Tでの拡散強調像にて確診した．

図25でも拡散強調像にて両側前頭葉皮質下白質，U線維に沿った高信号があり，NIIDを示唆し，皮膚生検にて確定診断がついた．入院約11日前から始まった頭痛，発熱，左半側空間無視，意識消失があり，NIIDに伴う亜急性脳症と考えられる．Soneらが記載したように[58]，T2強調像にて右側頭葉は皮質白質境界が不鮮明となり，拡散強調像では同部位のU線維に沿った高信号を認めず，MRAでは血管拡張があり，ASLでは血流上昇を認めた（図25）．

・家族群

認知症が主たる症状である8例は全例に大脳白質に異常があり，拡散強調像でも8例全例にU線維を中心に高信号を認め，脳室拡大がある．一方，筋力低下を来した11例では，5例中2例のみに白質に高信号をT2強調像/FLAIR像にて認め，拡散強調像での高信号は3例中1例のみであった．脳室拡大は5例中2例のみであっ

図25 神経核内封入体病

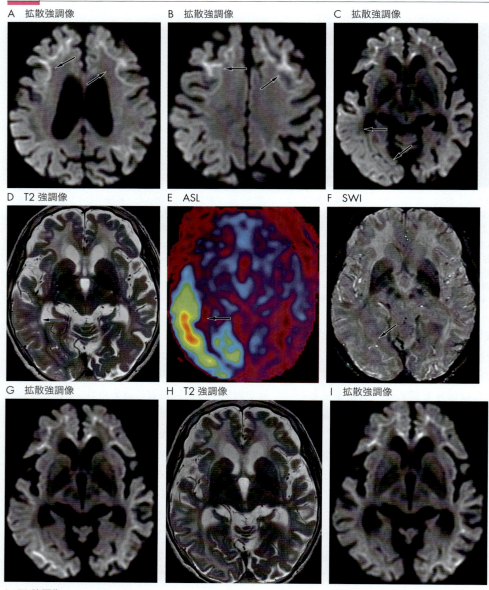

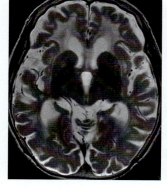

A, B：拡散強調像：両側前頭葉皮質下，U線維に沿うように高信号を認める（→）．なお，ADC値は上昇していた（非掲載）．
C：拡散強調像：右側頭葉から後頭葉にかけて，左に比べて脳溝が不明瞭である（→）．U線維に沿った高信号は認めない．
D：T2強調像：右側頭の皮質白質境界が不鮮明である（→）．
E：ASL：右側頭葉の血流上昇を認める（→）．MRAでは右MCAの拡張があった（非掲載）．
F：SWI：右側頭葉から後頭葉にかけては，線状の低信号がほとんど認められず（→），

> 79歳，女性．約6年前より，軽度の物忘れ，すり足歩行，小刻み歩行があったが，自力で生活ができていた．11日前より頭痛，発熱があり，食欲低下があった．10日前より左側が見えてなく，左を見る視線が泳ぎ，真っ直ぐ歩けなくなり，他院を受診し，左半側空間無視が疑われた．当院外来にて，トイレで排便直後に一過性に意識消失し，体を震わせていたので緊急入院し，MRIを撮像した．なお，以前にも2回，短時間の意識消失はあった．

図26 神経核内封入体病

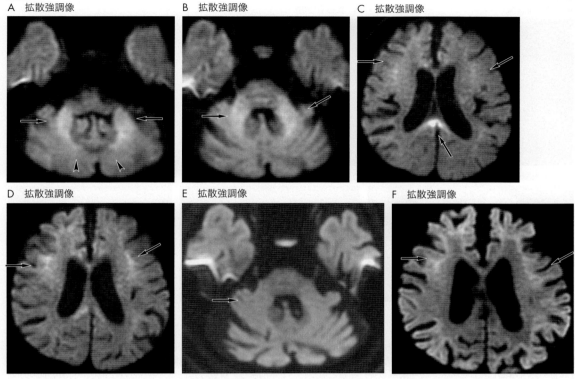

75歳,男性.3年前より徐々に短期記憶の障害を認めたが,日常生活は自立していた.他院にてMRIを撮像した(A〜D).
A:拡散強調像:両側対称性に下小脳脚に高信号を認める(→).高信号が連続して,両側虫部外側にまで延びている(▶).
B:拡散強調像:両側中小脳脚に高信号を認める(→).
C, D:拡散強調像:前頭葉皮質下白質に高信号を認める(→).脳梁膨大部に強い高信号がある(▶).なお,約3年前に他院にてT2強調像/FLAIR像が施行され,同様な部位に高信号を認めた(非掲載).拡散強調像は施行されていない.その後,歩行障害が段々と強くなり,MRIを施行された.3年後,4年後は同様な所見であった.4年2か月後にMRIを施行した(E, F).
E:拡散強調像:中小脳脚の高信号が消失した(→).
F:拡散強調像:前頭葉皮質下の高信号は残存している(→).大脳萎縮が目立つようになった.
補足:両側中小脳脚に高信号を示した例である.しかし,3年後にはこの所見が消失したのが,興味深い.前頭葉白質と同様な病態なのか,不明である.

た.家族群においても,脳症に伴って限局性浮腫が出現した1例がある.この拡散強調像での高信号が遷延化するのが特徴とされる[58].

小脳失調,筋力低下にて発症した本症の家族例(4姉妹)がある[62].皮質下白質の拡散強調像での高信号が特徴であり,高齢発症の一家系で

図25(続き)

deoxyhemoglobinの減少がある.約50日後に再検をした.
G:拡散強調像:右後頭葉皮質下白質に高信号を認める(→).
H:T2強調像:右側頭葉から後頭葉にかけて,皮質下白質に高信号が明瞭に認められる(→).皮質には異常信号を認めない.約1年後に再検をした.
I:拡散強調像:右側頭葉から後頭葉において,脳溝がよく認められるようになった(→).
J:T2強調像:右側頭葉皮質下に,一部のみ高信号が残存しているが(→),ほとんど消失した.
補足:両側前頭葉皮質下白質,U線維に沿った高信号があり,NIIDを示唆し,皮膚生検にて確定診断が着いた.約11日前から始まった頭痛,発熱,半側空間無視,意識消失の既往があるので,C〜Fの画像はNIIDに伴う亜急性脳症を示していると考える.造影後の撮像はしていないが,血流増加がある.約50日後のT2強調像にて,もっとも病変が明らかになっているのが興味深い.

図27 神経核内封入体病

A 拡散強調像　　B 拡散強調像

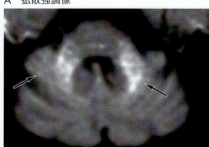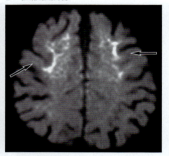

C T2強調像　　D 拡散強調像　　E 拡散強調像

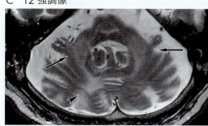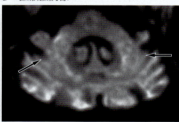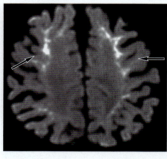

79歳，男性．8年前より短期記憶障害があることに家族が気がついた．5年前にウイルス髄膜炎に罹患し，MRIを撮像した（A，B）．退院時には杖歩行，尿失禁のためにおむつを使用していた．徐々に認知機能障害が進行した．散歩に出かけ，自宅に戻れなくなることがあった．2年前より歩行困難となった．1年前より，徘徊が起こり，易怒性が出現し，食事の抑制が効かなくなった．当院を受診し，MRIを撮像した（C〜E）．

A：拡散強調像：両側中小脳脚から小脳白質に高信号を認める（→）．
B：拡散強調像：両側前頭葉皮質下白質に高信号を認める（→）．
5年後に当院にて再検をした．
C：T2強調像：両側中小脳脚（→），右傍小脳虫部（paravermal）（▶）に高信号を認める．
D：拡散強調像：中小脳脚の高信号は縮小し，わずかな高信号のみである（→）．
E：拡散強調像：大脳皮質下白質の高信号は認められる（→）．
補足：FXTAS遺伝子が陽性となり，FXTASとの鑑別が問題となったが，皮膚生検にて，核内封入体病であるとされ，また，拡散強調像での大脳皮質下白質の高信号の存在より，NIIDと考えている（本文参照）．

ある．皮膚生検にて診断されているが，筋生検の軽度のミトコンドリア異常が認められている．

鑑別診断

- U-線維が主として侵される疾患については3章「1.ウイルス感染症」p.230 key point 4 を参照．
- 両側中心前回白質に左右対称性の高信号をT2強調像あるいは拡散強調像にて示す疾患についてはp.546「6章 1-2A Krabbe病, key point 2 両側中心前回白質に左右対称性の高信号をT2強調像あるいは拡散強調像にて示す疾患」の項参照．

- 主たる鑑別疾患：
  1. Krabbe病：錐体路徴候を示す．
  2. Kearns-Sayre症候群：眼瞼下垂などの眼球運動障害が早くから出現．
  3. 進行性多巣性白質脳症：左右は非対称．他の脳回にも多くは病変がある．

- 脆弱X随伴振戦／失調症候群（Fragile X-associated tremor/ataxia：FXTAS）との鑑別

両者は病理学的に類似しており，鑑別が困難である[63]．しかし，Soneらは神経細胞消失がNIIDでは広範であるが，FXTASでは

図28 後部皮質萎縮症（posterior cortical atrophy）の疑い

A　T2強調像　　B　T2強調像　　C　T2強調像

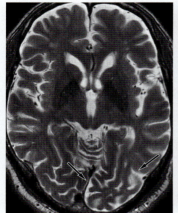
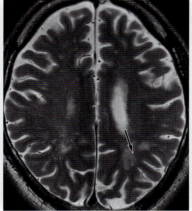
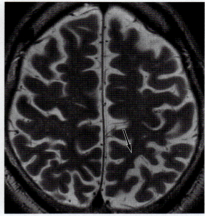

D　FLAIR冠状断像

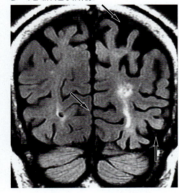

60歳，男性．2年半前，年賀状の字（元気の元）を書けないことに気がつく．約2年前に痙攣発作があった．その翌週に，書字読字に困難があると本人が語った．高次機能障害があり，約1年前に入院した．失書，失算，相貌失認があり，後部皮質萎縮症（PCA）と診断された．MRIを今回再検した（約1年前と大きな変化がない）．

A：T2強調像：左後頭葉内側面および外側面の両方に萎縮を認める（→）．
B：T2強調像：左後頭葉頭頂葉移行部に萎縮を認める（→）．
C：T2強調像：左頭頂間溝の拡大があり（→），左頭頂葉に萎縮がある．
D：FLAIR冠状断像：左後頭葉および頭頂葉に萎縮を認める（→）．
補足：臨床症状，画像所見共にPCAと考えられた．左海馬は小さいが，高信号をT2強調像/FLAIR像にて認めない．その他の側頭葉には左右差がない（非掲載）．痙攣がPCAの一症状か，あるいは無関係かは不明である．

Purkinje細胞に限局すること，また，核内封入体がFXTASでは乏突起細胞にはないが，NIIDでは認められるなどの違いがある．さらに，NIIDの拡散強調像での特徴的な大脳皮質下の高信号はFXTASには報告がなく，高信号があればNIIDと考えるとした[64]．

自験例（図27）においても，FXTAS遺伝子が陽性（prematurity）を示したが，大脳皮質下白質には拡散強調像にて高信号を認め，皮膚生検において，NIIDを示す病変があり，画像にて表された所見はNIIDを支持していると考えている．なお，この症例では中小脳脚にも拡散強調像にて高信号を認めたが，5年後には拡散強調像での高信号は消失し，T2強調像での高信号は残存した．大脳皮質下の拡散強調像での高信号は不変であり，興味深い所見であった．FXTASとの区別は現在でも議論が続いており，未解決な点である．

9　嗜銀顆粒性認知症（argyrophilic grain disease：AGD, dementia with grains）

臨床

AGDは高齢者では特に頻度の高い孤発性認知症のひとつである．しかし，確定診断は剖検によるため実地臨床においては認知度が低く，アルツハイマー病と診断されていることが多い[65]．認知症の約5％を占めるとされる[66]．経過の長いことも特徴である[67]．

多くの患者は記憶障害を主訴とする．興奮性や無感情の精神症状を示すこともある．時に，若く発症する例では前頭側頭型認知症を呈す

> **memo** 【迂回回】
> 鉤の前部には上方から半月回と迂回回の2つの隆起があり，両者の境が半輪状溝である[68]．MRIでは冠状断像にて海馬頭部が撮像されている部位で扁桃核の内側で脳槽に接して2つの隆起にあり，上方が半月回，下方が迂回回になる．

る[66]．

病理所見

AGDはタウ病であり，側頭葉内側部に比較的限局した所見を示す．視床下部および側坐核にも病変を認める．嗜銀性の顆粒が主として錐体細胞の樹状突起に認められる．この顆粒は側頭葉前内側部，嗅内皮質，アンモン角および扁桃体に存在する[66]．齊藤らによれば嗜銀顆粒の最好発部位は迂回回とされる[65]．

画像所見

海馬より前方の側頭葉内側部の萎縮が特徴とされる．病理学的には嗜銀顆粒の進展と密度の左右差が65例中59例（91％）にあり，一方，CTあるいはMRIにて萎縮の左右差は47例中22例で認められ，SPECTあるいはPETでは6例全例に左右差を認めている[69]．この萎縮の左右差も特徴とされる．

10 後部皮質萎縮症（posterior cortical atrophy：PCA）

臨床

Tang-WaiらによるPCAの診断基準を示す（表4）[70][71]．

病理所見

病理所見ではAlzheimer病が多いが，その他に皮質基底核変性症，レビー小体認知症，プリオン病（Creutzfeldt-Jakob病および家族性致死性嗜眠症），皮質下グリオーシス（subcortical gliosis）がある[71]．

表4 ● PCAの診断基準

中核症状
・潜行性発症で，緩徐に進行する． ・視覚に困難を訴えるが，症状を説明できるような特筆すべき一次眼疾患はない． ・発症初期には，前向性の記憶や洞察力は比較的保たれている． ・初期から後期まで，視覚障害で支障を来している． ・脳卒中や脳腫瘍は認めない． ・以下のいずれかの症状を認める． 　同時失認（視覚性運動失調や眼球運動失行を伴う場合と伴わない場合がある） 　構成失行 　場所の見当識障害 　Gerstmann症候群のいずれかの要素
支持する所見
・失読 ・初老期の発症 ・観念運動性失行や着衣失行 ・相貌失認

画像所見

頭頂葉と後頭葉（もしくはそのいずれかに）に局所的，非対称な萎縮を認める（図28）．また，頭頂葉と後頭葉に（もしくはそのいずれかに）局所的，非対称な血流低下／代謝低下を認める[70]〜[72]．

・Cretinらの報告

部分てんかん発作にて発症し，アルツハイマー病であることが髄液検査などでほぼ確定した症例があり，経過中にPCA症状を呈した[73]．自験例でも，経過の途中に痙攣を認めている．PCAの病変が進行し，側頭葉に及んだ可能性もあるが，確定できない．

参考文献

1) 大浜栄作：認知症（痴呆）の病理．2 症候から見た神経形態学．後藤 昇，柳下 章，大浜栄作，宮田 元；臨床のための神経形態学入門．三輪書店，p.123-146, 2008.
2) Roth GM, Sun B, Greensite FS, et al: Premature aging in persons with Down syndrome: MR findings. AJNR Am J Neuroradiol 17: 1283-1289, 1996.
3) 松田博史：VSRAD, 3D-SSP などの画像統計解析による MRI, PET データの検討．Cognition Dementia 6: 288-294, 2007.
4) Goos JD, Kester MI, Barkhof F, et al: Patients with Alzheimer disease with multiple microbleeds: relation with cerebrospinal fluid biomarkers and cognition. Stroke 40: 3455-3460, 2009.
5) 枡田道人，渡辺宏久，勝野雅央・他：前頭側頭型認知症 Up to date. 最新醫學 71: 715-727, 2016.
6) Miller BL, Dickerson BC, Lucente DE, et al: Case records of the Massachusetts General Hospital. Case 9-2015. A 31-year-old man with personality changes and progressive neurologic decline. N Engl J Med 372: 1151-1162, 2015.
7) 村山繁雄：FTD（前頭・側頭型認知症）神経病理学的研究の最前線．臨床神経 48: 998, 2008.
8) 吉田眞理：大脳皮質概論．Brain Nerve 67: 355-369, 2015.
9) 小森隆司：私信．
10) Tsuchiya K, et al: Basal ganglia lesions in 'Pick complex': a topographic neuropathological study of 19 autopsy cases. Neuropathology 22: 323-336, 2002.
11) Botha H, et al: A Young Man With Progressive Language Difficulty and Early-Onset Dementia. JAMA Neurol: 2016.
12) Mesulam MM, et al: Case 1-2017. A 70-Year-Old Woman with Gradually Progressive Loss of Language. N Engl J Med 376: 158-167, 2017.
13) Neary D, Snowden JS, Gustafson L, et al: Frontotemporal lobar degeneration: a consensus on clinical diagnostic criteria. Neurology 51: 1546-1554, 1998.
14) Kitagaki H, Mori E, Hirono N, et al: Alteration of white matter MR signal intensity in frontotemporal dementia. AJNR Am J Neuroradiol 18: 367-378, 1997.
15) Zhang Y, Schuff N, Du AT, et al: White matter damage in frontotemporal dementia and Alzheimer's disease measured by diffusion MRI. Brain 132: 2579-2592, 2009.
16) Ossenkoppele R, Pijnenburg YA, Perry DC, et al: The behavioural/dysexecutive variant of Alzheimer's disease: clinical, neuroimaging and pathological features. Brain 138: 2732-2749, 2015.
17) Gorno-Tempini ML, Dronkers NF, Rankin KP, et al: Cognition and anatomy in three variants of primary progressive aphasia. Ann Neurol 55: 335-346, 2004.
18) Looi JC, Lindberg O, Zandbelt BB, et al: Caudate nucleus volumes in frontotemporal lobar degeneration: differential atrophy in subtypes. AJNR Am J Neuroradiol 29: 1537-1543, 2008.
19) Czarnecki K, Duffy JR, Nehl CR, et al: Very early semantic dementia with progressive temporal lobe atrophy: an 8-year longitudinal study. Arch Neurol 65: 1659-1663, 2008.
20) Josephs KA, Whitwell JL, Parisi JE, et al: Caudate atrophy on MRI is a characteristic feature of FTLD-FUS. Eur J Neurol 17: 969-975, 2010.
21) Rohrer JD, Warren JD, Modat M, et al: Patterns of cortical thinning in the language variants of frontotemporal lobar degeneration. Neurology 72: 1562-1569, 2009.
22) Caroppo P, Le Ber I, Camuzat A, et al: Extensive white matter involvement in patients with frontotemporal lobar degeneration: think progranulin. JAMA Neurol 71: 1562-1566, 2014.
23) Kim EJ, Park YE, Kim DS, et al: Inclusion body myopathy with Paget disease of bone and frontotemporal dementia linked to VCP p.Arg155Cys in a Korean family. Arch Neurol 68: 787-796, 2011.
24) Hong M, Shah GV, Adams KM, et al: Spontaneous intracranial hypotension causing reversible frontotemporal dementia. Neurology 58: 1285-1287, 2002.
25) Wicklund MR, Mokri B, Drubach DA, et al: Frontotemporal brain sagging syndrome (FBSS): an SIH-like presentation mimicking FTD. Neurology 76: 1377-1382, 2011.
26) Oboudiyat C, Bigio EH, Bonakdarpour B, et al: Diffuse leukoencephalopathy with spheroids presenting as primary progressive aphasia. Neurology 85: 652-653, 2015.
27) 葛原茂樹：ALS 研究の最近の進歩：ALS と TDP-43. 臨床神経 48: 625-633, 2008.
28) 岡本幸市：ALS-D とユビキチン陽性封入体を伴う前頭側頭葉変性症（FTLD-U）．Clin Neurosci 26: 286-288, 2008.
29) 岡本幸市：前頭側頭型認知症（FTD）をめぐる基礎と臨床の最前線 FTLD・FTD の初期臨床像．臨床神経 48: 999-1001, 2008.
30) 柳下 章：認知症を伴う筋萎縮性側索硬化症（ALS-D）の画像所見．Brain Medical 21: 287-289, 2009.
31) Josephs KA, Ahlskog JE, Parisi JE, et al: Rapidly progressive neurodegenerative dementias. Arch Neurol 66: 201-207, 2009.

32) 中野今治：ALS と痴呆．神経進歩 40: 63-74, 1996.
33) Mori H, Yagishita A, Takeda T, Mizutani T: Symmetric temporal abnormalities on MR imaging in amyotrophic lateral sclerosis with dementia. AJNR Am J Neuroradiol 28: 1511-1516, 2007.
34) Matsusue E, Sugihara S, Fujii S, et al: Cerebral cortical and white matter lesions in amyotrophic lateral sclerosis with dementia: correlation with MR and pathologic examinations. AJNR Am J Neuroradiol 28: 1505-1510, 2007.
35) Mathew R, Bak TH, Hodges JR: Diagnostic criteria for corticobasal syndrome: a comparative study. J Neurol Neurosurg Psychiatry 83: 405-410, 2012.
36) 饗場郁子：Corticobasal syndrome —最近の進歩と今後の課題．Brain Nerve 64: 462-473, 2012.
37) Kouri N, Murray ME, Hassan A, et al: Neuropathological features of corticobasal degeneration presenting as corticobasal syndrome or Richardson syndrome. Brain 134: 3264-3275, 2011.
38) 大浜栄作：大脳皮質基底核変性症．2 症候から見た神経形態学．後藤 昇，柳下 章，大浜栄作，宮田 元；臨床のための神経形態学入門．三輪書店，p.113-115, 2008.
39) Boeve BF, Lang AE, Litvan I: Corticobasal degeneration and its relationship to progressive supranuclear palsy and frontotemporal dementia. Ann Neurol 54 (Suppl 5): S15-S19, 2003.
40) Koyama M, Yagishita A, Nakata Y, et al: Imaging of corticobasal degeneration syndrome. Neuroradiology 49: 905-912, 2007.
41) Doi T, Iwasa K, Makifuchi T, et al: White matter hyperintensitis on MRI in a patient with corticobasal degeneration. Acta Neurol Scand 99: 199-201, 1999.
42) Taki M, Ishii K, Fukuda T, et al: Evaluation of cortical atrophy between progressive supranuclear palsy and corticobasal degeneration by hemispheric surface display of MR images. AJNR Am J Neuroradiol 25: 1709-1714, 2004.
43) Kitagaki H, Hirono N, Ishii K, Mori E: Corticobasal degeneration: evaluation of cortical atrophy by means of hemispheric surface display generated with MR images. Radiology 216: 31-38, 2000.
44) 大迫美穂，望月葉子，釘尾由美子・他：大脳皮質基底核変性症と臨床診断された非典型的アルツハイマー病の 1 剖検例．臨床神経 47: 581-584, 2007.
45) Bugiani O, Constantinidis J, Ghetti B, et al: Asymmetrical cerebral atrophy in Alzheimer's disease. Clin Neuropathol 10: 55-60, 1991.
46) Oboudiyat C, Bigio EH, Bonakdarpour B, et al: Diffuse leukoencephalopathy with spheroids presenting as primary progressive aphasia. Neurology 85: 652-653, 2015.
47) 佐々木良元・他：認知症を伴う筋萎縮性側索硬化症の臨床像を呈した globular glial tauopathy の 1 剖検例．Brain Nerve 68: 945-950, 2016.
48) McKeith IG, Dickson DW, Lowe J, et al: Diagnosis and management of dementia with Lewy bodies: third report of the DLB Consortium. Neurology 65: 1863-1872, 2005.
49) 小阪憲司：レビー小体型認知症の発見から現在まで：臨床診断基準改訂版をふくめて．臨床神経 47: 703-707, 2007.
50) Kosaka K: Diffuse neurofibrillary tangles with calcification: a new presenile dementia. J Neurol Neurosurg Psychiatry 57: 594-596, 1994.
51) 百瀬敏光，高橋美和子：パーキンソニズムの DAT スキャン．神経内科 82: 160-166, 2015.
52) 北林百合之介，上田英樹，柏 由紀子・他：多彩な精神症状を呈した初期の Diffuse neurofibrillary tangles with calcification が疑われる 1 臨床例．精神医学 47: 897-900, 2005.
53) 池田研二：石灰沈着を伴うび漫性神経原線維変化病．Clin Neurosci 17: 898-900, 1999.
54) 横田 修，土谷邦秋：石灰化を伴うびまん性神経原線維変化病 (diffuse neurofibrillary tangles with calcification)．臨床検査 50: 1160-1164, 2006.
55) 氏平伸子，橋詰良夫，高木維治：著明な側頭葉萎縮と神経原線維変化出現，石灰沈着を特徴とし，老人斑を殆ど認めない非定型的初老期痴呆症の一剖検例．臨床神経 37: 292-299, 1997.
56) 藤ヶ崎純子：神経核内封入体病／エオジン好性核内封入体病．Brain Nerve 67: 199-204, 2015.
57) 内原俊紀，宍戸-原由紀子：【大脳皮質 vs. 大脳白質】ヒト大脳白質の成り立ちと病態．Brain Nerve 67: 371-387, 2015.
58) Sone J, et al: Clinicopathological features of adult-onset neuronal intranuclear inclusion disease. Brain 139: 3170-3186, 2016.
59) 文村優一，斉藤裕子，村山繁雄・他：小脳失調と正常圧水頭症を呈し，著明な大脳白質変性を伴った成人発症核内封入体病．Neuropathology 24 (Suppl): 108, 2004.
60) 横井 聡，安井敬三，長谷川康博・他：白質脳症を呈した核内封入体病の 1 剖検例．Neuropathology 31 (Suppl): 106, 2011.
61) Sugiyama A, et al: MR Imaging Features of the Cerebellum in Adult-Onset Neuronal Intranuclear Inclusion Disease: 8 Cases. AJNR Am J Neuroradiol 38: 2100-2104, 2017.
62) 稲森由恵，樋口逸郎，永田龍世・他：MRI 拡散強調画像にて皮質下白質に高信号を認めた神経細胞核内封入体病の一家系 (会議録)．臨床神経 53: 1426, 2013.

63) Gelpi E, et al: Neuronal intranuclear (hyaline) inclusion disease and fragile X-associated tremor/ataxia syndrome: a morphological and molecular dilemma. Brain 140: e51, 2017.
64) Sone J, et al: Reply: Neuronal intranuclear (hyaline) inclusion disease and fragile X-associated tremor/ataxia syndrome: a morphological and molecular dilemma. Brain 140: e52, 2017.
65) 齊藤祐子, 足立 正, 村山繁雄：嗜銀顆粒性認知症. Clin Neurosci 27: 325-327, 2009.
66) Lowe J, Mirra SS, Hyman BT, et al: Argyrophilic grain disease. *In* Love S, Louis DN, Ellison DW (eds); Greenfield's neuropathology, 8th ed. Hodder Arnold, London, p.1093, 2008.
67) 岩崎 靖, 森 恵子, 伊藤益美・他：嗜銀顆粒性認知症の1剖検例における臨床所見の検討. 神経内科 71: 186-192, 2009.
68) 高橋昭喜：海馬のMRIと解剖. 脳MRI, 1 正常解剖（第1版）. 秀潤社, p.101-105, 2001.
69) 足立 正, 齊藤祐子, 徳丸阿耶・他：嗜銀顆粒性疾患の左右差と臨床画像診断. 臨床神経 49: 1011, 2009.
70) Tang-Wai DF, Graff-Radford NR, Boeve BF, et al: Clinical, genetic, and neuropathologic characteristics of posterior cortical atrophy. Neurology 63: 1168-1174, 2004.
71) 緑川 晶：Posterior cortical atrophyの概念と症候. BRAIN NERVE 62: 727-735, 2010.
72) Crutch SJ, Lehmann M, Schott JM, et al: Posterior cortical atrophy. Lancet Neurol 11: 170-178, 2012.
73) Cretin B, et al: Left temporal lobe epilepsy revealing left posterior cortical atrophy due to Alzheimer's disease. J Alzheimers Dis 45: 521-526, 2015.

3 錐体外路系の変性疾患

1 パーキンソン病（Parkinson disease：PD）

臨床と病理

黒質緻密層ドパミン神経細胞の変性を主病変とし、緩徐進行性に運動4大徴候（安静時振戦、歯車様固縮、無動、姿勢反射障害）を発現する持続性、進行性の疾患である。その他に、自律神経症状、精神症状がある[1]。

画像所見

1. MRI

MRIにて特異的な所見を認めない。黒質の変性に関して多くの議論があるが、日常診療において、黒質の変性を確実にとらえることは難しい。

パーキンソン病の患者においても、他の高齢者と同様に基底核に小梗塞を認めることがある。直ちに、それをもって脳血管障害性パーキンソン症状と診断してはならない。画像からはどの小梗塞がパーキンソン症状を呈するかを判断できない。

・メラニン画像

青斑核と黒質緻密部（黒質の後部）には、正常例においてメラニンがあり、T1強調像では高信号として、3Tでの機種で認められる（1章 p.30 図12、図13参照）[2]。パーキンソン病をはじめとする、黒質のメラニン低下が起きる疾患ではこのメラニンが低下する。パーキンソン症状を呈する疾患ではほとんどの例にて、このメラニン低下が起きるので、鑑別診断に非常に役に立つといえるものではない。ただし、多系統萎縮症（MSA-P）の初期にて、片側優位にパーキンソン症状があり、反対側の被殻に異常がなく、反対側黒質のメラニン低下がある例（2章 p.65「1-1-A 多系統萎縮症（MSA）」図13参照）があり、そのような例では、パーキンソン症状の解明に役に立つ。

・deep brain stimulation（DBS）後の嚢胞形成

70代、女性。両側DBS後に、認知障害、右筋力低下、バランス障害が出現した。DBS装置に沿って、左基底核に嚢胞を認め、周囲に浮腫があった。感染を示唆する臨床徴候を認めない。デキサメタゾンによって、浮腫は消失した。DBS後に非感染性嚢胞が出現することがある[3]。

2. RI

・MIGB（^{123}I metaiodobenzylguanidine）心筋シンチグラム

末梢交感神経終末の機能低下がレビー小体の出現する本症およびレビー小体型認知症において、特異的に低下する。取り込み量は心臓と上縦隔の比（H/M比）で判定する。正常域は早期像（投与15分後：2.20 ± 0.16）、後期相（投与3時間後：2.16 ± 0.22）と報告されている[4]。さらに、パーキンソン病ではそれぞれ1.72 ± 0.33と1.54 ± 0.35、レビー小体病ではそれぞれ1.56 ± 0.21、1.40 ± 0.23となっている[4]。当院では後期相においてH/M比1.9〜2.1を境界領域、2.1以上を正常、1.9未満を異常と判断している。PDでは1.5を中央値として低下しているが、値のばらつきが多い。

自験例では多系統萎縮症（MSA-P）でも稀に取り込み低下を認める。

・DAT（ドパミントランスポーター）スキャン

イオフルパン（^{123}I）を使用してDATスキャンを行う。

PD初期に既に線条体への取り込み低下が起こり、健常者と比較して60%以下の低下でパーキンソン症状が出現するとされる。PDでは多くの場合、左右差を伴った線条体の低下を示し、発症時の症状と反対側の被殻で最も高度の低下を示し、次に同側の被殻の低下が目立ち、尾状核は相対的に保たれるとされる[5]。

本態性振戦はDATへの結合能は正常である。

27例中25例の本態性振戦がDATは正常とされている．

進行性核上性麻痺では集積低下を認め，PDとの鑑別は難しい．

多系統萎縮症も集積低下を認める[5]．

> 鑑別診断

脳血管障害にてパーキンソン症状を呈するのは多発性のラクナとBinswanger型虚血性白質脳症である．いずれもパーキンソン病と比べ筋固縮や無動は目立たず，振戦はないか，あっても不規則な姿勢時振戦が多い．症状の左右差は目立たず，歩行障害が顕著である[1]．

1. **多発性のラクナ**：線条体に多発性梗塞を認める．MIGBにて取り込み低下が起こらない．
2. **Binswanger型虚血性白質脳症**：大脳白質，特に側脳室近傍にびまん性高信号をT2強調像にて認める．MIGBにて取り込み低下が起こらない．
3. **Hemiparkinsonism-Hemiatrophy (HPHA)症候群**：稀なパーキンソン症候群の一つである．もっとも多い原因は早期の脳損傷に関係し，主として周産期障害，長時間に及んだ分娩，骨盤位，未熟児出産，新生児仮死である．しかし，重篤な熱発性疾患，外傷も原因となる[6]．

その特徴は(a)小児期早期よりの一側性萎縮（患者自身は気がつかないことがある），(b)片側パーキンソン症状で，通常は35～45歳の間に出現する．症状は萎縮のある側に始まり，長年にわたり，一側に留まり，その後，反対側に進む．

早期発症のパーキンソン病との鑑別が重要であり，HPHAはlevodopaに対する反応がさまざまで，ゆっくりと進行し，ジスキネジアを伴わないことが特徴である．

HPHA患者の脳MRIは不均一で，4種に分かれる．(a)限局性あるいはびまん性の片側萎縮，(b)基底核の単独あるいは多数の限局性病変，(c)基底核以外の単独あるいは多数の限局性病変（病態には無関係な病変と考えられる），(d)正常である．30％は片側萎縮があり，非対称性の側脳室，大脳皮質及び皮質下の容量の減少がある．しかし，33％は正常とされている．

DAT（ドパミントランスポーター）SPECTでは，片側パーキンソン症状を呈する側の反対側の線条体に集積が低下し，コンマ型が小さく変形する[6]．

症例は43歳，男性．進行性の軽い左筋力低下と動きの遅さを呈した．4年前に始まり，歩行障害により日常生活が不自由になっている．認知機能は正常で，左片側パーキンソン症状がある．筋肉MRIにて，左上下肢の軽い筋萎縮がある．頭部MRIは正常である．DATSPECTにて，右線条体に集積低下を認め，HPHAと診断された．

2 進行性核上性麻痺 (progressive supranuclear palsy：PSP)

> 臨床

タウ（tau）病としてのPSPにはいくつかの臨床グループが包含されていることが判明している[7][8]．

第1はRichardson病（Richardson disease：RS）である．古典的なPSPの概念に相当する．ゆっくり発症する不安定な姿勢と，発症2年以内に起こる転倒，さらに，前頭葉徴候，L-DOPAに反応しない強剛と運動緩慢を認める．平均約6年で死に至る．

第2はPSP-parkinsonism (PSP-P)ではタウ陽性封入体が前者に比べてより限局的に存在し，四肢の左右差のある運動緩慢があり，初期にはL-DOPAの反応を認め，さらに，振戦とジストニアがある．しかし，初期の転倒，眼球運動障害，認知機能障害を認めない．PSPの1/3を占める．

第3はすくみ足歩行を伴う純粋無動（pure akinesia with gait freezing）である．ゆっくり発症する不安定性を呈し，歩行がゆっくりで発声不全となる．進行するとすくみ足歩行となり，

図1 進行性核上性麻痺（PSP）

A　T1強調矢状断像

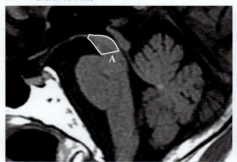

B　T2強調像

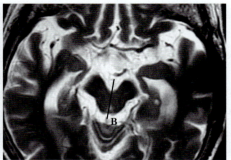

C　T1強調矢状断像

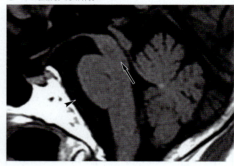

60代，女性．1年半前より歩行障害，認知障害があり，眼球運動障害を認める．

A：T1強調矢状断像：中脳被蓋の計測法．線Aにて示す脚間窩から中脳水道までの距離を測定する．この症例では8.9mmであり，萎縮を認める（本文参照）．白線内の面積を測定することもある．正常では100mm²を超えるが，PSPでは70mm²以下になる．橋底部の膨らみが保たれていることも重要である．

B：T2強調像：中脳の横断像を基準に，線Bにて正確に中脳の正中を撮像する．

C：T1強調矢状断像：中脳被蓋に萎縮を認め，中脳の前後径が小さい（→）．それに比して，橋底部の膨らみが保たれている（▶）．

最初の一歩が出にくくなる．しかし，強剛および振戦はない．さらに，L-DOPAの反応はなく，初期の5年には認知症や眼球運動障害もない．第2および第3グループは平均10年で死に至る[7)8)]．

その他に，初期に小脳症状が主症状となるグループが存在し[9)]，また，皮質基底核変性症や，進行性非流暢性失語，言語失行を主症状とするグループが存在する[4)7)8)]．

Kanazawaらは病理にて確認された22例のPSPのうち，10例がRS，8例がPSP-Pであり，その他の3例は小脳失調が初発および主たる症状であったと報告している．小脳失調のない症例に比べて，その3例は歯状核の変性が強いとしている[10)]．

病理

肉眼的には淡蒼球とルイ体の萎縮，中脳の上丘・中脳水道を含む背側部の萎縮と中脳水道の拡大，黒質の色素脱落，橋被蓋の萎縮，小脳歯状核の萎縮などがある[11)]．

吉田によれば，黒質の褐色と萎縮を強く認めるのに対して，青斑核の褐色は比較的軽いことが多く，パーキンソン病との相違点としている．前頭葉は穹窿面の皮質の萎縮と脳溝拡大が目立ち，側頭葉内側面は比較的よく保たれる．また，大脳白質にはあまり強い萎縮はみられない点が，corticobasal degeneration（CBD）との相違点であるとしている[12)]．

撮像方法

脳ルーチン検査に加えて，FLAIR矢状断像を施行する．時に，FLAIR横断像をさらに追加する．T1強調矢状断像にて中脳の測定をする（図1-A）．正確な測定のために，横断像の中脳（図1-B）を基準にして，中脳の正中面を通る断面にて矢状断像を撮影する．図1で示すように，脚間窩の最下部から四丘体の最下部に向けて直線を引き，脚間窩から中脳水道までの距離を測定する．この距離は正常では10mm以上あり，9mm以下では異常で萎縮と診断する．その間は疑わしい所見である．測定も重要であるが，最

図2 | T1強調矢状断像での正常中脳被蓋

T1強調矢状断像

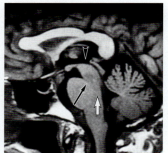

60代．
T1強調矢状断像：説明は【画像所見】の項参照．

図3 | 進行性核上性麻痺（PSP）

A　FLAIR矢状断像　　B　FLAIR像

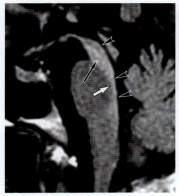 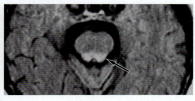

60代，女性．3年前より転びやすい．2年前よりパーキンソン症状，半年前より下方が見にくい．
A：FLAIR矢状断像：中脳被蓋の萎縮を認める（→）．中脳から橋被蓋にかけて高信号を認める（▶）．延髄被蓋と比べると明瞭である．さらに，橋被蓋の萎縮を認める（⇨）．橋底部の膨らみは保たれている．
B：FLAIR像：橋上部被蓋の高信号を認める（→）．

終的には著者自身の視覚的判断によって診断をしている．

画像所見

・正常T1強調矢状断像（図2）

60代，正常コントロールのT1強調矢状断像である．中脳被蓋の前後径は正常である（→）．中脳上部が上方に軽く凸になっている（▶）．橋被蓋の前後径も正常である（⇨）．

橋底部の膨らみを保ちながら，前述した中脳の矢状断面での萎縮がある時にはPSPを考える（図1，3～7）[13)14)]．時に，FLAIR矢状断像にて，中脳および橋被蓋に高信号を認めることがある（図3）．FLAIR像では正常でも被蓋は底部に比べて信号強度が高いが，脳幹では中脳から延髄までほぼ同じ信号強度を示す．本症では中脳被蓋と橋上部の被蓋の信号強度が，それ以下，延髄被蓋と比べて高信号を示し，異常と判断できる．横断像での中脳の大きさは部位や撮像角度により異なるので，測定すべきではない．Obaらにより，中脳の面積を測定する方法が論じられており，有効である[14)]．自験例では正常では$100mm^2$を超えるが，PSPでは$70mm^2$以下になる．

PSPではない症例でも中脳被蓋の萎縮を認めることがある．その多くは強い大脳萎縮があり，橋底部の膨らみも消失している．その点がPSPとは異なる．

進行すると橋被蓋にも萎縮を認める（図2，4）．

PSPでは前頭葉の萎縮を認めることが多く，SPECTでは前頭葉の血流低下を認める．

以上の画像所見はPSPのうちでも，特にRichardson症候群において，認められる特徴と考えられる．PSP-Pがどのような画像所見を示すのか報告が少なく，確定されていない．お

図4 進行性核上性麻痺（剖検にて確認例）

A　T1強調矢状断像　　　B　T1強調矢状断像（Aより6年後）

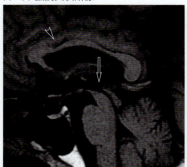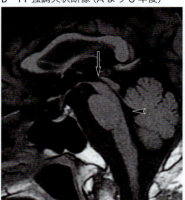

60代，男性．3年前（63歳時），しゃがむと後方に転倒したり，台から落ちてしまうことがあった．2年前から坂道を降りる際に小走りになった．他院に入院し，MRIを撮像した（A）．すくみ足，易転倒性，構音障害，垂直性眼球運動障害を認め，PSPと診断された．当院にその2年後に入院し，さらにその4年後に再検をした（B）．その翌年に死亡し剖検をした．前頭頭頂葉のびまん性萎縮，脳幹，小脳の萎縮があり，PSPと病理診断がなされた．

A：T1強調矢状断像：中脳被蓋に萎縮を認める．中脳の前後径の減少と，中脳水道に近い中脳上部に上方凸がなくなり，なで肩となっている（→）．脳梁も薄い（▶）．
B：T1強調矢状断像（Aより6年後）：中脳被蓋（→）に加えて，橋被蓋（▶）にも萎縮が認められる．
補足：発症から3年目の初回の入院時に，特徴的な臨床症状と画像所見を示し，剖検にて確認された典型的な症例である．矢状断像にて，中脳被蓋の前後径の短縮，その上面の軽く上方に凸となっている正常構造が消失していることを把握することが肝要である．進行すると，橋被蓋も萎縮する．

図5 進行性核上性麻痺（PSP）（小脳失調にて発症）

A　T1強調矢状断像　　　B　T1強調像

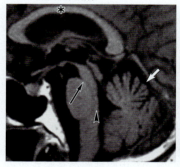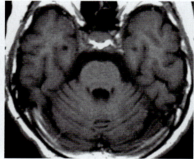

60代，女性．2年前より歩行障害があり，他院にて小脳失調を認めた．その後，転倒傾向，錐体路徴候が出現し，MRIを撮像した（A，B）．さらに，1年後にパーキンソン症状，垂直性眼球運動障害を認めた．

A：T1強調矢状断像：小脳虫部の萎縮を認める（⇨）．中脳被蓋にも萎縮を認める（→）．橋被蓋にも萎縮（▶）があるのに対して，橋底部の膨らみが保たれているのが特徴のひとつである．脳梁には萎縮を認めない（＊）．なお，大脳萎縮は認めない．
B：T1強調像：小脳萎縮を認める．

そらく，中脳被蓋の萎縮を示す割合は少ないと考えられる．pure akinesia with gait freezing でも同様と推測される．

自験例の小脳失調で始まるPSPでは小脳萎縮を認め，中脳被蓋の萎縮を認めた（図5）．

・視床下核（ルイ体）の萎縮

視床下核（ルイ体）はFLAIR冠状断像にて同定できる（1章 p.28「1．乳頭体・視床下核」参照）．病理にて，視床下核の萎縮はPSPにて，重要な所見である．画像でもルイ体の萎縮を同定できる（図6）．

・黒質のメラニン低下

黒質のメラニン低下もしばしば認められる．しかし，パーキンソン症状を示す疾患の鑑別にはあまり役に立たない．

・下オリーブ核の高信号

稀ではあるが，下オリーブ核に高信号をT2強調像にて示すことがある（図7）．下オリーブ

図6 進行性核上性麻痺

A　T1強調矢状断像
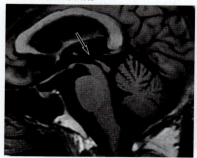

B　FLAIR冠状断像
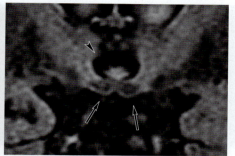

C　FLAIR冠状断像（Bより約6mm後方）
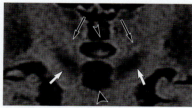

D　FLAIR冠状断像（Cより6mm後方）
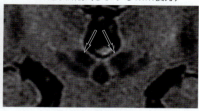

E　FLAIR冠状断像（正常コントロール）
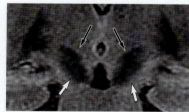

69歳，女性．3年前からの後方への易転倒性，垂直性眼球運動障害を認める．
A：T1強調矢状断像：中脳被蓋の萎縮を認める（→）．
B：FLAIR冠状断像：拡大視した第三脳室（▶）の下方に乳頭体を認める（→）．
C：FLAIR冠状断像（Bより約6mm後方）：萎縮した視床下核を認める（→）．下方にある黒質（⇨）との境界が不明瞭であるが，確実に視床下核は萎縮していると考える．ほぼ同位置の正常コントロール（**E**）と比べるとわかりやすい．黒質にも萎縮があると考える．▶：拡大した第三脳室，▶：拡大した脚間窩．
D：FLAIR冠状断像（Cより6mm後方）：赤核を認める（→）．
E：FLAIR冠状断像（正常コントロール）：正常の視床下核（→），黒質（⇨）を認める（なお，視床下核の正常像に関しては1章 p.29「1. 乳頭体・視床下核」図11参照）．

核に高信号を示し，剖検となった自験例では，オリーブは仮性肥大を示していた[13]．

・淡蒼球の萎縮と高信号

プロトン強調像では，正常淡蒼球は内節と外節に分かれ，両方とも被殻に比べて低信号を示す．進行したPSPでは，淡蒼球が被殻と同様あるいはそれ以上の高信号を示し，萎縮を示す（図8）．なお，自験例ではこの所見は早期診断にはあまり役に立たないと考えている．

鑑別診断

1. **皮質基底核変性症（CBD）**：中脳被蓋の萎縮はPSPのみではなく，CBDにおいても認められる[15]．両者は臨床上の違いで多くの場合は鑑別できる．PSPでは脳梁の萎縮がMRIにおいてないこともあり（図5），またあっても多くの場合は脳梁全体あるいは前部に強い．それに対して，CBDでは16例中15例に萎縮があり，脳梁体部後部により強い[15]．

2. **正常圧水頭症（NPH）**：臨床症状からNPHを疑って，髄液を抜く検査を施行し，4例中3例に効果があった．VPシャントが2例に施行され，一時的な効果はあった．最終的に剖検となり，4例中3例の病理所見はPSPで，1例はパーキンソン病であったとする報告がある[16]．実際の臨床現場において，高位円蓋部くも膜下腔の狭小化があり，しかも，中脳被蓋の萎縮を認める例もあり，両者の鑑別が難しい例も多い．両方を記載するしかないと考えている．

3. **CADASIL（Cerebral Autosomal Dominant**

図7 進行性核上性麻痺

A　T1強調矢状断像　　B　T2強調像　　C　FLAIR冠状断像

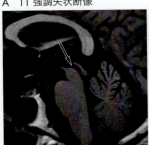 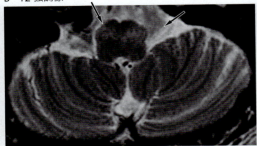 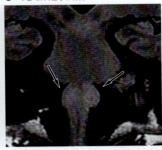

67歳，男性．約3年半前より，手の痺れと転倒傾向があり，頸椎症として手術を施行したが良くならなかった．躓きやすさが増悪し，MRIを施行した．
A：T1強調矢状断像：中脳被蓋上部背側に萎縮を認める（→）．中脳水道上部の拡大がある．
B：T2強調像：両側オリーブに高信号を認め（→），左には軽い腫大がある．
C：FLAIR冠状断像：左優位に両側オリーブに高信号を認め（→），左には腫大がある．
補足：その後，眼球運動障害も出現し，PSPと考えられている．稀ではあるが，オリーブに高信号を示すPSPがある．

図8 プロトン強調像における淡蒼球の正常と変性

A　プロトン強調画像　　B　プロトン強調画像　　C　プロトン強調画像（70代，女性，発症9
　（70代，男性，正常淡蒼球）　　（70代，男性，正常淡蒼球）　　年目の進行性核上性麻痺）

 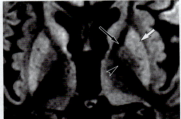 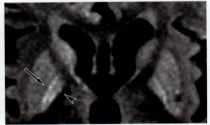

D　プロトン強調像（70代，女性，発症　E　プロトン強調像（70代，女性，発症
　して13年目の進行性核上性麻痺）　　　して13年目の進行性核上性麻痺）

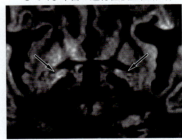 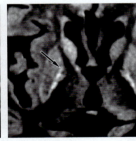

A，B：プロトン強調画像（70代，男性，正常淡蒼球）：**A**が**B**より下方である．レンズ核において，外側の高信号を示す部位（⇨）が被殻であり，その内側に淡蒼球外節（→），さらに，その内側に淡蒼球内節（▶）を同定できる．
C：プロトン強調画像（70代，女性，発症9年目の進行性核上性麻痺）：被殻に比べて，両側淡蒼球内節（▶）および外節（→）に高信号を認め，淡蒼球の変性を示す．
D，E：プロトン強調像（70代，女性，発症して13年目の進行性核上性麻痺）：淡蒼球に高信号を認める（→）．淡蒼球に強い萎縮があり，内節と外節との区別はほぼつかない．

Arteriopathy with Subcortical Infarct and Leukoencephalopathy）：CADASILでは比較的認知されていないが，パーキンソン症状を示すことがある．バランス障害と核上性麻痺を呈した76歳のCADASIL例の報告がある．基底核と大脳白質に高信号をT2強調像

図9 鑑別診断：家族性タウオパチー（tauopathy）

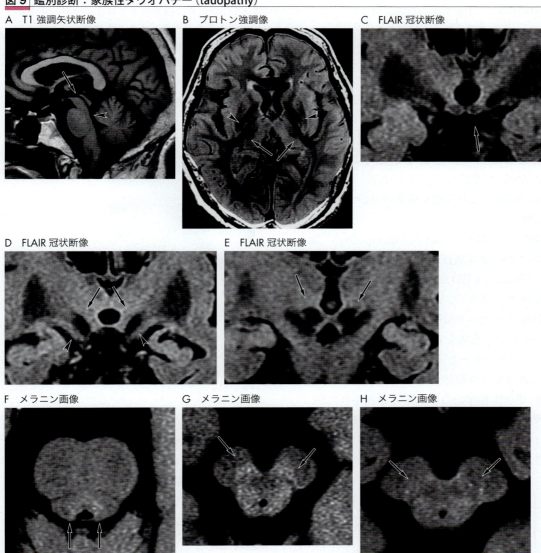

A T1強調矢状断像
B プロトン強調像
C FLAIR冠状断像
D FLAIR冠状断像
E FLAIR冠状断像
F メラニン画像
G メラニン画像
H メラニン画像

70代，女性．長兄がPSPと診断されている．4年前より左上下肢脱力，易転倒性を認めた．3年前には右上肢にも脱力症状，構音障害があり，3か月前からは嚥下障害が出現した．当院に入院し，無動主体のパーキンソン症状を認めた．MRIが撮像され（A〜G），画像も加えて，PSPと診断された．その後，嚥下障害が進行し，垂直性の眼球運動障害が顕在化した．

A：T1強調矢状断像：中脳被蓋は前後径が短い（→）．橋被蓋も萎縮を認める（▶）．橋底部上部に軽い萎縮が疑われる．
B：プロトン強調像：両側淡蒼球内節にスリット状の高信号を認める（▶）．PSPでは内節の一部にこのような高信号を示すことはなく，全体に高信号を示すことが多い．臨床的に錐体路変性が疑われたが，内包後脚内の錐体路には著変を認めない（→）．
C〜E：FLAIR冠状断像：乳頭体を認める（C；→）．その約6mm後方に視床下核があり（D；→），萎縮している．その下方の黒質にも萎縮を認める（▶）．さらに，6mm後方に赤核を認める（E；→）．
F〜H：メラニン画像：両側青斑核（F；→），両側黒質（G，H；→）のメラニン低下を認める．

補足：剖検となった．PSPとして，淡蒼球・視床下核病変，小脳歯状核・赤核病変があり，タウ陽性封入体病変があるので，PSPに矛盾しない病変である．MRIの病変は病理所見を反映していた．しかし，タウ陽性封入体の分布が広範であり，特異な封入体があり，そのパターンはタウ遺伝子変異を伴う疾患で認められる例に類似していた．長兄にPSPがあるので，非定型的タウオパチー，おそらく家族性タウオパチーと考えられた．

> **memo** 中脳被蓋の萎縮に関しては，いくつかの「サイン」がある．重要なことはそのサインの名前を覚えることではなく，矢状断像における中脳被蓋の正常な形態，大きさを把握し，萎縮の有無を判断することにある．それにはできるだけ，客観的な判断基準が望ましい．

にて認め，前頭葉と側頭葉にも高信号があり，CADASILであった[17]．PSPを疑う臨床症状を呈する高齢者においても，外包および側頭葉尖端部皮質下に高信号を認める際にはCADASILを考慮する必要がある．しかし，上記の症例[17]は特徴的な画像所見がなく，鑑別は難しい．

4. **家族性タウオパチー（familial tauopathy）**：臨床的には皮質基底核症候群（CBS）と診断され，剖検にてCBDとPSPと診断された兄弟例があり，さらに，妹たちに臨床的にPSPと診断された症例が多発し，同一家系内にパーキンソン症状を有する多数例がおり，家族性タウオパチーと診断されている[18]．

自験例も兄が臨床的にPSPと診断されており，患者も臨床からはPSPと診断されたが，病理所見にて，タウ病理の形態，分布がPSPとは異なっており，家族性タウオパチーと診断された（図9）．

3 Huntington病（Huntington's disease：HD）

臨床

常染色体優性遺伝を示す進行性の疾患である．基本的には成人期（35〜50歳）に舞踏病様不随意運動にて発病する．精神障害，性格変化，認知症を呈する（key point 11「舞踏病と精神運動退行を示す若年者」を参照）．20歳以下での発症（Westphal variantと呼ぶ）は数％程度あり，舞踏運動もしくは固縮を示す形が半々にある．その90％以上が父親からの遺伝子を受け継いでいる．70歳以上の発病も2〜3％あり，認知症を伴うことが少なく，進行が著しく遅い[19)21)22]．

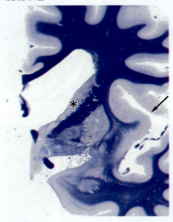

図10 Huntington病の剖検例
髄鞘染色

死亡時60代，男性．
髄鞘染色：尾状核に萎縮を認める（＊）．Sylvius裂は拡大している（→）．

病理

線条体（尾状核と被殻），淡蒼球，特に尾状核の萎縮が強く，両側側脳室前角が拡大する（図10）．神経細胞脱落およびグリオーシスを同部位に認める．大脳皮質にも，前頭葉に強い錐体細胞層の脱落を認める[22]．

撮像方法

尾状核の大きさを同定しやすいプロトン密度強調像を追加し，同法にて尾状核，被殻を見る．信号強度異常もよりとらえやすい．

画像所見

尾状核，被殻の萎縮が著明である（図11，12）．このため両側脳室の特に前角が拡大し，成人例では前頭葉に顕著な大脳皮質の萎縮が加わる（図11，12）．プロトン密度強調像では萎縮した尾状核および被殻が高信号を示す（図11，12）．なお，若年発症の若年型Huntington舞踏病のみに，異常信号を示すとの報告[23]があるが，上述するように，プロトン密度強調像で

図 11 | Huntington 病

A T2 強調像

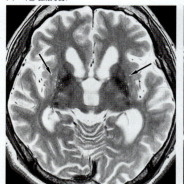

B T2 強調像（2 年後）

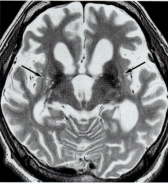

C T2 強調像（B より上部）

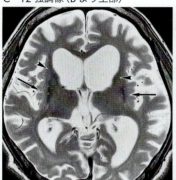

D プロトン強調像

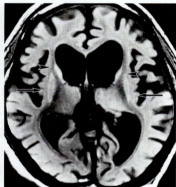

36 歳，男性．父親が同症であり，遺伝子診断にて確定されている．4 年ほど前より，足のふらつきが出現した．2 年前より手の不随意運動を認めた．生活は自立しているが，MMSE 23/30，FAB 11/18 と認知障害がある．MRI を施行した（**A**）．その後，遺伝子診断にて確定した．

A：T2 強調像：両側被殻の萎縮が明瞭である（→）．左優位に被殻は低信号が目立つ．大脳萎縮がある．さらに，2 年後，不随意運動により食事の摂取が困難となり，喀痰が絡むようになり，再度入院し，MRI を施行した（**B**〜**D**）．

B：T2 強調像（2 年後）：大脳萎縮が進行している．両側被殻に萎縮を認める（→）．

C：T2 強調像（**B** より上部）：被殻の萎縮を認める（→）．側脳室前角が拡大し，尾状核の萎縮が疑われるが，尾状核が同定しにくい（▶）．

D：プロトン強調像：両側尾状核の萎縮が明瞭である（▶）．尾状核は正常よりも高信号を示す．両側被殻にも萎縮がある（→）．

---

key point 【11．舞踏病と精神運動退行を示す若年者】
- Huntington 病
- Wilson 病
- Niemann-Pick 病（C 型）
- 神経有棘赤血球症
- 神経フェリチン症

key point 【12．尾状核に萎縮を来す脳変性疾患】
1. Huntington 病（両側性）
2. 有棘赤血球舞踏病（両側性）
3. McLeod 症候群（両側性）
4. SCA17（両側性）
5. 前頭側頭葉変性症（片側性）
6. GM1 ガングリオシドーシス type 3（adult type）（両側）
7. HABC（hypomyelination with atrophy of the basal ganglia and cerebellum）（小児，非変性疾患）
8. （Rasmussen 脳炎）（非変性疾患）

図12｜Huntington 病

A　プロトン密度強調像

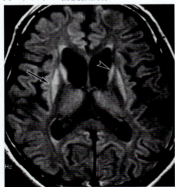

B　T2 強調像

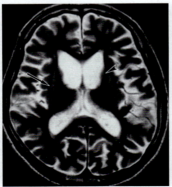

C　T1 強調像

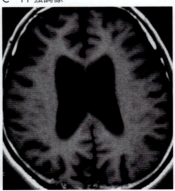

50代，男性．7年前から不随意運動，4年前から構音障害，1年前から認知症を認める．
A：プロトン密度強調像：両側尾状核（▶）および被殻（→）の萎縮と高信号を認める．
B：T2 強調像：大脳萎縮を認め，両側尾状核（▶）と被殻（→）の萎縮に認める．被殻の信号強度がやや高い．
C：T1 強調像：前頭・側頭・後頭葉に大脳萎縮を認める．

は成人例でも萎縮のみではなく，高信号を線条体は示す．

鑑別診断[21)]

1. 有棘赤血球舞踏病（chorea acanthocytosis）：尾状核，被殻の萎縮を認め，プロトン密度強調像では高信号を示す．しかし，大脳皮質の萎縮はないか，あっても比較的軽度である．最近になり，小脳萎縮を示した症例が2例報告されている[24)]．
2. 多系統萎縮症（MSA-P）：被殻の萎縮は強いが，尾状核の萎縮は目立たない．被殻の外側に線状の高信号をT2 強調像にて認める．
3. Creutzfeldt-Jakob 病：T2 強調像およびFLAIR 像にて線条体に高信号を認めるが，その時点では線条体の萎縮はないか，あっても軽い．初期には線条体の前部が高信号を示し，後部は正常が多い．拡散強調像にて皮質に高信号を認めることが多い．
4. 傍腫瘍性舞踏病：高齢者に見られ，発症が亜急性である．両側の線条体に高信号を認める．

---

key point【13．舞踏病様不随意運動を示し，尾状核に異常を来す疾患】
1. 高血糖性（糖尿病性）舞踏病
2. Sydenham 病（Sydenham chorea）[25)]（若年者）
3. Wilson 病（小児，若年成人）
4. Huntington 病
5. 有棘赤血球舞踏病
6. McLeod 症候群
7. SCA17
8. GM1 ガングリオシドーシス type 3（adult type）
9. 傍腫瘍性舞踏病（亜急性発症，高齢者）
10. 抗リン脂質抗体症候群（小児あるいは若年者，血栓による梗塞所見）
11. 急性散在性脳脊髄炎（連鎖球菌感染後）（5章「1．自己免疫（炎症）性脱髄疾患」の「ADEM」p.493 図36 参照）

萎縮はあっても軽度である．（9章 p.734「1. 傍腫瘍性神経症候群」参照）

5. 神経フェリチン症：両側被殻もしくは淡蒼球に線状の高信号を認めるが，被殻に萎縮を認めない．家族に類症を認める．黒質や赤核の低信号がT2強調像にてより目立つ．
6. SCA17：小脳失調を伴い，MRIにおいて小脳萎縮を認める．尾状核に萎縮を認めることがある．
7. 歯状核赤核淡蒼球ルイ体萎縮症：大脳白質，脳幹，小脳にほぼ対称性の高信号をT2強調像にて認める．HDとDRPLAとの鑑別はp.85「DRPLA」の【鑑別診断】の項参照．
8. GM1 ガングリオシドーシス type 3（adult type）：脊椎の椎体に扁平化などを認める．日本人に多い．
9. 毛細血管拡張性運動失調症（変異型）：錐体外路徴候が目立つことがある．αフェトプロテインの上昇を認める[26]．
10. ハンチントン舞踏病様疾患（Huntington-like disorder：HDL）：HDLの一つとして，RNF216遺伝子変異を起こす疾患があり，ハンチントン病ではない．低ゴナドトロピン性性機能低下を伴う[27]．3例の患者が紹介されており，患者1は32歳で，顔面に異常運動にて発症し，その後，構音障害が進行した．CTにて，両側被殻の萎縮，大脳白質に広範な低吸収域を認める．患者2は患者1の妹であり，36歳に性格変化と異常運動を示す．小脳の萎縮と，両側被殻に高信号があり，大脳白質にも高信号を認めた．患者3は49歳の女性であり，記憶障害を呈した．小脳の軽い萎縮，側脳室周囲白質に高信号を示した．
11. その他に，全身性エリテマトーデス，抗痙攣剤などによる中毒，抗リン脂質抗体症候群，線条体を中心とする脳血管障害，高血糖性舞踏病（8章「2. 内分泌・代謝・腎疾患」のp.675「高血糖性舞踏病」参照）などがある．
12. 常染色体優性線条体変性症（autosomal dominant striatal degeneration：ADSD）：

主症状はゆっくりと進行する構音障害，運動緩慢であり，歩行障害，筋強剛，反復拮抗運動を示す．発症は30〜40代であり，生命予後には無関係である．

MRIの異常は主として線条体に限局し，若年者では線条体では前部より後部優位となり，被殻後部，側坐核部，尾状核尾部に対称性の高信号を拡散強調像にて認め，萎縮がない．淡蒼球と視床は保たれる[28)29)]．

70代で，発症から30年以上経過している例ではT1強調像では強い低信号を示し，内部に高信号を伴う例もある．また，被殻と尾状核体部を結ぶ線維に高信号を認めている[29)]．

4 神経有棘赤血球症（neuro-acanthocytosis：NAC）

NACとは神経症候と有棘赤血球を併せ持つ病態に対して包括的に使用される言葉である．神経症候のうち，舞踏運動などのmovement disorderを呈する群と，呈さない群とに分かれる．前者には尾状核や被殻の神経変性を生じ，舞踏運動を示す中核群がある．この中核群の多くは有棘赤血球舞踏病（chorea acanthocytosis：ChAc）とMcLeod症候群（McLeod syndrome：MLS）で占められ，少数例としてHuntington's disease-like 2（HDL2）およびパントテン酸キナーゼ関連神経変性症（pantothenate kinase associated neurodegeneration：PKAN）などがある[30)]．

他方，movement disorderを呈さない群にはリポ蛋白質の低下に伴う脂質の吸収不全から神経障害と有棘赤血球症を来す疾患が存在し，無βリポ蛋白質血症，低β蛋白質血症が挙げられる．これらの疾患では脊髄後索，末梢神経，網膜の障害を生じ，失調症状は認めるが，movement disorderは生じない[30)]．

図13 有棘赤血球舞踏病

A　T2強調像　　B　プロトン密度強調像　　C　T1強調矢状断像

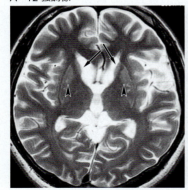
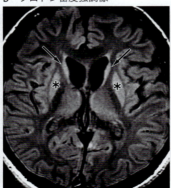
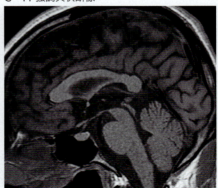

30代，男性．約2年前より被害妄想念慮が出現し治療を受ける．1年前より舌を噛んでしまったり，手足の不随意運動を認める．有棘赤血球を認め，有棘赤血球舞踏病と診断される．
A：T2強調像：両側尾状核（→）の萎縮を認める．被殻（▶）にも萎縮がある．著明な前頭葉の萎縮はない．左Sylvius裂に軽い拡大がある
B：プロトン密度強調像：両側尾状核（→）と被殻（＊）の萎縮および高信号を認める．
C：T1強調矢状断像：小脳および脳幹，脳梁に著変を認めない．
補足：Huntington舞踏病とは異なり，前頭葉に著明な萎縮はない．

A 有棘赤血球舞踏病［chorea acahtho-cytosis（別名：Levine-Critchley症候群）］

成人発症の稀な常染色体劣性遺伝性の変性疾患で，主として線条体を侵す．日本人に多い．16～50歳頃に発症し，舞踏運動の他に咬舌，多彩な精神症状，てんかん，末梢神経障害（深部腱反射の低下，筋萎縮），ミオパチーなどが認められる．精神症状は実に多彩であり，幻覚，妄想といった統合失調症様の症状を認めることもあれば，抑うつ，強迫症状，認知症などもある．血清クレアチンキナーゼ（CK）の上昇が85％に認められる[30)～32)]．

画像所見

線条体（尾状核および被殻），特に尾状核の著明な萎縮を認める[33)]．プロトン密度強調像では高信号を同部位に認める（図13，14）．自験7例では軽度の大脳萎縮を認める例もある．しかし，Huntington舞踏病に比して非常に軽い．小脳萎縮は認めていない．なお，本症に関して2例に小脳萎縮を認めた報告がある[24)]．

鑑別診断

表1参照[34)]．（p.164に追加情報がある）

B McLeod症候群

発症年齢は30～70代であり，舞踏運動，精神症状を認め，約40％はてんかんを来す．また，緩徐進行性のミオパチー，筋萎縮，心筋症などの筋病変を反映してCKが高値を示す．血液学的所見としてはXK蛋白質が発現しないためにKell抗原の発現が弱い[30)]．

画像所見

13例に関するMcLeod症候群の画像所見に関する報告では大部分に尾状核の萎縮を認め，被殻外側にT2強調像にて高信号があったのが4例ある．1例には小脳萎縮を認めている[35)]．尾状核と被殻の進行性の萎縮があるとも報告されている[30)]．

5 両側線条体病変を伴う小児期発症の家族性舞踏病（PDE10A変異）

臨床

Mencacciらは3例の小児期発症の運動障害を呈した例を報告した．年齢は11，22，60歳であり，舞踏運動がそれぞれ，5，8，5歳にて

図14 | 有棘赤血球舞踏病

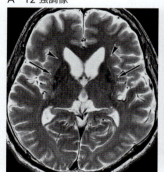
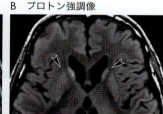
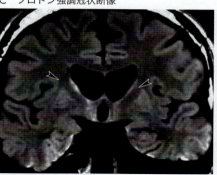

A T2強調像　　B プロトン強調像　　C プロトン強調冠状断像

46歳,男性.家族に類症はない.11年前より,右手と体幹の不随意運動が出現した.6年前より発言を周囲に聞き返されることが多くなる.10か月前より,歩くのが困難となり,入院となった.有棘赤血球を認め,クレアチニンキナーゼが高値であり,Kell抗原の減弱がなく,βリポ蛋白が正常範囲である.

A：T2強調像：左優位に両側被殻の萎縮を認める(→).症状の右優位に対応している.被殻の低信号が年齢に比して目立つ.前角の拡大があり,両側尾状核の萎縮がある(▶).ただし,尾状核自体はわかりにくい.大脳皮質に萎縮はない.
B：プロトン強調像：両側尾状核の萎縮が明瞭である(▶).
C：プロトン強調冠状断像：両側尾状核の萎縮を認める(▶).

表1 ● 有棘赤血球舞踏病の鑑別診断

	臨床遺伝形式	症状
有棘赤血球舞踏病	常染色体劣性	有棘赤血球,舞踏運動,てんかん,精神症状
McLeod症候群	伴性劣性	有棘赤血球,舞踏運動,精神症状,McLeod表現型(赤血球Kell抗原低発現)
無βリポ蛋白質血症	常染色体劣性	有棘赤血球,失調,末梢神経障害,網膜色素変性
Huntington's disease-like 2 (HDL2)	常染色体優性	パーキンソン症状,舞踏運動,精神症状,時に有棘赤血球
PKAN	常染色体優性	舞踏運動,精神症状,認知症
Huntington病	常染色体優性(表現促進現症)	舞踏運動,精神症状,認知症
DRPLA	常染色体優性(表現促進現症)	小脳失調,舞踏アテトーゼ運動,ミオクローヌス,知的障害,認知症

PKAN：pantothenate kinase-associated neurodegeneration
DRPLA：dentatorubral-pallidoruysian atrophy(歯状核赤核淡蒼球ルイ体萎縮症)

表2 ● 若年者で混合性運動障害,錐体路徴候,認知障害を来す疾患[36]
1. Wilson病
2. Kuf病(neuronal ceroid lipofuscinosis,成人型)
3. 若年型Huntington病(Westphal variant)
4. パントテン酸キナーゼ関連神経変性症(Hallervorden-Spatz症候群)
5. GM2ガングリオシドーシス(ヘキソサミニダーゼA欠損症)
6. GM1ガングリオシドーシス type 3 (adult type)(ガラクトシダーゼ欠損)

表3 ● palatal tremor(口蓋振戦)を起こす疾患[36]
1. オリーブの仮性肥大を起こす疾患
2. 多系統萎縮症
3. 進行性核上性麻痺
4. Alexander病(成人型)
5. 神経フェリチン症(歯状核への鉄沈着)

発症している.家族例ではない.発育および認知機能は正常であるが,22歳の患者には不安症があり,60歳の患者は成人発症のパーキンソン症状を有している.いずれもPDE10A変異を認めている[37].

Miyatakeらも同様な報告をしている.4例の家族例であり,年齢は15,43,46,82歳で

図15 | 両側線条体病変を伴う小児期発症の家族性舞踏病（PDE10A 変異）

A 拡散強調像　　B ADC map　　C FLAIR 冠状断像

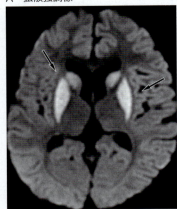
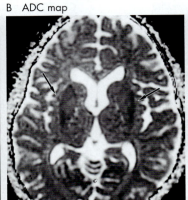
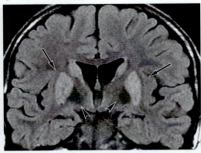

12歳，女児．幼稚園および小学校にて，走るのが苦手であった．小学校5年にて，はなしづらさを認めた．緊張すると呂律が回らない．両上肢，指先に不規則な左右同期しない素早い不随意運動を認める．ときに，両足にもある．顔面にしかめ顔がある．認知機能，成育には異常を認めない．母親に同症がある（図16参照）．また，母方の伯父，祖父に同症が認められた．
A：拡散強調像：両側線条体に高信号を認める（→）．
B：ADC map：被殻には拡散制限を認める（→）．
C：FLAIR 冠状断像：病変は線条体にあり（→），淡蒼球は保たれている（▶）．なお，MRS では乳酸ピークを認めない（非掲載）．
補足：認知機能障害を伴わず，慢性の経過を示す舞踏運動があり，しかも家族性である．画像では拡散制限のある両側線条体病変を認め，臨床と画像を合わせると，比較的特徴的である．成人になると，拡散制限がなく，線条体に萎縮を認める（図16参照）．

図16 | 両側線条体病変を伴う小児期発症の家族性舞踏病（PDE10A 変異）

T2 強調像

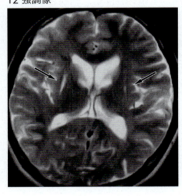

40歳，女性．図15の母親である．小学校1年よりしゃべりにくかった．10代後半より不随意運動を自覚した．図15の女児出産後に増悪した．
T2 強調像：両側被殻の萎縮と高信号を認める（→）．左尾状核にも高信号の疑いがある．拡散強調像は撮像されていない．

ある．5〜15歳にて発症し，ゆっくりと進行する舞踏運動を認める．異常運動は体幹から始まり，四肢に及ぶ．加齢に伴い異常運動がより目立つ．構音障害あるいはどもりが全例に認められる[38]．

画像所見

両側線条体に高信号をT2 強調像/FLAIR 像に認める．発症からの経過の短い小児例では，拡散制限があり，軽い腫張を伴う（図15）．MRS では乳酸ピークを認めない．一方，成人例では拡散制限がなく，線条体の軽い萎縮を認める（図16）[37)38)]．

6 運動障害を示し，画像が特徴的な他の疾患

パーキンソン症状などの運動障害（movement disorder）を示し，画像が特徴的な疾患に

ついて記す．なお，多系統萎縮症（MSA）については2章 p.54「1. 脊髄小脳変性症」，レビー小体型認知症については2章 p.133「2. 大脳変性疾患」参照．

A 脆弱X関連振戦／運動失調症候群 fragile X tremor/ataxia 症候群（FXTAS）

臨床

脆弱X精神遅滞（fragile X mental retardation：FMR 1）遺伝子のキャリアにおいて成人発症する疾患である．姿勢（もしくは企図）振戦と失調歩行を示す．その他にはL-DOPAが無効なパーキンソン症候群，前頭葉徴候から認知障害，自律神経異常症と末梢神経障害である[39]．probable MSA-Cと臨床診断された167人のうち，4人（2.4％）が本症であったとも報告されており，MSAの鑑別診断において重要である．家族歴では子どもや孫に精神発達遅滞，行動異常があり，女性には不妊，早期閉経，精神症状，認知症，認知症を伴うパーキンソン病，多発性硬化症などがある[36]．

病理

核内封入体が神経細胞と星細胞の両方に認められる．大脳および小脳白質に異常を認める．大脳白質病変は高血圧性の白質病変とは異なる．中小脳脚には軽い海綿状態が存在し，時折，腫脹した軸索が認められる．MSAなどの橋横走線維の変性とは異なる所見である[40]．

画像所見

両側中小脳脚にT2強調像にて高信号を認める．腫大しており，同部位に萎縮は目立たない．この所見（MCP-sign）は，FXTAS遺伝子の異常を認める例では男性では60％，女性では13％に認められる[40]．橋内の横走線維の変性を認めないことがMSAとの鑑別に有用である（2章「1. 脊髄小脳変性症」p.62「key point 2. 中小脳脚に高信号をT2強調像にて認める疾患」参照）．

その他の画像所見としては中等度から重度の大脳萎縮，側脳室周囲，大脳深部白質，脳梁に高信号を認める[41]．しかし特異的ではない．

B methcathinone（ephedrone）中毒

臨床

新しい形のマンガン中毒である．過マンガン酸カリウムと酢を混合した偽エフェドリン産物を経静脈性に投与することによる薬物中毒にて発症する．この混合物はmethcathinone（メトカチノン）を作り，これはメタンフェタミンに似た効果を中枢神経系にもたらす．ロシアと東ヨーロッパで報告されている[42]．この中毒による症状は進行性のパーキンソン症状である．特徴としては最初の2年以内の転倒傾向，後方突進現象，偽性球麻痺，開眼失行とL-DOPAに対する不反応である[36]．

画像所見

マンガン中毒の所見である．現在も使用している10人中10人が淡蒼球，黒質，無名質にT1強調像にて高信号を認める．過去（2～6年前）に使用した13例ではより程度が軽い[42]．被殻にも高信号が及ぶ報告もある[36]．

C 硬膜動静脈瘻

臨床

多彩な神経症状を呈する疾患であるが，時に，静脈うっ滞性脳症による認知症およびパーキンソン症状を呈することがある．Hurstらの報告によれば[43]，全例55歳以上であり，頭痛は必発である．病歴は9か月以上にわたることが多い．乳突突起付近にて多くの症例で血管性雑音（bruit）を聞くことができる．認知症を有する患者にbruitを聞いた時には常に本症を考慮する．画像診断を担当する医師にとって，稀ではあるがパーキンソン症状の画像診断において記憶すべき疾患のひとつである．

病理

左外頸動脈が栄養血管となり，横静脈洞およびS静脈洞へのシャントがあったHurstらの50代の症例では[43]，点状の高信号がT2強調像にて放線冠にあり，造影効果を認めている．そ

図17 パーキンソン症状を示した硬膜動静脈瘻

A　T2強調像

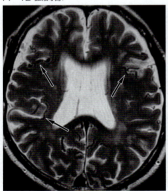

B　造影後T1強調像

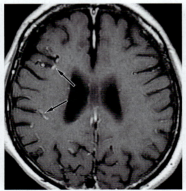

C　MRA

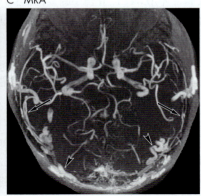

70代，男性．数年前にパーキンソン症状を発症し，認知症を伴う．
A：T2強調像：両側の大脳皮質から皮質下にかけて，曲線状の多数のflow voidsを認め，硬膜動静脈瘻を示唆する所見である（→）．
B：造影後T1強調像：脳溝内の血管に造影効果を認め，拡張した皮質静脈が造影されており（→），シャントの存在を示唆している．
C：MRA：両側後頭葉に多数の異常に拡張した外頸動脈（→），拡張した静脈（▶）を認める．硬膜動静脈瘻である．

の病理所見は脳表および脳実質内の静脈が肥大し，壁が厚くなっている．半卵円中心には軽度のグリオーシスを認める．上矢状洞は新旧の血栓を認める．急性変化として浮腫を認め，鉤ヘルニアがあり，白質および皮質に点状出血があった．脊髄硬膜動静脈瘻の所見に近似する．

画像所見

皮質白質移行部付近に曲線あるいは直線上のflow voidsを多数認める（図17）．拡張した皮質静脈を示すと考えられている．時に，T2強調像およびFLAIR像にて，皮質下に高信号を認めることがある．その末梢に造影効果を認めることがある．脳表の軟膜血管が豊富になり，点状の造影効果として認められる．血管造影にて脳循環の明らかな遅延があり，30秒以上の例もあった[43]〜[45]．

D その他

パントテン酸キナーゼ関連神経変性症，神経フェリチン症は錐体外路徴候を主体とする（2章 p.171「5. 脳内鉄蓄積を伴う神経変性症」参照）．変異型Creutzfeldt-Jakob病については3章 p.338「7. プリオン病」，Wilson病については6章 p.556「2. 銅代謝異常症」を参照．変異型毛細血管拡張性運動失調症は錐体外路徴候を示す（2章 p.94「1. 脊髄小脳変性症」を参照）．

参考文献

1) 近藤智善：Parkinson病．15 神経系の疾患．杉本恒明，矢崎義雄（総編集）；内科學（第9版）．朝倉書店, p.1788-1791, 2007.
2) Sasaki M, et al: Neuromelanin magnetic resonance imaging of locus ceruleus and substantia nigra in Parkinson's disease. Neuroreport 17: 1215-1218, 2006.
3) Guputa HV, et al: Teaching NeuroImages: Noninfectious cyst as an unusual complication of deep brain stimulation. Neurology 87: e223-224, 2016.
4) 織茂智之：MIBG心筋シンチグラフィーの有用性．Cognition Dementia 7: 337-344, 2008.
5) 百瀬敏光，高橋美和子：パーキンソニズムのDATスキャン．神経内科 82: 160-166, 2015.
6) Vale TC, et al: Case 241: Hemiparkinsonism-Hemiatrophy-SPECT with ^{99m}Tc TRODAT-1 and Muscle MR Imaging Abnormalities. Radiology 283: 613-619, 2017.
7) Williams DR, Lees AJ, Wherrett JR, Steele JC: J. Clifford Richardson and 50 years of progres-

sive supranuclear palsy. Neurology 70: 566-573, 2008.
 8) Williams DR, de Silva R, Paviour DC, et al: Characteristics of two distinct clinical phenotypes in pathologically proven progressive supranuclear palsy: Richardson's syndrome and PSP-parkinsonism. Brain 128: 1247-1258, 2005.
 9) 饗場郁子，齋藤由扶子，安田武司・他：小脳性運動失調の目立った進行性核上性麻痺の1剖検例．神経内科 56: 230-233, 2002.
10) Kanazawa M, Shimohata T, Toyoshima Y, et al: Cerebellar involvement in progressive supranuclear palsy: a clinicopathological study. Mov Disord 24: 1312-1318, 2009.
11) 後藤 昇，柳下 章，大浜栄作，宮田 元：進行性核上性麻痺．臨床のための形態学入門．三輪書店，p.89-92, 2008.
12) 吉田眞理：進行性核上性麻痺（PSP）神経病理．Clinical Neuroscience 35: 281-284, 2017.
13) Yagishita A, Oda M: Progressive supranuclear palsy: MRI and pathological findings. Neuroradiology 38（Suppl 1）: S60-S66, 1996.
14) Oba H, Yagishita A, Terada H, et al: New and reliable MRI diagnosis for progressive supranuclear palsy. Neurology 64: 2050-2055, 2005.
15) Koyama M, Yagishita A, Nakata Y, et al: Imaging of corticobasal degeneration syndrome. Neuroradiology 49: 905-912, 2007.
16) Magdalinou NK, Ling H, Smith JD, et al: Normal pressure hydrocephalus or progressive supranuclear palsy? A clinicopathological case series. J Neurol 260: 1009-1013, 2013.
17) Erro R, Lees AJ, Moccia M, et al: Progressive parkinsonism, balance difficulties, and supranuclear gaze palsy. JAMA Neurol 71: 104-107, 2014.
18) Tuite PJ, et al: Clinical and pathologic evidence of corticobasal degeneration and progressive supranuclear palsy in familial tauopathy. Arch Neurol 62: 1453-1457, 2005.
19) 金澤一郎：Huntington病．15 神経系の疾患．杉本恒明，矢崎義雄（総編集）；内科學（第9版）．朝倉書店，p.1793-1794, 2007.
20) Mc Govern EM, Counihan TJ: Clinical Reasoning: Psychomotor regression in the young. Neurology 80: e152-e155, 2013.
21) Wild EJ, Tabrizi SJ: Huntington's disease phenocopy syndromes. Curr Opin Neurol 20: 681-687, 2007.
22) 大浜栄作：不随意運動の病理．2症候から見た神経形態学．後藤 昇，柳下 章，大浜栄作，宮田 元；臨床のための神経形態学入門．三輪書店，p.79-81, 2008.
23) Ho VB, Chuang HS, Rovira MJ, Koo B: Juvenile Huntington disease: CT and MR features. AJNR Am J Neuroradiol 16: 1405-1412, 1995.
24) Katsube T, Shimono T, Ashikaga R, et al: Demonstration of cerebellar atrophy in neuroacanthocytosis of 2 siblings. AJNR Am J Neuroradiol 30: 386-388, 2009.
25) Kienzle GD, Breger RK, Chun RW, et al: Sydenham chorea: MR manifestations in two cases. AJNR Am J Neuroradiol 12: 73-76, 1991.
26) Verhagen MM, Abdo WF, Willemsen MA, et al: Clinical spectrum of ataxia-telangiectasia in adulthood. Neurology 73: 430-437, 2009.
27) Santens P, Van Damme T, Steyaert W: RNF216 mutations as a novel cause of autosomal recessive Huntington-like disorder. Neurology 84: 1760-1766, 2015.
28) Fragoso DC, et al: Imaging of Creutzfeldt-Jakob Disease: Imaging Patterns and Their Differential Diagnosis. RadioGraphics 37: 234-257, 2017.
29) Kuhlenbäumer G, et al: Autosomal dominant striatal degeneration（ADSD）: clinical description and mapping to 5q13-5q14. Neurology 62: 2203-2208, 2004.
30) 市場美緒，中村雅之，佐野 輝：神経有棘赤血球症．Brain Nerve 60: 635-641, 2008.
31) Walker RH, Jung HH, Dobson-Stone C, et al: Neurologic phenotypes associated with acanthocytosis. Neurology 68: 92-98, 2007.
32) Hardie RJ, Pullon HW, Harding AE, et al: Neuroacanthocytosis. A clinical, haematological and pathological study of 19 cases. Brain 114: 13-49, 1991.
33) Okamoto K, Ito J, Furusawa T, et al: CT and MR findings of neuroacanthocytosis. J Comput Assist Tomogr 21: 221-222, 1997.
34) 佐野 輝：Chorea acanthocytosis. 15 神経系の疾患．杉本恒明，矢崎義雄（総編集）；内科学（第9版）．朝倉書店，p.1794-1796, 2007.
35) Danek A, Rubio JP, Rampoldi L, et al: McLeod neuroacanthocytosis: genotype and phenotype. Ann Neurol 50: 755-764, 2001.
36) Ling H, Lees AJ: How can neuroimaging help in the diagnosis of movement disorders? Neuroimaging Clin N Am 20: 111-123, 2010.
37) Mencacci NE, et al: De Novo Mutations in PDE10A Cause Childhood-Onset Chorea with Bilateral Striatal Lesions. Am J Hum Genet 98: 763-771, 2016.
38) Miyatake S, et al: A familial case of PDE10A-associated childhood-onset chorea with bilateral striatal lesions. Mov Disord 33: 177-179, 2018.

39) Berry-Kravis E, Abrams L, Coffey SM, et al: Fragile X-associated tremor/ataxia syndrome: clinical features, genetics, and testing guidelines. Mov Disord 22: 2018-2030, 2007.
40) Greco CM, Berman RF, Martin RM, et al: Neuropathology of fragile X-associated tremor/ataxia syndrome (FXTAS). Brain 129: 243-255, 2006.
41) Brunberg JA, Jacquemont S, Hagerman RJ, et al: Fragile X premutation carriers: characteristic MR imaging findings of adult male patients with progressive cerebellar and cognitive dysfunction. AJNR Am J Neuroradiol 23: 1757-1766, 2002.
42) Stepens A, Logina I, Liguts V, et al: A Parkinsonian syndrome in methcathinone users and the role of manganese. N Engl J Med 358: 1009-1017, 2008.
43) Hurst RW, Bagley LJ, Galetta S, et al: Dementia resulting from dural arteriovenous fistulas: the pathologic findings of venous hypertensive encephalopathy. AJNR Am J Neuroradiol 19: 1267-1273, 1998.
44) van Dijk JM, Willinsky RA: Venous congestive encephalopathy related to cranial dural arteriovenous fistulas. Neuroimaging Clin N Am 13: 55-72, 2003.
45) Willinsky R, Terbrugge K, Montanera W, et al: Venous congestion: an MR finding in dural arteriovenous malformations with cortical venous drainage. AJNR Am J Neuroradiol 15: 1501-1507, 1994.

追加情報 p.158, 949 参照

側頭葉てんかんにて発症する有棘赤血球舞踏病

　Scheid らの3例（14歳，23歳，39歳，いずれも男性）の報告がある[46]．2例は兄弟例である．全例，初発症状が側頭葉てんかんであり，2例は唯一の臨床症状である．症例1は典型的な側頭葉てんかんの発作型を示し，右優位の両側海馬の腫大とFLAIR像にて高信号を認め，4年後には右海馬萎縮を示し，海馬硬化症と診断できる．その兄である症例2は複雑部分発作を示し，左海馬の軽い腫大があった．抗てんかん薬にて発作は止まっている．論文では右尾状核の萎縮の疑いとしているが，尾状核萎縮とするのは難しい．症例3は30歳にて複雑部分発作を呈し，右優位の両側海馬硬化症を呈し，有棘赤血球症舞踏病の他の症状も出現している．遺伝子診断にて3例とも診断は確定している．血清クレアチニンキナーゼ（CK）上昇が診断に有用としている．症例1と2の初回のMRIにて海馬硬化症の所見がなく，症例1では明らかな腫大があるので，痙攣発作が海馬硬化症を起こした可能性は否定できない．
　Benninge らは3家系，9例の報告をしている[47]．18歳から32歳で痙攣発作にて初発し，女性が5例である．発作型は全身性強直性間代性痙攣発作と側頭葉てんかんの両者があった．軽度の尾状核の萎縮がMRIにて3例にあったとしている．海馬については記載がない．
　以上より，若年者にて側頭葉てんかんにて発症し，CK 上昇があったら，尾状核の大きさに注意する．

46) Scheid R, et al: Development of mesial temporal lobe epilepsy in chorea-acanthocytosis. Neurology 73: 1419-1422, 2009.
47) Benninger F, et al: Seizures as presenting and prominent symptom in chorea-acanthocytosis with c.2343del VPS13A gene mutation. Epilepsia 57: 549-556, 2016.

4 運動ニューロン疾患 (motor neuron disease)

運動ニューロン疾患とは上位運動ニューロンおよび下位運動ニューロンのいずれかあるいは両方が障害される疾患であり，感覚神経や自律神経系はほとんど障害されない．狭義には筋萎縮性側索硬化症のみを指すこともある．一般には球脊髄性筋萎縮症などを含む[1]．さらに，平山病や痙性対麻痺などを含むこともある．平山病については17章 p.1056 を参照．なお，家族性痙性対麻痺は最近では脊髄小脳変性症と考えられることが多いので，2章 p.54「1. 脊髄小脳変性症」を参照．

1 筋萎縮性側索硬化症（amyotrophic lateral sclerosis : ALS）

臨床
古くは上位および下位運動ニューロンが選択的に侵される神経変性疾患と考えられていたが，認知症を伴うALSなどの研究より，運動ニューロン系以外にも，多系統に変性を来す疾患であ

ることがわかってきている．発症年齢は10～80代に及ぶが，50～60代が最も多い．5～10％は遺伝性である[1]．

病理
脊髄前根の萎縮と舌下神経の萎縮を認める．脊髄頸膨大部や腰膨大部の萎縮と扁平化を認める．割面では両側皮質脊髄路に一致して白色の変化を認め（17章 p.1055「脊髄疾患」参照），運動皮質の変性を認める（図1，2）．それからの投射線維である皮質脊髄路の変性を認める［内包後脚内の皮質脊髄路の変性に関しては，1章 p.31「2. 大脳白質」参照］[2]．

撮像方法
ALSでは運動皮質がT2強調像にて低信号を示すことがある[3]．その低信号をより明瞭にとらえるために，fast spin-echo 法ではなく，spin-echo 法（TR 2300/TE 100）を使用している．正常人においても60歳以上では運動皮質に低信号を示すので[4]，60歳未満の症例のみに運動皮質の低信号を有意な所見としている．SE法によ

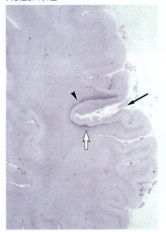

図1 筋萎縮性側索硬化症の剖検例
Holzer染色

Holzer染色：大脳横断像にて中心溝の拡大を認め（→），中心前回（▶），中心後回（⇨）白質に強い線維性グリオーシスを認める．

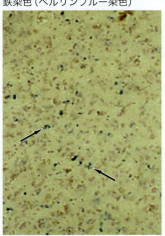

図2 筋萎縮性側索硬化症の剖検例
鉄染色（ベルリンブルー染色）

鉄染色（ベルリンブルー染色）：運動皮質の鉄色にて青く染まる3価の鉄イオンを認める（→）．変性した運動皮質に鉄が増加していることを示す．
（東京都神経科学総合研究所 新井信隆先生のご厚意による）

図3 筋萎縮性側索硬化症

A　T2強調像（spin-echo法）　B　プロトン密度強調像（spin-echo法）　C　T2強調像（fast spin-echo法）

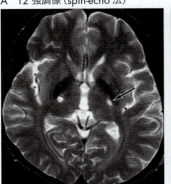
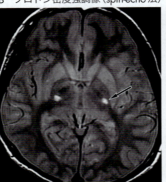
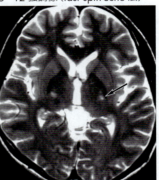

D　T2強調像（spin-echo法）　E　T2強調像（fast spin-echo法）

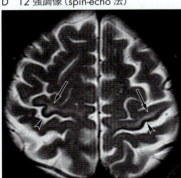
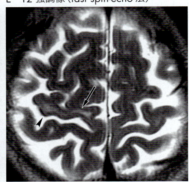

F　T2強調像（spin-echo法 F～KはA～Eの1年後）　G　T2強調像（spin-echo法）　H　胸髄T2強調像

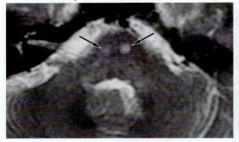
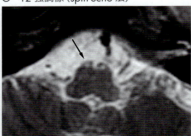
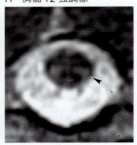

I　T2強調冠状断像（fast spin-echo法）　J　T2強調冠状断像（fast spin-echo法）　K　T2強調冠状断像（fast spin-echo法）

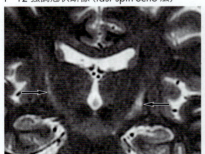
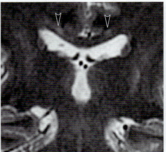
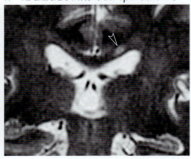

図3（続き）

◀ 40代，女性．初回のMRI（A～E）の際には両側下肢の痙性（錐体路徴候）のみであり，ALSと臨床診断はできなかったが，MRIでは下記に示すように典型的なALSの画像所見であった．

A：T2強調像（spin-echo法）：内包後脚内の皮質脊髄路に一致して皮質よりも高信号を認め（→），変性した皮質脊髄路を示す．内包後脚内の錐体路のみに限局して異常な高信号を認める．ALSのみに認められるわけではないが，ALSが最も考えられる所見である．

B：プロトン密度強調像（spin-echo法）：内包後脚内の皮質脊髄路は他の白質とは異なり高信号を示し，皮質脊髄路の変性を示す（→）．

C：T2強調像（fast spin-echo法）：同時期のfast spin-echo法でも，錐体路に皮質より高信号を認め，錐体路の変性を示す（→）．Aがより明瞭である．

D：T2強調像（spin-echo法）：運動皮質に低信号を認め（▶），その前方の中心前回白質内には高信号を認める（→）．ALSに特徴的な画像所見である．

E：T2強調像（fast spin-echo法）：運動皮質の低信号（▶）を認めるが，Dに比べて不明瞭である．中心前回白質内の高信号を認める（→）．

A～EのMRIから1年後，両手の筋萎縮が出現し，針筋電図上もneurogenic patternを認め，臨床所見からもALSと診断された．MRIでも皮質脊髄路の変性がより進行し，脳幹内にも異常高信号を認めた．

F：T2強調像（spin-echo法F～KはA～Eの1年後）：橋内の両側の皮質脊髄路に高信号を認めた（→）．

G：T2強調像（spin-echo法）：皮質脊髄路の変性が進み，延髄錐体にも高信号を認める（→）．

H：胸髄T2強調像：脊髄錐体側索路に高信号を認め（▶），皮質脊髄路の変性を示す（脊髄の外側皮質脊髄路（錐体側索路）の解剖に関しては1章，p.32 大脳白質内の図2を参照）．

I～K：T2強調冠状断像（fast spin-echo法）：皮質脊髄路の変性を認める（I；→）．Iより後方のスライス（J，K）にて脳梁内に高信号を認め（▶），両側中心前回を結ぶ交連線維の変性を示していると考える．

図4 筋萎縮性側索硬化症

A プロトン強調画像　　B プロトン強調画像（側脳室体部レベル）　　C T2強調横断像（C2）

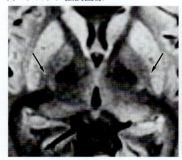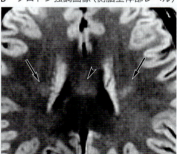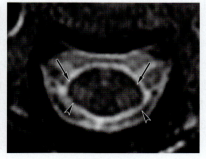

▌51歳，女性．約8か月前に両下肢のこむらがえりにて発症した．6か月前に，右握力低下と歩行障害を認め，4か月前には上腕挙上困難となる．筋萎縮，筋繊維束攣縮，四肢腱反射亢進と痙性歩行がある．針筋電図にも異常を認め，ALSと診断された．

A：プロトン強調画像：両側内包後脚内の皮質脊髄路に高信号を認め，異常であり，皮質脊髄路の変性を示す（→）．

B：プロトン強調画像（側脳室体部レベル）：変性した両側の皮質脊髄路が高信号を示す（→）．脳梁にも高信号を認め，両側中心前回を結ぶ，脳梁の交連線維の変性を示す（▶）．

C：T2強調横断像（C2）：両側側索の皮質脊髄路が高信号を示し，異常である（→）．両側皮質脊髄路の変性を示している．皮質脊髄路の外方，脊髄内に正常の信号を保ち，脊髄小脳路を示す（▶）．

るプロトン密度強調像（TR 2000/TE 25.47）を皮質脊髄路の変性を見るために使用している．この条件のプロトン密度強調像では，内包後脚内にて正常の皮質脊髄路は他の白質と同様な信号強度を示すために，同定できないが，変性を示した同路は他の白質とは異なり，高信号を示し，異常と診断できる[5)～7)]．

画像所見

・皮質脊髄路（錐体路）

ALSにおいて，MRIでは皮質脊髄路と運動皮質に異常を認めることがある（key point 14および15参照）[5)～8)]．21例のALS自験例の検討では，6例に内包後脚内の皮質脊髄路の変性を認め，T2強調像にて皮質よりも高信号を認めた．プロトン密度強調像でも正常では皮質脊髄路を

図5 鑑別診断：右舌下神経鞘腫

A　T2強調像　　　　　　B　FIESTA

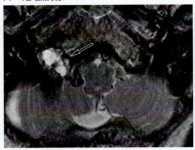
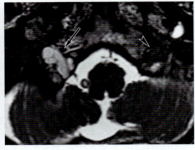

79歳，女性．球麻痺と構音障害が進行しているALSと診断されていた患者であるが，右舌下神経麻痺であった．
A：T2強調像：右舌下神経幹内に高信号を示す腫瘤が認められる（→）．
B：FIESTA：右舌下神経管の拡大と比較的高信号を示す腫瘤を認める（→）．▶：左舌下神経管．なお，腫瘍には不均一な造影効果を認める．
補足：右舌下神経管内の腫瘤は2年前の他院の画像にもあり，ほぼ同じ大きさであった．手術をしていないので，神経鞘腫は未確認である．右舌下神経麻痺を球麻痺と誤診していた例である．MRIの診断をする際に，臨床診断を過信せず，全画像を注意深く見ることを，あらためて教えている症例である．

内包後脚内にて同定することができないが，変性した皮質脊髄路は高信号として認められ，同様に6例にあった．ALSによる皮質脊髄路の変性は内包後脚において最もとらえやすい（図3-A～C，4）．内包後脚に皮質脊髄路の変性がない例において，他の部位に同路の変性を認めることはない．臨床的には上位ニューロンの変性が強く，四肢反射の亢進を認める例に多い．一方，MRIでは延髄錐体に変化が及ぶことは少ない（図3-G）．

脊髄の皮質脊髄路の変性をとらえることは稀である（図3，4）[5)～7)9)10)]．皮質脊髄路の変性が進むと，内包後脚から脳幹へと高信号が広がる．内包後脚内で皮質脊髄路のみに高信号が限局し，後脚内の他の白質には高信号が及ばないこともALSに特徴的な所見である．

・運動皮質

運動皮質では60歳未満の症例において21例中3例に低信号をT2強調像にて認め，運動皮質に変性による鉄の増加があり，その変化をとらえていると考えた[5)～7)]（図3-D）．さらに，中心前回白質の高信号をT2強調像にて9例に認めており，病理所見（図1）にて示された中心前回白質の変性を示していると考える．

3TのMRIを使用するようになり，spin-echo法での運動皮質の評価が難しくなった．50代においても経験上，運動皮質が低信号を示す正常例がある．中心前回白質に高信号をT2強調像にて認める例を除くと，50代では運動皮質の低信号を異常とは取りにくい．

・脳梁（交連線維）

稀ではあるが，脳梁に高信号を認めることがある（図3，4）[11)12)]．皮質脊髄路に高信号を認める例のみに認められ，両側中心前回を結ぶ脳梁の交連線維における変性を示していると考える．［認知症を伴う筋萎縮性側索硬化症（ALS-D）に関しては2章「2．大脳変性疾患」p.125「ALS-D」を参照］

鑑別診断

・舌萎縮

舌萎縮を呈する他の疾患を常に考慮する必要がある．自験例においても臨床でALSを疑った例において，一側の舌下神経鞘腫と考えられる症例があった（図5）．

また，須貝らは両側舌萎縮で発症した神経リンパ腫症の1例を報告している[13)]．患者は62歳女性で，2か月前から構音障害が進行した．両側の舌萎縮と線維束性収縮を認め，脳MRIでは左舌下神経管内に腫瘤性病変を認めた．GAシンチにて大腿部に異常集積を認め，生検を施

行し，びまん性大細胞性B細胞性リンパ腫の診断になった．その後，化学療法にて舌萎縮は改善し，左大腿部の病変も消失した．さらに，左動眼神経麻痺と右上肢筋力低下が生じ，続いて右下肢筋力低下も認め，MRIでは右動眼神経の腫大と均一な造影効果を認め，神経リンパ腫症と診断された．

・筋萎縮

ALSの鑑別診断は多髄節性筋萎縮症であるとする論文がある．両側脊髄前角にT2強調像にて高信号を認め，上肢を中心とする筋萎縮を来し，ALSの鑑別診断の1つに多髄節性筋萎縮症がある．18章 p.1141「4. 多髄節性筋萎縮症」の図1を参照．

> **key point**【14．T2強調像にて両側の皮質脊髄路（CST）/中心前回に高信号を示す成人の疾患】
> 1．変性疾患
>   ・筋萎縮性側索硬化症（内包後脚中心，正常のCSTと同じ大きさ，上位錐体路徴候を認める症例）
>   ・遺伝性痙性対麻痺（CSTに高信号を示すのは大変稀）
> 2．代謝性疾患
>   ・脳腱黄色腫症（小脳歯状核に病変を伴う）
>   ・低血糖（内包後脚内に高信号）
>   ・肝脳変性症（中心前回白質，中小脳脚にも高信号）
>   ・Krabbe病（成人型）（中心前回にも高信号を認める）
>   ・Wilson病（基底核，中脳病変を伴う）
>   ・副腎脊髄ニューロパチー（脳幹から内包後脚のCSTに高信号，先端部に造影効果を伴うことが多い）
>   ・副腎白質ジストロフィ（成人大脳型）（大きな大脳白質病変の存在）
>   ・Kearns-Sayre症候群（皮質下優位の大脳白質病変[中心前回，後回に限局することもある]）
>   ・神経核内封入体病（中心前回に限局することもある）
>   ・神経軸索spheroidを伴う遺伝性びまん性白質脳症（HDLS）
>   ・LMNB1関連常染色体優性白質ジストロフィ[14)]
> 3．中毒性疾患
>   ・トルエン中毒（内包後脚全体に広がる高信号が多い）
>   ・ヘロイン/コカイン中毒（大脳白質病変を伴う）
> 4．感染/炎症性/脱髄性疾患
>   ・HAM（HTLV-1関連症候群）（CSTに限局することも，内包後脚全体に広がることもある）
>   ・急性散在性脳脊髄炎（CST以外にも病巣を認める）
>   ・多発性硬化症（同上）
>   ・Behçet病（大脳脚から脳幹に多い）
>   ・視神経脊髄炎（視神経脊髄炎関連疾患）
> 5．腫瘍
>   ・悪性リンパ腫（白質を中心に広がる時に認められることがある）
>   ・神経膠腫症（同上）

key point 【15．運動皮質に T2 強調像にて低信号を示す疾患】
  1．筋萎縮性側索硬化症
  2．肝脳変性症
  3．多系統萎縮症

key point 【16．脊髄前角に T2 強調像にて高信号を認める病態[15)]】
  1．脊椎症などの脊髄前部の骨・軟骨による圧迫（脊髄損傷も含めて）
  2．前脊髄動脈（脊髄）梗塞（通常は両側，片側もありうる）
  3．平山病（患側萎縮を伴う．前屈位にて強調される．片側性，まれに，患側の C6-7 前角に高信号）
  4．硬膜外囊胞（前角の圧迫による）
  5．脊髄ヘルニア（前角に限局せず，嵌入した脊髄前部）
  6．脊髄前角炎（急性弛緩性脊髄炎）
  7．Hopkins 症候群（通常は両側）
  8．筋萎縮性側索硬化症（大変稀，自験例はない）
  9．多髄節性筋萎縮症（髄液貯留を認める）
  10．Flair arm syndrome（筋萎縮性側索硬化症の variant）[16)]
  11．LMNB1 関連常染色体優性白質ジストロフィ[14)]

参考文献

1) 祖父江 元，勝野雅央：運動ニューロン疾患．15 神経系の疾患．杉本恒明，矢崎義雄（総編集）；内科學（第 9 版）．朝倉書店，p.1807-1812, 2007.
2) 大浜栄作：筋萎縮性側索硬化症．2 症候から見た神経形態学．後藤 昇，柳下 章，大浜栄作，宮田 元；臨床のための神経形態学入門．三輪書店，p.46-51, 2008.
3) Oba H, Araki T, Ohtomo K, et al: Amyotrophic lateral sclerosis: T2 shortening in motor cortex at MR imaging. Radiology 189: 843-846, 1993.
4) Hirai T, Korogi Y, Sakamoto Y, et al: T2 shortening in the motor cortex: effect of aging and cerebrovascular diseases. Radiology 199: 799-803, 1996.
5) Yagishita A, Nakano I, Oda M, Hirano A: Location of the corticospinal tract in the internal capsule at MR imaging. Radiology 191: 455-460, 1994.
6) 柳下 章：内包後脚．神経内科 50: 516-524, 1999.
7) 柳下 章：筋萎縮性側索硬化症の脳の MRI．臨床神経 35: 1554-1556, 1995.
8) Cheung G, Gawel MJ, Cooper PW, et al: Amyotrophic lateral sclerosis: correlation of clinical and MR imaging findings. Radiology 194: 263-270, 1995.
9) Mascalchi M, Salvi F, Valzania F, et al: Corticospinal tract degeneration in motor neuron disease. AJNR Am J Neuroradiol 16: 878-880, 1995.
10) 柳下 章：筋萎縮性側索硬化症．7 脊髄の感染・炎症・脱髄・変性疾患．柳下 章（編）；エキスパートのための脊椎脊髄疾患の MRI（第 2 版）．三輪書店，p.385-386, 2010.
11) 柳下 章，中野今治，小田雅也：筋萎縮性側索硬化症の脳の MRI．神研の進歩 40: 53-62, 1996.
12) Van Zandijcke M, Casselman J: Involvement of corpus callosum in amyotrophic lateral sclerosis shown by MRI. Neuroradiology 37: 287-288, 1995.
13) 須貝章弘，今野卓哉，矢野敏雄・他：両側舌萎縮で発症した神経リンパ腫症の 1 例．臨床神経 52: 589-591, 2012.
14) Finnsson J, Sundblom J, Dahl N, et al: LMNB1-related autosomal-dominant leukodystrophy: Clinical and radiological course. Ann Neurol 78: 412-425, 2015.
15) 柳下 章：脊髄前角炎．7 脊髄の炎症・脱髄・感染・変性疾患．柳下 章（編）：エキスパートのための脊椎脊髄疾患の MRI（第 3 版）．三輪書店，p.524, 2015.
16) Kumar S, Mehta VK, Shukla R: Owl's eye sign: a rare neuroimaging finding in flail arm syndrome. Neurology 84: 1500, 2015.

5 脳内鉄蓄積を伴う神経変性症（neurodegeneration with brain iron accumulation：NBIA）

臨床

NBIAは遺伝性の神経変性疾患であり，錐体外路徴候と深部基底核に異常な鉄蓄積を特徴とする．2015年の時点で，10個のNBIA遺伝子が見つかっている（表1）．北米の統計ではpantothenate kinase-associated neurodegeneration（PKAN）が約50％，phospholipase A2-associated neurodegeneration（PLAN）が20％，mitochondrial protein-associated neurodegeneration（MPAN）が10％，β-propeller protein-associated neurodegeneration（BPAN）が7％となっている[1]．

臨床症状は同じ疾患群でも個々の患者によって異なる．MRIでは淡蒼球以外の病変を認知することが重要となる[2]．

色素性網膜症の存在は強くPKANを示唆し，他のNBIAには認められない．一方，視神経萎縮はPLAN，fatty acid hydroxylase-associated neurodegeneration（FAHN），MPANを示す[2]．

末梢神経障害はPLANとMPANに認められる．特に，MPANは軸索性神経症であり，40％に起こるとされる．また，FAHNも感覚性神経症を伴う．

神経生検では神経軸索スフェロイドをPLANでは80％以上に認める[2]．

鑑別診断

表2を参照．

撮像方法

$T2^*$強調像およびSWI（susceptibility-weighted imaging）を加える．

1 パントテン酸キナーゼ関連神経変性症（pantothenate kinase-associated neurodegeneration：PKAN）

臨床

パントテン酸キナーゼ2（PANK2）に関連し

表1 ● NBIAの亜型[3]

NBIA亜型	遺伝子名	遺伝形式
pantothenate kinase-associated neurodegeneration（PKAN）	PANK2	常染色体劣性
phospholipase A2-associated neurodegeneration（PLAN）	PLA2G6	常染色体劣性
mitochondrial protein-associated neurodegeneration（MPAN）	C19ofr12	常染色体劣性
β-propeller protein-associated neurodegeneration（BPAN）	WDR45	X染色体優性
fatty acid hydroxylase-associated neurodegeneration（FAHN）	FA2H	常染色体劣性
Coenzyme A synthase protein-associated neurodegeneration（Copan）	COASY	常染色体劣性
Kufor-Rakeb症候群	ATP13A2	常染色体劣性
Woodhouse-Sakati症候群	DCAF17	常染色体劣性
神経フェリチン症	FTL	常染色体優性
無セルロプラスミン症	CP	常染色体劣性

> **memo 〔eye of the tiger sign〕**
> 成人における生理的な淡蒼球の低信号が出現すると，異常な鉄の沈着との区別が困難になる[4]．さらに，淡蒼球内に血管周囲腔が拡大したり，加齢に伴った非特異的な円形状の高信号がT2強調像にて淡蒼球にしばしば現れるので，上記の淡蒼球内の生理的な変化と併せて，間違ってeye of the tiger signと誤読している報告がある．特に，脳変性疾患についていくつかの報告がある[5)6]．これらの所見をeye of the tiger signとしてはならない．

表2 ● 脳内鉄蓄積を伴う神経変性症の鑑別診断(文献3より改変)

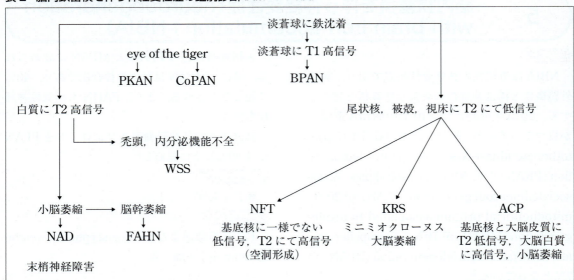

PKAN : pantothenate kinase-associated neurodegeneration, CoPAN : Coenzyme A synthase protein-associated neurodegeneration, BPAN : β-propeller protein-associated neurodegeneration, WSS : Woodhouse-Sakati 症候群, NFT : Neuroferritinopathy (神経フェリチン症), KRS : Kufor-Rakeb 症候群, ACP : aceruoplasminemia (無セルロプラスミン症), NAD : neuroaxoanl dystrophy (神経軸索変性症), FAHN : fatty acid hydroxylase-associated neurodegeneration

た遺伝子の変異により，ミトコンドリア補酵素Aの産生異常→エネルギーとリン酸脂質の異常→酸素のフリーラジカルの産生→リン酸質で構成されている膜の異常へと進み，症状が出る．基底核と網膜の受容体の代謝的活性が高いために，同部位の症状が出やすい[7]．

典型例(classic PKAN)では6歳前にジストニアにて発症し，進行性の錐体路および錐体外路徴候を示し，知的障害を認める．旧名はHallervorden-Spatz 症候群である[4]．

末梢血に有棘赤血球を認めることがあり，PKAN を示唆する[2]．

病理

遺伝子学的に確定された PKAN の剖検例では全例，鉄沈着は淡蒼球に限局していた[8]．黒質には鉄沈着を認めていない．また，自験の剖検例でも両側淡蒼球に鉄沈着と石灰化，神経基質変性を認めている．黒質には著変を認めない．

画像所見

最も特徴的な所見はT2強調像での eye of the tiger sign である(図1-B)[4,9]．年齢に比して低信号を両側淡蒼球に認め，点状の高信号を淡蒼球内側部に認める所見である．低信号は鉄の沈着により，点状の高信号はその内部における空胞化を伴う組織の粗鬆化によると考えられている．この所見は非常に特異性が高く，PKAN に特異的である．発症以前にも認められるとする意見もある．病状が進行すると，中心部の高信号が薄くなり，"eye of the tiger sign negative PKAN"とされる[2]．

eye of the tiger sign 類似の所見が多数あるが，周囲に鉄沈着があることを確認することが重要である．

黒質の異常は論文によって異なり，剖検例では淡蒼球に鉄沈着はないとされるが[8]，軽度の異常が黒質にもあるとも報告されている[2,3]．

T1強調像では正常もしくは高信号を示す(図1-D)．高信号はフェリチンに結合した鉄によるT1短縮効果による[4]．

CTでは正常あるいは低吸収域もしくは高吸収域(図1-A)を淡蒼球に認める．高吸収域はフェリチンと結合した鉄の沈着による[4]．

図1 パントテン酸キナーゼ関連神経変性症

A 単純CT
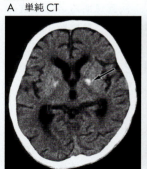

B T2強調像
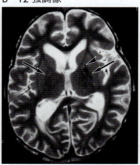

C gradient echo法
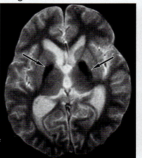

D T1強調像
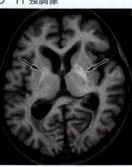

E ECD-SPECT
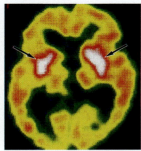

F ECD-SPECT (Eより19週後)
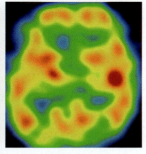

6歳，女児．1歳までの運動発達は正常範囲．その後，言葉の遅れなどの知的遅れが4歳時にはあり，不随意運動が出現．さらに，オピストトーヌスが出現した．
A：単純CT：淡蒼球に高吸収域を認める（→）．鉄沈着による．大脳萎縮がある．
B：T2強調像：6歳という年齢に比して淡蒼球の低信号が目立ち（→），異常な鉄沈着が疑われる．淡蒼球の前部にはやや信号強度の高い点状の構造があり（▶），eye of the tiger sign に合致する所見である．
C：gradient echo 法：鉄沈着による淡蒼球の低信号（→）がより明瞭になる．本例では黒質には異常を認めない（非掲載）．
D：T1強調像：淡い高信号を淡蒼球に認める（→）．
E：ECD-SPECT：レンズ核の血流増加を認めた（→）．
F：ECD-SPECT（Eより19週後）：DBSを施行後9週間後，Eより19週後のECD-SPECTにてレンズ核の血流増加がなくなっている．

　自験例では淡蒼球の血流増加をSPECTにて認めた（図1-E）[10]．その後，深部脳刺激術（deep brain stimulation therapy：DBS）を施行し，不随意運動（オピストトーヌス）の軽減とともに，淡蒼球の血流増加が消失した．この血流増加は不随意運動に関係があると考えられる[10]．

2 phospholipase A2-associated neurodegeneration（PLAN）

臨床

　PLA2G6遺伝子変異による常染色体劣性遺伝を示す神経疾患である．PLA2G6-associated neurodegenerationと記載されることもある．臨床型は不均一であり，乳児期に乳児神経軸索性ジストロフィ（infantile neuroaxonal dystrophy：INAD）として発症する例が基本であるが，小児期に発症する例があり，進行もゆっくりで，atypical infantile neuroaxonal dystrophy：aNAD）と呼ばれる．さらに，成人にてジストニア／パーキンソン症状を呈する例がある[1,2]．

　INADの発症は6か月〜3歳であり，急激に進行する精神運動の退行，ジストニア，痙縮，視神経萎縮による視力障害を呈する[11]．

　aNADでは小脳失調が主症状で，構音障害が伴う．低緊張と反射消失が痙性より目立つ[1]．

　韓国から成人家族例の報告がある[12]．発端者は女性であり，22歳から進行性の歩行不安定が

あった．なお，その当時は認知障害はなかった．25歳で転倒傾向が出現した．27歳にて神経学的検査を受け，パーキンソン症状を認めた．30歳にて，全ての活動に援助が必要になった．

一方，弟は6歳にて不安定，転倒傾向が出現した．学校に入ったが学業について行けなかった．12歳にて，神経学的検査を受け，軽いパーキンソン症状と知的障害があった．15歳で，症状が進行し，援助なしでは立てず，歩けない．

病理所見

Al-Maawaliらは10歳で死亡したINAD典型例の病理所見を報告している[13]．脊髄は軸索消失と皮質脊髄路，薄束の髄鞘減少を認めた．後角と後根の神経軸索腫大があった．延髄錐体は萎縮し，軸索腫大が，楔状束核，薄束核，舌下神経核などに認められた．著明な小脳萎縮があり，白質が減少し，グリオーシスがあった．大脳皮質にはびまん性の海綿状態がある．尾状核，視床，被殻は著明なグリオーシスがあり，びまん性の軸索腫大を認めた．微細構造では，軸索および髄鞘が薄くなり，鉄沈着があったとしているが，部位は記載がない．

画像所見

・INAD

小脳皮質のグリオーシス，軸索腫大，スフェロイドなどの変化を反映して，小脳の萎縮とT2強調像およびFLAIR像にて皮質に高信号を認める[11]．Al-Maawaliらによると，小脳虫部の萎縮は17.7か月に撮像された例にて認められ，21か月以後に撮像した9例（初回のMRI撮像時は24.8か月から90.3か月）全例に認められたとしている．

FLAIR像での皮質の高信号は17か月の例には認められたが，25か月，33か月，39か月時に撮像された例では，高信号を認めていない[13]．Salihらの報告によると，この高信号は平均7.3歳の小児例9例中6例に認められる．小脳萎縮は全例にあり，1.3歳の乳児にも既に認められている[14]．小脳萎縮は下部の虫部および半球に強い．その他に小脳歯状核，脳室周囲後部大脳白質に高信号を認めることがあり，視交叉の萎縮を伴うことがある[11]．淡蒼球あるいは黒質に鉄沈着を認めることがあるが，発症数年後のこともある[2]．PLAN全体に，病早期には鉄沈着を認めず，また，INADとaNADでは鉄沈着を全然認めないこともある[1]．

・Clavaの肥大

clavaとは薄束結節（gracile tubercle）であり，薄束核と薄束とで構成され，第四脳室の門の下方で，延髄下部背側の正中やや外側にある構造を示す．

Al-Maawaliらによると，MRIが施行された8例の典型的INADにおいて，撮像された患者の年齢，小脳虫部の萎縮，小脳皮質の高信号の有無とは無関係に，矢状断像正中面において，初回のMRIにて，clavaの肥大が認められたとしている．17.7か月に撮像された例においても認められている．

clavaの信号強度は12歳時に撮像されたaNADの患者のみに高信号を延髄背側に認めたが，その他では認めなかった[13]．

同様な所見について，Illingworthらも4例のINAD（患者年齢：30か月，6歳，7歳，8歳），1例のaNAD（17歳）にて全例にClavaの肥大を認めている[15]．

・成人でのジストニア/パーキンソン症状を呈する臨床型

ジストニアとパーキンソン症状のある例では淡蒼球の鉄沈着は一般的に明らかであるとしている[1]．

上記の韓国からの姉弟例では，姉は27歳時のMRIでは軽い小脳萎縮のみであったが，30歳時では淡蒼球，黒質にT2*強調像にて低信号を認め，鉄沈着がある．被殻にも軽い低信号を認めている．PETでは被殻の取り込みの減少を認める．弟は15歳で，淡蒼球と黒質に強い低信号をT2*強調像にて認めた．小脳萎縮がある[12]．

3 mitochondrial protein-associated neurodegeneration (MPAN)

臨床

全年齢にわたり，認知症に至る認知障害，著明な神経精神異常，運動ニューロパチーが特徴である．神経病理学的には神経細胞消失，鉄沈着，好酸性スフェロイド構造が基底核にあり，ルイ小体が多数認められる[16]．

発症年齢は4～30歳で，平均11歳である．精神学的異常は20例中の20例にあり，認知障害は22/23，視神経萎縮は17/23，構音障害は19/21，ジストニアは15/21，パーキンソン症状は11/23，運動軸索症は9/14である[16]．

画像所見

23例全例に淡蒼球に異常な鉄沈着を認める．23例中21例に，黒質にも異常な鉄沈着を認めている．eye of the tiger sign を認めない．5例において，淡蒼球内節と外節との間の内側髄板に線状の高信号をT2強調像にて認めた．7例は皮質萎縮があり，3例は小脳萎縮があった[17]．尾状核と被殻にT1強調像にて高信号を認めたとされる[1]．

本症において，eye of the tiger sign を認めたとする報告があるが[17]，むしろ，内側髄板の高信号のように見える．Hogarth も同様な解釈をしている[1]．

4 β-propeller protein-associated neurodegeneration (BPAN)

臨床

小児期早期に知的退行で発症するが，小児期には進行しないで，成人になると，ジストニアやパーキンソン症状を呈し，進行性の認知症を来す疾患である．自食作用(autophagy)に関連した遺伝子である WDR45 の変異が原因であることが判明しいている．以前には SENDA (Static encephalopathy in childhood with neurodegeneraton in adulthood) と呼ばれていた[18][19]．

Nishioka らによると，知的障害と40歳以下にて発症したパーキンソン症状を有する7例の女性患者に WDR45 遺伝子変異を認めており，日本人には BPAN が多いことを示唆した[20]．

成人での報告が多いが，Okamoto らは6歳の小児例を報告し，Rett 症候群様の症状にて発症している[19]．

画像所見

小児期早期には通常は異常がないとされている[1]．しかし，Okamoto らは6歳例でも鉄沈着を認めている[19]．

病期後期になり，特にパーキンソン症状が明らかになると，特徴的な画像所見が出現する[1]．T2強調像では淡蒼球，黒質，大脳脚に鉄の蓄積を示す低信号を示す(図2，3)．低信号は黒質にて最も明瞭で，線状の低信号を示す．同部位はT1強調像では高信号を示し，大脳脚へと連続する．ニューロメラニンを示すとされる[1]．さらに，T1強調像ではその中心に低信号を認めることもある(図2)[2][3]．15歳と16歳時に撮像された例では黒質のT1強調像の高信号は，より高齢の患者に比べて目立たないが，T2強調像での黒質の低信号は明瞭であったとしている[21]．脳梁が薄くなり，大脳および小脳萎縮を来す[1]．

小児例の報告は少ないが，CT にて淡蒼球に石灰化の報告もある(図2，3)[22]．

5 神経フェリチン症 (neuroferritinopathy：NFP)

臨床

進行性の常染色体優性遺伝を示す成人発症の疾患であり，フェリチン軽鎖遺伝子の変異によって起こる．フェリチンは細胞内において鉄の脱毒素とその貯留をしているが，本症ではフェリチンの機能障害によって，フェリチン・鉄集合体が淡蒼球，線条体，黒質，小脳の神経細胞およびグリア細胞の両者内に集積し，錐体外路徴

図2 β-propeller protein-associated neurodegeneration (BPAN)

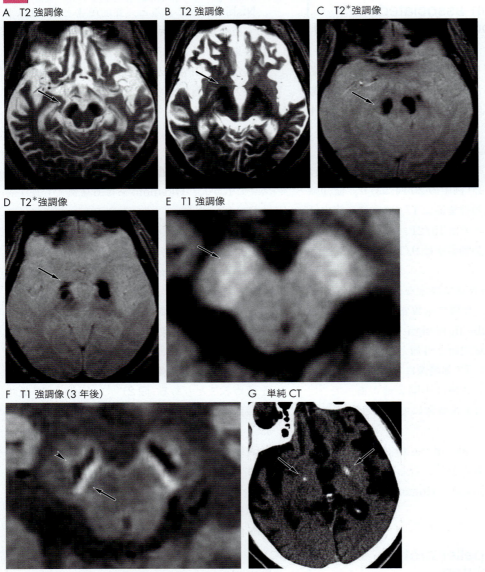

39歳，女性．3か月時に発熱時に痙攣があった．その後もときどき痙攣があったが，抗痙攣剤にて痙攣が止まり，歩行ができ，3歳頃から簡単な会話ができた．小学校は特殊学級，歩いて通えた．その後はおおむね同程度の精神運動発達レベルが維持された．28歳時から歩行時のふらつきが出現．段々と歩行が不安定となり，31歳時に車いすとなる．現在，全介護の状態．原因不明の精神発達遅滞とパーキンソン症候群を認める．3年前にもMRIが施行されている（A〜E）．当院入院時にMRIを撮像した（F）．

A，B：T2強調像：両側の黒質から大脳脚（A；→），淡蒼球（B；→）に低信号を認め，36歳としては低信号が強く，鉄沈着が疑われる．前頭側頭葉の萎縮を認める．
C，D：T2*強調像：両側の黒質から大脳脚（C；→），淡蒼球（D；→）に，年齢に比して強い低信号を認め，鉄の蓄積があると考えられる．
E：T1強調像：黒質から大脳脚に高信号を認める（→）．
F：T1強調像（3年後）：黒質には高信号を認め（→），その前方に強い低信号を認める（▶）．
G：単純CT：淡蒼球に石灰化を認めた（→）．なお，黒質も高吸収域を示した（非掲載）．
補足：比較的典型的な経過をとったBPANである．

図3 β-propeller protein-associated neurodegeneration (BPAN)

A　T1強調像（1歳時）　　B　T2強調像（9歳時）

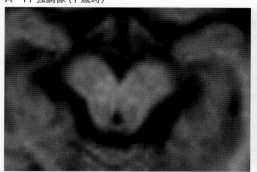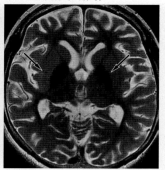

C　SWAN　　D　SWAN

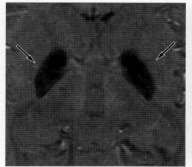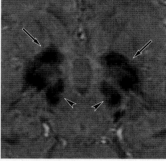

E　SWAN　　F　単純CT

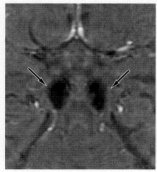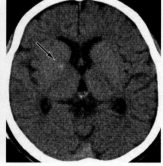

9歳，女児．前期破水，母胎感染兆候があり，保育器収容3週間，抗生剤投与，光線療法を施行され，日齢45で退院した．定頸5か月，つかまり立ち1歳6か月，現在両手をつないで歩行まで可だが，低緊張，追視を認めるが，有意語はない．重度精神遅滞とてんかんがある．1歳時のMRI（A）と9歳時のMRI（B～E）とCT（F）．

A：T1強調像（1歳時）：黒質に異常を認めない．なお，T2強調像でも黒質及び淡蒼球に優位な鉄沈着を認めていない（非掲載）．
B：T2強調像（9歳時）：両側淡蒼球に低信号を認め，鉄沈着がある（→）．
C：SWAN：両側淡蒼球に低信号を認める（→）．
D：SWAN：両側淡蒼球（→）と視床下核（►）に低信号を認める．
E：SWAN：両側黒質に低信号を認める（→）．なお，T1強調像にて，黒質には微妙な高信号があったが，低信号はない（非掲載）．
F：単純CT：右淡蒼球に石灰化を認める（→）．

候を示す[23)～28)]．

　神経症状は平均年齢39.4歳にて，50％は舞踏病，42.5％は局所的な下肢のジストニア，7.5％はパーキンソン症状にて発症する[25)]．大多数は家族内に運動変性疾患があり，Huntington舞踏病と誤診されることが多い．この疾患は進行性で，5～10年にて全身性となり，失声，嚥下障害，重篤な運動障害，皮質下性あるいは前頭葉性の認知障害を呈する．血清フェリチン値は男性と閉経後の女性では低値を示し，閉経以前の女性では正常範囲であることが多い．血清鉄，ヘモグロビンおよびトランフェリンには異常がない[25)]．

　病理所見では神経細胞およびグリアの核内の空胞形成が特徴である．その後，神経細胞脱落が起こり，組織の粗鬆化から空洞（あるいは嚢胞）形成と進む．画像でも鉄沈着から始まり，組織の粗鬆化から空洞へと進む[25)26)]．

　臨床症状からの鑑別疾患は遺伝性の運動異常症である．Huntington舞踏病とは異なり，NFP

図4 神経フェリチン症（症例1）

T2強調像

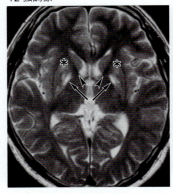

40代，男性．約3年前からキーボード操作の際に左手の使いにくさを自覚．約半年前から左顔面および左上下肢の不随意運動が出現した．父，伯父など少なくとも6名に同症状を認める．現症としては左上肢・顔面・舌の不随意運動，四肢深部腱反射亢進，肢節運動失行を認める．
検査所見では不飽和鉄結合能（UIBC）119（正常値：126～358）μg/dLと低下，フェリチン70（正常値：65～215）μg/mLと下限である．
T2強調像：淡蒼球に高信号を認める（→），被殻前部にも軽度高信号（＊）がある．内包前脚に低信号を認める（▶）．
（東京大学医学部附属病院放射線科　森 墾先生のご厚意による）

では動作時誘発性口顔面ジストニアが目立ち，左右非対称の症状があり，認知障害は初期には認められず，軽度の発語困難が時に認められる．進行すると認知症を認めることもある．明らかな失調がないことより，SCA17も否定される[1)25)26)]．

その他の鑑別ではNiemann-Pick病があり，眼球運動障害がないことより否定される．McLeod病や常染色体劣性の有棘赤血球舞踏病はクレアチンキナーゼが正常，神経伝導速度が正常，痙攣がないことより否定される[25)26)]．

他のNBIAとは異なり，NFPは優性遺伝を示し，小児期の発症は稀であり，鉄の脳内での集積部位が特徴的である[1)]．また，色素性網膜症あるいは視神経障害はない[2)]．

画像所見

自験3症例（35～42歳，罹患期間3～27年）のMRIの検討では全例で淡蒼球，被殻，黒質と歯状核にT2*強調像にて低信号を認めた（図4～6）[23)]．発症から3年の症例1では淡蒼球にT2強調像にて高信号を認めた（図4）．組織の粗鬆化あるいはグリオーシスなどを反映している．罹患期間の長い（発症から10年と27年の）2例では，淡蒼球以外にも，粗鬆化を反映している所見を尾状核と被殻に認め，さらに空洞（あるいは嚢胞）も淡蒼球から被殻にかけて認めている（図5，6）．空洞はT2強調像では強い高信号を認め，FLAIR像でも髄液と同様の信号強度を示した．なお，尾状核と被殻の嚢胞性変化は病気の遅い時期に認められると報告されている[25)]．

また，大脳皮質にも鉄沈着による低信号をT2*強調像にて認めた（図5）．なお，皮質のT2*強調像での低信号に対して，"cortical pencil lining" という用語が使用され，本症に特徴的とされた（図5-E）[29)]．しかし，自験例では無セルロプラスミン血症においても認められている．

経過の長い2例では黒質付近（図5）や歯状核内にもT2強調像にて組織の粗鬆化を反映している高信号を認めた．

遺伝子の変異があり，キャリアーではあるが，症状を呈していない症例においても，gradient echo法にて，歯状核，赤核，黒質，被殻，淡蒼球，視床，尾状核，中心前回に鉄沈着を認める[9)]．多数の報告例では初期の例においてはT2短縮は赤核と黒質のみのこともある．進行例では淡蒼球において，前嚢胞化状態になりT2強調像およびFLAIR像にて中心が高信号，周囲に鉄沈着による低信号を認める．T1強調像では鉄沈着領域は高信号を認めることがある[25)26)]．

鑑別診断

1. **多系統萎縮症**：被殻の萎縮を示し，高信号は被殻の外側にあり，スリット状で幅が狭い．
2. **Wilson病**：被殻のみではなく，淡蒼球，視床，橋，中脳被蓋にも病変が及ぶ．低信号と同時に高信号を被殻，淡蒼球は示し，その他の部位は高信号が主体である．

図5 | 神経フェリチン症（症例2）

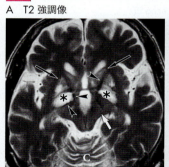

A T2強調像

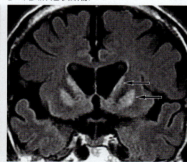

B FLAIR冠状断像

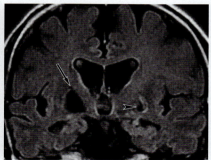

C FLAIR冠状断像

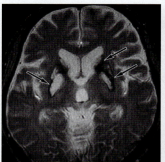

D T2*強調像

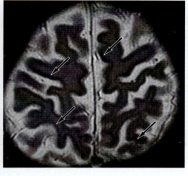

E T2*強調像

30代，男性．10年前より両手が震えだし，静止時にも起こる．7～8年前より歩きづらくなった．最近になり，話がゆっくりとなり，カラオケで歌についていけない，足に力が入らない．家族に類症はない．
神経学的所見：構音障害，歩行障害（開脚歩行），両手指に微細振戦を認める．生化学的検査はフェリチン値は正常，不飽和鉄結合能120（正常値：140～330）と低下している．

A：T2強調像：両側尾状核と被殻前部に高信号を認める（→）．より強い高信号が被殻後部から淡蒼球に存在する（＊）．淡蒼球の周辺部には低信号がある（▶）．年齢に比して，赤核の低信号がより目立つ（⇨）．右黒質後部にも高信号を認める．軽い大脳萎縮と小脳（**C**）の萎縮がある．
B：FLAIR冠状断像：両側尾状核と被殻に高信号を認める（→）．T2強調像でも高信号を示し，組織の粗鬆化を示している（非掲載）．
C：FLAIR冠状断像：右被殻後部から淡蒼球にかけて髄液と同様の低信号を認める（→）．T2強調像では強い高信号を示す部位であり，空洞（あるいは嚢胞）となった部位を表す．左にもより小さな空洞がある（▶）．
D：T2*強調像：基底核の高信号周囲に低信号がより明瞭である（→）．
E：T2*強調像：大脳皮質にも低信号を認める（→）．この年齢では明らかに異常である．この低信号は cortical pencil lining と呼ばれる．

3. 無セルロプラスミン血症：画像はよく似ているが，低信号は基底核のみではなく，視床，歯状核にも認められる．空洞は伴わない．糖尿病を伴う．

6 無セルロプラスミン血症（aceruloplasminemia）

臨床・病理

セルロプラスミンの遺伝子（CP遺伝子）変異により起こる常染色体劣性の遺伝性疾患である．細胞内の鉄が細胞外に出て，アポトランスフェリンに結合するためには，2価鉄（Fe^{2+}）から3価

図6 神経フェリチン症（症例3）

A T2強調像　　B T2*強調像（gradient echo法）　　C T2*強調像（gradient echo法）

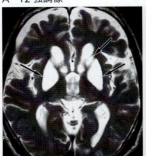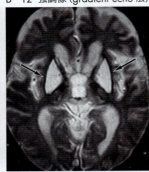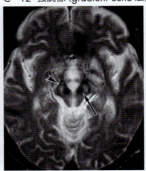

40代，男性．母親に同症状を認める．20代前半より振戦，意識消失発作，小脳失調が進行性に出現．現症として，小脳失調，失声，腱反射の亢進を認める．血清鉄は正常，フェリチン値低下を示し，フェリチン軽鎖の蛋白質をコードしている遺伝子変異を認める．

A：T2強調像：両側被殻から淡蒼球，尾状核に対称性の高信号を認める（→）．空洞あるいは囊胞を示す．前頭葉の萎縮を認める．視床，歯状核，黒質にも同様な高信号を認める（非掲載）．
B：T2*強調像（gradient echo法）：被殻に高信号を認め，その外側縁に沿った強い低信号を認める（→）．鉄の沈着による．尾状核，視床にも低信号を認める．
C：T2*強調像（gradient echo法）：赤核に強い低信号を認める（→）．黒質には高信号を認め，その周囲には低信号を認める（▶）．
（山梨大学医学部放射線科　石亀慶一先生のご厚意による）

表3 71例の無セルロプラスミン血症[30]

臨床症状
・貧血（80%）
・網膜変性（76%）
・糖尿病（70%）
・神経症状（68%）
1）失調（71%）：構音障害＞歩行運動失調＞肢節運動失調
2）不随意運動（64%）：ジストニア（眼瞼攣縮，しかめ顔，頸部ジストニア）＞舞踏運動＞振戦
3）パーキンソン症状（20%）：固縮＞無動
4）認知機能障害（60%）：アパチー＞健忘症
発症時の症状
・糖尿病：30歳未満にて発症，18%；30〜49歳にて発症，66%；50歳以後の発症，16%
・神経症状：40歳未満にて発症，7%；40〜59歳にて発症，80%；60歳以上にて発症，13%

図7 無セルロプラスミン血症

A 単純CT　　B T2強調像

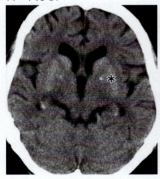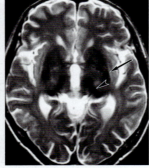

50代，女性．10代後半より口渇と全身倦怠感を自覚．翌年に糖尿病と診断された．その後インスリン療法を受けていたが，血糖コントロールは不良で，高血糖や低血糖発作が頻発し，意識消失発作や痙攣を伴うこともあった．血糖コントロール目的で入院．

A：単純CT：両側対称性に，被殻，尾状核，淡蒼球に高吸収域を認める（＊）．
B：T2強調像：被殻（→）を中心に尾状核および視床（▶）に低信号を認める．
（福岡大学医学部医学科　坪井義夫先生，宇郡宮英綱先生のご厚意による）

図8 | 無セルロプラスミン血症

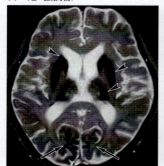
A　T2*強調像

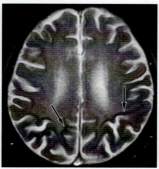
B　T2*強調像

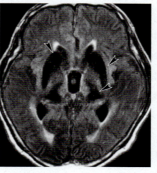
C　FLAIR像

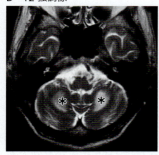
D　T2強調像

60代，男性．10年前より徐々に話がしにくい．7年前より小脳症状があり，MRIにて異常を指摘される．20代にて糖尿病，40代にて糖尿病腎症，小球性低色素性貧血，網膜色素変性症を認める．父親に糖尿病を認める．
A：T2*強調像：両側被殻，尾状核，視床外側部に低信号を認める（▶），両側大脳後部，頭頂後頭葉皮質にも低信号を認め（→），ともに鉄の沈着を示す．
B：T2*強調像：頭頂葉の皮質に低信号を認め（→），鉄沈着を示す．60代であるが，正常と比べてより強い低信号である．神経フェリチン症に際して言われている，cortial pencil liningと同様な所見である．
C：FLAIR像：T2*強調像と同様に被殻，尾状核，視床外側に低信号を認める（▶）．神経フェリチン症とは異なり，被殻に囊胞あるいは粗鬆化を示す高信号を認めない．
D：T2強調像：小脳髄体に両側対称性に高信号を認める（＊），両側中小脳脚にも高信号を認めている（非掲載）．
（自治医科大学放射線科　小林 茂先生のご厚意による）

鉄（Fe^{3+}）への酸化が必要である．この酸化を行う酵素がセルロプラスミンである．したがって，セルロプラスミンが欠損すると鉄は細胞外に出ることができないために，全身諸臓器（特に，脳，網膜，肝，膵）の細胞内に蓄積する[31)32)]．

臨床症状は小脳失調，錐体外路徴候，認知症などの中枢神経症状に加えて，小赤血球性貧血，糖尿病，網膜変性症を呈する．糖尿病と網膜変性がしばしば20代から見られるのに対し，中枢神経症状は晩発性で通常40歳以降に顕在化する[1)31)～33)]．

主要な標的臓器は脳，肝臓，膵臓であり，特に脳において組織の変性が著しい．神経細胞および星細胞胞体内への過剰な鉄沈着と神経細胞の変性・脱落である．本疾患における神経細胞死の機序として，鉄の過剰沈着におけるフリーラジカルの産生亢進を支持する所見が集積されている[31)～33)]．

71例の本症における臨床症状を表に示す（表3)[30)]．

画像所見

CTにて，尾状核・被殻を中心に基底核，尾状核，視床，小脳歯状核に左右対称性の高吸収域を認める（図7）．MRIではこれらの部位はT1強調像，T2強調像およびFLAIR像にて低信号を示す（図7，8）．他に，淡蒼球，赤核，黒質でも低信号を示す[4)9)32)33)]．McNeillらによれば[9)]，神経フェリチン症とは異なり，本症では基底核（被殻，淡蒼球，尾状核）と視床は同程度に侵され，10例全例の基底核に囊胞を疑わせる高信号を認めていない．大脳皮質にもgradient echo法にて低信号を示す（図8）[34)]．CTにて肝臓も高吸収域を示す[32)]．

7 その他のNBIA

1. fatty acid hydroxylase-associated neurodegeneration（FAHN）

FA2H遺伝子はヒドロキシル化脂肪酸に関与し，髄鞘生成と細胞サイクルの制御に大きな役割を果たしている．この遺伝子変異を持つ患者がNBIAの亜型であることが判明した．

10歳までの間に発病し，歩行困難と転倒を示す．進行性の痙性，ジストニア，小脳失調により，大きな機能障害を示し，多くの例において，構音障害および嚥下障害を伴い，歩行不能となる．視神経萎縮をしばしば伴う．

多くの患者はINADあるいはaNADに類似した臨床症状を示すので，PLA2G6遺伝子変異が認められない際には本症も考慮する．

淡蒼球に鉄集積を伴うことがあるが，全ての症例ではない．T2強調像では白質病変があり，脳梁が薄く，小脳，橋，延髄，脊髄が進行性に萎縮を示す[1]．

2. COASY prrotein-associated neurodegeneration（CoPAN）

coenzyme A代謝の異常として，認知されたNBIAの一つである．10歳までの間に，歩行困難，軽い認知障害にて発症する．口下顎ジストニア，構音障害，進行性痙性がその後に現れる．軸索神経症を認めることもある．さらに，パーキンソン症状が出現すると，機能障害が強くなる．

T2強調像にて不均一な淡蒼球の低信号を認め，内側に高信号を伴う[1]．

3. Woodhouse-Sakati syndrome

DCAF17遺伝子変異によるNBIAであり，内分泌異常と神経症状を呈する．患者は性腺機能不全症，糖尿病，禿頭，心電図異常，錐体外路徴候，知的機能低下，感音性難聴を呈する[1]．（p.183に追加情報がある）

4. Kufor-Rakeb症候群

若年性のパーキンソン症状，痙性，認知機能障害を呈する．その他には，核上性注視麻痺，顔面・手指・口峡微小ミオクローヌスと振戦がある．パーキンソン症状はL-DOPAが有効であるが，MPAN，BPANと同様に，運動徴候の変動とジスキネジアが出現し，早期に困難となる．原因はAPT13A2遺伝子変異による．

全般性の脳萎縮が脳MRIでは認められる．鉄沈着は初期には認められない[1]．

参考文献

1) Hogarth P: Neurodegeneration with brain iron accumulation: diagnosis and management. J Mov Disord 8: 1-13, 2015.
2) Kruer MC, Boddaert N: Neurodegeneration with brain iron accumulation: a diagnostic algorithm. Semin Pediatr Neurol 19: 67-74, 2012.
3) Kruer MC, Boddaert N, Schneider SA, et al: Neuroimaging Features of Neurodegeneration with Brain Iron Accumulation. AJNR Am J Neuroradio 33: 407-414, 2012.
4) Illner A: PKAN. In Barkovich JA, et al（eds）; Diagnostic imaging: pediatric neuroradiology. Amirsys, Salt Lake City, p.104-107, 2007.
5) Strecker K, Hesse S, Wegner F, et al: Eye of the tiger sign in multiple system atrophy. Eur J Neurol 14: e1-e2, 2007.
6) Davie CA, Barker GJ, Machado C, et al: Proton magnetic resonance spectroscopy in Steele-Richardson-Olszewski syndrome. Mov Disord 12: 767-771, 1997.
7) Benarroch EE: Brain iron homeostasis and neurodegenerative disease. Neurology 72: 1436-1440, 2009.
8) Kruer MC, Hiken M, Gregory A, et al: Novel histopathologic findings in molecularly-confirmed pantothenate kinase-associated neurodegeneration. Brain 134: 947-958, 2011.
9) McNeill A, Birchall D, Hayflick SJ, et al: T2* and FSE MRI distinguishes four subtypes of neurodegeneration with brain iron accumulation. Neurology 70: 1614-1619, 2008.
10) Koyama M, Yagishita A: Pantothenate kinase-associated neurodegeneration with increased lentiform nuclei cerebral blood flow. AJNR Am J Neuroradiol 27: 212-213, 2006.
11) D'incerti L, Farina L, Tortori-Donati P: Neurodegenerative disorders. In Tortori-Donati P

12) Kim YJ, Lyoo CH, Hong S, et al: Neuroimaging studies and whole exome sequencing of PLA2G6-associated neurodegeneration in a family with intrafamilial phenotypic heterogeneity. Parkinsonism Relat Disord 21: 402-406, 2015.
13) Al-Maawali A, et al: Validation of the finding of hypertrophy of the clava in infantile neuroaxonal dystrophy/PLA2G6 by biometric analysis. Neuroradiology 58: 1035-1042, 2016.
14) Salih MA, Mundwiller E, Khan AO, et al: New findings in a global approach to dissect the whole phenotype of PLA2G6 gene mutations. PLoS One 8: e76831, 2013.
15) Illingworth MA, et al: PLA2G6-associated neurodegeneration (PLAN): further expansion of the clinical, radiological and mutation spectrum associated with infantile and atypical childhood-onset disease. Mol Genet Metab 112: 183-189, 2014.
16) Hogarth P, Gregory A, Kruer MC, et al: New NBIA subtype: genetic, clinical, pathologic, and radiographic features of MPAN. Neurology 80: 268-275, 2013.
17) Skowronska M, Kmiec T, Kurkowska-Jastrzębska I, et al: Eye of the tiger sign in a 23year patient with mitochondrial membrane protein associated neurodegeneration. J Neurol Sci 352: 110-111, 2015.
18) Saitsu H, Nishimura T, Muramatsu K, et al: De novo mutations in the autophagy gene WDR45 cause static encephalopathy of childhood with neurodegeneration in adulthood. Nat Genet 45: 445-449, 2013.
19) Okamoto N, Ikeda T, Hasegawa T, et al: Early manifestations of BPAN in a pediatric patient. Am J Med Genet A 164A: 3095-3099, 2014.
20) Nishioka K, Oyama G, Yoshino H, et al: High frequency of beta-propeller protein-associated neurodegeneration (BPAN) among patients with intellectual disability and young-onset parkinsonism. Neurobiol Aging 36: 2004.e9-2004.e15, 2015.
21) Hayflick SJ, Kruer MC, Gregory A, et al: β-Propeller protein-associated neurodegeneration: a new X-linked dominant disorder with brain iron accumulation. Brain 136: 1708-1717, 2013.
22) Van Goethem G, Livingston JH, Warren D, et al: Basal ganglia calcification in a patient with beta-propeller protein-associated neurodegeneration. Pediatr Neurol 51: 843-845, 2014.
23) 柳下 章, 林 雅晴: 神経フェリチン症. 症例から学ぶ神経疾患の画像と病理. 医学書院, p.129-130, 2008.
24) 柳下 章: 神経フェリチン症（neuroferritinopathy）. Brain Medical 20: 381-383, 2008.
25) Chinnery PF, Crompton DE, Birchall D, et al: Clinical features and natural history of neuroferritinopathy caused by the FTL1 460InsA mutation. Brain 130: 110-119, 2007.
26) Vidal R, Ghetti B, Takao M, et al: Intracellular ferritin accumulation in neural and extraneural tissue characterizes a neurodegenerative disease associated with a mutation in the ferritin light polypeptide gene. J Neuropathol Exp Neurol 63: 363-380, 2004.
27) 太田恵美子, 長坂高村, 新藤和雅・他: ニューロフェリチノパチーの臨床. 臨床神経 49: 254-261, 2009.
28) 森 塁, 柳下 章, 石亀慶一・他: Neuroferritinopathy の MRI 所見. 第38回日本神経放射線学会抄録集, p.174, 2009.
29) Batla A, Adams ME, Erro R, et al: Cortical pencil lining in neuroferritinopathy: A diagnostic clue. Neurology 84: 1816-1818, 2015.
30) Miyajima H: Aceruloplasminemia. Neuropathology 35: 83-90, 2015.
31) 加藤丈夫: 糖尿病による神経障害. 臨床神経 47: 370, 2007.
32) 滝山嘉久, 永田三保子, 中野今治: 無セルロプラスミン血症の血液検査と画像. 神経内科 61: 140-145, 2004.
33) 大出貴士, 兼子一真, 有馬邦正: 無セルロプラスミン血症の病理. 神経内科 61: 156-164, 2004.
34) Grisoli M, Piperno A, Chiapparini L, et al: MR imaging of cerebral cortical involvement in aceruloplasminemia. AJNR Am J Neuroradiol 26: 657-661, 2005.

追加情報 p.182 参照

Woodhouse-Sakati 症候群の画像所見

下垂体低形成（76.9％），淡蒼球の鉄沈着増強（73％），側脳室周囲，深部白質に病変が 69.2％にある[35]．

35) Abusrair AH, et al: Brain MR Imaging Findings in Woodhouse-Sakati Syndrome. AJNR Am J Neuroradiol 39: 2256-2262, 2018.

6 ●その他

1 神経軸索spheroidを伴う遺伝性びまん性白質脳症（hereditary diffuse leukoencephalopathy with axonal spheroids：HDLS）

臨床

　HDLSは常染色体優性遺伝を示し，発症年齢は39±15歳（8～78歳）であり，症状の進行が非常に早いことが特徴であり，精神症状出現から臥床状態になるまでの期間がおおよそ4年前後である．女性にやや多い．初発症状はうつ症状，不安，行動異常，記銘力低下である．神経症状としてはパーキンソン症状，失行，失調，痙性四肢麻痺，痙攣，除脳硬直がある．CSF-1R遺伝子変異が原因とされる[1]．しかし，半数以上が孤発発症であると報告されている[2]．

　48例の原因不明の成人発症の白質ジストロフィの遺伝子を検索し，5例にCSF-1R遺伝子異常を認め，約10%を占めた．5例の内，1例は中枢神経系血管炎の様相を呈し，右頭頂葉の小梗塞に始まり，進行し，ほぼ対称性の高信号を拡散強調像にて，深部白質に認めた．3例は初期あるいは後期のパーキンソン病様の症状を呈し，残りの1例のみが典型的な認知障害を呈した．認知機能障害が目立つ例のみではない．多彩な臨床型を呈する可能性が高い[3]．

　最近では，HDLSとfamilial pigmentary orthochromatic leukodystrophy（POLD）はともにCSF1R変異が原因であることが明らかになり，両者に対して，神経軸索スフェロイド顆粒状グリアを伴う成人発症白質脳症（adult-onset luekoencephalopaty with axonal spheroids and pigmented glia：ALSP）という統一的な名称が使われている[4]．

病理所見

　大脳白質に，びまん性の髄鞘および軸索の消失と高度なグリオーシスがあり，前頭葉優位であった．軸索スフェロイドを認めている[2]．

画像所見

◆ 1. MRI

・全体像

　大脳白質に両側性の信号異常を認め，中心前回，中心後回あるいは前頭葉に最も目立つ．信号異常は散在性，融合性，対称性あるいは非対称性と様々である．境界は不鮮明である．脳梁は薄く，信号異常を認めることもある（図1）．

▶50代，男性．1年前より意欲低下（疲れた，気力がわかないと頻繁に言う）と不眠が出現した．約1か月前より，計画を立てて行動することが苦手となり，時間に遅れたり，非常に早く到着することが増え，認知症外来を受診し，MRIを撮像した（A～F）．なお，痙攣や急性の脳卒中症状を示す所見はない．母親も40代にて認知機能障害を示し，5年ほどで寝たきりとなり，61歳で死去した．

A～C：拡散強調像：深部白質を中心に明瞭な点状の高信号を認める（→）．左右非対称であり，一部は皮質直下にもある（C；▶）．内包後脚の皮質脊髄路にも高信号を認めている（非掲載）．側脳室は年齢に比して拡大している．
D，E：T2強調像：拡散強調像の高信号を含んで，より広範に側脳室周囲から深部白質にかけて高信号を認める（→）．比較的対称性である．尾状核の萎縮を認めない（非掲載）．
F：T1強調矢状断像：脳梁は薄く，低信号を認める（→）．中脳被蓋の萎縮がある（▶）．小脳虫部は軽い萎縮の疑いがある．なお，T2*強調像にて，微小出血はなく，側頭葉先端部白質には高信号を認めない．徐々に感情を抑制するのがむずかしくなり，仕事は休職となり，パソコンの操作が困難となり，失禁が出現し，当院に約1.5年後に入院し，MRIを再検した（G～J），CT（K）．
G：拡散強調像：AとほぼSame様な部位に点状の高信号を認める（→）．
H：ADC map：Gの高信号は低信号を示し，拡散制限を認める（→）．
I，J：T2強調像：側脳室周囲の高信号はD，Eと比べて拡大し，脳萎縮も進行している．
K：単純CT：側脳室周囲には低吸収域を認める（→）．異常な石灰化を認めない．
補足：急性脳卒中症状がないのに，拡散強調像にて，点状の高信号が側脳室周囲に多発し，それを含んで，より広範囲に高信号をT2強調像にて認める．60歳未満にて，認知症を呈した病歴と合わせると，HDLSに特徴的である．なお，1.5年後ではあるが，拡散強調像にて，高信号が残存し，ADC値が低下している所見も本症に特徴的である．CTでは石灰化を認めない．

図1 神経軸索 spheroid を伴う遺伝性びまん性白質脳症（HDLS）

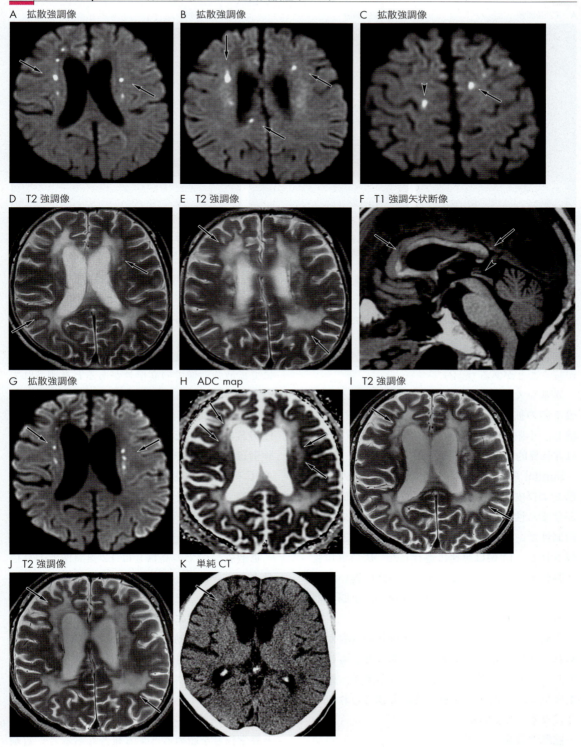

A 拡散強調像　B 拡散強調像　C 拡散強調像
D T2強調像　E T2強調像　F T1強調矢状断像
G 拡散強調像　H ADC map　I T2強調像
J T2強調像　K 単純CT

図2 | 神経軸索 spheroid を伴う遺伝性びまん性白質脳症

A T2強調像　　　　　B 拡散強調像　　　　　C T2強調像

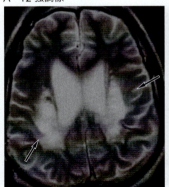 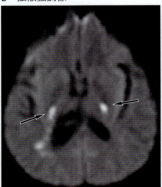 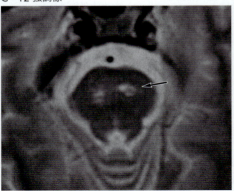

20代，男性．大きな既往歴のない患者が進行する嚥下および言語障害にて来院し，MRIを撮像した．
A：T2強調像：側脳室周囲白質に楕円形に近い大きな高信号を認める（→），mass effect はなく，脳萎縮がある．
B：拡散強調像：左は内包後脚に高，右は内包後脚から側脳室周囲白質に高信号を認める（→）．なお，Aの病変も拡散強調像にて高信号を示した（非掲載）．
C：T2強調像：橋底部，皮質脊髄路を含んで高信号を認める（→）．なお，T2強調冠状断像では内包後脚から橋底部にかけて，皮質脊髄路に高信号を認めている（非掲載）．
（徳島大学病院の症例，原田雅史先生，阿部孝志先生のご厚意による）
補足：1年後には歩行不能となり，5年後には寝たきりとなり，その後，遺伝子診断にて HDLS と診断された．

内包後脚を通り，脳幹の錐体路まで信号異常が続くことがある（図2）．

異常な大脳白質は萎縮を伴い，側脳室とくも膜下腔の拡大を認める（図1，2）．尾状核は萎縮し，小脳萎縮もありうる．以上のMRI所見は非特異的である[5]．

Sundalらの15例の報告では14例が大脳深部および皮質下白質を限局性に侵し，1例のみがびまん性の白質病変であった[6]．白質病変は両側性で，非対称性であり，前頭葉が主として侵される．14例は急速に進行した．灰白質病変と脳幹萎縮はなかった．皮質脊髄路は遅い時期になって侵された．造影効果はなく，小脳萎縮は極軽度であった[6]．

玉岡らの例では大脳白質には斑状の病変がみられ，初期は非対称であるが，進行とともに融合し，対照的になる．白質病変は前頭葉，頭頂葉優位で，しだいに皮質の萎縮も認められるようになるとしている[7]．

・拡散強調像

大友らの報告では拡散強調像にて散在性の高信号があり（図1，2），ADC値は低下していることが多い（図1）．最も変性が進んでいる部位にて拡散強調像での高信号があると推測されている[8]．拡散強調像にて両側大脳半球に散在性高信号を認め，その高信号が2年以上に存在し，HDLSに特徴的としている報告もある[9)10]．自験例は1.5年後であったが，高信号が残存し，ADC値の低下を認めた．拡散強調像の高信号は非対称であり，その高信号よりも広範にT2強調像では高信号を認め，ほぼ対称性の所見であった（図1，2）．

拡散強調像での高信号はT2強調像での高信号より小さいことが多いが，稀に両者が同じ程度の大きさのこともある．また，左右非対称が多いが，対称性に側脳室周囲白質が侵されることもある．造影効果を認めないのが，炎症性脱髄性疾患との鑑別には有効である[11]．

・脳梁萎縮

脳梁の萎縮もあるとされる．特に体部が小さいとしている[9]．早期から脳梁の高度の非薄化と異常信号を認めるとする報告もある[12]．自験例では発症約1年にて，脳梁萎縮があり，T1強調像では低信号を認めた（図1）．

・陰性所見

　negative な所見も重要で，HDLS では多発性の微小出血を認めないこと，側頭葉前部や両側外包の異常信号を認めないこと，痙攣以外に脳卒中様発作を認めないこと，発症後の進行が早いことなどが相違点である[9]．自験例も同様であった（図1，2）．

　図2の症例では側脳室周囲白質に大きな高信号をT2強調像にて認め，内包後脚から橋にかけて高信号が進展し，拡散強調像でも高信号を示している（図2）．初期の診断は多発性硬化症であった．多発性硬化症に類似した画像所見を示した報告もある[13]．

・非典型例

　稀な臨床型として，原発性進行性失語症を示す例がある[14]．52歳，右利きの男性が2年間の経過で，進行性の換語困難を呈した．大工仕事の際に，言葉を見つける，書くこと，計算が困難となる．原発性進行性失語と指弾された．MRI では左後部頭頂葉優位の著明な萎縮に加えて，左大脳白質に高信号を FLAIR 像にて認め，右前頭葉白質にも高信号があるが，明らかに左優位である．発症から5年後，失語症は進行し，仕事を辞めた．MRI では皮質下の高信号が進行していた．発症から7年後，半卵円中心に両側性に拡散制限のある病変が出現した．剖検となり，HDLS であった．前頭側頭葉変性症や皮質基底核症候群（CBS）に類似した画像を示すことがある．

◆ 2. CT

　6例中5例にCTが施行され，側脳室前角近くの前頭葉白質内に多数の点状石灰化を認め，病理でもカルシウム沈着と線維性グリオーシスを認めている．

　CSF-1R 遺伝子は破骨細胞の細胞構築再構成に関連しており，脳内石灰化と関係が深いとされる[2]．図1では石灰化を認めていない．

　前頭頭頂葉深部白質に石灰化を来した例もある[15]．

・飛び石状（stepping stone appearance）

　Konno らは9例のCT所見について，報告した．大脳の2部位（側脳室前角近傍の前頭葉白質と頭頂葉皮質下白質）に全例に石灰化を認めている．1mm幅の薄いスライスでのCTを推奨している．再構成矢状断像にて，前頭葉脳梁周囲に飛び石状（stepping stone appearance）に左右対称性に並ぶ石灰化が特徴とした[16]．

　24歳の女性患者は認知機能障害，精神症状，失行，歩行障害を示し，上記の石灰化が認められた．一方，未熟児として誕生したので，生後1か月のときに，CT が撮像され，すでに，その際に両側性に前角前方，脳梁膝部周囲に石灰化があり，頭頂葉白質にも石灰化があった．先天性感染症が疑われたが，診断は着かなかった（おそらく陰性であったと推測される）．24歳にて，1か月時の石灰化が残存しているが，前頭葉の石灰化は小さくなっていた．頭頂葉の石灰化は明瞭に認められ，飛び石状を矢状断像では示した[16]．

・認知症発症10年以上前に微小石灰化と脳梁菲薄化があった例

　岡本らの報告は44歳，男性であり，1年前から仕事の失敗が多い，認知機能低下，前頭葉症状，両側錐体路徴候を認めた．大脳萎縮，脳梁体部前部の菲薄化，側脳室周囲白質および皮質下に高信号を FLAIR 像にて認め，CT では飛び石状の石灰化認め，遺伝子視診断にて本症と診断された．さらに，11年前，33歳時に，頭痛と気力低下を来し，CT にて，すでに，両側前角周囲の石灰化，頭頂葉白質に特徴的な石灰化を認め，MRI では，軽い大脳萎縮があり，脳梁体部前部に菲薄化を認めた[4]．すでに，本症を示唆する画像所見があったと考えられる．

　しかし，図1にて示すように石灰化を認めない症例もある．

●…診断のコツ

　大脳深部白質に拡散強調像にて点状，楕円形の高信号を両側性，非対称性に認め，T2強調像ではより広範な高信号を伴い，比較的若年で進

行する認知症を示す際には本症を考慮する．CTでの側脳室周囲大脳白質の石灰化も参考になる．

鑑別診断

石灰化を伴う遺伝性白質脳症の鑑別は14章 p.936「22. COL4A遺伝子変異」の表「石灰化を伴う遺伝性白質脳症」参照．なお，表内ではHDLSではなく，ALSPと新しい表記をしている．

1. **前頭側頭葉変性症**：萎縮が前頭側頭葉主体である．T2強調像での白質の高信号が淡い．HDLSにおいても，明瞭な左右差を持つ萎縮と大脳白質に高信号をFLAIR像にて示す例がある[14]．
2. **神経核内封入体病**：拡散強調像での高信号が皮質下中心．
3. **cerebroretinal microangiopathy with calcifications and cyst（成人発症）**：より広範な微小石灰化と，点状の造影効果を伴い，認知症が進行する際に考える（14章 p.924「20. 成人発症例」と図2参照）．
4. **CADASIL**：HDLSは性格変化や自発性低下などの緩徐進行性の前頭葉機能障害を初発症状とする．CADASILは片頭痛や脳梗塞などの急性発症の脳血管障害を初発症状とし，家族歴では有病率の高い60歳未満発症の脳梗塞患者が家系内にいる[17]（画像所見による鑑別は14章 p.826「2. CADASIL」内の【画像所見】と【鑑別診断】HDLSを参照）．
5. **多発性硬化症（一次性進行型，PPMS）**：小脳症状や視神経炎，脊髄病変の存在はPPMSをより示唆する．MRI所見にて拡散制限，顕著な脳梁萎縮，脳室周囲より深部白質病変が優位である際にはHDLSを示唆する．CTでは微細な石灰化はHDLSを示唆する[18]．
6. **中枢神経系血管炎**：Lynchらの例は25歳にて，感覚障害にて発症し，31歳にて交通事故に巻き込まれた後に，軽度の認知障害が起こった．35歳にて移動が不自由となり，認知機能低下，尿失禁を認めた．36歳にて認知症となった．31歳のMRIでは，右頭頂葉の急性小梗塞を疑わせる高信号を拡散強調像にて認め，その後のMRIでは，拡散制限のある小病巣を大脳深部白質に多数認めた．T2強調像では脳萎縮と，高信号が脳梁膨大部，内包後脚から中脳の皮質脊髄路に延びていた．造影効果はなく，血管造影は正常であった．小梗塞が多発し血管炎を思わせたが，遺伝子診断にてHDLSであった[3]．皮質脊髄路の所見が比較的本症に特徴的と考えられる．（p.194に追加情報がある）

2 │ TUBB4A関連髄鞘形成不全症（TUBB4A related hypomyelination）

臨床

・**全体像**

本症は髄鞘の形成不全を起こし，hypomyelinating leukoencephalopathy と呼ばれる一群に入る．また，以前に hypomyelination with atrophy of the basal ganglia and cerebellum（H-ABC）と呼ばれた疾患であり，その関連遺伝子異常がTUBB4Aであり，新しい病名となった．原因遺伝子がわかり，その臨床徴候がより広い範囲にわたることが判明している[19]．

Miyatakeらは8例の本症について報告している[19]．男性が6例であり，年齢は1歳から41歳までである．発症年齢は平均9.2か月であり，2か月から18か月まである．精神発達遅滞は全例にある．運動機能の退行は5例で判明しており，3か月から20歳まである．全例に小脳失調と痙性がある．1例を除いて，錐体外路徴候が7例にある．固縮が全例にあり，ジストニアが6例，ショレアアテトーゼは3例にある．錐体外路徴候のない1例は被殻が正常例に比べて明らかに小さい[19]．

・**成人例**

Miyatakeらは2例の成人例を報告している．症例1（23歳）は12か月にて発症し，10歳から運動機能の退行が始まっている．不安定であるが，支持なし歩行が可能で，軽度の精神発達遅

表1● 髄鞘形成不全症の臨床およびMRIの特徴(文献20より改変)

臨床症状の特徴	
・異形徴候	18q-
・顔面粗大化	SASD，fucosidosis
・白内障	HCC，Cockayne，Pol III/4H（稀）
・近視（典型的には進行性で強度）	Pol III/4H
・難聴	Cockayne，*SOX-10*
・歯の異常	Pol III/4H，Cockayne：空洞になりやすい
	ODDD：エナメル質の低形成
・皮膚異常	Cockayne：日光に過敏
	fucosidosis：び慢性体部被角血管腫
・心臓異常	18q-，fucosidosis：心肥大
・肝脾腫大	SASD，fucosidosis
・内分泌異常	18q-，Pol III/4H（思春期の遅れ，欠損）
・錐体外路徴候	H-ABC
MRIの特徴	
・び慢性で均一な髄鞘低形成	PMD
・び慢性で均一な髄鞘低形成と，脳幹，特に橋の髄鞘低形成	PMLD
・髄鞘低形成，T2延長，T1延長領域の存在	HCC，18q-
	HBSL
・比較的T2での低信号：歯状核，視放線，淡蒼球，視床前外側核	Pol III/4H
	内包後脚
・早期に髄鞘化する部位における髄鞘低形成	HEMS
・石灰化	Cockayne，Aicardi-Goutières
・脳梁菲薄化	Pol III/4H，fucosidosis，Cockayne，SASD
・小脳萎縮	Pol III/4H，SASD，H-ABC，ODDD，Cockayne
	fucosidosis，18q-（低形成）
・基底核	萎縮（特に被殻）：H-ABC
	淡蒼球（T1にて高信号，T2にて低信号）：fucosidosis
	Pol III/4H，ODDD
・著明な大脳萎縮	乳児SASD，Aicardi-Goutières

18q-：18q-症候群，SASD：sialic acid storage disease（シアル酸蓄積病，Salla病），HCC：Hypomyelination with congenital cataract（先天性白内障を伴う髄鞘形成不全症），Cockayne：Cockayne症候群，Pol III：Pol III related leukodystrophies，4H：c，SOX-10：SOX-10関連症，ODDD：oculodentodigital dysplasia（眼歯指異形成），fucosidosis：フコシドーシス，H-ABC：Hypomyelination with atrophy of the basal ganglia and cerebellum，PMD：Pelizaeus-Merzbacher病，PMLD：PMD様病，HBSL：Hypomyelination with brainstem and spinal cord involvement and leg spasticity，HEMS：hypomyeination of early myelinating structures，Aicardi-Goutières：Aicardi-Goutières症候群．

滞がある．錐体外路徴候があるが，MRIにて基底核の萎縮がない．

もう1人の成人例2（41歳）は12か月にて発症し，20歳が運動機能の頂点であった．錐体外路徴候があるが，基底核の萎縮は極軽度である．症例1と2は小脳及び脳梁の萎縮を認める[19]．

・**他の遺伝子異常を示す髄鞘形成不全症**

POLR3A遺伝子変異を認めた大脳白質形成不全症例の報告がある[21]．34歳の男性であり，兄に類症がある．小学高学年にて学力低下で発症した．2次性徴の発現がなく，類宦官体型，軽

度小脳失調や強度の近視を認めたが，歯牙低形成はない．

主たる，髄鞘形成不全を示す疾患を**表1**に示す[20]．

画像所見

髄鞘形成不全があり，大脳白質はT2強調像では高信号を示し，正常の髄鞘化による低信号をほとんど認めない．T1強調像による髄鞘化の程度は様々であり，ほとんど髄鞘化を認めず，低信号を示すこともあるが，多くは皮質よりも高信号を示す[22][23]．大脳萎縮も進行と共に認め

図3 TUBB4A 関連髄鞘形成不全症

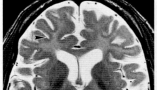
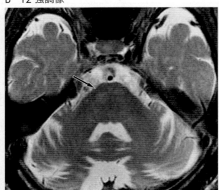
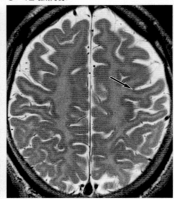

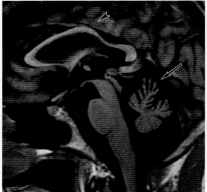
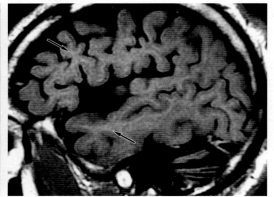

24歳，男性．幼時期より精神運動発達遅滞があった．運動機能は11歳頃が最高で，クラッチ歩行が可能であった．この頃より，右手を素早く跳ね上げるような不随意運動が出現した．14歳頃より，急速に運動機能が退行し，歩行不能となり，ハイハイもできなくなった．19歳より座位にて傾くようになり，21歳から座位保持が困難となった．言語発達は幼時期は正常範囲であり，小学校低学年では文章による会話が可能であったが，徐々に吃音が生じ，13歳からはゆっくりとした発声となった．

A：T2強調像：基底核には萎縮を認めない．内包後脚に髄鞘化を認めず，高信号を示す（→）．後脚内の皮質脊髄路は他の白質と同様な信号強度を示し，同定できない．側脳室周囲白質は皮質よりも高信号を示し，異常である（▶）．
B：T2強調像：小脳萎縮を認める．小脳白質も信号強度が高い．橋底部の横走線維には髄鞘化を認め，低信号を示し，皮質脊髄路のみが軽度高信号として認められる（→）．
C：T2強調像：中心前回白質も高信号を示し，髄鞘化を認めない（→）．前頭葉を中心とする大脳萎縮がある．
D：T1強調矢状断像：小脳虫部上部に強い萎縮を認める（→）．脳梁も全体に細い（▶）．
E：T1強調矢状断像：大脳白質は皮質よりは高信号を示す（→）．
補足：比較的典型的な TUBB4A 関連髄鞘形成不全症である．不随意運動が目立ち，画像も白質形成不全を示す．基底核の萎縮はないが，不随意運動を認める点が特徴である．

られる．皮質脊髄路は髄鞘化を認めず，T2強調像にて高信号を示す．

基底核の萎縮は被殻にもっとも強く，ほとんど認められないこともある．初期には異常を認めないこともあるが，経過を追うと被殻の萎縮が認められる．尾状核が次に侵される．淡蒼球と視床には著変を認めない．小脳萎縮が経過と共に出現する[22)23)]．小脳萎縮は虫部に強い．

上記の Miyatake らの報告では8例全例に髄鞘形成不全があり，基底核萎縮は6例あり，1例はなく，残りの1例は±であった．小脳萎縮は7例，脳梁萎縮も7例にあった[19)]．

また，Hamilton らの報告では，12歳以上となり，MRIを撮像した10例（年齢は13～29歳）

の内，髄鞘化が中等度の欠損が30％，重度の欠損が50％，ほとんどないのが30％である．被殻は正常例はなく，小さいのが30％，欠損は70％，尾状核は正常は10％，小さいのが80％，欠損は10％．大脳萎縮がないのが20％，中等度の萎縮60％，重度の萎縮20％，脳梁萎縮は全例にあり，中等度が80％，重度が20％，小脳萎縮は全例にあり，中等度が10％，重度が90％である[24]．

自験例は24歳，男性である．不随意運動が目立つ例であり，大脳白質の形成不全，大脳・小脳・脳梁萎縮があるが，基底核の萎縮はなかった（図3）．

POLR3A遺伝子変異を認めた例でも，同様な画像所見であり，大脳白質は高信号をT2強調像にて示し，小脳，脳幹の萎縮，脳梁の低形成を認めた[21]．

3 X染色体連鎖痙性対麻痺2型（spastic paraplegia type 2：SPG2）

臨床

proteolipid protein（PLP）1遺伝子は髄鞘の膜蛋白に関係し，その変異によるPLP1関連疾患（PLP1-Related Disorders）にはPelizaeus-Merzbacher病（PMD）とSPG2がある．前者は中枢神経系の重篤な髄鞘形成不全を起こし，後者は遅い発症で，軽いが，進行する下肢の痙性を引き起こす．遺伝子変異の種類によって，表現型が異なる．

SPG2を起こすPLP1遺伝子変異では，男性では軽いPMDあるいはSPG2を起こす．一方，女性のキャリアーは同じ家族内の男性に比べて，有症状が多く，思春期あるいは成人発症の軽い痙性対麻痺，その後，進行性の白質ジストロフィーにより認知症を発症する[25]．

MatsufujiらはSPG2例を報告している．発端者は29歳，男性で血液結婚ではない両親から生まれ，妊娠，出産には異常がなかった．運動発達が遅延し，頸定は12か月，お座りは30か月であった．痙性は4歳で認められ，歩行障害が悪化し，10代後半には車いす生活となり，26歳で，重篤な構音障害を認めた．29歳にて，構音障害，嚥下障害，体幹失調がある．

発端者の姉は31歳であり，同様な運動発達遅延がある．5歳のときには1人で歩けた．10歳時に，下肢の堅さを感じた．大学では車いすが必要であった．痙性対麻痺があるが，認知能力は正常である．小脳失調あるいは錐体外路徴候はない[25]．

発端者の母親は躓きやすいことを除くと，小児期および思春期は正常であった．27歳時に，最初の妊娠の際に歩行障害が認められた．歩行障害が段々と進行し，40代後半にて車いす生活となり，55歳にて記憶障害が始まり，59歳時の診察にて認知症を認めた．下肢に限局する痙性を認めた[25]．

67歳にて死亡した剖検例がある．35歳にて歩行障害にて発症している．白質に広範な脱髄がある．灰白質と末梢神経は保たれている．脳梁，皮質脊髄路，内側毛帯，上小脳脚が強く侵されている．これらには軸索変性を起こしている．遅い発症，長い経過を考えると，この患者における遺伝子変異は脳発達過程における乏突起細胞の死を生じたのではなく，髄鞘の構造と機能に関する維持や保守が不完全なことによると推測されている．画像はCTのみである[26]．

画像所見

上記のMatsufujiらの3例では，全例脳梁が薄い．発端者（29歳，男性）は軽い脳萎縮と，T2強調像では大脳白質が正常の低信号を認めず，淡い高信号を示す．本症に特徴的である．姉はT2強調像にて側脳室周囲に高信号があるが，皮質下白質は正常の低信号を示しているように見える．母親は軽い脳萎縮があり，T2強調像では側脳室周囲白質に少量の高信号を認める．皮質下白質は正常の低信号を示しているように見える[25]．

kubotaらは小児例を報告している．dysmyelinationがほぼ全脳的に起こっている

図4 | X染色体連鎖痙性対麻痺2型

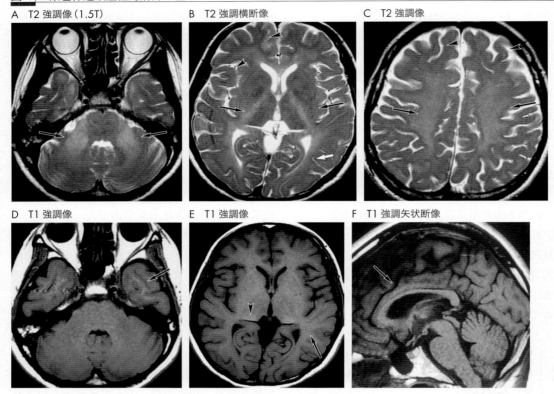

39歳，女性．中学生の頃より，頻尿があった．27歳頃より足が棒のようになり，歩行が困難となった．30歳頃より真っ直ぐ歩けず，蛇行するようになった．33歳から字を思い出せないことが多くなる．また，集中力の低下を認めた．35歳時に頻尿のため，他院を受診した．白内障も指摘され，36歳にて当院を受診し，下肢痙縮，四肢腱反射亢進，足底反射陽性を認めた．画像は39歳時である．

A：T2強調像（1.5T）：両側中小脳脚に強い高信号を認める（→）．橋底部も全体に信号が高く，皮質脊髄路，橋横走線維が正常の低信号を示さない．拡散強調像にて，中小脳脚は高信号を示すが，拡散制限はない（非掲載）．
B：T2強調横断像：内包後脚（→），側脳室周囲白質が高信号を示し，視放線が同定できない（⇨）．皮質下白質のU線維は低信号を示す（▶）．
C：T2強調像：大脳深部白質が高信号を示す（→）．一方，皮質下白質のU線維は正常の低信号を示す部位もある（▶）．
D，E：T1強調像：白質は高信号を示し（→），白質の異常は分からない．視床後部の信号がやや高い（▶）．
F：T1強調矢状断像：脳梁体部が薄い（→）．
補足：44歳時のMRIもほぼ同様であった．頻尿で中学生にて発症し，痙性対麻痺を呈した．認知機能障害は初期にはない．皮質下白質のU線維が残り，中小脳脚，皮質脊髄路，視放線，大脳深部白質が異常を示す点が特徴のSPG2である．図5は娘であるが，同様の画像を示した．

が，髄鞘化が初期に起こるとされる部位には異常が強く，遅く起こる部位には異常が軽いとした[27]．

Svenstrupらの報告によると，患者Aは1人歩きが27か月と遅く，痙性が4歳からある．7歳時のT2強調像では，側脳室周囲にほぼ対称性の高信号が一部にあり，異常であるが，大部分の大脳白質は正常である．10歳時，16歳，20歳と高信号が増加している．患者Bは1人歩きが22か月であり，痙性が3歳時に出現している．20歳時のT2強調像では，側の室周囲白質に高信号が対称性に広い範囲にある．皮質下白質の高信号は正常である．

剖検例の検討より，SPG2では，髄鞘が一度はでき，その後次第に髄鞘の保持ができなくなり，脱髄を来し，その強い部位では軸索も損傷する．Kubotaらの検討では，より早期に髄鞘化が起こる部位に病変が強いのはより早期に，

図5 X染色体連鎖痙性対麻痺2型

A　T2強調像　　　　B　T2強調像　　　　C　T2強調像

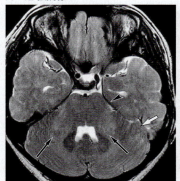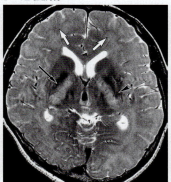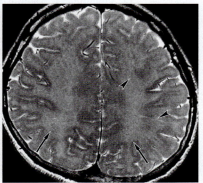

▍21歳，女性．図4の娘．6歳時から振戦があった．大学生になってから文字が書きにくい．腱反射亢進を認める．
A：T2強調像：両側中小脳脚には高信号を認める（→），橋底部には橋横走線維を示す低信号を認める（▶）．両側小脳外側においても白質の低信号を認める（⇨）．
B：T2強調像：内包後脚は高信号（→）を示すが，その内部には白質線維を示す低信号が認められる（▶）．皮質下の線維も残っている部位がある（⇨）．
C：T2強調像：大脳深部白質は高信号を示す（→）．
補足：図4とよく似た画像を示すが，高信号の程度が軽く，残存している白質が多い．認知機能障害はない．

髄鞘の保持ができなくなることにより，脱髄さらに，軸索損傷まで進むことによると推測される．

自験例は母娘の親子例である．発端者の母親39歳の画像と，娘21歳の画像は類似している．

T2強調像にて中小脳脚および内包後脚に強い高信号を示す．拡散強調像でも高信号を示すが，拡散制限はない．一方，大脳の皮質下白質のU線維はT2強調像にて低信号を示し，残存した（図4，5）．

参考文献

1) 池田修一：HDLSの疾患概念，原因遺伝子CSF-1Rの生理機能．神経内科 78: 367-371, 2013.
2) Konno T, et al: Haploinsufficiency of CSF-1R and clinicopathologic characterization in patients with HDLS. Neurology 82: 139-148, 2014.
3) Lynch DS, Jaunmukane Z, Sheerin UM, et al: Hereditary leukoencephalopathy with axonal spheroids: a spectrum of phenotypes from CNS vasculitis to parkinsonism in an adult onset leukodystrophy series. J Neurol Neurosurg Psychiatry 87: 512-519, 2016.
4) 岡本美由紀・他：認知症発症10年以上前より特徴的な微小石灰化と脳梁菲薄化を認めた神経軸索スフェロイドと顆粒状グリアを伴う成人発症白質脳症の1例．臨床神経 57: 521-526, 2017.
5) van der Knaap MS, Valk J: Hereditary diffuse leukoencephalopathy with neuroaxonal spheroids. in Magnetic resonance of myelination and myelin disorders. 3rd. ed. Springer, p.526-529, 2005.
6) Sundal C, Van Gerpen JA, Nicholson AM, et al: MRI characteristics and scoring in HDLS due to CSF1R gene mutations. Neurology 79: 566-574, 2012.
7) 玉岡 晃，望月昭英，石井亜紀子・他：新たな若年性認知症 神経軸索ジストロフィーを伴う遺伝性白質脳症（HDLS）若年性認知症の鑑別診断におけるHDLSの位置づけ．臨床神経 52: 1390-1392, 2012.
8) 大友 亮，岩田 淳，辻 省治：HDLSのMRI所見．神経内科 78: 372-377, 2013.
9) 大崎裕亮，寺澤由佳，瓦井俊孝・他：数週間にわたり拡散強調画像で高信号を呈する病変を認めた若年認知症の一症例．臨床神経 53: 391, 2013.
10) Terasawa Y, et al: Increasing and persistent DWI changes in a patient with hereditary diffuse leukoencephalopathy with spheroids. J Neurol Sci 335: 213-215, 2013.
11) Meyer-Ohlendorf M, Braczynski A, Al-Qaisi O, et al: Comprehensive diagnostics in a case of hereditary diffuse leukodystrophy with spheroids. BMC Neurol 15: 103, 2015.
12) 池田正義，今野卓哉，西澤正豊・他：遺伝性小血管病とHDLS．神経内科 78: 388-395, 2013.

13) Keegan BM, Giannini C, Parisi JE, et al: Sporadic adult-onset leukoencephalopathy with neuroaxonal spheroids mimicking cerebral MS. Neurology 70: 1128-1133, 2008.
14) Oboudiyat C, Bigio EH, Bonakdarpour B, et al: Diffuse leukoencephalopathy with spheroids presenting as primary progressive aphasia. Neurology 85: 652-653, 2015.
15) Fujioka S, Broderick DF, Sundal C, et al: An adult-onset leukoencephalopathy with axonal spheroids and pigmented glia accompanied by brain calcifications: a case report and a literature review of brain calcifications disorders. J Neurol 260: 2665-2668, 2013.
16) Konno T, et al: Diagnostic Value of Brain Calcifications in Adult-Onset Leukoencephalopathy with Axonal Spheroids and Pigmented Glia. AJNR Am J Neuroradiol 38: 77-83, 2017.
17) 植田明彦, 安東由喜雄：日本人に好発する遺伝性白質脳症の診断と今後の展望 HDLS との鑑別に有用な CADASIL の新たな診断法. 臨床神経 54: 1168-1170, 2014.
18) 斉藤万有：びまん性軸索スフェロイドを伴う遺伝性白質脳症 (HDLS) と一次性進行型多発性硬化症 (PPMS) の鑑別点. 臨床神経 54: 1162-1164, 2014.
19) Miyatake S, Osaka H, Shiina M, et al: Expanding the phenotypic spectrum of TUBB4A-associated hypomyelinating leukoencephalopathies. Neurology 82: 2230-2237, 2014.
20) Pouwels PJ, Vanderver A, Bernard G, et al: Hypomyelinating leukodystrophies: translational research progress and prospects. Ann Neurol 76: 5-19, 2014.
21) 田村麻子, 丹羽篤, 伊井裕一郎, 佐々木良元・他：新規 POLR3A 遺伝子変異をみとめた大脳白質形成不全症の1例. 臨床神経 53: 624-629, 2013.
22) van der Knaap MS, Valk J: Hypomyelination with atrophy of the basal ganglia and cerebellum. Magnetic resoance of myelination and myelin disorders. 3rd. ed. Springer, p.519-525, 2005.
23) Barkovich JA, Patay Z: Hypomyelination with atrophy of the basal ganglia and cerebellum. Pediatric Neuroimaging. Barkovich JS, Raybaud C. ede, 5nd. ed. Wolters Kluwer/Lippincott Williams & Wilkins, p.198-201, 2012.
24) Hamilton EM, Polder E, Vanderver A, et al: Hypomyelination with atrophy of the basal ganglia and cerebellum: further delineation of the phenotype and genotype-phenotype correlation. Brain 137: 1921-1930, 2014.
25) Matsufuji M, et al: Partial PLP1 deletion causing X-linked dominant spastic paraplegia type 2. Pediatr Neurol 49: 477-481, 2013.
26) Suzuki SO, et al: An autopsy case of adult-onset hereditary spastic paraplegia type 2 with a novel mutation in exon 7 of the proteolipid protein 1 gene. Acta Neuropathol 122: 775-781, 2011.
27) Kubota K, et al: Brain magnetic resonance imaging findings and auditory brainstem response in a child with spastic paraplegia 2 due to a PLP1 splice site mutation. Brain Dev 37: 158-162, 2015.

追加情報 p.188 参照

HDLS を CSF-1R (colony-stimulating factor-1 receptor) 関連白質脳症とする報告[28]

2018年12月時点でのよくまとまった報告である. 本症では女性が男性より若く発症することが判明している. 画像所見では, 大脳白質に病変があり, その病変内に拡散制限を認めることと, 大脳石灰化が hallmark である. 拡散制限は数か月あるいはそれ以上経過しても存在し, 髄鞘内浮腫と考えられている. 造影効果はなく, 歯状核, 中小脳脚は保たれる.

大脳白質病変は徐々に進行し, 発症時には既に存在する. 発症6年前にも存在した例もある. 初期には小さいが, 次第に融合し, 前頭葉および頭頂葉に存在する. 両側性であるが, 必ずしも対称性でない. 投射繊維も侵し, 内包後脚から脳幹の錐体路が侵されることもある.

CT での大脳石灰化は特異的である. 25例 (7例が男性, 中位年齢：38歳) の検討では側脳室前角近くの白質に25例, 全例に認められた. 多くは両側性であった. 頭頂葉白質内にも12例 (48%) に認められている. 石灰化は無症状の CSF-1R キャリアーにも, 出生直後にも認められる例があり, 症状あるいは白質病変とは無関係とされる. 石灰化は長い間, 大きさおよび分布範囲に変化はないが, ときに小さくなる. 小さいので, 薄スライスでの CT が有用で, 矢状断像の再構成が有用である.

病理所見の特徴は髄鞘および軸索の消失を伴う白質変性であり, 多数の神経軸索スフェロイドと, 脂肪を含んだ pimented macrophage の存在である. 白質変性は半卵円中心, 側脳室周囲白質, 脳梁にあり, 主として前頭葉と頭頂葉を侵し, 側頭葉と後頭葉は保たれる. 前頭橋路, 皮質脊髄路は侵され, 皮質脊髄路が脳幹から脊髄まで侵されることがある. 一方, U 線維, 被殻の pencil fibers (Striatopallidal fibres), 前交連, 視神経は侵されない.

28) Konno T, et al: CSF1R-related leukoencephalopathy: A major player in primary microgliopathies. Neurology 91: 1092-1104, 2018.

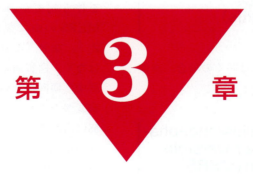

第 3 章

感染症

　中枢神経系の感染症は神経内科領域では重要な疾患であり，治療法が存在する疾患も多いので，画像診断を含めて，その早期診断が重要である．また，免疫再構築症候群のように，治療によって新たな疾患が誕生している．さらに，外国からの往来が大変便利になり，盛んになった現代において，外国に留まっていた感染症も国内に入ることが多くなった．感染症もグローバル化している．その意味においても，常に新たな情報を知る努力をすることが，中枢神経系感染症の画像診断には求められる．本章ではなるべく新しい情報を取り入れるように努めた．

1 ウイルス感染症

1 ウイルス性髄膜炎 (viral meningitis)

画像所見

ウイルス性髄膜炎の際には多くの場合，画像診断では異常所見を認めない．

2 mild encephalitis/encephalopathy with a reversible splenial lesion (MERS)

臨床

MERSは臨床症状は軽い脳症/脳炎であり，脳梁膨大部に一過性のapparent diffusion coefficient (ADC) 値の低下を認めることが特徴である[1]．

Takanashiの報告によれば[1]，54例の日本人MERS症例があり，男性26例，女性が28例である．平均発症年齢は9歳である．先駆症状は発熱(94%)，嘔吐(25%)，下痢(15%)，咳(12%)である．最も多い神経学的徴候はせん妄状態(35%)であり，その他に痙攣(33%)があり，すべてが1か月以内に回復している．神経症状は先駆症状の1～3日後に起こっている．その病因は不明なことが多い(41%)が，インフルエンザAウイルスが6例，インフルエンザBウイルスが4例に判明している．

画像所見

MERSでは種々のウイルスあるいは細菌感染により，機序は不明であるが，脳梁膨大部中央にADC値の低下を伴い，拡散強調像にて卵円型の高信号を示す[2]．時に，不規則に外側に進展することもある（図1）．この所見は一過性であり，2週間程にて消失する．造影効果はない．臨床症状も軽く，多くは無治療にて軽快する．10歳未満の小児例が多いが，思春期から若年成人も含まれる．

さらに，脳梁膨大部の他に，頭頂葉あるいは前頭葉の白質内にも左右対称性に拡散能の低下を伴う病変がある．それらも一過性であり，MERSの中に含まれると考えられている（図2）[3]．なお，このような脳梁病変では卵円型ではなく，白質病変に連続するように，外側に進展する傾向が認められている．自験例では白質病変がなくても，膨大部中央部の他に膨大部外側に高信号を伴っていた（図1）．

中小脳脚にもADC値の低下を伴う高信号を認めるMERSがある（図3）[4]．

数多くの症例を経験すると，拡散低下を示す脳梁膨大部病変の中には，予後の良くない症例もある（p.212「Epstein-Barrウイルス」の項参照）．

MERSにおける拡散能の低下の原因に関して，Tadaらはフェニールケトン尿症と同様な髄鞘内浮腫と多発性硬化症に認められるような炎症性細胞浸潤を挙げている．両者ともに可逆性変化を示すと考えられている[2]．軽度の新生児仮死例の12日目のMRIにて，脳梁膨大部病変が認められている．髄鞘化が未だなされていないので，髄鞘内浮腫ではなく細胞浸潤が拡散能の低下の原因とされる[5]．

マラリアにおいても，脳梁膨大部病変を示し，ADC値の低下を認めることもある[6]．

上記の脳梁膨大部病変があり，その他の部位，例えば小脳炎を認める例やその他の病変が急性散在性脳脊髄炎(ADEM)と考えられる例がある（p.246「急性小脳炎」の項参照）．これらはMERSではない．現在では種々の疾患で脳梁膨大部病変を認めることが判明している．

なお，急性メトトレキセート脳症や低血糖において，脳梁膨大部病変に加えて半卵円中心にもADC値の低下を伴う病変が起こる．MERSによく似た画像所見を示す[7]．

◎拡散制限を伴う脳梁の細胞毒性病変

StarkeyらはMERSに対して，脳症が必ずし

図1 一過性の脳梁膨大部病変を認めたウイルス性髄膜炎（MERS）

A 拡散強調像　　B ADC map

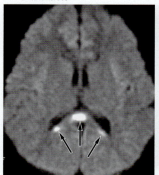 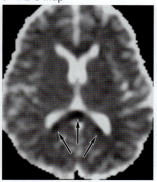

10代後半，男性．5日前より発熱，頭痛を認め，他院にて項部強直を指摘される．髄液検査にて細胞数33/3，蛋白79mg/dLと上昇し，髄膜炎と診断された．速やかに改善し，8日後に退院．

A：拡散強調像：脳梁膨大部中央部および両外側部に対称性に高信号を認める（→）．FLAIR像およびT2強調像でも高信号を示す．mass effectは軽い．他の部位には異常を認めない．約1か月後の拡散強調像では消失した（非掲載）．
B：ADC map：上記の病変はADC値の低下を認める（→）．

図2 一過性脳梁膨大部病変を認めた脳症/脳炎

A 拡散強調像　　B 拡散強調像　　C ADC map

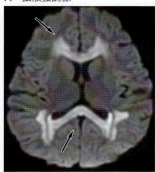 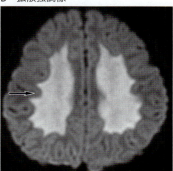 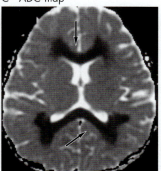

D T2強調像　　E 拡散強調像（6日後）

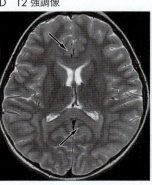 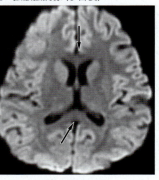

6歳，男子．3日前の夜，40℃台の発熱，前日に咽頭発赤があり，アデノウイルスが検出されている．当日に，呼びかけに応じず，不穏状態となり，入院した．意識障害と縮瞳があった．

A：拡散強調像：両側対称性に脳梁膨大部および膝部に高信号を認める（→）．
B：拡散強調像：両側深部大脳白質に対称性の高信号を認める（→）．
C：ADC map：脳梁膨大部および膝部の病変は低信号を示し，拡散制限がある（→）．
D：T2強調像：脳梁膨大部および膝部の病変は淡い高信号を示す（→）．拡散強調像に比べて目立たない．
E：拡散強調像（6日後）：脳梁膨大部および膝部の高信号は消失している（→）．
補足：意識障害があり，臨床症状は軽度ではない．また，画像も脳梁全体と深部白質に病変が広がっている．しかし，ADC値の低下を認め，両側対称性であり，MERSの範疇に入る．短期間にステロイドを投与し，速やかに回復している．

図3 一過性脳梁膨大部病変を認めた脳症／脳炎（MERS）

A　拡散強調像　　B　拡散強調像　　C　拡散強調像（3日後）

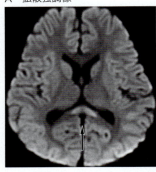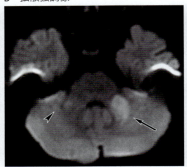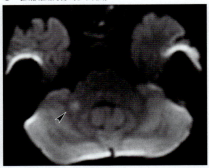

2歳，男児．5日前より高熱を認め，意識レベルの低下があり，入院当日より発語がなく，無動となり，MRI（A，B）を撮像した．
A：拡散強調像：脳梁膨大部に対称性の高信号を認める（→）．ADC値の低下を認めた（非掲載）．
B：拡散強調像：左中小脳脚にも高信号を認める（→）．ADC値は低下していた（非掲載）．なお，右中小脳脚に小さな高信号を認める（▶）．
C：拡散強調像（3日後）：左中小脳脚の病変は消失し，右中小脳脚の高信号がより明瞭となる（▶）．なお，脳梁膨大部病変も消失した．初回のMRIより，17日後に3回目のMRIを施行し，病変が消失していることを確認した（非掲載）．
補足：一過性脳梁膨大部病変に中小脳脚の病変が加わった例であり，MERSの範疇に入ると考えられる．

も軽症ではなく，重症もある．また，病変が可逆性ではない例もあり，脳梁膨大部に限局しないこともある，と述べている．一方，脳梁病変が拡散制限があり，細胞毒性病変であることは認められているので，cytotoxic lesions of the corpus callosum と呼んだ[8]．

key point 【1．拡散制限を伴う脳梁の細胞毒性病変】

1. 薬剤：カルバマゼピン，シクロスポリン，交感神経刺激を伴うやせ薬，フルオロウラシル，glufosinate ammonium，経静脈性免疫グロブリン治療，lamotrigine，臭化メチル，メトロニダゾール，向精神薬性悪性症候群（アミトリプチリン，クロザピン），フェニトイン，ステロイド，抗痙攣剤の中止
2. 悪性腫瘍：急性リンパ性白血病，食道癌，軟膜膠腫症，脊髄髄膜メラニン細胞腫
3. 感染：アデノウイルス，無菌性髄膜炎／脳炎，Epstein-Barrウイルス，大腸菌，ヘルペスウイルス，インフルエンザ，レジオネラ，マラリア，麻疹，マイコプラズマ，流行性耳下腺炎，ロタウイルス，サルモネラ，ブドウ球菌，連鎖球菌，ダニ媒介性脳炎，水痘帯状疱疹
4. くも膜下出血：脳動脈瘤，脳動静脈奇形
5. 代謝性疾患：急性腎不全，アルコール中毒，橋外髄鞘崩壊症，橋中心髄鞘崩壊症，肝性脳症，高アンモニア血症，高ナトリウム血症，低血糖，低ナトリウム血症，Marchiafava-Bignami病，Wernicke脳症，Wilson病
6. 頭部外傷
7. その他：高地脳浮腫，抗グルタミン酸受容体抗体陽性脳炎，抗VGKC抗体陽性脳炎，子癇，溶血性尿毒症症候群，ワクチン，川崎病，PRES，分娩後脳血管症，痙攣，痙攣重積

この病変には3型がある．a) 小さな円形あるいは卵形で，膨大部中央に位置するもの，b) 膨大部中央から両側に脳梁線維に沿って周囲白質に広がっているもの，c) 脳梁後部から前部に広がるものとした．数多くの病態がこの病変を呈するとした（key point 1「拡散制限を伴う脳梁の細胞毒性病変」参照）．

3 ウイルス性脳炎（viral encephalitis）

A 単純ヘルペス脳炎（herpes simplex encephalitis：HSE）

臨床と病理

HSEはヘルペスウイルス科の単純ヘルペスウイルス1型（herpes simplex virus-1：HSV-1）による感染が大部分である．HSV-1は眼，口唇，皮膚に水疱を作る．三叉神経節などに潜伏感染しているウイルスの再活性化，上気道感染に引き続いて嗅神経経由に，あるいは血行性に脳を侵す．

単純ヘルペスウイルスⅡ型（HSV-2）は外陰部に感染する．そのため，新生児では産道感染による脳炎を起こす．また，成人では脊髄炎を起こすことがある．

HSEの好発年齢は9歳以下と，20～50代にピークがある．臨床症状としては発熱，髄膜刺激徴候，意識障害，痙攣，言語障害，異常行動，性格変化などを呈する[9]．

稀に脳幹を侵す型（脳幹脳炎）では脳神経麻痺や運動失調を起こす[9]．吉留ら[10]によるとHSV脳幹脳炎は34例の報告があり，小児から老人まで罹患し（6～71歳），髄膜炎症状に加えて，眼球運動障害，呼吸障害や小脳失調が多い．皮膚粘膜のヘルペス感染はわずかに4例のみである．HSV-1が29例，HSV-2が3例である[10]．

HSEの肉眼的な病理所見の特徴は側頭葉内側面から底面の出血性壊死性病変である．病変は海馬，海馬傍回，梨状回，下および中側頭回の前半部に強い．皮質が主に侵されるが，皮質下白質や扁桃体も侵される．病巣は通常両側性であるが，一側優位が多く，片側性もある．

組織学的には髄膜と大脳皮質の炎症性細胞浸潤，特に血管周囲性のリンパ球浸潤，形質細胞浸潤，神経細胞の変性，壊死，神経食作用，ミクログリア増多などが脳全体に認められる[11]．

撮像方法

出血の有無を見ることが重要であり，T2*強調像あるいはSWIは必須である．

画像所見

1. HSV-1

・典型例

HSV-1によるHSEでは病変は側頭葉内側部，外側部，尖端部を侵し，前頭葉眼窩部，帯状回，

表1 ● 神経系ウイルス感染症の病巣部位 [12]～[14]

単純ヘルペス脳炎	辺縁系（左右非対称），辺縁系以外も侵すのが特徴
ヒトヘルペスウイルス6（HHV-6）脳炎	辺縁系（免疫抑制患者の海馬，扁桃核，島回，下前頭回）
帯状疱疹　血管炎	皮髄境界を中心とする大脳白質，灰白質に虚血/梗塞
耳性帯状疱疹	脳神経Ⅶ，Ⅷ，および蝸牛の造影効果
眼神経帯状疱疹	内頚動脈に壊死性の血管炎
サイトメガロウイルス	側脳室周囲の上衣，延髄，網膜
日本脳炎	視床，黒質，皮質下白質（トガウイルス：セントルイス脳炎，ウエストナイル脳炎も同様である）
ヒト免疫不全ウイルス	大脳深部白質（大脳萎縮を伴う，他の白質脳症に比べて大脳萎縮がより強い）
JCウイルス（進行性多巣性白質脳症）	皮質下白質から皮質（多巣性，融合性の病変）
エンテロウイルスD68　エンテロウイルス71　ポリオ，コクサッキー	延髄後部，橋，脊髄前角　中脳，脊髄前角
エプスタイン・バー（EB）ウイルス	基底核（対称性）
急性散在性脳脊髄炎（ADEM）	皮質下白質（U線維から直行する線状の病変を含む）

図4｜単純ヘルペス脳炎

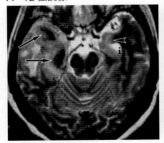

A　T2強調像

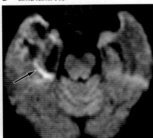

B　拡散強調像

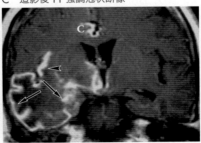

C　造影後T1強調冠状断像

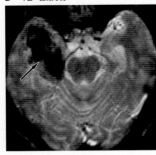

D　T2*強調像

50代，女性．2週間ほど前より発熱，昨日より行動がおかしい．
A：T2強調像：右側頭葉尖端部，内側および外側部に及ぶ不均一な信号強度を示す病変を認める．その一部は強い低信号を示し（→），出血による変化を疑わせる．左側頭葉内側にも高信号を示す病変がある（▶）．左下角（i）は拡大しているが，右側は同定できない．
B：拡散強調像：右側頭葉病変の一部にADC値の低下を伴う高信号を認める（→）．
C：造影後T1強調冠状断像：側頭葉内側部から外側部にかけて（→），さらに島回（▶），帯状回（C）にかけて脳回に沿った造影効果（gyral enhancement）を認める．
D：T2*強調像：右側頭葉の病変には出血を認める（→）．
補足：辺縁系以外（側頭葉外側部）も侵し，出血を伴っている．造影効果が皮質を中心にある．HSEの特徴である．

島回に進展する（**表1**）．一側性あるいは両側性である．両側性の際に，左右は必ず非対称である．基底核は通常侵されない[15]．皮質のみに限局することはなく，必ずT2強調像での高信号は白質まで及ぶ（**図4～6**）．浮腫を認めることがあり，さらに，病巣内に出血を認めることが多い（**図4，5**）．出血の有無は非ヘルペス性脳炎との鑑別に有用であり，T2*強調像あるいはsusceptibility weighted imaging（SWI）を加える．同法あるいはT2*強調像にて出血は低信号を示す（**図4，5**）．また，arterial spin labeling（ASL）にて，脳炎の病巣部位では血流増加を認める（**図5**）ので，有効である．造影後には脳回に沿った造影効果を認めることがある（**図4**）．

拡散強調像では皮質のみが高信号を示す例（**図5-C**の左側頭葉，**図6-B**の島回）と，皮質から皮質下にかけて比較的厚い高信号を示す例（**図6-A**の側頭葉）がある．両者共に，T2強調像あるいはFLAIR像では皮質に限局せず，病変は皮質下まで広がっている（**図5-D，E**）．

SenerによればHSVの拡散強調像所見は2種類あり，ひとつはADC値の低下を示し，重篤な症状を示し，予後も不良である（**図4，5**）．残りは血管性浮腫のパターンでADC値の低下はなく，素早い治療によって比較的よい予後が期待されるとしている[16]．拡散強調像にて高信号を示す領域には島回も含まれる（**図6**）[17]．

HSEでは一側の側頭葉外側部のみ，あるいは側頭葉内側部のみの例は稀である．HSEの病変は血管の支配領域には無関係である．ひとつの血管支配領域に限局する病変では脳梗塞（**図7，8**）との鑑別が必要である．

・**非典型例（側頭葉外病変，extratemporal involvement）**

病初期には，病変が側頭葉にはなく，辺縁系である前部帯状回あるいは島回のみに限局する例がある．両側前部帯状回を含む前頭葉のみに病変のあった例[18)19)]，前部帯状回と島回のみに病変のあった例が報告されている[20]．中井らの報告例は，拡散強調像にて島回皮質と前部帯状回に限局する高信号があり，その皮質下には低信号があり，FLAIR像では皮質下にまで及ぶ高信号を認め，島回皮質下には点状の出血を伴っていた．側頭葉には病変がないが，ヘルペス脳

図5 単純ヘルペス脳炎

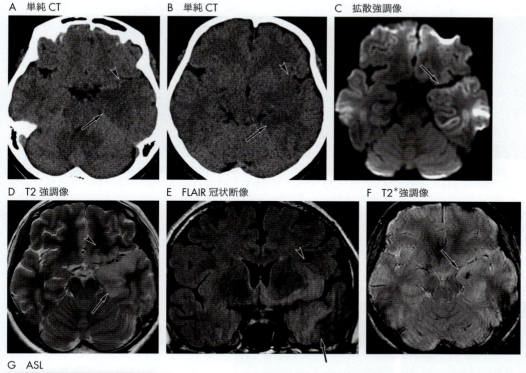

A 単純CT B 単純CT C 拡散強調像
D T2強調像 E FLAIR冠状断像 F T2*強調像
G ASL

40代，女性．7日前の夕方より，嘔気を自覚した．翌日には頸部痛と嘔気が増悪した．他院を受診した．発熱はあったが，軽度の白血球増加のみであったので，補液により改善した．4日前より，発熱，頸部痛，咽頭痛があり，抗生物質を投与され，帰宅したが，意識障害が出現し，髄膜脳炎の疑いでCT（A，B），MRIを撮像された．ヘルペス脳炎が疑われ，1日前に当院に入院し，その翌日にMRIを撮像した．

A：単純CT：左側頭葉内側部（→）から，側頭葉前部（▶）にかけて低吸収域を認める．
B：単純CT：左側頭葉内側部（→）から，島回（▶）にかけて低吸収域を認め，血管の支配領域に合わない．ヘルペス脳炎を考慮すべき所見である．
C：拡散強調像：左側頭葉内側部から前部にかけて皮質に高信号を認める（→）．
D：T2強調像：左側頭葉内側部から前部にかけて，皮質から皮質下にかけて厚い高信号を認める（→）．左前頭葉底部にも高信号を認める（▶）．
E：FLAIR冠状断像：左側頭葉内側部（→），左前頭葉底部から島回（▶）にかけて高信号を認める．
F：T2*強調像：左側頭葉内側部に低信号があり（→），出血を示す．
G：ASL：左側頭葉内側部に血流増加を認める（→）．
補足：比較的典型的なヘルペス脳炎の所見である．側頭葉内側部のみではなく，側頭葉前部，前頭葉底部，島回まで所見が及ぶ．病変は皮質のみに留まらず，皮質下白質にまで高信号を認める．さらに，T2*強調像では病変内に小さな出血があった．血清学的にヘルペス脳炎が確認されている．

炎に特徴的な画像所見であった．その後，側頭葉を含む領域に病変が広がっている[20]．

原らは頭頂葉皮質病変で発症した73歳，女性例を報告している[21]．右下肢のしびれを自覚し，当日のFLAIR像にて，右頭頂葉皮質に高信号を認めた．5日後に，突然発症の左片麻痺が生じた．CTでは低吸収域を同じ部位に認めた．脳梗塞と考えられていた．しかし，翌日に初めて発熱が出現し，傾眠傾向となり，MRIを撮像した．右側頭葉外側部，尖端部，内側部，頭頂葉に病変があり，HSVとなった．初回のしびれはHSVとは無関係と考えられている．HSV

図6 | 単純ヘルペス脳炎

A 拡散強調像　　B 拡散強調像　　C 造影後T1強調像

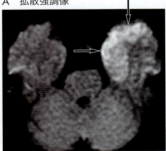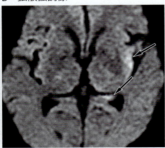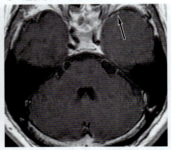

60代,女性.約1週間前より階段の昇降時にふらつきがあり,失見当識,おかしな言動が段々と出現し,緊急入院となった.入院時,発熱と意識障害を認め,白血球が9,600,CRP 0.64,髄液検査では細胞 134/3,蛋白 102.HSV-DNAがPCR法にて陽性.
A:拡散強調像:左側頭葉内側部から尖端部にかけて皮質を中心に高信号を認める(→).
B:拡散強調像:左島回,左側頭葉後部に高信号を認める(→).島回後部は辺縁系には含まれない.
C:造影後T1強調像:左側頭葉前部の髄膜に造影効果を認める(→).

図7 | 鑑別診断:脳梗塞

A 拡散強調像　　B 拡散強調像

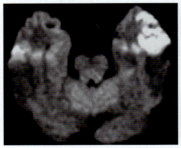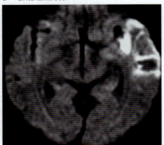

60代,男性.前日朝より字がぼやける,頭痛がした.午後になって家人が様子がおかしいことに気がつき,近医を受診し日付が言えず,簡単な計算ができないとのことで他院にてMRIを撮り,単純ヘルペス脳炎と言われた.翌日当院に入院し,同日にMRIを撮像した.白血球 7,200,CRP 0.69,髄液検査にて細胞数 3/3.
A,B:拡散強調像:左側頭葉外側に高信号を認める.海馬をはじめとする側頭葉内側部に病変を認めず,単純ヘルペス脳炎ではなく脳梗塞である.

において,側頭葉以外の病変のみだった例が15%あったとの報告がある[22)].

Mitoらの例も脳梗塞様であった.症例は48歳の男性で,突然発症の左口角からの唾液過多と左手の運動制限を来し,救急外来を受診した.その際に,左顔,上下肢の片側痙攣を起こした.軽い昏迷,軽い左片麻痺があり,37.8℃の発熱があった.拡散強調像にて,右頭頂葉に高信号が皮質から皮質下にあり,脳梗塞様であった.翌日には高信号がより明瞭になり,T2強調像でも高信号を示した.さらに,8日後には両側に広がり,HSEであった.早期には側頭葉以外に病変が皮質から皮質下にあり,発熱を伴い脳梗塞様所見を示すHSEがある[23)].

◆ 2. 大脳白質病変

単純ヘルペス脳炎のMRIにて辺縁系を中心とする大脳皮質病変とは異なり,それより遅れて大脳白質病変(前頭および側頭葉)が出現することがある(図9).小児例が多いが,80歳の症例もある.この病変には以下のような共通点がある.①大脳白質病変は脳炎発症から数週〜数か月(2週〜4か月)にて現れる.②大脳白質病変は急性期の皮質病変とは異なる部位にある.MRI所見の悪化にもかかわらず,臨床症状の悪

図8 鑑別診断：脳梗塞

A 拡散強調像

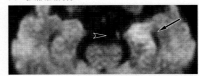

B T1強調像

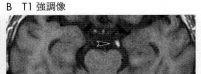

C MRA

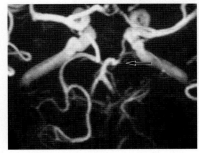

70代，男性．前日の午後8時に友人と別れた頃までは異常がなかったが，その後，連絡がつかず，翌朝にタクシーに乗ったが，何を言っているかわからず，その午後に救急搬送された．意識障害があり，脳炎の疑いで入院となった．
A：拡散強調像：左側頭葉内側部（扁桃体と海馬）に高信号を認める（→）．中脳前方，脳槽内左に線状の高信号があり（▶），血栓が疑われる．
B：T1強調像：上記脳槽内の異常は，高信号を示し，血栓と考えられる（▶）．
C：MRA：左後大脳動脈は起始部より閉塞し（→），末梢が描出されている．A，Bでの血栓の存在に合致する．左海馬を含む後大脳動脈領域の梗塞である．
補足：後大脳動脈からの最初の皮質動脈である浅海馬動脈によって栄養される領域に起こる梗塞が海馬梗塞である．複数の浅海馬動脈があり，主として後大脳動脈から分岐するが，ときに前脈絡叢動脈からも出る．鉤の血管支配は主として前脈絡叢動脈から出るが，後大脳動脈から支配も受けることがある[37]．

化はない．③大脳白質病変は自然に消失する．考察として髄鞘塩基性蛋白が次第に上昇していることから，免疫に関係した脱髄が起こっていると考えられている[24)25)]．

3. 脳幹病変

脳幹脳炎を示す例ではMRIにて17例中12例に異常を認めている[10)]．橋被蓋から，一側の小脳脚にかけての病変を認めたり[10)]，外陰部に水疱を認め，延髄から橋底部にかけてのHSV-2による病変[26)]，あるいはMiuraらの症例は対称性の脳幹病変を示し，三叉神経のroot entry zoneから三叉神経脊髄路核に至る経路に一致していると述べている[27)]．また，一側ではあるが，左三叉神経が造影され，同側の橋外側から中小脳脚にかけてT2強調像にて高信号を示した例があり，6週間後には高信号は消失していた[28)]．一側の聴神経に造影効果を認め，脳幹の反対側に脳幹脳炎の症例が報告されている[29)]．

急性に発症し，脳神経と脳幹を侵す病変を見た際にはHSVによる脳幹病変を考慮する．

4. HSEはシナプス関連自己免疫性脳炎の引き金[30)31)]

適切なウイルス感染に対しての治療を行ったにもかかわらず，永続するあるいは非典型的な症状が持続する際，あるいは「再発性後HSE：relapsing post-HSE」，「HSE後ヒョレオアテトーゼ：choreoathetosis post-HSE」と記載される症候群が出現した際には，自己免疫性脳炎が起こった可能性を考慮する必要がある．免疫療法をしないと予後が不良なので，この自己免疫疾患を認識することは重要である．積極的な免疫療法は患者に良い効果をもたらし，ときに治癒することもある．HSE後のヒョレオアテトーゼはHSEからの快復後，数週間後に起こる．HSE再発とHSE後自己免疫性脳炎との鑑別はp.205 表2を参照．

HSE後自己免疫性脳炎の臨床症状は抗NMDA受容体脳炎のそれと類似している．ウイルス感染後にNMDAR抗体が産生されている例は確実に存在する．さらに，DR2に対する抗体も産生されていることがわかっている．

症例を示す．24歳の男性，HSEに罹患し21日間の治療後，記憶障害は残したが，日常生活ができるようになった．退院18日後（HSE発症から41日後）に，精神症状（進行性マニア，怒りっぽい，暴力的な考えなど）によって再入院した．FLAIR像にて既にあった高信号が増加していた．抗NMDA受容体脳炎と診断され，

図9 | 単純ヘルペス脳炎（遅発性白質病変を認めた例）

A　T2強調像

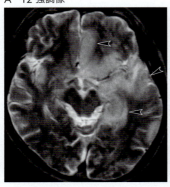

B　T2強調像（Aより26日後）

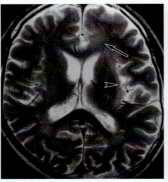

C　T2強調像（Bより32日後）

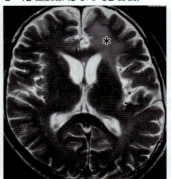

D　造影後T1強調像（Cと同時期）

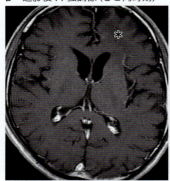

E　T2強調像（Cより2か月半後）

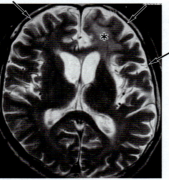

40代，男性．6日前より急に動けなくなり，発熱を認めた．2日前には痙攣発作を認めた．他院のMRIにて異常を認め（A），髄液細胞数40/3であり，抗ウイルス剤が投与された．解熱があったが，意識の変容，失語症状を認め，当院に入院した．軽度の意識障害，感覚性失語を認めた．ヘルペス脳炎抗体陽性であり，MRI所見（B〜E）も合わせてヘルペス脳炎と診断した．緩徐であったが，以後症状は改善した．髄液の細胞数も2か月で正常化した．

A：T2強調像：他院のMRIにて側頭葉内側部，尖端部，外側および前頭葉底部に高信号を認め（▶），ヘルペス脳炎に合致する所見である．
B：T2強調像（Aより26日後）：当院でのT2強調像にて左前頭葉皮質下に淡い高信号を認める（→）．島回にも同様な高信号がある（▶）．
C：T2強調像（Bより32日後）：臨床症状の改善にもかかわらず，左前頭葉の白質病変が広がっている（＊）．
D：造影後T1強調像（Cと同時期）：左前頭葉白質の病変には造影効果を認めない（＊）．20日後のMRIでは上記の病変は縮小した．
E：T2強調像（Cより2か月半後）：左優位に両側前頭・側頭葉の萎縮を認める（→）．左前頭葉の白質病変は縮小しているが，残存した（＊）．
補足：髄液細胞の正常化，臨床上の改善があり，以後退院した．MRIでのフォローはしていない．CのMRIでは再燃も考えたが，臨床症状での悪化がなく，高信号の周囲に新しい造影効果がない，拡散強調像にて高信号を示さない，経過などより本文に示す一過性の白質病変と考えた．

ステロイド治療を始めた[32]．

上述した大脳白質病変と自己免疫性脳炎との関係は不明である．

◆ 5. fingolimodはHSEを引き起こすことがある[33]

fingolimodは免疫抑制剤であり，リンパ球がリンパ節から体液中に出るのを妨げて，免疫を抑制する．特に，水痘帯状疱疹ウイルスとHSEウイルス感染に対する免疫抑制を示す．多発性硬化症に対して，fingolimodを使用していた患者がHSV-1脳炎を発症し，強い後遺症を残した．口唇ヘルペスの既往があった．cytomegalovirusとEpstein-Barrウイルスに対する免疫機能はfingolimodは落とさない．

表2 • HSE再発とHSE後自己免疫性脳炎との鑑別（文献31より改変）

	ウイルスによるHSE再発	非ウイルス性の新たな症状 （HSE後ヒョレオアテトーゼ）
HSE後再発までの期間	種々	4〜6週（7日後の報告もある）
神経症状	局所神経症状，痙攣 異常行動，異常運動は少ない	小児：しばしば異常運動（ヒョレオアテトーゼ，バリスム） 成人，思春期：異常行動
髄液中のHSE（PCR法）	陽性	陰性
MRIでの壊死性病変	陽性	陰性
抗ウイルス治療に対する反応	あり	なし
原因	感染	自己免疫が疑われる．NMDAR抗体例は実在する．DR2抗体陽性もありうる

6. HSV-2

新生児に多く，脳炎を示す[34]．詳細は成書に譲る．

非側頭葉性の病変を示した成人例HSV-2の報告がある．55歳，男性，微熱の3日後に39℃の発熱と両側の見えにくさを自覚し，症状が持続するため受診した．意識はJCSI-2，視力低下があった．髄液細胞数増多（32/μL）とHSV-PCRが陽性であった．画像では，FLAIR像にて，前頭葉から頭頂葉の両側内側部で，皮質から皮質下に高信号を示す病変があり，その一部に造影効果があった．アシクロビルとステロイドによって改善せず，生検を施行し，HSV-2型と診断された．視力障害はHSV感染による急性網膜壊死による．拡散強調像については記載がない[35]．

7. 血管炎

HSEによる血管炎もありうる[36]．72歳，免疫正常の男性が急性発症の非流暢性失語と右筋力低下にて発症した．CTにて左視床に脳内出血があった．1人住まいのため詳細な病歴はわからないが，凝固異常はなかった．2日後に状態が悪化し，傾眠傾向が出現した．しかし，CTにて視床出血の拡大はなかった．拡散強調像にて左頭頂葉，その他の左MCA領域，右PICA領域に梗塞を認めた．MRAでは大きなおよび中等度の径を持つ動脈（右MCA，右PICA，両側のPCA）に多巣性の狭窄像を認めた．39.6℃の発熱が出現し，髄液細胞数増多と蛋白増加があり，炎症を示唆していた．PCR法にてHSV-2が見つかっている．発熱，局所の神経症状あるいは臨床症状の悪化を持つ患者に出血と虚血を認めたならば，感染性血管症を考慮する必要があるとされる．

8. 頭蓋内手術後に発症したヘルペス脳炎

Jaquesらは頭蓋内手術後に発症したHSE 3例と，過去の文献23例を合わせ，26例を報告している[37]．平均年齢は32.1（2〜78）歳，既往にHSEがあるのは8例（30.1％），手術からの日数は7.7（1〜21）日，HSV-2型は4例（15.4％），死亡あるいは後遺症を残したのが14例（53.8％）であった．結論として，HSE既往のある患者における頭蓋内手術では，HSEに対する予防的治療をするのが良いとしている．HSEの2/3は再活性化であり，初回の感染ではないとする報告があり[38]，手術により再活性化されると考えられる．大多数の術後感染は細菌性であるが，リンパ球優位の髄液細胞数がある際には特に注意が必要である．

彼らの3例の画像所見を見ると，画像からHSEと診断できるのは1例のみである．その1例は11か月にてHSEの罹患歴がある．痙攣があり，難治性となり，12歳時に右側頭葉および海馬扁桃体摘出術が施行された．術後7日目に退院したが，11日に頭痛と発熱を認め，14日目に意識状態の悪化があり，MRIを撮像した．術野と離れた，右側頭頭頂後頭葉に大葉性の病変があり，HSEに合致した．他の1例はMRIにて髄膜に造影効果があり，炎症を示唆するがHSEの診断はできず，PCR法によって診断さ

図10 単純ヘルペス脳炎（頭蓋内手術後に発症）

A 拡散強調像　　B ADC map　　C 造影後T1強調像

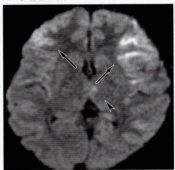 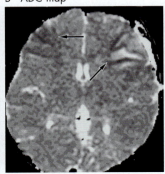 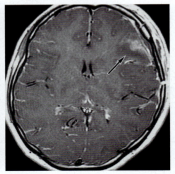

病歴は本文参照．
A：拡散強調像：左優位に両側前頭葉に皮質から皮質下にかけて高信号を認める（→）．左視床内側部に高信号があり，二次変性の疑いがある．
B：ADC map：両側前頭葉の病変には皮質を中心に拡散制限を認める（→）．
C：造影後T1強調像：左前頭葉の病変には造影効果を認める（→）．HSEが考えられる画像である．
補足：術後に発症したHSEである．失語症が残存した．既往にHSEがある患者の外科手術は十分な注意が必要である．

れた．他の1例は右放線冠に虚血を疑わせる病変を拡散強調像にて認めた．HSV-2がPCR法にて認められた．

自験例は20歳，女性である．1歳にてHSEの既往があり，PCR法にて確認されている．4歳より意識消失発作があり，難治性であった．18歳にて当院に入院した．気分不快，既視感，異臭を感じた後に意識減損を認め，自動症もあり，側頭葉てんかんと診断された．MRIにて，左後頭葉内側部に瘢痕回あるいは何らかの陳旧性の破壊性病変があったが，左海馬には異常がなかった．脳SEPCTでは左側頭葉前部外側と，MRIでの異常部位である左後頭葉内側部に血流低下を認めた．脳波などの検討から，左扁桃体海馬切除術が施行された．海馬の病理所見では軽度の神経細胞脱落であった．手術直後は順調であったが，8日目に複雑部分発作が出現し，全身けいれんとなり，11日目には発熱，運動失語を認め，髄液検査にて細胞増多（43：単核球が42）があり，PCR法も含めて，ヘルペス脳炎と診断された．MRIも同日に撮像された（図10）．

鑑別診断

（辺縁系脳炎あるいは側頭葉内側部に高信号を示す疾患に関しては表3参照）

1. 非ヘルペス性辺縁系脳炎：出血を認めない．左右対称のことがある．浮腫，mass effectは少ない．造影効果はより乏しい．数週〜数か月の病歴を示すことがある（p.210図13, 14参照）．
2. 脳梗塞：中大脳動脈領域の梗塞では側頭葉外側のみが多く，後大脳動脈領域では内側のみである．一側の血管支配領域で説明できる病変の際には梗塞を考慮する（図7, 8）[39]．
3. 痙攣重積：ADC値は通常低下しない．一過性．
4. 大脳膠腫症：軽いmass effectを認める．出血は少ない．よりゆっくりとした発症（p.207「8. 神経膠腫」の項参照）．
5. MELAS：MELASは発症形式がさまざまで，その中にウイルス性脳炎，特に単純ヘルペス脳炎様の形をとるものがある．50代の女性で眼部の帯状疱疹があり，急に失語症とせん妄を発症し，一側側頭葉に局所性脳炎様の病状を示し，後にMELASと判明した症例がある．今まではエネルギー需要と供給関係が保たれていたが，発熱によりエネルギー需要が高まり，細胞内でのATPが欠損し，代謝性の卒中を起こしたと考えられる[40]．
6. 神経梅毒：3か月の経過で認知症を示し，一

表 3 ● 辺縁系脳炎 [41)〜51)]

1．感染症	1) 単純ヘルペス脳炎（HSV-1） 2) ヒトヘルペスウイルス 6（HHV-6）による脳炎（免疫抑制患者） 3) 水痘帯状疱疹（免疫抑制患者） 4) 神経梅毒 5) エンテロウイルス [43)]
2．自己免疫性疾患に合併する	1) 橋本病 [44)] 2) SLE 3) Sjögren 症候群 4) 関節リウマチ 5) 再発性多発軟骨炎（軟骨特に，耳介軟骨を侵す）（4 章 12，p.417 参照）
3．痙攣後脳症	
4．脳梗塞	
5．非傍腫瘍性自己免疫性辺縁系脳炎 [64)]	1) VGKC 抗体（LGI1, CASPR2）：細胞外抗原 [49)〜51)]（4 章 15，p.429 図 2 参照） 2) GAD65 抗体：細胞内抗原
6．傍腫瘍性自己免疫性脳炎	1) Ma2　睾丸胚細胞性腫瘍；視床下部，脳幹症状 2) Cv2　胸腺腫と肺小細胞癌；線条体脳炎 3) Hu　肺小細胞癌 4) GAD-65　甲状腺炎，糖尿病 1 型；痙攣，腫瘍との関連は稀 5) GABAbR5　肺腫瘍（65％）；早期に著明な痙攣 6) AMPAR　肺癌，乳癌，胸腺腫瘍（70％）/80％が女性；精神症状 7) LGI1　SIADH；顔面・上腕ジストニア痙攣 8) NMDA　卵巣奇形腫；意識障害 9) Opheria 症候群　Hodgkin リンパ腫，抗 mGluR5 が陽性のこともある
7．腫瘍	1) 膠芽腫，大脳膠腫症

側優位，両側性の側頭葉内側部に高信号を FLAIR 像にて認めた症例がある [58)]．病歴が長いのが単純ヘルペス脳炎との鑑別にはなる．

7. **ヒトヘルペスウイルス 6（HHV6）による脳炎**（p.208 参照）

8. **神経膠腫**：両側側頭葉内側部，島回に高信号を認め，抗 VGKC 抗体が陽性となった例の報告がある．10 週後には強い造影効果が右後頭葉にあり，高悪性度の神経膠腫であった [59)]．また，42 歳，男性例で記憶喪失を訴えた患者において，両側辺縁系に高信号を T2 強調像/FLAIR 像にて認め，辺縁系脳炎と考えたが，8 か月後に状態が悪化し，MRI では囊胞と造影効果を認め，生検にて，局所的な高悪性度の神経膠腫を持つ大脳膠腫症と診断された [54)]．自験例でも非ヘルペス性辺縁系脳炎を疑ったが，神経膠腫であった症例を経験した（図 11）．

9. **再発性多発軟骨炎**：辺縁系脳炎の形を取ることがある．耳介軟骨が侵されている際には考慮する．耳介に高信号を拡散強調像にて示す例がある（4 章 p.417「12．再発性多発軟骨炎」参照）．

● …診断のコツ

両側性ないしは一側性の側頭葉を中心とする病変があり，急性期は拡散強調像にて皮質に限局した，あるいは皮質下まで及ぶ高信号を示し，T2 強調像あるいは FLAIR 像では皮質に限局せず，皮質下にまで及ぶ病変を示す．mass effect を認め，側頭葉内側部に限局せず，側頭葉尖端部を含み，外側に及ぶこともある．病変内に出血を伴うことが多い．亜急性期には脳回に沿った造影効果を認める．前頭葉底部，外包，島回を侵すが，被殻には進展しない．両側性の際には左右非対称性である．

例外ではあるが，側頭葉ではなく，前部帯状回あるいは島回（側頭葉以外の辺縁系）のみに上記の病変を初期に認める例もある．

図11 鑑別診断：びまん性星細胞腫（grade III）

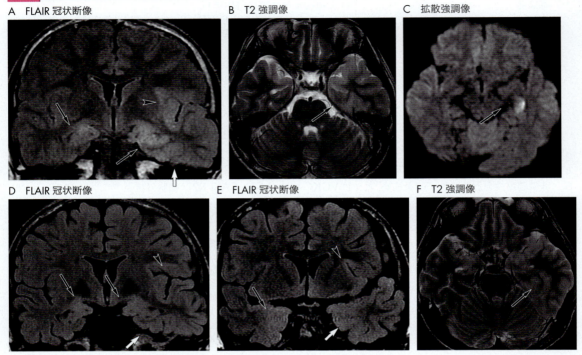

A：FLAIR 冠状断像
B：T2 強調像
C：拡散強調像
D：FLAIR 冠状断像
E：FLAIR 冠状断像
F：T2 強調像

10代，男性．それ以前には著変を認めなかったが，4日前の夕食後，突然に嘔吐を起こし，さらに，右へ口唇が引きつる，痙攣様の動きが出て，視線も合わせず，呼びかけに返事もしなくなり，救急を要請した．他院を経て，当院に入院した．当日にMRIを施行したが，検査途中で多動のため，検査を中止した．収縮期血圧 160-170 と高く，意識障害があり（II-20），従命はできなかった．翌朝，全身性強直性痙攣発作を起こした．MRIを再検した．

A：FLAIR 冠状断像：両側扁桃体，海馬に高信号を認める（→）．左島回にも高信号があり（▶），さらに，側頭葉皮質全体に高信号と腫大があり，側頭葉白質がやや狭小化している（⇨）．
B：T2 強調像：左側頭葉全体に皮質に高信号があり，軽い腫大を認める（→）．左側頭葉白質はやや狭小化している．
C：拡散強調像：左海馬に高信号を認める（→）．なお，造影効果を認めていない（非掲載）．
1か月後に MRI の再検をした．
D：FLAIR 冠状断像：両側扁桃体には高信号を認める（→）．左側頭葉は海馬を含めて，皮質に高信号があり（▶），皮質には軽い腫大がある（⇨）．
E：FLAIR 冠状断像：右側頭葉内側部に高信号を認める（→）．左側頭葉全体に皮質に高信号を認め（▶），側頭葉白質は狭小化している（⇨）．
F：T2 強調像：左側頭葉全体に皮質の高信号と腫大を認める（→）．なお，拡散強調像にて，海馬の高信号は消失していた．痙攣後の変化を見ていた可能性が高い．
補足：肺炎などの合併症を併発したが，その後，入院当日以外には痙攣もなく，約1か月半後に退院した．急性の発症，T2 強調像／FLAIR 冠状断像にて両側側頭葉内側に高信号があり，さらに左側頭葉全体の皮質の腫大と高信号があり，左島回にも及んでいた．造影効果を認めず，非ヘルペス性辺縁系脳炎と考えていた．しかし，患者は良くなって退院したが，MRI 上の変化は残存した．腫瘍を考えるべき所見であった．その後，ときに，痙攣が起こり，Sylvius 裂への mass effect が増大し，左側頭葉の生検にて，びまん性星細胞腫（grade III）と診断された．誤診の最も大きな原因は両側性であることが，腫瘍ではないと診断した理由である．右にも神経膠腫があり，大脳膠腫症の可能性もある．

B ヒトヘルペスウイルス6（HHV-6）脳炎（human herpesvirus 6 encephalitis）

臨床

HHV-6 は突発性発疹を起こすウイルスであり，初感染時の HHV-6 脳症（脳炎）では乳幼児に痙攣重積型脳症や急性壊死性脳症を引き起こす[14)60)]．

一方，HHV-6 再活性化時の中枢神経系合併症としては，移植後に辺縁系脳炎といった病態を示す症例が多く，移植後急性辺縁系脳炎の原因ウイルスのひとつとして考えられている[60)]．

図12 ヒトヘルペスウイルス6脳炎

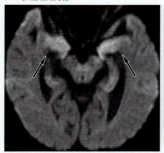
A 拡散強調像

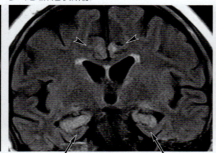
B FLAIR冠状断像

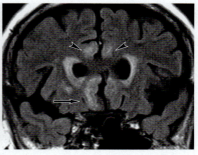
C FLAIR冠状断像（Bより前）

60代，女性．骨髄増殖性疾患により臍帯血移植後，移植片対宿主病を合併した．移植16日後頃より失見当識や異常行動が出現し，HHV-6脳炎が疑われたが，血中HHV-6 DNA陰性であり，MRIにも異常を認めていない．しかし，26日後の髄液でHHV-6陽性が確認され，さらに35日後のMRIにて異常を認めた（A〜C）．

A：拡散強調像：両側扁桃体を含む側頭葉内側部にほぼ対称性の高信号を認める（→）．
B：FLAIR冠状断像：両側海馬に高信号を認める（→）．両側帯状回にも高信号がある（▶）．
C：FLAIR冠状断像（Bより前）：両側前頭葉内側部に高信号を認め（→），両側帯状回にも高信号がある（▶）．
（亀田総合病院の症例，福武敏夫先生のご厚意による）

同種異形造血幹細胞移植（HSCT）を施行した243例中9例に合併したHHV-6についての報告がある[61]．男性が8例である．移植から症状発現までは平均21日で，精神状態の異常と頭痛を全例に認めている．7例は健忘症，2例は不明熱を認め，4例に痙攣があった．7日以内のMRIは正常であり，7日以降のMRIでは3例に辺縁系にT2強調像にて高信号を認めている．なお，HSCTT後のHHV-6感染は第2相（30〜100病日）に多いとする報告もある[52]（8章 p.727「5.5. 造血幹細胞移植」の項参照）．

El-Jawahriらの報告によると，同種異形幹細胞移植を受けた患者に，HHV-6脳炎が発症する率は1.4％とされる．移植後2〜6週間後に発症することが多いが，20週までありうるとし，この報告例では移植後5か月であった[62]．

画像所見

移植を受け，免疫抑制状態にある患者のうち，PCR法にてHHV-6が陽性となった9例の脳炎患者のMRI所見の報告がある[14]．9例中7例にMRIにて異常を認めている．全例に両側の海馬に異常高信号をT2強調像あるいはFLAIR像にて認める．7例中6例に扁桃体にも異常を認める．5例では側頭葉内側部以外の部位に異常高信号を認める．3例は嗅皮質に，1例は下前頭回，島回に達している．

移植後の患者では辺縁系を侵し，島回と下前頭回に病変が及んでいる際にはHHV-6を考慮する（図12）．同部位に拡散強調像にて高信号を示し，ADC値の低下を認める例もある[53]．

Provenzaleらによると，内側側頭葉以外の辺縁系に病変が及ぶことが多いとしている．免疫不全患者において内側側頭葉の病変を認めたならば本症を考慮する．特に島回及び下前頭回に病変が及ぶ時にはその可能性がより高い[63]．

C 非ヘルペス性非腫瘍性辺縁系脳炎（non-herpetic non-paraneoplastic limbic encephalitis，表3，4）

臨床

辺縁系脳炎にはヘルペス属をはじめとするウイルス性のもの，全身性エリテマトーデス（SLE）や橋本病，Sjögren症候群など自己免疫疾患に伴うもの，腫瘍に伴う傍腫瘍性辺縁系脳炎などがある（表3）[41)64]．なお，これらのどの群に属するかは画像からは不明である．（自己免疫性脳炎に関しては本章の9，傍腫瘍性辺縁系脳炎については9章 p.734「1. 傍腫瘍性神経症候群」参照）

図 13 | 非ヘルペス性辺縁系脳炎

A　FLAIR 冠状断像　　　　　　　　B　FLAIR 冠状断像（A より 15 日後）

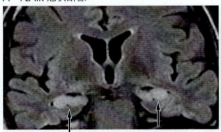
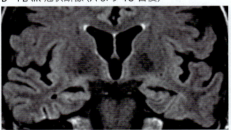

40 代，男性．3 日前にめまいがあり，他院を受診した．その 2 日後，出勤しないために同僚が家に行き，倒れて失禁しているのを見つけ，当院に緊急入院．意識障害があり，両側 Babinski 反射が陽性である．痙攣はない．髄液検査にて細胞数 99/3（単核球 20，多核球 79）であった．
A：FLAIR 冠状断像：両側ほぼ対称性に海馬の腫大と高信号を認める（→）．なお，造影効果を認めず，ADC 値の低下を認めない．
B：FLAIR 冠状断像（A より 15 日後）：ステロイドが有効である．両側の海馬の信号強度は正常に戻り，腫大も消失した．側頭葉，前頭葉に萎縮を認める．その後，両側海馬および大脳萎縮を認めた．

表 4 ● 辺縁系に異常を来す疾患（健忘症候群を来す疾患）[41]

1. Wernicke-Korsakoff 症候群（慢性アルコール中毒が多い）
2. 外傷（側頭葉前部，前頭葉眼窩部の損傷）
3. 低酸素虚血（心停止，自殺，一酸化炭素中毒による海馬の障害）
4. 脳梗塞（後大脳動脈領域梗塞による海馬の障害あるいは前大脳動脈領域の動脈瘤破裂による前頭葉底部の障害）
5. アルツハイマー病（慢性の経過）
6. 悪性リンパ腫（両側側頭葉，両側対称性は稀）
7. 神経膠腫（両側側頭葉，視床，島回への浸潤，両側対称性は稀）
8. 大脳膠腫症（髄膜神経膠腫症）
9. 神経サルコイドーシス
10. 橋本脳症（自己免疫性甲状腺炎，両側側頭葉内側部の病変，ステロイド有効）
11. 痙攣後脳症
12. 辺縁系脳炎
13. 神経梅毒（進行麻痺）

画像所見

両側海馬，扁桃体，前障，帯状回などに対称性あるいは非対称性の病変を認め，T2 強調像あるいは FLAIR 像にて高信号を示し，軽い腫大を海馬に認めることが多い（図 13，14）．臨床症状の改善とともに，高信号は消失し，海馬を含む側頭葉に萎縮を認めることが多い．

単純ヘルペス脳炎とは異なり出血を認めない．左右対称性のことがあるが（図 13，14），造影効果を認めないことが多い（図 13，14）．

鑑別診断

1. **脳梗塞**：一側の側頭葉内側病変では後大脳動脈領域の脳梗塞の可能性を常に考えておくことが必要である．

D　日本脳炎（Japanese encephalitis：JE）

臨床

日本国内では，1992 年以降の JE の年間発症件数は 100 以下にとどまっている．高齢者に多く，西日本に 6～9 月に流行する．中国南部を含む東南アジア，オセアニアでは年間数万人の本症患者が発生するので，輸入感染症の可能性が常にあることを知っておくことは重要である[9]．

黒質および視床が病巣部位に含まれるために，さまざまな程度の意識障害と錐体外路症状を呈する．

画像所見

視床と黒質に病変を認める脳炎である（図

図14 | 非ヘルペス性辺縁系脳炎

A FLAIR像　　B FLAIR像

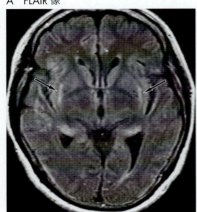
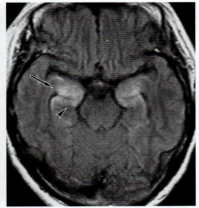

50代，女性．10日前より感冒，発熱がある．意識障害が出現し，痙攣重積となり他院に入院し，MRI を撮像する．当院に転院するが，痙攣のコントロールができず，肺炎と急性腎不全のため2日後に死亡する．剖検にてウイルス脳炎の所見が海馬と扁桃体，前障に認められ，非ヘルペス性辺縁系急性脳炎と診断された．
A：FLAIR像：両側基底核外側に線状の高信号をほぼ対称性に認める（→）．MRI では被殻と考えられたが，病理所見では前障の変化とされた．
B：FLAIR像：両側扁桃体（→）と海馬（▶）を含む両側側頭葉内側部に対称性の高信号を認める．

図15 | 日本脳炎

A プロトン密度強調像　　B プロトン密度強調像

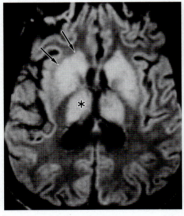
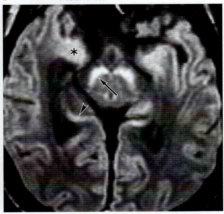

30代，米国人．約半月間，東南アジアを旅行した後来日し，翌日より，発熱，頭痛，意識障害出現．3日後に他の病院に入院．意識障害の他に，不随意運動，強剛が目立った．発病約 40日目に MRI（0.5T の古い MRI にて撮像）．
A：プロトン密度強調像：両側視床（*），尾状核，被殻，淡蒼球（→）に対称性に高信号を認める．
B：プロトン密度強調像：両側黒質（→），扁桃体から鉤（*），海馬（▶）に高信号を認める．

15）．大脳白質，基底核にも病変が及び，さらに，海馬にも及ぶことがある[12]．症例の多いインドからの報告では初期診断には拡散強調像にて，両側視床に高信号を示す所見が有用であり，特徴的とされる[65]．側頭葉も侵すことが多く（53例中11例，20.75%），特に海馬が侵される[66]．

鑑別診断

1. 急性壊死性脳症：両側視床，脳幹被蓋，大脳白質が侵される．発症2日目には病変が出現する．
2. 視床を侵す脳炎：ウエストナイル脳炎（両側視床および基底核[55]），エンテロウイルス

71[56]，Murray Valley 脳炎[57]．

E インフルエンザ脳症 (infulenza encephalopathy)

臨床

5歳未満，特に1〜3歳の幼児を中心に，病初期の高熱時に意識障害，痙攣などで発症する．脳内にインフルエンザウイルスや抗原，ゲノムは検出されず，脳症と考えられている[67]．

最近では，インフルエンザ関連脳炎 (influenza associated encephalitis：IAE) と呼ばれる．その病態は完全には分かってはいないが，ウイルスによる直接浸潤ではなく，サイトカイン反応の過活性化によるとされている．成人例も大変稀ではあるが，報告がある．インフルエンザ感染から3週間以内に，痙攣 (27%)，精神状態の異常 (23%) と発熱 (93%) を呈する[68]．

画像所見

下記の4つの病型分類が考案されている[67]．

1. 急性壊死性脳症：両側視床，脳幹被蓋，小脳白質，大脳白質に点状出血を伴う病変を認める．
2. hemorrhagic shock and encephalopathy 型：拡散強調像にて皮質優位に高信号を認め，造影効果を認める．慢性期には層状皮質壊死を認める (T1強調像にて皮質が高信号を示す)．
3. 痙攣重積型：前頭葉を中心に拡散強調像にて皮質下白質を中心に高信号を認める．
4. 急性腫脹型：脳腫脹を呈する．
5. MERS (mild encephalitis/encephalopathy with a reversible splenial lesion) (図は p.197「MERS」参照)
6. その他 (成人でのアメリカからの報告がある．57歳，女性，インフルエンザ感染後に急性の記憶喪失を呈し，両側側頭葉内側部 (扁桃体，海馬を含む) と両側視床内側部に左右対称性の病変があり，帯状回と，島回にも高信号を FLAIR 像にて認める．側頭葉内側部には微小出血があり，造影効果も認める．急性壊死性脳症を示したインフルエンザ関連脳症と診断

されている[69]．視床の病変が日本人小児に認められる急性壊死性脳症とは少し異なっている)．

Kevin らの報告は22歳，女性，出産時にインフルエンザB型に感染をし，2日後に退院をした．出産7日目に全身痙攣を起こした．175/105mmHg の高血圧があった．髄液では単核球優位の細胞数増多があった．FLAIR 像にて，右優位に左前頭葉皮質下に高信号があり，T2強調冠状断像では皮質も含んでいるように見える．造影後には微妙であるが，軟膜に造影効果を一部に認める．PRES が鑑別に挙がったが，髄液細胞数の増多より，IAE と考えられた．インフルエンザ感染より遅れて，本症が発症したことより，ウイルスの直接感染より，感染後の免疫反応によって本症が起こったとされている[68]．

F Epstein-Barr ウイルスによる神経感染症

臨床

Epstein-Barr (EB) ウイルスは主に唾液から感染し，輸血あるいは骨髄移植でも感染する．感染は小児期早期に多く，次に，思春期の遅い時期に起こる．成人の90%以上が感染し，抗体を有している．無症状でも90%以上のヒトはEB ウイルスを唾液内に出しており，潜伏感染をしている[70]．

EB ウイルスは神経系の多発部位に感染を起こし，髄膜，脳，脊髄から末梢神経系の障害を起こす．項部硬直，意識障害，横断性脊髄炎及び末梢神経障害による運動及び感覚異常を来す[71]．

免疫が正常な小児に，EB ウイルスの再活性化が起こり，髄膜脳脊髄炎を起こした症例が報告されている．この症例では髄液中の EB ウイルス DNA が増加し，血中では増加しなかった[72]．

◆ 1. 脳

EB ウイルスによる脳病変としては髄膜炎，髄膜脳炎，小脳炎，視神経炎 (視神経と視交叉)，

図16 線条体脳炎

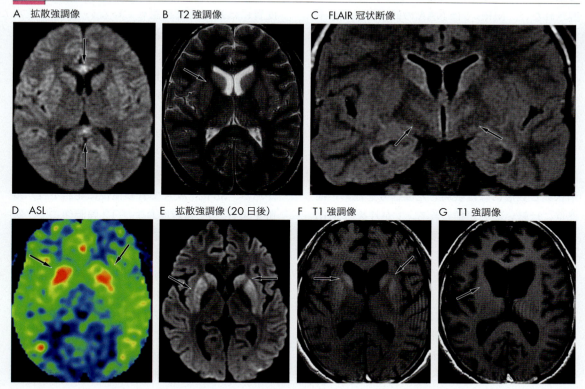

A 拡散強調像　B T2強調像　C FLAIR冠状断像
D ASL　E 拡散強調像（20日後）　F T1強調像　G T1強調像

10代，男性．4日前より発熱があり，学校を休んだ．1日前にも下熱せず，近医にて点滴を受けた．その夜に突然叫びだし，歩行困難となり，当院に緊急入院した．髄液検査にて，細胞数増多，蛋白増加，糖は正常であった．当日のMRIでは拡散強調像にて脳梁膝部に淡い高信号があったが，基底核は正常であった．4日後に2回目のMRIを施行した（A～C）．

A：拡散強調像：脳梁膝部と膨大部に明瞭な高信号を認め（→），ADC値の低下があった（非掲載）．基底核には異常を認めない．
B：T2強調像：両側尾状核に軽い高信号と軽度の腫脹が疑われる（→）．被殻にも同様な変化の疑いがある．
C：FLAIR冠状断像：両側淡蒼球に線状の高信号を認める（→）．3日後に3Tでの再検を施行した（**D**，**E**）．
D：ASL：両側線条体前部に高血流を認める（→）．
E：拡散強調像（20日後）：両側尾状核と被殻に対称性の高信号（→）．ADC mapでは低信号を示し，拡散制限があった（非掲載）．さらに，約25日後に再検をした（**F**）．この前後より，下肢の固縮が出現し，L-DOPAが有効であり，パーキンソン症状があったと考えられる．
F：T1強調像：両側尾状核，被殻，淡蒼球に高信号を認める（→）．再び，約1か月後に再検をした（**G**）．
G：T1強調像：脳溝拡大がより明瞭となり，大脳萎縮が進行している．基底核の高信号は薄くなり，不明瞭となっている（→）．
補足：脳梁の一過性の拡散制限のある病変，基底核に限局した病変，その後，基底核にT1強調像での高信号の存在，その当時はパーキンソン症状があったこと，その後に，基底核を含めた大脳萎縮が進行したことなどは，Epstein-Barrウイルスによる線条体脳炎に合致する所見と考える．EBウイルス感染を示す所見はIgGの上昇のみであったが，EBウイルスの再活性化が起こったと考えている．経過の途中で，拡散制限が出現したことも興味深い．その他の鑑別点は本文参照．

ときおり，脳幹脳炎がある[73]．

2. 脊髄，神経根

Majidらは4例のEBウイルスによる脊髄神経根炎／脳脊髄神経根炎についてまとめている．4例全例に髄液検査にて，単核球優位の細胞増多，蛋白上昇，糖正常を認めた．4例の内，1例は19歳，女性で急性脊髄神経根炎，1例は57歳，女性で急性脳脊髄神経根炎，1例は38歳，男性で急性髄膜脳脊髄神経根炎，1例は42歳，女性で亜急性髄膜脊髄神経根炎であった[71]．自験例も亜急性脊髄神経根炎であった[73]．

画像所見

1. 脳

Baskinらによると，病変は線条体と視床が多く，その他に，皮質下白質，島回，小脳灰白質と白質，視神経と視交叉があり，稀に，脳幹に

も認める．脳病変は拡散制限はなく，BBBは破壊されない．MRSではNAAの低下と，ミオイノシトールとアミノ酸の上昇があるとされる[69]．3例の画像があり，1例目はFLAIR像にて両側基底核（被殻と淡蒼球）に対称性の高信号を認め，それに加えて，皮質下に多数の高信号がある．他の2例は視神経に造影効果と腫大を認めている[73]．

Onoらも8歳，女児例を報告している[74]．発熱，痙攣，意識障害を呈し，T2強調像にて両側尾状核と被殻にほぼ限局した高信号を認め，同部位には軽い腫大が疑われる．1か月後のMRIでは正常となった．自験例（図16）と同様な画像であった[75]．

ZuccoliらもEBウイルス感染により，両側基底核が対称性に侵された17歳の症例を提示している．両側尾状核には対称性に出血を伴っている．多数の皮質の異常と造影効果も認めている[76]．彼らの説明によれば，壊死と造影効果のパターンは急性壊死性脳症（acute necrotizing encephalopathy）となっているが，日本人に認められる急性壊死性脳症とは異なり，視床には病変がない．

AJNRのcase of the weekにもほぼ同様な8歳の男児例が掲載されている[77]．被殻と尾状核にほぼ対称性の高信号と腫大がT2強調像にて認められ，皮質にも腫大があり，基底核および皮質には造影効果を認めていない．EBウイルスは基底核を好んで侵し，ADC値は上昇と低下の両方がありうるとされる．

Hagemannらの1例では脳梁膨大部とその近傍白質に拡散制限のある病変を認め，造影効果はなく，可逆性であった[78]．自験例でも可逆性の拡散制限のある脳梁膨大部病変を伴っていた（図16）．

さらに，線条体に病変をMRIにて認めた例がある．35歳，女性で腎移植後に発語不良，傾眠を来し，T1強調像およびT2強調像にて，線条体に限局した高信号を認め，その後，同部位に萎縮を来し，パーキンソン症状，無動性無言を呈した[79]．T1強調像にて，線条体に高信号と特異的な画像であり，さらに，萎縮が進行している．自験例と類似していた（図16）．なお，類似したT1強調像での高信号をマイコプラズマ肺炎後の基底核病変にも認めた（本章 p.350「8-1 マイコプラズマ肺炎」参照）．

黒質に限局した高信号をT2強調像にて示す例があり，パーキンソン症状を呈する[80)81]．1例はパーキンソン症状が可逆性であった[81]．

・MRS

乳酸／脂肪上昇を認めた例がある[85]．

---

key point ▶【2．両側基底核病変を来す感染症あるいは感染後脳症[82)~84]】
　・肺炎連鎖球菌（5章 p.498「1-3．急性散在性脳脊髄炎」の項，図41参照）
　・マイコプラズマ肺炎（mycoplasma）（本章 p.350参照）
　・麻疹
　・単純ヘルペス脳炎
　・Epstein-Barrウイルス
　・デング熱（脳炎）（両側視床も侵される）
　・狂犬病（脳炎）
　・プリオン病（Creutzfeldt-Jakob病）*
　・自己免疫性線条体脳炎（傍腫瘍性および非傍腫瘍性）*
　・抗MOG抗体関連疾患*（5章 p.515 1-4，抗MOG抗体関連疾患，図54参照）
　補足：＊：非感染症．感染症は対称性を示しうるが，非感染症は非対称性がより多い．

◆ 2. 脊髄，神経根

Majidらの報告では4例中2例にMRI画像上の異常を認めている．1例は脊髄円錐に高信号がT2強調像にてあり，前根及び後根に造影効果を認めている．他の1例は馬尾に造影効果を認め，頸髄背側も造影効果を認めている[71]．

Mühlauらも腰仙髄の神経根の造影効果を認めている[86]．

自験例では脊髄中央部にT2強調像にて高信号を認め，両側後根入口部と脊髄に造影効果を認めた[75]．

鑑別診断

◆ 1. 脳

両側対称性の基底核病変を主徴とする急性脳炎の原因については，key point 2参照．

◆ 2. 脊髄，神経根

脊髄神経根炎は種々の疾患で起こる．帯状疱疹性脊髄炎がよく知られているが，ブタ回虫幼虫移行症[87]，ダニ媒介性脳炎[88]，Takaiらによれば視神経脊髄炎でも極めて稀に脊髄神経根炎を示す（5章 p.478「1-2. 視神経脊髄炎．4）脊髄円錐および神経根病変」参照）[89]．

4 レトロウイルス感染症

概念

ヒトでは後天性免疫不全症候群（AIDS）を起こすヒト免疫不全ウイルス（human immunodeficiency virus：HIV）と成人T細胞白血病を起こすヒトT細胞白血病ウイルス1型（human T-cell lymphotrophic virus type-1：HTLV-I）が重要であり，後者ではそれによる脊髄症（ヒトTリンパ球向性ウイルス脊髄症：HAM）がある[90]．

A HIV感染症（human immunodeficiency virus：HIV）

臨床

HIVウイルスはCD4-T細胞に感染する．その結果，同細胞の減少，細胞性免疫の低下を招き，日和見感染症や悪性腫瘍に発症してAIDSと診断される．AIDSに特徴的な神経系の合併症はサイトメガロウイルス感染症，脳原発性悪性リンパ腫，進行性多巣性白質脳症，トキソプラズマ症，HIV脳症である[90)91]（表5，6）．

表6で示すように，CD4-T細胞の減少に伴って，出現する日和見感染が異なる．ただし，

表5 ● AIDS患者における脳内の悪性腫瘍および重複感染[92]

原虫	トキソプラズマ症
	肉芽腫性アメーバ性髄膜脳炎，アメーバ性髄膜脳炎
	トリパノソーマ症
他のウイルス	単純ヘルペスウイルス脳炎
	水痘・帯状疱疹ウイルス白質脳炎
	進行性多巣性白質脳症（JCウイルス）
	サイトメガロウイルス感染症
真菌	クリプトコッカス
	カンジダ
	アスペルギルス
	他の真菌症
細菌（マイコバクテリウム属）	結核
	トリ型結核菌
細菌	脳膿瘍
	神経梅毒（髄膜血管炎）
	Rochalimaea henselae
線虫	糞線虫症
新生物	脳原発悪性リンパ腫
	転移性カポジ肉腫

表6 ● HIVによる神経学的合併症[91]

CD4-T細胞数/μL	日和見感染	HIVによる直接的な神経系合併症
> 500		急性髄膜炎／髄膜脳炎 Guillain-Barré症候群
200-500	結核性髄膜炎	慢性炎症性脱髄性多発神経症 多発性単神経炎 HIVによる遠位性対称性軸索感覚性多発神経症 抗ウイルス剤毒性による遠位性対称性軸索感覚性多発神経症 HIV頭痛
50-200	クリプトコッカス髄膜炎 脳トキソプラズマ症 進行性多巣性白質脳症	空胞性脊髄症 自律神経症 HIV認知症 中枢原発性悪性リンパ腫
< 50	CMV多発神経症／多発単神経炎／脳炎	

注：CD4-T細胞数がより高い場合に起こる合併症はよりCD4-T細胞数が少なくても起こりうる．また，進行性多巣性白質脳症はより高いCD4数でも起こりうる．

CD4-T細胞数がより高い場合に起こる合併症はよりCD4-T細胞数が少なくても起こりうる．また，進行性多巣性白質脳症はより高いCD4数でも起こりうる[91]．

・Neurologic form of immune reconstitution inflammatory syndrome (neuro-IRIS), without evidence of concurrent opportunistic infection[93]

HIV患者に対して，抗レトロウイルス治療を始めると，2週間以内に血漿のHIV-RNAレベルは10%以下になる．同時に，CD4-T細胞の二相性の増加，CD8-T細胞の中等度の増加を来し，免疫再構築が起きる．その中で，抗原に対する免疫反応が過剰となり，病的状態を来すのが，IRISである．Neuro-IRISは1%以内で，最も多いのはPMLとクリプトコッカスである．合併する感染症がないことがある．HIVそのものあるいは自己抗原が原因となり，IRISが起こる[93]．

症例は35歳のHIV陽性女性患者であり，頭痛と意識状態の変化を呈した．初回のMRIでは大脳白質（深部白質優位）に高信号を認め，側脳室は中央に軽い圧排がある．深部白質，皮質下白質，基底核，橋被蓋に病変がある．4か月後の再検ではより病変が進行している．良くなっている部位もあるが，白質病変の進行がある．また，小脳の病変が強くなっている．脳室，脳溝の狭小化があり，浮腫の存在が疑われた．最終的に表題の診断となった[93]．

❖ 1. HIV脳症

HIVキャリアの認知症の原因として最も重要である．HIV感染により，脳内では2つの病理組織学的変化を認める．ひとつはHIV脳炎であり，血管周囲の細胞浸潤であり，ミクログリア，単核組織球，マクロファージが主体である．他はHIV白質脳症であり，髄鞘の脱落，星細胞の増加，マクロファージの浸潤が起こる．それらの変化は大脳萎縮，髄液腔の増大，線条体組織の萎縮，大脳白質の萎縮となる[90)94)]．

画像所見

大脳萎縮が最も多い所見である．対称性あるいは非対称性の側脳室周囲白質にT2強調像およびFLAIR像にて高信号を認める（図17）．T1強調像ではこの異常信号域は等信号を示すことが多い．U線維は通常侵さない．mass effect，浮腫および造影効果を認めない．造影効果がないことは，HIV感染者に多い他の感染症とは異なる点である．さらに，基底核，後頭蓋窩にも同様な所見を認めることがある[94]．

HAART (highly active antiretroviral therapy) 後の最初のMRI（平均6か月後に施行）では白質の高信号が増大することもある．さらに，その後では4例中3例では高信号は縮小し，1例は安定化している[94]．

図 17 | HIV 脳症

A　FLAIR 像　　　　　B　FLAIR 像

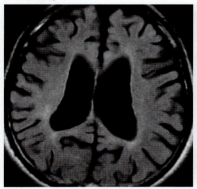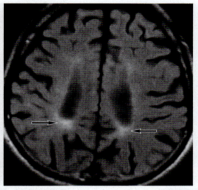

50 代，男性．HIV 抗体陽性患者でカリニ肺炎があり，認知症を認める．HAART により免疫は回復しているが，認知症の回復が遅れている．臨床的に HIV 脳症と診断した．
A，B：FLAIR 像：脳室および脳溝の拡大があり，大脳萎縮を認める．側脳室周囲白質に高信号を認める（**B**；→）．
（国立国際医療研究センター放射線科　蓮尾金博先生のご厚意による）

鑑別診断

1. 進行性多巣性脳症：HIV とは異なり，皮質下白質を中心とし，T1 強調像にて低信号である．その一部に拡散強調像にて高信号を示すことが多い．認知症よりも巣症状を順々に示す点が異なる．

❖ 2. HIV 血管症（HIV associated vasculopathy：HIVCV）

臨床

HIV 陽性患者では脳血管障害のリスクが高まる[95]．Tipping らによれば[96]，7 年間のうち，67 例の HIV 陽性の脳血管障害例があった．その 91% は 46 歳以下であり，脳梗塞が 64 例，脳内出血は 3 例であった．これらの患者は高血圧，糖尿病，高脂血症，喫煙などの一般的な血管障害のリスクはなかった．52 例（81%）では血管障害の原因が見つかっている．感染性の髄膜炎／血管炎が 18 例（28%），凝固障害が 12 例（19%），心臓塞栓症が 9 例（14%），複数の原因が 7 例（11%）である．

それらの異常がなく，脳血管の異常が見つかった HIVCV は 13 例（20%）であった．HIVCV は頭蓋外が 7 例で，内頸動脈に優位な狭窄もしくは閉塞を示した．6 例は頭蓋内で Willis 動脈輪と前・中・後大脳動脈の第 1 分枝および第 2 分枝に中等度の血管閉塞，紡錘状の動脈瘤様拡張，狭窄，血管腔の大きさの変化を認めた[96]．血管内膜の感染あるいは免疫複合体の血管沈着，サイトカインの異常などがその原因と考えられている[97]．

HIV 患者における動脈瘤を伴う脳血管症（cerebral vasculopathy with aneurysm：CVPA）は小児において報告されてきたが[98,99]，成人にも認められる[100]．

CVPA は主に Willis 動脈輪に認められ，予後は不良である．感染の期間や重症度とは無関係とされたが[100]，HAART で，動脈瘤のサイズが安定したり，消失したとの報告もある[101]．

HIV 患者における脳血管障害の原因は日和見感染が多い．水痘帯状疱疹ウイルス（varicella-zoster virus：VZV），サイトメガロウイルス，結核，クリプトコッカス，トキソプラズマ症を常に考慮する必要がある[97]．特に，VZV は免疫抑制患者における脳内主要動脈に動脈瘤を形成することがあるので，鑑別する必要がある[102]（VZV については p.238 参照）．

画像所見

HIVCV では頭蓋内および頭蓋外の内頸動脈に閉塞および優位な狭窄を示す[96]（図 18）．脳実質内では脳梗塞および脳内出血を示す．動脈

図18 | HIVによる血管症

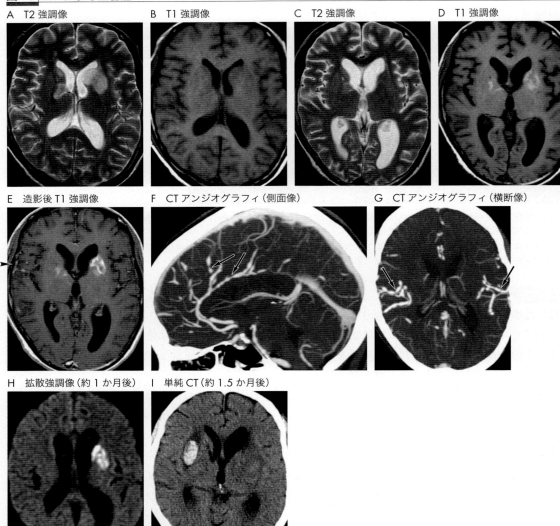

A T2強調像　B T1強調像　C T2強調像　D T1強調像
E 造影後T1強調像　F CTアンジオグラフィ（側面像）　G CTアンジオグラフィ（横断像）
H 拡散強調像（約1か月後）　I 単純CT（約1.5か月後）

40代，女性．3か月前より発熱，1か月前より食欲低下．滞在中のケニアの病院を受診し，HIV陽性を認めた．CD4 12/μLと著明に減少していたことからAIDSと診断され，直ちにHAARTが開始された．同時に初回のMRI（A，B）が撮像された．その後徐々に意識障害が出現するようになり，日本での治療を希望されたため，18日後に国内の病院に入院し，MRI（C～E），CTアンジオグラフィを撮像した．

A：T2強調像：左尾状核優位に両側基底核，視床前部に高信号を認める．軽いmass effectが左前角にあり，軽い脳室拡大がある．
B：T1強調像：上記の病変は低～等信号を示す．
C：T2強調像：上記の病巣は小さくなり，右視床前部にわずかに残存．脳室のmass effectも改善した．
D：T1強調像：上記の病変は高信号を示した．
E：造影後T1強調像：造影後には左の病巣を中心に造影効果を認める．亜急性期の出血性梗塞と考えられる．右優位にSylvius裂内および側頭葉脳表に拡張した血管を認め，造影効果を認める（►）．
F：CTアンジオグラフィ（側面像）：両側の前大脳動脈に異常な拡張と狭窄を認め（→），血管症の所見である．
G：CTアンジオグラフィ（横断像）：両側中大脳動脈に同様な異常な拡張と狭窄を認める（→）．
H：拡散強調像（約1か月後）：さらに，約1か月後の拡散強調像にて新鮮な梗塞を左尾状核から被殻にかけて認めた．
I：単純CT（約1.5か月後）：さらに，約1.5か月後，CTにて右被殻出血を認めた．

（滋賀医科大学症例）

図19 HIV による血管症（くも膜下出血）

A 単純 CT

B 右内頸動脈造影

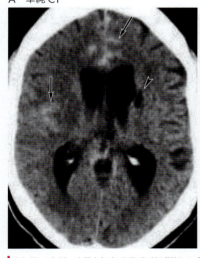
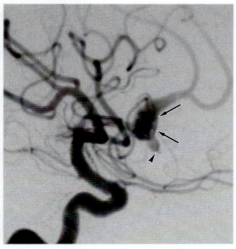

30代，女性．HIV を有する患者が激しい頭痛を示し，救急車にて来院した．
A：単純 CT：くも膜下出血を認める（→）．水頭症がある．左基底核に陳旧性梗塞を認める（▶）．
B：右内頸動脈造影：右 A1～A2 移行部に動脈瘤（▶），A2 に動脈瘤様拡張（→）を認める．
（UCSF 症例．国立精神・神経医療研究センター病院放射線科　安達木綿子先生のご厚意による）

瘤を伴う血管症では Willis 動脈輪に動脈瘤を認める[97)〜101)103)]．若年成人あるいは小児において脳血管障害（脳梗塞，脳内出血，くも膜下出血，動脈瘤）の原因のひとつである（図19）．動脈瘤は多発性で紡錘状が多い．くも膜下出血にて発症し，多発性の動脈瘤を伴う血管症を示した例もある[103)]．若年者ではより重症な形態をとる．

●…診断のコツ

若年成人のくも膜下出血，脳梗塞，脳内出血の鑑別に本症を考える．

B ヒトTリンパ球向性ウイルス脊髄症 (human T-cell lymphotrophic virus associated myelopathy：HAM)

臨床

HTLV-I 感染症は CD4 陽性 T 細胞に感染し，腫瘍化させて成人 T 細胞白血病を起こす．腫瘍化しなくても感染 T 細胞は活性化され，その結果種々の免疫疾患が惹起される．その代表が HAM である[90)]．

HTLV-I 感染症は日本南部（九州），カリブ海諸国，西部アフリカの一部，中東，南アメリカ，メラネシアの地方病である．HAM，ヒト T 細胞白血病とぶどう膜炎を起こす[104)]．その他に，皮膚炎，多発性筋炎，関節炎，肺炎，Sjögren 症候群などの関係が報告されている．

HAM は緩徐進行性の痙性対麻痺と排尿障害を主徴候とする成人発症の脊髄症である．診断は上記の徴候と，髄液で抗 HTLV-I 抗体陽性，MRI で胸髄萎縮を認めれば確実である[91)]．一般的には孤発例が多いが，若年発症例および輸血後発症例も存在する[105)]．しばしば膀胱直腸障害を伴う．

脊髄以外の症状の記載は少ないが，小脳失調，認知症，白質脳症，視神経障害の報告がある[104)]．

病理

錐体路を含む側索と前索，症例によっては後索の一部で髄鞘，軸索の脱落が見られ，特に下部胸髄で最も強い．病巣内外やくも膜下腔に血管周囲性リンパ球浸潤とマクロファージの浸潤が見られ，肥大したアストロサイトが増加する[105)]．

慢性化した病巣では髄鞘染色にて側索と前索が萎縮して軽度の淡明化を示し，脊髄軟膜の線維性肥厚と軽度のリンパ球浸潤が見られる[105)]．

図20 | HAM

T1強調矢状断像

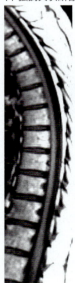

50代, 女性. 16年前より徐々に歩行障害が進行. 昨年より歩行ができず, 這って移動. HTLV-1抗体は髄液, 血清ともに陽性.

T1強調矢状断像：下部頸髄から胸髄にかけての萎縮を認める. T2強調像では信号強度異常はない（非掲載）.
（文献106より転載）

画像所見

1. 脊髄

最も多い画像所見は胸髄を中心とする萎縮である（図20）[106]. Umeharaらは比較的初期例のHAM 11例のMRI解析にて, 頸髄, 胸髄にそれぞれ限局する例と頸髄から胸髄にかけて連続して異常を認める例があり, さらにそれぞれに脊髄の腫大と高信号を認めたとしている（図21）. また, 高信号は主として, 両側の後索, 後角および側索に認めている[107]. 赤土らは脊髄全体にわたる腫脹と高信号を認め, 脊髄の周囲に造影効果を認めた1例を報告している[108]. 側索に高信号と造影効果を胸髄に広範に認めた例もある（図21）. 自験例においても, 頸髄に異常高信号をT2強調像にて認めている（図22）.

2. 脳

脳では非特異的な高信号を認めるとされてきたが[109], 自験例では錐体路徴候を示し, 内包後脚の皮質脊髄路に限局した高信号を認めた（図

図21 | HAM

A　T2強調矢状断像　　B　T2強調像（胸髄レベル）　　C　造影後T1強調冠状断像　　D　造影後T1強調像（胸髄レベル）

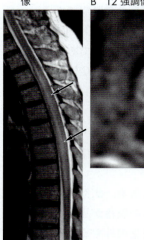 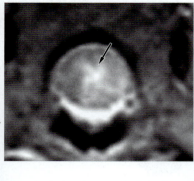 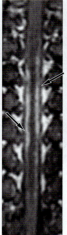 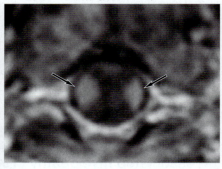

50代, 女性. 約1年前より右手の震えを自覚, 5か月前より歩行障害, さらに排尿障害, 便秘が出現した. 両側上下肢の腱反射の亢進, 病的反射陽性. 髄液細胞数増加（24/3）, 蛋白増加（74mg/dL）. 血清, 髄液ともに抗HTLV-I抗体陽性.

A：T2強調矢状断像：Th3〜9にかけて髄内に高信号を認め, 脊髄の腫大を認める（→）. なお, T1強調像では病変部は低信号を示した（非掲載）.
B：T2強調像（胸髄レベル）：脊髄の腫大と中心部を中心とする高信号を認める（→）.
C：造影後T1強調冠状断像：胸髄外側に造影効果を認める（→）.
D：造影後T1強調像（胸髄レベル）：側索を含む両側外側部に対称性の造影効果を認める（→）.
（文献106より転載. 熊本大学大学院医学薬学研究部放射線医学　平井俊範先生, 同神経内科　内野 誠先生のご厚意による）.

図 22 | HAM

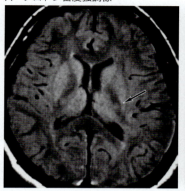
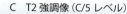
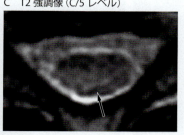

A　プロトン密度強調像　　B　T2 強調矢状断像　　C　T2 強調像（C/5 レベル）

30 代，女性．父親が成人型 T 細胞白血病にて死亡．3 年前より坂道の歩行がつらくなり，徐々に悪化し，四肢痙性麻痺を指摘され，血清，髄液ともに抗 HTLV-I 抗体陽性．
A：プロトン密度強調像：内包後脚内の皮質脊髄路に高信号を認め（→），皮質脊髄路の異常を示す．
B：T2 強調矢状断像：頸髄内後部に高信号を認める（→）．軽い脊髄の腫大がある．T1 強調像では等信号を示した（非掲載）．
C：T2 強調像（C/5 レベル）：右側索を含んでより広い範囲に高信号を認める（→）．なお，造影効果は認めない（非掲載）．
（文献 106 より転載）

図 23 | HTLV-I のキャリアに認められた脳病変

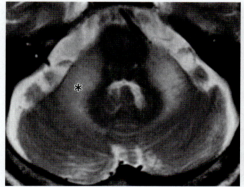
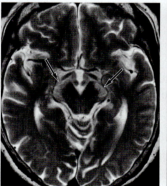
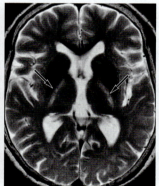

A　T2 強調像　　B　T2 強調像　　C　T2 強調像

60 代，女性．ぶどう膜炎と両下肢の感覚低下を認め，MRI を撮像し異常を認めた．HAM は未発症．
A：T2 強調像：両側中小脳脚に対称性の高信号を認める（＊）．脳幹と小脳には萎縮を認めない．
B：T2 強調像：前頭橋路を除く大脳脚に広範な高信号を認める（→）．
C：T2 強調像：内包後脚全体に高信号を認める（→）．
（鳥取大学医学部放射線科　小川敏英先生のご厚意による）

22）．Yata らは HTLV-I のキャリアではあるが，HAM を発生していない症例において，ぶどう膜炎と両下肢の感覚低下を認めた[110]．放線冠，内包後脚，橋底部に皮質脊髄路を含むより広範な領域と両側中小脳脚に高信号を T2 強調像および FLAIR 像にて認めた（図 23）．ADC 値の低下は認めていない（6 章 1，key point 2，p.546 も参照）．

遅発性ウイルス感染症 (slow virus infection)

概念

感染から発病まで年単位の長い潜伏期間があ

図24 亜急性硬化性全脳炎

A　FLAIR像（ミオクローヌス出現時）　　B　FLAIR像（Aより3か月後）

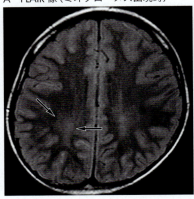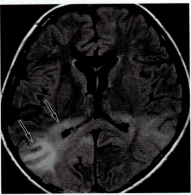

8歳，男児．今まで順調に発育していたが，学校に行きたがらないなどの性格の変化を認めた．約3か月後より，ミオクローヌスが出現した．
A：FLAIR像（ミオクローヌス出現時）：側脳室周囲白質および深部白質に淡い高信号を両側性に認める（→）．
B：FLAIR像（Aより3か月後）：側脳室三角部周囲から側頭葉皮質下および一部皮質にかけて，高信号を右優位に両側性に認める（→）．
（国立精神・神経医療研究センター病院放射線科　安達木綿子先生のご厚意による）

り，発症後は亜急性に進行して短期間で死に至る中枢神経系ウイルス感染症である．かつてはプリオン病もこの概念に入っていたが，現在ではプリオン病として独立している．以下の2疾患が重要である[90]．

A　亜急性硬化性全脳炎（subacute sclerosing panencephalitis：SSPE）

臨床

SSPEは変異麻疹ウイルス（M蛋白を欠く）であるSSPEウイルスが神経細胞と乏突起膠細胞に持続感染することにより，神経細胞脱落と脱髄を来す亜急性脳炎であり，進行性多巣性白質脳症とともに遅発性ウイルス感染症の代表である[111]．麻疹感染後7〜10年の経過後発症する遅発性ウイルス感染症である．5〜15歳の子どもに多く，学校での日常活動ができなくなり，性格変化，頭痛，痙攣発作を認め，四肢に反復性のミオクローヌスを認める．脳波にて周期性同期性放電を認め，髄液にて抗麻疹ウイルス抗体価の上昇，IgGの増加を認める[90]．必ずしも小児のみに認めるのではなく，妊娠を契機に発症した20歳女性例の報告がある[112]．

・若年成人例

成人での平均発症年齢は25歳であり，最年長は35歳である．眼症状が小児例より多い．症状は様々であるが，進行性認知症，異常運動，ミオクローヌスを呈する[113]．一方，横井らの報告では成人発症の3例では，初期症状は動作緩慢や性格変化であり，入院後にミオクローヌス発作が進行したとされている[114]．

病理

肉眼的には大脳皮質と白質は萎縮し，脳室は拡大する．大脳白質は髄鞘染色にてびまん性の淡明化（脱髄）を示し，Holzer染色にて著明なグリオーシスを示す．軸索は比較的保たれる[111]．

画像所見

・全体像

発症初期の数か月間は正常のことが多い．その後，皮質および皮質下白質に高信号をT2強調像およびFLAIR像にて認める（図24）．頭頂葉および側頭葉に非対称あるいは対称性に病変を認めることが多い．この時期にはmass effectおよび造影効果がありうる．進行すると側脳室周囲，脳梁，さらに，脳幹に進み，びまん性の萎縮を認める．基底核にも病変を認めることが

ある（52 例中 18 例）[115]．比較的早期に，海馬，脳幹と側脳室周囲白質に FLAIR 像にて高信号を認めた例がある[112]．

拡散強調像ではわずかな高信号であり，ADC 値は上昇する．NAA のピークは高度な低下を示し，コリンとミオイノシンは病巣部位にて正常であったとされる[116]．

・若年成人例

右の頭頂後頭葉から側頭葉に延び，さらに，脳梁膨大部にも及んだ SSPE 例があり，初期には大脳膠腫症が疑われた症例がある[117]．19 歳の男性で，3 か月の経過があり，光がフラシュする，画像が歪むなどの症状が 1〜2 分続き，1 週間に 2〜3 回起こったので，MRI を撮像したところ，上述した病変が認められた．拡散強調像では高信号はなく，一部に低信号を示した．ADC 値は上昇していた．造影後には辺縁部に軽い造影効果を認めた．病変の大きさの割に，mass effect は小さく，コリンの上昇があり，大脳膠腫症が疑われた．しかしその後に，急速に進行する，歩行障害，全身性固縮，ミオクローヌスが出現し，SSPE が疑われ，抗麻疹ウイルス抗体価の上昇により確定された．

脳梁に進展する病変は悪性腫瘍が多いが，脱髄性疾患も鑑別になる．

ADC 値の上昇，病変の大きさの割に mass effect が弱いなどが脱髄性疾患を考慮するヒントになる．20 歳までの側頭後頭葉から頭頂葉，脳梁の病変に関しては SSPE も考慮する必要がある．

妊娠を契機に発症した 20 歳例では亜急性に発症し，亜急性脳炎が鑑別となった．傍腫瘍性脳炎，感染後脳炎，SSPE である．左海馬，橋から両側中小脳脚に FLAIR 像にて高信号，左内包後脚付近に拡散強調像にて高信号を認めた．画像は典型的ではない[112]．

B 進行性多巣性白質脳症 (progressive multifocal leukoencephalopathy：PML)

臨床

JC ウイルス（JCV．JC とは初めてウイルスが分離された患者のイニシャルである）による脱髄性脳炎である．PML は細胞免疫不全の患者，特に HIV 感染者に好発する．JC ウイルスには成人の 70％以上が無症候性に感染し，その後ウイルスは腎臓に潜伏する．細胞性免疫の低下が起こると，ウイルスは増殖し，脳に血行性に感染する．脳では髄鞘形成細胞の乏突起膠細胞に感染して崩壊させ，脱髄を起こす[90]．

1. 基礎疾患

基礎疾患には HIV 感染後の免疫不全（AIDS〔後天性免疫不全症候群〕），血液疾患および悪性腫瘍，臓器移植，関節リウマチ，全身性エリテマトーデス（SLE），およびその関連疾患，モノクローナル抗体薬の使用，特発性免疫不全症候群がある．

AIDS は最も多い基礎疾患である．AIDS 関連の死因では，PML は非 Hodgkin 悪性リンパ腫に次ぐ．

血液疾患および悪性腫瘍関連では慢性リンパ性白血病，Hodgkin 病，悪性リンパ腫，原発性マクログロブリン血症，多発性骨髄腫，菌状息肉腫が基礎疾患になる．

臓器移植後，PML の発症は中間値では 17 か月前後であるが，腎移植ではより弱い免疫抑制により，長くなる[118]．腎移植後 26 年後に PML を発症した例もある[119]．

PML を発症したリウマチ性疾患の患者はすべて免疫抑制状態にあった．この群の中では SLE が最も多い（65％）．関節リウマチ，Wegener 肉芽腫症，皮膚筋炎，多発性筋炎，強皮症が含まれる．その他に，免疫抑制剤の使用はないが，リンパ球減少症を伴う Sjögren 症候群とサルコイドーシスの例がある[118]．ただし，サルコイドーシスのみでも PML は発症する[120]．

最近では免疫不全がわずかな，あるいは認め

られない患者においても PML は発症することが判明している[118]．

Tan らの報告では 62 歳，男性が 2 年間の経過にて進行性に左側の頭痛，言語障害，手のぎごちなさを認めていた[121]．3 週間前より認知機能障害，集中力と記憶の障害が進行した．MRI では左優位に両側前頭葉白質に高信号が FLAIR 像にてあり，軽い mass effect と造影効果を認めたと記載されている．造影後の画像は載っていない．

Tan らの考察によると，他のウイルス感染 (parvovirus B19) があり，それによる一過性の細胞免疫不全があり，JC ウイルス感染の再活性化を起こすのに十分であり，PML を発症した．しかし，免疫状態が正常に近くなり，それ故に，経過が 2 年と長い，MRI での浮腫と造影効果は PML-IRIS に合致し，免疫不全状態が一過性であることを示唆しているとされる．

・SLE における PML

SLE で PML を発症した 35 例についての報告がある[122]．免疫抑制剤 (immunosuppressant drugs：IPD) の使用量によって，患者を 4 群に分類している．1 群は IPD を使用していない．2 群は下記の IPD を使用している {belimumab, rituximab, mycophenolate mofetil, azathioprine, cyclophosphamide, methotrexate and high-dose corticosteroids (> 15mg/day)}．3 群は軽い IPD (ステロイド量 15mg/ 日以下および，あるいは抗マラリヤ薬) を使用，4 群はその中間とした．

35 例中 3 例は 1 群で IPD を使用していない．23 例が 2 群で，5 例は 3 群で 4 例はその中間の 4 群であった．結論として，SLE における PML の発症は稀であるとした．しかし，免疫抑制剤を使用していない SLE にも起こるし，強い IPD 使用患者により多いと言える．

◆ 2. モノクロナール抗体関連 PML
1. ナタリズマブ

多発性硬化症の再発予防薬としてナタリズマブが本邦でも承認され，使用されている[123]．しかし，ナタリズマブ関連の PML が発症することが既に知られており，99,571 例の内，212 例 (1,000 例に対して 2.1 例) に PML が発症している．リスクファクターとして，抗 JC ウイルス抗体陽性，ナタリズマブ投与前の免疫抑制薬の使用歴，ナタリズマブによる治療期間が長い (25 〜 48 か月) ことが，挙げられている[124]．

2. リツキシマブ

リツキシマブによる PML 57 例の報告がある．血液性の悪性疾患 (主に非 Hodgkin 悪性リンパ腫)，関節リウマチ，SLE，自己免疫血液疾患の患者が含まれる．リツキシマブを含む免疫抑制療法 (R-CHOP) 開始 7 週間後に PML が発症した例もあり，比較的短期間，投与量が少量でも発症することがある (図 28)[125]．

◆ 3. 臨床症状

PML は時に AIDS の初発症状となる．数週間の経過で，発生する部位により異なる局所的な神経症状で発症する．片麻痺あるいは片側性の感覚障害が多い．初発症状は部分的であるが進行する．約 20％は痙攣を認める．認知機能障害を認めることもあり，臨床症状からは HIV 脳症との鑑別は困難である．発熱や髄膜刺激徴候は出現しない[118) 126) 127]．

稀ではあるが，持続性部分てんかんを示す PML がある[128]．54 歳の男性が同種幹細胞移植 15 か月後に持続性部分てんかん (右足の不随意な収縮) を呈し，左 roland 領域を含む散在性に皮質から皮質下に高信号を FLAIR 像にて認め，PML であった．

◆ 4. 免疫再構築症候群患者における PML [PML in immune reconstitution inflammatory syndrome (IRS) patient：iPML] (表 7)

前述した古典的 PML では脳内に病理にて炎症性変化を認めない．しかし，iPML の発生を認めた例では強い炎症所見を認める．血管周囲にびまん性あるいは限局性に種々の細胞浸潤が認められる．画像では造影効果と血管性浮腫を伴う mass effect が特徴的である．

表7 • JCV 関連の中枢神経系疾患[118]

病型	臨床症状	画像所見	病理所見
PML	部位により異なる巣症状	T1強調像にて低信号 T2強調像では高信号 拡散強調像では辺縁部に高信号 造影効果を認めない	重度の脱髄，膨張した乏突起膠細胞，異型の星細胞，炎症はないかほとんどない
iPML	IRIS を発症した患者 PML の症状は悪化	末梢あるいは辺縁部の造影効果 血管性浮腫による mass effect はあることもないこともある	PMLと類似するが，強い炎症反応がある 局所的な単核球細胞浸潤
JCVGCN	失調および構音障害	初期：正常 晩期：小脳萎縮と T2 延長	小脳顆粒細胞への浸潤，乏突起膠細胞は免れる
JCM	ウイルス性髄膜炎	特徴的な所見はない	髄液中 JCV DNA が陽性
JCE	高次機能障害 巣症状はない	主として皮質の T2 延長所見 晩期には白質も侵す	錐体細胞ニューロンに感染，乏突起膠細胞への感染は軽度

HAART を受けた HIV 患者が IRIS の状態で iPML を発生することが多いが，非 HIV 患者が iPML を発症することもある[118]．

◆ 5. JCV による顆粒細胞ニューロン症（JCV granule cell neuronopathy：JCVGCN）(表7)

PML は乏突起膠細胞を侵すことが特徴であるが，PMLの亜型である本症では特異的に小脳顆粒細胞ニューロンを侵し，乏突起膠細胞は侵さない．小脳症状（失調，構音障害）のみを呈する．JCV の遺伝子変異によって小脳顆粒細胞のみを侵すようになるとされる[118]．

◆ 6. JCV による髄膜炎（JC meningitis：JCM）(表7)

長い SLE の病歴のある患者において，急性髄膜炎が発症し，脳炎や PML はなく，髄液中に JCV を認めた例がある．SLE では JCM も中枢性感染症の鑑別診断に入れる必要がある[118]．

◆ 7. JCV による脳症（JC virus encephalopathy：JCE）(表7)

JCV による中枢神経系の感染症であり，新しく認められた脳症である．JCV が皮質錐体細胞と皮質白質境界にある星細胞を好んで侵し，壊死を認める．MRI では晩期に白質に異常を認めるが，PML のような脱髄はなく乏突起膠細胞の感染はほとんどない[118]．

病理所見

PML は髄鞘染色にて主として皮質下白質に大小多数の脱髄巣が散在性または融合性に認められる．軸索は保たれる傾向にあるが，時に，壊死傾向が強く嚢胞化することもある．病巣には崩壊した髄鞘を貪食した泡沫状マクロファージと，異形性の強い反応性星細胞が多数認められる[111]．PML のもうひとつの特徴は炎症がほとんどない，あるいはまったくないことである．非常に稀ではあるが，病巣内に出血を示すこともある[118]．

画像所見

◆ 1. 病変分布

PML は天幕上の皮質下白質病変が特徴的であるが，後頭蓋窩にも病変を認める．天幕上では皮質下白質が侵され，皮質は侵されないのが特徴である（key point 3「成人における白質脳症の原因」を参照）．初期には側脳室周囲白質あるいは深部白質は免れる．この初期の画像を示したのが図25 であり，天幕上では，左側頭葉皮質下のみに病変を認めている（図25）．

1. **天幕上**：両側性，非対称性，融合した天幕上の白質病変が特徴的である（図26〜28）．皮質下に1個の病変しか認めないこともあり，梗塞との鑑別が難しいが，病変が皮質下に限局していることが最も重要である（図25）．頭頂葉が最も多く，次いで前頭葉である．皮質下白質を侵すことが特徴であり，ホタテ貝状を示す．血流の多い皮質下に始まり，深部白質，側脳室白質へと進展する．

2. **天幕下**：後頭蓋窩の白質は大脳白質に次いで多い部位であり（図25），初期には小脳白質

> **key point** 【3. 成人における白質脳症の原因[126]】
>
> 1. 血管性（病変は左右非対称）
>   - Binswanger 病
>   - CADASIL, CARASIL, CARASAL
>   - 中枢神経系限局性血管炎
> 2. 中毒性／代謝性疾患（病変は左右対称）
>   - 一酸化炭素
>   - シアン
>   - 重金属（ヒ素，鉛，水銀）
>   - 有機溶剤（トルエンなど）
>   - 薬剤（コカイン，ヘロイン）
>   - 低酸素
>   - 放射線
>   - Marchiafava–Bignami 病
>   - 浸透圧性脱髄症候群（髄鞘崩壊症）
>   - ビタミン B_{12} 欠損症
>   - サイクロスポリン
>   - タクロリムス
>   - 低血糖
>   - 高アンモニア血症（慢性の）（8章 3-4, p.697 高アンモニア血症参照）
> 3. 遺伝性（病変は左右対称）
>   - 副腎白質ジストロフィ
>   - 異染性ジストロフィ
>   - Krabbe 病（成人型）
>   - Leukoencephalopathy with brainstem and spinal cord involvement and lactate elevation (LBSL)（DARS2 関連白質脳症）
>   - Hypomyelination with brainstem and spinal cord involvement and leg spasticity (HBSL)（DARS 関連白質脳症）
>   - LMNB1 関連常染色体優性白質ジストロフィ
> 4. 自己免疫／炎症（病変は左右非対称）
>   - 急性散在性脳脊髄炎
>   - 多発性硬化症
>   - SLE
>   - Sjögren 症候群
>   - Behçet 病
>   - 結節性多発動脈炎
>   - サルコイドーシス
>   - Wegener 肉芽腫症
>   - 傍腫瘍性神経症候群
>   - 橋本病（橋本脳症）
> 5. 腫瘍（病変は左右非対称）
>   - 原発性脳悪性リンパ腫＊
>   - 血管内悪性リンパ腫症
>   - リンパ腫様肉芽腫症
>   - 大脳膠腫症
>   - 神経膠腫
>   - 転移
> 6. 感染（病変は左右非対称）
>   - Lyme 病
>   - 神経梅毒
>   - 結核
>   - トキソプラズマ脳炎＊
>   - 帯状疱疹（小血管病を伴う）
>   - 脳症を伴う HIV 感染（HIV 脳症）
>   - 進行性多巣性白質脳症＊
>
> ＊：免疫抑制患者に多い

に部分的にあるが，進行すると中小脳脚とその周囲白質を侵すのが典型例である（図25, 26）．橋の病変は中脳および延髄に進展する[118]．橋被蓋が侵されることもあり，外転神経麻痺や顔面神経麻痺を示す（図29）[129]．

なお，進行性の失調を認める例にて，小脳における三日月状（creescnet-shaped）を示す病変（図25-G，26-F，31-A）はPMLに特徴的とされる[130]．歯状核の外側から小脳半球，中小脳脚あるいは下小脳脚に延びる病変が三日月状を呈し，本症を考慮する端緒となる．

・橋横走線維の変性に類似した所見

ときに，橋底部が侵され，上記の様な画像所見を呈する[131]．しかし，一側の中小脳脚の高信号が大きく，橋横走線維の変性の際に認められる中小脳脚の病変とは異なっている．また，橋底部でも縦の高信号の大きさに比して，横の高信号が大きく，橋横走線維の変性とは異なる．

図25 | 進行性多巣性白質脳症

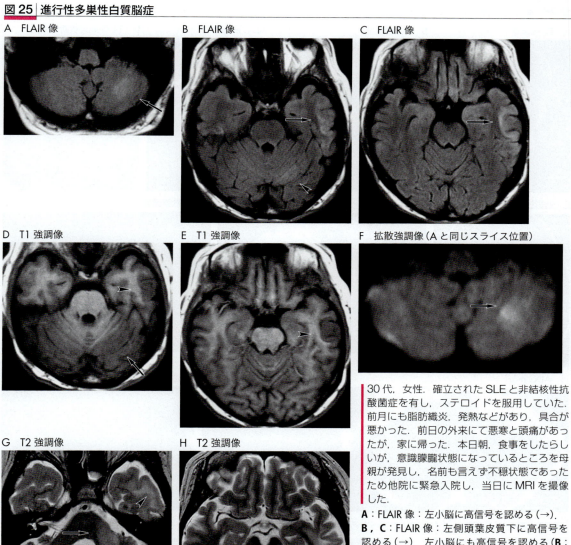

A：FLAIR像：左小脳に高信号を認める（→）．
B，C：FLAIR像：左側頭葉皮質下に高信号を認める（→）．左小脳にも高信号を認める（B；▶）．
D：T1強調像：左小脳の病変は低信号を示す（→）．左側頭葉病変も低信号を示す（▶）．
E：T1強調像：左側頭葉の病変は低信号を示す（▶）．
F：拡散強調像（Aと同じスライス位置）：左小脳病変は高信号を示す（→）．ADC値は上昇していた（非掲載）．なお，側頭葉は拡散強調像では異常を認めない．造影効果を認めない（非掲載）．
約2.5か月後，当院にてMRIを撮像した（G，H）．
G，H：T2強調像：左小脳白質から中小脳脚にかけて，高信号を示す病変が進展している（G；→）．左側頭葉の病変は皮質が保たれ，皮質下に病変があるのが明瞭である（G，H；▶）．

補足：比較的初期のPMLの画像である．今回の症状はSLEに伴う急性の意識障害であり，感染症の所見を認めず，ステロイドにて良くなり，1か月ほどで退院した．おそらくPMLの症状は出現していなかったと考えている．しかしMRIの所見は拡大し，最初のMRI施行から約2か月にて，左手が動かしにくい，歩くと左側に傾くようになり，神経内科を受診し，左側の四肢失調と診断された．初めて画像検査を当院にて行い，PMLと診断し，JCウイルスDNAを髄液より認めた．初回のMRIにてすでに，PMLの特徴である皮質下病変，小脳病変があり，T1強調像では低信号，拡散強調像にて高信号を示し，造影効果はないなどの所見を認めていた．BとCにて，左側頭葉の病変が皮質下にあることを認識することが重要である．高信号が脳回に沿う形態（脳回様：gyral pattern）を示さず，皮質下にある．典型的な皮質病変であるCreutzfeldt-Jakob病（p.341本章7，プリオン病，図1-A）と比較すると明瞭である．

30代，女性．確立されたSLEと非結核性抗酸菌症を有し，ステロイドを服用していた．前月にも脂肪織炎，発熱などがあり，具合が悪かった．前日の外来にて悪寒と頭痛があったが，家に帰った．本日朝，食事をしたらしいが，意識朦朧状態になっているところを母親が発見し，名前も言えず不穏状態であったため他院に緊急入院し，当日にMRIを撮像した．

図26 進行性多巣性白質脳症

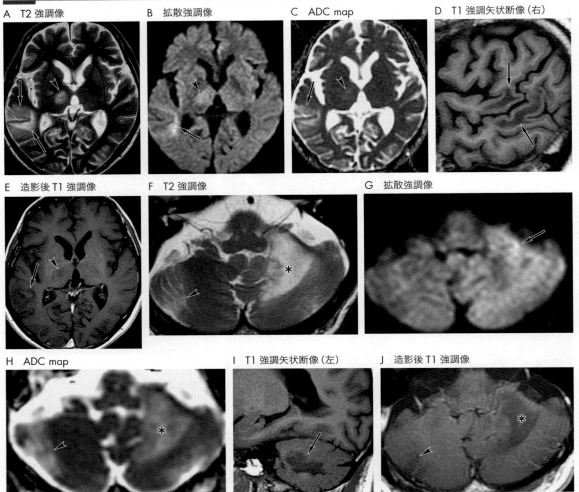

A T2強調像　B 拡散強調像　C ADC map　D T1強調矢状断像（右）
E 造影後T1強調像　F T2強調像　G 拡散強調像
H ADC map　I T1強調矢状断像（左）　J 造影後T1強調像

| 60代，男性．HIV陽性．1か月前より進行する運動障害，記憶障害，眼球運動障害，左片麻痺を認める．

A：T2強調像：右側頭葉皮質下（→）に高信号を認め，mass effectを認めない．信号強度は不均一で一部にはより信号強度の高い部位を認める（→）．右視床（▶）にも高信号を認める．
B：拡散強調像：右側頭葉の病変はT2強調像にてより高信号を示す部位のみが拡散強調像でも高信号を示す（→）．右視床にも軽度高信号を認める（▶）．
C：ADC map：右側頭葉の病変はADC値の上昇を認める（→）．右視床の病変も軽度上昇がある（▶）．
D：T1強調矢状断像（右）：右上側頭回，中側頭回に明瞭な低信号を認める（→）．mass effectを認めない．
E：造影後T1強調像：右側頭葉の病変は低信号を示し（→），確実な造影効果を認めない．右視床も軽度低信号を示す．
F：T2強調像：左小脳半球に高信号を認める（＊）．右小脳半球外側にも高信号を認める（▶）．
G：拡散強調像：同病変に部分的に高信号を認める（→）．
H：ADC map：左（＊）および右小脳半球（▶）の病変はADC値の上昇を認める．
I：T1強調矢状断像（左）：左小脳半球に明瞭な低信号を認める（→）．mass effectを認めない．
J：造影後T1強調像：右（＊）および左小脳半球（▶）の病変は低信号を示し，造影効果がない．
補足：HIV，SLE，あるいはサルコイドーシスなどの慢性消耗性疾患がある患者に，皮質下白質にT2強調像では高信号，拡散強調像にて，部分的に高信号，ADC値は上昇しT1強調像では低信号を示し，造影効果とmass effectのない病変を認めたならば，PMLを考える．小脳半球初発のPMLであっても，同様な所見を認める．

図27 進行性多巣性白質脳症

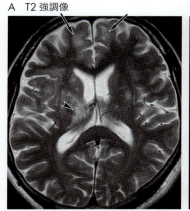
A T2強調像

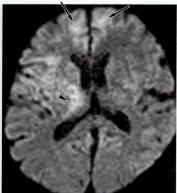
B 拡散強調像

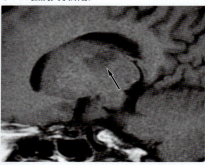
C T1強調矢状断像

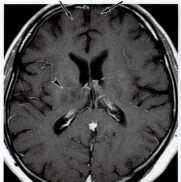
D 造影後T1強調像

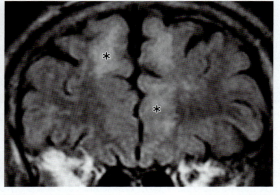
E FLAIR冠状断像

40代，男性．HIV陽性．50日前より構音障害，嚥下障害，無気力が出現した．40日前より記憶障害，失禁を認める．ときどき転倒しそうになる．JCウイルスが髄液中より見つかっている．
A：T2強調像：右優位に両側前頭葉内側部皮質下白質（→），基底核および視床（▶）に高信号を認める．mass effectはない．
B：拡散強調像：前頭葉内側病変（→），右視床（▶）の病変は高信号を示す．ADC mapでは等信号を示した（非掲載）．
C：T1強調矢状断像：右視床には明瞭な低信号を認める（→）．mass effectを認めない．
D：造影後T1強調像：両側前頭葉（→），右視床（▶）の病変には明瞭な造影効果はなく，低信号を示す．
E：FLAIR冠状断像：両側前頭葉内側部に皮質から皮質下に高信号を認める（*）．
補足：ADC mapでは等信号を示すこともある．

3. **脊髄**：脊髄への進展はPMLでは非常に稀である[118]．4例の剖検例があるのにすぎない．Takedaらは側索と前索に全脊髄にわたって病巣を認め，リンパ球減少症を有していた剖検例を報告している[132]．
4. **灰白質**：視床（図26）が最も多く，次いで基底核を侵す．ほとんどすべての症例において，白質にも病変を認める[118]．
5. **脳神経**：稀ではあるが，Hodelらの報告がある[133]．71歳の男性で，肝移植に対して免疫抑制療法後に右聴力低下を来した．T2強調像では高信号，T1強調像では低信号を示す病変が右中小脳脚から橋，小脳に広がり，PMLに合致した．一方，FLAIR像およびdouble IR法にて右三叉神経および聴神経が高信号を示し，同部位への浸潤が考えられた．PMLでは脳神経への浸潤がありうる．

2. 信号強度異常（表7）

最も重要なことはT1強調像にて低信号を示すことである（図25～29）．これはHIV脳症とは異なる点である．また，少数ではあるが等信号を示すこともある．辺縁部にT1強調像に

図28 進行性多巣性白質脳症

A 単純CT　　B T1強調像（Aより1か月後）　　C T2強調像

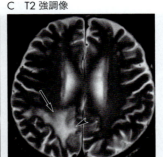

D 拡散強調像　　E 造影後T1強調像　　F 拡散強調像（Eより2か月後）

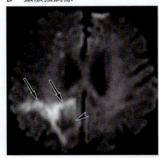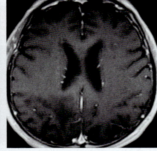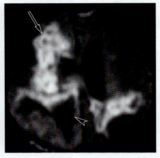

70代，男性．4年前より原発性マクログロブリン血症があり，3か月半前より，近医血液内科でリツキシマブを週1回計8回投与されていた．今回，左上下肢の脱力があり，頭部CT（A）にて異常を指摘される．発症1か月後にMRIを施行した．
A：単純CT：右中心後回白質に低吸収域を認める（→），mass effectはない．
B：T1強調像（Aより1か月後）：1か月のMRIにて右頭頂葉皮質下白質に低信号を認める（→），mass effectはない．
C：T2強調像：同部位には高信号を認める（→），より後方が信号強度が高い（►）．
D：拡散強調像：右頭頂葉皮質下白質は高信号を示す（→）．T2強調像にてより高信号を示した後方の部分は低信号となっている（►）．
E：造影後T1強調像：造影効果を認めない．
F：拡散強調像（Eより2か月後）：その2か月後の拡散強調像にて，病変は拡大し両側性になり，右前頭葉へ進展した（→）．陳旧性病変は低信号を示す（►）．
補足：リツキシマブの副作用として発症したと考えられるPMLである．他のPMLと画像所見の違いは本例ではない．拡散強調像にて新しい病変が高信号を示すのが明瞭である．さらに，ADC値はそれらの部位では低下していた．
（奈良医科大学放射線科　田岡俊昭先生のご厚意による）

て高信号を認めることも稀にある（図30）．マクロファージの存在がその原因と考えられている．造影効果は認めない（図26〜29）．

T2強調像およびFLAIR像では高信号を示す（図25〜29）．正常な皮質との境界は明瞭である．微小嚢胞を認めることがあり，15例中6例

> **key point**　【4．若年成人および成人にて，U線維が主として侵され，中心部白質は比較的保たれる疾患】
> ・進行性多巣性白質脳症
> ・PRES
> ・Kearns-Sayre症候群
> ・慢性進行性外眼筋麻痺
> ・Wilson病
> ・L-2-hydroxyglutaric aciduria
> ・神経核内封入体病

図 29 進行性多巣性白質脳症

A　T2 強調像

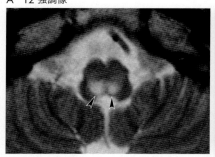

B　T2 強調像

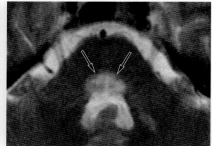

C　拡散強調像

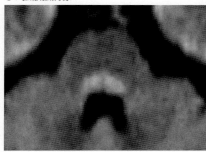

D　T1 強調像

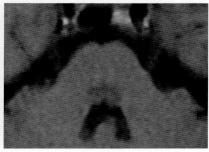

30代，男性．血友病Aがあり，HIV陽性患者である．抗HIV療法を開始したが，2年前よりHIVコントロールが不良の状態であった．2か月前より味覚障害，1か月前より複視，左上肢・口周囲の異常感覚が出現した．両側外転神経麻痺と顔面神経麻痺がある．

A：T2 強調像：両側延髄被蓋に左右非対称性に高信号を認める（▶）．
B：T2 強調像：橋被蓋に高信号を認める（→）．
C：拡散強調像：病変はほぼ高信号を示すが，ADC 値の低下はない．
D：T1 強調像：同病変は低信号を示す．mass effect を認めない．なお，造影効果を認めない（非掲載）．天幕上には著変を認めない（非掲載）．
補足：脳幹被蓋初発であるが，T2 強調像では高信号，T1 強調像では低信号を示し，拡散強調像では高信号を示すが，ADC 値の低下を認めず，造影効果および mass effect がない点が PML に特徴的である．脳幹初発でも本症を考慮する．
（国立仙台医療センター放射線科　栗原紀子先生のご厚意による）

に認められたとされている．活動期には萎縮を認めない．

拡散強調像では病変の辺縁部に高信号を認める（図25〜30）．いくつかの病巣がある際には，拡散強調像にて高信号を示す病変と示さない病変がある（図25）．おそらく病変の新鮮さに関係があると考えられる．新鮮な病巣（先端部）では拡散能の低下を認める．病理組織学的には，病変の辺縁部（先端部）では大きく膨張した乏突起膠細胞，大きな異型の星細胞，泡状マクロファージの浸潤を認めるこれらの細胞の増大が細胞外液腔を小さくし，拡散能の低下を招くとされる．

一方，病変の中心部では拡散能の上昇を来す[118]．

・T1 強調像にて高信号を示す PML の特徴

Khoury らは 49 例の PML について報告している[134]．痙攣のあった 17 例の内，15 例（88.2％）に T1 強調像にて皮質に高信号（hyperintensei cortical sign：HCS）を示した．一方，痙攣のなかった 32 例中 15 例（46.9％）に HCS を認めた．さらに，IRIS-PML を示した 20 例の内，16 例（80.0％）に HCS を認め，IRIS のない 29 例では 14 例に HCS を認めている．病理所見と対比すると，HCS は皮質と皮質下 U 線維の強い脱髄，マクロファージの浸潤，皮質深部層における反応性グリオーシスに関連があるとされる．

図30 進行性多巣性白質脳症

A：T1強調像

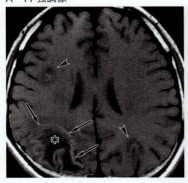

B：拡散強調像

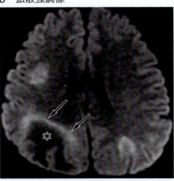

30代，男性，5か月前より左同名半盲があり，視力障害が進行している．免疫不全症のひとつである高IgM症候群に罹患し，過去に無顆粒球症，慢性中耳炎，副鼻腔炎などの既往がある．

A：T1強調像：右側頭葉後部から後頭葉皮質下に低信号（*）を示す病変があり，その辺縁部には高信号（→）を認める．左後頭葉，右前頭葉にも病変を認める（▶）．
B：拡散強調像：右後頭葉の病変は中心部は低信号（*）を示し，周辺部には高信号（→）を認める．なお，周辺部のADC値は低下を示した（非掲載）．
補足：剖検にてPMLが確認されている．
（文献135より転載．浜松医科大学放射線科　磯田治夫先生のご厚意による）

・SWIにてU線維に沿う低信号

HodelらはMS患者にnatalizumabを使用し，PMLを発症した12例，他の原因によるPMLの5例と，55例のPMLのないMS患者を検討した．慢性期のPML患者は，全例にT2*強調像あるいはSWIにて大脳白質病変の外側部に低信号を認めた．8例の無症状のnatalizumab関連のPMLでは6例に低信号があった．低信号は白質病変に接するU線維に沿って認められる．また，外包などの基底核付近に病変がある際には，それに接する基底核（レンズ核，黒質）にも低信号を3例に認めている．剖検所見において，低信号の部位にはミクログリアとマクロファージの浸潤を認めた[136]．なお，原因がnatalizumabではない，PML例においても，同様の低信号を認めた報告がある[137)138]．

◆ 3. 病理での炎症所見と造影効果

免疫不全患者における古典的PMLでは炎症はないか，あってもごく軽度である．しかし，HIV患者に治療を行い，IRISを伴ったPMLでは強い炎症が起こる．モノクローナル抗体にて治療したHIV陰性のPML患者においても同様である．MRIにて，造影効果のあるPMLは約15％にあり，それは炎症によると考えられている．非HIV患者におけるPMLにて，炎症の存在は過小評価されているともされる．軽度の免疫不全あるいは免疫不全のない患者において，PMLでの炎症は頻度がより高いとも考えられる．また，炎症を伴うPMLは予後が良いともされる[139]．

Lachらは関節リウマチ（rheumatoid arthritis：RA）を持ち，メトトレキサート（MTX）を服用し，進行性の意識不鮮明と小脳失調を呈した84歳のPMLの剖検例を提示している[139]．この症例は，MRIにて小脳白質に病変があり，造影効果を認めなかった．病理にて強い炎症を伴ったPMLであった．MTX服用患者におけるPMLの頻度は低いが，見逃せば致死的であり，重大な疾患であるので，常に念頭に置く必要がある．

2008年まではRAにてPMLを来した例は7例であったが，その後，モノクローナル抗体にて治療を受けていたRA患者に8例のPMLが見つかっている．そのうちの5例がMTXを服用していた．2例のみが炎症を伴っており，リ

図31 進行性多巣性白質脳症

A T2強調像

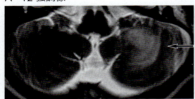

B 拡散強調像

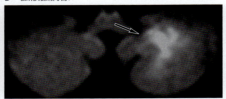

C T1強調像

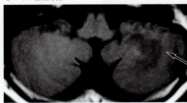

D 造影後T1強調像

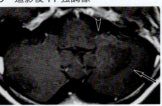

> 74歳, 女性. 経過40年の関節リウマチ (RA) があり, メトトレキサート (MTX) を10年間使用し, ステロイドも内服していた. 約5か月前よりふらつきを認めた. 3か月前に他院にてMRIを撮像した (A～D). その後, 当院を受診し, 左失調と軽い左錐体路症状を指摘された. 髄液蛋白の増加 (47mg/dL) を認めた.

A：T2強調像：左小脳中心部に高信号を認める (→). mass effectはない. なお, 上部のスライスでは病変は歯状核の外方にあり, 左中小脳脚へと延びている (非掲載).
B：拡散強調像：病変の内側部に高信号を認める (→).
C：T1強調像：病変は低信号を示す (→).
D：造影後T1強調像：Cと少し位置が異なるが, 病変の前方 (→), および内方 (►) に淡い造影効果の疑いがある.
補足：長期間にわたるステロイドとMTXを使用しているRA患者が亜急性発症の小脳失調を認め, 左小脳半球に三日月の形態を示す病変があり, その一部に拡散強調像にて高信号を認め, T1強調像では病変は低信号である. PMLを考えるべき所見である. 造影効果があるのがやや非典型的であるが, PMLの広い画像スペクトラムに入り, PMLとする診断を否定する根拠にはならない. おそらくある程度の免疫反応があったと考えられる. 小脳生検にて, PMLであった. 生検部位には炎症所見はなかったが, おそらく造影効果のある部位には炎症があったのではと推測している. 初回のMRIから3か月後に撮像されたT2強調像にて, 高信号は進行 (反対側にも出現) はしていたが, 全体として, 他のPML患者に比べてゆっくりとした進行であった.

ツキシマブを服用していた[139].

自験例 (図31) はRA患者で, MTXの長い服用歴があり, ステロイドも使用していた. 造影効果を伴うPMLであり, 免疫反応がある程度あったことによると考えられる. 他の症例に比べて進行がゆっくりであった. したがって造影効果のあるのみで, PMLを否定してはならない.

鑑別診断

◆ PMLの鑑別診断

1. 血管内大細胞型B細胞リンパ腫 (血管内悪性リンパ腫症：IML)：68歳の男性, 全身性強皮症に対し, 長期間シクロファスファミドを内服中に, 亜急性に進行する意識障害と認知症症状で発症した. 頭部MRIにて白質に脳梗塞様の病変が多発しており, PMLを疑ったが, 髄液検査陰性であり, 生検にてIMLと診断された[140]. 画像上の鑑別はT2強調像での高信号が皮質下白質よりも深部白質, 側脳室白質優位である. T1強調像での低信号が病変の一部のみにしか認められない. 拡散強調像の高信号が病変の一部ではなく, 全体にわたっている点にある.

2. 中小脳脚に高信号をT2強調像にて示す疾患：2章p.62「1-1-A 多系統萎縮症」のKey point 2を参照)

3. iPML (IRIS中のPML)：通常のPMLと同様であるが, 炎症のために周辺部に造影効果とmass effectを認めることがある (図32, 33).

Chabwineらが特殊な1例を報告している[141]. 64歳の男性で右中心網膜静脈閉塞の既往がある. 約1か月にて進行する言語障害があり, この2日間にて急速に悪化したので

図32 免疫再構築症候群

A　T2強調像　　B　造影後T1強調冠状断像　　C　T2強調像

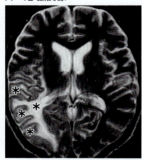
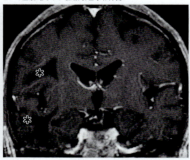
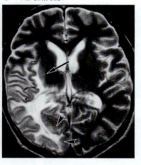

D　造影後T1強調冠状断像（Cと同時期）

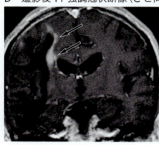

40代，男性．4年前にHIV感染症と診断され，HAART導入1年間は経過順調であったが，治療を自己中断し，その2年後に左不全麻痺，左半盲が出現し，MRI（A，B）および髄液よりJCウイルスが検出され，PMLと診断された．HAARTを開始し約1か月後より左片麻痺が増強し，失認，失禁が出現した．MRIにて病巣の拡大（C）と造影効果を認め（D），IRISを合併したと考えられた．プレドニゾロンの経口投与を開始したところ，症状の進行がなくなった．

A：T2強調像：右側頭・後頭葉皮質下白質から側脳室白質にかけて高信号を認める（＊）．右外包にも高信号を認める．大脳に軽い萎縮がある．
B：造影後T1強調冠状断像：上記の病変は低信号を示し，造影効果を認めない（＊）．
C：T2強調像：IRISを発症した際のT2強調像ではAと比べて，右基底核（→），右後頭葉（▶）に高信号の増大を認める．
D：造影後T1強調冠状断像（Cと同時期）：Cと同時期の造影後T1強調冠状断像にて，白質の病変の内側部に明瞭な造影効果を認める（→）．確実なmass effectはない．
補足：PMLにてHAARTを受けた際に，造影効果のあるときにはIRISを考慮する．
（文献142より転載）

来院した．記憶障害，非流暢性失語，失行，注意障害，軽度の右錐体路徴候があるが，明らかな免疫不全はなかった．T2強調像では左大脳半球白質深部に高信号を認め，皮質下白質まで伸び，その外側部分scalloping signを示し，造影後T1強調像では点状の造影効果が線状に前後に並んでいる．mass effectはない（図33）．PMLと診断され，生検によって確認された．同時に患者にはリンパ球減少症を認めた．生検組織はリンパ球性細胞浸潤を伴っていた．4か月の経過で自然治癒した．6～7か月後に患者のCD4＋CD8も正常に戻った．診断はPML-IRISであったと考えられており，Tリンパ球減少症に伴い，PMLを発症したが，同時にIRISになったと考えられている．

4. JCVGCN：初期にはMRIでは異常を認めない．晩期になると小脳萎縮とT2強調像での高信号を認める[118)143)]．

Koobらによると，JCVGCNはPMLによる白質病変を伴っており，18例の報告がある．そのうち，12例はHIV例で，3例はモノクローナル抗体による治療例である．18例中16例に小脳萎縮があり，もっとも多い異常所見である．12例は不均一な白質の異常信号を認めた[144)]．

一方，PMLを伴わない例もある．36歳，MSの患者で，ナタリズマブを6年間使用していた．進行性の小脳症状を呈し，6か月の間に3回のMRIを施行した．初回のMRIでは小脳萎縮と，下部虫部に異常信号があり，虫部全体から小脳皮質に広がった．拡散強調像では小脳皮質に高信号，ADC mapにて，軽度の低信号を認めた．髄液中のJCウイルスがPCR法にて陽性となり，JCVGCNであった．ナタリズマブ治療中のMS患者に小脳症

図33 進行性多巣性白質脳症＋免疫再構築症候群

A　T2強調像　　B　造影後T1強調像

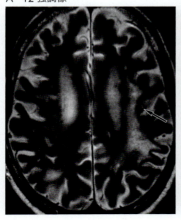 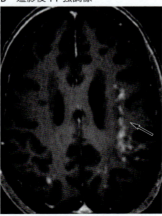

64歳，男性．臨床症状は本文参照．
A：T2強調像：左大脳深部白質から皮質下にかけて高信号を認め（→），mass effectはない．PMLを疑う所見である．
B：造影後T1強調像：**A**の病変には数珠状の造影効果が前後に並んでいる（→）．PMLとしては造影効果が強く，炎症の合併，あるいはIRISの存在を疑わせる所見である．
(文献141より引用)

状を認める際には，小脳虫部及び小脳皮質について，萎縮と信号異常を注意深く見て，JCVGCNを考慮する[144]．

また，Dangらの1例は悪性リンパ腫に対して，CHOPでの寛解後，持続療法としてリツキシマブを使用した例であり，小脳萎縮に加えて，橋下部の萎縮を認めている．さらに，橋横走線維の変性があり，縦走線維が残っているように見える[145]．

5. **JCM**：MRIでは特異的な所見はない．

6. **JCE**：初期には灰白質に限局し，その後，皮質下白質に進展する．造影効果は認めない[118]．

7. **ナタリズマブ関連PML**：クローン病や多発性硬化症にナタリズマブが使用されるようになり，ナタリズマブ関連PMLの報告が増加している[146]．ナタリズマブ関連PMLでは，MSとは異なり，視神経病変はなく，脊髄は侵されるが，病理上であり，臨床症状が脊髄症の報告はなく，末梢神経は侵されない．

画像上の特徴としてはT2強調像では高信号を示し，T1強調像では低信号を示す．FLAIR像が最も敏感であり，後頭蓋窩の病変に関しても同様であり，その点はMSとは異なる．47歳のMSの患者が14か月間natalizumab治療を受けたところ，嚥下障害を来した．FLAIR像にて高信号を右橋被蓋，左延髄に認め，T1強調像では低信号を示した．MS病変と考えられたが，3か月間にて増大し，髄液からJCウイルスが同定され，PMLと診断された．早期からのT1強調像での明瞭な低信号と拡散強調像での高信号がPMLの診断には重要であるとしている[147]．

HIV関連PMLでは15％に造影効果を認め，ナタリズマブ関連PMLでは40％に造影効果があり，かすかな辺縁の造影効果，斑点状の造影効果を認めている．通常のPMLよりも多いとしている．

MRSではNAAとクレアチニンの低下・コリンの上昇があり，myo-inositolと乳酸を認める[146]．

ナタリズマブ関連PMLが無症状の時期に捉えた所見についての報告もある[135]．MSに対してナタリズマブを使用し，PMLを発症した18例についての記載である．病変は前頭葉に多く，皮質と傍皮質白質を侵す．そのような病変が，ナタリズマブを使用しているMSの患者に新規に出現した際には，無症状でもPMLの可能性を考える．14例が前頭葉を侵し，4例は頭頂葉である．13例は限局性病変であり，1つの脳葉のみが侵されているのが12例である（図34）．皮質は15例が侵され，13例は皮質と白質が侵されている．

図34 ナタリズマブ使用中のMS患者における進行性多巣性白質脳症

A　FLAIR像（無症状時）　　B　FLAIR像（Aより約3か月後，有症状時）

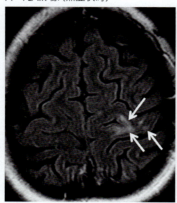
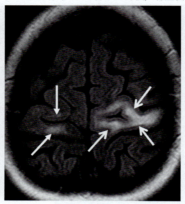

A：FLAIR像（無症状時）：左中心前回皮質から傍皮質下に限局性の高信号を認め，mass effectはない（→）．高信号は1つの脳葉に限局している．
B：FLAIR像（Aより約3か月後，有症状時）：左中心前回の高信号はより拡大し，皮質下に限局している（→）．右中心前回にも高信号が出現し，両側性となっている（→）．
（文献146より引用）

炎症所見（主所見の近くに，点状の病変を認める，あるいは造影効果）は7例に認められた．拡散強調像の施行された15例の内，6例は高信号を示さない[135]．

　MS患者でのナタリズマブ関連PMLに関して，病理所見からの考察が報告されている[148]．MS病変にPML病変が重畳するのではなく，別な部位にPMLが発生する．JCVが陳旧性MS病変と異なる場所に病変を作る一つの理由として，感染標的であるオリゴデンドログリアの数が陳旧性MS病変では既に減少していることと関係する可能性がある．また，ナタリズマブ関連PML-IRISはHIV関連PML-IRISよりも炎症反応が強いとしている．ナタリズマブ使用のMS患者では無症候性のJCV再活性化が起こっていることはほぼ確実と考えられるとしている[147]．

◆ **Wijburg らによる，無症候性 PML と新出性の MS 病変の MRI による鑑別**[150]
1. T2強調像での複数の点状（punctate）病変が大脳白質にあり，線状に並んでいる．これが無症候性のPMLに特徴的とされる．
2. 皮質と傍皮質性の大脳白質病変がある際にも無症候性のPMLを考える．
3. 造影効果がある際にも無症状のPMLを考慮する．ナタリズマブはBBBの破壊防止効果が強く，MSの新しい病変がこの治療中に出現しても，造影効果を示すことは少ない．
4. 病変の大きさが3cm以上の際にもMSではなく，無症候性のPMLを考える[150]．

・Hodelらの報告[151]
　無症候性PML 9例中7例にpunctate pattern（PP）を示す白質病変が認められた．7例のうち5例は造影効果がなく，2例に造影効果を認めた．

---

key point　【5．成人における側脳室上衣の造影効果[152]】
1. 免疫不全状態：悪性リンパ腫，ウイルス感染症
　線状の造影効果を示す：サイトメガロウイルス感染，水痘帯状疱疹ウイルス
　結節性の造影効果：悪性リンパ腫
2. 免疫正常者：結核性髄膜炎，細菌性髄膜炎，嚢虫症（嚢胞を伴う）
　結節性造影効果を示す：脳腫瘍（悪性リンパ腫，上衣腫，胚腫，転移），線状の造影効果は神経サルコイドーシス，Whipple病も考慮する

2例は唯一のMRIの異常所見であり，1例は右放線冠に，他の1例は橋にあった．放線冠にあった例は造影効果があり，多発性である．橋の病変には造影効果がなく，初回は1個，2週間後には3個の病変があった．無症候性であったが，髄液からJCウイルスがPCR法にて検出された．PPを認める他の5例は大きなPML病変があり（milky way appearance），4例は皮質下を，1例は左中小脳脚を侵した[151]．

…診断のコツ

HIV感染症，血液疾患，SLE，サルコイドーシスなどの慢性消耗性疾患のある患者で皮質下白質にT1強調像にて低信号を示し，拡散強調像にてその一部に高信号を示し，造影効果およびmass effectのない病変を見た際にはPMLを考える．

モノクローナル抗体薬（ナタリズマブ，リツキシマブ）を使用し，同様な所見を認めた際にも本症を考慮する．

C 免疫再構築症候群 (immune reconstruction inflammatory syndrome：IRIS)

概念

HIV感染症による免疫不全状態が進行した状態でHAARTを開始した際に，治療によって沈静化していた日和見感染症が悪化したり，新たに発症したりすることがある．これはHAARTによりHIVのウイルス量が減少し，日和見感染症を起こす病原体などに対する免疫機能が急激に回復することによって，過度の炎症反応（サイトカインの過剰生産など）が引き起こされて出現する病態と考えられており，免疫再構築症候群と呼ばれるようになった[142]．

IRISは以下のような状況にて診断される．HIV患者が免疫状態の再構築（CD4値が上昇し，HIV-1 RNA値が低下）がなされたのに，状態が悪化し，新しい症状が出現した．しかし，それらの症状が薬剤中毒，日和見感染，服薬非順守あるいはアレルギー反応では説明できない時にIRISと診断される．それ故にIRISは除外診断が重要である．病理学的にはT細胞浸潤があれば診断は確認される[153]．

◆ 1. PML-IRIS

PMLを伴うHIV感染者にHAARTを行うと18％にPML-IRISが発生する．診断方法が異なるとこの数字は50％に上るとも言われている．骨髄あるいはリンパ節に存在したJCウイルスはB細胞あるいはその前駆体の中で血行性に脳に運ばれる．

PML-IRISはHAART開始後1週間から26か月の間に起こるが，最も多いのは3か月後である．

画像所見

画像の特徴はPML病巣における造影効果，mass effectと浮腫によるT2強調像及びFLAIR像での高信号の存在である．HAART開始後，1～2か月にて散在性の高信号が白質にあり，多数の結節状の造影効果を認める．白質病変は後頭蓋窩のみに限局することもある．末梢の造影効果と，血管周囲腔の造影効果はCD8＋T細胞の浸潤による．しばしばマクロファージとCD4＋T細胞の浸潤を伴っている．拡散強調像では病巣の拡大と周辺部に高信号を認める[153]．

岸田はHAART導入後のHIV関連PML 6例をまとめ，報告している．年齢は24～42歳，男性が5人，女性が1人である．IRIS発症時の髄液総蛋白数は28～155mg/dL，細胞数は2～126/μLである[154]．

それらのPML-IRISでは，通常のPMLの画像所見に加えて，6例全例に病巣の拡大と造影効果を認め（図32，33），腫瘤効果を2例に認めている．なお，病巣は大脳白質が4例，小脳白質が2例である．腫瘤効果は大脳および小脳，それぞれ1例ずつに認められている[154]．

◆ 2. クリプトコッカス髄膜炎(CM)-IRIS

HIV＋CMでは髄膜の造影効果を認めないことが多いが，HAART後のCM-IRISでは免疫状態の再構築による髄膜の造影効果を認め，交通性水頭症を伴う．脳溝内の線状の造影効果，新しい髄膜あるいは脈絡叢の造影効果はCM-

IRISを示唆する．また，基底核のVirchow-Robin腔の拡大があり，FLAIR像にて高信号を両側尾状核中心に認め，さらに点状の造影効果を認めた例があり，真菌の培養は陰性であり，クリプトコッカス抗原は弱い陽性であったので，late crptococcal meningitis-IRISと診断された[153]．

3. 水痘・帯状疱疹ウイルス中枢神経系感染症（VZV CNS）-IRIS

VZV血管症では大血管の障害は13％のみであり，それに対して小血管は37％，両者の混合は50％に認められる．97％の患者はMRIあるいはCTにて異常があるので，それらが陰性になる時には本症は否定的である．ADC値の低下を認め，白質の脱髄も認められる．視床，視床下部，及び内包後脚にも病変を認める．しかし，造影効果の記載は少なく，造影効果は本症の特徴ではない．

一方，VZV-IRISの2例では脊髄くも膜下腔の軟膜髄膜の造影効果，脊髄内に高信号をT2強調像にて認め，同部位にも造影効果を認める．さらに，脳実質内にも高信号があり，それにも造影効果を認める．これらの強い造影効果はIRISに伴う強力な炎症性反応によるものである．両者共に数週間前に皮膚の発疹を認めている．神経放射線科医が最初にVZV-IRISに気がつく可能性もある．神経根炎を示し馬尾及び脊髄軟膜に造影効果を認めた例もある．

軟膜髄膜，脊髄，脳実質に造影効果を認め，血管がビーズ状となり，脳梗塞が認められる時にはVZV-IRISを考える[155]．

6 その他のウイルス感染症

A 水痘・帯状疱疹ウイルス（varicella-zoster virus：VZV）

臨床

1. 全体像

帯状疱疹は水痘と同一のウイルスである水痘・帯状疱疹ウイルスによって起こる．水痘感染の後，後根神経節の支配する領域に一致して発赤，水疱が出現し，神経痛様の疼痛が起こる．2〜3週間で結痂し，色素沈着を残す．胸部（胸髄Th5〜10レベル）が最も多く，次いで頸部，三叉神経領域，腰部，座骨部の順である．時に髄膜炎，脳炎，脊髄炎を合併することがある．膝神経節の帯状疱疹により耳介，外耳道の発疹と末梢顔面神経麻痺を呈するものをRamsey-Hunt症候群と呼ぶ．なお，稀に水痘によって脳炎を発症することがある[156]．

・VZVによる脳炎で慢性再発性の経過をとる例がある．

症例は57歳の女性で，12年前に腎移植を受けた．2か月の経過で，動揺視，めまい，頭痛，眼球粗動と体幹失調を呈した．6か月前にも同様な症状があり，自然治癒した．その際には，腕に水疱疹があった．また，3年前には脊髄神経C2〜C3左領域に帯状疱疹を認めた．髄液細胞数増多（30個/μL），赤血球増多，蛋白増加があり，FLAIR像にて，橋被蓋，左前角周囲から被殻，側脳室周囲白質に高信号を散在性に認めた．基底核と橋にも境界不鮮明な造影効果を認めたが，治療により消失している[157]．

MRIにて，脳及び脳幹に血管支配に無関係な病変を認め，慢性の経過の際にはVZV脳炎を考える．

2. Ramsay-Hunt症候群（RHS）

RHSはBell麻痺に続いて，頻度の高い末梢性顔面神経麻痺の原因である．顔面神経節に潜む帯状疱疹ウイルスの再活性化により引き起こされる．RHSによる症状は顔面神経運動枝の障害による同側顔面神経麻痺，顔面神経アブミ骨筋神経の障害による聴覚過敏，膝神経節の障害による味覚消失と，耳介や外耳道の帯状疱疹である[158]．Bell麻痺と比較して顔面神経麻痺の程度は重度で，予後不良な例が多いとされる[159]．

3. 脊髄炎

VZV脊髄炎は比較的稀である．その病態機序は一様ではなく，ウイルスの脊髄への直接浸潤の他に，壊死を伴う血管炎，免疫学的機序が考

えられている．病理学的には障害された後根神経節と感覚神経の対応するレベルから脊髄に感染するので，後根入口部と後索に強い変化を認める．発症様式は急性，亜急性，慢性，そして再発ないし寛解・増悪性のものがある．通常，皮疹発現から数日〜数週で発症することが多い．皮疹に先行することもあり，免疫不全患者では皮疹を欠くこともある．皮疹は胸髄部が多く，頸髄部，腰仙髄部が続く．皮疹と脊髄病変は対応することが多いが，対応しないこともある．

主症状は対麻痺，感覚障害，括約筋障害である[160)〜162)]．

病理所見

・VZV 脊髄炎（早期 / 亜急性期）

帯状疱疹後に神経痛を来し，5 週間後に死亡し，脊髄のみに神経病理学的検査が施行された例がある[163)]．

脊髄には重篤な空胞化と，マクロファージとリンパ球浸潤があり，右後角に最も強く，T2 強調像での高信号に合致していた．炎症所見は同側の後索，側策（背側），灰白質，反対側の側索にも認められた．軸索あるいは髄鞘の消失を認めていない．神経根や髄膜には炎症がなかったとしている．

自験例においても，患側後角のみに小さな高信号があり，造影後には同側後根に造影効果を認めた例があった．帯状疱疹の既往が分かっている際には診断は難しくはない．

画像所見

◆ 1. Ramsay Hunt 症候群

Iwasaki らは 14 例の RHS の内，13 例において，上前庭神経に造影効果を認めている．10 例の難聴を認めている例では，症状の強い 3 例に蝸牛神経に造影効果を認めた[164)]．一方，矢野らは顔面神経の膝神経節から茎乳突孔部にかけては，神経周囲に動静脈叢が存在しており，正常例でも造影効果が認められるので，内耳道部から迷路部にかけて造影効果に顕著な左右差があり，びまん性の造影効果が認められる例を異常所見と判定するとしている[165)]．

自験例では患側の内耳道内の顔面神経，前庭蝸牛神経に造影効果を認めた（図 35）．さらに，約 2 か月後に再発を認めた．めまいが強く，右前庭機能低下が目立った．FLAIR 像にて，右顔面神経鼓室部が高信号に認められた．さらに，T2 強調像にて右前庭神経核に高信号を認め，造影後には内耳道内の前庭蝸牛神経に異常な造影効果を認めた（図 34）（なお，前庭神経核の位置については 1 章 p.33「2. 大脳白質」の図 5-B を参照）．

Sartoretti-Schefer らは 1 例の RHS について記載している．造影後 T1 強調像にて，患側の内耳神経（vestibularcochlear nerve），顔面神経の内耳道部，迷路部，膝神経節部の造影効果が異常であり，内耳道の硬膜にも異常な造影効果があるとしている．しかし，顔面神経の鼓室部の造影効果は正常とされる[166)]．また，顔面神経丘に造影効果があると記載しているが，本稿の著者には前庭神経核のように思える．

なお，24 歳，男性が Ramsay Hunt 症候群を呈し，アシクロビルにより改善したが，2 週間後に頭痛，嘔気，嘔吐，羞明を来した．ステロイドおよび抗炎症剤に反応しない．さらにその 3 日後には突然に左筋力低下，構音障害，嚥下障害を呈した例がある．橋には梗塞を MRI にて認め，血管造影にて，椎骨・脳底動脈と内頸動脈，中大脳動脈に口径不整を認め，血管症（vasculopathy）を発症した例がある．下記に記す血管症を発症したと考えられる[167)]．

◆ 2. 帯状疱疹による三叉神経脊髄路核と脊髄路の病変

ときに，VZV が向中心性に軸索を介して，三叉神経脊髄路核を侵したと考えられる症例がある[168)〜170)]．長根らの報告では，53 歳男性が，右三叉神経第 3 枝領域の帯状疱疹に先行して，右上部頸神経領域に疼痛，痺れ，温痛触覚低下が認められた．経過中，この領域には皮疹は全く認められなかった．髄液所見では軽度の細胞増多と VZVIgG 抗体価の有意な変動が認められた．MRI では橋から上位頸髄の右側三叉神経脊

図35 | Ramsay Hunt 症候群

A 造影後T1強調横断像（SPGR法）　　B 造影後T1強調横断像（SPGR法）

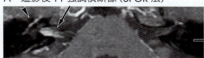
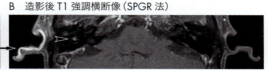

C FLAIR像　　D T2強調像

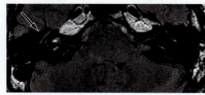
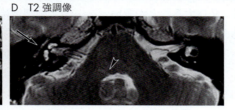

E 造影後T1強調像

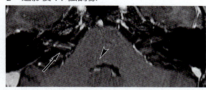

33歳，男性．8日前より右側頭部から頭頂部の痛みがあり，右耳介にも痛みがあった．4日前より発熱があり，頭痛が悪化した．2日前に右耳介に発疹があった．前日に他院にて，腰椎穿刺にて単核球優位の細胞数増加を認め，ウイルス性髄膜炎の疑いにて当院に入院し，MRIを施行した．右難聴，両側前庭機能障害があり，舌右に痺れがあった．Ramsay Hunt症候群と考えられ，VZV感染が証明されている．

A：造影後T1強調横断像（SPGR法）：右内耳道に明らかに左右差のある造影効果を認める（→）．右顔面神経神経節部から鼓室部にかけて造影効果を認める（▶）．顔面神経の造影効果にも左右差があり，有意と考える．
B：造影後T1強調横断像（SPGR法）：右顔面神経鼓室部に造影効果を認める（▶）．右耳介に造影効果を認める（→）．約2か月後に再発を認めた．めまいが強く，右前庭機能低下が目立った．
C：FLAIR像：右顔面神経神経節部から鼓室部にかけて，腫大を認め高信号を示す（→）．
D：T2強調像：動顔面神経に高信号と腫大を認める（→）．さらに，橋被蓋，右に高信号を認め，前庭神経核に関係していると考えている（▶）（なお，前庭神経核の位置については1章 p.33「2.大脳白質」の図5-Bを参照）．
E：造影後T1強調像：内耳道内の前庭蝸牛神経に造影効果を認める（→）．橋被蓋にも淡い造影効果の疑いがある（▶）．
補足：Dでの前庭神経核の高信号はシナプス経由の変化と考えられるが，感染が及んでいるかは確認できない．

髄路核に一致する連続性病変が認められ，VZVが中枢神経の感覚路に沿い伝播した病巣と考えられた．この三叉神経脊髄路核病変は，皮疹を伴わない上部頸神経領域の感覚障害の原因と考えられた．

Reichelらの報告例は50歳の男性，HIV感染とB型肝炎を有していた．1週間の経過で，右眼の痛み，腫張と白い分泌物があり，眼帯状疱疹であった．MRIにて，右眼球後部から視神経に沿って，異常な造影効果を認め，さらに，外眼筋にも健側と比べて異常な造影効果を認めた．異常な造影効果は右海綿静脈洞の外側壁，Meckel腔の外側壁，脳槽内の右三叉神経へと連続していた．さらに，橋被蓋の三叉神経脊髄路核から延髄被蓋から脊髄へと三叉神経脊髄路に沿って高信号をT2強調像にて認めている．また，左内耳道内上部に異常な造影効果があり，左顔面神経の迷路部，神経節部，鼓室部にも造影効果を認めた[169]．

三叉神経脊髄路核と脊髄路に沿う病変にはときに浮腫あるいは造影効果を伴うこともあるとされる[170]．鑑別診断には多発性硬化症，ライム病，脳梗塞，他の脱髄性疾患が入る．

◆◆ 3. 脊髄炎

脊髄のさまざまな部位にT2強調像にて高信号を認める．境界が鮮明あるいは不鮮明な病変が1～数髄節に及ぶ．時に連続せず，複数認めることもある．病変は脊髄後方（後根入口部と

図 36 | 水痘・帯状疱疹ウイルス脊髄炎

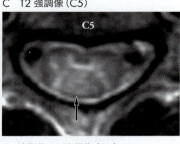
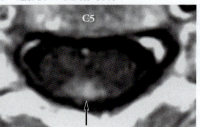
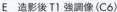
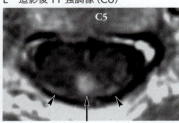

A: T2強調矢状断像　B: 造影後T1強調矢状断像　C: T2強調像（C5）　D: 造影後T1強調像（C5）　E: 造影後T1強調像（C6）

50代，女性．約2週間前に右上肢に皮疹が出現し，帯状疱疹と診断された．その後，急に両手，両足，前胸部のしびれ感が出現し，右手足の筋力低下を認め，MRIを撮像した．

A：T2強調矢状断像：C3～7に脊髄の腫大と，脊髄後部を中心とする高信号を認める（→）．
B：造影後T1強調矢状断像：C3～6の脊髄後部を中心に斑状，点状の造影効果を髄内に認める（→）．
C：T2強調像（C5）：脊髄後索を中心に高信号を認める（→）．脊髄の腫大を認める．
D：造影後T1強調像（C5）：脊髄後索を中心に造影効果を認める（→）．
E：造影後T1強調像（C6）：脊髄後索（→）と両側の後根（▶）に造影効果を認める．
補足：5か月後の再検では脊髄の腫大および造影効果は消失し，T2強調像での高信号は後索により限局した．先行感染としての帯状疱疹がC5，6にあり，同領域を含む脊髄後索および後根に腫大と造影効果をMRIにて認める．リンパ球優位に細胞数が増加し，帯状疱疹による脊髄炎と考えた．脳内には変を認めない．
（文献162より転載）

後索）に見られることが多く（図36），初期には一側性のこともある．ときに患側の後角に高信号を認めることもある．横断性の大きな病変では腫脹を認める．造影効果はさまざまであるが，中心部に不均一，斑状に認められる例もある[156)160)161)]．後根に造影効果を認めることがある（図36）[162)]．

B 水痘・帯状疱疹ウイルス脳血管症（varicella-zoster virus cerebral vasculopathies：VZVV，表8，表9）

臨床

帯状疱疹後のウイルスが再活性化，あるいは水痘後の原発性のウイルス感染後に脳血管炎を起こすことがあり，免疫正常者にも免疫不全者にも認められる[171)]．その特徴を表9にまとめる[172)]．以前より高齢者における眼神経帯状疱疹の後および小児水痘後の一側性の血管炎は知られている[173)]．しかし，最近では帯状疱疹の発疹とは離れた部位に，数か月後に多巣性の血管炎を引き起こす病態が判明している．30例のVZVVをまとめた報告によると[171)]，皮疹が先行したのが19例（63％），髄液細胞数増多は20例（67％），画像所見に異常を認めたのが29例（97％）となっている．血管造影の異常は23例中16例（70％）に認められ，大小の血管に異常のあったのが30例中15例（50％）であり，小血管のみは30例中11例（37％），大血管のみは4例（13％）であった．皮疹から神経症状発症までは4.1か月程かかっている．抗VZV IgG抗体がVZV DNAよりもVZVVにはより鋭敏である．

表8● 免疫抑制患者における感染性血管症／血管炎[92]
1. 水痘・帯状疱疹ウイルス
2. サイトメガロウイルス
3. HIV ウイルス
4. トキソプラズマ症
5. アスペルギルス症
6. 単純疱疹ウイルス
7. トリパノソーマ症
8. *Rochalimaea henselae*

表9● VZV 血管症の特徴[172]
・単巣性あるいは多巣性
・深部梗塞＞脳表梗塞
・白質＞灰白質
・皮質白質境界部に好発部位がある．
・大血管あるいは小血管が侵されるが，両者ともにが多い．
・皮疹は診断には必須ではない．
・髄液細胞増加には赤血球が含まれる．
・1/3 には髄液細胞増多がない．
・VZV 抗体の検出は VZV DNA よりも診断には有効である．
・脊髄梗塞も起こしうる．
・動脈瘤も可能性がある．
・くも膜下出血を起こしうる．
・動脈解離がありうる．
・末梢血管病を起こしうる．
・以上全てが水痘感染後の小児及び成人に起こりうる．

画像所見

　血管炎による脳梗塞は深部にも，脳表にも発生し，大血管および小血管を侵す．くも膜下出血あるいは脳内出血を引き起こす動脈瘤や，動脈の拡張および狭窄，動脈解離を起こす（図37）[92)171)174)～176)]．比較的大きな血管が侵された時には脳梗塞として認められ，小血管では脱髄病巣として認められる[92]．剖検にて脳内に微小出血，壊死，浮腫を認めるのは単純ヘルペス脳炎の特徴であるが，より大きな明瞭な脳内出血を来すのが本症の特徴である（図37）[92]．

　Ramsay Hunt 症候群後に脳底動脈に血管炎，脳幹に梗塞が発生した例[177]，眼神経帯状疱疹後に眼窩部偽腫瘍，視神経と橋に梗塞，髄膜血管に肉芽腫性血管炎を形成した例がある[178]．感染性血管炎／血管炎を起こす主なウイルスなどを表8に示すが，特に水痘・帯状疱疹ウイルス，サイトメガロウイルス，HIV ウイルスが重要とされている[92]．

　75歳，男性，前立腺癌に対して，化学療法中．頭痛と左耳と耳介の水胞を認めた．髄液では髄膜炎の所見があり，CRP も上昇していた．

　初回の MRI では髄膜に造影効果があるが，実質内には異常がなかった．2週間後の拡散強調像にて小梗塞を認め，T2*強調像にて微小出血を帯状回と中脳脚間窩に認めた．VZV の血管症を示している可能性があるとしている[179]．

　41歳，女性の SLE 患者がステロイドを服薬中，頭痛があり，帯状疱疹が両側三叉神経第三枝領域に出現した．CT にてくも膜下出血が認められた．MRI では結節状の脳溝内に造影効果があり，血管周囲に起こっていると考えられた．2か月後に9個の動脈瘤が見つかっている[180]．急速に動脈瘤形成を来した例である．（p.257 に追加情報がある）

C　サイトメガロウイルス（cytomegalovirus：CMV）感染症

臨床

　成人の CMV 感染症は HIV 陽性者あるいは免疫不全患者には多い日和見感染症である．成人の90％以上が CMV 抗体を有している．その再活性化により，急性あるいは慢性髄膜脳炎，脳室炎，脳内腫瘤性病変，横断性脊髄炎，多発神経根髄膜炎を呈する[181]．最近では CMV にて血管炎を起こすことが判明している[182]．網膜に感染が起こる[183]．

　HIV 患者における CMV 感染症は CD4-T 細胞が $50/\mu L$ 以下になると発症しやすい（本章1-4 p.216「HIV 感染症」の表6参照）[91]．

　数日～数か月かけて亜急性に症状が進行し，発熱，昏迷，意識障害，進行性の認知症を呈することがある[183]．CMV 中枢神経系感染症で最も多いのは脳室炎／脳炎（ventriculoencephalitis）である．

　CMV 感染症の中で，網膜炎と胃腸症状はよくある症状であるが，神経症状を呈するのは1％に過ぎない．HAART 療法を受けていない AIDS 患者の約1/3が CMV 網膜炎を発症する．HIV

図37 | 水痘・帯状疱疹ウイルス脳血管症

A 単純CT

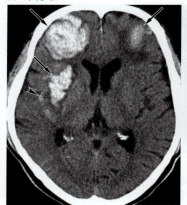

B FLAIR像

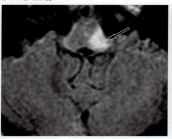

C 造影後T1強調像

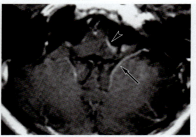

D 右内頸動脈造影

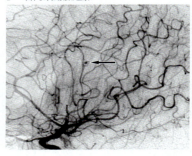

70代，男性．20日程前より微熱があり，持続性吃逆，その後，緩徐進行性の意識障害，呂律不良，歩行障害が出現し，ほぼ同時に帯状疱疹が両下肢，両側顔面，後頭部に出現した．2週間前より尿閉，両下肢の麻痺．MRIにて馬尾に神経根炎を認めた．髄液中の細胞増多（175），蛋白増加175，抗VZV IgG抗体の上昇を認めた．

A：単純CT：多発性の時期の異なる脳内出血を両側前頭葉皮質下および右基底核に認める（→）．くも膜下出血を伴っている（▶）．
B：FLAIR像：延髄左に梗塞を認める（→）．拡散強調像でも高信号を示し，新鮮な梗塞である（非掲載）．
C：造影後T1強調像：延髄左表面（▶），小脳半球左前部表面（→）に造影効果を認める．軟膜くも膜に起こる造影効果であり，血管炎を反映している．
D：右内頸動脈造影：中大脳動脈末梢領域に動脈瘤を認め（→），血管炎によると考えた．

補足：本例は帯状疱疹とともに，神経症状が出現し，多発性の出血および梗塞を認め，末梢の動脈瘤があったことより，帯状疱疹ウイルス性脳炎とそれによる脳血管炎と考えた．なお，心臓には著変を認めず，細菌性心内膜炎を示唆する所見はない．また，多発性の脳内出血の鑑別には脳アミロイド血管症もあるが，本症では多発性脳内出血が短時間の間に起こっていること，延髄に梗塞を合併していること，血管造影にて動脈瘤があることより，脳アミロイド血管症とは異なると考えられる．

感染者の失明の90％以上を占める．一側の眼球から始まり，対側へと進展する[184]．

画像所見

・**脳室炎／脳炎**

上衣に沿った拡散制限のある病変であり，造影効果は様々である[184)185]．側脳室周囲白質に高信号をT2強調像にて認める．斑状が多いが，融合性のこともある．上衣下に造影効果を認める際には本症に比較的特徴的である[152)183]．

・**網膜炎**

脂肪抑制の造影後に厚い造影効果をぶどう膜に認めることがあり，ぶどう膜網膜炎を示す．出血性の網膜炎はAIDS症例の20〜40％に認められるとされる[183)〜185]．その他に，網膜剥離，網膜の石灰化が特徴である[184]．

脳幹では主に延髄が侵されると報告されている（図38）[186]．

血管炎を伴う時には多数の小梗塞として認められる[182]．

D 脊髄前角炎（anterior poliomyelitis）

臨床

◆ 1. poliomyelitis-like syndrome

非対称性の弛緩性の麻痺を示す脊髄炎の代表疾患はポリオであるが，近年ではワクチンの導入により，ポリオウイルス感染はほとんどみられなくなっている．その一方，ポリオウイルス以外のウイルスに感染することによる脊髄前角炎（anterior poliomyelitis）が報告され，ポリオと同様な病態を示し，poliomyelitis-like syndromeと呼ばれている[187)〜189]．

◆ 2. 脊髄前角炎を起こすウイルス

エンテロウイルス，単純ヘルペスウイルス，エコーウイルス，ウエストナイルウイルス，およびダニ媒介性脳炎（TBE：tick-borne encephalitis）ウイルス（後述）[190]などが脊髄前角

図38 サイトメガロウイルス感染症

A　FLAIR像
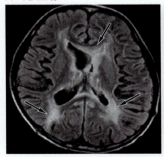

B　FLAIR像
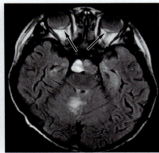

C　FLAIR像
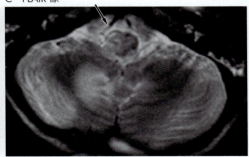

D　造影後T1強調像
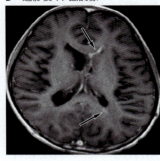

7歳, 男児. 脊髄播種を伴った髄芽腫があり, 1年前に摘出術, さらに放射線化学療法をした. 5か月前に自家骨髄幹細胞移植をしたが, 生着不良で免疫抑制状態となっていた. 左眼の視力低下, 3か月前から認知障害, 除皮質硬直が出現した. CMV抗原が陽性となり, 髄液蛋白は432mg/dLと上昇していた.

A：FLAIR像：側脳室周囲白質に高信号を認める (→). 脳萎縮がある.
B：FLAIR像：両側眼球後部に高信号を認める (→). 小脳上部にも高信号を認める.
C：FLAIR像：延髄内に高信号を認める (→). 小脳内にも高信号がある.
D：造影後T1強調像：左前角上衣下に造影効果を認める (→). 左三角部周囲にも造影効果がある.
補足：免疫不全患者において側脳室周囲の線状の造影効果, 網膜および延髄の病巣はCMV感染を示唆する.
(奈良県立医科大学放射線科　明石敏昭先生のご厚意による)

炎を起こす. 一般的にはポリオより軽症である[187)〜190)]. 日本人男性がインドネシアにて, デング熱による脊髄前角炎を起こした例がある. 下部頸髄から上部腰髄にかけて, 脊髄灰白質を中心に高信号をT2強調像にて認めた[191)].

◆ 3. エンテロウイルス (enterovirus：ED)

・エンテロウイルス71 (ED71)

過去に手足口病として大流行し, 多数の中枢神経系感染症 (脳炎および脊髄前角炎) を合併して死亡する例も認められた. 手足口病は, ED71やコクサッキーA16などが原因であり, 小児によくみられる. ほとんどの感染症は, 1週間〜10日程度で自然治癒するが, 前述のように死亡例も報告されている[188) 189)].

・エンテロウイルスD68 (ED-D68)

2014年の夏に, アメリカのコロラド州で, EDによる呼吸器疾患の大発生があり, 2014年8月1日から10月31日までに, 神経症状を呈した12例の小児例 (中位年齢は11.5歳, 6.75〜15歳まで) について, 報告がある[191)]. 全例に発熱が先行し, 約1週間後に神経症状を認めている. 弛緩性の下肢麻痺が10例 (7例は非対称), 球麻痺が6例, 第6脳神経麻痺が3例, 第7脳神経麻痺が2例である. 10例 (83％) に中心灰白質に長大な脊髄病変を認めている. 主として脊髄前角に病変がある. 9例 (75％) では脳幹病変を認める. 11例中10例 (91％) は髄液細胞増多を認めている. 鼻咽腔からの採取物にて, 11例中8例 (73％) にライノウイルス, あるいはEDが陽性となった. 11例中5例はED-D68が陽性であった[192)].

上記の画像所見としてはED-D68が陽性となった例で, それぞれ別の症例で, 橋被蓋に高信号, 歯状核に高信号を両側に認めている. 脊髄では, 中心灰白質に高信号を認めている. 上記の歯状核に高信号を認めた例では, 脊髄矢状断像にて, 脊髄前部に高信号を認めている. また, D68は検出されていないが, 1例では初期には頸髄に広範な高信号と脊髄腫大を認め, 5週間後の再検では頸髄前角に高信号があり, 脊髄円

錐では両側前根に造影効果を認めている[192]．

原因不明の急性弛緩性麻痺を示す59例（急性弛緩性脊髄炎）についての報告がある[193]．年齢中位は9歳（50例は21歳未満である），先行症状は呼吸器系／胃腸症状，発熱，四肢筋肉痛である．43例は髄液細胞数増多がある．2例は免疫不全のある成人で死亡している．EDが最も多く認められた病因である（45例中15例）．発症数はED-D68の集団発生があった2014年夏から2015年1月までが最も多い．

画像所見では，56例（95％）にT2強調像にて，脊髄灰白質にT2強調像にて高信号を認めている．髄内の高信号は必ずしも灰白質に限局せず，周辺の白質に認められる例がある．3椎体以上の病変は53例（90％）であり，脊髄浮腫は29例（49％），灰白質の造影効果は23例（39％），神経根の造影効果は12例（20％），神経根の腫大あるいは融合は6例（10％），傍脊椎筋肉の浮腫は6例（10％）にあった[193]．

本邦でも，同様な報告がある[194]．5歳6か月の女児が，前日より咳嗽と鼻汁を認め，入院当日より鼻閉があり，夜には腹痛，顔面蒼白となり，意識障害にて入院した．白血球上昇，呼吸性アシドーシス，胸部X線にて両肺の過膨脹と透過性亢進，CTでは気管支壁の肥厚と内腔狭窄を疑った．髄液検査，頭部CT，MRI，腹部CTでは異常を認めない．検査にて気管支喘息に類似した病状と考え，ステロイドなどの投与により改善を認めた．第4病日には四肢運動障害を認めていない．第7病日にステロイドを中止したが，この頃より両下肢弛緩性麻痺が出現した．膀胱直腸障害はなく，下肢腱反射は両側とも消失した．脊髄MRIではTh11-L1にて両側前角に高信号をT2強調像にて認めた．気管内吸引液からの培養によって，ED-D68が分離された．この症例は先行した呼吸器症状を気管支喘息とするならば，Hopkins症候群として矛盾せず，ED-D68がその発症に関与した可能性があるとされる[194]．

5歳，男子の剖検例がある．肺炎と弛緩性対麻痺を呈し，髄膜脊髄脳炎を呈し，ED-D68が検出された．肺は正常の3倍の重さとなり，硬く，出血していた．脾臓も2倍の重さを示した．脳は広範な浮腫を示し，歯状核には多数の赤褐色調を示す病変があった．広範な髄膜脳炎と脊髄炎が認められた[195]．

ED-D68では脊髄前角障害以外に，脳幹被蓋に病変を認めることがある．33歳，男性の例では入院7日前から発熱，咽頭痛，頭痛，鼻汁が出現した．2日前から嘔吐と両側顔面神経麻痺，入院同日に嚥下障害が出現した．橋被蓋に対称性の高信号をT2強調像にて認めている．論文ではT2強調矢状断像にて，頸髄前部に高信号と記載されているが，横断像がなく，不明瞭である．急性の両側末梢性顔面神経麻痺の鑑別に本症が入るとした（成人の両側顔面神経麻痺については，3章p.300「3-2ライム病」の表参照）[196]．

◆ 4. ワクチン関連麻痺性ポリオ（vaccine-associated paralytic poliomyelitis）

生ワクチンを使用している症例として，わが国からの報告が1例ある[197]．4月上旬に患者（30代，男性）の実子が予防接種のため弱毒経口ポリオ生ワクチン（OPV：oral poliovirus vaccine）を内服した．その約3週間後には患者本人が水痘・ムンプスワクチンを左上腕に筋肉注射された．患者本人にはワクチン接種の約3日後から38℃台の発熱が出現し，5日間程度で自然解熱した．解熱5日後の5月上旬から左上肢と右下肢の筋力低下が出現し，5月中旬に病院にて受診した．下旬には筋力が自然回復したが，6月上旬から左上肢と右下肢を中心とした筋力低下が再び出現し，歩行困難となった．OPV接種後，便中にポリオウイルスが排泄される期間は少なくとも3か月とされており，そのポリオウイルスが筋肉から前角細胞内に入ったと考えられる．ポリオウイルス曝露期間中に施行した左上腕への筋肉注射と，右大腿直筋への針筋電図処置に関係があった可能性があるとしている[193]．原画像ではT2強調像にて脊髄前角（C3/4左，C5/6両側，Th12/L1～L1両側）に高信号，前根に

造影効果を認め，本項症例のエンテロウイルス71による脊髄前角炎と同様の画像所見を示している．

米国からも同様の症例報告がある．患者は44歳の女性であり，分類不能型免疫不全症（common variable immunodeficiency）に罹患していた．実子のOPV接種の約12年後にポリオを発症し，死亡した[198]．

画像所見

◆ 1. MRI

ここではエンテロウイルス71による脊髄前角炎の所見を記すが，他のウイルスでも同様な画像所見を示す．

1. 急性期：T2強調横断像にて，両側あるいは片側の脊髄前角に高信号を認める．軽い腫大を認めることがある．急性期から亜急性期にかけて造影後T1強調像では，異常な脊髄前角と，両側あるいは片側の前根の造影効果を認める．この原因は，前根にも炎症が及んだことと，前角の二次変性の2つの可能性がある[187]．
2. 慢性期：脊髄前角の高信号は残存することも，消失することもある．また患側の前根が高信号を示し，T2強調像では前根の数が減少してみえる．なお，支配筋である大腰筋には萎縮を認めた[187]．

…診断のコツ

発熱の既往があり，非対称性・弛緩性の急性麻痺の症例にて，T2強調像で脊髄前角に高信号を認めた際には，脊髄前角炎を考慮する．

鑑別診断

key Point 6「脊髄前角にT2強調像にて高信号を認める病態」を参照．

◆ 1. 脊髄梗塞

超急性の発症である．発熱はなく，疼痛を伴うことが多い．高齢者に多いが，若年者にも発症する．

◆ 2. Hopkins 症候群

気管支喘息患者にみられる，脊髄前角の高信号を認める疾患である．発症機序の一つとして，ポリオ様の向神経ウイルスの感染が推測されている．Hopkins 症候群18例中5例（28％）でポリオウイルス以外のエンテロウイルス属が検出されている[199]．

7 急性小脳炎（acute cerebellitis：AC）

臨床

ACは小脳障害を特徴とした比較的稀な炎症性疾患である．大部分は小児期に発症し，小脳を原発とする感染症，感染後脳症，ワクチン接種後脳症などが主たる原因である．発症機序とし

---

key point ●【6．脊髄前角にT2強調像にて高信号を認める病態[187]】
1. 頸椎症などにおける，脊髄前部の骨・軟骨による圧迫（脊髄損傷も含めて）
2. 前脊髄動脈（脊髄）梗塞（通常は両側性で，一側性もありうる．急性）
3. 平山病（患側萎縮を伴う．一側性）
4. 硬膜外くも膜嚢胞（脊髄前角への圧迫による；duropathies）
5. 脊髄ヘルニア（脊髄前角に限局せず，嵌入した脊髄前部；duropathies）
6. 脊髄前角炎（エンテロウイルスD68の関与が疑われている例では急性弛緩性脊髄炎と呼ぶ；急性発症）
7. Hopkins症候群（通常は両側性）
8. 脊髄性進行性筋萎縮症（両側性）
9. 多髄節性筋萎縮症（前部硬膜外液貯留を伴う；duropathies）
・なお，筋萎縮性側索硬化症では高信号を認めない．

図39 急性小脳炎

A T2強調像

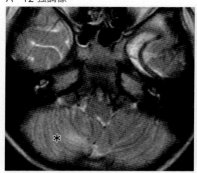

B 造影後T1強調像

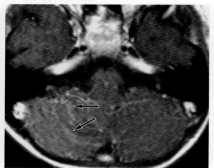

5歳，女児．5日前より頭痛，発熱．2日前より近医に入院．髄液細胞数 2,004/3，蛋白 102．抗生剤投与開始．前日より意識レベル低下，眼球左方偏位を認め，当院に入院．構音障害，企図振戦がある．
A：T2強調像：右小脳半球に高信号を認める（＊）．軽い腫脹を認める．
B：造影後T1強調像：小脳溝に沿った造影効果を右小脳半球に認める（→）．ステロイドの投与によって改善した．

図40 急性小脳炎（脳梁膨大部病変を伴う）

A 拡散強調像

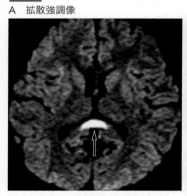

B 拡散強調像

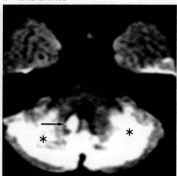

C T2強調像

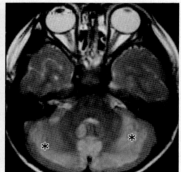

D 拡散強調像（Aより3日後）

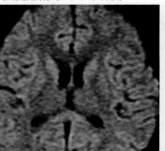

E 拡散強調像（Dと同日）

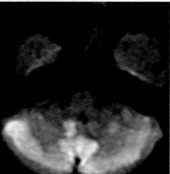

4歳，女児．5日前より発熱，咳嗽がある．意識障害を呈し，入院となり，MRIを当日に撮像した．インフルエンザB抗体が陽性であった．CRPは 3.56mg/dL と上昇した．
A：拡散強調像：脳梁膨大部に高信号を認める（→）．ADC値の低下を認めた（非掲載）．
B：拡散強調像：両側小脳半球（＊），小脳虫部，右小脳扁桃（→）に高信号を認める．
C：T2強調像：両側小脳半球（＊），小脳虫部，右小脳扁桃に高信号を認めた．T1強調像では同領域は低信号であった（非掲載）．
D：拡散強調像（Aより3日後）：3日後の拡散強調像にて脳梁膨大部の病変は淡くなっている．
E：拡散強調像（Dと同日）：同日の拡散強調像にて小脳の高信号は残存している．
（獨協医科大学放射線科　桑島成子先生のご厚意による）

図41｜急性小脳炎

A　FLAIR冠状断像　　B　造影後T1強調冠状断像（翌日）　　C　FLAIR冠状断像（さらに13日後）

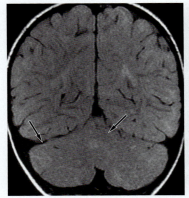 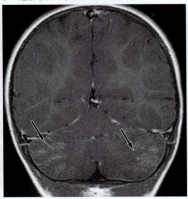 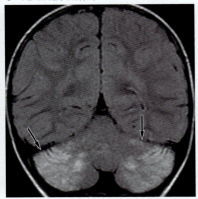

1歳9か月，男児．1週間前より発熱があり，解熱したが，咳と鼻汁があり，下痢も認められるようになった．前日に嘔吐があり，垂直性眼振が出現し，入院した．小脳失調を認めた．入院翌日のMRIでは異常を認めない．髄液細胞数が96/3（単核92）と上昇していた．さらに，9日後にMRIの再検をした（A）．
A：FLAIR冠状断像：小脳後部内に淡い高信号が散在している（→）．
B：造影後T1強調冠状断像（翌日）：小脳内に散在性の造影効果を認め（→），急性小脳炎と診断した．
C：FLAIR冠状断像（さらに13日後）：両側小脳半球に強い高信号を認める（→）．
補足：初回のMRIで異常がなくても，急性小脳炎ではその後に異常が出現することがある．

ては，先行した感染が潜伏期間後に直接脳表から脳実質に及ぶ場合と，その他に免疫を介した急性散在性脳脊髄炎の病態が混在している可能性がある[200]．多くの小脳炎は良性の疾患で自己限定性であるが，稀に劇症型のことがあり，脳幹部を圧迫し急性水頭症を来すこともある[201]．

先行感染としては水痘が26％，EBウイルスが2.6％，その他の感染が49％と報告されている[202]．

小脳症状としては失調性歩行が100％に認められる．そのため，急性小脳炎を急性小脳失調症と同義に用いることがある．その他に，測定障害，躯幹失調症，眼振がある[202]．

画像所見

T2強調像にて小脳半球，虫部にびまん性の高信号と腫大を認める（図39，40）．両側性が多いが，片側性もある．造影効果を小脳軟膜および小脳溝を含めた脳表に認める（図39，41）．そのことより，炎症が脳表より実質に進展していくとされている[202]．大多数の症例は良好な経過をとり，高信号および造影効果は消失する．時に腫大が著しく，水頭症を呈する例がある[203]．

また，急性期には異常所見を認めず，その後に小脳萎縮を示すことがある[204]．自験例では入院翌日に撮像したMRIでは異常を認めず，9日後のFLAIR像にてわずかな高信号が認められ，造影後に異常な造影効果にて，診断がついた例もある（図41）．

脳梁膨大部に一過性の拡散能の低下を伴う高信号が拡散強調像にてあり，しかも小脳炎を起こしている症例の報告がある（図40）[205]．脳梁膨大部病変は小脳病変に比べて早期に消失することが多い．

自験例にて，左中小脳脚と脳梁膨大部にADC値の低下を来した例がある（図42）．拡散強調像では高信号が明瞭ではないが，ADC mapでは右小脳半球に軽い拡散制限を認め，同部位はASLにて，強い血流上昇を認めた．小脳炎があったと考えられる．臨床経過でも，小脳性と考えられる無動があった．その後，6か月後には両側小脳の萎縮が明瞭になり，小脳炎によると考えられた．

堀之内らも類似した症例を報告している．第5病日の拡散強調像では脳梁膨大部と両側半卵

図42 急性小脳炎＋脳梁膨大部病変

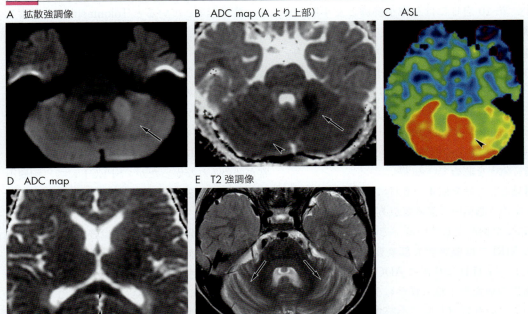

A：拡散強調像
B：ADC map（Aより上部）
C：ASL
D：ADC map
E：T2強調像

> 2歳，女児．5日前より発熱があった．他院にて胸部X線写真にて肺炎像を指摘された．3日前より反応が乏しくなり，声を上げて息む，四肢強直，体を反らせるなどの発作様所見が出現し，本日より発語がなくなり，手をひらひらするような動きを見せたので，当院に入院し，MRIを施行した．当院入院時には周囲への反応が乏しく，意識障害があり，無動があるとされた．髄液細胞数は310/3（単核：63，多核：247）であった．入院後は解熱し，呼吸器症状も改善し，意識障害も改善し，視線が合うようになった．しかし，無動，軽度の測定障害，強調運動障害が残存した．マイコプラズマが陽性であった．

A：拡散強調像：左中小脳脚に高信号を認める（→）．同部位のADC値は低下していた（非掲載）．なお，3日後の拡散強調像にて，同高信号は消失し，右中小脳脚に小さな高信号を拡散強調像にて認めた（非掲載）．同時期のASLでは右小脳半球の高血流はほぼ消失した．
B：ADC map（Aより上部）：左中小脳脚には明らかな拡散制限を認める（→）．右小脳半球にも軽い拡散制限がある（▶）．
C：ASL：右小脳には強い血流上昇を認める（▶）．
D：ADC map：脳梁膨大部に拡散制限を認める（→）．
約6か月後に再検をした．
E：T2強調像：両側小脳に萎縮を認める（→）．
補足：拡散強調像にて，左中小脳脚に明瞭な拡散制限のある病変がある．右小脳には拡散強調像では確実な異常を捉えにくいが，ADC値は低下を認め，ASLにて，強い血流上昇があるので，右半球を中心とする小脳炎があったと考えられる．造影後の画像を撮れば，右小脳半球に造影効果があり，より小脳炎の診断が明瞭になった可能性がある．その結果，6か月後のT2強調像にて小脳萎縮が認められた．

表10 ● 晩発性（late onset）の急性および亜急性小脳失調の鑑別（文献206より改変）

	発症様式	
1	急性発症	・小脳梗塞，小脳出血（突然の発症） ・Wernicke脳症（数時間の経過にて発症） ・Miller-Fisher症候群（数日の経過） ・急性小脳炎（数日の経過，特に小児）
2	亜急性発症	・傍腫瘍性小脳変性症 ・Creutzfeldt-Jakob病 ・抗甲状腺抗体を伴うステロイド反応性脳症（steroid-responsive encephalopathy with antithyroid antibodies：SREAT，以前の橋本脳症） ・抗グルタミン酸脱炭酸酵素（抗GAD）抗体関連小脳失調 ・グルテン感受性自己免疫性疾患

円中心に高信号を認めた．ADC値に関しては記載がない．第10病日には左中小脳脚と左小脳に拡散強調像にて，高信号を認め，10か月後のT2強調像にて，左小脳萎縮を呈した[207]．

Takanashiらは11例のロタウイルスによる胃腸炎（発熱，嘔吐，下痢を呈する）に引き続き起こった急性小脳炎について報告している．意識障害を発症2～4日目に認め，その後，無言を10例に認めた．その他に，ゆっくりとした話し方，構音障害を認めている[208]．

画像所見としては発症4～6日に6例にADC値の低下を伴う脳梁膨大部病変があり，フォローのMRIにて全例消失している．そのうち，3例は初回のMRIでは脳梁膨大部病変のみであった．発症5～7日目に6例にADC値の低下を伴う一過性の病変を小脳白質から小脳深部核に認めている．それに対して，小脳虫部および小脳皮質の病変は急性期～慢性期（5日～1年）にかけて11例中10例に認めている．そのうち，ADC値の低下を示す皮質病変は発症5日目に2例のみに認められた．発症1か月以上経過した慢性期でも，小脳皮質に高信号をT2強調像にて4例に認め，10例に萎縮を認めている．1例のみ，小脳は正常であった．

脳波でも11例中8例に異常を認め，6例に脳梁病変があるので，小脳炎のみではなく，脳炎も一緒に起こっているとTakanashiらは考察している[208]．

・SPECT

成人では小脳炎の原因として，インフルエンザがある．その他に，稀ではあるが，サイトメガロウイルスがある[208]．36歳，男性で初期にはサイトメガロウイルスによる肝障害があり，感染1か月後に小脳症状が出現し，MRIでは異常が認められなかったが，SPECTにて，両側小脳に血流上昇を認めた[209]．

鑑別診断

晩発性の小脳失調に関しては表10を参照．
1. **傍腫瘍性小脳変性症**：癌年齢の成人（女性が多い），亜急性の発症，T2強調像にて高信号を小脳に認め，画像所見は類似することがある（9章 p.734「1. 傍腫瘍性神経症候群」参照）．
2. **小脳梗塞**：血管の支配領域に一致する異常信号の存在．

…診断のコツ

小児および若年成人にて意識障害あるいは小脳失調にて急性に発症し，小脳内に高信号を認め，軽い腫大を認める際には本症を考慮する．脳梁膨大部病変を伴うことがある．
（p.257に追加情報がある）

参考文献

1) Takanashi J: Two newly proposed infectious encephalitis/encephalopathy syndromes. Brain Dev 31: 521-528, 2009.
2) Tada H, Takanashi J, Barkovich AJ, et al: Clinically mild encephalitis/encephalopathy with a reversible splenial lesion. Neurology 63: 1854-1858, 2004.
3) Takanashi J, Barkovich AJ, Shiihara T, et al: Widening spectrum of a reversible splenial lesion with transiently reduced diffusion. AJNR Am J Neuroradiol 27: 836-838, 2006.
4) Fluss J, Ferey S, Menache-Starobinski C, et al: Mild influenza-associated encephalopathy/encephalitis with a reversible splenial lesion in a Caucasian child with additional cerebellar features. Eur J Paediatr Neurol 14: 97-100, 2010.
5) Takanashi J, Maeda M, Hayashi M: Neonate showing reversible splenial lesion. Arch Neurol 62: 1481-1482, 2005.
6) Shih RY, Koeller KK: Bacterial, Fungal, and Parasitic Infections of the Central Nervous System: Radiologic-Pathologic Correlation and Historical Perspectives. Radiographics 2015.
7) Manousakis G, Hsu D, Diamond CA, Rowley H: Teaching NeuroImages: methotrexate leukoencephalopathy mimicking a transient ischemic attack. Neurology 75: e34, 2010.
8) Starkey J, et al: Cytotoxic Lesions of the Corpus Callosum That Show Restricted Diffusion: Mechanisms, Causes, and Manifestations. Radiographics 37: 562-576, 2017.
9) 吉良潤一：ウイルス感染症．杉本恒明，矢崎義雄（編）；内科学（第9版）．朝倉書店，p.1812-1814, 2007.
10) 吉留嘉人，林茂昭，丸山芳一：MRIにより三叉神経を介した感染が考えられた単純ヘルペス脳幹脳

炎の1例．臨床神経 45: 293-297, 2005.
11) 大浜栄作：単純ヘルペス脳炎．後藤 昇，柳下 章，大浜栄作，宮田 元；臨床のための神経形態学入門．三輪書店，p.234-236, 2008.
12) 柳下 章，林 雅晴：日本脳炎．症例から学ぶ神経疾患の画像と病理．医学書院，p.89-90, 2008.
13) Gilden DH: Brain imaging abnormalities in CNS virus infections. Neurology 70: 84, 2008.
14) Provenzale JM, van Landingham KE, Lewis DV, et al: Extrahippocampal involvement in human herpesvirus 6 encephalitis depicted at MR imaging. Radiology 249: 955-963, 2008.
15) Demaerel P, Wilms G, Robberecht W, et al: MRI of herpes simplex encephalitis. Neuroradiology 34: 490-493, 1992.
16) Sener RN: Herpes simplex encephalitis: diffusion MR imaging findings. Comput Med Imaging Graph 25: 391-397, 2001.
17) McCabe K, Tyler K, Tanabe J: Diffusion-weighted MRI abnormalities as a clue to the diagnosis of herpes simplex encephalitis. Neurology 61: 1015-1016, 2003.
18) Taylor SW, Lee DH, Jackson AC: Herpes simplex encephalitis presenting with exclusively frontal lobe involvement. J Neurovirol 13: 477-481, 2007.
19) Rose JW, Stroop WG, Matsuo F, et al: Atypical herpes simplex encephalitis: clinical, virologic, and neuropathologic evaluation. Neurology 42: 1809-1812, 1992.
20) 中井雄大：ヘルペス脳炎．第15回 MR Retroscopy 勉強会．2015年9月，東京．
21) 原 善根，石井信之，酒井克也・他：頭頂葉皮質病変で発症し，当初に脳梗塞との鑑別を要した単純ヘルペス脳炎の1例．臨床神経 56: 104-107, 2016.
22) Wasay M, Mekan SF, Khelaeni B, et al: Extra temporal involvement in herpes simplex encephalitis. Eur J Neurol 12: 475-479, 2005.
23) Mito Y, et al: Herpes simplex virus encephalitis presenting with cerebral infarction-like signs and neuroimages. Hokkaido Igaku Zasshi 80: 185-189, 2005.
24) Mitsufuji N, Ikuta H: Asymptomatic self-limiting white matter lesions in the chronic phase of herpes simplex encephalitis. Brain Dev 24: 300-303, 2002.
25) 桑原正行，竹内恭子，川田益意・他：高齢で発症し進行性大脳白質病変を示した単純ヘルペス脳炎の1例．脳と神経 53: 763-768, 2001.
26) Tang JW, Coward LJ, Davies NW, et al: Brain stem encephalitis caused by primary herpes simplex 2 infection in a young woman. J Neurol Neurosurg Psychiatry 74: 1323-1325, 2003.
27) Miura S, Kurita T, Noda K, et al: Symmetrical brainstem encephalitis caused by herpes simplex virus. J Clin Neurosci 16: 589-590, 2009.
28) Tien RD, Dillon WP: Herpes trigeminal neuritis and rhombencephalitis on Gd-DTPA-enhanced MR imaging. AJNR Am J Neuroradiol 11: 413-414, 1990.
29) Awwad EE, Martin DS: Eighth nerve herpetic neuritis and contralateral rhombencephalitis and mesencephalitis on contrast-enhanced MR imaging. AJNR Am J Neuroradiol 12: 198, 1991.
30) Armangue T, Leypoldt F, Malaga I, et al: Herpes simplex virus encephalitis is a trigger of brain autoimmunity. Ann Neurol 75: 317-323, 2014.
31) Armangue T, Leypoldt F, Dalmau J: Autoimmune encephalitis as differential diagnosis of infectious encephalitis. Curr Opin Neurol 27: 361-368, 2014.
32) Leypoldt F, Titulaer MJ, Aguilar E, et al: Herpes simplex virus-1 encephalitis can trigger anti-NMDA receptor encephalitis: Case report. Neurology 81: 1637-1639, 2013.
33) Pfender N, Jelcic I, Linnebank M, et al: Reactivation of herpesvirus under fingolimod: A case of severe herpes simplex encephalitis. Neurology 84: 2377-2378, 2015.
34) Vossough A, Zimmerman RA, Bilaniuk LT, Schwartz EM: Imaging findings of neonatal herpes simplex virus type 2 encephalitis. Neuroradiology 50: 355-366, 2008.
35) 小倉玄睦・他：急性網膜壊死を合併しアシクロビル抵抗性を示した単純ヘルペス脳炎．臨床神経 57: 230-233, 2017.
36) Zepper P, Wunderlich S, Förschler A, et al: Pearls & Oy-sters: Cerebral HSV-2 vasculitis presenting as hemorrhagic stroke followed by multifocal ischemia. Neurology 78: e12-e15, 2012.
37) Jaques DA, et al: Herpes simplex encephalitis as a complication of neurosurgical procedures: report of 3 cases and review of the literature. Virol J 13: 83, 2016.
38) Pemg G-C, et al: Towards an understanding of the herpes simplex virus type 1 latent-reativation cycle. interdiscrip Perspect infect Dis 2010: 262415, 2010.
39) 高橋昭喜：脳の画像解剖．高橋昭喜（編）；脳血管障害の画像診断．中外医学社，p.39, 2002.
40) Sharfstein SR, Gordon MF, Libman RB, Malkin ES: Adult-onset MELAS presenting as herpes encephalitis. Arch Neurol 56: 241-243, 1999.
41) Daffner KR, Sherman JC, Gonzalez RG, et al: Case records of the Massachusetts General Hospital. Case 35-2008. A 65-year-old man with confusion and memory loss. N Engl J Med 359: 2155-2164, 2008.
42) Iizuka T, Sakai F, Ide T, et al: Anti-NMDA receptor encephalitis in Japan: long-term outcome without tumor removal. Neurology 70: 504-511, 2008.

43) 法化図陽一, 細矢光亮: エンテロウイルスによる辺縁系脳炎. Clinical Neuroscience 26: 556-559, 2008.
44) 米田 誠: 自己免疫疾患に合併する辺縁系脳炎. 橋本病. Clinical Neuroscience 26: 532-535, 2008.
45) Buckley C, Oger J, Clover L, et al: Potassium channel antibodies in two patients with reversible limbic encephalitis. Ann Neurol 50: 73-78, 2001.
46) 亀井 聡: 若年女性に好発する急性非ヘルペス性脳炎. Clinical Neuroscience 26: 563-567, 2008.
47) 山崎恒夫, 岡本幸市: 妊娠に伴う非ヘルペス性辺縁系脳炎. Clinical Neuroscience 26: 568-570, 2008.
48) Schulz UG, Thomas SR, Stewart W: A difficult case solved at autopsy: memory loss, behavioural change and seizures. Pract Neurol 9: 90-95, 2009.
49) 大下智彦, 末田芳雅: 抗VGKC抗体陽性辺縁系脳炎基礎疾患の種類, 病態, 治療. Clinical Neuroscience 26: 512-515, 2008.
50) Tan KM, Lennon VA, Klein CJ, et al: Clinical spectrum of voltage-gated potassium channel autoimmunity. Neurology 70: 1883-1890, 2008.
51) Geschwind MD, Tan KM, Lennon VA, et al: Voltage-gated potassium channel autoimmunity mimicking creutzfeldt-jakob disease. Arch Neurol 65: 1341-1346, 2008.
52) Stone TJ, et al: Imaging of Central Nervous System Complications of Hematopoietic Stem Cell Transplant: A Chronological Approach to Pathology and Implications for Management. Neurographics 5: 133-144, 2015.
53) Seeley WW, Marty FM, Holmes TM, et al: Post-transplant acute limbic encephalitis: clinical features and relationship to HHV6. Neurology 69: 156-165, 2007.
54) Deramecourt V, et al: Bilateral temporal glioma presenting as a paraneoplastic limbic encephalitis with pure cognitive impairment. Neurologist 15: 208-211, 2009.
55) Rosas H, Wippold FJ 2nd: West Nile virus: case report with MR imaging findings. AJNR Am J Neuroradiol 24: 1376-1378, 2003.
56) Shen WC, Chiu HH, Chow KC, Tsai CH: MR imaging findings of enteroviral encephalomyelitis: an outbreak in Taiwan. AJNR Am J Neuroradiol 20: 1889-1895, 1999.
57) Einsiedel L, Kat E, Ravindran J, et al: MR findings in Murray Valley encephalitis. AJNR Am J Neuroradiol 24: 1379-1382, 2003.
58) Bash S, Hathout GM, Cohen S: Mesiotemporal T2-weighted hyperintensity: neurosyphilis mimicking herpes encephalitis. AJNR Am J Neuroradiol 22: 314-316, 2001.
59) Athauda D, et al: High grade glioma mimicking voltage gated potassium channel complex associated antibody limbic encephalitis. Case Rep Neurol Med: 458790, 2014.
60) 吉川哲史: HHV-6脳炎. Brain and Nerve 62: 869-875, 2010.
61) Bhanushali MJ, Kranick SM, Freeman AF, et al: Human herpes 6 virus encephalitis complicating allogeneic hematopoietic stem cell transplantation. Neurology 80: 1494-1500, 2013.
62) El-Jawahri AR, et al: Case 5-2018: A 63-Year-Old Man with Confusion after Stem-Cell Transplantation. N Engl J Med 378: 659-669, 2018.
63) Provenzale JM, et al: Extrahippocampal involvement in human herpesvirus 6 encephalitis depicted at MR imaging. Radiology 249: 955-963, 2008.
64) 犬塚 貴: 辺縁系脳炎. 杉本恒明, 矢崎義雄（編）; 内科学（第9版）. 朝倉書店, p.1878-1879, 2007.
65) Prakash M, Kumar S, Gupta RK: Diffusion-weighted MR imaging in Japanese encephalitis. J Comput Assist Tomogr 28: 756-761, 2004.
66) Handique SK, Das RR, Barman K, et al: Temporal lobe involvement in Japanese encephalitis: problems in differential diagnosis. AJNR Am J Neuroradiol 27: 1027-1031, 2006.
67) 塩見正司: インフルエンザ脳症—病型別にみたCT・MRI画像と脳波の変化. 臨床脳波 46: 380-391, 2004.
68) Kevin M, et al: Clinical Reasoning: A 22-year-old postpartum woman with new-onset seizures and headache. Neurology 90: e1631-e1635, 2018.
69) McCray BA, Forst D, Jindal J, et al: Clinical Reasoning: A 57-year-old woman who developed acute amnesia following fever and upper respiratory symptoms. Neurology 84: e102-e106, 2015.
70) Cohen JI: Epstein-Barr virus infections, including infectious mononucleosis. Harrison's Principles of Internal Medicine. Longo DL, et al. eds. 18th, ed. McGraw Hill, p.1467-1471, 2012.
71) Majid A, Galetta SL, Sweeney CJ, et al: Epstein-Barr virus myeloradiculitis and encephalomyeloradiculitis. Brain 125: 159-165, 2002.
72) Sanefuji M, Ohga S, Kira R, et al: Epstein-Barr virus-associated meningoencephalomyelitis: intrathecal reactivation of the virus in an immunocompetent child. J Child Neurol 23: 1072-1077, 2008.
73) Baskin HJ, et al: Neuroimaging of herpesvirus infections in children. Pediatr Radiol 37: 949-963, 2007.
74) Ono J, et al: Characteristic MR features of encephalitis caused by Epstein-Barr virus: a case report. Pediatr Radiol 28: 569-570, 1998.

75) 柳下 章：Epstein-Barr ウイルスによる神経感染症．柳下 章（編）；脊椎脊髄疾患の MRI．第 3 版．三輪書店, 2015.
76) Zuccoli G, Yannes MP, Nardone R, et al: Bilateral symmetrical basal ganglia and thalamic lesions in children: an update (2015). Neuroradiology 57: 973-989, 2015.
77) Pinto J, Carvalho S, Veiga R: Epstein-Barr Encephalitis. Case of the week. AJNR Am J Neuroradiol 16: 2015.
78) Hagemann G, et al: Multiple reversible MR signal changes caused by Epstein-Barr virus encephalitis. AJNR Am J Neuroradiol 27: 1447-1449, 2006.
79) Espay AJ, et al: Postencephalitic parkinsonism and basal ganglia necrosis due to Epstein-Barr virus infection. Neurology 76: 1529-1530, 2011.
80) Alarcón F, et al: Encephalitis lethargica due to Epstein-Barr virus infection. Mov Disord 26: 2132-2134, 2011.
81) Guan J, et al: Reversible parkinsonism due to involvement of substantia nigra in Epstein-Barr virus encephalitis. Mov Disord 27: 156-157, 2012.
82) Fragoso DC, et al: Imaging of Creutzfeldt-Jakob Disease: Imaging Patterns and Their Differential Diagnosis. Radiographics 37: 234-257, 2017.
83) James J, et al: Rabies Encephalitis. Classic Case. January 23, 2017. AJNR Am J Neuroradiol.
84) 荒井洋実・他：両側大脳基底核に左右対称性の病変を認めた急性散在性脳脊髄炎．脳と発達 45: 457-460, 2013.
85) Pinto J, Carvalho S, Pereira C, et al: A case of Epstein-Barr encephalitis with some curiosities. Neuroradiol J 28: 559-561, 2015.
86) Mühlau M, et al: Seronegative Epstein-Barr virus myeloradiculitis in an immunocompetent 72-year-old woman. Neurology 65: 1329-1330, 2005.
87) 吉田園代・他：ブタ回虫幼虫移行症による myeloradiculitis を呈した 1 例．臨床神経 44: 198-202, 2004.
88) Fauser S, et al: Unusual case of tick borne encephalitis with isolated myeloradiculitis. J Neurol Neurosurg Psychiatry 78: 909-910, 2007.
89) Takai Y, et al: Two cases of lumbosacral myeloradiculitis with anti-aquaporin-4 antibody. Neurology 79: 1826-1828, 2012.
90) 黒田康夫：レトロウイルス感染症．杉本恒明，矢崎義雄（編）；内科学（第 9 版）．朝倉書店, p.1814-1816, 2007.
91) Davies B, Thwaites G: Infections of the nervous system. Prac Neurol 11: 121-131, 2011.
92) Case records of the Massachusetts General Hospital: Weekly clinicopathological exercises. Case 36-1996. A 37-year-old man with AIDS, neurologic deterioration, and multiple hemorrhagic cerebral lesions. N Engl J Med 335: 1587-1595, 1996.
93) Costello DJ, Gonzalez RG, Matthew P, et al: Case 18-2011—Case records of the Massachusetts General Hospital. Case 18-2011. A 35-year-old HIV-positive woman with headache and altered mental status. N Engl J Med 364: 2343-2352, 2011.
94) Thurnher MM, Schindler EG, Thurnher SA, et al: Highly active antiretroviral therapy for patients with AIDS dementia complex: effect on MR imaging findings and clinical course. AJNR Am J Neuroradiol 21: 670-678, 2000.
95) Rabinstein AA: Stroke in HIV-infected patients: a clinical perspective. Cerebrovasc Dis 15: 37-44, 2003.
96) Tipping B, de Villiers L, Wainwright H, et al: Stroke in patients with human immunodeficiency virus infection. J Neurol Neurosurg Psychiatry 78: 1320-1324, 2007.
97) O'Charoen P, Hesselink JR, Healy JF: Cerebral aneurysmal arteriopathy in an adult patient with acquired immunodeficiency syndrome. AJNR Am J Neuroradiol 28: 938-939, 2007.
98) Park YD, Belman AL, Kim TS, et al: Stroke in pediatric acquired immunodeficiency syndrome. Ann Neurol 28: 303-311, 1990.
99) Dubrovsky T, Curless R, Scott G, et al: Cerebral aneurysmal arteriopathy in childhood AIDS. Neurology 51: 560-565, 1998.
100) Kossorotoff M, Touz E, Godon-Hardy S, et al: Cerebral vasculopathy with aneurysm formation in HIV-infected young adults. Neurology 66: 1121-1122, 2006.
101) Martnez-Longoria CA, Morales-Aguirre JJ, Villalobos-Acosta CP, et al: Occurrence of intracerebral aneurysm in an HIV-infected child: a case report. Pediatr Neurol 31: 130-132, 2004.
102) Bhayani N, Ranade P, Clark NM, McGuinn M: Varicella-zoster virus and cerebral aneurysm: case report and review of the literature. Clin Infect Dis 47: e1-e3, 2008.
103) Hamilton DK, Kassell NF, Jensen ME, Dumont AS: Subarachnoid hemorrhage and diffuse vasculopathy in an adult infected with HIV. Case report. J Neurosurg 106: 478-480, 2007.
104) Beeravolu LR, Frohman EM, Frohman TC, et al: Pearls & Oy-sters: "Not multiple sclerosis" and the changing face of HTLV-1: A case report of downbeat nystagmus. Neurology 72: e119-e120, 2009.
105) 大浜栄作：ヒト T リンパ球向性ウイルス脊髄症．後藤 昇，柳下 章，大浜栄作，宮田 元；臨床のた

の神経形態学入門．三輪書店，p.51-52, 2008.
106) 柳下 章：ヒトTリンパ球向性ウイルス脊髄症．柳下 章（編）；エキスパートのための脊椎脊髄疾患のMRI（第3版）．三輪書店，p.517-520, 2015.
107) Umehara F, Nose H, Saito M, et al: Abnormalities of spinal magnetic resonance images implicate clinical variability in human T-cell lymphotropic virus type I-associated myelopathy. J Neurovirol 13: 260-267, 2007.
108) Shakudo M, Inoue Y, Tsutada T: HTLV-I-associated myelopathy: acute progression and atypical MR findings. AJNR Am J Neuroradiol 20: 1417-1421, 1999.
109) Hara Y, Takahashi M, Ueno S, et al: MR imaging of the brain in myelopathy associated with human T-cell lymphotropic virus type I. J Comput Assist Tomogr 12: 750-754, 1988.
110) Yata S, Ogawa T, Sugihara S, et al: HTLV-I carrier with unusual brain MR imaging findings. Neuroradiology 46: 755-758, 2004.
111) 大浜栄作：髄膜と脳脊髄液の異常の病理．後藤 昇，柳下 章，大浜栄作，宮田 元；臨床のための神経形態学入門．三輪書店，p.234-240, 2008.
112) Cole AJ, Henson JW, Roehrl MH, Frosch MP: Case records of the Massachusetts General Hospital. Case 24-2007. A 20-year-old pregnant woman with altered mental status. N Engl J Med 357: 589-600, 2007.
113) Chiu MH, Meatherall B, Nikolic A, et al: Subacute sclerosing panencephalitis in pregnancy. Lancet Infect Dis 16: 366-375, 2016.
114) 横井大知，野田智子，曽根 淳・他：成人発症のSSPE3例の臨床経過と特徴．臨床神経 54（Suppl）：S207, 2014.
115) Brismar J, Gascon GG, von Steyern KV, Bohlega S: Subacute sclerosing panencephalitis: evaluation with CT and MR. AJNR Am J Neuroradiol 17: 761-772, 1996.
116) Sener RN: Subacute sclerosing panencephalitis findings at MR imaging, diffusion MR imaging, and proton MR spectroscopy. AJNR Am J Neuroradiol 25: 892-894, 2004.
117) Azad ZR, Patil AK, Sivadasan A, et al: Rapidly progressive SSPE masquerading as cerebral gliomatosis. Neurol India 60: 656-657, 2012.
118) Bag AK, Cur JK, Chapman PR, et al: JC virus infection of the brain. AJNR Am J Neuroradiol 31: 1564-1576, 2010.
119) 権藤雄一郎，羽柴奈穂美，中多充世・他：腎移植後長期免疫抑制剤投与中の経過中，小脳症状で発症した進行性多巣性白質脳症（cerebellar form of PML）の1例．Neuroinfection 15: 169, 2010.
120) 米持康寛，本田省二，平原智雄・他：神経サルコイドーシスの経過中に発症した進行性多巣性白質脳症（PML）の1例．Neuroinfection 15: 167, 2010.
121) Tan IL, Koralnik IJ, Rumbaugh JA, et al: Progressive multifocal leukoencephalopathy in a patient without immunodeficiency. Neurology 77: 297-299, 2011.
122) Henegar CE, Eudy AM, Kharat V, et al: Progressive multifocal leukoencephalopathy in patients with systemic lupus erythematosus: a systematic literature review. Lupus 25: 617-626, 2016.
123) 三浦義治：進行性多巣性白質脳症．今日の診断指針．金澤一郎，永井良三；医学書院，p.703-706, 2015.
124) Bloomgren G, Richman S, Hotermans C, et al: N Engl J Med 366: 1870-1880, 2012.
125) Kranick SM, Mowry EM, Rosenfeld MR: Progressive multifocal leukoencephalopathy after rituximab in a case of non-Hodgkin lymphoma. Neurology 69: 704-706, 2007.
126) Venna N, Gonzalez RG, Camelo-Piragua SI: Case 11-2010. A 69-year-old woman with lethargy, confusion, and abnormalities on brain imaging. N Engl J Med 362: 1431-1437, 2010.
127) Koralnik IJ, Schellingerhout D, Frosch MP: Case 14-2004. A 66-year-old man with progressive neurologic deficits. N Engl J Med 350: 1882-1893, 2004.
128) Andriuta D, Tir M, Perin B, et al: Teaching NeuroImages: Epilepsia partialis continua revealing PML after allogenic stem cell transplantation. Neuurology 85: e53-e54, 2015.
129) Rubin DI, Norris S, Flint R: Isolated pontine progressive multifocal leukoencephalopathy: unusual magnetic resonance imaging features. J Neuroimaging 12: 63-66, 2002.
130) Aotsuka Y, et al: Progressive Multifocal Leukoencephalopathy Localized in the Cerebellum and Brainstem Associated with Idiopathic CD4（+）T Lymphocytopenia. Intern Med 55: 1645-1647, 2016.
131) Aquino K, Koralnik IJ, Silvers D: Clinical Reasoning: An 83-year-old woman with progressive hemiataxia, tremor, and infratentorial lesions. Neurology 77: e7-e10, 2011.
132) Takeda S, Yamazaki K, Miyakawa T, et al: Progressive multifocal leukoencephalopathy showing extensive spinal cord involvement in a patient with lymphocytopenia. Neuropathology 29: 485-493, 2009.
133) Hodel J, Outteryck O, Zéphir H, et al: Cranial nerve involvement in infratentorial progressive multifocal leukoencephalopathy. Neurology 79: 104-105, 2012.
134) Khoury MN, Alsop DC, Agnihotri SP, et al: Hyperintense cortical signal on magnetic resonance imaging reflects focal leukocortical encephalitis and seizure risk in progressive multi-

focal leukoencephalopathy. Ann Neurol 75: 659-669, 2014.
135) Wattjes MP, Vennegoor A, Steenwijk MD, et al: MRI pattern in asymptomatic natalizumab-associated PML. J Neurol Neurosurg Psychiatry 86: 793-798, 2015.
136) Hodel J, Outteryck O, Verclytte S, et al: Brain magnetic susceptibility changes in patients with natalizumab-associated progressive multifocal leukoencephalopathy. AJNR Am J Neuroradiol 36: 2296-2302, 2015.
137) Carra-Dalliere C, Menjot de Champfleur N, Ayrignac X, et al: Quantitative susceptibility mapping suggests a paramagnetic effect in PML. Neurology 84: 1501-1502, 2015.
138) Miyagawa M, Maeda M, Umino M, et al: Low signal intensity in U-fiber identified by susceptibility-weighted imaging in two cases of progressive multifocal leukoencephalopathy. J Neurol Sci 344: 198-202, 2014.
139) Lach B, et al: Inflammatory infratentorial progressive multifocal leukoencephalopathy in a patient with rheumatoid arthritis. Neuropathology 34: 39-44, 2014.
140) 高峰裕介, 井汲菜摘, 小野江 元・他：進行性多巣性白質脳症との鑑別に脳生検が診断に有用であった血管内大細胞型B細胞リンパ腫の1例．日本臨床免疫学会会誌 37: 111-115, 2014.
141) Chabwine JN, Lhermitte B, Da Silva MO, et al: Progressive Multifocal Leukoencephalopathy in a Patient with Transitory Lymphopenia. Neurology 78: 2000-2002, 2012.
142) 大田恵子, 岸田修二：免疫再構築症候群—中枢神経合併症を中心に．Brain Nerve 59: 1355-1362, 2007.
143) Wthrich C, Cheng YM, Joseph JT, et al: Frequent infection of cerebellar granule cell neurons by polyomavirus JC in progressive multifocal leukoencephalopathy. J Neuropathol Exp Neurol 68: 15-25, 2009.
144) Koob M, et al: John Cunningham Virus-induced Cerebellar Granular Cell Neuronopathy in a Patient With MS Treated With Natalizumab. Neurographics 6: 369-371, 2016.
145) Dang L, et al: JC polyomavirus granule cell neuronopathy in a patient treated with rituximab. JAMA Neurol 71: 487-489, 2014.
146) Berger JR, Aksamit AJ, Clifford DB, et al: PML diagnostic criteria: Consensus statement from the AAN Neuroinfectious Disease Section. Neurology 80: 1430-1438, 2013.
147) Tortorella C, Direnzo V, D'Onghia M, et al: Brainstem PML lesion mimicking MS plaque in a natalizumab-treated MS patient. Neurology 81: 1470-1471, 2013.
148) 神田 隆：神経疾患と感染症update．ナタリズマブ誘発性PMLの病理．Brain Nerve 67: 891-901, 2015.
149) 柳下 章, 林 雅晴：進行性多巣性白質脳症．症例から学ぶ神経疾患の画像と病理．医学書院, p.197-198, 2008.
150) Wijburg MT, et al: MRI criteria differentiating asymptomatic PML from new MS lesions during natalizumab pharmacovigilance. J Neurol Neurosurg Psychiatry 87: 1138-1145, 2016.
151) Hodel J, et al: Punctate pattern: a promising imaging marker for the diagnosis of natalizumab-associated PML. Neurology 86: 1516-1523, 2016.
152) Guerini H, Helie O, Leveque C, et al: Diagnosis of periventricular ependymal enhancement in MRI in adults. J Neuroradiol 30: 46-56, 2003.
153) Post MJ, Thurnher MM, Clifford DB, et al: CNS-immune reconstitution inflammatory syndrome in the setting of HIV infection, part 1: overview and discussion of progressive multifocal leukoencephalopathy-immune reconstitution inflammatory syndrome and cryptococcal-immune reconstitution inflammatory syndrome. AJNR Am J Neuroradiol 34: 1297-1307, 2013.
154) 岸田修二：HAART療法導入後のHIV関連PML6自験例の臨床的検討．神経内科 69: 568-576, 2008.
155) Post MJ, Thurnher MM, Clifford DB, et al: CNS-immune reconstitution inflammatory syndrome in the setting of HIV infection, part 2: discussion of neuro-immune reconstitution inflammatory syndrome with and without other pathogens. AJNR Am J Neuroradiol 34: 1308-1318, 2013.
156) 吉良潤一：その他のウイルス感染症．杉本恒明, 矢崎義雄（編）；内科学（第9版）．朝倉書店, p.1818-1819, 2007.
157) Bradshaw MJ, et al: Clinical Reasoning: A 57-year-old woman with ataxia and oscillopsia: Varicella-zoster encephalitis. Neurology 87: e61-e64, 2016.
158) Alberstone CD, Benzel EC, Najm IM, et al: Anatomic basis of neurologic diagnosis. Thieme, New York, p.226, 2009.
159) Ryu EW, Lee HY, Lee SY, et al: Clinical manifestations and prognosis of patients with Ramsay Hunt syndrome. Am J Otolaryngol 33: 313-318, 2012.
160) 福武敏夫：水痘—帯状疱疹ウイルス脊髄炎．神経内科 66: 422-430, 2007.
161) Gilden DH, Beinlich BR, Rubinstien EM, et al: Varicella-zoster virus myelitis: an expanding spectrum. Neurology 44: 1818-1823, 1994.
162) 柳下 章：帯状疱疹性脊髄炎．柳下 章（編）；エキスパートのための脊椎脊髄疾患のMRI（第3版）．

三輪書店 , p.525-527, 2015.
163) Moshayedi P, et al: Subacute histopathological features in a case of varicella zoster virus myelitis and post-herpetic neuralgia. Spinal Cord Ser Cases 4: 33, 2018.
164) Iwasaki H, Toda N, Takahashi M, et al: Vestibular and cochlear neuritis in patients with Ramsay Hunt syndrome: a Gd-enhanced MRI study. Acta Otolaryngol 133: 373-377, 2013.
165) 矢野貴徳 , 小玉隆男 : Bell 麻痺 , Ramsay Hunt 症候群．まるわかり頭頚部領域の画像診断．豊田圭子（編）; 秀潤社 , p.126-127, 2015.
166) Sartoretti-Schefer S, Kollias S, Valavanis A: Ramsay Hunt syndrome associated with brain stem enhancement. AJNR Am J Neuroradiol 20: 278-280, 1999.
167) Ortiz GA, Koch S, Forteza A, et al: Ramsay hunt syndrome followed by multifocal vasculopathy and posterior circulation strokes. Neurology 70: 1049-1051, 2008.
168) 長根百合子 , 檜沢公明 , 米沢久司・他 : MRI で橋から上位頸髄に及ぶ三叉神経脊髄路核病変を示した三叉神経第 3 枝領域帯状疱疹の 1 例．臨床神経 41: 56-59, 2001.
169) Reichel MA, Meltzer DE: Herpes zoster ophthalmicus affecting the spinal trigeminal nucleus and tract. Neurographics 2: 144-147, 2012.
170) Rugiro C, Chomont JM, Gayraud GG: Case of the week. August 6, 2015. AJNR Am J Neuroradiol.
171) Nagel MA, Cohrs RJ, Mahalingam R, et al: The varicella zoster virus vasculopathies: clinical, CSF, imaging, and virologic features. Neurology 70: 853-860, 2008.
172) Gilden D, Cohrs RJ, Mahalingam R, et al: Varicella zoster virus vasculopathies: diverse clinical manifestations, laboratory features, pathogenesis, and treatment. Lancet Neurol 8: 731-740, 2009.
173) Melanson M, Chalk C, Georgevich L, et al: Varicella-zoster virus DNA in CSF and arteries in delayed contralateral hemiplegia: evidence for viral invasion of cerebral arteries. Neurology 47: 569-570, 1996.
174) Amlie-Lefond C, Kleinschmidt-DeMasters BK, Mahalingam R, et al: The vasculopathy of varicella-zoster virus encephalitis. Ann Neurol 37: 784-790, 1995.
175) Jain R, Deveikis J, Hickenbottom S, Mukherji SK: Varicella-zoster vasculitis presenting with intracranial hemorrhage. AJNR Am J Neuroradiol 24: 971-974, 2003.
176) O'Donohue JM, Enzmann DR: Mycotic aneurysm in angiitis associated with herpes zoster ophthalmicus. AJNR Am J Neuroradiol 8: 615-619, 1987.
177) Ortiz GA, Koch S, Forteza A, Romano J: Ramsay hunt syndrome followed by multifocal vasculopathy and posterior circulation strokes. Neurology 70: 1049-1051, 2008.
178) Lexa FJ, Galetta SL, Yousem DM, et al: Herpes zoster ophthalmicus with orbital pseudotumor syndrome complicated by optic nerve infarction and cerebral granulomatous angiitis: MR-pathologic correlation. AJNR Am J Neuroradiol 14: 185-190, 1993.
179) Ohtomo R, Shirota Y, Iwata A, et al: Cerebral microbleeding in varicella-zoster viral meningitis: an early sign of vasculopathy? Neurology 82: 814-815, 2014.
180) Liberman AL, Nagel MA, Hurley MC, et al: Rapid development of 9 cerebral aneurysms in varicella-zoster virus vasculopathy. Neurology 82: 2139-2141, 2014.
181) Maschke M, Kastrup O, Diener HC: CNS manifestations of cytomegalovirus infections: diagnosis and treatment. CNS Drugs 16: 303-315, 2002.
182) Anderson AM, Fountain JA, Green SB, et al: Human immunodeficiency virus-associated cytomegalovirus infection with multiple small vessel cerebral infarcts in the setting of early immune reconstitution. J Neurovirol 16: 179-184, 2010.
183) Hansman Whiteman ML, Bowen BC, Donovan Post KJ, et al: Intracranial infection. In Atlas SW (ed); Magnetic resonance imaging of the brain and spine, 3rd ed. Lippincott Williams & Wilkins, Philadelphia, p.1104-1107, 2002.
184) Flores M, Ramos L, Akle N: Case of the Week. Cytomegalovirus-Associated Ventriculitis and Chorioretinitis. AJNR Am J Neuroradiol September 29, 2014.
185) Hyun JW, Kim SH, Jeong IH, et al: Teaching NeuroImages: Periventricular restricted diffusion MRI in CMV ventriculitis. Neurology 84: e121, 2015.
186) Setinek U, Wondrusch E, Jellinger K, et al: Cytomegalovirus infection of the brain in AIDS: a clinicopathological study. Acta Neuropathol 90: 511-515, 1995.
187) 柳下 章 : 脊髄前角炎．エキスパートのための脊椎脊髄疾患の MRI. 第 3 版．三輪書店 , p.522-524, 2015.
188) Chen CY, et al: Acute flaccid paralysis in infants and young children with enterovirus 71 infection: MR imaging findings and clinical correlates. AJNR Am J Neuroradiol 22: 200-205, 2001.
189) Shen WC, et al: MR imaging findings of enteroviral encephalomyelitis: an outbreak in Taiwan. AJNR Am J Neuroradiol 20: 1889-1895, 1999.
190) Seliger C, et al: Clinical reasoning: a 49-year-old man with fever and proximal weakness of his arms. Neurology 82: e65-e69, 2014.

191) Kunishige M, Mitsui T, Tan BH, et al: Preferential gray matter involvement in dengue myelitis. Neurology 63: 1980-1981, 2004.
192) Messacar K, Schreiner TL, Maloney JA, et al: A cluster of acute flaccid paralysis and cranial nerve dysfunction temporally associated with an outbreak of enterovirus D68 in children in Colorado, USA. Lancet 385: 1662-1671, 2015.
193) Van Haren K, Ayscue P, Waubant E, et al: Acute Flaccid Myelitis of Unknown Etiology in California, 2012-2015. JAMA 314: 2663-2671, 2015.
194) 米倉圭二，白石泰尚，津田玲子・他：エンテロウイルス D68 型が検出された急性呼吸不全と急性弛緩性麻痺を来した 1 例．日本小児科学会雑誌 119: 1380-1385, 2015.
195) Kreuter JD, Barnes A, McCarthy JE, et al: A fatal central nervous system enterovirus 68 infection. Arch Pathol Lab Med 135: 793-796, 2011.
196) 草部雄太・他：両側顔面神経麻痺と嚥下障害を呈したエンテロウイルス D68 脳脊髄炎の成人例．BRAIN NERVE 69: 957-961, 2017.
197) 大石真莉子・他：二相性の運動麻痺をきたしたワクチン関連麻痺性ポリオ (Vaccine-associated paralytic poliomyelitis, VAPP) の 38 歳男性例．臨床神経 52: 744-749, 2012.
198) DeVries AS, et al: Vaccine-derived poliomyelitis 12 years after infection in Minnesota. N Engl J Med 364: 2316-2323, 2011.
199) Shahar EM, Hwang PA, Niesen CE, et al: Poliomyelitis-like paralysis during recovery from acute bronchial asthma: possible etiology and risk factors. Pediatrics 88: 276-279, 1991.
200) 伊藤義彰：脱髄性疾患 急性小脳炎．Clinical Neuroscience 27: 1426-1428, 2009.
201) 中島英樹，小宮山雅樹，山中一浩・他：脳・脊髄の MRI 画像アトラス：急性水頭症を呈した急性小脳炎の 1 例．脳と神経 53: 186-187, 2001.
202) Connolly AM, Dodson WE, Prensky AL, Rust RS: Course and outcome of acute cerebellar ataxia. Ann Neurol 35: 673-679, 1994.
203) Odaka M, Yuki N, Yamada M, et al: Bickerstaff's brainstem encephalitis: clinical features of 62 cases and a subgroup associated with Guillain-Barré syndrome. Brain 126: 2279-2290, 2003.
204) De Bruecker Y, Claus F, Demaerel P, et al: MRI findings in acute cerebellitis. Eur Radiol 14: 1478-1483, 2004.
205) Kato Z, Kozawa R, Hashimoto K, Kondo N: Transient lesion in the splenium of the corpus callosum in acute cerebellitis. J Child Neurol 18: 291-292, 2003.
206) van Gaalen J, van de Warrenburg BP: A practical approach to late-onset cerebellar ataxia: putting the disorder with lack of order into order. Pract Neurol 12: 14-24, 2012.
207) 堀之内智子・他：ロタウイルスによる可逆性脳梁膨大部病変を有する脳炎後に片側性小脳炎を合併した 1 例．小児科 55: 1469-1473, 2014.
208) Takanashi J, Miyamoto T, Ando N, et al: Clinical and radiological features of Rotavirus cerebellitis. AJNR Am J Neuroradiol 31: 1591-1595, 2010.
209) 平山幹生：肝障害後に頭痛，発熱，構音障害を呈した患者．見逃し症例から学ぶ神経症状の"診"極めかた．医学書院, p.67-70, 2015.

追加情報 1　p.242 参照

VZV 血管症における血管壁の造影効果

血管壁には造影効果を認めることが診断には有用である．動脈硬化症，他の血管炎，可逆性脳血管攣縮症候群，動脈解離との鑑別についても記載がある[210]．

210) Rocha M, et al: Varicella zoster vasculopathy (wiht proved positive VZV DNA virus). Case of the Week November 29, 2018, AJNR Am J Neuroradiol.

追加情報 2　p.250, 626 参照

著明な両側小脳浮腫の鑑別には鉛中毒がある

28 歳，女性．統合失調症に罹患していた．数週間の経過で不安定歩行，全身性筋力低下，めまい，無力症を呈した．鉄芽球性貧血を認め，MRI では両側小脳に広範な浮腫があり，第四脳室を圧迫し，水頭症を呈した．患者が精神疾患が治ると考え，指輪，腕輪などを食べ，胃にたまっていた．それによる鉛中毒であった[211]．

211) Rojas-Marcos I, et al: Cerebellar oedema and sideroblastic anaemia. Lancet 360: 2046, 2002.

2 ● 細菌感染症

1 細菌性髄膜炎 (bacterial meningitis)

原因

生後3か月未満ではB群溶連菌と大腸菌が8割を占め，3か月〜5歳未満はインフルエンザ菌と肺炎球菌が多い．6〜49歳では約6割が肺炎球菌，約1割がインフルエンザ菌，50歳以上では種々である[1]．

先進国の成人の急性細菌性髄膜炎では，本症の古典的な三徴（発熱，項部硬直，意識の変容）を示すことは稀ではあるが，以下の四徴（頭痛，発熱，項部硬直，意識の変容）のうち，2項目は満たすことが多い[2]．肺炎球菌が最も予後が不良である．

細菌性髄膜炎と脳梗塞

細菌性髄膜炎の治療中に脳梗塞を合併することが知られており，肺炎連鎖球菌による例が多い．

宮里らは肺炎連鎖球菌による髄膜炎の急性期を脱した後に，脳血管障害を呈した2例を報告している[3]．症例1は第11病日に脳出血と脳梗塞，症例2は第15病日に脳梗塞を起こした．1,316例の髄膜炎の内，6.6%に脳血管障害を合併している．具体的には1) 血管炎，2) 炎症および液性因子による血管攣縮，3) 動脈あるいは静脈血栓，4) 動脈瘤形成，5) 動脈瘤に伴うくも膜下出血が報告されている．脳血管障害が起きるのは抗生物質によって細菌が破壊され，その破壊菌の膜成分が血管内皮細胞やアストロサイト，ミクログリアを刺激し，サイトカインを産生分泌させ，血栓形成を促すためと考えられる．

一方，Dénesらはinterleukin 1と血小板のglycoprotein Ibαを介して，動脈硬化を促進させるとしている[4]．

また，Katoらは，肺炎連鎖球菌髄膜炎感染の102病日に，主要動脈に狭窄があり，新しい梗塞を拡散強調像にて認めた例を報告している[5]．

画像所見

・全体像

FLAIR像にて，正常のくも膜下腔は髄液による低信号を認めるが，細菌性髄膜炎による髄液中の蛋白濃度の上昇により，低信号は消失し，より高信号を示す(sulcal hyperintensity，key point 7 参照，図1)．造影剤投与後のT1強調像でも，くも膜下腔に造影効果を認めることがある[6)7)]．

時に髄膜炎，ウイルス性脳炎，髄膜播種において，T2強調像にて皮質下に低信号を認めることがある(8章 p.679，key point 6 参照)[8]．髄膜炎の際の髄膜の造影効果は，pia-subarachnoid patternを示す(図2)．

拡散強調像にて，髄膜炎患者のくも膜下腔に高信号を認める例がある[9)〜11)](図3)．川口らの報告では細菌性髄膜炎が6例（インフルエンザ菌4例，肺炎球菌2例），クリプトコッカス髄膜炎が3例，起炎菌不明が2例である．11例中10例では前頭葉優位に高信号を認めている．造影後には5例中3例に拡散強調像での高信号に造影効果がある．細菌性髄膜炎の6例では硬膜下腔にも高信号を認めている[9]．

くも膜下腔における膿あるいは炎症性残渣(debris)を示し，粘稠性亢進が関与する[9]．

・梗塞

自験例は46歳，男性で，ペニシリン耐性肺炎球菌性髄膜炎罹患中に，基底核，脳幹を中心に多発性小梗塞を示した(図4)．動脈硬化を起こしやすい基礎疾患があり，CTにて脳血管の拡張と高吸収域があった．しかし，梗塞の原因として，MRAでの血管狭窄は認められていない．急速に多発性梗塞が出現し，それが患者の予後にも影響があった．

鑑別診断

拡散強調像にてくも膜下腔に高信号を示す疾

> **key point** 【7．FLAIR 像によるくも膜下腔に高信号を示す疾患（sulcal hyperintensity on FLAIR[6)12)]）】
> 1．病的原因
>   ・くも膜下出血
>   ・細菌性髄膜炎
>   ・癌性髄膜炎
>   ・軟膜メラニン細胞増殖症（leptomeningeal melanosis）
>   ・脂肪含有腫瘍（脂肪腫，破裂した類皮腫からの脂肪滴）
>   ・急性脳梗塞（intraarterial high signal）
>   ・もやもや病（ivy sign）
>   ・造影剤（直後および 10 時間後に認められている）
>   ・髄液に対して血流量の増加（水頭症あるいは脳静脈血栓症による[13)]）
>   ・子癇（leptomeningeal enhancement を伴う[14)]）
>   ・リウマチ性肉芽腫性髄膜炎（8 章「4．膠原病」p.712「関節リウマチ」参照）
> 2．アーチファクト
>   ・酸素投与後
>   ・髄液の波動（脳底部の脳槽，脳室周囲にしばしば認められる）
>   ・血管の拍動
>   ・磁化率効果（金属など）
>   ・動きによるアーチファクト

図1 肺炎球菌性髄膜炎と脳室炎

A　FLAIR 冠状断像　　　　　B　拡散強調像　　　　　C　FLAIR 冠状断像（治療後）

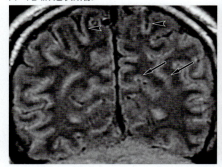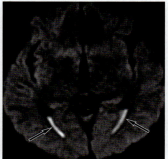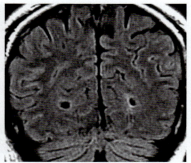

30 代，男性．10 日前より発熱，頭痛を認める．髄液検査にて細菌性髄膜炎を疑われ，6 日前に入院．髄液培養にて肺炎球菌が検出される．
A：FLAIR 冠状断像：両側後頭・頭頂葉において，脳溝内のくも膜下腔の信号が上昇し，髄液の正常の低信号がよく見えない（sulcal hyperintensity）（→）．脳溝に接する皮質の信号強度の上昇も認める（▻）．治療後の C と比べると異常所見がより明瞭になる．
B：拡散強調像：両側後角に液面形成を伴う高信号を認め（→），脳室内の膿であり，脳室炎の所見である．
C：FLAIR 冠状断像（治療後）：治療後では，A とは異なり，くも膜下腔の低信号が明瞭となり，皮質の高信号も消失している．

患に多発血管炎性肉芽腫症（GPA）がある[15)]（詳細は 8 章 p.714「4-4 多発血管炎性肉芽腫症」【画像所見】参照）．

図2 髄膜の異常造影効果

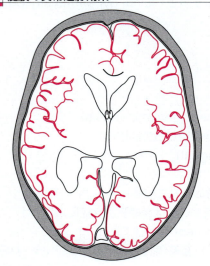

pia-subarachnoid pattern
（文献16, 17より一部改変して転載）

2 結核性髄膜炎 (tuberculous meningitis：TBM)

■臨床

　TBMは亜急性経過で頭痛・発熱を呈し，髄液でリンパ球優位の細胞増加，糖濃度低値を示す．予後の点から早期治療が重要である．本症を疑ったら抗結核薬を投与する．年間264±120例が発症し，その15％が小児例である．肉眼的には脳底部を中心とする軟膜・くも膜の白濁（脳底部髄膜炎）を示す[1]．

　髄液中の糖減少を伴うリンパ球優位の髄膜炎では結核性髄膜炎を疑う[18]．しかし，その他にも，髄液中の糖減少は，感染症では感染性細菌，結核，真菌があり，非感染性では腫瘍，神経サルコイドーシス，くも膜下腔の出血である．最も低い値を呈するのは感染性細菌と腫瘍である[19]．

　水頭症を伴うことも，結核性髄膜炎には多いが，その他にも多くの疾患が水頭症を合併する（p.262，表参照）[18]．

　HIV患者における日和見感染としての結核性髄膜炎はCD4-T細胞が200〜500個/μLの間で起こりやすい．ただし，それ以下でもあり得る（本章p.216「1-4-A HIV感染症」表6参照）[20]．

■画像所見

・**全体像**

　脳底部くも膜に沿った造影効果を認める（図5）．TBM 26例中35％ではびまん性の髄膜の造影効果，65％は限局性の髄膜の造影効果を認め，脳底槽，特に脚間窩に多いとされる[21]．しばしば水頭症が出現し，進行する（図5）．結核腫 (tuberculoma) およびくも膜下腔の血管の閉塞による梗塞を認めることがある[22]．梗塞は基底核および内包後脚に多い．稀ではあるが，硬膜炎を来すこともある[23]．

・**結核性脊椎炎**

　脊椎・脊髄では結核性脊椎炎があり，大きな流注膿瘍を形成する[24]．稀ではあるが神経根炎，脊髄髄内結核腫が存在し[25]，髄膜炎による脊髄空洞症を示すこともある．

・**限局性髄膜炎**

　坊野らは限局性髄膜炎を示した抗酸菌感染症の1例を報告している[26]．76歳の女性が約2か月の経過で右下肢の筋力低下が進行し，痙攣発作を認めた．脳脊髄液検査は正常であった．FLAIR像にて脳溝に沿った高信号があり，同部位の髄膜と脳溝に沿った造影効果を認めた．硬膜のみではなく髄膜直下の脳組織生検を施行した．硬膜は炎症性細胞浸潤であったが，脳組織からは抗酸菌が見つかった．限局性髄膜炎を呈する疾患には抗酸菌の他に，真菌感染症，梅毒，弱毒細菌があるとしている．

・**Paradoxical worsening of tuberculosis**

　脳結核腫の診断が付いて，抗結核薬の治療を始めたところ新しい頭痛の出現，嘔吐，発熱，軽い右片麻痺を認めた．2回目（初回より1か月後）のMRIにて病巣の拡大，浮腫の増大，新しい病変の出現を認めた．抗結核薬の使用によって一次的に悪化することがある例である．治療にはステロイドが頭蓋内圧亢進には有効である[27]．ただし，いつもParadoxical worseningとは限らず，下記の症例のように，異なる診断

図3 | 細菌性髄膜炎＋脳室炎

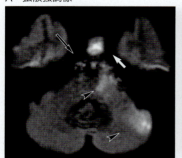
A 拡散強調像

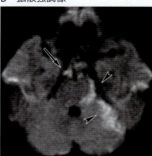
B 拡散強調像

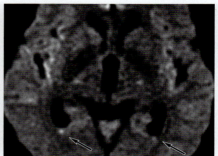
C 拡散強調像

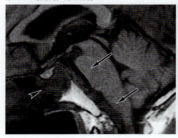
D T1強調矢状断像

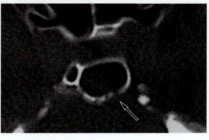
E CT（蝶形骨洞上部）

56歳，男性．会社に出勤してこないため，同僚が家に電話をしたところ，患者が不穏で，呼びかけに反応しない状態であることに家族が気がつき，緊急入院した．細菌性髄膜炎が疑われた．
A：拡散強調像：橋前槽に点状の高信号を認める（→）．橋左から左小脳半球外側に高信号があり，左上小脳動脈領域の梗塞である（▶）．蝶形骨洞内にも高信号があり（⇨），副鼻腔炎と考えられる．
B：拡散強調像：橋中脳移行部前方の脳槽内に高信号を認める（→）．Aの高信号と合わせて，細菌性髄膜炎であり，くも膜下腔の膿あるいは炎症性残滓（debris）を示している．脳幹左から左小脳外側に高信号を認め，梗塞と考えられる（▶）．
C：拡散強調像：両側側脳室三角部内に高信号があり，脳室内の膿（脳室炎）を示す（→）．
D：T1強調矢状断像：脳幹前方のくも膜下腔に軟部組織を認め（→），細菌性髄膜炎のdebrisと考えられる．蝶形骨洞には副鼻腔炎を認める（▶）．
E：CT（蝶形骨洞上部）：蝶形骨洞後壁に欠損がある（→）．
補足：脳室内と橋前槽に膿を認め，膿が集中している橋前槽の前方，蝶形骨洞に拡散強調像にて高信号を示す副鼻腔炎があるので，髄膜炎の原因と考えられた．streptococcus constellatusが検出された．

もあるので注意が必要である[19]．

鑑別診断

1. 癌性髄膜炎

脳底部くも膜の造影効果は結核性髄膜炎に特徴的ではあるが特異的ではなく，他の細菌性髄膜炎においても認められることがある．しかし，この所見を見たら結核性髄膜炎を疑う必要がある（図5）．癌性髄膜炎においても同様の所見を示す．癌性髄膜炎は胃癌や乳癌からの転移が多いので，年齢層は比較的高い．それに対して，結核性髄膜炎は若年者にも認められる．

2. 原発性びまん性軟膜神経膠腫症（primary diffuse leptomeningeal gliomatosis：PDLG）[28]

79歳の女性，5か月の経過で進行性のバランスと歩行障害を示し，さらに進行性で転倒と認知機能障害，ミオクローヌスてんかんを示した．頭部MRIでは水頭症はあったが，髄膜の造影効果はなく，脊髄MRIの造影後に，強い軟膜の造影効果を示した．髄液中の蛋白増加，糖低下，中等度のリンパ球増加により，結核性髄膜炎と診断され，抗結核剤を投与されることが多い．他の悪性腫瘍からの播種とは異なり，髄液中から悪性腫瘍が見つかる率は低く，13％である．

図4 肺炎球菌性髄膜炎と脳梗塞

A　拡散強調像（第4病日）　　B　拡散強調像（同病日）　　C　拡散強調像（第9病日）

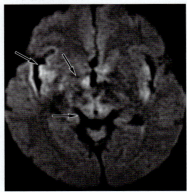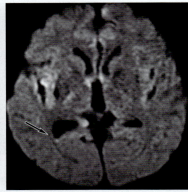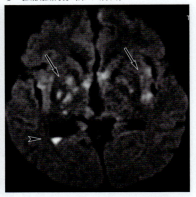

40代，男性．8日前に悪寒があり，7日前には発熱，悪寒，頭痛，嘔気があり他院を受診した．6日前に，会社に出勤せず，同僚が自宅で動けない状態の患者を見つけ，他院に救急入院した．髄液細胞数増多，肺炎球菌が見つかり，ペニシリン耐性肺炎球菌性髄膜炎と診断された．当日のCTでは橋底部に陳旧性梗塞があり，血管が年齢の割に拡張し，動脈硬化性変化が疑われた．拡散強調像では著変を認めない．4年前よりコンプライアンス不良な糖尿病があり，高血圧と脂質異常症があった．加療（抗生物質とステロイド投与）により，意識もほぼ正常となり，経過良好であり，治療継続のため，当院に入院となった．しかし，当院入院時から炎症所見の悪化があり，第3病日には頭痛が出現し，MRIを撮像し，右側脳室三角部に小さな高信号が拡散強調像にてあり，脳室炎を認めたが，新鮮な梗塞はなかった．その夜には意識レベルの低下を認め，さらに，第4病日には呼びかけに反応せず，瞳孔不同，対光反射消失し，挿管・人工呼吸管理となり，MRIを再度撮像した（A，B）．第9病日に3回目のMRIを再検した（C）．

A：拡散強調像（第4病日）：中脳被蓋から視蓋，両側島回，両側視床下部に高信号を認め（→），梗塞と考えた．
B：拡散強調像（同病日）：右側脳室三角部に小さな高信号があり，脳室炎である（→）．
C：拡散強調像（第9病日）：基底核に多発性小梗塞が散在し，前回より増加していた（→）．さらに，右三角部の高信号も増大した（▶）．なお，造影後T1強調像では梗塞巣には造影効果を認めず，脚間窩に面した中脳表面に造影効果を認め，髄膜炎による（非掲載）．また，MRAでは狭窄，動脈瘤は認めていない（非掲載）．その後，第16病日の造影後T1強調像にて，梗塞巣には造影効果を認めている（非掲載）．以上の経過より，拡散強調像での脳幹，基底核を中心とする高信号はcerebritisではなく，梗塞と考えた．なお，脳室炎はあったが，脳膿瘍を示す所見はなかった．肺炎球菌性髄膜炎に伴う脳梗塞と考えた．

表 水頭症を伴う脳底部髄膜炎 [15]

感染症	結核，真菌
腫瘍	癌，悪性リンパ腫，原発性びまん性軟膜神経膠腫症
肉芽腫性	神経サルコイドーシス
硬膜炎/くも膜炎	自己免疫性疾患，IgG4関連疾患，特発性肥厚性硬膜炎

悪性腫瘍の播種では50～70％になる．結核性髄膜炎の鑑別にPDLGを考えておく必要がある．

　Choらの報告もある[19]．29歳の男性が3週間の経過で，頭痛，視力障害，嘔気，嘔吐を示した．MRIでは脳幹に強い髄膜の造影効果と，左前頭葉皮質に小梗塞があった．髄膜の生検は陰性であった．診断は付かず，34日に他院に転院となった．その20日後に頭痛の悪化，歩行障害が出現し，頭部MRIにて，左前頭部，脳実質外に腫瘍を認める．結核に対する抗結核薬によるparadoxical responseが疑われたが，生検結果は膠芽腫であった．PDLGがあり，その一部に膠芽腫ができた例である．

　結核性髄膜炎を考えて治療をしたが，反応をせず，軟膜に造影効果を認め，頭蓋内圧亢進を来した際には常にPDLGを考慮する．髄膜の生検が必要である[29]．

3　結核腫（tuberculoma）

臨床と病理

　頭蓋内の結核腫は肉芽腫からなる腫瘤性病変であり，遠隔部位からの血行性播種によって生じる．組織学的には成熟した結核腫では乾酪壊

図5 結核性髄膜炎

A 造影後T1強調像　　B 造影後T1強調像（1週間後）　　C 造影後T1強調像（1週間後）

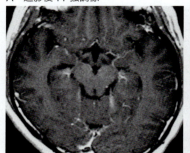 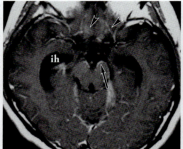 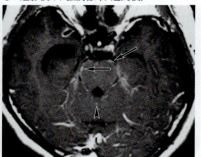

20代，女性．8日前より発熱にて発症，前日より目のかすみ，当日になり複視，瞳孔不同，初回のMRIを撮像（**A**）．髄液検査にて細胞数1,006（L 824, N 198），蛋白136，糖32（血糖値110），クロール98（正常値120〜130）であった．翌日より意識の変容を認める．さらに1週間後にMRIの再検をした（**B**，**C**）．

A：造影後T1強調像：明らかな異常を認めない．
B：造影後T1強調像（1週間後）：1週間後では大脳脚前部のくも膜（→），前頭葉底部のくも膜（▶）に造影効果を認め，脳底部髄膜炎の所見を示す．さらに，側脳室下角が拡大し（ih），水頭症が出現している．**A**と比べると異常が明瞭である．
補足：以上の画像所見を20代の若年者に認めた際には結核性髄膜炎と考える．臨床的には髄液検査の段階で結核性髄膜炎を疑うことが重要である．
C：造影後T1強調像（1週間後）：上部橋の周囲に点状の造影効果を認める（→）．上部小脳にも点状の造影効果を認める（▶）．

死が中心にあり，その周囲に被膜があり，巨細胞やリンパ球を認める[30]．

画像所見

結核腫は結核性髄膜炎の所見を伴うことも伴わないこともある．

Kimらの6例の病理組織と対応した報告では，1例は多数の結核腫があり，他の1例が2個，その他の4例は単独の結核腫であった．5例が大脳皮質下白質に，1例は小脳に存在した．結核腫はT1強調像にて軽度高信号を示す辺縁部があり，この部位は膠原線維に相当する．その外側には完全あるいは不完全な縁取りで軽度低信号を示す領域があり，炎症性細胞浸潤の部位に合致する．T2強調像ではこの両者は不均一な等信号あるいは低信号を示す（図6）．その両者共に，リング状あるいは団塊様の造影効果を認める（図6，7）．一方，中心部の乾酪壊死はT2強調像およびT1強調像ともに等信号もしくは低信号を示す（図6）．特に，T2強調像にて低信号を示す時には，リング状の造影効果を示す他の病変との鑑別に役に立つ[30]．しかし，乾酪化していない中心部はT2強調像にて高信号を示す（図7）[31]．

MRSでは細胞膜の構成成分である脂肪により，0.9ppm，1.3ppm，2.0ppm，2.8ppmにピークを認める．さらに，肉芽腫の壁から出るセリン（serine）とフェノール脂肪酸による共鳴を7.1ppmと7.4ppmに認めるとされる[31]．

CTでの吸収値はさまざまである．結核腫は治療によって縮小し，中心部に石灰化を認めることもある．造影効果も消失する[32]．

抗結核剤内服中にてんかん発作にて発症し，硬膜と脳組織に癒着しdural tail signを認め，髄膜腫様ではあるが，中心はT2強調像，T1強調像ともに低信号を示す結核腫の報告がある[33]．くも膜下腔に発生し，二次的に硬膜に癒着したと記載されている．自験例においても，くも膜下腔に結核腫を認めた（図6）．髄膜腫と似ている結核腫の報告も多い[33]〜[35]．

鑑別診断

リング状の造影効果を有する多発性病変．

1. 神経嚢虫症
2. トキソプラズマ症
3. ヒストプラズマ症
4. 結核腫
5. 転移性脳腫瘍

図6 結核腫

A　T2強調像
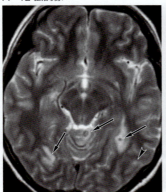

B　T2強調像
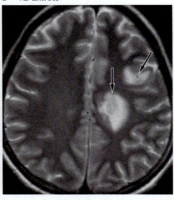

30代，女性．3週間前よりの頭痛，発熱があり，他院にて髄膜炎と診断され，当院に入院．髄液細胞数 452/3（リンパ球 446），蛋白 78，糖 35．

A，B：T2強調像：中心が皮質より低信号を示す腫瘤を認める（→）．その周囲には高信号があり，さらに外側に多くは浮腫を示す．しかし，中心が高信号を示す腫瘤あるいは等信号を示す腫瘤もある（**A**；▶）．

C：T1強調像：中心がわずかに高信号で，周辺は皮質と等信号を示す腫瘤（→）と，低信号のみの腫瘤がある．

D：造影後T1強調像：リング状の造影効果を示す腫瘤と結節状の造影効果を示す腫瘤がある．髄膜炎を示すくも膜あるいは軟膜の造影効果を一部に認める（→）．

C　T1強調像
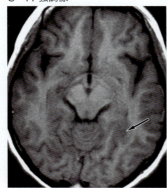

D　造影後T1強調像
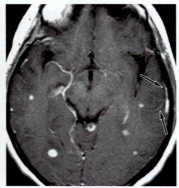

図7 結核腫

A　T2強調像
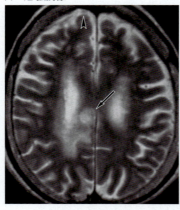

B　造影後T1強調像
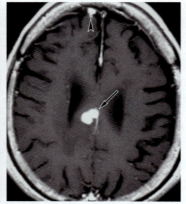

70代，男性．結核性髄膜炎の治療中に，肝機能障害が出現し，抗結核剤の一部を休薬していたところ，MRI にて結核腫が多数出現した．

A：T2強調像：右脳梁から帯状回にかけて高信号を示す病変があり（→），周囲に著明な浮腫を示す．右前頭葉くも膜下腔内に小さな皮質とほぼ等信号を示す腫瘤がある（▶）．

B：造影後T1強調像：**A**での腫瘤はともに強く造影されている（→，▶）．

補足：抗結核剤の再開によってともに消失したので，結核腫と考える．

6. 脳膿瘍（p.269 の鑑別診断も参照）

●…診断のコツ

大脳皮質下白質にリング状の造影効果を示し，T1 強調像では辺縁部が軽度高信号，中心部が T2 強調像にて低信号を示す際には結核腫を考える．

4 脳膿瘍（brain abscess）

●臨床

突然の発症の頭痛と巣症状（運動麻痺，痙攣，視野障害，小脳失調など）を示す[1]．時間単位での臨床症状の進行は脳膿瘍に特徴的である．それより速い進行速度は血管障害を示唆し，数週間あるいは数か月の進行速度は脳腫瘍を示唆する[36]．発熱は約半数しか認められない．これは画像所見を考える際に非常に重要である[1]．しかし白血球は上昇し，C 反応性蛋白（CRP）も上昇することが多いが，正常例もある．リング状の造影効果を有する症例において，CRP の上昇は脳腫瘍ではなく，脳膿瘍をより示唆する[36]．

●病理所見

原因となる感染症である副鼻腔炎では前頭葉，中耳炎は側頭葉や頭頂葉，乳突炎では小脳に膿瘍を形成しやすい．血行性による伝搬では多発性も多い．前大脳動脈領域と中大脳動脈領域に多い．

進展により 4 病期に分かれる．①早期限局脳炎期（early cerebritis）：限局性脳炎で膿貯留のない壊死巣，CT では不明瞭な低吸収値を示し，造影効果は様々である．②後期限局性脳炎期（late cerebritis）：壊死拡大し膿貯留が起こる，血液脳関門が開き，周辺部に線維芽細胞が集簇する，造影後 CT にて，リング状の造影効果を示し，時間と共に中心部まで造影効果が進む．③早期被膜形成期（early capsule formation）：線維芽細胞が壊死巣周囲に細網線維による被膜形成し，壊死組織を外に出さないようにする．④後期被膜形成期（late capsule formation）：2 〜 4 週間後には壊死巣周囲に炎症性細胞，線維芽細胞，コラーゲンからなる被膜を形成する，被膜外に新生血管，グリオーシスを示す[1][37]．血管が乏しく，線維芽細胞が少ないので，被膜は内側が薄い．そのために，薄い膜が daughter abscess（近くにできるより小さな膿瘍）を形成したり，側脳室周囲にあるときには脳室内に膿瘍が破裂することがある[37]．

●撮像方法

拡散強調像と造影後 T1 強調像は必須である．可能ならば MRS も追加する．

●画像所見

①全体像

早期被膜形成期に，境界明瞭な薄い造影効果のある被膜の存在が特徴的である（図 8，9）．被膜は T2 強調像では低信号を示し，T1 強調像では等〜高信号を示す[36]．この信号強度は活動性のマクロファージによって作られる細菌のフリーラジカルによる常磁性効果による[37]．膿瘍は短期間で大きくなり，このことは脳腫瘍との鑑別に重要である[36]．

② cerebritis の MRI

この時期の MRI は報告が少ないが，Shih らは T2 強調像および FLAIR 像にて，薄い限局性の高信号を皮質に認め，拡散強調像でも高信号を示し，点状の小さな造影効果を認める像を載せ，cerebritis の時期としている[37]．

③リング状の造影効果

全周性の平滑で薄い（2 〜 7mm）リング状の造影効果は膿瘍に特徴的であるが，特異的ではない．脳腫瘍，脱髄性疾患，ときに血管障害でも同様な所見を示す．しかし，腫瘍では結節状で，不均一なことが多い．脱髄性疾患では非対称で，コンマ状の末梢性の造影効果を認める[37]（p.269【鑑別診断】参照）．

④拡散強調像

細菌は上皮のバリアーを通過すると，免疫機構が発動し，好中球が細胞を取り囲み，異物を破壊する．その戦いの遺残物が膿であり，マクロファージによって清掃されるべきものである．

図8 脳膿瘍

A　T2強調像
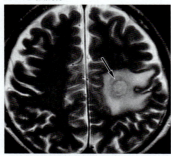

B　拡散強調像
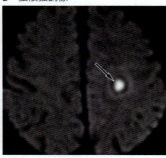

C　ADC map
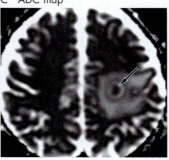

D　造影後T1強調像
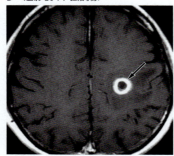

60代, 男性. 2週間ほど前から右手で箸がうまく使えない. 白血球 7,500, CRP 0.05と正常であった.
A：T2強調像：低信号を示す薄い被膜様構造（→）を持つ腫瘤を認める.
B：拡散強調像：腫瘤の中心部は高信号を示す（→）. ADC値の低下を認めた（非掲載）.
C：ADC map：腫瘤の中心部では ADC値の低下を認める（→）.
D：造影後T1強調像：ほぼ均一なリング状の造影効果を認める（→）. 膿瘍であった.
補足：膿瘍の中心部のみに ADC値の低下を認めることが, 脳膿瘍の診断には重要である. ADC値の低下を示す転移性腫瘍, 原発性腫瘍もあるが, その点が少し異なる.

それらの細菌感染による細胞の崩壊産物が高濃度にあると, 拡散制限を起こす[37]. それ故に拡散強調像にて被膜内の膿が強い高信号を示し, ADC値の低下を認める（図8）[38]. この所見は鑑別に有用である.

しかし, 大きな脳膿瘍は ADC値の低下を示すが, 小さな膿瘍ではそうではないとする報告もある[39]. また, 転移性腫瘍や放射線壊死例でも ADC値の低下を認めている[39]. さらに, 血腫や, 高蛋白, あるいは粘稠な内容物を有するリング状膿造影効果のある病変も中心性の拡散制限を示す[37]. 膿瘍の拡散制限は重要ではあるが, それのみに頼って診断すべきではない.

また, 膠芽腫48例中6例はリング状の造影効果と拡散強調像にて高信号を示し, ADC値の低下があるので, 拡散強調像のみでは鑑別にならないとする報告もある[40].

⑤拡散制限のない膿瘍（図9）

脳膿瘍65患者における97病変の内, 拡散制限は93病変に認められ, 拡散強調像にて低信号を示したのは4病変であった. この4例は全てリング状の造影効果を示している[41].

Leeらも2例を報告し, その内の1例は大部分は拡散制限がなく, 内部の結節部のみに拡散制限があり, リング状の造影効果を示している. もう一例もリング状の造影効果を示し, 拡散強調像は不均一な高信号と低信号の混在で, ADC mapはその逆の像となっている[42]. 拡散制限のない脳膿瘍も確実にある.

渡邊らも同様な報告をし, 感染性心内膜炎に伴って発生した膿瘍で, 拡散強調像にて, 内側部の一部のみが高信号を示し, 主体は低信号であった. 免疫機能低下が疑われていた[43]. 図9は初期に拡散制限を認めない例である（図9）.

⑥磁化率強調像（susceptibility weighted imaging：SWI）

リング状の造影効果を認める代表的な疾患である脳膿瘍と膠芽腫との鑑別に SWI が有効とする報告がある[44]. SWIにおいて膿瘍では壁に沿った全周性の平滑な低信号を示す. さらに, 膿瘍12例中9例に低信号の内側に, 高信号が全周性にあり, dual rim sign と呼ばれている.

図9 脳膿瘍（拡散制限のない）

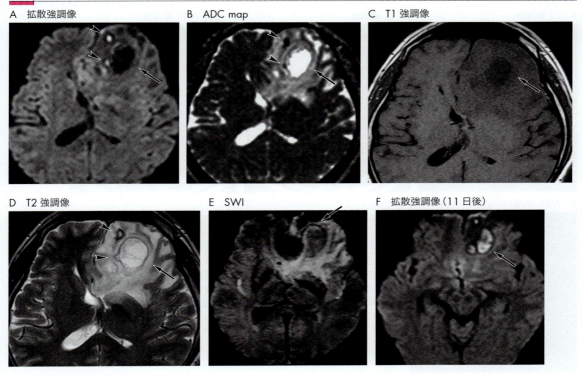

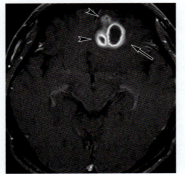

40代，男性．左前頭部痛にて来院した．
A：拡散強調像：左前頭葉に強い低信号を示す腫瘤を認める（→）．その内側には2個の高信号を示す病変がある（▶）．
B：ADC map：左前頭葉の病変にはADC値の上昇を認める（→）．その内側の病変には拡散制限がある（▶）．周囲には浮腫を認める．
C：T1強調像：左前頭葉の病変は明瞭な低信号を示すが（→），髄液よりは信号強度が高い．
D：T2強調像：病変は高信号を示し，周囲には低信号を認める（→）．2個の内側の病変は辺縁部の低信号が明瞭である（▶）．
E：SWI：病変の周囲には低信号を認める（→）．その内側の高信号のrimは不完全で全周を覆わず，内側部のみに認められる．
F：拡散強調像（11日後）：病変は高信号に変化した（→）．なお，ADC値も不均一ではあるが，低下していた（非掲載）．
G：造影後T1強調像（同日）：辺縁部にほぼ均一な造影効果を認め，膿瘍を示す（→）．娘結節にも同様な造影効果を認める（▶）．
（東京慈恵医科大学の症例，松島理士先生のご厚意による）

補足：CTにて，左前頭蓋窩に骨欠損があり，副鼻腔とのつながりがあり，副鼻腔炎が波及したと考えられる．拡散制限がなくても，T2強調像での境界明瞭な高信号と，その辺縁部低信号の存在，周囲の浮腫，T1強調像での均一な低信号の存在が脳膿瘍を疑わせる．

図10 | 脳膿瘍

A　T2強調像

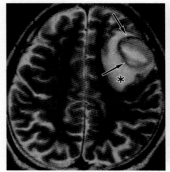

B　T1強調像

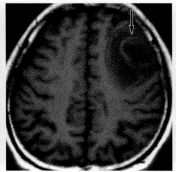

C　造影後T1強調像

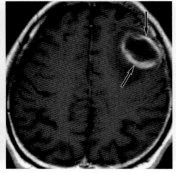

D　MRS（腫瘤の中心部）

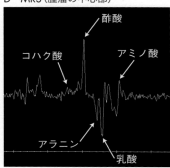

40代，男性，突然の痙攣，翌日に不可解な行動があり，当院に入院．白血球6,000，CRP 0.05と正常であり，抗生剤を投与するが，発熱はなく，2日後には中止．その3日後の髄液細胞数は60/3，さらに2日後にMRI施行．
A：T2強調像：左前頭葉に腫瘤を認め，その辺縁部は低信号を示す（→）．内部は不均一な信号強度で，一部は高信号である．その周囲には浮腫を認める（*）．
B：T1強調像：腫瘤の辺縁部は軽度高信号を示す（→）．中心は低信号を認める．
C：造影後T1強調像：腫瘤の辺縁部のみに造影効果を認める（→）．
D：MRS（腫瘤の中心部）：アミノ酸（0.9ppm），乳酸（1.3ppm），アラニン（1.5ppm），酢酸（1.92ppm），コハク酸（2.4ppm）を認め，脳膿瘍と診断できる．

膠芽腫では20例のリング状の造影効果を認めたが，dual rim signを1例にも認めていない．膿瘍における内側の高信号は肉芽組織と推測され，外側の低信号は被膜中のフリーラジカルと考察している．対して，膠芽腫に認められる壁に沿った低信号は出血性変化と考えられている[44]．図9ではSWIにて，膿瘍外側に全周性に低信号を認めるが，その内側の高信号は全周性には認められていない（図9）．

脳膿瘍の壁における出血は例外的であるとされるが，SWIにて膿瘍全体あるいは壁に結節状の低信号を示す3例をThamburajらは報告している[45]．出血も膿瘍ではありうるとされる．

⑦ MRS

MRSでは中心部の壊死巣に，正常脳には認められないアミノ酸（ロイシン，イソロイシン，バリンなど：0.9ppm），アラニン（1.5ppm），酢酸（acetate：1.92ppm），コハク酸（succinate：2.4ppm）を認める（図10）．この所見は壊死を含む脳腫瘍との鑑別に有用である[46]．多数例の報告ではMRSによるアミノ酸の検出は脳膿瘍の80％に認められ，感度は0.72，特異度は0.30とされる．しかし，アミノ酸が検出されなくても，脳膿瘍は否定できない[47]．酢酸がある時には嫌気性菌の可能性がより大きいとされる．

また，リング状の造影効果を示す好気性脳膿瘍と壊死性多形膠芽腫をMRSで比べた報告がある[48]．リング状の造影効果のある部位でのコリン（Cho）と，その反対側対称部位のコリン（Cho-n）で割った比（Cho/Cho-n）は脳膿瘍では低くなり（0.8），一方，膠芽腫では上昇する（2.54）．

⑧ perfusion MRI

膿瘍被膜の比較的脳血流量は正常白質に比べて低血流（0.76+/−0.12）を示す[47]．一方，悪性度の高い神経膠腫と転移性脳腫瘍では高血流（それぞれ，5.51+/−2.08 and 4.58+/−2.19）を示す．

⑨異物に伴う膿瘍

奥知は30歳の女性例を報告している[49]．小学生の時に痙攣発作の既往があり，今回の妊娠中に痙攣を起こし，頭部CTにて左前頭葉底部に高吸収値を示す異常構造があり，T2強調像では低信号を示し，周囲に浮腫がある．拡散強調像では高信号を示さない．著明な造影効果を認めた．CTにて病変に接する眼窩上縁に骨欠損を認め，よく問診すると，2〜3歳の時に転倒し，木のようなものが頭に刺さったという既往があった．摘出した病理所見は植物物質による線維化を伴った膿瘍であった．脳表から病変が連続していて，骨条件にて骨に欠損などが見られる場合は，外傷後の肉芽腫の可能性も考えるとしている．

鑑別診断

リング状の造影効果を示す腫瘤が鑑別となる[38)50)51]．

1. 感染
   - 脳膿瘍
   - トキソプラズマ症（Toxoplasmosis）
   - 有鈎嚢虫症（cysticercosis）
   - 壊死性真菌感染症
   - 結核腫
2. 腫瘍
   - 原発性脳腫瘍（浸潤性神経膠腫：膠芽腫，退形成星細胞腫）
   - 原発性中枢神経系悪性リンパ腫
3. 脱髄性疾患
4. 脳血管障害
   - 回復期の脳梗塞（resolving infarction）
   - 血栓化した（巨大）脳動脈瘤
   - 慢性被膜化脳内血腫（Chronic Encapsulated Intracerebral Hematoma）あるいは回復期の脳内血腫（resolving hematoma）（拡散強調像にて中心部は高信号，辺縁は強い低信号を示し，脳膿瘍に類似しているが，CTでは血腫による高吸収域を認めることが多い[52]）
5. その他
   - 放射線壊死
   - 術後の変化

補足：mnemonic（記憶法）：MAGICAL DR（metastasis, abscess, glioblastoma multiforme, subacute infarct, contusion, aneurysma, lymphoma, demyelination, and radiation necrosis or resolving hematoma）[51]

◎ MRSによる鑑別 [53)〜55]
1) 細菌性脳膿瘍：脂肪＋乳酸による1.3ppmのピーク＋アミノ酸による0.9ppmのピークがある．さらに，コハク酸，酢酸，アラニンとグリシンのピークを認めることがある．
2) 結核性脳膿瘍：脂肪＋乳酸によるピークのみである．
3) 真菌性脳膿瘍：不均一な壁および空洞の信号を拡散強調像にて示し，膿瘍の中心には拡散制限がないことが多い．MRSでは，脂肪＋乳酸のほか，アミノ酸と，3.6〜3.8ppmの間に二糖トレハロース（disaccharide trehalose）による多数のピークがある
4) 腫瘍性病変：不規則な壁があり，拡散制限は嚢胞成分にはない．MRSではアミノ酸を認めない．

…診断のコツ

比較的均一なリング状の造影効果を示し，中心部にADC値の低下を伴い，MRSにてアミノ酸の，SWIでのdual rim signを見る際には本症を考える．

脳幹膿瘍ではリステリア症，小さな多発性脳膿瘍では感染性心内膜炎を考える．

5 脳室炎（pyogenic ventriculitis）

臨床

髄膜炎，脳膿瘍の破裂，脳室内カテーテルに伴う脳室上衣の炎症である．重篤な疾患であることに変わりはないが，抗生剤の投与によって治癒することも稀ではない．いずれにしても，早期発見が重要である[56)57]．

図11 脳室炎（一過性脳梁膨大部病変を伴う）

A　拡散強調像　　　B　拡散強調像

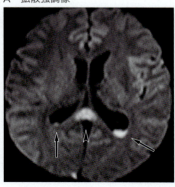
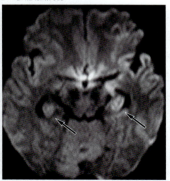

38歳，男性．2日前，寒気のために仕事を早退した．前日は欠勤し，今朝，電話連絡が取れないので，友人が訪室すると左側臥位にて昏倒していた．高度意識障害，瞳孔不同，搬送中に強直性間代性痙攣を示した．MRIを撮像した．
A：拡散強調像：側脳室三角部内にに高信号を認める（→）．左の高信号は液面形成を伴う．脳梁膨大部にも高信号があり（▶），ADC値の低下を伴う一過性脳梁膨大部病変と考えられる．なお，全ての高信号は拡散制限を認めた（非掲載）．
B：拡散強調像：両側海馬に高信号を認め（→），海馬にも炎症の波及が疑われた．抗生物質にて治癒したが，高度の記憶障害が残った．

画像所見

1）液面形成を伴う脳室内の膿を認め，ADC値の低下を示す（図11），この膿は髄液よりも重いため，ほとんど常に，側脳室でも後部の三角部あるいは後角にある．2）脳室上衣の造影効果，3）脳室周囲のT2強調像およびFLAIR像での高信号（図12）を認める[56)57)]（脳室炎の画像については p.259 図1も参照）．時に，一過性脳梁膨大部病変を伴うことがある（図11）．脳室上衣の造影効果が目立たないこともある．拡散強調像での後角に小さな高信号のみが存在することもあり，感染症が疑われる際には常に注意して，側脳室後部を見ることが重要である．

逆に，脳室内に膿を認めた際には，他のくも膜下腔にも拡散強調像にて高信号を示す膿の有無を確認する（p.261「細菌性髄膜炎」の項，図3参照）．

6　細菌性動脈瘤（bacterial aneurysm：BAs）

臨床

BAsは血管の栄養血管（vasa vasorum）に細菌が侵入，繁殖し，動脈壁に微小膿瘍を形成することによって発生する．全頭蓋内動脈瘤の約3％を占め，20％は多発性である．原因としては細菌性心内膜炎が最も多く，その他に髄膜炎，海綿静脈洞血栓性静脈炎，眼窩蜂窩織炎がある．その部位に特徴があり，主要血管（特に中大脳動脈）の第一分岐より末梢に多く存在し，特に穹窿部の脳表に近い部位に存在する[58)59)]．

その他に本症の特徴として，若年者（<45歳），最近の腰椎穿刺の既往，発熱を伴う，画像での脳内出血あるいはくも膜下出血がある[59)]．

BAsは5mm以下ではしばしば血栓化あるいは自然治癒するが，それ以上では感染を治療しても増大し，破裂することがある．

撮像方法

MRIではT2*強調像が必須である．MRAでは造影後MRAがより有効である．

画像所見　（key point 8 参照）

BAsは紡錘状を呈することが多い．出血した際にはくも膜下出血に実質内出血を伴うことが多い（図13）．周囲の出血による高吸収域の中で，動脈瘤本体が比較的低吸収域を示すことがある（図13）．

通常の動脈瘤より小さく，末梢にできることが多いので，現時点でも脳血管造影が必要であ

図12 | 脳膿瘍の脳室内への破裂による脳室炎

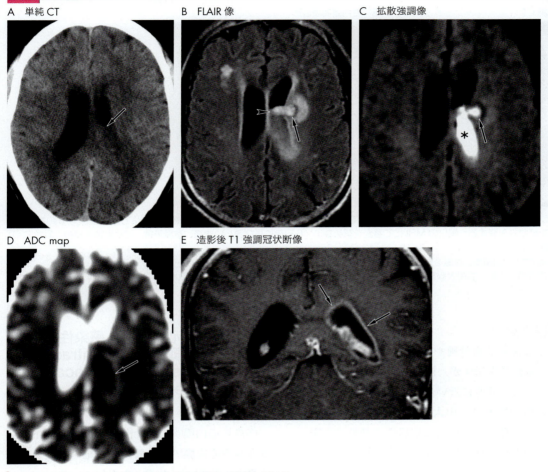

60代，男性．10日ほど前より右片麻痺を認め，進行している．
A：単純CT：左側脳室内に液面形成を伴う軟部組織を認め（→），脳室内の膿と考えられる．
B：FLAIR像：左側脳室外側に高信号を示す病変（→）があり，その周囲には浮腫を認める．左側脳室内には液面形成を伴う高信号を認める（▶）．さらに，脳室上衣に沿って高信号を認める．
C：拡散強調像：側脳室外側の腫瘤は高信号を示し（→），脳膿瘍と考えられる．左側脳室内病変も同様に高信号を示すので（＊），脳室内の膿と考える．脳室炎の所見である．
D：ADC map：左側脳室内の膿はADC値の低下を示す（→）．
E：造影後T1強調冠状断像：左側脳室上衣に造影効果を認める（→）．

る．しかし，CTアンジオグラフィでは3mm以上の，MRAでは5mm以上の動脈瘤では高い検出率が得られており，非侵襲性診断法によって，経過を追うことが可能ではある．BAsは流れが遅く，通常のTOF-MRAでは描出困難であり，注意を要する．MRAで観察する場合には造影後MRAがよい．感染心内膜炎（感染性塞栓症）においても，細菌性動脈瘤が好発する（次項p.275．感染性心内膜炎，感染性塞栓症による頭蓋内病変の図15参照）．

内腔が血栓化した際には血管造影では認められないことがある．そのような時にはMRIが有用である．瘤内のヘモジデリン沈着を反映し，T2強調像にて小円形性の低信号として描出される．この検出には磁化率効果の高いT2*強調像が有用である[60]〜[63]．

なお，BAsの画像については次項p.275，感染性心内膜炎の図15も参照．

図13 | 細菌性動脈瘤

A 単純CT　　　　　　　　B 右内頸動脈造影

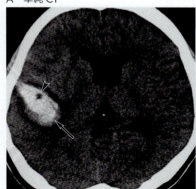
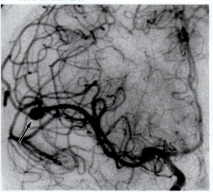

20代，女性．12日前より激しい頭痛，近医にて感冒とされたが改善せず，1週間前に髄液検査にて細胞数580/3のため，髄膜炎を疑われ入院する．同日のMRIにて著変を認めない．6日後に再び激しい頭痛，意識障害，左片麻痺を認め，緊急のCTを撮像した．
A：単純CT：右側頭葉に血腫を認め（→），その内部に円型の低吸収域を認める（►）．
B：右内頸動脈造影：右中大脳動脈に動脈瘤を認め（→），CTでの低吸収域の位置に一致する．細菌性動脈瘤であり，それからの出血と診断した．

鑑別診断

小さな海綿状血管腫や微小出血でもT2強調像にて低信号を示すが，内腔が血栓化したBAsでは，脳表に非常に近い部位に発生することが最も特徴的であり，中大脳動脈領域に好発し，しばしば多発性で，周囲に限局性の髄膜炎や脳炎などの炎症を伴う場合があることが鑑別になる[63]．

7 感染性心内膜炎，感染性塞栓症による頭蓋内病変（intracranial lesions due to endocarditis and septic emboli）

臨床

感染性心内膜炎（infectious endocarditis:IE）は弁膜や心内膜，大血管内膜に細菌集簇を含む疣贅（ゆうぜい）/疣腫（ゆうしゅ=vegetation）を形成し，菌血症，血管塞栓，心障害など多彩な臨床症状を呈する全身性敗血症症候群である．感染性心内膜炎の診断より先に，脳血管障害が出現することもあり（図14，15），原因不明の脳血管障害例においては鑑別診断の一つとして常に疑うことが重要である[64]．

---

key point 【8．細菌性動脈瘤の画像所見[59)63)]】
- 紡錘状を呈することが多い
- 遠位部で脳表近くに生じやすい
- 中大脳動脈系に多い
- 多発性，両側性も少なくない（20〜30％）
- 破裂した際にはくも膜下出血に実質内出血を伴うことが多い
- 血栓化を伴うことが多い
- 動脈瘤の形態の変化，新しい動脈瘤の出現を認める

1. 症候[65]

1. 発熱

原因微生物により発症の仕方が異なる．緑色連鎖球菌では，心臓弁に異常がある患者で，亜急性の発症が典型的である．外来などで抗菌薬の間欠投与で解熱し，診断が遅れる場合がよく見られる．

黄色ブドウ球菌では，健常な心臓弁に発症することが知られている．医療関連感染では中心静脈カテーテルの挿入患者，透析患者などはリスクが高い．

2. 塞栓症状

脳梗塞，深部臓器の痛み（腰痛，側腹部痛など）などで発症することも多い．

3. 非特異的症状

悪寒，夜間盗汗，体重減少，倦怠感などである．

2. 脳所見

感染性心内膜炎および感染性塞栓症の診断は難しいが，不明熱，敗血症，心疾患の既往などの臨床所見があり，かつ，

① 複数の血管支配領域にわたる多発脳梗塞
② 髄膜炎所見の軽微な，頭頸部に感染源を認めない多発性脳膿瘍
③ Bull's eye like lesion（後述）
④ 脳塞栓症，脳出血，脳膿瘍などの急性期頭蓋内合併症の併存

がある時には，IE を疑う必要がある[66]．

IE による脳内血管病変は，1）壊死性血管炎，2）感染性動脈瘤，3）血管内膜の破綻による微小出血があり，それらがひとつの連続したスペクトラム上に存在する．微小出血はデオキシヘモグロビンの存在により T2*強調像にて低信号を示す．これらの病変の多くは脳溝内にあるが，脳実質内に存在するのもある．後者はいわゆる microbleeds と同様な所見を示す[67)68]．

人工弁を付けた患者における IE の原因は真菌性もあり，その確率は 10％以下である．長期間にカテーテルが入っている，広範スペクトルをもつ抗生剤の使用などが原因となる[69]．

撮像方法

脳内出血，くも膜下出血，感染性塞栓症，感染性動脈瘤を考えて，gradient echo 法（T2*強調像）を追加することが必要である．動脈瘤の疑いがあれば，血管造影が必要となる．

画像所見

複数の血管支配領域に及ぶ多発性脳梗塞，多発する脳膿瘍，くも膜下出血あるいは脳内出血を示す（図 14 〜 16）[1]．

1. Bull's eye like lesion

T2 強調像において，10mm 程度までの高信号があり，その中心部に T2 強調像もしくは T2*強調像にて点状の低信号を認める所見である．その本体は塞栓を来した細菌塊そのもの，そこから発生した出血あるいは脳膿瘍，さらに感染性動脈瘤そのものなどが考えられている[66)67]．深部白質にも認められるが，脳溝内や皮質，皮質直下に多く認められ，感染性動脈瘤の好発部位と一致している．微小出血のみで周囲に高信号を伴わないことも多い（図 14）．

2. 塞栓症

12 例の IE の頭部 MRI の検討[62]では，全例に塞栓症があり，10 例が多発している．皮質梗塞が最も多く，遠位中大脳動脈領域が侵される．次に多いのが，天幕上皮質白質境界に多発性の小さな塞栓症が認められることである．これらの多くは造影効果があり，微小膿瘍を示す可能性が大きい．

3. 頭蓋内出血

上記報告では頭蓋内出血は 4 例に認められ，くも膜下出血が多い．2 例では脳膿瘍あるいは限局性脳炎の状態であった．眼窩蜂窩織炎を 2 例に認める．多くの病変がガドリニウムによる造影効果があった．くも膜下出血は細菌性動脈瘤の破裂のみではなく，感染性塞栓症によっても生じると考えられている（図 14 〜 16）．また，IE に対する抗生剤による保存的治療中に大脳円蓋部に限局したくも膜下出血（cortical SAH, convexity SAH）を呈した 69 歳女性例の報告もある（円蓋部くも膜下出血に関しては 14 章 p.879

図14 感染性塞栓症

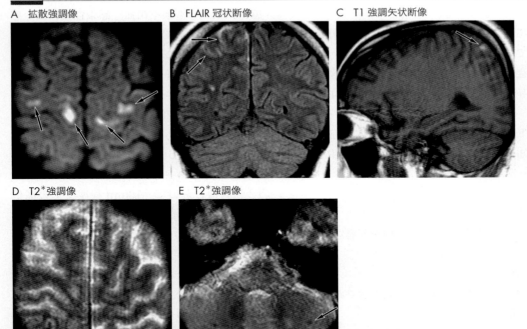

A：拡散強調像
B：FLAIR冠状断像
C：T1強調矢状断像
D：T2*強調像
E：T2*強調像

40代，女性．以前より関節リウマチがあり，ステロイドを服用していたが，2週間前より発熱．1週間前より独語，おかしなことを言う．意思疎通ができないことより，入院となり，髄液検査にて髄膜炎の診断をし，MRIを施行した．
A：拡散強調像：両側中心前回，前大脳動脈および中大脳動脈領域に新鮮な梗塞を認める(→)．
B：FLAIR冠状断像：右頭頂葉脳溝内に高信号を認め，くも膜下出血が疑われる(→)．
C：T1強調矢状断像：右頭頂同部位には高信号があり(→)，出血がある．
D：T2*強調像：右頭頂葉に低信号を認め(→)，くも膜下出血あるいは脳出血が考えられるが，剖検ではくも膜下出血であった．
E：T2*強調像：両側小脳半球に低信号を3か所認める(→)．感染性塞栓症であった．
補足：血管支配が異なる多発性の梗塞巣，くも膜下出血，T2*強調像にて小脳半球にも点状の低信号の存在より，感染性塞栓症と考えた．剖検にて右頭頂葉には感染性動脈瘤は認めないが，血管の周囲にヘモジデリンと炎症細胞を認め，血管炎に伴って血管からの赤血球の漏出があったと考えられた．

「10．くも膜下出血」の表1参照)[70]．

8例のIE症例のT2*強調像による微小出血(black dot)(key point 9参照)の検討では全8例に存在し，60個の微小出血があり，58個が10mm以下であった．皮質に最も多く，48個(80%)に存在し，微小出血周囲の高信号(浮腫)は5例で8個(13.3%)にあった(図15)．造影効果は造影を行った3例全例にあり，微小出血11個中5個(45%)に造影効果を認め，その5個全例は周囲に高信号を伴っていた．フォローのMRIでは微小出血周囲の高信号や造影効果のあった病変は症候性脳出血を生じたり，抗生剤治療で所見の改善があり，活動性病変の可能性が高い[71]．

8歳，女子がメチシリン耐性黄色ブドウ球菌による肺炎から敗血症，感染性塞栓症を起こし，右片麻痺を呈した．SWIにて皮質白質境界を中心に微小出血が大脳に広範に認められた[72]．

4．神経学的に無症候のIE

Hessらは無症状の患者109例について画像所見を検討している[73]．78例に頭部MRIにて異常を認めている．急性の虚血性病変が40例(37%)，大脳に微小出血が62例(57%)にあり，最も多い病変であった．急性虚血性病変は多発性の小梗塞であり，境界領域に多く(25例/40例中，62.5%)，発症時期が異なることが多い(21

図15 感染性心内膜炎

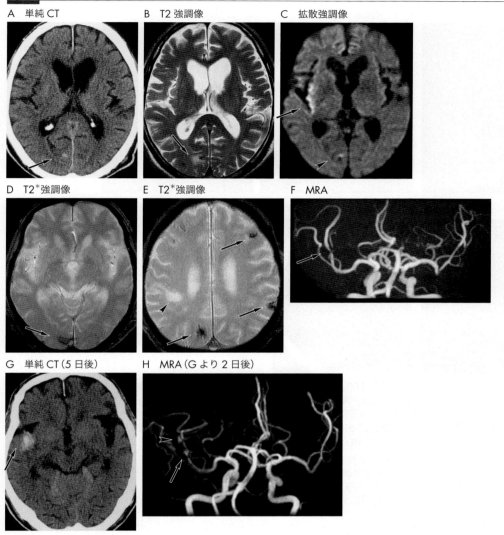

A：単純CT　B：T2強調像　C：拡散強調像
D：T2*強調像　E：T2*強調像　F：MRA
G：単純CT（5日後）　H：MRA（Gより2日後）

69歳，男性．他院精神科に入院し，リハビリ中に左上下肢の筋力低下，意識障害，構音障害が突然起こり，救急要請し，30分程度の経過で，車内で左上肢麻痺と意識障害は消失したが，構音障害が残存した．一過性脳虚血発作の疑いにて当院に入院した．

A：単純CT：右後頭葉内側皮質下に新鮮な出血を認める（→）．
B：T2強調像：Aの出血は周囲に浮腫があり，新しい出血であることがわかる（→）．
C：拡散強調像：右島回に新しい梗塞を認める（→）．右後頭葉の出血は一部高信号を示す（▶）．
D：T2*強調像：右後頭葉内側部には脳溝に沿った低信号があり，くも膜下出血と考えられる（→）．Aの出血よりも下後方にある．
E：T2*強調像：皮質下に多数の微小出血がある（→）．右頭頂葉には陳旧性梗塞を認める（▶）．
F：MRA：右中大脳動脈のSylvius裂内の分枝に狭窄を認め，感染性塞栓や血管炎などを疑った（→）．
新しい皮質下出血，新鮮な梗塞，くも膜下出血，多発する微小出血の存在より，感染性心内膜炎を疑った．心エコーにて疣腫が疑われ，血液培養にてα連鎖球菌が検出され，感染性心内膜炎と診断された．さらに，5日後にCTの再検を行った．
G：単純CT（5日後）：さらに，右側頭葉に出血が出現した（→）．
H：MRA（Gより2日後）：Fでの狭窄部位に一致して，右M2に小さな動脈瘤があり（→），感染性動脈瘤と考えた．なお，その上部の高信号は出血そのものによる（▶）．その後，同部位にもう一度出血したが，感染が治まり，後遺症は残したが，治癒した．
補足：多発性の微小出血，くも膜下出血の鑑別は脳アミロイド血管症であるが，本症例は，Bで示すように浮腫を伴う新鮮な微小出血と新鮮な梗塞があり，感染性心内膜炎がより考えられる．Fで示す，右中大脳動脈の狭小化部位は感染性塞栓による狭窄が起こり，梗塞を呈した．さらに，同一部位に，その後に感染性動脈瘤ができ，出血したと考えられる．

図16 感染性心内膜炎

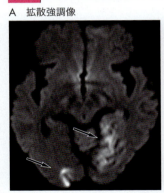
A 拡散強調像

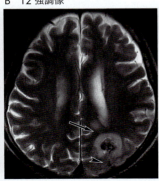
B T2強調像

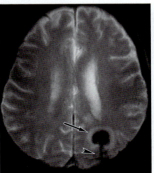
C T2*強調像

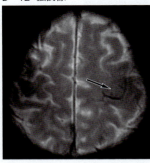
D T2*強調像

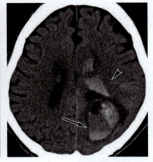
E 単純CT（2日後）

67歳，男性．1か月前から食欲不振，12日前にふらつきがあり，徐々に悪化した．仕事中に気分不快，めまいがあり，緊急入院をした．白血球上昇（WBC 10,000/μL），貧血（9.5g/dL），CRP 8.56mg/dL，D-dimer上昇（5.6μg/dL）があり，第3病日に血液培養から腸球菌が検出された．さらに，僧帽弁に疣贅があり，感染性心内膜炎と診断された．第6病日の頭部CTにて，左後大脳動脈領域の梗塞と左頭頂葉皮質下出血を認めた（非掲載）．第13病日の脳血管造影では感染性動脈瘤を認めていない（非掲載）．第14病日にMRIを施行した（A〜D）．

A：拡散強調像：左後大脳動脈と右後大脳動脈領域に新鮮な梗塞を認める（→）．
B：T2強調像：左頭頂葉皮質下に出血が新鮮な出血があり，周囲に浮腫を認める（→）．さらに，その後方，くも膜下に低信号があり（▶），くも膜下出血を伴っている可能性がある．
C：T2*強調像：左頭頂葉皮質下出血があり（→），その後方には明らかにくも膜下出血がある（▶）．皮質動脈由来の出血が疑われる所見である．
D：T2*強調像：左中心溝に沿って円蓋部くも膜下出血を認める（→）．感染性心内膜炎による，梗塞，円蓋部くも膜下出血，皮質下出血を認めた．
E：単純CT（2日後）：左頭頂葉の出血が拡大し，再度出血があったと考えられる（→）．側脳室に穿破している（▶）．
補足：左頭頂葉の出血の中心部に，脳神経外科医は感染性動脈瘤を認め，摘出している．

---

key point　【9．black dotの画像所見[63]】

・感染性心内膜炎のT2*強調像で高頻度に認められる
・脳表近くの皮質・皮質下の点状〜小結節状の低信号を示す
・周囲にT2強調像・FLAIR像で高信号の浮腫を伴うことが多い
・近傍の脳溝などに造影効果を認めることがある
・感染性動脈瘤や瘤内血栓，微小出血，感染性塞栓などと考えられている

例／40例，52.5％）．微小出血は皮質に多い（362個／539個，67％）．結論として，急性小梗塞が多発し，それが境界領域にあり，発症時期がさまざまであり，皮質に微小出血がある時にはIEを考える[73]．

5．その他

なお，IEに橋中心髄鞘崩壊症を伴った症例を経験した（5章 p.527「2．栄養性／代謝性脱髄疾患」図2参照）．

●鑑別診断

1. 脳アミロイド血管症：新鮮な出血，新鮮な梗塞の存在は感染性心内膜炎がより考えやすい．
2. 心房粘液腫による塞栓症（腫瘍性動脈瘤）：多発性出血性病変と梗塞を来す．皮質白質境界に多発する．心臓の症状よりも，転移巣の症状が先に出現することがある．浮腫は軽いことが多い．心臓エコーの際に，腫瘍も確認することが必要である．

　64歳，男性の粘液腫による塞栓症の症例がある[74]．突然の右手足の不随運動と呂律障害により，緊急入院した．拡散強調像にて，左前頭葉皮質に高信号を認め，急性期梗塞と考えられた．T2*強調像にて，両側大脳半球皮質に多数の低信号があり，いわゆる微小出血と比較すると，粗大で，痙性不整であり，脳表付近に認められた．円蓋部くも膜下出血を示す脳溝内の低信号もあった．皮質梗塞のため，塞栓症の機序を疑い，経胸壁心エコーにて，心房内に心拍動に合わせて浮動する分葉状・絨毛上の構造物を確認し，後に，心臓粘液腫であった．血管造影，CTアンギオにて，動脈瘤を認めた．T2*強調像での低信号は動脈瘤を表していると著者らは考えている．SWIは施行されていない．

3. 心房細動アブレーション後の心房食道瘻：気脳症の存在が鑑別診断には重要である（詳細は8章3 p.701，肝および心臓，6 心房細動アブレーション後の神経系の異常参照）．

●…診断のコツ

発熱を伴う脳血管障害では常に本症を考慮する．若年成人で，微小出血が複数ある脳血管障害患者においても，本症を考える．

8 硬膜下（硬膜外）蓄膿（膿瘍）（subdural/epidural empyema）

●臨床

硬膜下および硬膜外蓄膿は硬膜下あるいは硬膜外における感染（膿瘍）であり，小児に多く，髄膜炎，副鼻腔炎，中耳炎に引き続いて起こる．成人にも発生する[75)76]．

細菌性髄膜炎1,034例の内28例に硬膜下蓄膿を認めた報告がある[77]．その内，26例（93％）は誘因となる基礎疾患があり，21例（75％）は中耳炎あるいは副鼻腔炎であった．23例（82％）は神経症状を認めた．肺炎連鎖菌が26例（93％）と化膿連鎖球菌が1例（3％）に認められた．正中構造の偏位，局所的神経症状，あるいは意識レベルの低下のある例では脳外科的手段が必要となる[77]．

●撮像方法

MRIではルーチン検査に加えて拡散強調像および造影後T1強調像を撮る．

●画像所見

CTでは硬膜下に低吸収域を示す液貯留を認め，その辺縁に沿った造影効果を認める．液貯留の量の割に，mass effectが強く，側脳室の反対側への変異を認めることも多い（図17）．硬膜下の液貯留直下にある脳表面には脳溝に沿った造影効果を認めることがある．天幕上の蓄膿では前頭洞の副鼻腔炎，天幕下では中耳炎の存在に気をつけることが必要である．

MRIでは拡散強調像にて，硬膜下（硬膜外）蓄膿は高信号を示し，ADC値の低下を認める．T2強調像では蓄膿は高信号を示し，さらに蓄膿に近い脳表に浮腫を認める．造影後には蓄膿の表面に造影効果を認める（図17）．脳表にも脳溝に沿った造影効果を認めることが多い[75)76]．

図17 硬膜下蓄膿

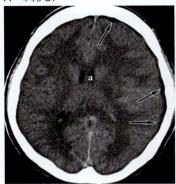
A 単純CT

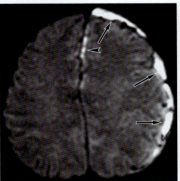
B 拡散強調像

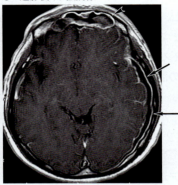
C 造影後T1強調像

20代，男性．6日前より発熱．前日朝より，何か言っていることがおかしかった．翌日になり救急車にて来院．意識障害，軽い右上肢の麻痺，項部硬直がある．脳炎の疑いにて入院し，緊急にてCT撮影．
A：単純CT：硬膜下に低吸収域を示す薄い液貯留を認める（→）．その量のわりに，側脳室の偏位が強い（a）．他のスライスでは前頭洞には副鼻腔炎を認めている（非掲載）．硬膜下あるいは硬膜外蓄膿を考えるべき所見である．
B：拡散強調像：脳実質外の貯留液は高信号を示し，蓄膿であることを示す（→）．大脳縦裂に沿った硬膜内にも蓄膿を認める（▶）．
C：造影後T1強調像：前頭洞内に副鼻腔炎があり，壁に沿った造影効果を認める（▶）．低信号を示す蓄膿の外側に造影効果を示す硬膜（→）を認めるので，硬膜下蓄膿である．
補足：脳炎を疑わせる病歴がある患者において，このCT像は硬膜下あるいは硬膜外蓄膿を十分疑わせる所見である．緊急にてMRIが施行され，硬膜下蓄膿であることが判明し，その日に緊急手術になり，患者は回復した．

鑑別診断

多発血管炎性肉芽腫症（GPA）による硬膜の血管炎があり，それによる硬膜下液貯留が起こる[78]．肥厚し，造影効果のある硬膜が液貯留部位に限局せず，広範に認められる点が鑑別になる（8章 p.715「4-5 多発血管炎性肉芽腫症」【画像所見】参照）．

…診断のコツ

硬膜下に液貯留があり，その量の割に強いmass effectあるいは強い臨床症状（炎症所見）があり，拡散強調像にて高信号を示す際には本症を考える．

9 リステリア症（Listeria monocytogenes infections）

臨床

リステリア症の原因はグラム陽性桿菌である*Listeria monocytogenes*であり，細菌性髄膜炎の5〜10%を占める．新生児，50歳以上，細胞性免疫低下患者における細菌性髄膜炎において，積極的に疑う必要がある．汚染された食品により集団発生することがあり，日本ではチーズによるものが確認されている．ただし，胃腸症状は示さないため，食中毒としては認識されない例がほとんどである[79)80)]．原因として，生の野菜，殺菌されていない牛乳，生のソフトチーズ，デリカテッセンの肉があり，潜伏期間は3週間（中位）である．Listeria菌は低温（4℃）でも成育できる[80)]．

Listeriaの中枢神経系感染は主として，免疫不全者とされるが，菱脳炎（脳幹脳炎）では免疫正常者により多い．血液感染ではなく，中咽頭から逆行性に軸索に沿った感染が仮説として述べられている．免疫正常者における脳幹脳炎の鑑別として，リステリア症は重要である[80)]．

別の報告においても，脳幹症候を伴う髄膜脳炎あるいは菱脳炎（rhombencephalitis）では本症を考慮すべきともされている[81)82)]．症例はそれぞれ，高齢者であり，中脳あるいは橋に膿瘍を認めている．

免疫不全または高齢者の多発脳膿瘍でも本症

図18 リステリア症

A T2強調像　　B T2強調像　　C 拡散強調像

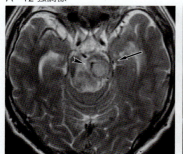 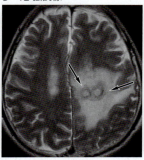 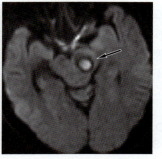

D 拡散強調像　　E 造影後T1強調像　　F 造影後T1強調像

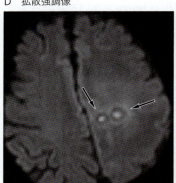 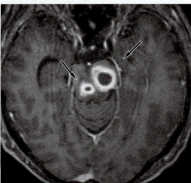 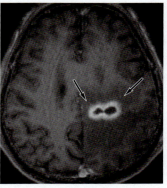

60代，男性．突然の頭痛があり，約11日後には右片麻痺を認め，進行した．発熱があり，髄液細胞数の増多があるが，血液検査では炎症反応は陰性であった．焼酎を毎日のように1升飲み，ブルーチーズを食べていた．アルコール性肝障害があった．
A：T2強調像：中脳の腫大と高信号があり，中脳左に腫瘤を認める（→），その右辺縁部には低信号がある（▶）．
B：T2強調像：左大脳深部白質にも2個の腫瘤性病変があり（→），辺縁部には低信号を認める．広範な浮腫を伴っている．
C：拡散強調像：中脳左の腫瘤は中心部が高信号を示し（→），辺縁部は低信号である．なお，中心部は拡散制限があった（非掲載）．
D：拡散強調像：左大脳深部白質の腫瘤性病変も中心部は高信号を示し，辺縁部は低信号である（→）．
E：造影後T1強調像：中脳の腫瘤性病変は2個あり，辺縁部に造影効果を認める（→）．
F：造影後T1強調像：左大脳白質の病変にも辺縁部に造影効果を認めた（→）．（熊本大学の症例，北島美香先生のご厚意による）
補：血液培養にてListeria菌を認め，Listeria症による脳膿瘍であった．生のブルーチーズを毎日のように食し，アルコール中毒，アルコール性肝障害があったことにより，脳膿瘍を発症したと考えられる．

を考慮する必要がある[83]．

リステリアは脳幹脳炎（菱脳炎）の原因として，感染症の中では最も多い．典型的な臨床症状は急性発症の失調と脳神経麻痺である．髄液は細胞増多があり，糖は正常である[84]．図18に示す症例も中脳，大脳白質に膿瘍を認めた[85]．

画像所見

橋から延髄の被蓋，さらに，小脳に境界不明瞭な高信号がT2強調像にて広がる菱脳炎の形を取ることが多い（p.294 追加情報，図23も参照），散在性の造影効果を認める[86]．

寺澤らは80歳，女性で，糖尿病の既往があり，中脳に膿瘍を認めた例を報告している[81]．また，友永らは72歳，女性で，関節リウマチに対し，ステロイドとメトキセレートにて治療中に右小脳と左基底核に脳膿瘍がみつかった症例を報告している．この症例では深部基底核に膿瘍が多発する傾向が認められた．免疫不全または高齢者の特に，多発脳膿瘍では本症を考慮する[83]．

鑑別診断

脳幹脳炎，菱脳炎の鑑別は感染性あるいは自己免疫性脳炎である．

・視神経脊髄炎：急性に発症し，中脳水道，あるいは第四脳室に面した領域では視神経脊髄

炎を考慮する．
- **自己免疫性脳炎**：亜急性発症では，種々の自己抗体による自己免疫性脳炎が考えられる．辺縁系脳炎あるいは間脳の病変を合併している際には可能性が高い．抗 Ma2 陽性自己免疫性脳炎では造影効果もありうる．

10 猫ひっかき病 (cat scratch disease)

臨床

猫ひっかき病はネコが保有する *Bartonella henselae* によって起こされる感染症である．保有ネコ（時にイヌ）のひっかき傷や咬傷で発症し，局所の皮膚症状と所属リンパ節腫脹を来し，発熱を伴うが全身症状は一般的には軽い．世界に広く分布し，秋から冬にかけて発症することが多い[87]．

米国では多数が報告されている．感染者は10歳以下の小児が多く，有痛性の所属リンパ節腫脹は85〜90％にあり，約半数に菌の刺入部位が肉眼で確認できる．猫などによるひっかきから，リンパ節腫大までの潜伏期間は平均14日で，7〜60日である．リンパ節腫大から神経症状出現までは1〜6週である．最も多い神経症状は痙攣発作，痙攣重積，脳症と片麻痺である．髄液検査は70〜80％において，正常である[88]．急性脳症とリンパ節腫大を来す疾患については key point 10 を参照．

合併症としては稀に，心内膜炎，脳症，視神経網膜炎，肝機能障害，血小板減少性紫斑病などが認められる[87]．

画像所見

Wyllie らの症例は9歳，女児である．急性発症の痙攣，脳症，片麻痺を示した．拡散強調像にて，右島回，側頭後頭葉皮質，左視床枕に高信号を認め，ADC 値の低下を認める．MRA では同部位に対応して右中大脳動脈と後大脳動脈の拡大を認め，血流増加がある．造影後には異常な造影効果を認めない．この所見は痙攣発作に伴う変化（excitotoxity）と放射線科医により解釈されている[88]．Ogura らも13歳の日本人にてほぼ同様な画像所見を報告している[89]．Rohr らの報告[90]も両側の側頭頭頂葉，島回，左視床枕に高信号を FLAIR 像にて認め，痙攣があった．これらの画像所見は CSD による固有の画像所見と考えるより，痙攣による変化と考える．ただし，島回と視床を侵すのは CSD に特徴的であるとも記載されている[88]．

また，9例の CSD による視神経症についての報告がある[91]．年齢は17〜66歳であり，男性が4例，女性が5例である．猫ひっかき病による視神経症は特徴的な MR 所見を示す[91]．一側性の視神経−眼球境界部に限局した小さな眼球内の隆起状の造影効果が特徴である．これは猫ひっかき病による視神経症を示した9例中5例に認められている．その他4例には異常がない．

30代，男性の AIDS 患者に猫ひっかき病による脳症例がある．MRI では多発性の小さな造影効果のある病変が，下垂体柄，乳頭体，橋，小脳半球外側に出現した．生検組織の PCR 法にて猫ひっかき病であることが判明している[92]．

key point 【10．急性脳症とリンパ節腫大を来す疾患[88]】

感染	・猫ひっかき病・結核・トキソプラズマ症・ヒト免疫不全ウイルス感染症・Q熱・野兎病・マイコプラズマ感染症・真菌・膿瘍
自己免疫性疾患	・サルコイドーシス・菊地病
その他	・悪性リンパ腫

亀田らも30代，日本人女性例を報告している[93]．咽頭痛と発熱があり，1週間後に左視力障害を自覚した．右鼠径部リンパ節腫大があり，眼底検査では漿液性網膜剥離を伴う視神経網膜炎を認めた．

頭部MRIでは左内包膝部に拡散制限を伴う病変があり，左視神経－眼球境界部に点状の造影効果を認めている．その後，右下肢の痺れが出現し，約2週間後の造影後には造影効果を示す結節状病変が複数出現した．この基底核病変の病態に関しては説明がない．

11 コレラ（cholera）

臨床

コレラの病原体であるコレラ菌（*Vibrio cholerae*）はグラム陰性桿菌で，塩分のある水に生息する．汚染された水，貝類，甲殻類より感染する．潜伏期間は数時間から5日以内であり，好発時期は5～10月である．90％以上が40歳以上の男性であり，症状としては米のとぎ汁様の下痢と嘔吐である[94]．

全身性感染症を来すこともあり，髄膜炎，脳炎，脳室炎，脳膿瘍がありうる．また，Vibrio属の増殖因子は鉄である．本菌は鉄に親和性の高い物質を産生し，宿主の鉄結合蛋白から鉄を奪い，増殖する．Vibrio属の細菌感染は鉄代謝異常を持つ患者の日和見感染症とも言える[95]．

目々澤茜らの発表した症例は57歳の男性で，突然の激しい下痢と嘔吐が出現し，3日後には下肢の脱力，4日後には意識障害を呈し，救急搬送された患者である．病歴に14年前よりアルコール性肝障害があり，フェリチンが9,320ng/mL（正常は34～370）と異常高値を示した．数日前に生サザエを食した既往がある[94]．

画像所見

上記の症例では両側対称性に基底核に，視床外側にCTでは低吸収域があり，T1強調像では一部に高信号を含む低信号，T2強調像では高信号，拡散強調像では高信号を示し，ADC値の低下があった．辺縁部に造影効果を認めた．右前頭頭頂部の髄膜と皮質に沿った造影効果があった[94]．

考察として，慢性肝障害に伴うフェリチン合成促進，体内鉄量の増加があり，淡蒼球，赤核，黒質，歯状核にフェリチンが沈着し，そこに病変があったとしている[94]．

12 髄膜炎の原因としての側頭葉脳瘤

臨床

側頭葉脳瘤は部位によって，5つに分かれる．その内，後下部の側頭葉脳瘤は側頭骨鼓室蓋を通り，鼓室前庭あるいは鼓室上陥凹内に入り込む形を取る．症状は髄液成分の耳漏や鼻漏である．また，同側聴力低下あるいは髄膜炎を起こすこともある[96]．中耳炎と髄膜炎の組み合わせの際には常に側頭葉脳瘤の可能性を考えておく必要がある（なお，側頭葉脳瘤に関しては15章 p.959「てんかん」，「6. 側頭脳瘤」も参照）．

自験例は46歳の男性で，10年ほど再発を繰り返している中耳炎があり，3年前には髄膜炎を起こし，軽度の意識混濁で，2週間，他院に入院した既往がある．今回は前日より右耳痛と頭重感があり，当日の朝から頭痛，嘔気があり，症状が増悪したために入院となった．髄液細胞数1,291/μLと増加し，髄液の培養にてインフルエンザ菌が同定されている（図19）．

画像所見

上記の自験例では，CTにて側頭骨鼓室蓋の欠損があり，MRIではFIESTA像にて，同部位の硬膜欠損を認め，側頭骨内に病変がある．脳瘤であった．病理組織はgliotic cerebral tissueであり，FIESTA像にて高信号を示したのはグリオーシスなどを反映していた可能性がある．

図 19 | 側頭葉脳瘤

A　T2 強調像
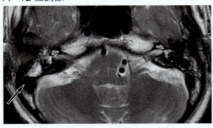

B　拡散強調像
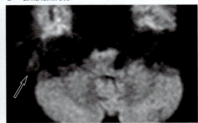

C　STIR 冠状断像
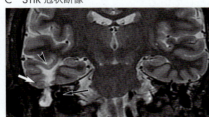

D　FLAIR 冠状断像
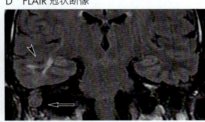

E　造影後 T1 強調冠状断像
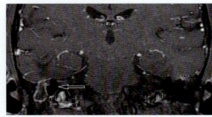

F　FIESTA 冠状断像
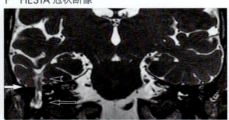

G　FIESTA 冠状断像
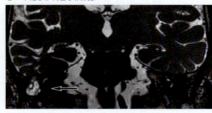

H　CT（再構成冠状断像）
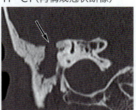

46 歳，男性．病歴は本文参照．
A：T2 強調像：右側頭骨内に高信号を示す腫瘤性病変を認める（→）．
B：拡散強調像：A の病変の信号強度は脳皮質のそれと同程度であり（→），膿瘍の可能性は低い．
C：STIR 冠状断像：右側頭骨内の病変（→）は不均一な高信号を示す．接する右側頭葉白質にも高信号を認める（▶）．間には硬膜が存在するように見える（⇨）．
D：FLAIR 冠状断像：右側頭骨内の病変（→）は脳実質に近く，髄液ではない．右側頭葉白質には高信号があり（▶），脳実質内にも病変がある．しかし，mass effect はなく，陳旧性の病変の可能性もある．
E：造影後 T1 強調冠状断像：右側頭骨内の病変周囲には造影効果があり（→），炎症の可能性がある．
F，G：FIESTA 冠状断像：右側頭骨内の病変（→）と側頭葉の病変（F；▶）には連続性があり，間の硬膜は欠損している（F；⇨）．
H：CT（再構成冠状断像）：右側頭骨鼓室蓋には欠損がある（→）．

13　Lemierre 症候群 (Lemierre's syndrome)

臨床

発熱，膿瘍を伴う咽頭炎・咽喉頭炎を契機に内頸静脈の血栓性静脈炎，遠隔臓器（肺，胸膜，肝，腎，関節）の膿瘍を合併し，重篤な全身症状を呈する感染症である．

若年健常者に好発し，扁桃炎・咽頭炎発症 4〜5 日後に敗血症を合併する[97]．

本症の原因菌の90％は *Fusobacterium necrophorum* であり，嫌気性，グラム陰性菌であり[98]，口腔内に常在する（Memo 参照）．

画像所見

一側の内頸静脈に血栓があり，造影後 CT にて，造影欠損を認める．肺に多発性結節を認め，感染性塞栓によるとされる．

Turan らの症例は62歳，男性で15日間の上気道感染後に，頸部の動きによって増悪する，発赤，疼痛，腫脹があり，右耳だれ，頭痛，震え，発熱があり，救急外来を受診した．CT にて，右横静脈洞には空気を認め，T2強調像では高信号が横静脈洞から S 静脈洞にあり，血栓が疑われた．さらに，右内頸静脈の壁拡張と，壁の造影効果と造影欠損を認めている[98]．

Olson らの報告は18歳，女性であり，2週間前に，頭痛，咽頭痛を示し，その後，発熱，咽頭炎，複視を呈した．右耳下腺に造影効果と，拡散強調像の高信号があり，耳下腺に膿瘍を認めた．右眼窩内の上直筋周囲に不均一な造影効果を持つ腫瘤があり，骨膜下膿瘍（subperiosteal abscess）である．頭蓋内では，右海綿静脈洞周囲の硬膜と，側頭葉の髄膜に造影効果を認めた．さらに，脂肪抑制造影後 T1強調像にて，内頸動脈錐体部の壁に造影効果があり，動脈炎を示した．CT にて右海綿静脈洞内に高吸収域があり，内頸動脈内の血栓と考えられる．造影後 CT にて，海綿静脈洞内に造影欠損があり，海綿静脈洞の血栓性静脈炎を示していた．原因菌は *Fusobacterium necrophorum* であった[99]．

・自験例

頭痛，発熱の6日後に左上眼静脈の血栓性静脈炎にて発症した（図20）．眼窩偽腫瘍の診断の基にステロイド剤を投与され，一時は改善したが，頭痛が再燃し，右内頸静脈血栓症を呈し，その周囲に重篤な感染症を呈した例（Lemierre 症候群）である．眼窩感染症に対する正確な画像診断が求められる．

感染性上眼静脈血栓症による失明を呈した Lemierre 症候群の症例報告がある[100]．

14 溶血性尿毒素症候群 (hemolytic uremic syndrome：HUS)

臨床

HUS の半数は4歳以下に発症する．約90％が志賀毒素産生性の腸管出血性大腸菌の感染（Shiga toxin producing Escherichia coli infection：STEC）に続発し，溶血性貧血，血小板減少，急性腎障害を呈する（典型的 HUS）[101]．この3徴に加えて，下痢（特に血性下痢），腹痛があれば，典型的 HUS の診断となる．

Weissenborn らにより，ドイツより成人の STEC 例が報告されている[103]．52例の内，48例は HUS を示し，1例を除いて，神経症状を示した．複視，換語困難，反射亢進などを23例に認めた．強い意識障害を15例に認めている．

画像所見

・小児例

Gitiaux らによる7例の HUS の報告では，神経症状は HUS 発症当日に出現したのが5例，3日までが2例ある[104]．MRI は神経症状出現から24時間内に施行した．その急性期では基底核と大脳白質に拡散制限を認めた．被殻は全例，視床は6例，尾状核は4例に異常を認めた．被殻に最も拡散制限が強い．半卵円中心，大脳深

Memo
【常在菌[102]】

皮膚	黄色ぶどう球菌，表皮ブドウ球菌，溶血性連鎖球菌，ブドウ糖非発酵菌，カンジダ
口腔	緑色連鎖球菌，嫌気性菌
消化管	腸内細菌，嫌気性菌，カンジダ

図20 上眼静脈血栓性静脈炎から始まった Lemierre 症候群

A 脂肪抑制 T2 強調冠状断像

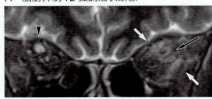

B 脂肪抑制 T2 強調像

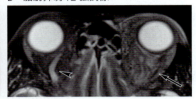

C T1 強調像

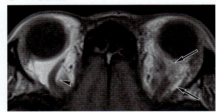

D 拡散強調像

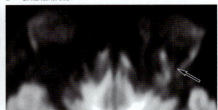

E 造影後脂肪抑制 T1 強調冠状断像

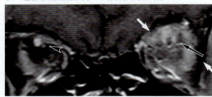

F 造影後 CT（頸部）

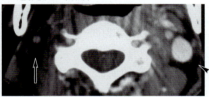

G STIR 矢状断像

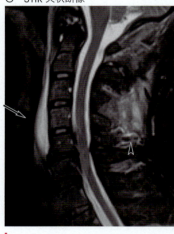

H STIR 横断像（C4）

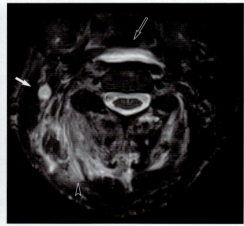

52 歳, 男性. 生来健康であったが, 10 日前より右頭痛と発熱があった. 嘔気, 眩暈が出現し, 4 日前より左眼球突出, 眼瞼下垂, 眼球運動障害があり, 他院に入院し MRI を施行した（A～E）. CRP 10mg/dL 以上の炎症反応があった.

A：脂肪抑制 T2 強調冠状断像：右上眼静脈が拡張している（▶）. 左上眼静脈は中心部が低信号を示し, その周囲に高信号を認め（→）, 異常である. 外眼筋にも腫大を認める（⇨）. さらに, 左眼窩脂肪織内にも高信号がある.
B：脂肪抑制 T2 強調像：右上眼静脈は拡張している（▶）. 左上眼静脈は, 周囲の高信号の中にあって同定しにくい（→）.
C：T1 強調像：拡張した右上眼静脈を認める（▶）. 左上眼静脈は途中で閉塞しているように認められる（→）.
D：拡散強調像：左上眼静脈は明らかな高信号を示し（→）, 異常である. 右上眼静脈は高信号を示さず, 同定できない.
E：造影後脂肪抑制 T1 強調冠状断像：右上眼静脈は拡張し造影効果を認める（▶）. 左上眼静脈は血栓があり, 中心部には造影効果がない（→）. さらに, その周囲には厚い造影効果を認める. 外眼筋も腫大し, 造影効果を認める（⇨）. 左眼窩脂肪織にも, 右に比べて造影効果があり, 異常である. 以上の所見は左上眼静脈の血栓性静脈炎を示す. 加えて, 右上眼静脈の拡張があり, 静脈系の圧亢進の可能性がある.

しかし, 他院では, 炎症性眼窩偽腫瘍と診断され, ステロイドの投与がなされた. 約 8 日後に症状の改善があったので退院となったが, その 8 日後には頭痛が再燃し, 再び他院に入院し, ステロイド以外に免疫抑制剤が追加された. 状態は改善せず, 最初の

部白質，脳梁の拡散制限が3例にあった．皮質下U線維には異常を認めない．T2強調像/FLAIR像ではその一部のみに高信号を認めた．生存した5例では正常に戻っている．

・成人例

　上記のWeissenbornらの報告では，26例についてMRIが施行された．拡散制限のある病変を両側対称性に認めている[103]．視床外側が10例（38％）で最も多く，中小脳脚レベルでの脳幹病変が6例（23％），下丘，脳梁膨大部，前頭・頭頂葉深部白質が共に4例（15％），尾状核頭部が3例（12％），PRESを呈したのが1例（4％）となっている．上記の小児例と異なり，被殻に病変を認めないのが，興味深い．

15 ノカルジア症（nocardiosis）

臨床

　好気性グラム陽性桿菌で，土壌中に広く分布し弱抗酸性を有し，カタラーゼおよびウレアーゼ陽性である．中枢神経系のノカルジア症は稀であるが，致死率が高い．皮膚あるいは経気道感染による．肺から血行性に全身（脳，腎臓，骨，眼）に広がる．脳では，脈絡叢を介するので，脳室炎が主病変であることが多い[105]．ノカルジア症による脳膿瘍は細菌感染の中ではもっとも死亡率が高く，34〜42％とされる．感染のリスクとしては長期のステロイド使用，血糖コントロール不良などの免疫能低下，悪性リンパ腫，悪性腫瘍，HIV感染があげられており，日和見感染症として近年増加傾向にある[106]．

画像所見

　深部におけるリング状の造影効果を示す膿瘍を認める．脳室炎あるいは脈絡叢炎を伴う際には，脳室内にデブリ（debri）を認める[105]．しかし，多数の膿瘍を脳内に形成した症例では，皮質直下に認められている[106]．

16 頭蓋底骨髄炎（skull base osteomyelitis：SBO）

臨床

　SBOはcentral skull base osteomyelitis（中心性頭蓋底骨髄炎）ともよばれ，糖尿病，免疫不全患者および高齢者に多く，脳神経麻痺と頭痛が主症状である[107]．

　SBOには3つの型がある．①悪性（壊死性）外耳道炎が頭蓋底に進展，②悪性外耳道炎の治癒後にSBOが発症する，③一次性にSBOが発症する型である．③はもっとも診断が難しいが，①と②が多い．起炎菌は緑膿菌，黄色ブドウ球菌と真菌である[107]．

　一方，悪性外耳道炎（malignant external otitis：MEO）は，①壊死性外耳道炎，②緑膿菌感染，③高齢糖尿病患者を三徴とする疾患である[108]．Chandlerが述べているMEOの臨床的特徴は①通常の治療に反応しない外耳道炎，②

図20（続き）

MRIの1か月後に他院にて造影後CTを撮像した（**F**）．
F：造影後CT（頸部）：左内頸静脈を認める（▶）が，右内頸静脈は造影効果がなく，同定されない（→）．閉塞していると考えた．頸部痛が強いので，5日後に頸部MRIを施行した．
G：STIR矢状断像：咽頭後部（椎体前部）に液貯留を認める（→）．さらに，脊椎背側から傍脊椎部軟部組織内に高信号を認める（▶）．
H：STIR横断像（C4）：椎体前部に液貯留を認める（→）．右頸部軟部組織内に高信号があり，炎症を疑わせる（▶）．右内頸静脈が高信号を示し，血栓症である（⇨）．
他院にて咽後膿瘍を疑われ，穿刺をしたが膿瘍を認めず，当院に入院した．上眼静脈血栓性静脈炎，内頸静脈血栓症があり，Lemierre症候群と考えた．当院での造影後の頸部CTでは，右内頸静脈血栓症がさらに進行し，後頭蓋窩の硬膜静脈洞にも閉塞があり，頸部軟部組織には膿瘍を伴う強い感染症があった．
補足：眼窩内感染症に対してステロイドを使用してしまった例であり，眼窩先端部アスペルギルス症と同様に，画像診断の大切さを教えてくれる貴重な例である．右上眼静脈の拡張が，後日の右内頸静脈閉塞とつながるのかは定かではない．発症時の頭痛は右主体であったのが興味深い．また，咽頭後部液貯留（浮腫）の鑑別診断に本症が入る．

図21 頭蓋底骨髄炎

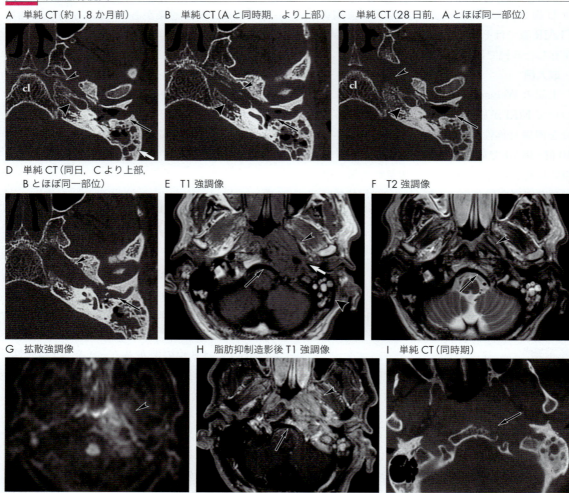

60代，男性．2年前に結核に罹患し，完治している．糖尿病がある．もともと左難聴があったが，約4か月前より左耳痛があり，3か月前には左顔面神経麻痺が出現した．他院にて，ステロイド投与によって顔面神経麻痺は改善した．しかし，耳痛，耳漏があり，他院にて約1.8か月前にCTを撮り（A，B），さらに28日前にCTの再検をした（C，D）．鼓室形成術，乳頭洞削開術が施行された．膿を伴っており，黄色ブドウ球菌と少量の緑膿菌が陽性であった．術後約1か月にて構音障害を認め，MRI（E～H），さらにCT（I）を撮像した．

A：単純CT（約1.8か月前）：左外耳道内には軟部組織を認める（→）．乳突蜂巣内にも軟部組織を認める（⇨）．側骨錐体は保たれている（▶）．▶：内頸動脈錐体垂直部，cl：斜台．
B：単純CT（Aと同時期，より上部）：鼓室内にも軟部組織を認める（→）．つち骨柄を認める．内頸動脈錐体水平部（▶）の外側で，骨性耳管にerosionを認める（▶）．
C：単純CT（28日前，Aとほぼ同一部位）：左側頭骨錐体にerosionを認める（▶）．左外耳道内に軟部組織がある（→）．▶：内頸動脈錐体垂直部，cl：斜台．
D：単純CT（同日，Cより上部，Bとほぼ同一部位）：左内頸動脈錐体水平部の外側で，骨性耳管との間の骨が完全に消失している（▶）．鼓室にも軟部組織を認める（→）．
以上の所見は通常の中耳炎のみではなく，頭蓋底の骨に広範な進展があり，糖尿病の既往からも悪性外耳道炎を考慮すべき所見であった．手術にて，外耳道から鼓室，乳突蜂巣内に膿と肉芽を認めた．術者は中耳炎と診断した．しかし，培養では黄色ブドウ球菌が主であったが，少量の緑膿菌が認められた．悪性外耳道炎を示唆する所見であった．術後1か月後の外来にて呂律不良を患者が訴え，MRIを翌日に撮像した．
E：T1強調像：斜台左では正常の骨髄が消失し，低信号を示す（→）．斜台前方，上咽頭左には低信号を示す病変がある（▶）．その内部には線状のより強い低信号があり，筋膜様構造が保たれているようにみえる．一つの腫瘤ではない．左内頸動脈は正常である（⇨）．乳突蜂巣内に液体貯留がある（▶）．

強い耳痛, ③外耳道底のくり返す肉芽, ④乳突洞炎, 側頭骨・頭蓋底骨髄炎の合併, ⑤脳神経麻痺である[109]. また, Babiatzki らの記載では, ①重度の外耳道炎, ②夜間に増強する痛み, ③外耳道底部の肉芽, ④緑膿菌の検出, ⑤糖尿病である[110] (糖尿病と神経系感染症については, p.305「4. 真菌感染症」「2 中枢神経アスペルギルス症」の表2「糖尿病が大きな危険因子となる神経系感染症」を参照).

鈴木らはMEO3例のCT所見について述べている. 外耳道に軟部組織が充満し, 周囲の骨にerosionを認め, 進行すると, 乳突蜂巣内にも軟部組織があり, 外耳道から錐体尖部に軟部腫瘤が認められる. 中頭蓋底硬膜にも造影効果を認めている. さらに進行した1例では, 患側の傍咽頭間隙から咽頭粘膜にまで進展している[111].

植木らのSBOの5例は全例男性であり, 平均年齢は75.2 (64〜85) 歳, 4例に糖尿病があり, 1例はステロイド内服中であった. 3例が悪性外耳道炎から生じ, 2例は側頭骨に異常を認めない. 起炎菌は4例が緑膿菌, 1例がアスペルギルスであった. 耳痛が3例, 耳漏が3例, 顔面神経麻痺が2例, 嚥下障害が2例にあった[107].

LesserらのSBO 6例は64〜90歳で, 男性5人, 女性1人である. 頭痛が3例, 耳痛が5例, 耳漏が3例, めまいが1例にあった. 顔面神経麻痺が2人, 内耳神経障害が2人, 滑車神経/外転神経/迷走神経/舌咽/舌下神経障害がそれぞれ1人であった. 危険因子としては糖尿病が4人, 化学療法が1人, 移植後の免疫不全が1人である. 全例に発熱はなかったが, CRPおよび血液沈降速度は上昇を認めた[108].

MEOからSBOまでは4〜7週が多いが, それより長いのもある[112].

画像所見

◆ 1. CT

斜台骨皮質のerosionを認める (図21, 22). Lesserらの6例では斜台は全例に異常があった. 蝶形骨には4例に, 側頭骨錐体には3例に異常を認めている. 2例が片側性であった[108].

SBOにおけるCTでの骨異常はMRIに比べて軽い. それに比べて悪性腫瘍では同程度の骨の異常を認める. また, 治療後も, CTの異常は残存することが多い[108].

◆ 2. MRI

Lesserらによれば, 最も確実な異常所見はT1強調像での斜台のびまん性低信号である (図21, 22). 斜台の前および外側に軟部組織への浸潤像を認め, 正常の脂肪構造の消失があり, 軟部腫瘤を形成する. 斜台はT2強調像では高信号を5例に, 不均一な信号を1例に認めた. 造影後には筋膜面 (fascial plane) を保ちながら, 造影効果があるのが本症の特徴であり, それが悪性腫瘍とのもっとも重要な鑑別点であるとされる (図21)[108].

柏木らの2例では, 造影後よりも, T2強調像にて, 筋膜面が比較的保たれている[113].

図21 (続き)

F：T2強調像：左上咽頭の病変は一塊の腫瘤ではなく, 筋膜様構造を保ちながら, 部分的に高信号を示す (►). 斜台左は正常の高信号を示す (→).
G：拡散強調像：左上咽頭の病変は高信号を示す (►). ADC mapでは部分的に高信号と低信号が混在し, 一定していない (非掲載).
H：脂肪抑制造影後T1強調像：斜台左に造影効果を認める (→). 上咽頭左の病変にも強い造影効果を認める (►). 造影後も筋膜様構造が保たれているようにみえる.
I：単純CT (同時期)：斜台左前部皮質 (→) にerosionを認める. 以前の2回のCTでは斜台は正常であったが, より進行し, 斜台を中心とする頭蓋底骨髄炎が明らかになった例である.
補足：比較的典型的な経過を辿った, 頭蓋底骨髄炎の症例である. 糖尿病があり, 緑膿菌が認められた時点で, CTを注意深くみれば, 左側頭骨錐体, 骨性耳管の内側壁の異常を指摘でき, 悪性外耳道炎と診断されれば, 頭蓋底骨髄炎の診断に達する. しかし, 多発血管炎性肉芽腫症 (GPA) と誤診され, 大量のステロイド投与がなされ, 緑膿菌血症となり, その治療によって頭蓋底骨髄炎も治った. 外耳道炎があったこと, 緑膿菌が出ていたことを考えると, GPAと鑑別し正しい診断につなげられたと考える. また, 悪性腫瘍との鑑別には筋膜様構造の存在が有用と考える.

図22 頭蓋底骨髄炎

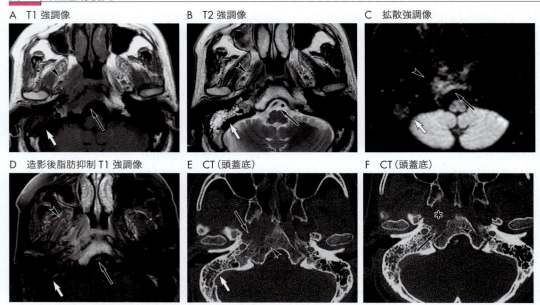

A：T1強調像　B：T2強調像　C：拡散強調像
D：造影後脂肪抑制T1強調像　E：CT（頭蓋底）　F：CT（頭蓋底）

78歳，男性．約3か月前にアイスを食べた際に右頭頂部から側頭部にかけて激しい痛みが生じ，3日後から同様な症状が再度出現した．抗炎症剤が無効であった．約40日前には出血性胃潰瘍で入院している．8日前より右聴力低下があり，中耳炎と診断され，チューブを留置された．右三叉神経領域の痛み，右奥歯の違和感，右聴力低下がある．糖尿病があるが，内服にてコントロールされている．炎症反応上昇，赤沈亢進がある．MRIおよびCTを撮像した．

A：T1強調像：斜台の右側が正常の骨髄信号を失い，低信号を示す（→）．斜台前方，上咽頭外側軟部組織に腫大があり，低信号を示す（▶）．しかし，一塊の腫瘤として存在するのではなく，既存の筋膜面が比較的保たれた構造を示す．右中耳にも病変がある（⇨）．
B：T2強調像：斜台右は正常の信号を保ち，大きな骨破壊がない（→）．斜台右前方の異常な軟部組織は，主に低信号を示す（▶）．右中耳は含気が消失し，液貯留がある（⇨）．
C：拡散強調像：斜台の骨髄（→），斜台右前方の異常な軟部組織（▶）は高信号を示す（→）．なお，ADC mapでは拡散制限を認めない（非掲載）．右中耳にも淡い高信号を示し異常がある（⇨）．
D：造影後脂肪抑制T1強調像：右優位に，斜台に造影効果を認める（→）．斜台前方右（咽頭右方）の筋肉を中心とする軟部組織に造影効果を認める（▶）．その軟部組織では筋膜構造が保たれ，一塊の腫瘤となってはいない．なお，造影効果が鼻粘膜と比べて強いとする所見は認めていない．右乳突蜂巣には造影効果がない（⇨）．
E，F：CT（頭蓋底）：右側頭骨錐体に erosion を認める（→）．斜台右皮質にも erosion がある（▶）．右中耳には含気がない（⇨）．斜台右前方，上咽頭外方に軟部組織の腫大を認める（*）．
補足：CTでの右側頭骨錐体と斜台に erosion がある．それに比べて，MRIではより広範な病変があり，斜台骨髄の変化が強い．さらに，斜台前方の異常な軟部組織には明瞭な造影効果があり，異常な軟部組織の筋膜面が保たれており，腫瘍を示す所見ではないため，頭蓋底骨髄炎と診断した．上咽頭側壁，さらに後壁の骨から生検によって，頭蓋底骨髄炎であった．なお，起炎菌は同定できなかった．

・CollinsらのSBO症例

70代，男性例で，コントロール不良な2型の糖尿病があり，右顔面神経麻痺を認めた．乳突蜂巣削開術後で，視診にて中咽頭に左右差を認めている[114]．

頭蓋底部CT（冠状断像）にて，右後頭顆，右頸静脈結節の皮質侵食像があり，頸静脈孔と舌下神経管の辺縁部にも同様な所見を認めている．側頭骨CT（横断像）では，右錐体後頭裂（petro-occipital fissure）に沿った皮質侵食像と拡張を認めた．右蝶形骨洞の粘膜肥厚と壁の断裂がある．乳突蜂巣には術後の変化がある．

T1強調像では，右錐体先端部と基後頭骨はびまん性の低信号を示し，正常骨髄を認めない．錐体後頭裂に沿って皮質境界が消失している．造影後には中央頭蓋底と右錐体先端部に造影効果を認め，接する硬膜に淡い造影効果がある．右頸動脈間隙，椎体前隙に強い造影効果を認め

る[114]. しかし，既存の筋肉構造が残っていることが悪性腫瘍との鑑別診断には重要と筆者は考える．

その他 CT にて，右喉頭室の外側拡大があり，右声帯（迷走神経）麻痺を示す．舌では右頤舌筋と固有舌筋の萎縮があり，舌中隔が右に偏位し，右舌下神経麻痺を呈している．右頚動脈間隙にて正常脂肪構造が消失しているなどの所見を認めた．

・Goh らの報告[115]

26 例の SBO と 22 例の鼻咽頭癌（NPC）を比較検討している．外側組織（耳下腺，顎関節）への病変の進展は SBO では 26 例中 24 例，NPC では 22 例中 1 例のみであり，有用である．鼻粘膜と比べて造影効果が同等か，より強いのは，SBO では 21 例あり，NPC では 1 例のみで，これも意味がある．膿瘍形成も SBO では 15 例であるが，NPC では 1 例のみであった．内部組織構造に変形があるのが，SBO では 1 例であり，NPC では 22 例全例にあったとしている．咽頭後のリンパ節腫大は SBO では 3 例，NPC では 20 例にあった．上咽頭外側壁の内側への膨らみは SBO にも 14 例あり，鑑別にはならないとした．

鑑別診断

1. **悪性腫瘍（上咽頭癌，転移性腫瘍）**：骨破壊があり，接して軟部腫瘤が一塊としてあり，全体に造影効果を認め，SBO のように筋膜面が保たれている所見を認めない[108]．

2. **多発血管炎性肉芽腫症（granulomatosis with polyangiitis：GPA）**：頭蓋内合併症は約 8％ にあり，肥厚性硬膜炎を起こすことが多い．脂肪抑制造影後 T1 強調像にて，頭蓋底孔を介した進展や頭蓋骨内の異常造影効果を認める．進行期になると骨破壊を示し，肉芽腫性腫瘤を形成し，T2 強調像では中等度から低信号を示す．耳管の浸潤性病変と，それに伴う中耳内液貯留が特徴的とされる[113)116]．

実際には SBO と GPA との鑑別は難しいと思われる．肥厚性硬膜炎は GPA の重要な所見であるが，Adams らは SBO にて肥厚性硬膜炎を示した症例を提示している[112]．さらに，Harrison らは SBO の診断のもとに，抗生物質を投与したが改善せず，脳神経麻痺が出現し，GPA を疑い，治療にて改善した例を述べ，鑑別が難しいとしている[117]．SBO を伴った GPA 例[118]，SBO に類似した GPA 例の報告[119]があるが，2 例ともに両側性であり，一つの鑑別点ではある．

参考文献

1) 亀井 聡：細菌感染症．15 神経系の疾患．杉本恒明，矢崎義雄（編）；内科学（第 9 版）．朝倉書店，p.1819-1824, 2007.
2) van de Beek D, Gans J, Spanjaard L, et al: Clinical features and prognostic factors in adults with bacterial meningitis. N Engl J Med 351: 1849-1859, 2004.
3) 宮里幹也，大井長和，杉本精一郎・他：副鼻腔炎を focus とする重症細菌性髄膜炎に脳血管障害を併発した 2 成人例 脳血管障害の発症機序と治療について．臨床神経 36: 1083-1088, 1996.
4) Dénes Á, Pradillo JM, Drake C, et al: Streptococcus pneumoniae worsens cerebral ischemia via interleukin 1 and platelet glycoprotein Ibα. Ann Neurol 75: 670-683, 2014.
5) Kato Y, Takeda H, Dembo T, et al: Delayed recurrent ischemic stroke after initial good recovery from pneumococcal meningitis. Intern Med 51: 647-650, 2012.
6) Maeda M, Yagishita A, Yamamoto T, et al: Abnormal hyperintensity within the subarachnoid space evaluated by fluid-attenuated inversion-recovery MR imaging: a spectrum of central nervous system diseases. Eur Radiol 13 (Suppl 4): L192-L201, 2003.
7) Singer MB, Atlas SW, Drayer BP: Subarachnoid space disease: diagnosis with fluid-attenuated inversion-recovery MR imaging and comparison with gadolinium-enhanced spin-echo MR imaging-blinded reader study. Radiology 208: 417-422, 1998.
8) Lee JH, Na DG, Choi KH, et al: Subcortical low intensity on MR images of meningitis, viral encephalitis, and leptomeningeal metastasis. AJNR Am J Neuroradiol 23: 535-542, 2002.
9) 川口毅恒，櫻井圭太，武藤昌裕・他：髄膜炎におけるくも膜下腔の拡散強調像での高信号所見についての検討．第 40 回日本神経放射線学会抄録集，p.144, 2011.
10) 小栗卓也，三竹重久，湯浅浩之・他：MRI 拡散強調画像にてクモ膜下腔・脳室内に異常高信号を呈

した化膿性髄膜炎の1剖検例．臨床神経 43: 35-37, 2003.
11) 小栗卓也，湯浅浩之，三竹重久：【MRI 拡散強調画像の有用性】髄膜炎における MRI 拡散強調画像．神経内科 59: 601-610, 2003.
12) Stuckey SL, Goh TD, Heffernan T, et al: Hyperintensity in the subarachnoid space on FLAIR MRI. AJR Am J Roentgenol 189: 913-921, 2007.
13) Taoka T, Yuh WT, White ML, et al: Sulcal hyperintensity on fluid-attenuated inversion recovery mr images in patients without apparent cerebrospinal fluid abnormality. AJR Am J Roentgenol 176: 519-524, 2001.
14) Nakagawa K, Sorond FA, Ropper AH: Ultra-early magnetic resonance imaging findings of eclampsia. Arch Neurol 65: 974-976, 2008.
15) 伊藤 愛・他：MRI 拡散強調画像にて髄膜に高信号域をみとめた Wegener 肉芽腫症による軟膜・硬膜炎の1例．臨床神経 54: 888-891, 2014.
16) Meltzer CC, Fukui MB, Kanal E, et al: MR imaging of the meninges. Part I. Normal anatomic features and nonneoplastic disease. Radiology 201: 297-308, 1996.
17) 高橋昭喜：4. 髄膜・脳室系．高橋昭喜（編）；脳 MRI 1. 正常解剖（第2版）．秀潤社，p.95, 2005.
18) Coyle CM, Gonzalez RG, Hedley-Whyte ET: Case 15-2012: a 48-year-old woman with diplopia, headaches, and papilledema. N Engl J Med 366: 1924-1934, 2012.
19) Cho TA, Chi AS, Schaefer PW, et al: Case records of the Massachusetts General Hospital. Case 8-2014. A 29-year-old man with headache, vomiting, and diplopia. N Engl J Med 370: 1049-1059, 2014.
20) Davies B, Thwaites G: Infections of the nervous system. Prac Neurol 11: 121-131, 2011.
21) Oztoprak I, Gümüs C, Oztoprak B, et al: Contrast medium-enhanced MRI findings and changes over time in stage I tuberculous meningitis. Clin Radiol 62: 1206-1215, 2007.
22) Boukobza M, Tamer I, Guichard JP, et al: Tuberculosis of the central nervous system. MRI features and clinical course in 12 cases. J Neuroradiol 26: 172-181, 1999.
23) Goyal M, Sharma A, Mishra NK, et al: Imaging appearance of pachymeningeal tuberculosis. AJR Am J Roentgenol 169: 1421-1424, 1997.
24) 柳下 章：結核性脊椎炎．6 脊椎の感染症．柳下 章（編）；エキスパートのための脊椎脊髄疾患の MRI（第2版）．三輪書店，p.317-318, 2010.
25) 柳下 章：脊髄髄内結核腫．7 脊髄の感染・炎症・脱髄・変性疾患．柳下 章（編）；エキスパートのための脊椎脊髄疾患の MRI（第2版）．三輪書店，p.354-355, 2010.
26) 坊野恵子，松野博優，仙石錬平・他：硬膜脳生検で診断した抗酸菌性限局性髄膜炎の1例．臨床神経 54: 144-145, 2014.
27) aradoxical worsening of brain tuberculomas during treatment. Lima MA, Maranhão-Filho P, Dobbin J, Apa AG, Lima GA, Velasco E, Sant'anna CC. Arch Neurol 69: 138-139, 2012.
28) Louapre C, Desestret V, Mokhtari K, et al: Primary diffuse leptomeningeal gliomatosis diagnosed on CSF cytology: perseverance pays off. Pract Neurol 15: 138-140, 2015.
29) Jiang N, et al: Clinical Reasoning: An 18-year-old man with progressive headache and visual loss. Neurology 90: 1076-1081, 2018.
30) Kim TK, Chang KH, Kim CJ, et al: Intracranial tuberculoma: comparison of MR with pathologic findings. AJNR Am J Neuroradiol 16: 1903-1908, 1995.
31) Grossman RI, Yousem DM: In Neuroradiology, 2nd ed. Mosby, St. Louis, p.304-308, 2003.
32) Salgado P, Del Brutto OH, Talamás O, et al: Intracranial tuberculoma: MR imaging. Neuroradiology 31: 299-302, 1989.
33) 新堂 敦，本田千穂，馬場義美：抗結核剤内服中に発症し，髄膜腫様の画像所見を呈した頭蓋内結核腫の1例．脳神経外科 27: 837-841, 1999.
34) Khanna PC, Godinho S, Patkar DP, et al: MR spectroscopy-aided differentiation: "giant" extra-axial tuberculoma masquerading as meningioma. AJNR Am J Neuroradiol 27: 1438-1440, 2006.
35) Adachi K, Yoshida K, Tomita H, et al: Tuberculoma mimicking falx meningioma–case report. Neurol Med Chir (Tokyo) 44: 489-492, 2004.
36) Cahill DP, Barker FG 2nd, Davis KR, et al: Case records of the Massachusetts General Hospital. Case 10-2010. A 37-year-old woman with weakness and a mass in the brain. N Engl J Med 362: 1326-1333, 2010.
37) Shih RY, Koeller KK: Bacterial, Fungal, and Parasitic Infections of the Central Nervous System: Radiologic-Pathologic Correlation and Historical Perspectives. Radiographics: 2015.
38) Ebisu T, Tanaka C, Umeda M, et al: Discrimination of brain abscess from necrotic or cystic tumors by diffusion-weighted echo planar imaging. Magn Reson Imaging 14: 1113-1116, 1996.
39) Tung GA, Evangelista P, Rogg JM, et al: Diffusion-weighted MR imaging of rim-enhancing brain masses: is markedly decreased water diffusion specific for brain abscess? AJR Am J Roentgenol 177: 709-712, 2001.

40) Hakyemez B, Erdogan C, Yildirim N, et al: Glioblastoma multiforme with atypical diffusion-weighted MR findings. Br J Radiol 78: 989-992, 2005.
41) Reddy JS, Mishra AM, Behari S, et al: The role of diffusion-weighted imaging in the differential diagnosis of intracranial cystic mass lesions: a report of 147 lesions. Surg Neurol 66: 246-250, 2006.
42) Lee EJ, Ahn KJ, Ha YS, et al: Unusual findings in cerebral abscess: report of two cases. Br J Radiol 79: e156-e161, 2006.
43) 渡邊慶明, 小西淳也, 大野良治・他: 拡散強調像で低信号を呈した脳膿瘍の1例. 臨放 57: 456-457, 2012.
44) Toh CH, Wei KC, Chang CN, et al: Differentiation of pyogenic brain abscesses from necrotic glioblastomas with use of susceptibility-weighted imaging. AJNR Am J Neuroradiol 33: 1534-1538, 2012.
45) Thamburaj K, Agarwal AK, Sabat SB, et al: Hemorrhage in the Wall of Pyogenic Brain Abscess on Susceptibility Weighted MR Sequence: A Report of 3 Cases. Case Rep Radiol: 907584, 2014.
46) Kim SH, Chang KH, Song IC, et al: Brain abscess and brain tumor: discrimination with in vivo H-1 MR spectroscopy. Radiology 204: 239-245, 1997.
47) Pal D, Bhattacharyya A, Husain M, et al: In vivo proton MR spectroscopy evaluation of pyogenic brain abscesses: a report of 194 cases. AJNR Am J Neuroradiol 31: 360-366, 2010.
48) Lai PH, Weng HH, Chen CY, et al: In vivo differentiation of aerobic brain abscesses and necrotic glioblastomas multiforme using proton MR spectroscopic imaging. AJNR Am J Neuroradiol 29: 1511-1518, 2008.
49) 奥知左智: 植物物質に伴う膿瘍. 神経放射線ワークショップ. 岩手, 2011年6月.
50) Friedlander RM, Gonzalez RG, Afridi NA, et al: Case records of the Massachusetts General Hospital. Weekly clinicopathological exercises. Case 16-2003. A 58-year-old woman with left-sided weakness and a right frontal brain mass. N Engl J Med 348: 2125-2132, 2003.
51) Kim SU, Choi JY, Lee YH, et al: Mystery Case: Rim enhancement in cerebral aneurysm: An atypical feature. Neurology 86: e35-e36, 2016.
52) OuGQ, et al: Chronic Encapsulated Intracerebral Hematoma. Classic case. AJNR Am J Neuroradiol: 2016.
53) Gupta RK, et al: Differentiation of tuberculous from pyogenic brain abscesses with in vivo proton MR spectroscopy and magnetization transfer MR Imaging. AJNR Am J Neuroradiol 22: 1503-1509, 2001.
54) Luthra G, et al: Comparative evaluation of fungal, tubercular, and pyogenic brain abscesses with conventional and diffusion MR Imaging and proton MR spectroscopy. AJNR Am J Neuroradiol 28: 1332-1338, 2007.
55) Mubarak F: Case of the Week. October 13, 2016. AJNR Am J Neuroradiol.
56) Han KT, Choi DS, Ryoo JW, et al: Diffusion-weighted MR imaging of pyogenic intraventricular empyema. Neuroradiology 49: 813-818, 2007.
57) Pezzullo JA, Tung GA, Mudigonda S, et al: Diffusion-weighted MR imaging of pyogenic ventriculitis. AJR Am J Roentgenol 180: 71-75, 2003.
58) Horiuchi T, Tanaka Y, Takasawa H, et al: Ruptured distal middle cerebral artery aneurysm. J Neurosurg 100: 384-388, 2004.
59) Orquera J, Godoy DA, Behrouz R, et al: Clinical Reasoning: Proptosis, headache, and fever in a healthy young woman. Neurology 86: e168-e172, 2016.
60) Simmons KC, Sage MR, Reilly PL: CT of intracerebral haemorrhage due to mycotic aneurysms–case report. Neuroradiology 19: 215-217, 1980.
61) 若本寛起, 冨田栄幸, 宮崎宏道・他: 虚血症状にて発症し, 早期に出血と細菌性動脈瘤の新生を認めた septic embolism の1例. 脳神経外科 29: 415-420, 2001.
62) Bakshi R, Wright PD, Kinkel PR, et al: Cranial magnetic resonance imaging findings in bacterial endocarditis: the neuroimaging spectrum of septic brain embolization demonstrated in twelve patients. J Neuroimaging 9: 78-84, 1999.
63) 日向野修一: くも膜下出血と脳動脈瘤. 高橋昭喜 (編); 脳MRI 3. 血管障害・腫瘍・感染症・他. 秀潤社, p.286-305, 2010.
64) 麻緒浩樹: 感染性心内膜炎. 今日の診療指針, 7版. 金澤一郎, 永井良三 (編); 医学書院, p.874-876, 2015.
65) 矢野晴美: 感染性心内膜炎. 今日の診療指針, 7版. 金澤一郎, 永井良三 (編); 医学書院, p.1394-1396, 2015.
66) Azuma A, Toyoda K, O'uchi T: Brain magnetic resonance findings in infective endocarditis with neurological complications. Jpn J Radiol 27: 123-130, 2009.
67) Klein I, Iung B, Wolff M, et al: Silent T2* cerebral microbleeds: a potential new imaging clue in infective endocarditis. Neurology 68: 2043, 2007.

68）Nandigam RN: Re: Silent T2* cerebral microbleeds: a potential new imaging clue in infective endocarditis. Neurology 70: 323, author reply 323-324, 2008.
69）Nieuwkamp DJ, Kirkels JH, Rinkel GJ: Multiple intracerebral haematomas during normal intensity anticoagulation. Pract Neurol 10: 45-47, 2010.
70）鄭 秀明，西澤悦子：抗生剤による保存的治療中に大脳円蓋部のくも膜下出血を併発した感染性心内膜炎．神経内科 74: 201-203, 2011.
71）阿部恵子，日向野修一，麦倉俊司・他：感染性心内膜炎の頭部 MRI 所見．第 39 回日本神経放射線学会抄録集，p.125, 2010.
72）Williams MT, Jiang H: Diffuse cerebral petechial hemorrhage in an 8-year-old girl with MRSA pneumonia and sepsis. Neurology 82: 282, 2014.
73）Hess A, Klein I, Iung B, et al: Brain MRI Findings in Neurologically Asymptomatic Patients with Infective Endocarditis. AJNR Am J Neuroradiol 34: 1579-1584, 2013.
74）佐藤貴洋，佐治直樹，小林和人・他：MRI で多発性微小脳動脈瘤を示唆する点状低信号を認めた心臓粘液腫による心原性脳塞栓症の 1 例．臨床神経 56: 98-103, 2016.
75）Wong AM, Zimmerman RA, Simon EM, et al: Diffusion-weighted MR imaging of subdural empyemas in children. AJNR Am J Neuroradiol 25: 1016-1021, 2004.
76）Fanning NF, Laffan EE, Shroff MM: Serial diffusion-weighted MRI correlates with clinical course and treatment response in children with intracranial pus collections. Pediatr Radiol 36: 26-37, 2006.
77）Jim KK, Brouwer MC, van der Ende A, et al: Subdural empyema in bacterial meningitis. Neurology 79: 2133-2139, 2012.
78）Alotaibi NM, et al: Subdural Collection as Initial Presentation of Granulomatosis With Polyangiitis. JAMA Neurol 73: 602-603, 2016.
79）高倉俊二：リステリア症．今日の診断指針，第 7 版．金澤一郎，永井良三（編）；医学書院，p.1379-1380, 2015.
80）Abbs A, Nandakumar T, Bose P, et al: Listeria rhomboencephalitis. Pract Neurol 12: 131-132, 2012.
81）寺澤英夫，清水洋孝，喜多也寸志：Listeria 菌性髄膜脳炎の 1 例．臨床神経 54: 365, 2014.
82）Hagiya H, Otsuka F: Rhombencephalitis caused by Listeria monocytogenes. ntern Med 53: 639-640, 2014.
83）友永 慶，蒔田直輝，芦田真士・他：Listeria monocytogenes による脳膿瘍の一症例．臨床神経 54: 604, 2014.
84）Classic case: rhombencephalitis due to Listeria monocytogenes. AJNR Am J Neuroradiol: 2015.
85）Nakahara K, Yamashita S, Ideo K, et al: Drastic therapy for listerial brain abscess involving combined hyperbaric oxygen therapy and antimicrobial agents. J Clin Neurol 10: 358-362, 2014.
86）Alper G, Knepper L, Kanal E: MR findings in listerial rhombencephalitis. AJNR Am J Neuroradiol 17: 593-596, 1996.
87）岸本寿男：バルトネラ感染症．4 感染症および寄生虫疾患．杉本恒明，矢崎義雄（編）；内科学（第 9 版）．朝倉書店，p.340, 2007.
88）Wyllie E, Rincon SP, Pierce VM: Case records of the Massachusetts General Hospital. Case 16-2015. A 9-year-old girl with loss of consciousness and seizures. N Engl J Med 372: 2050-2058, 2015.
89）Ogura K, Hara Y, Tsukahara H, et al: MR signal changes in a child with cat scratch disease encephalopathy and status epilepticus. Eur Neurol 51: 109-110, 2004.
90）Rohr A, Saettele MR, Patel SA, et al: Spectrum of radiological manifestations of paediatric cat-scratch disease. Pediatr Radiol 42: 1380-1384, 2012.
91）Schmalfuss IM, Dean CW, Sistrom C, et al: Optic neuropathy secondary to cat scratch disease: distinguishing MR imaging features from other types of optic neuropathies. AJNR Am J Neuroradiol 26: 1310-1316, 2005.
92）George TI, Manley G, Koehler JE, et al: Detection of Bartonella henselae by polymerase chain reaction in brain tissue of an immunocompromised patient with multiple enhancing lesions: case report and review of the literature. J Neurosurg 89: 640-644, 1998.
93）亀田ふみ，重本蓉子，吉川又一・他：今月の症例 猫ひっかき病．臨放 60: 1197-1198, 2015.
94）目々澤 茜，岡田 務，大谷紗代・他：Vibro cholerae 感染に合併した急性髄膜脳炎．神経放射線ワークショップ．岩手，2011 年 6 月．
95）柏本孝茂：Vibrio vulnificus の病原性研究の現状と今後の展望．日本細菌学雑誌 65: 369-378, 2010.
96）Kamiya K, Mori H, Kunimatsu A, et al: Two cases of spontaneous temporal encephalocele. J Neuroradiol 39: 360-363, 2012.
97）治山高広，豊田圭子：Lemierre 症候群．まるわかり頭頸部領域の画像診断．豊田圭子（編）；p.677-678, 2015.

98) Turan A, Cam H, Dadali Y, et al: A Case of Lemierre Syndrome Secondary to Otitis Media and Mastoiditis. Case Rep Emerg Med: 208960, Epub 2014 Nov 6. 2014.
99) Olson KR, Freitag SK, Johnson JM, et al: Case records of the Massachusetts General Hospital. Case 36-2014. An 18-year-old woman with fever, pharyngitis, and double vision. N Engl J Med 371: 2018-2027, 2014.
100) Akiyama K, et al: Blindness caused by septic superior ophthalmic vein thrombosis in a Lemierrs Syndorome variant. Auris Nasus Larynx 40: 493-496, 2013.
101) 金子一成：溶血性尿毒素症候群．今日の診断指針，第 7 版．金澤一郎，永井良三（編）；医学書院, p.1926-1929, 2015.
102) 森 信好：4 つのカテゴリーで考えるがんと感染症．第 17 回 固形腫瘍と感染症① 固形腫瘍特有の病態を知る．週刊医学会新聞, 2017 年 10 月 30 日, 3246 号, p.4.
103) Weissenborn K, Donnerstag F, Kielstein JT, et al: Neurologic manifestations of E coli infection-induced hemolytic-uremic syndrome in adults. Neurology 79: 1466-1473, 2012.
104) Gitiaux C, Krug P, Grevent D, et al: Brain magnetic resonance imaging pattern and outcome in children with haemolytic-uraemic syndrome and neurological impairment treated with eculizumab. Dev Med Child Neurol 55: 758-765, 2013.
105) Mubarak F, Farhan N, et al: CNS Nocardiosis. Case of the week. April 7, 2016. AJNR Am J Neuroradiol.
106) 高 正圭，富田隆浩，柏崎大奈・他：脳膿瘍で発症した播種型ノカルジア症の 1 例．脳神経外科 43: 1091-1097, 2015.
107) 植木雄志・他：頭蓋底骨髄炎 5 症例の検討．日耳鼻 118: 40-45, 2015.
108) Lesser FD, et al: Can computed tomography and magnetic resonance imaging differentiate between malignant pathology and osteomyelitis in the central skull base? J Laryngol Otol 129: 852-859, 2015.
109) Chandler JR: malignant external otitis. Laryngoscope 78: 1257-1294, 1968.
110) Babiatzki A, et al: malignant external otitis. J Laryngol Otol 101: 205-210, 1987.
111) 鈴木卓也：悪性外耳道炎の 3 例．臨放 58: 1390-1396, 2013.
112) Adams A, Offiah C: Central skull base osteomyelitis as a complication of necrotizing otitis externa: imaging findings, complications and challenges of diagnosis. Clin Radiol 67: e7-e16, 2012.
113) 柏木伸夫・他：頭蓋底の画像診断－斜台部病変－．臨放 59: 657-677, 2014.
114) Collins M, et al: Case of the Month. June 2017. AJNR Am J Neuroradiol.
115) Goh JPN, et al: Skull base osteomyelitis secondary to malignant otitis externa mimicking advanced nasopharyngeal cancer: MR imaging features at initial presentation. Am J Otolaryngol 38: 466-471, 2017.
116) Helmberger RC, et al: Wegener granulomatosis of the eustachian tube and skull base mimicking a malignant tumor. AJNR Am J Neuroradiol 17: 1785-1790, 1996.
117) Harrison L, et al: Granulomatosis with polyangiitis affecting the skull base and manifesting as spontaneous skull base osteomyelitis. BMJ Case Rep: 2016.
118) von Itzstein MS, et al: Severe destructive nasopharyngeal granulomatosis with polyangiitis with superimposed skull base *Pseudomonas aeruginosa* osteomyelitis. BMJ Case Rep: 2017.
119) Sharma A, et al: Wegener's granulomatosis mimicking skull base osteomyelitis. J Laryngol Otol 126: 203-206, 2012.

追加情報 p.279 参照

リステリア症の症例の追加（図 23）

図 23 リステリア症

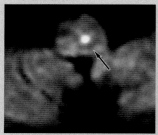
A　拡散強調像

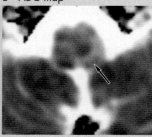
B　ADC map

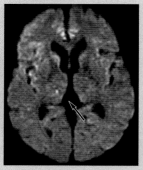
C　拡散強調像

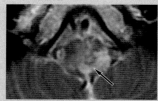
D　T2 強調像

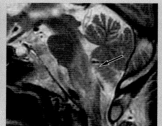
E　T2 強調矢状断像

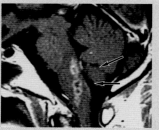
F　造影後 T1 強調矢状断像

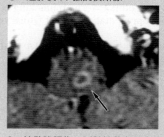
G　造影後 T1 強調横断像

59 歳，男性．8 日前より体調不良があり，7 日前よりアメリカ西海岸の学会に出席したが，嘔気のため食事が摂れず，2 日前の帰国の際には眩暈がひどく，飛行機から自力では降りられず，空港の医務室にて点滴を受けた．本日，めまいにて救急にて他院を受診し，髄液検査にて細胞数 578/μL（多核球：単核球，3：1）にて細菌性髄膜炎の診断の基に当院に転送された．左方視にて両側の眼球運動障害，眼振，構音障害があるが，項部強直はない．CRP は上昇したが，血沈は正常であった．翌日，MRI を撮像した．

A：拡散強調像：延髄被蓋左に高信号を認める（→）．
B：ADC map：同部位には拡散制限を認める（→）．
C：拡散強調像：右視床にも高信号がある．なお，同部位には造影効果を認めない（非掲載）．
D：T2 強調像：延髄被蓋を中心に高信号を認め，**A** にて示す部位は辺縁部に低信号あるいは等信号を示す（→）．
E：T2 強調矢状断像：延髄から橋被蓋に高信号を認める（→）．菱脳炎に合致する所見である．
F：造影後 T1 強調矢状断像：延髄被蓋から橋被蓋にかけて，辺縁部に造影効果を認め，中心に造影されない部位があり，多発性膿瘍と考えられる．
G：造影後 T1 強調横断像：延髄被蓋左にはリング状の造影効果があり，膿瘍を伴った菱脳炎の所見であり，リステリア症を考える．

補足：血液培養からグラム陽性桿菌が見つかり，Listeria 菌と同定された．リステリアによる髄膜炎は他の細菌性髄膜炎と比較して亜急性の経過であり，髄膜刺激症状および項部強直が目立たないとされる．本例でも亜急性の経過であり，項部強直はなかった．リステリアによる中枢神経系感染症の約 10％に肉眼にて分かる膿瘍を認める．脳幹に起こった際には典型的な重症の脳幹脳炎の形を取る．多くの患者は他には健康な高齢者である．二相性の臨床型を取ることもあり，発熱と頭痛に始まり，非対称性の脳神経障害，小脳失調，片麻痺，片側感覚障害を呈する[120]．

120) Hohmann EL, Portnoy DA: Listeria monocytogenes infections. Harrisons's Principles of Internal Medicine. eds, Longo DL, et al. 18th ed. McGraw Hill Medical. New York, p.1194-1196, 2012.

3 スピロヘータ感染症(spirochetal infection)

1 神経梅毒(neurosyphilis)

A 進行麻痺 (general paresis of the insane)

臨床

進行麻痺は脳実質型の神経梅毒であり，*Treponema pallidum* が中枢神経系に感染し，びまん性に髄膜および脳実質に炎症が起こり，判断力の低下，幻覚妄想，せん妄など多彩な精神症状と運動麻痺などの神経症状を呈する疾患である．緩徐進行性で末期には高度の認知症と人格崩壊に至る[1]．末期には四肢麻痺を呈するため進行麻痺と言う[2]．

病理所見は髄膜血管炎と脳炎を合わせた所見である．髄膜の炎症細胞浸潤，脳実質と血管周囲腔のリンパ球，形質細胞の浸潤，大脳皮質神経細胞の脱落と反応性グリオーシス，桿状ミクログリアの著明な増加などが実質型神経梅毒に特徴的な所見である[1,3]．進行麻痺の大脳白質病変は前頭葉，側頭葉に強いとされる[1]．

進行麻痺のうちで，臨床的には種々の巣症状を認め，病理学的にはそれに対応した限局性の高度の萎縮によって特徴付けられるものをLissauer型進行麻痺と呼ぶ[1]．

進行麻痺患者にペニシリン治療を施行するとその初期に発熱を起こすことがあり，Jarisch Herxheimer反応(Jarisch Herxheimer reaction)と言う[2]．

日本の1990〜2000年の進行麻痺の報告は53例であり，そのうち女性は5例のみで，男性が90%以上を占める．入院時の年齢は平均44.9歳(28〜66歳)であり，40代に大きなピークがあり，1990年以前と同様とされている．初期感染から進行麻痺発症まで10〜20年と言われているが，感染機会から約5年という早期に神経症状が出現した例もある．発症から診断までは2〜6か月であり，脳変性疾患と比較すると，比較的進行が早く，亜急性に進行する精神神経症状を呈する場合には進行麻痺は重要な鑑別診断の対象となる[4]．

画像所見

一般的には大脳萎縮を示す報告が多い[1,5,6]．時に，皮質，皮質下，側脳室周囲に非特異的高信号をT2強調像にて認める[1,5,6]．また，一側の側頭葉内側部を中心にT2強調像およびFLAIR像にて高信号を示し，ヘルペス脳炎あるいは辺縁系脳炎と類似した画像所見の報告がある[7]．また，前頭葉から側頭葉皮質下および島回に多発性の非対称性の高信号をFLAIR像にて示し，非常に特徴的な画像所見が報告されている(図1)[8,9](側頭極に高信号をT2強調像にて認める疾患に関しては2章 p.123「2. 大脳変性疾患」key point 10「認知症と側頭極にT2強調像にて高信号を示す疾患」参照)．

河野らは意識混濁を示した40代，男性例において，両側対称性に前頭葉から側頭葉にかけて皮質を中心とした腫大と高信号をT2強調像にて認めた1例の進行麻痺例を報告している[10]．2回目のMRIは6日後に施行され，高信号は残存していたが，脳実質には造影効果はなく，髄膜に淡い造影効果を認めている．灰白質を中心とする腫脹と高信号は梅毒性慢性髄膜脳炎の大脳皮質から皮質下への浸潤による皮質の浮腫を反映していると考察している．

図2で提示した症例も同様に，初診時は認知障害を認め，1か月後に急激な意識障害を示し，前頭葉，側頭葉にFLAIR像およびT2強調像にて皮質から皮質下白質に腫脹と高信号を認めている．しかし，ADC値は上昇しており，急性炎症とは異なる所見である(図2)．

また，加藤らは一側の側頭葉全体，右帯状回から後頭葉にかけて皮質を中心とする腫大と高信号をFLAIR像にて認めた症例を報告してい

図1 進行麻痺

A FLAIR像　　　　B FLAIR像

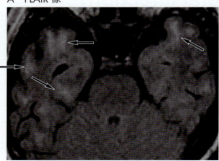
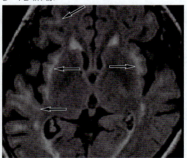

40代，女性．4年程前から物忘れ，計算力の低下が出現．1年程前からは被害妄想，異常行動が見られるようになった．認知症の精査のため，神経内科に入院となった．神経学的所見では認知症と構音障害を認める．血液検査では白血球 4,000/μL，CRP 1.0mg/dL，髄液検査では糖 47mg/dL，蛋白 62.1mg/dL，細胞数 39/3/μL（Lymph 83%，Neut 2%，Mono 15%）であった．

A：FLAIR像：側頭葉尖端部，内側部，外側部に散在性，左右非対称性に高信号を皮質下に認める（→）．
B：FLAIR像：島回，前頭葉，側頭葉皮質下に高信号を右優位に認める（→）．
（大阪市立大学大学院医学研究科放射線医学教室　三木幸雄先生のご厚意による）

図2 進行麻痺

A T2強調像（初診時）　B FLAIR像（Aより1か月後）　C ADC map（Aより1か月後）　D T2強調像（Bより1か月半後）

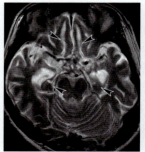
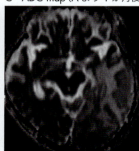
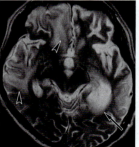

E T2強調像（Dより半年後）

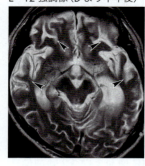

40代，男性．数年前から意味不明な言動と認知症があった．初回のMRIを撮像した（A）．初診より1か月後，突然の意識レベル低下で緊急入院し，2回目のMRIを撮像した（B〜D）．約1か月以上にわたり，意識障害を認めた．血液中および髄液中のTPHA（treponema pallidum hemagglutination test）の上昇があり，神経梅毒と診断した．治療により，TPHAおよび意識レベルは向上したが，認知症と行動異常は残存した．

A：T2強調像（初診時）：前頭葉および側頭葉内側部を中心とする萎縮を認める（▶）．
B：FLAIR像（Aより1か月後）：緊急入院時のFLAIR像にて左側頭・後頭葉に広範な高信号と腫大を認める．なお，同時期の拡散強調像では高信号を示さない（非掲載）．
C：ADC map（Aより1か月後）：左側頭葉の病変はADC値は上昇している．
D：T2強調像（Bより1か月半後）：さらに，1か月半後，意識障害が続いている時のT2強調像にて左側頭葉の高信号は縮小し，腫大はなくなり，左下角の拡大を認める（→）．右前頭葉と側頭葉皮質下に高信号が出現している（▶）．軽い腫大が疑われる．
E：T2強調像（Dより半年後）：さらに半年後，意識は清明となったが，認知症と行動異常が残存している時期のT2強調像にて両側前頭・側頭葉の萎縮がある（▶）．皮質から皮質下の高信号は消失している．
（国立精神・神経医療研究センター 病院放射線診療部　佐藤典子先生のご厚意による）

る[1]．意識障害はないが，左片麻痺を示し，海馬，帯状回に両側ほぼ対称性の皮質を中心とした腫大を示す剖検例の報告がある[5]．拡散強調像では弱い高信号であり，脳梗塞ではないとしている．ADC値の記載はないが，おそらくT2 shine throughを見ていると考える．剖検所見では脳実質の炎症であり，血管炎による脳梗塞ではないとされた．病理学的な変化は大脳皮質にきわめて強く，白質は皮質の軟化による二次性変化が主体であった[1]．

これらの報告から推察すると，進行麻痺で時に見る皮質を中心とする腫脹とT2強調像あるいはFLAIR像での高信号は皮質の慢性炎症による浮腫を示唆している可能性がある．

進行麻痺症例にペニシリン治療を行ったところ，治療6日目にJarisch-Herxheimer反応が出現し，過敏性を示し，夜眠れなくなり，MRIでは所見が悪化して両側側頭葉内側部と前部に異常を認めた例が報告されている[11]．自験例でもJarisch-Herxheimer反応を示し，MRI所見の悪化を認めた（図3）．

仁科らの症例は52歳の男性であり，44歳時に神経梅毒治療歴があり，3か月前より持続する頭痛，記憶障害，発熱を訴え，左片麻痺を呈した．拡散強調像にて右側頭葉皮質に高信号を認め，ADC値は低下していた．右下角は拡大し，側頭葉内側部にはFLAIR像にて高信号を認めた．髄液検査で細胞数増加，梅毒検査陽性を認め，神経梅毒再発，Lissauer型進行麻痺と考えられた．治療により，拡散強調像の高信号は消失したが，右側頭葉内側部の萎縮とFLAIR像での高信号は残存した．拡散強調像にて高信号を示した神経梅毒例は4例で，3例が右側頭葉，1例が小脳であった[12]．

●…診断のコツ

30〜40代（男性が多い）で，数か月〜半年程度で進行する精神神経症状を有し，両側前頭葉から側頭葉にかけて，皮質下白質に高信号を認める時には本症を考える[13]．辺縁系脳炎，ヘルペス脳炎を考慮する際には常に，神経梅毒が鑑別となる[14]．

時に，急性悪化により意識障害を認め，mass effectを示すことがある．

B 脊髄癆（tabes dorsalis）

臨床

脊髄実質型の神経梅毒が脊髄癆である．主な徴候は電撃痛，進行性の失調症，深部反射の消失，深部感覚の障害，括約筋障害，インポテンスなどを示す．90％以上の症例に瞳孔の異常がある．なかでもArgyll Robertson徴候（縮瞳，対光反射消失，輻輳反射正常）は半数に見られる[2]．

画像所見

T2強調像にて，脊髄後索に高信号を呈した症例を経験している[15]．

C 視神経炎（optic neuritis）

神経梅毒による視神経炎には2型があり，ひとつの型はスピロヘータが視神経乳頭，乳頭周囲の脈絡膜，時に脳あるいは脊髄を侵す．この際には炎症は視神経乳頭と視神経眼球移行部に限局していることが多く，MRIでは造影後には著しい変化を認めない．もうひとつの型は視神経周囲炎の形をとり，視神経鞘（硬膜）に炎症を認める．視神経浮腫はなく，周囲からの圧迫により視神経萎縮を示す．MRIでは視神経周囲に著明な造影効果を認める．視力障害はゆっくりと来る[16]．

神経梅毒による視神経炎に罹患した50代男性例の報告がある[16]．ある朝，突然の左視力低下にて来院．発疹を伴っていた．視神経に平行な矢状断像（再構成画像）にて左視神経乳頭部が右に比べて盛り上がっている．脂肪抑制後のT2強調像にて左視神経のごく軽い腫大があるが，異常な造影効果を認めない．上記2種の視神経炎のうち，最初の型である．

D 中枢神経ゴム腫（central nervous system gumma）

・濱内らの報告

23歳，女性である．約6か月前に，不特定多

図3 進行麻痺

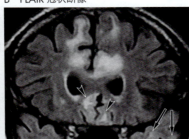
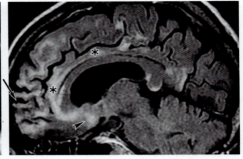
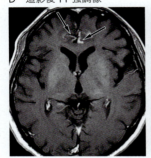
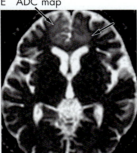
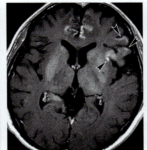
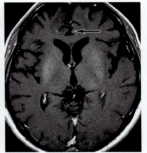

A T2強調像　B FLAIR冠状断像　C FLAIR矢状断像（右半球内側面）
D 造影後T1強調像　E ADC map　F 造影後T1強調像（Dより4日後）　G 造影後T1強調像（ペニシリン治療開始16日目）

40代，男性．20数年前に陰部から膿が出たことがあった．約4か月前に突然に左上肢の脱力発作があった．約2か月半前に他院を受診し，MRIにて異常を指摘される（当院のそれとほぼ同様な所見であった）．2週間前より左手の動作時のふるえを認め，当院に入院，MRIを撮像した．血液および髄液TPHAが陽性で，神経梅毒と診断される．

A：T2強調像：両側前頭葉内側部に皮質から皮質下に高信号を認める（→）．病変には大きなmass effectはないが，軽い腫大が疑われる．前頭葉には軽い萎縮がある．
B：FLAIR冠状断像：病巣は両側帯状回，両側直回（▶），両側上前頭回，左側頭葉（→）に及ぶ．
C：FLAIR矢状断像（右半球内側面）：前頭葉前部には萎縮を認める（→）．帯状回（＊），前頭葉底部，梁下野（▶），脳梁膨大部，頭頂葉下部にも高信号を認める．
D：造影後T1強調像：両側帯状回皮質に造影効果を認める（→）．ペニシリン投与開始当日夜より発熱（40℃）があり，翌朝には意識障害と髄膜刺激徴候（頸部硬直）を認めた．Jarisch-Herxheimer反応と考えられ，MRIを再度施行した．
E：ADC map：両側前頭葉内側部の病変のADC値は上昇している（→）．右の病変により強い上昇を認める．
F：造影後T1強調像（Dより4日後）：左前頭葉，弁蓋，島回の皮質に新たな造影効果を認める（▶）．所見の悪化があった．前回と同様に両側帯状回には造影効果を認めた．なお，MRAでは著変を認めない（非掲載）．
G：造影後T1強調像（ペニシリン治療開始16日目）：前回認められた造影効果はほとんど消失した．左帯状回にわずかな造影効果がある（→）．
補足：皮質を中心とする病変であるが，ADC値は上昇している．脳実質内に異常を認めるので，進行麻痺と考える．

数と性交渉歴のある男性と接触があった．4か月前には陰部に疼痛を伴う水疱性の皮疹が出現し，近医婦人科にて陰部ヘルペスの診断を受け，内服加療を行った．2か月前に頭重感と前頭部主体の拍動性頭痛を自覚し，鎮痛剤を内服するようになった．今回，飲酒後に意識消失し，頭蓋内病変を指摘され，受診となった．梅毒血清反応および髄液梅毒血清反応がいずれも高値であり，髄液細胞数上昇（280，単核球94％），蛋白60mg/dLと上昇していた．なお，HIVは陰性である．

T2強調像にて，左側頭葉皮質から皮質下に高信号を示す腫瘤があり，その一部，主に外側の軟膜に近い病変に造影効果を認め，接する軟膜にも造影効果を認めた．非常に特徴的な画像所見を示す．中枢神経ゴム腫を疑い，治療により改善した．

神経梅毒は晩期梅毒と考えられがちであるが，

曝露から数か月という短期間で高頻度に中枢浸潤し、稀であるものの、症状を呈する場合がある。梅毒感染患者は増加傾向にあり、血清梅毒反応陽性患者の頭蓋内病変では中枢神経ゴム腫も念頭に置く必要がある[17]。

・勝田らの報告

36歳、男性で8年前、海外在任中にマラリアの治療歴があった。2週間前より腹部・上肢に発疹を生じ、5日前より発熱があった。その頃より右上肢の脱力が進行し、CTにて、左中心前回に等吸収域を示す腫瘤があり、リング状の造影効果を認めた。周囲には浮腫があった。T2強調像では白質に近い信号強度を示し、2個の結節状の造影効果を示し、接する硬膜に造影効果を認めた。周囲には浮腫があった。病変部では硬膜と脳表に癒着があり、皮質下に充実性の硬い腫瘤があり、生検にて炎症性肉芽腫と診断された。梅毒血清反応が陽性であり、大脳ゴム腫と診断された。硬膜の脳側にも形質細胞の浸潤が認められた。なお、HIVは陰性であった。

大脳ゴム腫はいずれの時期にも認められるが、第2期に最も多く見られる。この症例では第1期の症状である局所の硬結、リンパ節腫脹は経験していないとされている[18]。

・Noelらの報告

62歳、女性、HIV陰性である。2週間の経過で、有痛性の眼筋麻痺を呈し、完全な左眼瞼下垂を示した。有意な過去の病歴はなく、梅毒を示唆することもなかった。海綿静脈洞症候群を呈し、左Ⅲ、Ⅳ、V1、V2、Ⅵ脳神経麻痺があった。MRIにて、左蝶形骨に沿って、中頭蓋窩に硬膜に沿った腫瘤があり、造影効果を認めた。海綿静脈洞に接し、左海綿静脈洞も拡張し、卵円孔に延び、左下側頭窩の軟部組織にも腫大があった。Meckel腔内にも造影効果を認めた。髄膜腫の診断であり、鑑別診断にサルコイドーシスがあがった。

血液、髄液検査にて梅毒が陽性となり、大動脈弁不全による逆流が認められ、頭蓋内病変もゴム腫と診断され、ペニシリンにて治癒した[19]。

2 Lyme病（Lyme disease）/ Lyme borreliosis

臨床

Lyme病はマダニによって媒介される人畜共通の *Spirochete Borrelia* 属による感染症である。病原体はおもに *B. burgdorferi*、*B. garinii*、*B. afzelii* である。ヒトはマダニに噛まれても気がつかないことが多い。多くの場合は免疫系により菌を封じ込めるが、ときに菌は数週から数年生存することがある。

わが国では本州中部以北（特に北海道、および長野県）では年間10例前後の患者が発生している。マダニは山間部に多いが、北海道では平地でも認められる。

臨床病期は3期に分けられるが、症状は地域によって異なる。

感染初期（stage Ⅰ）は菌がマダニ刺咬部皮膚に限局している段階である。70〜80％に罹患後数日（3〜32日）で皮疹が出現する。皮疹は遊走性紅斑（erythema migrans）とよばれ、刺咬部に紅斑が出現した後に拡大し、中心が褪色する場合がある。

罹患後数日から数週後には播種期（stage Ⅱ）となり、菌が刺咬部以外に播種する。皮膚には二次性紅斑が複数出現し、初期から3〜4週間持続する。他に、インフルエンザ様症状（発熱、悪寒、倦怠感、頭痛、筋肉痛、関節痛など）を伴うことがある。関節症状は多くの場合に認められる。

罹患後数か月から慢性期（stage Ⅲ）となり、症状が数か月から数年継続することがある[20]。

病初期の紅斑部皮膚生検で菌の分離培養が可能ではあるが、血液や脳脊髄液からは難しい。診断は多くの場合臨床診断となる。

・Lyme Neuroborreliosis（LNB）（神経ボレリア症）

治療を受けていないLyme病患者の約10〜15％にLNBが数週〜数か月後に起こる。リンパ球性髄膜炎が最多とされる。脳神経障害も多

表 ● 成人の両側顔面神経麻痺[21]
- Bell 麻痺
- Lyme 病（神経ボレリア症）
- Ramsey-Hunt 症候群（水痘帯状疱疹ウイルス）
- 神経サルコイドーシス
- 悪性リンパ腫，転移性脳腫瘍（播種），白血病
- Guillain-Barre 症候群
- 肉芽腫性多発血管炎（Wegener 肉芽腫症）
- 結核
- 神経梅毒
- 外傷
- エンテロウイルス感染（D68）[22]
- 伝染性単核球症[23]
- 遺伝性アミロイドーシス[24]
- Charcot Marie Tooth（CMT）病（X 連鎖 CMT）（中枢性顔面神経麻痺を呈する）（7 章 p.636 4-6，メトトレキサート脳症，【鑑別診断】を参照）[25]

く，中でも Bell 麻痺様顔面神経麻痺（片側性＞両側性）が多い（表参照）．その他に，脊髄神経根炎，脳炎，脊髄炎などがあり，稀に，神経炎やブドウ膜炎がある[26)27]．

画像所見

・末梢神経

脳神経，特に，顔面神経，三叉神経，動眼神経の造影効果を認める．顔面神経では内耳道部，迷路部（labyrinthine segment），鼓室部（tympanic segment）がより侵されやすいとしている．脊髄神経根にも造影効果を認めることがある．しかし，しばしば該当する神経症状がないことがあるとされる[26]．

・中枢神経系

前頭葉を中心とする皮質下白質に非特異的高信号として，T2 強調像にて認められる．脳梁透明中核境界部にも高信号として認められ，多発性硬化症の鑑別診断に入る[26)27]．稀に，浮腫と造影効果を伴い，生検を行った例がある[27]．

実際の症例としては高野の報告がある[21]．60代，男性である．約 4 か月前に，両足首（右＞左）の腫脹と軽度の食思不振があった．約 2 か月前に咽頭痛，発熱があり，数日後より両大腿痛を認めた．約 1 か月前には両手首の発赤腫脹，両足の腫脹を認め，1 週間ほどで改善したが，この頃から高度の食思不振，体重減少があり，近医で低アルブミン血症を指摘され，入院した．入院翌日に左の末梢性顔面神経麻痺が出現した．入院 6 日目に MRI を施行した．なお，入院 9 日目には右顔面神経麻痺も出現した．血液検査では白血球増多（10,700，好中球 85.5%），CRP 4.58，低アルブミン血症があり，髄液検査では細胞数 69 と上昇していた．

画像では，両側顔面神経の内耳道部から膝神経節部にかけて，造影効果を認めた．約 2 週間後の頭部 MRI では，右頭頂葉白質に点状の高信号を FLAIR 像にて認め，造影効果があった．さらに，10 日後には脊髄 C3/4 髄内左に点状の高信号が T2 強調像にてあり，これにも造影効果を認めた．いずれも mass effect はなかった．

Lyme 病が疑われ，血清 IgM 抗体陽性となり，Lyme 病の診断が確定した．

参考文献

1) 加藤博子，吉田眞理，安藤哲朗，他：急速に進行する片麻痺を呈した Lissauer 型進行麻痺の 1 剖検例．臨床神経 49: 348-353, 2009.
2) 庄司紘史：スピロヘータ感染症．15 神経系の疾患．杉本恒明，矢崎義雄（編）；内科学（第 9 版）．朝倉書店，p.1824-1826, 2007.
3) Gray F, Alonso JM: Neurosyphilis. In Graham DI, Lantos PL (eds); Greenfield's neuropathology, 7th ed (vol.2). Arnold, London, p.178-184, 2002.
4) 寺田整司，家守紀光，横田 修・他：進行麻痺：自験 5 例のまとめと近年の報告例について．臨精医 30: 169-178, 2001.
5) Grses C, Bilgi B, Topular B, et al: Clinical and magnetic resonance imaging findings of HIV-negative patients with neurosyphilis. J Neurol 254: 368-374, 2007.
6) Zifko U, Wimberger D, Lindner K, et al: MRI in patients with general paresis. Neuroradiology 38: 120-123, 1996.
7) Bash S, Hathout GM, Cohen S: Mesiotemporal T2-weighted hyperintensity: neurosyphilis mimicking herpes encephalitis. AJNR Am J Neuroradiol 22: 314-316, 2001.
8) 金柿光憲：神経梅毒．第 22 回神経放射線ワークショップ 症例集．鳥取，2002 年 7 月．

9) 和田昭彦：側頭葉のT2強調像高信号．症例2 神経梅毒，進行麻痺．画像診断 30（臨増）: s31, 2010.
10) 河野浩之, 米村公伸, 石崎雅俊・他：実質型神経梅毒のMR像．神経内科 57: 275-277, 2002.
11) Zhang SQ, Wan B, Ma XL, et al: Worsened MRI findings during the early period of treatment with penicillin in a patient with general paresis. J Neuroimaging 18: 360-363, 2008.
12) 仁科拓也・他：Lissauer 型進行麻痺を示した再発性神経梅毒の1例．臨床神経 58: 395-398, 2018.
13) Bhai S, Biffi A, Bakhadirov K, et al: Mystery Case: A 64-year-old woman with subacute encephalopathy. Neurology 85: e64-e65, 2015.
14) Karsan N, Barker R, O'Dwyer JP: Clinical reasoning: the "great imitator". Neurology 83: e188-e196, 2014.
15) 柳下 章：脊髄癆．7 脊髄の感染・炎症・脱髄・変性疾患．柳下 章（編）；エキスパートのための脊椎脊髄疾患のMRI（第2版）．三輪書店，p.381, 2010.
16) Pless ML, Kroshinsky D, LaRocque RC, et al: Case records of the Massachusetts General Hospital. Case 26-2010. A 54-year-old man with loss of vision and a rash. N Engl J Med 363: 865-874, 2010.
17) 濵内朗子・他：脳腫瘍と鑑別を要した中枢神経ゴム腫の1例．臨床神経 54: 738-742, 2014.
18) 勝田俊郎・他：大脳ゴム腫の1例．Neurological Surgery 30: 881-885, 2002.
19) Noel CB, et al: Cavernous sinus syndrome, an atypical presentation of tertiary syphilis: case report and review of the literature. Clin Neurol Neurosurg 113: 65-67, 2011.
20) 立川夏夫：Lyme 病．内科学第10版．矢崎義雄（編）: 朝倉書店，p.329-330, 2013.
21) 高野浩一：神経ボレリア症．第38回 Neuroradiology Club, 2016年6月11日, 新宿．
22) 草部雄太・他：両側顔面神経麻痺と嚥下障害を呈したエンテロウイルスD68脳脊髄炎の成人例．BRAIN NERVE 69: 957-961, 2017.
23) Forci B, et al: Bilateral isolated facial palsy with fast recovery in infectious mononucleosis. Neurol Sci 38: 369-371, 2017.
24) de Souza PVS, et al: Familial progressive bilateral facial paralysis in Finnish type hereditary amyloidosis. Pract Neurol 17: 408-409, 2017.
25) 竹丸 誠・他：一過性の繰り返す大脳白質病変を示し，GJB1 遺伝子点変異ヘテロ接合体のX連鎖 Charcot-Marie-Tooth 病の女性例．臨床神経 58: 302-307, 2018.
26) Hildenbrand P: Lyme neuroborreliosis: manifestations of a rapidly emerging zoonosis. AJNR Am J Neuroradiol 30: 1079-1087, 2009.
27) Agarwal R: Neuro-lyme disease: MR imaging findings. Radiology 253: 167-173, 2009.

4 ●真菌感染症（fungal infection）

はじめに

・真菌症のリスク要因

　中枢神経系の真菌症は免疫正常者では稀であり，患者の多くは免疫不全状態にある（表1参照）．免疫正常者において，脳外科的手術，感染した装置の使用，薬剤あるいは経静脈性の誤用などによって，直接的な真菌の接種が起こった報告はある．

　長期間の好中球減少，特に，急性白血病は浸潤性真菌症の大きな危険因子である．これらの患者では，アスペルギルス症が主たる病原であり，中枢神経系に播種する．また，他人からの造血細胞移植もアスペルギルス症の重大な危険因子である．感染に先立ち，移植片対宿主病にしばしば罹患する．医療による免疫抑制，特に，ステロイド治療はアスペルギルス症のリスクが増大する．

　原発性免疫不全症候群，例えば慢性肉芽腫病や caspase recruitment domain-containing protein 9（CARD9）欠損症では浸潤性真菌症が発症しやすい．慢性肉芽腫病ではかびに罹りやすい．未熟な新生児や遺伝性 CARD9 欠損症では髄膜脳炎を含む浸潤性カンジダ症に罹患しやすい．CARD9 欠損症はアスペルギルス症にも罹患する．本症では，宿主の感染防止機能に必要な好中球の集中が中枢神経系にて減少している．

　granulocyte-macrophage colony-stimulating factor（GM-CSF）に対する自己抗体のある患者は，GM-CSF の内因性の活動性低下により，

表1 ● 中枢神経系の真菌症[1]

疾患により誘導される免疫抑制	
HIV 感染	クリプトコックス・ネオフォルマンス
血液癌（急性白血病）	アスペルギルス症，非アスペルギルス属のかび
好中球減少症（再生不良性貧血）	アスペルギルス症
未熟新生児	カンジダ症
糖尿病，鉄過剰	ムコール真菌症
治療誘発の免疫抑制	
医療による免疫抑制（ステロイド使用）	アスペルギルス症，非アスペルギルス属のかび
生物学的製剤（腫瘍壊死因子α抑制剤）	かび，二形性真菌，クリプトコッカス症
免疫調節薬（ibrutinib）	アスペルギルス症，クリプトコッカス症
造血細胞移植	アスペルギルス症，非アスペルギルス属のかび
固形器官移植	カンジダ症，アスペルギルス症，非アスペルギルス属のかび
免疫抑制症候群	
慢性肉芽腫病	アスペルギルス症
CARD9 欠損症	カンジダ症
抗 GM-CSF 自己抗体	*cryptococcus gattii*
医療による経静脈性	
脳外科治療，脊髄麻酔，注入	アスペルギルス症，非アスペルギルス属のかび，カンジダ症
血管内あるいは頭蓋内装置	カンジダ症
環境による暴露	
流行地域での暴露	二形性真菌，*cryptococcus gattii*
真菌胞子吸入	クリプトコッカス症，アスペルギルス症，非アスペルギルス属のかび，二形性真菌
おぼれかけた際の真菌胞子の吸入	*Scedosporium* 属
種々	
経静脈性薬剤乱用	カンジダ属

補足：CARD9：caspase recruitment domain-containing protein 9
　　　GM-CSF：granulocyte-macrophage colony-stimulating factor

cryptococcus gattii に罹りやすい．

ムコール真菌症による鼻脳感染症は，コントロール不良の糖尿病，鉄過剰，キレート剤投与を受けている患者に多いとされているが，しかし，血液癌の患者により多い．

生物学的製剤（腫瘍壊死因子α抑制剤）は浸潤性真菌症のリスクを増大する．Natalizumab は多発性硬化症への投与が承認されているが，中枢神経系でのT細胞の移動を阻害し，急性致死性のクリプトコッカス髄膜炎を起こした多発性硬化症例がある．

最後に，リンパ球性癌に対して，投与されている治療薬の中で，浸潤性真菌症の報告がある[1]．

1 クリプトコッカス髄膜炎（cryptococcal meningitis：CCM）

臨床と病理

クリプトコッカスによる中枢神経系感染は典型的には髄膜脳炎の形を取る．その多くは cryptococcus neoformans が原因であり，より少ないが，cryptococcus gattii によることもある．肺原発巣からの感染によるが，播種あるいは再活性化による．C. gattii による感染あるいは免疫正常者では，免疫抑制患者における本症感染，あるいは他の cryptococcus 属による感染に比べて，腫瘤性の cryptococcomas を形成しやすい[1]．

真菌性髄膜炎の中では最も多く，亜急性，慢性髄膜炎の形をとることが多い．脳実質内に肉芽腫，血管炎に伴う梗塞なども認められ，髄膜脳炎を示すことも多い．鳥類の排泄物，特にハトの糞にて増殖することが知られている．30〜50％の頻度で白血病，肺結核，悪性リンパ腫，糖尿病，膠原病，AIDS などの基礎疾患を有する[2]．

臨床徴候は種々であるが，髄膜脳炎の形態をとることが多く，その際には頭痛（75％以上），吐き気と嘔吐，疲労感，記憶喪失，性格変化などがあり，亜急性の経過とリンパ球優位の髄液細胞数の増多の際には常に考慮する[3]．

髄液検査では細胞数増加，蛋白増加，糖の減少（15〜35mg/dL）など結核性髄膜炎に類似した所見を示す[1]．クリプトコッカス髄膜炎では稀に，髄液クリプトコッカス抗原が陰性のことがありうる（5％以下）[4]．

HIV 患者におけるクリプトコッカス髄膜炎は CD4-T 細胞が 50〜200 程度のときに起こりやすい（本章p.216「1-4-A HIV 感染症」表6参照）[5]．

Orlowski らによると髄膜炎を起こす真菌症としては，クリプトコッカスとカンジダ（Candida）が重要であり，ともに要因としては HIV が重要とされている[6]．

画像所見

1．免疫抑制患者

1. 髄膜炎：軽い脳室拡大と結節状の髄膜の造影効果，描出率は低く 10％程度である[7]．
2. ゼラチン性偽囊胞（gelatinous pseudocyst）：クリプトコッカスの集合とそのゼラチン様の被膜とでなる．造影されない囊胞性病変として描出される．基底核，視床，中脳に両側性，T2強調像にて点状の高信号，FLAIR 像でも多くは高信号を示し，通常の血管周囲腔とは異なる[8]．ただし，血管周囲腔の拡大と信号強度は差がないこともある[3]．HIV 陽性の症例で，脳室および脳溝拡大がなく，血管周囲腔の拡大があり，髄膜炎を伴っている時には CCM を考える[7]．

・fingolimod を長期に使用した多発性硬化症患者

40代の男性，再発―寛解性の多発性硬化症を有する患者が2年にわたって fingolimod を使用していた．5日間続く，両側眼窩後部痛と側頭部痛，羞明，疲労感を訴えた．リンパ球減少（400/μL）を認めたが，長期の fingolimod 治療中では通常の数値である．白血球数は 7,200/μL であり，髄液は軽度の蛋白上昇があった．T2強調像にて，基底核に多発性の高信号を認め，点状の造影効果を認めた．髄液および血清から，クリプトコッカス抗原が見つかり，さらに，培養によって陽

図1 クリプトコッカス症

A　T1強調像　　　B　FLAIR冠状断像

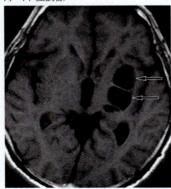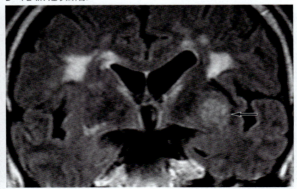

50代，男性．約3か月ほど前より激しい頭痛と発熱を認め，3週間ほど前より右聴力低下，胸部単純写真で右上肺野に異常陰影を指摘される．免疫状態は正常である．
A：T1強調像：左基底核に不均一な低信号を示す2つの病変を認める（→）．内部は髄液よりは高信号を示す．mass effect はない．
B：FLAIR冠状断像：左基底核の病変は高信号を示す（→）．クリプトコッカス症による"gelatinous cyst"の所見である．肺の病変もクリプトコッカス症であった．
（群馬大学医学部附属病院放射線科　八木明子先生，高橋綾子先生のご厚意による）

性となった．fingolimod使用中のリンパ球減少症によるクリプトコッカス髄膜脳炎であった[9]．

時に，この偽嚢胞が破裂することがあり，不均一な信号強度，造影効果，著明なmass effect の増大，浮腫を示す[3]．

3. 肉芽腫（cryptococcoma）：充実性あるいはリング状の造影効果を示し，脈絡叢に多い[8]．
4. 小脳病変：急性あるいは亜急性の経過をとり，小脳に梗塞様病変を来すクリプトコッカス髄膜脳炎が報告されている[4)10]．

1例はHIV陽性であることが経過中に判明した例である[10]．70代，男性，4か月前より，物忘れと歩行時のふらつきがあり，入院した．高度の自発性低下，言語理解困難があった．血液生化学では軽度の低栄養があった．髄液検査では異常がない．第6病日に突然嘔吐し，翌日のMRIにて，右小脳内側部に拡散強調像にて高信号があり，急性期梗塞が疑われた．HIV陽性が判明し，被殻には血管周囲腔の拡大様の所見を認めた．小脳，被殻にはクリプトコッカスを剖検にて認めている．

HIVを合併したクリプトコッカス症では髄液所見がほとんど正常の場合がある．MRIにて，基底核に嚢胞を認める際にはクリプトコッカス髄膜脳炎を鑑別することが必要である[10]．

他の1例は80代，女性．重症筋無力症があり，ネフローゼ症候群があり，ステロイド治療中であった．10日ほど前より，呂律が回りにくく，MRIを撮像し，拡散強調像にて両側小脳に点状の高信号が小脳溝に沿った形態をとり，散在性に認められた．翌日には見当識障害が出現し，開眼しているが，発語はなく，指示動作は不能であった．第8病日には左後頭葉にも拡散強調像にて高信号が出現した．第46病日には拡散強調像にて，右レンズ核に高信号を認めた．いずれも，クリプトコッカスによる血管炎あるいは髄膜脳炎が推定されている[4]．

梗塞様に見える拡散強調像にて高信号を示すクリプトコッカス髄膜脳炎の例がある．ただし，実際に小脳に梗塞が起こったクリプトコッカス髄膜脳炎もある．脳梗塞を起こす感染症には細菌，結核菌，真菌などがある[4]．

◆ 2. 免疫正常患者

1. **肉芽腫**：脈絡叢に肉芽腫を形成し，基底核に血管周囲腔の拡大を認めた例がある[11]．
2. **ゼラチン性偽囊胞**：前述した所見と同様であるが，周囲に強い造影効果を認める点が，免疫抑制症例との違いとされる（図1）[12]．

● 診断のコツ

免疫抑制患者のMRIにて拡大した血管周囲腔様の所見を認めた際には本症を考慮する．FLAIR像では高信号が多い．

2 中枢神経系アスペルギルス症 {Central nervous system (CNS) aspergillosis}

臨床

中枢神経系でのアスペルギルス症の大多数は *Aspergillus fumigatus* により起こる[1]．

副鼻腔などの一次感染巣からの直接浸潤と，血管性の播種とがある．前者では，海綿静脈洞，Willis動脈輪への血管浸潤を認め，血管炎，血栓，梗塞を来す．後者では肺の病巣から血行性に脳内の血管を侵し，出血性梗塞を来す．さらに，感染性塞栓症，脳膿瘍を前大脳動脈および中大脳動脈領域に起こすことが多い．出血の存在が診断のキーとなることも多い[13]．

Kourkoumpetisらの14例のCNSアスペルギルス症についての報告では好中球減少症，悪性血液疾患，ステロイド治療を必要とした自己免疫性疾患，実質臓器移植が合併疾患である．全例に免疫不全があり，8例は脳疾患の既往がある．11例は肺が原発であり，2例は副鼻腔を侵し，1例は原発性アスペルギルス性椎間板炎を起こした．123例の過去文献による精査では副鼻腔（27.6％），肺（26.8％）が原発であるが，22％は明らかな原発巣がない．免疫抑制がない患者も侵すとする報告がしばしばあるとしている[14]．

免疫正常患者における脳アスペルギルス症の危険因子は高齢者，糖尿病，アルコール患者，肝不全，薬物中毒，手術後，外傷後である[15]．

表2 ● 糖尿病が大きな危険因子となる神経系感染症
（文献16より改変）

- 鼻・眼窩・脳ムコール真菌症
- 悪性外耳道炎
- 眼窩先端部アスペルギルス症
- 感染性筋炎
- 脊椎感染症
- Listeria髄膜炎
- ブラストマイコーシス
- 帯状疱疹
- 糖尿病患者における足の感染が多発神経症を引き起こす

◆ 副鼻腔からの感染と眼窩先端部症候群

アスペルギルスは口腔・鼻腔・副鼻腔に常在しているが病原性に乏しく，副鼻腔真菌症自体も従来は比較的稀な疾患とされており，多くは糖尿病や免疫機能が低下した例に発症している[17]（表2）．

副鼻腔アスペルギルス症は，血管浸潤や骨破壊を生じる浸潤型と，病巣が副鼻腔に留まる予後良好な非浸潤型に分類され，その多くは非浸潤型である．

浸潤型は隣接する眼窩や頭蓋底に浸潤し多彩な症状を呈し骨破壊を伴い，急激に全身状態を悪化させることが多く，特に免疫能の低下した患者ではきわめて予後不良である．

一方，非浸潤型は症状が乏しいか無症状のことが多く，CTなどで石灰化を認めるケースで偶然発見されることが多い[7]．原発巣は上顎洞が多く，蝶形骨洞の報告例は少ないとされるが[13]，蝶形骨洞を原発巣とする場合，解剖学的特徴から海綿静脈洞や視神経に浸潤しやすいため浸潤型となりやすい．

眼窩先端部症候群の病因として，副鼻腔真菌感染症は比較的稀であるが，その場合，多くはアスペルギルスによるものである[17]．

脳アスペルギルス症患者の多くにおいて，症状は特異性が低いので，中枢神経系以外に，真菌性肺炎あるいは副鼻腔炎のある例では，神経症状があれば，積極的にアスペルギルス症を考えての処置が必要となる[1]．

図2 アスペルギルス症

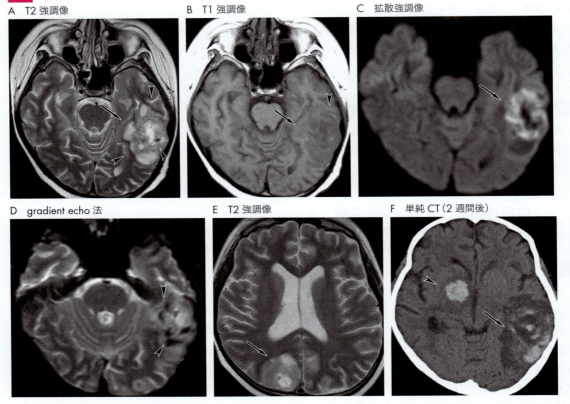

A T2強調像　B T1強調像　C 拡散強調像
D gradient echo法　E T2強調像　F 単純CT（2週間後）

12歳，女子．急性リンパ性白血病の再発にて，造血幹細胞移植を受け，移植後20日目に頭痛が出現し，MRIを施行した（A～E）．
A：T2強調像：左側頭葉に腫瘤性病変を認め（→），不均一な高信号を示す．その辺縁部には低信号があり（▶），また，中心部にも低信号を認める（▶）．
B：T1強調像：腫瘤は主として低信号を示す（→）．辺縁部に高信号を示す部位もある（▶）．なお，造影はしていない．
C：拡散強調像：腫瘤は不均一な高信号を示す（→）．なお，ADC値は低下していた（非掲載）．
D：gradient echo法：腫瘤内には低信号があり（▶），出血を示す．
E：T2強調像：右後頭葉にも同様な病変を認める（→）．
F：単純CT（2週間後）：左側頭葉の病変には出血が増加した（→）．右基底核から視床にかけても新たな出血を認めた（▶）．
（千葉大学病院の症例，横田 元先生のご厚意による）

画像所見

1. 脳病変

◎免疫不全例

　Almutairiらは病理と画像との対比を行っている[18]．50代，男性の症例は，慢性リンパ球性白血病，骨髄移植を行い，好中球減少症の状態であった．肺病変に続いて，脳アスペルギルス症になり，MRIを施行，数日後に死亡している．T1強調像では2cmの低信号を示す病変が右中心前回にあり，辺縁部に高信号がある．鉄，マンガン，メトヘモグロビンに相当すると言われている．周囲には浮腫がある．同様な性質でより小さな病変が左半球にもある．造影後には，薄い不均一な辺縁部に造影効果を認める．拡散強調像では中心部が高信号を示し，拡散制限がある．gradient echo法では辺縁部が低信号を示し，血液産物を示す．T2強調像では辺縁部に低信号があり，中心は壊死による高信号を示す．その周りを浮腫を示す高信号が取り囲んでいる．

　肉眼所見では20以上の病変があり，脳幹にもあった．病変は皮質白質境界に多く，最大は2.2cmあり，柔らかい中心部と赤から茶色の辺

縁部があり，その周りに浮腫を認める．顕微鏡所見では中心部には凝固壊死があり，好中球浸潤がある．境界部には血管周囲浸潤がある．真菌により，血栓化した血管が認められる．アスペルギルスは静脈壁に血管浸潤性がある[19]．

図2では病変が複数あり，T2強調像では辺縁部および中心部にも低信号を認め，出血を伴っている．T1強調像でも，その一部には高信号を認めた（図2）．拡散強調像は大部分は高信号を示し，ADC値の低下を認めた．

アスペルギルスによる膿瘍ではT1強調像では低信号が多いが，時に高信号を示すこともある．出血は約25％とされている．造影効果はわずかしかないことが多い．炎症に対する反応により異なり，感染の時期と免疫状態により変化する．

皮質白質境界に発生する疾患には血行性転移性脳腫瘍，細菌性感染性塞栓症，脳アスペルギルス症があるが，アスペルギルスは血管浸潤性があり，小さな穿通枝を閉塞するので，基底核，視床，脳梁，脳幹など，他の感染症では起きにくい部位にも発生する[19]．

Tempkinらも病理と画像の対比を行っている．悪性リンパ腫患者が骨髄移植を行い，多くの合併症を有し，免疫不全状態であった．右前頭葉に3cm大の腫瘍があり，T1強調像では辺縁部に高信号を認め，僅かな造影効果がある腫瘍，周囲に浮腫と mass effect がある．T2*強調像では腫瘍内に低信号があり，出血を認める．T2強調像で腫瘍があり，その周囲に浮腫がある．腫瘍の境界は不鮮明であり，その辺縁部には低信号を伴っていた．剖検では腫瘍があり，壊死と炎症を示し，その周囲は出血と浮腫を認めた[20]．最も特徴的な画像所見は多発性の血管支配に無関係な梗塞と出血を伴う多発性病変であり，血管侵襲性によるとしている．

・出血，リング状の造影効果を認める例

80代，男性．肺のびまん性大細胞B細胞型悪性リンパ腫の既往があり，手術を受け，C-CHOP療法を受けた．その2か月後に，左下肢主体の左片麻痺を呈した[21]．

FLAIR像では右傍中心小葉に軽い高信号を示す病変があり，その辺縁部は微妙な低信号を示し，その周囲には浮腫と考えられる高信号がある．MRIにて，右中心前回に造影効果のある病変を認めた．T1強調像では基本的には低信号であるが，高信号の部位が存在する．造影後には辺縁部に比較的壁が薄いリング状の造影効果を認める．T2*強調像では病変の辺縁部に不均一なヘモジデリン沈着があり，出血を明らかに伴っている．拡散強調像では部分的に高信号を示し，ADC値の低下も認める．生検による診断はアスペルギルス症による膿瘍であった[21]．

◎免疫正常例

Phuttharakらは24歳，男性，免疫正常例を報告している[15]．スーダン生まれで，10か月前に肺結核と診断されていたが，治療が不完全であった．頭痛が数か月続いていた．軽度の失語症がある．CTにて，皮質と等吸収域を示す大きな腫瘤が左半球にあり，側脳室は右に偏位している．腫瘤の中心部は低吸収域を示し，壊死を示唆している．小さな石灰化が内部に1個ある．T1強調像ではほぼ等信号を示すが，辺縁部は軽度高信号である．T2強調像では，壁に低信号が存在し，その周囲に浮腫と考えられる高信号を認める．さらに，中心部は壊死による高信号を示した．造影後にはT2強調像にて低信号を示す部位を中心に厚い，不均一な造影効果を認め，中心部には造影効果を認めない．

開頭下に生検が施行された．硬い腫瘤があり，出血，液体，膿を認めず，組織診では肉芽腫であった．中心部には壊死を認めた．肉芽腫と壊死の部位には石灰化を認めない．Perl染色にて，活動性の肉芽腫性炎症には著明な鉄沈着があった．その他に，マグネシウム，亜鉛，カルシウム，クロム，ニッケルを認めた．免疫不全患者に認められる血管浸潤性を認めていないのが特徴である．また，大きな腫瘤の割に，臨床症状が軽いのは浸潤あるいは破壊ではなく，単に圧迫によるためと考えられている[15]．

◆アスペルギルス症によるT2およびT2*短縮

　Fellowsはアスペルギルス集団の菌糸塊がT2強調像で低信号を示すことについて，試験管内での研究を行い，菌糸の成長において，常磁性物質，特に鉄とマグネシウムが必須であり，アスペルギルスがそれらを集め，濃縮することによってT2およびT2*短縮が起こるとした[22]．

　上記は副鼻腔アスペルギルス症についての報告であるが，Phuttharakらは脳アスペルギルス症においても同様であり，さらに金属として亜鉛，カルシウム，クロム，ニッケルを認めたとした[15]．

2. 浸潤性アスペルギルス性副鼻腔炎（眼窩先端部アスペルギルス症）

　免疫抑制患者において副鼻腔原発の浸潤性アスペルギルス症が頭蓋内へと進展した例がときに認められる[23]．ガラクトマンナン抗原（galactomannan antigen），1,3-β-D-グルカンが陽性ならば，アスペルギルス症と診断できる．

　杉山らは副鼻腔から眼窩先端部に浸潤し，眼窩先端部症候群を呈し，その後，比較的急速な経過で内頸動脈浸潤から予後不良な転帰を辿った3例の副鼻腔真菌症を報告した[24]．2例はアスペルギルスが確定されており，1例は未確定であるがアスペルギルス症が疑われている．3例とも診断前にステロイドが投与されており，1例は悪性腫瘍，1例は再生不良性貧血を合併した．

　副鼻腔から眼窩先端部，海綿静脈洞に浸潤した際には，外膜より浸潤が起こり，内弾性板破壊へと進むために，脆弱な真菌性動脈瘤が形成される．真菌症の中でも，浸潤型アスペルギルス症とムコール症はこのタイプの頭蓋内浸潤が多い．

・慢性髄膜炎を呈した例

　60代，女性．腎移植後であり，約8か月の経過でゆっくりと進行する頭痛，全身性の筋力低下，疲労，筋肉痛を認めた．髄液検査にて，慢性リンパ球性髄膜炎が判明した．発症6か月後の初回のMRIはleukoaraiosisがあったが，その他には著変を認めない．発症8か月後にMRIの再検を施行した．鞍上部に腫瘤があり，蝶形骨平面の髄膜に沿って進展し，造影効果を認めた．下垂体に浸潤し，蝶形骨洞にも上部に造影効果を認めた．最後に頭蓋底部を中心とする大量のくも膜下出血を起こし死亡した．

　免疫抑制状態の慢性髄膜炎では，真菌を考慮する．副鼻腔に慢性アスペルギルス症があり，蝶形骨洞を介して，トルコ鞍，鞍上部，髄膜に進展したと考えられる．膿がそれらの部位に認められている[25]．

　血管への侵出（angioinvasion）と出血はアスペルギルス症の特徴であり，アスペルギルスが，血管壁に存在する弾性線維（elastin）を侵すエラスターゼを産生することによる．弾性線維が壊れることにより，炎症反応を引き起こし，血管炎，梗塞，感染性動脈瘤，頭蓋内出血を呈する[25]．

◆眼窩先端部症候群

　副鼻腔真菌症の頭蓋内進展では，多くの場合，眼窩先端部症候群を呈しており，比較的特異な

> **memo 【眼窩先端部の神経症候群】**
>
> 　上眼窩裂症候群（superior orbital fissure syndrome）は上眼窩裂を通過する，三叉神経第一枝（V1）の障害により，その支配領域の痛覚／感覚障害と，脳神経Ⅲ，Ⅳ，Ⅵ障害による同側眼球運動障害を呈する[18]．
>
> 　海綿静脈洞症候群（cavernous sinus syndrome）はV1および（頻度は少ないが）V2領域の痛覚／感覚障害と，脳神経Ⅲ，Ⅳ，Ⅵ障害による同側眼球運動障害を呈し，顔面発汗は保たれるが，眼交感神経麻痺を伴うことがある[18]．
>
> 　眼窩先（尖）端（部）症候群（orbital apex syndrome）とは視力障害に，Ⅱ，Ⅳ，V1，Ⅵの各脳神経症状が加わったものである[17]．

症状として考えられる．杉山らの3例では眼症状発症から数週間の経過で脳梗塞や出血などの脳症状を呈しており，迅速な診断，治療が求められるとしている[24]．

本邦で報告されたアスペルギルス感染による眼窩先端部症候群では31例中16例が糖尿病を合併している[26]．

・CT

蝶形骨洞あるいは篩骨洞に炎症を示す軟部組織濃度があり，蝶形骨洞上部の骨には欠損，裂隙と脱灰を認めることがある（図4，5）．この所見は大変重要である．眼窩先端部，海綿静脈洞に軟部腫瘤を認めることがある．

・MRI

T1強調像にて眼窩先端部に病変を認める．T1強調冠状断像および横断像を薄スライス（3mm）にて撮像し，病変を捉えることが肝要である．脳白質あるいは皮質と同様な信号強度を示し，副鼻腔から連続しており，さらに海綿静脈洞へと進展している（図3，4）．鉄を集めるとするアスペルギルスの性質を反映し，眼窩先端部から視神経管内の視神経がT2強調像にて高信号ではなく，低信号（黒目の視神経）を示す（図4～6）．拡散強調像では病変の一部が高信号を示す（図4～6）．造影後には不均一な造影効果を示す（図3～6）．

以上の画像所見，特にT2強調像での視神経の低信号，拡散強調像での高信号，不均一な造影効果があり，ステロイド投与，糖尿病，高齢者，免疫不全あるいは副鼻腔手術の既往が，アスペルギルス症の診断には重要である．

海綿静脈洞内の内頸動脈に外側から浸潤し，真菌性動脈瘤を形成し，くも膜下出血や血管を閉塞して脳梗塞を来す（図3）[23)27)28]．

松村は頭蓋底病変による多発脳神経障害の画像を分析し，真菌症9例の内，8例が病変部が低信号をT2強調像にて示し，非感染症では8例中5例が病変部が低信号を示したと報告した．それ故に，造影される病変で，T2強調像での低信号は感度は高いが，特異度は低いとしている[29]（外眼筋麻痺を含む多発脳神経障害に関しては12章p.792 1-5同名の項目を参照）．しかし，非感染症の8例中4例が特発性肥厚性硬膜炎であり，これらの肥厚した硬膜がT2強調像にて低信号を示す．視神経あるいはその周囲にT2強調像にて低信号を認めるアスペルギルス症とは画像所見が異なる．

3. 肥厚性硬膜炎を示す浸潤性アスペルギルス症

70代の女性例は，糖尿病があり，食餌療法中であった．4月末に右眼痛，5月初めには頭痛と発熱があり，抗生剤の点滴を受けた．5月中旬には複視と左視力の低下があり，CTで篩骨洞から蝶形骨洞に粘膜肥厚が見つかったが骨破壊はなく，眼窩先端部には占拠性病変はなかった．5月末には左前外眼筋麻痺と光覚弁となり，6月末に入院した．T1強調像にて，左眼窩先端部に不明瞭な病変があったが，T2強調像では明らかな異常を指摘できなかった．造影後には前頭蓋底と大脳鎌（前部）の肥厚した硬膜に造影効果を認めた．糖尿病，蝶形骨洞炎，肥厚性硬膜炎より浸潤性アスペルギルス症を疑い，真菌症治療薬（ボリコナゾール）の投与を開始．その後に血清アスペルギルス抗原が陽性と判明している[30]．

一方，田中らは70代の男性例で，副鼻腔と眼窩の隔壁の破壊を認めない"非浸潤型"であったが，眼窩先端部症候群や肥厚性硬膜炎などの頭蓋内病変を呈していた例を報告している[17]．必ずしも，副鼻腔壁の骨破壊がないことが眼窩あるいは海綿静脈洞への浸潤の否定にはならないことを示している．

自験例では右眼窩先端部症候群を示し，右中頭蓋窩と前頭蓋窩硬膜に肥厚性硬膜炎を呈し（図6），右眼窩先端部にも造影効果のある病変があった．

鑑別診断で最も難しいのは特発性肥厚性硬膜炎があり，眼窩先端部症候群を示す場合である．ステロイドが有効であり，アスペルギルス症で肥厚性硬膜炎の形態を取る例との区別が困難で

図3 アスペルギルス症(眼窩先端部)(内頸動脈に動脈瘤形成)

A T1強調像

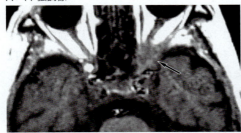

B T2強調像

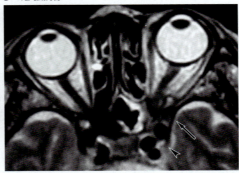

C 造影後T1強調像

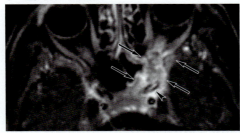

D T2強調像(約20日後)

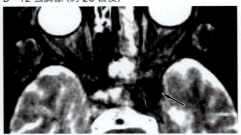

70代,女性.約半月ほど前から物が二重に見える.左眼瞼の下垂および左眼窩部痛,左視力の低下,左全方向性眼球運動障害が進行性に出現,ステロイドパルス療法を受ける.血沈は高度亢進,CRP 0.3,白血球 7,200,髄液は正常.$1,3$-β-D-グルカンは陽性であった.

A:T1強調像:左眼窩先端部から海綿静脈洞前部にかけて,白質に近い信号強度を有する軟部病変がある(→).
B:T2強調像:Aで示す左眼窩先端部から海綿静脈洞にかけての病変には低信号を認める(→).蝶形骨洞には副鼻腔炎を認める.左内頸動脈は正常である(▶).
C:造影後T1強調像:左眼窩先端部から海綿静脈洞にかけての病変には不均一な造影効果を認める(→).造影効果が蝶形骨洞左側に連続している(▶).
D:T2強調像(約20日後):左内頸動脈の動脈瘤(→)を認める.その後,左内頸動脈領域に巨大な脳梗塞を呈し死亡した.剖検によりアスペルギルス症がみつかり,真菌性の動脈瘤であった.
補足:左眼窩先端部から海綿静脈洞にかけて,T2強調像では一部低信号を示し,不均一な造影効果があり,副鼻腔炎を伴っている.アスペルギルス症を考慮すべき症例であった.

ある(眼窩先端部症候群については12章p.792「1-5 外眼筋障害を含む多発性脳神経障害」を参照).

鑑別診断

◆免疫不全患者における多数のリング状の造影効果[17)]
- 悪性リンパ腫:壊死性であれば,リング状の造影効果を認めるが,リングは通常厚く,結節状である.
- 転移性脳腫瘍:拡散制限は稀である.
- 真菌性あるいは細菌性脳膿瘍:拡散制限を示し,ADC値はリンパ腫,転移性脳腫瘍,トキソプラズマ症より低い.

- 浸潤性アスペルギルス症:造影効果がない,あるいはわずか,出血性物質の存在
◆眼窩先端部症候群(key point 11「眼窩先端部症候群を呈する疾患」を参照)
- ムコール真菌症:black tubrinate sign を示し,造影されない鼻腔病変がある.免疫不全患者に限局している.臨床症状は特に,顔面腫張,眼窩周囲の腫張などがより重症な印象がある(本章p.317「ムコール真菌症」参照).なお,下記の記述も参照.
- 悪性リンパ腫:40代,男性で,7週間前までは健康であった.その時期に,中等度の左前頭部痛があり,数時間で治った.しかし,翌朝,

図4 アスペルギルス症（眼窩先端部）

A 単純CT

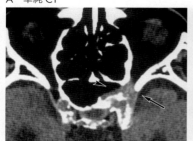

B T1強調像

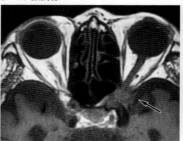

C T1強調像

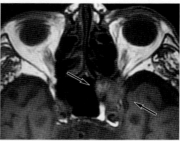

D T2強調像

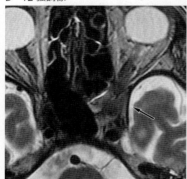

E 拡散強調像（Dと同位置）

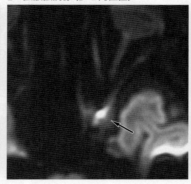

F 造影後脂肪抑制T1強調像

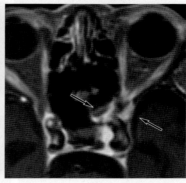

G 造影後脂肪抑制T1強調像

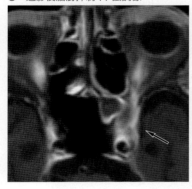

86歳，男性．約2年半前より関節リウマチがあり，3か月前より活動性が高いのでステロイドを使用していた．21日前より眼瞼下垂があり，激しい頭痛を認め，20日前より急に物が見えにくくなった．徐々に視力低下の自覚があり，当院に入院した．左失明，左外眼筋障害，左眼窩部痛がある．

A：単純CT：左眼窩先端部から海綿静脈洞にかけて異常軟部組織を認める（→）．蝶形骨洞左壁には骨欠損があり（▶），蝶形骨洞にも軟部組織を認める．
B：T1強調像：左眼窩先端部から海綿静脈洞にかけて，低信号を示す病変がある（→）．
C：T1強調像：蝶形骨洞左から左海綿静脈洞に連続する病変を認める（→）．
D：T2強調像：左眼窩先端部の視神経および，Cで示される左海綿静脈洞内病変は，低信号を示す（→）．
E：拡散強調像（Dと同位置）：左海綿静脈洞内の病変には高信号を認める（→）．
F，G：造影後脂肪抑制T1強調像：左海綿静脈洞内の病変には周辺部に造影効果を認める（→）．
補足：比較的典型的な経過をたどり，眼窩先端部から海綿静脈洞に進展した，副鼻腔から出た浸潤性アスペルギルス症であった．生検にて，アスペルギルスを認めた．病変の存在にはT1強調像がわかりやすい．CTでの骨欠損の描出も必要である．T2強調像にて淡い低信号を示す，拡散強調像での高信号の存在はアスペルギルス症を疑わせる．

顔の左側に，下眼瞼から口，鼻から耳が痺れ（三叉神経，第1枝，2枝，3枝の障害）（1章3 脳神経の解剖，図10 顔面における三叉神経の末梢性感覚分布を参照），2週間続いた．その後，痺れは治ったが，複視が出現した．入院2週間前には左眼窩内側に痛みを認め，複視があり，左眼の視力低下を認めた．T2強調像およびT1強調像では蝶形骨洞左，眼窩先端部，海綿静脈洞にかけて，中等度の信号強度を有する病変があり，造影効果を認め，同側の卵円孔まで及んでいた．CTでは蝶形骨洞の外側壁は保たれている．しかし，その骨の内側および外側両方に病変があった[31]．

鑑別診断としては，眼窩の侵襲性真菌症，自己免疫性炎症性疾患，悪性リンパ腫が挙がった．

図5 アスペルギルス症（眼窩先端部）

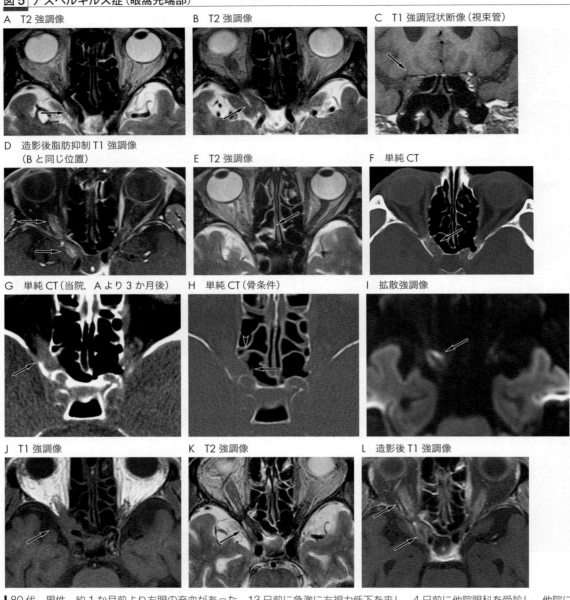

A T2強調像　B T2強調像　C T1強調冠状断像（視束管）
D 造影後脂肪抑制T1強調像（Bと同じ位置）　E T2強調像　F 単純CT
G 単純CT（当院，Aより3か月後）　H 単純CT（骨条件）　I 拡散強調像
J T1強調像　K T2強調像　L 造影後T1強調像

80代，男性．約1か月前より右眼の充血があった．13日前に急激に右視力低下を来し，4日前に他院眼科を受診し，他院にてMRI（A〜E），CT（F）を施行した．

A，B：T2強調像：右視神経の視束管から頭蓋内にかけて，軽い腫大があり，高信号ではなく，軽い低信号を示す（→）．接する副鼻腔に異常を認めない．
C：T1強調冠状断像（視束管）：左視神経の輪郭が不明で，視神経の腫大が疑われる（→）．
D：造影後脂肪抑制T1強調像（Bと同じ位置）：左視神経に造影効果を認める（→）．
E：T2強調像：篩骨洞右に軽い粘膜肥厚がある（→）．
F：単純CT：右視神経管に軽度の拡大の疑いがある．しかし，内側壁には異常がない（→）．

他院にて，視神経周囲炎の診断の基にステロイド剤が投与されたが改善がなく，体重減少，発熱があり，悪性腫瘍の検索のために内科に移り，糖尿病がみつかった．別の眼科に移り，右眼窩先端部症候群と診断され，当院神経内科に転科した．両側失明状態であった．初回のMRIから約3か月後にCT（**G，H**）を撮像し，さらに，MRI（**I〜L**）を撮像した．

G：単純CT（当院，**A**より3か月後）：右視束管内の視神経の腫大を認める（→）．
H：単純CT（骨条件）：右視束管内側壁を認めず（→），小さな軟部病変が篩骨洞右にある（▶）．糖尿病の患者が眼窩先端部症候群を呈し，ステロイドが無効であり，他院のT2強調像にて視神経の腫大と，高信号ではなく，むしろ低信号を示し，造影効果

図6 アスペルギルス症（肥厚性硬膜炎）（眼窩先端部）

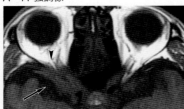
A　T1強調像

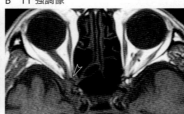
B　T1強調像

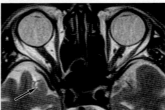
C　T2強調像

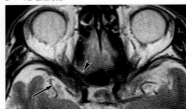
D　T2強調像

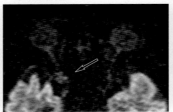
E　拡散強調像

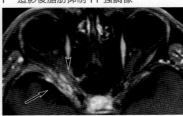
F　造影後脂肪抑制T1強調像

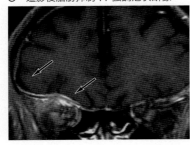
G　造影後脂肪抑制T1強調冠状断像

86歳，男性．約2か月前より頭痛を訴え，頭痛薬を処方されている．めまい，伝い歩きとなり，他院を受診した．約40日前より複視が出現，かかりつけ医に右眼が失明状態と診断されて他院を受診し，MRIを施行した（A～F）．右視力は光覚弁，右眼の上転・下転・外転障害があった．

A：T1強調像：右中頭蓋窩，眼窩壁の後方に異常な軟部病変を認め，皮質とほぼ等信号を示す（→）．右眼窩後方にも軟部病変が疑われる（▶）．
B：T1強調像：右眼窩先端部には，左と比べると，異常な軟部病変を認める（▶）．
C，D：T2強調像：右中頭蓋窩に肥厚した硬膜を認める（→）．右視神経管内の視神経は高信号を示さず，むしろ，低信号の疑いがある（D；▶）．
E：拡散強調像：右眼窩先端部から視神経管内に，淡い高信号を認める（→）．
F：造影後脂肪抑制T1強調像：右中頭蓋窩にて，肥厚した硬膜に造影効果を認め，肥厚性硬膜炎である（→）．さらに，右眼窩先端部にも異常な造影効果を認める（F；▶）．
G：造影後脂肪抑制T1強調冠状断像：右前頭蓋底から円蓋部の硬膜に肥厚と造影効果を認め（→），肥厚性硬膜炎である．
補足：副鼻腔に明らかな異常がなく，免疫抑制，糖尿病がないので，診断は難しいが，眼窩先端部症候群を示し，肥厚性硬膜炎をみた際には，アスペルギルス症を考える．すぐに，ステロイド投与ではなく，アスペルギルス症の検査をすべきである．

図5（続き）

があった．
当院の画像にて，接する副鼻腔に病変があり，アスペルギルス症を考えた．
I：拡散強調像：右視束管内の視神経の外側縁に沿って高信号を認める（→）．
J：T1強調像：右視束管内の視神経に腫大を認める（→）．
K：T2強調像：右視神経は低信号を示す（→）．
L：造影後T1強調像：右視神経に造影効果を認める（→）．左視神経にも造影効果を認める．
補足：初回のMRIにて，右視神経が腫大し，T2強調像にて高信号ではなく，低信号を示し，造影効果を認める．篩骨洞内の軽い粘膜肥厚もあり，アスペルギルス症を鑑別疾患の一つに考慮すべき所見と考える．糖尿病などの危険因子がないか，確認すべき所見である．眼科疾患が発症する前に，本例は近医にて糖尿病を指摘されたが，治療の必要性はないと言われていた．この段階での診断は難しいとは思うが，ここで診断をしないと予後が非常に悪い．他院での初回MRIから3か月経過した当院CTにて診断したが，すぐに髄膜炎を起こし，当院でのCT，MRIを施行から12日後に死亡し，剖検にてアスペルギルス症を確認した．糖尿病のある患者において，眼窩先端部症候群を示す疾患には，ムコール真菌症があり，同様な画像を示す．しかし，糖尿病の状態はより悪く，ケトアシドーシスを伴うことが多く，臨床症状がより重篤である．

患者が7週間前までは健康であり，免疫正常者であることより，浸潤性真菌症は考えにくいとされた．内視鏡下鼻内検査にて壊死を認めない点からムコール真菌症は否定されている．

自己免疫性炎症性疾患の内，特発性眼窩炎症（idiopathic orbital inflammation，以前の眼窩偽腫瘍）は目で見える眼窩周囲炎症を伴うことが多い，経過が三叉神経（第1，2，3枝を含む），複視，視力障害と進行しており，Meckel腔，海綿静脈洞から眼窩先端部と前方への進展と考えられるので，眼窩主体の特発性眼窩炎症は考えにくい；IgG-4関連疾患は両側性である；サルコイドーシスは涙腺を侵す，胸部X線像にてリンパ節腫大がない；多発血管炎性肉芽腫症は強膜壊死と，破壊性副鼻腔炎を伴うが，本例にはないことより否定されている．

外部の眼窩周囲への病変の広がりがなく，それに対して，頭蓋の孔から外への進展を認め，画像もリンパ腫に合致する画像所見（中等度の信号，造影効果を認めること）から悪性リンパ腫が考えられた．また，痛みを伴い，7週の経過と比較的早いので，リンパ腫の中

key point【11. 眼窩先端部症候群を呈する疾患】（文献33より改変）
　　感染症
　　　　細菌（黄色ぶどう球菌，連鎖球菌，嫌気性グラム陰性菌，結核，梅毒）
　　　　真菌（ムコール真菌症，アスペルギルス症，クリプトコッカス症）
　　　　ウイルス（帯状疱疹）
　　　　寄生虫（腸内寄生虫，特に線虫や吸虫類）
　　血管障害
　　　　内頸動脈海綿静脈瘻
　　　　無菌性海綿静脈洞血栓症
　　　　海綿静脈洞内頸動脈瘤
　　　　眼窩梗塞症候群（4章 p.420「13 側頭動脈炎」の【画像所見】参照）
　　炎症
　　　　多発血管炎性肉芽腫症
　　　　好酸性多発血管炎性肉芽腫症
　　　　結節性多発血管炎
　　　　巨細胞性血管炎
　　　　神経サルコイドーシス
　　　　IgG4関連疾患
　　　　甲状腺眼症
　　新生物
　　　　原発性神経系腫瘍（神経線維腫，神経鞘腫，悪性末梢神経鞘腫瘍，下垂体腺腫，髄膜腫）
　　　　副鼻腔の癌
　　　　悪性リンパ腫（本項，p.310を参照）
　　　　転移性腫瘍
　　　　横紋筋肉腫
　　外傷 / 医原性

図7 アスペルギルス髄膜炎

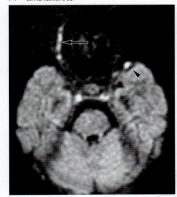
A 拡散強調像

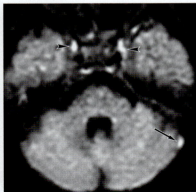
B 拡散強調像

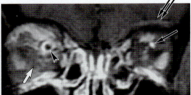
C 脂肪抑制造影後T1強調冠状断像

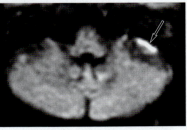
D 拡散強調像（1週間後）

60代，女性．約2週間前に，感冒症状と前頭部痛があった．3日前より右眼痛があり，その後，悪寒を認め，前日に外来にて化膿性髄膜炎（髄液細胞数 496，単核球 396，蛋白 115，糖 51）の診断にて入院となった．右眼の腫脹，右眼瞼発赤，右眼の外転制限がある．白血球 15,800，CRP 8.0，血中アスペルギルス抗原が陽性であり，抗真菌剤の投与により，臨床症状の改善とともに，抗原値が低下した．また，α溶血連鎖球菌も血中から見つかっている．

A：拡散強調像：右上眼静脈に高信号を認める（→）．静脈血栓症である．左中頭蓋窩前部にも高信号を認め，静脈内血栓が疑われる（▶）．なお，上眼静脈血栓は前日のCTではあり，8日前の他院のCTでは認めないので，その間に発生した可能性が大きい．3日前の右眼痛はその症状と考えられる．

B：拡散強調像：両側海綿静脈洞内に高信号があり（▶），血栓が疑われる．また，左横静脈洞内の高信号の血栓の疑いがある（→）．

C：脂肪抑制造影後T1強調冠状断像：右上眼静脈中央部に造影されない部位があり，血栓を認める（▶）．その周囲には造影効果を認める．右外眼筋は腫大し，眼窩内の脂肪織にも不均一な造影効果があり（⇨），蜂窩織炎と考える．左上眼静脈は正常で（→），造影されている．左眼窩上部の髄膜に造影効果を認める（⇒）．

D：拡散強調像（1週間後）：1週間後の拡散強調像にて，左横静脈洞に高信号を示す血栓を認める（→）．その周囲の小脳半球には軽い浮腫がある．

補足：右眼窩蜂窩織炎，右副鼻腔炎から髄膜炎へ波及したアスペルギルス髄膜炎とα溶連菌髄膜炎であり，静脈洞血栓症へと進展したと考えられる．抗真菌剤と抗生剤によって改善した．上眼静脈および海綿静脈洞血栓も拡散強調像にて高信号を示し，ADC値の低下を示す[34]．

では mucosa-associated lymphoid-tissue lymphoma（MALTリンパ腫）ではなく，より侵襲性の高いリンパ腫が考えられ，左後部篩骨洞と蝶形骨洞の粘膜生検にてリンパ球浸潤と線維化があり，diffuse large B cell lymphoma を認めた[31]．

・乳癌からの転移性眼窩腫瘍

浸潤性真菌性鼻副鼻腔炎（アスペルギルス症，ムコール真菌症）の鑑別に，乳癌から眼窩への転移がある．免疫抑制患者で，蝶形骨洞から左海綿静脈洞と左眼窩先端部に軟部病変があり，海綿静脈洞の硬膜に造影効果を認めた．乳癌がみつかり，眼窩病変も乳癌の転移を疑い，生検を施行し，転移が確認されている[32]（同様な自験例は，12章 p.798「2-3 三叉神経障害」図4を参照）．

…診断のコツ

・眼窩先端部アスペルギルス症

糖尿病，ステロイド投与，高齢者，免疫不全，副鼻腔手術の既往があり，脂肪抑制T2強調像にて視神経管内の視神経が黒目になり，拡散強調像にて高信号を示し，造影後には視神経あるいはその周囲に造影効果を認める．さらに，CTにて視神経管内側壁の骨欠損，篩骨洞内に軟部組織を認める際にはアスペルギルス症を考え，篩骨洞の生検を実施する．

稀に，肥厚性硬膜炎の形をとる眼窩先端部アスペルギルス症がある．拡散強調像が高信号を

図8 ヒストプラズマ症

A　T2強調像

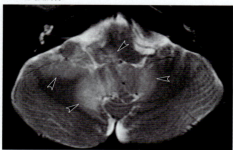

B　T2強調像

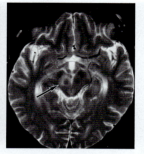

C　造影後T1強調像

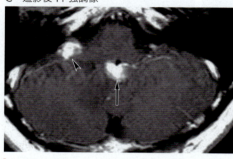

D　造影後T1強調冠状断像

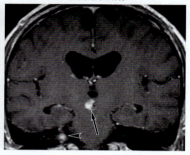

40代，男性．1か月前より後頭部痛および嘔気があり，その後右聴力低下が出現し，発症約1か月にて来院し，MRIを施行した．既往歴に熱帯熱マラリアがあり，アフリカ・中米を中心に海外渡航歴がある．
A：T2強調像：延髄右下小脳脚，右小脳半球，両側小脳扁桃に高信号を認める（▶）．
B：T2強調像：右赤核周囲に高信号を認める（→）．
C：造影後T1強調像：第四脳室後部に造影される病変を認める（→）．右小脳橋角槽にも造影される病変がある（▶）．
D：造影後T1強調冠状断像：脚間窩右に造影される結節状の病巣を認める（→）．右内耳孔にも結節状の造影効果を認める（▶）．右難聴の原因と考えられる．側脳室前角の軽い拡大がある．なお，胸部単純写真，胸腹部CTでは異常を認めない．
補足：結節状の造影効果のある病巣が右内耳孔，第四脳室後部，脚間窩に認められ，その周囲の脳内にはT2強調像にて高信号があり，浮腫の疑いがある．
その後の経過：第四脳室後部の病巣を摘出した．病理所見は類上皮肉芽腫形成を伴う炎症性変化で乾酪壊死はないものの微小な凝固壊死巣が存在した[35]．この生検所見では診断がつかず，その後死亡した[35]．剖検所見ではくも膜の血管には血管炎があり，その灌流領域には壊死を認めた．血管周囲には真菌が認められた．DNA解析によりHistoplasma capsulatumに特異的なrRNA，ITS領域の遺伝子の増幅が確認され，ヒストプラズマ症の確定診断に至った[35]．
（東京慈恵会医科大学放射線科　松島理士先生のご厚意による）

示すことが一つのヒントであり，上記と同様な背景を持つ患者ではアスペルギルス症を考え，早期に硬膜生検をすることが重要である．

3　ヒストプラズマ症（histoplasmosis）

輸入感染症とは患者がある特定地域を訪れた際に，その地域でのみ生息している菌あるいは真菌などに感染し，帰国後発症したものを指す．ヒストプラズマ症はコクシジオイデス症と並んで最も重要な輸入感染症である．南北アメリカ，インド，東南アジア，アフリカ，オセアニアでしばしば認められる．潜伏期は1〜4週間とされるが，初感染後の再燃もあるので，最近の渡航歴のみでは不十分である．細胞性免疫障害（HIV感染者，ステロイド投与など）や慢性閉塞性肺疾患が危険因子となる[35〜37]が，健常人にも感染しうる．日本では2004年3月までに40例の感染報告があり，そのうち17%が国内発症であったことから，すでに国内に定着している可能性がある[35]．

免疫健常者では頭痛，髄膜刺激徴候，精神状態の変化が症状としては多い．髄液所見では単核球優位の細胞上昇，蛋白上昇，糖低下を示す[36]．慢性リンパ球性髄膜炎の際には本症を考慮すべきとされる[36]．

中枢神経系では結核と同様に，粟粒性の肉芽腫，慢性の脳底部髄膜炎，脳実質内の孤発性肉芽腫と3種の形をとる[35]．脊髄に肉芽腫を示す症例もある[38]．

診断は抗原抗体検査が重要であり，補体結合法が有効である．髄液培養検査も多量の検体を用いて長期間行うことが必要である[36]．

画像所見

頭蓋内に結節状病変を示すhistoplasmomaの報告が多い[35]．小脳橋角槽，脚間窩，鞍上槽，Sylvius裂などくも膜下腔に造影効果を認める（図8）[35) 36)]．海外渡航歴のある症例では結核腫および結核性髄膜炎の鑑別診断として本症も考慮する．免疫健常者の報告ではほとんどすべての症例が脳室拡大を示し，水頭症がある[35) 39)]．

・恩田らの報告

比較的早期に診断した本症について報告している[40]．41歳，男性でメキシコに約1年半前より，2か月前まで滞在し，滞在中に洞窟観光歴がある．7か月前に胸部単純写真にて右肺に腫瘤影を指摘される．6か月前には頭痛，後頭部痛，微熱，易疲労感が出現した．4か月前に，他院で肺生検を施行し，肉芽腫と診断された．Ziehl-Neelsen染色とGrocott染色が陰性であり，抗菌薬投与で肺病変は縮小傾向となり経過観察となった．2か月前に帰国し，頭痛が増悪し，受診した．頭痛，後頸部痛を認めたが，項部硬直やKernig徴候は認めず，神経学的に他の異常所見がなかった．髄液検査では細胞数上昇（104/μL，多核球優位），蛋白上昇（300mg/dL），糖低下（32mg/dL）であった．

頭部造影MRIで小脳，脳底槽周囲の髄膜に造影効果を認め，脳底部髄膜炎の所見であった．メキシコへの渡航歴があることから，ヒストプラズマ，コクシジオイデスといった輸入真菌症

を疑い，確定した[40]．

なお，洞窟探検によるヒストプラズマ症のリスク上昇に関しては既に報告がある[41]．

診断のコツ

海外渡航歴のある患者で，結核性髄膜炎あるいは肉芽腫性病変の画像所見を呈した時には，常に考えておくべき疾患である．

海外渡航歴がなくても，慢性髄膜炎，多発性結節病変を示す時は考慮する．

4 ムコール真菌症（mucormycosis）

臨床

ムコール真菌症は免疫抑制患者に発生するMucor（ケカビ，毛菌類）による真菌症である．このカビは鼻粘膜に浸入し，血管浸潤性のために組織に梗塞を起こし，乾燥した（dry）壊疽を引き起こす．粘膜は造影されない構造として描出される．上顎洞から篩骨洞さらに，眼窩内へと進展する．頭蓋内には眼動脈および篩骨板から前頭葉に入る．または眼窩先端部から海綿静脈洞に入る．フィブリン形成あるいはムコール血栓による血栓形成が起こり，脳梗塞を引き起こす[42]．

ムコール真菌症は脳神経への浸潤のために，一側性の脳神経麻痺を引き起こすことが多い．一側顔面のしびれ感，耳痛，眼球突出，眼筋麻痺などを示し，Garcin症候群を引き起こすことがある．免疫抑制患者あるいは糖尿病患者において，多発性一側性の脳神経麻痺ではムコール真菌症を考慮することが必要である[42) 43)]．

・Rhino-orbito-cerebral mucormycosis (ROCM)

Jiangらによる11例のROCMに関しての報告がある[44]．平均年齢は53.7（45〜60）歳であり，糖尿病が最も重要な危険因子であり，9例にあった（糖尿病と神経系感染症については，本項のp.305表2「糖尿病が大きな危険因子となる神経系感染症」を参照）．1例は腎移植後，1

例は自動車事故後である．全例が鼻・眼窩・脳病変を有し，全例が眼窩先端部症候群を呈した．視力異常は全例にあり，8例は失明，3例は手の動きが分かる程度の視力であった．11例全例に脳神経症状，眼瞼下垂があり，9例は眼球突出と眼窩周囲浮腫，8例は顔面腫張があった．

Lemosらによると，ムコール真菌症は免疫抑制患者にほぼ限局して発生し，糖尿病［糖尿病ケトアシドーシス（diabeteic ketoacidosis：DKA）が約半数に存在する］，慢性的な免疫抑制，血液疾患（特に，好中球減少）に多い．

・Lamotteらの例

61歳，男性．急速に進行する右眼の視力障害，腫張，疼痛，眼瞼下垂，右前頭部の痺れにて入院4日前に発症した．既往には冠動脈疾患，2型の糖尿病があり，入院の1週間前にはDKAを起こしていた．眼窩先端部症候群を呈した（本章p.314「4-2 アスペルギルス症」のkey point 11参照）．DKAを伴う眼窩先端部症候群では真菌症が第一の鑑別疾患とされる．急速な進行はムコール真菌症を強く疑わせる[45]．

ムコール真菌の成長には鉄が必須であり，鉄過剰あるいはデフェロキサミン（desferrioxamine，過剰な鉄を体内から除去するためのキレート剤）の使用は同様に危険因子である．

本症は痛みを伴った眼窩先端部症候群を呈する．疑った際には，副鼻腔粘膜病変がなくても，副鼻腔の生検をすべきであり，副鼻腔が陰性の際には眼窩生検が必要となる[46]（眼窩先端部症候群に関してはp.308「アスペルギルス症」のmemoを参照）．

画像所見

・副鼻腔

副鼻腔の軟部組織の肥厚，上咽頭の軟部組織面の異常を認める．真菌であり，T2強調像では軟部組織は低信号を示す．拡散強調像では高信号を示す．梗塞に陥った粘膜はADC値の低下を認める．鼻粘膜はムコール真菌症により壊死に陥ると造影効果を認めなくなる[42)47]．

ムコール真菌症に侵された鼻甲介は造影効果を認めないので低信号を示し，また，T2強調像でも比較的低信号を示すので，"black turbinate" signと呼ばれる[42)48]．その鼻甲介には拡散制限がある[42]．

上記のJiangらによる11例のROCMについての画像所見は，副鼻腔粘膜の腫張と，眼窩周囲筋肉の炎症が全例に，海綿静脈洞の異常が4例，内頸動脈閉塞が2例にあり，脳梗塞が2例にあった[44]．

・脳病変

43歳，男性が失禁し，意識障害の状態で発見された．CTで急性水頭症を認め，左前角内から脳室上衣にかけて不均一な病変があった．MRIにて側脳室上衣を中心に造影効果があり，さらに，第三脳室にも均一な造影効果を認めた．側脳室内には結節状の病変があり，T2強調像では高信号を示し，一部に拡散制限があった[49]．

髄液検査では赤血球が1,100/mm^3，白血球24/mm^{3}と上昇していた．発熱はなく，バイタルサインは正常であった．感染あるいは腫瘍によるモンロー孔閉鎖による閉塞性水頭症と考えられた．生検により，ムコール真菌症であった．副鼻腔にはなく，剖検にて他の臓器にはムコール真菌症はなかった[49]．

接合菌症（zygomycosis：主に肺や鼻などに壊死性病変を生じる真菌感染症）の多くは副鼻腔，あるいは他の原発巣（呼吸器，消化管，あるいは血行性）からの波及である．しかし，脳のみの病変もあり，経静脈性薬剤使用の既往のある患者に多く，基底核に真菌性膿瘍を形成する[49]．

・視神経

60歳，女性．糖尿病があり，骨髄異形成症候群のある患者が右眼の腫脹と発赤により入院した．右副鼻腔炎と眼窩蜂窩織炎の診断を受けたが，初回には視力は正常であった．抗生物質とステロイド，副鼻腔の外科手術を受け，アスペルギルスが認められた．入院15日目に症状が再燃し，右視力の消失，意識変容，完全な右眼窩先端部症候群を呈した．病理組織の再検にて，

ムコール真菌症が認められた．視力消失6日後の拡散強調像にて軽度高信号を右視神経に認めた．視力消失15日後の拡散強調像ではより高信号が明瞭になり，拡散制限があった．鼻脳型ムコール真菌症による視神経の虚血と考えられた[50]（視神経に梗塞をおこす疾患については，4章 p.423「13. 側頭動脈炎」の【画像所見】眼窩梗塞症候群を参照）．

・眼窩病変

上記【臨床】内に記載した Lamotte らの例では，拡散強調像にて右眼窩内の視神経がほぼ全長にわたって高信号を示し，拡散制限があり，梗塞に陥ったとされている．アスペルギルス症（p.311，アスペルギルス症の図4，5参照）に類似しているが，高信号の範囲がより長い．特徴的な所見と考えられる．また，この症例では，脳病変として，小梗塞があり，海綿静脈洞内の内頸動脈と右中大脳動脈 M2 に狭窄がある．さらに，両側の篩骨洞，蝶形骨洞に高信号を FLAIR 像にて認め，造影効果があるが，鼻甲介には造影効果を認めず，black turbinate sign を示した[45]．

・脊髄

脊髄に浸潤すると脊髄梗塞を引き起こし，灰白質中心に壊死を起こす[47]．

● …診断のコツ

免疫抑制者あるいは糖尿病患者において，副鼻腔に病変があり，血管あるいは脳神経への浸潤を示し，眼球突出，眼筋麻痺，脳髄膜炎を示し，鼻甲介に造影効果の欠如（black turbinate sign），ADC 値の低下を認めた際にはムコール真菌症を考える．

DKA があり，眼窩先端部症候群を呈した患者では本症を考える．

鑑別診断

1. **アスペルギルス症**：糖尿病患者に多いことは同様であり，眼窩先端部症候群を呈する．筆者の印象として，ムコール真菌症がより重篤であり，眼窩周囲の腫張，顔面腫張がより多い．

2. **眼窩梗塞症候群**：急性の盲目，眼痛，全外眼筋麻痺を示す際には考える（4章 p.423「13. 側頭動脈炎」の【画像所見】参照）．眼窩内と眼球が虚血に陥る病態であり，血管の異常がある．

参考文献

1) Schwartz S, et al: Advances in the diagnosis and treatment of fungal infections of the CNS. Lancet Neurol 17: 362-372, 2018.
2) 庄司紘史：真菌感染症．15 神経系の疾患．杉本恒明，矢崎義雄（編）；内科学（第9版）．朝倉書店，p.1826-1827, 2007.
3) Bestard J, Siddiqi ZA: Cryptococcal meningoencephalitis in immunocompetent patients: changing trends in Canada. Neurology 74: 1233-1235, 2010.
4) 平山幹生：意識障害の変動がみられた重症筋無力症の患者．見逃し症例から学ぶ神経症状の"診"極めかた．医学書院．p27-32, p180-183, 2015.
5) Davies B, Thwaites G: Infections of the nervous system. Prac Neurol 11: 121-131, 2011.
6) Orlowski HLP, et al: Imaging Spectrum of Invasive Fungal and Fungal-like Infections. Radiographics 37: 1119-1134, 2017.
7) Mathews VP, Alo PL, Glass JD, et al: AIDS-related CNS cryptococcosis: radiologic-pathologic correlation. AJNR Am J Neuroradiol 13: 1477-1486, 1992.
8) Kwee RM, Kwee TC: Virchow-Robin spaces at MR imaging. RadioGraphics 27: 1071-1086, 2007.
9) Achtnichts L, Obreja O, Conen A, et al: Cryptococcal Meningoencephalitis in a Patient With Multiple Sclerosis Treated With Fingolimod. JAMA Neurol 72: 1203-1205, 2015.
10) 梅村敏隆，平山幹生，新美芳樹・他：AIDS に合併したクリプトコッカス髄膜脳炎の1剖検例 基底核および小脳病変の MRI 画像と病理所見の対応．BRAIN and NERVE：神経研究の進歩 59: 623-627, 2007.
11) Kovoor JM, Mahadevan A, Narayan JP, et al: Cryptococcal choroid plexitis as a mass lesion: MR imaging and histopathologic correlation. AJNR Am J Neuroradiol 23: 273-276, 2002.
12) Saigal G, Post MJ, Lolayekar S, et al: Unusual presentation of central nervous system cryptococcal infection in an immunocompetent patient. AJNR Am J Neuroradiol 26: 2522-2526,

2005.
13) Hansman Whiteman ML, Bowen BC, Donovan Post MJ, et al: Intracaranial infection. In Atlas SW (ed); Magnetic resonance imaging of the brain and spine, 3rd ed. Lippincott Williams & Wilkins, Philadelphia, p.1099-1176, 2002.
14) Kourkoumpetis TK, Desalermos A, Muhammed M, et al: Central nervous system aspergillosis: a series of 14 cases from a general hospital and review of 123 cases from the literature. Medicine (Baltimore) 91: 328-336, 2012.
15) Phuttharak W, Hesselink JR, Wixom C: MR features of cerebral aspergillosis in an immunocompetent patient: correlation with histology and elemental analysis. AJNR Am J Neuroradiol 26: 835-838, 2005.
16) Jay CA, Solbrig MV: Neurologic infections in diabetes mellitus. Handb Clin Neurol 126: 175-194, 2014.
17) 田中章浩, 吉田誠克, 諫山玲名・他：眼窩先端症候群を呈した非浸潤型副鼻腔アスペルギルス感染症の1例. 臨床神経 51: 219-222, 2011.
18) Alberstone CD, Benzel EC, Najm IM, et al: Anatomic basis of neurological diagnosis. Thieme, New York, p269-270, 2009.
19) Almutairi BM, Nguyen TB, Jansen GH, et al: Invasive Aspergillosis of the Brain: Radiologic-Pathologic Correlation. RadioGraphics 29: 375-379, 2009.
20) Tempkin AD, Sobonya RE, Seeger JF, et al: Cerebral Aspergillosis: Radiologic and Pathologic Findings. RadioGraphics 26: 1239-1242, 2006.
21) Taschner CA, et al: FREIBURG NEUROPATHOLOGY CASE CONFERENCE: Ring Enhancing Lesion in an Immunocompromised Patient. Clin Neuroradiol 25: 321-325, 2015.
22) Fellows DW, King VD, Conturo T, et al: In vitro evaluation of MR hypointensity in aspergillus colonies. AJNR Am J Neuroradiol 15: 1139-1144, 1994.
23) Seton M, Pless M, Fishman JA, et al: Case records of the Massachusetts General Hospital. Case 18-2008. A 68-year-old man with headache and visual changes after liver transplantation. N Engl J Med 358: 2619-2628, 2008.
24) 杉山 拓, 黒田 敏, 中山若樹・他：眼窩先端部症候群で発症し内頸動脈浸潤した副鼻腔真菌症の3症例. Neurological Surgery 39: 155-161, 2011.
25) Pichler MR, et al: A Woman in Her 60s With Chronic Meningitis. JAMA Neurol 74: 348-352, 2017.
26) 横田順子, 佐藤淳子, 荒川 敦・他：浸潤性アスペルギルス症による眼窩先端部症候群を発症し頭蓋内へ病巣の拡大がみられた2型糖尿病の1例. 糖尿病 57: 699-705, 2014.
27) Siddiqui AA, Bashir SH, Ali Shah A, et al: Diagnostic MR imaging features of craniocerebral Aspergillosis of sino-nasal origin in immunocompetent patients. Acta Neurochir (Wien) 148: 155-166, 2006.
28) Som PM, Dillon WP, Curtin HD, et al: Hypointense paranasal sinus foci: differential diagnosis with MR imaging and relation to CT findings. Radiology 176: 777-781, 1990.
29) 松村晃寛, 今井富裕, 齊藤正樹・他：原因不明のまま治療開始した頭蓋底病変の予後 多発性脳神経障害を呈した感染症を中心に. 臨床神経 53: 9-18, 2013.
30) 須貝章弘, 小宅睦郎, 梅田麻衣子・他：深在性アスペルギルス症による眼窩尖端症候群にボリコナゾールによる診断的治療が奏効した1例. 臨床神経 48: 746-749, 2008.
31) Freitag SK, Cunnane ME, Yoon MK, et al: Case records of the Massachusetts General Hospital. Case 18-2015. A 41-year-old woman with decreased vision in the left eye and diplopia. N Engl J Med 372: 2337-2345, 2015.
32) Tabai M, et al: Orbital Metastasis of Breast Cancer Mimicking Invasive Fungal Rhinosinusitis. Case Rep Otolaryngol: 2913241, 2016.
33) Lamotte G, et al: Clinical Reasoning: Monocular vision loss, ophthalmoplegia, and strokes in a 61-year-old man with diabetes mellitus. Neurology 89: e276-e281, 2017.
34) Parmar H, Gandhi D, Mukherji SK, et al: Restricted diffusion in the superior ophthalmic vein and cavernous sinus in a case of cavernous sinus thrombosis. J Neuroophthalmol 29: 16-20, 2009.
35) 荒井隆雄, 藤ヶ崎純子, 荒川秀樹・他：中枢神経系 histoplasmoma の1剖検例. 脳と神経 56: 795-800, 2004.
36) 濱田 雅, 辻 省次：脳の histoplasmosis. Brain Nerve 61: 129-134, 2009.
37) Tan V, Wilkins P, Badve S, et al: Histoplasmosis of the central nervous system. J Neurol Neurosurg Psychiatry 55: 619-622, 1992.
38) Desai SP, Bazan C 3rd, Hummell W, et al: Disseminated CNS histoplasmosis. AJNR Am J Neuroradiol 12: 290-292, 1991.
39) Schestatsky P, Chedid MF, Amaral OB, et al: Isolated central nervous system histoplasmosis in immunocompetent hosts: a series of 11 cases. Scand J Infect Dis 38: 43-48, 2006.
40) 恩田亞沙子・他：比較的早期に診断し得たヒストプラズマによる慢性脳底部髄膜炎の1例. 臨床神

経 58: 241-244, 2018.
41) Rocha-Silva F, et al: Histoplasmosis outbreak in Tamboril cave-Minas Gerais state, Brazil. Med Mycol Case Rep 4: 1-4, 2013.
42) Safder S, Carpenter JS, Roberts TD, et al: The "Black Turbinate" sign: An early MR imaging finding of nasal mucormycosis. AJNR Am J Neuroradiol 31: 771-774, 2010.
43) 六倉和生, 坪井義夫, 今村明子・他: Garcin 症候群を呈した鼻脳ムコール症. 脳と神経 56: 231-235, 2004.
44) Jiang N, Zhao G, Yang S, et al: A retrospective analysis of eleven cases of invasive rhino-orbito-cerebral mucormycosis presented with orbital apex syndrome initially. BMC Ophthalmol 16: 10, 2016.
45) Lamotte G, Farzal Z, Zimmerman WD, et al: Clinical Reasoning: Monocular vision loss, ophthalmoplegia, and strokes in a 61-year-old man with diabetes mellitus. Neurology 89: e276-e281, 2017.
46) Lemos J, Eggenberger E: Neuro-Ophthalmological Emergencies. Neurohospitalist 5: 223-233, 2015.
47) Horger M, Hebart H, Schimmel H, et al: Disseminated mucormycosis in haematological patients: CT and MRI findings with pathological correlation. Br J Radiol 79: e88-e95, 2006.
48) Chen SCY: Nasal mucormycosis. Classic case. AJNR Am J Neuroradiol February 1, 2016.
49) Terry AR, Kahle KT, Larvie M, et al: Case 5-2016. A 43-year-old man with altered mental status and a history of alcohol use. N Engl J Med 374: 671-680, 2016.
50) Mathur S, et al: Acute optic nerve infarction demonstrated by diffusion-weighted imaging in a case of rhinocerebral mucormycosis. AJNR Am J Neuroradiol 28: 489-490, 2007.

5 原虫感染症(protozoal infection)

1 トキソプラズマ症(toxoplasmosis)

臨床

経口感染で腸管から浸入した原虫(*Toxoplasma gondii*)は主に血行性で全身に播種され,骨以外のすべての組織・臓器に感染し,寄生する[1]。先天性感染もあるが,本項では割愛する.

後天性トキソプラズマ症として,免疫正常者が感染した場合には普通は無症状に経過するが,稀にびまん性脳症,髄膜脳炎などの神経症状を呈する.

一方,免疫不全患者,特にHIV患者では最も多い日和見感染症である[1]。また,進行したHIV患者における脳内限局性病変の最も多い原因である.HIV患者にて,CD4-T細胞が50～200/μLと減少すると,日和見感染症である,脳トキソプラズマ症,クリプトコッカス髄膜炎,進行性多巣性白質脳症が発症する(本章 p.216「1-4 レトロウイルス感染症」表6参照)[2]。数日～数週間の亜急性の経過で,頭痛,発熱,意識状態の変化,局所的神経脱落症状を来す[3]。頭痛が最も多い症状であるとする報告もある[4]。病変は脳膿瘍が多い.

時に,巣症状を伴わず急性に致死的となるびまん性脳炎を呈することがある[1]。

・検査所見

髄液検査では蛋白は軽度～中等度の上昇,リンパ球優位の細胞増多,糖濃度正常を示す.髄腔内でのトキソプラズマ特異IgGあるいはIgM抗体産生の証明は脳炎の診断に有用である[1]。しかし,強度の免疫抑制状態ではこの抗体が消失する[3]。

・診断的治療

7～10日間の抗生物質(sulfadiazine + pyrimethamin)の使用によって急速に消退するので,反応のない際には生検を考える[3,4]。

画像所見

主として基底核,視床および大脳皮髄境界に境界明瞭で多発性の腫瘤性病変を認める.多発性が多いが,30%は孤発性である.病変は4cm以下が多い[3]。これらの病巣は膿瘍を示していることが多い[5,6]。

・CT

低～等吸収域を示し,周囲に浮腫とmass effectを示す.石灰化は稀であるが,治療後には石灰化が見られることもある.

・MRI

T1強調像では低信号を示し,時に,周辺部が高信号を示すこともあり,後者は悪性リンパ腫との鑑別に重要である.T2強調像あるいはFLAIR像では高信号あるいは混合性の信号強度を示す(図1).周辺部に出血があれば拡散強調像では同部位が高信号を示す.しかし,脳膿瘍で認められるようなADC値の低下は稀であるとする報告があるが[5],低下する例(図1)[3,7]や低下から上昇まで幅が広い例もあり,これのみでは悪性リンパ腫との鑑別にならないともされる[8]。SWIでは壁に出血が認められることもあるとされる[9]。

・造影効果

造影後T1強調像では辺縁部に造影効果を認め,周囲には浮腫による低信号がある(図2,3).周囲にリング状の造影効果と内部に結節状の造影効果がある時には"target sign"あるいは"eccentric target sign"と呼ばれる(図3)[10]。

Mueller-Mangらによると骨髄移植後のトキソプラズマ症26例の報告では,24例は基底核,天幕上,天幕下において多数の病変がある.しかし,1例は1個のみ,残りの1例は両側半球に2個の病変を認めた[11]。

造影効果と浮腫の有無によって,2種類の病変に分けられた.16例では結節状,あるいはリング状の造影効果を認め,中等度から強い浮腫

図1 トキソプラズマ症

A　T1強調像　　B　造影後T1強調像　　C　T2強調像　　D　拡散強調像

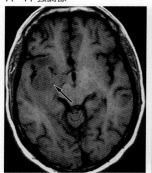 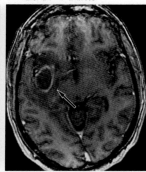 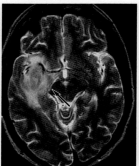 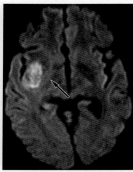

E　ADC map

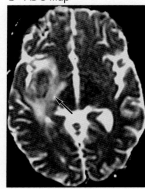

45歳，男性．HIV陽性患者である．3か月前より疲労感，痰と出血を伴う咳があり，アルコール多飲があった．3日前より黄疸が出現し，急速な認知機能低下（傾眠傾向とゆっくりとした不明瞭な言語障害）を認めた．

A：T1強調像：右島回から外包にかけて低信号を示す（→）．なお，CTにて右島回から，外包，内包，視床に及ぶ低吸収域があり，石灰化を認めない（非掲載）．
B：造影後T1強調像：薄い均一なリング状の造影効果を病変に認める（→）．
C：T2強調像：病変は不均一な高信号を示すが，中心部はやや低い信号を示し，周囲高信号を示す（→）．
D：拡散強調像：病変の中心部は高信号を示す（→）．
E：ADC map：病変の中心部は不均一な拡散低下を認める（→）．（文献3より引用）
補足：病変は3.4cmの直径を有しているが，数日前には2.6cmであったので，短期間に拡大している．リング状の造影効果を来す疾患の中で，転移性脳腫瘍，悪性神経膠腫，悪性リンパ腫ではこのように急速に拡大しないため，膿瘍を考慮すべき所見である．免疫抑制患者，特にHIV陽性患者では常に，トキソプラズマ症も考慮すべきである．本症でも，拡散制限を認めることがある．

図2 トキソプラズマ症

A　FLAIR像　　B　造影後T1強調像

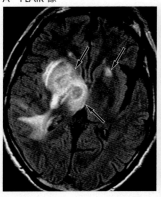 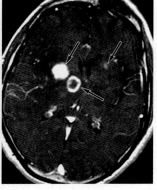

50代，男性．主訴は意識障害．3か月前より食欲不振，嘔吐，1か月半前より左片麻痺を認め，徐々に増悪した．HIV陽性，CRP：5.1mg/dLだが，白血球は4,800（リンパ球23%），両肺に多発する囊胞があり，小粒状影の散在を認める．

A：FLAIR像：右側優位両側に基底核に多発性の腫瘤性病変を認め，広範な浮腫を認める（→）．
B：造影後T1強調像：腫瘤には造影効果を認め，一部はリング状である（→）．
補足：CTでは病変は低吸収域を示し，拡散強調像では高信号を示さない（非掲載）．脳室上衣に沿った進展はなく，タリウムSPECTは陰性であった（非掲載）．以上の所見より，HIV陽性であり，肺の病変と合わせて，トキソプラズマ症と診断し，トキソプラズマ治療薬により著明な改善を認めた．
（山梨大学医学部放射線科　石亀慶一先生のご厚意による）

図3 トキソプラズマ症

A　T2強調像　　　　　B　T1強調像　　　　　C　造影後T1強調像

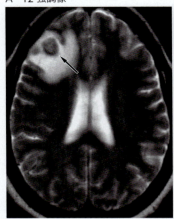 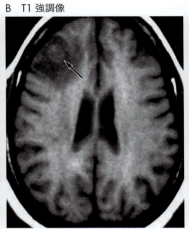 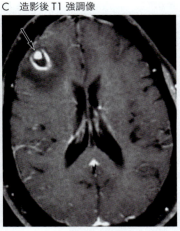

30代，女性（外国人），6日前に突然痙攣発作が出現し受診した．HIV陽性患者である．
A：T2強調像：右前頭葉皮質下に周囲に浮腫を伴い，皮質から白質と等信号を示す腫瘤を認める（→）．
B：T1強調像：腫瘤はほぼ皮質と等信号であるが，点状の白質と等信号を含んでいる（→）．
C：造影後T1強調像：周囲にリング状の造影効果と内部に結節状の造影効果があり，しかも中心ではなく，前部に結節が存在する，"eccentric target sign"を示す（→）．なお，右半卵円中心に小さな結節状の病変があり，造影効果を認めた（非掲載）．同様な病変と考えられた．
補足：生検となり，病理にて凝固壊死に陥った脳組織であり，マクロファージが少数散在している．病変辺縁部にはリンパ球，組織球，好中球の浸潤がある．その中に少数のtoxoplasmaの嚢子が認められた．血管炎を伴っている．
（国立国際医療研究センター病院放射線科　蓮尾金博先生のご厚意による）

を示した．10例の患者では，それに対して，造影効果および浮腫も認めない．7例はT1強調像にて，高信号を示し，出血を示した．

　造影効果のない症例は，白血球数が少ないために免疫不全になり炎症反応が少ないことによるとされている．免疫正常者のトキソプラズマ症では造影効果が認められる．しかし，白血球数が正常であるにもかかわらず造影効果のない2症例があり，白血球数のみが炎症反応を示す所見ではない．

　慢性GVHDの既往のある骨髄移植後患者はトキソプラズマ症の危険がより高い．

　12例の造影効果のないトキソプラズマ症では死亡率は76％（9/12例）であり，造影効果のある16例では38％（6/16例）である．造影効果のある例は炎症に対する反応があり，免疫状態がよく，予後がよいと考えられる[11]．

・その他

　びまん性の脳炎型があり，壊死はほとんどなく，大脳皮質および灰白質に小膠細胞性の結節があり，原虫を含んでいる[6]．画像では非特異的な脳腫脹と血管炎による皮質梗塞を認めるとされる[12]．また，上衣炎（脳室炎）型を示す例があり，側脳室および第三脳室周囲に1cm程の壊死巣を認め，その中には原虫が多数存在する．画像では脳室炎と閉塞性水頭症を示し，拡大した脳室周囲に高信号をFLAIR像にて認める[6]．

　タリウムによるSPECTでは陰性である[13)14]．

・MRS

　本症ではMRSにて脂肪／乳酸の高度の上昇を認めるのが特徴である．さらに，NAA，コリン，クレアチニンは低下する[4]．しかし，コリンが上昇するとする例もある[9]．一方，悪性リンパ腫ではコリンは上昇する[15]．

鑑別診断

1. 悪性リンパ腫：HIV患者においては最も重要な鑑別であり，造影効果のある腫瘤を見た際にはこの2つの鑑別が重要である（表「HIV患者におけるリング状の造影効果」を参照）．リンパ腫はCTにて高吸収域を示し，側脳室

表 • HIV 患者におけるリング状の造影効果[16]

トキソプラズマ症（基底核，視床，大脳皮髄境界）
悪性リンパ腫
脳膿瘍
結核
サイトメガロウイルス（CMV）脳炎
cryptococcoma（酵母菌腫）

注：脳膿瘍と中枢神経系の結核は CD4 の数によらずに発症するが，免疫不全が大きいほどそのリスクは高くなる．結核が流行していない地域では，トキソプラズマ症と悪性リンパ腫が最も多い．

近傍に分布し，上衣下や脳梁に進展することがある．出血を呈することは少ない．より浸潤性であり，バタフライ様の進展を示す．ADC 値は低下することが多く，perfusion MRI では血流増加を示すのに対して，トキソプラズマ症では血流低下を示す．タリウムによる SPECT では 2 cm 以上あれば，悪性リンパ腫は陽性になる（100％の感度，89％の特異度）．しかし，2 cm 以下では感度 50％，特異度 82％となる[5)10)13)14)]．

MRS ではトキソプラズマ症に比べて，悪性リンパ腫はコリンが高く，脂肪／乳酸の上昇がトキソプラズマ症よりは高くはない．target sign は悪性リンパ腫は少ない[4]．

2. **結核**：結核腫は中心部が T2 強調像に低信号で，周囲に等信号の皮膜がある点はトキソプラズマ症に似ている．しかし，結核性髄膜炎の所見（脳底部くも膜下腔の造影効果，基底核の梗塞，水頭症）を伴っていることが異なる[5]．HIV 患者においては CD4-T 細胞が 200～500 程度でも結核性髄膜炎は起こりうる（本章 p.216「1-4 レトロウイルス感染症」表 6 参照）[2]．

3. **脳膿瘍**：中心部の ADC 値の低下，target sign はない[4]．

4. **転移性脳腫瘍**：拡散制限がない，脂肪／乳酸は高度の上昇はない[4]．

5. **クリプトコッカス症**：免疫抑制患者に最も多い真菌感染である．髄膜炎を起こすが，Virchow-Robins 腔からの進展による cryptococcoma も起こりうる（本章 p.303「4-1 クリプトコッカス髄膜炎」参照）[3]．

6. **神経有鉤嚢虫症**：通常は小さく，浮腫は限局している．しばしば，他の部位に石灰化を伴う．血清中の有鉤嚢虫症に対する抗体検査は孤発性病変に対しては感度が悪い[3]．

● …診断のコツ

基底核，視床，大脳皮髄境界に結節状あるいはリング状の造影効果を示し，中心部に ADC 値の低下を認めない病変を HIV 陽性患者に認めた際には本症を考慮する．

2　脳赤痢アメーバ症（cerebral entamebiasis）

臨床

脳アメーバ症は赤痢アメーバの部分症のひとつである．中枢神経系障害を来すのは全赤痢アメーバ症の 1～8％と言われており，脳赤痢アメーバ症のほぼ全例で肝膿瘍を合併している．頭痛，嘔吐，痙攣，意識障害，局所症状など脳膿瘍としての所見や髄膜刺激症状が見られ，特異的ではない．髄液は正常ないし，非特異的所見である[1]．

画像所見

脳 CT では周囲に造影効果の認められない不整な病巣が認められる[1]．

3　原発性アメーバ性髄膜脳炎（primary amebic meningoencephalitis）

臨床

病原体は *Naegleria fowleri* であり，鼻腔内より直接頭蓋内に浸入する．2～5 日の潜伏期の後，突如として劇症型の化膿性，時に出血性壊死性脳底髄膜炎の病像を呈する．臨床的特徴は激しい頭痛，項部強直，痙攣や意識障害などであり，急激に死に至ることが多い[1]．髄液所見は膿性であり，出血性変化を伴う．圧の上昇，好中球主体の細胞数の高度増加，蛋白増加，糖の著明減少が認められる．

画像所見

初期には正常であることが多いが，脳浮腫あるいは脳底部の髄膜の造影効果を認める．水頭症が急激に進行する．膿性の浸出物によって血管の閉塞が起こり，基底核に梗塞が出現する[17]．

4 肉芽腫性アメーバ性髄膜脳炎（granulomatous amebic encephalitis：GAE）

臨床

病原体はアカントアメーバ属アメーバおよび *leptomyxida* であり，免疫抑制患者に発症する[1]．しかし，免疫正常者の報告もある[17]．限局性かつ多発性の慢性脳脊髄炎，脳膿瘍の病像を呈する．数か月〜1年の経過で進行する．髄液所見は無菌性髄膜炎の所見を呈するが，非特異的である[1]．

画像所見

多巣性のT2強調像にて高信号を示し，不均一あるいはリング状の造影効果を示す病変が間脳，視床，脳幹，小脳に認められるとされる[18]．しかし，皮質白質境界に，不規則に病巣を認めることもあり，出血を伴っている[17]．GAEの病巣はcerebritisあるいは微小膿瘍であるとされている．また，大きな孤発性の腫瘤を呈することもある．腫瘤様の病変では線状あるいは脳回様の造影効果を認める．これは髄膜の炎症とそれに接する皮質の炎症を見ている可能性がある[17]．さらに，脳表の血管への浸潤が及ぶと脳梗塞を伴うことがある．

5 マラリア脳症（cerebral malaria）

臨床

マラリアはハマダラカに伝搬される熱性疾患で，全世界の熱帯・亜熱帯に広く分布する．日本国内では輸入感染症として年間数十例が報告されている．マラリア脳症は致死的な合併症の一つで，2％程度の患者に発症する[19]．熱帯熱マラリア原虫（*Plasmodium falciparum*）による寄生虫血症があり，昏睡を呈し，低血糖などのその他の原因が除外されればマラリア脳症と診断できる[19)20]．

画像所見

Potchenらは120例の網膜症を伴った小児マラリア脳症の急性期MRIについて報告した．基底核病変が最も多く，その他には脳ヘルニアを伴う脳容量の増大，局所的皮質病変，側脳室周囲白質病変，脳梁の異常，深部灰白質の異常がある．皮質病変がびまん性であり，血管の支配領域に無関係である[20]．

別の報告では脳室周囲白質，脳梁，皮質下や視床に高信号をT2強調像及びFLAIR像にて認める．脳梁では膨大部病変の頻度が高い．脳梁膨大部病変はADC値の低下を伴い，可逆性である[21)22]．

久保田らは20歳，日本人女性で，海外（ガーナ）旅行から帰国後9日より発熱，関節痛が出現し，CRP 10.3と上昇し，LDHの上昇，血小板数の低下，腹部CTにて肝脾腫を認め，マラリア感染と診断された例を報告した[19]．意識レベルの低下があり，入院当日の拡散強調像にて脳梁膨大部に高信号を示した．ADC値については記載がない．12日後の拡散強調像では淡い高信号が残存した．

参考文献

1) 岸田修二：原虫感染症．15 神経系の疾患．杉本恒明，矢崎義雄（編）；内科学（第9版）．朝倉書店，p.1828-1829, 2007.
2) Davies B, Thwaites G: Infections of the nervous system. Prac Neurol 11: 121-131, 2011.
3) Cho TA, Larvie M, Tian D, et al: Case records of the Massachusetts General Hospital. Case

6-2012. A 45-year-old man with a history of alcohol abuse and rapid cognitive decline. N Engl J Med 366: 745-755, 2012.
4) Kim W, Sabat S: Toxoplasmosis. Case of the Week. July 31, 2014. AJNR Am J Neuroradiol.
5) Lee GT, Antelo F, Mlikotic AA: Best cases from the AFIP: cerebral toxoplasmosis. Radio-Graphics 29: 1200-1205, 2009.
6) Lucas S, Bell J, Chimelli L: Toxoplasmosis. Parasitic and fungal infections. In Love S, Louis DN, Ellison DW (eds); Greenfield's neuropathology, 8th ed. Hodder Arnold, London, p.1455-1461, 2008.
7) Finelli PF, Foxman EB: The etiology of ring lesions on diffusion-weighted imaging. Neuroradiol J 27: 280-287, 2014.
8) Schroeder PC, Post MJ, Oschatz E, et al: Analysis of the utility of diffusion-weighted MRI and apparent diffusion coefficient values in distinguishing central nervous system toxoplasmosis from lymphoma. Neuroradiology 48: 715-720, 2006.
9) Fatterpekar G: Toxoplasmosis. Case of the Month. AJNR Am J Neuroradiol: 2012, March.
10) Masamed R, Meleis A, Lee EW, et al: Cerebral toxoplasmosis: case review and description of a new imaging sign. Clin Radiol 64: 560-563, 2009.
11) Mueller-Mang C, et al: Imaging characteristics of toxoplasmosis encephalitis after bone marrow transplantation: report of two cases and review of the literature. Neuroradiology 48: 84-89, 2006.
12) Lescop J, Brinquin L, Schill H, et al: Diffuse toxoplasmic encephalitis in a non-immunosuppressed patient. J Radiol 76: 21-24, 1995.
13) Young RJ, Ghesani MV, Kagetsu NJ, et al: Lesion size determines accuracy of thallium-201 brain single-photon emission tomography in differentiating between intracranial malignancy and infection in AIDS patients. AJNR Am J Neuroradiol 26: 1973-1979, 2005.
14) Grossman RI, Yousem DM: In Neuroradiology, 2nd ed. Mosby, St. Louis, p.153-155, p.297-304, 2003.
15) Hegde AN, Mohan S, Lath N, Lim CC: Differential diagnosis for bilateral abnormalities of the basal ganglia and thalamus. Radiographics 31: 5-30, 2011.
16) Hillis JM, et al: Clinical Reasoning: A 48-year-old woman with confusion, personality change, and multiple enhancing brain lesions. Neurology 90: e1724-e1729, 2018.
17) Singh P, Kochhar R, Vashishta RK, et al: Amebic meningoencephalitis: spectrum of imaging findings. AJNR Am J Neuroradiol 27: 1217-1221, 2006.
18) Sell JJ, Rupp FW, Orrison WW Jr: Granulomatous amebic encephalitis caused by acanthamoeba. Neuroradiology 39: 434-436, 1997.
19) 久保田 敬, 仰木健太, 青山信隆・他: マラリア脳症. 臨放 57: 1117-1119.
20) Potchen MJ, Kampondeni SD, Seydel KB, et al: Acute Brain MRI Findings in 120 Malawian Children with Cerebral Malaria: New Insights into an Ancient Disease. AJNR Am J Neuroradiol originally published online on April 19, 2012.
21) Hantson P, Hernalsteen D, Cosnard G: Reversible splenial lesion syndrome in cerebral malaria. J Neuroradiol 37: 243-246, 2010.
22) Yadav P, Sharma R, Kumar S, et al: Magnetic resonance features of cerebral malaria. Acta Radiol 49: 566-569, 2008.

6 寄生虫感染症（parasitic infection）

1 神経有鉤嚢虫症（neurocysticercosis：NC）

臨床

有鉤嚢虫症（cysticercosis）は豚やイノシシを中間宿主とし，人を終宿主とする有鉤条虫の幼虫寄生により生じる疾患である．被嚢化された幼虫を含んだ調理不十分な豚肉などを摂取すると感染する．幼虫は人の腸内で成虫の有鉤条虫（Taenia solium）となる．その卵より萌出された幼虫が腸管壁から血管内に入り，全身諸臓器に寄生して嚢胞を形成し，成長して有鉤嚢虫（Cysticercus cellorosae）になる．好発部位は皮下組織，筋肉，中枢神経，肺，肝臓などである．また，感染経路として人糞中の虫卵を偶発的に摂取することによっても起こる[1]．

近年，虫卵で汚染された輸入食品や性交渉による虫卵の経口摂取で感染した有鉤嚢虫の感染が増加傾向にある[2]．

中枢神経が侵された時にはNCとなり，さまざまな神経症状が出現するが，痙攣が最も多い．その他に頭痛，意識障害があり，水頭症や頭蓋内圧亢進症状を示す[2]．

NCは感染から発症するまで数年～数十年かかる（平均4.8年）．病変部位としては脳実質が50～70％と最も多く，脳室内が15～50％，くも膜下腔が3～10％となる．通常は多数の嚢胞を認める[1]．

脳実質外（脳室内，脳槽内）の嚢虫症は頭蓋内圧亢進と水頭症を引き起こし，画像にて見つけにくい疾患のひとつである．ラテンアメリカ，アフリカ，アジアから帰国した人，あるいはその住人は本症を考慮する[3]．

好酸球増加を示す髄膜炎を表に示す（表）[4]．

・有鉤条虫症　Taenia solium taeniasis

有鉤嚢虫症に対して，有鉤条虫症は，汚染された豚肉を摂取後に起こる成虫による感染症である．成虫は，軽度の胃腸症状を引き起こすことがある．脆弱な片節が腸管内で崩壊し，虫卵から発生した幼虫が腸管から全身に播種されて有鉤嚢虫症を引き起こす（自家感染）．虫卵を経口摂取した際にも同様に有鉤条虫症を引き起こす[5]．

撮像方法

頭節を描出することが重要であり，できるだけ薄いスライスにて3方向を撮像する．FIESTA（CISS）法も参考になりうる．

画像所見

◆ **1. 脳実質内病変**

病気によって異なる[6)7)]．嚢胞とその内部にある偏心性結節（頭節）を認めれば，NCを考える．病変は小さく（2cm以下），大脳周辺部（periphery）に多い[8]．

◇ **NCの病期**

1）小胞期（vesicular stage）

活動性のある幼虫と貯留液体を囲む薄い被膜からなる．虫体は生きているが，炎症を伴っていない．画像では髄液と等信号，等吸収値の嚢胞と，頭節に相当する壁在結節を有する．拡散強調像にて，嚢胞を示す低信号内に，偏心性に高信号を示す点状の頭節があり，ADC mapでは頭節は等～低信号を示す．特徴的な画像所見である．浮腫や造影効果はない[9]．

表 ● 好酸球増加を示す髄膜炎[4]

寄生虫	・広東住血線虫症 ・神経有鉤嚢胞症 ・住血吸虫症 ・包虫症
真菌	・コクシジイイジオス症はよくある ・クリプトコッカス症では稀
肉芽腫	・結核および神経梅毒は稀
腫瘍	・稀であり，ほとんどはHodgkinリンパ腫
自己免疫性疾患	
異物反応	・シャント ・カテーテル

2) コロイド小胞期(colloid vesicular stage)

幼虫が死んで変性し，囊胞液は混濁してくる．被膜が厚くなるに従い，囊胞は小さくなる．変性した幼虫は脳血液関門を越える代謝産物を放出する（宿主の炎症反応が進行する）．そのために画像では浮腫，神経膠症が周囲にあり，造影効果を示す（図1）．T2強調像にて囊胞液は脳脊髄液よりも高信号，被膜・頭節はより低信号を示し，2/3でリング状造影効果を示す（図1）．拡散強調像では低信号を示す囊胞内にカーブ状の高信号を示す頭節があり，周囲には浮腫がある．頭節はADC map では等〜低信号を示す[9]．

3) 顆粒結節期(granular nodular stage)

囊胞消退により，被膜の菲薄化を来す．石灰化を囊胞壁，囊胞内容に認める．頭節も感染から8か月〜10年後には石灰化を呈する．画像では単純 CT にて石灰化を皮髄境界，皮質に認める．一方，残存囊胞は T1 強調像にて脳実質と等信号，T2 強調像にて等〜低信号を示す．病変は肉芽腫へと変化し，結節状，リング状の造影効果を認めることが多い．浮腫は少なくなる．拡散強調像では均一な拡散制限のある円形の病変として認められる．おそらく，粘稠度の高い炎症性内容によるとされる[9]．

4) 石灰化結節期(nodular calcified stage)

CT にて石灰化結節を認める．T2 強調像あるいは T2*強調像にて病巣は低信号を示す．時に造影効果を認めることもある．

・全体像

FLAIR 像にて，囊胞内の頭節は偏心性の高信

図1 有鉤囊虫症

A　T1 強調像

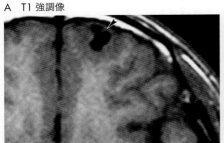

B　FLAIR 像

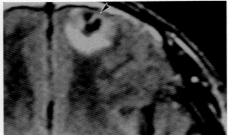

C　T2 強調像

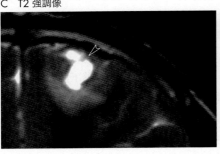

D　造影後 T1 強調像

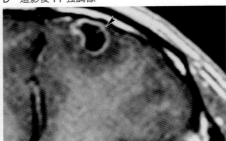

30代，中国人の男性．全身痙攣にて近医を受診．頭部 CT より脳占拠性病変が疑われ入院．
A：T1 強調像：左前頭葉皮質下に低信号を示す囊胞を認める．その内部に偏心性の結節を前部に認める（▶）．囊胞の周囲には浮腫を認める．
B：FLAIR 像：囊胞は髄液と同様な信号強度を示し，結節は高信号を示す（▶）．
C：T2 強調像：囊胞は高信号を示し，結節はそれよりも信号強度が低い（▶）．周囲には浮腫を認める．
D：造影後 T1 強調像：囊胞周囲には造影効果を認め，さらに結節部位にも造影効果がある（▶）．頭節に相当する．なお，CTでは石灰化を認めない（非掲載）．コロイド小胞期に相当すると考える．
（聖マリアンナ医科大学症例．がん研有明病院核医学部　小山眞道先生のご厚意による）

号を示すことが多く（図1），最も有効なシークエンスとされる．造影剤の投与は有効であり，しかも，造影剤を投与してから時間が経つ程より多くの病変を指摘できる[6]．前述の病期ではコロイド小胞期から石灰化結節期まで造影効果が期待されるので，造影剤の投与は必須である．

・石灰化

CTが有効である．ごく稀に，石灰化によりT1強調像にて高信号として認められる多発性のNCがあり，その一部には軽い造影効果を認めている[10]．

・ADC map

リング状の造影効果を示すコロイド小胞期および顆粒結節期にはADC値の低下を認めないとされ，脳膿瘍との鑑別になる[8]．

・MRS

ピルビン酸のピークを2.4ppmに認め，特徴的とされる[11)12]．ただし，包虫症にも認められる．別の論文ではコハク酸塩，あるいはコハク酸塩と酢酸塩の存在は変性した本症を示し，嫌気性あるいは結核性膿瘍との鑑別になる．コリン／クレアチニン比は上昇し，炎症を示すとされる[13]．

2. 脳室内病変

脳室内は2番目に多い病型であり，54％を占める．通常は単独に存在するが，脳実質病変を伴うことがある（24％）．第四脳室に最も多く（53％），第三脳室（27％），側脳室（11％），中脳水道（9％）の順である．

脳室内へは脈絡叢経由にて到達する．臨床的には重症である．mass effectによる急速な脳室拡大，急死を起こすことがある．幼虫が死亡すると，上衣炎を起こし，水頭症を起こすことがある．

脳室内囊胞は髄液と同様な信号強度を示すが，FLAIR像にて，髄液より少し高信号を示すこともある．また，T1強調像では脳と等信号で，造影効果を示すこともある[13]．側脳室内病変においても，頭節は拡散強調像にて高信号として認められる[9]．

CISS（FIESTA）法を使用すると髄液の高信号とは異なり，脳室内のNCの頭節は比較的低信号として認められるとされる[14]．囊胞壁が線状，曲線状の低信号として脳室内に認められる．

48歳の女性例の報告がある[4]．2週間の経過にて，複視，頭痛，鬱血乳頭を来した．MRIにて第四脳室内に囊胞性病変を認めた．T1強調矢状断像にて頭節が髄液より高信号として，第四脳室内に認められる．亜急性の頭蓋内圧亢進症，全脳室拡大を伴う水頭症，第四脳室内と脊柱管内に囊胞性病変，髄液検査にてリンパ球性髄膜炎の存在が疑われる，患者がカリブ海周囲から来たことより，NCと診断された[4]．

脳室内の囊胞ではその他に，包虫症（hydatid disease）がある[3]．その他の第四脳室内病変についてはkey point 12「第四脳室病変の鑑別診断」を参照[4]．

3. くも膜下腔病変：蔓状有鉤囊虫症（racemose cysticercus）

脳底槽病変は3.5％に発生する．主に，小脳橋角槽，鞍上部槽であるが，中脳周囲脳槽，や大槽，Sylvius裂にも起こる[13]．

蔓状有鉤囊虫症は大きな多房性の囊胞病変であり，ブドウの房状を示す，脳底槽とSylvius裂に存在することが多い．その大きさは5〜100mmに及ぶ．髄液と囊胞は同様な信号強度を示し，造影効果を通常は認めない．頭節を認めることは少ない[6]．一方，拡散強調像ではくも膜下腔の病変も楕円形の高信号として認められるともされる[9]．

NCの存在する部位ではくも膜下腔は拡大し，mass effectを認め，多房性を示す（図2）[6]．脳室内と同様にCISSないしはFIESTA法が有効と考えられる．くも膜周囲の脳実質に反応性の変化を引き起こすと，低信号を示す囊胞の周囲にFLAIR像では高信号として認められる．MRSではピルビン酸を認める[12]．

4. 血管炎

くも膜下腔でのNCにおいて，53％に血管炎を認められる．無症状もあり，中大脳動脈，後

> **key point** 【12. 第四脳室病変の鑑別診断[4)]】
> ・感染症
>   寄生虫；神経有鉤嚢虫症，包虫症
>   真菌；クリプトコッカス症
> ・腫瘍：上衣腫，類上皮腫，脈絡叢乳頭腫，髄膜腫，転移性脳腫瘍，上衣下腫
> ・先天性：上衣嚢胞
> ・肉芽腫：神経サルコイドーシス（4章 p.359「1. 神経サルコイドーシス」図5参照）

大脳動脈に多い．多数の血管を侵すのが，50％にある[13)]．

●…診断のコツ

流行地（ラテンアメリカ，アフリカ，アジア）の住人あるいはそこから帰国した人たちにおいて，小さな（2cm以下の）大脳周辺部に位置する孤発性のリング状の造影効果のある病変は本症を示唆する．拡散強調像での頭節の高信号は特徴的である．

2 脳マンソン孤虫症（cerebral sparganosis mansoni）

臨床

マンソン孤虫（*Sparganosis mansoni*）の第1中間宿主はケンミジンコであり，プロセルコイド（procercoid）を有するケンミジンコをヒトが水とともに摂取すると感染する．また，第2中間宿主は両生類，爬虫類，鳥，哺乳類であり，これらの体内に存在するプレロセルコイド（plerocercoid）をヒトが食すると，ヒトの体内では成虫にならず，プレロセルコイドのまま体内移動する．ヒトの感染源としてはヘビ，鳥，カエルなどの肉の刺身が重要である[2)]．

幼虫の寄生部位としては皮下組織が多いが，軟部組織から神経および血管に沿って頭蓋底の穴から脳および脊髄に浸入する．腫瘤を形成し，周囲へ細胞浸潤や結合組織を増生する．また，移動性があるのも特徴である[2)]．

世界中に存在するが特にアジア，アメリカに

図2 蔓状有鉤嚢虫症

A 単純CT

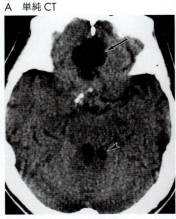

B 単純CT

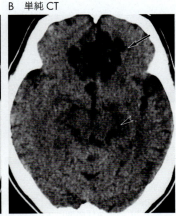

60代，女性．3年ほど前に原因不明の髄膜炎があり，認知症，歩行障害を呈し，水頭症を認め，シャント術を施行し，症状の改善があった．2か月前より，再度認知症を呈する．
A，B：単純CT：前頭葉底部に多房性の嚢胞を認める（→）．石灰化を認めない．第四脳室左にも嚢胞を認める（A；▷）．中脳周囲の脳槽が十分に認めず，異常である（B；▷）．

多い．Songらの報告では男女の差はなく，9～83歳までの患者がおり，頭痛，痙攣，片麻痺などを認め，8か月～30年経過をしている[15]．診断は血中，髄液中のELISA法による抗マンソン孤虫抗体の検出による．

生存している虫は5～18cmの大きさであり，死亡し変性をすると膠原線維，炎症細胞，グリオーシスを伴う[15]．

画像所見

・全体像

Songらの25例の報告では患側大脳白質の変性と皮質萎縮が最も多く23例にあり，次いで同側の脳室拡大が20例となっている．点状の石灰化はCTにて6例に認めている．最も特徴的な所見はトンネルサイン(tunnel sign)であり，T1強調像では低信号，T2強調像では高～等信号を示し，造影効果のある病変で，境界明瞭な円柱状あるいは紡錘状を示し，冠状断像あ

図3 脳マンソン孤虫症

A 単純CT

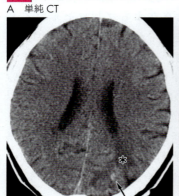

B T2強調像

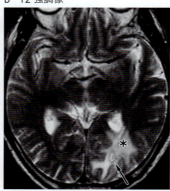

C 造影後T1強調像

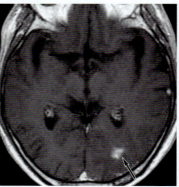

D 造影後T1強調矢状断像

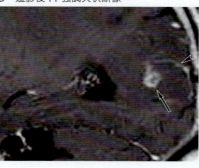

E 造影後T1強調矢状断像(20日後)

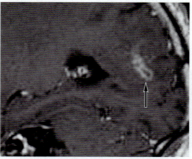

60代，男性．2日前に突然に痙攣発作を示した．発熱はない．年に2～3度の鶏肉(ささみの刺身)の生食歴があった．
A：単純CT：左後頭葉皮質下に小さな高吸収域を認める(→)．その周囲の白質には低吸収域がある(*)．側脳室へのmass effectはない．左脳溝は軽い拡大がある．
B：T2強調像：CTでの高吸収域に相当する病変は周囲は皮質と等信号を示し，中心は高信号であり(→)，その周囲に浮腫を認める(*)．
C：造影後T1強調像：中心に境界明瞭な造影効果を認める(→)．
D：造影後T1強調矢状断像：オタマジャクシ様の形態の造影効果を認める(→)．脳溝に沿った造影効果がある(▶)．
E：造影後T1強調矢状断像(20日後)：20日後の造影後T1強調矢状断像にて，形態が変化しトンネル状の造影効果を認める(tunnel sign，→)．短期間のうちに形態が変化する際には，本症を考慮する．病歴も重要である．
補足：手術にてマンソン孤虫が見つかり，摘出虫体は体幅約1mm，体長は収縮時2.5cm，伸展時12.5cm，多数の横皺を有している．微温生理食塩水内で活発に運動する．血清，髄液抗マンソン孤虫-IgG抗体陽性．術後経過良好である[16]．
(奈良県立医科大学放射線科　田岡俊昭先生のご厚意による)

るいは矢状断像にて10例に認められている（図3）．トンネルサインは虫が移動した跡を表していると考えられている．病理所見では炎症性の肉芽腫である．

数珠状（bead-shaped）の造影効果も13例に認められる．これは肉芽腫を示す．この病変において壁はT2強調像で低〜等信号を示す．

・萎縮と脳室拡大

その他に，長い経過をたどるので画像所見が変化し，萎縮や脳室拡大が出現する．さらに，造影効果のある新しい病変がそれらの慢性的な病変に共存している点が脳マンソン孤虫症の特徴である．

・虫の移動

虫が移動することによって，肉芽腫様病変が移動し，初回，4週後，7週後に小脳内の別の場所に造影効果を認めている例がある[17]．Shirakawaらはwanderling lesionと名付けている[17]．形態や位置が異なる造影効果のある病変の存在が本症の特徴である（図3）[16)18)]．

Liらの報告によると，トンネルサインと多房性の造影効果を持つ病変が移動をすることが本症の最も特徴的な画像所見である．この移動は4〜18か月の間に認められた．14例の内ほとんど全ての症例は同一半球にあったが，反対側に移動したのが2例あった[19]．

・その他

Moonらは皮質下にT1強調像では高信号，T2強調像では低信号を示す領域があり，微小出血を示すと考えられ，脳マンソン孤虫症の11人中8人に認められるとしたが[18]，Songらの報告では25例中4例であり，特異的な所見ではないとされる[15]．

鑑別診断

1. 転移および他の肉芽腫：脳マンソン孤虫症は脳室拡大，脳溝拡大とトンネルサインを有する．

…診断のコツ

生の蛇，カエル，鶏肉の摂取の既往があり，幼虫が脳内にて動いている所見があるときには本症を考慮する．小さな斑点状の石灰化，MRIにて，数珠状あるいは鎖状の造影効果と，造影効果の経過による形の変化を認める[20]．

3 寄生虫性脊髄炎（parasitic myelitis）

A イヌ回虫およびブタ回虫による脊髄炎

臨床

1. イヌ回虫症（トキソカラ症）（toxocariasis）

イヌ回虫（*Toxocara canis*）は世界中に分布しており，ヒトがその幼虫包蔵卵や幼虫を経口摂取することで感染する．ヒト体内では成虫にはならず，幼虫が消化管粘膜を越え，門脈から血行性に肝，肺へ運ばれて，これらの臓器で好酸性肉芽腫性炎症を起こす．さらには血行性に運ばれた幼虫が脊髄に達し，脊髄炎を起こす[2]．成犬は幼虫包蔵卵を放出せず，子犬のみが糞便中に幼虫包蔵卵を排出するため，その感染経路としては子犬との接触が重要となる．また，砂場などもイヌ回虫症の虫卵で汚染されているので，注意が必要である[21]．

ヒト以外の動物の寄生虫の幼虫がヒトに感染して起こる疾患を幼虫移行症と言い，イヌ回虫症はその代表である[2]．

2. ブタ回虫症

ブタ回虫による脊髄炎の報告もある．ブタ回虫もイヌ回虫と同様に幼虫移行症により，脊髄炎が起こる．ブタ回虫症は牛の生レバーなどの生食によることが多い[21]．

両者ともに，脊髄炎の臨床的特徴としては，亜急性あるいは慢性の経過を示し，軽微な感覚障害が多い．誘因としては子犬飼育（イヌ回虫），レバー刺身生食（ブタ回虫）などが挙げられるが，誘因がないこともある．症状のわりにT2強調像での高信号が広範囲に及ぶ．造影効果の範囲は小さい．頭部MRIは著変を認めない．髄液にて好酸球が認められることがあり，認め

られない時にも Th2 サイトカインが上昇していることがある．血清，髄液で抗イヌ回虫・ブタ回虫抗体が陽性であり，治療により臨床症状，MRI 所見と一緒に改善する．イヌ回虫症，ブタ回虫症にて通常認められる肺炎，肝機能障害などは見られないことが多い．血清 IgE 上昇や末梢血好酸球増多が見られることが多いが，軽度であるか，見られないこともある[21]．

イヌ回虫による脊髄炎は文献で報告されている 10 例では年齢 23 〜 65 歳（平均 45 歳），性別が男 6 人，女 4 人であり，病変部位は頸髄 2 人，胸髄 5 人，頸胸髄にまたがるもの 3 人であった[22) 23)]．

イヌ回虫による脊髄炎に関して再発し，MRI の異常が再度出現した報告もある[24]．

画像所見

◆ 1. MRI

T2 強調像での高信号と脊髄の軽度の腫大を認める．小副川は症状は軽度であるが，T2 強調像での高信号は 3 椎体以上にわたることが 10 例中 5 例に認めたと報告している[21]．脊髄病変は全例，造影効果を認めるが，造影効果の範囲は高信号に比べて小さい[21)〜25)]．

…診断のコツ

好酸球増多を伴う脊髄炎を見たら，本症あるいはアトピー性脊髄炎を考慮する．

鑑別診断

1. アトピー性脊髄炎：画像からは鑑別は困難，アトピーの既往の有無，感覚障害が主である．
2. 脊髄髄内腫瘍：腫大の程度がより大きく，境界もより明瞭．

B マンソン住血吸虫脊髄炎 (schistosomal myelitis)

臨床

・全体像

ヒトに寄生する住血吸虫は 3 種あり，日本住血吸虫，マンソン住血吸虫（*Schistosoma mansoni*），ビルハルツ住血吸虫である[2]．脊髄炎を起こすのはマンソン住血吸虫であり[26]，以下マンソン住血吸虫脊髄炎について述べる．

マンソン住血吸虫脊髄炎は中南米，中近東，アフリカが流行地である．成虫は終宿主であるヒトの門脈系の静脈に寄生しており，雌雄抱合したまま血管内を移動して産卵する．虫卵は糞便とともに排出され，水中で孵化し，出てきたミラシジウムは中間宿主の淡水巻き貝の中に入り，そこでセルカリアに変化する．そのセルカリアが貝から水中に游出し，ヒトが河，湖，沼などの淡水に入ると，皮膚から感染する[2) 26)]．脊髄病変は虫卵が何らかの原因で脊髄静脈へと入ることによるとされている．

・脊髄症状の特徴

川や沼地などに入る機会のある男性に多く見られる．臨床症状は比較的均一で，若い男性で，腰痛（75％）で始まり，急速に進行する下肢筋力低下（87.5％）へと進み，自律神経障害を合併するする[26]．

・その他の部位

脊髄炎はその他の住血吸虫症を合併しないことが多い．ただし，肝腫大は 25％ にあるとされる．患者の 50％ 以上が便あるいは尿中には住血吸虫卵はない．しかし，直腸の生検では 95％ 以上の例でマンソン住血吸虫卵を認める．約 50％ の例では好酸球血症を認める[27]．

画像所見

脊髄病変での最も多い病態は髄膜脊髄神経根炎であり[28]，病理所見では脊髄，脊髄の髄膜，神経根に病変があり，脊髄は円錐を中心とする下部脊髄が侵されやすい．MRI では下部脊髄の腫大，脊髄内に T2 強調像では高信号を認め，線状，結節状の造影効果も認める．また，脊髄軟膜の造影効果，神経根にも造影効果を認める（図4）[26)〜30)]．

…診断のコツ

年齢が 5 〜 35 歳で，上記地域からの患者で，下背部痛あるいは下肢の痛みが先行し，その後，急速に進行する下肢の脱力と感覚障害があり，自律神経障害（特に膀胱障害）を認める時には本症を考える．

画像では脊髄病変は T6 より下であり，特に

図4 マンソン住血吸虫脊髄炎

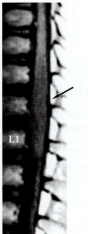 A　T1強調矢状断像
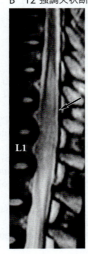 B　T2強調矢状断像
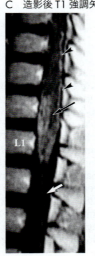 C　造影後T1強調矢状断像
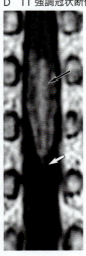 D　T1強調冠状断像

10代，日系ブラジル人の女児．発熱，腰痛および両下肢の疼痛で発症し，解熱後，両下肢筋力低下，排尿障害が出現し，第8病日に入院．両下肢遠位に強い不全麻痺と感覚障害を認める．排尿障害も認められる．膝蓋腱反射，アキレス腱反射は消失．Babinski反射なし．髄液細胞増多（40/3），蛋白70であった．CRPは陰性．白血球は7,000．
A：T1強調矢状断像：Th11～L1にかけて脊髄の腫大と髄内に低信号を認める（→）．
B：T2強調矢状断像：上記の脊髄内には比較的均一な高信号を認める（→）．
C：造影後T1強調矢状断像：脊髄内に一部線状の造影効果を認め（→），脊髄表面の軟膜（▶）にも造影効果を認める．馬尾にも造影効果がある（⇨）．
D：T1強調冠状断像：脊髄内に造影効果を認め（→），馬尾にも造影効果を認める（⇨）．
（岡崎市民病院放射線科　渡辺賢一先生のご厚意による）

Th11～L1が多く，下部脊髄と円錐の腫大とT2強調像での高信号を認める．不均一な造影効果を脊髄および馬尾に認める際には本症を考慮する[27]．

4 脳肺吸虫症（cerebral paragonimiasis）

臨床

わが国に分布する人体寄生の肺吸虫としてはウェステルマン肺吸虫（*Paragonimus westermani*）と宮崎肺吸虫の2種が重要であるが，本稿では中枢神経系の感染が多い前者のみを扱う．

ウェステルマン肺吸虫症（paragonimiasis westermani）のヒトへの感染経路は，第1中間宿主のカワニナの摂取ではなく，第2中間宿主である淡水産カニ（サワガニ，モズクガニ）に寄生するメタセルカリアや待期宿主であるイノシシの筋肉内に移行した幼虫を生食することによる．幼虫は小腸内で脱嚢し，肺に来て成虫となる．迷入により脳に達する[2]．

脳肺吸虫症では頭痛，嘔吐，てんかん発作，視力障害などの種々の脳神経障害を呈する[2]．

画像所見

慢性炎症では石灰化した囊胞が頭部単純写真およびCTにて後部頭頂部から後頭部にかけて石鹸の泡様（soap bubble appearance）の石灰化として認められるが[31]，現在では稀と考えられる．

早期活動期の画像所見に関しては韓国からの報告がある[32]．最も多く，特徴的な画像所見は多数のリング状の造影効果であり，周囲に浮腫を伴う．これは3～5個のリング状の造影効果が集まってブドウの房状の病変（grape-cluster appearance）を呈する．通常，その大きさは1～3cmが多く，20例中11例（55%）に認めら

れている．この所見は多数の膿瘍変化を伴った肉芽腫を反映していると考えられる．その他には局所的な出血が5例に認められている．移動する虫がうっ滞，血管炎，毛細血管の破綻を引き起こし，出血もその現れと考えられる．

参考文献

1) 柳下 章, 林 雅晴：症例から学ぶ神経疾患の画像と病理．医学書院, p.59-60, 2008.
2) 名和行文, 楽得康之：寄生虫疾患．4 感染症および寄生虫疾患．杉本恒明, 矢崎義雄（編）；内科学（第9版）．朝倉書店, p.360-370, 2007.
3) Knight B, Cader S, Awad M, et al: Traveller's headache. Pract Neurol 9: 358-361, 2009.
4) Coyle CM, Gonzalez RG, Hedley-Whyte ET: Case 15-2012: a 48-year-old woman withdiplopia, headaches, and papilledema. N Engl J Med 366: 1924-1934, 2012.
5) 前田卓哉：条虫症．内科学（第10版）．矢崎義雄（総編集）；朝倉書店, p.367-369, 2013.
6) Lucato LT, Guedes MS, Sato JR, et al: The role of conventional MR imaging sequences in the evaluation of neurocysticercosis: impact on characterization of the scolex and lesion burden. AJNR Am J Neuroradiol 28: 1501-1504, 2007.
7) Chawla S, Husain N, Kumar S, et al: Correlative MR imaging and histopathology in porcine neurocysticercosis. J Magn Reson Imaging 20: 208-215, 2004.
8) Yeaney GA, Kolar BS, Silberstein HJ, Wang HZ: Case 163: solitary neurocysticercosis. Radiology 257: 581-585, 2010.
9) Santos GT, Leite CC, Machado LR, et al: Reduced Diffusion in Neurocysticercosis: Circumstances of Appearance and Possible Natural History Implications. AJNR Am J Neuroradiol 34: 310-316, 2013.
10) Lalitha P, Reddy B: Unusual extensive T1 hyperintense signals on MR imaging in neurocysticercosis. AJNR Am J Neuroradiol 31: E33, 2010.
11) Jayakumar PN, Srikanth SG, Chandrashekar HS, et al: Pyruvate: an in vivo marker of cestodal infestation of the human brain on proton MR spectroscopy. J Magn Reson Imaging 18: 675-680, 2003.
12) Jayakumar PN, Chandrashekar HS, Srikanth SG, et al: MRI and in vivo proton MR spectroscopy in a racemose cysticercal cyst of the brain. Neuroradiology 46: 72-74, 2004.
13) Abdel Razek AA, Watcharakorn A, Castillo M: Parasitic diseases of the central nervous system. Neuroimaging Clin N Am 21: 815-841, 2011.
14) Govindappa SS, Narayanan JP, Krishnamoorthy VM, et al: Improved detection of intraventricular cysticercal cysts with the use of three-dimensional constructive interference in steady state MR sequences. AJNR Am J Neuroradiol 21: 679-684, 2000.
15) Song T, Wang WS, Zhou BR, et al: CT and MR characteristics of cerebral sparganosis. AJNR Am J Neuroradiol 28: 1700-1705, 2007.
16) 吉川正英, 西村文彦, 城井 啓・他：全身痙攣で発症し脳腫瘍疑診下の術中に這出する虫体を摘出した脳マンソン孤虫．Clin Parasitol 13: 129-131, 2003.
17) Shirakawa K, Yamasaki H, Ito A, et al: Cerebral sparganosis: the wandering lesion. Neurology 74: 180, 2010.
18) Moon WK, Chang KH, Cho SY, et al: Cerebral sparganosis: MR imaging versus CT features. Radiology 188: 751-757, 1993.
19) Li YX, Ramsahye H, Yin B, et al: Migration: a notable feature of cerebral sparganosis on follow-up MR imaging. AJNR Am J Neuroradiol 34: 327-333, 2013.
20) Deng L, Xiong P, Qian S: Diagnosis and stereotactic aspiration treatment of cerebral sparganosis: summary of 11 cases. J Neurosurg 114: 1421-1425, 2011.
21) 小副川 学：寄生虫性脊髄炎．脊椎脊髄ジャーナル 20: 1083-1087, 2007.
22) 田中 壽：イメージ・インタープリテーション・セッション 症例と解答．第43回日本医学放射線学会総会, p.14-18, 2007.
23) 柳下 章：寄生虫脊髄炎．7 脊髄の感染・炎症・脱髄・変性疾患．柳下 章（編）；エキスパートのための脊椎脊髄疾患のMRI（第2版）．三輪書店, p.368, 2010.
24) Umehara F, Ookatsu H, Hayashi D, et al: MRI studies of spinal visceral larva migrans syndrome. J Neurol Sci 249: 7-12, 2006.
25) Kumar J, Kimm J: MR in Toxocara canis myelopathy. AJNR Am J Neuroradiol 15: 1918-1920, 1994.
26) Saleem S, Belal AI, el-Ghandour NM: Spinal cord schistosomiasis: MR imaging appearance with surgical and pathologic correlation. AJNR Am J Neuroradiol 26: 1646-1654, 2005.
27) Ferrari TC, Moreira PR: Neuroschistosomiasis: clinical symptoms and pathogenesis. Lancet Neurol 10: 853-864, 2011.

28) Mendonca RA: Parasitic infections. *In* Atlas SW (ed); Magnetic resonance imaging of the brain and spine, 3rd ed. Lippincott Williams & Wilkins, Philadelphia, p.1936-1952, 2002.
29) Sanelli PC, Lev MH, Gonzalez RG, et al: Unique linear and nodular MR enhancement pattern in schistosomiasis of the central nervous system: report of three patients. AJR Am J Roentgenol 177: 1471-1474, 2001.
30) 渡辺賢一, 小林 晋, 新図寛子・他：脊髄マンソン住血吸虫症の1例．第38回日本神経放射線学会抄録集, p.173, 2009.
31) Ozonoff MB: Inflammatory conditions. *In* Newton TH, Potts DG (eds); Radiology of the skull and brain. Mosby, Saint Louis, p.836-840, 1971.
32) Cha SH, Chang KH, Cho SY, et al: Cerebral paragonimiasis in early active stage: CT and MR features. AJR Am J Roentgenol 162: 141-145, 1994.

7 プリオン病（prion disease）

概念

プリオン蛋白（prion protein：PrP）はあらゆる動物の細胞膜に存在する糖蛋白である．PrPは特に神経細胞に多量に存在するが，機能は明らかではない．細胞膜に存在する正常のPrPはcellular form（PrP^c）と呼ばれる．PrP^{c}の立体構造が変化して難溶性，凝集性の性質を獲得した異常なPrPがscrapie form（PrP^{sc}）であり，そのPrP^{sc}が中枢神経系に蓄積し，神経機能を障害する致死性疾患がプリオン病であり，伝播性海綿状脳症とも言う．プリオン病はPrP^{sc}の生成機序で孤発性（原因が不明：特発性），遺伝性，感染源がはっきりしている感染性（獲得性）に分類される（表1）が，どの生成機序でもPrP^{sc}には感染性がある[1]．

孤発性プリオン病（孤発性CJD：sCJDに相当する）は蓄積する異常型プリオン蛋白について，ウェスタンブロット上プロテアーゼで処理した後の分解断片が約21キロダルトン（kD）の1型と19kDの2型に大別され，コドン129のメチオニン（M）かバリン（V）かという組み合わせを重ねると，臨床病型とよく一致することから，MM1，MV1，VV1，MM2，MV2，VV2の6型に分類している[2]．

◆ 1．孤発性プリオン病

sCJDと，variably protease-sensitive prionopathy（プロテアーゼ感受性プリオン病）とする新しい概念が加わった[3]．

sCJDはPrP遺伝子に異常はなく，感染歴もなくPrP^{sc}の生成機序は不明である．古典型（MM1，MV1）では発症は60代で，抑うつ，無関心などの不定愁訴で発症することが多く，やがて記憶障害が始まると，亜急性に進行して失調性歩行，構音障害，ミオクローヌスなどが加わり，数か月で無動性無言症に至る[4]（亜急性小脳失調症を呈する疾患については9章 p.734「1．傍腫瘍性小脳変性症」参照）．sCJDの診断基準を示す（表2）[5]．

・Heidenhain型CJD

亜急性発症の視覚症状（視覚誤認，視覚性失認，視野欠損）を認め，眼底に異常がなく，特にその後に認知障害を認める際には，Heidenhain型CJDを考慮する．眼科からのMRI依頼が多く，眼球，視神経のみにとらわれて撮像・読影すると失敗することがある．拡散強調像にて，右頭頂後頭葉皮質に限局する拡散制限を認める．McGrathらの症例は60代の男性で，4週間の経過で，両側の霧視と乱視にて救急外来を受診した．Heidenhain型CJDであった[6]．

病理所見

わが国のsCJDは欧米諸国の古典型と対照的に，大脳皮質を中心とする灰白質病変に加えて，大脳白質も高頻度に障害される全脳型（panencephalopathic type）が圧倒的に多い．したがって脳重量も著しく減少し，600～1,000gに減少する例が多い[7]．

外見所見はびまん性の脳回萎縮と脳溝開大が著明である．割面では大脳皮質の萎縮と褐色調

表1 ● ヒトのプリオン病の分類（文献4より一部改変して転載）

特発性プリオン病	・孤発性Creutzfeldt-Jakob病（孤発性CJD） ・variably protease-sensitive prionopathy（プロテアーゼ感受性プリオン病）
獲得性（感染性）プリオン病	・クールー（kuru） ・医原性CJD（硬膜移植後，下垂体製剤投与後CJDなど） ・変異型CJD（vCJD）
遺伝性プリオン病	・遺伝性CJD ・Gerstmann-Sträussler-Scheinker病（GSS） ・致死性家族性不眠症（FFI）

表2 ● 孤発性CJDの診断基準(文献5より一部改変して転載)

1	従来から用いられている診断基準	
診断確実例(definite)	特徴的な病理所見を有する症例，またはウェスタンブロット法や免疫染色法で脳に異常なプリオン蛋白を検出しえた症例	
診断ほぼ確実例(probable)	病理所見はないが，以下の1～3を満たす． 1．急速進行性認知症 2．次の4項目中2項目以上を満たす． 　a．ミオクローヌス 　b．視覚または小脳症状 　c．錐体路または錐体外路症状 　d．無動性無言 3．脳波上で周期性同期性放電(periodic synchronous discharge：PSD)を認める．	
診断疑い例(possible)	診断ほぼ確実例の内，PSDを欠く例	
2	拡大診断基準	
診断疑い例に入る例の内，PSDがなくても，脳脊髄液中に14-3-3蛋白が検出され，臨床経過が2年未満の場合，ほぼ確実例とする．		

の変色が著しい．大脳新皮質とは対照的に海馬は例外なくよく保たれる．大脳基底核や視床および脳幹・小脳も全体的に萎縮性である．全脳型CJDではこれらに加えて大脳白質が著明に萎縮して正常の光沢を失い，脳室の拡大を伴う．

組織学的には灰白質，特に大脳新皮質を中心に海綿状変化と神経細胞脱落およびグリオーシスがさまざまな程度で組み合わさって認められる．全脳型ではこれに大脳白質病変が認められる．病理診断の確定には抗PrP蛋白抗体を用いた免疫組織化学やウェスタンブロット法により脳組織にPrP^{sc}の蓄積を証明する必要がある[7]．

◆ 2. 遺伝性プリオン病

遺伝性プリオン病とは，正常なプリオン蛋白をコードするプリオン蛋白遺伝子の変異により生じるプリオン病で，主な臨床徴候によりsCJDに類似の症候を呈する遺伝性CJD，脊髄小脳変性症や痙性対麻痺などに類似した経過が数年と長いGerstmann-Sträussler-Scheinker病(GSS)，不眠症などの自律神経症状の目立つ家族性致死性不眠症(familial fatal insomnia：FFI)に大別される[5]．

多数の遺伝子変異があるが，日本ではコドン180番のバリン(V)がイソロイシン(I)に変わるV180I遺伝子変異が最も多い．その他に，M223R，E200K，P102Lで大半を占める．

普通は常染色体優性遺伝性であるが，V180I，M232Rはほとんど家族発生がなく，sCJDとして発症するため遺伝子検査をしないと診断はつかない[5]．

・V180I遺伝性プリオン病(CJD)

発症年齢は44～93歳であり，平均年齢は76歳と高齢で，初発症状は記憶力障害，失語や失行などの高次機能障害が多く，ミオクローヌス，小脳失調，視覚障害などは稀であり，緩徐に進行するため，Alzheimer病と誤診されている例もある[5]．MRIは非常に特徴的である(下記参照)．

・GSS

古典的には40～60代に進行性の失調で始まり，徐々に認知症が加わって約2～3年で無言無動状態になる．ミオクローヌスや周期性同期性放電(periodic synchronous discharge：PSD)は稀である．病理学的には大脳および小脳皮質のみではなく，基底核・視床・脳幹に多数のクールー斑(PrP^{sc}からなるアミロイド斑)を認める．その他に，痙性対麻痺，認知症・錐体路徴候を示す症例もある[7]．

・FFI

18～61歳で，治療抵抗性の不眠症，発汗過多，心拍亢進，高体温などの自律神経症状で発症し，錐体路徴候，小脳症状，認知症，ミオクローヌスなど多彩な症状が加わる．PSDは認められない．全経過7～36か月で死亡する．

病理学的には脳萎縮は認められず，脳重量も正常範囲である．大脳皮質に限局性，軽度の海綿状変性を見ることがある．主病変は視床と下オリーブ核に限局する神経細胞脱落とグリオーシスである．孤発性CJDの視床型に類似した病理所見を示す．免疫組織学ではPrP^{sc}を証明できない例が多い[7]．

3. 感染性プリオン病（環境獲得性プリオン病）

・硬膜移植後CJD（dCJD）

わが国では英国滞在中に感染したと思われる変異型CJDの1例を除いて，すべて硬膜移植後CJDである．その数は140例を超えており，全世界の半分を占めている．発症年齢は平均約56歳でsCJDより約10歳若い．潜伏期は平均約11年であるが，1～25年と幅が広い．原因となった疾患は脳腫瘍，脳出血などの他，顔面痙攣，三叉神経痛などの非常に小さい病変も含まれている．臨床像については約70%は孤発型古典型CJDと同様であり，残り30%が失調歩行で発症しミオクローヌス，認知症，無動無言の出現が遅く，緩徐進行性でPSDもない非古典型を呈する．非典型例の硬膜はVV2の患者に由来すると報告されている[2)5)]．

・変異型CJD（vCJD）

感染性プリオン病のひとつであり，牛海綿状脳症の感染による．この変異型では発症平均年齢は26歳と若く，初期症状はほとんどすべての患者で抑うつや不安・行動異常などであり，発症5～6か月後には小脳失調が必発である[2)7)]．視床病変によると考えられる記憶障害，持続性の痛みやしびれを伴う顔面・上下肢の感覚異常を伴うことが多い[7]．

撮像方法

拡散強調像およびFLAIR像は必須である．FLAIR像は線条体前後の信号強度の差を見るために，横断像がよりわかりやすい．

CJDの初発症状としては進行性の認知症以外にも，視覚障害，亜急性小脳失調，ミオクローヌス，発語減少，睡眠障害などがある．このような例にも拡散強調像を撮像する必要がある[8)9)]．

画像所見

孤発性CJDと遺伝性（家族性）CJDは多くの点で，画像所見には重なる点が多いので[10)]，一緒に記載する．またdCJDも基本的所見はsCJDと同様である．

1. 典型的な所見

・大脳皮質

DWIあるいはFLAIR像にて大脳皮質に限局した高信号を認める（図1，2）．皮質下白質には初期には高信号は及ばない．高信号は左右非対称であり，高信号のある皮質には萎縮あるいは腫脹を認めない．ADC値は低下する（図1）[9)10)]．

早期には海馬頭部を侵すことは通常はない（図1，5）[9)]．辺縁系（前部帯状回，島回，海馬）のみに高信号を認めることはないとされる[10)]．これは鑑別診断に有用な所見である．また，DWIの高信号がFLAIR像のそれよりも明瞭である[10)]．DWIが撮像されていない際には，FLAIR像での皮質の異常を注意して読影する必要がある（図1）．T2強調像は感度が低く，異常が認められないことが多い[8)]．

中心前回は保たれるとする報告もあるが[10)]，自験例では中心溝前方の運動皮質および後方の感覚皮質は保たれるが，中心前回前部皮質には高信号を認めている（図2）[9)]．

・線条体

線条体にも高信号を認める．皮質病変と同様にDWIが最も鋭敏であり，ADC値の低下を伴う（図1，3）．大脳皮質と同様に多くは左右差があり，大脳皮質の強く侵されている側がより病変が強い．尾状核が最も侵され，次いで被殻の前部が優位に強い[9)～11)]．

尾状核と被殻の間にある内包前脚が保たれることが特徴である（図1，3～5）[9)]．高信号のある線条体に萎縮あるいは腫大を認めない．これらは鑑別診断を考える際に役に立つ．

DWIにて高信号が大脳皮質のみに認められることはあるが，線条体のみに認められることは少ない[11)12)]．DWIが撮像されず，FLAIR像が

図1 Creutzfeldt-Jakob 病

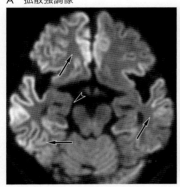
A 拡散強調像

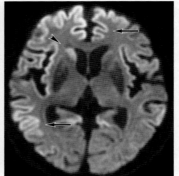
B 拡散強調像

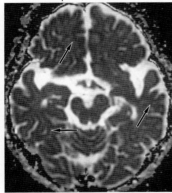
C ADC map（Aと同位置）

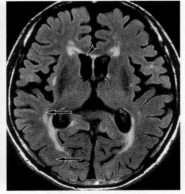
D FLAIR像（Bと同位置）

80代，男性．約2か月前に，今までしていた天気の記録をつけなくなった．1か月半前にはゴミ捨てができなくなる．エアコンのコントローラをバッグにしまったりなどの奇妙な行動があり，約1か月前に他院を受診した．その後，食事摂取ができない，歩行困難となり，当院に入院した．

A：拡散強調像：両側側頭葉，右前頭葉，両側帯状回の皮質に高信号を認める（→）．高信号は皮質に限局し，皮質下白質には及ばない．両側海馬頭部は保たれている（▶）．
B：拡散強調像：両側前頭葉，右頭頂葉皮質に高信号を認める（→）．右尾状核に高信号を認める（▶）．尾状核には萎縮はなく，腫大もない．尾状核全体に高信号を認める．右内包前脚は保たれる．なお，このスライスでは右被殻には異常がないが，ひとつ下のスライスでは明らかな高信号を右被殻に認めている（非掲載）．
C：ADC map（**A**と同位置）：**A**にて高信号を示す皮質は，低信号を示し（→），ADC値の低下を認める．
D：FLAIR像（**B**と同位置）：右側頭葉の皮質に高信号を認める（→）．右尾状核も左と比べると高信号を示す（▶）．いずれの高信号も拡散強調像に比べて不明瞭である．
補足：髄液中のタウ蛋白，14-3-3蛋白が高値であり，遺伝子診断はしていないが，ほぼ確実なCJDと考えられる．

図2 Creutzfeldt-Jakob 病

拡散強調像

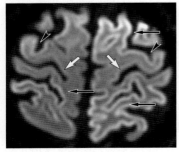

70代，男性．約1か月前に血圧上昇を認め，右上肢優位の巧緻運動障害，認知機能障害，歩行障害が約半月で急速に進行した．ミオクローヌス，PSD（periodic synchronous discharge）を認め，14-3-3蛋白陽性であった．

拡散強調像：両側前頭葉および頭頂葉の皮質に高信号を認める（→）．両側中心溝（⇨）前方の運動皮質と，その後方の感覚皮質は保たれている．一方，中心前回前部皮質には高信号を認める（▶）．

図3 Creutzfeldt-Jakob 病

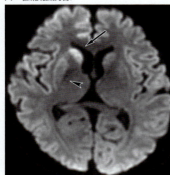
A 拡散強調像

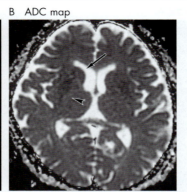
B ADC map

50代，女性．1〜2か月程度の経過で小脳失調があり，最近になり急激に悪化し，起立不能となった．
A：拡散強調像：右尾状核（→）と被殻（▶）に高信号を認める．両者共に，腫大および萎縮を認めない．なお，大脳皮質にも高信号を認めた（非掲載）．小脳には著変を認めない（非掲載）．
B：ADC map：右尾状核（→）と左被殻（▶）には低信号があり，ADC値の低下を認める．
補足：MRIにて異常を認める亜急性小脳失調の代表はCJDと傍腫瘍性小脳変性症である[13]（9章 p.734「1. 傍腫瘍性小脳変性症」を参照）．亜急性小脳失調が症状であっても，CJDとしての画像所見はその他と同様で，小脳には著変を認めない．

図4 Creutzfeldt-Jakob 病

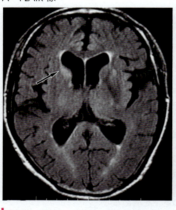
A FLAIR 像

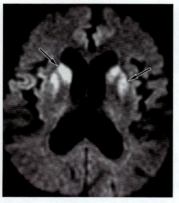
B 拡散強調像（20日後）

70代，男性．半年前より不眠傾向，4か月前より不随意運動（ミオクローヌス）が四肢に出現．3か月前より足の運びに違和感を感じる．2か月前より傾眠傾向出現．その後，食事に介助が必要となる．
A：FLAIR像：右の尾状核に萎縮を伴わない高信号を認める（→）．両側帯状回皮質にも高信号が疑われる．大脳萎縮は認めない．上記の症状ではCJDに特徴的な所見である（なお，拡散強調像は未施行であった）．
B：拡散強調像（20日後）：20日後の拡散強調像ではより明瞭に，線条体前部（被殻と尾状核）にやや右優位に高信号を認める（→）．
補足：認知症と記載があれば拡散強調像を撮りCJDも考慮するが，それらがない時もあり，ミオクローヌスあるいは震えなどの記載の時にも常に本症を考慮し，拡散強調像を撮像することが重要である．

撮像された例では，線条体前部のみに高信号を認めた例がある[8)9)]．

2. 非典型的な所見
・大脳皮質

プリオン蛋白V180I遺伝子変異を伴う遺伝性CJD（V180I）では大脳皮質に高信号をDWIにて認め，皮質に浮腫状の腫張を伴い，ADC値は低下する[14]．T2強調像でも高信号が認められ，腫張が明瞭である（図5，6）．なお，線条体病変は通常のCJDと同様の所見を示す（図5）比較的早期にMRIが撮像され，腫大がある皮質の高信号をT2強調像にて認めた際にはV180I変

異を考慮する．

MM2視床型はHamaguchiらの報告によると，8例中6例にMRIが施行されている．拡散強調像では3例に皮質に高信号を認め，基底核と視床には高信号を認めていない．一方，SPECTは7例に施行され，7例全例に皮質に血流低下があり，視床には5例に血流低下を認めている．基底核の血流低下はない[15]．

・視床および視床枕

視床枕の高信号は変異型CJDに特異的な所見（pulvinar sign or hockey stick sign）として報告されたが[16]，孤発性CJD[17) 18]および遺伝性CJD[19]にも認められる．

孤発型MV2のCJD患者では視床の高信号が認められる（図7）．視床の高信号はT2強調像では20例中5例，拡散強調像が施行された8例中7例に認められる．一方，17例のMM1患者では1例も認めていないと報告されている[20]．臨床症状では認知症，失調，精神症状が全例に認められ，進行が緩徐で，典型的な脳波所見がないことを特徴としている．なお，図6にて示すように，拡散強調像での視床の高信号はADC値の低下が外側を中心に認められた．

また，M232R変異を伴う遺伝性CJDの緩徐進行型5例中3例では，皮質の他に，両側視床内側部にも高信号を認め，特徴的である[21]．

・小脳皮質

sCJDの臨床亜型の一つであるBrownell-Oppenheimer型は小脳失調を呈するが，ごく稀に小脳皮質に拡散強調像にて高信号を示す例がある[22]．60代，男性例で，失調性歩行を示し，両側小脳背側皮質に高信号を拡散強調像にて示し，両側線条体と視床内側にも高信号を拡散強調像にて認めた．

3. その他

・大脳萎縮

進行すると強い大脳萎縮を認め，拡散強調像では前述の高信号が消失する（図8）．

図5 Creutzfeldt-Jakob病（遺伝性：V180I遺伝子変異）

A 拡散強調像

B T2強調像

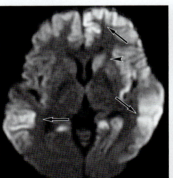
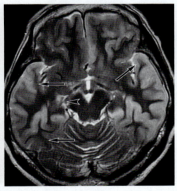

70代，女性．約1か月前に転倒し，顔面を負傷したが，受診はしなかった．その日以来，入浴をしなくなり，料理ができなくなった．物忘れがあり，様子がおかしいので，17日前に他院を受診した．多弁多動であり，失名詞，失算があった．不隠のため，T2強調像のみ撮像され，Bと同様な画像であった．異常行動（トイレにて水を流さない，着替えをしない，夜間に起きてぞうきん掛けをする）があり，当院に入院し，MRIを撮像した．髄液14-3-3蛋白陽性，総タウ蛋白上昇を認めた．

A：拡散強調像：大脳皮質に高信号を認める（→）．図1，2とは異なり，高信号の幅が広く，皮質に腫大の疑いがある．左尾状核と被殻にも高信号を認め，同部位では腫大および萎縮を認めず，通常のCJDと同様な所見を示す（▶）．なお，皮質および左線条体の高信号はADC値の低下を認める（非掲載）．

B：T2強調像：両側側頭葉皮質に高信号があり，皮質の腫大が明瞭である（→）．左前頭葉底部の皮質にも同様な所見を認める．両側海馬頭部は保たれている（▶）．

補足：T2強調像での皮質の腫大は，通常のCJDでは認められない．拡散強調像での高信号はADC値の低下を認め，尾状核および被殻前部の高信号には腫大がなく，その点からCJDの診断はできる．皮質の腫大を伴うCJDはV180I遺伝子変異を考える．

図6 Creutzfeldt-Jakob 病（遺伝性：V180I 遺伝子変異）

A　拡散強調像　　　　B　T2 強調像

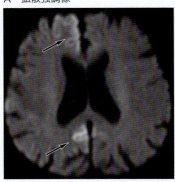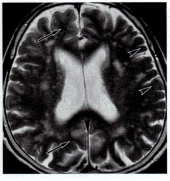

> 83歳，女性．2年ほど前に，呂律不良（ラ行が言いにくい），物忘れ（最近のことを覚えておらず，同じことを聞く），ふらつきを認め，他院を受診した．MRI にて CJD を疑わせる所見を認めていない．2～3か月前より，ふらつきが増加し，呂律不良の悪化（どもる，つかえる），食思不振があり，MRI の再検をした．

A：拡散強調像：右前頭葉および皮質に高信号を認める（→）．
B：T2 強調像：A での高信号に一致して，皮質の腫大を認める（→）．左半球円蓋部の皮質（▶）と比べると，右半球内側部皮質の腫大が明瞭であり，V180I 遺伝子変異を伴う遺伝性 CJD と診断し，遺伝子診断にて確認された．なお，進行がゆっくりで，脳波での PSD がないなど，V180I 遺伝子変異を伴う遺伝性 CJD に合致する臨床経過であった．

図7 Creutzfeldt-Jakob 病（MV2 型）

A　拡散強調像　　　　B　ADC map

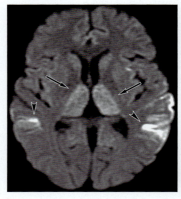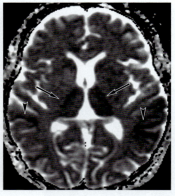

> 60代，女性．約10か月前より歩行時のふらつき，話のまとまりの悪さを認め，症状が進行し，音への過敏が新たに出現した．

A：拡散強調像：両側視床ほぼ全体に対称性の高信号を認める（→）．大脳皮質にも高信号がある（▶）．
B：ADC map：両側視床の外側部に対称性の低信号があり，ADC 値の低下を認める（→）．大脳皮質病変も低信号を示す（▶）．
（千葉大学病院症例，向井宏樹先生のご厚意による）
補足：甲状腺ホルモンが低値を示し，橋本脳症も考慮されたが，視床および大脳皮質病変に明らかな ADC 値の低下があり，橋本脳症には合致しない．なお，抗 NAE 抗体は陰性であった．ミオクローヌス，PSD を認めず，MV2 型に特徴的な画像所見である．

・淡蒼球

時に，淡蒼球に一過性に T1 強調像にて高信号を認めることがある[23]（図9）．Wong らによると，正常人の脳と比べて，孤発性 CJD の脳では銅が 50％減少し，マンガンが 10倍増加している．銅が不足するとプリオン蛋白はマンガンと結合しやすくなる．そのことが T1 強調像にて高信号を示す原因とされる[24]．

・大脳白質

大脳白質では側脳室周囲の FLAIR 像および T2 強調像での高信号は発症から5か月後に出現し，その後数か月にて深部白質から皮質下白質

図8 | Creutzfeldt-Jakob病（MM1） 全脳型（panencephalopathic type）

A 拡散強調像　　B 拡散強調像（約4か月半後）　　C T2強調像（Bと同時期）

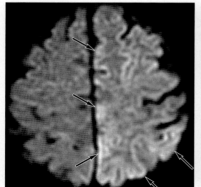
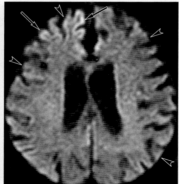
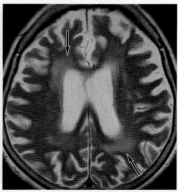

D T2強調像（Cより4か月後）

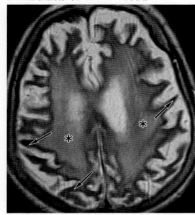

70代，女性．1か月前にめまい．20日ほど前より言葉が出にくくなり，日常生活が自分ではできなくなる（食事を準備しても箸をもたせないと摂食しない）．その後右上肢に不随意運動（ピクツキ）が出現する．

A：拡散強調像：左大脳内側皮質（前頭・頭頂葉），外側皮質に高信号を認める（→）．萎縮を認めない．なお，基底核には著変を認めない．
B：拡散強調像（約4か月半後）：約4か月半後の拡散強調像にて，左優位に両側大脳皮質の萎縮を認める（▶）．右大脳皮質に淡い高信号を認める（→）．
C：T2強調像（Bと同時期）：同時期のT2強調像にて大脳萎縮を認め，側脳室周囲白質に高信号を認める（→）．
D：T2強調像（Cより4か月後）：さらに，4か月後のT2強調像にて大脳深部白質にびまん性の高信号を認める（＊）．U線維は比較的保たれている（→）．全脳型CJDに合致する所見である．
補足：全経過1年7か月にて死亡．病理所見は高度な大脳萎縮，大脳白質における限局性海綿状壊死巣とびまん性変性，小脳にも顆粒細胞の変性があり，小脳萎縮があった．全脳型のCJDに合致する所見であった．

に広がるとされる（図8）[25]．発症10か月後では白質全体に広がっている．これらの白質の変化は海綿状変性と粗鬆化であり，肥胖星細胞を伴っている．粗鬆化と肥胖星細胞は二次変性では稀な所見であり，一次的なCJDに伴う白質病変と考えられている．また，皮質脊髄路の高信号は二次変性とされている[25]．

4. GSSの画像所見

GSSの画像所見は様々であり，確定されていない．

三隅らは59歳女性例を報告している[26]．58歳時より緩徐に進行する運動失調で発症し，認知症，ミオクローヌスが出現した．拡散強調像にて両側尾状核と大脳皮質に高信号を認めている．母の同胞4人の内，2人に類症を認め，遺伝性疾患を考慮し，遺伝子診断にてGSSと診断

されている．

金田らは51歳女性例を報告した[27]．数年にわたる歩行障害・難治性下肢痛・小脳徴候の後，急速に進行する認知障害を認めた．拡散強調像にて大脳皮質にリボン状の高信号を認め，さらに，両側視床枕にほぼ対称性の高信号を認めている．視床の高信号は大脳皮質よりも信号強度が低い．その点がvCJDとは異なり，また経過が長いことが，sCJDとは異なる点である．

さらに，Irisawaらは31歳男性例を報告している．運転中の注意力減退を初発症状とし，頭痛，構音障害，夜間の発汗，疲労感，書字障害を認めた．約1か月後の初回のMRIを施行し拡散強調像にて右視床内側に高信号を認めている．その後，幻覚，ジストロフィーが出現した．MRI（発症4か月目）では両側皮質，視床枕，尾

図9 Creutzfeldt-Jakob 病

T1 強調像

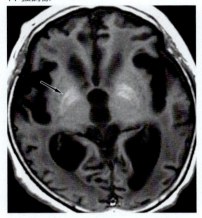

70代, 女性. 約4か月前よりめまい, 歩行障害が急速に進行した. 3か月前には左上肢に不随意運動 (ピクツキ) が出現し, 1か月半前には CJD と診断された. 1回目の拡散強調像にて皮質に高信号を認めた. 2回目の MRI.

T1 強調像: 著明な大脳萎縮を認め, 側頭葉皮質下には低吸収域を認める. 淡蒼球には高信号を認める (→). なお, 現在のところ, この高信号の病理的背景は不明である.

状核に高信号を認めている. 視床枕の高信号は内側よりに存在し, ほぼ左右対称性であり, 尾状核よりは大きく, 目立つ. 初回の拡散強調像にて, 視床の内側のみに高信号を認めた点が特異である[28].

診断のコツ

急性ではなく, ある程度の経過を伴って来院した患者において, 大脳皮質に拡散強調像にて, 皮質にほぼ限局し, 皮質下に及ばない拡散制限のある高信号を認め, 皮質の腫大のないときには, CJD を考える.

基底核に, 高信号の明瞭さが尾状核頭部＞被殻前部＞被殻後部を示し, 拡散強調像にて拡散制限を認め, 腫大がないときにも, CJD を考慮する.

拡散強調像の高信号は常に, FLAIR 像よりも明瞭である. 海馬頭部が初回の MRI にて侵されることはない.

なお, 例外的に, 遺伝性 (V180I) CJD では皮質に腫大を認め, T2 強調像でも高信号が明瞭であり, ゆっくりとした経過を示す.

鑑別診断

次の所見があれば, CJD 以外の疾患を考慮すべきである. ①高信号が拡散強調像よりも FLAIR 像にて明瞭, ②ADC 値が初期より上昇, ③病変が初期より左右対称性, ④病変の首座が辺縁系のみ[10)11)], ⑤海馬頭部が初期より侵される[9)].

1. 自己免疫性線条体脳炎

線条体と辺縁系に病変を有する例がある. 海馬を侵すことがあり, CJD とは異なる[9)29)] (4章 p.429「15. 自己免疫性脳炎」図2, 5参照). 線条体病変も腫大を伴って, 内包前脚を侵すこともある. 傍腫瘍性, 非傍腫瘍性があるが, 両者ともに ADC 値は低下しない点が最も重要な鑑別点である[22)30)].

2. 抗 NMDAR 脳炎

自験例にて, 両側淡蒼球と線条体に高信号を T2 強調像にて認めた例がある (4章 p.437「15. 抗 NMDAR 脳炎」参照).

3. 橋本脳症

村松らは拡散強調像にて, 両側前部帯状回と両側視床に高信号を認めた例を報告している. 大脳皮質病変が左右対称性である点が CJD とは異なる[31)]. この症例の ADC 値については記載がない. 明らかに ADC 値が低下していると記載している例は経験がなく, その点が最も重要な鑑別点と考える (図7).

4. MELAS

拡散強調像にて皮質下白質にまで高信号が及び, 腫大を認め, MRA および ASL (arterial spin labelling) にて患側の血流上昇を認める (6章

図10 鑑別診断：痙攣後脳MRI異常

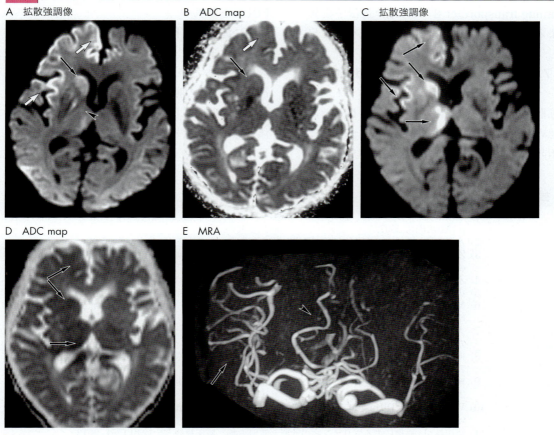

74歳，女性．1年程度の経過にて進行する認知障害があった．今回，13日前より発熱，痙攣発作，低血糖（57mg/dL）があり，他院に入院した．痙攣は抗痙攣剤にて治まり，その後，当院に入院し，MRIを施行した（A，B）．
A：拡散強調像：右尾状核頭部（→），右前頭葉，島回の皮質に高信号を認める（⇨）．右淡蒼球にも高信号を認める（▶）．右視床内側部にも高信号がある．
B：ADC map：右尾状核頭部には拡散制限がない（→）．右前頭葉皮質には拡散制限がある（⇨）．MRAでは著変を認めない．以上より，CJDではなく，痙攣後脳MRI異常，加えて低血糖による影響も可能性としてはありえる所見である．
同時期に分かっていたことではあるが，他院にて，A，Bより12日前，痙攣発作の翌日に撮像されたMRIがあった（C〜E）．
C：拡散強調像：右尾状核，視床内側，右前頭葉および島回皮質に高信号を認める（→）．
D：ADC map：上記の部位には拡散制限がある（→）．
E：MRA：右中大脳動脈（→）と後大脳動脈（▶）の拡張があり，痙攣後脳MRI異常を示す．
補足：痙攣，低血糖の病歴に気をつければ，CJDとは間違えないと思う．画像（C〜E）では血管拡張が最も重要であり，CJDではありえない．A，Bでは右尾状核の拡散制限がない，右淡蒼球に拡散にて高信号を示す点がCJDでは合わない．

p.574「7. MELAS」参照）．59歳の女性で2週間の経過にて昏迷，進行性失語，無言が出現し，両側側頭葉，視床内側部に対称性の高信号を拡散強調像にて認めた報告がある[32]．

5. 髄膜播種（癌性髄膜炎）

臨床経過より，CJDが疑われた髄膜播種にて，皮質に拡散強調像にて高信号を認める例がある[9]（16章 p.1043「5. 髄膜播種」参照）．くも膜下腔以外に，皮質にも癌細胞があり，毛細血管と血管周囲腔にも腫瘍細胞浸潤を認めたと報告されている[33]．腫瘍による虚血と考えられている．ADC値の低下を認めた例もある[34]．

6. THTR2遺伝子変異

21歳，女性例があり，発熱，失調性歩行，傾眠の5日後に昏睡を示し，両側尾状核と視床に高信号と軽い腫大をT2強調像にて示した．3日

間の thiamine 投与により，完全回復した．thiamine transporoter 2（THTH2）遺伝子変異による thiamine transporoter の機能不全を起こし，若年成人に亜急性脳症を来す[35]．

◆◆ 7. LGI1 による faciobrachial dystonic seizure（FBDS）

拡散制限のある病変を両側尾状核と被殻前部に認めることがある．T1 強調像にて，基底核に高信号を認めることがあり，鑑別に有用である（4 章 p.436「15 自己免疫性脳炎，LGI1 抗体」FBDS を参照）．

◆◆ 8. 痙攣後脳 MRI 異常

拡散強調像にて大脳皮質に高信号を認め，拡散制限もあるが，患側の脳動脈（中大脳動脈，後大脳動脈）の拡張があり，痙攣の既往があるので，鑑別は難しくはない（図 10）．図 10 では淡蒼球にも高信号を認め，CJD では合わない所見であった．

参考文献

1) 黒田康夫：プリオン病．15 神経系の疾患．杉本恒明，矢崎義雄（編）：内科学（第 9 版）．朝倉書店，p.1816-1818, 2007.
2) 水澤英洋：プリオン病：わが国の現状と最近の進歩．臨床神経 48: 861-865, 2008.
3) Zou WQ, Puoti G, Xiao X, et al: Variably protease-sensitive prionopathy: a new sporadic disease of the prion protein. Ann Neurol 68: 162-172, 2010.
4) 水澤英洋：プリオン病．内科学 10 版．矢崎義雄（編集）：朝倉書店，p.2193-2195, 2013.
5) 山田正仁，水澤英洋：プリオン病診療ガイドライン 2014．厚生労働省，p.8, p.18-24, p.25-31, 2014.
6) McGrath ER, et al: Clinical Reasoning: A 64-year-old man with visual distortions. Neurology 87: e252-e256, 2016.
7) 大浜栄作：プリオン病．2 症候から見た神経形態学．後藤 昇，柳下 章，大浜栄作，宮田 元；臨床のための神経形態学入門．三輪書店，p.135-146, 2008.
8) 向井雅子・他：Creutzfeldt-Jakob 病患者の初回頭部 MRI と初期臨床症状に関する検討．臨放 59: 711-714, 2014.
9) 柳下 章：【救急画像診断のすべて】内因性疾患 頭部 代謝変性疾患 プリオン病．臨放 60: 1588-1593, 2015.
10) Vitali P, et al: Diffusion-weighted MRI hyperintensity patterns differentiate CJD from other rapid dementias. Neurology 76: 1711-1719, 2011.
11) 藤田浩司：画像によるプリオン病の診断と鑑別診断．臨床神経 53: 1249-1251, 2013.
12) Meissner B, et al: Isolated cortical signal increase on MR imaging as a frequent lesion pattern in sporadic Creutzfeldt-Jakob disease. AJNR Am J Neuroradiol 29: 1519-1524, 2008.
13) van Gaalen J, van de Warrenburg BP: A practical approach to late-onset cerebellar ataxia: putting the disorder with lack of order into order. Pract Neurol 12: 14-24, 2012.
14) Jin K, et al: Clinical features of Creutzfeldt-Jakob disease with V180I mutation. Neurology 62: 502-505, 2004.
15) Hamaguchi T, et al: Clinical diagnosis of MM2-type sporadic Creutzfeldt-Jakob disease. Neurology 64: 643-648, 2005.
16) Collie DA, et al: Diagnosing variant Creutzfeldt-Jakob disease with the pulvinar sign: MR imaging findings in 86 neuropathologically confirmed cases. AJNR Am J Neuroradiol 24: 1560-1569, 2003.
17) Hegde AN, et al: Differential diagnosis for bilateral abnormalities of the basal ganglia and thalamus. Radiographics 31: 5-30, 2011.
18) Petzold GC, et al: False-positive pulvinar sign on MRI in sporadic Creutzfeldt-Jakob disease. Neurology 62: 1235-1236, 2004.
19) Furukawa F, Ishibashi S, Sanjo N, et al: Serial magnetic resonance imaging changes in sporadic creutzfeldt-jakob disease with valine homozygosity at codon 129 of the prion protein gene. JAMA Neurol 71: 1186-1187, 2014.
20) Krasnianski A, Schulz-Schaeffer WJ, et al: Clinical findings and diagnostic tests in the MV2 subtype of sporadic CJD. Brain 129: 2288-2296, 2006.
21) Shiga Y, et al: Two different clinical phenotypes of Creutzfeldt-Jakob disease with a M232R substitution. J Neurol 254: 1509-1517, 2007.
22) Fragoso DC, et al: Imaging of Creutzfeldt-Jakob Disease: Imaging Patterns and Their Differential Diagnosis. RadioGraphics 37: 234-257, 2017.
23) de Priester JA, Jansen GH, de Kruijk JR, et al: New MRI findings in Creutzfeldt-Jakob disease: high signal in the globus pallidus on T1-weighted images. Neuroradiology 41: 265-268,

1999.
24) Wong BS, Chen SG, Colucci M, et al: Aberrant metal binding by prion protein in human prion disease. J Neurochem 78: 1400-1408, 2001.
25) Matsusue E, Kinoshita T, Sugihara S, et al: White matter lesions in panencephalopathic type of Creutzfeldt-Jakob disease: MR imaging and pathologic correlations. AJNR Am J Neuroradiol 25: 910-918, 2004.
26) 三隅洋平, 西田泰斗, 荒木淑郎：拡散強調画像で大脳皮質に高信号を呈した Gerstmann-Sträussler-Scheinker 症候群の 1 例．臨床神経 46: 291-293, 2006.
27) 金田明子, 西郷和真, 三井良之・他：臨床・画像的に, 変異型 Creutzfeldt-Jakob 病との鑑別が問題となった Gerstmann-Sträussler-Scheinkerr 症候群の 1 例．臨床神経 48: 179-183, 2008.
28) Irisawa M, Amanuma M, Kozawa E: A case of Gerstmann-Sträussler-Scheinker syndrome. Magn Reson Med Sci 6: 53-57, 2007.
29) Cavallieri F, Mandrioli J, Tondelli M, et al: Pearls & amp; Oy-sters: Rapidly progressive dementia: Prions or immunomediated? Neurology 82: e149-e152, 2014.
30) Geschwind MD, et al: Voltage-gated potassium channel autoimmunity mimicking Creutzfeldt-jakob disease. Arch Neurol 65: 1341-1346, 2008.
31) 村松倫子・他：Periodic synchronous discharge を呈し Creutzfeldt-Jakob 病との鑑別を要した橋本脳症の 1 例．臨床神経 53: 716-720, 2013.
32) Weiss D, et al: Rapid emergence of temporal and pulvinar lesions in MELAS mimicking Creutzfeldt-Jakob disease. Neurology 77: 914, 2011.
33) Ayzenberg I, et al: Extensive cortical involvement in leptomeningeal carcinomatosis. J Clin Neurosci 19: 1723-1725, 2012.
34) Hu YF, et al: Novel diffusion-weighted magnetic resonance imaging findings in leptomeningeal carcinomatosis: a case report. Acta Radiol 47: 1089-1090, 2006.
35) Sechi E, Addis A, Fadda G, et al: Teaching neuroimages: subacute encephalopathy in a young woman with THTR2 gene mutation. Neurology 85: e108-e109, 2015.

8 その他の感染症

1 マイコプラズマ肺炎（Mycoplasma pneumoniae pneumonia）

臨床

小児または基礎疾患のない成人に発症した急性気管支炎，肺炎で，不眠になるほどの頑固な乾性咳嗽を呈したら本症を疑う．PA（受身粒子凝集反応）法による血清診断にて診断をする[1]．

神経系の合併症は脳炎，ギラン・バレー症候群，横断性脊髄炎がある．

・両側線条体病変

本症にて，脳を侵す例の中に，両側線条体病変がある．大多数は可逆性で，reversible bilateral striatal lesions (necrosis) associated with Mycoplasma pneumoniae infection とよばれる[2,3]．この病態の原因としては，cytokine産生，自己免疫，血管閉塞が考えられている．

Yuanらは12例のまとめを記載している．2歳から17歳で，呼吸器系症状発症から神経症状までは2日から2週間である．神経症状はパーキンソン症状アルイハジストニアの錐体外路症状を示したのが9例，脳症のみが2例，脳症と眼振を示したのが1例，視神経炎と眼球運動障害を呈したのが1例である．12例中10例にMRIの記載があり，基底核病変は消失あるいは縮小しているが，その内，4例には基底核に萎縮を認めている．全例生存しているが，6例には軽いジストニアが残存していた[2]．

両側基底核を冒す感染症については，本章 p.212「1-3-F Epstein-Barrウイルスによる神経感染症」【鑑別診断】，p.214 key point 2「両側基底核病変を来す感染症あるいは感染後脳症」を参照．

画像所見

1. 可逆性両側線条体病変：両側線条体に対称性の高信号をT2強調像/FLAIR像にて示す．軽いmass effectがあり，両側側脳室前角には圧排所見を認める．2週間から10か月にて消失あるいは縮小する．小さな軽い高信号が残存することもある[2]．van Buirenらの例では両側対称性に強い高信号を線条体に示し，2か月後には両側尾状核と被殻に低信号（嚢胞？）を残し，強い萎縮を示した[3]．

・Coonらは5歳，男子，発熱2日後に部分痙攣，脳症，構音障害を示した症例を報告している．T2強調像にて，両側線条体と淡蒼球に高信号を対称性に認め，腫大があった[4]．皮質にも一部に高信号と腫大を認めた．マイコプラズマ肺炎と血清学的に診断された．血漿交換とステロイド投与により，意識と言語は改善した．しかし，1か月後にジストニアを呈した．初回から6週間後のMRIでは，基底核の高信号は残存し，腫大は軽減し，皮質下には高信号を認めた．さらに，その後リツキシマブによる治療によって改善した．さらに，4か月後のMRIでは，基底核は壊死による萎縮を認めている．

・自験例

図1では初回に線条体，12日後には皮質下白質にも高信号を認めた．

図2では，線条体＋淡蒼球に高信号を拡散強調像にて高信号を認め，12日後にはT1強調像にて高信号を示した．感染後のT1強調像での基底核高信号が，Epstein-Barrウイルス以外にも本症でも認められた．EBウイルスとは異なり，パーキンソン症状の出現はなかった．T1強調像での高信号はウイルス感染後の非特異的な所見の可能性がある．

なお，脳幹と線条体[5]，基底核と視床[6]に病変を認めた例もある．後者は抗ganglioside抗体が陽性となっている[6]．

2. parainfectious encephalomyelitis（傍感染

図1 マイコプラズマ肺炎感染後の基底核病変

A　拡散強調像　　B　T2強調像（Aより12日後）　　C　FLAIR冠状断像

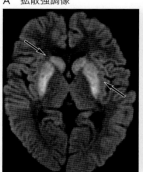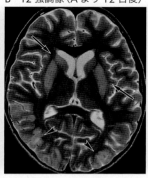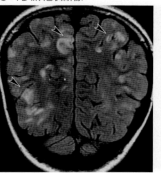

8歳，男児．13日前に発熱があり，11日前には咳が出て，4日前に近医にてマイコプラズマ肺炎と診断された．2日前の夜間より振戦が出現し，他院を受診し，腱反射の著明な亢進があり，MRIを撮像した（A）．入院となり，振戦の悪化もあった．髄液細胞数45/3μL，蛋白24mg/dLであった．ステロイドによるパルス療法を行った．翌日から自発運動なく，四肢を常に屈曲させ，わずかな刺激で振戦が出現するようになった．仮面様顔貌・開口困難があり，嚥下もできなくなった．入院5日目より免疫グロブリン投与を開始した．その2日後より，振戦の改善が認められ，8日目に当院に転院となった．その5日後にMRIの再検をした（B，C）．

A：拡散強調像：両側対称性に高信号を尾状核と被殻に認める（→）．なお，ADC値は軽度上昇し，拡散制限はない．脳幹には著変を認めない．
B：T2強調像（Aより12日後）：線条体病変は残存し，両側側頭溝後葉にかけて，皮質から皮質下白質に高信号を認める（▶）．
C：FLAIR冠状断像：両側側頭後頭葉皮質から皮質下白質にかけて高信号を認める（▶）．その後，高信号は消失し，全体に軽い萎縮を認めた．基底核には強い壊死を示す所見はない．
補足：マイコプラズマ感染後の脳症と考えられる．ADEMであった可能性もある．基底核病変はマイコプラズマ肺炎後にはしばしば報告がある．その後に，皮質下白質の変化も一連の同じ感染後の脳症と考えている．基底核病変に強い萎縮がなく，線条体壊死とは異なる病態であると考える．基底核に対称性に高信号を来す疾患の一つとして，マイコプラズマ感染を考えておく必要がある．

性脳脊髄炎）：19歳の女性，7日間の経過で，頭痛，発熱，頸部硬直，意識状態の変化などを呈した．マイコプラズマ肺炎によるpara-infectious encephalomyelitisと診断された．画像ではFLAIR像にて，脳溝に沿った高信号を認め，同部位には造影効果を認める．延髄前部にも高信号があった．頸髄には軽い腫大と高信号をT2強調像にて認め，横断像では灰白質に高信号を認めた．高信号はほぼ脊髄円錐まで続いていた[7]．

3. **急性小脳炎**：マイコプラズマ肺炎と急性小脳炎を呈した症例がある（本章p.249「1-7. 急性小脳炎」図42参照）．

参考文献

1) 寺本信嗣：マイコプラズマ肺炎．今日の診断指針．第7版，金澤一郎，永井良三（編）：医学書院，p.974-975, 2015.
2) Yuan ZF, Chen B, Mao SS, et al: Reversible bilateral striatal lesions following Mycoplasma pneumoniae infection associated with elevated levels of interleukins 6 and 8. Brain Dev 38: 149-153, 2016.
3) van Buiren M, Uhl M: Images in clinical medicine. Bilateral striatal necrosis associated with Mycoplasma pneumoniae infection. N Engl J Med 348: 720, 2003.
4) Coon EA, Patterson MC: Teaching neuroimages: call it as you see it: evolution of bilateral striatal necrosis. Neurology 78: e123, 2012.
5) 奥村恵子・他：マイコプラズマ感染後に急性両側線条体壊死を呈した1例．脳と発達 43: 471-475, 2011.
6) Fusco C, et al: Transient basal ganglia and thalamic involvement following Mycoplasma pneumoniae infection associated with antiganglioside antibodies. J Child Neurol 25: 1029-

図2 | マイコプラズマ肺炎後の基底核病変

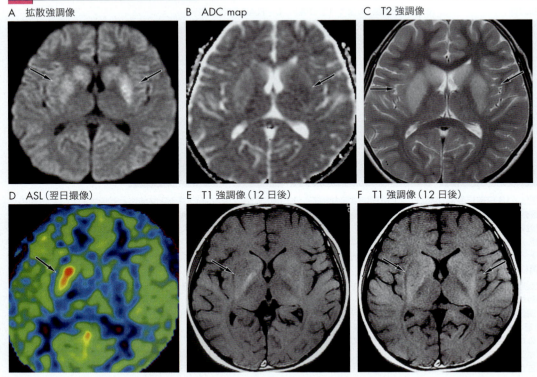

8歳，男児．20日前に発熱があり，マイコプラズマ肺炎と血清診断をされた．10日前に解熱し，登校した．6日前より頭痛と嘔気が出現した．前日より，「体が熱い」と言って泣いたり，体全体を振るわせることがあった．不穏状態が悪化したので，入院となった．上肢に振戦を認めた．入院当日にMRIを撮像した．

A：拡散強調像：左優位に両側線条体＋淡蒼球に高信号を認める（→）．
B：ADC map：左被殻内側の病変には拡散制限があるが（→），その他の基底核に拡散制限はない．
C：T2強調像：両側線条体と淡蒼球に高信号を認める（→）．軽い腫大がある．
D：ASL（翌日撮像）：右線条体には血流上昇を認める（→）．
E，F：T1強調像（12日後）：右淡蒼球優位（**E**；→）に，両側基底核に高信号を認める（**F**；→）．

補足：マイコプラズマ肺炎後に基底核病変を呈した例である．12日後のT1強調像にて，基底核に高信号を認めた．Epstein-Bウイルス感染でも同様な所見があったが（本章 p.212「1-3 ウイルス性脳炎」参照），本例では基底核を含めた大脳萎縮がなく，パーキンソン症状の出現もない．なお，調べた範囲ではマイコプラズマ肺炎後の基底核病変にて，T1強調像にて同様な高信号を示した例はない．少なくとも，感染後，基底核に高信号をT1強調像にて認める疾患に本症も入り，EBウイルスのみに認められる状態ではない．

1033, 2010.
7) Gorman MP, Rincon SP, Pierce VM, et al: Case records of the Massachusetts General Hospital. Case 19-2014. A 19-year-old woman with headache, fever, stiff neck, and mental-status changes. N Engl J Med 370: 2427-2438, 2014.

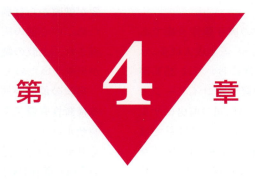

第4章

炎症性疾患

　神経系の炎症性疾患は全身疾患の部分症であることも多い．すでに診断がついている場合もあるが，神経症状で初発することもある．後者では画像診断が重要な役目を果たす．診断には全身に関する幅広い知識が必要である．非特異的な画像所見を示すこともあるので，臨床情報が重要である．8章「内科疾患に伴う神経系障害」(p.655)を参照のこと．

1 ● 神経サルコイドーシス（neurosarcoidosis）

臨床

・全体像

　サルコイドーシスは慢性の肉芽腫性炎症であり，すべての年齢に発症するが，若年成人に多い．肺，眼，皮膚を侵す．剖検例においては25％が神経系も侵されている．神経サルコイドーシス症例の40％はすでに肺あるいは眼の前房にサルコイドがあり，診断がついている．神経系では髄膜，脳神経（特に顔面神経と視神経），脳，脊髄実質，下垂体，末梢神経，筋肉を侵す[1)2)]．神経サルコイドーシスの臨床症状は多い順に，頭痛，視力障害，痙攣，複視，しびれ，感覚異常，記憶障害，下垂体機能低下症，難聴，嚥下障害，筋力低下，精神症状，運動障害，頭蓋内圧亢進，意識の変容である[3)]．

・検査所見

　サルコイド肉芽腫はアンジオテンシン転換酵素（angiotensin-converting enzyme：ACE）を作り，血清中のACE上昇はサルコイドーシス症例の60％に認められるとされる[1)]．しかし，Flanaganらの報告によると，脊髄サルコイドーシスにおける血清中のACE上昇（> 46U/L）は23例中5例であった．また，脊髄サルコイドーシス発作時の髄液細胞数増加（5 >/μL）は31例中29例（94％）にある[4)]．下記に記す頸椎症性髄内浮腫との鑑別に役に立つ可能性がある．

・uveo-meningeal syndrome

　ぶどう膜と髄膜の両方を侵す疾患を指し，神経サルコイドーシスを含む種々の疾患が入る（本章 p.425 14「Vogt-小柳-原田病」の項内，表を参照[5)6)]）．

・脊髄病変

　神経サルコイドーシスの5〜10％以下とされている．脊髄症状が初発することが1/2〜2/3と多く，診断上の問題点である．MRIでの報告では病変は中下位頸髄に最も多い．症候学的には下肢の感覚障害，次いで運動障害で発症し，上肢徴候より下肢症候が前景に立つ．これは病変が髄膜から脊髄表面へと拡大する傾向があるため，中心部の灰白質より周辺部白質が先に障害され，上肢の髄節徴候より下肢の長索路症候が出やすいためと考えられる[7)]．

　症状の最悪時期が3週間以内で，急性発症する横断性脊髄炎や多発性硬化症とは異なり，脊髄サルコイドーシスの発症形式はもう少しゆっくりで，かつ，進行性の経過をたどることが多い[8)]（17章 p.1064「2. 脊髄梗塞」表1参照）．

　なお，Flanaganらによると脊髄サルコイドーシスの症例で，肺門リンパ節腫脹は32例中24例（75％）である[4)]．

病理所見

◆ 1. 頭蓋内

　頭蓋内病変は通常，進展がゆっくり進み，寛解や進行の停止が80％に認められる．サルコイド肉芽腫の活動期は上皮細胞と多核巨細胞によって特徴づけられる．その周囲にはリンパ球と線維芽細胞が取り囲む．中心壊死は稀である[9)]．

　肉芽腫性変化は髄膜が主体である．Virchow-Robin腔に沿って実質内にも進展する．脳実質内では血管周囲腔に限局することも多い．血管炎を伴い脳梗塞を時に伴う．髄膜よりは少ないが，上衣下にも進展し，側脳室周囲の実質内に及ぶこともある．さらに脈絡叢にも及ぶことがある．このような変化は，脳底部と後頭蓋窩，特に鞍上部，視床下部，視神経，視交叉，基底核を好んで侵す[9)]．

　視床下部への進展は神経サルコイドーシスの50％に認められる．視床下部から漏斗，下垂体柄，下垂体後葉へと進展する．下垂体前葉への進展はごく稀である．それゆえにトルコ鞍の拡大はない．侵された部位は腫大し，中心壊死はない[10)]．

　神経サルコイドーシスでは脳底部髄膜の肥厚，脳室周囲の脳実質性病変による中脳水道狭窄に

より水頭症を発生することがある[9]．

2. 脊髄

　脊髄病変は肉眼的には髄膜が混濁し，脊髄は急性期・亜急性期では浮腫により腫大する．慢性期になると脊髄実質の破壊により萎縮を示す．病変はくも膜，脊髄実質内，神経根に認められる．これらの部位では活動期はリンパ球・マクロファージを主体とする炎症性細胞浸潤が強く，髄膜・脊髄・神経根炎の所見を示す．Langhans型多核巨細胞の出現する乾酪性類上皮肉芽腫が多発する．この肉芽腫は脊髄実質のみではなく，前根，後根にも生じ，特殊な例としては硬膜外にも生じ，脊髄圧迫を示す．類上皮肉芽腫や炎症所見が強くない部位にも広範な浮腫が生じる．慢性期になると浮腫は消失し，肉芽腫は萎縮し，瘢痕化し，線維化巣を形成する[11]．

画像所見

1. 脳

1）典型例

◇硬膜

　32例の神経サルコイドーシスの報告では最も多い異常所見は硬膜に認められ，11例（34%）ある[3]．5例は硬膜の造影される腫瘤であり，そのうちの4例は後頭蓋窩にある．その他は肥厚した硬膜様に認められる．これらの信号強度は皮質より低信号が4例であり，残りは皮質と等信号である．硬膜の造影効果は髄膜腫あるいは神経鞘腫に似るが，本症では多発し，離れた部位にも造影効果があることが鑑別になるとされる[3]．

図1 神経サルコイドーシス（球後視神経炎および尿崩症）

A　FLAIR像　　B　T1強調矢状断像　　C　造影後T1強調像

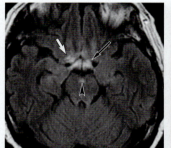 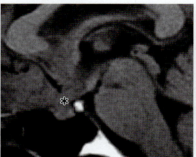 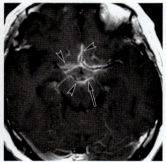

D　T2強調冠状断像（前頭葉底部）　　E　脂肪抑制造影後T1強調冠状断像

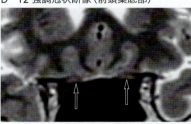 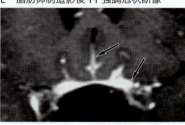

40代，男性．1年半前より，頭痛，口渇感，水分摂取量の増加を認め，半年前より，左視力障害と視野狭窄が出現し，増悪している．一時，ステロイドを投与され改善したが，減量に伴い，再増悪．
A：FLAIR像：視床下部から視索にかけて高信号を認める（→）．脚間窩（▶），右前頭葉下部（⇨）にも高信号がある．
B：T1強調矢状断像：下垂体後葉を同定できない．漏斗の腫大を認め（＊），視床下部から漏斗にかけて連続する病変を認め，鞍上槽が病変によって埋まっている．脚間窩がつぶれて見えない．
C：造影後T1強調像：視床下部は周囲に造影効果を認める（→）．中脳前面，Sylvius谷，前大脳縦裂に沿ってくも膜下腔に造影効果を認める（▶）．
D：T2強調冠状断像（前頭葉底部）：頭蓋内の視神経を認める（→）．
E：脂肪抑制造影後T1強調冠状断像：両側視神経，さらに前頭葉底部くも膜下腔に造影効果を認める（→）．
補足：視床下部から漏斗の病変の造影効果は表面のみに認められるので，古い病変の可能性がある．

◇くも膜軟膜

くも膜軟膜の造影効果は32例中10例（31％）に認められる（図1）．そのうち，3例は硬膜にも所見があった[3]．鞍上部，前頭葉底部に多いことが特徴である．髄膜の造影効果は必ずしも，接する脳内にT2強調像での高信号を伴わないことがあり（図3-E），神経サルコイドーシスを疑う際には，その点で造影剤の投与が必要なことがある．

Makinoらの報告例は50代の男性で，右足遠位部に異常感覚があり，2年の経過で，両足に異常感覚が進展した．神経学的検査にて右優位の感覚障害があり，軽い筋力低下があり，腱反射亢進，排尿障害がある．脳実質内にはT2強調像およびFLAIR像にて異常信号を認めず，造影効果も認めない．しかし，FLAIR矢状断像にて，脳幹表面軟膜に高信号を認め，延髄周囲軟膜に造影効果を認めている[12]．

◇脳神経

脳神経の造影効果は32例中11例（34％）に認められた．そのうちの9例は視神経であり，最も多い（図1）．4例は両側である．三叉神経は5例，動眼神経は4例，顔面神経，聴神経はそれぞれ3例で全例両側，脳神経の造影効果のある症例は平均年齢が45歳で，他の神経サルコイドーシスに比べてやや年齢が高い[3]．他の報告では顔面神経に造影効果が多いとするものが多い[1)2)13]．

亜急性に一側の視神経障害を来す疾患に神経サルコイドーシスが入る[2]．

三叉神経痛を示し，一側のMeckel腔に腫瘤があり，T2強調像では低信号を示し，T1強調像では等信号であり，不均一な造影効果を示した腫瘤性病変が三叉神経節にあり，神経サルコイドーシスであった報告がある[14]．

◇脳実質内

脳実質内の造影効果のある病変は神経サルコイドーシス32例中7例（22％）にある（図2，3）[3]．そのうちの5例はくも膜軟膜の造影効果を伴っている．7例中6例は多発性であり，血管周囲腔に沿った進展を示す．4例はT2強調像では皮質より低信号であるが，周囲に高信号の浮腫を伴っている．単発例で，くも膜下腔の造影効果を伴っていない例では神経サルコイドーシスの診断は困難である（図3）．造影されない腫瘍あるいは中心に壊死を示す脳実質内病変を認めていない．また，今までも報告がないので，このような病変は髄外にサルコイド病変があっても生検が必要であるとされている[3]．

自験例ではT1強調像では皮質よりも高信号，T2強調像では皮質よりも低信号を示す多発性腫瘤を示した例がある（図2）．くも膜下腔あるいは脳室に接していた．

30代の男性例で，1年間の経過で，幻臭（硫黄，焦げるような悪臭），左側の間欠的なしびれと異常感覚を認めた．FLAIR像にて鉤を含む側頭葉内側部と大脳脚の一部に高信号があり，造影後には同部位と脳幹軟膜に造影効果を認めている．CTでは石灰化があり，論文の中では，神経膠腫を考えて手術に入り，神経膠腫ではなくサルコイドーシスで，解剖学的診断名は神経サルコイドーシス（focal sarcoid granulomatous encephalitis）となっている．幻臭の病巣部位は鉤とされている[15]．画像からは神経膠腫は考えにくく，軟膜の特徴的な造影効果より，神経サルコイドーシスを最初に考える．側頭葉内側部の病変は図3と類似している．

◇漏斗，下垂体，視床下部

漏斗部に造影効果と肥厚を32例中3例（9％）に認めている（図1）．その他の3例の患者において下垂体あるいは視床下部に腫瘤を認める．稀ではあるが，下垂体内嚢胞性腫瘤として認められ，全下垂体機能不全を示した例もある[16]．神経サルコイドーシスは尿崩症を40％の症例に来すとも言われ，代表的な徴候である[17]．しかし，神経サルコイドーシスの90％は頭蓋内にも異常所見を認めるともされている．

◇水頭症

32例の神経サルコイドーシスのうち，交通性水頭症は2例に認められた[3]．特に髄液中の細

図2 | 神経サルコイドーシス

A 造影後 T1 強調像 B T1 強調像 C T2 強調像 D T1 強調像

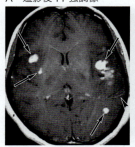
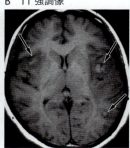
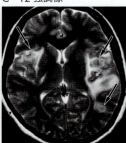
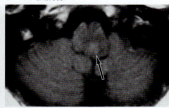

E 造影後 T1 強調像

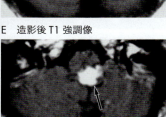

F T2 強調矢状断像（頸椎）　G T2 強調矢状断像（F より内側）　H T1 強調矢状断像

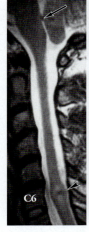
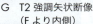
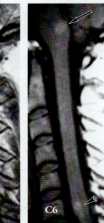

I 造影後 T1 強調矢状断像

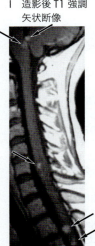

J T2 強調像（C6）

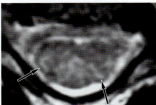

K 造影後 T1 強調像（C6）

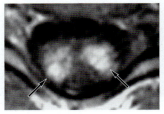

30代，女性．1年前会社の検診にて胸部単純写真にて異常を指摘され，他院にて縦隔リンパ節の腫大，ACE とリゾチームの上昇，生検にてサルコイドーシスと診断される．ぶどう膜炎の合併もある．1か月前より頭痛，大腿から足背にかけての違和感を自覚した．右下肢筋力の軽い低下，右手，右大腿前面の異常感覚を認める．

A：造影後 T1 強調像：両側弁蓋部，右外包，左側頭葉後部に造影効果のある腫瘤性病変を認める（→）．髄膜の造影効果は一部にあるが（▶），目立ったものはない．
B：T1 強調像：**A** にて造影効果のある腫瘤のうち，大きなものは皮質よりも高信号を示す（→）．この高信号よりも造影される部位はより大きい．
C：T2 強調像：造影される病変のうち，大きなものは T2 強調像では中心が皮質よりも低信号を示し（→），周囲は高信号でその外に広範な浮腫を認める．
D：T1 強調像：延髄左背側にも腫瘤があり，中心は高信号を示す（→）．周囲には低信号を認める．
E：造影後 T1 強調像：上記の高信号よりも広い範囲に造影効果を認める（→）．
F：T2 強調矢状断像（頸椎）：第四脳室内（→）と C6 頸髄髄内（▶）に腫瘤を認める．頸髄髄内の病変は中心が脊髄よりも低信号を示し，周囲に高信号がある．
G：T2 強調矢状断像（**F** より内側）：延髄髄内にも中心が低信号を示す腫瘤がある（→）．
H：T1 強調矢状断像：延髄髄内腫瘤（→），C6 髄内腫瘤（▶）はともに，頸髄よりも高信号を示す．
I：造影後 T1 強調矢状断像：第四脳室，延髄髄内，C6，Th2〜3 での髄内腫瘤は均一な造影効果を認める（→）．
J：T2 強調像（C6）：右優位に淡い高信号を両側髄内に認める（→）．
K：造影後 T1 強調像（C6）：頸髄髄内に 2 個の造影効果のある腫瘤を認める（→）．

補足：くも膜下腔あるいは脳室近くに腫瘤が多くあり，T2 強調像ではやや低信号，T1 強調像では比較的高信号を示し，高信号よりは広い範囲に造影効果を認めている．髄膜の造影効果は目立たない．腫瘤が多数あり，延髄も侵しているのに症状が軽い点が特徴である．この症例のように，脊髄実質内に造影効果はあるが，髄膜の造影効果の目立たない，脊髄サルコイドーシスも存在する．（**J**，**K** は文献 18 より転載）

図3 神経サルコイドーシス

A　T2強調像　　B　T1強調像　　C　FLAIR冠状断像

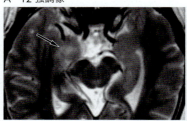 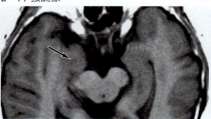 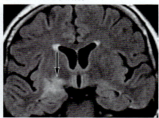

D　造影後T1強調像　　E　造影後T1強調像（C1）　　F　造影後T1強調像

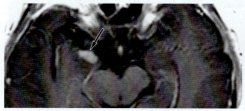 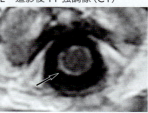 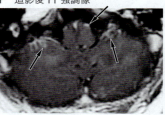

60代，女性．6年前発症したパーキンソン病の症例である．転院後撮像したMRIにて左扁桃体を中心に腫瘤を認めた．なお，他院にて2年前に撮像したMRIでは同部位には異常を認めていない．
A：T2強調像：右扁桃体に高信号を認める（→）．mass effectは明瞭ではない．
B：T1強調像：病変は低信号を示す（→）．
C：FLAIR冠状断像：病変は高信号を示す（→）．
D：造影後T1強調像：腫瘤内前部，くも膜下腔に接した部位に造影効果を認める（→）．上記の病変は摘出され，神経サルコイドーシスと病理学的に診断された．翌年，肺門および頸部リンパ節の腫大を認めた．さらに，5年後，定期的な検査にて以下の異常を指摘された．
E：造影後T1強調像（C1）：脊髄周囲に造影効果を認めた（→）．
F：造影後T1強調像：延髄前部，小脳前部軟膜に沿った造影効果を認める（→）．なお，T2強調像では高信号を脊髄，延髄，小脳には認めていない．
補足：扁桃体を中心とする病変は神経サルコイドーシスに特徴的な所見ではなく，画像からの診断は困難である．その5年後の上部頸髄および延髄，小脳表面の造影効果は比較的特徴的な所見である．

図4 神経サルコイドーシス（急性水頭症）

A　FLAIR像　　B　T1強調矢状断像

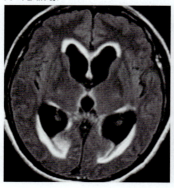 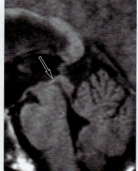

50代，女性．3日前より頭がぼーっとする，異常行動に家人が気がつき，受診する．嘔気，嘔吐がある．CTにて水頭症を指摘され，入院．髄液検査では細胞数116/3，蛋白質58mg/dLと上昇し，炎症が疑われる．
A：FLAIR像：側脳室および第三脳室の拡大を認め，脳室周囲に髄液の滲み出しによる高信号を認める．急性水頭症の所見である．
B：T1強調矢状断像：中脳水道上部，第三脳室との境界部に膜様構造がある（→）．
補足：内視鏡下に第三脳室開窓術が施行され，同時に第三脳室後部に病変を認め，その生検にて類上皮肉芽腫を認めた．さらに，その後の検索にて肺門リンパ節の腫大があり，サルコイドーシスと診断された．

胞数が多い水頭症では神経サルコイドーシスも考慮する[19]．側脳室下角や体部近傍に囊胞を認め，水頭症を来した報告がある[19)20)]．自験例では中脳水道上部に膜様構造の肉芽腫があり，急性水頭症になった例（図4）と，第四脳室外側陥凹に沿った囊胞を認め（図5），水頭症を呈した症例があり，両者ともに水頭症が神経サルコイドーシスの初発症状であった．

図5 神経サルコイドーシス（第四脳室外側陥凹の囊胞と水頭症）

A　T2 強調像　　　　　　B　FLAIR 冠状断像　　　　　C　造影後 T1 強調冠状断像

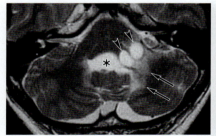
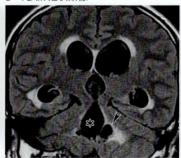
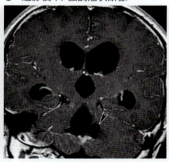

D　造影後 gradient echo 法

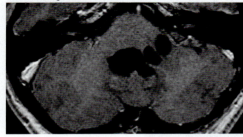

30代，男性．1か月ほど前よりふらつき，嘔吐があり，歩行障害と見当識障害を認めた．9歳時に無菌性髄膜炎を罹患している．
A：T2 強調像：第四脳室の拡大がある（＊）．左外側陥凹に沿って2個の囊胞を認める（▶）．周囲の小脳内に浮腫を認める（→）．
B：FLAIR 冠状断像：水頭症があり，側脳室，第三脳室，第四脳室（＊）の拡大を認める．第四脳室の左外側に囊胞がある（▶）．
C：造影後 T1 強調冠状断像：囊胞（▶）周囲に造影効果を認めない．
D：造影後 gradient echo 法：薄スライスにて撮像したが，囊胞性病変には造影効果を認めない．
補足：手術にて囊胞周囲の組織からサルコイドーシスが見つかった．さらに，肺にも異常所見を認め，同部位からもサルコイドーシスが見つかっている．術前にはサルコイドーシスの診断はつかなかった．側脳室近傍に囊胞があり，水頭症を来している例ではサルコイドーシスが鑑別に挙がる．過去の無菌性髄膜炎が関係している可能性もある．

　Schreiner らは50歳，女性で歩行障害を呈し，9か月の経過があった例を報告している[21]．
　中脳水道下部に病変があり，中脳水道下部を閉塞し，水頭症を呈している．造影後には同部位に点状の造影効果を認めている．さらに，下垂体柄の軽い腫大があり，神経サルコイドーシスが疑われる．PET にて，縦隔と肺門に異常な集積があった．サルコイドーシスであった．
　さらに，中脳水道膜様閉塞による閉塞性水頭症を疑った患者に，第三脳室開窓術を施行し，一時は改善したが，その後，歩行障害が悪化した．脊髄髄内に高信号と脊髄腫大，造影効果を伴う病変が2か所，T2 強調像にて認められた（図6）．脊髄サルコイドーシスと考えた．同時に，造影後頭部 MRI にて，中脳水道上部と上衣下に造影効果を認めた（図6）．両側上衣下の造影効果は稀ではあるが，神経サルコイドーシスにて報告がある[22]．
　なお，第四脳室内病変の鑑別診断については3章 p.331「6. 神経有鉤囊虫症」内の key point 12「第四脳室病変の鑑別診断」を参照[3]．

2）非典型例
◆脳幹被蓋
　脳幹被蓋（延髄，橋，中脳）に病巣を有する神経サルコイドーシスがある．いずれも病変は第四脳室，中脳水道もしくはくも膜下腔に接している．結節状の強い造影効果が特徴である．年齢は20～50代である[23)～25)]．当院例は6年ほどの経過があるが，その他は3週間から1年の経過である．
　自験例は延髄被蓋に腫瘍性病変があり，第四脳室に一部は突出していた（図7）．結節状（つぶ

図6 神経サルコイドーシスの疑い

A　T2強調像　　　　　　　B　FLAIR冠状断像　　　　　C　T1強調矢状断像

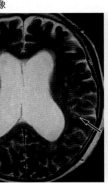
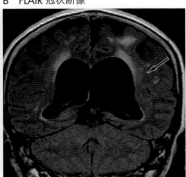
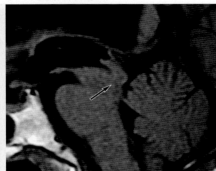

D　FIESTA矢状断像（正中部）　　　E　T2強調矢状断像

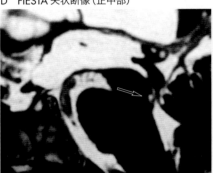
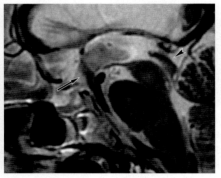

F　T2強調矢状断像　　G　造影後T1強調矢状断像　　H　造影後T1強調冠状断像

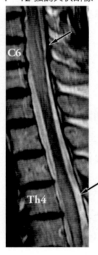
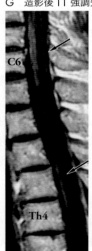
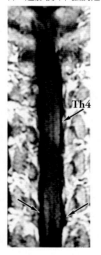

I　T2強調横断像（Th4/5）　　　　　J　造影後T1強調横断像（C6/7）

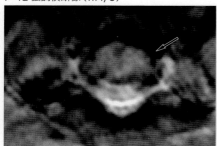 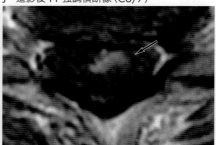

K　造影後T1強調横断像　　　　　L　造影後T1強調矢状断像

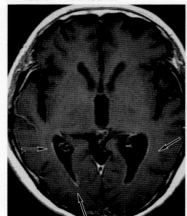 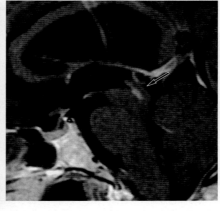

68歳，女性．約7か月前より，小刻み歩行，足を引きずるようになった．歩行時のふらつき，尿失禁と物忘れが認められ，MRIを撮像した（A～D）．
A，B：T2強調像（**A**）およびFLAIR冠状断像（**B**）：側脳室拡大があり（→），水頭症が疑われる．
C：T1強調矢状断像：中脳水道下部に閉塞の疑いがある（→）．
D：FIESTA矢状断像（正中部）：中脳水道下部に膜様閉塞が疑われた（→）．髄液検査では有意義な異常を認めなかった．造影後頭部MRIは施行していない．内視鏡下の第三脳室底開窓術が施行された．MRIを開窓術の3日後に施行した（**E**）．
E：T2強調矢状断像：第三脳室からくも膜下腔に髄液の流れによる低信号を示すartifactがあり（→），第三脳室底が開窓されている．一方，中脳水道には髄液の流れによるartifactがない（▶）．
患者の状態は改善し，独歩で退院した．しかし，術後2か月半後頃より，失禁と歩行障害の悪化が認められ，水頭症の悪化の可能性が考えられた．髄液検査にてアルブミンが129mg/dLと高値を示し（髄液細胞数は6/μL），再入院となった．下肢優位の右錐体路徴候，Th9以下の左腹部と右下腿・足部の感覚低下，左下腿の感覚過敏を認めた．胸椎MRI（**F**～）を施行した．
F：T2強調矢状断像：C5-Th1，Th3-5にかけて，脊髄の軽い腫大と高信号を髄内に認める．
G：造影後T1強調矢状断像：C4-7，Th3-4に造影効果を脊髄の前部に認める．
H：造影後T1強調冠状断像：Th4，Th9を中心に辺縁部に造影効果を認めた（→）．
I：T2強調横断像（Th4/5）：脊髄ほぼ全体に高信号を認める（→）．
J：造影後T1強調横断像（C6/7）：脊髄前部左に造影効果を認める（→）．
K：造影後T1強調横断像：右側脳室三角部から後角にかけて，上衣下に沿った造影効果を認めた（→）．
L：造影後T1強調矢状断像：中脳水道に造影効果を認めた（→）．
補足：水頭症を呈し，その原因が中脳水道膜様閉塞と考えて開窓術を施行し改善したが，再び歩行障害を示した．髄液検査にて蛋白増加があり，脊髄病変を疑って，頸椎MRIを施行したところ，多巣性の脊髄腫大と辺縁部に造影効果を認め，神経サルコイドーシスを疑った．さらに，頭部MRIでは脳室上衣下と中脳水道に造影効果を認め，これらの所見も神経サルコイドーシスに合致すると考えた．両側上衣下に病変を認めた神経サルコイドーシスの報告がある[22]．全身検索ではサルコイドーシスを示す所見はなかった．ステロイドに反応して，画像と症状の改善があった．また，他の部位にサルコイドーシスを認めず，病理学的な確認は取れていない．

図7 神経サルコイドーシス（延髄）

A　T2強調矢状断像　　B　T1強調矢状断像　　C　T2強調像

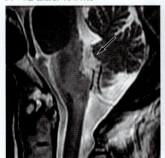
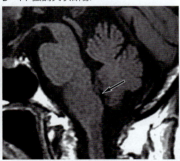
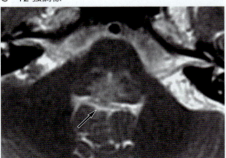

D　造影後T1強調矢状断像　　E　造影後T1強調横断像

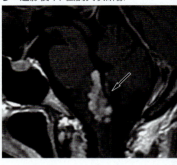
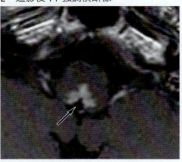

60代，女性．6年前より，嚥下障害，構音障害が徐々に出現した．球麻痺があり，舌萎縮，舌のfasciculation，注視方向眼振を認める．既往に関節リウマチがあり，10年前よりステロイドの内服をしていた．
A：T2強調矢状断像：延髄の軽い腫大と高信号を認め（→），高信号は上部頸髄にも及ぶ．
B：T1強調矢状断像：延髄から橋下部被蓋には軽い腫大があり（→），延髄前部と上部頸髄には低信号を認め，橋被蓋はほぼ等信号を示す．
C：T2強調像：橋被蓋に高信号を認める．橋の輪郭から病巣が一部，第四脳室内に突出している（→）．
D：造影後T1強調矢状断像：橋被蓋から延髄被蓋にかけて造影効果を認める（→）．つぶつぶの造影効果がサルコイドーシスなどを示唆している．
E：造影後T1強調横断像：延髄被蓋に造影効果を認める（→）．第四脳室を取り囲むように造影効果を認める．
補足：つぶつぶの造影効果，延髄背側などがサルコイドーシスを示唆している．延髄病変の経過が長いが，ステロイドの内服によりある程度の抑制効果があったと考えられる．視神経脊髄炎／視神経脊髄炎関連疾患の好発部位である．経過が長いこと，視神経脊髄炎としては造影効果が明瞭で，つぶつぶである．

つぶ状）の造影効果を認め，延髄には対称性の高信号をT2強調像にて認めた．同様に延髄背側に病変を認めた例がある[23]．拡散強調像では高信号を示さず，等信号である．

さらに，中脳視蓋の神経サルコイドーシスの40代，男性例の報告がある[24]．単純CTにて中脳水道背側に高吸収域を認め，灰白質と比較し，拡散強調像では等信号，T1強調像では軽度高信号，T2強調像では等信号を示し，強く造影される不正形の結節状病変を認めた．中脳にも類似例の報告がある[25]．

鑑別診断はつぶつぶ状の造影効果を示す病変として，悪性リンパ腫も可能性がある．T2強調像および拡散強調像での信号強度が参考になる．

視神経脊髄炎を疑わせる難治性のしゃっくりを呈した延髄サルコイドーシス例も報告されている[26]．

◆脳出血（皮質下出血）

山口らの報告例は57歳，男性であり，5年前にサルコイドーシスと診断され，経口ステロイド剤にて加療を受け，2年前に寛解によりステロイドは終了していた．今回，突然に全身性間代性痙攣を起こした．CTにて左頭頂葉皮質下に約10mmの血腫があった．周囲に低吸収域を

伴っていた．血腫直上の皮質に造影効果を認めた．36日後には造影される病変の軽い拡大があり，生検となり，サルコイドーシスが認められた．サルコイドーシス病変により血管周囲にうっ血などが生じたことが出血の原因と推測されている[27]．

別な例は31歳，男性で，急性頭痛と意識消失，痙攣にて発症し，CTにて右後頭葉皮質下に出血を認めた．同時に水頭症があった．2か月後に造影後T1強調像にて，両側性の多数の結節状の造影効果を認めた．生検にてサルコイドーシスであった[28]．

横田らも20代，男性例で頭痛と不隠にて発症し，多発性の皮質下出血を認めた例を報告している[29]．CTに比べてT2*強調像にて，出血がより多数認められ，造影後T1強調像にて，くも膜・軟膜に造影効果を認め，縦隔と肺門リンパ節にリンパ節腫大があった．若年成人の皮質下出血では本症も考慮する必要がある．ときに，無症候性の出血もあり得る[30]．

・Rochaらの報告（再発性の脳虚血と出血）

40代前半の男性，7年前に，めまい，構音障害，左片麻痺を呈した．脳MRIにて，右放線冠に梗塞と右Sylvius裂周囲に2個のリング状の造影効果を示す結節性病変を認めた．2週間後に発熱があった．その後，症状が落ち着いた．7年後，複視が出現し，橋に新しい梗塞を認めた．2か月後には，皮膚病変が出現し，結節性紅斑であった．1か月後には痙攣を認めた．急性の脳実質内出血が小脳，左前側頭葉，右Sylvius裂周囲にあり，慢性の梗塞，微小出血，側脳室周囲の高信号をT2強調像にて認めた．生検にて肉芽腫が見つかった．結核は否定され，神経サルコイドーシスとなった．

再発性の脳虚血と出血を起こし，造影効果のある病変があり，結節性紅斑を示した40代前半の男性である．炎症性の病態が考えられる．炎症性の病態は小血管を侵すので，血管造影では見えないことが多い．

遺伝性血管症（COL4A1）などは正常の蛍光血管造影と家族歴がないことより可能性が低い．原発性脳血管炎は皮膚疾患と発熱の存在，7年間の間をおいた脳卒中より，否定する．感染性血管炎（帯状疱疹，HIV血管症）は検査で異常を認めない．血沈が正常，自己免疫パネルにて異常がなく，リウマチ性血管炎は否定的である．

神経サルコイドーシスは脳小血管を侵し，肉芽腫とフィブリノイド壊死を示す．脳梗塞，脳実質内出血，くも膜下出血，静脈洞血栓症を呈する[31]．

◇認知症

50歳の男性が2か月の経過で頭痛と，進行性の記憶障害を認め，今回痙攣発作を起こした．FLAIR像にて両側前頭葉底部内側部と側頭葉の皮質から皮質下に高信号を認め，皮質下の高信号がより目立つ．同部位の髄膜に沿った結節状の造影効果を認めた．髄液蛋白の上昇と糖は正常，リンパ球が14であった．造影後の画像は特徴的であるが，造影前にも診断を付けられるようにすることが重要と考える[32]．

別な報告である．30歳，男性，双極性障害を有する患者が6か月の経過で，認知機能の低下，不安定歩行，排尿障害，両側上肢振戦を示した．両側基底核，側脳室周囲に高信号をほぼ対称性にFLAIR像にて認め，大脳膠腫症に近い画像であったが，点（つぶつぶ）状の造影効果を認め，生検にて神経サルコイドーシスであった[33]．

◇片側舞踏運動アテトーシス（hemichoreaathetosis）

39歳，男性が2週間の経過にて進行性の左手の不随意運動（舞踏病とアテトーシス）を示した．T2強調像では，両側前頭葉底部と左被殻に高信号を認めた．前頭葉底部は皮質から皮質下に及んでいる．造影後には同部位と接する髄膜に造影効果を認めた．皮膚からの生検にてサルコイドーシスを認めた[34]．

◇その他

上衣下，脳梁表面から脳梁大部にかけて，脳幹の表面にも造影効果を認める[1]（図3）．

大変稀ではあるが，くも膜下出血にて発症し

図8 神経サルコイドーシス（脊髄サルコイドーシス）

A　T2強調矢状断像（10か月前）

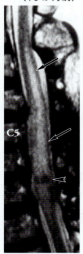

B　T1強調矢状断像（10か月前）

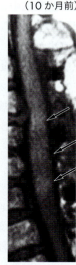

C　造影後T1強調矢状断像（10か月前）

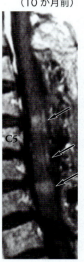

D　造影後T1強調矢状断像（今回）

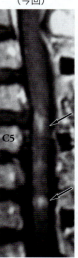

70代，男性．1年4か月前に両上肢の疼痛と右半身のしびれが出現し，同時にぶどう膜炎と他院にて診断された．1年前に他院にて後縦靱帯骨化症と診断され，手術を受けた．その後，症状が増悪し，膀胱直腸障害が出現した．脊髄炎の診断のもとにステロイドを受け，症状は改善し，ステロイド漸減．3か月前より，症状が増悪し，当院受診．
A：T2強調矢状断像（10か月前）：当院受診10か月ほど前，他院にて後縦靱帯骨化症（OPLL）と診断され，手術を受けるも増悪し，脊髄炎と診断された頃のT2強調矢状断像である．脊髄は腫大し，C3～Th1にかけて高信号を認める（→）．頸椎症あるいはOPLLとしては腫大が強く，高信号の範囲が非常に長く，合わない．C6/7では病変は軽度低信号を示す（▶）．
B：T1強調矢状断像（10か月前）：脊髄の腫大があり，C4/5，C5/6，C6/7にて髄内には軽度高信号を認める（→）．C4/5，C6/7では椎間板の突出がある．しかし，頸髄は同部位でも腫大しており，髄内病変の合併を示している．
C：造影後T1強調矢状断像（10か月前）：造影前にて軽度高信号を示したC4/5，C5/6，C6/7に造影効果を認めた（→）．その後，ステロイドに反応して改善するが，ステロイドを減量すると増悪することを繰り返し，当院に入院．
D：造影後T1強調矢状断像（今回）：C4/5，C6/7の同一部位に造影効果を認める（→）．脊髄の腫大は消失している．
補足：大腿筋生検にてサルコイドーシスを認め，脊髄サルコイドーシスと診断した．
（文献18より転載）

た例がある[35]．

2. 脊髄サルコイドーシス

1）髄内

・全体像

脊髄髄内のサルコイドーシスは頸髄あるいは上部胸髄を侵し，脊髄は腫大し，T2強調像では高信号，T1強調像では低信号を示し，造影後には髄内に斑状，線状の造影効果と髄膜にも造影効果を伴うことが多い[18]．病変の上下の長さは2椎体以下のことも，3椎体以上のこともある．

神経サルコイドーシス32例の報告では脊髄病変は8例（25％）に認められている．4例は造影される髄内病変があり，2例は孤発性，2例は多発性である（図2，8）．2例に造影される髄外病変を認めている．2例は馬尾に造影効果を認めている．50％の患者は脳内にも病変があった．1例では造影されないT2強調像にて高信号を認めている．1例では椎体に多発する造影される病変を認めた[2]．

ステロイドにて反応するが，減量にて増悪し，頸椎症などによる圧迫部位に高信号を認め，同一部位に比較的長く造影効果が残ることも，脊髄サルコイドーシスではしばしば認められる（図8）[36〜38]．

画像上は脊髄サルコイドーシスを疑い，生検をせずにステロイド治療によって治癒したが，3年後，脳内にくも膜下腔に接して多発性の腫瘤を呈し，その生検にて悪性リンパ腫が判明した

症例を経験した（16章 p.1034「3. 悪性リンパ腫」図14参照）．

・頸椎症を伴う脊髄サルコイドーシス

　頸椎症による脊髄圧迫では脊髄が変形し，圧迫部位に限局した高信号をT2強調像にて認める．脊髄に萎縮はあるが，腫大はない．脊髄サルコイドーシスとの鑑別は可能である．

　頸椎症に脊髄サルコイドーシスが合併すると，その多くはT2強調像での高信号が脊髄圧迫部位に限局せず，3椎体以上になり，造影効果も1スライスに限局せず広い範囲に，あるいは複数あるので，頸椎症性髄内浮腫との鑑別はできる（図8）．

　しかし，例外的に造影効果が一部位に限られる脊髄サルコイドーシスもある（図9）．その際には，下記に記す頸椎症性髄内浮腫との鑑別が脊髄MRIのみでは困難で，CTにて，肺門リンパ節などの検索が必要である．

・頸椎症性髄内浮腫との鑑別

　頸椎症に髄内浮腫性病変（頸椎症性髄内浮腫）があると，圧迫部位の近く（多くは圧迫部位の下部，ときに上部も）に脊髄の腫大があり，T2強調像にて3椎体未満の高信号と，腫大した部位（ほぼ1スライス）に限局した造影効果を認める（図10）[39)40)]．造影効果は最狭窄部位の直下にあることが多く，圧迫された脊髄が押し出されたように見える部位に一致している．この造影効果は後索から側索に限局し，結節状を示すことが多いが，ときに斑状で，灰白質を除く脊髄全体に及ぶこともある[39)40)]．この造影効果はパンケーキ様（pancake-like）とも呼ばれる．T2強調像での高信号の真ん中に造影効果があるとされる[41)42)]．

・狭窄部位に好発する造影効果

　脊髄サルコイドーシスにおいて造影効果のある病変は，変形性頸椎症の狭窄部位に好発するとする報告がある[36)]．すべての脊髄サルコイドーシスではないが，狭窄部位にしばしば認められる（図8）．図8はすでに後方除圧後ではあるが，狭窄があったと考えられる部位3か所に造影効果を認めている．

　また，胸髄においても，椎間板の突出がある部位に造影効果を認めた脊髄サルコイドーシスの報告がある[43)44)]．患者は7か月程度の慢性的な経過で上腹部痛と両下肢の倦怠感，温痛覚の異常を認めた40代の男性である．広範な髄内高信号（C7-Th12）をT2強調像にて認め，Th2，Th5-7の髄内に造影効果を認めている．Th6/7では椎間板突出による脊髄圧迫があり，同部位にも造影効果がある[43)44)]．

・他部位にサルコイドーシスがあっても，脊髄病変がサルコイドースト（サルコイド）とは限らない

　自験例である．51歳，男性．8か月前より進行性の歩行障害があり，脊髄に2.5椎体に及ぶ高信号があり，軽い腫大があった．入院中に左結膜炎を発症した．2年ほど前より同様な症状を繰り返しており，ぶどう膜炎の疑いにて結膜の生検を行い，サルコイドーシスに矛盾しない肉芽腫と診断された．脊髄病変も脊髄サルコイドーシスと考えたが，他の部位にはサルコイドーシスを示唆する所見はなかった．脊髄病変に対して，ステロイドを投与したが，臨床症状の改善も不十分であった．約半年後のT2強調矢状断像にて，高信号にほとんど変化がなく，脊髄サルコイドーシスとは合致しない所見であった．頸椎症の関与を考え，6か月後に頸椎後方拡大術を行った．歩行の改善がみられ，しびれも軽快した．手術直後にはT2強調矢状断像での高信号が残存し，造影効果も残ったが，2年後にはT2強調像での高信号は消失し，脊髄病変は脊髄サルコイドーシスではなく，頸椎症性髄内浮腫であると考えた[18)]．

　Flanaganらも他の部位にサルコイドーシスがあり，頸椎症に高信号と造影効果を伴う頸椎症が3例あったと報告している[41)]．いずれも，頸椎症に対する手術にて，症状の改善を認めている．他部位にサルコイドーシスがあっても，脊髄病変がサルコイドーストは限らないので，臨床経過を注意深く追うことが重要である．

図9 脊髄サルコイドーシス＋頸椎症

A　T2強調矢状断像　　B　T1強調矢状断像　　C　造影後T1強調矢状断像

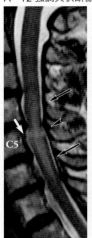 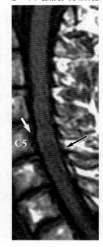 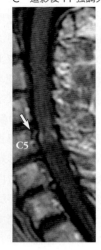

50歳，女性．約6か月前から歩行時のふらつきがあり，右大腿のしびれ感があった．歩行が休み休みでないとできなくなった．4か月前より，右上肢のしびれ感が出現．右筋力低下もあり，箸が持ちにくい．1か月前より目のかすみが強くなる．20日前より左上肢のしびれと筋力低下が出現した．髄液細胞数増加（29個，単核球28個），髄液ACEは陰性であった．

D　T2強調横断像（C5上部）　　E　造影後T1強調横断像（C5上部）

F　T2強調矢状断像　　G　造影後T1強調矢状断像

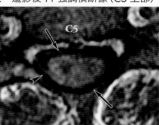 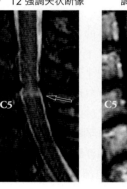 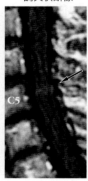

H　T2強調横断像（C5上部）　　I　造影後T1強調横断像（C5上部）

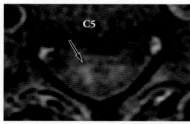 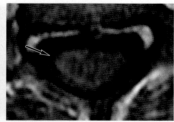

A：T2強調矢状断像：C4/5にて頸髄の軽い圧迫がある（▶）．頸髄の軽い腫大（⇨）と髄内高信号（約3椎体）（→）を認める．
B：T1強調矢状断像：C5にて脊髄は軽い腫大を認める（⇨）．C5-6にて髄内に低信号を認める（→）．
C：造影後T1強調矢状断像：C5上部レベルに髄内に造影効果を認める（⇨）．

D：T2強調横断像（C5上部）：脊髄の辺縁を除く髄内に高信号を，灰白質および白質内にびまん性に認める（→）．
E：造影後T1強調横断像（C5上部）：灰白質の一部を残して，白質を中心に斑状の造影効果を認める（→）．前索にも造影効果がある．右後根に造影効果を認める（▶）．
補足：本例はぶどう膜炎の既往がMR検査後に判明し，胸部CTにて肺門を始めとする縦隔リンパ節の腫大があり，気管支リンパ節の生検にて肉芽腫が見つかり，サルコイドーシスの生検診断となった．脊髄もステロイドに反応し，投与開始直後より臨床症状の改善とMR所見の改善があり，脊髄サルコイドーシス＋頸椎症と診断された．脊髄の画像上は頸椎症性髄内浮腫との鑑別が困難である．下肢の症状から始まっている点が，自験例の頸椎症性髄内浮腫とは異なる特徴であった．22日後にMRIの再検を行った．
F：T2強調矢状断像：高信号がC5上部に帯状に残存しているが（→），Aに比べて著しく少なくなっている．
G：造影後T1強調矢状断像：C5上部に帯状に造影効果が薄く残存している（→）．
H：T2強調横断像（C5上部）：脊髄中央，主に灰白質に高信号が明瞭になる（→）．頸椎症による脊髄軟化の可能性が高い．
I：造影後T1強調横断像（C5上部）：脊髄の右辺縁部に造影効果を認める．この造影効果はおそらく頸椎症，あるいは脊髄サルコイドーシスによるかは不明である．さらに，2週間後に再検をしたが，同様な所見であった（非掲載）．
（文献18より引用）

補足：頸椎症とそれによる脊髄圧迫を伴い，さらに脊髄サルコイドーシスを合併していると考えた．ステロイドの反応が良く，サルコイドーシスによるT2強調像での高信号はほとんど消失したが，頸椎症による変化が残存していると考えられる．他の部位に肉芽腫が見つかっても，ステロイドの反応と画像所見の変化を慎重に追う必要がある．

図10 頸椎症性髄内浮腫

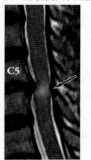
A T2強調矢状断像

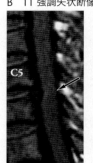
B T1強調矢状断像

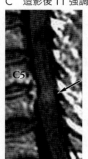
C 造影後T1強調矢状断像

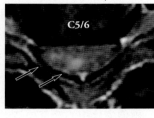
D T2強調横断像（C5/6）

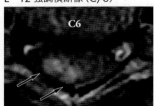
E T2強調横断像（C/6）

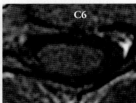
F T1強調横断像（C6上部）

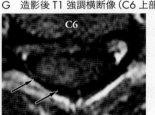
G 造影後T1強調横断像（C6上部）

H T2強調矢状断像

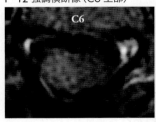
I T2強調横断像（C6上部）　J T2強調矢状断像　K T2強調横断像（C6上部）

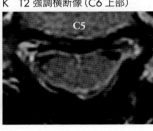

30代，女性．約2か月前に突然に右第4および5指のしびれを自覚した．その後，同部位の動かしづらさを自覚した．約1か月前には同部位を触ったり，握ったりすると疼痛が誘発された．2週間前に他院整形外科を受診し，MRIにて異常を指摘された．右第4と5指の感覚鈍麻を認めた．

A：T2強調矢状断像：C5/6椎間板の突出と骨棘形成があり，頸髄に圧排と高信号を認める（→）．
B：T1強調矢状断像：上記の高信号の部位の一部に低信号がある．脊髄には圧迫を認める（→）．
C：造影後T1強調矢状断像：C5/6の圧迫部位からC6上部にかけて造影効果を認める（→）．
D：T2強調横断像（C5/6）：脊髄は圧迫され，扁平化している．右後索と右側索に高信号を認める（→）．
E：T2強調横断像（C/6）：Dより下部であり，脊髄に圧排はないが，右後索と側索に高信号を認める（→）．
F：T1強調横断像（C6上部）：Eで示す病変は等信号を示す．
G：造影後T1強調横断像（C6上部）：右後索と側索に造影効果を認める（→）．
画像診断は典型的な頸椎症性髄内浮腫と考えた．多発性硬化症（MS）としては経過がやや長く，画像では不明瞭な造影効果が2か所にあり，あわない．しかし，主治医はMSを考え，ステロイドパルス治療とステロイドの内服を1週間したが，画像所見の変化はなかった．さらに，oligoclonal band陰性であり，脊髄サルコイドーシスに認められるような髄液白血球の上昇もなかったので，頸椎症として手術となった．約2か月半後に頸椎症に対する手術（椎弓形成術など）が施行された．術後1か月にて痺れは改善した．初回のMRIより約4.5か月後（術後約2か月後）にMRIの再検をした．
H：T2強調矢状断像：C5/6の脊髄圧迫は解消されている．淡い高信号がC5/6-6にかけて残存している（→）．
I：T2強調横断像（C6上部）：脊髄右（後索から側索）にかけて高信号が残存している．
さらに，10か月後（手術より約1年後）にMRIを撮像した．
J：T2強調矢状断像：脊髄内の高信号は消失している．
K：T2強調横断像（C6上部）：髄内の高信号は消失した．
補足：頸椎症があり，それに対応して，頸椎症性髄内浮腫を示した症例である．MSあるいは脊髄サルコイドーシスとの鑑別に重要なことは，頸椎症があり，それによる脊髄圧迫の強い部位の直下に造影効果があり，造影効果が1スライスに限局して存在すること（pancake—like enhancement），造影効果が不明瞭で，1か所ではなく，2か所に存在すること，T2強調像での高信号が後索と側索を中心にあること，2椎体以上の軟膜下の造影効果を認めないことである．
（文献45，p.468症例3より引用）

・中心管部と三叉様の造影効果

　Zalewski らの9例の脊髄サルコイドーシスについての報告があり，亜急性（4週間未満）に発症し，しびれが全例にあり，排尿障害が7例，筋力低下が6例にあった．さらに，固有感覚の障害が8例，痙性対麻痺／四肢麻痺が6例，レベルのある感覚障害が6例にあった．

　画像では中心管部の造影効果（central canal enhancement）のみがあるのが11％，背側軟膜の造影効果を伴うのが89％にあった．三叉様（tirident）の造影効果を横断像にて示した．亜急性に発症した脊髄症にて，中心管部と，三叉様の造影効果を見たときには脊髄サルコイドーシスを考える[46]．

・脊髄軟膜のみの造影効果

　脊髄サルコイドーシスにおいても，脳と同様に軟膜のみに造影効果を認め，髄内には異常信号をT2強調像にて認めない例がある[12]．

・脊髄サルコイドーシスとPET

　脊髄サルコイドーシスはPETで陽性となるが[47)48)]，頚椎症性髄内浮腫においても陽性例があり[41)49)]，その鑑別にはならない．

・肥厚性硬膜炎

　サルコイドーシスでは脊柱管内硬膜に肥厚性硬膜炎を示すことがある（4章 p.372「2. 肥厚性硬膜炎」の項参照）．

・脊髄神経・神経根

　脊髄神経，神経根に造影溝を認める例がある[50)〜52)]．石橋らの例は80歳，女性で，胸部の絞扼感，四肢のしびれと脱力が徐々に進行した．頚髄にて髄膜のびまん性造影効果と，頚髄と腰髄の両側椎間孔にて，神経根の腫大と造影効果を認めている．造影効果を伴う神経根の腫大は神経サルコイドーシスを考えるとした[50)]．なお，この症例ではくも膜下腔の脊髄神経には造影効果を認めていない．

　Bode らは49歳，女性例を報告した．視神経周囲の髄膜に造影効果があり，さらに，脊髄ではTh12/L1の神経根の造影効果，馬尾にも造影効果を認め，脊髄軟膜にも造影効果があった．この症例ではくも膜下腔の脊髄神経にも造影効果を認めている[51)]．

　高橋らの報告は50代の男性例で，左上肢の脱力，両下腿のしびれを呈した．下部頚髄の両側後根のみに造影効果を認めた[52)]．画像では後根のみに異常を認めているが，左上肢の筋力低下があり，前根にも病変の可能性がある．

◆ 3. 骨病変[53)]

　頭蓋骨への浸潤は稀である．単一あるいは多発の骨融解性病変を示す．周囲に骨緻密化（eburnation）を認めない．骨病変を有する症例ではほとんどが他の部位にサルコイド病変を認める．

　顔面骨に破壊性病変を認めることがある．尾骨の破壊と軟部腫瘤は本症に特徴的であるとされる．

　脊椎では椎体に骨融解と周囲の骨硬化を認めることがある．椎間板は保たれる．1椎体あるいは数椎体に及ぶことがある．下部胸椎から上部腰椎に多い．傍脊椎部に軟部腫瘤を示すことがある．

◆ 4. 視神経

　サルコイドーシスにおける眼症状は20％にあるが，前部視路障害は稀で1〜5％である．神経サルコイドーシスにおける視神経症はよくある症状である．前部ぶどう膜炎，あるいは涙腺腫大を伴うこともある．

　視神経の全走行路に沿う造影効果があるときには本症を考慮する．また，髄膜の造影効果，脳神経の造影効果を伴うときにも本症を考慮する[54)]．

　Kidd らによる報告では，本症による視神経症は3種類の病態がある．第1は亜急性視神経炎であり，脱髄性視神経炎に比べて，ゆっくりと進行し，痛みが少ない．画像は視神経腫大と造影効果を認める．第2は視神経周囲炎の形を取る．視神経および視神経鞘に腫大と造影効果を認める．視神経-眼球移行部に造影効果を認める例もある．第3は頭蓋内の髄膜に造影効果を認め，眼窩先端部にもあり，視神経を圧迫する

形である．この型は最も予後が良くない[55]．

> 鑑別診断

1. **胚腫**：下垂体後葉，視床下部，上衣下に進展することは類似している．T2強調像では低信号，拡散強調像にて高信号，CTでは高吸収域が特徴である．硬膜，髄膜の増強効果はないか，あっても初期には少ない[56]．
2. **視神経脊髄炎／視神経脊髄炎関連疾患**：主として脊髄背側にある，2椎体以上におよぶ脊髄軟膜下の造影効果は脊髄サルコイドーシスを示唆し，29例中28例にあるのに対して，NMO/NMOSDでは26例中3例のみである．

 さらに，2か月以上続く造影効果は脊髄サルコイドーシスでは29例中28例（97％）に対して，NMOSDでは17例中2例と，脊髄サルコイドーシスが有意に高い．一方，冠状断像あるいは矢状断像にて，上下に長く延びたリング状（elongated ring appearance）の造影効果は脊髄サルコイドーシスには29例中1例もなく，NMOSDでは26例中9例にあり，NMOSDを示唆している[4]（リング状の造影効果に関しては5章 p.476 1-2「視神経脊髄炎」図21および p.484 図29を参照）．

 nadir（症状の最悪点）までは発症からNMOSDでは8.5（2〜63）日であるのに対して，脊髄サルコイドーシスでは30（3〜3650）日であり，経過が21日以内とすると，NMOSDでは34例中30例（88％）であり，脊髄サルコイドーシスでは33例中16例（48％）となる[4]．NMOSDは大多数が急性発症であり，例外的にnadirが63日までである．一方，脊髄サルコイドーシスはそれよりゆっくりとした経過であるが，急性例（nadirが3日）も慢性例もある．

3. **頸椎症性髄内浮腫**：本文参照．
4. **家族性軟膜アミロイドーシス（Familial Leptomeningeal Amyloidosis）**：びまん性の軟膜に造影効果が主として，後頭蓋窩と脊髄にある際には本症を考慮する．多発性神経症，自律神経症などにより，神経因性膀胱を示す．心臓も侵し，左心室肥大，心内膜の造影効果を認める[57]．

> 診断のコツ

◆ **1. 脳**

 硬膜，くも膜軟膜に接して多発性の結節状の造影効果あるいはくも膜軟膜自体の造影効果を認める際には本症を考慮する．

 水頭症を呈し，側脳室あるいは第四脳室近くに囊胞性病変を認める際にも本症を考慮する．

◆ **2. 脊髄**

 亜急性に症状が進行し，脊髄の腫大とT2強調像での高信号を髄内に認め，くも膜軟膜の造影効果，髄内病変の造影効果を認める際には本症を考慮する．

> 参考文献

1) Cros D, Gonzalez RG, Mark EJ: Case records of the Massachusetts General Hospital. Case 6-2009. A 37-year-old woman with vertigo, facial weakness, and a generalized seizure. N Engl J Med 360: 802-809, 2009.
2) Prasad S, Moss HE, Lee EB, et al: Clinical reasoning: a 42-year-old man with sequential monocular visual loss. Neurology 71: e43-e49, 2008.
3) Shah R, Roberson GH, Cur JK: Correlation of MR imaging findings and clinical manifestations in neurosarcoidosis. AJNR Am J Neuroradiol 30: 953-961, 2009.
4) Flanagan EP, Kaufmann TJ, Krecke KN, et al: Discriminating long myelitis of neuromyelitis optica from sarcoidosis. Ann Neurol: 2015.
5) Brazis PW, Stewart M, Lee AG: The uveo-meningeal syndromes. Neurologist 10: 171-184, 2004.
6) Child ND, Braksick SA, Flanagan EP, et al: Amyloid-β-related angiitis presenting as a uveo-meningeal syndrome. Neurology 81: 1796-1798, 2013.
7) 亀山 隆，安藤哲朗：脊髄サルコイドーシス．脊椎脊髄ジャーナル 20: 1063-1068, 2007.
8) Schmalstieg WF, Weinshenker BG: Approach to acute or subacute myelopathy. Neurology 75 (18 Suppl 1): S2-S8, 2010.

9) Gray F, Alonso JM: *In* Graham DI, Lantos PL (eds); Greenfield's neuropathology, 7th ed (vol.2). Arnold, London, p.186-187, 2002.
10) Horvath E, Scheithauer BW, Kovacs K, et al: *In* Graham DI, Lantos PL (eds); Greenfield's neuropathology, 7th ed (vol.1). Arnold, London, p.1016-1017, 2002.
11) 橋詰良夫, 安藤哲朗, 安井敬三: 脊髄サルコイドーシス. 脊椎脊髄ジャーナル 20: 769-772, 2007.
12) Makino T, et al: Diffuse neurosarcoidosis involving only the leptomeninges of the brainstem and spinal cord. Intern Med 48: 1909-1913, 2009.
13) Seltzer S, Mark AS, Atlas SW: CNS sarcoidosis: evaluation with contrast-enhanced MR imaging. AJNR Am J Neuroradiol 12: 1227-1233, 1991.
14) Arias M, Iglesias A, Vila O, et al: MR imaging findings of neurosarcoidosis of the gasserian ganglion: an unusual presentation. Eur Radiol 12: 2723-2725, 2002.
15) Ronthal M, et al: Case records of the Massachusetts General Hospital. Case 15-2016. A 32-Year-Old Man with Olfactory Hallucinations and Paresthesias. N Engl J Med 374: 1966-1975, 2016.
16) Sato N, Sze G, Kim JH: Cystic pituitary mass in neurosarcoidosis. AJNR Am J Neuroradiol 18: 1182-1185, 1997.
17) Mills JA, Gonzalez RG, Jaffe R: Case records of the Massachusetts General Hospital. Case 25-2008. A 43-year-old man with fatigue and lesions in the pituitary and cerebellum. N Engl J Med 359: 736-747, 2008.
18) 柳下 章: 脊髄サルコイドーシス. 7 脊髄の炎症・脱髄・感染・変性. 柳下 章 (編); エキスパートのための脊椎脊髄疾患の MRI (第 3 版). 三輪書店, p.497-509, 2015.
19) Brouwer MC, de Gans J, Willemse RB, van de Beek D: Neurological picture. Sarcoidosis presenting with hydrocephalus. J Neurol Neurosurg Psychiatry 80: 550-551, 2009.
20) 末永祐子: 片側側脳室に水頭症を発症した神経サルコイドーシスの一例. 第 45 回日本医学放射線学会秋季大会抄録集, S492, 2009.
21) Schreiner C, et al: Neurosarcoidosis. Case of the week, April 12, 2018. AJNR Am J Neuroradiol.
22) Raets I, Vandevenne J: Neurosarcoidosis with bilateral subependymal periventricular lesions. JBR-BTR 90: 51, 2007.
23) Mahadewa TG, Nakagawa H, Watabe T, et al: Intramedullary neurosarcoidosis in the medulla oblongata: a case report. Surg Neurol 61: 283-287; discussion 287, 2004.
24) 小田敦子: 第 68 回日本医学放射線学会総会 Film reading session 症例 2, 平成 21 年 4 月, 横浜.
25) Sattelmeyer VM, Vernet O, Janzer R, et al: Neurosarcoidosis presenting as an isolated mass of the quadrigeminal plate. J Clin Neurosci 6: 259-261, 1999.
26) John S, Parambil J, Culver D, et al: Medullary neurosarcoidosis presenting with intractable hiccoughs. J Clin Neurosci 19: 1193-1195, 2012.
27) 山口 秀, 黒田 敏, 小林浩之・他: 脳出血で発症した神経サルコイドーシスの 1 例. 脳神経外科 34: 839-842, 2006.
28) Cipri S, Gambardella G, Campolo C, et al: Unusual clincal presentation of cerebral-isolated sarcoidosis. Case report and review of the literature. J Neurosurg Sci 44: 140-144, 2000.
29) 横田 元, 山田 恵: 中枢神経系血管炎の画像診断. Brain nerve: 249-260, 2015.
30) O'Dwyer JP, Al-Moyeed BA, Farrell MA, et al: Neurosarcoidosis-related intracranial haemorrhage: three new cases and a systematic review of the literature. Eur J Neurol 20: 71-78, 2013.
31) Rocha EA, Singhal AB: Recurrent ischemic and hemorrhagic strokes in a young adult. JAMA Neurol 75: 628-629, 2018.
32) Jabeen SA, Meena AK, Mridula KR, et al: A puzzling case of treatable dementia. J Postgrad Med 58: 162-163, 2012.
33) Ramanathan RS, Malhotra K, Scott T: Teaching NeuroImages: diffuse cerebral neurosarcoidosis mimicking gliomatosis cerebri. Neurology 81: e46, 2013.
34) Ataya A, Harman E: Images in clinical medicine. Hemichoreoathetosis in neurosarcoidosis. N Engl J Med 372: e27, 2015.
35) Berek K, Kiechl S, Willeit J, et al: Subarachnoid hemorrhage as presenting feature of isolated neurosarcoidosis. Clin Investig 71: 54-56, 1993.
36) 関口兼司・他: 脊髄サルコイドーシスの Gd 造影病変は変形性頸椎症の狭窄部位に好発する. 臨床神経 44: 1190, 2004.
37) 中山 学: 脊髄サルコイドーシス. Spine & Spinal cord imaging club にて症例提示. 東京, 2014 年 4 月.
38) 先成裕介・他: Longitudinally extensive spinal cord lesion を呈した神経サルコイドーシスの一例. 臨床神経 54: 530, 2014.
39) 柳下 章: 頸椎症性髄内浮腫. 4 脊椎の変性疾患. 柳下 章 (編); エキスパートのための脊椎脊髄疾患の MRI (第 3 版). 三輪書店, p.357-364, 2015.

40) 柳下 章：MRI が特に有用な疾患とその周辺―頸椎症性髄内浮腫．脊椎脊髄 26: 517-523, 2013.
41) Flanagan EP, Krecke KN, Marsh RW, et al: Specific pattern of gadolinium enhancement in spondylotic myelopathy. Ann Neurol 76: 54-65, 2014.
42) Flanagan EP, Marsh RW, Weinshenker BG: Teaching neuroimages: "pancake-like" gadolinium enhancement suggests compressive myelopathy due to spondylosis. Neurology 80: e229, 2013.
43) 中山 学：脊髄サルコイドーシス．Spine & Spinal cord imaging club にて症例提示．東京，2014 年 4 月．
44) 先成裕介・他：Longitudinally extensive spinal cord lesion を呈した神経サルコイドーシスの一例．臨床神経 54: 530, 2014.
45) 柳下 章：多発性硬化症，柳下 章（編）；エキスパートのための脊椎脊髄疾患の MRI（第 3 版）．三輪書店，p.461-469, 2015.
46) Zalewski NL, et al: Central canal enhancement and the trident sign in spinal cord sarcoidosis. Neurology 87: 743-744, 2016.
47) 小笠原淳一，神田 隆：圧迫性脊椎脊髄疾患と鑑別を要する神経・筋疾患―脊髄サルコイドーシス．脊椎脊髄 25: 123-130, 2012.
48) Sakushima K, Yabe I, Shiga T, et al: FDG ― PET SUV can distinguish between spinal sarcoidosis and myelopathy with canal stenosis. J Neurol 258: 227-230, 2011.
49) Floeth FW, et al: Prognostic value of 18F-FDG PET in monosegmental stenosis and myelopathy of the cervical spinal cord. J Nucl Med 52: 1385-1391, 2011.
50) 石橋正人，木村成志，高橋良彰・他：MRI でガドリニウム造影効果をともなう脊髄神経根の腫大をみとめた神経サルコイドーシスの 1 例．臨床神経 51: 483-486, 2011.
51) Bode MK, Tikkakoski T, Tuisku S, et al: Isolated neurosarcoidosis - MR findings and pathologic correlation. Acta Radiol 42: 563-567, 2001.
52) 高橋文也：神経サルコイドーシス．脊椎・脊髄画像クラブ（SSIC）．東京，2016 年 4 月．
53) Resnick D, Niwayama G: In Resnick D (ed); Diagnosis of bone and joint disorders. 3rd ed. W.B. Saunders, Philadelphia, p.4333-4352, 1995.
54) Weerasinghe D, Lueck C: Mimics and chameleons of optic neuritis. Pract Neurol 16: 96-110, 2016.
55) Kidd DP, et al: Optic neuropathy associated with systemic sarcoidosis. Neurol Neuroimmunol Neuroinflamm 3: 270, 2016.
56) 稗田宗太郎，福井俊哉：人格・行動変化にて発症する胚芽腫は鑑別診断に苦慮する場合がある．Brain Nerve 60: 949-953, 2008.
57) Atkins S, et al: Leptomeningeal Familial Amyloidosis. Case of the Week. July 28, 2016. AJNR Am J Neuroradiol.

2 ● 肥厚性硬膜炎（hypertrophic pachymeningitis）

臨床

肥厚性硬膜炎は中年に多く，症候学的な特徴は慢性的な頭痛と脳神経障害を示すことである．脳神経障害には視力障害，難聴，顔面神経麻痺，眼球運動障害，複視があり，その他には乳頭浮腫，失調，痙攣などを示す[1]．

脳脊髄液検査では初圧の上昇，髄液中の蛋白質の上昇，リンパ球優位の細胞増多を示す[1]．表1に示す疾患（感染症，自己免疫疾患など）がその原因となる[1]．それらを除いて，原因不明な際には特発性肥厚性硬膜炎とされる．現在では感染症が頭蓋内肥厚性硬膜炎を起こすことは少ない[1]．

リウマチ性疾患の中では多発血管炎性肉芽腫症（Granulomatosis with polyangiits；GPA，旧名：Wegener肉芽腫）が肥厚性硬膜炎を起こすことが最も多い．特にANCA陽性例が多い[1]（8章 p.714，4-4同項を参照）．

脊柱管内肥厚性硬膜炎は頭蓋内に比べて稀である．慢性の進行性の病変を示し，神経根症，

表1 ● 造影効果のある肥厚した硬膜を認める疾患[1)2)4)5)]

1. 特発性肥厚性硬膜炎	（頭蓋内および脊柱管内）
2. 特発性脳脊髄液漏出症（特発性低髄液圧症候群）	（硬膜下血腫の合併，頭蓋内構造の下垂など）
3. multifocal fibrosclerosis[4]	（IgG4関連疾患）
4. 感染症	ライム病 神経梅毒（現在では稀） 結核（頭蓋内は稀，脊柱管内はありうる） 真菌症（アスペルギルス，海外渡航歴のある症例ではヒストプラズマ症も考慮する） 囊虫症 ヒトTリンパ球向性ウイルス（HTLV-1）感染症 悪性外耳道炎
5. 全身性自己免疫性/血管性疾患	（肉芽腫性変化を伴う時にはより可能性が高い） 多発血管炎性肉芽腫症（ANCA陽性例が多い） 関節リウマチ（リウマチ因子陽性） 神経サルコイドーシス 神経Behçet病 Sjögren症候群（RoおよびLa抗体陽性） 側頭動脈炎（慢性頭痛がある，部位や強さは種々，リウマチ性多発筋痛症を伴う） Churg-Strauss症候群（好酸球が増多）
6. 悪性腫瘍	（巣状で限局的に拡大した肥厚） 硬膜への転移（肺癌，前立腺癌，悪性黒色腫，白血病） 頭蓋骨への転移 悪性リンパ腫 形質細胞腫（骨髄内および骨髄外）
7. 原発性腫瘍	（髄膜腫，孤発性線維性腫瘍） （p.377【鑑別診断】の項参照）
8. 開頭術後	
9. SAPHO症候群	（骨および髄膜に進展）（p.401「7. SAPHO症候群」参照）
10. POEMS症候群	（頭蓋内硬膜に厚い造影効果を認める．ただし，炎症は伴わず，脊髄硬膜には造影効果を認めない．11例中9例に硬膜に造影効果があった．POEMS症候群に伴う硬膜の変化と考えるのがよいとされる[6]）

ANCA：anti-neutrophil cytoplasmic autoantibody（抗好中球細胞質抗体），HTLV-1：human T-lymphotropic virus type1，SAPHO：synovitis-acne-pustulosis-hyperostosis-osteitis．

脊髄症，あるいはその両者を示す．頸髄から胸髄，あるいは頭蓋および脊柱管内の両者を侵すこともある[2)3)]．

multifocal fibrosclerosis の中の1疾患として考えられたこともあるが[4)]，間脳下垂体炎と一緒に，頭蓋内のIgG4関連疾患(Immunoglobulin G4-related disease(IgG4-RD)としても考えられている[7)]（4章 p.391「5. IgG4関連疾患」参照）．

・IgG4-RD との関係

IgG4-RD は免疫関連疾患であり，多数の臓器を侵し，腫瘤形成病変を示す．病理学的にはリンパ球／形質細胞の浸潤，花むしろ状の線維化，IgG4陽性のプラズマ細胞の増加を認める．中枢神経系では頭蓋内及び脊柱管内の肥厚性硬膜炎として表れる．特発性と考えられていた肥厚性硬膜炎の中に，IgG4-RD の肥厚性硬膜炎を認めることがある[8)]．

症例は48歳，女性で，2007年に頭痛・嚥下障害・右声帯麻痺を示した．MRI では乳突蜂巣炎と肥厚性硬膜炎および右第7および第8脳神経の造影効果を認めた．髄液及び血清中の IgG 上昇を認めた．ステロイド及び抗生物質によって改善したが，2011年に再発した．MRI では肥厚性硬膜炎を認め，生検により IgG4-RD と診断された[8)]．

病理所見

肥厚した硬膜は線維化と慢性炎症細胞浸潤を認める．その中にはリンパ球，形質細胞，好酸球などが含まれる．中心部がより線維化が強く，周辺部はより炎症成分が強いとされる[9)10)]．

撮像方法

骨近くの硬膜を検索するために，T2強調像および造影後T1強調像はともに脂肪抑制が必要

図1 | 肥厚性硬膜炎（MPO-ANCA陽性）

A 脂肪抑制T2強調冠状断像

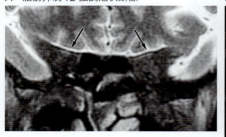

B 脂肪抑制T2強調冠状断像

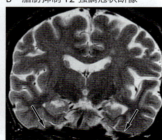

C 脂肪抑制造影後T1強調冠状断像

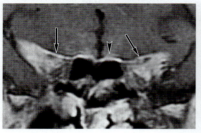

D 脂肪抑制造影後T1強調冠状断像

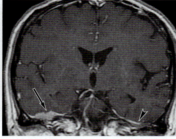

60代，女性．約9か月前，右眼球結膜充血，8か月前，右顔面神経麻痺があり，ステロイドにて軽快．7か月前，他院にて強膜炎，ぶどう膜炎と診断される．5か月前，MPO-ANCA 陽性となり，血管炎が疑われプレドニゾロンを開始したが，掻痒感のため中止となった．2か月前より左視力が低下し，まったく見えなくなった．1か月半前より右眼の視力低下が出現．1週間前に神経内科にて左外転神経麻痺，舌右方偏位を指摘され，入院となる．CRP 3.81，血沈（1時間値）101mmと高値であった．

A：脂肪抑制T2強調冠状断像：眼窩先端部において，両側とも視神経を同定できない（→）．視神経周囲の異常が疑われる．

B：脂肪抑制T2強調冠状断像：右優位に両側中頭蓋窩底に硬膜の肥厚を認める（→）．

C：脂肪抑制造影後T1強調冠状断像：眼窩先端部は両側とも強く造影され，視神経が同定できない（→）．前頭蓋底の硬膜にも造影効果を認める（▶）．

D：脂肪抑制造影後T1強調冠状断像：右中頭蓋窩底に肥厚し，造影効果のある硬膜を認める（→）．左中頭蓋窩底にも硬膜の肥厚がある（▶）．

である．視神経の検索には冠状断像が有用である．脳神経のみに注目しないで，前頭蓋窩，中頭蓋窩，後頭蓋窩の硬膜が全部入るように検査をする．

> 画像所見

1. 頭蓋内

・全体像

肥厚した硬膜を認め，T2強調像では低信号を示し，強い造影効果を認める（図1～3）[1)9)]．髄膜における造影効果のうち，dura-arachnoid patternを示す．結節状のこともびまん性に肥厚することもある．なお，正常においても髄膜は造影されるので，正常の髄膜の造影効果を表2に示す．

・T2強調像での低信号

肥厚性硬膜炎の画像診断のポイントはT2強調像にて低信号を示す肥厚した硬膜を見つけることにある．しかし，脳神経症状を呈する部位ではなく，側頭骨前部の中頭蓋窩，あるいは前頭蓋窩などにより明瞭な肥厚が存在することも多い．視神経は視神経管，顔面神経は内耳道など，もともと狭く，硬膜と神経が近いので，わずかな硬膜の肥厚でも症状が出やすい．しかし，画像からはそれらはとらえられないことも多いので，よりとらえやすい上記の部位あるいは小脳天幕の肥厚を見逃さないことが重要である．

・高吸収域を示すこともある

肥厚した硬膜がCTにて高吸収域を示し，硬膜下血腫様に見えることがある．硬膜下血腫とは異なり，左右が対称性で，中央部に低吸収域がある．おそらく線維化した硬膜を見ている可能性がある．T2強調像では同部位が低信号を示

図2 肥厚性硬膜炎（リウマチ因子陽性）

A　T2強調像

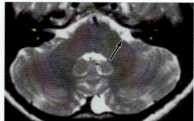

B　造影後T1強調横断像（Aと同位置）

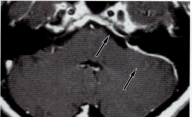

C　T2強調冠状断像

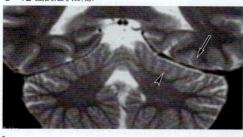

D　造影後T1強調冠状断像

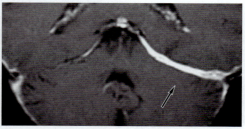

50代，女性．10か月前に突然左難聴を来す．その後右難聴，嚥下障害，めまいが出現し，反回神経麻痺を指摘され，MRIを撮る．
A：T2強調像：左内耳道周囲（→）を含めて，異常を認めない．病変の疑われる後頭蓋窩の硬膜肥厚がわからない．
B：造影後T1強調横断像（Aと同位置）：左優位に肥厚した硬膜に造影効果を認める（→）．
C：T2強調冠状断像：小脳天幕に左右差があり，左天幕が肥厚し，強い低信号を示す（→）．さらに，低信号の硬膜の下方には高信号を認める（▶）．
D：造影後T1強調冠状断像：左小脳天幕には厚い造影効果を認める（→）．
補足：脳神経症状を示す部位では，T2強調像にて硬膜肥厚がわからない．冠状断像のT2強調像にて初めて，小脳天幕に肥厚した硬膜があり，しかも，強い低信号を示していることが判明する．肥厚性硬膜炎を疑う際には，頭蓋全体をよく見て，肥厚したT2強調像にて低信号を示す硬膜を見つけることが重要である．

図3 肥厚性硬膜炎

A　T2強調冠状断像

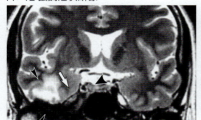

B　T1強調冠状断像

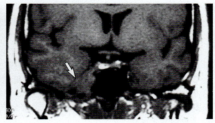

C　造影後T1強調冠状断像

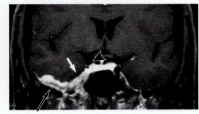

40代，女性．約1年前より頭痛，3か月前より右外転神経麻痺を認める．
A：T2強調冠状断像：右中頭蓋底に硬膜肥厚があり，低信号を示す不均一に厚い硬膜を認める（→）．左中頭蓋底と比べると明瞭である．同病変に接する右側頭葉には高信号があり（▶），静脈うっ滞の可能性がある．右海綿静脈洞が左に比べて拡大している（⇨）．右内頸動脈は狭小化している（▶）．
B：T1強調冠状断像：右海綿静脈洞が拡大している（⇨）．
C：造影後T1強調冠状断像：中頭蓋底の肥厚した硬膜には造影効果を認め（→），肥厚性硬膜炎である．肥厚した硬膜の中央部には造影効果が弱い．右海綿静脈洞も拡大し，造影効果を認める（⇨）．右内頸動脈の狭小化を認める（▶）．肥厚性硬膜炎によると考えられる．
補足：肥厚性硬膜炎による内頸動脈狭小化を来した例と考える．

表2 ● 正常髄膜の造影効果（文献12より一部改変して転載）

- 薄く滑らか
- 頭蓋内板に沿うが（硬膜），脳溝など脳の表面には沿わない
- 高速スピンエコー法，スピンエコー法による画像では不連続である
- 3次元グラディエントエコー法では連続的である
- 中頭蓋窩前部および上矢状洞に近い頭蓋頂にて顕著
- 海綿静脈洞の造影効果ほどには強くならない
- CTでは認められない

すので，鑑別できる[11]．

・進行した状態

　診断がつかず進行すると，硬膜の腫瘤，静脈洞血栓症，静脈性うっ血を引き起こす（図3）[13]．また，静脈うっ血により皮質静脈の破綻，あるいは皮質静脈洞血栓症により脳内出血を伴った例もある[14]．近接する内頸動脈に狭窄/閉塞を来した例もある（図3）[15]．これらの所見が前景に立っていても，その原因としてのHPを考慮し，肥厚する硬膜を見つけることが重要である．

・タリウム

　上記によるSPECTは強い取り込みを病変に認めることがある．治療効果の判定にMRIより鋭敏である[16]．

2. 脊柱管内

　硬膜を基底部としたT2強調像にて低信号を示す腫瘤として認められる．数椎体を侵し，強い造影効果を認める．線状の造影効果を認める例は治療的反応がよりよいともされる．線維化がより少なく，血流量がより多いためと考えられる[3]．脊髄圧迫が続くと脊髄内にうっ血が起こり，脊髄の腫大と高信号を認める（図4，5）．

・GPAによるHSP

　ANCA陽性のHSP 12例の報告では年齢は26〜77歳（平均：56歳），女性が10例，男性2例である．MPO-ANCA陽性例が7例と最も多い．疼痛を伴うことが多く，時に発熱を認める．HSPの部位は頸髄から胸髄が4例，胸髄が4例，頸髄のみが2例，胸髄から腰髄が1例，腰髄か

図4 特発性肥厚性硬膜炎（脊柱管内）

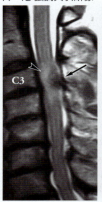
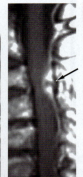

A　T2強調矢状断像
B　造影後T1強調矢状断像

60代，男性．約1か月前より腰痛，3週間前より左足が出にくい．さらに左上肢の挙上ができない．
A：T2強調矢状断像：脊髄の背側に低信号を認め（→），髄内には高信号を認める（▶）．
B：造影後T1強調矢状断像：肥厚した硬膜には造影効果を認める（→）．
C：T2強調像（C3/4）：脊髄の左後方に低信号を示す硬膜の肥厚があり（→），脊髄を圧排し，髄内は高信号を示している（▶）．
D：T1強調像（C3/4）：脊柱管内左後方を中心に硬膜の肥厚を認める（→）．脊髄に比して低信号を示す．
補足：自然軽快した．

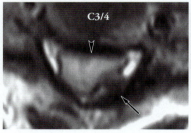

C　T2強調像（C3/4）　　D　T1強調像（C3/4）

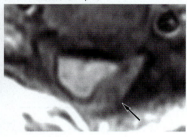

図5 肥厚性硬膜炎（神経サルコイドーシス）

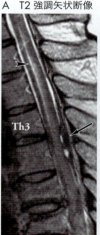
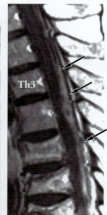

A　T2強調矢状断像
B　造影後T1強調矢状断像

40代，男性．約2年の経過にて両側失明と感覚障害を有する．
A：T2強調矢状断像：Th3〜4にかけて胸髄背側に低信号を示す肥厚した硬膜を認める（→）．脊髄には圧排があり，髄内には高信号を認め（▶），浮腫あるいはmyelomalaciaと考えられる．
B：造影後T1強調矢状断像：肥厚した硬膜には広範に造影効果を認める（→）．
（文献18より転載）

ら仙髄が1例である[17]．
・GPAがあり，傍脊椎病変を伴うHSPがある
　Durantらは53歳の男性例で，c-ANCA陽性のGPAにて脊髄肥厚性硬膜炎を示した症例を報告している[19]．CTにてTh12〜L2の大動脈の右後方，椎体前部に腫瘤がある．さらに，Th12〜L2にかけて，HSPを示した．椎体前部の腫瘤も生検にてGPAであった．
　福田らも耳管周囲の造影効果，迷路炎を認め，さらに，HSPを伴ったGPAを報告した[20]．脊

髄では肥厚性硬膜炎の他に，脊椎背側筋肉内にも病変があった．線維成分と炎症性細胞浸潤があり，肉芽腫を作り，血管炎（小型血管主体）を認めた．全部の病変がGPAにて説明可能であるとされた．

HPSを伴わないが，GPAがあり，前椎体病変を認めた4例について，Barretoらが報告している．椎体前方から主として右側に軟部腫瘤がある．骨にerosionを認めていない[21]．

▶鑑別診断

1. **開頭術後**：開頭術後では比較的長い間，患側の硬膜に造影効果を認める．比較的均一でびまん性のことが多い．
2. **特発性脳脊髄液漏出症**：T2強調像にて肥厚した硬膜は低信号を示さない．脳の下垂，硬膜下血腫を伴う．
3. **巨細胞動脈炎**：慢性の頭痛，リウマチ性多発性筋痛症，顎関節炎を認めることがあり，肥厚性硬膜炎を示す．髄膜の生検が必要である[1]．
4. **多発血管炎性肉芽腫症**：肥厚性硬膜炎を示す．10〜15％はANCAが陰性[1]．上気道に異常がなく，ANCA陰性のWegener肉芽腫は大変稀であり，他の疾患を考える必要があるとされる[1]．
5. **神経サルコイドーシス**：軟膜くも膜の病変がある．脳底槽が多い．
6. **リンパ球・形質細胞に富む髄膜腫（Lympho-plasmacyte-rich meningioma）**：画像での鑑別は困難とされる[22]．
7. **髄膜炎症性筋線維芽細胞性腫瘍（menigeal inflammatory myofibroblastic tumor：meningeal IMT）**：肥厚性硬膜炎の所見に加えて，1個あるいは複数の硬膜を基底に持つ腫瘤があり，周囲の脳実質には浮腫を示す際にはmeningeal IMTを考える．接する軟膜の造影効果，静脈洞血栓症を合併することがしばしばある[23]．症状では頭痛，痙攣，視力障害が多い．髄液検査では軽度の細胞増多，リンパ球優位，軽い蛋白上昇を示し，糖は正常である[22]．
8. **アスペルギルス症**：肥厚性硬膜炎の形態を取る浸潤性アスペルギルス症が眼窩先端部に発生することがあり，特発性肥厚性硬膜炎との鑑別が難しい（3章p.313「4-2 アスペルギルス症」図6参照）．

▶…診断のコツ

T2強調像にて低信号を示す肥厚した硬膜を認め，強い造影効果を認める時には本症を考慮する．

▶参考文献

1) Brass SD, Durand ML, Stone JH, et al: Case records of the Massachusetts General Hospital. Case 36-2008. A 59-year-old man with chronic daily headache. N Engl J Med 359: 2267-2278, 2008.
2) Wong ET, Louis DN: Case records of the Massachusetts General Hospital. Weekly clinico-pathological exercises. Case 8-2001. A 61-year-old man with transient quadriplegia and apnea. N Engl J Med 344: 832-839, 2001.
3) Pai S, Welsh CT, Patel S, Rumboldt Z: Idiopathic hypertrophic spinal pachymeningitis: report of two cases with typical MR imaging findings. AJNR Am J Neuroradiol 28: 590-592, 2007.
4) 他田正義，小野寺 理，赤岩靖久・他：肥厚性硬膜炎を伴うmultifocal fibrosclerosis．神経内科 71: 170-175, 2009.
5) Kawano Y, Kira J: Chronic hypertrophic cranial pachymeningitis associated with HTLV-I infection. J Neurol Neurosurg Psychiatry 59: 435-437, 1995.
6) Briani C, et al: Pachymeningeal involvement in POEMS syndrome: MRI and histopathological study. J Neurol Neurosurg Psychiatry 83: 33-37, 2012.
7) 陸 重雄，橋詰良夫，吉田眞理，陸 雄一：肥厚性硬膜炎は「IgG4関連疾患」か？ 臨床神経 49: 594-596, 2009.
8) Shapiro KA, Bové RM, Volpicelli ER, et al: Relapsing course of Immunoglobulin G4-related pachymeningitis. Neurology 79: 604-606, 2012.
9) Martin N, Masson C, Henin D, et al: Hypertrophic cranial pachymeningitis: assessment with

CT and MR imaging. AJNR Am J Neuroradiol 10: 477-484, 1989.
10）長嶋淑子：肥厚性脳・脊髄硬膜炎の神経病理．神経内科 55: 207-215, 2001.
11）Song JS, Lim MK, Park BH, et al: vAcute pachymeningitis mimicking subdural hematoma in a patient with polyarteritis nodosa. heumatol Int 25: 637-640, 2005.
12）高橋昭喜：大脳皮質．高橋昭喜（編）；脳 MRI 1. 正常解剖．秀潤社, p.74-79, 2001.
13）Lee YC, Chueng YC, Hsu SW, Lui CC: Idiopathic hypertrophic cranial pachymeningitis: case report with 7 years of imaging follow-up. AJNR Am J Neuroradiol 24: 119-123, 2003.
14）江口国輝，児玉安紀，堀田卓宏・他：脳出血を伴った肥厚性硬膜炎の1例．脳と神経 48: 475-480, 1996.
15）Willing SJ, Broghamer W: Internal carotid artery occlusion due to idiopathic cranial pachymeningitis. AJNR Am J Neuroradiol 13: 1594-1596, 1992.
16）Nishioka H, Ito H, Haraoka J, et al: Idiopathic hypertrophic cranial pachymeningitis with accumulation of thallium-201 on single-photon emission CT. AJNR Am J Neuroradiol 19: 450-453, 1998.
17）Li X, Zhao J, Wang Q, et al: ANCA-Associated Systemic Vasculitis Presenting With Hypertrophic Spinal Pachymeningitis: A Report of 2 Cases and Review of Literature. Medicine（Baltimore）94: e2053, 2015.
18）柳下 章：5. 脊髄の感染・炎症・脱髄・変性．脊髄肥厚性硬膜炎．柳下 章（編）；エキスパートのための脊椎脊髄疾患の MRI（第1版）．三輪書店, p.231-233, 2004.
19）Durant C, Martin J, Godmer P, et al: Exceptional osseous and meningeal spinal localization of ANCA-associated granulomatous vasculitis with hypertrophic spinal pachymeningitis. J Neurol 258: 1172-1173, 2011.
20）福田健志，松島理士，清水哲也・他：多発血管炎性肉芽腫症による肥厚性脊髄硬膜炎．第8回脊椎・脊髄画像クラブ（SSIC），2016年4月，東京．
21）Barreto P, Pagnoux C, Luca L, et al: Dorsal prevertebral lesions in Wegener granulomatosis: report on four cases. Joint Bone Spine 78: 88-91, 2011.
22）Lieberman AP: Inflammatory dural masses: if it's not one thing, it's another. J Neuroophthalmol 27: 89-90, 2007.
23）Kim JH, Chang KH, Na DG, et al: Imaging features of meningeal inflammatory myofibroblastic tumor. AJNR Am J Neuroradiol 30: 1261-1267, 2009.

3 ● 神経 Behçet 病（neuro-Behçet disease：NBD）

臨床

・Behçet 病

再発性口腔内アフタ性潰瘍，皮膚病変，外陰部潰瘍，眼病変を4大症状とする原因不明の炎症性疾患である．特殊な場合を除き，一定の部位の炎症が慢性的に持続するのではなく，急性の炎症が反復し，増悪と寛解を繰り返しつつ遷延した経過をとるのが特徴である[1]．診断基準を表1に示す．

トルコから日本にかけてのかつての絹の道に沿って多く，発病年齢は30代にピークがある．HLA-B51との相関が認められ，その陽性率は約53.8%である．

Behçet 病の一般的な病理学的所見は非肉芽腫性の非特異的炎症である．好中球の浸出像がひとつの特徴であるが，単核球を中心とする反応がより主体的である．特に全身の諸臓器において，小血管周囲を中心とした炎症細胞浸潤が目立つ．Tリンパ球の異常反応に基づき，サイトカイン産生による好中球機能（活性酸素産生能・遊走能）の亢進がその病態の中心的役割を果たしている[1]．

なお，ぶどう膜炎＋髄膜炎を起こす疾患については本章 p.425「14. Vogt-小柳-原田病」の表を参照．

・神経 Behçet 病（neuro-Behçet disease：NBD）

NBD は Behçet 病の約10％に認められる[1]．NBD には種々の病態がある（表2）[2]．中枢神経系を侵す NBD には2種類あり，血管性病変（深部静脈血栓症と動脈血栓症）と脳実質内の炎症性病変である．後者は NBD の50％以上に認められ，進行例の病変は脳幹と基底核に多い．症状としては認知障害，注意障害，前頭葉徴候が認められる[3]．

・急性型／慢性進行型 NBD

急性型は発熱を伴った髄膜脳炎の型をとり，片麻痺や脳神経麻痺など様々な脳局所症状を伴う．診断には髄液細胞数の増多（6.2/mm^3 以上）が必要である[4]．シクロスポリンは急性型 NBD

表1 ● Behçet 病の診断基準（文献1より一部改変して転載）

主症状	a. 口腔粘膜の再発性アフタ性潰瘍	
	b. 皮膚症状	① 結節性紅斑 ② 皮下の血栓性静脈炎 ③ 毛嚢炎様皮疹，痤瘡様皮疹
	c. 眼症状	① 虹彩毛様体炎 ② 網膜ぶどう膜炎 ③ ①および②による癒着，色素沈着などの後遺症
	d. 外陰部潰瘍	
副症状	a. 変形や強直を伴わない関節炎	
	b. 副睾丸炎	
	c. 回盲部潰瘍で代表される消化器病変	
	d. 血管病変	
	e. 中等度異常の中枢神経病変	
診断基準	完全型：すべての主症状を示す．	
	不完全型：主症状3個を満たす，主症状2個と副症状2個，眼症状とその他の主症状1個（あるいは副症状2個）	
	疑い：主症状の1個が出没	
参考となる検査所見	a. 皮膚の針反応	
	b. 炎症反応（血沈亢進，末梢白血球の増加，血清 C-reactive protein〔CRP〕の上昇）	
	c. HLA-B51 の陽性	

を誘発し，その臨床症候はシクロスポリンなしと同様である[5]．

一方，慢性進行型は精神症状（認知症，人格変化），失調，構音障害が徐々に進行し，MRIにて脳幹の萎縮が認められる．髄液インターロイキン6（IL-6）の持続的上昇（17.0pg/mL）が認められる．吃逆，尿失禁などもみられる[4]．

さらに，HLA-B51の頻度はBehçet病と同様に，急性型NBDでは50〜60％であるが，慢性進行型では約90％と著明に高く，100％近い患者が喫煙者である[4]．

自験例では繰り返す無菌性髄膜炎（表3）が先行し，その後にBehçet病の症状，さらに神経症状が出現したNBDがある（図2，3）．

・脊髄病変

NBD 216例のうち，24例（11％）に脊髄病変を認めた．数日間のうちに，感覚・運動障害，括約筋および/あるいは性機能障害を認めることが多い．11例中10例は頸髄あるいは胸髄にMRIにて単一あるいは複数の病巣を認め，残りの1例は胸髄萎縮を認めている．初回発作より，二次性進行性の経過をたどり，4例は重大な後遺症が残り，2例は回復した．NBDにおいて脊髄病変を有する例は他の型に比べて予後が悪いとしている[6]．

酒井らによればNBDの脊髄病変は基本的には脳の病変と同様であり，灰白質よりは白質に認められることが多い．脊髄ルーペ像では斑状の小脱髄巣が主として白質内に血管支配と無関係限局的に認められ，錐体路の二次変性も認められるとしている[7]．

・検査所見

血沈亢進，白血球とC-reactive protein（CRP）の上昇，IL-6と8およびtumor necrosis factor α（TNF-α）の上昇を認める．髄液検査では初圧は正常あるいは上昇，白血球は500以下の上昇を示し，好中球とリンパ球が増加する．蛋白質も上昇，糖は軽度低下を示す[3]．

病理所見

脳実質型NBDの病理所見は局所的壊死を伴う髄膜炎あるいはびまん性の脳炎である[3]．本症は血管周囲組織が免疫の標的になる血管周囲

表2●神経Behçet病（NBD）の病態[2]

中枢神経系	実質内	脳幹 びまん性（脳幹とそれ以外） 脊髄 大脳 無症状
	非実質性	脳静脈血栓症（頭蓋内圧亢進） 頭蓋内動脈瘤 頭蓋外動脈瘤/動脈解離
末梢神経系		末梢神経症と多発性単神経炎 筋症と筋炎
稀ではあるが認知されている症候群		急性髄膜症候群 腫瘍様NBD 精神症状 視神経症

表3●繰り返す髄膜炎の鑑別診断

1. 神経Behçet病
2. 神経サルコイドーシス
3. Vogt-小柳-原田病
4. Mollaret髄膜炎
5. 髄液鼻漏
6. 免疫不全状態（無ガンマグロブリン血症，多発性骨髄腫，脾臓欠損など）

図1 神経Behçet病

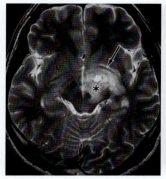
A　T2強調像

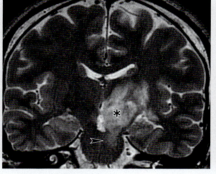
B　T2強調冠状断像

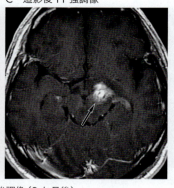
C　造影後T1強調像

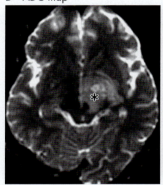
D　ADC map

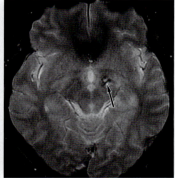
E　T2*強調像（1か月後）

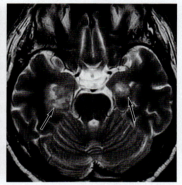
F　T2強調像（2か月後）

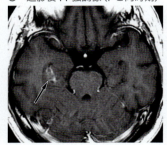
G　造影後T1強調像（Fと同時期）

30代，男性．眼病変などのBehçet病を罹患している患者が4日前より，構音障害，頭痛が出現し，意識障害を認める．髄液検査にて多核球優位の細胞増多（423/3），蛋白質上昇，IL-6高値（1,120）を認めた．

A（T2強調像），**B**（T2強調冠状断像）：左基底核，視床，視床下部，大脳脚から中脳被蓋，橋にかけて連続するやや不均一な高信号を認める（＊）．左前交連を前方に圧排している（**A**；→）．橋の長径路（錐体路）に沿って病変が伸びている（**B**；▶）．冠状断像では病変が上下に長い特徴がある．
C：造影後T1強調像：間脳中脳移行部に結節状の造影効果を認める（→）．
D：ADC map：病巣のADC値の上昇を認める（＊）．
E：T2*強調像（1か月後）：約1か月後のT2*強調像にて左大脳脚内の病巣に点状の低信号を認め（→），出血が疑われた．
F：T2強調像（2か月後）：さらに1か月後，ステロイド減量中のT2強調像にて，両側海馬に高信号を認め（→），同部位の腫大があり，再発と考えられた．
G：造影後T1強調像（**F**と同時期）：右海馬に造影効果を認めた（→）．

炎（perivasculitis）とする報告もある[8]．ニューロンの消失は炎症性サイトカインによるとされている[9]．

画像所見　（表4）

・急性期型NBD

65例の報告[10]では，30例（46％）が一側の中脳間脳移行部にT2強調像にて高信号を示し，浮腫が脳幹の長径路と間脳に及ぶ病変を示す（図1）．次に多いのは橋および延髄を侵す病変で26例（40％）に認められる（図2，3）．視床から視床下部が15例，基底核/内包後脚が12例である（図2）．頸髄が3例，視神経が1例にあった．大脳白質に病変が2例にある（図4）．以上の病変は両側に及ぶこともあるが非対称である．頸髄の病変は後外側部に多く，2椎体以上に及び，上部は下小脳脚に及ぶことが多い．

図2 | 神経Behçet病

A　T2強調像　　B　造影後T1強調像　　C　T2強調像（17か月後）

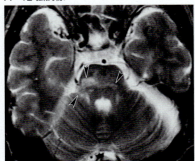 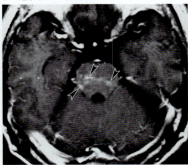 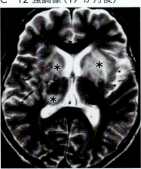

D　造影後T1強調像（17か月後）

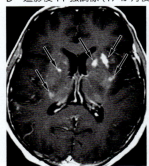

50代，男性．これまでに3回無菌性髄膜炎の既往がある．今回，頭痛と発熱があり，髄液中細胞数 262/3（好中球237）で，髄膜炎と診断された．体幹失調，項部硬直を認め，ぶどう膜炎と口腔内潰瘍があり，不完全型Behçet病と診断された．MRIにて異常を認めた（A，B）が自然治癒した．その17か月後，3日前より右の口角から食事がこぼれるようになった．神経学的検査では右口輪筋の筋力低下があり，前頭筋は正常である．発語の口唇音が聞き取りにくい．髄液細胞数の増加（細胞数39/リンパ球37）を認める．MRIにて異常を認めた（C，D）．MRIの病変の広がりに比べて臨床症状は軽い．

A：T2強調像：右橋底部，被蓋，左橋底部に高信号を認める（▶）．
B：造影後T1強調像：橋底部から被蓋にかけて，多発性の楕円形状の造影効果を認める（▶）．
C：T2強調像（17か月後）：両側基底核から右視床にかけて広範な高信号を認める（＊）．病変の広がりに比べて mass effect が軽い．
D：造影後T1強調像（17か月後）：両側基底核，視床に散在性の結節状造影効果を認める（→）．

図3 | 神経Behçet病の疑い

A　T2強調像　　B　T2強調像

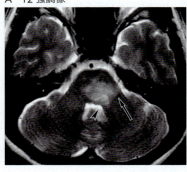 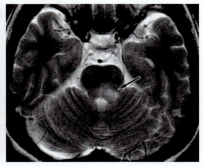

20代，女性．10日前より右手指先端にジンジン感が出現し，次第に右手掌全体に拡大した．2日前より頭痛があったが感冒症状はなかった．MRI撮像当日，右上下肢にまでジンジン感が及ぶようになり，他院を受診し，MRIを施行した（A，B）．2日後より右顔面のしびれ感が出現した．その後，めまい，左方視にて複視が出現し，初回のMRIから約2週間後に当院に入院した．右眼の内転制限，右方視にて複視，左方視にて左眼に注視方向性眼振，左優位に両側顔面のしびれ感がある．体幹右Th6以下に触覚の低下を認めた．

A：T2強調像：橋被蓋から橋底部にかけて境界が不鮮明な高信号を認め（→），第四脳室に mass effect を認める（▶）．
B：T2強調像：橋上部被蓋に高信号を認める（→）．なお，病変には造影効果はなかった（非掲載）．
補足：反復性口内アフタ，痤瘡様皮疹，HLAB51陽性であり，橋内病変を加えて，神経Behçet病疑いと診断された．ステロイドパルス2クール+後療法にて症状の改善が認められた．髄液検査はIL-6を含めて正常であった．神経Behçet病は橋では底部を侵し，錐体路徴候を示す例が多いが，この症例では橋被蓋を侵し，MLF症候群を示した．また，急性期にもかかわらず，造影効果を認めなかった点が特徴であった．

表4 ● 神経Behçet病の画像所見のまとめ[10)~12)]

1. 中脳間脳の両方を侵し，下行線維路（皮質脊髄路，皮質橋路）に沿って橋底部に伸び，T2強調像にて高信号を示す病変．結節状の造影効果．稀に出血を伴う
2. 尾状核，レンズ核を含む基底核，その周囲の白質
3. 大脳白質の病変．非対称性に皮質下白質に病巣があり，皮質を含まない．急性期には複数の結節性の造影効果があり，ADC値は上昇
4. 脳萎縮（大脳萎縮，脳幹萎縮）を認めることがある
5. 脊髄病変（比較的長い病変）

図4 | 神経Behçet病

A　T2強調像

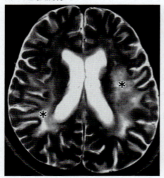

B　T2強調像

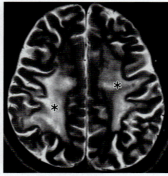

C　造影後T1強調像

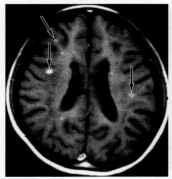

D　造影後T1強調像

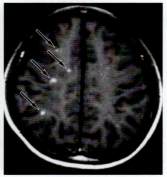

20代，女性．8年前に原因不明の難治性髄膜炎の既往がある．その当時から結節性紅斑を認め，さらに，ぶどう膜炎に罹患した．半年前より呂律が回らないことを自覚し，MRIにて異常を認め，入院となった．不完全型Behçet病があり，神経症状もそれによる神経Behçet病と診断された．

A，B：T2強調像：大脳深部白質から皮質下白質にかけて融合する高信号を認める（*）．大脳萎縮を認める．
C，D：造影後T1強調像：深部白質から皮質下白質にかけて，円形状の造影効果を認める（→）．大脳白質の病変が融合している点が多発性硬化症とは異なる点である．その後，認知症を認めている．

　終脳とは異なり，中脳，間脳，橋では小さな静脈が詰まると大きな病変を引き出しやすい．それは側副路がなく，静脈が表面へと流れる一方通行により，同様なことが頸髄にも通用する．NBDの中脳間脳病変（図1），頸髄病変が大きいのは以上のことが関与しているとの報告がある[10)]．病変のADC値は上昇する報告が多い[11)]（図1）．

・造影効果

　急性期および亜急性期11例中9例には結節状の造影効果を認めている（図1，2）[10)]．稀ではあるが，急性期でも造影効果を認めない例がある（図3）．

・出血

　65例中5例に病巣内に出血を示し（図1），そのうち3例は亜急性期でT1強調像およびT2強調像にて高信号を示した．2例はすべてのシーケンスで低信号を示している．出血は中脳間脳移行部に3例，中脳視蓋と後有孔質にそれぞれ1例である[10)]．

　橋にリング状の造影効果を認めた例を剖検すると，その病変にヘモジデリン沈着が認められ，出血があったと報告されている（図1）[13)]．

・SWI

　20例のNBDにて，52個の病変があり，SWIでは42病巣に低信号を認め，gradient echo法では38病巣のうち3例，T2強調像では43病巣のうち2例に認めている．NBDにおけるSWIは有用であり，出血を伴う例が多いとしている[14]．

・慢性期

　T1強調像では等〜低信号を示し，T2強調像では軽度高信号を示す．萎縮を認め，Waller変性がある[10]．

・脳幹萎縮

　急性型NBDと慢性進行型NBDとを分けた研究[4]では急性期型NBD 14例では脳幹の萎縮を認めないが，慢性進行型18例では中脳被蓋および橋に萎縮を示した．また，急性型では髄膜の肥厚・増強効果が2例に認められた[15]．

　脳幹の萎縮はNBDに特徴的な所見であり，特に大脳萎縮がない時には比較的特異的である．NBDの約25％に認められ，神経症状出現後1年後には認められるとされている[12]．

・広範な白質病変

　脳梁膝部に初発し，その後，脳梁体部，側頭葉皮質から白質，前頭葉皮質下白質に広がった広範な病変を有する例も報告されている[3]．

・tumefactive lesion

　Al-Arajiらの2009年の総説によると，15例の報告がある[2]．間脳/中脳が多いが，前頭頭頂葉，小脳にも報告はある．多くは既に，Behçet病の診断がついている．

　日本からの報告もあり，33歳の男性が吐き気，嘔吐，頭痛にて救急外来を受診した．7年前よりBehçet病の既往があったが，症状がなく，ステロイドは服用していなかった．基底核に腫瘤性病変があり，中脳に延び，内部に部分的な造影効果を認めた[16]．中脳は前部に病変があり，比較的典型的なNBDの病変である．

・脊髄病変

　50代男性NBD例において，2か月前に急速に両下肢の不全麻痺と排尿障害が出現し，脊髄炎が疑われ，MRIを施行した例がある[17]．C1〜Th3に連続する高信号を脊髄内に認め，頸髄には軽い腫大がある．横断像では灰白質がより高信号を示し，その周囲の白質も高信号を示す．造影効果は不鮮明でわかりにくいが，説明ではC7付近に白質と軟膜に造影効果を認めたとされる．ステロイドパルス療法を施行し，2週間後の再検ではT2強調像での高信号と腫大は消失し，造影効果も消失している．なお，髄液検査所見では単核球優位の軽度の細胞増多（9/mm^3）と蛋白上昇（93mg/dL）を認めている[17]．

　MRI所見に比べて臨床症状が軽く，病変の主体は浮腫と推測されている[17]．

　ほぼ全脊髄にわたって高信号があり，点状の造影効果を伴っており，亜急性に歩行不安定と全身性の痙性を生じた60代女性NBD例[18]や，急性に発症し腰髄病変を認めた10代後半男性例の報告がある[19]．

・Bagel sign

　UygunogluらはNBDのうち，11例（9人が男性）の脊髄症を呈した例について報告している[20]．脊髄症のある時期に14回のMRIが施行され，その後のフォローの時期に9回のMRIが施行された．2つの画像所見をT2強調横断像にて認めた．一つ目は"Bagel sign"であり，中央部が低信号，辺縁部が高信号を示す所見で，14回中13回のMR検査にて認められた．他は"motor neuron sign"であり，両側脊髄前角に高信号14例中1例に認めた．Bagels signを示した13回のMRIでは，長い脊髄症が9回，長いのと短いの両方が2回，短いのが2回あった．ステロイドと他の免疫抑制療法によって，臨床症状の改善とともに，すべての患者は何らかの病変の残存はあったが，MRI上の病変は改善した．Bagel signは静脈性うつ滞があり，また，血液産物の合併も可能性があると考えられた[20]．

鑑別診断

1. **多発性硬化症**：脳幹の病変は第四脳室周囲に多い．大脳白質では側脳室近傍を侵すことが多い．

2. 神経サルコイドーシス：基底核を侵す時にはくも膜下腔に病変を有することが多い．
3. 急性散在性脳脊髄炎：主として大脳白質の皮質下を侵す．先行感染の既往．
4. 神経Sweet病：自然治癒の傾向があり，ステロイドの反応が良好．HLA-B54の陽性率が高い．
5. SLE：脳幹病変は比較的稀．

● …診断のコツ

急性に発症し，間脳から中脳，さらに橋縦走線維に沿ってT2強調像にて高信号を示し，造影効果を有する病変を認める際には本症を考慮する．

参考文献

1) 廣畑俊成：Behçet病．杉本恒明，矢崎義雄（総編集）；内科学（第9版）．朝倉書店，p.1093-1096, 2007.
2) Al-Araji A, Kidd DP: Neuro-Behçet disease: epidemiology, clinical characteristics, and management. Lancet Neurol 8: 192-204, 2009.
3) Greer DM, Friday RP, Romero J, Auluck PK: Case records of the Massachusetts General Hospital. Case 17-2009. A 30-year-old man with progressive neurologic deficits. N Engl J Med 360: 2341-2351, 2009.
4) 廣畑俊成：神経Behçet病．今日の診断指針，7版．金澤一郎，永井良三；p.683-685, 2015.
5) 廣畑俊成：神経ベーチェット病の現況．Brain Nerve 65: 1245-1253, 2013.
6) Yesilot N, Mutlu M, Gungor O, et al: Clinical characteristics and course of spinal cord involvement in Behçet's disease. Eur J Neurol 14: 729-737, 2007.
7) 酒井素子，小長谷正明，橋詰良夫：免疫学的な脊髄疾患：神経Bechet病．脊椎脊髄ジャーナル 20: 961-964, 2007.
8) Hadfield MG, Aydin F, Lippman HR, Sanders KM: Neuro-Behçet's disease. Clin Neuropathol 16: 55-60, 1997.
9) Hirohata S: Histopathology of central nervous system lesions in Behçet's disease. J Neurol Sci 267: 41-47, 2008.
10) Koer N, Islak C, Siva A, et al: CNS involvement in neuro-Behçet syndrome: an MR study. AJNR Am J Neuroradiol 20: 1015-1024, 1999.
11) Hiwatashi A, Garber T, Moritani T, et al: Diffusion-weighted MR imaging of neuro-Behçet's disease: a case report. Neuroradiology 45: 468-471, 2003.
12) Akman-Demir G, Bahar S, Coban O, et al: Cranial MRI in Behçet's disease: 134 examinations of 98 patients. Neuroradiology 45: 851-859, 2003.
13) 村山繁雄，齊藤祐子，横山葉子・他：自己免疫疾患の動的神経病理（臨床・画像・病理連関）．日独医報 53: 399-416, 2008.
14) Albayram S, Saip S, Hasiloglu ZI, et al: Evaluation of parenchymal neuro-behçet disease by using susceptibility-weighted imaging. AJNR Am J Neuroradiol 32: 1050-1055, 2011.
15) 工富公子，豊田圭子，大場洋・他：急性型および慢性進行型神経ベーチェット病の画像所見．第38回日本神経放射線研究会抄録集，p.171, 2009.
16) Matsuo K, Yamada K, Nakajima K, et al: Neuro-Behçet disease mimicking brain tumor. AJNR Am J Neuroradiol 26: 650-653, 2005.
17) 武智詩子，岡田和将，魚住武則・他：Longitudinally extensive spinal cord lesionを呈した神経ベーチェット病の1例．臨床神経 48: 48-51, 2008.
18) Fukae J, Noda K, Fujishima K, et al: Subacute longitudinal myelitis associated with Behçet's disease. Intern Med 49: 343-347, 2010.
19) Zhao B, He L, Lai XH: A case of neuro-Behçet's disease presenting with lumbar spinal cord involvement. Spinal Cord 48: 172-173, 2010.
20) Uygunoglu U, et al: Myelopathy in Behçet's disease: The Bagel Sign. Ann Neurol 82: 288-298, 2017.

4 石灰化頸長筋腱炎と咽頭後隙液貯留

1 石灰化頸長筋腱炎 (calcified tendinitis of the long coli, acute calcific prevertebral tendinitis)

臨床

頸長筋は前縦靱帯の前にあり、頭・頸椎を屈曲させる筋肉である。本症は頸長筋（特に上斜筋）の腱における calcium hydroxyapatite の沈着があり、その結晶産物の破裂により、炎症反応が引き起こされ、咽頭後隙（retropharyngeal space）に浮腫が起こる状態である。成人、特に30〜60歳に発症し、急激な発症の頸部痛と硬直を認める。1〜2週にて局所安静や非ステロイド性抗炎症薬にて自然治癒する[1]〜[3]。

画像所見

上部頸椎の椎体（C2 が多い）前面に局所的な石灰化を認める（図1, 2）。矢状面中央ではなく、左右に寄っていることが多い。咽頭後部内に液浸出を示し、CT では軟部組織よりは低吸収を示し（図2）、T2 強調像では高信号を示す（図1）。咽頭後部軟部組織の腫脹を認める（図1, 2）[1]〜[3]。

…診断のコツ

急性発症の頸部痛および嚥下痛があり、C2 椎体前部に石灰化、咽頭後部に液浸出を認める際には本症を考える。

図1 石灰化頸長筋腱炎

A 単純写真（頸椎側面像）　B T2 強調矢状断像　C T1 強調矢状断像　D gradient echo 法

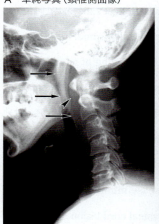
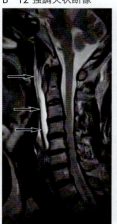
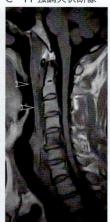
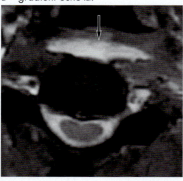

E 単純CT

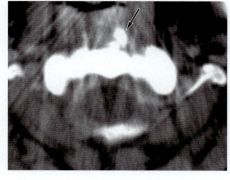

40代、男性。起床時に頸部痛、回旋が困難となり、翌日には咽頭痛、嚥下痛を認めた。他院にて化膿性脊椎炎を疑われ受診した。発熱および呼吸苦はない。画像検査を実施した。
A：単純写真（頸椎側面像）：咽頭後部、椎体前面に軟部組織の腫脹を認める（→）。環椎前弓下部に淡い高吸収域を認める（▶）。
B：T2 強調矢状断像：咽頭後部に高信号があり（→）、液浸出を示す。
C：T1 強調矢状断像：咽頭後部に異常な軟部組織があり（▶）、同部位における液浸出を示す。
D：gradient echo 法：椎体前面、咽頭後部に高信号を認め（→）、軟部組織への液浸出がある。
E：単純CT：C2 前部、左に異常な石灰化を認める（→）。化膿性脊椎炎ではなく、石灰化頸長筋腱炎であった。
（亀田メディカルセンター放射線科　河村泰孝先生のご厚意による）

図2 | 石灰化頸長筋腱炎

A　単純CT（C2）

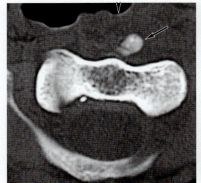

B　単純CT（C3）

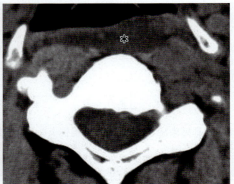

C　単純CT矢状断再構成像

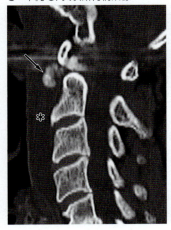

60代，男性．前日より，左に強い頸部痛，嚥下痛を認める．
A：単純CT（C2）：C2にて軸椎左前方に石灰化を認め（→），その前部に軟部組織の腫大を認める（▶）．
B：単純CT（C3）：C3にて咽頭後部軟部組織内に液浸出を認め，低吸収域がある（＊）．
C：単純CT矢状断再構成像：C2前方の石灰化（→），咽頭後壁の軟部組織の腫大（＊）を認める．

2　咽頭後隙液貯留（collections in the retropharyngeal spaces）[4]

key point 1「咽頭後浮腫および液貯留の原因」に示すように，石灰化頸長筋腱炎の他にも，咽頭後隙に浮腫ないしは液貯留を来す疾患は多数ある．

Hoangらは咽頭後隙における液貯留を三種に分けて解説している（表1）．

> **key point**　【1．咽頭後浮腫および液貯留の原因】
> 1．咽後膿瘍
> 2．化膿性咽頭後結節
> 3．石灰化頸長筋腱炎
> 4．内頸静脈血栓症（Lemierre症候群（3章 p.282「2-13 Lemierre症候群」参照））
> 5．咽頭後隙周囲の感染（頸部の感染症，脊椎前部膿瘍，脊髄硬膜外膿瘍など）
> 6．感染性外側環軸椎関節炎（p.389，図3）
> 7．放射線治療に伴う炎症
> 8．nephrotic syndrome[5)6)]

表1 • 咽頭後隙液貯留の鑑別診断[4]

液分布	咽頭後浮腫 端から端まで 咽頭後隙を満たす	化膿性咽頭後結節 片側性	咽後膿瘍 端から端まで咽頭後隙を満たす
形態と mass effect	横断像：卵円型，直方体 蝶ネクタイ様， 矢状断像：上下は先細り びまん性の形態， mass effect は軽度	円型あるいは卵円型， mass effect は種々	円型あるいは卵円型 mass effect は中等度から高度
造影効果のある厚い壁	なし	ありうる	必須である
その他の所見	咽頭後隙近傍の頸部感染症 化膿性咽頭後結節， 内頸静脈血栓症，C1-2前方の石灰化，放射線治療に伴う炎症	中耳炎，扁桃炎などの原発感染巣， 咽頭後浮腫をしばしば合併する	中耳炎，扁桃炎などの原発感染巣 外傷では異物の存在，合併症として，気道の狭窄，縦隔炎や血管への浸潤

表2 • 結晶誘発性関節炎と感染性外側環軸椎関節炎との比較（文献8より改変）

	結晶誘発性関節炎	感染性外側環軸椎関節炎
頸部痛	強い	強い
初発から症状持続期間	9日以内に治癒	適切な治療をしないと数か月持続
CT	環椎，歯状突起周囲に石灰化	C1/C2の骨破壊を認めることがある
MRI	椎体前面に浮腫（石灰化頸長筋腱炎）	外側環軸関節に滲出液/異常な軟部病変
予後	良好	抗生物質治療を行わないと不良

◆◆ 1. 咽頭後浮腫（retropharyngeal edema）

咽頭後隙の非膿性液貯留である．リンパ管からの排出障害あるいは過剰なリンパ液産生による．多くの原因があり，放射線治療，内頸静脈血栓症，石灰化頸長筋腱炎などがある．よくある他の原因は咽頭後隙付近の感染である．成人では椎体前隙（prevertebral space）が最も多い感染源であり，小児では咽頭が感染源となる．

画像所見と鑑別に関しては表1を参照．

ドレナージは不要であり，原因を排除すれば治癒する．

◆◆ 2. 化膿性咽頭後結節（suppurative retropharyngeal node）

反応性のリンパ結節であり，液状壊死と結節嚢を持ち，咽頭後腺炎あるいは結節内膿瘍とも言われる．咽頭，副鼻腔，中耳，椎体前隙の感染として始まる．感染が咽頭後リンパ節に流れ，炎症細胞の浸潤，増殖によって，リンパ節が腫大し（炎症性リンパ節結節），浮腫を呈するので，前化膿相とされる．最終的に，壊死と膿形成が起こり，化膿性咽頭後結節となる．咽頭後リンパ節が萎縮する前の，小児期早期に多い．

画像所見と鑑別に関しては表1を参照．

咽後膿瘍との鑑別は重要であり，本症は，内科的治療によっても改善せず進行するときのみにドレナージの適応がある．

◆◆ 3. 咽後膿瘍（retropharyngeal abscess）

化膿性咽頭後結節の咽頭後隙への破裂によって発生することが最も多い．咽頭後隙にある筋膜を含んでいる．原因としては少ないが，近傍の感染が広がってくる，あるいは外傷によって感染が持ち込まれることもある．膿瘍壁が形成される前には，咽頭後蜂窩織炎の状態であり，上記の化膿性咽頭後結節との鑑別が難しい．

画像所見と鑑別に関しては表1を参照．

縦隔炎，心外膜炎，胸膜炎，膿胸などの合併症を伴うことがあるので，速やかにドレナージが必要である．

鑑別診断

1. 感染性外側環軸椎関節炎（septic arthritis of lateral atlantoaxial joint：SALAJ）

臨床

石灰化頸長筋腱炎やCrowned dens症候群などの結晶誘発性関節炎（crystal-induced arthritis）

図3 鑑別診断：感染性外側環軸椎関節炎

A CT（矢状断，再構成画像）　　B T1強調矢状断像（正中より左）　　C T2強調矢状断像（正中）

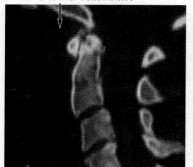
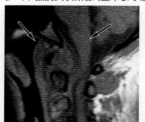
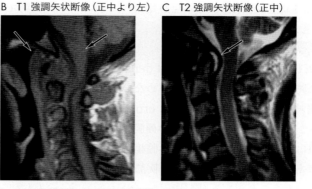

D T2強調横断像（左椎骨動脈硬膜進入部）　　E T2強調横断像（外側環軸椎関節に相応する）

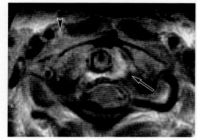
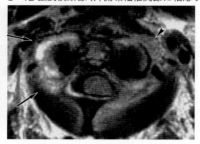

50代，女性．17日前より頸部痛が出現した．13日前より発熱，頸部痛が増悪し，首が回らなくなった．耳鼻科を受診したが異常を認めず，髄膜炎の疑いにて神経内科を受診した．咽頭痛，首を曲げると強い痛みがある．CRPは13.93と上昇していた．CT（A），その1週間後にMRI（B〜E）を撮像した．

A：CT（矢状断，再構成画像）：C1の椎体前部軟部組織の腫脹を認める（→）．C1の前部に横断像（非掲載）を含めて，異常な石灰化はない．歯状突起後部に異常な石灰化を認めない．
B：T1強調矢状断像（正中より左）：歯状突起周囲の軟部組織の腫大があり，脊髄に軽い圧排がある（→）．
C：T2強調矢状断像（正中）：歯状突起周囲に異常な高信号を認める（→）．
D：T2強調横断像（左椎骨動脈硬膜進入部）：歯状突起周囲に異常な高信号を認める（→）．高信号の程度より，高信号の程度が強いので，貯留液の可能性もある．さらに，右頸長筋の後方に異常な高信号を認める（▶）．こちらは，高信号の程度が弱く，軟部病変と考える．
E：T2強調横断像（外側環軸椎関節に相応する）：右同関節面に相応する部位に高信号を認める（→）．高信号の程度が強いので，液貯留の可能性もある．左にも異常な高信号がある（▶）．この環椎軸椎関節面に沿って病変があることが本症の最も特徴的な所見である．
補足：適切な抗生物質での治療がなされず，3か月後に当院に来院し，広範な蜂窩織炎，さらに歯状突起，環椎外側塊内側にerosionを認め，環軸椎亜脱臼を認めた（非掲載）．抗生物質にて改善した．

とは異なり，早期の診断と抗生物質の投与が必要な感染性関節炎である．外側環軸関節は環椎の下関節窩と軸椎の上関節面との間の関節で，左右の関節が共同して頭蓋を載せた環椎を回旋させる[1]．

頸椎の感染症は全脊椎感染症の3〜20％を占め，多くは上部頸椎の骨髄炎と考えられる．2015年のKobayashiらの報告によれば，4例の英文報告がある．頸部硬直と頸部痛を示す．適切な治療を行わないと，数か月症状が続き，悪化する．強い頸部痛が続くときには続発する骨髄炎も考慮する必要がある．外側環軸椎関節に滲出液，軟部組織の腫脹を認めることが最も重要な所見である（表2）[7]．

Kuyumcuらによると，2017年の時点で5例の本症の報告があり，4例の起炎菌は黄色ブドウ球菌，1例が連鎖球菌（streptococcus anginosus）であった[8]．後者は56歳，男性例であり，2日間の右頸部痛にて受診した．発熱はなく，血清C反応性蛋白（CRP）と血沈検査

が正常であった．保存的に治療されたが，悪化し，5週間後に撮像したMRIにて本症が疑われ，その後確定した[8]．

画像所見

CT：石灰化頸長筋腱炎やcrowned dens症候群とは異なり，異常な石灰化を認めない．環椎外側塊（lateral mass of C1）にerosionを認めることがある（図3）[1]．C1の硬膜外軟部組織内に低吸収域を認め，硬膜外膿瘍を伴うことがある[9]．C1の椎体前部に軟部組織の腫脹を認めることがある（図3）．

MRI：矢状断像にて，C1の椎体前部，C1および歯状突起周囲に異常な軟部組織を認める．延髄脊髄移行部に圧迫所見を認める[7,9]．

横断像では最も特異的な所見は歯状突起周囲，特にその外方に異常な軟部組織があり，T2強調像では高信号を示す．この所見は特異的であり，SALAJを強く示唆する所見である．さらに，環椎外方から前方に異常な軟部組織がT2強調像にて高信号を示す[7,9]．

2. **環椎軸椎骨髄炎（atlantoaxial osteomyelitis）**：C1-2の感染症であり，化膿性あるいは結核性である．画像は上記，SALAJと類似するが，C1-2の骨自体に信号異常を示し，T1強調像では低信号，T2強調像では高信号を示す．脂肪抑制造影後には著明な造影効果をC1-2に認める．周囲に軟部腫瘤を作る[10,11]．

結核性では椎間板が保たれ，後方要素を侵し，多房性，石灰化を伴う膿瘍を作り，同部位には辺縁部に厚い造影効果を認める．椎体に破壊像がある[10]．

参考文献

1) Eastwood JD, Hudgins PA, Malone D: Retropharyngeal effusion in acute calcific prevertebral tendinitis: diagnosis with CT and MR imaging. AJNR Am J Neuroradiol 19: 1789-1792, 1998.
2) Nodera H, Takao S, Kaji R: Neck pain and calcium deposition. Neurology 68: 383, 2007.
3) 森 墾：石灰化頸長筋腱炎．柳下 章（編）；エキスパートのための脊椎脊髄疾患のMRI（第2版）．三輪書店，p.299-300, 2010.
4) Hoang JK, et al: Multiplanar CT and MRI of collections in the retropharyngeal space: is it an abscess? AJR Am J Roentgenol 96: W 426-432, 2011.
5) Johari S, et al: Retropharyngeal pseudoabscess manifesting in nephrotic syndrome. Ear Nose Throat J 93: E27-29, 2014.
6) Hsu CH, et al: An unusual case of focal segmental glomerulosclerosis presenting with retropharyngeal edema. Eur Ann Otorhinolaryngol Head Neck Dis 133: 355-356, 2016.
7) Kobayashi T, et al: Acute neck pain caused by septic arthritis of the lateral atlantoaxial joint with subluxation: a case report. J Med Case Rep 9: 171, 2015.
8) Kuyumcu G, et al: Septic Arthritis of an Atlantoaxial Facet Joint with Normal Inflammatory Markers: Case Report and Literature Review. World Neurosurg 98: 870.e11-870.e15, 2017.
9) 木口貴雄：救急CT診断演習．CTでは異常はあり？なし？．画像診断 36: 1074-1076, 2016.
10) Stah LM: Osteomyelitis, C1-C2. Diagnostic imaging Spine. 2nd ed. Ross JS, et al. eds. Amirsys. pIV-1-18-21, 2010.
11) Reid PJ, et al: Iatrogenic pyogenic osteomyelitis of C-1 and C-2 treated with transoral decompression and delayed posterior occipitocervical arthrodesis. Case report. J Neurosurg Spine 7: 664-668, 2007.

5 IgG4 関連疾患（IgG4 related diseases : IgG4-RD）

臨床

　自己免疫性膵炎の患者で，血中 Immunoglobulin G4（IgG4）値が特異的に上昇することが判明してからこの疾患の研究が始まった．組織学的にはびまん性のリンパ球・形質細胞浸潤が見られ，周囲に不規則な線維化を伴う．また，免疫染色を行うと自己免疫膵炎の組織内に IgG4 陽性細胞の浸潤が多数認められる[1]．諸臓器の IgG4-RD を以下に記す．

- 肝・胆・膵：自己免疫性膵炎，硬化性胆管炎，肝の炎症性偽腫瘍
- 腎：間質性腎炎（図1）
- 頭頸部：慢性硬化性唾液腺炎，涙腺炎
- 肺：間質性肺炎，炎症性偽腫瘍
- その他：後腹膜線維症（図1），炎症性腹部大動脈瘤
- 頭部：間脳下垂体炎（図1），肥厚性硬膜炎（図1）

◎ IgG4-RD の診断基準

- 高 IgG 血症（135mg/dL 以上）
- 組織における IgG4 陽性形質細胞の浸潤（IgG 陽性細胞のうち 40％超の IgG4 陽性細胞，かつ顕微鏡 400 倍拡大の視野に 10 個超 IgG4 陽性細胞）
- 一つまたは複数の臓器で腫れた部分がある[2]

◆ 1. IgG4-RD 間脳下垂体炎

　わが国からの報告は 20 例以上あるが，ほとんど全員が中年から高齢の男性である．種々の程度の下垂体機能不全と尿崩症を伴う．画像では下垂体柄の腫大と下垂体に腫瘤を認める．ステロイド療法により，下垂体柄の腫大と下垂体の腫瘤は縮小する．IgG4-RD をその他の部位に合併し，血清中の IgG4 の上昇を認める．全部ではないが，肥厚性硬膜炎および副鼻腔炎を合併することがある．トルコ鞍内と傍鞍部の慢性炎症があると考えられている[3]．Shimatsu らは一次性の自己免疫性下垂体炎ではなく，IgG4 関連の二次性間脳下垂体炎であるとしている[3]．5 例に下垂体の生検がなされ，IgG4 染色法で形質細胞が陽性に染色されている．

　Isaka らは 50 代の男性例で中枢性尿崩症を認め，下垂体柄の腫大，副鼻腔炎，腹部大動脈周囲の腫瘤を認め，副鼻腔の生検にて IgG4-RD であることを認めている．大動脈周囲の腫瘤は後腹膜線維症によっているとしている[4]．

　Wieske らの例は 65 歳，男性．多飲，多尿，仕事での忍耐力低下，体毛消失，勃起不全を 2 年の経過で呈した．低ゴナドトロピン性性機能不全症，副腎皮質ホルモン機能低下症，中枢性尿崩症と診断された．MRI にて，下垂体および下垂体柄の腫大と造影効果を認めた．その他に，前立腺炎，膵炎の既往がある．血清 IgG4 高値を認め，IgG4 関連疾患と診断された．慢性の進行性の経過も参考になる．IgG4-RD による下垂体炎はステロイドが有効であるので，生検はしないことが多い．

　サルコイドーシスとの鑑別に肺は正常であり，ACE，他の Isozyme も正常である[5]．

　視床下部・下垂体系に腫瘤を認め，尿崩症を示す疾患については表1を参照のこと．

- AbdelRazek らの総説[6]

　下錐体と下垂体柄を侵し，IgG4-RD 下垂体炎と呼ばれる．下垂体炎の 30％を占めるともされる．下錐体前葉を侵し，リビドー低下，性腺機能低下症，甲状腺機能低下，副腎機能低下を来す．下錐体機能不全を起こすホルモン機能障害が，IgG4-RD による下垂体炎がリンパ性下垂体炎よりも強いのが特徴である．下垂体後葉あるいは下垂体柄を侵すと，尿崩症と多飲となる．IgG4-RD 下垂体炎では 83％が下垂体機能低下，72％が尿崩症，59％が両方を呈する．

　画像では，下垂体あるいは下垂体柄の腫大と，T2 強調像にて低信号を示し，均一な造影効果を認める．正常の下垂体後葉あるいは下垂体柄の

図1 IgG4 関連疾患

A T2強調冠状断像

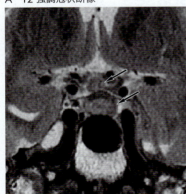

B 造影後T1強調矢状断像

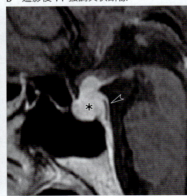

C 造影後T1強調矢状断像

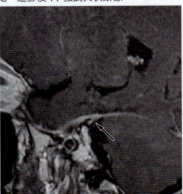

D 造影後CT（腹部）

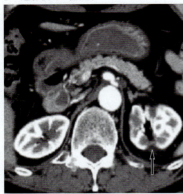

E 造影後CT（腹部）

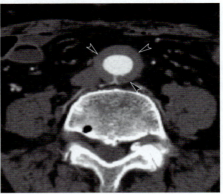

50代，男性．4か月前より車の運転中に左側が見えにくいことに気づく．夜間に2時間おきにトイレに起きるようになる．2か月前より複視を自覚し，症状が進行した．神経学的には左外転神経麻痺があり，1.5〜2.0L/日の飲水を認めた．赤血球数4.09，CRP 0.5，sIL-2R 1,350，IgG 1,790と高値であり，成長ホルモンおよび抗利尿ホルモンの分泌不全がある．

A：T2強調冠状断像：トルコ鞍内から鞍上部にかけて，不均一な信号強度を示す腫瘤があり，皮質と等〜低信号を示す（→）．なお，正常下垂体後葉のT1強調像での高信号を認めていない（非掲載）．
B：造影後T1強調矢状断像：鞍内から鞍上部にかけての腫瘤は造影効果を認め（＊），斜台後部の硬膜にも造影効果を認める（▶）．
C：造影後T1強調矢状断像：中頭蓋窩の硬膜に肥厚を認め，造影効果がある（→）．肥厚性硬膜炎を認める．
D：造影後CT（腹部）：左腎皮質に造影欠損があり（→），間質性腎炎が疑われる．
E：造影後CT（腹部）：大動脈周囲に軟部組織腫瘤を認める（▶）．後腹膜線維症の疑いがある．
（金沢大学医学部放射線科　油野裕之先生のご厚意による）

表1 ● 視床下部・下垂体系に腫瘤を認め，尿崩症を示す疾患（文献7より改変）

感染	結核性肥厚性硬膜炎 Whipple病
悪性腫瘍	胚腫 悪性リンパ腫
浸潤性病変	ヘモクロマトーシス アミロイドーシス
自己免疫性疾患	多発血管炎性肉芽腫症（Wegener肉芽腫症） リンパ球性漏斗炎 神経サルコイドーシス IgG4関連疾患
組織球症	Langerhans細胞組織球症 非Langerhans細胞組織球症（Erdheim-Chester病）

T1強調像での高信号が消失することもある.

2. IgG4-RD 肥厚性硬膜炎

肥厚性硬膜炎が multifocal fibrosclerosis の一環として認められることが以前から判明していたが[8], それらは IgG4 関連疾患としてまとめられつつある[9].

岩波らの例は75歳, 男性. 難聴, 嗄声が出現し, 5か月後に頭痛, 食欲低下が出現した[10]. びまん性の硬膜肥厚があり, 硬膜生検にて IgG4 関連疾患と診断された. なお, MPO-ANCA 陽性であった. ステロイド漸減中に再燃し, 右眼窩先端部症候群と漿液性網膜剥離を呈し, 免疫抑制薬を追加した. 画像は造影後のみであり, 肥厚した硬膜を示すが, 眼窩先端部の様相は不明である[10].

Williams らの症例は難治性の頭蓋内圧亢進症を呈し, 肥厚性硬膜炎が遅くなって出現した例である[11]. 症例は35歳の女性で, 末梢性右顔面神経麻痺を最初に示した. 1か月後に右三叉神経痛, 頭痛(臥位にて悪化), 拍動性耳鳴りを呈した. 造影を含めて MRI では異常がなかった. 神経サルコイドーシスの診断の基に, ステロイド投与を行った. 翌年に施行した MRI でも異常がなかった. 視野障害が出現し, 再び MRI を施行し, 右蝶形骨縁に沿って硬膜に造影効果を認めた. さらに頭蓋内圧亢進症があり, 脳室腹腔シャントを行った. 翌年には硬膜の造影効果が進行した. 初回より3年後に硬膜の生検より, IgG4-RD と診断された.

脊髄の肥厚性硬膜炎を示した例もある[12]. 30代, 男性が5椎体にわたる胸髄硬膜外病変を示し, IgG4 関連肥厚性硬膜炎であった. 1年にわたる慢性顎下腺による顎下腺の腫大を認めていた.

・AbdelRazek らの総説[6]

IgG4-RD は非悪性腫瘍性の髄膜における炎症において最も多い疾患である. 硬膜の病変の中で, 特に肥厚性, 結節性の際には常に考えるべき疾患である. 他の領域に IgG4-RD がなく, 血清 IgG4 が正常あるいは軽度上昇が多い. 脳あるいは脊髄周囲の硬膜に病変が存在する. IgG4-RD 患者の35％に存在するとされるが, 少数での検討である.

天幕上に起きると, 硬膜が引っ張られるので, 三叉神経領域の頭痛が起きる. 前頭部あるいは眼後部である. 天幕下では上頸髄神経の枝に支配されているので, 頭頂, 耳, 後頭部, 上頸部への痛みとなる. 髄膜の炎症が脳神経を圧迫し, 症状を呈することがある. また, Luschka 孔と Magendie 孔を塞ぎ, 水頭症を呈する. 頭痛の急激な悪化では水頭症を考える. 特に, 患者のポジションによって頭痛の程度が異なるときには可能性が高い.

稀ではあるが, 軟膜を侵す病変もある. 病変が脳溝に沿って広がり, 亜急性の認知症を呈することがある. 治療可能な認知症であり, 重要である.

画像では, 均一な, 肥厚性の硬膜炎を示し, 結節状にもなる. 他の肥厚性硬膜炎との鑑別は難しい. CT では等吸収域を示し, 脳実質と低〜等信号を T1強調像および T2強調像にて示す. 均一な造影効果を示す. 病変内の石灰化, 骨破壊は非典型的な所見である.

3. 眼窩病変

Deschamps らは原因不明の眼窩炎症性の25症例を後方視的に検討した[13]. 強拡大で10個以上の IgG4 陽性細胞の存在, もしくは形質細胞のうち, 40％以上が IgG4 陽性の基準を満たす症例が10例あった. 症状としては痛みが30％, 外眼筋麻痺が30％, 眼瞼下垂が50％, 視力低下が40％で認められた.

部位では涙腺の炎症が最も多く8例にあり, 外眼筋腫大は4例にあった[13].

・AbdelRazek らの総説[6]

眼窩内炎症あるいは悪性疾患の1/5を本症が占めるとされる. 172例の IgG4-RD 眼窩病変の検討では両側性は68％に認められ, 眼瞼腫脹は78〜100％, 眼球突出は29〜56％, 眼窩部痛は17〜33％, 複視は12〜33％, 視力低下は20〜40％にある.

涙腺は眼球付属器の中では最も侵されることが多い．典型的には両側性である．

外眼筋腫大は単独ではめったに起こらない．涙腺病変に伴われることが多い．複視あるいは眼球運動障害は稀であり，眼瞼腫大あるいは眼球突出を示すことが多い．外直筋が多いが，他の筋も侵す．三叉神経第一枝も侵される．

眼窩下神経の腫大は本症を示唆する所見であるが，無症状である．病理所見では神経上膜への浸潤がある．

眼窩先端部病変では視神経を侵し，視力低下が起こり，視神経鞘の腫大をしばしば示す．

虹彩炎，鼻涙管の病変を来すので，本症の眼窩あるいは眼窩周囲病変の鑑別はGAPである．

画像では，均一に造影効果があり，T2強調像にて等〜低信号を示すのが特徴的である．眼窩下神経を侵すことが特徴であり，骨破壊は本症では通常はないが，稀に報告がある．

画像所見

・Toyodaらの報告[14]

頭頸部と脳について，15例のIgG4-RD症例の画像所見を報告した[14]．涙腺の腫大が8例にあり，全例で両側性であった．均一な信号強度をT2，T1にて示し，かつ均一な造影効果を呈した．骨破壊はなく，1例が周囲の骨に軽度のerosionを示した．

5例に眼窩内に両側性の腫瘤を認めた．境界明瞭であり，涙腺の腫大とは区別できる．全例筋円錐外にあったが，2例は筋円錐内も進展があった．

7例は脳神経に病変を認めた．V2の枝である眼窩下神経（infraorbital nerve）に4例が異常を認めた．V1の枝の前頭神経（frontal nerve）に腫大が1例にあった．両側性である．

5例は下垂体柄の腫大があった．T2強調像にて低信号を示し，造影効果を認めた．

4例は硬膜に肥厚を認めた．T2強調像にて強い低信号を示し，造影効果を認めた[14]．

1. IgG4-RD 間脳下垂体炎

Shimatsuらの報告では22例中18例に下垂体柄の腫大あるいは同部位の腫瘤を認めている（図1）．また，下垂体の腫大あるいは腫瘤形成は10例にある．そのうちの2例のみが下垂体の腫瘤のみであり，3例は下垂体の腫瘤と下垂体柄の腫大を認める．残りの5例は下垂体と下垂体柄が一体となった腫瘤を形成している[3]．下垂体後葉のT1強調像での高信号は尿崩症のある例では認めず，尿崩症のない例でも認めないことがある．肥厚性硬膜炎は5例に，眼窩内の偽腫瘍は2例に，副鼻腔炎は3例にあった[3]．

2. IgG4-RD 肥厚性硬膜炎

頭蓋内あるいは脊柱管内に肥厚性硬膜炎を認める（図1）．肥厚性硬膜炎自体は特発性肥厚性硬膜炎と区別することはできない[8,9]．同時に下垂体，副鼻腔はじめ，その他の臓器にIgG4関連の存在を確認することが重要である．

Kimらの例は43歳，男性で，3か月の経過で頭痛と右上肢の筋力低下を来した．炎症を示唆する血清所見はない．左前頭頭頂部に硬膜に中心を有する病変があり，強く造影された．接する脳実質内にも広範な高信号が白質にあり，造影効果をその一部に認めた[15]．

3. 眼窩病変

Tiegs-Heidenらの27例の眼窩病変に関する報告がある[16]．外眼筋腫大は24例（89%）にあり，両側性が21例（88%）にあった．45個の患側眼窩のうち，37個（71%）において，外直筋が最も腫大していた．26例（96%）において外眼筋の腱には腫大がなかった．19例（70%）は涙腺腫大を伴った．12例（44%）に眼窩内脂肪に浸潤所見を認めた．眼窩下神経腫大は8例（30%）にあった．24例（89%）の患者には副鼻腔病変を認めた．海綿静脈洞あるいはMeckel腔への浸潤は3例（11%）にあった．

結論として，外眼筋腫大を来す患者で，腱の腫大がなく，外直筋が最も大きい際には本症を考慮する[16]．

中田らの症例は70歳，男性で，右眼痛に始まり，第3病日には複視を呈し，右眼球の軽度突出，外転障害，右視力低下を認めた[17]．血液

検査にて IgG2, 440mg/dL, IgG 4,355mg/dL と上昇していた. MRI にて, 右眼球突出, 右視神経の腫大とその周囲に高信号を脂肪抑制後の T2 強調冠状断像にて認めた. 右優位に外眼筋が外直筋を除いて両側性に腫大し, 造影効果を認めた. 右視神経周囲, 眼窩先端部, 前頭蓋底右の硬膜に造影効果を認めた. 肺門リンパ節, 肺生検では診断には至らなかったが, 自然治癒にて複視が消失し, 視力が改善傾向となったのでいったん退院した.

しかし, 前立腺腫大が急激に悪化し尿閉となった. 前立腺生検でも診断が着かず, MRI にて鼻粘膜の軽度肥厚があり, 同部位での生検にて上記診断基準を満たした. 鼻粘膜生検が有用であったとしている (外眼筋腫大を来す炎症性疾患の鑑別診断については, 12 章 1 の追加情報, p.794 を参照).

視力低下, 複視を来す疾患の鑑別として, IgG4-RD が重要とした[17)18)].

鼻病変については Suzuki らの報告では, 23 例の IgG4-RD にて 10 例が鼻閉などの症状があり, 13 例 (56.5%) が鼻粘膜に IgG4 陽性細胞の浸潤があったとしている[19)].

・眼窩下神経の腫大は IgG4-RD に特徴的である[20)]

Soussan らは 38 例の眼窩内炎症性疾患を検討した. 15 例が IgG4-RD であり, 23 例は他の疾患 (18 例が特発性眼窩炎症, 2 例がサルコイドーシス, 3 例が Sjögren 症候群) である. 眼窩下神経の明らかな腫大 (冠状断像にて視神経よりも大きい眼窩下神経を示す) は 8 例にあり, 全例が IgG4-RD であった. 造影効果は 7 例中 3 例にあり, 神経全体に造影効果を認めた. 一方, 視神経と同程度あるいはそれよりも小さいが, 反対側に比べると大きい, 軽度の眼窩下神経腫大は 3 例にあり, いずれも非 IgG4-RD であった. 造影効果は 3 例中 1 例のみであった. 他の 2 例は辺縁部のみに造影効果があった.

明らかな眼窩下神経の腫大は眼窩内炎症としては IgG4-RD を示すとした[20)].

4. 脳実質内病変

IgG4-RD は上記のように軟膜炎, 硬膜炎, 下垂体炎, 偽腫瘍, 脳神経症を来すが, 脳実質を侵すのは稀である. 頭蓋骨の孔を介して, 頭蓋内進展をした症例がある. 頭蓋内と頭蓋外の両者を侵すことがある[21)].

Rice らの例は 49 歳, 男性であり, 12 か月の経過にて, 頭痛, 右顔面の痺れ, 右方向での複視を呈した. 右三叉神経障害, 右外転神経麻痺, 右側の舌萎縮を認めた. MRI にて, 鼻咽腔後部から, 外・内翼突筋, 椎体前部の筋肉を侵し, 頸動脈菅から頸静脈孔にかけて, 異常な軟部組織があり, T2 強調像では低信号を示した. 脳底部に硬膜と軟膜を侵している. 側頭葉には T2 強調像にて高信号を認め, 浮腫と考えられる. 海綿静脈洞から中頭蓋底に病変が広がっている. 筋肉生検にて本症と診断された[21)].

大変稀ではあるが, 頭蓋内では脳実質のみに限局している例もある[22)]. 膵臓, 胆管, 唾液腺に IgG4-RD を持つ 50 代の男性が, 多巣性の神経徴候を有し, 4 年の経過で進行し, 重篤な精神運動機能障害を呈し, MRI にて, 側脳室周囲, 皮質下白質に 3 個の高信号を FLAIR 像にて示し, 造影効果がなく, 拡散制限もなかった. 右上前頭回の病変の生検にて IgG4-RD と診断された[22)].

5. 脊髄硬膜外炎症性偽腫瘍を呈した例

50 歳, 男性, 3 か月の経過にて, 進行性の背部痛と強膜炎, 鼻からのかさぶた, 血便を呈した. CT にて, Th5-6 の椎間板を中心とする溶骨性の病変があり, 椎体の周囲に大きな軟部腫瘤を形成していた. 造影後 T1 強調矢状断像では, Th5-6 の椎体に造影効果があり, 骨破壊のある椎間板を中心に結節状の造影効果を認め, 椎体背側硬膜外にも造影効果のある軟部腫瘤がある. Th6 椎体は高さが減弱していた. 肺の生検にて, IgG4-RD と診断された. ステロイド投与をしたが, 対麻痺と尿閉を起こし, 手術にて, 硬膜外病変を摘出した. IgG4-RD であった[23)].

鑑別診断

1. **下垂体原発悪性リンパ腫**：T2強調像にて皮質より等〜低信号で，海綿静脈洞に浸潤することが多く，脳神経麻痺を伴うことが多い[24]．
2. **MALT (mucosa-associated lymphoid tissue) lymphoma**：下垂体から硬膜，さらに卵円孔に浸潤し三叉神経症状を示した例がある[25]．海綿静脈洞に進展しているが，内頸動脈は保たれている．卵円孔まで進展が認められる[25]．
3. **多発血管炎性肉芽腫症**：（8章 p.715, 4-4 表3「IgG4関連疾患と多発血管炎性肉芽腫症との鑑別」参照.）

● … 診断のコツ

高齢の男性で，下垂体腫瘤を認め，硬膜の肥厚を伴う際には本症を考慮する．他のIgG4関連疾患の検索も必要である．

参考文献

1) 全 陽, 中沼安二：IgG4関連疾患の病理学的位置づけ．日独医報 53: 326-337, 2008.
2) Umehara H, et al: Comprehensive diagnostic criteria for IgG4-related disease (IgG4-RD), 2011. Mod Rheumatol 22: 21-30, 2012.
3) Shimatsu A, Oki Y, Fujisawa I, Sano T: Pituitary and stalk lesions (infundibulo-hypophysitis) associated with immunoglobulin G4-related systemic disease: an emerging clinical entity. Endocr J 56: 1033-1041, 2009.
4) Isaka Y, Yoshioka K, Nishio M, et al: A case of IgG4-related multifocal fibrosclerosis complicated by central diabetes insipidus. Endocr J 55: 723-728, 2008.
5) Wieske L, et al: Clinical Reasoning: Accumulating endocrinopathies in a car salesman. Neurology 90: e1720-e1723, 2018.
6) AbdelRazek, MA, et al: IgG4-related disease of the central and peripheral nervous systems. The Lancet Neurology; London Vol. 17, Iss. 2: 183-192, 2018.
7) Mills JA, Gonzalez RG, Jaffe R: Case records of the Massachusetts General Hospital. Case 25-2008. A 43-year-old man with fatigue and lesions in the pituitary and cerebellum. N Engl J Med 359: 736-747, 2008.
8) 他田正義, 小野寺 理, 赤岩靖久・他：肥厚性硬膜炎を伴う multifocal fibrosclerosis. 神経内科 71: 170-175, 2009.
9) 陸 重雄, 橋詰良夫, 吉田眞理, 陸 雄一：肥厚性硬膜炎は「IgG4関連疾患」か？ 臨床神経 49: 594-596, 2009.
10) 岩波正興・他：ステロイド漸減中に眼窩先端症候群が再燃したMPO-ANCA陽性のIgG4関連肥厚性硬膜炎の1例．臨床神経 54: 52-55, 2014.
11) Williams T, et al: IgG4-related disease: a rare but treatable cause of refractory intracranial hypertension. Pract Neurol 16: 235-239, 2016.
12) Chan SK, Cheuk W, Chan KT, Chan JK: IgG4-related sclerosing pachymeningitis: a previously unrecognized form of central nervous system involvement in IgG4-related sclerosing disease. Am J Surg Pathol 33: 1249-1252, 2009.
13) Deschamps R, et al: High prevalence of IgG4-related lymphoplasmacytic infiltrative disorder in 25 patients with orbital inflammation: a retrospective case series. Br J Ophthalmol 97: 999-1004, 2013.
14) Toyoda K, et al: MR Imaging of IgG4-Related Disease in the Head and Neck and Brain. AJNR Am J Neuroradiol 33: 2136-2139, 2012.
15) Kim EH, et al: Immunoglobulin G4-related hypertrophic pachymeningitis involving cerebral parenchyma. J Neurosurg 115: 1242-1247, 2011.
16) Tiegs-Heiden CA, et al: Immunoglobulin G4-related disease of the orbit: imaging features in 27 patients. AJNR Am J Neuroradiol 35: 1393-1397, 2014.
17) 中田るか・他：海綿静脈洞から眼窩内の病変を呈し，鼻粘膜生検が診断に有用であったIgG4関連疾患の1例．臨床神経 56: 637-640, 2016.
18) Byrne TN, et al: Case 31-2016. A 53-Year-Old Man with Diplopia, Polydipsia, and Polyuria. N Engl J Med 375: 1469-1480, 2016.
19) Suzuki M, et al: Nasal manifestations of immunoglobulin G4-related disease. Laryngoscope 123: 829-834, 2013.
20) Soussan JB, et al: Infraorbital nerve involvement on magnetic resonance imaging in European patients with IgG4-related ophthalmic disease: a specific sign. Eur Radiol 27: 1335-1343, 2017.

21) Rice CM, et al: Intracranial spread of IgG4-related disease via skull base foramina. Pract Neurol 16: 240-242, 2016.
22) Regev K, et al: Central nervous system manifestation of IgG4-Related Disease. JAMA Neurol 71: 767-770, 2014.
23) Rumalla K, et al: Immunoglobulin G4-related epidural inflammatory pseudotumor presenting with pulmonary complications and spinal cord compression: case report. J Neurosurg Spine 26: 688-693, 2017.
24) Kaufmann TJ, Lopes MB, Laws ER Jr, Lipper MH: Primary sellar lymphoma: radiologic and pathologic findings in two patients. AJNR Am J Neuroradiol 23: 364-367, 2002.
25) Lee JH, Lee HK, Choi CT, Huh J: Mucosa-associated lymphoid tissue lymphoma of the pituitary gland: MR imaging features. AJNR Am J Neuroradiol 23: 838-840, 2002.

6 神経Sweet病（neuro-Sweet disease：NSD）

臨床

Sweet病は急性熱性好中球性皮膚症であり，発熱，末梢好中球増加，好中球性浸潤性紅斑を主徴とする．有痛性紅斑は瘢痕を残さず，治癒する．しかし，再発は21〜37％にあり，稀ではない[1]．

わが国のSweet病の患者はヒト白血球抗原（HLA）がB54を示すことが多いが（63％），Behçet病ではHLA-B51が多く，HLA-B54は稀である．さらに，日本人Sweet病では脳炎を伴うことが多く，神経Sweet病（neuro-Sweet disease：NSD）と呼ばれる．HLAのひとつであるCw1は89％が陽性となる[1]．

HisanagaらがまとめたNSDの診断基準を示す[1)2)]（表）．

その他の臨床的な特徴は以下のようになる．
①発症に関して性的な差異はない
②30〜70歳に発症する
③脳炎と髄膜炎が多い徴候である
④中枢神経系のすべての場所に起こりうる

有痛性紅斑が先行することが多いが，時に神経症状と同時，少数例では神経症状が先行することもある．神経症状は頭痛から意識障害まで多彩である[1]．

末梢血の白血球は増加することが多い（60％）．CRPも94％で上昇している．髄液細胞数はリンパ球優位で軽〜中等度の上昇，髄液蛋白質も軽度の上昇を認める[1]．

パーキンソン症状を示し，自然治癒と再燃を示し，MRIでは基底核と扁桃体に異常を認めた1例報告がある[3]．

山下らはNSDでは頭痛，痙攣発作，意識障害が多く，巣症状の出現は低い．脳幹も背側が多い．それに対して神経Behçet病は脳幹部腹側症状が主であるとしている[4]．自験例でも錐体路を含む，間脳から橋にかけての縦に長い病変は神経Behçet病に特徴的であり，急性病変は強い造影効果を示すことが多い．

・血管炎

NSDの巣症状が軽いのはその本体が血管炎を伴わない慢性炎症細胞浸潤に伴う浮腫であり，細胞破壊や脱髄を伴っていないことによるとされる[4]．

しかし，最近の報告によると血管炎を伴う症例もある[5]．53歳，女性，急性骨髄性白血病とSweet病の既往がある．頭痛，発熱，不快感にて来院した．局所性の神経症状はない．血液では好中球減少症を認め，髄液では細胞数は正常であるが，蛋白上昇があった．T2強調像では円形の高信号が多発し，そのうち，左視床，右後頭葉，左側頭葉に造影効果を認めた．以前に行った皮膚の生検では好中球浸潤があるが，血管炎

表●NSDの診断基準

1. 神経学的特徴	ステロイド全身投与が著効するか，または自然寛解するが，しばしば再発する脳炎または髄膜炎で，通常は38℃以上の発熱を伴う	
2. 皮膚科学的特徴	a. 顔面，頸部，上肢，体感上半部に好発する有痛性または圧痛を伴う紅斑性皮疹あるいは結節	
	b. 真皮への好中球細胞浸潤があり，壊死性血管炎を伴わず，表皮は保たれる	
3. その他の特徴	a. Behçet病に見られる血管炎，血栓を伴う皮膚症状は呈しない	
	b. Behçet病に見られる典型的ぶどう膜炎は見られない	
4. HLA相関	a. HLA-Cw1またはB54陽性	
	b. HLA-B51陰性	

probable NSD：1，2，3 全項目陽性．
possible NSD：2または4のいずれか，および3のaまたはbのいずれかを満たす症例で，何らかの神経症状・徴候を示すもの．ただし，神経症状・徴候を説明できる他の神経疾患（神経Behçet病を除く）がないこと．

図 神経 Sweet 病

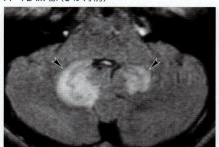
A FLAIR像（8か月前）

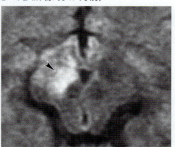
B FLAIR像（8か月前）

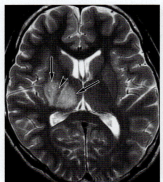
C T2強調像（今回）

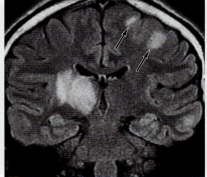
D FLAIR冠状断像（今回）

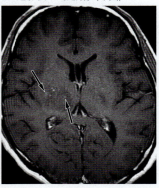
E 造影後T1強調像（今回）

20代，男性．約8か月前に頭痛，めまい，嘔気，発熱があり，脱力が進行して他院に入院．白血球数10,820，髄液細胞数39/3（リンパ球優位），蛋白質22であり，MRIを施行した（A，B）．ステロイド投与にて改善した．2か月前に右大腿に有痛性の皮疹があり，同様な皮膚症状が2年前にもあった．1か月前よりめまいがあり，8日前に突然に左半身のしびれと頭痛を来し，当院に入院しMRIを施行した（C～E）．白血球数11,200，髄液細胞数増加26/3．

A：FLAIR像（8か月前）：他院でのMRI（FLAIR像）にて右優位に両側歯状核に高信号を認める（▶）．
B：FLAIR像（8か月前）：同FLAIR像にて，右黒質に高信号を認める（▶）．
C：T2強調像（今回）：当院でのT2強調像にて右視床と基底核後部に高信号を認める（→）．内包後脚は一部保たれている（▶）．
D：FLAIR冠状断像（今回）：右視床から基底核，さらに，左前頭葉にも皮質下に高信号を認める（→）．
E：造影後T1強調像（今回）：右基底核，視床脳病変にわずかな造影効果を認める（→）．自然に軽快する傾向にあったが，ステロイドにて改善した．

補足：有痛性紅斑の既往歴，繰り返す脳炎，ステロイドあるいは自然治癒する．高信号をT2強調像あるいはFLAIR像にて認めるが，mass effectは軽く，造影効果も少ない．HLA-B54陽性，Cw1陽性を示し，神経Sweet病と診断した．

を認めていない．左側頭葉病変に生検を施行したところ，好中球性の血管炎があった．小静脈を主として侵し，血管周囲に好中球，リンパ球の浸潤を認めた．脳実質内にも好中球，リンパ球，マクロファージの集積があった．神経Sweet病と診断され，ステロイドの静注によって回復した[5]．過去の1例の剖検例では脳内には血管炎はなかったが，神経Sweet病自体は寛解期にあった[6]．Sweet病の原因は不明であるが，薬剤，腫瘍あるいは感染源に対する免疫性の感受性増加反応が関係していると考えられている[5]．

画像所見（図）

特に好発部位はないが，脳幹，基底核，視床，大脳皮質および白質に，比較的大きな高信号をT2強調像にて認める．

造影効果はさまざまである[1]．拡散強調像の報告は少ないが，ADC値の上昇を認めるとする報告もある[2]．中脳被蓋に散在性の高信号をT2とFLAIR像にて認め，拡散制限を同部位に認めた例もある[7]．なお，造影効果を同部位には認めていない．

大脳白質に広範な高信号を示し，白質脳症を

呈した1例があり，ステロイドによって後遺症もなく改善している[8]．

●…診断のコツ

有痛性紅斑の既往があり，脳炎症状で発症し，T2強調像にて浮腫様の高信号を認め，造影効果が明瞭でない病変を認める際にはNSDを考える．

参考文献

1) Hisanaga K, Iwasaki Y, Itoyama Y: Neuro-Sweet disease: clinical manifestations and criteria for diagnosis. Neurology 64: 1756-1761, 2005.
2) 久永欣哉：神経Sweet病．Clin Neurosci 27: 1282-1283, 2009.
3) Niwa F, Tokuda T, Kimura M, et al: Self-remitting and reversible parkinsonism associated with neuro-sweet disease. Intern Med 49: 1201-1204, 2010.
4) 山下謙一郎，椎 裕章：神経Sweet病の画像診断と脳幹病変．神経内科 64: 132-135, 2006.
5) Charlson R, Kister I, Kaminetzky D, et al: CNS neutrophilic vasculitis in neuro-Sweet disease. Neurology 85: 829-830, 2015.
6) Kokubo Y, Kuzuhara S, Isoda K, et al: Neuro-Sweet disease: report of the first autopsy case. J Neurol Neurosurg Psychiatry 78: 997-1000, 2007.
7) Singh JS, Costello F, Nadeau J, et al: Case 176: Neuro-sweet syndrome. Radiology 261: 989-993, 2011.
8) Fukushima K, Hineno A, Kodaira M, et al: Reversible extensive leukoencephalopathy in Sweet disease: a case report. J Neurol Sci 275: 178-180, 2008.

7. SAPHO症候群（synovitis-acne-pustulosis-hyperostosis-osteitis syndrome）（掌蹠膿疱性骨関節炎）

臨床

骨・関節病変（滑膜炎，過剰骨形成，骨炎）と皮膚症状（瘡，掌蹠膿疱症）を認める症候群であり，確立されたひとつの疾患概念ではなく，いくつかの原因不明の病変を含む症候群とされている[1)2)]．

臨床症状は個体差が大きいが，慢性の経過をとり，寛解と再燃を繰り返す．全身症状を伴うことは少なく，軽度の発熱と炎症所見が見られる．

病変は滑膜関節（胸鎖関節，仙腸関節），軟骨結合（恥骨結合，胸骨柄結合），靱帯付着部に多い[1)]．骨所見は骨化過剰と骨炎である．成人では胸肋鎖骨部と前胸壁に病変が多く，続いて脊椎である[3)]．

Chamotらの診断基準を以下に示す[4)]．下記の4項目のうち，ひとつを認めるものとする．

①瘡を伴う骨病変
②骨病変と掌蹠膿疱症
③胸肋鎖骨肥厚症
④無菌性骨髄炎

1. 脊椎

脊椎は前胸壁に続いて侵される確率が高い（33％）．頻度は胸椎，腰椎，頸椎の順に多く認められる[1)2)]．Laredoらの12例の脊椎病変を有する報告では7例が女性，5例が男性であり，平均年齢は42歳で，16〜65歳に及ぶ[2)]．

2. 頭蓋

脊椎に比べて少ないが，症例報告がある[5)6)]．30代と50代の女性で，頭部の比較的限局した部位に疼痛がある．疼痛部位に皮下組織の軽度腫脹やこぶがある．掌蹠膿疱症を合併していたり，過去にその病歴を認めている．

画像所見

1. 前胸壁

胸骨，肋骨，鎖骨領域が最も侵される．骨シンチグラフィでは同部位への集積があり，牛頭状（bull's head pattern）を示す．骨硬化と皮質骨の肥厚を伴う骨膜反応を示す[1)]．

2. 脊椎（表）

Laredoらによれば，12症例，24椎体に及ぶ異常を認めている．7症例は単椎体，1症例は連続する2椎体，4症例が3〜4椎体に及んでいる．椎体隅角皮質の侵食像（erosion）が全症例にあり，24椎体中23椎体（96％）は椎体前縁に認められ，1症例のみが後縁にあった．この侵食像は終板（endplate）にも71％に及んでいる．4症例では椎間板の両側椎体に侵食像があり，椎間板の感染症に類似した所見を示した．24椎体全例に，侵食像には造影効果を認めている．23椎体（96％）はT1強調像では低信号，T2強調像では高信号を示す．骨髄浮腫を表す[2)]．

椎体前部軟部組織の腫脹と造影効果は24椎体中8椎体（33％）に認められる．その腫脹は1cm以下である[2)]．

椎間板の狭小化は24椎体中6椎体（25％）にあるが，T2強調像にて椎間板が高信号を示すのは2例（8％）のみである[2)]．この点が脊椎炎との違いと考えられる．

椎体前縁に沿った粗大な架橋状の過剰骨を形成することがある[1)]．また，傍椎体に脂肪組織増生が見られることもある[1)]．

3. 頭蓋

DiMecoらの症例報告[5)]では，疼痛部位に一致してCTにて左頭頂部に内板から外板に及ぶ不均一な骨融解性病変があり，MRIにて板間層はT1強調像，T2強調像ともに結節状の高信号を示し，硬膜外に及ぶ．さらに，造影後には結節部位を中心として，硬膜の肥厚と造影効果を認めている（図）．脳内には著変を認めない．組織所見は慢性炎症と線維化であった[5)]．津川らも疼痛部位に一致した筋・筋膜肥厚と硬膜肥厚および造影効果を認めている[6)]．

図 SAPHO症候群

A T2強調像

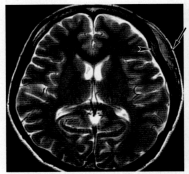

B FLAIR冠状断像

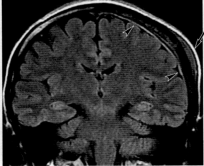

C 造影後T1強調像

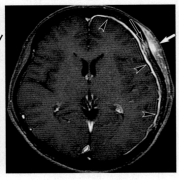

D 単純CT

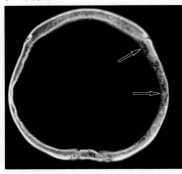

E 骨シンチグラフィ

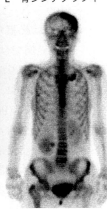

50代，女性．6年前より右股関節痛，掌蹠膿疱症を認めた．1年前より左鎖骨部の疼痛・腫脹が出現し，さらに，左こめかみの痛みを認めるようになった．その後も左側頭部痛が続き，入院となった．CRP 10.0と高値を示した．白血球数は正常．

A：T2強調像：左前頭側頭部に皮下組織（筋肉）の腫大（→）と，板間層に高信号を認める（▶）．
B：FLAIR冠状断像：左皮下筋肉の腫大（→）と，硬膜の肥厚（▶）を認める．
C：造影後T1強調像：皮下筋肉に不均一な造影効果（⇨），板間層（→）に造影効果，肥厚した硬膜（▶）に造影効果を認める．
D：単純CT：左頭頂骨に不規則な骨融解性病変を認める（→）．
E：骨シンチグラフィ：左前頭部，胸骨，左鎖骨内側部に異常な集積を認める．

表 ● SAPHO症候群による脊椎病変[3]

椎体隅角の侵食像
接する椎体の信号強度異常
椎間板の狭小化
椎体周囲軟部組織の造影効果
（骨髄の信号強度異常と造影効果は骨髄浮腫あるいは骨炎を反映している）

参考文献

1) 福田国彦：SAPHO症候群とその関連疾患．Ⅲ 関節疾患（総論）．福田国彦，杉本英治 上谷雅孝，江原 茂（編）；関節のMRI．メディカル・サイエンス・インターナショナル，p.165-171, 2007.
2) Laredo JD, Vuillemin-Bodaghi V, Boutry N, et al: SAPHO syndrome: MR appearance of vertebral involvement. Radiology 242: 825-831, 2007.
3) Whitehead MT, Grimm J, Nelson MD: Case 185: Synovitis acne pustulosis hyperosotosis osteitis (SAPHO) syndrome. Radiology 263: 610-612, 2012.
4) Chamot AM, Benhamou CL, Kahn MF, et al: Acne-pustulosis-hyperostosis-osteitis syndrome. Results of a national survey. 85 cases. Rev Rhum Mal Osteoartic 54: 187-196, 1987.
5) DiMeco F, Clatterbuck RE, Li KW, et al: Synovitis, acne, pustulosis, hyperostosis, and osteitis syndrome presenting as a primary calvarial lesion. Case report and review of the literature. J Neurosurg 93: 693-697, 2000.
6) 津川 潤，坪井義夫，井上展聡・他：頭痛で発症しMRI上硬膜肥厚を伴った掌蹠膿疱症性骨関節炎．臨床神経 49: 443, 2009.

8 ●内頸動脈痛（carotidynia）

臨床

内頸動脈痛は頸動脈に沿った自発痛や圧痛を認める病態であり，2週間以内に自然に軽快する．一般的に総頸動脈遠位側から内・外頸動脈分岐部に好発し，多くは片側性だが10％弱で両側性とされる．発症機序は不明であり，先行するウイルス感染や片頭痛の合併の報告が多く，本症との関連が疑われている[1]．

Comacchioらによると，本症は頸動脈外膜を侵し，内腔は正常に保たれる非特異的な炎症で，血管増生と線維芽細胞の増殖，弱い慢性の活動性炎症と考えられている[2]．動脈解離，壁内出血，血栓，あるいは動脈瘤を否定できる．超音波では血流の異常がない．PETでは内頸動脈周囲軟部組織の造影効果のある部位では代謝亢進があり，炎症の関与を示唆している．しかし，他の血管には取り込みがなく，全身性血管炎を否定するのは役に立つ．検査所見より，C反応性蛋白と血清アミロイド蛋白の上昇もあり，頸動脈痛は血管炎の一種であると考えられるとされる．carotidiinitisがよりよい名称であると結論をしている[2]．

・化学療法に起因する頸動脈炎・頸動脈痛・頸動脈周囲炎

抗癌剤↓ドセタキセル（docetaxel），ゲムシタビン↓による報告がある．担癌患者における内頸動脈痛では薬剤に起因する可能性がある[3〜6]．

表●国際頭痛学会の分類での診断基準（1988年版）[1)2)]
（文献7より転載）

A.	頸動脈に少なくとも次の項目がひとつある． 1. 圧痛 2. 腫脹 3. 拍動増強
B.	適切な検査によって器質的な異常は認められない．
C.	痛みは患側頸部で同側の頭部に放散しうる．
D.	2週間以内に自然治癒する．

画像所見

1. 超音波

頸動脈鞘の拡大と周囲の低エコー域，頸動脈自体の内膜・中膜の壁肥厚を認めるが，臨床的に問題となるような動脈内腔の狭窄，閉塞は伴わない[1]．

2. CT

動脈壁の肥厚と周囲の軟部影を認め（図），造影剤により増強される[1)8]．内腔が閉塞していないことが重要である．

3. MRI

T2強調像にて動脈周囲に高信号を認め，造影効果を同部位に認める[9)10]．内腔が閉塞していない．

4. ¹⁸F-Fluorodeoxyglucose positron-emission tomography（PET）

患側の内頸動脈のみに取り込みがあり，他の部位にはなく全身性血管炎を否定できる[11]．

鑑別診断

1. 頸動脈関連血管炎（chemotherapy-associated carotid vasculitis）：Gemcitabineとdocetaxelなどの化学療法剤の使用後に発生する．遠位の総頸動脈あるいは頸動脈分岐部

図｜内頸動脈痛

単純CT（頸部）

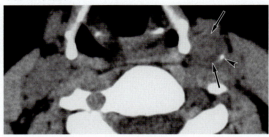

50代，女性．3日前より左頸部痛があり，総頸動脈分岐部付近に圧痛を認めた．超音波では総頸動脈遠位部に壁肥厚を認めた．鎮痛剤の投与により2日後には軽快した．
単純CT（頸部）：左内頸動脈の壁肥厚があり（→），一部低吸収域を示す．さらに，その壁内に石灰化（▶）を認める．

に，造影効果のある動脈周囲の軟部組織を認める．内腔の狭窄あるいは閉塞，解離などは認めない[11]〜[13]．

参考文献

1) 五十嵐紗耶, 宮山士朗, 山城正司・他：Carotidynia の 2 例．臨放 54: 888-891, 2009.
2) Comacchio F, Bottin R, Brescia G, et al: Carotidynia: new aspects of a controversial entity. Acta Otorhinolaryngol Ital 32: 266-269, 2012.
3) 松島理士：薬剤と画像—画像所見から薬剤による変化を想起する—中枢神経領域．画像診断 36: 1098-1112, 2016.
4) Azar L, et al: erivascular carotid inflammation: an unusual case of carotidynia. Rheumatol Int 32: 457-459, 2012.
5) Hayashi S, et al: Carotidynia after anticancer chemotherapy. Singapore Med J 55: e142-144, 2014.
6) Bendix N, et al: Sonography and CT of vasculitis during gemcitabine therapy. AJR Am J Roentgenol 184: S14-15, 2005.
7) 日本頭痛学会：国際頭痛分類（初版）: 1988.
8) Kosaka N, Sagoh T, Uematsu H, et al: Imaging by multiple modalities of patients with a carotidynia syndrome. Eur Radiol 17: 2430-2433, 2007.
9) Burton BS, Syms MJ, Petermann GW, Burgess LP: MR imaging of patients with carotidynia. AJNR Am J Neuroradiol 21: 766-769, 2000.
10) Amaravadi RR, Behr SC, Kousoubris PD, et al: [18F] Fluorodeoxyglucose positron-emission tomography-CT imaging of carotidynia. AJNR Am J Neuroradiol 29: 1197-1199, 2008.
11) Chan A, Song M, Ryan De Guzman Langit M, et al: Carotid artery inflammation associated with gemcitabine-based therapy: a special report. Future Oncol 11: 2049-2058, 10.2217/fon.15.111, 2015.
12) Hayashi S, Maruoka S, Takahashi N, et al: Carotidynia after anticancer chemotherapy. Singapore Med J 55: e142-e144, 10.11622/smedj.2014127, 2014.
13) Rizvi T, Donahue J, Mukherjee S, et al: chemotherapy-associated carotid vasculitis. Case of the Month. AJNR Am J Neuroradiol: 2016.

9 ● Erdheim-Chester病（ECD）

臨床

　ECDはLangerhans細胞性ではない組織球症であり，脂肪を含んだ組織球による黄色腫浸潤を特徴とする．主に40代までに発症し，軽度に男性優位である．Langerhans細胞組織球症（Langerhans cell histiocytosis：LCH）と異なり，心・大血管系の病変が強い特徴がある．さらにECDは骨痛を伴い，両側対称性の長管骨の骨硬化像を認める．約半分の症例が骨外病変を認め，眼瞼黄色腫，間質性肺病変，後腹膜線維症，腎不全，眼球突出を来す．
　神経系の障害は約1/3にあり，尿崩症，小脳症状と髄外の腫瘤による症状である[1]．
　47歳，女性．高血圧と腎障害にて発症したECD例において，長管骨の硬化像は4年目に初めて出現している．骨病変が遅れて認められる例もある[2]．

画像所見

◆ 1. MRI

　33例中30例（90％）にて脳のMRIにて異常を認めた．その30例は平均年齢57歳，10代～70代にわたる[1]．

◇ 視床下部から下垂体

　視床下部から下垂体にかけての異常が16例（53％）であり，全下垂体機能不全症を示す（図1）．T1強調像での下垂体後葉の高信号の消失は14例に認める．尿崩症を示した8例中6例は結節状の腫瘤を下垂体柄に認め，1例は視床下部にまで進展していた（本章 p.392「5. IgG4関連疾患」表1「視床下部・下垂体系に腫瘤を認め，尿崩症を示す疾患」参照）．

◇ 髄膜

　髄膜病変は7例（23％）に認められ，4例は髄膜腫様であった．3例は硬膜の肥厚を認めた．髄膜病変はT2強調像では等～低信号を示し，T1強調像でも等信号で均一な造影効果を認めた．髄膜病変のあった1例のみに慢性硬膜炎と頭蓋内圧亢進症状を認めた．

◇ 脳実質内

　30例中5例に，多発性の造影効果のある髄内腫瘤性病変を認めている．T1強調像では等信号，T2強調像では等～低信号で，均一な造影効果を認める．両側歯状核にT2強調像にて対称性の高信号を示すのが3例あり，小脳失調を示した[1]（図2）．

・脳幹病変

　Biancoらは2例を報告している．症例1は65歳，男性．数年の経過で進行する協調運動障害とバランス障害を来した．構音障害と嚥下障害を認める．橋から下部中脳に至る高信号が

図1 Erdheim-Chester病

A　T2強調冠状断像　　B　造影後T1強調冠状断像

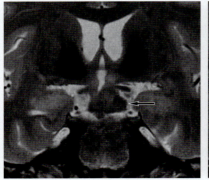 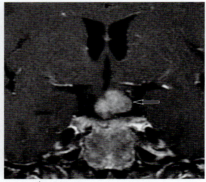

30代，男性．尿崩症を呈している．
A：T2強調冠状断像：漏斗柄（infudibular stalk）に結節状の腫瘤を認める（→）．
B：造影後T1強調冠状断像：腫瘤は均一な造影効果を示す（→）．
（文献1より転載）

図2｜Erdheim-Chester病

T2強調像

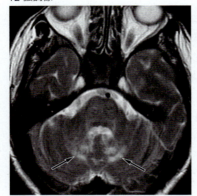

40代，男性．小脳失調がある．
T2強調像：歯状核周囲に対称性の高信号を認める（→）．
骨硬化により，蝶形骨洞は低信号を示す．
（文献1より転載）

図3｜Erdheim-Chester病

A 造影後T1強調像　　B 造影後T1強調冠状断像

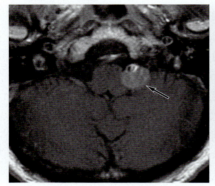 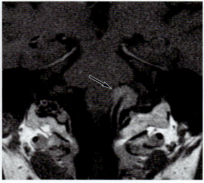

60代，男性．神経症状を認めない．
A（造影後T1強調像），**B**（造影後T1強調冠状断像）：均一に造影される腫瘤を認め，左椎骨動脈はその腫瘤によって取り囲まれている（→）．
（文献1より転載）

FLAIR像にて被蓋と底部にびまん性にある．側頭葉内側部と側脳室周囲にも高信号を認めた．

2例目は75歳，男性．6か月の経過で進行するバランス障害を認めた．4か月前のFLAIR像では橋底部，下部中脳被蓋に高信号が散在性にあったが，4か月後にはびまん性に高信号が橋から下部中脳にある．

臨床の特徴は小脳失調，錐体路徴候と核上性球麻痺があり，脳神経障害がない．びまん性に脳幹病変があるのに，症状が少ないのがECDの特徴である[3]．

・CLIPPERS様の点状の造影効果[4]

52歳，男性が2年間の経過で進行性の痙性，構音障害と歩行障害を呈した．MRIにて，小さな結節状の造影効果を伴う病変が橋中央部にあり，小脳及び小脳脚にも認められた．しかし，大脳皮質下白質にも同様な病変があった．CLIPPERSの診断がされたが，ステロイドの効果が不十分であり，さらなる画像検査にて，腎周囲の異常が見つかり，生検にてECDとなった．

◆血管病変

Drierらの報告では頭蓋内の血管周囲の異常な造影効果を示したのが3例ある．1例は脳底動脈周囲に腫瘤があり，その中を脳底動脈が通っており，多発性の椎骨脳底動脈領域の脳血管障害を引き起こした（図3）．内頸動脈周囲に造影効果を示したのが2例ある．1例は上矢状洞に腫瘤を認めている[1]．

Martinezは延髄左の髄外病変を報告しているが，内部に血管様構造があり，脳底動脈周囲の腫瘤性病変のように思われる．なお，この病

変は造影効果が23日後にも残存したとしている[5]．

Millsらは40代の男性例で疲労感を主訴に来院し，漏斗陥凹と漏斗上部に造影効果のある腫瘤，小脳半球にT2強調像では低信号を示し，周囲に浮腫を示す高信号があり，造影効果のある腫瘤を認めた例を報告している[6]．さらに，CTにて左鎖骨下動脈起始部から腹部大動脈を囲むような病変があり，厚さは5～10mmに及ぶとしている．腎周囲にも同様な病変があり，水腎症になっている．骨硬化像が上腕骨，脊椎椎体にある．これらの血管周囲を取り囲むように腫瘤を形成するのは本症にpathognomonicな所見であると述べている．

Mamloukらは造影後脂肪抑制冠状断像にて，海綿静脈洞部の両側内頸動脈に沿った，異常な軟部組織の造影効果を認め，本症の血管病変としている[7]．

◇ 眼窩内病変

9例に眼窩内病変を認めた．そのうちの6例は両側性の円錐内病変であり，2例は円錐外にも進展している．T1強調像およびT2強調像にて低信号を示し，強い造影効果を示す[1]．

Mamloukらは特徴的な眼窩病変を伴った1例を報告している[7]．53歳，男性で，頭痛と複視が1年の経過にて進行した．両側対称性に筋円錐内に浸潤性の腫瘤を作る病変があり，T2強調像およびT1強調像にて低信号を示し，外眼筋を圧排している．造影後にはびまん性の造影効果を認めている（図4）．T2強調像での強い低信号が特徴的である．単純写真にて脛骨の骨髄に硬化像があり，腓骨には皮質の肥厚を認めた（図4）．他にも，大動脈および腎周囲に軟部組織を形成し，ECDと診断された．

◇ 副鼻腔と頭蓋

30例中24例（80％）は顔面骨あるいは頭蓋に骨硬化像を認める[1]．

◆ 2. 骨病変

53例の報告では96％において，骨病変を認めた[8]．単純写真では，両側性に，散在性あるいはびまん性に対称性の骨硬化像を下肢の骨幹端と骨幹に認め，軟骨下面は比較的保たれる．膝付近が最も好発部位であり，約50％に骨痛がある．皮質肥厚，粗糙な骨梁，髄質硬化像，皮質髄質境界の不鮮明を認める．骨溶解性病変は5～8％に認められる．

MRIでは，正常の骨髄脂肪が置換されている．PETでは骨髄の異常部位に高集積を認める[7]．

骨シンチグラフィーでは下肢の長管骨，特に大腿骨と脛骨に両側対称性に骨幹端および骨幹部高集積を認める[9]．

◆ 3. 組織球症（histiocytosis）の中枢神経系と頭頸部の画像所見[10]

臨床症状に関しては表を参照．

・天幕上の実質外病変

ECD，Rosai-Dorfman病，LCHでは硬膜肥厚と硬膜をベースにした腫瘤を作る．これらの病変はT1強調像，T2強調像にて皮質と等信号を示し，強い造影効果を認める．Rosai-Dorfman病では頸部リンパ節病変を伴っていることが多いが，頭蓋内病変のみのこともある．

Sedrakらの報告によると，硬膜をベースにした腫瘤性病変には，腫瘤中心から外側に放射するT2強調像にて高信号を示し，造影効果のない，針様構造（spicules）があり，ECDに特徴的とされる[11]．

ECDを含む組織球症の硬膜病変はdural tailを持ち，造影効果があるが，出血，石灰化，骨の侵食像，骨硬化像を認めない．造影効果が数日続く例もある．

・天幕上の実質内病変

すべての組織球症において稀であり，他の病変と一緒にあることが多い．腫瘤性病変はECDとLCHの両方にある．

Sadrakらは側脳室上衣から基底核に向かう造影効果のある線状構造を報告している．治療により消失している[11]．

・天幕下の実質内病変

造影効果のある橋内病変がある．橋横走線維に沿うような形を取り，造影効果は結節状，あ

図4 Erdheim-Chester病

A　T2強調像

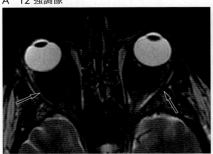

B　造影後T1強調冠状断像

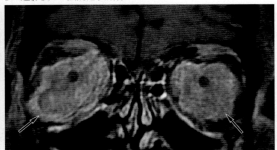

C　単純X線像（膝）

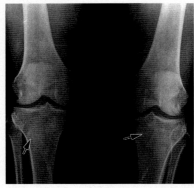

D　単純写真像（下腿）

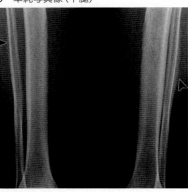

53歳，男性．頭痛と複視が1年の経過にて進行した．
A：T2強調像：両側対称性に筋円錐内に浸潤性の腫瘤性病変があり，強い低信号を示した（→）．なお，T1強調像でも低信号を示す（非掲載）．
B：造影後T1強調冠状断像：上記の腫瘤全体に造影効果を認めた（→）．
C：単純X線像（膝）：脛骨に散在性の骨髄硬化像を認め，皮質髄質境界が不鮮明となっている（→）．
D：単純写真像（下腿）：腓骨に両側性に皮質肥厚を認める（▶）．
（文献7より転載）

るいは不規則な形態を示す．
　橋及び歯状核にT2強調像およびFLAIR像にて高信号を認め，びまん性あるいは微小血管様を示す．
　LCHでは特に，小脳萎縮を示す．

・視床下部下垂体病変
　下垂体柄の肥厚（>3mm）を示し，また，結節状の造影効果があり，T2強調像にて高信号の腫瘤性病変のこともある．視床下部あるいは海綿静脈洞に浸潤することがある．臨床徴候は尿崩症である．

・眼窩病変
　眼窩病変は稀であり，約10％である．視神経症から発生したと考えられる円錐内の腫瘤であり，T2強調像では高信号，造影効果を認める．視神経への軽い浸潤像から，大きな均一の腫瘤まである．後者では，両側性で，海綿静脈洞内にも浸潤しているECDであった．
　眼瞼，涙腺にも病変を認める．さらに，LCHでは眼窩の骨に及び，上眼窩裂に進展する．眼は若年性黄色肉芽腫の好発部位である．

・頭蓋と上顎顔面骨
　LCHの典型的な病変を認める．境界鮮明な溶骨性病変であり，骨破壊，軟部浸潤，頭蓋内浸潤を伴う．非LCHでは骨病変は少ない．

・副鼻腔病変
　非特異的な炎症性病変として認められる．

表 • 組織球症の中枢神経系と頭頸部病変[10]

	ECD	Rosai-Dorfman病	LCH	組織球肉腫	若年性黄色肉芽腫
	男性≫女性 50〜70歳	男性＞女性 小児，若年成人	小児	男性＞女性，稀 中年	乳児，幼児 新生児もありうる
臨床	ときに無症状 尿崩症， 全下垂多機能不全 眼球突出， 乳頭浮腫，失調	リンパ球増加症 発熱，盗汗（夜間） 体重減少	非特異的症状 発熱，疲労感 脱力，体重減少 罹患臓器により 骨痛，皮膚潰瘍 貧血，リンパ節腫大 尿崩症	悪性リンパ腫に類似	単独あるいは多発する 皮膚の結節が頭頸部， 体幹に認められる
画像	両側性対称性 長管骨骨硬化 髄膜腫様の病変 腎，肺，心病変	両側性頸部リンパ 節腫大 髄膜腫に類似	頭蓋溶骨性病変 扁平椎 小脳変性， 視床下部下垂体病変	軟膜病変	頭頸部病変は稀 舌あるいは頸部腫瘤

・椎体と脊椎

　椎体を侵し，局所性病変あるいは，びまん性に浸潤した病変として認められる．LCHは扁平椎を起こす．脊柱管内にも病変がおよび，髄膜腫様に見える．Rosai-Dorfman病にて，傍脊椎の軟部組織，硬膜外病変を合併していた．また，同病にて上部頸椎から頭蓋内に硬膜に沿った病変が両側性に広がっている病変を認めている．

・頸部

　Rosai-Dorfman病では両側リンパ節腫大を約80％の患者に認める．T2強調像では高信号を示し，強い造影効果と壊死を認める．悪性リンパ腫，感染，転移性腫瘍が同様な所見を示す．

　若年性黄色肉芽腫は頸部および舌に腫瘤を形成する．

参考文献

1) Drier A, Haroche J, Savatovsky J, et al: Cerebral, facial, and orbital involvement in Erdheim-Chester disease: CT and MR imaging findings. Radiology 255: 586-594, 2010.
2) Matzumura M, et al: Erdheim-Chester Disease: A Rare Presentation of a Rare Disease. J Investig Med High Impact Case Rep 4: 2324709616663233, 2016.
3) Bianco F, Iacovelli E, Tinelli E, et al: Characteristic brain MRI appearance of Erdheim-Chester disease. Neurology 73: 2120-2122, 2009.
4) Berkman J, et al: Misdiagnosis: CNS Erdheim-Chester disease mimicking CLIPPERS. Neuroradiol J: 1971400917710251, 2017.
5) Martinez R: Erdheim-Chester disease: MR of intraaxial and extraaxial brain stem lesions. AJNR Am J Neuroradiol 16: 1787-1790, 1995.
6) Mills JA, Gonzalez RG, Jaffe R: Case records of the Massachusetts General Hospital. Case 25-2008. A 43-year-old man with fatigue and lesions in the pituitary and cerebellum. N Engl J Med 359: 736-747, 2008.
7) Mamlouk MD, et al: Case 245: Erdheim-Chester Disease. Radiology 284: 910-917, 2017.
8) Arnaud L, et al: CNS involvement and treatment with interferon-α are independent prognostic factors in Erdheim-Chester disease: a multicenter survival analysis of 53 patients. Blood 117: 2778-2782, 2011.
9) Veyssier-Belot C, Cacoub P, Caparros-Lefebvre D, et al: Erdheim-Chester disease. Clinical and radiologic characteristics of 59 cases. Medicine (Baltimore) 75: 157-169, 1996.
10) Hashmi SS, et al: Central Nervous System and Head and Neck Histiocytoses: A Comprehensive Review on the Spectrum of Imaging Findings. Neurographics 6: 114-122, 2016.
11) Sedrak P, et al: Erdheim-Chester disease of the central nervous system: new manifestations of a rare disease. AJNR Am J Neuroradiol 32: 2126-2131, 2011.

10 リンパ球性下垂体炎 (lymphocytic hypophysitis: LYH)

臨床

リンパ球性下垂体炎（LYH）は稀な下垂体の炎症性病変で，リンパ球浸潤が特徴であり，下垂体の破壊を認め，下垂体機能不全を伴う．下垂体前葉と後葉の両葉を侵し，あらゆる年齢で男性および女性に認められる．下垂体腺腫との鑑別が重要である[1]．

Nakataらは20例のLYHと22例の下垂体腺腫を比べて報告している[1]．男性10例，女性10例で，9～72歳（平均年齢46.0±19.5歳）である．4例のみが生検にて確定診断され，その他は臨床的，内分泌学的検査にて診断されている．LYHでは全下垂体機能低下症あるいは部分的下垂体機能低下症が17例（85%）に認められるのに対して，下垂体腺腫では部分的下垂体機能低下症が4例（18%）に認められているとしている．LYHにおける内分的機能はさまざまで，高プロラクチン血症から，全下垂体機能不全までである．

LYHは頭痛，視力および視野障害，下垂体機能不全，尿崩症などを示し，下垂体腺腫との鑑別が難しいことが多い．LYHの予後はさまざまで，全下垂体機能不全を示すものから，完全な回復を示すものまである[2]．

病理所見

肉眼所見では下垂体は炎症を起こし，腫大している．時に萎縮し，線維化していることもある．顕微鏡所見は炎症性細胞浸潤を示す．主としてリンパ球と形質細胞である．時にリンパ濾胞を呈する．下垂体前葉の破壊を認める[2]．

画像所見

MRIによるLYHと下垂体腺腫との鑑別について，Nakataらは以下のように報告している[1]．T1強調像にて下垂体後葉の高信号の消失がLYHでは20例中17例（85%），下垂体腺腫では22例中3例（14%）に認められた．17例のLYHにおいて，下垂体柄の腫大が認められたのに対して，下垂体腺腫では1例も認められていない．ただし，下垂体腺腫では4例の下垂体柄が不明瞭であった．下垂体が左右対称であったのがLYHでは17例（図），下垂体腺腫では2例（9%）にあり，均一な造影効果をLYHでは13

図　リンパ球性下垂体炎

| A T1強調冠状断像 | B T2強調冠状断像 | C 造影後T1強調冠状断像 |

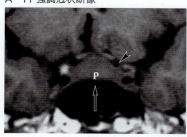 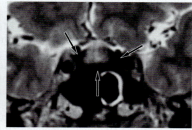 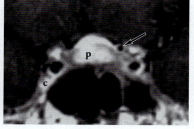

50代，女性．約1か月ほど前より頭痛があり，CTにて鞍内に腫瘤が見つかる．コルチゾールの軽度の低下，甲状腺刺激ホルモンの軽度の低下と下垂体前葉機能低下がある．視野検査にて両側耳側半盲を認める．
A：T1強調冠状断像：トルコ鞍内にはほぼ均一な信号強度を有し，左右対称性の腫大を示す腫瘤（p）がある．鞍底部にはerosionを認めない（→）．左内頸動脈は狭小化している（▶）．
B：T2強調冠状断像：腫瘤の左右および下部には骨皮質と同様な低信号（T2 dark signal）を認める（→）．
C：造影後T1強調冠状断像：腫瘤（p）には強い造影効果を認め，海綿静脈洞（c）の造影効果と同様になっている．左内頸動脈は狭小化している（→）．なお，下垂体柄は腫瘤があり，同定できない．
補足：生検にてリンパ球性下垂体炎の所見であった．

例（65％），下垂体腺腫では2例に認めた．dural tail sign（トルコ鞍周囲の硬膜の異常な造影効果）はLYHの13例，下垂体腺腫の17例（77％）に認められている．

一方，T2強調像での傍鞍部の信号強度を見ると，骨皮質と同等の低信号（dark signal）はLYHの7例（35％）に認められ（図），他の13例は灰白質と等信号であった．下垂体腺腫では骨皮質と同等の低信号はなかった．傍鞍部に白質と同等の低信号は下垂体腺腫では2例に認められている．このdark signalを示した7例のうち，初回のMRIで認められたのが5例あり，その他の2例は2～20か月の間に認められている[1]．Nakataらは他の所見に比べてこの所見は特異性が高いとした．このdark signalは下垂体炎に伴う線維化とされる．しかし，サルコイドーシス，悪性リンパ腫，Tolosa-Hunt症候群においても，T2強調像にて傍鞍部に強い低信号を伴うことがあり，注意が必要と述べている[1]．

その他に，海綿静脈洞と同様な強い造影効果はLYHに多く認められ（図），蝶形骨洞の粘膜肥厚は下垂体腺腫に多く認められる．臨床では尿崩症の存在は下垂体腺腫ではないことを示し，症状の出現が妊娠後期あるいは早期産褥期であることはLYHを示唆する[3]．鞍内にある大きさの腫瘤があるのに，トルコ鞍底にerosionがないことは腺腫よりはLYHを示唆するとされる（図）[4]．両側内頸動脈閉塞を合併した例やRathke囊胞を合併した例も報告されている[5]．

参考文献

1) Nakata Y, Sato N, Masumoto T, et al: Parasellar T2 dark sign on MR imaging in patients with lymphocytic hypophysitis. AJNR Am J Neuroradiol 31: 1944-1950, 2010.
2) Ellison DW, Perry A, Rosenblum M, et al: Lymphocytic hypophysitis. Pituitary and suprasellar tumors. In Love S, Louis DN, Ellison DW (eds); Greenfield's neuropathology, 8th ed. Hodder Arnold, London, p.2113-2116, 2008.
3) Gutenberg A, Larsen J, Lupi I, et al: A radiologic score to distinguish autoimmune hypophysitis from nonsecreting pituitary adenoma preoperatively. AJNR Am J Neuroradiol 30: 1766-1772, 2009.
4) 野口 京：リンパ球性下垂体炎．第32回 Neuroradiology Club（2010年11月6日，東京）．
5) Leung GK, Lopes MB, Thorner MO, et al: Primary hypophysitis: a single-center experience in 16 cases. J Neurosurg 101: 262-271, 2004.

11 CLIPPERS (Chronic lymphocytic inflammation with pontine perivascular enhancement responsive to steroids)

臨床

　CLIPPERSはステロイドによる免疫療法によって改善する脳炎として2010年にPittockらが最初に報告した[1]．脳幹及び小脳症状を示し，失調，複視，構音障害，めまい，長径路徴候を呈する．多数の点状，曲線状の造影効果を主として，橋を中心に認め，上方では中脳あるいは天幕上，下方では延髄から脊髄に延びることもある．造影効果のある部位はT2強調像あるいはFLAIR像では目立たず，浮腫が少ないことを示唆している[1]．病理学的には血管周囲のリンパ球/組織球浸潤があるが，血管炎，肉芽腫性炎症，悪性リンパ腫あるいはサルコイドーシスを示す所見を認めない．リンパ球はCD4が主な構成成分である．しかし，この病理所見は特異的ではない[2]．

　PittockらはCLIPPERSは脳幹脳炎の特殊型であるとしたが，悪性リンパ腫になった例があり，リンパ腫前段階とする報告もある[3,4]．

　また，中等度のリンパ球減少症，血清IgE上昇，自己抗体が陽性となる例がある．これらの意味に関しては不明である[5,6]．自験例でも血清IgEおよび抗甲状腺ペルオキシダーゼ抗体の上昇があった[7]．Sjögren症候群の最初の所見であった例もある[8]．

　Pittockらの8例（男性3例，女性5例；16

表1 ● CLIPPERSの基本的な特徴 (文献9より改変)

臨床	亜急性進行性の失調と構音障害（ただし，脳幹症状および認知異常と脊髄症状は起こりうる）
画像所見	a. 多数の点状，線状の造影される病変が両側性にあり，以下の3個の部位の内，2個以上にある，橋・中小脳脚・小脳 b. 個々の病変は小さいが，集合し大きな病変となることもある．mass effectはない．他の診断が付けられるような特徴的な所見はない． c. 脊髄，基底核，あるいは大脳白質にもあり得るが，後脳から遠くなるに従い，弱くなる． d. 以下の特徴はない． 　(i) ADC値の低下 　(ii) T2強調像での強い高信号 　(iii) 血管造影の異常
ステロイドの反応	急速な意義のある臨床および画像上の改善をステロイド投与によって認める．
病理学的所見	a. 白質血管周囲のリンパ組織球浸潤を認め，実質部位への進展はあることもないこともある． b. 浸潤は主としてCD3とCD4およびリンパ球である． c. 以下の所見はない． 　(i) モノクローナルあるいは非典型的なリンパ球の存在 　(ii) 壊死性肉芽腫，巨細胞 　(iii) 血管炎の存在（血管壁の破壊，線維素性壊死，好中球断片，フィブリン性血栓）
鑑別診断	神経サルコイドーシス，Sjögren症候群，神経Behçet病，中枢神経系血管炎，悪性リンパ腫を除く必要がある．

▶ 51歳，女性．3か月前に物が二重に見えることが2週間ほどあったが，自然に治った．2か月前より両手足の異常感覚があり，50日前より歩行障害，さらに就寝中にこむらがえりや，尾てい骨，肩の痛みが出現した．入院時，水平性眼振を認めた．動眼神経麻痺および他の脳神経障害を認めなかった．両側の病的反射を認め，四肢の遠位優位の異常感覚があった．振動覚の両側下肢での低下があったが，位置覚は正常であった．下肢筋力低下はなかった．血清IgEの上昇（375IU/mL；正常170IU/mL以下）の上昇を認めた．

A：T2強調像：橋底部左，中小脳脚に淡い高信号を認める（→）．mass effectはない．
B：FLAIR冠状断像：上部頸髄から橋底部に淡い高信号を認める（→）．
C：造影後T1強調横断像：橋底部に点状，曲線状の多数の造影効果を認める（→）．

図 CLIPPERS

A T2強調像

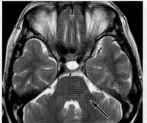

B FLAIR冠状断像

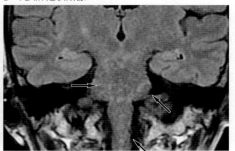

C 造影後T1強調横断像

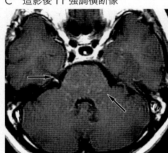

D 造影後T1強調冠状断像

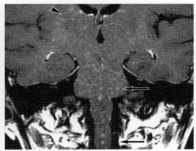

E T2強調矢状断像

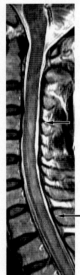

F 造影後T1強調矢状断像

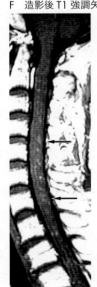

G T2強調矢状断像（胸髄）

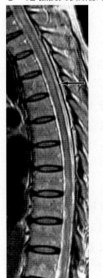

H 造影後T1強調矢状断像

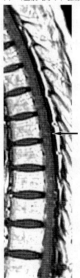

D：造影後T1強調冠状断像：上部頸髄か延髄，橋底部にかけて，多数の造影効果を認める（→）．天幕上，視床にも点状の造影効果を認める（▶）．
E：T2強調矢状断像：頸髄から上部胸髄にかけて，髄内に高信号を認める（→）．
F：造影後T1強調矢状断像：髄内に散在性の点状の造影効果を認める（→）．
G：T2強調矢状断像（胸髄）：髄内に高信号をほぼ全脊髄に認める（→）．
H：造影後T1強調矢状断像：髄内に散在性の点状の造影効果を認める（→）．（**B**，**D**〜**H**は文献7から引用）
補足：複視に始まり，異常感覚，歩行障害が出現し，画像にて，橋にT2強調像あるいはFLAIR像では目立たない高信号があり，散在性の多数の点状脳造影効果を認めた．全脊髄に高信号がT2強調像にてあり，散在性の造影効果があった．ステロイドに反応し，臨床症状の改善と，高信号の消失，造影効果の消失を認め，CLIPPERSと診断した．6年後に手の痺れ，疲れやすさを呈し，頸髄に造影効果を認めたので，再発と考えた．ステロイドにて改善した．なお，頭部MRIでは造影効果も，T2強調像での高信号も認めていない．

～86歳）は，ゆっくりとした慢性的な経過を示し，初発症状は複視が7例，失調が1例，顔面のピリピリ感が1例にある．その後の主症状としては失調が全例にあった[1]．Simonらは亜急性進行性の失調と構音障害が特徴としている[9]．SimonらによるCLIPPERSの特徴を表1に記す[9]．

Guptaらの症例は73歳，男性であり，18か月の経過で複視と失調にて発症し，6か月前には嚥下障害，3か月前には短期記憶の障害を認め，中等度の認知障害があった[2]．

最近の報告では，明確な1疾患ではなく，臨床-画像上の症候群とする意見もある[10]．

病理所見

76歳，女性の剖検例の報告がある．初回は自然治癒したが，2か月後に再発し，ステロイドにてMRI所見は改善したが，動けず，日常生活に介助が必要であった．2年後に肺炎にて死亡した．病変は橋にもっとも強いが脳幹被害を含み，頸髄にまで進展している．橋被蓋には高度のグリオーシスがあり，神経網の希薄化があった．橋内三叉神経と小脳皮質下白質には脱髄を認めた．血管炎あるいは悪性リンパ腫を示す所見はなかった．髄液蛋白の軽度上昇，細胞数は正常，造影効果のある病変，T細胞の浸潤より，免疫由来の疾患と推測されている[11]．

画像所見

・典型例

Pittockらの8例では7例に対称性の血管周囲の造影効果を脳幹（橋，延髄）に認めている．1例は非対称性に中小脳脚，橋に造影効果がある．脊髄では頸髄から胸髄にかけてが2例，上部頸髄に1例が同様な造影効果を認めている．

造影効果は点状で最大は9mmであるが，ほとんどは1～3mmである．T2強調像では同部位にpatchyな高信号があるが，非特異的である．mass effectはない[1]．

Simonらは脊髄，基底核，あるいは大脳白質にもあり得るが，後脳から遠くなるに従い，病変が弱くなるとしている．また，ADC値の低下はない，T2強調像での強い高信号がない，血管造影の異常がない点を特徴としている[10]．

自験例においても，T2強調像あるいはFLAIR像では高信号がない，あるいは目立たないが，造影後には点状の造影効果が橋を中心に存在した．しかし，脊髄ではT2強調像にて高信号を認め，点状の造影効果があった（図）．いずれもmass effectはない．

生検に関係して，橋よりは大脳皮質が安全なので，大脳病変の検出のために，造影剤を2倍投与し，大脳の造影効果を見つけやすくなったとする報告もある[2]．

Tobinらは23例のCLIPPERSと12例の非CLIPPERS例を比較している．T2強調像での異常高信号の範囲と造影後の造影効果のある部位がほぼ一致しているのが，CLIPPERSでは全例であるが，非CLIPPERSでは12例中5例のみ，mass effectは前者では1例あり，後者では5例あった．造影効果のない部位が病変中央にあったのが，前者ではなく，後者では3例にあった．造影効果が3mm異常であったのが，前者では3例であり，後者では7例にあった．不均一な造影効果は前者にはなく，後者には4例，不均一なT2強調像での高信号は前者にはなく，後者には4例あった．ステロイド治療後に造影効果の消失は前者では22例，後者では8例にあったとしている．

非CLIPPERSの実際例では，T2強調像での病変が左中小脳脚全体にあるのに，造影効果は結節状のより小さい病変の例，不均一な造影効果を示した例，造影効果の結節が3mm異常であった例が2例，掲載されている．

CLIPPERS例において，橋小脳，脊髄以外の病変は23例中14例にあり，中脳に21例，延髄に16例，皮質下白質に16例，大脳半球に6例となっている（14例と以下に記載されている数字との関係が不明である）．

脊髄ではCLIPPERSパターンを示したのは17例中10例であり，非CLIPPERSでは7例中1例であった．造影効果のないT2強調像で

の高信号は両者ともに認められている[12].

・非典型例

　49歳，女性で，免疫は正常である．進行性の両下肢のしびれと筋力低下を来し，膀胱直腸障害はなかったが，4か月の経過にて歩けなくなった．脳MRIにて，多数の点状の高信号をT2強調像にて認め，脳幹，小脳に点状の造影効果を認めた．さらに，側脳室周囲から半卵円中心にも高信号があった．脊髄には長大な高信号と，点状，線状の造影効果を伴う病変があり，頸髄から胸髄に及んだ．CLIPPERSと診断し，ステロイドにて改善し，14か月の経過観察にて再発はない[10].

　延髄から脊髄のみに点状，曲線状の造影効果を認め，CLIPPERSと考えられている報告がある[13]．53歳の男性で，2週間の経過で全身の脱力感と疲労感にて入院した．両下肢の痺れ，歩行困難，尿失禁を認めた．複視，歩行失調，構音障害を認めない．T2強調像では延髄から頸髄にかけて散在性の高信号を認めた．造影後は延髄から円錐まで造影効果を認める．腰髄と円錐は病変が小さい．橋，小脳，中脳には病変を認めない．本症と診断され，ステロイドによって良くなり，6か月の経過で再発を認めていない．

　なお，最近の症例では橋，小脳以外の部位に大きな病変があり，同部位から生検をしている例もある．松浦らの例は49歳，男性で，22日前からの発熱，左眼視野障害が出現し，右側頭葉白質にFLAIR像にて高信号を示し，点状の造影効果を示す病変があり，その4日後のMRIにて初めて，橋から延髄に点状の造影効果を示す病変が出現している．側頭葉が最大病変であり，同部位の生検からCLIPPERSと診断された[15].

表2 ● CLIPPERSの鑑別診断
（ゆっくりと発症し，感染徴候がなく，脳幹に点状の造影効果を認める際の鑑別）[14]

- CLIPPERS
- 神経サルコイドーシス
- 神経Behçet病
- 浸潤性病変
- 悪性腫瘍
- Erdheim-Chester病
    より可能性は低いが
    - 結核
    - 真菌
    - 進行性多巣性白質脳症
    - 自己免疫性症候群

鑑別診断

表2，p.416の追加情報を参照．

1. リンパ腫様肉芽腫症（LYG）：点状，線状，曲線状の造影効果がある．通常は同部位にはT2強調像にて明瞭な高信号を認める．
2. 悪性リンパ腫：通常は腫瘤形成
3. 中枢神経系血管炎：稀ではあるが，点状の造影効果が多発することがある．T2強調像での高信号を伴う．虚血，微小出血が存在する．
4. Erdheim-Chester病：橋底部に高信号をT2強調像にて認め，点状の造影効果を認めることがある．CLIPPERSに類似した画像を示す．しかし，Sedrakの症例では，造影効果の範囲より，T2強調像がより広い範囲ある[16]．Berkmanらの例では症状が脳幹症状ではない点などがCLIPPERSとは異なっている[17].

参考文献

1) Pittock SJ, Debruyne J, Krecke KN, et al: Chronic lymphocytic inflammation with pontine perivascular enhancement responsive to steroids (CLIPPERS). Brain 133: 2626-2634, 2010.
2) Gupta HV, Samant R, Golden M, et al: Clinial reasoning: a 73-year-old man with diplopia and ataxia. Neurology 85: e96-e100, 2015.
3) De Graaff HJ, Wattjes MP, Rozemuller-Kwakkel AJ, et al: Fatal B-cell lymphoma following chronic lymphocytic inflammation with pontine perivascular enhancement responsive to steroids. JAMA Neurol 70: 915-918, 2013.
4) Taieb G, Uro-Coste E, Clanet M, et al: A central nervous system B-cell lymphoma arising two years after initial diagnosis of CLIPPERS. J Neurol Sci 344: 224-226, 2014.
5) List J, Lesemann A, Wiener E, Walter G, et al: A new case of chronic lymphocytic inflamma-

tion with pontine perivascular enhancement responsive to steroids. Brain 134: e185, 2011.
6) Kastrup O, van de Nes J, Gasser T, et al: Three cases of CLIPPERS: a serial clinical, laboratory and MRI follow-up study. J Neurol 258: 2140-2146, 2011.
7) Tohge R, Nagao M, Yagishita A, et al: A case of chronic lymphocytic inflammation with pontine perivascular enhancement responsive to steroids (CLIPPERS) in East Asia. Intern Med 51: 1115-1119, 2012.
8) Kira J: The expanding phenotype of CLIPPERS: is it a disease or a syndrome? J Neurol Neurosurg Psychiatry 83: 2-3, 2012.
9) Simon NG, Parratt JD, Barnett MH, et al: Expanding the clinical, radiological and neuropathological phenotype of chronic lymphocytic inflammation with pontine perivascular enhancement responsive to steroids (CLIPPERS). J Neurol Neurosurg Psychiatry 83: 15-22, 2012.
10) Zhang YX, Hu HT, Ding XY, et al: CLIPPERS with diffuse white matter and longitudinally extensive spinal cord involvement. Neurology 86: 103-105, 2016.
11) Moreira I, Cruto C, Correia C, et al: Chronic lymphocytic inflammation with pontine perivascular enhancement responsive to steroids (CLIPPERS): postmortem findings. J Neuropathol Exp Neurol 74: 186-190, 2015.
12) Tobin WO, et al: Diagnostic criteria for chronic lymphocytic inflammation with pontine perivascular enhancement responsive to steroids (CLIPPERS). Brain 140: 2415-2425, 2017.
13) Song B, Gao Y, Fang H, et al: Chronic lymphocytic inflammation with pontine perivascular enhancement responsive to steroids with lesions distributed predominantly in spinal cord. Brain 138: e397, 2015.
14) Bradshaw MJ, et al: Clinical Reasoning: A 52-year-old man with diplopia and ataxia. Neurology 87: e140-143, 2016.
15) 松浦 啓・他：側頭葉に最大病変を認めた chronic lymphocytic inflammation with pontine perivascular enhancement responsive to steroids (CLIPPERS) の1例．臨床神経 57: 378-382, 2017.
16) Sedrak P, et al: Erdheim-Chester disease of the central nervous system: new manifestations of a rare disease. AJNR Am J Neuroradiol 32: 2126-2131, 2011.
17) Berkman J, et al: Misdiagnosis: CNS Erdheim-Chester disease mimicking CLIPPERS. Neuroradiol J: 1971400917710251, 2017.

追加情報 p.415, 1016 参照

CLIPPERS と LYG[18]

　初回の生検所見では CLIPPERS であるが，3～22 か月後の生検あるいは剖検にて LYG あるいは原発性中枢性悪性リンパ腫となり，発症から6～37 か月後に死亡した4例がある．その4例の特徴 (red flags against CLIPPERS) は造影効果が点状からリング状あるいはまだら状となる，病変分布が対称性から非対称性になる，脳幹小脳から天幕上に移行する，免疫抑制剤の効果が減少する．これらの red flags が出現した際には，もう一度生検を考慮する必要がある．

　Tian らの例は31歳女性であり，初回の画像および生検では CLIPPERS に合致した．しかし，2年半後には天幕上にリング状の造影効果が出現し，免疫抑制剤の効果も悪くなり，再度の生検にて LYG となり，発症から46か月後に死亡した[18]．

18) Tian D, et al: Case 259: Primary Central Nervous System Lymphomatoid Granulomatosis Mimicking Chronic Lymphocytic Inflammation with Pontine Perivascular Enhancement Responsive to Steroids (CLIPPERS). Radiology 289: 572-577, 2018.

12 再発性多発軟骨炎 (relapsing polychondritis：RP)

臨床・病理

再発性多発軟骨炎(RP)は耳, 鼻, 気管, 喉頭, 末梢関節など全身の軟骨組織を系統的に侵す炎症性疾患である. 発症のピークは40〜50歳であり, 男女差はない. 本症の発症には自己免疫の関与が推測されている.

軟骨組織の病理像は初期にはリンパ球, 好中球, 単球, 形質細胞などの炎症性細胞の浸潤が認められ, プロテオグリカンの消失と軟骨基質の変性, 破壊を来す. 軟骨組織は肉芽組織から線維組織へと置換される.

発症は比較的急激で, 寛解, 増悪をくりかえす. 耳介軟骨炎で発症することが多く, 耳介の疼痛, 発赤, 腫張を来し, 進行すると変形する[1]. 軟骨の存在しない耳下垂部には痛みがないのが本症の特徴である. 同部の蜂巣炎との鑑別に役に立つ[2].

鼻軟骨炎では鼻閉, 鼻出血で発症し, 経過を経ると鞍鼻となる.

関節軟骨炎により, 多発関節炎を認めるが, 非対称性に発症することが多い. 気管軟骨炎は軟骨破壊と気道の炎症, 浮腫により嗄声, 喘鳴, 呼吸困難, 窒息など重篤な症状を引き起こす. この他, 強膜炎, ぶどう膜炎, 結膜炎, 角膜炎など多彩な眼症状や, 内耳障害によるめまい, 難聴を合併することがある[1].

診断基準

①両側耳介軟骨炎, ②非びらん性リウマトイド因子の多関節炎, ③鼻軟骨炎, ④眼の炎症(結膜炎, 胸膜炎, 強膜炎, 上強膜炎, ぶどう膜炎), ⑤気管軟骨炎(喉頭, 気管の軟骨炎), ⑥蝸牛, 前庭機能障害(感音性難聴, 耳鳴り, めまい), 以上, 6項目中3項目以上を認め, 軟骨病理生検による軟骨炎があれば確実である. また, 組織所見がなくても, 上記6項目中3項目以上を認める場合, 6項目中1項目以上を認め, 軟骨炎の組織所見がある場合, 解剖学的に2か所以上の軟骨炎を認め, ステロイドないし免疫抑制薬が有効であれば本症と診断できる[1].

合併症

本症の約30%に自己免疫性疾患や血液疾患を合併することが知られている. 血管炎は約10%に合併し, 種々の大きさの血管に障害が起きる. さらに, 近年, 骨髄異形成症候群が10%前後に合併することが報告されている[1].

神経症状を呈する例

稀な失調性歩行の原因として本症があり, Rouxらの報告がある[3]. 57歳の男性, 2か月の経過で歩行障害と突然の難聴を呈した. 9か月前に再発性の目の充血と不快感が左右交互に

図1 再発性多発軟骨炎

A 耳介

B 拡散強調像

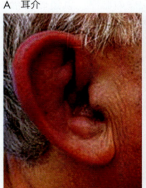 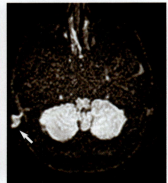

50代, 男性(病歴は本文参照).
A：耳介：右耳は赤く, 熱く, 腫張している.
B：拡散強調像：右耳介に高信号を認め(⇨), 浮腫を示す.
(文献3より転載)

あり，数日続いた．妻は時折，数日間，患者の右耳が赤く，熱く，腫張しているのに気がついていた．23日前に，突然に眩暈と失調を呈した．めまいは良くなったが，失調が悪化した．さらに，突然に両側性難聴と耳鳴りにて受診した．異常歩行があるので，神経内科にコンサルトがあった．患者の右耳は赤く，熱く，腫張し，痛みがあった（図1-A）．MRIは正常とされたが，後から見ると，拡散強調像にて，右耳が高信号を示し（図1-B），浮腫を示す．本症の前庭機能障害は耳管の軟骨炎による破壊が内耳の炎症を引き起こすことによると考えられる．また，前庭蝸牛動脈の血管炎による可能性もある[3]．

・辺縁系脳炎

西口らの報告によると，RPに伴って急性辺縁系脳炎を呈した症例が14例あり，平均年齢は53歳（29～68歳），全例が男性であった．全例，RPが先行し，神経症状は失見当識，記憶障害，意識障害，異常行動などである．西口らの報告はGluR抗体陽性であった[4]．

Naraらの報告によると，RPに伴う髄膜脳炎，脳炎は19例の報告がある[5]．男女比は16：3である．RP発症から脳症状までは6日から4年あり，2例は神経症状発症時にはRPは認めていない[5]．

画像所見

・耳介

CTにて耳介，外耳道にかけて軟部組織の腫張を認め，造影後脂肪抑制T1強調像にて，腫張した軟部組織に造影効果を認める[6]．

Kuwabaraらは血管炎性髄膜脳炎を来した症例において，拡散強調像にて高信号を耳介に認め，本症に特徴的であると記載している[7]．辺縁系脳炎の際には耳介にも注目することが必要である．Rouxらの上記の症例も同様に拡散強調像にて高信号を耳介が示した（図1）[3]．

・脳

上述したように辺縁系脳炎の形態をとる例が多い[4]．海馬および扁桃体を含む両側側頭葉内側部に高信号を認める．拡散強調像にて高信号を両側側頭葉内側部に認める例もある．対称性，非対称性の両方がある．

一方，Kuwabaraらの例はFLAIR像にて右側頭葉の内側および外側皮質に高信号を認めている．海馬は両側とも高信号を示す[7]．平山は辺縁系脳炎をみた場合には必ず耳介の腫大がないかを見るべしとしている[8]．画像でも同様であり，拡散強調像での高信号の有無を確認する必要がある．

図2で示す症例は辺縁系＋線条体に病変があり，比較的典型的な自己免疫性脳炎の形態を取ったRPに伴った脳炎である[9]．患側耳介（右側）は拡散強調像では高信号を示さないが，T2強調像/FLAIR像では腫大を認める（図2）．CTでも同様であった．さらに，ASLにて，脳炎には血流増加はないが，右耳介に血流増加を認める点が興味深い．右耳介の腫大と熱感があったのが，4か月前であり，しこりのみが残ったことが関係している．いずれにしても，辺縁系脳炎のみではなく，自己免疫性脳炎を見たら，耳介腫大の有無を探すことが肝要である．

Naraらの症例では深部白質に両側性に高信号を認めている[5]．

内頸動脈に血管炎を伴った例も報告されている[6]．

・呼吸器系

気管および主気管支壁の肥厚，気道の狭窄，気道の軟化，気道壁の石灰化とair trapping，縦隔リンパ節の腫張，肺の感染症および間質性病変が認められる[10]．

・眼窩

眼球周囲の軟部組織の腫張を認める．造影効果を認める[6]．

図2 | 再発性多発軟骨炎に伴った脳炎

A FLAIR像　　　　　　　B FLAIR像

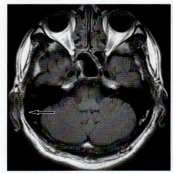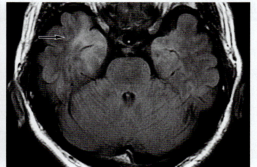

C FLAIR像　　　　　　　D ASL

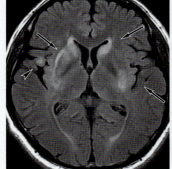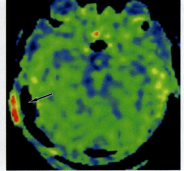

30代後半，男性．約半年前に右耳の腫れと熱感を自覚したが，放置していた．症状は自然軽快したが，右耳後方にしこりが残存していた．2か月前より，気分障害，倦怠感，不眠が出現し，徐々に進行した．さらに，感冒様症状があり，倦怠感なども改善せず，頭部MRIで異常を指摘され，入院をした．シンナー・トルエンなど使用歴があったが，神経学的には異常所見を認めない．

A：FLAIR像：右耳介の腫大を認める（なお，拡散強調像では高信号を示さず，CTにて腫大を認めた，非掲載）．
B：FLAIR像：右側頭葉内側部に高信号示す（→）．
C：FLAIR像：右優位に両側線条体に高信号を認める（→）．右側頭葉にも高信号を認める（▶）．なお，拡散制限はなく，ADC値は軽度上昇していた（非掲載）．
D：ASL：右耳介に高血流を認める（→）．（福岡大学病院の症例，高野浩一先生のご厚意による）

補足：再発性多発軟骨炎を疑い，右耳介軟骨を生検し，リンパ球浸潤を伴う軟骨組織と線維性結合織を認め，RPに伴う脳炎と診断した．辺縁系と線条体の病変より，自己免疫性脳炎と脳MRIから診断をし，耳介の腫大を見つければ，RPとすることができる．拡散強調像での高信号のみではなく，耳介の腫大の有無を見ることが重要である．

参考文献

1) 杉山英治：再発性多発軟骨炎．10章 リウマチ性疾患およびアレルギー性疾患．内科学．第10版，矢崎義雄・他編；朝倉書店，p.1309-1310, 2013．
2) 澤田滋正：再発性多発軟骨炎．10章 リウマチ性疾患およびアレルギー性疾患．内科学．第9版，杉本恒明，矢崎義雄・他編；朝倉書店，p.1096-1097, 2007．
3) Roux C, Guey S, Crassard I, et al: A rare cause of gait ataxia. Lancet 378: 1274, 2011.
4) 西口亮，藤本武士，江口勝美・他：抗グルタミン酸受容体（GluRε2）抗体が検出された非ヘルペス性急性辺縁系脳炎を合併した両側耳介軟骨炎の1例．臨床神経 55: 395-400, 2015.
5) Nara M, Komatsuda A, Togashi M, et al: Relapsing polychondritis with encephalitis: a case report and literature review. Intern Med 54: 231-234, 2015.
6) Butterton JR, Collier DS, Romero JM, et al: Case records of the Massachusetts General Hospital. Case 14-2007. A 59-year-old man with fever and pain and swelling of both eyes and the right ear. N Engl J Med 356: 1980-1988, 2007.
7) Kuwabara M, Shimono T, Toyomasu M, et al: "Prominent ear sign" on diffusion-weighted magnetic resonance imaging in relapsing polychondritis. Radiat Med 26: 438-441, 2008.
8) 平山幹生：多彩な症状後に異常言動，行動を呈した患者．見逃し症例から学ぶ神経症状の"診"極めかた．医学書院，p.185-188, 2015．
9) 高野浩一：脳炎を併発した再発性多発軟骨炎．第38回．Neuroradiology Club. 2016年6月11日，新宿．
10) Lin ZQ, Xu JR, Chen JJ, Hua XL, et al: Pulmonary CT findings in relapsing polychondritis. Acta Radiol 51: 522-526, 2010.

13 側頭動脈炎(temporal arteritis) (巨細胞性動脈炎 giant-cell arteritis：GCA)

臨床

浅側頭動脈・眼動脈を好発部位とする肉芽腫性血管炎であり[1]，診断基準が定められている[2,3]（表）．

患者は50歳以上であり，70〜80歳にピークがある[2]．

新たに出現した片側側頭部あるいは後頭部に認められる拍動性頭痛で，頭皮の痛みを伴う．

視診では側頭動脈は怒張し，周囲の頭皮に発赤があり，触診すると，側頭動脈は肥厚し，圧痛を伴って数珠状に触知する．拍動は低下ないし消失する．

咀嚼や会話により，額の痛みが誘発され，安静により改善することが特徴である（顎跛行：jaw claudication）．約50％の患者に観察される．稀に，同様な症状が舌や嚥下に関連した筋肉にも出現する[2]．

本症の最も特異な合併症は眼動脈病変による視力障害で，5〜10％は失明するために早期に大量のステロイド投与が必要である[1]．

リウマチ性多発筋痛症は本症の40％に合併する[2]．

本症は稀ではあるが，眼窩の炎症を伴うことがある．68歳の男性が1週間の経過で，両側の"結膜炎"，頭痛，水平性複視にて入院した．側頭動脈は腫張し，硬結を認めた．両側の結膜充血と外転障害があった．視力は正常であった．網膜には綿花様白斑がある．側頭動脈の生検にて側頭動脈炎と診断されている[4]．

画像所見

・浅側頭動脈

浅側頭動脈が腫大し，造影後脂肪抑制T1強調像にて，壁に造影効果を認める所見が最も説得力がある[4]．32例の生検にて確定した巨細胞性動脈炎についての報告では，動脈壁の厚さが0.6mm以上あり，管腔は狭くなっているが存在する例を陽性としている．感度が80.6％，特異度は97.0％としている．ステロイド使用後5日以内ならば造影MRIでの正診率は保たれる[5]．

T2強調像にて浅側頭動脈が外耳孔より4cm頭頂側のレベルにて腫大し，T2強調像にて壁が高信号を示す．非患側群の浅側頭動脈径は平均2.5mm±0.5mmであるが，浅側頭動脈炎では4mmを超えることが多い[6]．非造影のルーチンMRI検査にて側頭動脈炎を診断できるとされる．3TにてBLADE法を使用して，浅側頭動脈における壁内浮腫を指標とする方法も本症に有効としている[7]．

・後方循環領域の梗塞（図）

側頭動脈炎の病理学的診断は巨細胞性動脈炎である．本症は硬膜を通過した後の頭蓋内の血管は侵さないとされる[8]．巨細胞動脈炎は弾性組織を侵して消滅させるので，硬膜内の血管は侵されないとされている．炎症性浸潤は血管の内弾性板とその周辺に及ぶ．側頭動脈の他に，10％程度の患者において，硬膜内に浸入するより近位の内頸動脈，外頸動脈，椎骨動脈などの大きな血管が侵される．

70代の男性例で，繰り返す後方循環系の梗塞

表● 側頭葉動脈炎（巨細胞性動脈炎）の診断基準（文献2，3より改変）

1. 発症年齢は50歳以上
2. 新たに出現した頭痛
3. 側頭動脈の異常（側頭動脈の圧痛，あるいは拍動の低下）
4. 赤沈亢進（50mm/時以上）
5. 動脈生検（単核球あるいは多核巨細胞浸潤を伴う肉芽腫性炎症）

（上記の内，3項目以上あれば側頭動脈炎と診断される．その感度は93.5％で，特異度は91.2％である）

図 側頭動脈炎

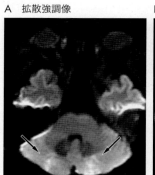

A 拡散強調像

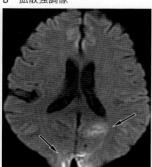

B 拡散強調像

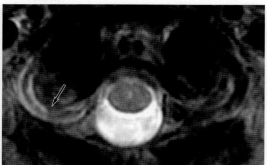

C T2強調像

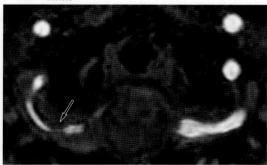

D MRA基画像

E MRA

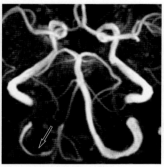

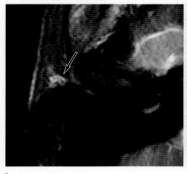

F 脂肪抑制T2強調像

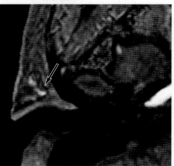

G MRA基画像

70代後半，女性．3か月前から頭痛を自覚していたが，鎮痛薬で対処していた．意識消失が生じたため来院した．視力は両側眼前10cm手動弁であり，左同名半盲，左対光反射減弱を認めた．小脳失調，顎跛行，側頭部痛，赤沈亢進 (63.8mm/時) を認めた．側頭動脈生検にて異常を認め，側頭動脈炎と診断された．

A，B：拡散強調像：両側小脳半球，両側後頭葉，左後頭頭頂葉に梗塞を認める (→)．後方循環領域の梗塞である．
C：T2強調像：頭蓋内進入部直前の右椎骨動脈に，内腔の狭窄と壁の肥厚を認める (→)．**A**と**B**で示す梗塞に関係がある．
D：MRA基画像：環椎上面を通過する部位 (椎骨動脈溝) より近位にて，右椎骨動脈に狭窄を認める (→)．
E：MRA：**D**同様に，硬膜貫通部より近位にて右椎骨動脈に狭窄を認める (→)．
F：脂肪抑制T2強調像：右浅側頭動脈に壁肥厚を認める (→)．内腔は細いが認められる．
G：MRA基画像：狭小化しているが，右浅側頭動脈の血流が高信号として認められる (→)．
(滋賀医科大学の症例，放射線科，井藤隆太先生のご厚意による)
補足：後方循環領域の梗塞にて発症した，比較的典型的な側頭動脈炎であり，右椎骨動脈が硬膜貫通する直前にて，狭窄を認めている．

を起こした例がある．MRIでは両側の中小脳脚と小脳虫部に梗塞を認めている．血管造影では両側の椎骨動脈遠位部に多発性の局所的な狭窄を認めている．左椎骨動脈の硬膜リングの部位に最も強い．また，内頸動脈の鞍上部，眼動脈起始部に狭窄があった．血管炎を示唆する所見であり，狭窄の位置から巨細胞動脈炎を疑い，側頭動脈の生検より巨細胞動脈炎と診断された[8]．

図で示す症例は70代で，両側小脳と後頭葉に梗塞を認め，頭蓋内硬膜貫通直前の右椎骨動脈に狭窄を認め，顎跛行，血沈亢進，側頭動脈の異常を認めている．

・肥厚性硬膜炎

59歳，男性が慢性的に毎日のように頭痛があり，MRIにて，肥厚性硬膜炎と下垂体に結節状の病変を認めた．ANCA陰性であり，Wegener肉芽腫症も考慮された．しかし，強い頭痛と顎跛行があり，本症も考慮され，側頭動脈の生検にて，診断された[9]．

・頭蓋内血管

本症において，頭蓋内血管が侵されることは稀であるとされたが，20例中10例で内頸動脈に，1例は中大脳動脈近位部に，4例は椎骨動脈に造影効果を認めたとする報告がある[10]．内頸動脈・椎骨動脈の硬膜を貫いた直後に造影効果があるのが特徴である．ただし，造影される部位に一致して，狭窄を来した例は少なく，それがこれまで見逃されていた原因かもしれない[11]．

横田らの70代男性例でも両側内頸動脈サイフォン部，椎骨動脈遠位部に狭窄があり，壁肥厚と壁に造影効果を認めている．また，浅側頭動脈にも壁肥厚と造影効果を認め，管腔が認められる[11]．

Peresらの症例は72歳，女性例であり，3か月前に頭痛があり，今回，亜急性発症の嘔気，嘔吐，進行性の歩行障害にて救急外来を受診した．時と場所の見当識障害があり，構音障害，失調を認めた．側頭動脈は触れることができ，圧痛はない．赤沈は亢進し，CRPは22.2mg/Lと上昇していた[12]．

拡散強調像にて，両側中小脳脚，右小脳歯状核外側に拡散制限があり，急性期梗塞に合致した．両側椎骨動脈に多発性の狭窄と拡張をV2，3，4近位に認め，造影後に椎骨動脈の壁に肥厚と造影効果を認めた．

両側性の椎骨動脈閉塞は稀であり，3つの原因がある．外傷，動脈硬化，巨細胞動脈炎（GCA）である．巨細胞性動脈炎は硬膜外の椎骨動脈（V2遠位からV4近位）を侵し，動脈硬化性ではV4遠位とV1近位を侵す．動脈硬化性は局所性であり，巨細胞性動脈炎ではびまん性である点が鑑別になる[12]．

・急性期梗塞と，内頸動脈系に高度の狭窄を呈した例

77歳，男性．1週間の間に，3～30分間程度続く，反復性の表出性失語（episodic expressive aphasia）を呈した．拡散強調像にて，右内包後脚と左放線冠に新鮮な梗塞があった．CTアンギオにて，頭蓋内の大きな血管（右内頸動脈終末部，左M1の近位部，左A1起始部）に高度の狭窄を認めた．他の頭蓋内の血管，頸部の外頸動脈には著変を認めない．造影後のblack blood T1画像にて，右内頸動脈終末部，左M1近位部において，動脈壁に造影効果を認め，血管壁の炎症（血管炎）を示唆していた．

14年前に，新しく発症した重篤な頭痛と炎症所見，右側頭動脈の生検にてGCAと診断され，その後，ステロイドを服用していた．今回，尿管癌の転移巣が見つかり，免疫抑制剤を中止し，check point inhibitor治療を開始した．そのことによって，GCAが再発をしたと考えられた[13]．

75%以上において，GCAによる脳卒中発作は椎骨動脈系に起こる[14]．Kargiotisらの症例は小脳及び後頭葉に拡散強調像にて高信号があり，椎骨脳底動脈系であり，両側の椎骨動脈に頭蓋内にて，狭窄を認めた．しかし，左放線冠にも拡散強調像にて高信号があり，急性期の梗塞を認め，左内頸動脈床上部に狭窄があった[15]．

・眼窩梗塞症候群(orbital infarction syndrome)

　眼窩内と眼球内の構造が虚血に陥る状態であり，眼窩の血管には豊富な吻合があるので，稀な状態である．その原因には 1) 急性の灌流不全（総頸動脈閉塞と，おそらく眼動脈吻合の anomaly の存在），2) 全身性血管炎（特に，巨細胞動脈炎），3) 眼窩蜂巣織炎（ムコール真菌症）がある．盲目と網膜，視神経の損傷は永久的であり，眼球運動障害と前部虚血は回復した．眼窩梗塞症候群の診断は急性期になされる[16]．

　Kim らの例は 76 歳の男性，3 か月の経過で，頭痛，頭皮痛，顎跛行を認めていたが，右眼瞼下垂，眼球運動障害，瞳孔散大，隔膜浮腫，三叉神経第一指領域の感覚鈍麻を認めた．側頭動脈の生検にて，巨細胞動脈炎と診断された．

　画像所見では CT アンギオにて，右眼動脈の造影欠損，右浅側頭動脈の狭窄像を認めた．さらに，拡散強調像にて，右視神経に高信号を認めた．眼窩梗塞症候群である[17]．

鑑別診断

1. **高安動脈炎**：胸部大動脈から総頸動脈，外頸動脈分枝が巨細胞動脈炎では侵されやすく，高安動脈炎とは広がりや画像所見に共通点が多いが，高安動脈炎は 40 歳以下の発症が通常であり，最大の鑑別点である[11]．

参考文献

1) 田中惠子：膠原病・炎症性疾患に伴う神経系障害．15 神経系の疾患．杉本恒明，矢崎義雄（編）；内科学（第 9 版）．朝倉書店, p.1873-1875, 2007.
2) 溝口功一：側頭動脈炎(巨細胞動脈炎)．今日の診断指針．第 7 版，金澤一郎，永井良三（編）；医学書院, p.592-594, 2015.
3) Hunder GG, Bloch DA, Michel BA, et al: The American College of Rheumatology 1990 criteria for the classification of giant cell arteritis. Arthritis Rheum 33: 1122-1128, 1990.
4) Mitchell JR, Krashin-Bichler I, Rosenblum M, et al: Giant cell arteritis presenting with bilateral orbital inflammatory disease and enhancing superficial temporal arteries. Pract Neurol 14: 446-447, 2014.
5) Bley TA, Uhl M, Carew J, et al: Diagnostic value of high-resolution MR imaging in giant cell arteritis. AJNR Am J Neuroradiol 28: 1722-1727, 2007.
6) 田中厚生，樋田知之，添田博康・他：ルーチン MRI 画像にて見出された側頭動脈炎の 2 例．第 39 回日本神経放射線学会抄録集, p.124, 2010.
7) Geiger J, Bley T, Uhl M, et al: Diagnostic value of T2-weighted imaging for the detection of superficial cranial artery inflammation in giant cell arteritis. J Magn Reson Imaging 31: 470-474, 2010.
8) Ronthal M, Gonzalez RG, Smith RN, et al: Case records of the Massachusetts General Hospital. Weekly clinicopathological exercises. Case 21-2003. A 72-year-old man with repetitive strokes in the posterior circulation. N Engl J Med 349: 170-180, 2003.
9) Brass SD, Durand ML, Stone JH, et al: Case records of the Massachusetts General Hospital. Case 36-2008. A 59-year-old man with chronic daily headache. N Engl J Med 359: 2267-2278, 2008.
10) Siemonsen S, Brekenfeld C, Holst B, et al: 3T MRI reveals extra- and intracranial involvement in giant cell arteritis. AJNR Am J Neuroradiol 36: 91-97, 2015.
11) 横田 元，山田 恵：中枢神経血管炎の画像診断．Brain Nerve 67: 249-260, 2015.
12) Peres J, et al: A 72-year-old woman with 3-month history of daily headaches presents to the ER with subacute onset of nausea, vomiting, speech difficulties, and impaired gait. Case of the Month. July 2016. AJNR Am J Neuroradiol.
13) Shanklin A, et al: Clinical Reasoning: A 77-year-old man presenting with episodic expressive aphasia. Neurology 90: e1822-e1826, 2018.
14) de Boysson H, et al: Giant Cell Arteritis-related Stroke: A Retrospective Multicenter Case-control Study. J Rheumatol 44: 297-303, 2017.
15) Kargiotis O, et al: Teaching NeuroImages: Giant cell arteritis presenting with acute ischemic strokes due to diffuse intracranial stenoses. Neurology 89: e190-e191, 2017.
16) Borruat FX, et al: Orbital infarction syndrome. Ophthalmology 100: 562-568, 1993.
17) Kim DD, et al: Teaching NeuroImages: Orbital infarction syndrome from giant cell arteritis. Neurology 87: e269, 2016.

14 Vogt-小柳-原田病 (Vogt-Koyanagi-Harada disease)

臨床

両側性の急性ぶどう膜炎に，網膜剥離，無菌性髄膜炎，内耳障害による感音性難聴，皮膚や毛髪の色素脱失を伴う疾患で，メラノサイトに対する全身性自己免疫性疾患である．

日本人ではBehçet病に次ぐぶどう膜炎の原因疾患で，女性に多く30代に発症のピークがある．アジア人，ヒスパニックに多い．

しばしば感冒様症状に引き続く急激な視力低下，頭痛，耳鳴り，めまい，感音性聴力低下，発熱，悪心，無菌性髄膜炎などが生じる．その後，頭髪や眉毛，睫毛の色素脱失，白斑，脱毛なども認められる．

髄液中の単核球増加，蛋白増加，ときにメラニン貪食マクロファージが出現する．日本人ではHLA-B54，HLA-DR4，HLA-DR53との強い関連がある．

眼底には虹彩炎，脈絡膜炎，網膜下の多発性漿液貯留と網膜剥離が認められる．脈絡膜の色素脱失による夕焼け状眼底，視神経乳頭の浮腫もある．無菌性髄膜炎と聴神経障害の確認が必要である．橋本病などの自己免疫性疾患を合併することがある[1]．

画像所見

・眼窩

脈絡膜の肥厚があり，FLAIR像にて高信号を示し，網膜剥離を伴う．また，脈絡膜に造影後脂肪抑制T1強調像にて，厚い造影効果を認める（図）．また，眼球後部脂肪組織にも造影効果を認める．

・その他

髄膜炎を伴うことがあるので，軟膜に造影効果を認める（図）．造影後FLAIR像がより明瞭になることもある[2]．

Hidaらは造影後3D FLAIR像にて，両側の蝸牛に造影効果を認めた例を報告している[3)4)]．

鑑別診断

表にぶどう膜炎＋髄膜炎を起こす疾患（uveo-meningeal syndrome）を示す．

図 Vogt-小柳-原田病

A　FLAIR像
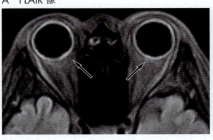

B　造影後脂肪抑制T1強調像
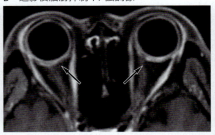

C　造影後脂肪抑制T1強調像
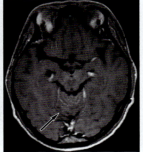

30代，女性．約10日前より，左耳の痛み，頭痛，眼痛が出現し，徐々に増悪した．5日前より，両側の耳鳴り，眼の奥の痛み，視野のぼやけが出現した．2日前より頭痛がさらに増悪し，髄膜炎を疑われ，神経内科に入院した．項部硬直，視野のぼやけがあるが，明らかな難聴や視野欠損を認めなかった．髄液細胞数増多（315，リンパ球98％）があった．

A：FLAIR像：両側眼球の周辺部に高信号を認める（→）．
B：造影後脂肪抑制T1強調像：両側の眼球後部，脈絡膜に厚い造影効果を認める（→）．
C：造影後脂肪抑制T1強調像：小脳上面に造影効果を認める（→）．髄膜炎に合致する所見である．
（福岡大学病院の症例，高野浩一先生のご厚意による）

補足：眼球脈絡膜に造影効果を認め，ぶどう膜炎があり，さらに，髄膜炎が加わっており，Vogt-小柳-原田病に合致する画像である．なお，蝸牛にも造影効果を認めた（非掲載）[3)4)]．

表 ● ぶどう膜炎＋髄膜炎を起こす疾患（uveomeningeal syndrome）[5)6)]

感染	・細菌性 ┬ 猫ひっかき病 　　　　└ Whipple 病 ・結核・梅毒・ライム病 ・真菌・トキソプラズマ症・ウイルス・顎口虫症
炎症	・Wegener 肉芽腫症・神経サルコイドーシス・神経 Behçet 病 ・Vogt-小柳-原田病・APMPPE（acute posterior multifocal placoid pigment epitheliopathy） ・アミロイドβ関連血管炎
腫瘍	・悪性リンパ腫・転移性脳腫瘍・傍腫瘍性症候群（視神経炎＋網膜炎）

補足：ぶどう膜炎に髄膜炎を合併する疾患は炎症あるいは自己免疫疾患が最も多い．40歳以上で，両側性のぶどう膜炎があり，治療に反応せず，神経症状を有する際には悪性リンパ腫を考慮する．仮面症候群を示す．視神経炎＋網膜炎の合併ではCRMP-5-IgG 陽性の傍腫瘍性症候群がある．

参考文献

1) 犬塚 貴：Vogt-小柳-原田病．内科学．10版，矢崎義雄（編）；朝倉書店，p.2213-2214, 2013.
2) Lohman BD, Gustafson CA, McKinney AM, et al: MR imaging of Vogt-Koyanagi-Harada syndrome with leptomeningeal enhancement. AJNR Am J Neuroradiol 32: E169-E171, 2011.
3) Hida K, et al: Inner ear enhancement on gadolinium-enhanced 3D FLAIR images in a patient with Vogt-Koyanagi-Harada disease. BJR Case Rep 2: 20160090.
4) 高野浩一：Vogt-小柳-原田病．第38回 Neuroradiology Club. 2016年6月11日，新宿．
5) Brazis PW, Stewart M, Lee AG: The uveo-meningeal syndromes. Neurologist 10: 171-184, 2004.
6) Child ND, Braksick SA, Flanagan EP, et al: Amyloid-β-related angiitis presenting as a uveo-meningeal syndrome. Neurology 81: 1796-1798, 2013.

15 ●自己免疫性脳炎（autoimmune encephalitis：AE）

表1に自己免疫性脳炎（AE）に関係する自己抗体を示す．また，表2にAE（possible）の診断基準を示す（表1，2）．AEは記憶と行動の異常を呈し，他の脳炎とは異なり，発熱あるいは意識障害を示すことはない．記憶障害は海馬の機能異常による新しい，長期の記憶を形成する障害であり，作業記憶の障害は記憶の保存と情報操作の障害である．重要な鑑別診断はヘルペス脳炎と中枢神経系感染症である[1]．

・細胞内抗原に対する抗体
　Hu, Ma2, glutamic acid decarboxylase（GAD）抗体が主な抗体であり，多くは傍腫瘍性である．中年あるいは高齢者に多い．70％において，癌の診断よりもAEが先行する．辺縁系脳炎が多いが，脳脊髄炎を示すこともある．Hu陽性AEでは限局性皮質脳炎を示し，持続性部分てんかんを呈することがある[2]．

下痢，卵巣奇形腫，顔面と上肢に限局するジストニア様の痙攣発作が共存する際には抗 di-peptidyl-peptidase-like protein-6（DPPX6），抗N-methyl-D-aspartic acid（NMDA：抗N-メチル-D-アスパラギン酸受容体），抗 leucine-rich

表1 ● 自己免疫性脳炎に関係する自己抗体（文献1より改変）

		症候群	癌の頻度	主な癌の種類
細胞内抗原に対する抗体	Hu（ANNA1）*	辺縁系脳炎	＞95％	肺：小細胞癌
	Ma2[!]	辺縁系脳炎，間脳・視床下部	＞95％	精巣：胚細胞腫瘍
	GAD**	辺縁系脳炎	25％[$]	胸腺腫，肺：小細胞癌
シナプス受容体に対する抗体	NMDA受容体	抗NMDA受容体脳炎	年齢と性によって種々	卵巣奇形腫[!!]
	AMPA受容体	辺縁系脳炎	65％	胸腺腫，肺：小細胞癌
	GABA$_B$受容体	辺縁系脳炎	50％	肺：小細胞癌
	GABA$_A$受容体	脳炎	＜5％	胸腺腫
	mGluR	脳炎	70％	Hodgkinリンパ腫
	Dopamine 2受容体	基底核脳炎	0％	
イオンチャンネルと他の細胞表面蛋白に対する抗体	LGI1	辺縁系脳炎	5〜10％	胸腺腫
	CASPR2	Morvan症候群***，辺縁系脳炎	20〜50％	胸腺腫[$$]
	DPPX6	脳炎	＜10％	悪性リンパ腫
	MOG[††]	急性散在性脳脊髄炎	0％	
	Aquaporin 4[‡‡]	脳炎	0％	
	GQ1b	Bickerstaff脳幹脳炎	0％	

略語：
GAD：glutamic acid decarboxylase, NMDA：Nmethyl-D-aspartate, mGluR：metabotropic glutamate receptor, LGI1：leucine-rich glioma inactivated 1, CASPR2：contactin associated protein 2, DPPX6：dipeptidyl-peptidase-like protein-6, MOG：myelin oligodendrocyte glycoprotein.

補足：
＊：Amphiphysin or Crossveinless-2（CV2）（別名：Collapsin Response Mediated Protein 5：CRMP5）抗体がHu抗体ではなく，辺縁系脳炎と肺小細胞癌を伴うことが少数ある．
！：辺縁系脳炎はしばしば視床下部と中脳病変を伴う．
＊＊：GAD抗体はstiff person症候群と小脳失調の患者に多い．癌を伴うのは辺縁系脳炎に多い．
＄：腫瘍は50歳以上の男性に多い．
！！：卵巣奇形腫は12〜45歳の若い女性に認められる．
＊＊＊：Morvanは通常，慢性の経過をとる．しかし，認知障害と行動異常を呈し，診断基準（possible）を満たすことがある．
＄＄：胸腺腫は辺縁系脳炎よりはMorvan症候群を示すことが多い．
††：脳炎は下痢と過剰驚愕．
‡‡：ほぼ小児に限る．

表2 ● 自己免疫性脳炎（possible）の診断基準

以下の診断項目を全て満たす
1. 亜急性発症（3か月未満の急性進行）の作業記憶（短期記憶）障害，意識の変容，あるいは精神症状
2. 少なくとも以下の1つ
   - 新しい中枢神経系巣症状
   - 以前の症状では説明できない痙攣
   - 髄液細胞数増多（白血球数＞5/mm^3）
   - MRIが脳炎を示唆する*
3. 他の原因を除外できる

補足：
*：MRI所見ではT2強調像/FLAIR像にて，高信号を以下の部位に認め，脱髄あるいは炎症性病変を示唆する，一側あるいは両側の側頭葉内側部（辺縁系脳炎），灰白質，あるいは白質の両方に多巣性の病変を認める．

表3 ● 自己抗体陰性の自己免疫性脳炎（probable）の診断基準[1]

以下の4つを全て満たす際に診断する
1. 急性進行性（3か月未満）の作業記憶（短期記憶）障害，意識の変容，あるいは精神症状
2. 自己免疫性の症候群（辺縁系脳炎，Bickerstaff脳幹脳炎，急性散在性脳脊髄炎）を除外できる
3. 血清あるいは髄液から自己抗体を認めず，以下の項目から2つ以上がある
   - 自己免疫性脳炎を示唆するMRI所見を認める
   - 髄液細胞増多，髄液oligoclonal bands陽性あるいは髄液IgG指数の増加，または両方
   - 脳生検にて炎症性細胞の浸潤を認め，腫瘍を除外できる
4. 除外診断ができる

---

glioma inactivated 1（LGI1）などの自己免疫性脳炎を考える．しかし，これらの徴候を認めない例もあり，特異的な所見ではない[1]．

臨床徴候とMRI所見より，自己抗体の結果が判明する前に，臨床からAEを疑わせる疾患があり，それらには自己免疫性辺縁系脳炎，急性散在性脳脊髄炎（ADEM），抗NMDAR脳炎（NMDARE），Bickerstaff脳幹脳炎が入る[1]（なお，ADEMは本項ではなく，5章p.491参照）．

・自己抗体陰性の自己免疫性脳炎（probable）

診断基準を表3に示す[1]．髄液中の神経細胞表面抗原に対する抗体を見つけることは重要であり，抗原が不明でも，自己免疫性脳炎の診断を支持する．それに対して，血清中の抗体は有効性が低い．生検における炎症性細胞浸潤も炎症性を示すのみであり，AEの診断の確立にはならない．

自己抗体陰性におけるAEの鑑別診断には，他の自己免疫性疾患である，中枢神経系血管炎，Rasmussen脳炎，Morvan症候群，febrile infetion-related epilesy syndrome（FIRES）がある[1]．

・抗電位依存性カリウムチャネル［voltage-gated potassium channels（VGKC）］抗体

この抗体のエピトープ（抗体が認識し，結合する抗原の部分）がカリウムチャネルそのものではなくカリウムチャネルに結合するLGI1とcontactin-associated protein 2（CASPR2）であることが判明しており[3]，高率に抗利尿ホルモン不適合分泌症候群（SIADH）を合併する亜急性の自己免疫性辺縁系脳炎では抗LGI1抗体が関連すると理解されている[4]．

1 部位による分類

A 自己免疫性辺縁系脳炎（autoimmune limbic encephalitis：ALE）

臨床

辺縁系には側頭葉内側部，扁桃体，帯状回が含まれる．

・診断基準

ALEの診断基準を表4に示す．自己抗体はALEの診断基準には必ずしも必要ではない．免疫介在性の辺縁系脳炎は自己抗体がなくても起

表4 ● 自己免疫性辺縁系脳炎（definite）の診断基準

以下の4つの診断項目を全て満たす
1. 亜急性発症（3か月以内の急性進行）の，辺縁系を侵していることを示唆する作業記憶（短期記憶）障害，痙攣，精神症状がある
2. T2強調像/FLAIR像にて，側頭葉内側部に限局する両側性の異常＊
3. 少なくとも以下の1つ
   ・髄液細胞数増多（白血球数＞5/mm^3）
   ・脳波にて側頭葉に痙攣あるいはslow waveを認める＊＊
4. 他の原因を除外できる

補足：
＊：MRIでの異常がなくても，FDG-PETが陽性であれば，基準を満たす．
＊＊：最初の3つの診断項目が満たされなくても，細胞表面，シナプス，腫瘍神経に対する自己抗体が陽性であれば，診断が付く．

こりうる．しかし，自己抗体の測定は必要である．一つは自己抗体の種類により癌の頻度が違い，予後が異なるからである．他には，診断基準を満たさないときにも，自己抗体が陽性となれば，ALEの診断が付くためである[1]．

・**臨床像と検査所見**

急性発症の意識不鮮明，作業記憶の障害，気分変動，痙攣を呈する．亜急性発症の短期記憶の消失はALEの特質であるが，他の症状によって見逃されていることがある[1]．

髄液細胞数は軽度から中等度の細胞増多（白血球数＜100/mm^3）が60〜80％の患者に認められる．IgG指数の上昇，oligoclonal bandsは約半数に認められる．注意すべきはLGI1抗体陽性例では髄液細胞数増多が少なく（41％），髄液蛋白上昇も少なく（47％），IgG合成も稀である[1]．

・**自己抗体による差異**

ALEの中で，腫瘍細胞抗体に関係している頻度が高いのはHuとMa2であり，ほとんど常に腫瘍を有し，免疫療法の効果が不良である．

細胞表面抗体であるLGI1，GABA$_B$（gamma-aminobutyric acid B receptor）受容体，AMPA（受容体はそれぞれの抗体によって腫瘍の頻度は異なる（表1）[1]．

LGI1陽性ALEの患者中位年齢は60歳であり，SIADHを起こし，低Na血症を伴うことがある．腫瘍を伴うことは少ない[2]．Saketらによると，非腫瘍性のALEの中では最も多いとされている[5]．その他に，非腫瘍性ALEには抗GAD抗体陽性例と橋本脳症が入る[5]．

抗GAD抗体陽性ALEは若年女性（中位年齢：23歳）に多く，痙攣を認め，癌は認められない．しかし，50歳以上，あるいはGABA$_B$抗体を共有している際には癌，肺の小細胞癌あるいは胸腺腫を伴うリスクが高い．正常人の1％と糖尿病1型患者の80％にGADが高い．しかし，辺縁系脳炎などのAEに関係する際には糖尿病患者の100〜1,000倍高いとされる[1]．

画像所見

・**全体像**

ALEでは片側の側頭葉のみを侵す例，あるいはMRIが正常な例もあるが，これらの症例は自己抗体が見つからない限りにおいて，GrausらのALEの診断基準を満たさない．両側の側頭葉内側部に限局したT2強調像/FLAIR像での異常があるときのみを指す[1]．側頭葉内側部以外では島回と前部帯状回が侵される．拡散制限と造影効果のあるALEは稀である[5]．

文献例にて画像が詳しく紹介されている例では，74歳，女性のLGI1陽性例がある[5]．3か月の経過で，間欠性の顔面と腕のミオクローヌスがあり，記憶障害，性格変化を認めた．FLAIR像にて，左扁桃体，海馬，左島回，両側前部帯状回に高信号を認めている．

両側の側頭葉内側部に限局したT2強調像/FLAIR像での異常があるときのみを指す（図1）[1]．

・**自験例**

旧名での診断であるが，抗VGKC抗体陽性脳炎（現在では，LGI1）が1例ある（図2）．左の

図1 自己免疫性辺縁系脳炎（傍腫瘍性辺縁系脳炎）

A　FLAIR 冠状断像

B　造影後 CT

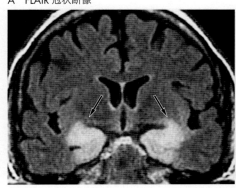
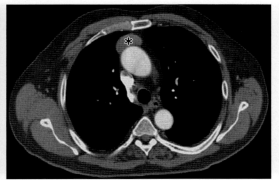

60代，男性．4週間前に，活力低下と気分の変化を認めるようになった．3週間前には妹の家へ行く途中で道に迷った．9日前には自分がいる場所がわからなくなった．神経学的には意識不鮮明と記憶消失を認めた[x]．

A：FLAIR 冠状断像：両側側頭葉内側部（海馬および扁桃体）に比較的対称性の高信号を認める（→）．造影効果を認めていない（非掲載）．

B：造影後 CT：前縦隔に均一に造影される腫瘤を認める（＊）．手術にて胸腺に非定型的カルチノイド腫瘍（高分化神経内分泌腫瘍）が見つかっている．摘出後，記憶障害は改善していない．

補足：その後の MRI では高信号は減少し，側頭葉は萎縮を認めた．胸腺腫瘍による傍腫瘍性辺縁系脳炎と考えられた．側頭葉内側部の病変が左右対称性であることより，ヘルペス脳炎の可能性は低い．非ヘルペス性辺縁系脳炎が考えられる．さらに，1か月の経過があり，腫瘍の検索により胸腺腫瘍が見つかっている．
（文献6より引用）

図2 抗 VGKC 抗体脳炎

A　FLAIR 像　　B　FLAIR 像　　C　拡散強調像

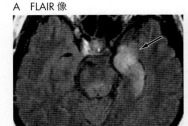
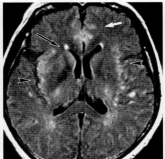
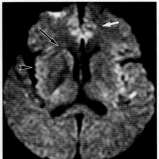

50代，女性．6日前より微熱があり，4日前より嘔吐，下痢症状，3日前より意識障害があり，他院を経て，当院に入院し，MRI を撮像する．VGKC 抗体が陽性であり，抗 VGKC 抗体陽性脳炎である．

A：FLAIR 像：左扁桃体から海馬にかけて高信号を認める（→）．

B：FLAIR 像：左に比べて右尾状核と被殻の前部に高信号を認める（→）．間にある内方前脚は保たれる．右優位に，両側島回に高信号を認める（▶）．両側前頭葉内側皮質，帯状回を中心に高信号を認める（⇨）．

C：拡散強調像：FLAIR 像とほぼ同様に，右尾状核と被殻に高信号を認める（→）．拡散強調像がより明瞭である所見はなく，Creutzfeldt-Jakob 病（CJD）とは異なる．右島回にも高信号を認める（▶）．両側前頭葉内側部に高信号を認める（⇨）．なお，拡散強調像にて左扁桃体から海馬にかけて，高信号を認めた（非掲載）．

補足：辺縁系脳炎と線条体脳炎を合併した形態を取り，帯状回と島回も侵している．典型的な自己免疫性脳炎である．海馬が初期から侵されているのも CJD とは異なる．

扁桃体から海馬，両側の前部帯状回，島回にも高信号を FLAIR 像にて示す．右尾状核と右被殻前部にも高信号を FLAIR 像にて認める．拡散強調像でも同様に高信号を示すが，ADC 値の低下はない．また，FLAIR 像と拡散強調像を比べると，FLAIR 像がより目立つ．Creutzfeldt-Ja-

図3 抗mGluR抗体脳炎

A FLAIR像　　　B FLAIR像　　　C FLAIR像

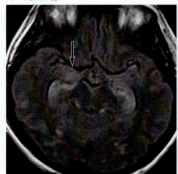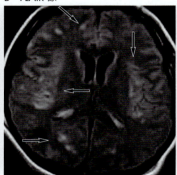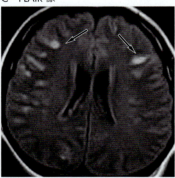

30代，女性．25日前より発熱，頭痛，嘔吐があり，首が全体にむくみ，首を回すことができなかった．解熱剤を処方されていたが改善せず，16日前には会話のつじつまが合わないことがあった．15日前に，痙攣発作が出現し，救急要請し，他院に入院した．頭部MRIにて，辺縁系に異常信号があり，辺縁系脳炎と診断され，さらに，抗mGluR抗体が陽性となり，抗mGluR抗体陽性辺縁系脳炎と診断された．さらに，MRIが撮像された（A〜C）．

A：FLAIR像：両側海馬および扁桃体に高信号を認める（→）．ほぼ対称性である．
B：FLAIR像：両側島回，前部帯状回，後頭葉皮質に高信号を認める（→）．
C：FLAIR像：両側前頭葉から頭頂にかけて，皮質に散在性の高信号を認める（→）．
補足：病歴からわかるように，急性期ではなく，痙攣発症から約2週間経過した，亜急性期の画像である．急性期に辺縁系に病変があった．

kob病（CJD）とは異なる点である．

また，抗metabotropic glutamate receptor（mGluR）代謝型グルタミン酸受容体抗体陽性脳炎があり，両側ほぼ対称性に，扁桃体・海馬を含む側頭葉内側部，島回，前部帯状回に病変を認めた（図3）．この症例では大脳皮質にも病変があった．

鑑別診断

1. ヘルペス脳炎：側頭葉内側部のみではなく，先端部から外側部に及ぶことが多い，左右非対称であり，出血性，拡散制限がしばしばある，造影効果をしばしば認める（3章p.199「3.ウイルス性脳炎」参照）．
2. 神経膠腫：mass effectがどこかにある，片側性も両側性もあり得る（3章p.208「3.ウイルス性脳炎」図11参照）．
3. ヒトヘルペス6型脳炎（HHV6）：免疫不全状態，臨床から鑑別可能[1]．
4. 神経梅毒：30〜40代の男性，数か月から半年程度の経過で進行する精神神経症状を有し，側頭葉病変がある際には鑑別として考える（3章3 p.295参照），左右非対称の病変である．
5. 痙攣後脳MRI異常：海馬以外の大脳皮質にも高信号を拡散強調像にて認める，脳波異常，血流上昇を示す（11章1 p.768参照）．
6. CJD：初回のMRIにて，海馬頭部を侵すことはめったにない．ADC値の低下を認め，拡散制限を認める（3章7 p.338「プリオン病」参照）．
7. 橋本脳症：辺縁系に左右対称性の病変を示すことが多い，自験例では島回，側頭葉先端部，前頭葉底部にも高信号をFLAIR像にて認めた（8章2 p.686「橋本脳症」図10参照）．

診断のコツ

亜急性（3か月以内）の経過で，記憶の消失または意識不鮮明を認め，両側または一側の辺縁系にT2強調像およびFLAIR像にて高信号を示す病変を見たら，本症を考慮する．

B 線条体脳炎（stiatal encephalitis）

臨床

基底核はAEによる病変としては比較的少ない．抗CV2抗体に関連する肺小細胞癌と胸腺腫

図4 | 抗NMDAR脳炎（非腫瘍性）（線条体脳炎）

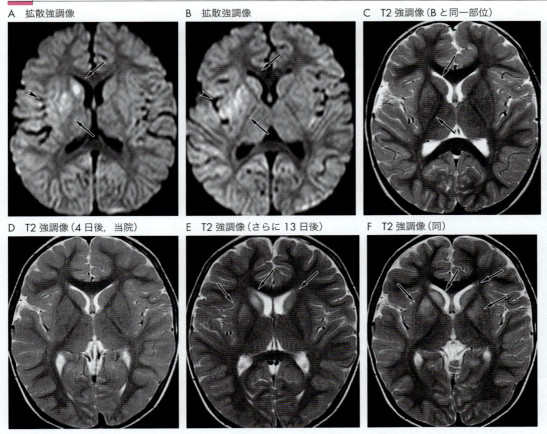

2歳, 男児. 約20日前にインフルエンザワクチンを接種した. 1週間前に四肢の震えがあり, 翌朝には食事を摂取するも傾眠傾向と右上肢の震えがあり, 他院にて髄液検査を施行したが異常を認めていない. 初回のMRIを撮像した (A～C). 4日後に当院に入院し, MRIを撮像した (D, E). 入院時には流涎, 姿勢異常 (頭部左回旋＋右上肢屈曲位), 眼球運動の異常, 立位保持困難, 歩行異常, 傾眠傾向, 活動性低下があった. さらに, 13日後にMRIの再検をした (F).

A, B：拡散強調像：右尾状核と被殻に高信号を認める (→). 右島回にも高信号がある (▶).
C：T2強調像 (Bと同一部位)：左に比べて, 右尾状核と被殻に高信号を認める (→).
D：T2強調像 (4日後, 当院)：明らかな異常を認めない. なお, 拡散強調像でも異常を認めていない (非掲載).
E：T2強調像 (さらに13日後)：右優位に両側尾状核, 右被殻に高信号を認める (→). mass effectはない.
F：T2強調像 (同)：両側尾状核と両側被殻に高信号を認めた (→). なお, 拡散強調像では異常を認めていない (非掲載).
補足：後に, 抗NMDA受容体脳炎であったことが判明した. 腫瘍はなく, 非腫瘍性である. 線条体脳炎の形態を取った自己免疫性脳炎である. 島回にも病変があるが, 間の外包は保たれている. 短期間に所見が変化したが, 同様の症例報告は著者の検索では見つかっていない.

の症例に多い. LGI1陽性脳炎, 抗Hu抗体/抗NMDAR陽性のAEも認められる[5]. しかし, 自験例では, 図2, 4, 5にて示すように, 辺縁系と線条体を侵すAEが多く, 線条体病変の特徴を知ることはAEの診断において重要と考える.

AEでは常に, 傍腫瘍性神経症候群の例もあることを忘れてはならない. その点が図5ではおろそかになっていた. 重篤なパーキンソン症候群を示し, 線条体にMRIにて高信号を示したAEがある. 肺小細胞癌が見つかり, 抗CRMP5抗体陽性の傍腫瘍性神経（パーキンソン）症候群例であった[7]. 図5は類似した症例であった.

画像所見

両側あるいは片側の尾状核と被殻に高信号を

図5 自己免疫性脳炎，傍腫瘍性神経症候群（乳癌）（線条体脳炎）

A　T2強調像

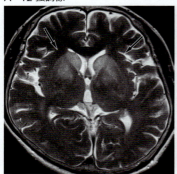

B　T2強調像

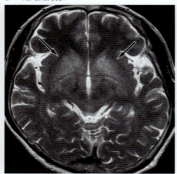

C　FLAIR冠状断像

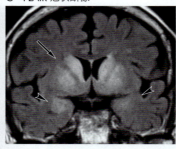

D　ADC map

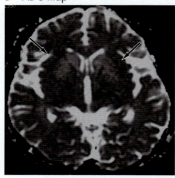

60代，女性．約1.5か月前より，食欲低下，曜日感覚が曖昧となった．右手が使いづらく，携帯は左で打つようになる．約2週間前より，近所の住民やデパートの店員にどんどん話しかけ，連絡先を交換したり，ガードマンを家に招いてごちそうするなどの異常行動を示し，多弁となり，孫の運動会のお弁当を夜中2時から作り始めるなどの過活動が認められ，暴言を吐くようになった．当院を受診し，MRIを撮像した．受診時，落ち着きがなく，多弁，軽度認知機能障害，右優位の両側性パーキンソン症状，左手掌頤反射陽性を示した．

A，B：T2強調像：右優位に，両側尾状核，被殻，淡蒼球に高信号を認める（→）．mass effectはなく，萎縮もない．内方前脚は保たれている．
C：FLAIR冠状断像：両側尾状核，被殻，淡蒼球に高信号を認める（→）．右優位に，扁桃体に高信号を認める（▶）．
D：ADC map：線条体病変のADC値は上昇していた（→）．なお，拡散強調像でも高信号を認めるが，FLAIR像がより明瞭であり（非掲載），造影効果を認めない（非掲載）．CTでは病変は等吸収域を示し，石灰化を認めない（非掲載）．

補足：両側線条体，側頭葉内側部に高信号があり，髄液細胞数上昇，精神症状もあり，自己免疫性脳炎と診断した．自己抗体は測定した範囲ではすべて陰性であった．ステロイド治療によって，歩行，右上肢の使いづらさはいったんは改善し，排尿障害もなくなった．しかし，集中力低下，抑制低下，歩行緩慢が増悪したので，画像では脳に悪性腫瘍を示す所見はなかったが，線条体の生検を施行した．腫瘍はなく，炎症のみを示した．その後，ステロイド治療によって，症状は軽減した．髄液細胞数も正常となり，MRIでも高信号が減少した．パーキンソン症状は残ったが，退院となった．その約1年後に，本人が5年ぶりに検診を受け，乳癌が見つかり，摘出された．その際に初めてわかったことであるが，5年前の健診にて，右乳房に石灰化があり，経過観察の必要性を言われていた．また，当院入院前の他院でのCTにて，右乳房に異常な造影効果があり，後日の乳癌と考えられた．腫瘍摘出後，パーキンソン症状が治癒をしたので，傍腫瘍性パーキンソン症候群と考えた．
画像は比較的典型的な自己免疫性脳炎と考えた．当然，その中には傍腫瘍性もありうるが，そこを強く指摘しなかったので，全身の腫瘍検索がおろそかになっていた．特に，女性であり，乳癌に注意する必要があった．

認める（図2，4，5）．FLAIR像と拡散強調像を比べると，FLAIR像がより目立つ．線条体病変にも拡散制限を認めない（図5）．AEでは線条体病変が単独で存在することは稀であり，辺縁系脳炎，小脳変性症を伴っており，他の線条体病変との鑑別に有用であると報告されている（図2，5）[5]．

抗NMDAR脳炎の1例では両側淡蒼球にT2強調像にて高信号を認めた（図6）．なお，同症例は両側小脳半球にも高信号を認めている（図6）．

Saketらは66歳の女性例を提示している．未分化の肺癌が見つかり，抗CV2抗体陽性の傍腫瘍性自己免疫性脳炎である．4か月の経過で，進行性の認知障害，引きずり足歩行，振戦，無意味な言語を発した．両側ほぼ対称性に高信号をFLAIR像にて認め，尾状核と前部被殻が侵される．高信号は灰白質に限局せず，周囲の白質まで広がっていた[5]．

鑑別診断

1. CJD：拡散制限があり，拡散強調像の高信号がFLAIR像より目立つ．尾状核，被殻には

図6 抗NMDAR脳炎

A T2強調像　　　B T2強調像

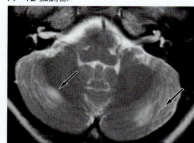
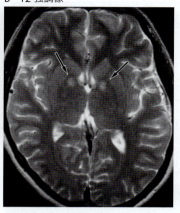

10代後半，女性．10日程前より感冒症状があり，3日前より独語，寝間着の上からジーンズをはく，家族の名前が言えない．1日前より幻聴，妄想もあり統合失調症の疑いで当院精神科に入院となった．入院後，精神症状が進行した．
A：T2強調像：両側小脳半球に高信号を認める（→）．
B：T2強調像：両側淡蒼球に高信号を認める（→）．
補足：抗NMDA受容体陽性であり，卵巣に未熟奇形腫を認め，摘出した．脳内の高信号は消失した．画像所見は非特異的であるが，若い女性，感冒様症状後，統合失調症様の臨床所見が急激に発症し，上記の所見がある時には本症を考慮する．
（名古屋大学医学部附属病院神経内科　渡辺宏久先生のご厚意による）

腫大あるいは萎縮はなく，間の内方前脚には異常がない．

鑑別診断の幅は広い．感染性および後感染性疾患（ウイルス性疾患およびSydenham舞踏病），浸透圧性脱髄性疾患，無酸素性脳症，毒物性疾患（一酸化炭素中毒），脳変性疾患（Huntington病，Wilson病），代謝障害がある．

C 脳幹脳炎（brainstem encephalitis）

AEの中では少ない．若年男性で精巣癌を有し，抗Ma2が陽性となる脳炎が中では多く，脳幹脳炎の約1/3を占める（抗Ma2脳炎については下記参照）．辺縁系脳炎あるいは間脳（視床と視床下部）での信号強度異常を伴う．他の傍腫瘍性脳炎，抗Huと抗Riを含む脳炎でも脳幹病変が認められることがある[5]．

抗Ma2陽性脳炎では脳幹のT2強調像での高信号，造影効果のある結節状病変を中脳被蓋，中脳水道周囲灰白質，黒質，橋，延髄，上／中小脳脚に認める[5]．

Saketらの報告では42歳，男性例の抗Ma2陽性脳炎が提示されている．腫瘍は認めていない．2か月の経過で，進行性言語障害，記憶障害，めまい，失調，眼球運動障害を示した．腫瘍は認めていない．T2強調像では辺縁系，視床下部，黒質，中脳被蓋，橋被蓋，延髄被蓋に高信号を認めた[5]．

自己免疫性脳幹脳炎にはBickerstaff脳幹脳炎が入る（本項の下記p.433参照）．

感染性菱脳炎，血管炎，低悪性度の神経膠腫，脱髄が鑑別となる[5]．

D Bickerstaff脳幹脳炎（Bickerstaff brainstem encephalitis：BBE）

臨床

比較的良好な経過をたどる脳幹病変であるが，GrausらはAEの一つしてとらえている．臨床診断基準が提示されており，表5に示す（表5）[1]．

・全体像

4週以内に亜急性発症し，進行性の意識の低下，失調，両側性で，大多数は対称性の外眼筋麻痺を示す．感染が先行することが多く，一相性の経過を辿り，予後良好である．他の症状として，瞳孔異常，両側性顔面神経麻痺，Babinski徴候，急性麻痺がある．全身性四肢筋力低下

表5 ● Bickerstaff脳幹脳炎の診断基準

probable Bickerstaff脳幹脳炎
以下の両方を満たす 1．亜急性発症（4週間以内の急性進行）で以下の全症状 　・意識の低下 　・両側性外眼筋麻痺 　・失調 2．除外診断ができる
definite Bickerstaff脳幹脳炎
IgG抗GQ1b抗体が陽性である際には，両側性外眼筋麻痺が不完全あるいは失調がなくても，あるいは発症から12週以内に回復が起これば診断はできる

図7 | Bickerstaff脳幹脳炎の疑い

A　T2強調像（2回目，入院10日目）　　B　T2強調矢状断像

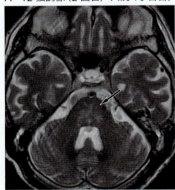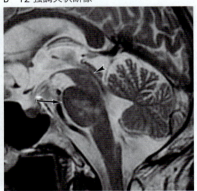

60代，男性．3日前から悪寒，翌日から歩行時のふらつき，前日から嘔吐，当日，顔位および言動がおかしいために，受診し，入院となった．意識は傾眠傾向で，眼球運動障害と注視方向性水平性眼振，軽度の構音障害，歩行障害もあり，深部反射は減弱から消失傾向にあった．髄液細胞数は32/3，髄鞘塩基蛋白は1,773.9ng/mLと上昇している．抗ガングリオシド抗体は陰性である．ガンマグロブリン療法により，徐々に改善した．入院当日のMRIでは脳幹に著変を認めない．

A：T2強調像（2回目，入院10日目）：橋底部に淡い高信号が出現した（→）．mass effectはない．右被蓋にも高信号は及んでいる．初回のMRIでは認めないので，虚血ではなく，今回の病変と考える．
B：T2強調矢状断像：病変は橋底部から被蓋に及ぶ（→）．中脳被蓋にも病変がある（▶）．
補足：上記のBBEの診断基準に合致する臨床症状（早期から眼球運動障害があり，腱反射の減弱を示す末梢神経障害がある）と，それに矛盾しない画像所見であり，BBEとした．

が起こり，Guillain-Barré症候群と重なることがある．髄液細胞増多が45％に起こる[1]．

・GQ1b抗体

GQ1b抗体はBBEに特異的ではあるが，32％のBBE患者では陰性となる．しかし，不完全な，あるいは非典型的な例，意識障害により失調が不明な例では診断に有効である[1]．

画像所見

MRIの異常は30％で，脳幹，視床，小脳，大脳白質などにT2強調像にて高信号と記載されている（図7）[8)9)]．詳細が書いてある総説はない．症例報告例では発症直後のMRIでは両側中小脳脚に，発症から12日目には橋底部，被蓋，延髄に高信号[8]，橋底部中央，橋被蓋に高信号[9]が認められている．

鑑別診断

BBEの鑑別診断にはリステリア症（菱脳炎），小児ではエンテロウイルス（EV）71脳炎，傍腫瘍性／感染後脳幹脳炎，CLIPPERS（chronic lymphocytic inflammation with pontine perivascular enhancement responsive to steroids），抗MOG抗体関連疾患（5章 p.508 1-4同項，図48参照），神経サルコイドーシス，悪性リンパ腫，多発性硬化症，Behçet病，亜急性

硬化性全脳炎である[1]. 稀な疾患として, タクロリムスによる神経毒による脳幹病変がある[10].

E 傍腫瘍性小脳変性症（paraneoplastic cerebellar degeneration：PCD）

9章 p.734 1「傍腫瘍性神経症候群」参照.

F 白質脳症

脱髄性疾患や白質ジストロフィーに類似した白質脳症を非傍腫瘍性 AE は呈するが, 数は少ない. その中では橋本脳症とグルテン感受性自己免疫性疾患に最も多い. 側脳室周囲および皮質下白質に T2 強調像での高信号があり, 散在性あるいは融合性を示す[5]（画像は 8 章 2, p.685「橋本脳症」図 8 参照）.

57 歳, 女性の橋本脳症に伴う白質脳症が提示されている. 3 週間の経過で, 進行性の昏迷, 衝動性, 見当識障害, 記憶障害を呈し, 甲状腺機能低下症の既往がある. 深部および側脳室周囲白質に左右対称性の高信号を T2 強調像にて認め, 拡散強調像にて, 高信号があり, 病変の先端部には拡散制限があった. 皮質下白質と天幕下の白質は正常であった[5].

G 大脳皮質病変を示す AE

稀ではあるが, 大脳皮質が軽く腫張し, 高信号を T2 強調像/FLAIR 像にて示す AE がある[11]. 29 歳, 男性で痙攣, 構音障害, 片麻痺を呈し, 抗 NMDAR 脳炎であった症例である. 右大脳半球皮質（側頭葉から前頭葉）に FLAIR 像にて高信号を認め, 軽い腫大が疑われた. 自験例でも抗 GluR 抗体陽性脳炎にて, 大脳皮質病変を認めている（図 3）.

H 脊髄前角病変

症例報告であるが, 17 歳の女性で, 精神症状から始まり, カタトニアなど比較的典型的な症状を示した NMDAR 脳脊髄炎の患者において, 下肢の痙性と反射亢進があった. 脳 MRI は正常であったが, T2 強調像にて, 脊髄前角（C4-C7）にかけて高信号を認めている[12].

2 抗体による分類

A LGI1

臨床

非傍腫瘍性 AE の代表であるが, 約 11％は傍腫瘍性とされ, 肺小細胞癌, 悪性リンパ腫, 悪性胸腺腫, 前立腺癌に伴う. それ故, 腫瘍のスクリーニングをすべきとされる.

LGI1 の ALE では典型的には亜急性に発症し, 短期記憶の障害, 性格変化, 部分複雑発作, 急速眼球運動, 睡眠障害, 失調, 低 Na 血症（SIADH による）を呈する. ステロイドが効くことが多い[5].

◎ Gadoth らの報告[13]

1,910 例の患者から 196 例が LGI1-IgG が陽性となり, 51 例が CASPR2-IgG が陽性, 9 例が両者が陽性であった. 髄液よりも血清検査がより鋭敏である.

・LGI1-IgG 陽性

196 例の内, 115 例が男性, 平均年齢は 65 歳 (17～89), 中枢神経系の障害は 179 例中 145 例 (81％) であり, 末梢神経系は 13 例 (7％) であった. 両者にあったのが 21 例 (12％) にある.

痙攣発作を呈したのが 171 例中 135 例 (80％) である. faciobrachial dystonic seizure (FBDS)（顔面上腕ジストニー痙攣）を呈したのが, 179 例中 60 例 (34％) にあり, 画像も下記に記すように特徴的である.

眩暈発作 (paroximal dizziness spells) が 77 例中 11 例, 辺縁系脳炎は 175 例中 75 例 (43％), 認知機能障害は 170 例中 119 例 (70％), 性格変化は 77 中 27 例, 精神症状（うつ, 幻覚, 妄想症, 不安）が 72 例中 42 例, 睡眠障害が 77 例中 37 例 (48％), 不眠は 77 例中 18 例, パーキンソン症状は 77 例中 5 例, ミオクローヌスは 77 例中 9 例, 低 Na 血症は 75 例中 29 例 (39％) に認められている.

・CASPR2-IgG 陽性

　51例中40例（74％）が男性である．平均年齢は66歳（29～82），中枢神経系の障害は44例中21例（47％）であり，末梢神経系は17例（39％）であった．両者にあったのが6例（14％）にある．

　痙攣発作を呈したのは43例中21例（49％）である．FBDSを呈したのは45例中1例もない．眩暈発作（paroximal dizziness spells）も15例中1例もない．

　辺縁系脳炎は44例中8例（18％），認知機能障害は44例中17例（39％），性格変化は15例中5例，精神症状（うつ，幻覚，妄想症，不安）が15例中2例，睡眠障害が15例中5例（33％），その内，不眠は15例中4例，パーキンソン症状およびミオクローヌスは15例中1例もない．低Na血症は15例中1例のみに認められている．

・LGI1-IgG/CASPR2-IgG 共に陽性

　9例の内，6例が男性，平均年齢は66歳（21～76），中枢神経系の障害は8例中2例であり，末梢神経系は8例中3例であった．両者にあったのが3例にある．

　痙攣発作を呈したのが9例中2例である．faciobrachial dystonic seizure（FBDS）は9例中1例もない．眩暈発作（paroximal dizziness spells）も3例中1例もない．

　辺縁系脳炎は9例中1例，認知機能障害は9例中5例（56％），性格変化は3例中1例，精神症状（うつ，幻覚，妄想症，不安）が3例中2例，睡眠障害が3例中3例（48％），その内，不眠が3例中3例，低Na血症は3例中2例に認められている．

> 画像所見

　ALEの画像所見を示す．海馬の他に，島回，前部帯状回がしばしば侵される．稀に，線条体脳炎を合併するとされる[5]．自験例では伴っていた．

◎ Gadoth らの報告[13]

・LGI1-IgG 陽性

　T2強調像での側頭葉内側部の高信号を認めたのが，138例中61例にあり，造影効果は3例のみが陽性であった．側頭葉内側硬化の所見が62例中30例（48％）に認められた．FLAIR像での高信号が6例にあり，内3例は基底核にあった．

　T1強調像での基底核の高信号は67例中9例（13％）に認められた．後述するが，この所見はFBDSの患者に特異的に認められる[14)15)]．

・CASPR2-IgG 陽性

　T2強調像での側頭葉内側部の高信号を認めたのが，27例中6例にあった．側頭葉内側硬化の所見が13例中2例（15％）に認められた．FLAIR像での高信号はなかった．

　T1強調像での基底核の高信号は13例中1例も認められない．

・LGI1-IgG/CASPR2-IgG 共に陽性

　T2強調像は調べられていない．側頭葉内側硬化の所見が3例中1例に認められた．FLAIR像での高信号は1例あり，頭頂葉にあった．

　T1強調像での基底核の高信号は3例中1例も認められない．

・FBDS

　FlanaganらによるLGI1自己抗体陽性のFBDS 26例についての報告がある[14)]．17例が男性であり，中位年齢は62.5歳（37～78）であり，症状が腕にあったのが26例（100％），顔が22例（85％），足が12例（46％）である．発作中に意識消失は9例，23例中20例は発作時脳波が正常であった．髄液炎症所見（蛋白＞100mg/dLあるいは白血球＞5μL）は24例中5例に陽性であり，低Na血症は23例中11例にあった．

　基底核のT2強調像/T1強調像での異常が11例（42％）にあり，T1強調像での高信号のみが2例，T2強調像での高信号のみが1例にあり，両者共にあったのが8例である（図8，9）．

　Lópezらの報告がある[15)]．51歳，男性，全身痙攣発作があり，その後，認知機能障害を認め，12週間後，進行性認知機能障害，半側顔面のしかめ顔と同側の腕に異常運動を呈した．発作時脳波は正常であった．FBDSと診断された．低Na血症があり，免疫療法にて改善した．典型

図8 faciobrachial dystonic seizure

A FLAIR像　　B T1強調像

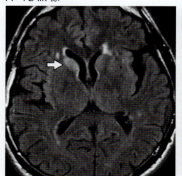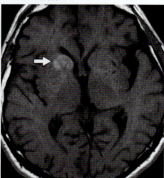

60歳，男性．顔面，上腕にFBDSがある．VGKC抗体が異常である．脳波は正常である．
A：FLAIR像：右尾状核に高信号を認める（⇨），軽い腫大の疑いがある．
B：T1強調像：右尾状核，右被殻前部に高信号を認める（⇨），間の内方前脚は保たれている．淡蒼球にも淡い高信号を認める．前角にmass effectを認めない．この高信号は68週にわたり残存し，最終的に亜消失した．T2強調像でも高信号があり，2週間続いた．なお，拡散強調像でも上記部位は高信号を示し，軽い拡散制限があった（非掲載）．SWIおよびCTでは著変を認めない（非掲載）．（文献14より引用）

図9 faciobrachial dystnoic seizure

T1強調像

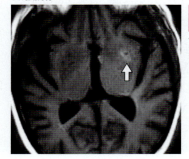

74歳，男性．顔面，上腕，上脚にFBDSがある．VGKC抗体が異常である．脳波は正常である．
T1強調像：右被殻前部に高信号を認める（⇨），この高信号は2週間続いた．T2強調像では異常を認めない．拡散強調像，SWI，CTでは異常を認めない（非掲載）．（文献14より引用）

的なLGI1抗体陽性脳炎の臨床症状（亜急性の認知機能低下，低Na血症，FBDS，免疫療法にて改善）を示した．

　画像も興味深い．拡散強調像では両側尾状核と被殻前部に高信号があり，拡散制限を認めた．FLAIR像でも同様の所見であるが，拡散強調像がより目立つ．CJDとの鑑別が難しい．尾状核が腫大しているのが異なる点の可能性がある．なお，皮質には拡散制限がない．T1強調像にて，右尾状核から内方前脚にかけて高信号があり，これが最も重要な鑑別点である．なお，FDG-PETでは両側基底核は高集積であった．

鑑別診断
CJDであるが，p.430，ALEの項参照．

B 抗NMDAR脳炎（NMDARE）

臨床
若年の女性と小児に主として起こるが，男性および全年齢，2か月から85歳までの発症例がある．腫瘍（多くは卵巣奇形腫）の存在は年齢に依存し，稀に12歳以下にも腫瘍がありうる．精神症状が前駆症状（頭痛，発熱，感染を示唆する他の症状）よりも先行することがある．

　577例の内，549例（95％）は45歳未満であり，211例（37％）は18歳未満である．女性に多いが，12歳未満の小児と，45歳より高齢の成人では女性優位は目立たなくなる[1]．

　10代および若年女性では著明な精神症状（妄想，奇妙な態度，精神病，カタトニア）であり，その後，意識減弱，痙攣，口顔面あるいは四肢の異常運動と自律神経系不安定を示す．小児と成人男性では痙攣，あるいは異常運動が最初の症状である[1]．診断基準を表6に示す．

画像所見
脳MRIでは半分は正常とされている．最も多い異常はALEの形を取り（図10），異常を示

表6 ● 抗NMDAR脳炎の診断基準

probable 抗NMDAR脳炎
以下の3個の診断項目を全て満たす 1．急性発症（3か月以内）で，以下の6個のうち，少なくとも4個を満たす 　・（精神的な）異常行動あるいは認知障害 　・言語障害（pressured speech：談話心拍，言葉数の減少，無言） 　・痙攣 　・異常運動，ジスキネジアあるいは固縮/異常姿勢 　・意識の低下 　・自律神経障害あるいは中枢性低換気 2．以下の少なくとも1つの検査所見 　・異常な脳波（限局性，びまん性のslow/無秩序な活動性，痙攣性活動，extreme delta brush） 　・髄液中細胞増多あるいはoligoclonal bands陽性 3．他疾患の除外 奇形腫があり，上記3項目を満たす際にも抗NMDA受容体脳炎の診断が付く
Definite 抗NMDAR脳炎
上記1項目のうち，少なくとも1つ以上の項目があり，IgG抗GluN1抗体が陽性であるときに診断できる 除外項目に，ヘルペス脳炎を数週以内に罹患した患者においては，単純ヘルペス脳炎後の再発性自己免疫介在性神経症状の可能性がある

す症例の40%にあるとされる．海馬，前頭葉底部，島回が侵される．その他には小脳皮質（図6），基底核（線条体脳炎，図4），脳幹に異常を認める．右側頭葉内側部から，基底核，視床，さらに反対側の視床下部に病変を認めた例もある（図10）．この段階での症状は軽度の傾眠傾向のみであり，診断は難しい．腫瘍と間違えないようにすることが重要である．上記のように，大脳皮質[11]，脊髄前角[12]にも異常を認めた例がある．少数例に造影効果を認めている．大多数において，画像の異常は可逆性である．難治性の症例は萎縮を示すことが多いが，長期の経過では萎縮がもとに戻る例もある[5]．

鑑別診断は精神疾患，薬剤中毒，向精神薬性悪性症候群，感染性脳炎である[1]．

◎**抗NMDAR脳炎と脱髄性疾患との重複（Overlapping demyelinating syndromes）**

Titulaerらの報告によると691例のNMDAREのうち，23例が著明なMRI異常，あるいは脱髄性の症候を示した．2群に分けて説明している[16]．

群1は12例あり，NMDAREとは別の時期にNMO関連疾患（5例中4例がAQP4抗体陽性）あるいは脳幹もしくは多巣性（7例，全例MOG抗体陽性）の脱髄性症候を示した．

その中で，画像が示されている症例7は17歳の男性で，NMDAREの3か月後に脱髄性病変の出現が2回あった．1回目は顔面神経麻痺と失調があり，MRIにて内包，橋（顔面神経丘）にT2強調像にて高信号を認めた．2回目は失調と眼球運動麻痺を示し，脳幹，小脳Th3とTh9-10にT2強調像にて高信号を認めている．

症例10は10歳の男子であり，NMDAREの96か月前に片麻痺，両側視力障害があり，MRIでは大脳皮質下から深部白質にかけてADEM様の病変があり，一部に造影効果を認めた．MOG抗体が陽性である．

症例11は29歳，男性で，痙攣，構音障害，片麻痺を示しNMDAREであった．FLAIR冠状断像にて，右半球皮質に高信号を認めている．36か月後には視力障害があり，右視神経に腫大と高信号，造影効果を認めた．

群2は11例で，NMDAREと同時にMRIで異常があり，脱髄性徴候を示した．5例がAQP4抗体陽性，2例がMOG抗体陽性である．

患者13は37歳の女性で，NMDAREとして非典型的な両側顔面神経麻痺と球麻痺があった．MRIでは第三脳室周囲と延髄被蓋にT2強調像にて高信号があり，APQ4抗体が陽性であった．

患者19は6歳の男子であり，NMDAREと

図10 | 抗NMDAR脳炎

A　FLAIR像　　　B　FLAIR像　　　C　FLAIR像

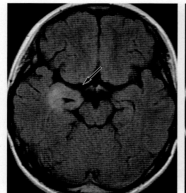
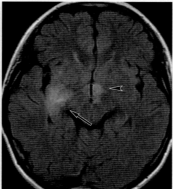
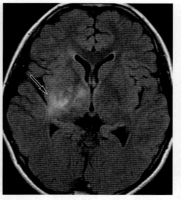

D　FLAIR像

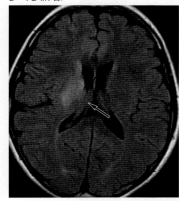

10代，女子．約2週間前より頭痛があり，その後，嘔吐を認め，傾眠傾向であった．髄液検査ではoligoclonal bandが陽性であった．他院にてMRIが施行された（A〜D）．
A：FLAIR像：右側頭葉内側部に高信号を認め，右下角の軽度の拡大がある．下角にはmass effectを認めない．
B：FLAIR像：右基底核後部（→），さらに，左視床下部に高信号を認める（▶）．高信号の連続性はなく，第三脳室にmass effectを認めない．
C，D：FLAIR像：病変は右基底核から視床に延びている（→）．なお，拡散制限はなく，明瞭な造影効果を認めない（非掲載）．
他院にて，脳腫瘍が疑われ，生検が行われたが，腫瘍を認めなかった．病変が右辺縁系，線条体から視床，さらに，反対側の左視床下部にある．病変が広範なのに，mass effectがなく，神経膠腫ではない．さらに，悪性リンパ腫を疑わせる拡散制限，造影効果がなく，腫瘍を疑わせる画像所見ではない．少なくとも，腫瘍を考慮して生検をすべき症例ではない．生検施行後に重篤な精神症状が出現し，抗NMDA受容体脳炎が疑われ，髄液から抗体が陽性となった例である．ステロイド治療によって治癒した．
症状が軽いので，診断が難しいが，MRIでの病変自体は自己免疫性脳炎を考えるべき所見である．NMDAREの画像所見は非常に幅が広く，診断が難しい．

して非典型的な失調，反射亢進，Babinski反射陽性があり，MRIでは脳幹，小脳，皮質下白質，頸髄と胸髄に高信号領域があり，脊髄病変には造影効果を認めた．MOG抗体が陽性であった．

これらの多くの患者は免疫療法によって改善したが，NMDARE単独例に比べてより高度の治療を要し，予後も不良である．23例中1例のみに卵巣奇形腫があった．NMOの患者に非典型的な症状（ジスキネジア，あるいは精神病）などがあったときには，NMDAREも考える必要がある．

自験例も痙攣と精神症状にて発症し，原因が不明であった．さらに，神経症状が出現し，MRIにて新たな造影効果のある大脳白質病変が出現し，生検にて炎症所見を呈し，NMDARE（抗MOG抗体関連疾患）のOverlapping demyelinating syndromesであった例がある（図11）．

脱髄性病変ではないが，抗MOG抗体関連疾患の皮質性脳炎を呈した例において，抗NMDAR抗体が陽性となった例がある（5章 p.511「1-4 抗MOG抗体関連疾患」図50参照）．

抗NMDA受容体脳炎とヘルペス脳炎との関係は本章 p.203「1-3A．単純ヘルペス脳炎」の「HSEはシナプス関連自己免疫性脳炎の引き金」の項参照．

・小脳に病変を示す例

傍腫瘍性小脳変性症（PCD）に類似して，小脳に淡い高信号をT2強調像/FLAIR像にて示す抗NMDAR脳炎がある（図12）．T1強調像では一部に淡い低信号を示す．拡散制限はなく，

図11 | 抗NMDAR脳炎の overlapping demyelinating syndromes（抗MOG抗体関連疾患）

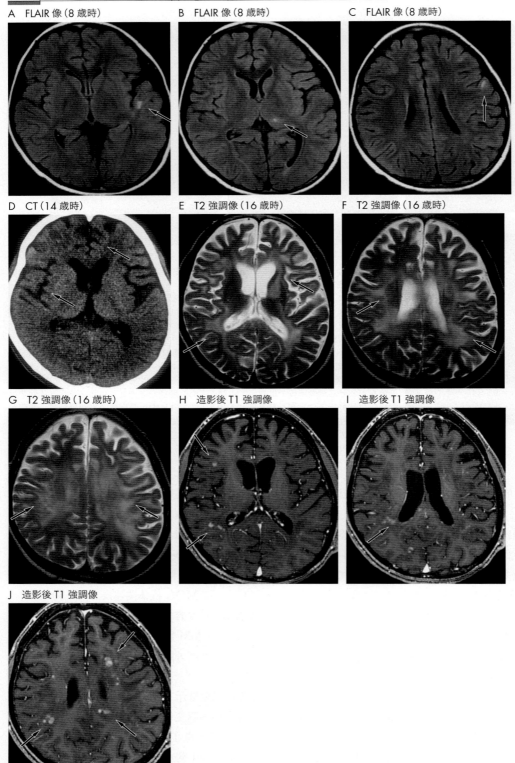

A FLAIR像（8歳時）
B FLAIR像（8歳時）
C FLAIR像（8歳時）
D CT（14歳時）
E T2強調像（16歳時）
F T2強調像（16歳時）
G T2強調像（16歳時）
H 造影後T1強調像
I 造影後T1強調像
J 造影後T1強調像

図11（続き）

◀ 16歳，女性．約8年前，8歳時にてんかんにて初発し，他院の小児神経科医は自閉症スペクトラム障害＋境界域知的障害と診断したが，MRIにて異常があった（A～C）．

A～C：FLAIR像（8歳時）：左側頭葉皮質下，左視床内側部，左前頭葉皮質下にて点状の高信号を認める（→）．mass effect はないが，確実な異常であり，脳実質内に異常所見があった．しかし，半年後には消失した．小学生時には運動能力は，運動部のレギュラーをする能力があったが，勉強についてはかなり遅れを認めた．てんかんについてはコントロールできていた．しかし，中学校に入ったのをきっかけに自傷他傷などの2次性障害と思われる症状が出現した．時間経過とともに次第に悪化し，両親の強い希望があり約3年前に精神科に入院した．約2年前（14歳時）にCTが撮像された（D）．

D：CT（14歳時）：前頭側頭葉の萎縮を認める（→）．

その後，発語と疎通性が次第に低下し，尿失禁なども出現し，知的精神面が顕著に低下した．約3か月前に，初診の神経小児科医が再度診察した際には伝い歩きができていたのが，数週間の間に立位もできなくなった．神経学的所見も急激に悪化し，痙性四肢麻痺や眼振が出現，増強したので，MRIを撮像した（E～G）．

E～G：T2強調像（16歳時）：前頭側頭葉頂葉に大脳萎縮がある．側脳室周囲白質から深部白質にかけて高信号を認める（→）．何らかの白質病変があり，神経症状（運動能力）の悪化に関係があり，進行する可能性があるので，造影検査が必要と考えた．

H～J：造影後T1強調像：大脳白質の高信号の部位に一致して，その部位の一部に造影効果を認めた（→）．大脳白質病変が活動性のある病変であり，神経症状に関係していることはわかった．白質の炎症性病変の可能性があるとは思っていたが，大脳萎縮，それ以前の長い病歴との関係がわからなかった．生検をしたが，炎症との返事であった．その後，MOG抗体陽性，NMDAR抗体が陽性となった．

補足：初回の痙攣発作，その後の精神症状は後から考えると，NMDAREであった．さらに，今回の運動能力の著しい低下が起こり，四肢麻痺，眼振と，MRIでの白質病変はMOG抗体陽性の自己免疫性脳炎であり，NMDARE後にovelapping demyelinating syndromesが出現したと考えている．約2年後に抗MOG抗体関連疾患が再発し，大脳白質にT2強調像にて高信号，造影効果（GとJに類似した所見）を認めた．

造影効果も示さない．大きなmass effectはないが，軽い腫大の疑いはある．PCDに類似して，自験例では10日後の再検では高信号は消失していた．

Joeらは5歳の少女例において，両側小脳半球にFLAIR像にて高信号を示した例を報告している．この例は12歳にも再発し，同様な高信号があった．しかし，前回とは異なり，小脳は萎縮していた[17]．

Felliらの例は17歳，男性例であり，初回のMRIでは異常を認めず，7日後のT2強調像／FLAIR像にて，右小脳半球と小脳扁桃に高信号を認めている．T1強調像では低信号を来した．拡散制限はなく，造影効果もなかった[18]．

3例とも，臨床症状からは小脳に病巣を指摘できない．本症において，小脳に異常を呈する例があり，自験例ではPCDに類似していた．

C 抗Ma2関連脳炎

臨床

Dalmauらの38例の報告がある[19]．男性が26例（中位年齢は34歳，22～70歳），女性は12例（中位年齢は64歳，53～82歳）である．34例（89％）が癌を伴っており，傍腫瘍性である．その内，53％が精巣胚細胞腫瘍である．2例は精巣に癌はないが，微小石灰化があり，1例は停留睾丸を認め，精巣癌の危険因子を持つ．62％の患者において，神経症状は腫瘍診断の前に出現した．

症状から見ると38例中34例（89％）は初回に，辺縁系脳炎，間脳あるいは脳幹機能障害を示した．その後の経過を含めると，95％が上記障害を示した．26％のみが典型的なALEを示した．

32％の患者が昼間の眠気を呈し，しばしばナルコレプシー・カタレプシー，髄液中のヒポクレチン（オレキシン）低値を認めた．34％の患者に間脳・視床下部病変を認めている．

脳幹障害のある例では眼球運動障害を92％に認め，60％に垂直性注視麻痺を認めた．その他に，3例に非典型的なパーキンソン症状があった[19]．

症状のポイントはALEの症状（本項p.427「ALEの臨床」参照），間脳・視床下部症状（昼間の眠気，ナルコレプシー，カタレプシー，高体温症，内分泌障害），上部脳幹症状（垂直性注

図12 | 抗 NMDAR 脳炎

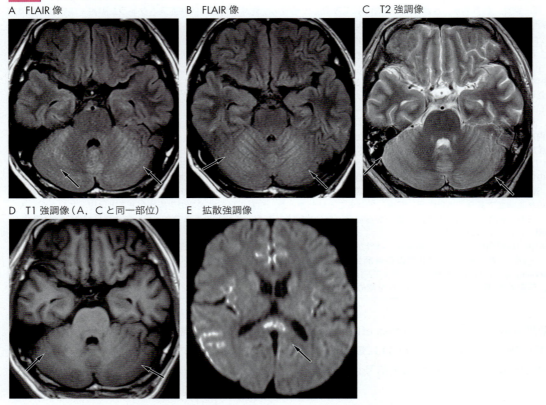

A　FLAIR像
B　FLAIR像
C　T2強調像
D　T1強調像（A，Cと同一部位）
E　拡散強調像

38歳，男性．22日前に会話がかみ合わなくなり，精神病院に入院した．言動異常があり，セレネースを投与された．食事はほとんど取らず，便器に頭を突っ込んだりする異常行動を認めた．8日前より発熱，意識レベルの低下があった．5日前より肺炎が疑われ，抗生物質を投与された．4日前に別の病院に救急搬送された．髄液検査にて単核球優位の細胞増多があり，肺炎＋髄膜炎と診断された．頭部 MRI が施行された．

A，B：FLAIR像：両側小脳半球に淡い高信号を認める（→）．
C：T2強調像：同様に淡い高信号を両側小脳半球に認める（→）．なお，有意な拡散制限を同部位には認めていない（非掲載）．
D：T1強調像（**A，C**と同一部位）：両側小脳半球に低信号を認め（→），異常である．有意な造影効果を認めない（非掲載）．
E：拡散強調像：脳梁膨大部に非特異的な高信号を認める（→）．同部位には拡散制限があった．なお，10日後の T2 強調像，FLAIR像では小脳半球の高信号は不明瞭となった．
補足：抗 NMDAR 脳炎にて，小脳半球を侵した例である．過去にも同様な例があるが，臨床症状からは小脳を示す所見は認められない．抗 NMDAR 脳炎でも，脳梁膨大部病変を伴うことがわかった．なお，画像所見は傍腫瘍性小脳変性症（paraneoplasitc cerebellar degeneration：PCD）と類似している．短期間のみ，高信号が認められる点も同様であった．

視麻痺，全外眼筋麻痺）を示すことである．特に多いのは若年男性である[5]．

画像所見

約 75% に MRI の異常を認める．2/3 は ALE の所見を示し，1/3 は間脳に異常（視床下部・視床に T2 強調像にて高信号）を示す．1/3 は脳幹（中脳から延髄）に異常を示す．大多数は，これら 3 型の混合所見となる．結節状の造影効果を認めることがある[5]．50 歳以下の男性に，辺縁系脳炎，間脳症状，上部脳幹症状があり，相当する部位に MRI の異常がある際には，抗 Ma2 関連脳炎は考慮すべき疾患である[5]．特に造影効果を伴う際には可能性が強くなる（図13）．

実際の症例では 42 歳，女性例で，2 か月の経過で，進行性の言語と記憶の障害があり，眩暈，失調，眼球運動障害を呈し，腫瘍を認めず，海馬，扁桃体，視床下部，中脳被蓋，橋被蓋，延髄に高信号を T2 強調像にて認めている[5]．

図13 | 抗Ma2関連脳炎（傍腫瘍性神経症候群）（精巣，悪性の胚細胞腫瘍）

A　T2強調像
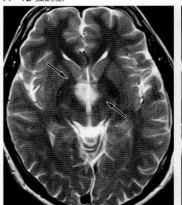

B　造影後T1強調横断像
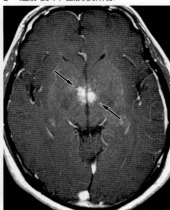

C　造影後T1強調冠状断像
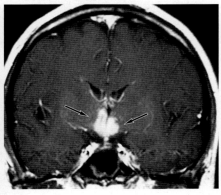

D　矢状断像
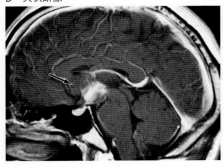

20代，男性．約25日前より発熱があった．20日前より頭痛があり，2週間前に入院した．入院時より過眠があり，話し中に急に眠るナルコレプシー様症状が出現した．また，入院後より下方視制限があった．多尿，口渇があったが，入院後からは多尿は減少した．頭部MRIを撮像した（A～E）．

A：T2強調像：両側視床下部に非対称性の高信号を認める（→）．なお，T1強調像では病変は指摘できず，第三脳室にmass effectはない（非掲載）．拡散強調像にて拡散制限はない（非掲載）．

B：造影後T1強調横断像：両側視床下部の病変には明瞭な造影効果を認める（→）．

C，D：造影後T1強調冠状断像（C）と矢状断像（D）：両側視床下部の病変に強い造影効果を認める（→）．下垂体は正常であり，下垂体柄にも異常を認めない．（安城厚生病院神経内科の症例，安藤哲朗先生のご厚意による）

補足：ナルコレプシーを呈した20代男性であり，MRIにて明瞭な造影効果を認めた．ナルコレプシーを呈する自己免疫性疾患の中で，明瞭な強い造影効果を視床下部に示すのは視神経脊髄炎関連疾患（NMOSD）と抗Ma2関連脳炎である．抗アクアポリン4抗体が陰性となり，抗Ma2抗体陽性が判明した．CTにて，小さな睾丸腫瘍があることがわかっていたが，泌尿器科医には良性とされ，手術の適応ではないとされていた．しかし，その腫瘍による傍腫瘍性神経症候群であったため，悪性腫瘍の可能性を説明し，摘出したところ悪性の胚細胞腫瘍であった．

　Dalmauらの報告では右，側頭葉，視床，四丘体に結節状の造影効果を示す病変が掲載されている[19]．AEの中では抗Ma2関連脳炎は造影効果を示す率が高い．

　Bergnerらの例は21歳，男性であり，頭痛，筋緊張低下，低体温，傾眠から数日で意識障害を呈した．全下垂体機能低下症があった．画像では視床下部の腫大とFLAIR像での高信号と造影効果，下垂体の腫大と造影効果を認めた．間脳および下垂体に病変を持つ抗Ma2関連脳炎であり，縦隔に精細胞性腫瘍を認め，傍腫瘍性神経症候群であった[20]．

　Dauvilliersらの例は63歳の男性で，2か月の経過で強度の日中の眠気があり，その1か月後には脱力発作（cataplexy）が起こり，急速眼球運動，夜間の興奮を伴った．FLAIR像にて第三脳室外壁，視床下部に高信号を認め，造影効果はない．剖検となり，腫瘍を認めず，視床下部には炎症があり，組織の破壊を認めた．ナルコレプシー・脱力発作があり，視床下部にT2強調像にて高信号があり，造影されないときの鑑別は抗Ma2関連脳炎であるとされる[21]．

　Suwijnらの典型例の報告がある．30歳，男性，3か月の経過で，高体温と低体温，性欲低下，過眠症を呈した．血清中のテストステロン低下，副腎皮質ホルモン低下を認めた．視床下部に高信号をT2強調像にて認め，均一な造影効果を認めた．髄液ではリンパ球が中程度に増加して

> **Memo**
> **【自己免疫性の睡眠障害】**
> 　ナルコレプシーが代表的な症状である．ときに，傍腫瘍性神経症候群のこともある．
> 　抗アクアポリン 4 抗体陽性の視神経脊髄炎関連疾患（NMOSD）が最も見る機会が多いが，その他に，VGKC に関係し，CASPR2 と LGI1 がある．さらに，睡眠障害と中枢性低換気を来すのが抗 NMDAR 脳炎である．その他に，新しい tauopathy である IgLON5 があり，さらに傍腫瘍性神経症候群が多い抗 Ma1 関連脳炎と抗 Ma2 関連脳炎がある[22]．
> 　この中で，病巣部位である視床下部に造影効果があるのは NMOSD と抗 Ma2 関連脳炎である．

いた．ステロイドを投与し，リンパ球性視床下部炎として，検査中であった．改善していたが，再発し，辺縁系に異常を認めた．抗 Ma2 抗体が見つかり，精巣に微小石灰化があり，摘出し，胚細胞腫瘍を認めた[23]．

　English らの報告例は 30 歳，男性例であり，片頭痛の病歴があった．以前より強い頭痛が 2 か月あり，強い眠気と不眠が交互に伴っていた．入院時には昏迷，構音障害があり，傾眠傾向であった．CT にて閉塞性水頭症と，視床下部にその原因となった腫瘤性病変があり，造影効果を認めた．自己免疫疾患も考慮し，自己抗体の測定をしたが，その中に抗 Ma2 抗体は入っていなかった．生検では腫瘍ではなく，炎症がみられた．ステロイドにて，患者の状態は改善していた．しかし，その後再び悪化した．MRI の再検にて，視床下部の病変は縮小したが，新たに，左側頭葉内側部（扁桃体から海馬）にかけて，FLAIR 像にて高信号と造影効果を認めた．抗 Ma2 関連疾患を疑い，陽性となった．精巣ではなく，前縦隔に胚細胞腫が見つかっている[24]．

　この症例では，抗 Ma2 関連脳炎でも水頭症を呈するような腫瘤性病変になること，睡眠障害があり，視床下部に造影効果のある病変では常に抗 Ma2 関連脳炎を考えること，傍腫瘍性が多く，腫瘍は精巣のみではなく，全身の胚細胞腫を探すことが重要であることを示している．

鑑別診断

- **視神経脊髄炎関連疾患**：視床下部病変は類似している．造影効果があるのに抗 AQP4 抗体陰性の際には抗 Ma2 関連脳炎を考慮する．

　その他，視床下部病変の鑑別には本項 p.444 memo「自己免疫性の睡眠障害」参照．

…診断のコツ

　孤立性あるいは混合性の辺縁系脳炎，間脳症状（昼間の眠気，ナルコレプシー，カタレプシー，高体温症，内分泌障害），上部脳幹症状（垂直性注視麻痺，全外眼筋麻痺）を有し，上記の部位に高信号を T2 強調像にて認める際には本症を考慮する[5]．造影効果を認める際には，より可能性が高い．若い男性に多い．

（p.445 に追加情報がある．）

参考文献

1) Graus F, Titulaer MJ, Balu R, et al: A clinical approach to diagnosis of autoimmune encephalitis. Lancet Neurol 15: 391-404, 2016.
2) Armangue T, Leypoldt F, Dalmau J: Auto-immune encephalitis as differential diagnosis of infectious encephalitis. Curr Opin Neurol 27: 361-368, 2014.
3) Irani SR, Alexander S, Waters P, et al: Antibodies to Kv1 potassium channel-complex proteins leucine-rich, glioma inactivated 1 protein and contactin-associated protein-2 in limbic encephalitis, Morvan's syndrome and acquired neuromyotonia. Brain 133: 2734-2748, 2010.
4) 渡邊 修：抗 VGKC 複合体抗体関連症候群．最新医学 68: 1649-1654, 2013.
5) Saket RR, Geschwind MM, Josephson SA, et al: Autoimmune-Mediated Encephalopathy: Classification, Evaluation, and MR Imaging Patterns of Disease. Neurographics 1: 2-16, 2011.
6) Daffner KR, et al: Case 35-2008. A 65-year-old man with confusion and memory loss. N Engl

J Med 359: 2155-2164, 2008.
7) Tada S, et al: Severe parkinsonism associated with anti-CRMP5 antibody-positive paraneoplastic neurological syndrome and abnormal signal intensity in the bilateral basal ganglia. J Neurol Neurosurg Psychiatry 87: 907-910, 2016.
8) 堀 聡, 福田 修, 小山新弥・他：頭部 MRI で異常信号を呈し, Bickerstaff 型脳幹脳炎と考えられた1例. BRAIN and NERVE 60: 287-290, 2008.
9) 吉川秀人, 唐澤 環, 阿部時也：脳・脊髄の MRI 画像アトラス：小児 Bickerstaff 型脳幹脳炎. 脳と神経 52: 934-935, 2000.
10) Saadi A, Schmahmann JD: Pearls & Oy-sters: Tacrolimus neurotoxicity presenting as an isolated brainstem lesion. Neurology 86: e109-e111, 2016.
11) Titulaer MJ, Hoftberger R, Iizuka T, et al: Overlapping demyelinating syndromes and anti-N-methyl-D-aspartate receptor encephalitis. Ann Neurol 75: 411-428, 2014.
12) Zubkov S, Aggarwal Joshi P2, Shepherd TM, et al: Teaching NeuroImages: NMDA encephalomyelitis with MRI abnormalities isolated to ventral spinal cord gray matter. Neurology 85: e55-e56, 2015.
13) Gadoth A, et al: Expanded phenotypes and outcomes among 256 LGI1/CASPR2-IgG-positive patients. Ann Neurol 82: 79-92, 2017.
14) Flanagan EP, et al: Basal ganglia T1 hyperintensity in LGI1-autoantibody faciobrachial dystonic seizures. Neurol Neuroimmunol Neuroinflamm 2: e161, 2015.
15) López Chiriboga AS, et al: Striking basal ganglia imaging abnormalities in LGI1 ab faciobrachial dystonic seizures. Neurol Neuroimmunol Neuroinflamm 4: e336, 2017.
16) Titulaer MJ, Hoftberger R, Iizuka T, et al: Overlapping demyelinating syndromes and anti-N-methyl-D-aspartate receptor encephalitis. Ann Neurol 75: 411-428, 2014.
17) Desai JE: An Atypical Case of Anti-N-Methyl-D-Aspartate Receptor Encephalitis. Pediatr Neurol 63: 80-81, 2016.
18) Splendiani A, et al: Magnetic resonance imaging and magnetic resonance spectroscopy in a young male patient with anti-N-methyl-D-aspartate receptor encephalitis and uncommon cerebellar involvement: A case report with review of the literature. Neuroradiol J 29: 30–35, 2016.
19) Dalmau J, Graus F, Villarejo A, et al: Clinical analysis of anti-Ma2-associated encephalitis. Brain 127: 1831-1844, 2004.
20) Bergner CG, et al: Teaching NeuroImages: Ma2 encephalitis presenting as acute panhypopituitarism in a young man. Neurology 81: e146-147, 2013.
21) Dauvilliers Y, Bauer J, Rigau V, et al: Hypothalamic immunopathology in anti-Ma-associated diencephalitis with narcolepsy-cataplexy. JAMA Neurol 70: 1305-1310, 2013.
22) Silber MH: Autoimmune sleep disorders. Handb Clin Neurol 133: 317-326, 2016.
23) Suwijn SR, Klieverik LP, Odekerken VJJ. Vincent JJ: Anti-Ma2-associated encephalitis in a patient with testis carcinoma. Neurology 85: 1461, 2016.
24) English SW, et al: Clinical Reasoning: A 30-year-old man with headache and sleep disturbance. Neurology 90: e1535-e1540, 2018.

追加情報 p.444 参照

抗 GABA_A 受容体脳炎 [25]

53歳, 男性. 右側の痙攣とミオクローヌス発作が起こった. 患者は前に倒れ, 意識を失った. 見当識障害, 傾眠傾向があった. 痙攣は難治性であった. MRI では, 両側側頭葉, 前頭頭頂葉の皮質から皮質下白質, 側脳室周囲に多発性の高信号を認めた. 拡散制限, 造影効果, mass effect, 浮腫はなく, 出血もない. 胸部 CT にて胸腺腫が見つかり, 抗 GABA_A 受容体脳炎と診断された.

26例の報告がある[26]. 急速に進行する脳症, 難治性の痙攣重積を呈し, 同時に異常運動（口顔面ジスキネジア, ジストニア, 舞踏アテトーゼ運動, 顔面単収縮, 攣縮）を認めるのが特徴である. 40%に腫瘍を伴い, 胸腺腫が最も多い.

多巣性の皮質から皮質下白質にかけての T2 強調像での高信号が特徴であり, 抗 AMPAR 脳炎, 抗 GAD 脳炎が同様な画像所見を呈する. この画像所見は他の自己免疫性脳炎には稀である[25].

25) Chen Z, et al: Clinical Reasoning: A middle-aged man with new onset seizures and myoclonic jerks. Neurology 92: e274-e281, 2019.
26) Spatola M, et al: Investigations in GABA_A receptor antibody-associated encephalitis. Neurology 88: 1012-1020, 2017.

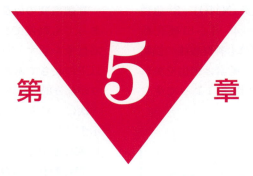

第5章

脱髄性疾患

　脱髄性疾患（demyelinating disease）とは白質に多数の斑状もしくは血管周囲を中心とした髄鞘の脱落を認め，比較的軸索が保たれる疾患であり，血管周囲にはリンパ球およびプラズマ細胞の浸潤を伴う．他の器官には病巣がないことも特徴である[1]．

　脱髄性疾患は大きく中枢神経系の脱髄疾患と末梢神経系の脱髄疾患とに分かれる．本章では前者のみを対象とする．中枢神経系の脱髄疾患には自己免疫に由来する疾患群，ウイルスに関係する疾患群（進行性多巣性白質脳症など），遺伝性（副腎白質ジストロフィなど），栄養性／代謝性脱髄疾患，中毒（化学療法，放射線治療），その他（一酸化炭素，多巣性壊死性白質脳症）などがある[1]．

　本章では自己免疫（炎症）性脱髄性疾患と栄養性／代謝性脱髄疾患について記載する．

　抗アクアポリン4抗体の発見以来，視神経脊髄炎が炎症であることが明瞭となった．しかし，多発性硬化症との関連もあり，1版と同様に，本章の項目に入れた．抗MOG抗体関連疾患も含めて，トピックであり，詳細に記述した．

1. 自己免疫（炎症）性脱髄疾患（autoimmune/inflammatory demyelinating disease）

自己免疫（炎症）性脱髄疾患には，1）多発性硬化症（MS），2）視神経脊髄炎（NMO），3）急性散在性脳脊髄炎（ADEM），4）同心円硬化症（Baló病）などがある．いずれも神経線維の髄鞘のみが選択的に崩壊消失し，軸索は損傷を免れる病変を言い，自己免疫性機序によって生じる[1)2)]．

1 多発性硬化症（multiple sclerosis：MS）

自己免疫（炎症）性脱髄疾患では最も多い疾患である．原因は不明である．30歳を中間値として15〜50歳の発症が多く，女性にやや多い（1.5：1）．時に，50歳以上，15歳以下の発症もある[1)]．

診断基準

◆ **1. 従来の診断基準**

MSのMRI診断基準として，2005年12月にそれ以前の診断基準を改定したPolman診断基準が国際委員会から発表された[3)]．時間的，空間的多発性が満たされ，他の疾患では説明できない臨床所見があるものがMSである．疑わしいが，診断基準が満たされないものをpossible MSとしている．ここでは画像診断に関係する空間的多発性と時間的多発性についてのみ，記載する．

MSの空間的多発性に関してはBarkhofらの報告[4)]が有名である．下記の4項目のうち，3項を満たしたものをMSの空間的多発性を満たすとする．
1）少なくともひとつの造影される病変あるいは9個のT2強調像での高信号
2）少なくともひとつの後頭蓋窩の病巣
3）少なくともひとつの皮質下の病巣
4）少なくとも3個の側脳室周囲の病巣

なお，脊髄MRIにて脊髄病変があれば1個の後頭蓋窩病変を満たす[1)]．

脊髄病変の特徴としては，1）腫大がないか，あっても軽度である，2）T2強調像にて明瞭な高信号を示す，3）体軸方向に3mm以上2椎体以下の長さであること，横断面では髄内の広がりが部分的であること，である[3)4)]．

次に，MSの時間的多発性のMRI診断基準を示す[3)5)]．
1）臨床症状発現から3か月以降に初回のMRIが行われた場合，臨床症状と無関係の領域に造影病変が見られたなら，時間的多発性の証拠となる．
2）臨床症状から30日以内に初回MRIが行われた場合，その後に行った2回目以降のMRIで新たなT2病変が出現していたならば時間的多発性の証拠となる．

MSの診断基準（McDonald診断基準2010年版）が2011年に発表された[6)]．それによれば，MSの空間的多発性と時間的多発性は以下のように定義されている．

[空間的多発性]

以下の2か所以上に1個以上のT2高信号病巣．
・脳室周囲
・傍皮質下
・テント下
・脊髄

補足：造影効果の有無は必要ない．脳幹症候群の患者では症候性のテント下病巣は除外する．脊髄症候群の患者では症候性の脊髄病変は除外する．

[時間的多発性]
1）経過観察中のMRIにて，初回のMRIと比べて，1個以上の新規のT2高信号病巣を認める，あるいは造影効果のある病巣を1個以上認める．
2）いかなる時でも，無症候性の造影効果のある

表1 ● 2017年改訂のMcDonald診断基準[7)]

	他覚的，証拠のある病変数	MSと診断する際の必須項目
2回以上の発作	2個以上	なし
2回以上の発作	1個（以前の発作と考えられる病変がある）	なし
2回以上の発作	1個	DISを示す他の発作，MRIでの他の部位の病変
1回の発作	2個以上	他の発作によるDITを示す， あるいはMRIによるDIS， あるいは髄液oligoclonal bands陽性
1回の発作	1個	DISを中枢神経系の他の部位が侵されていることを表す他の発作にて示す， あるいはMRIにて示す， 加えて，DITを他の発作にて示す， あるいはMRIにて示す， あるいは髄液oligoclonal bands陽性

注：DIS，DITは本文参照．

病変と造影効果のない病変が混在している時．

2. 2017年改訂のMcDonald診断基準（表1参照）[7)]

・髄液oligoclonal bands

MSは単一の脱髄性症状（clinically isolated syndrome：CISと呼ぶ）にて発症する（表2参照）．

CISの患者において，oligoclonal bands陽性で，髄液検査にて非典型的な所見がなければ，MRIでの時間的な多相性（dissemination in time：DIT）がなくても，MSと診断できる．MRIでのDITに代われる．

・有症状の病変｛時間（DIT）と場所（DIS）での多相性｝

脳幹および脊髄における有症状の病変は，MRIでのDIS（dissemination in space）とDITには以前には入っていなかったが，今回より，含まれることになった．例外は視神経炎を発症した患者においては，視神経はDISの判定の際に一つの有症状の病変としては含めない．

・皮質病変は傍皮質病変と同様に扱う

皮質病変も，傍皮質病変も病理所見では共に，MSの特徴的な所見であることが分かっている．皮質病変も，傍皮質病変と同様にDISの判定に使用できる．しかし，皮質病変は他の疾患の皮質病変と区別することが難しく，画像でもartifactとの区別をすることが重要である．

・側脳室周囲病変（periventricular lesions）の数

前回と同様に1個の側脳室周囲病変で可としている．血管障害のリスクの患者では特異性が落ちると考えられる．

・radiographically isolated syndrome

画像上はMSの病変に合致するが，症状がない例を指す．MSとして認知はされない．

・soliary sclerosis

大脳白質，延髄脊髄移行部，脊髄に進行性の症状を呈する病変があり，MSの進行型との区別ができず，髄液oligoclonal bandsが陽性を示す例がある．新しい別の病変がない例はprogressive solitary sclerosis（進行性孤発性硬化症）と呼ばれ，DISを欠いているので，MSではない．

3. 2017年改定CIS患者における空間的，時間的多発性のMcDonald診断基準[7)]

[空間的多発性]

1個以上のMSに特徴的なT2強調像での高信号を以下の4か所（側脳室周囲，皮質／傍皮質，天幕下，脊髄）から2個以上の部位に認める．

[時間的多発性]

いかなる時も，造影効果のある病変とない病変の共存，経過を追ったMRIにて，新しいT2強調像での高信号あるいは造影効果のある病変の出現．

表2 ● CIS[8)]

	高い	低い
横断性脊髄炎におけるMSへの移行リスク	・不完全な横断性脊髄炎 ・左右非対称の症状 ・小さな脊髄病変 ・浮腫を伴わない	・完全な横断性脊髄炎 ・対称性の症状 ・多数の体節を侵す病変 ・浮腫を伴う
視神経炎におけるMSへの移行リスク	・若年成人 ・女性 ・一側性 ・痛みを伴う ・乳頭は正常	・小児 ・男性 ・両側性 ・無痛 ・乳頭浮腫

補足：日本人（アジア人）のMSの特徴を以下に示す[9)]．
・通常型のMSでも脳病変が欧米に比べて少ない．
・小脳病変が少ない[10)]．
・慢性進行型（一次進行型および二次進行型）の頻度が低い．
・非典型的なMR所見を呈することが多い[11)]．
・髄液 oligoclonal band の陽性率が低い[12)]．

◆ 4. 一次性進行性多発性硬化症の定義[7)]

◎1年間にわたる病状の進行（再燃とは無関係に）

◎以下の内，2個がある
・側脳室周囲，皮質／傍皮質，天幕下の内，1個以上の部位から1個以上のMSに特徴的なT2強調像で高信号
・脊髄に2個以上の高信号
・髄液 oligoclonal bands が陽性

臨床型分類

臨床経過による分類で最も多いのは再燃寛解型である．急性増悪と寛解を繰り返し，急性増悪の後に，完全もしくは後遺症を残して不完全に治癒（寛解）する．この型が全体の70〜80％を占める．二次進行型MSは再発寛解の病期が長くなると持続的に症状が進行して慢性進行型となる．一次進行型MSは発症から1年以上にわたって慢性進行する病型である．日本では慢性進行型の病型は欧米に比べて低頻度である[5)]．

多くのMSは寛解再燃型であり，その最初の臨床徴候がCISである．CISの代表的な症状は横断性脊髄炎と視神経炎である．CISの段階で治療を行い，MSへの移行を抑えようとする試みがなされている．それゆえに，CISの中で，どのような徴候を有する例がMSに移行するのかを知ることは重要である（表2）[8)]．

病理所見

肉眼的には新鮮な脱髄病巣（脱髄斑 demyelinating plaque）は赤みを帯びて柔らかく浮腫状であり，古い病巣は灰白色でゼラチン様，やや澄明度を増して見え，触ると硬い．組織学的には活動性脱髄巣は脱髄とともに小静脈周囲性のリンパ球浸潤が見られ，多数のマクロファージと反応性星細胞の増多を伴っている．マクロファージは髄鞘の崩壊産物や脂肪顆粒を含有している．非活動性病巣では血管周囲リンパ球浸潤は認められず，髄鞘は完全に消失し，著しい線維性グリオーシスに置き換わる[1)]．

急性期脱髄斑は側脳室周囲白質（古くはWetterwinkelと呼ばれてきた脳梁と尾状核頭との間の側脳室を取り囲む白質）付近に好発し（50％），上衣下から髄質静脈の走行に一致して静脈周囲に分布する傾向があって，その分布はDawson's finger と呼ばれる[1)2)5)]．

冠状断像では側脳室周囲の脱髄斑は楔状で，脳室側が広い．病巣が広範に及ぶと側脳室外側は，下角の下内側を除いて全部が脱髄斑に覆われる．

皮質と皮質直下の白質との間の脱髄斑は比較的小さく，拡大傾向はない．肉眼では三日月状を示す．しかし，髄鞘染色では円型，卵円型を示し，U線維も侵す．それに対して，中心白質の脱髄斑は皮質下U線維は避ける傾向にある．

皮質内にも脱髄斑は存在する．髄鞘染色をすると，ひとつの前頭葉で 30 個以上の脱髄斑が皮質内にある[2]．

視神経，視交叉，視索に MS の脱髄斑を認める[2]．不連続な孤立した病変も，融合した病変もある．視索の二次変性はほとんど認めない．

脳幹内の脱髄斑は軟膜下直下では楔形であり，深部の病変は円型である．

脊髄では MS の病変は長軸方向に伸び，3mm から数椎体に及ぶこともある．軟膜下の病巣は楔形を示し，中心部は円型を示す[2]．

撮像方法
◆ 1. 脳
脳のルーチン検査法に拡散強調像を加えている．造影剤投与後に T2 強調像を撮り，その後に造影後 T1 強調像を撮り，造影後の検査が delayed study（投与約 5 分後の撮像）になるように工夫をしている．造影後には横断像と冠状断像の 2 方向を脳全体にわたって撮っている．後者がより明瞭な造影効果を示すことが多い．

天幕上では FLAIR 像が T2 強調像に比べてより鮮明に病巣を認めることが多いが，後頭蓋窩では逆になることもあり，両者を撮ることが必要である．方向を変えるために，FLAIR 像は冠状断像にしている．

◆ 2. 視神経
視神経を見る際には脂肪抑制 T2 強調冠状断像，脂肪抑制造影後 T1 強調横断像および冠状断像をともに 3mm の厚さにて撮像する．眼窩内の視神経から視索まで入るように撮像する．なお，MS にて視神経炎が疑われる際にも，脳全体の FLAIR 像（もしくは T2 強調像）と造影後 T1 強調像にて脳全体を撮像することは必要である．

◆ 3. 脊髄
脊髄では T2 強調矢状断像は fast STIR 法を使用している．これは通常の T2 強調像に比べて，脱髄巣がより明瞭であるためである．横断像には通常の T2 強調像を使用している．横断像を gradient echo 法にて撮像する方法は脊髄内の病変には不向きであり，採用すべきではない．また，造影後 T1 強調矢状断像および横断像を撮像している．脊髄の病変が疑われる際には神経内科医の診断に基づき，頸髄（C1〜Th3）か，それ以下（Th4〜L1）の 2 部位のどちらかを撮像する．前者は FOV が 24cm，後者は FOV を 30cm にしている．解像度が低下するので，それ以上の FOV では撮像しないで，分けて撮像している．臨床上の高位診断がいつも正しいとは限らない．例えば，胸髄の病変が疑われても，造影される病変が頸髄に存在することもある．稀ではあるが，脳内に存在することがある．

なお，脊髄病変が疑われる際には，造影後 T1 強調像に脂肪抑制をすべきではない．解像度が落ち，脊髄およびその周囲の造影効果の有無が分からなくなる．脂肪を含む脊椎病変の造影後 T1 強調像には脂肪抑制は有効であるが，脊髄病変には有害であり，決して使用してはならない．

画像所見
◆ 1. 脳
◇ ovoid lesion

側脳室周囲白質，脳幹，小脳，その他の大脳白質を中心に円型，楕円形の病巣を認める．脳内に MS の病巣はどこにでもありうる．皮質および基底核に病変が存在することもある．

楕円形の病巣（ovoid lesion）は円型の病巣に比べてより本症に特徴的である．T2 強調像にて上衣下静脈の走行に一致して長軸が側脳室壁に垂直な卵円型から線状の高信号を示す（図 1）[4,13]．病理の Dawson's finger に対応する．MS にて認められる所見であるが，虚血でも同様な所見を認め，特異性は高くはない．個々の脱髄巣が融合すると脳室周囲で辺縁凹凸な高信号となる（図 5 参照，lumpy-bumpy pattern，scalloped appearance）．

◇ septal-callosal interface lesion

透明中隔と脳梁との間の領域にある病変（septal-callosal interface lesion）は特徴的と考えられている（図 5）[5,14,15]．脳室面から垂直に放散するように伸びる脳梁の線上病変であり，特に

脳梁下面に多い．
　MSと他の脳梁病変との対比を表3に記す（表3）[16]．

◇ juxtacortical lesion
　皮質から皮質下U線維にかけての病変（juxtacortical lesion）は大脳皮質内静脈とU線維の灌流域に一致するとされる（図2，3）[5)17)18]．MS症例の50%強にU線維病変が検出されると報告もあり，特徴的と考えられる[18]．

◇ T1強調像
　T1強調像にて低信号を示すMSの病変は急性期と慢性期の病変がある[5]．慢性期に低信号を示す病変はT1-black holeと呼ばれ，T1強調像では皮質と髄液の中間の信号強度で，FLAIR像では高信号の中心に低信号を示す（図4～6）[5)19]．組織学的には慢性期の軸索消失と関連し[20]，臨床的に機能障害の程度と強い相関がある．一方，急性期病変では浮腫や炎症に伴う変化で可逆性である[5]．
　T1強調像では脱髄斑の周囲に淡い高信号を認め，同部位に造影効果を認めることがある（図1）．急性期脱髄斑のマクロファージ浸潤と関係があると考えられている[21]．

◇ 造影効果
　活動性のある病巣には造影効果を認める（図1～3）．均一に造影される結節型と周囲が造影されるリング型（図1）があり，病理との対応では前者は炎症は強いが脱髄は軽度であり，後者は中心が髄鞘脱落であり周囲は炎症とされる．また，造影効果のない病変は髄鞘脱落はあるが，炎症はほとんどない状態である[22]．造影効果は通常4～6週間続く．時に6か月に及ぶことがある[23]．リング型の造影効果のうち，灰白質（皮質あるいは基底核）に面する部位に造影効果がないのはopen-ring sign（図3）と呼ばれ，MSをはじめとする脱髄性疾患に特徴的とされる[24]．造影効果は活動性に関係しており，積極的に治療を行う必要性を示唆する．最も重要な画像所見である．

◇ 脳幹・小脳
　脳幹，小脳にもMSの病変は存在する（図2，5，6）．MSの空間多発性項目にも入っている．mass effectがなく，あっても軽いことが特徴である．

◇ 拡散強調像
　自験例では造影効果のある活動性病変のADC値は上昇していることが多い．ときに，その一部にADC値の低下を認めることもある．28例の均一に造影される活動性MS病変のうち，4例においてADC値の低下を認めた報告がある[25]．リング状の造影効果を認めた11例にはADC値の低下を認めていない．
　別な報告では72人の急性期MS患者の内，10人にADC値の低下を認めている．ただし，全期間を通じて低下しているわけではない．この報告では対象の10人に全部で52回のMRI検査が施行されているが，発症当日から7病日までに撮られたMRIではMSの病変には軽度のT2強調像での高信号，ADC値の高度低下がみられ，造影効果はないかわずかであった．それ以後，10病日まででT2強調像にて著明な高信号，造影効果があり，ADC値は正常であった．その後，4週まではADC値の上昇，著明な造影効果を認めた．4週以後ではT2強調像での高信号が部分的に消失し，ADC値が上昇，造影効果の消失を認めたとされる[26]．MSの正確な発症時期はわからないこともあるので，注意が必要である．

◇ 画像と病理との対比[27]
　活動期にT1強調像にて低信号を示すMS病変はおそらく強度の浮腫と脱髄を示し，軸索の破壊を伴わない．一方，慢性期にT1強調像にて低信号を示す病変（black hole）は，病理学的には高度な組織破壊を示す．大きな脱髄巣およびリング状の造影効果を示す病変は，急性期および慢性期にT1強調像にて低信号を示すことが，小さな病変より多い．
　急性期に活動性病変はマクロファージの強い浸潤があり，髄鞘破壊産物とリンパ球，大きな

図1 多発性硬化症

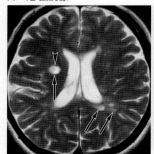
A T2強調像

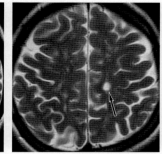
B T2強調像

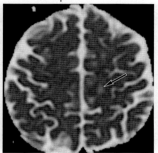
C ADC map

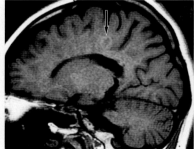
D T1強調矢状断像（左）

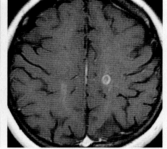
E 造影後T1強調像

10代後半，女性．約2年前に初回発作があり，MRIにて脳と頸髄に脱髄斑があり，MSと診断される．1年前にも再燃を認める．今回，11日前より下肢の温度覚がわからなくなり，脱力も出現し，入院し，MRIを撮像した．
A：T2強調像：側脳室周囲白質に多数の高信号を認める．横長の楕円形が多い（→）．高信号の程度がより強く，大きな病変に造影効果を認め，新しい脱髄巣である（▶）．
B：T2強調像：大脳深部白質にも多数の円状，楕円形状の高信号を認める．その中で大きく，高信号がより強い病変がある（→）．
C：ADC map：Bにて示された病変のADC値は上昇している（→）．
D：T1強調矢状断像（左）：Bの病変の中心は等信号を示し，周囲には淡い高信号を示す（→）．mass effectはない．
E：造影後T1強調像：B，Cにて示された左中心前回の病変には造影効果を認める．周囲が造影され，中央部は造影効果が残るリング状の造影効果を示す．右中心前回の病変にも淡い造影効果を認める．
補足：年齢，多発する楕円形の病変，リング状の造影効果など，新しい病巣も含み，MSの脳内病変として典型的である．

反応性の，しばしば多核な星細胞（Creutzfeldt-Peters細胞）を伴っている．

慢性，非活動性の脱髄巣は境界明瞭で，細胞数が少なく，活動期の脱髄はない．線維性グリオーシス，軸索損傷と乏突起細胞が著明である．しかし，炎症が血管周囲に残存していることもある．

また，造影効果の有無をもって活動性と非活動性を分けてはいるが，あくまでも便宜上の分類である．造影効果のパターンは多様である．1個の病変でも，造影剤を投与してから撮像までの時間によって変化しうる点に注意すべきである．

例えば活動性の病変には造影効果があるが，進行期のゆっくりと拡大する病変には造影効果がおそらくなく，このことは重要である．病理学的研究により，MSにおける進行性の炎症と活動性の組織損傷が，しばしば，血液脳関門の破壊を伴っていないことを示している．

・慢性活動性病変の辺縁部

慢性活動性病変（chronic active lesion）は病理学的には細胞密度の低い，中心部の脱髄巣と，細胞密度の高い，ミクログリア/マクロファージが活性化した周辺部でできており，くすぶった炎症と軸索変性に関連している．

7Tでの研究により，これらの病変はSWIにて辺縁部に常磁性体（paramagnetic rim）があることが判明している．鉄を含んだ活性化したミ

図2 多発性硬化症

A　T2強調像　　B　FLAIR冠状断像　　C　T2強調像

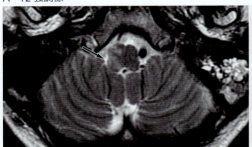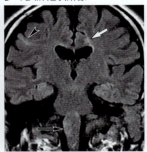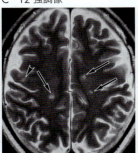

D　造影後T1強調像
　　（Cと同レベル）　　E　造影後T1強調冠状断像

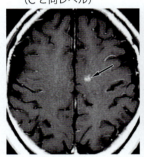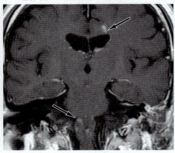

図3 多発性硬化症（Baló病様所見）

A　T2強調像　　B　造影後T1強調像　　C　ADC map　　D　造影後T1強調像

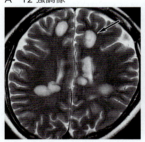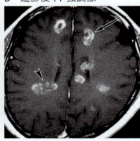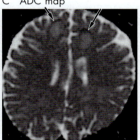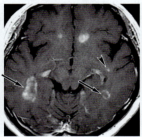

E　T2強調像

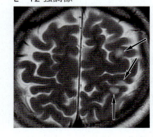

30代，女性．1年前に下肢にしびれと脱力を自覚したが，自然治癒した．10日前に右肩の疼痛，右上下肢のしびれ，動きの悪さを自覚し，両眼の右視野が暗いなどがあり，頭部MRIおよび頸髄MRIにて病変を認め，MSと診断された．

A：T2強調像：大脳白質に比較的大きな脱髄斑を多数認める．いずれも境界は明瞭であり，mass effectは小さい．その中に同心円状の所見を示す病巣がある（→）．

B：造影後T1強調像：上記の病変は同心円状の造影効果を認め（→），Baló病様所見を示す．また，右側脳室周囲の病変はcloud-like enhancementを示す（▶）．その他の病変は種々の造影効果を認める．

C：ADC map：前頭葉の病変の周囲には軽度のADC値の低下があるが（→），主体のADC値は軽い上昇を認める．

D：造影後T1強調像：open-ringの造影効果を示す病変（→），結節状の造影効果（▶），斑状の造影効果を示す病変が混在している．

E：T2強調像：皮質から皮質下にかけても比較的大きな脱髄巣を認める（→）．juxtacortical lesionである．

補足：cloud-like enhancementについては「視神経脊髄炎」のp.473「画像所見」の項を参照．

図2（続き）

◀ 30代，男性．7年前にMSの診断を受けている．今回，1か月前より右口角の違和感，右下肢の違和感，動かしにくさが徐々に出現し，入院．

A：T2強調像：延髄の右半分に高信号を認める（→）．左中耳炎を認める．
B：FLAIR冠状断像：延髄右（→）の他に，左前角上部（⇨），右前頭葉皮質から皮質下（▶）にも病変を認める．
C：T2強調像：側脳室上部白質内に円形状の高信号を3個認める（→）．この所見では新しい脱髄巣がどれかは不明である．右皮質下にも脱髄巣があり（▶），Bで示された所見である．juxtacortical lesionである．
D：造影後T1強調像（Cと同レベル）：左側脳室上部白質内に1か所，造影効果を認める（→）．皮質下の病変には造影効果がなく，古い病変である．
E：造影後T1強調冠状断像：延髄右，左前角上部（Dと同じ病変）に造影効果を認め（→），新鮮な病変である．
補足：MSの造影効果は必ず，T2強調像あるいはFLAIR像にて高信号を認める部位にある．両画像にて高信号を認めない時には，MSの病変ではない．小さい時には静脈なども考えられる．

図4 多発性硬化症

A T2強調像
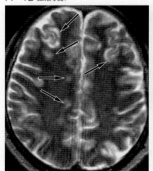

B 造影後T1強調像
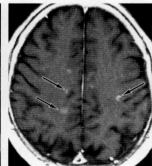

C T2強調像
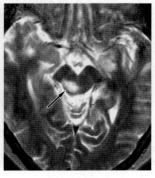

D 造影後T1強調像
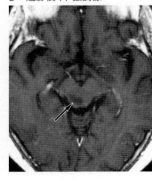

50代，女性．約3か月前，左眼の見え方がおかしいため，他院にて左視神経異常を指摘される．10日前より言葉がたどたどしくうまくしゃべれない，5日前より自発語が減少し，つじつまの合わないことを言い始め，理解力の低下，動作緩慢，寝ていることが多くなるなど増悪し，当院に入院した．入院4日および8日後にMRIを施行．両者は変化がないので，8日後のMRIを提示する．CRP 1.7，髄液細胞数（41/3，L 39，N 2）．

A：T2強調像：皮質下に大小不同の散在性の高信号を認める（→）．
B：造影後T1強調像：上記の高信号の一部に造影効果を認める（→）．造影されない病変があることも重要である．
C：T2強調像：中脳被蓋および視蓋右に高信号を認める（→）．
D：造影後T1強調像：上記の病変は皮質よりも低信号を示し（→），髄液のそれよりも信号強度が高い．造影効果を認めない．T1-black holeに合致し，古い病変と考えられる．
補足：発症形式は脳症様で，MSとしては非典型的であり，一時はADEMも考慮された症例である．しかし，左視神経障害の既往，画像にてMSの空間多発性を満たし，時間的にも古い病変と新しい病変が混在し，MSと考えられる画像である．半年後に再燃を来した．

クログリア／マクロファージが存在することによるとされている．また，活動性星細胞が存在するともされている．Absintaらは3D segmented echo-planar imaging（T2*と相コントラストを有する）と，3D T2 FLAIR像を使用すると，7Tと同様に3Tでも，慢性活動性病変の辺縁部のparamagnetic rimを示すことができるとした[28]．

◆二次進行型

二次進行型のMSでは再発寛解型MSに比べて造影病変が少ない[29]．側脳室周囲に多数の脱髄斑が連なる形になる（図5）．小脳萎縮および大脳萎縮を認めることが多い（図5，6）．119例のMSの患者についてMRIを調べると，23例（19.3％）にT1強調像にて歯状核に高信号を認めた．寛解再燃型では73例中6例（8％）に対

図5 多発性硬化症（二次進行型）

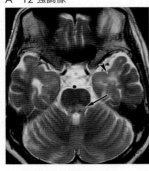
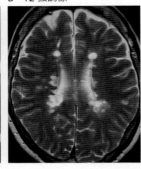
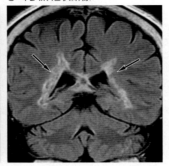
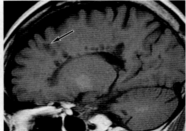
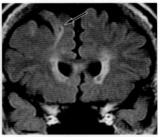

40代，女性．18年前に右眼の視力低下にて発症．経過途中より投薬にもかかわらず進行し，二次進行型となる．MRI撮影時には構音障害，運動失調，上下肢の腱反射の亢進，病的反射と下肢の筋力低下を認める．
A：T2強調像：小脳萎縮を認める．橋被蓋に脱髄斑を認める（→）．左下角周囲にも脱髄斑を認める（▶）．
B：T2強調像：側脳室周囲には多数の脱髄斑が融合した形態をとっている（lumpy-bumpy pattern, scalloped appearance に近い形態をとっている）．前頭葉には軽い萎縮がある．
C：FLAIR冠状断像：側脳室周囲に脱髄斑が融合し lumpy-bumpy pattern, scalloped appearance を認める（→）．
D：T1強調矢状断像（右）：脳梁下面から脳室に向かって多数の脱髄斑が低信号として認められる（septal-callosal interface lesion；→）．歯状核が淡蒼球と同様な高信号を示し（▶），異常である．
E：T1強調矢状断像（右）：右上前頭回の病変は皮質と髄液の中間の信号強度を示す（→）．
F：FLAIR冠状断像：Eにて示された病変は周囲が高信号，中央は低信号を示し（→），T1-black hole と考えられる．

して，二次進行型MSでは37例中17例（46%）に認めている（図5，6）[30]．最近ではガドリニウム造影剤の沈着によると考えられている[31]．

◆一次進行型

日本では3～6.4%と稀な病型であり，平均発症年齢は40～45歳と高く，男女比は1：1である．臨床的には進行性対麻痺が多い[5]．

画像上の特徴は造影病変が少ないことである．大脳病変よりは脊髄病変が多い．MRSにて正常様に見える大脳白質のNAAのびまん性低下がある[5]．

◆視床と被殻の低信号

T2強調像にて被殻と視床に低信号を示すことがある[31)32]．日本人例の報告では脳内に病巣を有するMS 17例のうち，4例に認められている．いずれも大脳萎縮，大脳白質病変，機能障害が強い[32]．

◆natalizumab治療による進行多巣性白質脳症（PML）

MSの患者にnatalizumabが使用され，それによるPMLが発症することがある（詳細は3章 p.223「5. 多巣性白質脳症」の項参照）．MSの病変とは異なり，早期からのT1強調像での明瞭な低信号と拡散強調像での高信号がPMLの診断には重要である[33]．

◎抗NMDAR脳炎と脱髄性疾患との重複（overlapping demyelinating syndrome）

UzawaらはMSを持ち，辺縁系脳炎の形態を

表3 ● 脳梁病変の鑑別（文献16より改変）

	MS	NMOSD	ADEM	Susac症候群
上衣周囲/脳梁下	よくある	よくある	少ない	少ない
形態/方向	卵円型 脳室面に直角	上衣/脳室表面に接する部位が広い 脳梁上部に達することもある	周囲の白質からの進展のこともある	脳梁中央部に丸い病変 脳梁上部から脳室表面に向かう病変もある
病変の境界	鮮明	不鮮明	不鮮明	不鮮明
信号強度	均一	不均一	不均一	不均一
造影効果	境界明瞭な造影効果 不完全なリング状	散在性の造影効果	種々	種々
拡散強調像	種々	種々	種々	高信号が多い
側脳室周囲病変	あり（中心部に静脈）	少ない（静脈は辺縁部）	不明	少ない（静脈は辺縁部）
経過	球性病変は消失することは少ない	球性病変は縮小/消失	部分的/完全な消失	"snowball"病変はT1 "black holes"に変化

図6 多発性硬化症（二次進行型）

A　T1強調像　　B　T2強調像　　C　T1強調像

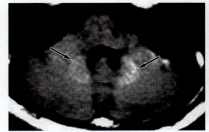 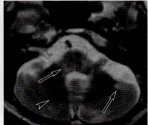 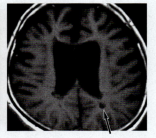

30代，男性．14年前に四肢のしびれ，複視，ふらつきにて発症．今回，上肢筋力低下，垂直性眼球運動障害，嚥下困難が増悪し，入院した．
A：T1強調像：左優位に歯状核に高信号を認める（→）．おそらく過去に投与されたガドリニウム造影剤の沈着による脳幹，小脳に萎縮を認める．
B：T2強調像：歯状核には著変を認めない（▶）．橋，小脳内にも高信号を認める（→）．
C：T1強調像：大脳は萎縮を示し，T1-black holeを認める（→）．

呈した抗NMDAR脳炎を合併した症例を報告している[34]．MSでの報告は少ないが，視神経脊髄炎には同様な報告がある[35]（4章p.426「15. 自己免疫性脳炎」および同項p.440 図11 参照）．

自己抗体は陰性であったが，辺縁系脳炎を疑う臨床症状とMRI異常所見があり，MSにおけるovelapping syndromeとされた報告がある[36]．

自験例は記憶障害を呈し，両側対称性に海馬と扁桃体に病変があり，辺縁系脳炎と考えた．さらに，MSと考えられる臨床症状とMRIでの病巣が脊髄と大脳白質に存在した（図7）．自己抗体は陰性であった．MSに辺縁系脳炎が合併したと考えている．

◆ 2. 視神経

MSの視神経炎はCISにて示されたように，急性で発症し，一側性であり，痛みを伴う例に多い[8]．新鮮な視神経炎では脂肪抑制後のT2強調像にて視神経の腫大を認めることが多く，脳白質に比べて高信号を示し，視神経内に造影効果を認める（図8，9）．「鑑別診断」の項に記載する視神経周囲炎とは異なり，この造影効果は冠状断像にてその断面内の視神経全体に起こるのが特徴である．通常は一側性であり，健側と比べると明瞭である．視神経の高信号は非特異的所見であり，急性炎症，浮腫，脱髄，軸索損傷，慢性のグリオーシスなどで認められる．それに対して，造影効果は神経血流関門の破壊

図7 | 多発性硬化症＋辺縁系脳炎（overlapping syndrome）の疑い

A　FLAIR像
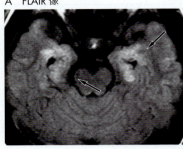

B　FLAIR像
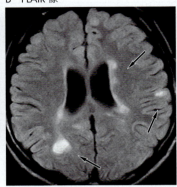

C　FLAIR像
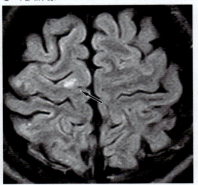

D　T2強調矢状断像（頸髄）（当院）
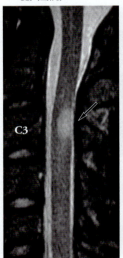

E　造影後T1強調矢状断像
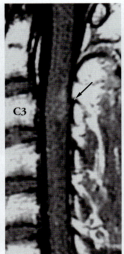

F　T2強調横断像（C3）
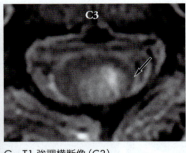

G　T1強調横断像（C3）
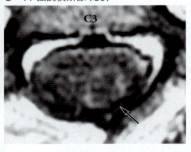

H　FLAIR冠状断像
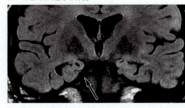

19歳，男性．2年前に左上肢全体にしびれを自覚した．しびれは数か月程度，間欠的にあったが，受診はしていない．約1年前にバイクの事故を起こし，物忘れが強くなった．約1か月前から記銘力低下が明らかに進行し，同じことを何度も聞くようになった．精神症状，頭痛，発熱などはなかった．4日前に左肩痛を自覚し，左上肢，左下肢の順番で動かしにくくなった．他院にてMRI（A～C）を撮り，異常と言われ，当院を受診した．初回のMRIから18日後に当院にてMRIの再検をした（D～H）．抗NMDAR抗体，抗アクアポリン4抗体，抗MOG抗体はいずれも陰性であった．

A：FLAIR像：両側扁桃体から海馬にかけて高信号を認める（→）．大きな腫大はない．なお，拡散強調像では著変を認めない．
B：FLAIR像：側脳室周囲，皮質下白質に高信号を多数認める（→）．
C：FLAIR像：右中心前回傍皮質に高信号を認める（→）．
D：T2強調矢状断像（頸髄）（当院）：C3脊髄中心から後部に高信号を認め（→），脊髄はごく軽い腫大がある．
E：造影後T1強調矢状断像：C3脊髄背側には造影効果を認める（→）．
F：T2強調横断像（C3）：脊髄中心から背側，やや左よりに高信号を認める（→）．一部はより強い高信号を示す．
G：T1強調横断像（C3）：脊髄左にopen ring状の造影効果を認める（→）．
H：FLAIR冠状断像：両側の海馬および扁桃体には異常信号を認めず，海馬は年齢に比して小さい（→）．大脳白質の病変には造影効果を認めない．

補足：C3を中心とする脊髄病変は今回の症状に合致すると考えられた．IgG指数の異常，oligoclonal band陽性，側脳室周囲，傍皮質，脊髄に病変があり，2年前の症状も加えて，2回の発作があり，MSとして合致すると考えられた．記憶障害がこの1か月で，急速に進行し，辺縁系（両側側頭葉内側）に病変があり，辺縁系脳炎に合致した．抗体は陰性であったが，自己免疫性辺縁系脳炎の疑いがあり，MSとのoverlapping syndromeと考えた．

による急性炎症の存在を示し，急性の視神経炎の診断に重要である[37]．視神経管内から頭蓋内の視神経内に小さな病変を認めることが多い（図8～10）．視交叉および視索に病変を認めることもある（図11）．ただし，MSにおいて視索に病変を認めることは少ない[38]．MSにおける視交叉の病変は一側性で小さな病変が多い（図9）．それに対して，視神経脊髄炎（抗アクアポリン4抗体陽性）では，視交叉の両側に及ぶ病変もある（p.481，視神経脊髄炎図26参照）．一方，抗MOG抗体関連疾患では視交叉，視路の病変は少ない（本章p.498，1-4「抗MOG抗体関連疾患」，【臨床と病理】参照）．冠状断像にて視神経の解剖（視神経の正常なMRIに関しては1章p.40「3.脳神経の解剖」図3参照）に注意して，同部位を注意深く観察することが重要である．特に，視神経の造影効果に関しては，脂肪抑制T2強調冠状断像の高信号の有無と対比しながら見る必要がある．なお，同時期に脳内にも活動性の病変がありうる（図10）．視神経のみではなく，脳全体のT2強調像（あるいはFLAIR像）と造影後T1強調像も必要である．

炎症の鎮静とともに造影効果は消失し，視力が回復する．しかし完全に回復せず，慢性期にも高信号が遷延し，視神経萎縮を残す例もある．1.5cm以上の長い病変や視神経管内の病変では回復が遅い傾向があるとされる[39]．

一側性の視神経炎は代表的なCIS病変であり[8]，その50％が発症3週〜7年の間にMSの脳病変を来すとされる[23]．

図8│多発性硬化症（右視神経炎）

A　脂肪抑制T2強調冠状断像　　B　脂肪抑制造影後T1強調冠状断像

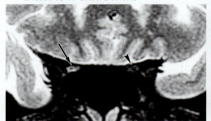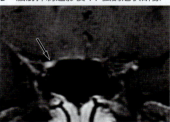

60代，女性．今までに複数の再燃寛解を繰り返しているMSの症例．脳内にも多数の病巣を認めている．今回，11日前より右眼の痛み，右視力障害にて入院し，MRIを撮像する．
A：脂肪抑制T2強調冠状断像：視神経管内にて右視神経は高信号を示している（→）．左視神経は正常である（▶）．
B：脂肪抑制造影後T1強調冠状断像：右視神経には全体にわたる造影効果を認める（→）．

図9│多発性硬化症（左視神経炎）

A　脂肪抑制T2強調冠状断像　　B　脂肪抑制造影後T1強調冠状断像　　C　造影後T1強調像

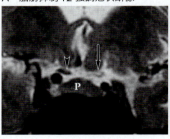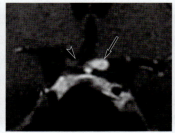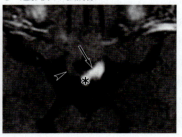

40代，女性．再燃寛解を繰り返しているMSの症例．MRI撮像当日より左眼の視力低下を来す．
A：脂肪抑制T2強調冠状断像：視交叉直前の左視神経に高信号を認める（→）．右視神経（▶）は正常である．P：下垂体．
B：脂肪抑制造影後T1強調冠状断像：左視神経には造影効果を認める（→）．▶：右視神経．
C：造影後T1強調像：左視神経から視交叉にかけて造影効果を認める（→）．▶：右視神経．＊：下垂体柄．
補足：視神経炎が疑われる時には眼窩内のみではなく，頭蓋内の視神経，視交叉，視索まで注意深く見ることが必要．

図10 多発性硬化症（右視神経炎）

A 脂肪抑制造影後T1強調冠状断像　　B 造影後T1強調像

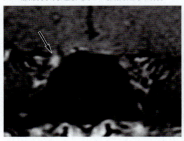 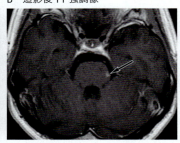

20代，男性．10代後半にて発症した寛解再燃型のMSの症例．3週間前より右眼のかすみ，2週間前より右眼の痛みがある．
A：脂肪抑制造影後T1強調冠状断像：右視神経に造影効果を認める（→）．
B：造影後T1強調像：橋左にも造影効果を認め（→），新鮮な脱髄巣と考えられる．

図11 多発性硬化症（右視索の病変）

A 脂肪抑制T2強調冠状断像　　B 脂肪抑制T2強調冠状断像（Aより後方）　　C 造影後T1強調冠状断像（Bと同じ位置）

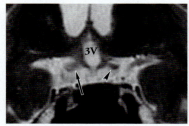 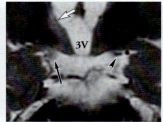 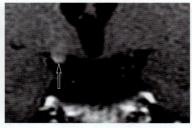

D 造影後T1強調像

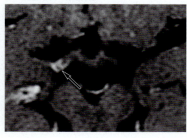

30代，女性．10代後半にて発症した寛解再燃型のMSの症例．2週間前より左眼耳側の視野が狭く感じるようになり，MRIを撮像する．視野検査にて右眼の中心暗点を伴う左同名半盲が認められた．
A（脂肪抑制T2強調冠状断像），**B**（脂肪抑制T2強調冠状断像（Aより後方））：右視索は左に比べてやや大きく，高信号を示す（→）．右側脳室前角外側下方に高信号があり，古い脱髄巣と考えられる（**B**；⇨）．▶：左視索，3V：第三脳室．
C：造影後T1強調冠状断像（**B**と同じ位置）：右視索に造影効果を認める（→）．
D：造影後T1強調像：右視索に造影効果を認める（→）．

◆ 3. 脊髄

MSの脊髄病変は比較的急性に発症し，症状の最悪時期は3週間以内が多い[40]．

T2強調像（STIR法）にて明瞭な高信号として描出される（図12，13）．90%以上の病変は矢状断像にて上下に2椎体以下が多い[23)41)42]．また，横断像でも高信号は部分的であり，通常，脊髄の半分以下である．側索あるいは後索に多いが（図12），中心部に認めることもある[36]．寛解再燃型と二次進行性のMSに脊髄病変は多い．T1強調像では等信号あるいは淡い低信号を示す．病巣は頸髄に多いが，胸髄にも認められる（図13）．新鮮な病巣では造影効果を認める（図12，13）．通常は境界明瞭な円型の造影効果を示し，脊髄表面に沿ったような造影効果はない[41]．寛解再燃型MSの患者にて脊髄内に再燃が疑われている際に，T2強調像にて高信号がなければ造影をする必要はない．高信号を認めない時には，造影効果を認めることはない．

軽い腫大を新鮮な病巣では伴うことがある．そのような時には脊髄髄内腫瘍との鑑別が問題になるが，腫瘍ではT1強調像での低信号が強く，信号強度が不均一で，脊髄全体にわたる高信号を示すことが多い．発症もMSに比してより長く，数か月以上の経過を有する[42]．

脊髄に寛解再燃を繰り返すうちに，脊髄内に

図12 多発性硬化症（頸髄）

A T2強調矢状断像（STIR法）　B T1強調矢状断像　C T2強調像（C2レベル）　D 造影後T1強調像（C2レベル）

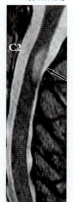 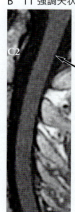 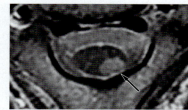 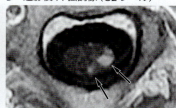

30代，女性．寛解再燃型のMSの症例．4週前に左頸部痛にて発症．痛みが増強し，C2〜Th2の感覚鈍麻，右上肢の腱反射の亢進を認め入院．3週前に頸髄MRIを撮像し，C2後索にMSの病変を認めた．ステロイド投与にて改善したが，1週間前よりやや悪化し，MRIの再検をした．
A：T2強調矢状断像（STIR法）：C2頸髄背側に境界明瞭な高信号を認める（→）．3週間前より高信号は増大していた．
B：T1強調矢状断像：上記の病変は脊髄と等信号を示す（→）．
C：T2強調像（C2レベル）：左後索から側索にかけて境界明瞭な高信号を認める（→）．
D：造影後T1強調像（C2レベル）：上記の病変内には明瞭な造影効果を少なくとも2か所に認める（→）．

図13 多発性硬化症（胸髄）

A T2強調矢状断像　B T2強調像　C 造影後T1強調像

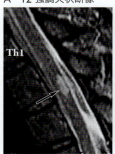 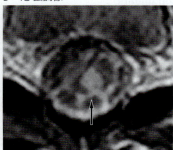 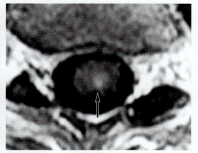

30代，女性．6年前初回発作があり，今回，再燃したMSの症例．10日前より両側鼠径部以遠のしびれ，便意および尿意が弱く，違和感を感じた．神経学的検査では下肢近位筋の筋力低下，L1レベル以下の表在覚低下，右優位の下肢深部感覚低下を認めた．
A：T2強調矢状断像：Th2にて脊髄背側に高信号を認める（→）．
B：T2強調像：Th2レベル脊髄背側に高信号を認める（→）．
C：造影後T1強調像：Th2脊髄背側に造影効果を認める（→）．

造影効果はないが，T2強調像にて高信号を示すことがある．これは陳旧性の脱髄巣を表していると考えられる．また，脊髄に萎縮を認めることもある[23)41)42)]．

- ●…診断のコツ

1. **脳**：ovoid lesion（脳室壁に直角な方向の線状および卵円型の病巣），septal-callosal interface lesion，皮質直下の病変，脳幹および小脳の病変，T1-black holeなどの陳旧性病変の存在，造影効果は活動性であり，open-ringを示すこともある．tumefactive MSに注意．
2. **視神経**：一側性であり，視神経自体が高信号で，造影効果を認める．
3. **脊髄**：T2強調像にて2椎体以下，脊髄の半分以下の高信号，新鮮な病変には明瞭な造影

表4 ● MS と ADEM との鑑別診断[45]

	ADEM	MS
臨床像	広範な中枢性の脱髄 末梢神経の脱髄を伴うことがある[46] 発熱，頭痛，痙攣 意識障害をしばしば認める	主として片側性の病巣 末梢神経の脱髄伴わない 筋力低下，脳神経障害 意識障害は稀である
視神経炎	両側性	一側性
前駆感染	通常ある	通常はない
経過	急性，一相性	慢性（多相性）
髄液	軽度の細胞数増多 髄液中の IgG 高値は稀 oligoclonal band は通常陰性	中等度で永続する細胞増多 70〜90％の IgG 産生 oligoclonal band は陽性（90〜95％）
MRI（脳）	びまん性の病変 境界不鮮明 一様な形態 主として皮質下／深部白質 脳梁は免れていることが多い T1-black hole はない	びまん性の病変 比較的鮮明（不鮮明もある） 種々の形態 主として側脳室周囲 脳梁病変は多い T1-black hole を認める
深部灰白質	病変は多い	病変は少ない
造影効果	一様	不均一
脊髄	横断性脊髄炎	部分的脊髄症
MRS	急性期にコリンの低下	急性期はコリンは上昇

表5 ● NMOSD よりも，MS の可能性がより高い所見

1	脳	・側脳室壁に直角な方向に広がる病変（Dawson fingers） ・下角に沿った病変 ・皮質下 U 線維を侵す傍皮質性病変（juxtacortical lesions） ・皮質病変
2	脊髄	・矢状断像にて 3 椎体以下の病変（注参照） ・横断像にて，脊髄辺縁部にある病変（70％以上） ・T2 強調像にて，びまん性不鮮明な信号強度を示す病変（長期間経過したあるいは進行性の MS）

注：3 椎体以下でも bright spotty lesions の存在，中心部の病変がある際には NMO，あるいは NMOSD を考慮する（「視神経脊髄炎」の項（p.474）参照）．

効果を認める．

鑑別診断

◆ **1. 脳病変の鑑別診断**

◇ **MS と ADEM との鑑別（表 4）**

[画像上 MS らしくない病変[43)44)]]

1. 繰り返し行われた頭部および脊髄 MRI にて異常がない．
2. 病変が主として灰白質にある．
3. 脳梁に病変がない．
4. 孤発性の完全なリング状の造影効果を持つ病変．
5. 髄膜の造影効果．
6. 腫瘤効果を有する孤発性の増大する病変．
7. 左右対称性の病変．
8. 側脳室周囲ではなく，末梢の白質の病変．
9. 楕円形病変（ovoid lesions）の欠如．
10. 縦に長い脊髄病変．

（これらの病変は MS を否定する根拠にはならないが，より広範な鑑別診断が必要であることを示す）

◇ **視神経脊髄炎関連疾患（NMOSD）との鑑別**[47)48)]

NMOSD よりも，MS の可能性がより高い所見を表 5 に記す．表 5 では下角に沿った白質病変は MS に多いとされているが，NMOSD にもあった（図 14）．

[大脳白質の非特異的変化・虚血]

大脳白質の病変はランダム[5]で，上記に記し

図14 鑑別診断：視神経脊髄炎関連疾患（＋Sjögren症候群）

A　T2強調矢状断像　　B　T2強調像　　C　造影後T1強調像

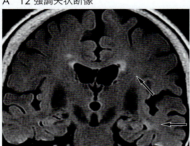 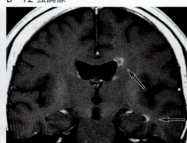 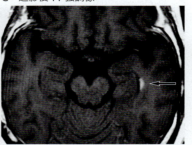

64歳，女性．約4か月前に帯状疱疹に罹患し，治療を受け，治癒した．約3か月前より，両足の痛みと痺れがあり，進行した．痛みは大腿部まで広がり，ふらつきが強く歩けなくなった．その半月後に他院を受診した時には，痺れが左手から右手まで広がった．MRIにて，頸髄に病変（3椎体に及ぶ高信号をT2強調像にて認めた）があり，脊髄疾患が疑われた．脳神経外科を介して，当院神経内科にさらに2か月後に入院し，MRIを撮像した（A～C）．

A：FLAIR冠状断像：左下角および前角外方の白質に高信号を認める（→）．
B：造影後T1強調冠状断像：左下角外方，前角外方の白質病変には造影効果を認める（→）．
C：造影後T1強調像：左下角外方の病変には造影効果を認める（→）．
補足：他院の頸髄MRIでは3椎体の高信号があり，bright spotty lesionsもあるのでNMOSDを疑う所見であった（非掲載）．当院の頭部MRIでは左下角に沿った高信号があり，造影効果もあったが，AQP4抗体が陽性となり，NMOSDであった．下角に沿った病変がMSのみではなく，NMOSDにもあった例である．

表6 視神経炎と視神経周囲炎の鑑別[50]

	視神経炎	視神経周囲炎
発症年齢	若年成人（50歳以上は少ない）	年長傾向（50歳以上も少なくない）
視力障害	中心性	中心回避が多い
時間経過	数日で進行	数週にわたる経過
ステロイド	さまざまな反応性	著効（減量にてしばしば再発）
MRI	視神経の造影効果 視神経全体にT2強調像にて高信号 （脳の白質病変を伴うこともある）	視神経周囲の造影効果（脂肪織にstreaky enhancement） （時に，外眼筋に造影効果を認める）

たMSの特徴がない．小脳には病変はない．
[免疫に関係した血管炎]
　septal-callosal interface lesionは稀である．
[Lyme病]
　皮膚病変の有無．MRI所見は類似している．稀である．
[Susac症候群]
　三徴がある．脳症（頭痛，記憶障害，意識不鮮明），網膜血管閉塞による視力障害，難聴，脳梁病変は中央部が多い[49]．

◆ 2．視神経病変の鑑別診断
◇視神経周囲炎（表6）
　視神経そのものではなく，その周囲の視神経鞘の炎症であり，現在では眼窩炎症性偽腫瘍の一型と考えられている．視力障害および眼痛を一側あるいは両側に認める．ステロイドが著効するが，減量すると再発することも多い．この所見は視神経炎ではなく，視神経周囲炎を示唆する特徴であるとされている[50]．画像では視神経周囲に造影効果を認めることが特徴である（図15）．また，本体が眼窩炎症性偽腫瘍であり，そのために眼科脂肪織内にstreaky enhancementや外眼筋に造影効果を認めることがある[50]．自験例では脂肪抑制T2強調像にて視神経炎とは異なり，視神経に高信号を認めず，周囲組織と視神経の信号強度同様となり，その区別が困難な所見を示した（図15）．また，T1強調像では視神経自体の腫大を認めた（図15）．同様な所見はサルコイドーシス，悪性リンパ腫，癌性髄膜炎でも認められる[50][51]．癌性髄膜炎では他の

図15 視神経周囲炎

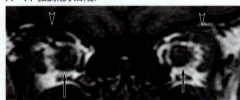
A　T1強調冠状断像

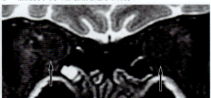
B　脂肪抑制T2強調冠状断像

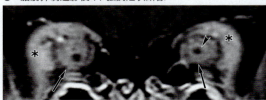
C　脂肪抑制造影後T1強調冠状断像

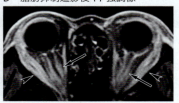
D　脂肪抑制造影後T1強調像

70代，女性．1.5か月前に他院にて左視力の低下があり，眼球周囲炎と眼球後部炎として治療を受けていた．2日前より右眼の視力低下（光覚）と両側の眼球運動障害を主訴に緊急入院となった．ステロイド投与後には光覚状態からボールペンが認識できるまでに回復した．
A：T1強調冠状断像：両側視神経の腫大を認める（→）．眼窩内上外側壁に軟部組織の腫大を認める（▶）．
B：脂肪抑制T2強調冠状断像：視神経炎に認められる高信号を視神経内には認めず，両側視神経は腫大しているように見える（→）．
C：脂肪抑制造影後T1強調冠状断像：両側視神経の周囲には造影効果を認め（→），視神経は中央に造影されない構造（▶）として認められる．視神経周囲の軟部組織にも強い造影効果を認める（＊）．
D：脂肪抑制造影後T1強調像：視神経周囲に造影効果を認める（→）．眼窩外側壁に強い造影効果を認める（▶）．
補足：生険により異形性のないリンパ球浸潤があり，最終的な診断名は眼窩偽腫瘍（両側性）と考えられた．

部位のくも膜下腔（内耳道内など）にも造影効果を認めることがある[51]．視神経周囲の構造，視神経鞘や眼窩脂肪織の造影効果は抗MOG抗体関連疾患による視神経炎に特徴的であり，後述する本章p.504「1-4. 抗MOG抗体関連疾患，2. 視神経炎」を参照．

Bradshawらによると，多発血管炎性肉芽腫症，他のANCA関連血管炎，神経Behçet病，IgG4関連疾患，Crohn病，梅毒，髄膜炎を起こす感染症（特に，日和見感染症），真菌（免疫正常者がかかる，クリプトコッカス症，ヒストプラズマ症，Coccidioides，blastomyces）があり，二次性視神経炎とよばれる．

神経サルコイドーシス，癌性髄膜炎（特に肺癌，乳癌，悪性リンパ腫），真菌性髄膜炎，結核性髄膜炎は軟膜－くも膜パターンの造影効果を示し，しばしば結節状の造影効果を伴い，脳底槽と第四脳室を好み，画像からの鑑別が難しい．また，髄液の性状も類似するので，鑑別が困難

となる[52]．

◆前部虚血性視神経症/網膜中心動脈閉塞症

前部虚血性視神経症（anterior ischemic optic neuropathy：AION）あるいは網膜中心動脈閉塞症（central retinal artery occlusion）において，急性期では視神経は高信号を示さない．6か月以降の慢性期では高信号を示す[37]．

◎優性視神経萎縮（dominant optic atrophy：DOA，OPA1遺伝子変異）

DOAは無痛性，緩徐進行性，両側対称性の視力障害を呈する疾患であり，OPA1遺伝子変異を認める．80％以上は視力が0.1以上に保たれる．このDOAにMS様の多発性病変（脳および脊髄）が合併することがある[53)54]．

視神経は萎縮のみを示し，脳および脊髄はT2強調像にて非特異的な高信号を示すことが多い．しかし，橋および中脳背側に特徴的な高信号，線条体と歯状核に対称性の高信号を伴った例もある[53]．

◆ 3. 脊髄の鑑別診断

[視神経脊髄炎，視神経脊髄炎関連疾患][47]

表5を参照．「視神経脊髄炎」の項（p.470）参照．

[脊髄髄内腫瘍]

T2強調像，T1強調像での不均一な信号強度，腫大がより強い．一般的に良性腫瘍が多いので，臨床経過がより長い（通常3か月以上）[42]．

[視神経脊髄炎（NMO）との鑑別]

NMOの脊髄病変は3椎体以上．脳内病変は視床下部，側脳室，第三脳室，第四脳室周囲に多い[42]．

[脊髄サルコイドーシス]

脊髄表面を含む境界不明瞭な造影効果．3椎体以上の病変もある．MSに比べて経過がやや長く，進行性である．MSの造影効果は境界明瞭で，明らかに髄内のみである[42]．

[頸椎症]

稀に浮腫と造影効果を伴う病変がある．最も圧迫の強い病巣の下部にあり，造影効果は後索に1か所で，脊髄の腫大は弱い（4章 p.354「1. 脊髄サルコイドーシス」参照）[55]．

A tumefactive multiple sclerosis （TMS：腫瘍様多発性硬化症）

TMSは腫瘍様の形態をとる脱髄性病変である．一般的には2cm以上の孤発性の病変である．女性に多く平均年齢は37歳であり，稀な例外を除いて，感染後あるいはワクチン接種後には発生しない．ステロイド治療によく反応する．古くは，多発性硬化症（MS）に進展する例は稀とも報告されてきたが，最近ではMSの亜型であると考えられている．臨床症状は限局性腫瘍の症状であり，局所的神経学的徴候，痙攣，失語症などが多い．初回発作と2回目の発作との間隔が長いとする報告もある[56)～60)]．時に，急性散在性脳脊髄炎（p.493 図37参照）および進行性多巣性白質脳症でも腫瘍性病変を示す（p.469 表7参照）．

TMSの画像所見

1) 腫瘍とは異なり浮腫が少なく，比較的mass effectが少ない．天幕上を侵す．腫瘍の中心は白質にあるが，皮質に及ぶ（図16，17）．
2) リング状あるいは，不完全なリング状（open ring）の造影効果を認める．造影効果のない側は皮質側になる（図16～18）．
3) 病変の中心部に点状の構造があり，拡大した静脈を認める．拡大した上衣下静脈へと流出すると考えられている．
4) 灌流画像にて，灌流低下を示す．
5) ステロイドによる急激な退縮[56)～59)]．
6) MRSにて4例中4例のTDLにおいて，2.1～2.5ppmにピークのあるグルタミン酸塩/グルタミンの強い上昇を認める[60]．ただし，この研究では腫瘍などについての記載はない．18例のTMSにて，全例に乳酸を認めた報告もある[61]．
7) 造影効果のある部位はT2強調像にて等信号と高信号の混在[62]．
8) MRIにて造影効果のある部位はCTにて低吸収域をTMSでは示す（図16，18）[62]．この所見はTMSでは15例中14例（93％）に，一方，神経膠腫および悪性リンパ腫では48例中2例（4％）に認められた．CTでの同部位の低吸収域は腫瘍に比べて，TMSでは統計学的に有意に低い（$P < 0.001$）．
9) ADEMおよびNMOを除いた，30例の生検を行った炎症性脱髄性疾患（inflammatory demyelinating disease：IDD）患者の内，10例にADC値の低下を認めた．1例のみが均一な低下があり，その他は辺縁部に低下を認めた．9例の内，部分的であったのが6例，完全なリング状の低下を認めたのが3例あった．単独の病変が10例中8例，多発性病変であったのが2例である．IDDは辺縁部にADC値の低下を来すことがある．リング状の造影効果を来す腫瘍あるいは膿瘍と比べて，IDDは辺縁部にADC値の低下があり，一方，腫瘍あるいは膿瘍は中心部の低下を来す[63]．

その他に，非特異的所見として，脳梁への浸潤を認める．

図16 tumefactive multiple sclerosis（TMS：腫瘤様多発性硬化症）

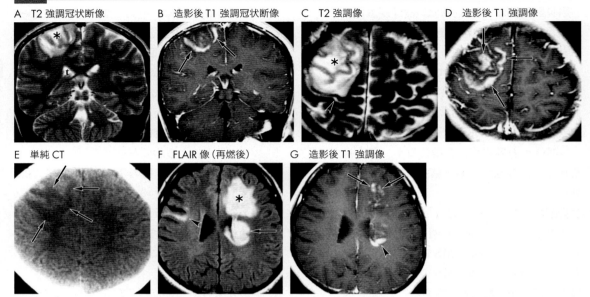

20代，女性．5日前に左手のピクピク感（不随意運動）から意識消失および全身痙攣発作があり，外来にて左軽度の筋力低下，CTにて異常を指摘され，入院．

A：T2強調冠状断像：右前頭部上部に不均一な高信号を示す病変がある（＊）．病変は腫瘤様ではあるが，側脳室三角部（t）にはmass effectを認めない．周囲に浮腫もない．
B：造影後T1強調冠状断像：病変には不完全リング状の造影効果を認める（→）．
C：T2強調像：右中心前回を含む前頭葉に病変があり（＊），不均一な高信号を示し，中心溝（▶）には軽いmass effectがある．
D：造影後T1強調像：同病変には二重の造影効果を認める（→）．
E：単純CT：**D**にて示される造影部位はCTでは低吸収域を示す（→）．

その後，病変は自然治癒したが，約5.5年後に再燃した．1週間前より右手で字が書きにくい，3日前より右上肢の筋力低下，歩行時に右下肢を引きずるようになった．

F：FLAIR像（再燃後）：再燃後のFLAIR像にて左前頭葉白質内に新しい病変が出現し，tumefactive様であり（＊），左側脳室周囲にも腫瘤様の病変が存在する（→）．前回の病変は縮小し（▶），周囲の脳溝は拡大，萎縮を認める．
G：造影後T1強調像：左前頭葉白質内の病巣には不均一な造影効果（→）を認める．cloud-like enhancementを示している．また，側脳室周囲白質内の病巣には横長の造影効果（▶）を認める．右前頭葉の病巣には造影効果を認めない．
補足：再燃があり，MSと診断された例である．cloud-like enhancementについては「視神経脊髄炎」のp.473「画像所見」の項を参照．

・タクロリムスによるTMS

免疫抑制剤であるタクロリムスにより，tumefactive demyelinationが起こる[64]．症例は50代，女性，肝移植後にタクロリムスの服用を始め，約4か月後に突然に不明瞭言語と右側半身の脱力を呈した．MRIにより腫瘤性病変が左前頭葉皮質下と深部白質にあり，mass effectを認め，いずれも白質側が造影されるopen ring signを認めた．3日間で症状は悪化し，右片麻痺となった．生検によりtumefactive demyelinationと診断された．タクロリムスを中止すると，症状はゆっくりと回復したが，片麻痺が残った．初回のMRIより8か月後の再検では病変は縮小し，造影効果は消失した．タクロリムスの神経毒のひとつと考えられた．

・フィンゴリモド（fingolimod）によるTMS

natalizumabを中止し，フィンゴリモド開始半年後に，MSの患者が2週間の経過で進行性の言語障害を来した．構音障害と，軽度の右腕および顔面の運動/感覚障害を呈した．MRIにて，左側脳室外側に4cmの大きさのT2強調像での高信号があり，視床から内包へと延びている．open ring signを示した．側脳室へのmass effectはほとんどない．このようなtumefac-

図17 | tumefactive multiple sclerosis（TMS）

A T2強調像	B 造影後T1強調像	C FLAIR冠状断像

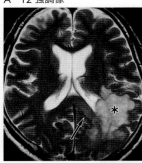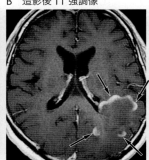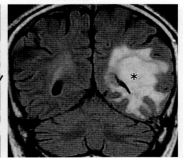

60代，男性．5か月前より進行する失語症状を認める．ステロイド投与により比較的ゆっくりと病変が縮小した．
A：T2強調像：左側脳室の外側を中心とする病変を認める（＊）．脳梁膨大部左にも高信号が及んでいる（→）．腫瘤の大きさの割にmass effectが軽い．
B：造影後T1強調像：腫瘤の周囲には非連続的な造影効果を認める（open ring sign）（→）．
C：FLAIR冠状断像：左側脳室の周囲に病変を認める（＊）．
補足：約2年後に再発し，他院を受診した．MSと考えられる．

tive lesionを示したのが5例ある．なお，1例はNMO＋Sjögren症候群であった[65]．

・**副腎白質ジストロフィ（ALD）との鑑別**

副腎白質ジストロフィはtumefactive MS類似の画像所見を示し，生検にて脱髄性疾患と診断されることがある．

症例は32歳，男性，全身性痙攣と右半盲を示し，MRIでは左右非対称性に脳梁膨大部から側脳室三角部周囲に高信号をT2強調像にて認め，大きなmass effectはなく，脳梁膨大部，周囲の白質に造影効果を認めた．周囲白質にはopen ring状の造影効果を示した．図18に類似した画像所見を示した．悪性リンパ腫を考え，生検をしたがMSを示唆する脱髄性白質病変とされた．高用量のステロイドを経静脈性に投与したが，半盲とT2強調像での所見は変化がなかった．痙攣は抗痙攣剤にて止まった．母方の伯父が乳児期に神経疾患にて死亡していた．極長鎖脂肪酸の検査にてALDであることが判明した[66]．

TMSと比べて，ALDは病変の腫大が軽く，mass effectも少ない．また，脳梁膨大部に造影効果を示す．年齢，家族歴も大切である．

悪性リンパ腫との鑑別は拡散制限があること，CTにて高吸収域をリンパ腫が示すことによって鑑別可能なことが多い．

・**paraneoplasitc tumefactive demyelination（傍腫瘍性腫瘤形成性脱髄）[67]**

60歳，男性が4週間の経過で，視野障害と記憶障害を認めた．右上部四分盲があった．MRIでは脳梁膨大部から後頭頭頂葉に両側性に病変があり，図18に類似した画像所見であった．神経膠腫あるいは悪性リンパ腫を疑ったが，生検では活動性の脱髄であった．ステロイド治療によって改善せず，腹部CTにて，後腹膜に多数の結節が見つかり，生検にて混合性の胚細胞癌が判明した．これによる，傍腫瘍性の腫瘤形成脱髄であると考えられた[67]．oligclonal bandが陰性であり，MSらしくはない点であった．その他に，悪性リンパ腫，腎癌についての報告がある（表7）．

・**TREX1遺伝子変異による脳網膜血管症（cerebroretinal vasculopathy with TREX1 mutation）**

患者の約半数に造影効果，mass effectのある腫瘤性病変を形成する．TMSと類似しているが，家族歴があったり，経過が長い．その他の半分は白質に小さな病変を形成し，脱髄性疾患と間違えることがある[68]（詳細は14章p.925 20 Cerebroretinal microangiopathy with

図18 | tumefactive multiple sclerosis（TMS）

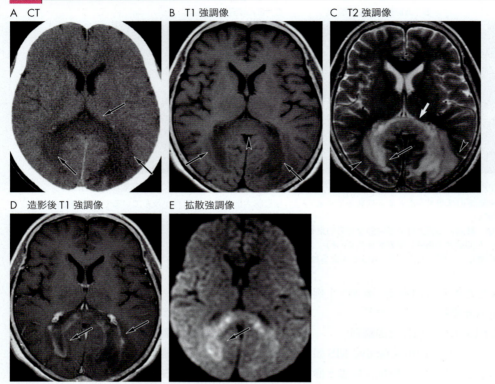

A　CT　　B　T1強調像　　C　T2強調像　　D　造影後T1強調像　　E　拡散強調像

65歳，女性．約2か月前より右半盲を自覚し，検査にて，右同名半盲があった．
A：CT：脳梁膨大部から両側後頭葉深部白質にかけて低吸収域を認める（→）．
B：T1強調像：CTでの低吸収域は低信号を示す（→）．脳梁膨大部は軽く腫大し，等信号から軽度低信号を示す（▶）．
C：T2強調像：後頭葉白質の病変は高信号を示す（→）．その周囲には軽い浮腫がある（▶）．白質病変と浮腫との境界部は軽い低信号がある．脳梁膨大はやや信号強度が低い（⇨）．
D：造影後T1強調像：後頭葉白質病変の辺縁部に造影効果を認める（→）．造影効果のある部位はCTにて低吸収域を示す部位であり，T2強調像にて信号強度がやや低い部位に一致している．左後頭葉の後部の病変には造影効果がない．脳梁膨大部にも辺縁部に造影効果がある．
E：拡散強調像：病変は高信号を示す（→）．ADC値は上昇していた（非掲載）．
（富山県立病院の症例，橋本成弘先生のご厚意による）
補足：生検にて，脱髄性病変が認められ，その後，ステロイド治療によって，症状および画像所見の改善を認めた．tumefactive MS，悪性リンパ腫，神経膠腫が鑑別である．若年成人男性では副腎白質ジストロフィも考慮する必要がある（本文参照）．

---

calcifications and cysts（CRMCC）【鑑別診断】2．成人例を参照）．

B 同心円硬化症（Baló 病）（concentric sclerosis）

概念

きわめて稀な急性脱髄性疾患であり，脱髄が同心円層状になる．田平によるフィリピンでの剖検例17例の検討では，平均年齢は32.5歳（±9.8歳），男性が6人，女性11人である．臨床例30例の検討では初発症状は無言，行動異常，四肢の脱力，錐体路徴候などである．脱髄巣は壊死傾向が強く，炎症は軽く，辺縁の活動巣は活性化マクロファージが多数認められる[69]．

本症は1980～90年代前半にかけてフィリピンにて多発したが，90年代後半から激変し，最近ではほとんど認められない[69]．

日本での調査によると本症と考えられるのが11例あり，3例は日本滞在中のフィリピン人であったが，その他は日本人とされている[69]．中国からの報告も多い[70]．

表7 ● 腫瘤形成性脱髄（tumefactive demyelination）の原因（文献67より改変）

原因	診断
炎症	MS，全身性エリテマトーデス，神経サルコイドーシス，Sjögren症候群，神経Behçet病，視神経脊髄炎／視神経脊髄炎関連疾患，抗MOG抗体関連疾患
感染	ヒト免疫不全ウイルス，梅毒
薬剤	タクロリムス，フィンゴリモド
傍腫瘍性	胚細胞腫瘍，悪性リンパ腫，腎癌
一次性脱髄	急性散在性脳脊髄炎，Schilder病

画像所見

大脳深部および皮質下の白質に，脱髄によるT2強調像での高信号と残存する白質（正常白質と等信号）が交互に層状ないしは同心円状に並ぶ（図3）．皮質に病変は入らないとされている．病変は広範囲融合型と中〜小病巣が多巣性に見られるタイプがある[69)71)72)]．

Takaiらの例は45歳男性で，ゆっくり進行する右腕の痺れと筋力低下を示し，T2強調像にて，右中心後回に層構造を有する占拠性病変を認め，生検を施行した．生検後，ステロイドによって良くなり，退院した．その5年後，非流暢性失語と中等度の右片麻痺を示した．T2強調像にて，左前頭葉に同心円状の高信号と等信号の混在する病変があり，ゆっくりと拡大した．最外層には拡散強調像にて高信号を示し，造影効果のある病変があり，拡散制限があった．中心部はT2強調像では強い高信号を示し，造影効果はなく，拡散強調像では低信号，ADC値は上昇していた．同心円硬化症と診断され，免疫グロブリン静注にて改善した．

拡散制限のある病変が病変の外縁に最初に形成され，その後，その内側に造影効果のある病変ができる．造影効果は段々と消失し，T2強調像では高信号を示し，脱髄が起こっていることを示す．さらに，その外側に新しく，拡散制限のある病変ができる．この繰り返しが同心円硬化症を作る．

虚血様変化が脱髄性変化に先立っていることを病理は示しているとした[73)]．

C 小児の多発性硬化症

小児の多発性硬化症は以下のような特徴がある[10)]．

- MS患者のうち2.5％は小児期に発症する．
- 日本では小児の頻度が欧米より高い．15歳以下の発症はMS患者の6.7％，10歳以下の発症は2.6％とされる．
- 視力障害の頻度が成人より高い．
- 急性脳炎症状（髄膜刺激症状，痙攣，意識障害など）で発症することがある．
- 不可逆的な身体障害を呈するまでは成人発症よりは長いが，より若い年齢にて，その状態になる[74)]．

小児のMSは成人と比べて基本的な画像所見は同じと考えられている（図19，20）．しかし，tumefactive lesion（腫瘤性病変）および後頭蓋窩の病変（脳幹および小脳）が多いとする報告もある（図19）[75)76)]．tumefactive lesionには出血を伴う例もある[45)]．Callenらの報告では小児の急性期のMSにおいてはT1-black hole（T1強調像にて髄液と皮質との中間の低信号を示す）は造影効果を示すことが多く，決して慢性的な病変ではない．そして，急性散在性脳脊髄炎（ADEM）ではこの病変がなく，より脱髄の程度が侵襲的でないことを示唆するとしている[45)]．しかし，自験例ではT1-black holeは少なく，特に成人について言われているFLAIR像にて周囲が高信号，中心が低信号で造影効果を示す病変は経験がない．

自験例では小児MSでは視神経炎を伴う例が多い（図19）．Bonhommeらは29例の小児の視神経炎のうち，T2強調像あるいはFLAIR像にて大脳白質に高信号を認めたのが11例あり，24か月以上のフォローにてそのうち3例がMSとなっている．正常であった18例では平均

図19 | 多発性硬化症（小児例）

A　FLAIR 像　　　　　　B　FLAIR 像

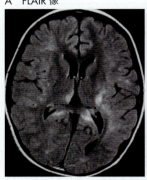 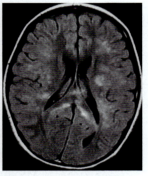

C　脂肪抑制造影後 T1 強調冠状断像　　D　造影後 T1 強調像　　　E　FLAIR 像
　　（A より約 1 か月後）　　　　　　　　（A より約 1 か月後）　　　（A より約 1 か月後）

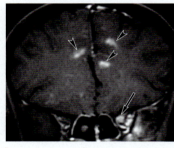 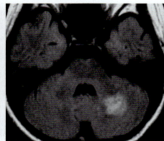 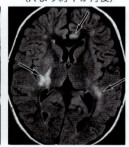

9歳，女児．約 3 週間前に頭痛と嘔吐があり，感冒として処方を受けた．10 日前に突然に排尿困難と便秘となる．2 日前には歩行困難，1 日前に他院を経て，入院となった．
A，B：FLAIR 像：脳内にも多数の高信号を認めた．大脳白質，視床内側部（第三脳室周囲），脳梁にも病巣を認めた．脳内には造影効果を認めない．胸髄下部髄内に高信号を認めた．造影効果は明らかではなかった．ステロイドパルスが著効し，退院した．その 8 日後より左視力障害を認め，入院となり MRI を撮像する．
C：脂肪抑制造影後 T1 強調冠状断像（**A** より約 1 か月後）：約 1 か月後には左眼窩尖端部の視神経に造影効果を認め（→），左視神経炎がある．前頭葉皮質および皮質下に 3 個の造影効果を認める（▶）．
D：造影後 T1 強調像（**A** より約 1 か月後）：左小脳内に造影効果を認める．その他，大脳内にも多数の造影効果を認めている．
E：FLAIR 像（**A** より約 1 か月後）：高信号を左小脳内に認める（→）．
補足：初回の発作では胸髄中部から下部にかけて髄内に不明瞭であるが，高信号を T2 強調像にて認め（非掲載），脳梁，第三脳室内側部を含む脳内にも病巣がある（**A，B**）．感冒の既往と突然の発症，対麻痺と膀胱直腸障害にて発症しステロイドが奏効したので，ADEM と考えた．しかし，retrospective に考えると MS も考えられる画像であった．2 回目の発作は一側性の視神経炎を認め，脳内にも造影効果を伴う病変があり（**C～E**），MS と診断した．

88.5 か月のフォローのうちで MS となった例はないとした[77]．成人に比して，視神経炎から MS に移行する例は少ないが確実に存在し，MRI にて大脳白質病変がある時にはより可能性が高い．成人と同様，視神経炎は通常一側性であるが，自験例では 1 例，5 歳にて両側視神経炎にて発症し，その後 MS へと移行した例がある．

ADEM との鑑別診断については表 4（p.462）参照．

2 視神経脊髄炎（neuromyelitis optica：NMO）

臨床

1. NMO の診断基準

NMO については，2006 年に Wingerchuk らが示した診断基準がある（表 8）[78]．視神経炎および急性脊髄炎を前提としたうえで，さらに 3 つの補助基準，すなわち「脊髄 MRI にて 3 椎体以上の長大病変（long cord lesion）を有する」「脳 MRI 所見が多発性硬化症（MS：multiple

図20 | 多発性硬化症（小児例）

A T2強調像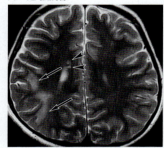

B T1強調矢状断像（右）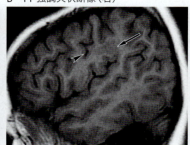

C 造影後T1強調像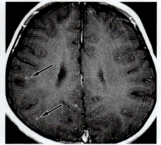

D 造影後T1強調冠状断像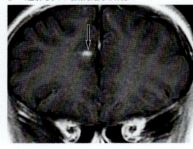

7歳，男児．約9か月前不明熱精査にて脳内に多数の病変を認め，髄液細胞数増加があった．ADEMとされた．その1か月後に左視力障害を発症し，ステロイド療法を受ける．さらに，4か月前に右視力障害を認め，同様な治療を受けている．今回，無症状であったがフォローの頭部MRIにて異常を認め，MSと診断した．
A：T2強調像：右頭頂葉に高信号を皮質下に認める（→）．その他に，右脳梁（▶），右前頭葉皮質下にも高信号を認める．
B：T1強調矢状断像（右）：右縁上回から中心後回にかけて低信号を認める（→）．T2強調像（A）での頭頂葉前部の病変に一致する．皮質よりは高信号を示している．▶：中心溝．
C：造影後T1強調像：右頭頂葉皮質下の病変には造影効果を認める（→）．
D：造影後T1強調冠状断像：右帯状回皮質下に造影効果のある病変を認める（→）．

sclerosis）の診断基準を満たさない」「血清NMO-IgG陽性」のうち2項目以上を満たすことを診断の要件としている[79]．

この診断基準はより確実にNMOを診断することを目的とし，かつ抗体検査が不可能である場合においても診断が可能である場合があること，あるいは抗体陰性のNMO症例（seronegative NMO）の存在を考慮したものとなっている[79]．

NMOでは初発時に視神経炎と脊髄炎を同時に発症することは比較的少なく，その後の経過における再発によってこの診断基準を満たす確定的NMO（definite NMO）に至る症例が多い．また，視神経炎あるいは脊髄炎のみを繰り返し発症する例も存在する[79]．

2. アクアポリン4（aquaporin-4：AQP4）

NMO-IgGに対応する抗原は，アストロサイト（星状膠細胞）の足突起に高頻度に発現する水チャンネル，AQP4であることが判明している（すなわちNMO-IgG＝抗AQP4抗体）[79]．NMOはMSとは異なる病態であるとされ，NMOの脊髄病変および脳病変は，AQP4の多い部位に発生すると考えられている[80]．

炎症性脱髄性疾患であるMSとは異なり，NMOはアストロサイトの障害が重要な役割を示す[79]．

・特異度

抗AQP4抗体の特異度は100％に近い（85〜100％の範囲があり，検査法によって異なる．中位：99％）[81]．しかし，擬陽性もありうる．脊髄に長大病変があり，抗AQP4抗体が陽性であっても，非典型的な臨床症状（数か月にわたる進行性，均一な造影効果の存在）があり，ステロイドに反応しない例では生検が必要となることもありうる[81]．

3. NMO spectrum disoroders（NMOSD）

2007年に，NMOSDという概念が導入された[82]．抗AQP4抗体陽性で，限局性あるいは初回と考えられるNMOの病態であるとされた．すなわち，初回発作の長大な横断性脊髄炎，再発性あるいは両側性視神経炎であり，その後さらなる発作のリスクが高いと考えられる．2015

年に，このNMOSDに関する診断基準が発表された（表9）[83]．中核となる臨床症状には抗AQP4抗体が陽性であり，視神経，脊髄，最後野，その他の脳幹，間脳，大脳症状がある．抗AQP4抗体陰性あるいは未検の際には画像所見が重要となる．

4. 臨床的特徴
1) NMO
発症年齢は乳幼児～80代で，平均年齢は35歳である．一方，MSの平均年齢は25歳である．NMOの男女比は1：10で，圧倒的に女性に多い．MSでは1：3である．MSより重篤で難治性である[84]．NMOとMSとの差異を表10に示す[80)85)]．

視神経病変として，視交叉病変により両側視神経障害が生じることはNMOに特徴的である．水平性半盲もまたNMOに特徴的とされる[84]．

2) NMOSD
中核症状に関しては表9を参照．

NMOあるいはNMOSDにおける脊髄炎は急性脊髄炎である．長大病変は多数あり，発症形式，MRIでの画像所見を丁寧に見ることが，鑑別には重要である[86)87)]．脊髄に長大病変を来す疾患については表11を参照．

3) NMOSD 脊髄炎（AQP4 陽性）
34例中30例（88％）が亜急性の発症（21日以内）である．症状の最悪点（nadir）までの中位期間は8.5（2～63）日である．この63日は例外的であり，通常は1か月以内である[88]．

急性から亜急性の発症が多いので，発症から3か月以上経過し，慢性的に進行している症例ではAQP4によるNMOSDは考えない．

なお，超急性の脊髄病変では脊髄梗塞あるいは脊髄髄内出血を考えるが，NMOSDもごく稀にある．

4) NMOSDにおける非典型的な臨床と検査所見（Red flags）[83]
- 全体として進行性の経過（発作に無関係に神経症状の悪化：MSを考える）
- 症状の最悪点（attack nadir）が4時間以内で

表8● 視神経脊髄炎（NMO）の診断基準[78]

確定的NMO
・視神経炎
・急性脊髄炎
・補助的診断（以下の3項目の内2つ以上を満たす）
　1．3椎体レベル以上にわたって連続的に広がる脊髄病変
　2．脳MRI所見が多発性硬化症（MS）の診断基準[80]を満たさない（下記参照）
　3．NMOIgG（抗アクアポリン4抗体）陽性

は脊髄虚血/梗塞を考える，また，4週以上にわたって進行性の悪化がある際には脊髄サルコイドーシスあるいは脊髄腫瘍を考える（脊髄サルコイドーシスとの鑑別は下記の鑑別診断 p.489を参照）．
- 不完全な横断性脊髄炎，とくに，長大な脊髄病変（3椎体以上）を示さない際にはMSを考える
- 髄液中のoligoclonal bandが陽性はNMOでは20％以下であり，MSでは80％以上が陽性となる
- NMOSDを呈する新しい病態として，抗MOG抗体関連疾患が見つかっている（本章p.498「1-4. 抗MOG抗体関連疾患」参照）．

5. 抗NMDA受容体脳炎（NMDARE）の重複
NMOの患者に，NMDAREが合併することがある．経過中に脱髄性疾患としては非典型的な症状（ジスキネジア，あるいは精神症状）などがあったときにはNMDARE（抗NMDA受容体脳炎の overlapping demyelianting lesion）も考える必要がある（4章 p.437「15. 自己免疫性脳炎，抗NMDA受容体脳炎」参照）．

6. 傍腫瘍性神経症候群としてのNMO，NMOSD
原田らは64歳女性例を報告した．吃逆，下肢のしびれ，歩行時のふらつきにて発症し，膀胱直腸障害と下肢筋力低下を来した．MRIにて，延髄背側とTh2-5に及ぶ脊髄長大病変を認め，造影効果を伴い，NMOSDと診断され，AQP4陽性であった．同時期に撮像されたCTにて右

表9 ● 成人の視神経脊髄炎関連疾患の診断基準（文献82, 83より改変）

AQP4-IgGを伴うNMOSDの診断基準
1. 少なくとも1つの中核臨床徴候
2. AQP4-IgGが陽性（利用可能な最善の検査法による）
3. 別の可能性のある疾患の除外

AQP4-IgGを伴わないNMOSD，または，AQP4-IgG未確認状態のNMOSDの診断基準

1. 1回以上の臨床的発病の結果として，少なくとも2つの中核臨床徴候が起こり，下記の要件の全てを満たす
   a. 少なくとも，1つの中核臨床徴候は視神経炎，LTEMを伴う急性脊髄炎，または，最後野症候群（area postrema syndrome）でなければならない
   b. 空間的多発性（dissemination in space：2つ以上の異なった中核臨床徴候）
   c. 追加のMRI要件を規定通りに満たす

2. 利用可能な最善の検査法による，AQP4-IgGが陰性，または，検査が利用できない
3. 別の可能性のある疾患の除外

中核臨床徴候
1. 視神経炎
2. 急性脊髄炎
3. 最後野症候群：他の理由では説明できない吃逆，または嘔気・嘔吐の出現
4. 急性脳幹症状
5. 症候性ナルコレプシー，または，NMOSDに典型的な間脳のMRI所見を伴う急性間脳症候群
6. NMOSDに典型的な脳病変を伴う症候性大脳症候群

AQP4-IgGを伴わないNMOSD，または，AQP4-IgG未確認状態のNMOSDの追加のMRIの要件
1. 急性視神経炎：脳MRIでは正常あるいは非特異的白質病変，視神経にT2強調像にて高信号，あるいは造影効果が視神経の長さの1/2以上，あるいは視交叉を侵す
2. 急性脊髄炎：連続する3椎体以上の髄内病変（LTEM），あるいは急性脊髄炎の既往があり，連続する3椎体以上の脊髄萎縮を認める
3. 最後野症候群：延髄背側/最後野病変を認める
4. 急性脳幹症候群：上衣周囲を含む脳幹病変

乳房腫瘤が見つかり，針生検で乳癌と診断された．NMOSDについて，ステロイドパルスおよび血漿交換療法を行ったが，症状の改善は緩徐で，画像上は増悪した．一方，乳癌に対する術前化学療法を行うと，腫瘍の縮小と同時に，NMOSDについても，画像上および神経症状の著明な改善があった．乳癌に起因したNMOSDであると判断した[89]．

一方，OntanedaらによるとX，51例のAQP4抗体陽性患者があり，初発年齢は38.7歳であった．33例（80.5％）がNMOの診断基準に合致した．この33例の内，6個の悪性腫瘍が5例のAQP4陽性患者に見つかっている（12.2％，平均年例は48.7歳）．乳癌が3例，悪性リンパ腫が1例，子宮頸癌が1例，平滑筋肉腫が1例である．悪性腫瘍は神経症状発症から15年前から14年後に渡る．50歳以上のAQP4陽性患者，25例の5例（20％）にあり，5例全例がNMO診断基準を満たすとした[90]．

また，Caiらによると，2016年の時点では，34例の傍腫瘍性NMOSDがある．中位年齢は50.5歳であり，91％が女性であり，11例（32％）は乳癌である．15例は腫瘍の発見以前にNMOSD関連症状にて発症し，その中位年月は4か月（1〜180か月）である．19例は腫瘍発見後に症状が出ている．5例は吃逆と嘔吐を呈し，延髄が侵されていた．10例は頸髄が侵されていたとしている[91]．

画像所見（表12）

NMOとNMOSDでは，以下に記す個々の画像所見は同様であり，一緒に扱う．

◆ 1. 脊髄のMRI
1) 3椎体以上の長大な脊髄病変（表11，図21〜23, 27）

NMOの診断基準にも明記されている，最も重要な画像所見である．しかし，表11に示すように，長大な脊髄病変を示す疾患は多数ある．その中で，炎症性疾患と非炎症性疾患とを分け

表10 ● 視神経脊髄炎と多発性硬化症の鑑別(文献80, 85より改変)

		NMO	MS
血液検査	・抗AQP4抗体	感度高く, 特異的	陰性
	・他の抗体	ANA, 甲状腺抗体がしばしば陽性	稀
髄液検査	・細胞数増多	しばしばあり, ときに著増, (>100WBC/mm³)	少ない, 稀に10〜20WBC/mm³を超える
	・蛋白	1g/dLまでになることもある	上昇するのは稀
	・oligoclonal bands	陽性は稀であり, 経過と共に消失	通常陽性であり, 永続する
脊髄MRI	・横断像	中心部が侵され, 周辺部は保たれる	周辺部が通常
	・矢状断像	頸髄あるいは胸髄	頸髄が多い
	・造影効果	通常ある, 境界不明瞭	活動期にはあり, 境界明瞭
	・脊髄腫大	通常ある	少ない
	・T1低信号	通常ある	稀
脳MRI	・Barkhof基準	稀にしか合致しない	しばしば合致する
	・側脳室周辺部病変	稀で非特異的	通常あり, 直行する形態を取る
	・特徴的な分布	視床/視床下部, 中脳水道, 第三および第四脳室周囲	側脳室周囲
	・延髄から上位頸髄	連続する病変を来すことが多い	非常に稀
	・T1低信号	稀	通常ある

脚注；NMO：視神経脊髄炎, MS：多発性硬化症, AQP4：抗アクアポリン4抗体, ANA：抗核抗体.

て考えるのは妥当であり, NMOを含む多くの炎症性疾患は急性発症である[86]. 90%は髄液細胞数の増多と蛋白量の増加を来す.

長大な脊髄病変を有した成人76例の報告では58%が抗AQP4抗体陽性であり, NMO関連疾患であった. 陽性例では, 高齢発症, 女性が多い, 視神経炎の同時発症が少ない, 脊髄円錐部の病変が少ない, 他の自己免疫疾患の合併が多いという特徴があった[92]. そのほかには抗MOG抗体陽性例(6例), ADEM, 特発性横断性脊髄炎, seronegative NMO(抗AQP4抗体および抗MOG抗体が陰性), 感染, MS, 他の炎症性疾患, 傍腫瘍性神経症候群, 血管炎などがある.

MSでも長い脊髄病変を示すことがあるが, 平均4.5椎体で, NMOの7.1椎体に比べて短い, また, MSでは頸髄に多く, NMOでは胸髄に多いとされる[85].

非炎症性疾患である髄内転移性腫瘍でも, 急性発症で長大な病変を示した例があり(詳細は本章p.485「1-2. 視神経脊髄炎」図30を参照), 注意が必要である[81].

抗MOG抗体関連疾患の脊髄病変, 脳病変, 視神経病変に関しては本章p.498「1-4. 抗MOG抗体関連疾患」参照.

2) 3椎体未満の脊髄病変

Flanaganらは, 初回の脊髄炎にて3椎体未満の短い範囲を侵された25例のNMO関連疾患について検討した[93]. 調査対象となった, NMO関連疾患にて初回の脊髄炎を示した例の約14%にあたる. 10例(40%)は脊髄炎が初発の症状であり, 13例は視神経炎が先行し, 2例は嘔気・嘔吐が先行した. その後, 92%では3椎体以上の長い脊髄病変を起こした.

抗AQP4抗体陰性例の3椎体未満の脊髄炎と比較すると, 3椎体未満の脊髄病変を有するNMO関連疾患では, 強直性痙攣, 共存する他の自己免疫, MRIでの脊髄中心部の病変, T1強調像での低信号, 脳MRIでのMSに合致しない病変, 髄液でのoligoclonal bandsが陰性であることが特徴であった.

自験例でも図26に示すように, 3椎体以下でも, 脊髄中心部にあり, T1強調矢状像では病変が低信号を示し, 以下のbright spotty lesionsを伴う際にはNMO, NMOSDを考える.

3) bright spotty lesions

YonezuらはNMOにおける, 強い高信号をT2強調像にて示す脊髄病変をbright spotty le-

表 11 ● 長大な脊髄病変（横断性脊髄炎）を起こす疾患 (文献 86，87 より改変)

炎症		非炎症性疾患	
自己免疫性		**腫瘍性**	
1. 視神経脊髄炎 2. Sjögren 症候群 3. SLE（全身性エリテマトーデス） 4. 神経サルコイドーシス 5. 神経 Behçet 症候群 6. 多発性硬化症 7. 急性散在性脳脊髄炎 8. 横断性脊髄炎		1. 転移性髄内腫瘍 2. 髄内腫瘍（星細胞腫，神経節膠腫） 3. 血管内悪性リンパ腫症 4. 傍腫瘍性症候群（CRMP5 抗体など）	
感染		**代謝**	
1. 梅毒 2. 結核 3. HIV* 4. HAM** 5. 住血吸虫症 6. イヌ回虫およびブタ回虫症（寄生虫脊髄炎） 7. 脊髄髄内膿瘍		1. ビタミン B_{12} 欠損症 2. 銅欠乏性脊髄症	
傍感染性		**血管性**	
1. Epstein-Barr ウイルス! 2. Cytomegalovirus 3. 単純ヘルペス 4. マイコプラズマ 5. 水痘帯状疱疹ウイルス		1. 脊髄梗塞 2. 脊髄硬膜動静脈瘻*** 3. 脊髄髄内動静脈奇形 4. 脊髄髄内出血 5. CADASIL****[162]	
アトピー性脊髄炎			
放射線治療後			

補足：
* ヒト免疫不全ウイルス関連脊髄症
** ヒトTリンパ球向性ウイルスI型関連脊髄症
*** 脊髄表面動静脈瘻，硬膜外動静脈瘻も同様である．
**** cerebral autosomal dominant arteriopathy with subcortical infarcts and leukoencephalopathy
! 直接感染もあり得る．

表 12 ● NMOSD の画像所見 [83]

脊髄，急性期	・T2 強調像/STIR 法にて高信号が 3 椎体以上に及ぶ ・病変が中心灰白質にある（70% 以上） ・造影効果を認める ・脳幹への病変の進展を認めることがある ・脊髄腫大 ・T1 強調像では病変は低信号を示す
脊髄，慢性期	・3 椎体以上におよぶ境界明瞭な脊髄萎縮（T2 強調像にて高信号があるときもないときもある）
視神経	・視神経の一側あるいは両側に，T2 強調像での高信号，あるいは造影効果を認める．比較的長い病変で，視神経の長さの 1/2 以上，あるいは視交叉を侵す
脳	・延髄背側（特に，最後野）を侵し，小さく，限局的な病変で，しばしば両側性であり，さらに，上部頸髄へと連続する病変 ・脳幹/小脳の第四脳室上衣周囲の病変 ・視床下部，視床，第三脳室上衣周囲の病変 ・大きな，融合性の，一側あるいは両側の皮質下，あるいは深部白質の病変 ・脳梁の半分以上の長さを持つ，びまん性，不均一，あるいは浮腫性の脳梁病変 ・内包後脚から大脳脚にかけての長い，一側あるいは両側性の皮質脊髄路を侵す病変 ・広い脳室上衣周囲を侵す病変，しばしば造影効果を認める

図21 視神経脊髄炎関連疾患（NMOSD）

A　T2強調矢状断像　　B　造影後脂肪抑制T1強調矢状断像　　C　T2強調像（Th4/5）　　D　造影後T1強調像（Th5/6）

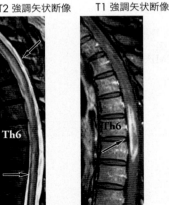
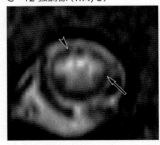
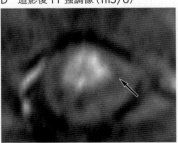

E　T2強調矢状断像（ステロイド投与翌日）　　F　造影後T1強調矢状断像（同時期）

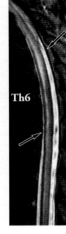
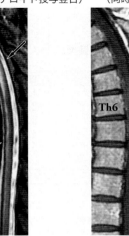

63歳，男性．5日前起床時より右下肢の脱力があり，徐々に悪化した．しびれと痛みはなかった．2日前に腹部膨満感があり，他院に入院した．右下肢単麻痺と痙性を認めた．脊髄MRIを撮像した（A〜D）．排尿困難が出現したので，ステロイドをMRI撮像の翌日より開始し，当院に転院した．

A：T2強調矢状断像：Th1〜10にほぼ連続した高信号を脊髄に認める（→）．
B：造影後脂肪抑制T1強調矢状断像：Th5〜7にて明瞭な造影効果を認める（→）．造影効果はリング状を示す．造影効果のある部位はT2強調矢状断像では高信号があまり目立たない．なお，他院の画像であるが，明らかな髄内病変なので，造影後の画像に，脂肪抑制はしない方がよい．
C：T2強調像（Th4/5）：脊髄中心部に病変があり（→），一部は強い高信号を示すbright spotty lesionsを認める（▶）．
D：造影後T1強調像（Th5/6）：脊髄前部に明瞭な造影効果を認める（→）．
補足：急性発症の脊髄症で，long cord lesionを示し，T2強調横断像では脊髄中心部に病変があり，bright spotty lesionsがあり，造影効果がある．NMOを示唆する病変である．抗AQP4が陽性であり，視神経炎はなく，NMOSDであった．
E：T2強調矢状断像（ステロイド投与翌日）：脊髄内の高信号はほぼ不変である（→）．
F：造影後T1強調矢状断像（同時期）：明瞭な造影効果はほぼ消失している（→）．
補足：NMOあるいはNMOSDでは，造影効果が急速にステロイドの影響によって消失あるいは不明瞭になることがある．

sionsと呼んだ[94]．同様な病変に関して，Hyunらも報告している[95]．後者がより明快な定義である．Hyunらは，急性期（急性症状から3週間以内）に脊髄のMRIを施行した59例のNMO関連疾患，31例のMS，24例の特発性横断性脊髄炎（ITM：idiopathic transverse myelitis）を検討した．T2強調像にて髄液と同様な高信号を示し，T1強調像では髄液の信号強度より高いが，脊髄のそれよりも低信号を示す病変をbright spotty lesionsとした．NMOには59例で62回のMRIを施行し，17例（27.4%）に認められている．MSあるいはITMには認められなかった．急性期のみに認められ，それ以後には消失した．患者の重症度とは有意な相関はな

図22 視神経脊髄炎

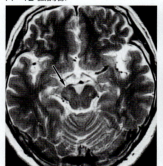

A　T2強調像

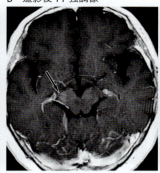

B　造影後T1強調像

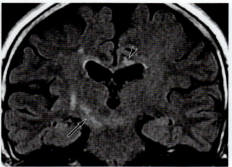

C　FLAIR冠状断像

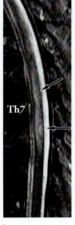

D　T2強調矢状断像

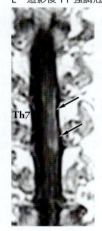

E　造影後T1強調冠状断像

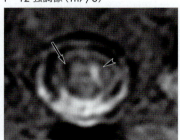

F　T2強調像（Th7/8）

70代，女性．3日前より両大腿が引っ張られるような感覚に引き続き左下肢運動障害を自覚．前日より悪化し，家人より左口元がたれていることを指摘され入院した．中枢性顔面神経麻痺，左失調性片麻痺，両側Babinski徴候陽性を示した．なお，両側視神経乳頭の陥凹と蒼白化があり，陳旧性の両側視神経障害が疑われた．oligoclonal bandは陰性，抗核抗体陽性，抗SS-A抗体が陽性であった．

A：T2強調像：右大脳脚に高信号を認める（→）．
B：造影後T1強調像：右大脳脚に造影効果を認める（→）．
C：FLAIR冠状断像：右大脳脚（→），右被殻，左脳梁（▶）に高信号を認める．

約14か月後，2週間前よりTh10付近のしびれ感が出現し，徐々に下肢にもしびれを認めた．歩容の異常を認め，左顔面の違和感があり入院．MRIを撮像した．三叉神経第1枝領域の感覚低下，左上肢筋力低下，両下肢筋力低下，下肢腱反射亢進，下肢に強い振動覚の低下を認めた．

D：T2強調矢状断像：Th6〜8に，上下に長い高信号を認める（→）．
E：造影後T1強調冠状断像：Th7〜8左に造影効果を認める（→）．MSの病変に比べて上下に長い．
F：T2強調像（Th7/8）：中心部に高信号を認める（→）．左中心灰白質には髄液に近い高信号があり（▶），bright spotty lesionを認める．

補足：初回発作時の画像はMSと区別することができない．しかし高齢であり，oligoclonal bandは陰性，抗核抗体陽性，抗SS-A抗体が陽性，陳旧性の両側視神経障害など，NMOを示唆する所見があった．2回目の発作ではlong cord lesionがあり，NMOを積極的に疑い，抗AQP4が陽性であった．Sjögren症候群を合併していることが判明した．なお，内包後脚から大脳脚にかけての皮質脊髄路はNMOSDの好発部位であり，この例の大脳脚もそれを示す．

い．T1強調像で低信号を示す範囲の一部のみがbright spotty lesionsを示す[95]．

一方，YonezuらのNMO報告では，NMO 24例中13例（54％），MS 34例中1例にbright spotty lesionsを認めている[94]．

自験例でも高頻度にbright spotty lesionsを認めている（図21，22，26，27）．特に，3椎体未満の病変でもbright spotty lesionsがあ

図23 視神経脊髄炎

A　FLAIR像　　　　B　FLAIR像　　　　C　FLAIR像

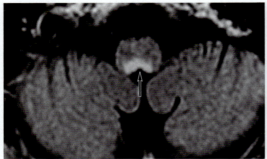
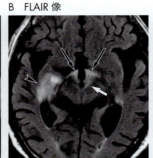
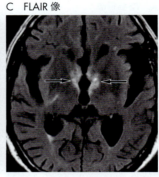

D　T2強調矢状断像（数か月後）

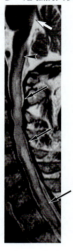

60代，男性．2年前より左眼が見えにくくなり，約2か月後に眼科で左眼失明と診断される．約3か月後からステロイド治療，数日後パルス療法を施行したが，右視力の低下を認め，球麻痺が進行し，経口摂取が困難となる．その約1か月後に頭部MRI（A〜D）を施行した．さらに数か月たって痙性四肢麻痺で再発し，頸髄MRI（D）を施行した．
A：FLAIR像：延髄背側，最後野を含む領域に左右対称性の高信号を認める（→）．
B：FLAIR像：両側視交叉から視索（→），右側頭葉内側（▶），左視床下部（⇨）に高信号を認める．なお，右側頭葉には造影効果を認めた（非掲載）．
C：FLAIR像：第三脳室の両外側に高信号を認める（→）．
D：T2強調矢状断像（数か月後）：2年後のT2強調矢状断像にて橋背側（→），延髄背側（▶）に高信号を認め，C1〜Th2（⇨）に脊髄の軽い腫大と髄内に高信号を認める．
補足：両側視神経炎と脊髄炎を有し，MRIにて3椎体以上の長さの脊髄炎を認め，抗AQP4陽性のNMOである．脳内病変はアクアポリン4が高濃度にある部位にある．
（亀田メディカルセンター放射線科　河村泰孝先生のご厚意による）

れば，MSあるいはITMとの鑑別に有用である（図26）．

4）脊髄円錐および神経根病変

TakaiらのReportによれば，316回の急性症状を示したNMO 52例中，5例のみが脊髄円錐に病変を認めた．2例には頸髄から上部胸髄，そして脊髄円錐までに及ぶ長大な脊髄病変があった．1例は円錐のみに病変があった[96]．

しかし，神経根を侵されたのは2例のみで，脊髄円錐に高信号がT2強調像にてあり，さらに円錐と馬尾に造影効果を認めた．1例は剖検となり，NMOの病理所見に合致していた．

平山も脊髄円錐に病変を認めたNMOSDを報告している．61歳の男性が朝から嘔吐と下痢があり右足先のしびれを自覚した．翌日には両下肢の痺れがあり，さらに第3病日には両下肢の

筋力低下を認め，歩行困難となり，尿失禁も認められ，第8病日に入院した．T2強調像にて，Th12-L1にて，脊髄中心部と両側索に高信号を認めた．ステロイド治療によって，改善があったが，初発から7か月後に両上肢の筋力低下，難治性吃逆を呈し，頸椎T2強調像にてC1-6の髄内高信号を認めたNMOSDであった．原因不明の円錐・馬尾症候群にNMOSDがあるとした[97]．

自験例でも脊髄円錐に病変を経過中に認めた例があった（図28）．

5）その他の特徴（表12）

横断像にてNMOの脊髄病変は灰白質を中心に存在する（図21，22，26〜28）．特に炎症性浮腫性変化の少なくなる慢性期には明らかである[80)84]．MS病変は中心部にもあるが，辺縁

図24 視神経脊髄炎関連疾患

A　T2強調矢状断像　　B　T2強調像　　C　T2強調像（Bより上部）

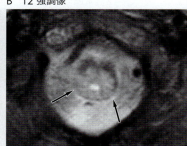
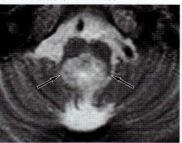

D　造影後T1強調像

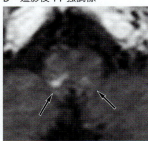

40代，男性．約1か月前からしゃっくりが出現し，2週間前より体幹から足にかけてのしびれを自覚した．9日前より呂律不良となり，他院を受診，MRIを施行した．
A：T2強調矢状断像：延髄背側を中心に高信号を認める（→）．
B：T2強調像：延髄背側に高信号をほぼ左右対称性に認める（→）．
C：T2強調像（Bより上部）：最後野を含む延髄背側に高信号を認める（→）．
D：造影後T1強調像：延髄背側に造影効果を認める（→）．
補足：抗AQP4陽性であり，しゃっくりにて発症し，NMOに特徴的な延髄背側に病変を認める．

部に多い．T2強調像でのMS脊髄病変の多くは，横断面での面積は半分以下となるが，NMOの急性期では浮腫もあり，しばしば半分を超える．

急性期にT1強調像にて病変部に低信号を認めることも特徴である[80)85)]（図26，27）．MSでは少ない．

脊髄腫大もMSに比べて強く，浮腫を認める（図21，23，26，27）．

延髄から上位頸髄に延びる病変はNMO，NMOSDに特徴的（図23，25，27）[83)]だが，特異的ではない．

・造影効果

造影効果は不明瞭が多く（図22），辺縁が滑らかで境界明瞭なMSの造影効果と対比できる[84)85)]．造影効果を脊髄辺縁部に認め（図27），脊髄サルコイドーシスとの鑑別が困難な例もある．この図27で示す症例は，矢状断像あるいは冠状断像では造影効果が辺縁部に多く，不明瞭であるが，横断像では明瞭な造影効果であった．

明瞭な造影効果を脊髄に認めた例があり（図21），翌日からステロイドを使用し，その午後に撮像したMRIでは造影効果が既に不鮮明となっていた．ステロイドを使用した後のMRIでは速やかに造影効果が不鮮明となる例が存在する．造影効果がない，あるいは不明瞭な点で，NMOあるいはNMOSDを否定してはならない．

・リング状の造影効果

AQP4陽性の41例のNMOSD患者（83％が1回のみ脊髄炎，17％が複数回の脊髄炎）の156回の脊髄炎の内，50回（32％）にリング状の造影効果を脊髄に認めている．リング状の造影効果は矢状断像および横断像の両方に，43例中36例（83％）にある．中位で2椎体レベル（1〜12）に及ぶ．48例中21例（44％）では，3椎体以上に及ぶ．また，3椎体以上の高信号をT2強調像にて伴う例は50例中44例（88％）にある．他の長大な脊髄病変66例では1例もリング状の造影効果を認めない．一方，MSでは30例中6例にあり，NMOSDとの差はなかった（図21-A）．なお，同一施設からの報告ではあるが，Flanaganらも脊髄サルコイドーシスにはリング状の造影効果は29例中1例もないとしている[88)]．

図 25 視神経脊髄炎関連疾患

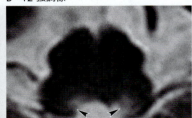
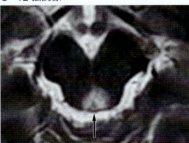
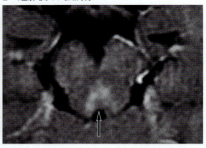

50代, 女性. 3か月前より水が飲み込みにくい, 話しづらさが出現し, 進行した. 2か月前には唾液が口にたまり流涎となり, 食事が困難となる. 他院に入院し, MRIにて右視床の病変を言われていた. 10日前より, ふらつき, 複視, 右手の脱力, 排尿困難, 歩行困難となり, 当院入院となる.

A：T2強調矢状断像：C3髄内〜延髄に高信号を認める（→）. 橋上部〜中脳被蓋にも高信号を認める（▶）.
B：T2強調像：延髄背外側, 孤束核および最後野を含む領域に高信号を両側に認める（▶）.
C：T2強調像：中脳水道周囲に高信号を認める（→）.
D：T1強調矢状断像：右視床に皮質と髄液の中間の信号強度を有する病変があり（→）, 他院にて指摘された古い病変と考えられる. 造影効果を認めない. MSでのT1-black holeに合致する所見である.
E：造影後T1強調像：中脳水道周囲の病変には造影効果を認める（→）.
補足：頚髄上部から延髄, さらに第四脳室周囲, 中脳水道周囲に病変があり, NMOを疑った. 抗AQP4陽性であり, 視神経炎がないNMO関連疾患と考える.

自験例でも経過中にリング状の造影効果を認めている（図29）. なお, 図21-BのNMOSDの造影効果もリング状である（p.484 key point 1「矢状断像あるいは冠状断像にて脊髄にリング状の造影効果を示す疾患」参照）.

◆ 2. 頭部のMRI（表12）

NMOでは脳病変は非特異的とされていた. しかし, NMOSDでは特徴的な病変を示す[83].

1) 延髄背側 (特に, 最後野：area postrema) (図23〜25)

難治性の吃逆と嘔吐 (IHN：intractable hiccup and nausea) はNMOを示唆する重要な症状である. Misuらは47例のNMO症例のうち, 8例 (17%) にIHNが認められ, 全例が頚髄から延髄までの連続病変を呈したと報告している. 一方, 130例のMSではIHNを認めていない. IHNを起こした症例のMRIでは延髄中心管周囲から背内側に病変があり, 最後野と孤束核は含まれるが, 延髄背側の疑核には及んでいない. さらに, 延髄背側はAQP4が豊富に発現し, 解剖学的に血液脳関門がないという点が病態に関わると考察している[98]. さらに, 呼吸困難とIHNを起こしたNMO例では延髄の呼吸中枢である疑核も含まれていた[99].

最後野および疑核の解剖については p.485 Memoを参照.

図26 | 視神経脊髄炎

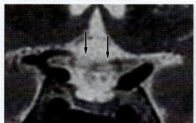
A 脂肪抑制 T2 強調冠状断像

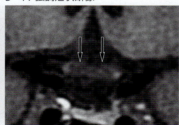
B T1 強調冠状断像

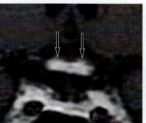
C 造影後 T1 強調冠状断像

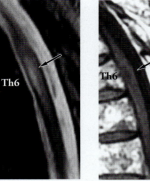
D T2 強調矢状断像　E T1 強調矢状断像

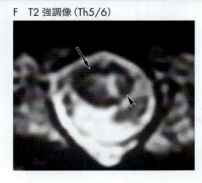
F T2 強調像（Th5/6）

80代，男性．3か月前に両眼の霧視と左眼耳側半盲があり，MRIにて視交叉右に病巣があり，視交叉炎と考えられ，ステロイドにて改善した．今回，3日前より両眼の視野狭窄と左下肢の麻痺を呈し入院となる．NMO-IgG抗体陽性であり，視神経脊髄炎である．

A：脂肪抑制T2強調冠状断像：視交叉の両側にわたって高信号を認める（→）．わずかに両端に視交叉の正常信号強度が残存している．
B：T1強調冠状断像：視交叉は低信号を示し（→），両端は正常信号強度を示す．
C：造影後T1強調冠状断像：視交叉全体にわたる造影効果を認める（→）．
D：T2強調矢状断像：Th6レベルを中心に約2椎体の長さの高信号を脊髄内の前部に認める（→）．脊髄は軽い腫大を認める．
E：T1強調矢状断像：Th6にて脊髄は軽く腫大し，Dにて高信号を示す脊髄病変は低信号を示す（→）．
F：T2強調像（Th5/6）：左灰白質を中心に高信号がある（→）．左灰白質を中心とする病変は強い高信号を示し，bright spotty lesionである（▶）．
補足：視交叉の中央部にMRIにて病変を認め，急性視神経障害を呈した症例であり，MSではなく，NMOを考えるべき所見であった．さらに，抗AQP4陽性であり，脊髄炎も合併した．脊髄炎は3椎体以下の病変であるが，脊髄中心部にあり，T1強調像では低信号を示し，bright spotty lesionを認め，NMOに合致する．

3) 視床下部（図31）

ナルコレプシーとは，日中に耐えがたい眠気と睡眠発作が慢性的に反復し，強い情動をきたす刺激が加わった際には脱力発作（情動脱力発作）が起こり，睡眠がレム睡眠より始まるなどを主症状とする慢性疾患である．NMO患者にはこのナルコレプシーが起こり，両側視床下部に病変を認める[99]．

NMOに関連する内分泌異常としては，甲状腺機能低下症，過食症による肥満，糖尿病，無月経－乳汁漏出症候群があり，視床下部に病変があるので，視床下部－下垂体機能障害が関連している[99]．

視床下部のNMOSDの鑑別診断には他の自己免疫性の睡眠障害を呈する疾患が入る．その中で，造影効果を認めた際には，AQP4抗体陽性NMOSDと抗Ma2関連脳炎を考える（4章 p.441「15. 自己免疫性脳炎，抗Ma2関連脳炎」参照）．

4) PRES

NMO関連疾患をもち，PRES（posterior reversible encephalopathy syndrome）を呈した

図27 視神経脊髄炎関連疾患

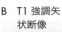
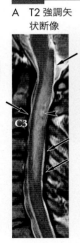
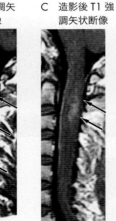
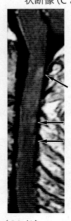
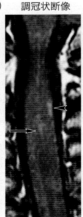

A T2強調矢状断像　B T1強調矢状断像　C 造影後T1強調矢状断像　D 造影後T1強調矢状断像（Cより左）　E 造影後T1強調冠状断像

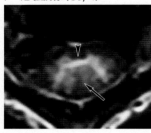
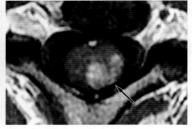

F T2強調像（C3/4）　G 造影後T1強調像（C2/3）

40代，女性．1か月前より頸部の痛みが出現．1週間前より左半身の感覚障害が出現し，2日前より左下肢の筋力が低下した．ステロイドが著効し，抗アクアポリン4抗体が陽性であり，NMO関連疾患と考えた．
A：T2強調矢状断像：延髄背側からC6上端まで高信号が脊髄後部にある（→）．脊髄には腫大がある．C2/3にて小さなより信号強度の高い部位が存在する（►）．
B：T1強調矢状断像：脊髄の中心に低信号を認める（→）．
C：造影後T1強調矢状断像：C2～3に，髄内後部に造影効果を認める（→）．
D：造影後T1強調矢状断像（Cより左）：脊髄表面にも造影効果が疑われた（→）．
E：造影後T1強調冠状断像：脊髄の内部（→）と表面に造影効果（►）を認めた．
F：T2強調像（C3/4）：脊髄中心部に高信号を認める（→）．脊髄前部には両側に強い高信号があり，bright spotty lesionである（►）．
G：造影後T1強調像（C2/3）：脊髄左後部には境界明瞭な造影効果を認める（→）．
補足：画像からは髄内腫瘍との鑑別が問題となる．経過が1か月は通常の脊髄腫瘍としては早い．横断像にて脊髄の構造が残っている点も合いにくい．脊髄の表面にも造影効果があり，これも一致しない所見である．サルコイドーシスも考慮したが，Fの所見（脊髄前角が残存している）は合いにくい．長い脊髄病変，bright spotty lesionの存在，明瞭な造影効果のある部位よりNMOが考えられる．抗AQP4が陽性であった．視神経脊髄炎関連疾患と診断した．脊髄表面の造影効果についてはさらなる症例の積み重ねが必要である．

5例の報告がある[100]．突然の昏迷と意識の低下で発症し，7日以内に脳症は治癒している．起立性低血圧，血漿交換療法，免疫グロブリン静脈内投与療法，ステロイドパルス療法に関連している．前頭葉，頭頂後頭葉，小脳に高信号をT2強調像にて認め，3例は対称性であり，3例に造影効果を認めている．AQP4自己免疫による水循環の障害が，血圧の変動あるいは水の移動を引き起こす治療を受けた患者にPRESを起こすと考えられている[100]．

5）脳梁病変

NMO 22例の報告では4例（18.2％）に脳梁病変を認め，ほとんどは急性期にあり，多発性で，10mm以上と大きく，浮腫を伴い，FLAIR（fluid-attenuated inversion recovery）法矢状断像で病変の辺縁部は高信号，中心部は低信号のmar-

図28 視神経脊髄炎

A T2強調矢状断像　B T2強調像

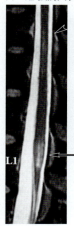
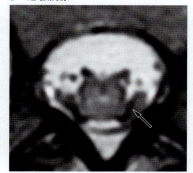

26歳，女性．10歳時に右視神経炎にて発症し，その後頻回の再燃，入院をくりかえした．新出病変に造影効果を認めないことも多い．また，急性期病変にステロイドが著効している．脊髄に long cord lesions の既往があり，抗 AQP4 陽性であり，NMO である．
今回，9日前より，前屈にて背中に痛みが出現した．歩行時に右足底部にも痛みを自覚し，入院した．下肢の表在覚障害と下位胸椎の叩打痛を認めた．
A：T2強調矢状断像：脊髄円錐に約1椎体の高さの高信号を認めている（→）．Th10 にて髄内に陳旧性病変を認める（▶）．
B：T2強調像：脊髄円錐に周囲を除いて高信号を認める（→）．大きな腫大はなく，造影効果もない．以前には認められないので，新出病変と考えられた．自覚的な症状の改善ははっきりしない様子であった．
補足：NMO，NMOSD において，少ないが，確実に脊髄円錐にも病変は出現することがある．

---

bled pattern（大理石様）を示した．慢性期になるとこれらの病変は縮小あるいは消失し，NMO に特徴的であるとされている[101]．

6）MSとNMO関連疾患における大脳病変の差異

44例の抗 AQP4 抗体陽性の NMO 関連疾患と，50例の再発寛解型の MS（RRMS：relapsing-remitting multiple sclerosis）とを比較をしている論文がある．NMO 例では63％に脳病変があり，MS 例では全例に脳病変がある．NMO 関連疾患では27％が Barkhof 基準の空間的多発性を満たす[102]．

T2強調像で側脳室体部に接する病変と下側頭葉白質病変の両方をそれぞれ1つ以上認める例は，MS では39例あり，NMO では1例のみである．

また，皮質下 U 線維型の病変，あるいは長軸が側脳室体部に直角に接する卵形病変（ovoid lesion）がある例は，MS では41例あり，NMO では1例もない．

T2強調像にて高信号がない時には MS よりは NMO が考えやすい．また，前述した病変が一つもない際には86.2％の可能性で MS は否定的であり，NMO の可能性があるとしている[102]．

しかし，自験例の MS では脊髄に病変があるのに，脳内には初期に病変を認めない例もあり，必ずしも，脳内に病変がないことより，MS を除外できない．

7）皮質脊髄路の病変（図22，31，32）

Kim らは抗 AQP4 抗体陽性患者78例について平均で6.3年間の経過を追った例について検討をしている[111]．62例（79％）が脳 MRI にて病変があった．24例（31％）は発症時に異常があり，35例（45％）は脳症状を示した．脳の病変は5型に分かれた．①皮質脊髄路（内包後脚，大脳脚）を侵す病変（44％），②浮腫様の広範な大脳半球病変（29％），③中脳水道，第3および第4脳室の上衣周囲の病変（22％），④側脳室の

図29 視神経脊髄炎

A　TT2強調矢状断像（胸髄）
B　造影後T1強調矢状断像
C　造影後T1強調冠状断像
D　造影後T1強調横断像（Th5）

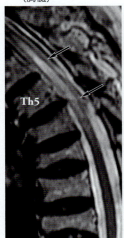
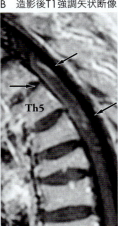
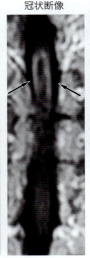
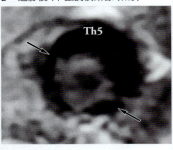

88歳，女性．34年前に視神経炎を発症した．25年前に脊髄病変を指摘された．今回，8日前より，両足の痺れがあり，5日前より，両下肢筋力低下が出現し，立てなくなり，便意，尿意を感じなくなった．
A：T2強調矢状断像（胸髄）：Th3-6の髄内に高信号を認め（→），軽い腫大がある．
B：造影後T1強調矢状断像：Th4-6の脊髄辺縁部に造影効果を認める（→）．
C：造影後T1強調冠状断像：Th4-5の脊髄辺縁部に造影効果を認める（→）．
D：造影後T1強調横断像（Th5）：脊髄にリング状の造影効果を認める（→）．
補足：本文にて示すリング状，あるいは elongated ring appearance が認められた抗 AQP4 陽性の NMO である．

> **key point** ●【1．矢状断像あるいは冠状断像にて脊髄にリング状の造影効果を示す疾患】
> ・視神経炎/視神経脊髄炎関連疾患[88)103)]（図29）
> ・多発性硬化症（2椎体以下，辺縁部優位）
> ・転移性髄内腫瘍（flame sign，rim sign）[104)]（図30）
> ・星細胞腫[103)]
> ・稀な感染症
> 　　脊髄髄内膿瘍（拡散制限，周囲にT2*強調像にて低信号）[105)]
> 　　有鉤嚢虫症（造影後T1強調像にて，造影効果のない部分は髄液に近い低信号）[106)]
> ・結核腫（T2強調像では長大な高信号の中に，小さな等信号があり，造影効果を示す）[107)108)]
> 　　トキソプラズマ症（HIV陽性患者）[109)]
> 　　ヒストプラズマ症[110)]

上衣周囲の病変（40％），⑤延髄病変（しばしば頸髄へと連続する；31％）である．54例（69％）は少なくともこの5型の1つの型に属した．造影効果を示した10例では，境界不明瞭な多数の散在性造影効果を示した．

前述のように，経過中を合わせると，皮質脊髄路病変が多い．初回時は49例中4例（8％），経過中は78例中34例（44％），そのうち，片側性13例，両側性21例である．

山﨑らも，2回目の発作の際に左片麻痺を示

図30 鑑別診断：転移性髄内腫瘍（肺癌から）

A　T2強調矢状断像　　B　T2強調横断像（L1）　　C　造影後T1強調矢状断像（正中右）　　D　造影後T1強調矢状断像（正中）

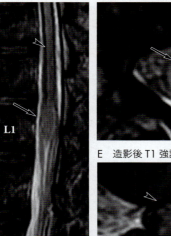
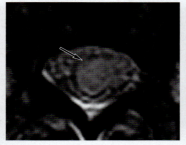
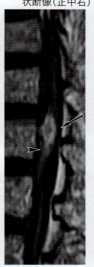
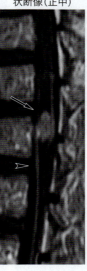

E　造影後T1強調横断像（Th12/L1）

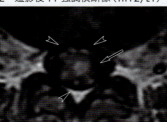

F　造影後T1強調横断像（L1）

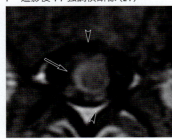

48歳、男性．2週間前から左大腿部のしびれが出現し、徐々に遠位まで広がってきた．1週間前くらいから尿閉、筋力低下が出現した．来院時、両下肢全感覚脱出、両下肢筋力低下を認めた．また、尿閉に伴い、精巣上体炎を合併していた．血液検査では白血球 22,300，CRP 16.18 と上昇があったが、精巣上体炎によると考えられた．髄液細胞数は 7，蛋白は 114 と上昇していた．

A：T2強調矢状断像：L1 レベルにて脊髄の腫大と高信号を認める（→）．それより上部、Th1 まで髄内に連続的に高信号を認める（▶）．
B：T2強調横断像（L1）：脊髄の軽い腫大と髄内に高信号を脊髄全体に認める（→）．
C：造影後T1強調矢状断像（正中右）：リング状の造影効果を認める．辺縁部に造影効果の強い rim sign があり（→），下部には火炎状の造影効果（flame sign）を認める（▶）．
D：造影後T1強調矢状断像（正中）：病変に造影効果を認める（→）．前根に造影効果を認める（▶）．前角障害による二次変性を疑う．
E：造影後T1強調横断像（Th12/L1）：脊髄内に造影効果を認める（→）．前根および後根に造影効果がある（▶）．
F：造影後T1強調横断像（L1）：脊髄内にリング状の造影効果を認める（→）．前根および後根に造影効果がある（▶）．
（慶應義塾大学病院の症例、倉沢 淳先生のご厚意による）

補足：2週間と比較的急速に発症した、long cord lesion があり、リング状の造影効果を認めた．血液所見に炎症所見があり、前根と後根の造影効果があるので、炎症性病変を考えがちである．炎症所見は別の身体所見であること、flame sign に気がつけば、経過の早い転移性髄内腫瘍があるので、それを考えて、全身検索である．ステロイド投与にて改善せず、画像所見の悪化があり、胸部CT にて肺腫瘍が見つかり、生検にて腺癌、さらに、脊髄病変も生検を施行し、腺癌であった．後根の造影効果の原因は不明である．

Memo
【最後野の解剖（最後野については1章 p.35「2. 大脳白質」図7 延髄の解剖を参照）】

　最後野は脳室周囲器官の一つであり、第4脳室の最下部で中心管の吻側端の背後にあり、閂を跨いで左右に広がっている小さな円形状の隆起である．血流が豊富で、血液脳関門を欠いている．嘔吐の神経センターは迷走神経背側核付近の網様体にあり、最後野にある化学受容体によって影響を受ける[112]．

図31 視神経脊髄炎

A FLAIR 冠状断像
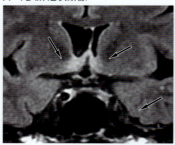

B FLAIR 冠状断像
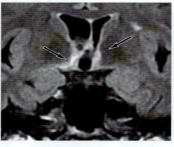

C FLAIR 冠状断像
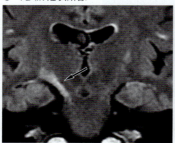

D FLAIR 冠状断像（ステロイド投与10日後）
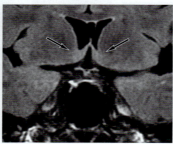

29歳，女性．図28と同一患者の3年後．今回，約2週間前より微熱，咽頭痛，鼻汁，咳嗽が出現した．他院にて感冒と診断され，抗生剤と対処薬処方を受けた．5日前より強い眠気が出現し，右眼が見えづらくなり，入院し，MRIを施行した．
A，B：FLAIR 冠状断像：第三脳室外方，視床下部に高信号を両側に認める（→）．
C：FLAIR 冠状断像：内包後脚から右大脳脚にかけて，皮質脊髄路を中心に高信号を認める（→）．左も内包後脚内に高信号を認める．なお，A〜Cの高信号には造影効果は明らかではなかった．
D：FLAIR 冠状断像（ステロイド投与10日後）：視床下部の病変はほとんど消失した（→）．
補足：過去にも，経過中に視床下部と大脳脚から内包後脚にかけての病変があった症例である．再燃の際に眠気もあった．NMO，NMOSDでの病変の好発部位の一つである．視神経に関しては，明らかな再発病変が認められなかった．

した．右放線冠から大脳脚に至る錐体路病変を認めた[113]．

Kim らの別な報告によると[114]，皮質脊髄路病変はNMO関連疾患の23〜44％にあるとされ，連続性で縦に長いともされている．AQP4が多い部位ではなく，皮質脊髄路に病変が多い理由は不明である．

自験例でも両側皮質脊髄路を侵すNMO関連疾患を経験している（図32）．MSでも皮質脊髄路を侵すことがあるが，点状であり，縦に長い病変ではない．

8）先行する感染の存在

図32にて示す症例は髄膜炎が先行していた．Koga らの報告によると，NMO急性期15例中7例に最近のウイルス感染を示唆する血清学的所見があった[115]．また，Wingerchuk らの古典的な報告でも25％に先行感染があったとされており[116]，NMOの症例に先行する感染はありうる．

9）浮腫様の広範な大脳半球病変

Kim らは，浮腫様の広範な大脳半球病変は初回病変としては49例中5例（10％），経過中には78例中23例（29％）に認められたとしている[111]．Sawada らは左半球に大脳白質病変を示したNMO関連疾患について報告し，患者は失語と失行を呈した[117]．

自験例においても，急性の失語症で発症し，初回病変として広範な大脳白質異常を示した例がある（図33）[118]．NMOにもこのような脳病変があることを知るのは大切である．脊髄病変があることも，NMOを示唆している．

10）tumefactive NMO

NMO/NMOSDは腫瘍形成性脱髄（tumefactive demyelination）を起こす疾患の一つである（本章p.469「1．多発性硬化症」の項，表7 腫瘍形成性脱髄（tumefactive demyelination）の原因参照）[67]．2年前にNMOと診断された43歳，女性が傾眠を呈し入院した．急速に進行し，両側大脳深部白質にリング状の造影効果を示し，大きな脱髄巣があり，強い mass effect があり，脳ヘルニアから脳死に至ったNMO患者である[119]．

図32 視神経脊髄炎

A T2強調像
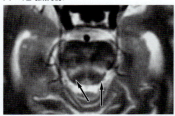

B T2強調像
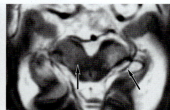

C T2強調像
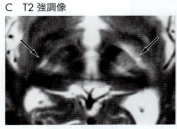

D 造影後T1強調冠状断像
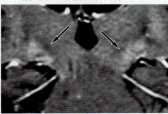

74歳，女性．4年前に左足の筋力低下を来し，MRIにて長大な（10椎体）脊髄病変を認めた．2年前には左視野障害にて入院し，左視神経に造影効果をMRIにて認めた．左眼は失明した．今回，9日前より発熱があり，7日前に入院した．3日前より球麻痺と右上肢の完全麻痺が出現し，MRIを撮像した．
A：T2強調像：中脳下部において，被蓋に対称性に高信号を認める（→）．
B：T2強調像：大脳脚に左優位に高信号を両側に認める（→）．左皮質脊髄路が含まれている．
C：T2強調像：大脳脚から内包後脚移行部において，左優位に皮質脊髄路に高信号を認める（→）．
D：造影後T1強調冠状断像：不鮮明であるが，両側大脳脚から内包後脚にかけて造影効果を認める（→）．
補足：抗AQP4が陽性となり，NMOが確定した．内包後脚から大脳脚にかけて，皮質脊髄路を侵す病変ではNMOも考える．

11）その他

NMOの脳病変はcloud-like enhancementを示すとする論文がある．辺縁が不明瞭で，まるで淡い雲のような，複数の造影効果が近接部位に集簇していると定義されている[120]．定義が曖昧であり，そのとらえ方次第であるが，自験例ではほとんど経験していない．

Huhらによると，軟膜の造影効果がNMO関連疾患者では3％に認められている[121]．しかし，MSでは軟膜の造影効果はなく，MSと診断するのは危険（red flag）とされる所見である．

・NMOSDにおける軟膜の造影効果（leptomeningeal enhancement：LME）

AsgariらはAQP4陽性のNMOSDにて，LMEを認めた11例について報告している[122]．LMEは11例全例にくも膜下腔に存在し，脳実質内には6例，脊髄内には6例があった．LMEは線状あるいは広範であり，上衣下の造影効果を5例，実質内造影効果を全例に認めた．脊髄のLMEは実質内造影効果（中位で12椎体の長さ）に接している．LMEが存在するときは脳症（36％）あるいは脊髄症（70％）があり，発症から中位で12（2〜30）日である．最後野に病変があるのが44％，感染兆候があるのが33％にあった．5例は初回の発作，6例は経過中であった．

NMOSDにて，脳および脊髄軟膜，上衣下に造影効果を認める例があり，必ず実質内の造影効果を伴っている．

12）抗利尿ホルモン分泌異常症候群（Syndrome of inappropriate secretion of antidiuretic hormone：SIADH）

36歳，女性．全身倦怠感が出現し，徐々に増悪した．他院にて低ナトリウム血症（121mEq/L）を指摘され，第5病日に入院した．脳MRIでは異常を認めていない．SIADHがNMO/NMOSDの初発症状として，出現するが，発症時に必ずしも，視床下部病変がMRIにて認められないことがある．ナトリウムが正常化した状態で病変がMRIにて出現した．低ナトリウム血症に対して，標準的な治療法を行ったが，さらに，ナトリウムが低下し，その後，急激に上昇に転じた．その原因として，発症早期にはADH分泌を抑制する神経線維の機能不全が起こり，ADHの分泌亢進が起こるが，アストロサイトなどに破壊性病変を来すようになると，むしろADHの分泌が低下するために，ナトリ

図33 視神経脊髄炎関連疾患

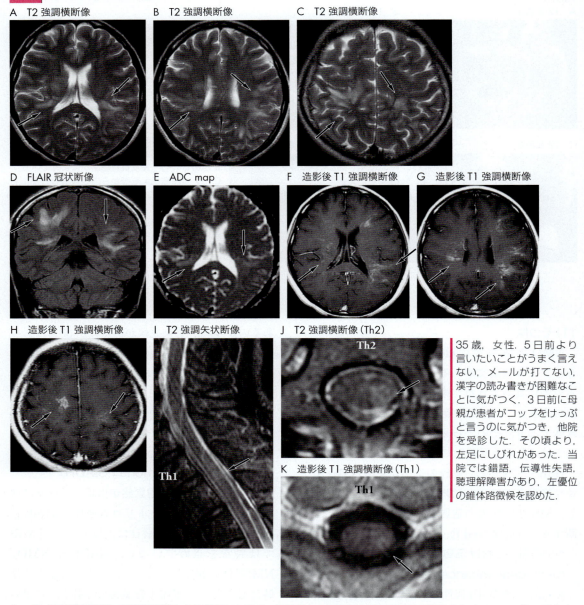

A T2強調横断像　B T2強調横断像　C T2強調横断像
D FLAIR冠状断像　E ADC map　F 造影後T1強調横断像　G 造影後T1強調横断像
H 造影後T1強調横断像　I T2強調矢状断像　J T2強調横断像(Th2)
K 造影後T1強調横断像(Th1)

35歳，女性．5日前より言いたいことがうまく言えない，メールが打てない，漢字の読み書きが困難なことに気がつく．3日前に母親が患者がコップをけっぷと言うのに気がつき，他院を受診した．その頃より，左足にしびれがあった．当院では錯語，伝導性失語，聴理解障害があり，左優位の錐体路徴候を認めた．

A～C：T2強調横断像：両側側頭葉から頭頂葉にかけて，皮質下から側脳室白質に高信号を認める（→）．mass effect はなく，左右は非対称である．T1強調像では，病変は淡い低信号を示した（非掲載）．
D：FLAIR冠状断像：側脳室周囲から皮質下白質に高信号を認める（→）．
E：ADC map：病変は高信号を示し（→），ADC値は上昇している．
F～H：造影後T1強調横断像：病変には境界不明瞭な線状，点状の造影効果を認める（→）．
I：T2強調矢状断像：Th1～2にかけて髄内に高信号を認める（→）．脊髄の腫大はない．
J：T2強調横断像(Th2)：左側索を中心に高信号を認める（→）．
K：造影後T1強調横断像(Th1)：左側索に淡い造影効果を認める（→）．
なお，同部位はT2強調像では高信号を示した（非掲載）．（文献118，症例7より引用）

補足：T2強調像あるいはFLAIR像での高信号はKimらが記載している extensive, confluent hemispheric lesion に相当する[102)114)]．また，失語を示した，Sawadaらの症例[117)]に近いが，高信号が本症例はより広範である．造影効果が非常に特徴的で，刷毛ではいたような線状を示す．この造影効果は特徴的であるが，Kimらの症例の中には類似した例がない．リンパ腫様肉芽腫症(LYG)との鑑別が難しい．LYGとしては脳病変の造影効果が目立ちすぎであり，脊髄病変の造影効果が物足りないかもしれない，抗AQP4陽性である．

> **key point** 【2．脊髄炎＋両側視神経炎】
> 1．視神経脊髄炎
> 2．全身性エリテマトーデス（SLE）
> 3．脊髄サルコイドーシス
> 4．急性散在性脳脊髄炎
> 5．抗MOG抗体関連疾患
> 補足：多発性硬化症の視神経炎は通常，一側性．

ウムが急激に補正された可能性がある．それによって，橋中心・橋外髄鞘崩壊症を合併したと考えられるとしている[123]．視床下部において，初期にはNMOSDの病変がMRIにて認められないことがあることは重要である．

3. 視神経・視交叉のMRI（図26）

24例のNMO，55例のMSで視神経炎を発症した症例について検討した報告によると，両側の視神経炎はNMOに多い．視交叉はNMOの25%で侵されている[124]．

視交叉の両側にわたる軽い腫大と視交叉全体にわたる造影効果を認めた80歳，女性のNMOSD例がある[125]．側脳室周囲にも淡い造影効果を伴っていた．自験例でも視交叉の両側にわたるNMOの例がある（図26）．視交叉の両側性の病変はNMO/NMOSDに特徴的と考える．一方，MSでは視交叉の片側に病変を認める例はあるが，両側にわたる例はない．

鑑別診断

表3〜6（p.457〜463）を参照.

1. 急性発症の脊髄腫大

まず，髄内出血を除外すること．それがない際にはNMOをはじめとする炎症性疾患が最も考えやすい．髄内腫瘍は良性が多く，急性発症の場合は出血を伴う．悪性腫瘍は急性発症することがあるが，大変稀であり，多くは悪性の徴候を示す（播種，強い浮腫，脊髄外発育など）（17章 p.1064「2. 脊髄梗塞」の表1および表2を参照）．

2. 抗AQP4陽性の髄内腫瘍

抗AQP4陽性を示し，脊髄の長大病変があったが，髄内腫瘍（悪性の神経膠腫）であった若い女性例の報告がある．2か月の経過で，進行する対麻痺があった．T2強調矢状断像にて，Th3〜6の髄内に高信号と脊髄腫大がある．造影後にはTh3〜5に矢状断像にて，境界明瞭な造影効果があり，横断像でも脊髄左に円形の境界明瞭な造影効果を認めている．5日間のステロイド治療で改善しないため，生検をしたところ，髄内腫瘍（未分化の神経膠腫）であった．14か月後に死亡した[81]．この症例は経過が長い，造影効果の境界が非常に明瞭であることなどが，NMOとしては非典型的である．抗AQP4抗体の特異性は100%に近いとされるが[81]，偽陽性もありうるので，ステロイドの効果が不良な際には，臨床経過と画像所見を注意深くみることが必要である．

3. 抗Ma2関連脳炎

視床下部・間脳病変があり，抗AQP4が陰性の際には上記を考慮する[83)126)〜128]．特に，造影効果のある病変ではMa2検索が必須である（4章 p.443「15. 自己免疫性脳炎」図13参照）．

4. 脊髄サルコイドーシス

4章 p.369「1. 神経サルコイドーシス」【鑑別診断】2. 視神経脊髄炎／視神経脊髄炎関連疾患を参照．

5. 脊髄梗塞

超急性に発症する脊髄梗塞とNMOSDによる脊髄炎は一般的には後者がよりゆっくりであるので，鑑別が可能であるが，ときに難しい例がある（図34）．Kisterらは両者の鑑別点として，頸髄延髄移行部から7cm以内の病変，軟膜まで達する病変，bright spotty lesions，造影効果を挙げている[129]．一方，患者の年齢，病変の長さ，横断面での病巣部位，脊髄腫張，"owl's eye"

図34 視神経脊髄炎関連疾患（脊髄炎）

A T2強調矢状断像（STIR法）
B T2強調横断像（Th5）
C T2強調横断像（Th8）
E T2強調矢状断像（STIR法）

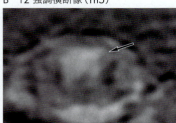
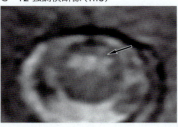
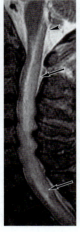

D T2強調横断像（Th11/12）
F T2強調横断像

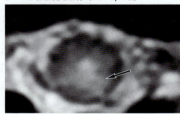
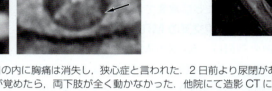

88歳，男性．3日前に胸痛にて他院に入院したが，その日の内に胸痛は消失し，狭心症と言われた．2日前より尿閉があった．当日午前0時に腰痛が出現した．さらに，午前4時に目が覚めたら，両下肢が全く動かなかった．他院にて造影CTにて大動脈解離は否定され，その日に当院に入院し，午後16時にMRIが施行された（A〜D）．ほぼ完全な対麻痺があり，Th3以下の表在覚低下，下肢振動覚低下がある．

A：T2強調矢状断像（STIR法）：胸髄から円錐にかけて高信号（long cord lesions）を認める（→）．脊髄下部では病変は後部に強い（▶）．
B：T2強調横断像（Th5）：前角優位に両側灰白質に高信号を認める（→）．
C：T2強調横断像（Th8）：前角中心に，脊髄前部に両側性に高信号を認める（→）．
D：T2強調横断像（Th11/12）：中心部から脊髄後部に高信号を認める（→）．
振動覚低下と，Dの脊髄後部の高信号の存在がやや気になったが，痛みを伴って超急性に発症し，前角優位に高信号を認めるので，前脊髄動脈梗塞と考えた．病変の上限を確定するために，翌日に頸髄MRIを撮像した（E〜F）．
E：T2強調矢状断像（STIR法）：延髄下部から頸髄にかけて病変を認める（→）．胸髄と頸髄では，動脈支配が異なり，脊髄梗塞ではないと判断した．延髄病変は中心管沿いに延びている（▶）．NMOSDを示唆する所見である．
F：T2強調横断像：脊髄の中心部から後部にかけて高信号を認め（→），brigth spotty lesionを認める（▶）．NMOSDと診断し，後日，AQP4が陽性となった．
補足：胸髄の画像から脊髄梗塞を否定するのは難しい．脊髄梗塞と考えたので，造影はしなかった．頸髄を撮像して，初めて，同じ血管の支配ではないこと，延髄病変が前脊髄動脈梗塞では合わないことより，NMOSDを考えた例である．脊髄梗塞とNMOSDでは治療法が全く異なり，なるべく早期に治療を開始する必要があり，早期の正確な診断が非常に重要な例である．髄液所見では多核球優位の細胞増多と蛋白上昇があった．NMOSDでは好中球の著明な増加を見ることがある[131]．それのみで感染症などと考えてはいけない．

signには差がないとした．また，Nichtweißらは発症24時間の脊髄梗塞では脊髄腫脹も造影効果もないとしている[130]．

図34で示す症例においては，胸髄では一部に気になる所見があったが（図34のキャプション参照），痛みを伴い急性に発症したので，前脊髄動脈梗塞とした．しかし，翌日の頸髄MRIにて，病変が頸髄にもあり，胸髄とは動脈支配が異なる点より，脊髄梗塞ではなく，NMOSDとした（同キャプション参照）．超急性に発症するNMOSDの脊髄炎がある．

●…診断のコツ 視神経脊髄炎／視神経脊髄炎関連疾患

1. 脊髄
急性に発症し，3椎体以上の病変で，横断像にて中心部を侵している際には常に本症を考慮する．bright spotty lesionsがあれば，より可能性が高い．3椎体未満でも，同様な所見があれば考慮する．

2. 脳
視床下部，延髄背側，その他の"水周り"の病

変を有する急性疾患では常に本症を考える．両側皮質脊髄路の縦に長い病変を有する際にも同様である．

3. 視神経

視交叉の両側を侵す病変の際には本症を考える．

3 急性散在性脳脊髄炎（acute disseminated encephalomyelitis：ADEM）

臨床

・定義

小児 ADEM の診断基準を表 13 に示す[132]．

原因別に①ワクチン接種後，②感染後，③特発性に分ける[133]．

感染後 ADEM は，麻疹，風疹，水痘，流行性耳下腺炎，インフルエンザなどのウイルス感染，または百日咳やデング熱の感染後 2～15 日ほどして発症する．ウイルスの直接感染ではなく，アレルギー反応により起こると考えられている．ワクチン接種後 ADEM は，狂犬病，痘瘡，腸チフスなどのワクチン接種 2～15 日後に発症する．これもアレルギー反応によると考えられている．特発性は原因不明である[134]．その他に，例外的に SLE の患者が発症したり，傍腫瘍性神経症候群のひとつとして発症することがある[45]．

・臨床症状

神経症状に先行して，発熱，全身倦怠感，頭痛，悪心・嘔吐が出現する．項部強直や痙攣を来すことがある．大脳（片麻痺，半盲，失語），脳幹（眼振，眼球運動障害），小脳（運動失調，構音障害），脊髄（四肢麻痺，膀胱直腸障害）の病変を示唆する神経症状が急速に進展してくる[133]．

臨床所見からは脳炎との鑑別が難しい．特に，初回の MRI にて下記に示すような ADEM を示す大脳白質病変がない時には鑑別が必要である．両者ともに，意識障害を呈するが，脳炎では病初期から意識障害が前景に立つ．それに対して，ADEM は意識障害の前に，前述した局所神経症状が先行すると報告されている[135]．

その関連疾患を表 14 に示す[136]．

ADEM 様の病態を呈する抗 MOG 抗体関連疾患については本章 p.498，「1-4. 抗 MOG 抗体関連疾患」参照．

・傍腫瘍性神経症候群として発症した ADEM

75 歳，女性の症例は悪化する意識不鮮明，可動性の減少，転倒にて入院した．前頭葉徴候を認めた．MRI では多発する皮質下白質の高信号を認め，脳梁膝部にも高信号があり，ADEM に合致する所見であった．髄液検査にて oligoclonal band が陽性となり，ADEM と診断された．しかし，6 週間後に，CT にて肺に小細胞癌が見

表 13 ● 小児急性散在性脳脊髄炎の診断基準[132]

- 初回の多巣性に広がり，炎症性脱髄性病変が疑われる中枢神経系の症状がある．
- 発熱，全身症状，痙攣後の症状では説明できない，脳症，すなわち，意識の変容（昏迷，嗜眠）と行動異常がある．
- 発症から 3 か月以上経過して，新たな臨床上および MRI 上の新しい所見がない．
- 急性期（3 か月）には，脳 MRI は異常所見を示す．
- MRI 上の典型的所見
  びまん性の境界不明瞭な，1～2cm 以上の大きさの，主として大脳白質を侵す病変
  大脳白質の T1 強調画像での低信号は稀である．深部灰白質病変（視床あるいは基底核）はありうる．

表 14 ● ADEM とその関連疾患

1. ADEM	一相性の傍／感染後炎症性脱髄性の中枢性病変である
2. 急性出血性白質脳炎（Hurst 脳炎）	ADEM の超急性型，通常上気道感染後に起こり，破壊性病変がより強い
3. ウイルス感染あるいは予防接種後の限局型急性炎症性脱髄性病変	横断性脊髄炎，視神経炎，小脳炎，脳幹脳炎（急性小脳炎に関しては，3 章「1. ウイルス感染症」p.246「急性小脳炎」を参照）
4. 慢性あるいは再発性の傍／感染後脳脊髄炎	多発性硬化症との関連？
5. 末梢および中枢性の炎症性脱髄性病変	予防接種後（狂犬病，インフルエンザ？），感染後（麻疹）

図35 急性散在性脳脊髄炎

A　FLAIR像　　　　B　T2強調像

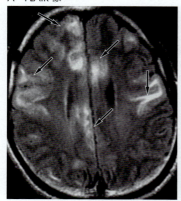 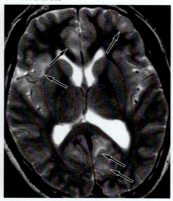

20代，男性．10日前より頭痛，痙攣，発熱，めまいが出現し，4日前より複視が出現．髄液の細胞数324/3（L 281，N 43），蛋白106，糖104，髄鞘塩基性蛋白1,130と上昇しており，ADEMと臨床診断がなされた．ステロイド投与により症状は比較的速やかに改善し，神経学的異常所見は消失し，その後，再発はない．
A：FLAIR像：大脳皮質および皮質下白質に散在性の多数の高信号を認める（→）．信号強度は不均一である．mass effectはない．
B：T2強調像：皮質下白質に高信号を認める（→）．FLAIR像より明瞭である．側脳室周囲，脳梁には病変を認めない．基底核，視床も同様に病巣を認めない．T1強調像では等信号を病変は示し，とらえられない．造影後T1強調像では明らかな造影効果を認めない（非掲載）．1か月後のMRIにて，高信号はほとんど消失した（非掲載）．
補足：大脳皮質下白質を中心に散在性の病変があり，mass effectはなく，造影効果も認めない．典型的なADEMの症例である．7年以上経過しているが，再発はない．

つかり，それによる傍腫瘍性症候群と診断された．発症原因の不明なADEMでは悪性腫瘍も考慮する必要があるとしている[137]．ただし，この症例の年齢は通常のADEMを考えるにしては，高齢である．画像所見にて，ADEMと言い切ってよいのか疑問が残る例でもある．

病理所見

リンパ球を主体とする単核細胞が小静脈性周囲に浸潤する静脈周囲炎性脳脊髄炎であり，病変は大脳，小脳，脳幹，脊髄の白質に散在して存在する．その程度はMSに比べて軽度である[133]．

画像所見

1. 脳病変

T2強調像およびFLAIR像にて高信号を示し（図35〜42），T1強調像では通常等信号であるが，大きな病変ではわずかな低信号を示す．病巣は白質および皮質を侵す．白質では皮質下と深部白質を主に侵すが，側脳室周囲は半数ほどである．脳梁の病変は少ない．一方，基底核と視床は40％にて病変が認められる[45,138,139]．白質病変が非対称性に対して，基底核の病変はしばしば対称性である．脳幹と小脳の病変は50％に認められる．脊髄もしばしば侵される[45,46]．稀ではあるが，皮質下白質病変，基底核，脳幹病変が左右対称性に侵されることもある（図36）[140]．

ADEMの病変は少なくともひとつの病変は1cmを超えることが多い．境界は不鮮明で，mass effectはないことが多い．造影効果は通常ないが（図35），ある時には一様とされている．しかし，大きな病変では造影効果は明らかではあるが，小さな病変では，脳血液関門が修復されるので，急速に造影効果は消失する[45]．発症から初回のMRIまでの日時も関係するが，自験例では必ずしも全部の病巣が造影されるわけでもない．時に，mass effectを認めることがあり，MSと同様に，腫瘤様（tumefactive ADEM）となることがある（図37）（p.465「tumefactive MS」参照）[45]．

・拡散強調像

Balasubramanyaらによると，8例のADEMがあり，その内，発症から5日までの急性期に

図36 急性散在性脳脊髄炎

A　T2強調像

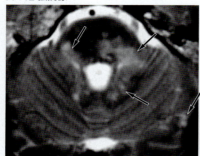

B　FLAIR冠状断像

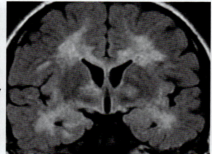

C　FLAIR冠状断像

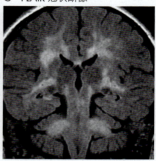

D　造影後T1強調冠状断像

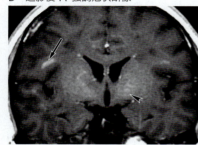

30代，男性．10月初旬発熱があった．12日後より頭痛，排尿障害，項部硬直が進行し，他院に入院する．髄液細胞数1,084/3(N 170, L 914)にて脳炎が疑われた．意識障害が出現し，状態が悪化した．翌日のCTとさらに6日後のMRI（T2強調像のみ）では明らかな異常を指摘できない．1週間後のCTにて内包後脚と深部白質に対称性の低吸収域を認めている．半月後に当院に入院．入院翌日にMRI．

A：T2強調像：左優位に両側橋被蓋から底部，小脳に散在性の病変を認める（→）．
B：FLAIR冠状断像：前頭葉深部白質，脳梁膝部，淡蒼球，側頭葉内側部に高信号を対称性に認める．
C：FLAIR冠状断像：前頭葉深部白質，被殻，中脳外側，中小脳脚に高信号を認める．
D：造影後T1強調冠状断像：右弁蓋の白質（→），淡蒼球（▶）に造影効果を認める．
補足：ステロイドにて改善した．髄鞘塩基性蛋白の上昇を認め，ADEMと診断した．他院での入院6日後のMRIでは異常を認めず，2週間後のCTにて初めて異常が出現し，当院でも同様の所見であった．遅れて所見が出てきた症例と判断した．

図37 急性散在性脳脊髄炎（腫瘤様）

A　T2強調像

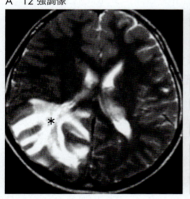

B　造影後T1強調像

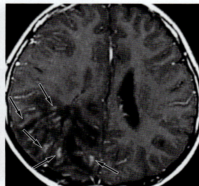

10代，男児．12日前より発熱，その後，頭痛，嘔吐があり，他院にて脳腫瘍を疑われ，入院．髄液細胞数155/3，蛋白69．

A：T2強調像：mass effectを有する高信号を示す病変が右側頭後頭位後部にある（＊）．主として，白質を中心とする病変であり，側脳室に圧排所見がある．
B：造影後T1強調像：造影後には点状の造影効果を散在性に認める（→）．mass effectを有するがADEMに合致する所見である．ADC値の低下を認めない．ステロイドにより改善を認めた．再発はない．
（仙台市立病院放射線科　石井 清先生のご厚意による）

撮像された拡散強調像では，ADEMの病変には拡散制限があったとしている．一方，9～20日までの亜急性期の拡散強調像では拡散上昇を認めたとされる．ADEMでは，急性期の病変は拡散制限を示すとしている[141]．

・脳幹限局型ADEM

Alperらは急性の神経症状を有し，MRIにて脳幹に限局した異常を示した6例の小児例を検

討した．2例は膠原病と診断され，1例は診断が未定であった．残りの3例は脳幹限局したADEMと診断した[142]．

その3例には拡散低下がなく，全例に完全に病変が消失し，新しい病変出現がなかった．また，臨床的にも完全回復した．再燃が臨床上および画像上認められない．初期にはCISと診断されたが，2年以内の再燃がないのでADEMと診断された．

Mialinらも脳幹に限局したADEM例を報告している[143]．また，発症初日には脳幹と側頭葉内側部に限局し，その後，14日目に前頭葉にも進展したADEM例もある[144]．脳幹型ADEMは非常に稀ではないので，脳幹病変の一つとして考えておく必要がある．

自験例（図38）も橋から左中小脳脚に主体があるADEMであった．

鑑別診断にはMSがあるが，2年以上の経過で再燃がないので，否定的である．感染性脳幹脳炎は髄液検査やウイルスおよび細菌検査にて否定的である．膠原病に伴う変化も自己免疫マーカーより否定的である．CPMは初期にはADC値の低下を認めることが多い．ナトリウム値は正常である．血管障害は病変のスピードや拡散強調像が合わないとしている．

小児例の脳幹型のADEMは報告があるが，自験例は高齢者であり，珍しい（図38）．

◆◆ 2. 症状よりも遅れてMRIでの異常所見が出現

ADEMでは臨床症状出現と同時に病変が現れ，症状の改善とともに，病変が退縮するのが通常であるが，しばしば臨床症状出現とMRIにて異常所見が出てくるまでの期間が成人では1か月かかる例もあり，小児でも同様な例を認める（図36）[145)146]．初回のMRIにて異常がない時にもADEMの否定する根拠にはならない（図39）．前述したように，発熱後に局所的神経症状がある時には，脳炎との鑑別には厳密なフォローのMRIが必要である．

自験18例のうち6例において，臨床症状が改善しているにもかかわらず，MRI所見の悪化が認められている（図36，39）[146]．その6例はいずれも治療開始前にMRIが撮像されている．そのうち，3例では発症3日以内に撮像された初回のMRIにて異常を認めていない．残りの3例はいずれも基底核に病変を認めている．6例において，発症後12～82日に再検の画像が撮像され，全例に画像所見の悪化が認められた．内容は1例は頸髄に，5例は脳内に新しい病変を認め，3例は側脳室周囲に，3例では中脳から延髄にかけて病変があった．2例では初回のMRIにて認めた基底核の病変が消失した．以上より，ADEMにおいては臨床症状の改善があっても，MRI所見の悪化がある．そのことによって，ステロイドの増量，治療方針の変更，入院期間の延長をする必要はない．また，再発性急性散在性脳脊髄炎と診断する根拠にはならない[146]．

68歳，男性のADEM例がある[147]．6週間の経過で進行する認知症，視力障害，歩行障害を示した．MRIではびまん性の萎縮を6週間後の時点では認めた．その後8週間目のMRIにて，脳梁，島回，左中小脳脚に多発性病変を認めた．左前頭葉の生検にてADEMと診断された．MRI所見が遅くなって出てくることはあるが，6～8週間後に出現するのは非常に稀である．

◆◆ 3. 脊髄病変
・全体像

脊髄は腫大または正常大である．腫大した際には正常の楕円形ではなく，円型を示す（図40）．T1強調像では脊髄が腫大している場合には病変が低信号を示すことが多く，正常大では等信号を示すことが多い．T2強調像では高信号を示す．脊髄内の白質と灰白質の区別を保ちながら，高信号を示すことが多く，さらに白質よりも灰白質がより高信号を示す．T2強調矢状断像では上下に長い病変を示すことが多い．MSとの鑑別になる．また，スキップ状の多発性病変のこともある．造影効果はさまざまであるが，一部に造影効果を認めることもある．ほぼすべ

図38 | 急性散在性脳脊髄炎（脳幹型）

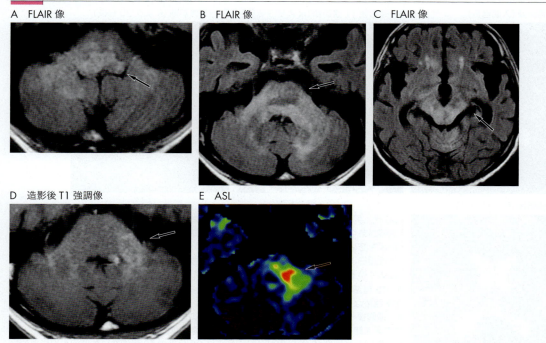

A FLAIR像　B FLAIR像　C FLAIR像　D 造影後T1強調像　E ASL

82歳，男性．10か月前と7か月前に転倒し，軽い物忘れがあった．4～5か月前より，認知機能の低下を認めた．さらに，傾眠傾向が出現した．徐々に覚醒していることが少なくなった．約1か月前に他院にて肺炎にて入院した．肺炎は良くなったが，意識障害が遷延した．麻痺あるいは局在徴候は不明であった．他院にて，1週間前にMRIを初めて施行し，異常を指摘され，当院に入院した．眼球運動制限はなく，確実な脳幹病変を指摘できない．髄液検査では細胞数は正常であるが，蛋白上昇（139mg/dL）を示した．

A～C：FLAIR像：延髄から橋，両側中小脳脚，中脳にかけて不均一な高信号を認める．橋底部には高信号を認めない部位もある．mass effectはない．なお，拡散制限を認めない（非掲載）．
D：造影後T1強調像：橋左から中小脳脚にかけて明らかな造影効果を認める．
E：ASL：橋左から左中小脳脚にかけて高血流を認める（→）．
補足：長い経過を経た症例と解釈し，MRIが正しく読影できなかった．MRI施行の2週間後に肺炎にて死亡し，剖検となり，ADEMと診断された．炎症反応を伴う脱髄巣は橋底部，左中小脳脚から左小脳皮質下白質に強いとあり，造影効果のある部位と一致している．少なくとも，1か月以内の経過ではないかと病理では推測された．他院での肺炎後の発症が疑われる．画像を見直せば，脳幹型のADEMに合致している．T2強調像/FLAIR像にて高信号を認め，mass effectおよび拡散制限がなく，造影効果が一部にある．急性の経過があれば，ADEMを鑑別診断に入れるべき画像所見であった．ASLにて高血流であった点が興味深い．

てに脳内にも病変を伴う．重症例では出血を伴うことがある[46]．

・3椎体以上の病変

long cord lesionを示す疾患の鑑別にADEMは入る．中心灰白質付近に高信号を認めた例があり[148]，非典型的とされているが，自験例では通常あると考えている（図40，p.504の図44）．

・神経根の造影効果

前根および後根に造影効果を認める（図40）．前根の造影効果は必ずしも，前角の病変を伴わない．ADEMにおいては中枢神経系と末梢神経

の両者に脱髄が起こることがある．神経根の造影効果はそれを示している可能性が高い[46]．

4. MRS

ADEMのMRSでは急性期にT2強調像にて高信号を示す部位においてコリンの低下を認める．一方，MS，白質ジストロフィでは髄鞘崩壊産物により，コリンの上昇を認めるので，鑑別に有用である．ADEMでは高信号は脱髄よりも浮腫を示している可能性が大きく，予後にも関係すると報告されている[45]．しかし，コリンは上昇するとも報告されている[149]．また初回に

図 39 | 急性散在性脳脊髄炎

A　T2 強調像（入院当日）　　B　造影後 T1 強調像（A より 3 日後）　　C　T2 強調像（B より 20 日後）

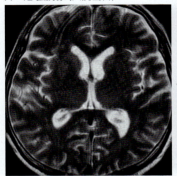
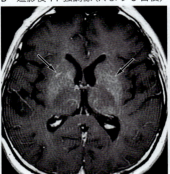
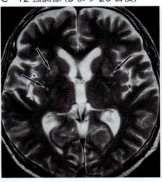

D　T2 強調像（B より 20 日後）

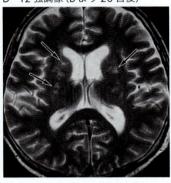

50代，男性．11日前より発熱と頭痛．7日前より両手の振戦を認める．その頃より倦怠感があり，食事が摂れない．高熱と歩行困難となり入院．意識障害があり，髄膜刺激徴候を認めた．白血球 11,100，CRP 0.2，髄液細胞数 355/3（L 354），ミエリン塩基性蛋白 140 と上昇．血管炎を示唆する所見はなく，ウイルスも陰性であった．臨床症状は補液により入院直後より改善が認められた．

A：T2 強調像（入院当日）：初回の MRI は入院当日に撮影したが，T2 強調像を含めて異常を認めない．
B：造影後 T1 強調像（A より 3 日後）：3 日後の造影後 T1 強調像にて基底核に線状の造影効果を認める（→）．なお，T2 強調像はその際には撮像していない．
C，D：T2 強調像（B より 20 日後）：さらに 20 日後の T2 強調像にて前回の造影部位に一致するように，高信号が散在性に被殻に認められる（→）．
補足：臨床症状の改善があるのに，高信号は後から出現した．

おいて，高信号領域ではNAAの低下があったが，4か月後にはNAAは正常に戻り，一過性の軸索の機能障害を示すとの報告がある[150]．

5. poststreptococcal（連鎖球菌感染後）ADEM

MRIにて基底核の病変を伴い，A群β溶血性連鎖球菌によるADEM（poststreptococcal ADEM）の報告がある[151]．Daleらによれば，10例で，年齢は3〜14歳，男子が8人，女子が2人である．全例に先行する連鎖球菌感染症があり，半数がジストニア様の不随意運動を示し，7例は行動異常を認めた．T2強調像にて8例に基底核（尾状核が5例，被殻が6例，淡蒼球が4例）に高信号を認めた．その他に視床に6例認めている．また大脳白質に，脳幹，小脳にも高信号を認める例がある．抗基底核抗体が優位に陽性を示した[151]．同様な2例を経験した（図41）．

6. 可逆性脳梁膨大部病変と ADEM

ADC値（拡散能）の低下を伴い，脳梁膨大部にほぼ対称性の高信号を拡散強調像にて示す病変は予後が良く，mild encephalopathy with reversible splenial lesion（MERS：可逆性脳梁膨大部病変を有する脳炎・脳症）と言われる（3章 p.196「1．ウイルス感染症」の「MERS」参照）[152)153)]．ADEMでも脳梁に病変を伴うことがあるが，その病変は他の病変と同様にADC値の低下はない．最近になり，拡散能の低下を伴う脳梁膨大部病変を認め，神経学的予後が不良な例が報告されている[154]．それらの中には急性小脳炎[155]，二相性脳症，ADEMがあり，自験2例もADEMである（図42）．拡散強調像にて高信号を示し，ADC値の低下を認める病変が脳梁膨大部にあり．同時期に脳内の他の部位にも高信号をT2強調像にて認めるが，それらの病変はADEMに合致し，拡散能は低下していない．

図40 | 急性散在性脳脊髄炎（脳と脊髄に病変）

A　T2強調像　　　　　　B　T2強調像　　　　　　C　造影後T1強調像

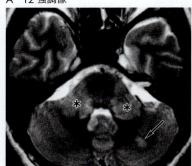 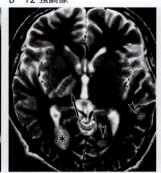 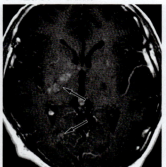

D　T2強調矢状断像　　E　T2強調像（C4/5レベル）　　F　造影後T1強調像（C6/7）

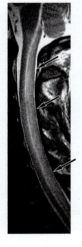 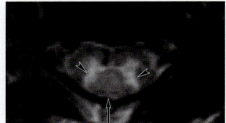 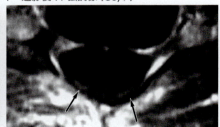

20代，男性．20日前より発熱，2週間前より排尿困難，12日前より尿閉，11日前より両下肢，続いて両上肢に力が入らない．5日前に意識障害，呼吸障害にて当院入院．頭部MRIにて皮質下に多巣性の病変があり，淡い造影効果を認め，ADEMと診断した．

A：T2強調像：両側中小脳脚（＊），左小脳半球（→）に高信号を認める．軽い腫大がある．
B：T2強調像：右内包後脚を中心に高信号を認める（→）．内部の神経線維路が一部残存している．右三角部後方（＊）にも高信号があり，皮質下（▶）にも散在している．
C：造影後T1強調像：大きな病変である右内包後脚や三角部後方の病変には明瞭な造影効果を認める（→）．皮質下病変の造影効果は不明瞭である．
D：T2強調矢状断像：延髄下部からC7付近まで脊髄後部を中心に高信号を認め，脊髄の腫大を認める（→）．
E：T2強調像（C4/5レベル）：脊髄内の白質と灰白質の区別を保ちながら高信号を示す．脊髄の腫大を認める．灰白質（▶）が白質（→）より高信号を示す．前索は信号強度が保たれている．脊髄は正常の楕円形ではなく，円型を示す．
F：造影後T1強調像（C6/7）：脊髄内には造影効果を認めない．腫大した脊髄の外後方において，両側後根に造影効果を認める（→）．
補足：髄鞘塩基性蛋白上昇，oligoclonal band陰性．ステロイド治療により，脳症状，歩行障害の順番で回復し，ADEMと診断した．最初の症状である膀胱直腸障害のみが残存した．

多相性散在性脳脊髄炎と抗MOG抗体関連疾患については本章 p.501「1-4. 抗MOG抗体関連疾患」，【臨床と病理】4. 急性散在性脳脊髄炎を参照．

鑑別診断

1. 脳炎：臨床症状での鑑別は本文 p.491「臨床」参照．脳炎では灰白質を侵すことが多く，ADC値の低下を示すことが多い．自験例ではADEMにおいてはADC値の低下を示さない．感染所見の有無も鑑別ポイントである．
2. MS：MS内の p.462「鑑別診断」参照．
3. Leigh脳症：新鮮な病変は拡散強調像にて高信号を示し，ADC値は低下する．
4. Susac症候群：脳梁膨大部の雪だるま状，あるいは穴様の病変，側脳室周囲の病変の存在，臨床では網膜障害，難聴のいずれかの存在[156]．

…診断のコツ　ADEM

1. 脳：皮質下白質，灰白質（皮質，基底核，視床）

図41 溶血連鎖球菌感染に伴う急性散在性脳脊髄炎

A：T2強調像　　B：T2強調像　　C：拡散強調像

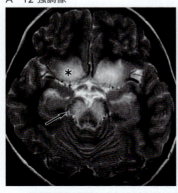
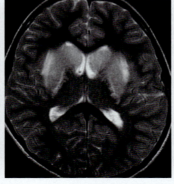
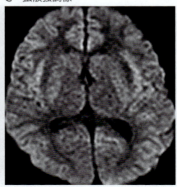

D：FLAIR冠状断像　　E：造影後T1強調像

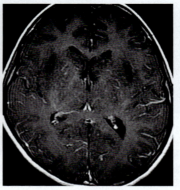

10代，女児．5日前の夜に嘔吐と発熱（39℃）があり，続いた．前日より幻覚が出現し，傾眠傾向，変容する意識障害があり，入院となった．髄液細胞数 58/3，蛋白 273mg/dL と上昇した．血液検査では白血球は 4,800，CRP は 0.0 であった．抗ストレプトリジン O 抗体（ASO）649IU/mL と高値を示し，連鎖球菌感染症があったと考えられる．
A：T2強調像：大脳脚から中脳被蓋（→），前頭葉底部（＊）に左右対称性の高信号を認める．
B：T2強調像：両側尾状核，被殻，淡蒼球に高信号を左右対称性に認める．軽い腫大を認める．
C：拡散強調像：基底核病変は高信号を示さない．ADC 値は軽度上昇であった（非掲載）．
D：FLAIR 冠状断像：中脳（→）と基底核（▶）のほぼ対称性の病変が認められる．
E：造影後 T1 強調像：基底核，視床には血管様の線状の造影効果が目立つ．
補足：ミエリン塩基性蛋白 1,749.8pg/mg と上昇し，oligoclonal band は陰性であった．易疲労性の既往はなく，拡散強調像にて高信号を示さない点が Leigh 脳症と鑑別点である．文献151にて提示された A 群β溶血性連鎖球菌による ADEM と考えた．脳炎との鑑別は髄液細胞数の上昇はあるが，白血球および CRP が正常であったことより判断した．γグロブリン大量療法にて改善した．両下肢の運動障害（随意運動の開始遅延，変換運動障害）を残したが，リハビリにより改善した．

を侵す．散在性で，MS よりは大きめの病変，造影効果はさまざまである．一相性であるが，MRI ではしばしば遅れて病変が出現する．ADC 値は低下しない．

2. **脊髄**：しばしば長大な病変を示す．T2強調横断像では内部構造が保たれているように見える．神経根にもしばしば造影効果を認める．

4　抗 myelin-oligodendrocyte glycoprotein（MOG）抗体関連疾患（MOGRD）

臨床と病理

・はじめに

　MOG は髄鞘の最外側に局在する糖蛋白である．髄鞘全体に占める割合は 1% 以下であるが，MOG に対する自己抗体（抗 MOG 抗体）が様々な中枢神経脱髄疾患で検出され，神経免疫学の

図42 急性散在性脳脊髄炎（拡散能の低下を認める脳梁膨大部病変を伴う）

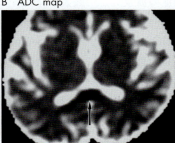
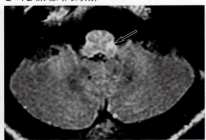
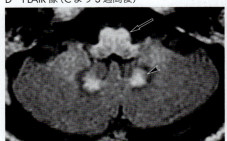
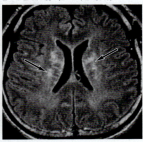

30代，男性．7日前より，発熱と頭痛，尿閉，意識障害を呈し，当院入院．入院翌日に初回のMRIを撮像する．白血球 11,800/mm³，髄液細胞数 145（L 142，N 3），蛋白 206，髄鞘塩基性蛋白 34.8nm/mL と上昇する．CRP 0.21mg/dL．
A：拡散強調像（初回）：脳梁膨大部に高信号を認める（→）．
B：ADC map：拡散能の低下を認める（→）．
C：FLAIR像（同時期）：延髄被蓋左側に円型の高信号を認める（→）．
D：FLAIR像（Cより3週間後）：延髄のほぼ全体にわたる高信号を認め（→），さらに，歯状核周囲にも高信号を認める（▶）．
E：FLAIR像（Dと同時期）：放線冠に左右対称性の高信号を認める（→）．なお，頸髄にもT2強調像にて髄内に高信号を認めた．脳梁膨大部病変は1か月後には消失した．その他の画像所見も改善をした．臨床症状も改善したが，下肢麻痺，感覚障害，膀胱直腸障害を残した．
補足：脳炎との鑑別は困難ではあるが，CRP陰性，意識障害の前に尿閉があった，病変が大脳白質を含み，延髄，歯状核，頸髄と多発している，ステロイド投与により改善している点などよりADEMと診断した．

トピックとなっている[157]．

MOGRDには以下のような疾患が含まれる．視神経脊髄炎関連疾患（NMOSD），視神経炎，脊髄炎，非典型的多発性硬化症（MS），自己免疫性脳炎｛急性散在性脊髄炎（ADEM），脳幹脳炎，皮質性脳炎，抗NMDAR脳炎の重複脱髄症候群：overlapping demyelinating syndrome｝などがある．一方，典型的MSやAQP4陽性のNMOSDには抗MOG抗体が陽性となることはほとんどない[158]．1人の患者に上記の多くの病態が同時期あるいは再発として現れることも特徴である．

・脳病理

Weberらの報告によると，成人のMOGRD 6例について，7か所の脳生検が施行されている[159]．その6例はtumefactive MS様病変，NMOSD様病変，ADEM様病変を呈した．全例，白質病変であり，皮質性脳炎は含まれていない．病理所見は炎症性脱髄であり，ADEMのように血管周囲に限局せず，NMOとは異なり，astrocytopathyではない．病理学的特徴はMSに類似している．しかし，病変内で，MOG蛋白あるいは乏突起細胞が落ちている所見がない．

◆1. 脊髄炎

AQP4陽性のNMOSDではアストロサイトの障害により，髄液中のアストロサイトのマーカーであるグリア線維性酸性蛋白（GFAP）が上昇するのに対して，ミエリン髄鞘蛋白（MBP）の上昇は認められない．それに対して，MOGRDにおける脊髄炎ではGFAPの上昇は

なく，逆にMBPが上昇する．オリゴデンドロサイトの直接的障害および周囲への炎症の波及による脱髄の機序が考えられている[160]．

kitleyは4例のNMOSDを示したMOGRDの臨床経過を記載している[161]．脊髄炎は急性に発症し，経過時間が記載されている2例では1週間となっている．経過からAQP4陽性例との区別は困難である．また，脊髄梗塞のような超急性ではなく，脊髄サルコイドーシスのように，数か月以上にわたり，進行性の経過をとることもない．

久富木原らは長軸方向に長い脊髄炎が多く，視神経炎を同時に合併することもある．脊髄炎は頸髄から腰髄まで幅広く生じうる．脊髄病変は中央付近に認められることが多い．さらに，長期の経過では再発することがあるとした[160]．

◆ 2. 視神経炎

・Chenらの報告[162]

MOGRDにおける視神経炎87例について報告している．57％が女性である．平均発症年齢は31（2〜79）歳であり，87例中71例（82％）は視神経炎が現症であり，他の神経症状を認めないのが60例（69％）である．69例（80％）において，2回以上の発作があり，発作の中位回数は3回であった．

26例（30％）の患者は再発性視神経炎を呈したが，他の神経症状はなかった．10例（12％）は1回の視神経炎のみであった．14例（16％）は慢性再発性炎症性視神経症を呈した．19例（22％）はNMOSD様の症状を呈し，16例（18％）はADEM様の症状を呈した．16例中12例は18歳以下であった．1例のみがMSと診断された．抗MOG抗体が永続的に陽性を呈しているのが62例中61例（98％）であった．86例中32例（37％）が両側性であった．

眼球運動に伴う眼痛が83例中71例（86％）にあり，視神経乳頭浮腫は42例中36例（86％）にあった．

横断性脊髄炎が同時，あるいはその後に出現したのが，87例中31例（36％）であり，現症として脊髄炎があったのが，87例中14例であり，長大な脊髄病変を示したのが，14例中9例（64％）である[162]．

・Cobo-Calvoらの報告[163]

MOGRDの最も多い臨床症状は視神経炎（60.9％）であり，次が脊髄炎（22.3％）であり，7.6％が視神経炎と脊髄炎を同時に発症した．視神経炎は両側性が120回中50回（41.7％）であった．

◆ 3. 皮質性脳炎

・Ogawaら報告[164]

4例の23〜39歳の男性例で，痙攣を来し，FLAIR像にて一側の大脳皮質が腫大し，脳SPECTにて患側が高血流である．皮質表面あるいはくも膜下腔に造影効果を認めた．拡散制限はない．2例に視神経炎を伴っていた．髄液細胞数の増多があり，痙攣後MRI異常ではなく，MOGRDの新しい病態とされた．4例とも，経過は良好である．

・Fujimoriらの報告[165]

両側性の皮質性脳炎例を報告し，Ogawaらの一側性とする説は意味を持たなくなった．また，生検が施行され，皮質の病変は浮腫であり，脱髄を示す所見はなかった．

・Ikedaらの報告[166]

症例報告であり，生検が施行された．明瞭な脱髄所見はなく，軽い炎症を皮質と皮質下に認めた．しかし，MOGの免疫反応の軽い低下があり，血管周囲のmicrogliaの増殖もあるので，脱髄の"preactive"病変を見ている可能性があるとした．いずれにしても，明らかな炎症性脱髄性病変を認めてない．Fujimoriらの例はステロイド投与後，Ikedaらの例はステロイド投与前であった．

・Cobo-Calvoらの報告[163]

42例中8例（16％）に皮質病変を認めた．いずれも脳症を示したが，同時に，髄膜徴候，逆行性健忘，痙攣を認める例があり，脱髄性疾患には少ない症状を示した．髄液中に髄鞘塩基性蛋白が上昇した例はなく，脱髄ではなく，浮腫

が原因であるとする Fujimori らの報告[165)]に合致した.

・Wang らの報告[167)]

87 例の MOG 抗体陽性例の内,18 例(20.7%)が"脳炎"を呈した.

画像では,18 例中 13 例が T2 強調像/FLAIR 像にて皮質に異常を認めている.その内,6 例は病変が前頭葉および頭頂葉の大脳鎌に近い部位(内側)にあった.皮質病変のみが 13 例中 7 例,皮質の他に,深部に脱髄性病変を認めたのが,6 例あった.

髄液検査では,17 例中 11 例(64.7%)に頭蓋内圧亢進を認めている.これは他の報告では記載されていないことである.

15 例中 5 例に抗 NMDAR 抗体が陽性となった.この 5 例について,詳しい臨床症状の記載がないので,陽性例の特徴が不明である.

・NMOSD における皮質性脳炎[168)]

非常に稀ではあるが,AQP4 陽性の NMOSD においても,皮質性脳炎の報告がある.27 歳,女性,2 年前に頑固なしゃっくり,嘔吐を示し,MRI にて,最後野に病変を認めた.今回,頭痛,筋力低下,しびれを両下肢に 2 週間の経過で認めた.大脳内側皮質に沿った FLAIR 像での高信号と造影効果を認めている.痙攣がないことが MOGRD の皮質性脳炎と少し異なる.

◆ 4. 急性散在性脊髄炎(ADEM)

・Bauman らの報告[169)]

33 例の ADEM の内,19 例が抗 MOG 抗体陽性で,14 例は陰性であった.陽性例の内,15 例は一相性の経過をたどり,4 例は連続するさらなる症状があった.抗体は経過と共に低下していった.全例脳症と局所症状があり,MRI は ADEM に合致した.

抗 MOG 陽性例は MRI にて,不鮮明な,両側性の,境界不明瞭な病変があり,さらに脊髄を高頻度に侵す.3 椎体以上の病変(long cord lesion)を伴っていた.これらの信号強度異常は一過性であり,経過を追うと消失する.予後はよいとした.

一方,抗 MOG 抗体陰性例では高信号が残存することが多い.抗 MOG 抗体陰性例では ADEM の診断は慎重にする必要がある.経過を追って他の診断であった例は全て陰性例であった.

・多相性散在性脳脊髄炎(multiphasic disseminated encephalomyelits:MDEM)と抗 MOG 抗体関連疾患

MDEM とは,3 か月以上の間隔をおいて,2 回の ADEM に合致する発作がある例を MDEM とよぶ.2 回目の発作は前回と同一症状,MRI 異常も同一部位でも,新しい症状あるいは異なる MRI 上の異常部位でもよい.3 か月経過してから新しい発作が出るので,定義上は ADEM ではなくなる.3 回以上の発作の際には MDEM ではなく,慢性疾患である MS あるいは NMO を考える[170)].現在では MOGRD が加わった.

Hacohen らは 110 例の小児,再発性後天性脱髄性疾患について検討した[171)].62 例が MS,28 例が NMOSD,14 例が MDEM,6 例が再発性視神経炎である.NMOSD の内,30.7%は AQP4 抗体が陽性であり,AQP4 抗体が陰性の NMOSD の内,83.3%が MOG 抗体が陽性となる.一方,MDEM では全例に抗 MOG 抗体が陽性であり,再発性視神経炎では 33.3%が抗 MOG 抗体が陽性であった.抗 MOG 抗体陽性例は若く,最後野の病変が少なく,小脳脚の病変が多いとした.

14 例の MDEM の平均年齢は 4.5(3〜5)歳であり,男女比 1:0.75 であり,oligoclonal band は 10 例中 1 例のみが陽性である.MRI は全例,ADEM 様であった.視神経炎,横断性脊髄炎,脳幹病変で発症した例はない.

Romba らは再発性の構音障害と失調を呈した少女例を報告している[172)].初回発作の際の MRI では脳幹,左前頭葉内側,左帯状回,左頭頂葉に拡散制限のない病変が FLAIR 像にてあり,辺縁部に造影効果を認めた.意識の変容,複視,左外転神経と顔面神経麻痺があった.2 回目は 15 か月後に発症し,構音障害と失調が

あった．左側頭葉から頭頂葉にかけて白質に広い病変があり，点状の造影効果を認めている．2回目の発作の際に，意識の変容がなく，ADEMにはならないとし，MOG陽性自己免疫性脳炎とされている．

福嶋らもADEMに始まり，多巣性の病変を呈したMOGRDを報告している[173]．

MOGRDの中にADEM様の病態を呈する例があり，単相性で終わる例も，再発をする例もある．さらに，皮質性脳炎を経過中に示すことがある．

◆ 5. 他の自己抗体との併存例
・脱髄・抗NMDAR脳炎重複症候群（抗NMDAR脳炎のoverlapping demyelinating syndrome）

脱髄性疾患と抗NMDAR脳炎の重複症例については4章p.438，15 自己免疫性脳炎，「抗NMDAR脳炎と脱髄性疾患との重複（overlapping demyelinating syndrome）」を参照．また，当時知られていなかったMOGRDの皮質性脳炎と抗NMDAR脳炎との合併については，前述の「皮質性脳炎」および下記の【画像所見】中のp.506「皮質性脳炎」を参照．

画像所見

◆ 1. 脊髄炎

初期の報告では脊髄円錐あるいは腰髄に多いとされたが[161)174)175]，2016年にNMOSDを呈した50例の報告[176]があり，205回の発作があった．その内，73回が脊髄である．44例中29例に脊髄のMRIにて炎症所見があり，27例は脊髄炎が臨床的にもあった．29例中21例は少なくとも1回は脊髄に3椎体以上の長大病変があった．しかし，8例は3椎体以下の病変を示した．急性の脊髄炎にて発症した際に，3椎体以下の脊髄病変を示したのが，27例中12例（44.4％）にあった．

脊髄病変は頸髄に28例中23例，胸髄には28例中21例であるが，腰髄には27例中3例，円錐にも27例中3例であり，円錐あるいは腰髄に多いとする既存の報告は否定されている．

横断像では20例，34病変があり，中心部に病変があったのが17例，周辺部が17例であった[176]．

自験のMOGRDでNMOを呈した例（図43）でも，抗AQP4抗体陽性のNMOと比べて画像には大きな差異はなかった．長大な脊髄病変があり，脊髄中心部優位であり，bright spotty lesionsを認め，脊髄円錐にも高信号があった．造影効果に関しては通常認めないとする報告もあるが[177]，自験例では認めている例が多く（図43），様々と考えている．

ADEMの病型を呈した図44では脳および脊髄の病変は通常のADEMと比べて差異がない（図44）．脊髄はlong cord lesionを示し，病変は連続性ではなく，離れて脊髄円錐も侵した．横断像では灰白質優位であった（図44）．

結論として，MOGRDの脊髄炎は画像からMOGRDと診断するのは困難なことが多い．ただし，脱髄病変が疑われる脳病変を伴う脊髄炎ではMOGRDも考慮する（図45）．

・急性弛緩性脊髄炎（acute flaccid myelitis：AFM）に類似することがある

AFMはエンテロウイルスD68の関与が強く疑われている脊髄炎である[178)179]．急性期にはT2強調像にて前角および後角を含む灰白質全体に高信号を認め，慢性期には患側の前角に高信号が限局し，急性弛緩性麻痺を呈する．そのAFMに類似した比較的急性発症をし，脊髄病変も前角に限局するMOGRDによる脊髄炎の報告がある[180]．2例とも13歳の男子である．AFMとは異なる点は急性期でも高信号が前角に限局し，脊髄の腫大がなく，脳病変が脳幹ではなく，視床，あるいは大脳皮質下白質にあった．

・傍脊柱筋の異常

22歳，女性．急速に進行した対麻痺を呈し，MRIにて，全脊髄に及ぶlong cord lesionを示し，頸椎，胸椎，腰椎の傍脊柱筋に高信号をT2強調像にて認め，造影効果を示した．脳幹と左側頭葉皮質にも高信号をFLAIR像にて認めている．MOGRDである．傍脊柱筋の病変は脊髄病変と関係があり，MOGRD視神経炎にて，神

図43 抗MOG抗体関連疾患（視神経脊髄炎）

A　T2強調矢状断像　B　造影後T1強調矢状断像　C　T2強調横断像（C1/2）　E　T2強調矢状断像　F　造影後T1強調矢状断像

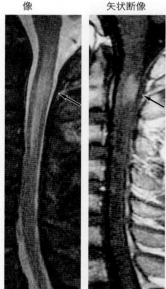
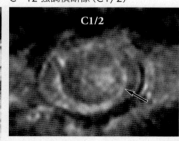
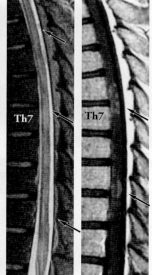

D　造影後T1強調横断像（C1/2）

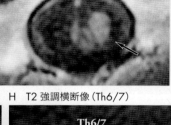

G　T2強調横断像（Th4/5）　H　T2強調横断像（Th6/7）　I　T2強調横断像（Th12）

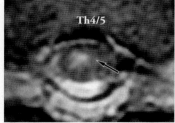
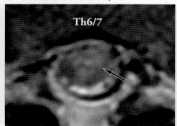
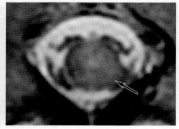

J　T2強調横断像

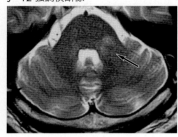

40歳，男性．15歳，24歳時に視神経炎および脊髄炎を疑う症状があり，いずれも点滴治療により改善した．今回，感冒様症状とともに発熱があり，約1週間後に腰痛と左下肢のしびれが出現した．しびれの範囲が拡大し，さらに，翌日からは左下肢が動かしづらく，松葉杖を使用した．左手指のしびれ，排尿困難となり，腰痛出現から10日目に当院を受診し，MRIを撮像した．

A：T2強調矢状断像：C1-3にかけて髄内中央から後部に高信号を認め（→），脊髄の軽い腫大を認める．
B：造影後T1強調矢状断像：C1-2の髄内に造影効果を認める（→）．
C：T2強調横断像（C1/2）：脊髄内左に高信号を認める（→）．
D：造影後T1強調横断像（C1/2）：脊髄左に明瞭な造影効果を認める（→）．
E：T2強調矢状断像：胸髄から腰髄にかけて，長大な高信号を髄内に認める（→）．
F：造影後T1強調矢状断像：Th6-7，Th9/10にかけて，髄内に添え移行かを認める（→）．
G：T2強調横断像（Th4/5）：脊髄中央に高信号を認め，その内部により強い高信号（bright spotty lesions）を認める（→）．
H：T2強調横断像（Th6/7）：髄内中央に高信号を認める（→）．
I：T2強調横断像（Th12）：脊髄円錐にも高信号を認める（→）．
J：T2強調横断像：左中小脳脚にも高信号を認める（→）．なお，同部位には造影効果を認めた（非掲載）．

補足：視神経炎，脊髄炎を疑わせる病歴があり，長大な脊髄炎を今回認め，視神経脊髄炎と診断した．抗AQP4は陰性であったが，抗MOG抗体が陽性となった．過去の視神経炎は予後がよかった（視力，視野ともに保たれていた）が，今回は病勢の強い脊髄炎を呈し，退院時には症状の残存を認めた．

図44 抗MOG抗体関連疾患（急性散在性脳脊髄炎，脳と脊髄に病変）

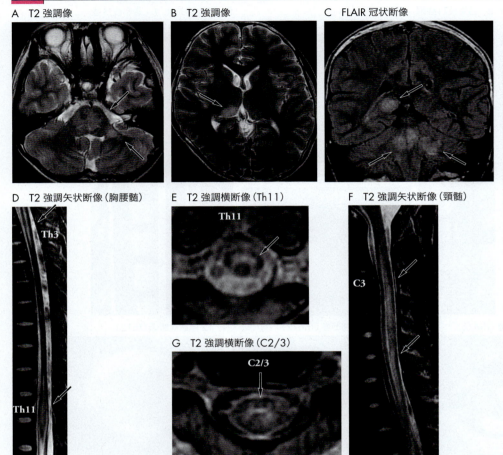

12歳，男子．10日前より発熱と頭痛があり，徐々に頭痛が増強した．入院当日には全身倦怠感が強く，尿量の低下を認め，ふらつきが改善しなかった．傾眠傾向，項部強直，著明な内転・外転・下転障害を認め，眼振があり，排尿障害があった．入院当日にMRI（A〜C）を撮像した．

A：T2強調像：橋底部から橋被害，左中小脳脚には高信号を認める（→）．大きなmass effectはない．皮質脊髄路が残っているように見える．
B：T2強調像：右視床に高信号を認める（→）．mass effectを認めない．
C：FLAIR冠状断像：橋，左中小脳脚，右視床に高信号を認める（→）．なお，造影効果はなく，ADC値は上昇していた．ADEMと診断した．4日後に胸腰髄，5日後に頸髄MRIをそれぞれ撮像した．
D：T2強調矢状断像（胸腰髄）：Th2〜3，Th10〜12に高信号を認め（→），脊髄円錐には軽い腫大の疑いがある．
E：T2強調横断像（Th11）：灰白質を中心に高信号を認める（→）．
F：T2強調矢状断像（頸髄）：脊髄内に3椎体以上に及ぶ高信号（long cord lesion）を認める（→）．
G：T2強調横断像（C2/3）：脊髄内の灰白質を中心に高信号を認める（→）．なお，脊髄においては造影検査はしていない．
補足：髄液中ミエリン塩基性蛋白高値を認め，ステロイドパルスにて良くなり，一相性の経過よりADEMと診断した．脊髄円錐にもADEMにて病変がある．後日，保存血清から抗MOG抗体陽性が判明した．

経組織外の脂肪織にまで造影効果が及んでいるのに類似しているとした[181]．

2. 視神経炎

Chenら[162]によると，50例の視神経MRIが施行され，全例に視神経に造影効果を認めた．25例（50％）ではperioptic enhancementがあり，視神経周囲から眼窩組織内に造影効果が，少なくとも1回の発作の際に認められた．さらに，視神経の半分以上の長い範囲に異常を認めたのが80％，眼窩内視神経の異常は46例（92％），

図45 抗MOG抗体関連疾患（脳白質病変＋脊髄炎）

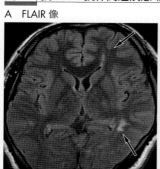
A FLAIR像

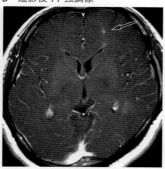
B 造影後T1強調像

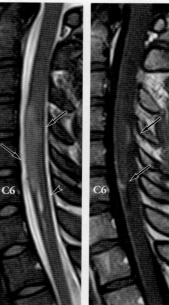
C T2強調矢状断像　G 造影後T1強調矢状断像

D T2強調横断像（C4/5）　E T2強調横断像（C6）

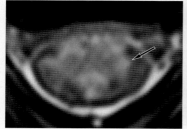

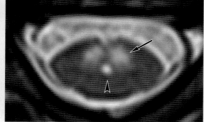

F T2強調横断像（C6/7）　H 造影後T1強調横断像（C4/5）　I 造影後T1強調横断像（C5）

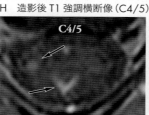

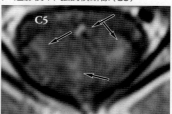

18歳，男性．約4か月前に起床時より右側方視で物が二重に見えた．9日後に他院にて頭部MRIを施行した（A，B）．多発性硬化症の疑いとしてステロイドパルスを施行され，退院した．約2か月後，複視は改善したが，両側母指の痛覚低下と握力低下があり受診した．頸髄MRIにて，C4-5にT2強調像にて高信号を認めた（非掲載）．ステロイドパルス2回目を施行したが，頸髄の病変が増大した（C～I）．

A：FLAIR像：左側脳室前角前方，三角部外方に高信号を認める（→）．その他に，小脳にも高信号があった（非掲載）．
B：造影後T1強調像：左前角前方の白質内の病変に造影効果を認めた．初診より約4か月後に，再び頸髄MRIを撮像した．
C：T2強調矢状断像：C4-6にて高信号を認める（→）．軽い腫大があり，主として脊髄の前部にある．C6-7には脊髄前部に髄液と同様な高信号を示す領域がある（▶）．
D：T2強調横断像（C4/5）：脊髄の1/2以上を占める高信号を髄内に認める（→）．
E：T2強調横断像（C6）：両側前内側部に対称性の高信号がある（→）．さらに，髄液と同様な高信号を示す中心管の拡大を認める（▶）．
F：T2強調横断像（C6/7）：中心管の拡大を認める（▶）．
G：造影後T1強調矢状断像．
H：造影後T1強調横断像（C4/5）．
I：造影後T1強調横断像（C5）．
（安城更生病院神経内科，安藤哲朗先生のご厚意による）

補足：ステロイドを使用し，改善したが再発し，脊髄の腫大と空洞があるので，脊髄腫瘍の可能性について，相談を受けた症例である．腫瘍としての固まりを示す病変が脊髄にはなく，中心管の拡大は本症とは無関係の正常変異であり，腫瘍ではなく，炎症，脱髄を示す病態と考えた．AQP4は陰性で，脳病変が脱髄を疑わせる病態であり，MSおよびAQP4を否定できたので，MOGRDを考慮すべき所見であった．髄鞘塩基性蛋白は154pg/mLと陽性であった．

図46 抗MOG抗体関連疾患（両側視神経炎）

A 脂肪抑制T2強調冠状断像

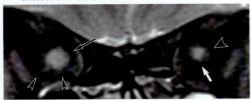

B 造影後脂肪抑制T1強調冠状断像

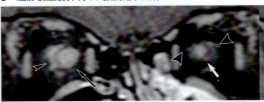

C 造影後脂肪抑制T1強調横断像

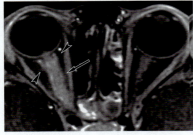

D 造影後脂肪抑制T1強調冠状断像

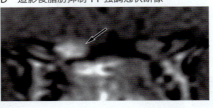

E FLAIR像

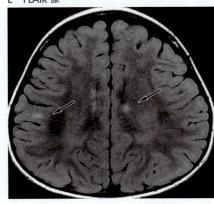

4歳，女児．約1か月半前から2週間ほど，頭痛と眼痛を訴えることがあった．18日前に日本脳炎の予防接種を受けた．15日前にはインフルエンザA型に罹患し，タミフルを処方された．4日前に幼稚園の先生よりクレヨンを近づけて見ているので，見えづらいのではと指摘された．2日前に近医眼科，当日に小児医療センター眼科にて両側視神経乳頭の発赤があり，両側視神経炎の疑いとされ，当院に入院した．右視力は光覚弁，左0.03で，右優位の両側視力障害と診断され，MRIを撮像した．なお，眼痛はなかった．

A：脂肪抑制T2強調冠状断像：右視神経の著明な腫大と高信号を認め（→），その周囲に，毛羽立っているような点状の高信号を認める（▶）．左視神経も高信号を示し（⇨），周囲に，毛羽立ちを認める（▶）．
B：造影後脂肪抑制T1強調冠状断像：右視神経の腫大と造影効果を認める（→）．さらに，視神経鞘から脂肪組織にまで造影効果が及んでいる（▶）．perioptic enhancementである．左視神経にも造影効果を認め（⇨），周囲の神経鞘から脂肪組織に造影効果を認める（▶）．
C：造影後脂肪抑制T1強調横断像：右神経は著明な腫大と造影効果を認める（→）．視神経鞘にも造影効果を認める（▶）．
D：造影後脂肪抑制T1強調冠状断像：頭蓋内の右視神経の腫大と造影効果を認める（→）．
E：FLAIR像：大脳白質に2か所の高信号を認める（→）．無症候性である．
補足：両側視神経炎で，神経鞘と脂肪組織内に造影効果を認めた典型的なMOGRDによる視神経炎であった．右視神経は頭蓋内から眼科まで腫大し，造影効果を認める．視神経鞘のある眼窩内では，その視神経鞘にまで造影効果が及ぶのが，MOGRDの視神経炎の特徴であり，それが鮮明に出ている症例である．1か月半前に頭痛と眼痛があった点が興味深い．MOGRDではしばしばこのような既往歴を経験する．

頭蓋内視神経の異常は36例（72％），視交叉は6例（12％），視索は1例（2％）であった[162]．

本症に認められるperioptic enhancementは非常に特徴的であり，他の急性視神経炎には現在まで認められていない（図46，図47）．

脊髄炎＋両側性視神経炎の鑑別診断にはMOGRDが入る（本章p.489，1-2 視神経脊髄炎，key point 2参照）．

・両側視神経炎を伴うADEM（図48）

ADEMの臨床経過を示し，両側視神経炎を呈した例が報告されている[182)183)]．図48で示す例は同様な経過を示し，脳幹と両側視神経に病変を認めたMOGRDである．両側視神経炎を伴うADEMではMOGRDを考える．

◆ 3. 皮質性脳炎

自験の皮質性脳炎は14歳，男子であり，痙攣発作を繰り返し起こし，さらに右不全麻痺を

1）自己免疫（炎症）性脱髄疾患．④抗 myelin-oligodendrocyte glycoprotein 抗体関連疾患 • 507

図47 抗MOG抗体関連疾患（視神経脊髄炎関連疾患）

A 脂肪抑制T2強調冠状断像　B 脂肪抑制T2強調冠状断像　C 造影後脂肪抑制T1強調冠状断像

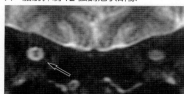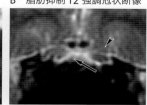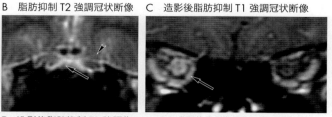

D 造影後脂肪抑制T1強調冠状断像　E 造影後脂肪抑制T1強調像　F 造影後脂肪抑制T1強調像

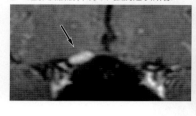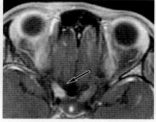

G 造影後脂肪抑制T1強調像　H FLAIR像　I 造影後T1強調像

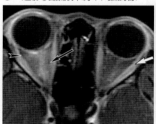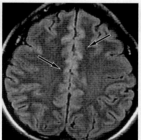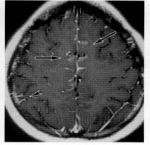

21歳，女性．16歳にて右視神経炎の既往がある．1か月半前に左神経炎と診断され，他院にて加療を受けた．今回，20日前より風邪に罹り，排尿障害，両下肢より上行するしびれを自覚した．他院を受診したが，改善しなかった．

J FLAIR像　K 造影後T1強調像

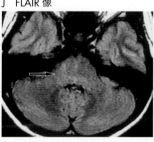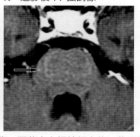

4日前より，右目の奥が痛み，翌日より視野欠損，視力低下が起こり，当院に入院した．入院時，再発性右視神経炎，四肢腱反射亢進，Th2-7の異常感覚を認めた．Babinski反射は陰性であった．MRIを撮像した．

A：脂肪抑制T2強調冠状断像：右視神経の腫大と周辺部に高信号を認める（→）．
B：脂肪抑制T2強調冠状断像：頭蓋内右視神経に軽度の高信号を認める（→）．▶：左視神経．
C：造影後脂肪抑制T1強調冠状断像：右視神経は腫大し，その周辺部に造影効果を認める（→）．
D：造影後脂肪抑制T1強調冠状断像：頭蓋内右視神経全体に著明な造影効果を認める（→）．
E：造影後脂肪抑制T1強調像：頭蓋内右視神経全体に造影効果を認める（→）．
F，G：造影後脂肪抑制T1強調像：眼窩内視神経に造影効果を認める（→）．perioptic enhancementである．左眼窩脂肪織（⇨）と比べると，右眼窩脂肪織の信号上昇があり，造影効果を認める（▶）．
G：造影後脂肪抑制T1強調像：左眼窩と比べると，右眼窩脂肪織の造影効果が著明である（▶）．
H：FLAIR像：両側前頭葉皮質に高信号を認める（→）．同様な皮質の高信号を他の大脳皮質にも認めている（非掲載）．
I：造影後T1強調像：両側前頭葉内側部，くも膜下腔には皮質表面に造影効果を認める（→）．右頭頂葉皮質にも造影効果を認める（▶）．なお9日後の再検にて，この造影効果は消失した．
J：FLAIR像：橋底部右に線状の高信号を認める（→）．
K：造影後T1強調像：橋底産右に淡い造影効果がある（→）．左にも造影効果が疑われる．
補足：視神経脊髄炎と臨床診断された．脊髄病変が疑われ，MRIを施行したが，脊髄には病変を指摘できなかった．AQP4抗体は陰性であった．当時は抗MOG抗体が知られておらず，その測定はしていない．治療により，矯正視力はほぼ正常まで戻った．4年後，左視神経炎が再発し，抗MOG抗体が陽性となり，MOGRDと診断された．retrospectiveに見ると，右視神経の長い距離に造影効果があり，さらに，眼窩内脂肪織にまで造影効果を認め，MOGの視神経炎の特徴を示している．また，臨床症状はなかったが，大脳皮質にFLAIR像にて高信号を示し，皮質表面に造影効果を認める所見はOgawaらの皮質性脳炎と一致した画像所見である．

図48 | 抗MOG抗体関連疾患（ADEM, 両側視神経炎）

A　T2強調像　　B　T2強調像　　C　FLAIR冠状断像

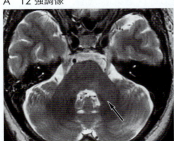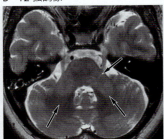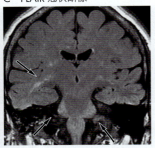

D　脂肪抑制T2強調冠状断像　　F　脂肪抑制造影後T1強調横断像

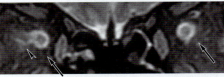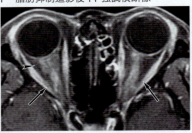

E　脂肪抑制造影後T1強調冠状断像

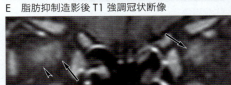

54歳, 女性. 約3週間前より発熱があり, 10日前に他院にて, 髄膜炎の疑いで髄液検査を受け, 細胞数増多（50/μL）, 蛋白増加（70mg/dL）にて, 無菌性髄膜炎と診断され, 抗炎症薬を投与され, 解熱した. しかし, 4日前より複視が出現し, 前日には左上下肢失調, 左片麻痺, 意識障害, 腱反射亢進を認めた. 他院のMRIにて異常を認めず, 翌日に当院に転院し, MRIを撮像した（A）.

A：T2強調像：橋被蓋左に高信号を認めた（→）. 翌日には両側視力障害を認め, 眼科にて, 両側視神経炎を疑われた. 10日後に再検をした（B, C）.
B：T2強調像：淡い高信号が橋被蓋両側中小脳脚に認めた（→）.
C：FLAIR冠状断像：両側中小脳脚および右側脳幹から基底核にも高信号がある（→）. 続いて, 視神経のMRIを撮像した.
D：脂肪抑制T2強調冠状断像：両側視神経の腫大と視神経周囲に高信号を認め（→）, さらに右視神経内側には不鮮明な高信号を認めた（▶）.
E：脂肪抑制造影後T1強調冠状断像：両側視神経に造影効果を認め（→）, さらに, 右視神経外側にも造影効果がある（▶）.
F：脂肪抑制造影後T1強調横断像：両側視神経に造影効果があり（→）, 右視神経では視神経の両側, 視神経鞘あるいは脂肪織に造影効果（perioptic enhancement）を認め, MOGの視神経炎に特徴的である（▶）.
補足：ADEM様の経過を辿り, 両側視神経炎を呈し, MOGであった症例である. 以前より, ADEMの視神経炎は両側性が多いとされていたが, この多くがMOGであったと推測している.

呈した. 拡散制限を示す病変が左前頭頭頂葉内側部の皮質から皮質下にあった. さらに, 7日後には反対側の皮質から皮質下にも同様な病変が新出し, 両側の脳表面あるいはくも膜下腔に著明な造影効果を認めた（図49）. 髄液細胞数増多があり, ステロイド治療が施行された. 約5週間, この高信号をFLAIR像にて認めたが, 約2か月後の画像では消失した. MOGRDであった.

図49-C, Dで示すように, MOGRDの皮質性脳炎において, T2/FLAIR像にて皮質下白質に低信号を認める（5章1, p.524の追加情報1も参照）.

図47にて示す例はFLAIR像にて, 皮質に高信号があり, 脳表面あるいはくも膜下腔に造影効果を認め, 皮質性脳炎を考えるが, NMOSDとして発症し, 大脳皮質の症状がなかった例である（図47）.

・抗NMDAR抗体陽性を伴う皮質性脳炎

抗NMDAR脳炎に脱髄性疾患を合併する病

態ではなく，皮質性脳炎に抗NMDAR抗体陽性を伴う病態がある．本症の【臨床と病理】(p.501)に記載したが，Wangらは5例の報告をしている[167]．自験例は画像からは基本的にはMOGRDの皮質性脳炎と考えているが(図50)，精神症状が強く，不随意運動もあり，抗NMADR脳炎も疑った．両方とも陽性であった．

飯塚らが「てんかん発作を数回繰り返した，ADEMの既往がある18歳男性例」を報告している[184]．抗NMDAR抗体と抗MOG抗体が両方陽性である．画像は造影後のFLAIR像であるが，MOGRDの皮質性脳炎に合致する所見であり，図50と同様な病態と考えている．しかし，精神症状あるいは不随意運動に関しては記載がない．

◆ 4. ADEM

図44および図48はADEM様の病態を示したMOGRDである．

図51で示す例は4歳，男子であり，約1か月前より頭痛があった．活動性の低下もあり，受診し，神経学的な異常を認めないが，MRIを撮像した(図51)．両側視床に高信号をT2強調像に認めたので，入院となった．髄液細胞数123(単核球105)，アルブミン上昇，髄鞘塩基性蛋白高値，oligoclonal band陽性であり，抗MOG抗体が陽性であった．入院25日目付近より，左上肢ジストニアが認められ，T2強調像でも病巣が基底核にも新しく出現したので，ステロイドパルスを施行し，ジストニアは改善した．その後，2年半になるが，再発はない．ADEM様の経過を辿ったMOGRDと考えている．

図52にて示す症例は8歳，女児であり，MOGRDである．初回は右基底核，その後，右側頭葉白質に病巣が拡大した．約2年の間に5回の発作を認め，画像はADEM様であり，造影効果を認めた(図52)．

MOGRDによるADEM様病変の画像と，通常のADEMは画像では区別が困難である．両側視神経炎を伴うADEMでは既述のようにMOGRDを考える．

◆ 5. その他

・大脳皮質下白質に比較的左右対称性のFLAIR像での高信号を示したMOGRD(図53)

長大な脊髄病変を示し，同時に脳では，両側島回，帯状回などの大脳皮質下白質に左右対称性の高信号をFLAIR像にて認め，造影効果のなかったMOGRD例がある．特徴的な所見であった．4か月後に再発をし，脳幹と大脳白質に病変を認めた．MOGRDが認知されていないときの症例であり，再発をしたので，当時はMSと考えられていたが，MSでは合わない画像所見であった．

・基底核と視床に対称性の病変を有するMOGRD(図54)

両側線条体，視床内側部に対称性の高信号をT2強調像/FLAIR像にて示し，臨床では一過性の左片麻痺があったが，1日程度にて良くなった例がある．なお，この症例でも初回の痙攣発作時にはMRIにて異常がなく，その後，新たな症状が出て，再検をしたMRIにて異常を認めた．MOGRDにはしばしばこのように初回のMRIでは異常がなく，再検にて異常を認めることがあるので，新たな症状出現の際にはMRIを再検することが重要と考える．

Hacohenらの症例1が同様な画像を示した[171]．MOGRDの中に，基底核と視床に対称性の病変を示す例が確実に存在する．Hacohenらの例は再発し，大脳後部白質に左右対称性の高信号を示した．

・中枢神経系と末梢神経系の両方に炎症性脱髄を呈するMOG

Do Campoらの例は18歳，男性，しびれと筋力低下を左上肢，両側下肢に認め，膀胱直腸障害，勃起不全を3週間の経過で呈した．脳および脊髄に脱髄を疑わせる病変があり，さらに，馬尾に肥厚と造影効果を認めた．

腓腹神経生検にて，炎症性脱髄性病変があり，MOGが陽性であった[185]．

馬尾の肥厚，造影効果の存在はMOGを否定する根拠にはならない．

図49 抗MOG抗体関連疾患（皮質性脳炎）

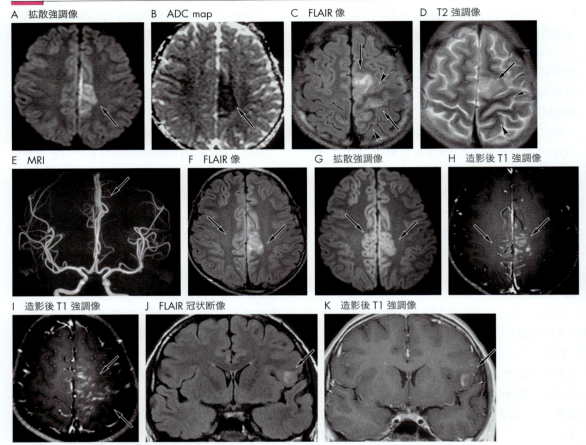

14歳，男子．9日前に右下肢から始まり，全般化し，意識消失を伴う痙攣発作が5分間あり，他院を受診した．CTにて大きな異常はなかった．翌日にも，右大腿部に間代発作が10回以上あり，脳波を施行したが正常であった．当日，右上肢から始まり，全般化する発作が2回あり，その後，右不全麻痺となったので，入院した．意識は保たれていた．MRI検査を施行した（A〜E）．髄液細胞数7と軽度に上昇していた．抗生物質を投与され，片麻痺は改善し，その日に退院した．しかし，翌日に再び右間代性発作があり，抗痙攣薬を開始した．

A：拡散強調像：左帯状回を中心に高信号を認める（→）．
B：ADC map：同病変には各線制限を認める（→）．
C：FLAIR像：左上前頭回と運動皮質に高信号を認める（→）．さらに，中心前回白質および中心後回白質には比較的低信号を認める（▶）．
D：T2強調像：左上前頭回皮質から白質にかけて高信号があり（→），左中心前回と後回白質には低信号を認める（▶）．
E：MRI：左前大脳動脈の拡張を認める（→）．髄液細胞数の軽度の上昇があり，皮質性脳炎が疑われた．
最初のMRIから，7日目に2回目のMRI（造影後T1強調像を含む）が施行された（F〜）
F：FLAIR像：両側前頭頭頂葉内側皮質に高信号を認める（→）．高信号は左が強いが右も異常である．
G：拡散強調像：両側前頭頭頂葉内側皮質に高信号を認める（→）．なお，ADC mapは撮像されていない．
H：造影後T1強調像：左優位に，両側前頭頭頂内側皮質に造影効果を認める（→）．
I：造影後T1強調像：肥大上前頭回，中心前回，中心後回に点状の造影効果を認める（→）．
2回目のMRI施行後，微熱と右上肢間代痙攣発作があり，髄液検査にて，細胞数22と上昇していた．髄鞘塩基性蛋白，oligoclonal bandは共に陰性であった．自己免疫性脳炎を考慮し，ステロイドパルスが施行された．なお，この両側前頭・頭頂葉内側皮質の高信号は約5週間にわたって残存し，約2か月のMRIでは消失した．痙攣後脳MRI異常（痙攣後脳症）ではない．その後，四肢にミオクロヌス，微熱などが出現し，診断確定のために，痙攣初発から約2か月に当院に入院し，MRIを施行した（J）．
J：FLAIR冠状断像：左下前頭回弁蓋部に高信号を認めた（→）．しかし，以前からあった両側前頭・頭頂内側皮質の高信号は消失していた．
約1週間後に造影後の検査を行った（K）．

図50 抗MOG抗体関連疾患（皮質性脳炎，抗NMDAR抗体陽性）

A　FLAIR像
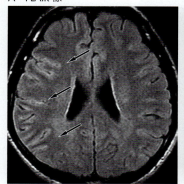

B　FLAIR像
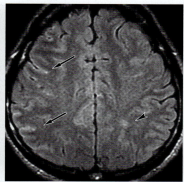

C　造影後T1強調像
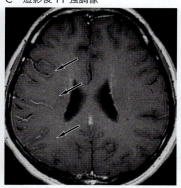

D　造影後T1強調像
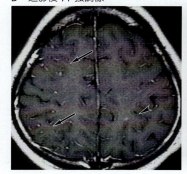

E　MRA
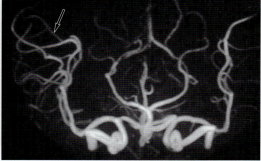

F　ASL
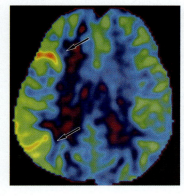

19歳，男性．約4か月前に立ちくらみ，頭痛があった．約1か月前に，急に泣き出し，呂律不良，言いたいことが言えない，意識消失を伴わない痙攣が右顔面から頸部にかけてあり，一過性の運動失語があった．てんかんが疑われ，当院にて脳波，MRI，SPECTを行ったが異常がなく，退院した．9日前に，痙攣発作を起こし，他院に救急搬送された．CTにて異常がなく，痙攣も止まった．その後もふらつきなどがあった．1週間前頃より，言動が攻撃的であったり，自殺企図があったりと精神的に動揺があった．前日の夜から言動がおかしくなり，暴れ出したので，救急外来を受診した．全身痙攣があり，セルシンで止まった．両手足を回すような不随意運動があり，髄液検査にて，細胞数増多（79/3，単核球59，蛋白32）があり，脳炎などが疑われ，入院した．

A，B：FLAIR像：右大脳皮質に沿って高信号を認める（→）．また，左頭頂葉白質にも高信号を認める（B；▶）．なお，病変には拡散制限を認めない（非掲載）．
C，D：造影後T1強調像：AとBでの異常な部位にほぼ一致して線状の造影効果を認める（→）．左頭頂葉の病変にも造影効果がある（D；▶）．
E：MRA：右中大脳動脈の拡張を認める（→）．
F：ASL：右中大脳動脈領域の血流上昇を認める．
補足：抗MOG関連疾患による皮質性脳炎と考えたが，それにしては精神症状が強く，不随意運動もあり，抗NMDAR脳炎も疑った．両者共に陽性であった．抗NMDAR抗体の臨床への関与がどのようになっているのかは不明である．同様な症例が当院でのカンファレンスにて，他院から出題され，その症例も精神症状が認められ，同じ病態と考えられた．ただし，不随意運動はなかった．MOGRDによる皮質性脳炎にもこのような抗NMDAR抗体の重複症例がある．

図49（続き）

K：造影後T1強調像：造影効果を認めた（→）．患者はほとんど無症状であったが，以上の経過より，抗MOG抗体関連疾患を疑い，MOG陽性であった．
補足：大脳皮質の病変は抗MOG抗体関連疾患における皮質性脳炎と考えている．Ogawaの報告とは異なり，拡散制限があること，両側性になったこと，FLAIR像/T2強調像にて病変の皮質下に低信号を示したことが異なる．なお，論文内では記載がないが，福嶋らの例も皮質下に低信号を認めており，拡散強調像でも異常を皮質に認めている[173]．

図51 | 抗MOG抗体関連疾患（ADEM様）

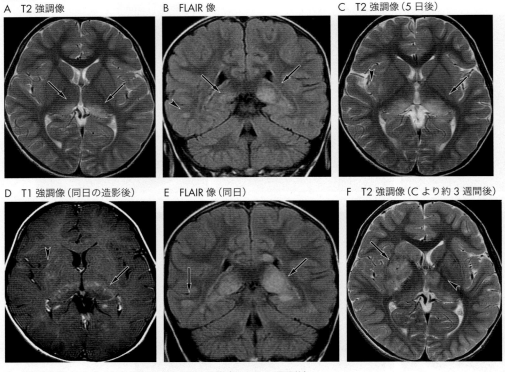

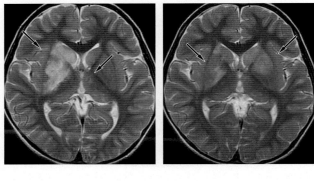

4歳, 男子. 約1か月前より頭痛があった. 活動性の低下もあり, 受診し, 神経学的な異常を認めないが, MRIを撮像した（A, B）. MRIにて異常があったので, 入院となった. 髄液細胞数123（単核球105）, アルブミン上昇, 髄鞘塩基性蛋白高値, oligoclonal band陽性であり, 抗MOG抗体が陽性であった. MRIの再検を行った（C〜E）. その3週間後にMRI（F）を施行し, 新たな右基底核の病変が出現した. その頃より, 左上肢ジストニアが認められ, ステロイドパルスを行った. その10日後にMRIを撮った（G）. 左上肢ジストニアは改善した. T2強調像での高信号は減少し（H）, その後, 消失した. 抗アクアポリン4抗体, 抗NMDAR抗体は陰性である.

A：T2強調像：両側視床背側に高信号を認める（→）.
B：FLAIR像：両側視床（→）, 右側頭葉皮質下（▶）にも高信号を認める.
C：T2強調像（5日後）：両側視床背側の病変が拡大している（→）. 右被殻外側に高信号が出現している（▶）. なお, 拡散制限を認めない（非掲載）.
D：T1強調像（同日の造影後）：両側視床の病変に造影効果を認める（→）. 右被殻の病変にも造影効果がある（▶）.
E：FLAIR像（同日）：両側視床, 右側頭葉病変の拡大がある（→）.
F：T2強調像（Cより約3週間後）：右尾状核, 被殻, 淡蒼球に高信号を認める（→）. 左視床内側部にも高信号が出現した（▶）.
G：T2強調像（Fより10日後）：右基底核の病変は高信号が強くなったが, ジストニアは改善した（→）.
H：T2強調像（Gより2週間後）：病変は縮小している. その後, 消失した（→）.
補足：抗MOG抗体関連疾患（ADEM様）である. 経過途中にて画像の悪化があり, 新たな神経症状（ジストニア）が出現した. 2年半経過しているが, 再発はない.

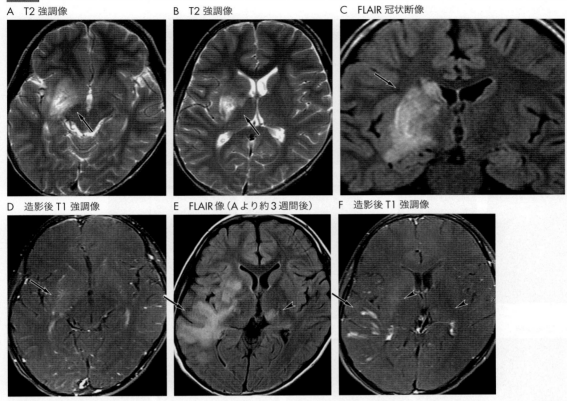

図52 抗MOG抗体関連疾患

A T2強調像
B T2強調像
C FLAIR冠状断像
D 造影後T1強調像
E FLAIR像（Aより約3週間後）
F 造影後T1強調像

8歳，女児．約25日前より頭痛があった．5日前より発熱，倦怠感が出現し，頭痛に改善がないので，入院となり，MRIを施行した（A〜D）．

A，B：T2強調像：右基底核に高信号を認める（→）．右前角には軽い mass effect が疑われる．
C：FLAIR冠状断像：右基底核には高信号を認める（→）．拡散強調像では異常を認めない（非掲載）．
D：造影後T1強調像：右基底核には造影効果を認める（→）．
ADEMと考え，ステロイド投与にて症状改善し，退院となったが，2週間後に失調性歩行を認め，MRIを施行した（E〜F）．
E：FLAIR像（Aより約3週間後）：右基底核の病変は拡大し，さらに，側頭葉まで進展した（→）．また，左視床にも新しい病変が出現している（▶）．
F：造影後T1強調像：右側頭葉に明瞭な造影効果を認める（→）．右基底核，左視床の病変にも淡い造影効果がある（▶）．
（獨協医科大学病院の症例，桑島成子先生のご厚意による）

その後，約2年間にさらに3回の発作があった．MOG抗体が陽性である．ステロイドにて改善があるが，減量とともに再発をしている．画像所見はいずれもADEM様の所見を示す．3回以上の発作があるので，MDEMには入らないが，Hacohenらの報告同様に，MOG陽性のMDEMに類似した所見を示した．

同様な症例が研究会にて慈恵医大より提示された[186]．40代男性，来院4か月前より発熱・体重減少・盗汗が出現し，その後複視や両側大腿の異常感覚，歩行時のふらつきも認めた．

画像では馬尾の造影効果，T8・T11レベルの脊髄内の造影効果を伴わないT2延長域，両側大脳白質・中小脳脚に及ぶT2延長域とperivascular enhancement，側脳室周囲の結節状・リング状の造影効果，左視神経周囲に造影効果を認めた．MOGRDであった．

以上より，確実に馬尾異常を伴うMOGがある．

・大脳白質病変での perivascular enhancement

文献186と同一症例であるが，Komatsuらは側脳室周囲から深部白質にかけての病変において，perivascular enhancement を認めた MOGRD を報告している[187]．生検にて，造影

図53 | 抗MOG抗体関連疾患（多相性）

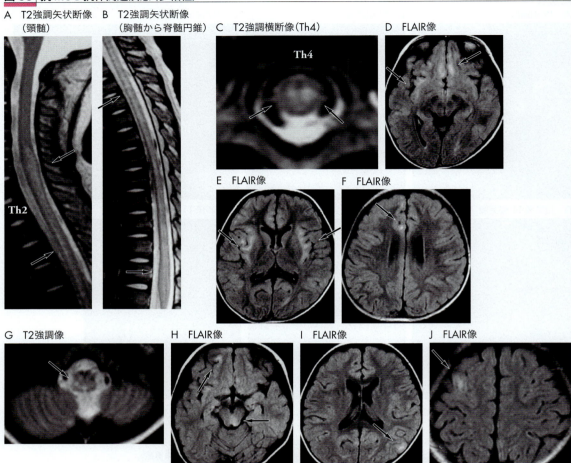

A：T2強調矢状断像（頸髄）
B：T2強調矢状断像（胸髄から脊髄円錐）
C：T2強調横断像（Th4）
D：FLAIR像
E：FLAIR像
F：FLAIR像
G：T2強調像
H：FLAIR像
I：FLAIR像
J：FLAIR像

10歳，男子．17日前から4日間の発熱があり，2日前より両腋窩および上腕の痛みと，上肢の脱力感があった．両側とも握力は消失し，腱反射は上・下肢とも亢進していた．排尿障害と髄膜刺激徴候があり，アデノウイルス抗体価の上昇があった．意識変容と行動異常はない．髄液細胞数は266/3であり，ほとんどがリンパ球であった．頸髄MRI（A～C）を撮像し，脱髄性疾患と考え，ステロイド投与を開始し，その4日後に頭部MRI（D～F）を撮像した．

A：T2強調矢状断像（頸髄）：C5以下の頸髄に腫大と高信号を脊髄中央部に認める（→）．
B：T2強調矢状断像（胸髄から脊髄円錐）：胸髄から脊髄円錐まで連続的に高信号があり，脊髄の軽い腫大を認める（→）．
C：T2強調横断像（Th4）：脊髄中心部，灰白質に高信号を認める（→）．横断像ではほぼ同様な高信号をC5以下の全脊髄に認めた．なお，造影効果はなかった（非掲載）．
D～F：FLAIR像：両側前部帯状回，右前頭葉，両側島回皮質直下の白質に高信号を認める（→）．なお，拡散制限はなく，造影効果はなかった（非掲載）．ステロイド投与にて良くなり，約2か月後に退院した．約4か月後に再燃した．2日前より活気がなくなり，前日に複視，さらに構音障害が加わり，MRIを撮像した（G～J）．
G：T2強調像：延髄被蓋に両側性に高信号を認める（→）．
H：FLAIR像：中脳左被蓋から視蓋，右前頭葉に高信号を認める（→）．
I：FLAIR像：左頭頂葉皮質に高信号を認める（→）．
J：FLAIR像：右前頭葉皮質に高信号を認める（→）．いずれの病変も拡散制限はなく，造影効果はなかった（非掲載）．ステロイド治療にて軽快し，現在まで，13年間に再発はない．

補足：抗MOG抗体が陽性であることが後から判明した例である．その陽性が現在まで続いている．retrospective に見れば，初回の発作は long cord lesion，中心部優位であり，MOGRDの脊髄炎（NMOSD）に合致する．意識変容と行動異常はないので，ADEMと診断はできない．初回発作の際に，脳病変が対称性で大脳皮質直下の白質に限局しているのが特徴的であった．造影効果がなく，Ogawaらの皮質性脳炎とは異なるが，MOGRDを示唆している可能性がある．髄膜刺激徴候はあったが，その他の脳の障害を疑わせる神経所見がなかった．4か月後に再発をし，延髄，中脳と大脳皮質下白質に病変があった．再発をしたので，当時はMSを考えたが，脊髄の病変，対称性の大脳病変などがいずれもMSらしくはなかった．再発時の画像もMOGRDにて，矛盾しない所見である．

図54 | 抗MOG抗体関連疾患

A　T2強調像　　　　　　B　T2強調像　　　　　　C　ASL

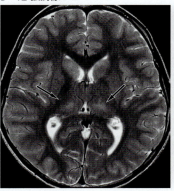
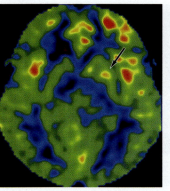

12歳，女子．約1か月半前に無熱性痙攣があり，他院に入院した．痙攣が止まった後は神経学的に異常はなく，脳波も正常であった．17日前に当院にてMRIを施行したが著変を認めていない．昨日より，左上下肢の麻痺，同側巧緻運動障害，構音障害，舌の運動障害が出現した．いずれも症状は半日から1日程度にてよくなり，一過性であった．しかし，頭部MRIにて異常を認めた．

A：T2強調像：両側線条体に高信号を両側対称性に認める（→）．軽い腫大が疑われる．なお，拡散強調像では拡散制限を認めない．
B：T2強調像：両側視床にも高信号を対称性に認めた（→）．
C：ASL：軽い血流増加を左被殻に認める（→）．
補足：痙攣にて発症し，初回のMRIでは異常がなく，2回目の発作の際に異常が出現した例である．線条体に対称性病変を来す疾患の鑑別に本症が入る．

効果のある部位に脱髄と血管周囲のリンパ球浸潤を認めている．
（p.524に追加情報2がある．）

5　急性出血性白質脳炎（acute hemorrhagic leukoencephalitis：AHLE）

臨床

Hurstにより最初に報告されたので，Hurst脳症とも呼ばれる．AHLEは病理学的には半卵円中心，内包，時に脳幹にまで広がる浮腫と白質壊死を特徴とする．血管周囲の細胞浸潤（主として好中球，比較的リンパ球は少ない）と脱髄が見られ，小静脈の壊死性血管炎や血管壁壊死は障害された血管周囲に斑状出血，輪状出血を形成する．これらの所見はADEMとは異なっている．ADEMでは血管周囲の出血や壊死は欠如している[188]．

典型的な臨床症状としては，非特異的なウイルス感染後20日以内に，急性発症の神経症状を示す．脳症，局所神経症状，痙攣，昏睡である[189]．

末梢血では多核球優位の白血球増加が認められ，髄液検査では細胞数増多と蛋白増加を認める[188]．

・AHLEとADEMとの違い[190]
①血中の白血球増多を認める（40,000/mm^{3}になることもある）
　ADEMでは通常は白血球増多はない．
②髄液細胞増多は多核球が多い．
③髄液圧上昇を認める．

病理所見

27歳の男性，上気道疾患後に意識障害を呈し，CTにて，右半球にmass effectを伴う浮腫性病変を認めた．2日目に生検，5日目には剖検となった．

剖検所見では，マイコプラズマ肺炎後のAHLEであった．右半球および左前頭葉，橋には血管壁にフィブリノイド壊死を認めた．2日目の生検では好中球浸潤のみであった．5日目の剖検では限局性の出血と血管周囲の脱髄と浮腫を認めた．AHLEの診断のコアは血管壁の

図55 急性出血性白質脳炎

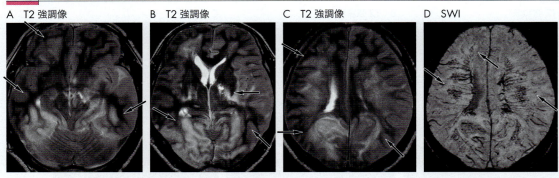

A T2強調像　B T2強調像　C T2強調像　D SWI

60代，男性．比較的急速に咽頭違和感，嗄声が出現．数日後に構音障害，下肢のしびれ，その翌日には歩行困難となったため，他院を経て当院に救急搬送された．入院当日のMRIでは異常を認めない．軽い貧血があり，髄液検査では，細胞数11/3，蛋白96であった．しかし，入院後頻回の嘔吐，意識障害が進行し，舌根沈下あり当日挿管した．入院翌日にはJCS 200，4日目には自発呼吸低下，5日目には自発呼吸消失した．入院4日目の検査所見では血液では白血球増多（11,000/mm^3，好中球が80.4%），CRP 15.2と増加し，髄液検査では細胞数71/3（多核球：単核球＝33：38），蛋白577と上昇していた．入院4日目にMRIの再検をした．

A：T2強調像：両側側頭葉，前頭葉白質に高信号があり（→），mass effectがあり，中脳を両側から圧排している．中脳内にも高信号を認める．
B：T2強調像：両側側頭葉から後頭葉，さらに，前頭葉に高信号を認める．白質中心であるが，皮質にも及ぶ．基底核にも高信号を認める（→）．
C：T2強調像：後頭葉から前頭・頭頂葉，深部白質にも高信号を認める（→）．なお，病変には拡散制限を認めない（非掲載）．造影後の検査は未施行．
D：SWI：病変内には微小出血を認める（→）．（仙台医療センターの症例，栗原紀子先生のご厚意による）
補足：全身管理，ステロイド投与などを行うも死亡し，剖検となり，脳，脊髄は軟化，壊死を認め，大脳皮質には好中球浸潤，血管周囲に泡沫細胞浸潤があり，大脳白質では髄鞘が崩壊していた．急性出血性白質脳炎と診断された．mass effectのある白質を中心とする病変があり，微小出血を伴い，急性にて発症した．しかも，初回のMRIでは異常を認めていない．AHLEを考えるべき症例である．

フィブリノイド壊死である．この患者では，2日目の生検の際にはマイコプラズマの直接浸潤により，免疫反応が起こり，好中球が反応している．その後，すぐに第二期となり，"immune phase"に入り，マクロファージが中心となり，脱顆粒，サイトカイン放出が起こり，最終的に，血管壁のフィブリノイド壊死が起こった．AHLEにおいては，致死的な反応となる[191]．

画像所見

・**全体像**

T2強調像にて非対称性の片側あるいは両側性の高信号を示す白質病変を認め，皮質白質境界から側脳室近傍まで及ぶ．病変はADEMに比べて大きく，mass effectもより大きい（図39）．皮質は免れることもある．ADEMでは基底核は高頻度に侵すが，AHLEでは免れることが多いとする報告もある[188)192]．両側前頭葉白質から脳梁を侵し，拡散強調像にて高信号を周辺部が示し，ADC値の低下を認めた例もある[193]．脳実質の多発性の点状出血や（図55）[192]急性血腫も記載されている[194]．造影効果を認めないとする報告が多いが，髄膜の増強効果[195]や，病変自体，あるいは周囲の造影効果を認めた例もある[189)193]．

・**左片麻痺と皮質下出血を認めた例**[189]

症例は25歳，男性で，2週間前に体調不良，食欲低下，嘔気・嘔吐，視力の変化，歩行障害があり，2回の転倒があった．当日に急性の左上下肢の筋力低下を認め，受診した．意識障害と顔面を含む左片麻痺があった．CTにて，右前頭葉と頭頂葉に皮質下出血があり，周囲に低吸収域を認めた．血液では白血球増加（18,000/mm^3）で，好中球が90%であった．髄液では蛋白が軽度増加，糖正常，白血球が1個，赤血球が2個/mm^{3}であった．FLAIR像にて，上記

の出血部位を含めて，病変があり，さらに，左前角周囲白質，左後頭葉白質にも高信号を示す病変があった．拡散制限はない．造影効果を大多数の病変に認めている．AHLEと診断された．

この症例のように若年成人で，多巣性の症状があり，意識レベルの低下があり，画像にて出血を認める際には脱髄性病変（AHLE）も考慮する必要がある．

なお，白質脳症に関しては，3章「1. ウイルス感染症」の「5B. 進行性多巣性白質脳症」p.226「key point 2. 成人における白質脳症の原因」を参照．

鑑別診断

1. ADEM：AHLEはより大きい病変，浮腫および mass effectが大きい．出血を伴うことがある．ADC値の低下を認めることがある．
2. 単純ヘルペス脳炎：側頭葉内側部と尖端部および外側部を侵す．皮質も侵す．
3. 進行性多巣性白質脳症：より慢性の経過を辿る．
4. 脳静脈血栓症：出血を伴うことが多い．ADC値はさまざまである．
5. インフルエンザ関連脳症/脳炎（3章 p.212「1-3E. インフルエンザ脳症」参照[196]）

診断のコツ

急性発症で，意識障害を伴い，大脳白質を主体とする病変で，mass effectがあり，内部に微小出血を伴う例では本症を考慮する．

6 視神経炎（optic neuritis）

多発性硬化症（p.448）あるいは視神経脊髄炎（p.470）に伴う視神経炎に関してはそれぞれの項を参照のこと．MOG抗体陽性の視神経炎に関しては，本章 p.498「1-4. 抗MOG抗体関連疾患」，【臨床と病理】と【画像所見】の視神経炎の項をそれぞれ参照．

鑑別診断

再発性視神経炎の原因[197]
- 多発性硬化症
- 視神経脊髄炎関連疾患
- 慢性再発性炎症性視神経炎
- 神経サルコイドーシス
- 抗MOG抗体関連疾患（視神経炎）
- 神経Behçet病
- SLE（全身性エリテマトーデス）
- 他の自己免疫性視神経炎

参考文献

1) Prineas JW, McDonald WI, Franklin RJM: Multiple sclerosis. In Graham DI, Lantos PL (eds)；Greenfield's neuropathology, 7th ed（vol.2）. Arnold, London, p.472-523, 2002.
2) 大浜栄作：多発性硬化症．後藤 昇，柳下 章，大浜栄作，宮田 元；臨床のための神経形態学入門．三輪書店, p.270-272, 2008.
3) Polman CH, Reingold SC, Edan G, et al: Diagnostic criteria for multiple sclerosis: 2005 revisions to the "McDonald Criteria". Ann Neurol 58: 840-846, 2005.
4) Barkhof F, Filippi M, Miller DH, et al: Comparison of MRI criteria at first presentation to predict conversion to clinically definite multiple sclerosis. Brain 120: 2059-2069, 1997.
5) 高橋昭喜：多発性硬化症．高橋昭喜（編）；脳MRI 2. 代謝・脱髄・変性・外傷・他．秀潤社, p.231-249, 2008.
6) Polman CH, Reingold SC, Banwell B, et al: Diagnostic criteria for multiple sclerosis: 2010 Revisions to the McDonald criteria. Ann Neurol 69: 292-302, 2011.
7) Thompson AJ, et al: Diagnosis of multiple sclerosis: 2017 revisions of the McDonald criteria. Lancet Neurol 17: 162-173, 2018.
8) Thrower BW: Clinically isolated syndromes: predicting and delaying multiple sclerosis. Neurology 68 (24 Suppl 4): S12-S15, 2007.
9) Hacohen Y, Absoud M, Deiva K, et al: Myelin oligodendrocyte glycoprotein antibodies are associated with a non-MS course in children. Neurol Neuroimmunol Neuroinflamm 2: e81, 2015.
10) 三木幸雄：教育セミナー 脱髄疾患のMRI．第34回日本脳神経CI学会総会（2011年2月4日，米子）．
11) Nakashima I, Fujihara K, Okita N, et al: Clinical and MRI study of brain stem and cerebellar

involvement in Japanese patients with multiple sclerosis. J Neurol Neurosurg Psychiatry 67: 153-157, 1999.
12) Nakashima I, Fujihara K, Misu T, et al: A comparative study of Japanese multiple sclerosis patients with and without oligoclonal IgG bands. Mult Scler 8: 459-462, 2002.
13) Horowitz AL, Kaplan RD, Grewe G, et al: The ovoid lesion: a new MR observation in patients with multiple sclerosis. AJNR Am J Neuroradiol 10: 303-305, 1989.
14) Gean-Marton AD, Vezina LG, Marton KI, et al: Abnormal corpus callosum: a sensitive and specific indicator of multiple sclerosis. Radiology 180: 215-221, 1991.
15) Jackson A, Fitzgerald JB, Gillespie JE: The callosal-septal interface lesion in multiple sclerosis: effect of sequence and imaging plane. Neuroradiology 35: 573-577, 1993.
16) Garg N, Reddel SW, Miller DH, et al: The corpus callosum in the diagnosis of multiple sclerosis and other CNS demyelinating and inflammatory diseases. J Neurol Neurosurg Psychiatry 86: 1374-1382, 2015.
17) Kidd D, Barkhof F, McConnell R, et al: Cortical lesions in multiple sclerosis. Brain 122: 17-26, 1999.
18) Miki Y, Grossman RI, Udupa JK, et al: Isolated U-fiber involvement in MS: preliminary observations. Neurology 50: 1301-1306, 1998.
19) Fazekas F, Barkhof F, Filippi M, et al: The contribution of magnetic resonance imaging to the diagnosis of multiple sclerosis. Neurology 53: 448-456, 1999.
20) van Walderveen MA, Kamphorst W, Scheltens P, et al: Histopathologic correlate of hypointense lesions on T1-weighted spin-echo MRI in multiple sclerosis. Neurology 50: 1282-1288, 1998.
21) Nesbit GM, Forbes GS, Scheithauer BW, et al: Multiple sclerosis: histopathologic and MR and/or CT correlation in 37 cases at biopsy and three cases at autopsy. Radiology 180: 467-474, 1991.
22) He J, Inglese M, Li BS, et al: Relapsing-remitting multiple sclerosis: metabolic abnormality in nonenhancing lesions and normal-appearing white matter at MR imaging: initial experience. Radiology 234: 211-217, 2005.
23) Grossman RI, McGowan JC: Perspectives on multiple sclerosis. AJNR Am J Neuroradiol 19: 1251-1265, 1998.
24) Masdeu JC, Moreira J, Trasi S, et al: The open ring. A new imaging sign in demyelinating disease. J Neuroimaging 6: 104-107, 1996.
25) Roychowdhury S, Maldjian JA, Grossman RI: Multiple sclerosis: comparison of trace apparent diffusion coefficients with MR enhancement pattern of lesions. AJNR Am J Neuroradiol 21: 869-874, 2000.
26) Eisele P, Szabo K, Griebe M, et al: Reduced diffusion in a subset of acute MS lesions: a serial multiparametric MRI study. AJNR Am J Neuroradiol 33: 1369-1373, 2012.
27) Filippi M, Rocca MA, Barkhof F, et al: Association between pathological and MRI findings in multiple sclerosis. Lancet Neurol 11: 349-360, 2012.
28) Absinta M, Sati P, Fechner A, et al: Identification of chronic active multiple sclerosis lesions on 3T MRI. AJNR Am J Neuroradiol 39: 1233-1238, 2018.
29) Filippi M, Rossi P, Campi A, et al: Serial contrast-enhanced MR in patients with multiple sclerosis and varying levels of disability. AJNR Am J Neuroradiol 18: 1549-1556, 1997.
30) Roccatagliata L, Vuolo L, Bonzano L, et al: Multiple sclerosis: hyperintense dentate nucleus on unenhanced T1-weighted MR images is associated with the secondary progressive subtype. Radiology 251: 503-510, 2009.
31) Kanda T, et al: High signal intensity in the dentate nucleus and globus pallidus on unenhanced T1-weighted MR images: relationship with increasing cumulative dose of a gadolinium-based contrast material. Radiology 270: 834-841, 2014.
32) 西井貴誠, 平田 彰, 真先敏弘・他：多発性硬化症患者における被殻. 視床のMRI T2画像低信号化所見の検討：日本と欧米との比較. 臨床神経 40: 677-682, 2000.
33) Tortorella C, Direnzo V, D'Onghia M, et al: Brainstem PML lesion mimicking MS plaque in a natalizumab-treated MS patient. Neurology 81: 1470-1471, 2013.
34) Uzawa A, et al: Anti-N-methyl D-aspartate-type glutamate receptor antibody-positive limbic encephalitis in a patient with multiple sclerosis. Clin Neurol Neurosurg 114: 402-404, 2012.
35) Titulaer MJ, et al: Overlapping demyelinating syndromes and anti-N-methyl-D-aspartate receptor encephalitis. Ann Neurol 75: 411-428, 2014.
36) Karaaslan Z, et al: A Case of Seronegative Limbic Encephalitis with Multiple Sclerosis: A Possible Overlapping Syndrome. Am J Case Rep 18: 64-66, 2017.
37) Gass A, Moseley IF: The contribution of magnetic resonance imaging in the differential diagnosis of optic nerve damage. J Neurol Sci 172 (Suppl1): S17-S22, 2000.
38) 大野幸恵，小出玲爾，蕨 陽子・他：視索病変による同名性視野障害を呈した多発性硬化症の1例.

Brain Nerve 59: 1390-1391, 2007.
39) Simon JH, McDonald WI: Assessment of optic nerve damage in multiple sclerosis using magnetic resonance imaging. J Neurol Sci 172 (Suppl1): S23-S26, 2000.
40) Schmalstieg WF, Weinshenker BG: Approach to acute or subacute myelopathy. Neurology 75 (18 Suppl 1): S2-S8, 2010.
41) Tartaglino LM, Friedman DP, Flanders AE, et al: Multiple sclerosis in the spinal cord: MR appearance and correlation with clinical parameters. Radiology 195: 725-732, 1995.
42) 柳下 章：多発性硬化症．柳下 章（編）；エキスパートのための脊椎脊髄疾患のMRI（第2版）．三輪書店, p.324-327, 2010.
43) Brass SD, Smith EE, Arboleda-Velasquez JF, et al: Case records of the Massachusetts General Hospital. Case 12-2009. A 46-year-old man with migraine, aphasia, and hemiparesis and similarly affected family members. N Engl J Med 360: 1656-1665, 2009.
44) Ratchford JN, Calabresi PA: The diagnosis of MS: white spots and red flags. Neurology 70 (13 Pt 2): 1071-1072, 2008.
45) Gallucci M, Caulo M, Tortori-Donati P: Acquired inflammatory white matter diseases. In Tortori-Donati P, Rossi A (eds); Pediatric neuroradiology brain. Springer, Berlin, p.741-761, 2005.
46) 柳下 章：急性散在性脳脊髄炎．柳下 章（編）；エキスパートのための脊椎脊髄疾患のMRI（第2版）．三輪書店, p.332-334, 2010.
47) Wingerchuk DM, Banwell B, Bennett JL, et al: International consensus diagnostic criteria for neuromyelitis optica spectrum disorders. Neurology 85: 177-189, 2015.
48) Matthews L, Marasco R, Jenkinson M, et al: Distinction of seropositive NMO spectrum disorder and MS brain lesion distribution. Neurology 80: 1330-1337, 2013.
49) White ML, Zhang Y, Smoker WR: Evolution of lesions in Susac syndrome at serial MR imaging with diffusion-weighted imaging and apparent diffusion coefficient values. AJNR Am J Neuroradiol 25: 706-713, 2004.
50) Purvin V, Kawasaki A, Jacobson DM: Optic perineuritis: clinical and radiographic features. Arch Ophthalmol 119: 1299-1306, 2001.
51) 菅 信一：放射線科から見た眼科疾患．神経眼科 26: 35-44, 2009.
52) Bradshaw MJ, et al: Clinical Reasoning: A 57-year-old man with unilateral anosmia, papilledema, and meningismus. Neurology 89: e86-e90, 2017.
53) Yu-Wai-Man P, et al: A multiple sclerosis-like disorder in patients with OPA1 mutations. Ann Clin Transl Neurol 3: 723-729, 2016.
54) Nasca A, et al: Not only dominant, not only optic atrophy: expanding the clinical spectrum associated with OPA1 mutations. Orphanet J Rare Dis 12: 89, 2017.
55) 吉藤和久, 小柳 泉：頸椎変性疾患による浮腫性髄内病変．脊椎脊髄ジャーナル 23: 129-134, 2010.
56) Given CA 2nd, Stevens BS, Lee C: The MRI appearance of tumefactive demyelinating lesions. AJR Am J Roentgenol 182: 195-199, 2004.
57) Cha S, Pierce S, Knopp EA, et al: Dynamic contrast-enhanced T2*-weighted MR imaging of tumefactive demyelinating lesions. AJNR Am J Neuroradiol 22: 1109-1116, 2001.
58) Dagher AP, Smirniotopoulos J: Tumefactive demyelinating lesions. Neuroradiology 38: 560-565, 1996.
59) Lucchinetti CF, Gavrilova RH, Metz I, et al: Clinical and radiographic spectrum of pathologically confirmed tumefactive multiple sclerosis. Brain 131: 1759-1775, 2008.
60) Cianfoni A, Niku S, Imbesi SG: Metabolite findings in tumefactive demyelinating lesions utilizing short echo time proton magnetic resonance spectroscopy. AJNR Am J Neuroradiol 28: 272-277, 2007.
61) Saini J, Chatterjee S, Thomas B, et al: Conventional and advanced magnetic resonance imaging in tumefactive demyelination. Acta Radiol 52: 1159-1168, 2011. Epub 2011 Oct 24.
62) Kim DS, Na DG, Kim KH, et al: Distinguishing tumefactive demyelinating lesions from glioma or central nervous system lymphoma: added value of unenhanced CT compared with conventional contrast-enhanced MR imaging. Radiology 251: 467-475, 2009.
63) Abou Zeid N, Pirko I, Erickson B, et al: Diffusion-weighted imaging characteristics of biopsy-proven demyelinating brain lesions. Neurology 78: 1655-1662, 2012.
64) Kim SH, Kim W, Lee KW, et al: Tumefactive demyelination, an uncommon form of tacrolimus neurotoxicity. Neurology 76: 672-674, 2011.
65) Pilz G, Harrer A, Wipfler P, et al: Tumefactive MS lesions under fingolimod: a case report and literature review. Neurology 81: 1654-1658, 2013.
66) von Baumgarten L, Pfeifenbring S, Terpolilli N, et al: A young man with symptomatic epilepsy and right hemianopia: Family affair. Neurology 79: 2008-2009, 2012.
67) Broadfoot JR, Archer HA, Coulthard E, et al: Paraneoplastic tumefactive demyelination with underlying combined germ cell cancer. Pract Neurol 15: 451-455, 2015.

68) Mateen FJ, et al: Evolution of a tumor-like lesion in cerebroretinal vasculopathy and TREX1 mutation. Neurology 75: 1211-1213, 2010.
69) 田平 武：同心円硬化症（Balo）．神研の進歩 50: 563-570, 2006.
70) Chen CJ, Chu NS, Lu CS, Sung CY: Serial magnetic resonance imaging in patients with Balò's concentric sclerosis: natural history of lesion development. Ann Neurol 46: 651-656, 1999.
71) Karaarslan E, Altintas A, Senol U, et al: Baló's concentric sclerosis: clinical and radiologic features of five cases. AJNR Am J Neuroradiol 22: 1362-1367, 2001.
72) Gharagozloo AM, Poe LB, Collins GH: Antemortem diagnosis of Baló concentric sclerosis: correlative MR imaging and pathologic features. Radiology 191: 817-819, 1994.
73) Takai Y, et al: Hypoxia-like tissue injury and glial response contribute to Balo concentric lesion development. Neurology 87: 2000-2005, 2016.
74) Renoux C, Vukusic S, Mikaeloff Y, et al: Natural history of multiple sclerosis with childhood onset. N Engl J Med 356: 2603-2613, 2007.
75) Barkovich AJ: Multiple sclerosis. *In* Pediatric neuroimaging, 4th ed. Lippincott Williams & Wilkins, Philadelphia, p.110-112, 2005.
76) Callen DJ, Shroff MM, Branson HM, et al: MRI in the diagnosis of pediatric multiple sclerosis. Neurology 72: 961-967, 2009.
77) Bonhomme GR, Waldman AT, Balcer LJ, et al: Pediatric optic neuritis: brain MRI abnormalities and risk of multiple sclerosis. Neurology 72: 881-885, 2009.
78) Wingerchuk DM, Lennon VA, Pittock SJ, et al: Revised diagnostic criteria for neuromyelitis optica. Neurology 66: 1485-1489, 2006.
79) 高井良樹，三須建郎，高橋利幸・他：NMO 関連疾患と抗 AQP4 抗体．Brain Nerve 65: 333-343, 2013.
80) 清水優子：【Neuromyelitis optica（NMO）】NMO の脊髄・頭部 MRI．脊椎脊髄 23: 749-755, 2010.
81) Buch D, Dehais C, Savatovsky J, et al: Spinal cord tumour misdiagnosed as seropositive neuromyelitis optica spectrum disorder. Pract Neurol 15: 228-229, 2015.
82) Wingerchuk DM, Lennon VA, Lucchinetti CF, et al: The spectrum of neuromyelitis optica. Lancet Neurol 6: 805-815, 2007.
83) Wingerchuk DM, Banwell B, Bennett JL, et al: International consensus diagnostic criteria for neuromyelitis optica spectrum disorders. Neurology 85: 177-189, 2015.
84) 中島一郎，藤原一男，糸山泰人：【視神経脊髄炎（NMO）update】NMO の疾患概念― OSMS からの変遷と確立．Brain Nerve 62: 913-919, 2010.
85) Kitley JL, Leite MI, George JS, et al: The differential diagnosis of longitudinally extensive transverse myelitis. Mult Scler 18: 271-285, 2012.
86) Bhargava P, Elble RJl: Clinical Reasoning: an unusual cause of transverse myelitis? Neurology 82: e46-e50, 2014.
87) Hinze S, Goonasekera M, Nannucci S, et al: Longitudinally extensive spinal cord infarction in CADASIL. Pract Neurol 15: 60-62, 2015.
88) Flanagan EP, Kaufmann TJ, Krecke KN, et al: Discriminating long myelitis of neuromyelitis optica from sarcoidosis. Ann Neurol 2015.
89) 原田公美・他：傍腫瘍性神経症候群として発症した視神経脊髄炎の一例．第 52 回，日本医学放射線学会秋期臨床大会抄録集，p.S4762016 年 9 月．
90) Ontaneda D, et al: Is neuromyelitis optica with advanced age of onset a paraneoplastic disorder? Int J Neurosci 124: 509-511, 2014.
91) Cai G, et al: Paraneoplastic neuromyelitis optica spectrum disorders: three new cases and a review of the literature. Int J Neurosci 126: 660-668, 2016.
92) Kitley J, Leite MI, Küker W, et al: Longitudinally extensive transverse myelitis with and without aquaporin 4 antibodies. JAMA Neurol 70: 1375-1381, 2013.
93) Flanagan EP, Weinshenker BG, Krecke KN, et al: Short myelitis lesions in aquaporin-4-IgG-positive neuromyelitis optica spectrum disorders. JAMA Neurol 72: 81-87, 2015.
94) Yonezu T, Ito S, Mori M, et al: "Bright spotty lesions" on spinal magnetic resonance imaging differentiate neuromyelitis optica from multiple sclerosis. Mult Scler 20: 331-337, 2014.
95) Hyun JW, Kim SH, Jeong IH, et al: Bright spotty lesions on the spinal cord: an additional MRI indicator of neuromyelitis optica spectrum disorder? J Neurol Neurosurg Psychiatry 86: 1280-1282, 2015.
96) Takai Y, et al: Two cases of lumbosacral myeloradiculitis with anti-aquaporin-4 antibody. Neurology 79: 1826-1828, 2012.
97) 平山幹生：足のしびれと脱力，尿失禁で発症した患者．見逃し症例から学ぶ神経症状の"診"極めかた．医学書院，p.154-158, 2015.
98) Misu T, Nakashima I, et al: Intractable hiccup and nausea with periaqueductal lesions in neuromyelitis optica. Neurology 65: 1479-1482, 2005.
99) 清水優子：【視神経脊髄炎（NMO）update】NMO の頭部 MRI からみた臨床像の特徴．Brain Nerve

62: 933-943, 2010.
100) Magaña SM, Matiello M, Pittock SJ, et al: Posterior reversible encephalopathy syndrome in neuromyelitis optica spectrum disorders. Neurology 72: 712-717, 2009.
101) Nakamura M, Misu T, Fujihara K, et al: Occurrence of acute large and edematous callosal lesions in neuromyelitis optica. Mult Scler 15: 695-700, 2009.
102) Matthews L, Marasco R, Jenkinson M, et al: Distinction of seropositive NMO spectrum disorder and MS brain lesion distribution. Neurology 80: 1330-1337, 2013.
103) Zalewski NL, et al: Ring-enhancing spinal cord lesions in neuromyelitis optica spectrum disorders. J Neurol Neurosurg Psychiatry 88: 218-225, 2017.
104) Rykken JB, et al: Rim and Flame Signs: Postgadolinium MRI Findings Specific for Non-CNS Intramedullary Spinal Cord Metastases. AJNR Am J Neuroradiol 34: 908-915, 2013.
105) 柳下 章：エキスパートとのための脊椎脊髄疾患のMRI．第3版，柳下 章編，三輪書店，p.514-516, 2015.
106) Parmar H, et al: MR imaging in intramedullary cysticercosis. Neuroradiology 43: 961-967, 2001.
107) Garner J, et al: Ring-enhancing lesions in the brain and spinal cord. BMJ Case Rep: 2013, 2013.
108) 柳下 章：脊髄髄内結核腫，エキスパートとのための脊椎脊髄疾患のMRI．第3版，柳下 章編，三輪書店，p.510-511, 2015.
109) Agrawal SR, et al: Toxoplasmosis of spinal cord in acquired immunodeficiency syndrome patient presenting as paraparesis: a rare entity. J Glob Infect Dis 6: 178-181, 2014.
110) Hott JS, et al: Intramedullary histoplasmosis spinal cord abscess in a nonendemic region: case report and review of the literature. J Spinal Disord Tech 16: 212-215, 2003.
111) Kim W, Park MS, Lee SH, et al: Characteristic brain magnetic resonance imaging abnormalities in central nervous system aquaporin-4 autoimmunity. Mult Scler 16: 1229-1236, 2010.
112) Carpenter MB, et al: Human Neuroanatomy 8th ed. Williams & Wilkins, Baltimore, p.23-24, pp.326-328, 1983.
113) 山﨑正禎，松本勝久，高橋 雄・他：インターフェロンα治療中に発症し，脳に長大な錐体路病変をみとめたNMO（neuromyelitis optica）spectrum disorderの1例．臨床神経 52: 19-24, 2012.
114) Kim HJ, Paul F, Lana-Peixoto MA, et al: MRI characteristics of neuromyelitis optica spectrum disorder: an international update. Neurology 84: 1165-1173, 2015.
115) Koga M, Takahashi T, Kawai M, et al: A serological analysis of viral and bacterial infections associated with neuromyelitis optica. J Neurol Sci 300: 19-22, 2011.
116) Wingerchuk DM, Hogancamp WF, O'Brien PC, et al: The clinical course of neuromyelitis optica（Devic's syndrome）. Neurology 53: 1107-1114, 1999.
117) Sawada J, Orimoto R, Misu T, et al: A case of pathology-proven neuromyelitis optica spectrum disorder with Sjögren syndrome manifesting aphasia and apraxia due to a localized cerebral white matter lesion. Mult Scler 20: 1413-1416, 2014.
118) 柳下 章：視神経脊髄炎．脊椎脊髄疾患のMRI．第3版，柳下 章（編）；三輪書店，p.446-460, 2015.
119) Newey CR, Bermel RA: Fulminant cerebral demyelination in neuromyelitis optica. Neurology 77: 193, 2011.
120) Ito S, Mori M, Makino T, et al: "Cloud-like enhancement" is a magnetic resonance imaging abnormality specific to neuromyelitis optica. Ann Neurol 66: 425-428, 2009.
121) Huh SY, Min JH, Kim W, et al: The usefulness of brain MRI at onset in the differentiation of multiple sclerosis and seropositive neuromyelitis optica spectrum disorders. Mult Scler 20: 695-704, 2014.
122) Asgari N, et al: Disruption of the leptomeningeal blood barrier in neuromyelitis optica spectrum disorder. Neurol Neuroimmunol Neuroinflamm 4: e343, 2017.
123) 酒井和香，松井尚子，藤田浩司・他：抗利尿ホルモン分泌異常症候群で発症し，橋中心・橋外髄鞘崩壊症を合併した視神経脊髄炎関連疾患の1例．臨床神経 54: 556-560, 2014.
124) Lim YM, Pyun SY, Lim HT, et al: First-ever optic neuritis: distinguishing subsequent neuromyelitis optica from multiple sclerosis. Neurol Sci 35: 781-783, 2014.
125) 柳村文寛，梅田能生，須貝章弘・他：視交叉に腫瘤性病変を認めたNMO（neuromyelitis optica）spectrum disorderの1例．神経内科 78: 570-574, 2013.
126) Dalmau J, Graus F, Villarejo A, et al: Clinical analysis of anti-Ma2-associated encephalitis. Brain 127: 1831-1844, 2004.
127) Dauvilliers Y, Bauer J, Rigau V, et al: Hypothalamic immunopathology in anti-Ma-associated diencephalitis with narcolepsy-cataplexy. JAMA Neurol 70: 1305-1310, 2013.
128) English SW, et al: Clinical Reasoning: A 30-year-old man with headache and sleep disturbance. Neurology 90: e1535-e1540, 2018.
129) Kister I, et al: Specific MRI findings help distinguish acute transverse myelitis of Neuromyelitis Optica from spinal cord infarction. Mult Scler Relat Disord 9: 62-67, 2016.

130) Nichtweiß M, et al: Differential Diagnosis of Acute Myelopathies: An Update. Clin Neuroradiol 25: 183-187, 2015.
131) 山村 隆：多発性硬化症，NMO. 今日の診断指針．第 7 版，金澤一郎，永井良三編，医学書院，p.687-689, 2015.
132) Krupp LB, Tardieu M, Amato MP, et al: International Pediatric Multiple Sclerosis Study Group criteria for pediatric multiple sclerosis and immune-mediated central nervous system demyelinating disorders: revisions to the 2007 definitions. Mult Scler 19: 1261-1267, 2013.
133) Tsuburaya RS, Miki N, Tanaka K, et al: Anti-myelin oligodendrocyte glycoprotein (MOG) antibodies in a Japanese boy with recurrent optic neuritis. Brain Dev 37: 145-148, 2015.
134) 糸山泰人：脱髄疾患．15 神経系の疾患．杉本恒明，矢崎義雄（編）；内科学（第 9 版）．朝倉書店，p.1834-1841, 2007.
135) 道具伸浩, 髙嶋修太郎, 田口芳治・他：神経内科地域基幹教育病院における，成人発症急性脳炎と臨床的に診断した症例の，臨床・画像・予後に関する検討．臨床神経 46: 533-539, 2006.
136) Olek MJ, Dawson DM: Acute disseminated encephalomyelitis. In Bradley WG, Daroff RB, Fenichel GM, Jankovic J (eds); Neurology in clinical practice. 4th ed. Butterworth-Heinemann, Philadelphia, p.1659-1664, 2004.
137) Summerfield R, Al-Saleh A, Robbins SE: Small cell lung carcinoma presenting with acute disseminated encephalomyelitis. Br J Radiol 83: e54-e57, 2010.
138) Hynson JL, Kornberg AJ, Coleman LT, et al: Clinical and neuroradiologic features of acute disseminated encephalomyelitis in children. Neurology 56: 1308-1312, 2001.
139) Baum PA, Barkovich AJ, Koch TK, Berg BO: Deep gray matter involvement in children with acute disseminated encephalomyelitis. AJNR Am J Neuroradiol 15: 1275-1283, 1994.
140) Voudris KA, Vagiakou EA, Skardoutsou A: Acute disseminated encephalomyelitis associated with parainfluenza virus infection of childhood. Brain Dev 24: 112-114, 2002.
141) Balasubramanya KS, et al: Diffusion-weighted imaging and proton MR spectroscopy in the characterization of acute disseminated encephalomyelitis. Neuroradiology 49:177-183, 2007.
142) Alper G, Sreedher G, Zuccoli G: Isolated Brain Stem Lesion in Children: Is It Acute Disseminated Encephalomyelitis or Not? AJNR Am J Neuroradiol 34: 217-220, 2013.
143) Mialin R, et al: Case 173: acute disseminated encephalomyelitis confined to the brainstem. Radiology 260: 911-914, 2011.
144) Atherton DS, et al: Acute disseminated encephalomyelitis presenting as a brainstem encephalitis. Clin Neurol Neurosurg 143: 76-79, 2016.
145) Honkaniemi J, Dastidar P, Kähärä V, Haapasalo H: Delayed MR imaging changes in acute disseminated encephalomyelitis. AJNR Am J Neuroradiol 22: 1117-1124, 2001.
146) 中田安浩, 柳下 章：急性散在性脳脊髄炎の MR 所見—臨床症状との乖離のある症例の検討．第 36 回日本神経放射線学会抄録集, p.105, 2007.
147) Lakhan SE: Teaching NeuroImages: MRI time lag with acute disseminated encephalomyelitis. Neurology 78: e138-e139, 2012.
148) Monden Y, Yamagata T, Kuroiwa Y, et al: A case of ADEM with atypical MRI findings of a centrally-located long spinal cord lesion. Brain Dev 34: 380-383, 2012.
149) Jones BV: Acute disseminated encephalomyelitis. In Barkovich AJ, et al (eds); Diagnostic imaging: pediatric neuroradiology. Amirsys, Salt Lake City, p.1-1-124～7, 2007.
150) Bizzi A, Uluǧ AM, Crawford TO, et al: Quantitative proton MR spectroscopic imaging in acute disseminated encephalomyelitis. AJNR Am J Neuroradiol 22: 1125-1130, 2001.
151) Dale RC, Church AJ, Cardoso F, et al: Poststreptococcal acute disseminated encephalomyelitis with basal ganglia involvement and auto-reactive antibasal ganglia antibodies. Ann Neurol 50: 588-595, 2001.
152) Takanashi J, Barkovich AJ, Shiihara T, et al: Widening spectrum of a reversible splenial lesion with transiently reduced diffusion. AJNR Am J Neuroradiol 27: 836-838, 2006.
153) Maeda M, Tsukahara H, Terada H, et al: Reversible splenial lesion with restricted diffusion in a wide spectrum of diseases and conditions. J Neuroradiol 33: 229-236, 2006.
154) 高梨潤一：小児急性脳炎脳症の画像診断．第 39 回日本神経放射線学会抄録集, p.94, 2010.
155) Kato Z, Kozawa R, Hashimoto K, Kondo N: Transient lesion in the splenium of the corpus callosum in acute cerebellitis. J Child Neurol 18: 291-292, 2003.
156) Graus F, Titulaer MJ, Balu R, et al: A clinical approach to diagnosis of autoimmune encephalitis. Lancet Neurol 15: 391-404, 2016.
157) 金子仁彦：抗 MOG 抗体関連疾患　歴史的背景．Clinical Neuroscience 36: 1324-1327, 2018.
158) 藤森寿一：抗 MOG 抗体関連疾患　抗 MOG 抗体関連疾患における免疫治療．Clinical Neuroscience 36: 1334-1340, 2018.
159) Weber MS, et al: Defining distinct features of anti-MOG antibody associated central nervous system demyelination. Ther Adv Neurol Disord 11: 1756286418762083, 2018.
160) 久富木原健二, 中原仁：抗 MOG 抗体関連疾患　臨床像：脊髄炎．Clinical Neuroscience 36:

1349-1352, 2018.
161) Kitley J, et al: Myelin-oligodendrocyte glycoprotein antibodies in adults with a neuromyelitis optica phenotype. Neurology 79: 1273-1277, 2012.
162) Chen JJ, et al: Myelin Oligodendrocyte Glycoprotein Antibody-Positive Optic Neuritis: Clinical Characteristics, Radiologic Clues, and Outcome. Am J Ophthalmol 195: 8-15, 2018.
163) Cobo-Calvo A, et al: Clinical spectrum and prognostic value of CNS MOG autoimmunity in adults: The MOGADOR study. Neurology 90: e1858-e186936: 1345-1348, 2018.
164) Ogawa R, et al: MOG antibody-positive, benign, unilateral, cerebral cortical encephalitis with epilepsy. Neurol Neuroimmunol Neuroinflamm 4: e322, 2017.
165) Fujimori J, et al: Bilateral frontal cortex encephalitis and paraparesis in a patient with anti-MOG antibodies. J Neurol Neurosurg Psychiatry 88: 534-536, 2017.
166) Ikeda T, et al: The pathological features of MOG antibody-positive cerebral cortical encephalitis as a new spectrum associated with MOG antibodies: A case report. J Neurol Sci 392: 113-115, 2018.
167) Wang L, et al: Encephalitis is an important clinical component of myelin oligodendrocyte glycoprotein antibody associated demyelination: a single-center cohort study in Shanghai, China. Eur J Neurol: 2018.
168) Sun H, Wu L: Teaching NeuroImages: Cortical damage with leptomeningeal enhancement in neuromyelitis optica spectrum disorder. Neurology 91: e1087-e1088, 2018.
169) Baumann M, Kezban S, Lechner C, et al: Clinical and neuroradiological differences of pediatric acute disseminating encephalomyelitis with and without antibodies to the myelin oligodendrocyte glycoprotein. J Neurol Neurosurg Psychiatry 86: 265-272, 2015.
170) Krupp LB, Tardieu M, Amato MP, et al: International Pediatric Multiple Sclerosis Study Group criteria for pediatric multiple sclerosis and immune-mediated central nervous system demyelinating disorders: revisions to the 2007 definitions. Mult Scler 19: 1261-1267, 2013.
171) Hacohen Y, et al: Diagnostic algorithm for relapsing acquired demyelinating syndromes in children. Neurology 89: 269-278, 2017.
172) Romba M, et al: Recurrent dysarthria and ataxia in a young girl. JAMA Neurol 75: 125-126, 2018.
173) 福嶋直弥・他：片側大脳皮質脳炎を生じた抗MOG抗体陽性多相性散在性脳脊髄炎の1例．臨床神経 57: 723-728, 2017.
174) Kitley J, et al: Neuromyelitis optica spectrum disorders with aquaporin-4 and myelin-oligodendrocyte glycoprotein antibodies: a comparative study. JAMA Neurol 71: 276-283, 2014.
175) Sato DK, et al: Distinction between MOG antibody-positive and AQP4 antibody-positive NMO spectrum disorders. Neurology 82: 474-481, 2014.
176) Jarius S, et al: MOG-IgG in NMO and related disorders: a multicenter study of 50 patients. Part 2: Epidemiology, clinical presentation, radiological and laboratory features, treatment responses, and long-term outcome. J Neuroinflammation 13: 280, 2016.
177) 中島一郎：抗MOG抗体関連疾患．Brain Nerve 69: 1331-1336, 2017.
178) 吉良龍太郎：知っておきたい神経感染症．急性弛緩性脊髄炎．Brain Nerve 70: 99-112, 2018.
179) Maloney JA, et al: MRI findings in children with acute flaccid paralysis and cranial nerve dysfunction occurring during the 2014 enterovirus D68 outbreak. AJNR Am J Neuroradiol 36: 245-250, 2015.
180) Wang C, et al: Anti-Myelin Oligodendrocyte Glycoprotein Antibody Associated With Gray Matter Predominant Transverse Myelitis Mimicking Acute Flaccid Myelitis: A Presentation of Two Cases. Pediatr Neurol 86: 42-45, 2018.
181) Pandit L, et al: Reversible paraspinal muscle hyperintensity in anti-MOG antibody-associated transverse myelitis. Neurol Neuroimmunol Neuroinflamm 5: e412, 2017.
182) Bangsgaard R, et al: solated bilateral optic neuritis in acute disseminated encephalomyelitis. Acta Ophthalmol Scand 84: 815-817, 2006.
183) Sapuan S, et al: Acute Disseminated Encephalomyelitis (ADEM) Presenting with Bilateral Optic Neuritis. Malays J Med Sci 14: 71-74, 2007.
184) 飯塚高浩・他：抗MOG抗体関連疾患　臨床像：他の自己抗体との併存例．Clinical Neuroscience 36: 1356-1359, 2018.
185) Do Campo RV, et al: MOG antibodies in combined central and peripheral demyelination syndromes. Neurol Neuroimmunol Neuroinfamm 5: e503, 2018.
186) 五味 拓・他：抗MOG抗体関連疾患．第10回SSIC, 2018年3月，東京．
187) Komatsu T, et al: Perivascular enhancement in anti-MOG antibody demyelinating disease of the CNS. J Neurol Neurosurg Psychiatry 90: 111-112, 2019.
188) 平山幹生，新美芳樹，松井克至・他：急性出血性白質脳炎（Hurst）．神経内科 71: 50-60, 2009.
189) Virmani T, Agarwal A, Klawiter EC: Clinical reasoning: A young adult presents with focal weakness and hemorrhagic brain lesions. Neurology 76: e106-e109, 2011.
190) Case records of the Massachusetts General Hospital: Weekly clinicopathological exercises.

Case 1-1999. A 53-year-old man with fever and rapid neurologic deterioration. N Engl J Med 340: 127-135, 1999.
191) Magun R, et al: Mycoplasma pneumoniae, a trigger for Weston Hurst syndrome. Neurol Neuroimmunol Neuroinflamm 3: e187, 2016.
192) Kuperan S, Ostrow P, Landi MK, Bakshi R: Acute hemorrhagic leukoencephalitis vs ADEM: FLAIR MRI and neuropathology findings. Neurology 60: 721-722, 2003.
193) Lee HY, Chang KH, Kim JH, et al: Serial MR imaging findings of acute hemorrhagic leuko-encephalitis: a case report. AJNR Am J Neuroradiol 26: 1996-1999, 2005.
194) Kumar RS, Kuruvilla A: Teaching NeuroImages: Acute hemorrhagic leukoencephalitis after mumps. Neurology 73: e98, 2009.
195) Hofer M, Weber A, Haffner K, et al: Acute hemorrhagic leukoencephalitis (Hurst's disease) linked to Epstein-Barr virus infection. Acta Neuropathol 109: 226-230, 2005.
196) McCray BA, Forst D, Jindal J, et al: Clinical Reasoning: A 57-year-old woman who developed acute amnesia following fever and upper respiratory symptoms. Neurology 84: e102-e106, 2015.
197) Gutman JM, et al: Clinical Reasoning: A patient with a history of encephalomyelitis and recurrent optic neuritis. Neurology 89: e231-e234, 2017.

追加情報 1　p.508 参照

MOGRD 皮質性脳炎における皮質下の T2/FLAIR 像での低信号

　Patterson らにより，血管炎と誤診した MOGRD の皮質性脳炎があり，論文には記載されていないが，図2 では皮質下に FLAIR 像にて明らかな低信号を認めている[198]．図 49 と同様な所見であり，本症に特徴的な所見と考えている．

198) Patterson K, et al: Anti-MOG encephalitis mimicking small vessel CNS vasculitis. Neurol Neuroimmunol Neuroinflamm 6: e538, 2019.

追加情報 2　p.515 参照

脳神経を侵す MOGRD

　脳神経（動眼神経，三叉神経，前庭蝸牛神経）を侵した 3 例の報告がある．脳神経単独ではなく，脳あるいは脊髄にも病変があった[199]．

199) Cobo-Calvo, et al: Cranial nerve involvement in patients with MOG antibody-associated disease. Neurol Neuroimmunol Neuroinflamm 6: e543, 2019.

2 ●栄養性／代謝性脱髄疾患

浸透圧性脱髄症候群（橋中心髄鞘崩壊症＋橋外髄鞘崩壊症）と Marchiafava-Bignami 病について記載する．亜急性連合性脊髄変性症は8章 p.656「1．ビタミン欠乏症」参照．

1 浸透圧性脱髄症候群（osmotic demyelination syndrome：ODS）

臨床

・原因

　ODS は障害部位により，橋中心髄鞘崩壊症（central pontine myelinolysis：CPM）と橋外髄鞘崩壊症（extrapontine myelinolysis：EPM）とに分かれる[1)2)]．

　慢性アルコール中毒，Wernicke 脳症，低栄養，重症肝・腎障害，重症熱傷，電解質異常などの重症患者に起こる[1)2)]．自験例では感染性心内膜炎の患者で ODS が生じた．下記に示すように，慢性低ナトリウム血症の急激な補正と，高ナトリウム血症が大きな要因である．

・血漿ナトリウムの病態生理[3)]

　血漿中のナトリウムの正常範囲は 135〜142mEq/L である．この濃度は細胞の大きさに影響を与える．血漿張度（tonicity）は血漿の細胞に対する影響を示す用語である．その血漿張度はほぼナトリウムが命運を握っている．血漿張度が低い（hyptonicity）と細胞は膨らみ，血漿張度が高い（hypertonicity）と細胞は縮小する．高ナトリウム血症は常に hypertonicity であるが，低ナトリウム血症は通常，hypotonicity となるが，例外がある．

　多くの組織において，血漿ナトリウム濃度は間質液のそれとほぼ同等である．一方，脳の毛細血管は密な内皮細胞間接着（endothelial junctions）と，星細胞足突起（astrocytic foot processes）があり，血液脳関門（Blood Brain Barrier：BBB）を形成しているので，ナトリウムは通れない．そのため，血漿ナトリウム濃度の異常が起きると脳に水が入ったり，水が出たりすることになる．

　この星細胞足突起は hypotonicity に対して，タウリンを神経細胞に渡すことによって，神経細胞の大きさを保つ．その代わりとして，星細胞は膨らむ．24〜48時間で，星細胞は浸透圧調整物質 osomolyte を消失して，元の大きさに戻る．しかし，この仕組みがかえって血漿ナトリウム濃度の急激な正常化に対しては弱点となる．低ナトリウム血症を急激に補正すると，osmolyte が足りない星細胞に対して，hypertonic ストレスとなり，apotosis を起こし，BBB の破壊から脱髄を来す．

　慢性低ナトリウム血症を急激に補正すると，二相性の浸透圧性脱髄症候群（osmotic demyelination syndrome）を起こし，初期には症状が良くなるが，新たな神経症状が後から出てくる．急性高ナトリウム血症も脳の脱髄を起こすが，二相性の浸透圧性脱髄症候群にはならない．

　急性低ナトリウム血症による急性発症例と，慢性高ナトリウム血症の急激な補正例では，両者共に，血漿ナトリウム濃度の急激な低下が脳浮腫を起こす．

・高血糖，火傷

　22歳の男性，1型の糖尿病患者が不明瞭言語，嚥下困難，水分を飲み込む際に鼻への逆流を示した．高血糖を示し，Na 値は正常であるが，高浸透圧であった．橋底部には T2 強調像にて対称性の高信号があり，CPM を示した．Na が正常であっても，高血糖が続くと，高浸透圧となり，CPM を発症することがある[4)]．

　また，重症の火傷も高浸透圧のストレスとなり，CPM を起こすとされる[5)]．

・デスモプレシン（Desmopressin）による CPM

　中枢性尿崩症，血友病などに使用されるデスモプレシンは低 Na 血症を起こし，CPM を引き

図1 橋外髄鞘崩壊症（EPM）

A　KB 染色（冠状断像）　　　B　KB 染色（冠状断像）

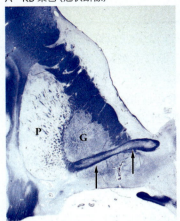 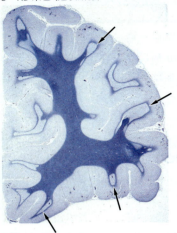

A：KB 染色（冠状断像）：前交連（→）に脱髄性病変を認める．P：被殻，G：淡蒼球．
B：KB 染色（冠状断像）：前頭葉脳回内白質に髄鞘の脱落を認める（→）．いずれも EPM に合致する所見である．
（文献 6 より転載）

起こすことがある[7]．

・**臨床症状**

ODS は中年の男性に多い．臨床的には典型的には二相性であり，電解質異常による痙攣や脳症があり，それが補正されて精神症状は改善し，2〜3日で正常に戻る．その後，構音障害，嚥下障害，弛緩性四肢麻痺から痙性四肢麻痺，水平性眼球運動麻痺，昏睡，混迷状態が続く[8]．しかし症状が軽く，画像診断や剖検にて偶然見つかるものもある[6]．

・**病理所見**

・CPM

CPM の病変は橋上部から中部の中心部に好発し，橋底部背側を底辺とする境界明瞭な逆三角形または蝶型の病巣として認められる．病巣に隣接する橋被蓋の内側縦束に病変が及ぶことは少ない．組織学的には髄鞘の崩壊・消失，泡沫状マクロファージが見られ，乏突起膠細胞の数が減少する．髄鞘に比し，軸索は保たれるが，慢性期には変性・脱落する．病巣内の橋核の神経細胞はよく保たれ，血管にも異常がない．髄鞘の崩壊は橋縦束よりも橋横走線維で強い[9]．炎症所見を認めず，CPM と EPM を合わせて，osmotic demyelinating syndrome と命名された[8]．osmotic myelinolysis syndrome とも呼ばれる．

・EPM

EPM は同様な病変が橋以外の部位に出現するものである．CPM の約 10％ に見られるが，橋外病巣のみを呈する例もある．好発部位は大脳基底核，視床，外側膝状体，前交連（図1），大脳白質，小脳白質などである．大脳白質では脳回内白質や脳回頂部の皮質下白質（図1）に，小脳では小脳内白質に出現することが多い[9]．

Okeda らによれば，本症の病変は橋，基底核，視床など線維束と灰白質とが混在するという構造的特徴に由来しているとされる[10]．

また，Marchiafava-Bignami 病に認められる Morel's cortical laminar sclerosis と同様の皮質病変が見られることもある[10]．

髄鞘崩壊のメカニズムは完全には分かっていない．ODS の病変分布は乏突起膠細胞の分布に一致している．髄鞘を構成する乏突起膠細胞は浸透圧の変化に敏感であり，その変化が乏突起膠細胞の変化を起こし，さらに髄鞘が裂けたり，空胞ができたりして崩壊することになるとされる[8]．

図2 橋中心髄鞘崩壊症

A T2強調像　B T2強調像　C T1強調像

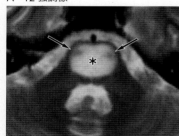
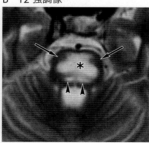
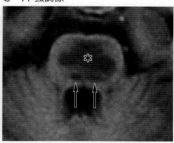

D T1強調矢状断像

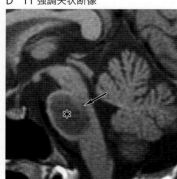

20代, 女性. 2か月前より発熱が続く. 1か月前より構音障害と歩行障害が出現した. 他院にて貧血を指摘される. 当院に入院し, 不明熱, 心雑音, 貧血などより感染性心内膜炎と診断される. 小脳性運動失調を認めた. 電解質はカルシウム (Ca) 7.8mg/dLと低値であった. 血清ナトリウム (Na) は正常であった.

A：T2強調像：橋底部の中央に周囲を残してほぼ左右対称性の高信号を認める (＊). 橋縦走線維 (→) は保たれている. 橋被蓋も比較的残っている.
B：T2強調像：橋底部中央に高信号を左右ほぼ対称性に認める (＊). 橋縦束と周辺部は保たれている (→). 内側毛帯 (▶) にも病変が及んでいる.
C：T1強調像：病変は明瞭な低信号を示す (＊). 内側毛帯にも病変を認める (→).
D：T1強調矢状断像：橋底部に明瞭な低信号を認める (＊). 内側毛帯にも及んでいる (→). なお, ADC値の低下はなく, 造影効果も認めない (非掲載).
補足：感染性心内膜炎に伴ってCPMが発生したと考える. 脳内にはCPMの他には著変を認めない. 小脳失調症および構音障害はそれに伴った症状と考えた.

図3 橋中心髄鞘崩壊症

A 単純CT　B T2強調像 (Aより1週間後)　C T2強調像

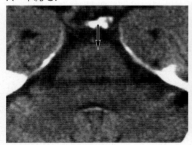
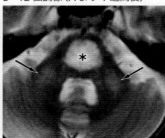
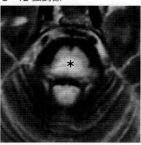

D 造影後T1強調像

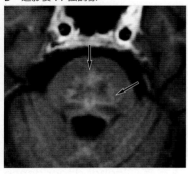

50代, 男性. 慢性アルコール中毒, アルコール性肝硬変, 糖尿病のある症例. 数か月前より断酒し, 肝障害の進行もないのに呂律が回らない, ふらつきが進行し入院となった. 高血糖 (456mg/dL) があり, 小脳失調症を認めた. MRI撮像の1週間前より右顔面を含む右半身のしびれと右上肢の脱力を認め, CTにて橋内中央部に円型の低吸収域を認めた. その後, 四肢の脱力, 構音障害, 嚥下障害が進行した.

A：単純CT：橋底部中央に円型の低吸収域を認める (→).
B：T2強調像 (Aより1週間後)：1週間後のT2強調像にて橋底部中央に左右対称性の高信号を認める (＊). 両側中小脳脚にも高信号を認めるが (→), 橋底部に比べて淡い. なお, 拡散強調像では中小脳脚の病変は高信号を示さない (非掲載).
C：T2強調像：橋底部中央に高信号を認める (＊). 橋底部周辺は保たれている.
D：造影後T1強調像：病変の周辺には造影効果を認める (→).

図4 | 橋中心髄鞘崩壊症

A　FLAIR像

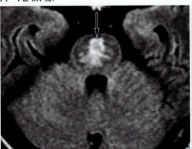

B　FLAIR像（Aより約4か月後）

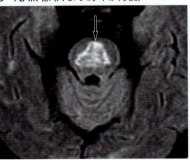

40代，男性．多発性脳神経麻痺を呈し，剖検にて悪性腫瘍の頭蓋内播種が見つかった症例．さらに，CPMも病理にて確認されている．低ナトリウム血症（130mEq/L前後）が続いていた症例で，MRI撮像の5日前に157mEq/Lと高値を示した．もともと重症であり，臨床の変化はつかめていない．
A：FLAIR像：橋底部中央に高信号を認める（→）．
B：FLAIR像（Aより約4か月後）：病巣は前回より大きくなっている（→）．信号強度はより不均一である．

画像所見

本症の診断には電解質バランスなどの臨床症状が重要である．慢性アルコール中毒などではWernicke脳症などもかぶってくることがあり，臨床診断は困難なこともある[1]．

1. CPM

CPMでは上記の病理に記載した所見の通り，種々の大きさではあるが，橋底部中央に逆三角形，三つ叉状または円型の左右対称性の高信号をT2強調像あるいはFLAIR像にて認める（図2〜4）．矢状断像では卵円型を示す．橋被蓋および橋縦走線維は温存され，腹外側の周辺部も保たれる傾向にある．通常mass effectは伴わない．造影効果もないことが多いが，辺縁に部分的な造影効果を認めることもある（図3）．橋病変の大きさと症状とは必ずしも一致しない[1,3]．T1強調像では低信号を示すことが多いが（図2），ときに，等信号，軽い高信号を示すこともある[8]．橋底部の病変はCTでも境界明瞭な低吸収域を示すことが多い（図3）．

通常では症状出現1〜2週間の間では異常を認めないことが多いとされている．しかし，拡散強調像ではT2強調像よりも早く拡散能の低下を示し，T2強調像では異常を認めない発症24時間後でも拡散強調像では異常を認めるとされる[11]．

CPMでは両側中小脳脚にも病変を認める（図3）．橋底部に比べてより淡く，拡散強調像では高信号を示さない．橋底部の病変による二次変性の可能性もある．Uchinoらも同様に記載している[12]．

このCPM様の高信号は血管内悪性リンパ腫症でも認められる．ただし，CPMほど左右対称ではない（16章 p.1006「1. 血管内大細胞型B細胞リンパ腫」参照）[13]．

抗利尿ホルモン分泌異常症候群を呈する視神経脊髄炎関連疾患がある．発症時に必ずしも，視床下部病変がMRIにて認められないことがある．ナトリウムが正常化した状態で病変がMRIにて出現し，さらに，橋中心・橋外髄鞘崩壊症を合併したと考えられるとしている症例がある（本章 p.473「視神経脊髄炎」【画像所見】参照）[14]．

コントロールの悪い，27歳の糖尿病患者が散歩中に急性に発症したODSがある．橋底部には典型的なCPMがあり，それと同時に，両側小脳半球内側部に対称性に小脳回に沿った高信号を拡散強調像にて認め，拡散制限がある．間の中小脳脚には病変がない[15]．

・アルコール依存症（alcohol dependence synrome）

アルコール依存症の70代の患者が，自宅で

図5 橋中心髄鞘崩壊症＋橋外髄鞘崩壊症

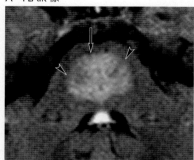
A FLAIR像

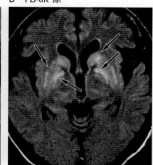
B FLAIR像

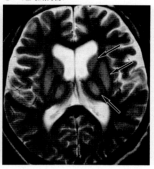
C T2強調像

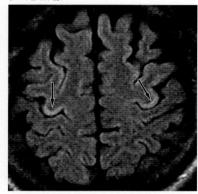
D FLAIR像

40代，男性．20代より統合失調症がある．以前よりハロペリドールを服用していたが，不眠のため増量された．2か月ほど前より歩行困難となり，他院に入院．約2週間前の血清ナトリウム（Na）は130mEq/Lと低下を示した．おそらく，セレネースによる抗利尿ホルモン分泌異常症候群によるNaの低下が起こり，それを急激に補正したために，1週間前にはナトリウムは145mEq/Lとなり，四肢麻痺および発語不良となったため，MRIを撮像した．

A：FLAIR像：橋に高信号を認め（→），周辺部と橋縦走線維（►）は保たれている．
B：FLAIR像：尾状核，被殻，淡蒼球に両側対称性に高信号を認める（→）．視床にも高信号がある．
C：T2強調像：尾状核，被殻，視床に高信号を認める（→）．
D：FLAIR像：運動皮質とその皮質直下の白質に高信号を認める（→）．
（聖マリアンナ医科大学症例．がん研有明病院核医学部　小山眞道先生のご厚意による）

倒れた状態で見つかった．栄養状態不良であり，高度の構音障害，眼振，失調，反射亢進を認めた．橋には三角形を示す高信号をT2強調像にて認めた．CPMに合致した．糖とナトリウムは今回も，過去12か月も正常であった．アルコール依存症の患者ではナトリウム値が正常でも，脳幹症状を呈した際には常に，CPMを考える．アルコール毒性の直接作用により，慢性的な浸透圧異常が加わってCPMが発症すると考えられている．無症状が続くが，急激な橋の変化を来す[16]．

2. EPM

EPMでは基底核・外包，視床，前交連，皮質下白質などに病変が進展する（図5）[3)9)]．基底核，外包，視床の病変は左右対称である．皮質下では脳回内白質や脳回頂部皮質下白質に認められる（図1-B）[9)17)18)]．脳梁膨大部病変もある（図6）[3)19)]．両側中小脳脚や深部白質に認めた例もある（図6）．

視床では病変は髄鞘の豊富な視床外側部に分布し，髄鞘の粗な内側部や視床枕は免れる傾向があるとされる[1)20)]（図7）．視床外側部は深部核と髄鞘の混在する領域である[20)]．

皮質に限局した病変を認めることもある．両側運動皮質に対称性の高信号をFLAIR像にて認めたり（図5）[21)]，皮質に造影効果を認める例もある[22)]．自験例では上前頭溝周囲に拡散強調像にて高信号があり，拡散制限を認めた（図8）．

稀ではあるが，両側淡蒼球に病変を認めたEPM例がある．明瞭な造影効果も認めている[23)]．

・非典型例

70代，男性が4年前に慢性リンパ球性白血病に罹患したが，その後，高度に活動的な生活を送っていた．4か月前より，反射低下，左上腕の失調，両腕の痛覚低下，開脚歩行を示した．症状は進行し，多巣性の神経症状を示した．両側視神経症，眼球運動異常，痙性構音障害，四肢麻痺を呈した．Th8レベルの帯状の感覚異常

図6 橋外髄鞘崩壊症

A 拡散強調像　B 拡散強調像　C 拡散強調像

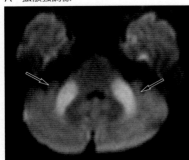
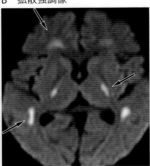
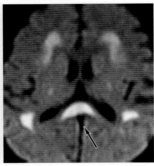

D 拡散強調像

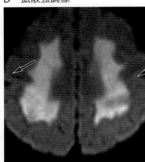

60代，女性．3日前から嘔気嘔吐により高度の脱水があり，意識障害が2日前よりあり，MRIを施行した．入院時の血清ナトリウム（Na）は154mEq/Lであり，検査の結果，膵癌の十二指腸浸潤があった．MRIの異常所見は2週間後には消失した．

A：拡散強調像：両側中小脳脚に高信号を対称性に認める（→）．
B：拡散強調像：両側対称性に，内包後脚，前頭葉白質，側脳室周囲白質に高信号を認める（→）．
C：拡散強調像：脳梁膨大部（→），側脳室周囲白質に高信号を認める．
D：拡散強調像：大脳深部白質に対称性の高信号を認める（→）．なお，ADC値は低下していた（非掲載）．
（獨協医科大学病院の症例，桑島成子先生のご厚意による）

図7 橋外髄鞘崩壊症

A 拡散強調像　B 拡散強調像　C ADC map

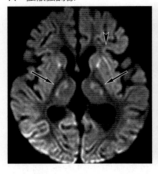
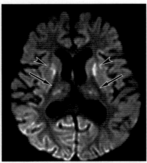
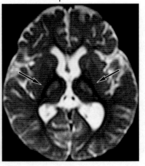

D T1強調像

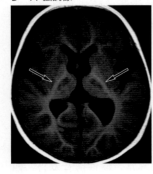

2歳，女児．てんかんがあり，食事がうまくとれず，下痢があり，入院した．その時の血清ナトリウム（Na）は106mEq/Lと低値を認めたため，補正がなされ同日 Na 132mEq/Lに回復していた．MRIを施行した．

A，B：拡散強調像：両側ほぼ対称性に視床の外側に高信号を認める（→）．基底核前部にも高信号を認める（▶）．
C：ADC map：視床の病変は高信号を示し，拡散制限を認めない（→）．
D：T1強調像：両側視床外側の病変は低信号を示す（→）．
（大阪大学病院の症例，渡邉嘉之先生のご厚意による）

図8 橋外髄鞘崩壊症

拡散強調像

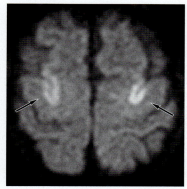

80歳，男性．パーキンソン病と嚥下性肺炎があり，入院していた．MRI施行の20日前より，4日間にわたって，急速に低ナトリウム血症が進行したため，ナトリウム補正を行った．4日前より意識レベルの低下があり，MRIを施行した．
拡散強調像：両側比較的対称性に，上前頭溝に沿ってその後部に高信号を皮質に認める（→）．なお，ADC値の低下を認めた（非掲載）．

図9 鑑別診断：橋底部を含めた多発性脳梗塞

A　T2強調像

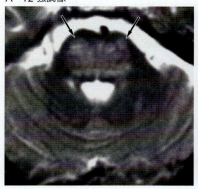

B　FLAIR像

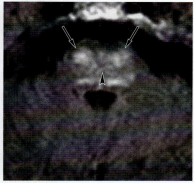

60代，女性．多発性梗塞があり，剖検にて橋底部の小梗塞と脳幹錐体路に右優位のWaller変性を来していた．
A：T2強調像：橋底部にほぼ左右対称性の高信号があるが，CPMとは異なり錐体路（→）を含み，内部が不均一である．
B：FLAIR像：橋底部では錐体路（→）が主に侵され，橋底部中央（▶）は信号強度変化が弱い点がCPMとは異なる．

を認め，両側振動覚・位置覚の異常があった．2か月後に死亡した．血中ナトリウム値は正常範囲である．神経症状発症5週間でのFLAIR像にて，第四脳室左中小脳脚，右対称性に，橋上部底部，両側大脳脚，両側視床外側に高信号を認めた．Th7～9にかけて，不均一な高信号をT2強調像にて認めた[24]．

病理所見は脱髄であり，結論として，橋中心性／橋外髄鞘崩壊症（ODS）となった．考察として，アルコール患者と同様に，この患者のように，癌を有する患者は栄養状態が不良となることがあり，それによって，細胞内から細胞外への液体の移動を防ぐことができず，細胞の収縮が起こり，脱髄へとつながると考えられた[24]．

橋底部の両側性の病変は脱髄の可能性があるが，CPMとするのは難しいかもしれない．癌患者にはODSがありうるため，脱髄巣らしい病変があったら注意すべきである．中脳，内包，延髄はODSでは10％未満であり，脊髄の障害は1例のみの報告で，視神経が侵されたのはこの例のみとされる．

…診断のコツ

電解質異常の既往，重篤疾患の合併例において，橋底部中央に左右対称性のT2強調像にて高信号を認め，外周および縦走線維が保たれている際にはCPMを考える．

同様な症例において，基底核・外包，視床，前交連，皮質下白質などに左右対称性の高信号

図10 | Marchiafava-Bignami 病

A FLAIR 像　　B T1 強調像

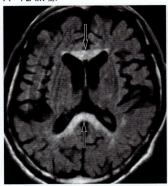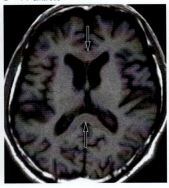

50代，男性．慢性アルコール中毒の患者で5日前より食欲低下と意識障害があり入院．翌日にMRIを撮像した．
A：FLAIR 像：脳梁膝部および膨大部に高信号をほぼ全体にわたって左右対称性に認める（→）．軽い大脳萎縮がある．
B：T1 強調像：上記の病変は低信号を示す（→）．
（聖マリアンナ医科大学症例．がん研有明病院核医学部　小山眞道先生のご厚意による）

をT2強調像にて認める際にはEPMを考える．（p.534に追加情報がある．）

鑑別診断

1. 脳梗塞（橋底部）（慢性虚血性変化）：縦走線維も侵す．中央部に強い所見がない（図9）．
2. 多発性硬化症：左右対称性に中央部にあるのは稀．基礎疾患が異なる．
3. 放射線／薬剤性白質脳症：基礎疾患が異なる．
4. 血管内悪性リンパ腫症：他の脳内病変あるいは脊髄病変を伴う（16章 p.1006「1. 血管内大細胞型B細胞リンパ腫」参照）．

2 Marchiafava-Bignami 病（Marchiafava-Bignami disease：MBD）

臨床

MBDは原発性脳梁変性症とも呼ばれる．脱髄性の病変であり，初めはイタリアにて大量の安いぶどう酒を摂取する男性（同時に低栄養状態）に見つかったが，現在では世界中に認められ，その他の酒あるいは酒を飲まない低栄養者にも発症している[25]．ビタミンB_1の欠乏によると考えられており，ビタミン投与により改善する例もあるが，そうでない例もある[26)27]．

慢性アルコール中毒と低栄養を有する40～60代の男性に多い．急性に発症し，痙攣をしばしば伴う，重篤な意識障害で発症する急性型と，錯乱，構語障害，記憶障害を呈する亜急性型，慢性の経過をとり，数年の経過で進行する認知症および半球間離断症状にて見つかる慢性型がある[25)26]．

病理所見

病理所見は脳梁を中心とする脱髄であり，中心部には壊死を認め，出血およびヘモジデリン沈着も報告がある[25]．脳梁の中間層に病変が強い[26]．深部および側脳室周囲白質，他の交連線維にも脱髄が及ぶことがある．剖検例ではペラグラ様の状態，あるいはWernicke脳症，橋中心髄鞘崩壊症，アルコール性小脳萎縮症と合併して見つかることも多い[25]．

画像所見

脳梁に左右対称性の高信号をT2強調像あるいはFLAIR像にて認める．矢状断像では上下を除いた中間に異常を認めることが多い（図10）．T1強調像でもより不明瞭であるが，低信号を認める．急性期には軽い腫脹を伴うが，隣接する側脳室にはmass effectはない．脳梁膝部，膨大部などの限局例，脳梁全体に進展する例もあり，病巣部位はさまざまである[26]．

脳梁周囲白質や大脳皮質にも異常所見を認める例もある（図11）[26)28]．

経時的に見ると，急性期には浮腫および脱髄による脳梁の腫脹があり，慢性期には萎縮を認める．慢性期では中間層に信号強度異常を認めることが多い．最終的には空洞様の信号変化を認めることもある．また，亜急性期には造影効

図11 | Marchiafava-Bignami 病

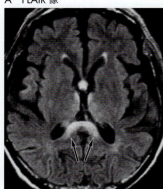
A FLAIR像

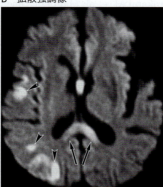
B 拡散強調像

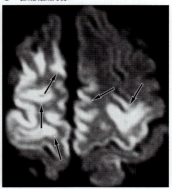
C 拡散強調像

70代，男性．40年来の慢性アルコール中毒患者で，1週間前より昏迷，嗜眠，食欲低下を来し，急速に進行する意識障害にて入院した．
A：FLAIR像：脳梁膨大部に高信号を認める（→）．第三脳室の外側にも高信号の疑いがある．
B：拡散強調像：脳梁膨大部に高信号を認め（→），右側頭葉，後頭葉の皮質および皮質下に高信号を認める（▶）．
C：拡散強調像：右優位に両側前頭葉皮質から皮質下白質に高信号を認める（→）．左は中心後回にも高信号がある．
（文献28より転載）

果を認める例もある[29]．

拡散強調像では急性期では中心前回と脳梁膨大部に高信号を示す報告がある（図8）[30][31]．ADC値はさまざまである[29]〜[32]．ADC値の低下を示す皮質病変の存在は予後不良との報告もある[32]．

●…診断のコツ

慢性アルコール中毒の既往のある例で，脳梁にT2強調像にて左右対称性の高信号を認める際には本症を考慮する．

■鑑別診断

1. 脳梁膨大部に高信号を示す痙攣後脳症：膨大部のみに認められる，比較的早期に消失する．
2. 脳梁離断術後：病歴．
3. 新生児低酸素性虚血性脳症：病歴，嚢胞化．

■参考文献

1) 高橋昭喜：栄養性脱髄性疾患．高橋昭喜（編）；脳MRI 2. 代謝・脱髄・変性・外傷・他．秀潤社，p.256-271, 2008.
2) McKee AC, Winkelman MD, Banker BQ: Central pontine myelinolysis in severely burned patients: relationship to serum hyperosmolality. Neurology 38: 1211-1217, 1988.
3) Sterns RH: Disorders of plasma sodium–causes, consequences, and correction. N Engl J Med 372: 55-65, 2015.
4) Donnelly H, et al: Central pontine myelinolysis secondary to hyperglycaemia. Pract Neurol 16: 493-495, 2016.
5) McKee AC, et al: Central pontine myelinolysis in severely burned patients: relationship to serum hyperosmolality. Neurology 38: 1211-1217, 1988.
6) Korogi Y, Takahashi M, Shinzato J, et al: MR findings in two presumed cases of mild central pontine myelinolysis. AJNR Am J Neuroradiol 14: 651-654, 1993.
7) Hossain T, et al: Desmopressin-Induced Severe Hyponatremia with Central Pontine Myelinolysis: A Case Report. Drug Saf Case Rep 5: 19, 2018.
8) Howard SA, Barletta JA, Klufas RA, et al: Best cases from the AFIP: osmotic demyelination syndrome. RadioGraphics 29: 933-938, 2009.
9) 大浜栄作：代謝性疾患の病理．後藤 昇，柳下 章，大浜栄作，宮田 元；臨床のための神経形態学入門．三輪書店, p.365-370, 2008.
10) Okeda R, Kitano M, Sawabe M, et al: Distribution of demyelinating lesions in pontine and extrapontine myelinolysis–three autopsy cases including one case devoid of central pontine myelinolysis. Acta Neuropathol 69: 259-266, 1986.

11) Ruzek KA, Campeau NG, Miller GM: Early diagnosis of central pontine myelinolysis with diffusion-weighted imaging. AJNR Am J Neuroradiol 25: 210-213, 2004.
12) Uchino A, Yuzuriha T, Murakami M, et al: Magnetic resonance imaging of sequelae of central pontine myelinolysis in chronic alcohol abusers. Neuroradiology 45: 877-880, 2003.
13) 東 麻子, 伊藤憲佐, 菊池陽一, 大内敏宏: 橋中心性髄鞘崩壊に類似のMRI所見を呈した血管内リンパ腫4例の考察. 第37回日本神経放射線学会抄録集, p.17, 2008.
14) 酒井和香, 松井尚子, 藤田浩司・他: 抗利尿ホルモン分泌異常症候群で発症し, 橋中心・橋外髄鞘崩壊症を合併した視神経脊髄炎関連疾患の1例. 臨床神経 54: 556-560, 2014.
15) Risco J, et al: Clinical Reasoning: A 27-year-old man with acute-onset ataxia. Neurology 88: e207-e211, 2017.
16) McNamara PH, Williams J, McCabe DJ, et al: Striking Central Pontine Myelinolysis in a Patient With Alcohol Dependence Syndrome Without Hyponatremia. JAMA Neurol 73: 234-235, 2016.
17) Bourgouin PM, Chalk C, Richardson J, et al: Subcortical white matter lesions in osmotic demyelination syndrome. AJNR Am J Neuroradiol 16: 1495-1497, 1995.
18) Tatewaki Y, Kato K, Tanabe Y, et al: MRI findings of corticosubcortical lesions in osmotic myelinolysis: report of two cases. Br J Radiol 85: e87-e90, 2012.
19) Maeda M, Tsukahara H, Terada H, et al: Reversible splenial lesion with restricted diffusion in a wide spectrum of diseases and conditions. J Neuroradiol 33: 229-236, 2006.
20) Koci TM, Chiang F, Chow P, et al: Thalamic extrapontine lesions in central pontine myelinolysis. AJNR Am J Neuroradiol 11: 1229-1233, 1990.
21) Takei Y, Akahane C, Ikeda S: Osmotic demyelination syndrome: reversible MRI findings in bilateral cortical lesions. Intern Med 42: 867-870, 2003.
22) Calakos N, Fischbein N, Baringer JR, et al: Cortical MRI findings associated with rapid correction of hyponatremia. Neurology 55: 1048-1051, 2000.
23) Floris G, Di Stefano F, Melis R, et al: Isolated bipallidal lesions caused by extrapontine myelinolysis. Neurology 81: 1722-1723, 2013.
24) Kromm JA, Power C, Blevins G, et al: Rapid Multifocal Neurologic Decline in an Immunocompromised Patient. JAMA Neurol 73: 226-231, 2016.
25) Harper C, Butterworth R: Thiamine. In Graham DI, Lantos PL (eds); Greenfield's neuropathology, 7th ed (vol.1). Arnold, London, p.623, 2002.
26) Arbelaez A, Pajon A, Castillo M: Acute Marchiafava-Bignami disease: MR findings in two patients. AJNR Am J Neuroradiol 24: 1955-1957, 2003.
27) 木下良正, 安河内秀興, 津留英智・他: ビタミンB_1投与により脳梁浮腫が消失したMarchiafava-Bignami病の1例. 脳と神経 56: 425-428, 2004.
28) Johkura K, Naito M, Naka T: Cortical involvement in Marchiafava-Bignami disease. AJNR Am J Neuroradiol 26: 670-673, 2005.
29) Gambini A, Falini A, Moiola L, et al: Marchiafava-Bignami disease: longitudinal MR imaging and MR spectroscopy study. AJNR Am J Neuroradiol 24: 249-253, 2003.
30) Lee SH, Kim SS, Kim SH, et al: Acute Marchiafava-Bignami disease with selective involvement of the precentral cortex and splenium: a serial magnetic resonance imaging study. Neurologist 17: 213-217, 2011.
31) Hoshino Y, Ueno Y, Shimura H, et al: Marchiafava-Bignami disease mimics motor neuron disease: case report. BMC Neurol 13: 208, 2013.
32) Mngon P, Sibon I, Pachai C, et al: Marchiafava-Bignami disease: diffusion-weighted MRI in corpus callosum and cortical lesions. Neurology 65: 475-477, 2005.

追加情報 p.532 参照

高ナトリウム血症による EPM

　Brownらは3例の高Na血症によるEPMを報告した. 脱水を示した28か月女児, 細気管支炎を呈した14か月女児, 急性呼吸不全を呈した3歳男児で, それぞれ195, 168, 177mmol/Lと重篤な高Na血症であった. 画像では, 視床, 基底核, 外包, 最外包, 小脳虫部と海馬に病変を認めた. CPMは伴わない. 特に海馬に病変があることを強調した[33].

　住田はLithiumを服用していた双極性障害の患者が, その副作用として高Na血症からODSを呈した症例を提示した[34]. 海馬, 小脳を含めた, 上記と同様な部位に異常を認め, さらに橋底部にも異常があった. 高Na血症によるEPMは, より広範な領域に高信号を呈することがあるとした.

33) Brown WD, Caruso JM: Extrapontine myelinolysis with involvement of the hippocampus in three children with severe hypernatremia. J Child Neurol 14: 428-433, 1999.
34) 住田 薫: 浸透圧性脱髄症候群. Neuroradiology Club Film Conference. 2018年10月, 府中.

第6章 代謝性疾患

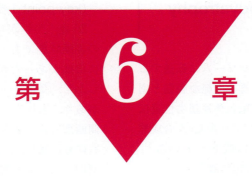

　本章では脂質代謝異常症，銅代謝異常症，L-2-ヒドロキシグルタル酸尿症，ポルフィリン症，Alexander病，那須・Hakola病，ミトコンドリア脳筋症，vanishing white matter disease, megalencephalic leukoencephalopathy with subcortical cysts について記載した．那須・Hakola病を除くと，小児期に発症する疾患が多い．しかし，成人になってから発症することもあり，小児期とは異なる臨床所見，画像所見を示し，成人型と呼ばれている．多くは特徴的な画像所見を示す．成人型の画像所見の理解には小児型の理解が欠かせないので，小児型の画像所見についても記載し，画像を添付した．なお，8章「3. 肝および心臓・大動脈疾患」p.694「成人型シトルリン血症」，p.696「オルニチントランスカルバミラーゼ欠損症」などにも代謝性疾患の記載があるので参照していただきたい．

1 脂質代謝異常症

1 副腎白質ジストロフィ（adrenoleukodystrophy：ALD）

臨床

極長鎖脂肪酸をペルオキシゾームに転送する機構の障害により，大脳白質に広範な脱髄と副腎皮質機能不全を生じるX染色体連鎖劣性遺伝性疾患である．極長鎖脂肪酸アシルCoA合成酵素の活性は正常の約30％に低下している[1]．ABCD1遺伝子変異によって起こる[2]．

脱髄に加えて，急性期には静脈周囲にリンパ球浸潤が見られる[1]．

最も多い小児大脳型では，学童期に行動異常，性格変化や色素沈着，易疲労などのAddison病様の副腎機能不全にて発症する．知能低下，皮質盲，痙性四肢麻痺，痙攣などが進行し，数年で除脳硬直に陥る．女性保因者にも痙性対麻痺を認めることがある．

成人で発症する例では，痙性対麻痺，排尿障害，陰萎，軽度の末梢神経障害を呈する副腎脊髄ニューロパチー（adrenomyeloneuropathy：AMN）が最も多い．

その他に小児型ALDと同様に大脳症状にて発症する成人大脳型ALD（adult onset cerebral ALD），病初期にオリーブ橋小脳萎縮症（olivopontocerebellar atrophy：OPCA）を思わせる脳幹・小脳症状を呈する例がある．遺伝子変異と臨床病型には相関がない．

診断には血清や赤血球膜のスフィンゴミエリン分画で極長鎖脂肪酸が増加しており，これによる生化学的診断法が確立している[1]．

・ALDは外傷を契機に発症することがある（key point 1参照）

26歳，男性が自動車事故に遭った．13日間の昏睡状態であった．CTにて，左前頭側頭葉に出血があったが，翌月には急速に回復した．しかし，受傷4～6か月後に，神経症状の悪化があり，右片麻痺となった．MRIでは左前頭・側頭葉白質に病変があり，脳梁膨大部を介して右にも進展した．1か月後に全身痙攣が起こり，MRIにて病変の拡大があり，造影効果を認めた．生検が施行され，脳腫瘍と考えられ，化学療法を受けたが，症状は悪化した．その後，極長鎖脂肪酸高値が判明し，ALDと診断された[3]．

極長鎖脂肪酸の集積が乏突起細胞や軸索の神経保護因子を阻害する．外傷はその病的過程を進行することになるとされる．

・女性のヘテロ接合体型

最近では女性ヘテロ型のALDに関する報告が多い．EngelenらはABCD1遺伝子変異を有する女性46例に関して検討した[2]．年齢は22～76歳である．46例中29例（63％）は脊髄症を有し，26例（57％）は末梢神経障害をもっている．便失禁は13例（28％）に認められた．女性ヘテロの症状は年齢と大きな関係があり，年齢を重ねると，有症状となる．

女性の慢性の脊髄症および末梢神経障害，特に初期に便失禁を有する例ではAMNを鑑別疾患に入れるべきであり，ABCD1遺伝子変異を調べる必要がある[2]．

感覚障害も高率にあり，60歳以上の8症例の内，7例に，40～59歳では27例中16例に認

---

key point【1．外傷を契機に発症することがある脱髄性病変[3]】
1. 副腎白質ジストロフィ
2. 成人型Alexander病
3. vanishing white matter disease

められており，感覚障害があることより本症を否定できない[4]．

一方，Bargiela らは 4 例の女性 AMN について報告している[5]．年齢は 49～69 歳であり，臨床症状はゆっくりと進行し，漠然とした症状が多い．その中でも歩行障害と排尿障害が主体であり，多発性硬化症や遺伝性痙性対麻痺と誤診されることがある．家族歴が重要であるが，しばしば家族歴がないこともある．副腎の障害は稀である．MRI はしばしば正常である．

極長鎖脂肪酸の測定が診断につながるが，15％の女性ヘテロは境界領域の値となるので，繰り返しの検査が必要となる．遺伝子検査が必須である[5]．

病理所見

大脳白質病変は組織学的に 3 個の区域に分けられる．外層（Schaumburg zone 1）は髄鞘の活動性の脱髄が起こっているが，血管周囲の細胞浸潤がない部位，中間層（Schaumburg zone 2）は血管周囲の細胞浸潤と脱髄が起こっているが，軸索は保たれている，中心層（Schaumburg zone 3）はグリオーシスを示し，星細胞が認められ，乏突起細胞，軸索，髄鞘および炎症性細胞がない部位とされる[6]．

解剖

大脳皮質から橋核へと下行する線維群（皮質橋路）のうち，前頭葉から出る前頭橋路は内包前脚を通り，大脳脚の内側 1/3 を通り，橋へと下りる．側頭葉，頭頂葉，後頭葉から発する皮質橋路は，それぞれ側頭橋路，頭頂橋路，後頭橋路と呼ばれ，内包後脚を通り，大脳脚の外側 1/3 を通り，橋へと続く．一方，皮質脊髄路は内包後脚を 4 等分した前から 3 番目を通り，さらに，大脳脚の真ん中部分を通って，橋，延髄，脊髄へと下りていく．

小児型 ALD において，脳幹では皮質脊髄路を侵すことが多い（図 1-D）．さらに，側頭葉・後頭葉白質が侵された時には，内包後脚，大脳脚の外側に異常信号を認め，側頭橋路，後頭橋路が侵されていることを示す（図 1-C）．また，前頭葉白質が主体となる ALD では前頭橋路が侵され，内包前脚，大脳脚内側 1/3 に異常信号を認めることがある（図 2）．

一方，AMN において，脳を侵す際には皮質脊髄路は好発部位である．脳幹，内包後脚，放線冠の皮質脊髄路に病変が及ぶ．その際には新しい病変（造影効果のある部位）は最上部にあることが多い（図 4-D）．

画像所見

◆ 1．小児大脳型

Loes らは 200 例の大脳型 ALD（1.7～73.8 歳，平均年齢 18.5 歳）の画像所見を，初回の T2 強調像での高信号の分布領域により以下の 5 種に分けた[7]．

- パターン 1：頭頂後頭葉白質と脳梁膨大部を侵す（66％，図 1）．主として小児に認められる．視覚路と聴覚路を含んでおり，造影効果がある．年齢が非常に若い時には急速な進展をする．
- パターン 2：前頭葉白質と脳梁膝部に見られる（15％）．主として思春期の男子に認められる．進行速度はパターン 1 と同様である．
- パターン 3：脳幹の前頭橋路と皮質脊髄路に一次的な病変を認める（12％）．主として成人に認められる．進行は遅い．
- パターン 4：小脳白質に一次的な病変を認める（1％）．主として思春期に認められる．進行は遅い．
- パターン 5：頭頂後頭葉と前頭葉白質が混合して侵される（2.5％）．主として小児に認められるとされている．進行は非常に早い．

視覚路は視放線，外側膝状体を含み，聴覚路は聴放線，内側膝状体，下丘腕，外側毛帯を含む[8]．稀に，一側性の頭頂後頭葉白質に高信号を認めることがある（12 例中 1 例）．U 線維と皮質は免れる．

造影後には白質病変の末梢部位に造影効果を認める．Schaumburg zone 2 に相当し，活動性の炎症脱髄部位と考えられている[8]（図 1）．

CT でも脱髄部は低吸収域を示すことが多く，

図1 副腎白質ジストロフィ（小児型 ALD）

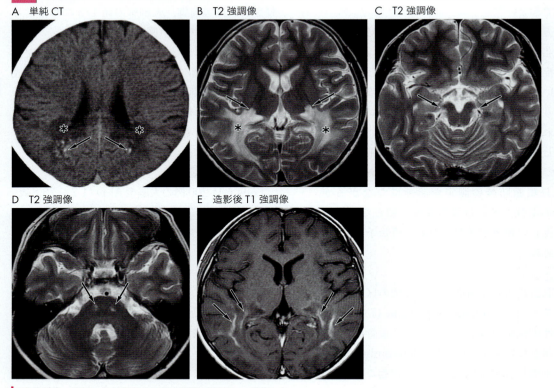

A：単純 CT
B：T2 強調像
C：T2 強調像
D：T2 強調像
E：造影後 T1 強調像

10代前半，男児．3か月前より視力障害が出現し，進行した．
A：単純 CT：側脳室周囲白質に両側対称性の低吸収域を認め（＊），その後部に石灰化がある（→）．
B：T2 強調像：側脳室三角部周囲白質を中心に左右対称性の高信号を認める（＊）．内包後脚に進展している（→）．
C：T2 強調像：大脳脚の外側 1/3，主として頭頂側頭橋路に高信号を両側対称性に認める（→）．
D：T2 強調像：橋底部皮質脊髄路に高信号を左右対称性に認める（→）．
E：造影後 T1 強調像：大脳白質病変の周辺部に造影効果を認める（→）．

より古い部位には石灰化を伴うこともある（図1）[9]．

◆ 2. MRS

ALD では，大脳白質病変は MRS にて NAA の低下，コリンの著明な増加を示し，乳酸が認められる例がある[10]．また，MRI にて正常な部位でも，NAA/コリンに比率が低下（5以下）になると，その部位にも脱髄が起こっている可能性が非常に高いとされる[11]．

◆ 3. 副腎脊髄ニューロパチー（AMN）

Kumar は症状がある 164 例の成人 ALD（男性 119 人，女性 45 人，19～74 歳，平均年齢は男性 35.2 歳，女性 47 歳）の画像所見について記載している[12]．神経学的異常の初発年齢は男性が 28.4 歳，女性が 38 歳である（表1）．

Kumar らの報告では 20 例の AMN 症例に関して，胸髄の MRI が施行され，18 例に胸髄の萎縮を認めている．10 例の女性のヘテロ接合体では 6 例に胸髄に萎縮がある．脊髄内には異常信号を認めていない．頸髄では 8 例中 4 例に萎縮を認めた[12]．自験例の pure AMN は萎縮のみが多いが，1 例に T2 強調像にて後索に高信号を認めている（図3）．

Kumar らの記載では脳 MRI にて異常を認めた 48 例のうち，16 例は白質線維路のみに限局している．両側皮質脊髄路を侵す画像所見は AMN with tract involvement に特徴的な画像所見としている．線維路の dying back 現象に

図2 副腎白質ジストロフィ（小児型 ALD）

A 造影後 T1 強調像　　B 造影後 T1 強調像　　C 造影後 T1 強調像

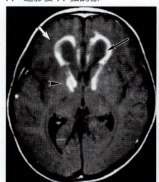
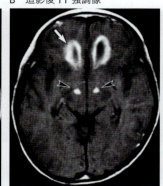
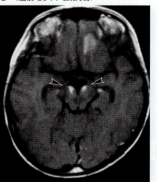

8歳，男児．周産期から乳児期までは正常．1歳頃より多動を示す．2歳で2語文が見られたが，その後の言語発達は悪く，2歳半より多動が増悪．視線が合わなくなった．3歳では言葉はオウム返しになった．幼稚園では集団行動ができず，小学校2年でひらがなの読み書きができるようになった．3年生より特殊学級に入った．行動異常が目立つようになった．8歳時に初めての痙攣発作が出現し，MRIを撮像した．なお，母親，母方祖母，妹が保因者であった．患児本人に遺伝子異常を認めた．

A：造影後T1強調像：前頭葉深部白質には，対称性に低信号を認め（→），その周囲に造影効果を認める（⇨）．さらに，造影効果は両側内包前脚に進展している（▶）．
B：造影後T1強調像：両側前頭葉深部白質には低信号があり，その周囲に，両側に造影効果を認める（⇨）．さらに，大脳脚と内包後脚移行部内側に造影効果を認める（▶）．
C：造影後T1強調像：両側，大脳脚の内側（前頭橋路）に造影効果を認める（▶）．
補足：前頭葉から侵されたALDである．前頭葉白質，内包前脚，大脳脚内側と前頭橋路を病変が進んでいるのがよくわかる．

表1 ● 164例の成人ALDの分類[12)]

	臨床像・病理所見	MRI所見
"pure" AMN（65人）	ゆっくり進行する対麻痺 感覚障害，膀胱直腸障害 脱髄性の脊髄症	胸髄の萎縮 脳MRIは異常がない
AMN（16人） （線維路の障害を伴う）	高度の痙性対麻痺 慢性進行性 向中心性の線維路の脱髄 主として，皮質脊髄路	胸髄の萎縮 脳内の線維路の脱髄 （皮質脊髄路，脊髄視床路，視覚路，聴覚路）
AMN（32人） （大脳白質の障害を伴う）	初期には高度の痙性対麻痺 後期には進行が早くなる 認知障害を伴うことが多い 白質の炎症性脱髄	胸髄の萎縮 線維路の脱髄 白質の高度の脱髄
adult cerebral ALD（6人）	一次的な精神神経障害 急速に進行する炎症性疾患	高度の白質の脱髄 高度の萎縮を伴うことが多い
有症状のヘテロ接合体 （女性，45人）	非常にゆっくりと進行する痙性対麻痺 慢性脱髄性脊髄症	胸髄萎縮 脳MRIの異常は稀

よって起こるとされる．1例に小脳に脱髄が認められるが，小脳萎縮は認めていない．自験例では，早期では線維路のみに異常があっても進行し，以下のびまん性の大脳白質病変を伴ってくることが多い．線維路の病変はその最も新しい病変と考えられる部位に造影効果を認める（図4）．また，小脳萎縮を認めることが多い．同様な報告がある[13)]．

一方，32例は白質線維路に留まらず，びまん性に白質病変を認めている．AMN with lobar involvementと呼んでいる．両側頭頂後頭葉の白質に広範な病変を伴うことが多い．初期の痙性対麻痺から進行して，後期には大脳機能の低下を認める．小脳萎縮を2例に認めている[13)]．自験例では小児型と同様に大脳白質に造影効果を認めている．

図3 副腎脊髄ニューロパチー（AMN）

A　T2強調矢状断像　B　T2強調像（Th11）　C　FLAIR冠状断像（Aより8年後）

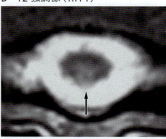
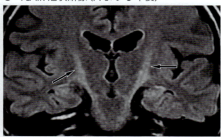

D　T2強調像（Aより8年後）　E　T1強調矢状断像（Aより8年後）

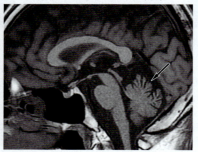

20代，男性．2年前より，右足が躓くようになる．その後徐々に歩行障害が進行する．他院にて下肢の痙性を指摘され，入院し，極長鎖脂肪酸の検査にてAMNと診断される．下肢の高度の痙性，腱反射の亢進，両側Babinski反射陽性，Th10以下の感覚障害（表在および深部覚ともに低下）を認めた．

A：T2強調矢状断像：胸髄の萎縮を認める（→）．
B：T2強調像（Th11）：胸髄の萎縮と脊髄後索に高信号を認める（→）．
C：FLAIR冠状断像（Aより8年後）：8年後，両下肢の高度の痙縮が進行し，自立歩行不能になる．FLAIR像にて，橋底部から放線冠にかけて，皮質脊髄路に沿った異常な高信号を認める（→）．なお，延髄錐体は正常であった．
D：T2強調像（Aより8年後）：大脳萎縮を認める．内包後脚内の両側皮質脊髄路は皮質より明らかに高信号を示し（→），異常である．しかも，正常の高信号より大きい．
E：T1強調矢状断像（Aより8年後）：小脳萎縮があり（→），脳幹（延髄から中脳）に軽い萎縮を認める．なお，皮質脊髄路には造影効果を認めない（非掲載）．
補足：FLAIR冠状断像にて，正常の皮質脊髄路は内包後脚と大脳脚のみが高信号として認められる．それとは異なり，**C**では異常な皮質脊髄路が橋底部まで同定でき，正常よりも大きく，信号も高い．
ALDおよびAMNにおける内包後脚の皮質脊髄路を含む病変は，正常の皮質脊髄路よりも大きいことが多い．ALSによる異常な皮質脊髄路の変性では，正常な皮質脊髄路と同じ大きさになる．

◆ 4. 成人大脳型

痙性対麻痺など，AMNを示唆する所見を認めず，高度で急速な大脳症状を示す型であり，脳内にびまん性の病変を示し，20代以上に発症する．認知症などの精神神経症状を示すことが多い．Kumarらの報告では6例が存在した．大脳白質病変はびまん性で，頭頂後頭葉優位ではない．全例で脳梁に病変が及んでいる．小児型と異なる点は皮質，皮質下，脳幹に萎縮を認めることにある（図5）[12)14)15)]．

・比較的急速に進行する認知症を呈するALD

57歳の男性．9日前に看護師が他疾患での予約を取ろうとしたが，患者が質問に対して答えられず，支離滅裂であることがわかった．4日後に医師が訪問したが，会話を理解するのが困難な様子であった．翌朝，妻が彼が痙攣を起こしているのに気がついた．意識は戻ったが，尿失禁，見当識障害があり，命令に従えなかった．MRIでは側脳室三角部周囲に対称性の高信号をFLAIR像にて認め，大脳脚にも高信号がある．造影後には高信号の周辺部に線状の造影効果を

図4 | 副腎脊髄ニューロパチー（AMN）

A　FLAIR 像

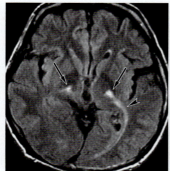

B　T2 強調冠状断像

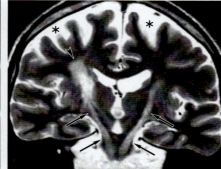

C　T1 強調像

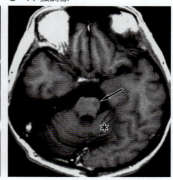

D　造影後 T1 強調像

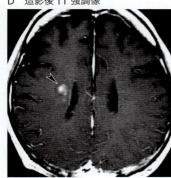

30代，男性．中学生より成績の低下，10代後半より歩行障害，6年後より車椅子．深部腱反射の亢進，遠位筋優位の筋萎縮と対麻痺，嚥下障害，構音障害，小脳失調を認める．

A：FLAIR 像：両側内包後脚内の皮質脊髄路に高信号を認める（→）．左視放線にも高信号を認める（▶）．
B：T2 強調冠状断像：両側皮質脊髄路に沿って高信号を脳幹から放線冠まで認める（→）．右は皮質脊髄路より広い範囲に高信号がある（▶）．前頭葉の萎縮を認める（＊）．
C：T1 強調像：小脳の萎縮（＊），橋の萎縮を認める．橋底部皮質脊髄路に低信号を認める（→）．
D：造影後 T1 強調像：右放線冠の皮質脊髄路に造影効果を認める（▶）．B で示す上部のやや信号強度の低い部位（B；▶）に一致する．両側前頭葉の萎縮がある．
補足：AMN のうち，皮質脊髄路と視放線に主として脱髄があり，大きな大脳白質病変を伴っていない．

図5 | 副腎白質ジストロフィ（成人大脳型）

A　T2 強調像

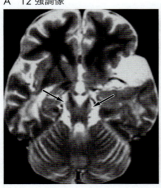

B　T2 強調像

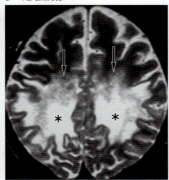

C　プロトン密度強調像

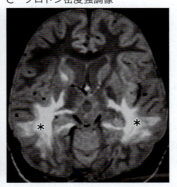

30代，男性．18歳から多量の飲酒，6年前に躁病の診断を受ける．5年前に躁病とアルコール依存症にて入院加療．1年前には Korsakoff 症候群，アルコール性認知症の診断を受けるが，4年前より飲酒はしていない．3か月前には認知症症状がより重篤となり，しばしば失禁を示す．発語がなくなるなど急速に悪化し，MRI を撮像した．

A：T2 強調像：脳幹，小脳の萎縮を認める．大脳脚，皮質脊髄路および頭頂側頭橋路に高信号を認める（→）．前頭側頭葉にも軽度の萎縮を認める．
B：T2 強調像：頭頂葉深部白質に左右対称性の高信号を認める（＊）．それより前の，前頭葉深部白質にはより信号強度の低い高信号があり（→），より新しい病変を示唆する．大脳萎縮がある．
C：プロトン密度強調像：側頭・後頭葉白質に高信号を認める（＊）．なお，造影剤投与後の検査は施行していない．

（文献 15 より転載．榛原総合病院放射線科症例．静岡市立清水病院放射線治療科　尾崎正時先生のご厚意による）

認めた．生検にて PAS 陽性のマクロファージが見つかり，leukodystrophy が考えられた．最終的には成人型 ALD とされた[16]．

別の報告では，62 歳，男性である．41 歳から痙性対麻痺があったが，働いており，61 歳にて退職した．痙性対麻痺発症 13 年後の MRI では脳 MRI は正常であった．しかし，脳 MRI の再検では内包後脚，前頭葉深部白質に対称性の高信号を T2 強調像にて認め，周辺部に造影効果があった．成人型の ALD であった[17]．

・思春期発症の大脳型

ゆっくりと進行する精神症状を示すことがある．精神病とは異なり，進行性の認知機能の退行と神経学的異常を認める．精神病に対する治療に反応しない．神経学的異常あるいは精神症状を示す家族歴がある．17 歳，男子で 3 年の経過をゆっくりと進行する精神症状を示した．FLAIR 像にて，両側脳梁膨大部に高信号を認め，軽い腫大がある．造影効果を示した．ALD の家族歴がある．脳萎縮はない[18]．

◆ 5. オリーブ橋小脳萎縮型（OPCA 型）

Kumar らの報告では 3 例の成人例（男性）に OPCA（多系統萎縮症小脳型：MSA-C）に似た臨床所見と画像所見を示した例があり[12]，小脳萎縮を 3 例とも認め，大脳白質にも高信号と萎縮を認める．構音障害，小脳失調，軽い痙性対麻痺などを示す．日本からの報告もある[19)20]．MSA-C とは異なり，橋横走線維の変性による高信号はなく，小脳白質，脳幹の錐体路に T2 強調像にて高信号を認める．

◆ 6. 女性のヘテロ接合体型

有症状で ALD を持つ成人女性 45 例（32～73 歳）の報告がある[12]．全例，脊髄症がある．副腎機能は 45 例全例が正常である．9 例（20％）が脳 MRI にて異常を認めている．最も多いのは頭頂後頭葉白質で 8 例に，前頭葉白質が 4 例にある．9 例中 4 例の異常所見は非常に軽い．4 例は両側性の皮質脊髄路に病変があり，男性例と似ている．実際例としては 40 歳女性で，症状があり，脊髄 T1 強調横断像にて，Th6 レベルにて脊髄の萎縮があり，頭部 T2 強調像にて脳梁膝部に高信号が全体にあり，強い脱髄を示すとされる[12]．

Lourenço CM らのは有症状の 9 例について報告している[21]．発症年齢は 7～35 歳，認知機能障害が 3 例，歩行障害が 7 例，下肢腱反射亢進が 9 例の全例，末梢の感覚障害も全例にあった．家族歴は 3 例のみにあった．

脊髄 MRI では異常を認めていない．脳 MRI では 6 例に異常があった．画像は 2 例が掲載され，2 例とも脳梁膨大部を含む頭頂後頭葉白質（側脳室周囲白質）に高信号を T2 強調像にて認め，造影効果があり，小児大脳型 ALD と類似した画像を示した．2 例とも，認知機能障害など，症状が強い例であった．1 例は多発性硬化症と誤診されていた．

●…診断のコツ

- 小児例：学童期の男児で大脳白質に左右対称性の病変を認め，周辺部に造影効果を認める際には ALD を考える．
- 若年成人：痙性対麻痺あるいは小脳失調を示し，小脳萎縮と，両側錐体路に高信号を認め，その先端部に造影効果を認める際には AMN を考える．
- 女性ヘテロ接合体型：痙性対麻痺を有する女性に両側頭頂後頭葉白質，前頭葉白質，脳梁（膝部，あるいは膨大部）に高信号がある際には ALD を考える．極長鎖脂肪酸，さらに ABCD 遺伝子検索を勧める．

2　スフィンゴリピドーシス（sphingolipidosis）

概念

高級アルコールの一種であるスフィンゴシンのアミノ基に長鎖脂肪酸がアシル結合してできる化合物をセラミドと言い，セラミドに各種の糖がグリコシド結合してできる化合物をスフィンゴ糖脂質と言う．このうち，非還元末端にシアル酸をもつ一群の化合物をガングリオシドと

図6 Krabbe 病（成人型）

A　T2 強調像　　B　T2 強調像　　C　T2 強調像

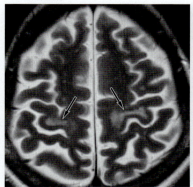
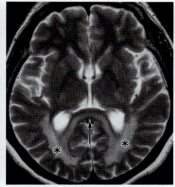
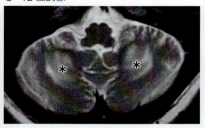

40代，女性．4年前頃から歩行時のふらつきを自覚していた．2年前からしゃべりにくくなり，徐々に進行した．半年前から歩行時のふらつきが徐々に進行し，階段を手すりなしでは昇降できなくなった．知的機能や記憶の低下があり，構音障害，歩行障害，体幹失調，四肢腱反射亢進の亢進を認める．galactocerebrosidase 0.19mmol/h/mg と低下を認めた．
A：T2 強調像：両側上部の中心前回白質に高信号を認める（→）．
B：T2 強調像：両側側頭・後頭葉白質に左右対称性の高信号を認める（＊）．視放線を含んでいる．脳梁膨大部に高信号を認める（→）．
C：T2 強調像：小脳白質に高信号を両側に認める（＊）．なお，病変に造影効果を認めない（非掲載）．
（三重大学医学部附属病院画像診断科　前田正幸先生のご厚意による）

言う．

スフィンゴ糖脂質はリソゾームに局在する加水分解酵素系により分解されるが，各酵素の異常により神経系や内臓諸臓器のリソゾームにスフィンゴ糖脂質が蓄積する稀な疾患がスフィンゴリピドーシスである[1]．

蓄積するスフィンゴ糖脂質によって病型分類があり，臨床亜型として発症年齢により分類され，臨床徴候も異なる．本稿では成人例に重点をおいて記載する[1]．

A Krabbe 病（成人型）(adult-onset Krabbe disease)

臨床

常染色体劣性遺伝を示し，galactocerebrosidase の欠損により，ライソゾームが蓄積し，乏突起細胞の障害により脱髄を起こす疾患である．発症時期により，乳児型（2歳までに発症），若年型（2〜20歳までに発症），成人型（20歳以上にて発症）に分けられる[22]．本稿では成人型に限局して記載する．

28 例の成人発症例についての検討では 10 年以上にわたってゆっくりと進行する病態を示すことが多いが，2例は急速に進行している[23]．96％は錐体路徴候を認め，痙性対麻痺あるいは四肢麻痺をすべての症例で示した．末梢神経障害は 59％の症例にあり，その他には構音障害（31％），小脳失調（27％），凹足（27％）を認めた．

画像所見

◆ 1. 脳

T2 強調像にて両側上部の中心前回，大脳後部の深部および側脳室周囲白質，皮質脊髄路に高信号を認める（図6〜8）．脳梁体部，小脳白質に高信号を認めることもある．造影効果は認めない[24)25)]．2歳以上になって発症した症例では深部灰白質と小脳白質には高信号を認めないとする報告もあるが[26]，小脳白質に認めた例を経験している[22]．

大脳上部の中心前回から大脳脚に至る両側皮質脊髄路に限局して高信号を認めた例があり，中心後回にも高信号が及んでいる[27]．自験例も同様に，両側中心前回と中心後回から，皮質脊髄路に限局した高信号を大脳脚まで認めている（図8）．

図7 | Krabbe病（成人型）

A　FLAIR像　　　　　　　　　　　B　T2強調像

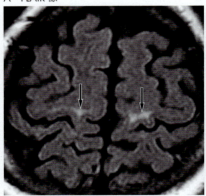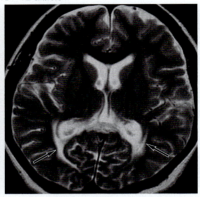

40代，女性．30代中頃より，下肢の違和感に引き続き歩行障害が出現．30代後半に脊髄小脳変性症を疑われたが頭部，脊髄MRIで異常を指摘されなかった．入院時，腱反射の亢進，両側下肢内反尖足，はさみ歩行を認めた．
A：FLAIR像：両側中心前回白質に高信号を認める（→）．
B：T2強調像：両側側脳室三角部周囲白質に高信号を認める（→）．視放線を含んでいる．なお，造影効果を病変に認めない（非掲載）．
（文献28より転載．滋賀医科大学放射線科　井藤隆太先生のご厚意による）

2. 脊髄

自験例では症状の優位側である左外側皮質脊髄路に高信号をT2強調像にて頸髄に認めた（図8）．10代の男性にて，頸髄の両側外側皮質脊髄路と脳内の内包後脚，大脳脚，脳幹の皮質脊髄路に沿った高信号をT2強調像にて認めた報告がある[29]．脊髄および脳内の皮質脊髄路のみに病変を認めるKrabbe病例が確実に存在する．

3. 末梢神経（脳神経，馬尾の造影効果）

小児例ではあるが，脳神経および馬尾に造影効果を認める例が存在する．

Moranaらの例では，出生時には著変を認めず，10か月にて，発熱を来し，1週間後に低緊張となった．半卵円中心に対称性の高信号をT2強調像にて認め，両側性のV，VII/VIII脳神経と馬尾に造影効果を認めた．12か月にて，易刺激性，低緊張，座位ができなくなり，Krabbe病がその後，判明した．

2例目は出生時は著変を認めず，5.5か月にて筋緊張低下，発達遅延を呈し，T2強調像にて脳幹の錐体路，歯状核，側脳室周囲白質に高信号を認めた．脳神経と馬尾に造影効果を認め，Krabbe病であった[30]．なお，metachromatic leukodystrophyでも同様な報告がある．

一方，Hwangらは小児例（5〜44か月）でのKrabbe病の患者において，脊髄円錐から下部へ5mmでの前根を診ると，Krabbe病の患者では，正常コントロールよりも，前根が腫大しているとしている[31]．

鑑別診断　（p.546 key point 2 参照）

両側皮質脊髄路に高信号を認める疾患については p.169，2章4 key point 14 参照．

1. 家族性痙性対麻痺：中心前回に高信号を認めない．
2. 副腎白質ジストロフィ/副腎脊髄ニューロパチー：皮質脊髄路の高信号は内包後脚，脳幹が中心であり，上部中心前回には初期にはない．病変の周辺部に造影効果を認めることが多い．
3. 筋萎縮性側索硬化症：運動皮質に低信号をT2強調像にて認める．中心前回に高信号を認めることもあるが，中心後回にはない．
4. 慢性肝脳変性：中心前回に高信号をT2強調像にて認める．その他に，両側中小脳脚に高信号，T1強調像にて淡蒼球に高信号を認める．

図8 Krabbe 病（成人型）

A　T2強調横断像（C6）

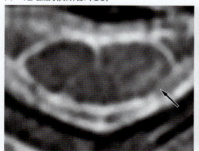

B　拡散強調横断像

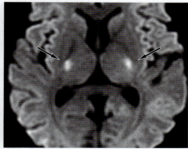

C　拡散強調横断像

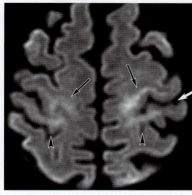

D　T2強調横断像（スピンエコー法）

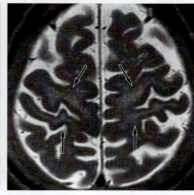

69歳，女性．3か月前より左優位に両手の筋力低下を認め，進行し，歩きにくさも自覚した．診察にて四肢筋力低下，左優位の腱反射の亢進を認め，左上肢の痙直があった．
A：T2強調横断像（C6）：左外側皮質脊髄路に高信号を認める（→）．なお，C3/4～C6にかけてほぼ連続的に左皮質脊髄路の異常があった．
B：拡散強調横断像：両側内包後脚内の皮質脊髄路に高信号を認める（→）．なお，ADC map はほぼ等信号であった．高信号の大きさは正常皮質脊髄路と同じかあるいは少し大きい．高信号は大脳脚から中心前回白質まで連続的に皮質脊髄路に沿って認められた．
C：拡散強調横断像：左優位に両側中心前回白質に高信号を認める（→）．中心後回にも高信号を認める（▶）．⇨：中心溝．
D：T2強調横断像（スピンエコー法）：両側中心前回白質から中心後回白質にかけて高信号を認める（→）．運動皮質の信号は正常範囲と考える．
補足：脊髄と脳の皮質脊髄路に沿って高信号を認め，左優位であった．中心後回にも病変が及んでいることより，筋萎縮性側索硬化症ではなく，Krabbe 病の可能性がより高い．galactocerebrosidase の活性低下を認め，Krabbe 病と診断した．画像診断は最初に頸椎 MRI が施行され，左皮質脊髄路の異常を指摘したことに始まっている．脊髄の外側皮質脊髄路（錐体側索路）の解剖に関しては1章，p.32 大脳白質内の図2を参照．

5. **LMNB1 関連常染色体優性白質ジストロフィ（LMNB1-related autosomal-dominant leukodystrophy）**：中心前回，錐体路に高信号をT2強調像にて認めるが，その部位に限局している際には無症状のことが多い[32]（本章11，p.606 LMNB1 関連常染色体優性白質ジストロフィ参照）．

●…診断のコツ

20歳過ぎてから発症し，両側錐体路徴候を有し，大脳上部の中心前回白質から，皮質脊髄路に沿って高信号を両側に認める際には本症を考慮する．また，10代にて痙性にて発症し，皮質脊髄路に限局する病変でも本症を考慮する．

B 異染性白質ジストロフィ（metachromatic leukodystrophy：MLD）

臨床

アリルサルファターゼAの欠損により，サル

図9 異染性白質ジストロフィ（成人型）

A　T2強調像　　　B　T2強調像　　　C　T2強調像

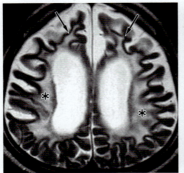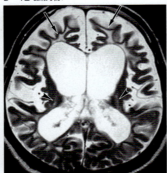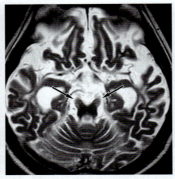

D　拡散強調像（Bと同じ位置）

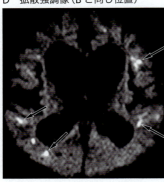

30代, 男性（図10症例の兄）. 10代後半に尿失禁が見られ, 学業成績が下がった. それまでは発育と運動能力に異常はなかった. 20歳頃より異常行動が出現し, 異食が出現, 20代後半寝たきりとなり, 30歳時には視力はなく, 無動状態, 四肢緊張の低下, 深部腱反射の低下を認めた.

A：T2強調像：大脳深部白質優位に高信号を認める（＊）. 前頭葉では皮質下白質も高信号（→）を示すが, 後頭葉では皮質下白質は保たれている. 前頭・頭頂葉優位に萎縮を認める.
B：T2強調像：前頭・側頭葉の萎縮を認める. 前頭葉皮質下白質に高信号を認める（→）. U線維は保たれている. 内包後脚にも高信号を認める（▶）.
C：T2強調像：大脳脚にも萎縮を認め, 皮質橋路および錐体路にも高信号を認める（→）.
D：拡散強調像（Bと同じ位置）：両側側頭葉皮質下白質に高信号を認め（→）, 比較的新しい脱髄巣と考えられる.
（国立病院機構徳島病院放射線科　岡田稔子先生のご厚意による）

---

key point　【2. 両側中心前回白質に左右対称性の高信号をT2強調像あるいは拡散強調像にて示す疾患】

1. Krabbe病（錐体路徴候）
2. 神経核内封入体病
3. Kearns-Sayre症候群（眼瞼下垂）
4. 筋萎縮性側索硬化症（運動皮質に低信号）
5. 多系統萎縮症（運動皮質に低信号）
6. 肝脳変性症（運動皮質に低信号）/ 高アンモニア血症（慢性）
7. ビタミンB_{12}欠乏性白質脳症
8. HAM[63)64)]
9. LMNB1関連常染色体優性白質ジストロフィ

ファチドが蓄積し, 脱髄を起こす. 常染色体劣性遺伝を示す. 乳児型, 小児型, 成人型がある. 乳児型は最も多く, 2歳頃に発症する. 知能低下, 退行, 視神経萎縮, 痙性四肢麻痺, 末梢神経障害, 髄液蛋白上昇を認める. 小児型は5〜10歳にて発症し, より進行が緩徐であるが, 同様な症状を示す. 成人型は20〜30代にて精神症状（統合失調症）, 進行性認知症, 末梢神経障害を示す[1)33)]. 多発性硬化症と間違えることがある[33)]. 成人型の初発症状としては集中力の低下, 知能低下の他に尿失禁も注意が必要である[34)].

図10 異染性白質ジストロフィ（成人型）

A　T2強調像　　　B　T2強調像

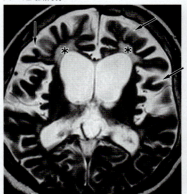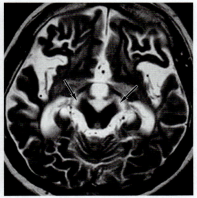

30代，女性（図9症例の妹）．それまでは正常であったが，20代前半に出産し，その後から動作が緩慢となった．翌年より知能低下，さらに1年後には尿失禁，7年後には重度の認知障害，右上肢のみ運動が認められる．
A：T2強調像：前頭・側頭葉の萎縮を認め（→），前角周囲白質に高信号を認める（＊）．
B：T2強調像：大脳脚にも萎縮を認める（→）．
（国立病院機構徳島病院放射線科　岡田稔子先生のご厚意による）

画像所見

1. 乳児型

T2強調像にて側脳室周囲の左右対称性の蝶々型（butterfly pattern）の高信号を認める．小静脈周囲の髄鞘が比較的保たれることにより，高信号内に線状の低信号が認められる（radial stripes）．初期にはU線維は保たれる．高信号は進行して皮質下に伸び，さらに脳梁，錐体路を侵す．進行性の萎縮を認める．拡散強調像では病変部にADC値の低下を認める．炎症所見がないので，造影効果を認めない．

・末梢神経（脳神経と馬尾）

Moranaらによると，出生時には著変を認めず，17か月にて，急性の進行性斜視，筋緊張低下，失調を呈した．脳MRIは正常．22か月にて，症状が進行し，歩行障害を呈した．馬尾にびまん性の造影効果を認めた．36か月にて，大脳白質病変がMRIにて描出され，MLDと診断された[30]．

2. 成人型

まとまった画像所見に関する報告はない．多くは脳室拡大があり，側脳室周囲白質にT2強調像にて高信号を認める．拡散強調像では比較的新しい病変に高信号を認めている（図9，10）．病変は深部白質から皮質下白質へ，前頭部から後頭部へ緩徐に進行するとされる[34]．初期には小脳白質あるいは錐体路の病変に関しての異常は記載されていない．進行すると，小脳白質や大脳脚に高信号を認める[35]．なお，成人型では乳児型に認められるようなradial stripesは記載されていない．

…診断のコツ

それまでは正常であった若年成人が精神症状，運動能力の低下，異常行動を示し，U線維を残して深部白質にT2強調像にて高信号を示す際には本症を考慮する．

C GM1ガングリオシドーシス（成人型）(GM1 Gangliosidosis, adult type)

臨床

ライソゾーム病の一つであり，常染色体劣性遺伝を示す．β-ガラクトシダーゼ欠損により，ガングリオシドが神経細胞，肝，脾，組織球，腎糸球体などに沈着する．成人型はtype 3ともよばれる[36]．2つの病型があり，神経系と内臓に障害があるのが，GM1ガングリオシドーシスであり，他は骨格型が主として侵され，Morquio病である[36]．

成人型の報告は日本人に多い（75%）．出生時

は正常で，早期の運動／精神発達は正常であるが，10歳未満にて発症し，異常歩行，話すことが困難となるのが初期の症状である．ジストニアは97％の患者に認められる．顔面のジストニア（しかめ顔）は90％に認められ，重要な所見である．構音障害／構音不能は97％に認められる．一方，眼球運動は正常である[37]．

骨格形成異常を伴うことが特徴である[36)38)〜40)]．

画像所見

両側性対称性の線条体の高信号をT2強調像，FLAIR像にて認める．尾状核および被殻の萎縮があり，側脳室前角の拡大を認め，皮質萎縮を伴う[36)〜40)]．

鑑別診断

Wilson病，Huntington病，GM2ガングリオシドーシス，グルタル酸尿症，L-2-ヒドロキシグルタル酸尿症，Leigh症候群．

D Fabry病（Fabry disease）（Anderson-Fabry disease）

臨床　（表2）[41]

Fabry病ではα-ガラクトシダーゼA（GLA）の欠損により，セラマイド・トリヘキソシドとセラマイド・シガラクシドの蓄積が血管壁の内皮，平滑筋細胞や種々の臓器および神経系に起こり，以下のさまざまな症状を呈する．性染色体劣性遺伝性疾患であり，男性のFabry病はホモ接合体の完全型であり，女性のFabry病の保因者はヘテロ接合体の不全型が認められる．男性患者では四肢灼熱感，異常感覚，発汗障害，下痢，被角血管腫，進行性腎障害，血栓症を示す．女性保因者でも心筋障害と腎障害を示す[1]．

最も多い初発症状は，数分から数時間続く疼痛発作である．また，無汗症も多く，暑さに耐えられないことがある[42]．

25例のFabry病患者の報告では年齢は36.5±11.0歳，脳血管障害が5例，疼痛20例，被角血管腫13例，心障害20例，腎障害20例である[43]．男性で30代発症の脳血管障害の原因としてFabry病は重要である．脳の小血管内皮に上記の物質が蓄積し，血管腔の狭小化を来す

表2 ● Fabry病の臨床症状[41]

初期症状（幼少期からある）
被角血管腫
四肢末梢の疼痛
発汗低下
涙液・唾液の減少
腸管運動不全
難聴

晩期合併症（30歳頃から）
心肥大，心不全，心伝導障害
蛋白尿，腎機能障害
脳梗塞

ことによる．片麻痺，めまい，構音障害，複視，失調，半側の感覚障害，眼振，嘔気・嘔吐が代表的な症状である．血管性認知症を示すこともあり，65歳以下の男性ではFabry病をその原因として考えることも必要である[42)43)]．

・遅発型Fabry病（心亜型，腎亜型）

残存するGLA酵素活性の程度により，小児期から全身臓器に典型的な症状が出現する古典型（classic type）に対して，酵素活性が残っているので，一部の臓器のみが侵され，また，症状の出現が遅く，成人を過ぎてから発症するために遅発型（late-onset form）と呼ぶ．四肢の疼痛や被角血管腫を認めず，中年期頃から心臓や腎臓に限局した症状を呈する病型を心亜型，腎亜型と呼ぶ[41]．

・女性Fabry病

日本人女性の本症の研究では保因者の86％になんらかのFabry病の症状がみられたとされる．症状出現の平均年齢は23.5歳と言われる．診断時の年齢は35.0歳であり，診断が難しい[41]．

画像所見

MRI上の病変は小血管病に合致する所見であり，大脳白質および基底核にT2強調像およびFLAIR像にて点状の高信号（多発性ラクナ梗塞）を示し[42)43)]，その内部に小さな囊胞を示すこともある．さらに，大脳萎縮を認める（図11）．

脳底動脈をはじめとする，内頸動脈や椎骨動脈には拡張蛇行を認める（図11）[42)45)]．

両側視床枕にT1強調像で高信号を認めた報告がある．Takanashiらは10例中7例にこの

図11 Fabry病

| A FLAIR像 | B T2強調矢状断像 | C CTアンジオグラフィ |

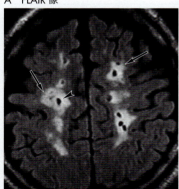 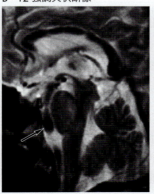 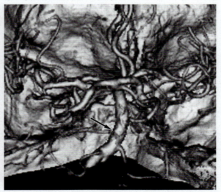

40代，男性．40代前半より無気力，無頓着になる．その後，緩徐進行性の歩行障害，認知症を認める．顔貌異常（ガーゴイル様），皮疹があり，左室肥大，尿蛋白陽性で慢性糸球体腎炎の疑いがある．神経学的異常所見は認知症，前頭葉症状，尿便失禁，肥満，発汗低下がある．
A：FLAIR像：大脳深部白質に小梗塞と考えられる高信号があり（→），その内部に嚢胞状の低信号を認める（▶）．大脳萎縮を認める．
B（T2強調矢状断像），**C**（CTアンジオグラフィ）：脳底動脈の拡張を認める（→）．
（文献43より転載．東京大学医学部附属病院放射線科　森墾先生のご厚意による）

所見を認め，7例に大脳白質の小さな高信号を認めた[46]．Mooreらは94回のMRIによって，22人（23％）に視床枕にT1強調像で高信号を認めた．加齢とともに増加し，50歳以上では30％に増加し，石灰化の存在を反映すると彼らは考えている[47]．

・**脳底動脈が拡張する**

Fellgiebelらは本症においては脳底動脈が拡張し，径が2.98mm以上を異常とすると，感度が84％，特異度が88.5％になり，有効であるとした[48]．また，Uçylerらは3.2mmより大きい脳底動脈を異常とすると，感度は8％，特異度は86％とした．いずれにしても，本症では脳底動脈の拡張は重要な所見である[49]．

・**視床枕の高信号（最近の報告）**

Cocozzaらは133例中4例（3.0％）のみに視床枕の高信号を認め，T2*強調像にて，低信号を示すので，石灰化が大きな役目を果たしているとした．また，頻度が低いので，本症の診断には大きな役目を果たさないとした[50]．

・**澤井の症例**

35歳，男性．右上下肢のしびれ，めまい，ふらつきを自覚し，症状は半日後には改善したが，翌日に受診した．神経学的には異常がなかった．拡散強調像にて，左側頭葉後部内側部に新鮮な小梗塞があった．若年発症の梗塞であり，精査をしたが，原因が不明であった．2年後に60代の母親が左心室肥大が見つかり，Fabry病であることが判明し，男性もGLA酵素活性の低下を認めた．MRAにて，脳底動脈の拡張（径：3.9mm）を認め，終末部の挙上もあった[44]．小児期に運動にて誘発される四肢末梢の疼痛があった．

…診断のコツ

30代以上の男性，四肢の痛み，発汗障害，心障害あるいは腎障害があり，大脳白質に小梗塞と脳底動脈に拡張を認める際にはFabry病を考える．ただし，全身症状がない例もある．

3 脳腱黄色腫症（cerebrotendinous xanthomatosis：CTX）

臨床　（表3[51]参照）

稀な常染色体劣性遺伝の脂質蓄積症であり，CYP27A1遺伝子変異による．この遺伝子は胆汁酸の合成に重要な役割を有する肝ミトコンド

表3 ● 脳腱黄色腫症の臨床病型（文献51より引用）

臨床病型	代表的な症状	備考
古典型	腱黄色腫，進行性の神経症状（認知機能障害，小脳症状，錐体路症状，錐体外路症状，てんかん，末梢神経障害など），若年発症の下痢・白内障・冠動脈疾患・骨粗鬆症	小児期に慢性の下痢や白内障で発症することが多い．最近，より早期の症状として，新生児期の遷延性黄疸・胆汁うっ滞が注目されている
脊髄型	錐体路症状（痙性対麻痺），脊髄性感覚障害	成人以降に慢性経過の脊髄症を発症することが多く，その他の臨床症状があまり目立たない
新生児	新生児から乳児期に遷延性黄疸・胆汁うっ滞	成人の本例では新生児期に遷延性黄疸・胆汁うっ滞の既往が多いことが報告されている

リア内酵素の sterol 27-hydroxylase に関与する．酵素の活性低下により，胆汁酸合成が低下し，コレスタノールの過剰産生となり，組織にコレスタノールが沈着する[52]．

思春期に下痢，白内障とアキレス腱の黄色腫にて発症することが多い[53]．知能低下，痙性四肢麻痺，仮性球麻痺，小脳性運動失調が徐々に進行する．

成人にて，発症する例もあり，進行性神経症状（失調，ジストニア，認知症，痙攣，精神症状，末梢神経障害，筋症）を示す．神経系以外の症状としては，腱黄色腫，小児発症の白内障，幼少時期発症の下痢，若年発症の動脈硬化，骨粗鬆症，呼吸不全がある．若年性白内障，進行性神経症状，軽度の呼吸不全は CTX を他の脂質蓄積症と鑑別点である．その他の脂質蓄積症には家族性異常βリポ蛋白血症，ホモ接合性家族性高コレステロール血症，シトステロール血症があり，いずれも，黄色腫と心血管系疾患を認める[52]．

・脊髄型 CTX (spinal form of CTX)

Verrips らが7例についてまとめている．脊髄症状が出現した年齢は20〜35歳であり，診断時の年齢は25〜45歳まである．白内障は7例全例に認められ，下痢は4例，黄色腫は1例のみである．錐体路徴候と後索症状は全例に認められている．痙攣は1例，構音障害は2例，認知症は±が1例のみ，小脳失調は2例，多発神経症は±で2例，血清中コレスタノールの異常は施行した5例全例に正常より多く，尿中の胆汁アルコールも全例に陽性であった[54]．

MRI では小脳白質病変は6例中5例に異常であり，脊髄萎縮は5例中1例もない．また，側索の異常は5例全例に異常を認め，後索も5例全例に異常であった．

病理所見

歯状核および大脳脚傍正中部から黒質にかけて，黄色化と茶褐色調を示し，不鮮明な様相を呈する．ミクロ所見は強い線維化を示し，脂肪を貪食したマクロファージが浸潤し，脂肪結晶による裂隙が多数認められる．白質には変性とグリオーシスを認める[1) 55]．

画像所見

◆ **1. 小脳**

小脳の萎縮を認め，小脳歯状核を中心に T2 強調像にて高信号を左右対称性に認める．前述の病理所見を反映する（図12，13）[55) 56]．

24例の CTX の報告[55]では天幕下の萎縮は14例（58%），天幕上の萎縮も14例（58%）に認められる．歯状核の異常信号は19例（79%）にあり，小脳病変は歯状核に始まり，小脳白質へと進展する傾向にある．2例の長期例では T2 強調像にて低信号を示した．3例は T2 強調像にてオリーブに高信号を認めている．長期例の4例では CT でも低吸収域を歯状核に認め，1例は高吸収域を認めた．中心には T2 強調像にて低信号を認めることもある．ヘモジデリンあるいは石灰化を病理にて認め，それらの変化を反映している．T2 強調像よりも FLAIR 像でより高信号が認められるともされる[57]．さらに，T2*強調像では小脳歯状核周囲の石灰化あるいはヘモジデリン沈着を反映し，低信号を認める[58]．

CT にて石灰化を認めることもある（図12）[56]．

◆ **2. 基底核**

黒質の内側部に T2 強調像にて高信号を15例

図12 | 脳腱黄色腫症

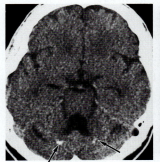
A 単純CT

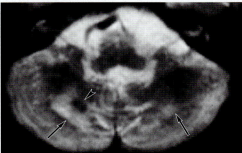
B T2強調像

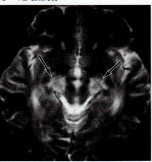
C T2強調像

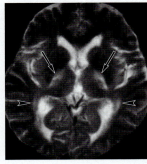
D T2強調像

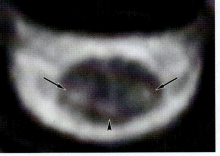
E 頸髄T2強調像

40代，男性．幼少時より，運動および勉学は苦手，40歳より痙性対麻痺を示し，転ぶようになった．著明な痙性があり，腱反射の亢進を認め，振動覚の低下がある．

A：単純CT：両側歯状核周囲に石灰化を認める（→）．小脳の萎縮があり，第四脳室の拡大を認める．
B：T2強調像：右優位に歯状核の外側に高信号を認める（→）．右では高信号の内側に低信号を認める（▶）．
C：T2強調像：大脳脚のほぼ全領域に高信号を認め，黒質にも及ぶ（→）．
D：T2強調像：両側内包後脚ほぼ全体にわたり，左右対称性の高信号を認める（→）．側脳室三角部から後角にかけて，その周囲白質にも高信号がある（▶）．
E：頸髄T2強調像：両側の外側皮質脊髄路（→）と後索（薄束；▶）に淡い高信号を認める．
（文献56より転載．岐阜県立多治見病院神経内科　亀山　隆先生のご厚意による）

図13 | 脳腱黄色腫症

T2強調像

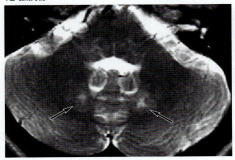

30代，女性．1年前に右下肢のもつれがあり，その後，階段昇降時に転びそうになる．半年ほど前にはドアのノブが回せなくなり，アキレス腱の腫脹に気がつく．パーキンソン徴候，下肢優位の四肢腱反射の亢進，筋力低下，アキレス腱の腫脹を認めた．
T2強調像：両側小脳歯状核に高信号を認める（→）．なお，他のスライスでは小脳萎縮（非掲載）もある．
（東京大学医学部附属病院放射線科　森　墾先生のご厚意による）

（63％）に認める[55]．同高信号は内包後脚の外側縁に接している．大脳脚内の皮質脊髄路にも異常な高信号を認める．初期には大脳脚の病変は傍正中部のみであるが，進行すると全体に及び，さらに中脳被蓋に及ぶ．最重症例では中脳水道灰白質に及ぶ．

3. 大脳白質

T2強調像にて側脳室周囲の不鮮明な高信号を24例全例に認める[55]。

4. 脊髄

脊髄症状を示した5例の脊髄T2強調像にて高信号を認める。横断像を撮像したそのうちの3例では側索と後索に高信号を示した（図12）[55]。側索と後索に高信号を示す疾患のひとつである。

5. MRS

大脳白質と小脳にて行われたMRSで、NAAの低下と乳酸増加を認めている[57]。それぞれ広範な軸索の障害とミトコンドリアの障害を示すとされる。

（p.555に追加情報1がある.）

6. 非典型例（spinal form of CTX）

classic CTXに対して進行性対麻痺と後索症状を示す型があり，spinal xanthomatosis（あるいはspinal form of CTX）とよばれる。小脳失調，認知障害・末梢神経障害を伴わず，より良性の経過を示す。全例ではないがほとんどの患者は若年性の白内障を有し，少数が腱黄色腫を示す。MRIでは後索と側索に高信号をT2強調像にて認める。慢性の脊髄症を示す患者の鑑別診断に上がる。血清中のコレスタノールの上昇を認め，診断がつく[53]。

36歳の男性で4年の経過で，下肢の痙性が進行している．ここ1年で歩行障害と尿意切迫を認めた．両側のアキレス腱の肥大がある．正常な精神状態であり，脳神経は正常であった．白内障は認めない．振動覚は両側足指で障害がある．痙性歩行があり，反射は亢進していた．この症例ではMRIでは異常を認めていない[53]。

日本人の報告もある[59)60]。46歳，男性である．39歳にて，下肢の感覚障害があり，その後，痙性対麻痺を呈した．頸髄側索にT2強調像にて高信号を認め，脳では，両側淡蒼球内節から一部内包（左側優位），両側大脳脚から黒質と橋底部に高信号があり，歯状核には異常を認めていない．白内障やアキレス腱黄色腫を認めていない．血清中のコレスタノールの上昇を認めた．

7. ミトコンドリア病類似例

高下らの報告例は37歳，男性であり，23歳より痙攣を繰り返した．35歳から難聴や歩行時のふらつきが出現し，近親婚の家族歴と低身長があった．しかし，白内障，難治性下痢，腱黄色腫は認めなかった．MMSE 19点，感音性難聴，断綴性言語，嚥下障害，四肢の痙縮，小脳症状を認めた．血中と脳脊髄液の乳酸とピルビン酸が増加していた．ミトコンドリア病を疑ったが，筋生検および遺伝子解析に異常がなく，血清コレスタノール高値，CYP27A1遺伝子変異があり，CTXと診断された．FLAIR像にて，歯状核外方の小脳白質，大脳脚，内包後脚にほぼ対称性の高信号を認めた[61]。

CTXにおいて腱黄色腫は有名であるが，出現頻度は40～90％とされている．

本症のMRSではNAAの減少と，乳酸の増加を認め，後者はびまん性の脳ミトコンドリア機能異常を反映し，この症例も同様なMRS所見であった．また，難聴はCTXでは稀な所見である．ミトコンドリア障害がある本例では認められた．血清コレスタノール濃度の平均値は，健常人では2±2μg/mL，CTXでは23±12μg/mLである．血清コレスタノール：コレステロール比（患者で0.3％以上）が重要とする報告もある．

8. アキレス腱黄色腫

T1強調像では筋肉より低い信号強度で，不均一であり，T2強調像では，中程度と高信号の混在とされている[55]。

鑑別診断

歯状核がT2強調像にて高信号を示す疾患に関しては，2章「1.脊髄小脳変性症」のp.96「key point 8. 小脳歯状核に異常信号を示す疾患」参照．

1. **Marinesco-Sjögren症候群**：早期発症の小脳失調，白内障は共通，歯状核病変はない．
2. **副腎脊髄ニューロパチー（AMN）**：臨床では白内障，黄色腫がCTXにはある．画像では，

CTX は歯状核を侵す．石灰化を認める．AMN では造影効果を認める．

3. **シトステロール血症**：腱黄色腫を呈し，多発性の硬膜内髄外の黄色腫ができ，脊髄を圧迫することがある．T1 強調像および T2 強調像にて低信号を示すとされる[62]．

● …診断のコツ

学童期に発症し，白内障，アキレス腱の黄色腫，痙性，小脳失調を示し，歯状核に T2 強調像にて高信号を認め，T2* 強調像では同部位に低信号を認める．（p.555 に追加情報 2 がある．）

参考文献

1) 西澤正豊：脂質代謝異常症．15 神経系の疾患．杉本恒明，矢崎義雄（編）；内科学（第 9 版）．朝倉書店，p.1841-1843, 2007.
2) Engelen M, Barbier M, Dijkstra IM, et al: X-linked adrenoleukodystrophy in women: a cross-sectional cohort study. Brain 137: 693-706, 2014.
3) Bouquet F, Dehais C, Sanson M, et al: Dramatic worsening of adult-onset X-linked adrenoleukodystrophy after head trauma. Neurology 85: 1991-1993, 2015.
4) Engelen M, Barbier M, Dijkstra IM, et al: X-linked adrenoleukodystrophy in women: a cross-sectional cohort study. Brain 137: 693-706, 2014.
5) Bargiela D, Eglon G, Horvath R, et al: An under-recognised cause of spastic paraparesis in middle-aged women. Pract Neurol 14: 182-184, 2014.
6) Powers JM, Moser HW: Peroxisomal disorders: genotype, phenotype, major neuropathologic lesions, and pathogenesis. Brain Pathol 8: 101-120, 1998.
7) Loes DJ, Fatemi A, Melhem ER, et al: Analysis of MRI patterns aids prediction of progression in X-linked adrenoleukodystrophy. Neurology 61: 369-374, 2003.
8) Kim JH, Kim HJ: Childhood X-linked adrenoleukodystrophy: clinical-pathologic overview and MR imaging manifestations at initial evaluation and follow-up. RadioGraphics 25: 619-631, 2005.
9) Kumar AJ, Rosenbaum AE, Naidu S, et al: Adrenoleukodystrophy: correlating MR imaging with CT. Radiology 165: 497-504, 1987.
10) Confort-Gouny S, Vion-Dury J, Chabrol B, et al: Localised proton magnetic resonance spectroscopy in X-linked adrenoleukodystrophy. Neuroradiology 37: 568-575, 1995.
11) Eichler FS, Barker PB, Cox C, et al: Proton MR spectroscopic imaging predicts lesion progression on MRI in X-linked adrenoleukodystrophy. Neurology 58: 901-907, 2002.
12) Kumar AJ, Köhler W, Kruse B, et al: MR findings in adult-onset adrenoleukodystrophy. AJNR Am J Neuroradiol 16: 1227-1237, 1995.
13) Mo YH, Chen YF, Liu HM: Adrenomyeloneuropathy, a dynamic progressive disorder: brain magnetic resonance imaging of two cases. Neuroradiology 46: 296-300, 2004.
14) Farrell DF, Hamilton SR, Knauss TA, et al: X-linked adrenoleukodystrophy: adult cerebral variant. Neurology 43: 1518-1522, 1993.
15) 柳下 章：副腎白質ジストロフィ（成人大脳型）．柳下 章，林 雅晴；症例から学ぶ神経疾患の画像と病理．医学書院，p.121-122, 2008.
16) Costello DJ, Eichler FS, Grant PE, et al: Case records of the Massachusetts General Hospital. Case 1-2009. A 57-year-old man with progressive cognitive decline. N Engl J Med 360: 171-181, 2009.
17) Saito T, Mizuno T, Watanabe T, et al: Rapid exacerbation in an elderly case of adult-onset X-linked adrenoleukodystrophy with cerebral corticospinal tract involvement. Arch Neurol 65: 416-417, 2008.
18) Smith J, et al: Psychiatric disease in an adolescent as a harbinger of cerebral X-linked adrenoleukodystrophy. Pract Neurol 18: 242-245, 2018.
19) Miyai I, Fujimura H, Umekage T, et al: Magnetic resonance imaging in adrenoleukodystrophy presenting as spinocerebellar degeneration. J Neurol Neurosurg Psychiatry 53: 623-624, 1990.
20) Li JY, Hsu CC, Tsai CR: Spinocerebellar variant of adrenoleukodystrophy with a novel ABCD1 gene mutation. J Neurol Sci 290: 163-165, 2010.
21) Lourenço CM, et al: X-linked adrenoleukodystrophy in heterozygous female patients: women are not just carriers. Arq Neuropsiquatr 70: 487-489, 2012.
22) 柳下 章：Krabbe 病．神経内科疾患の画像診断．秀潤社，p.291-292, 2011.
23) Debs R, Froissart R, Aubourg P, et al: Krabbe disease in adults: phenotypic and genotypic update from a series of 11 cases and a review. J Inherit Metab Dis 36: 859-868, 2013.

24) 稲富雄一郎, 友田宏幸, 伊藤陽一・他：Krabbe 病の成人例, 本邦初報告. 臨床神経 33: 1188-1194, 1993.
25) Farina L, Bizzi A, Finocchiaro G, et al: MR imaging and proton MR spectroscopy in adult Krabbe disease. AJNR Am J Neuroradiol 21: 1478-1482, 2000.
26) Loes DJ, Peters C, Krivit W: Globoid cell leukodystrophy: distinguishing early-onset from late-onset disease using a brain MR imaging scoring method. AJNR Am J Neuroradiol 20: 316-323, 1999.
27) Tokushige S, Sonoo T, Maekawa R, et al: Isolated pyramidal tract impairment in the central nervous system of adult-onset Krabbe disease with novel mutations in the GALC gene. Brain Dev 35: 579-581, 2013.
28) 柳下 章：成人型クラッベ病．柳下 章, 林 雅晴；症例から学ぶ神経疾患の画像と病理．医学書院, p.47-48, 2008.
29) 森 墾：Krabbe 病．第 8 回脊椎・脊髄画像クラブ (SSIC) S. 東京, 2016 年 4 月.
30) Morana G, Biancheri R, Dirocco M, et al: Enhancing cranial nerves and cauda equina: an emerging magnetic resonance imaging pattern in metachromatic leukodystrophy and krabbe disease. Neuropediatrics 40: 291-294, 2009.
31) Hwang M, Zuccoli G, Panigrahy A: Thickening of the cauda equina roots: a common finding in Krabbe disease. Eur Radiol 26: 3377-3382, 2016.
32) Finnsson J, Sundblom J, Dahl N, et al: LMNB1-related autosomal-dominant leukodystrophy: clinical and radiological course. Ann Neurol 78: 412-425, 2015.
33) Hedlund GI: Metachromatic leukodystrophy. In Barkovich AJ, et al (eds); Diagnostic imaging: pediatric neuroradiology. Amirsys, Salt Lake City, p.1-1-64～67, 2007.
34) 橋口修二, 足立克仁, 乾 俊夫・他：成人型異染性白質ジストロフィー同胞例の MRI 拡散強調画像. 神経内科 67: 552-556, 2007.
35) 服部達哉, 田中茂樹, 下 由美・他：進行性の痴呆・行動異常を呈した 40 歳女性．脳と神経 51: 185-194, 1999.
36) Mata Mbemba Daddy, Murata T, Takahashi S: Case of the week. June 4, 2012. AJNR Am J Neuroradiol: 2012.
37) Muthane U, Chickabasaviah Y, Kaneski C, et al: Clinical features of adult GM1 gangliosidosis: report of three Indian patients and review of 40 cases. Mov Disord 19:1334-1341, 2004.
38) Campdelacreu J, Muñoz E, Gómez B, et al: Generalised dystonia with an abnormal magnetic resonance imaging signal in the basal ganglia: A case of adult-onset GM1 gangliosidosis. Mov Disord 17: 1095-1097, 2002.
39) Roze E, Paschke E, Lopez N, et al: Dystonia and parkinsonism in GM1 type 3 gangliosidosis. Mov Disord 20: 1366-1369, 2005.
40) Chen CY, Zimmerman RA, Lee CC, et al: Neuroimaging Findings in Late Infantile GM1 Gangliosidosis. AJNR Am J Neuroradiol 19: 1628-1630, 1998.
41) 澤井 摂：【酵素補充療法】ファブリ病 病態・臨床症状・酵素補充療法. Brain Nerve 67: 1099-1108, 2015.
42) Mitsias P, Papamitsakis NIH, Amory CF, Levine SR: Cerebrovascular complications of Fabry's disaese. In Caplan LR (ed); Uncommon causes of stroke, 2nd ed. Cambridge University Press, Cambridge, p.123-130, 2008.
43) 柳下 章：ファブリ病．柳下 章, 林 雅晴；症例から学ぶ神経疾患の画像と病理．医学書院, p.137-138, 2008.
44) Buechner S, Moretti M, Burlina AP, et al: Central nervous system involvement in Anderson-Fabry disease: a clinical and MRI retrospective study. J Neurol Neurosurg Psychiatry 79: 1249-1254, 2008.
45) Fellgiebel A, Keller I, Marin D, et al: Diagnostic utility of different MRI and MR angiography measures in Fabry disease. Neurology 72: 63-68, 2009.
46) Takanashi J, Barkovich AJ, Dillon WP, et al: T1 hyperintensity in the pulvinar: key imaging feature for diagnosis of Fabry disease. AJNR Am J Neuroradiol 24: 916-921, 2003.
47) Moore DF, Ye F, Schiffmann R, Butman JA: Increased signal intensity in the pulvinar on T1-weighted images: a pathognomonic MR imaging sign of Fabry disease. AJNR Am J Neuroradiol 24: 1096-1101, 2003.
48) Fellgiebel A, et al: Diagnostic utility of different MRI and MR angiography measures in Fabry disease. Neurology 72: 63-68, 2009.
49) Uçeyler N, et al: Increased arterial diameters in the posterior cerebral circulation in men with Fabry disease. PLoS One 9: e87054, 2014.
50) Cocozza S, et al: Redefining the Pulvinar Sign in Fabry Disease. AJNR Am J Neuroradiol 38: 2264-2269, 2017.
51) 関島良樹：脳腱黄色腫症の疾患概念と臨床像の多様性．神経内科 86: 346-351, 2017.
52) Nie S, Chen G, Cao X, et al: Cerebrotendinous xanthomatosis: a comprehensive review of

pathogenesis, clinical manifestations, diagnosis, and management. Orphanet J Rare Dis 9: 179, 2014.
53) McKinnon JH, Bosch EP: Clinical reasoning: a case of treatable spastic paraparesis. Neurology 79: e50-e53, 2012.
54) Verrips A, et al: Spinal xanthomatosis: a variant of cerebrotendinous xanthomatosis. Brain 122: 1589-1595, 1999.
55) Barkhof F, Verrips A, Wesseling P, et al: Cerebrotendinous xanthomatosis: the spectrum of imaging findings and the correlation with neuropathologic findings. Radiology 217: 869-876, 2000.
56) 柳下 章：脳腱黄色腫症．柳下 章，林 雅晴；症例から学ぶ神経疾患の画像と病理．医学書院，p.65-66, 2008.
57) De Stefano N, Dotti MT, Mortilla M, Federico A: Magnetic resonance imaging and spectroscopic changes in brains of patients with cerebrotendinous xanthomatosis. Brain 124: 121-131, 2001.
58) Mehta BP, Shmerling RH: Teaching neuroimage: cerebrotendinous xanthomatosis. Neurology 71: e4, 2008.
59) Abe R, Sekijima Y, Kinoshita T, et al: Spinal form cerebrotendinous xanthomatosis patient with long spinal cord lesion. J Spinal Cord Med 39: 726-729, 2016.
60) 清水哲也，松島理士，福田国彦：脳腱黄色腫症．第35回神経放射線ワークショップ．福岡，2015年6月（なお，48と49は同一症例である）
61) 高下純平・他：ミトコンドリア病と鑑別を要する臨床表現型を呈しCYP27A1遺伝子エクソン1に新規フレームシフト変異（c.4344delGG）を認めた脳腱黄色腫症の1例．臨床神経 56: 667-671, 2016.
62) Hatanaka I, Yasuda H, Hidaka H, et al: Spinal cord compression with paraplegia in xanthomatosis due to normocholesterolemic sitosterolemia. Ann Neurol 28: 390-393, 1990.
63) 関守 信・他：HTLV-1陽性ドナーからの生体部分移植後にHAMを発症した54歳男性例．臨床神経 58: 532, 2018.
64) 長谷 学：肝移植後の痙性四肢麻痺．Neuroradiology Club Film Conference, 2018年9月，府中．

追加情報1 p.552参照

CTXのMRS

乳酸と脂肪の上昇を認める．本症は脂質蓄積症であり，意味がある[65]．

65) Resende LL, et al: Adult Leukodystrophies: A Step-by-Step Diagnostic Approach. Radiographics 39: 153-168, 2019.

追加情報2 p.553参照

脳腱黄色腫症の早期症状[66]

　CTXでは乳児あるいは小児期早期に最初の徴候が出るが，実際の診断は17～25歳になり、8年程度の遅れがある．本症では早期に診断することが予後に直結する．早期の全身所見としては下痢と白内障がある．その後に，自閉症様症状と認知機能障害が出現する．神経症状はその後に錐体路徴候と小脳失調が現れる．

66) Stelten BML, et al: Long-term treatment effect in cerebrotendinous xanthomatosis depends on age at treatment start. Neurology 92: e83-e95, 2019.

2 銅代謝異常症

銅代謝異常症にはWilson病，Menkes病，無セルロプラスミン血症がある．本項ではそのうち，Wilson病のみを取り上げる．無セルロプラスミン血症は2章p.179「5. 脳内鉄蓄積を伴う神経変性症」の項を参照のこと．Menkes病は小児疾患であり，本項では扱わない．

1 Wilson病（Wilson disease：WD）

臨床

細胞内銅輸送蛋白責任遺伝子の異常により，肝から胆汁中への銅排泄障害とセルロプラスミンの合成障害を来す[1]．WDは常染色体劣性遺伝を示す遺伝性疾患であり，一つの遺伝子異常によって発生し（monogenic），原因遺伝子はATP7Bである[2]．

WDの神経症状は典型的には10〜20代にて始まる．1,223例のWDのうち，46例（3.8％）のみが40歳以降に症状を示した．しかし，70歳以降の発症例もあり，WDの診断では高齢過ぎるとして，除外をしてはならない．

WDの三徴はジストニア，パーキンソン症状，失調である．多くはそれが一緒に認められる．約20％は最終診断がつく前に精神科医にかかる．最も多い精神症状は異常行動（過剰ないらだち，脱抑制），性格変化，不安，抑うつである[2]．

小児では肝障害にて発症することが多い．原因不明の小児の肝障害は本症を疑う[1]．

診断はKayser-Fleisher ringsと血清セルロプラスミン低下＜100mg/Lにて診断がつく[2]．

病理所見

病理学的には銅沈着を基底核に示し，空洞化，グリオーシス，神経細胞消失を認める．少数ではあるが，重度な皮質・皮質下髄鞘の変性，グリオーシス，皮質に高度の神経細胞消失を示すことがあり，皮質下白質に空洞化を示す．特に前頭葉円蓋部の脳回に多い[3]．

画像所見

◆ 1. 典型例

・小児における淡蒼球

小児では肝障害が多いので，淡蒼球にT1強調像にて高信号を示すことが多い．

・若年者，成人

最もよく認める所見は大脳萎縮であり，特に，前頭葉の萎縮を認める（図1，2）．

・基底核

大脳基底核，視床，大脳白質に両側対称性に信号強度異常が認められる．この病理は壊死，浮腫，海綿状変性である[4,5]．被殻，淡蒼球，尾状核に変化が最も強く，鉄あるいは銅の沈着によるT2強調像での低信号と変性などによる高信号が混在していることが特徴である（図1〜4）．T2*強調像あるいはSWIでは低信号がより明瞭になる（図2，3）．

淡蒼球のT2強調像での低信号に関しては，磁場強度と，年齢を考慮し，内方前脚あるいは前頭葉白質に比べて低信号を示しているかを判断する必要がある（図4）．図4では20代で，1.5Tの撮像であり，前頭葉白質に比べて淡蒼球が低信号であり，明らかに異常である．

錐体外路徴候が出現した直後に撮像した拡散強調像では両側線条体にADC値の低下を認め，1.5年後の再撮ではADC値の上昇を認めたとする報告がある[6]．しかし，急性期の症例でADC値が上昇し，MRSにて乳酸を被殻に認めた例もあり[7]，ADC値に関しては一定していない．

赤核，黒質網様体外側部，上丘を除く中脳には，T2強調像にて高信号を示し，"face of the giant panda sign"と呼ばれる（図4）[8]．

・白質

両側外包に曲線状の高信号，視床腹外側に高信号があり，この変化も特徴的とされる（図1）．

図1 Wilson病

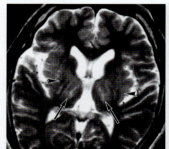
A T2強調像

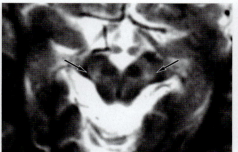
B T2強調像

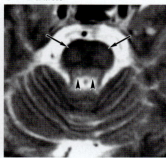
C T2強調像

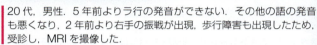
D T2強調像

20代，男性．5年前よりラ行の発音ができない．その他の語の発音も悪くなり，2年前より右手の振戦が出現，歩行障害も出現したため，受診し，MRIを撮像した．

A：T2強調像：両側視床外側に左右対称性の高信号を認める（→）．両側被殻から淡蒼球にかけて淡い高信号があり，その内部には低信号を認める（▶）．前頭・側頭葉の軽い萎縮がある．
B：T2強調像：赤核の外側，中脳被蓋に左右対称性の高信号を認める（→）．
C：T2強調像：橋底部，縦走線維に高信号を認める（→）．橋被蓋にも高信号がびまん性にある（▶）．上小脳脚には軽い萎縮が疑われる．
D：T2強調像：右歯状核外側に高信号を認める（→）．
補足：20代の男性で，不随意運動を示し，レンズ核，視床，脳幹に左右対称性の高信号を認める．Wilson病を考える所見である．
（文献5より転載）

図2 Wilson病

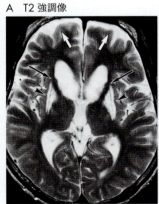
A T2強調像

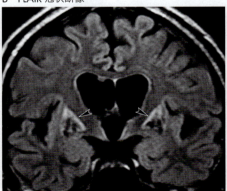
B FLAIR冠状断像

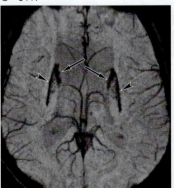
C SWI

30代，男性．10代半ばに，飲み込みにくさと手のふるえを主訴に来院．内服治療をしており，現在では不随意運動は目立たない．

A：T2強調像：両側レンズ核に萎縮と高信号を認める（▶）．尾状核も萎縮し（→），両側側脳室前角の拡大を認める．前頭葉の萎縮がある（⇨）．両側内包前脚に低信号の疑いがある．
B：FLAIR冠状断像：両側レンズ核の萎縮と，高信号と低信号の混在した異常な信号を示す（▶）．両側尾状核の萎縮があり，前角が拡大する．
C：SWI：両側被殻は萎縮し，その外側縁に沿って低信号を認める（▶）．内包前脚にも低信号がある（→）．
（国立精神・神経医療研究センター放射線科　安達木綿子先生のご厚意による）

図3 | Wilson病

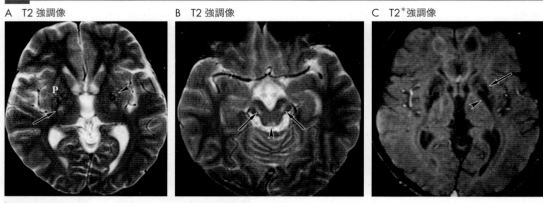

A T2強調像　　B T2強調像　　C T2*強調像

30代，女性．10代半ばから動作緩慢，左上肢の強剛，構音障害，ふらつきが出現した．左視力低下，Kayser-Fleischer輪を認める．

A：T2強調像：両側皮質脊髄路は皮質に比べてより高信号を示し，異常である（→）．両側淡蒼球には低信号を認め（▶），鉄あるいは銅の沈着による．被殻は萎縮し，横幅の減少を認める（P）．
B：T2強調像：両側の黒質に高信号を認める（→）．中脳視蓋に高信号を認める（▶）．
C：T2*強調像：両側対称性に淡蒼球（▶），被殻（→）に低信号を認める．
（東京慈恵会医科大学放射線科　松島理士先生のご厚意による）

図4 | Wilson病

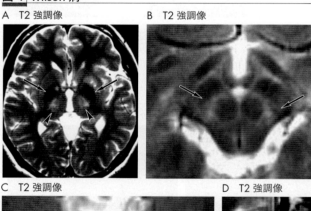

A T2強調像　　B T2強調像

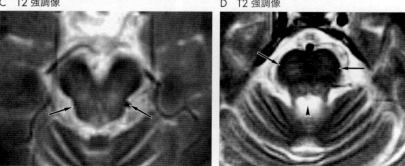

C T2強調像　　D T2強調像

20代，女性．6か月前より右手のふるえ（安静時，動作時両方とも）が出現し，増強している．精神症状はない．1.5Tでの撮像である．

A：T2強調像：両側淡蒼球に対称性の低信号を認める（→）．前頭葉白質や内方前脚に比べて，淡蒼球は低信号を示し，20代なので，明らかに異常である．両側視床外側に対称性の高信号（▶），左被殻に高信号を認める．
B：T2強調像：赤核外側に高信号を両側に認める（→）．
C：T2強調像：中脳下部にて，中脳被蓋に対称性に高信号を認める（→）．
D：T2強調像：橋底部に淡い高信号を認める（→）．橋被蓋にも高信号を認める（▶）．

T2強調像にて，両側中小脳脚[9]，歯状核[10]に異常を認めることがある．

白質では47例中17例に異常を認め，皮質脊髄路に11例(24%)，歯状核赤核視床路が11例(24%)，橋小脳路が8例(17%)に異常を認めている[11]．しかし，神経学的所見と白質の異常とは関係が見つかっていない．

・橋病変

T2強調像にて橋底部と内側毛帯に左右対称性の高信号を62%に認め(図1，4)，中脳視蓋(図3)にも高信号を75%に認めている報告がある[12]．Prashanthらによれば，早期発症の錐体外路徴候を示す疾患(鑑別診断の項参照)の中で，橋に左右対称性の高信号を示すのはWilson病のみであり(図1-C，4-D)，他の疾患にはない特徴であるとされる[12]．

高信号をPrashanthらはcentrans pontine myelinolysis-like(CPM-like)としているが，CPM様には見えない．

◆ 2. 非典型例

17歳の少年が急性発症の構音障害，舌の運動障害，下顎反射亢進を示した．T2強調像にて中脳被蓋，被殻，尾状核に高信号があり，淡蒼球に低信号を認め，WDであった[13]．

・皮質下白質病変

MRIでも明瞭な皮質下白質病変を示すことがある．松木によれば，20代の男性で約1年前より両下肢の振戦があり，痙攣発作と意識障害によりMRIを撮り，基底核病変の他に，右上前頭回と中前頭回にU線維を含む白質の病変を認め，一部は空洞化していた[14]．

また，16歳，男性，進行性構音障害と歩行，行動異常にて発症し，痙攣発作があるWDである．両側前頭葉に囊胞変性を伴う白質脳症があり，線条体にも病変を認めている[15]．

田中らの22歳の男性例は左手の振戦と呂律困難にて発症し，1年半の経過で精神症状と錐体外路症状の進行を認めた．頭部MRIでは基底核病変に加えて，広範な進行性前頭葉病変を特徴とした．前頭葉では白質のT2強調像での高信号があり，造影効果と拡散強調像にて高信号を認めた．病初期にも前頭葉病変があった[16]．

一方，Prashanthらは490例のWilson病例のうち41例に痙攣を認め，そのうち20例にMRIが施行されている．脳幹あるいは基底核病変の他に大脳白質の異常を15例に認めた．前頭葉，頭頂葉，側頭葉，後頭葉の順に多い．白質病変以外に，痙攣を起こす病変(海馬硬化症，皮質形成障害，良性神経膠腫，グリオーシス)を認めていない．痙攣を起こした例では痙攣のない例に比べて，白質病変が有意に多く，また前頭葉病変が有意に多い．前頭葉病変が重篤な12例では，病変の信号強度は髄液と同様であり，空洞あるいは壊死を示した．痙攣のコントロールが困難な例では空洞を伴っていることが多い．ただし，その逆は当てはまらない．剖検例では空洞を白質に認めることが多く，皮質はリボン状に残っている[17]．

・脳梁膨大部病変

81例の神経学的異常を伴うWDのうち，42%は白質病変があり，さらに19例(23.4%)に脳梁膨大部病変を認めている．脳梁膨大部病変を伴う例は基底核には100%病変があった．より神経症状が重いとしている[18]．

・治療にて高信号が消失することがある[19]

銅排泄促進薬の使用4年後のMRIにて，視床，線条体，中脳にあった高信号がほぼ消失し，臨床症の改善と一致していた．しかし，この消失は稀とされている[18]．

WDと診断され，治療後のみに撮像された症例では，小脳萎縮と，T2強調像にて淡蒼球の低信号を認めている．

鑑別診断

早期発症の不随意運動と認知症を呈する疾患[20]．

1. Wilson病
2. Huntington病(若年型：Westphal variant)
3. パントテン酸キナーゼ関連神経変性症
4. spinocerebellar ataxia 2(SCA2)
5. spinocerebellar ataxia 3(SCA3)

6. 神経有棘赤血球症
7. GM1-ガングリオシドーシス（成人型）type 3
8. 歯状核赤核淡蒼球ルイ体萎縮症（DRPLA）（早期成人型）

補足：上記の中で，WDのみが図1-C，4-Dにて示す橋底部の高信号を来すとされる（本文，p.559橋病変参照）．

● …診断のコツ

- 若年成人にて不随意運動を示し，線条体に萎縮と，T2強調像あるいはT2*強調像にて低信号と高信号の混在，または，線条体以外に，視床と中脳および橋に淡い高信号を示す際にはWilson病を考える．
- 小児において，両側淡蒼球にT1強調像にて高信号を認める際には本症を考慮する．

参考文献

1) 青木継稔：Wilson病．15 神経系の疾患．杉本恒明，矢崎義雄（編）；内科学（第9版）．朝倉書店，p.1851, 2007.
2) Bandmann O, Weiss KH, Kaler SG: Wilson's disease and other neurological copper disorders. Lancet Neurol 14: 103-113, 2015.
3) Ince PG, Clark B, Holton J, et al: Wilson's disease. In Love S, Louis DN, Ellison DW (eds); Greenfield's neuropathology, 8th. ed. Hodder Arnold, London, p.979-980, 2008.
4) Aisen AM, Martel W, Gabrielsen TO, et al: Wilson disease of the brain: MR imaging. Radiology 157: 137-141, 1985.
5) 柳下章：ウィルソン病．柳下章，林雅晴；症例から学ぶ神経疾患の画像と病理．医学書院，p.153-154, 2008.
6) Sener RN: Diffusion MR imaging changes associated with Wilson disease. AJNR Am J Neuroradiol 24: 965-967, 2003.
7) Juan CJ, Chen CY, Liu YJ, et al: Acute putaminal necrosis and white matter demyelination in a child with subnormal copper metabolism in Wilson disease: MR imaging and spectroscopic findings. Neuroradiology 47: 401-405, 2005.
8) Hitoshi S, Iwata M, Yoshikawa K: Mid-brain pathology of Wilson's disease: MRI analysis of three cases. J Neurol Neurosurg Psychiatry 54: 624-626, 1991.
9) Okamoto K, Tokiguchi S, Furusawa T, et al: MR features of diseases involving bilateral middle cerebellar peduncles. AJNR Am J Neuroradiol 24: 1946-1954, 2003.
10) Matsuura T, Sasaki H, Tashiro K: Atypical MR findings in Wilson's disease: pronounced lesions in the dentate nucleus causing tremor. J Neurol Neurosurg Psychiatry 64: 161, 1998.
11) van Wassenaer-van Hall HN, van den Heuvel AG, Jansen GH, et al: Cranial MR in Wilson disease: abnormal white matter in extrapyramidal and pyramidal tracts. AJNR Am J Neuroradiol 16: 2021-2027, 1995.
12) Prashanth LK, Sinha S, Taly AB, Vasudev MK: Do MRI features distinguish Wilson's disease from other early onset extrapyramidal disorders? An analysis of 100 cases. Mov Disord 25: 672-678, 2010.
13) Pendlebury ST, Rothwell PM, Dalton A: Strokelike presentation of Wilson disease with homozygosity for a novel T766R mutation. Neurology 63: 1982-1983, 2004.
14) 松木充：陥りやすい画像診断のピットフォール．中枢神経疾患．臨放 56: 438-454, 2011.
15) Trocello JM, Woimant F, El Balkhi S, et al: Extensive striatal, cortical, and white matter brain MRI abnormalities in Wilson disease. Neurology 81: 1557, 2013.
16) 田中信行，松川敬志，中本ふみ子・他：MRIで基底核，視床病変に加え広範な前頭葉病変を特徴としたWison病の22歳男性例．臨床神経 53: 146, 2013.
17) Prashanth LK, Sinha S, Taly AB, et al: Spectrum of epilepsy in Wilson's disease with electroencephalographic, MR imaging and pathological correlates. J Neurol Sci 291: 44-51, 2010.
18) Balkhi S, Poupon J, Chappuis P, et al: Corpus callosum abnormalities in Wilson's disease. J Neurol Neurosurg Psychiatry 82: 1119-1121, 2011.
19) Park HK, Lee JH, Lee MC, et al: Teaching neuroimages: MRI reversal in Wilson disease with trientine treatment. Neurology 74: e72, 2010.
20) Ling H, Lees AJ: How can neuroimaging help in the diagnosis of movement disorders? Neuroimaging Clin N Am 20: 111-123, 2010.

3. L-2-ヒドロキシグルタル酸尿症 (L-2-hydroxyglutaric aciduria)

臨床

稀な神経系の代謝異常であり，常染色体劣性遺伝を示す．尿および髄液中のL-2-ヒドロキシグルタル酸の上昇を来す．約90例の報告がある．

症状は軽～中等度の精神運動発達遅滞，小脳失調，頭蓋拡大，痙攣発作である．精神運動発達遅滞あるいは痙攣によって，小児期早期に発症することが多い．脳腫瘍の合併が多いことも報告されている[1]．小学校にて軽度知的遅れを指摘され，41歳にて振戦と歩行不安定を認め，43歳にて本症と診断されて治療を受け，振戦とジストニアが改善した症例が報告されている[2]．

患者の多くは小児期に発達障害にて発症し，軽度から中等度の精神身体の退行を認める．小脳失調と痙攣は2/3の患者に認められ，大頭症と錐体外路徴候も患者の1/2にある．低緊張が早期にあり，痙性は遅くなってから認められる[3]．

病理所見

剖検所見では大脳白質に脱髄，海綿状変化，嚢胞形成を認めている．皮質下に最も強く，歯状核，淡蒼球では強い細胞消失と海綿状変化を認めている[4]．

画像所見

◆ 1. 大脳白質（図）

皮質下中心の大脳白質および基底核にT2強調像にて高信号を示す．47例中26例(55%)では白質の病変はFLAIR像にて低信号を示し，水分が多いことを示している[1]．

白質病変は主として前頭葉皮質下に認められる．その皮質下病変は軽度に腫脹を来す例が56例中37例に認められる．初期には白質病変は部分的には多巣性である(32例，57%)．経過の長い症例では白質病変はより集合的になり，中心に向かって進行するが，側脳室周囲辺縁部は保たれる(41例，73%)．大脳白質に萎縮を認める症例の発症からの経過は14.8年であり，萎縮のない症例(6.7年)よりは長い[1]．

・侵されにくい部位

内包後脚，脳梁，小脳白質は侵されないとされている[3]．

◆ 2. 基底核（図）

両側淡蒼球の異常が55例(98%)，尾状核が56例(100%)，被殻が56例(100%)に異常を認めている．線条体のT2強調像での高信号は尾状核および被殻の外側縁により強い．一方，淡蒼球では均一に侵される．小脳白質の異常はない[1]．一方，被殻と淡蒼球は外縁から始まり内部に及ぶとする報告もある[3]．

◆ 3. 歯状核とその他（図）

両側歯状核の異常が55例にあった．さらに，皮質を侵す脳腫瘍が1例，嚢胞が1例に認められている[1]．歯状核は早期より侵されるとされる[3]．

---

key point ▶ 【3. 大脳皮質直下の白質異常を示す若年者および成人の疾患】
1. L-2-ヒドロキシグルタル酸尿症
2. Kearns-Sayre症候群
3. MELAS
4. Wilson病
5. 急性間欠性ポルフィリン症
6. 神経核内封入体病
7. 進行性多巣性白質脳症
8. Krabbe病

4. 経過

経過とともに白質病変は前頭葉皮質下から白質全体へと広がる．さらに，白質病変は融合し，大脳白質，小脳半球の萎縮を認めるようになる．初期には尾状核，被殻の外側縁に強い高信号が見られ，経過が長くなると，それぞれの核の全体に均一に高信号が広がる[1]．

鑑別診断[1]

1. Canavan病：皮質下病変，淡蒼球病変はあるが，尾状核，被殻は侵さない．歯状核の障害は例外的である．白質病変が前頭葉優位ではない．
2. 3-hydroxy-3-methylglutaryl-coenzyme A lyase欠損症：歯状核と大脳白質に異常信号を認める．大脳白質病変は軽度で，局所的であり，特徴的である．内包後脚なども侵す．
3. Kearns-Sayre症候群：両側淡蒼球と皮質下白質病変，被殻の病変は少なく，脳幹と視床が侵される．CTにて，淡蒼球と尾状核に石灰化を認めることがある．
4. succinate semialdehyde dehydrogenase欠損症：淡蒼球と歯状核が侵される．大脳白質病変はない．

（歯状核がT2強調像にて高信号を示す疾患に関しては，2章「1. 脊髄小脳変性症」のp.96「key point 8. 小脳歯状核に異常信号を示す疾患」参照）

図 L-2-ヒドロキシグルタル酸尿症

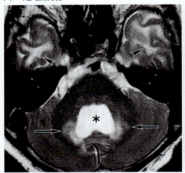
A T2強調像

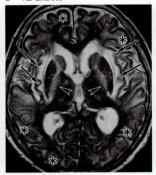
B T2強調像

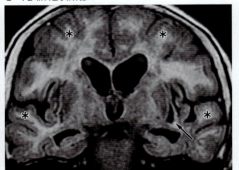
C FLAIR冠状断像

60代，女性．両親はいとこ婚である．幼時期より精神発達遅滞を言われていた．筋力が弱かった．20〜30年前より歩行障害があったが，3か月前よりふらつきが進行し，上肢のふるえが出現した．

A：T2強調像：第四脳室が拡大し（＊），両側歯状核に高信号を認める（→）．正常の歯状核の低信号を認めない．両側側頭葉白質に高信号がある（▶）．

B：T2強調像：前頭・側頭・後頭葉皮質下白質を中心に高信号を認める（＊）．両側淡蒼球に高信号を認める（▶）．両側島回にも高信号を認める（→）．

C：FLAIR冠状断像：皮質下白質には高信号を認める（＊）．被殻外側の病変は低信号を示し，嚢胞化している（→）．

参考文献

1) Steenweg ME, Salomons GS, Yapici Z, et al: L-2-hydroxyglutaric aciduria: pattern of MR imaging abnormalities in 56 patients. Radiology 251: 856-865, 2009.
2) Samuraki M, Komai K, Hasegawa Y, et al: A successfully treated adult patient with L-2-hydroxyglutaric aciduria. Neurology 70: 1051-1052, 2008.
3) Cachia D, Stine C: Child neurology: cognitive delay in a 7-year-old girl. Neurology 81: e148-e150, 2013.
4) van der Knaap MS, Valk J: L-2-hydroxyglutaric aciduria. In Magnetic resonance of myelination and myelin disorders, 3rd ed. Springer, Berlin, p.334-337, 2005.

4 ● ポルフィリン症（porphyria）

臨床

ポルフィリン症はヘモグロビン，ミオグロブリン，カタラーゼ，ペルオキシダーゼ，チトクロームに含まれるヘムの合成経路の障害を来す遺伝性色素代謝異常症であり，7種類の酵素欠損が発見されている．

急性ポルフィリン症と皮膚ポルフィリン症に分けられる．前者は神経腹部症状を呈するが，造血器症状は伴わない．後者は神経腹部症状は稀であり，造血器症状を呈することが多い．

腹部症状には腹痛，嘔吐，便秘があり，神経症状には痙攣，意識障害，行動異常，四肢痛，感覚ニューロパチーがある[1]．

急性ポルフィリン症のひとつである異形ポルフィリン症はprotoporphyrinogen oxidaseの欠損があり，思春期に発症し，皮膚症状と神経症状を示す．急性間欠性ポルフィリン症も同様に急性ポルフィリン症のひとつであり，ポルホビリノーゲン・デアミナーゼの欠損があり，常染色体優性遺伝性疾患であり，思春期に発症し，神経腹部症状を呈する[1]．

肝性骨髄性ポルフィリン症は皮膚ポルフィリン症のひとつであり，幼児期に発症し，皮膚症状，造血器症状を示し，神経腹部症状を示すこともある．

画像所見

急性の神経症状に伴って，前頭側頭葉の脳回に沿った造影効果と高信号をT2強調像にて認める[2]．この変化は神経症状の消失とともに，認めなくなっている．急性間欠性ポルフィリン症では脳症を示した際に，PRES（posterior reversible encephalopathy syndrome）に類似した所見を示す．両側ほぼ対称性に前頭葉後部，頭頂葉，後頭葉の皮質から皮質下にT2強調像にて高信号を認める（図）．治療により，症状の改善とともに，これらの病変は消失する[3]．発作の際に同様なMRI所見を示し，MRAおよび血管造影にて，血管の攣縮を認めた例もある[4]．また，皮質に強い造影効果を認めることより，PRESとは異なるともされている[5]．拡散強調像では正常であったと報告されている[5]．なお，自験例では尾状核から被殻，さらに小脳後部にも発作の際にT2強調像およびFLAIR像にて高信号を認めた（図）．発作の際の拡散強調像では異常を認めなかった．

肝性骨髄性ポルフィリン症のCTにて，前頭葉の脳表に石灰化を認めた2例が報告されている[6]．

…診断のコツ

思春期に，腹痛，便秘などの腹部症状と痙攣，意識障害で急性に発症し，PRES様の所見を見た際にはポルフィリン症を考慮する．皮質に沿った造影効果を認めることがある．

図 ポルフィリン症（異形ポルフィリン症の疑い）

A　T2強調像　　　B　T2強調像　　　C　造影後T1強調像

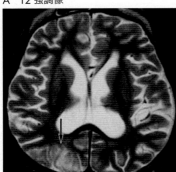 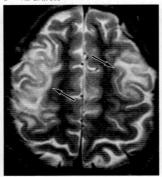 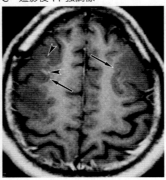

D　FLAIR像（Aより約1か月後）　　　E　FLAIR像（Aより約1か月後）

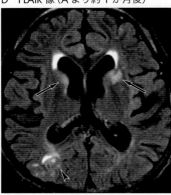 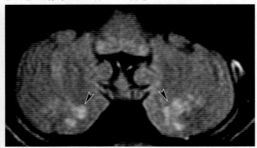

10代後半，男性．1歳過ぎより原因不明の知的退行があり，7歳にて痙攣が初発．簡単な日常会話はできた．10代後半より高血圧を伴う遷延する意識障害を繰り返した．今回10日前より，食欲低下，意識障害（傾眠傾向，ときどき覚醒するが反応に乏しい），高血圧（140〜160/100）を認め，他院に入院しMRIを撮像した（A〜C）．

A：T2強調像：右後頭葉皮質から皮質下にかけて高信号を認める（→）．大脳萎縮を認める．
B：T2強調像：右優位に前頭・頭頂葉皮質から皮質下にかけて高信号を認める（→）．
C：造影後T1強調像：上記の病変は低信号を示し（→），その一部に造影効果を認める（▶）．
D：FLAIR像（Aより約1か月後）：一時，回復し，MRI所見も軽快したが，約1か月後再び高血圧を伴う意識障害を認め，MRIが撮像された．右尾状核，左基底核前部に高信号を認める（→）．さらに，右側頭後頭位後部皮質下白質にも高信号を認める（▶）．前頭頭頂葉にも高信号を皮質から皮質下に認めている（非掲載）．
E：FLAIR像（Aより約1か月後）：両側小脳後部に高信号を認める（▶）．同時期に施行された拡散強調像では異常を認めない（非掲載）．
補足：その後，尿の異常からポルフィリン症であることが判明した．

参考文献

1) 青木継稔：ポルフィリン症．15 神経系の疾患．杉本恒明，矢崎義雄（編）；内科学（第9版）．朝倉書店，p.1852-1853, 2007.
2) Aggarwal A, Quint DJ, Lynch JP 3rd: MR imaging of porphyric encephalopathy. AJR Am J Roentgenol 162: 1218-1220, 1994.
3) Utz N, Kinkel B, Hedde JP, Bewermeyer H: MR imaging of acute intermittent porphyria mimicking reversible posterior leukoencephalopathy syndrome. Neuroradiology 43: 1059-1062, 2001.
4) Black KS, Mirsky P, Kalina P, et al: Angiographic demonstration of reversible cerebral vasospasm in porphyric encephalopathy. AJNR Am J Neuroradiol 16: 1650-1652, 1995.
5) Maramattom BV, Zaldivar RA, Glynn SM, et al: Acute intermittent porphyria presenting as a diffuse encephalopathy. Ann Neurol 57: 581-584, 2005.
6) Berenguer J, Blasco J, Cardenal C, et al: Hepatoerythropoietic porphyria: neuroimaging findings. AJNR Am J Neuroradiol 18: 1557-1560, 1997.

5. Alexander病（Alexander disease）（fibrinoid leukodystrophy）

臨床

　Alexander病は稀な白質脳症であり，glial fibrillary acid protein（GFAP）遺伝子の変異によって起こる．そのほとんどは突然変異であるが，時に家族例があり，常染色体優性遺伝を示す[1]．臨床型には乳児型，若年型，成人型がある．
- 乳児型：最も多く，平均して6か月で発症し，進行する巨脳症，栄養摂取障害，精神発達遅滞，痙性，痙攣を示す．多くの症例が2～3歳にて死亡する．
- 若年型：平均して9歳前後に発症し，発達遅延と痙攣を示す．巨脳症があるが，乳児型に比べてより軽い．進行性の球症状，または仮性球症状を示す．発症して8年前後にて死亡する．
- 成人型：10～20代に発症し，家族例がある．症状はさまざまである．反復性あるいは進行性である．慢性進行性痙性対麻痺，球麻痺あるいは仮性球麻痺，口蓋ミオクローヌス，小脳失調，認知症などを示す．巨脳症は成人例ではない[2]．

　成人型Alexander病は外傷を契機に発症することがある脱髄性疾患の一つである（本章1 p.536 key point 1参照）[3]．

　中地らは軽微な外傷を契機に不全四肢麻痺を来した成人型Alexander病の2例を報告している[3A]．症例1は50歳，男性．約20年前から歩行障害，約5年前から構音障害があった．自転車で転倒し，受傷直後より顔面を含む右片麻痺を認めたが，麻痺を説明できる外傷性病変がなかった．症例2は74歳，女性．約1年前より軽度の嚥下障害，歩行障害が出現した．歩行時に転倒後から歩行不能となった．四肢痙性，病的反射陽性，四肢不全麻痺を認めた．成人型Alexander病であった．本症には延髄や頸髄の著明な萎縮とともに脆弱性があり，軽微な外傷をきっかけに不全四肢麻痺が悪化する可能性がある[4]．

　確定診断は脳組織内に多量に蓄積したRosenthal fiber（RF）を検出することによりなされる．髄液のαB-crystallin，熱ショック蛋白（heat shock protein）の上昇により強く疑われる（両者ともにRFの構成成分）[5]．

病理所見

　乳児型，若年型では巨脳症を認め，嗅球あるいは視神経の腫大を認めることがある．最も著明な変化はRFが中枢神経系全体に認められることと，前頭葉に最も強い髄鞘の消失である．前者は深部大脳白質，大脳皮質，側脳室周囲，基底核，視床，脳幹に認められる．髄鞘の消失は弓状線維を含む[2]．

　成人型では異常は限局的で，脳幹，小脳，脊髄にRFの沈着があり，軟膜下，脳室周囲，血管周囲に肥大した星細胞が認められる[2]．下部脳幹と上部脊髄の著明な萎縮を示す[1][2]．時に，前頭・頭頂葉に著明な萎縮を示すことがある．

画像所見

1. 乳児型

　CTにて前頭葉を中心として大脳白質に低吸収域を示す．外包および最外包に及ぶ．前角周囲の上衣下に高吸収域を認めることがある．時に，尾状核から視床，視床下部，後頭葉の側脳室上衣下にも高吸収域を認めることがあり，この高吸収域に造影効果を認めることがある[2]．RFが大量にある部位と考えられている．periventricular rimと呼ばれている（図1-D）[6]．

　MRIでは典型的な画像所見として以下の5項目を挙げて，4項目を満たすものをAlexander病としている．

① 大脳白質の異常（前方優位のT2強調像での高信号）
② periventricular rim（上記のCTでの高吸収域を示す部位であり，T1およびT2にて短縮を示す）
③ 基底核・視床の異常（腫脹やT2強調像での

高信号）
④ 脳幹の異常（特に，中脳および延髄）
⑤ 異常造影効果（側脳室周囲，前頭葉白質，視交叉，脳弓，基底核，視床，歯状核，脳幹部のいずれか）

側脳室前角前方にリング状の構造と造影効果を認め，Alexander病に特徴的な画像所見とされる（図1）[5]．

2. 若年型

乳児型と同様な所見を示すこともある[2]．7例の4～14歳の若年型の報告[7]では脳幹症状と脊髄症状にて発症し，全例とも巨脳症はない．MRIの異常は延髄と脊髄にあり，萎縮もしくはT2強調像での高信号を認めている．1例のみに大脳白質の軽い異常がある．4例では側脳室壁に沿った花輪状のT2強調像での高信号を認め，特徴的である．ventricular garlandsと呼ばれる．

3. 成人型

大脳白質には異常をほとんど認めず，著明な延髄と上部頸髄の萎縮があり，さらに，T2強調像にて延髄前部あるいは脊髄に高信号を示す．この延髄と頸胸髄に強い萎縮があり，橋底部が保たれている形態をおたまじゃくし（tadpole）型萎縮とよび，本症の特徴である（key point 4参照）（図2，3）[1]．延髄に造影効果を認める例もある[8]．中脳，小脳に萎縮を認めることもある（図3）．

・Graff-Radfordらの報告[9]

遅発性発症をした13例のAlexander病（type II）であり，平均発症年齢は38（12～63）歳で，5例が女性である．13例全例に頭部MRIが施行され，12例には脊髄のMRIが施行されている．

大脳白質（側脳室周囲白質）のT2強調像での高信号は5例に認められ，若い患者に異常所見が強い．

図1 Alexander病

A T2強調像

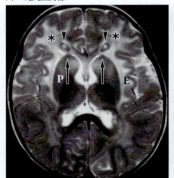

B T1強調像

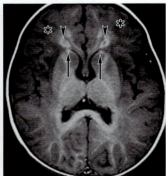

C 造影後T1強調像

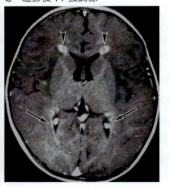

D 単純CT

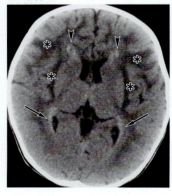

1歳5か月，女児．乳児期の発達は正常．12か月にて熱性痙攣，1歳2か月にて伝い歩きが不能となり，つかまり立ちも減少，ハイハイもぎこちなくなった．40日前より無熱性痙攣が始まる．痙攣および退行の精査にて他院に入院し，さらに当院に転院した．

A：T2強調像：前頭葉優位に側脳室周囲白質から皮質下白質まで両側対称性に高信号を認める（＊）．両側対称性に前角外前方に周囲が低信号，中心部が高信号を示すリング状構造（▶）を認める．両側前角後部に薄い低信号（→）を認め，periventricular rimと呼ばれる．両側尾状核，被殻前部（P）に高信号を認める．外包から外側の白質にも高信号を認める（E）．

B：T1強調像：前頭葉優位皮質下白質に低信号を認める（＊）．前角外前方に周囲が高信号，中心が軽度低信号を示すリング状構造がある（▶）．前角後部には対称性の高信号があり（→），periventricular rimである．

C：造影後T1強調像：前角外側のリング状構造に造影効果を認め（▶），側脳室三角部外側白質に造影効果を認める（→）．

D：単純CT：前頭葉白質から外包にかけて低吸収域を認める（＊）．両側前角外側のリング状構造に造影効果は周囲が高吸収域，中心が等吸収域を示す（▶）．側脳室三角部外側白質も高吸収域を示す（→）．これらの高吸収域はRosenthal fibersが多い部分と考えられている．

key point →【4. おたまじゃくし（tadpole）型萎縮】
・Alexander病（late onset：若年型＋成人型）
・adult polyglucosan body disease[10]

key point →【5. FLAIR像にて脳幹軟膜に高信号を来す疾患】
・神経サルコイドーシス[11]
・軟膜播種
・Wernicke脳症（第四脳室近傍）
・adult polyglucosan body disease[10]
・Alexander病（late onset：若年型＋成人型）

図2 | Alexander病（成人型）疑い

A：T1強調矢状断像　　B：T2強調像

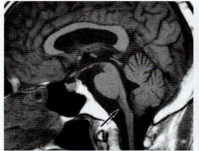
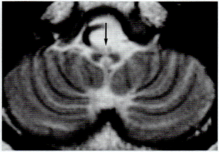

60代，男性．5年ほど前からふらつき，1年ほど前から呂律が回りにくい．最近はよくむせる．両親は血族結婚．兄1名，姉3名に類症がある．
A：T1強調矢状断像：著明な延髄の萎縮を認める（→）．中脳も橋に比べて萎縮している．上部頸髄と小脳に萎縮がある．
B：T2強調像：萎縮した延髄の前部に高信号を認める（→）．
補足：なお，この症例は遺伝子検索が未定であり，Alexander病（成人型）の疑いである．
（佐賀大学症例．埼玉医科大学国際医療センター画像診断科　内野 晃先生のご厚意による）

11例に延髄の萎縮がある．橋には4例，中脳には4例に萎縮があった．7例に脳幹の造影効果があり，橋に最も多い（5例）．

延髄内に13例全例にT2強調像にて高信号がある．橋と中脳にはそれぞれ7例に高信号を認めた．

12例にFLAIRが施行され，11例に延髄軟膜に高信号を認めた．11例のうち，3例は橋にも，9例は中脳にも高信号を認めている（key point 5参照）．

5例は中小脳脚にも高信号をT2強調像にて認め，そのうち，4例は造影効果を認めた．

歯状核のFLAIR像での高信号は9例にあり，歯状核の外側にも高信号を1例に認めた．3例に小脳萎縮があった．

12例中9例では脊髄に萎縮を認めている．7例に脊髄にも信号強度異常を認めた．9例中3例は頸髄にも造影効果を認めている．

延髄と頸髄に萎縮があり，比較的橋が保たれるおたまじゃくし型萎縮（tadpole atrophy）は8例にあった．

なお，GFAP遺伝子は8例に変異を認めた．

4. 非典型例

8例において後頭蓋窩病変を示し，脳幹に多発性の腫瘍様の病変を示した[12]．小脳の腫大が著しく，対称性に小脳白質にT2強調像にて高信号を認めた例，延髄から橋下部に多発性の高信号と造影効果を認めた例，一側の前頭葉白質

図3 Alexander 病（成人型）

A　T1強調矢状断像　B　T2強調像　C　T2強調像

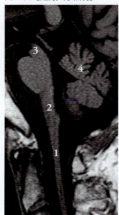
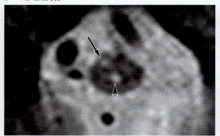
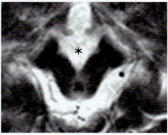

50代，男性．3年前より左足を引きずるようになる．呂律も回らない．1年前よりむせるようになる．仮性球麻痺があり，流涎著明．舌の動きが緩慢．痙性歩行がある．

A：T1強調矢状断像：頸髄（1），延髄（2），中脳（3），小脳（4）に萎縮を認める（おたまじゃくし型萎縮）．成人型 Alexander 病に特徴的な画像所見である．
B：T2強調像：延髄は萎縮し，右前部に高信号を認める（→）．中心管が軽く拡大している（▶）．
C：T2強調像：脚間窩が拡大し（＊），大脳脚および中脳被蓋に萎縮を認める．
（自治医科大学放射線科　小林 茂先生のご厚意による）

のみ異常高信号を認めた例がある．
（本症の脊髄病変に関しては，8章1，p.673，key point 4 も参照．）

鑑別診断

・Adult polyglucosan body disease（APBD）：APBD は中高年で，神経膀胱がほぼ必発である．脊髄および延髄の萎縮を認め，錐体路と内側毛帯に高信号を T2強調像/FLAIR像にて認める（本章 p.608「12. Adult polyglucosan body disease」参照）．

…診断のコツ

緩徐に進行する脊髄症ならびに球麻痺を呈し，延髄と上部頸髄に萎縮と T2強調像にて高信号を認める際には Alexander 病成人型を考慮する．

参考文献

1) Namekawa M, Takiyama Y, Aoki Y, et al: Identification of GFAP gene mutation in hereditary adult-onset Alexander's disease. Ann Neurol 52: 779-785, 2002.
2) van der Knaap MS, Valk J: Alexander disease. *In* Magnetic resonance of myelination and myelin disorders, 3rd ed. Springer, Berlin, p.416-435, 2005.
3) Bouquet F, Dehais C, Sanson M, et al: Dramatic worsening of adult-onset X-linked adrenoleukodystrophy after head trauma. Neurology 85: 1991-1993, 2015.
4) 中地 亮・他：軽微な外傷を契機に不全四肢麻痺を来した成人型アレキサンダー病の2例．臨床神経 54: 535, 2014.
5) 大場 洋：Alexander 病．大場 洋（編）；小児神経の画像診断．秀潤社, p.395-396, 2010.
6) van der Knaap MS, Naidu S, Breiter SN, et al: Alexander disease: diagnosis with MR imaging. AJNR Am J Neuroradiol 22: 541-552, 2001.
7) van der Knaap MS, Ramesh V, Schiffmann R, et al: Alexander disease: ventricular garlands and abnormalities of the medulla and spinal cord. Neurology 66: 494-498, 2006.
8) 末田芳雅，高橋哲也，越智一秀・他：新規 GFAP 遺伝子変異（S398F）をみとめた成人型 Alexander 病の1例．臨床神経 49: 358-363, 2009.
9) Graff-Radford J, et al: Neuroimaging and clinical features in type II (late-onset) Alexander disease. Neurology. 82: 49-56, 2014.
10) Lopez Chiriboga, AS: Teaching NeuroImages: Prominent spinal cord atrophy and white matter changes in adult polyglucosan body disease. Neurology 88: e194, 2017.
11) Makino T, et al: Diffuse neurosarcoidosis involving only the leptomeninges of the brainstem and spinal cord. Intern Med 48: 1909-1913, 2009.
12) van der Knaap MS, Salomons GS, Li R, et al: Unusual variants of Alexander's disease. Ann Neurol 57: 327-338, 2005.

6 ●那須・Hakola 病（Nasu-Hakola disease）

臨床

　那須・Hakola 病は別名 membranous lipodystrophy（膜性脂肪ジストロフィ）とも呼ばれ，前頭葉型認知症と，広範な嚢胞性の破壊性骨病変を起こす疾患である[1]．DAP12 あるいは TREM2 遺伝子の変異が原因とされている[2]．フィンランドと日本にて最初に報告されたが，その後 160 例が報告されている[1]．その発症機序は不明であり，代謝障害よりも血管が原因とする説もある[1]．

　フィンランドからの報告によれば，早期には異常はなく，20 代にて足首および手首の痛みによって発症し，四肢の骨嚢胞性病変による病的骨折が続いて起こる．前頭葉徴候と認知症が 30 代に始まり，歩けなくなり，40 代に死亡する．前頭葉症候としては進行性の判断力の低下，多幸感，抑制の欠如，集中力の低下などを来す[1]．

　病理では骨嚢胞性病変内にゼラチン様の構造を認める．

　脳の神経病理所見は前頭葉に強く，全般的な脳回の萎縮を認める．大脳皮質は肉眼では正常である．前頭葉白質は萎縮し，異常な灰色の色調を示す．脳梁は萎縮し，基底核，特に尾状核に萎縮を認める．著明な脳室拡大がある．顕微鏡所見は進行した硬化性白質ジストロフィである．大脳白質ではミクログリアの活性化と微小血管の変化を認める[1]．

図｜那須・Hakola 病

A　単純 CT

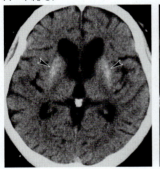

B　T2 強調像

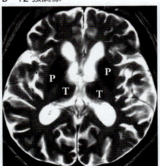

C　T2 強調像

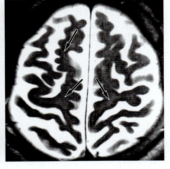

D　下腿単純写真

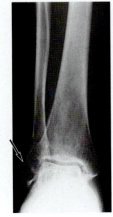

30 代，男性．3 年ほど前より記憶障害がある．今回発熱，手足の関節の痛みがあり，入院となった．認知症，情動反応異常，両側 Babinski 反射陽性，関節拘縮を認める．
A：単純 CT：大脳萎縮があり，側脳室および脳溝の拡大を認める．両側被殻に石灰化を認める（▶）．
B：T2 強調像：両側被殻（P），視床内側（T）に低信号を認める．大脳萎縮がある．
C：T2 強調像：大脳白質には淡い高信号を認める（→）．
D：下腿単純写真：腓骨末端に透瞭像を認める（→）．
（文献 3 より転載．東京慈恵会医科大学症例．帝京大学医学部放射線科学講座　豊田圭子先生のご厚意による）

画像所見

◆ 1. 脳

全例に大脳萎縮を認め，脳室拡大と脳溝拡大を認める．20代では比較的軽く，40代では強くなる．フォローの間に軽い進行がある．小脳萎縮を認めることもある．CTでは基底核に石灰化を認める．被殻に最も多い（図）[1)3)4)]．

T2強調像では基底核，特に被殻に年齢に比して強い低信号を認め，石灰化によると考えられる（図）．大脳白質は6例中5例に皮質に比べてより高信号を示した[1)]．視床も大脳白質と比べて低信号である．白質の高信号はびまん性で前頭葉に限らないとされる（図）．白質の病変は中心部に多く，弓状線維は避ける傾向にあるが，皮質にまで及ぶこともある．さらに，非対称のこともある．神経症状が出現した際に，白質病変を認めない例も6例中1例あった．しかし，その後に出現した．その例では脳室拡大は初回の検査でも認められた．

◆ 2. 骨病変

特徴的で四肢骨の骨端および骨端幹の骨梁の消失に始まり，囊胞形成へと進行する．囊胞は境界不明瞭で，周囲に硬化像を認めない（図）．手根骨と足根骨にこの変化は著明であり，対称性である．病的骨折をよく起こす．

●…診断のコツ

30代にて，手首および足首に痛みを認め，前頭葉型認知症を示し，CTにて大脳萎縮と基底核に石灰化を示す時には本症を考える．

参考文献

1) Paloneva J, Autti T, Raininko R, et al: CNS manifestations of Nasu-Hakola disease: a frontal dementia with bone cysts. Neurology 56: 1552-1558, 2001.
2) Klünemann HH, Ridha BH, Magy L, et al: The genetic causes of basal ganglia calcification, dementia, and bone cysts: DAP12 and TREM2. Neurology 64: 1502-1507, 2005.
3) 柳下 章：那須ハコーラ病．柳下 章，林 雅晴；症例から学ぶ神経疾患の画像と病理．医学書院，p.133-134, 2008.
4) Araki T, Ohba H, Monzawa S, et al: Membranous lipodystrophy: MR imaging appearance of the brain. Radiology 180: 793-797, 1991.

7 ミトコンドリア脳筋症 (mitochondrial encephalomyopathy)

臨床

　ミトコンドリアは成熟赤血球以外のあらゆる細胞に存在しており，ミトコンドリア脳筋症はミトコンドリアの機能低下によって起こる病気の総称である．その機能低下は細胞機能の低下や細胞死を引き起こす．したがって症状は多彩であるが，比較的エネルギー依存度の高い細胞が障害されやすく，中枢神経系や骨格筋の症状が前景に出ることが多いので，ミトコンドリア脳筋症と称される．単に「ミトコンドリア病」が一般的になりつつある．

　代表的な臨床病型としては，慢性進行性外眼筋麻痺症候群，赤色ぼろ線維・ミオクローヌスてんかん症候群，ミトコンドリア脳筋症・乳酸アシドーシス・脳卒中症候群がある．これらの3病型は主症状である中枢神経症状によって分類されている[1]．

　ミトコンドリア病の診断で大切なことは疑うこととされる．血液の乳酸，ピルビン酸は常に高値とは限らず，血液は正常でも髄液では高値をとる場合も多い．乳酸とピルビン酸のモル比(L/P比)が15以上(正常では10)であれば，異常である[2]．

1 Kearns-Sayre 症候群 (Kearns-Sayre syndrome : KSS)／慢性進行性外眼筋麻痺 (chronic progressive external ophthalmoplegia : CPEO)

臨床

　KSSとCPEOは共に，ミトコンドリア病であり，進行性外眼筋麻痺と心臓および網膜異常があるので，一緒に記載する．また，画像所見も似ているとされる[3]．

・CPEO
　眼瞼下垂・眼球運動障害(もしくは麻痺)を特徴とする．眼筋症状のみのことは少なく，骨格筋症状(筋力低下，筋萎縮)，中枢神経症状(網膜色素変性，知能低下，感音性難聴，下垂体障害など)，心障害(伝導障害など)，腎症状(Bartter 症候群やFanconi 症候群など)，内分泌症状(低身長，糖尿病，副甲状腺障害など)，皮膚症状(多毛症，無汗症)などを合併し，全身の多臓器が障害されることが多い[1]．

　いずれの年齢でも発症し，CPEOの外眼筋麻痺の初発症状は眼瞼下垂が多い．下方視は保たれ，側方視，上方視が侵される[4]．

・KSS
　KSSの診断には少なくとも外眼筋麻痺，網膜色素変性，20歳以前発症の神経障害あるいは筋肉症状が必要であるとされる[3]．

　KSSはCPEOに比べて症状が多臓器に及び，若年発症が多いことから，CPEOの重症型と考えられる[1]．

　KSSでは出生早期の発達は正常である．眼瞼下垂および眼球運動障害にて発症することが多い[2]．

病理所見

　大脳白質に髄鞘が裂けることによる海綿状態を認める．全脳に及ぶが脳梁や内包後脚は保たれる．U線維が侵されることが特徴である．淡蒼球と尾状核も侵され，神経細胞の消失，粗鬆化，グリオーシス，毛細血管の増生を認める．淡蒼球では石灰化を認める．小脳白質も海綿状態とグリオーシスを認める．脳幹においても被蓋を中心に同様な病変を認める[4]．

画像所見

◆ 1. CT

　皮質および白質の萎縮を認め，深部核と小脳核に低吸収域あるいは石灰化を認める．この石灰化は原病によるのかあるいは，しばしば付随する副甲状腺機能障害によるのかは不明である[3,4]．

図1 慢性進行性外眼筋麻痺

A T2強調像

B T2強調像

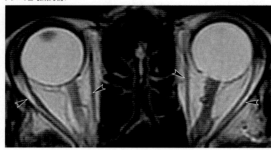
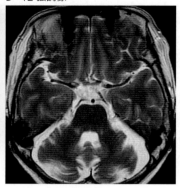

60代，女性．幼少時より運動は苦手であった．20代中頃より歩容の異常を指摘される．30代前半より，ふらつきが進行した．30代半ばに入院し，両側眼瞼下垂，構音障害，垂直性眼振，下肢失調を認めた．筋肉の生検にて ragged red fiber が多数認められ，CPEOとされた．現在，両眼ともに全方向に運動制限があり，両側の眼瞼下垂がある．

A：T2強調像：両側内直筋，外直筋の萎縮を認める（▶）．なお，他の外眼筋にも萎縮を認めた（非掲載）．
B：T2強調像：小脳萎縮を認める．

図2 Kearns-Sayre 症候群

A 拡散強調像

B FLAIR像

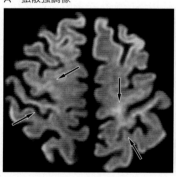
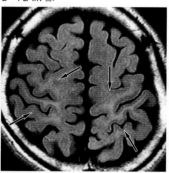

C 脂肪抑制T2強調冠状断像

D T1強調横断像（眼窩）

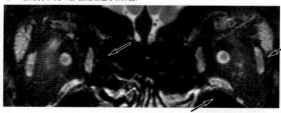
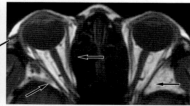

20代，男性．小学生の頃から体が小さい．中学2年にて，成長ホルモン不足を指摘され，ホルモン注射を受け，現在の身長は正常範囲となる．高校生にて左眼瞼下垂を指摘される．他院にて，眼球運動障害を指摘されて入院となる．

A：拡散強調像：両側中心前回と中心後回白質に高信号を認める（→）．
B：FLAIR像：中心前回および後回白質に高信号を認める（→）．
C：脂肪抑制T2強調冠状断像：両側外眼筋の軽度の萎縮を認める（→）．
D：T1強調横断像（眼窩）：両側内直筋と外直筋の萎縮を認める（→）．

図3 Kearns-Sayre 症候群

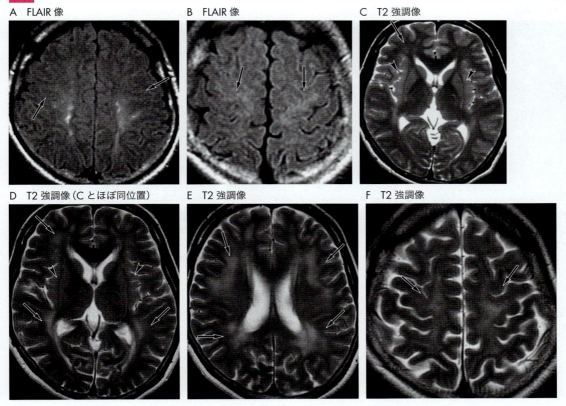

23歳, 女性. 16歳頃より, 徐々に耳鳴りが出現し, 両側とも難聴となった. 19歳の時, 感冒をきっかけに, 食欲低下, 体重減少があり, 入院となった. 難聴, 慢性進行性外眼筋麻痺, 上肢深部腱反射消失, 筋生検の ragged red fiber の存在などより, Kearns-Sayre 症候群不全型と診断された. 当時の MRI では確実な異常を指摘できない. 23歳時の MRI (A～C), さらに, 31歳時の MRI (D～F) を示す.

A: FLAIR 像: 深部白質から皮質下白質にわずかに伸びる高信号を認める (→).
B: FLAIR 像: 両側中心前回白質に高信号を認める (→).
C: T2 強調像: 両側被殻が軽度小さい (▶). 右前頭葉白質内にわずかな高信号を認める (→). 約8年後に MRI を再検した.
D: T2 強調像 (C とほぼ同位置): 両側被殻は小さめである (▶). 両側側脳室周囲白質に高信号を認める (→).
E: T2 強調像: 両側側脳室周囲白質および皮質下白質に高信号を認める (→)
F: T2 強調像: 両側, 上前頭回, 中心前回, 中心後回, 上頭頂葉小葉の皮質下白質に高信号を認める (→).

2. MRI

・外眼筋

外眼筋, 特に内直筋, 上直筋, 下直筋の萎縮を認める (図1, 2). 一般的に, 外眼筋麻痺の罹病期間が長いほど, 外眼筋萎縮を認める[5].

・脳

白質, 主として皮質下白質に散在性の高信号を認め, 早期には皮質下白質の特にU線維に高信号を認め, 側脳室周囲は免れる (図2). 後期には深部白質 (図3) と深部核, 特に中脳背側, 視床内側と後部, 淡蒼球に高信号を認める (図4). 特徴的な MR 所見は早期には認められないことがある. 白質病変は拡散制限を認め, 数年に及ぶとされる. 自験例では比較的早期に白質病変が中心前回と後回白質にほぼ限局していた (図2, 3). 1例にて被殻の萎縮があった (図3).

ミトコンドリア脳筋症の共通所見として, 小脳萎縮を認めることがある (図1, 4)[6].

MRS では乳酸を認め, NAA の低下があるとされる[3].

鑑別診断

KSS の鑑別診断は U 線維を含む大脳白質病変

図4 慢性進行性外眼筋麻痺

A: T2強調像　　B: T2強調像　　C: T1強調矢状断像

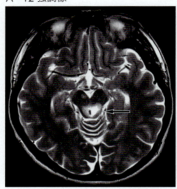 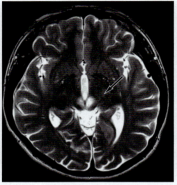 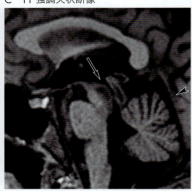

20代，男性．1年前から複視が出現した．一旦改善を認めたが，半年前から症状が再燃し，眼瞼下垂と下腿浮腫も生じるようになったため精査目的に入院した．入院後の採血で腎機能障害が指摘された．母親も慢性腎不全で透析中である．

A：T2強調像：中脳背側に高信号を認める（→）．右黒質にも小さな高信号を認める．
B：T2強調像：中脳視床移行部内側に対称性に高信号を両側に認める（→）．拡散強調像では周辺部に高信号，中心部は低信号を示し，周辺部のADC値は低下，中心部は上昇していた（非掲載）．
C：T1強調矢状断像：中脳被蓋と視蓋に低信号がある（→）．小脳萎縮がある（▶）．なお，両側内直筋に萎縮を認めた（非掲載）．
（自治医科大学症例，木村有喜男先生のご厚意による）
補足：眼瞼下垂，腎障害，中脳から視床にかけての高信号と小脳萎縮がCPEOに特徴的である．本例では大脳白質病変を認めない．

と基底核病変をともにもつ病変である（6章「3. L-2-ヒドロキシグルタル酸尿症」の p.561「key point 3. 大脳皮質直下の白質異常を示す若年者および成人の疾患」参照）．また，両側中心前回に高信号を示す疾患についてはKrabbe病内のkey point 2（p.546）を参照．

1. **L-2-ヒドロキシグルタル酸尿症**：歯状核の病変はあるが，小脳白質はない．石灰化はない．

2　赤色ぼろ線維・ミオクローヌスてんかん症候群（myoclonus epilepsy associated with ragged-red fibers : MERRF）

臨床

10歳前後に発症し，ミオクローヌスもしくはミオクローヌスてんかんと小脳失調を特徴とし，多くの例で精神運動発達障害を伴う．赤色ぼろ線維とはミトコンドリア脳筋症の骨格筋では特徴的に出現するミトコンドリアの形態異常であり，MERRFのみに出現するのではなく，3大病型のいずれにも認められる[1]．

画像所見

Itoらは3例のMERRFの画像所見について報告している．

年齢は22歳，24歳，52歳であり，それぞれ，神経症状が出てから14年，16年，17年経過している．全例，小脳失調にて発症している[7]．

小脳萎縮と上小脳脚の萎縮が全例にあるとしている．脳幹の萎縮は2例にある．中脳視蓋に高信号を認めたのが，2例ある．上小脳脚の評価は難しい．矢状断像が掲載されていないが，横断像では橋，中脳の萎縮があると考えられる．興味深いのは症例1のT2強調横断像であり，橋横走線維が軽く高信号を示し，橋縦走線維が低信号としてコントラストがついて同定できることにある．

鑑別診断

1. **DRPLA（若年型）**：ミオクローヌスてんかんと小脳失調はMERRFとDRPLAの若年型に共通した臨床症状である．画像所見も上記のように，脳幹の萎縮があり，類似している

が，MERRFにおいては，中脳視蓋に高信号があったり，橋横走線維の変性に類似した画像所見を認めることが異なる．

3 ミトコンドリア脳筋症・乳酸アシドーシス・脳卒中様発作症候群 (mitochondrial encephalomyopathy, lactic acidosis and stroke-like episodes：MELAS)

臨床

・症状

MELASはミトコンドリア脳筋症の中では最も頻度が高い[8]．

母親からの遺伝性疾患であり，脳卒中様症状を主徴とするミトコンドリア脳筋症であり，比較的若年で発症することが多い（80％が20歳以前）[1)4)]．しかし，61歳例もあり，中高年でも否定はできない[9]．臨床症状は多彩である．脳卒中様症状は100％であり，痙攣は87％，（一過性の）意識障害82％，視野・視力障害62％，（一過性の）運動麻痺33％，頭痛・嘔吐発作79％，進行性知能障害62％，筋力低下61％，低身長60％，感音性難聴44％などである[1)]．初発症状はミトコンドリア脳筋症の特徴である成長障害や痙攣が多く，成人前に発症することが多い[1)4)]．

・脳卒中様発作 (stroke like episodoe：SE)

SEの発症機序は不明である．SEは「血管の支配領域に一致しない脳梗塞様病変を生じる発作」と漠然と理解されているに過ぎず，明確な定義はない．MELASの {S} は虚血性脳卒中とは区別すべきものである[8)]．

SEは頭痛，嘔吐，視覚症状，意識障害，てんかん発作で発症することが多く，脳塞栓症のように構音障害や片麻痺で突然発症することはない．

脳病変は側頭葉や後頭葉に生じることが多く，視野障害，失調，精神症状を生じやすい．発症後，意識障害が遷延することが多く，非痙攣性てんかん重積状態を随伴することがある[8)]．

・部分症 (partial syndrome) がある

典型的な症例に対して部分症とも言える状態があり，低身長，感覚性難聴，軽度の筋症，心筋症，糖尿病，痙攣があり，脳卒中発作のない症例がある．

・病歴あるいは家族歴

患者および家族の病歴で重要なのは，低身長，片頭痛様頭痛，感覚性難聴，進行性の外眼筋麻痺，軸索神経症，糖尿病，肥厚性心筋症，腎尿細管性アシドーシスである[9)]．

・他のミトコンドリア病との合併

MELASに他のミトコンドリア脳筋症が混在することもあり，MELAS-MERRFが重なった症候群もある．同様に，MELASにLeber遺伝性視神経症が重なった症候群もある[4)]．

発熱が脳卒中発作の引き金になることがある．それまではエネルギー需要と供給関係が保たれていたが，発熱によりエネルギー需要が高まり，細胞内でのATPが欠損し，代謝性の脳卒中を起こしたと考えられている．ヘルペス脳炎様の臨床および画像所見を示した例がある[10)]．

病理所見

全身の小動脈，特に血管平滑細胞が強く侵される．生検筋のコハク酸脱水素酵素 (succinate dehydrogenase：SDH) 染色で容易に検出できることから，高SDH反応性血管と呼ばれる．ragged red fiberとともにミトコンドリア形態異常を示す特徴的な所見である[1)]．

脳は外見上萎縮を認める．小脳も萎縮を認める．組織学的には層状壊死を後頭葉および後部側頭葉優位に認める．皮質病変は非対称性であり，血管の支配領域には無関係である．深部の3層が最も侵される．大脳白質も海綿状である．側脳室周囲白質は免れる傾向にある．

上記の梗塞ないしは梗塞様所見の他に，基底核の石灰化がMELAS症例に認められる第2の特徴であり，血管壁に起こる．基底核では神経細胞が残るために，石灰化による神経症状を呈しない[11)]．

KSSの症例にも基底核の石灰化はあるが，

MERRFでは認めない．加齢による淡蒼球の石灰化はミトコンドリアの機能異常により起こるとされるが，3243A→G遺伝子変異のあるMELAS症例はこの過程が亢進されている可能性がある[11]．小脳でもPurkinje細胞と顆粒細胞の減少を認める[4]．

> 画像所見

◆ 1. CT

淡蒼球と尾状核に石灰化を認める．時に，被殻や視床にも認められる．MELASにおける石灰化は尾状核よりも淡蒼球優位とする報告もある[12]．脳卒中様発作の際には低吸収域を非対称性に認める（図5-A，B）[4]．

◆ 2. MRI

・脳卒中様発作（SE）

白質よりも皮質が強く侵され，側脳室周囲白質は免れる（図5〜8）．後頭葉と後部側頭葉が最初に侵されることが多く，血管の支配領域には一致しない（図5，6，8）．CJDの皮質病変とは異なり，皮質のみではなく，皮質下白質の一部も含まれており，軽い腫大を伴う．皮質には造影効果を認める．急性期には病変は腫大し，数日間は大きくなることがある[4]．

SEでは病変が数週間かけて周辺皮質に緩徐に進展することがあり，この緩徐進行性はMELASに特徴的であるとしている[8]．

数週間のうち，病変は可逆性で消失したり，萎縮を伴って高信号が残存することもある．数年の間にはmigrating infarctsの形態をとり，進行する大脳萎縮を示す[4]．亜急性期にはT1強調像にて皮質は高信号を示し，層状壊死を示す（図6）[8)13]．

・小脳萎縮

ミトコンドリア脳筋症の一般的な所見として，脳卒中様発作以前に小脳萎縮を認めることもあり，診断には比較的重要である（図6-C，7）[5]．

・ADC値

ADC値の上昇を認める報告[14]と低下を認める報告がある（図6-D，8）[4)8]．このことは，MELASのなかに数週間後に異常所見が消失す

る可逆性の例と高信号が残存して脳萎縮が残る例があることと関係があるとも考えられている[4]．

Xuらによると，58例の急性期脳卒中様発作を認めた症例では，56例が脳回様（gyriform）の高信号を拡散強調像にて皮質に認め，ADC値が低下していた．2例はむらのある高信号があり，ADC値は正常であった．一方，皮質下白質では，ADC値の上昇を認めるのが51例あり，ADC値の上昇と低下が混在しているのが，5例とした．結論として，皮質は細胞毒性浮腫，白質は血管性浮腫とした[15]．

しかし，急性期でも撮像日時によって，所見が変化することもある（図9）．重要なことは，MELASにおいては皮質のみではなく，皮質下白質も侵すことであり，病巣部位が動くこと，病巣の範囲が血管支配に無関係なことである．

・血流増加

SPECTではSEの急性期は血流上昇を示し，慢性期は血流低下を示す．急性期には病巣周囲の主幹動脈とその分枝は拡張することが多い（図5，6，8）[8]．また，ASL（arterial spin labeling）方では血流増加を病巣部位に認める（図6，8）．MRAでの血管拡張に比べて，ASLはより鋭敏であり，SEの際には必須である．

なお，Ikawaらによると，SE発症の数週〜数か月前から次期新規病変の出現部位に一致して，ASLにて局所脳血流増加が確認されたとしている[16]．

再発性の血腫を認めたMELAS例があり，病巣部位の血流増加に関係していると考えられている[17]．

・乳酸増加

MRSでは急性期病変では乳酸は上昇し，NAAの低下を認める（図5，6，8）[4]．

相田はMRIでの信号強度変化ではSEの病変を指摘できなかったが，目が見えないとする患者の臨床症状より，後頭葉病変を疑い，両側にMRSを施行し，右後頭葉から乳酸上昇を認め，SEであると診断した症例を報告している[18]．なお，当院ではSEの診断にはASLを使用して

図5 | MELAS

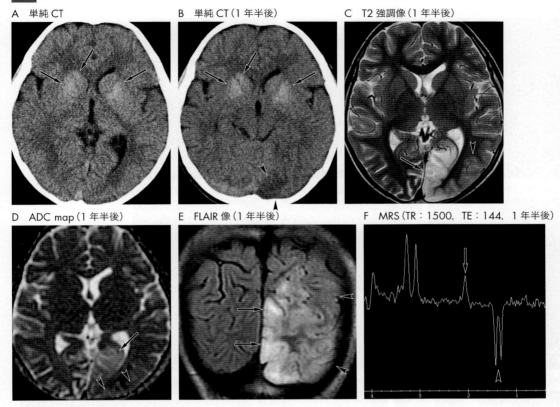

A 単純CT
B 単純CT（1年半後）
C T2強調像（1年半後）
D ADC map（1年半後）
E FLAIR像（1年半後）
F MRS（TR：1500, TE：144, 1年半後）
G MRA（正面像, 1年半後）

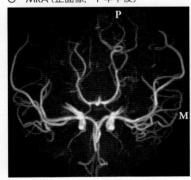

8歳，男児．3歳より徐々に運動機能低下．6歳頃より仰臥位にて頭を持ち上げられなくなり，7歳の時に当院に入院した．筋緊張低下，筋萎縮，筋力低下を認め，CK 669，LDH 624 と上昇していた．CTにて石灰化を認めた（**A**）．針筋電図にて myogenic change を認めた．乳酸，ピルビン酸の上昇，DNA変異3243変異を認め，MELASと診断された．母の姉が難聴，母方の祖母が難聴と糖尿病がある．その後，何回かの痙攣発作を起こしたが，脳梗塞様の異常信号を認めていない．
1年半後，感冒と痙攣発作にて緊急入院した．右同名半盲と頭痛があり，CT（**B**），MRI（**C〜G**）を撮像した．

A：単純CT：レンズ核および右優位に，右尾状核と左レンズ核に高吸収域を認める（→）．
B：単純CT（1年半後）：約1年半後には，上記と同様な部位に高吸収域がある（→）．左後頭・側頭葉に低吸収域を認める（▶）．
C：T2強調像（1年半後）：左後頭葉内側部（→）および側頭葉外側部（▶）に高信号を皮質から皮質下白質に認める．
D：ADC map（1年半後）：ADC値は，左側頭後頭葉内側部（→）では上昇，側頭後頭葉外側部（▶）では正常範囲である．
E：FLAIR像（1年半後）；左後頭葉内側部（→），さらに頭頂葉外側（▶）および側頭葉外側部（▶）に病変が広がっている．この広がり型は後大脳動脈領域の範囲を超えている．
F：MRS（TR：1500, TE：144, 1年半後）：乳酸の上昇（▶），NAAの低下（→）を認める．
G：MRA（正面像, 1年半後）：左後大脳動脈（P）および左中大脳動脈（M）の拡張を認める．

図6 MELAS

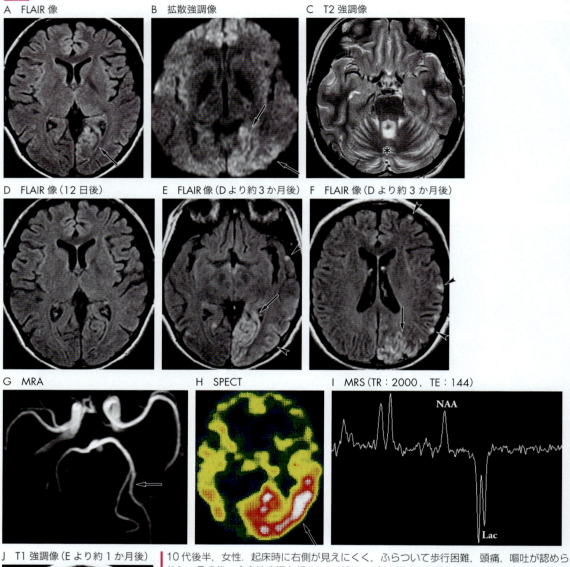

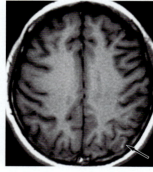

10代後半，女性．起床時に右側が見えにくく，ふらついて歩行困難，頭痛，嘔吐が認められた．その後，全身性痙攣を起こし，他院にてその当日にMRIを撮像した（**A〜C**）．小学生の時から，走るのが遅く，運動は不得意であり，低身長を指摘されている．中学生の時には心電図異常を指摘されている．

A：FLAIR像：左側頭葉から後頭葉内側にかけて高信号を認める（→）．
B：拡散強調像：**A**より広い範囲に淡い高信号を左後頭葉および側頭葉に認める（→）．
C：T2強調像：著明な小脳萎縮がある（＊）．
D：FLAIR像（12日後）：12日後には左後頭葉の病変は消失している．
E：FLAIR像（**D**より約3か月後）：約3か月後，再度の痙攣発作を起こし，翌日のMRI．左後頭葉（→），側頭葉（▶）に皮質を中心とする高信号を認める．
F：FLAIR像（**D**より約3か月後）：左後頭葉（→），側頭葉および前頭葉皮質（▶）に高信号を認める．
G：MRA：左後大脳動脈の拡大を認める（→）．
H：SPECT：左後頭葉から側頭葉にかけて高血流を認める（→）．
I：MRS（TR：2000，TE：144）：乳酸（Lac）の上昇，NAAの低下を認める．
J：T1強調像（**E**より約1か月後）：さらに約1か月後には，左頭頂葉皮質に高信号を認め（→），層状壊死と考えられる．（**C，G，H，I**は文献5より転載）

7）ミトコンドリア脳筋症．③ミトコンドリア脳筋症・乳酸アシドーシス・脳卒中様発作症候群

図7 MELAS

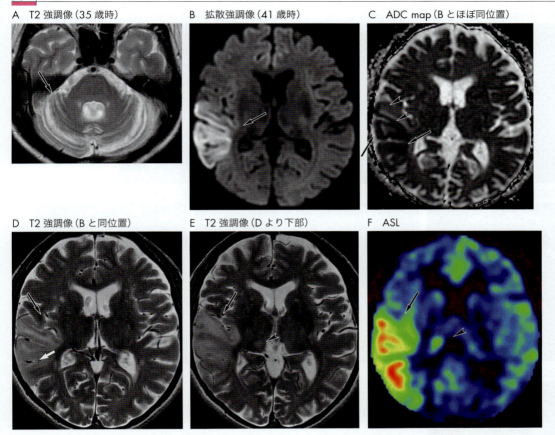

A　T2強調像（35歳時）　B　拡散強調像（41歳時）　C　ADC map（Bとほぼ同位置）
D　T2強調像（Bと同位置）　E　T2強調像（Dより下部）　F　ASL

30代，女性．約1か月前に頭痛と頸部痛があり，救急外来を受診した．CTを撮像し，小脳萎縮があり，その後，他院神経内科を受診し，小脳失調はなかったが，当院にてMRIを撮像した（A）．その当時，既に糖尿病（26歳時に高血糖を指摘され，34歳よりインシュリン使用）と両側難聴（35歳から補聴器使用）がある．母親に糖尿病と低身長があったが，この病歴は読影する放射線科医には伝わっておらず，知る手段がなかった．約6年後，1週間前より，頭痛があり，4日前より，左手指の力が入りにくかった．入院し，左手指の不随意運動があり，失行と，左半側空間失認の疑いがある．末梢血のミトコンドリアスクリーニングではMT-DNA 3243A.G変異があった．

A：T2強調像（35歳時）：小脳萎縮が明らかである（→）．異常信号強度は認めていない．
B：拡散強調像（41歳時）：右側頭葉に高信号を認める（→）．皮質のみではなく，皮質下白質にも高信号が及ぶ．
C：ADC map（Bとほぼ同位置）：右側頭葉の病変は低信号を示し，ADC値の低下を示す病変（→）と，ADC値が上昇している部位がある（►）．
D：T2強調像（Bと同位置）：皮質から皮質下白質に高信号があり（→），軽い腫大が疑われる．内部の血管（flow voids）に拡張がある（⇨）．なお，MRAにて，右中大脳動脈分枝に拡張を認めた（非掲載）．
E：T2強調像（Dより下部）：右側頭葉病変（→）と同側視床内側部（►）にも高信号を認める．
F：ASL：右側頭葉には血流上昇がある（→）．右視床の病変にも軽い血流上昇がある（►）．

いる．

・partial syndrome

　SEがなく，partial syndrome（家族歴があり．痙攣，糖尿病，感覚性聴力障害，進行性歩行障害）を示す46歳の女性例では小脳萎縮と，後頭葉および頭頂葉に白質脳症を示した[19]．

　自験例でも，頭痛と頸部痛にて来院した35歳の患者において，小脳萎縮を認めた（図7）．小脳症状はなかった．

・視床枕の病変

　59歳，女性．2週間の経過で，昏迷，進行性失語，無言，覚醒状態の変動を示し，初回の拡散強調像では，両側側頭葉の皮質から皮質下に高信号を認めた．2日後には両側視床枕にFLAIR像

図8 MELAS

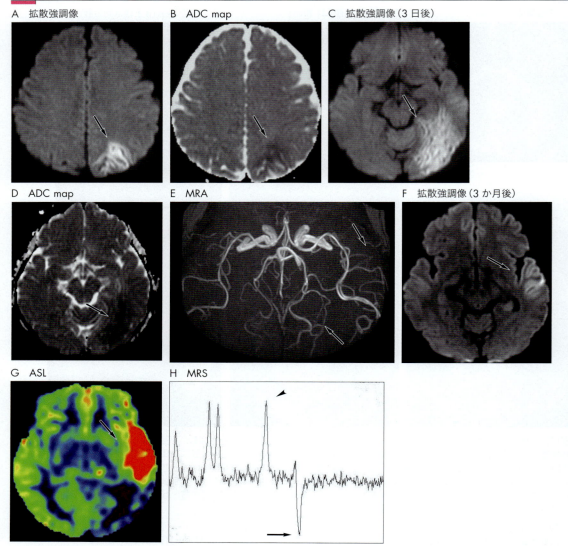

A 拡散強調像　B ADC map　C 拡散強調像（3日後）
D ADC map　E MRA　F 拡散強調像（3か月後）
G ASL　H MRS

60代前半，女性．3日前に，パソコン入力の際に右手が使いづらい，打ち間違いが多いと感じた．当日，右側がよく見えず，電信柱に前頭部を打撲した．他院にてMRIを撮像し（A，B），心原性塞栓症の疑いにてヘパリン投与を受けた．翌日には頭痛，嘔吐があり，Gerstmann徴候を認めた．さらに，3日後に他院にてMRIが施行された（C～E）．その3か月後，発語が緩慢となり，失語が進行したので，当院に入院し，MRIを撮像した（F～H）．

A：拡散強調像：左頭頂葉皮質から皮質下白質にかけて，高信号を認める（→）．
B：ADC map：**A**の高信号は拡散制限を認める（→）．なお，同時に行われたMRAでは血管の拡張を認めない（非掲載）．
C：拡散強調像（3日後）：左側頭葉から後頭葉にかけて高信号を認める（→）．3日前より高信号が拡大している．血管の支配領域に一致しない．皮質のみではなく，皮質下白質も含んでいる．
D：ADC map：**C**の高信号は低信号を示し，拡散制限がある（→）．
E：MRA：病巣に関係する右中大脳動脈と後大脳動脈の分枝の拡張を認める（→）．60代ではあるが，MELASを疑う所見である．なお，小脳萎縮はなく，既往歴，家族歴とも低身長，難聴，糖尿病はない．
F：拡散強調像（3か月後）：左側頭葉に皮質にほぼ限局した高信号を認める（→）．なお，ADC値は低下していた（非掲載）．
G：ASL：左側頭葉に血流増加を認める（→）．なお，MRAでの血管拡張は明確ではない（非掲載）．
H：MRS：乳酸を認め（→），NAAの低下がある（▶）．

補足：他院での**C**と**E**での，血管の支配領域に一致しない梗塞様所見と，病巣部位の血管拡張が診断に最も役に立った．高齢者でも，この2つがあれば，MELASを疑う必要がある．MRAよりもASLがより明瞭に血流増加を示すので，MELASの際には可能な施設ならば，必須の検査である．ミトコンドリア遺伝子MT-ND3に変異を認め，確定した．

図9 | MELAS

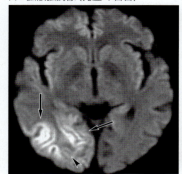
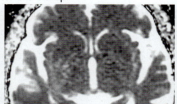
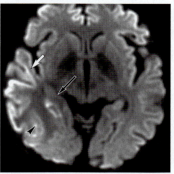
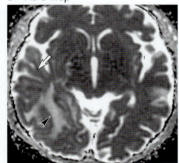

A　拡散強調像（発症4日目）　　B　ADC map　　C　拡散強調像（発症15日目）
D　ADC map

38歳，女性．約2年前に，頭痛，痙攣重積（四肢の強直間代発作）を認め，右上側頭回に病変があるとされ，抗痙攣薬を服用した．今回，突然に頭痛と見えにくさを訴え，翌日に他院に入院し，2日後にMRIを撮像した（A，B）．両側難聴がある．
A：拡散強調像（発症4日目）：右後頭葉および側頭葉後部に皮質から皮質下にかけて高信号を認める（→）．右後頭葉白質にも高信号を認める（▶）．
B：ADC map：右後頭葉から側頭葉後部の病変は，皮質および皮質下白質共に，拡散制限を認める（→）．小脳萎縮がある（非掲載）．
その後，当院に転院し，発症15日目にMRIを再検した．
C：拡散強調像（発症15日目）：右後頭葉の病変はほぼ消失し，一部のみが残存している（→）．右側頭葉皮質に新たな高信号が出現し（⇨），側頭葉の白質は低信号を示す（▶）．
D：ADC map：側頭葉皮質の病変は拡散制限が疑われる（⇨）．白質は拡散上昇を認める（▶）．
補足：難聴があり，画像では小脳萎縮，本症に典型的な部位である後頭葉と後部側頭葉の病変があり，皮質および皮質下が侵されているので，MELASの診断は容易と考えられる．遺伝子診断にて確定された．

にて高信号が新出した[20]．この論文の著者は，以上の所見はCJDに合致する所見と記載しているが，皮質のみではなく，皮質下にも病変が及んでいるのはCJDでは合わない．MELASを考慮する所見である．その後，MRSにて乳酸ピークを認め，遺伝子診断でMELASと確認された．両側視床枕の病変は側頭葉病変の二次的変化の可能性がある．

鑑別診断

1. **脳梗塞**：ADC値の低下，血管の支配領域に合致する．血流は低下する．
2. **もやもや病**：もやもや血管．
3. **ヘルペス脳炎**：MELASにて側頭葉前部が侵される時には鑑別が困難なこともある[4)10)]．淡蒼球の石灰化，小脳萎縮を認めることがMELASではある．乳酸値の上昇はMELASをより示唆する．ヘルペス脳炎では出血を伴うことが多く，皮質のみではなく，白質にも広い範囲に病巣を認める．
4. **Creutzfeldt-Jakob病**：皮質のみの高信号，ADC値は低下，皮質下白質は侵されない．
5. **痙攣重積**：拡散強調像での高信号は皮質のみ，皮質の浮腫は軽く，mass effectを認めない．同側の視床枕に高信号を伴うことがある[9)]．ただし，MELASでも視床枕の病変がありうる．

…診断のコツ

小児および若年成人において，痙攣あるいは脳卒中様発作にて発症し，側頭後頭葉に梗塞様所見を認める際には本症を考える．CTでの淡蒼球の石灰化，小脳萎縮があれば，より可能性が高い．また，糖尿病，難聴，軽度の筋症などがある時にも可能性が高くなる．60代でも本症はありうる．

4 Leigh 症候群（Leigh syndrome, subacute necrotizing encephalopathy）

臨床

　Leigh 症候群は進行性の神経変性症である．主に乳幼児期の小児に発症するが，時に若年成人発症例の報告もある．対称性の壊死性病変を脳幹，間脳，基底核に認める．剖検所見にて最初に認められたが，画像診断でも同様な所見を認める．

　臨床症状は脳幹および基底核に関する症状であり，呼吸障害，眼振，失調，ジストニア，低緊張である．発育遅延，退行を認める．階段状の悪化を示すことが多い．

　脳内ミトコンドリアの酸化代謝に異常があり，ミトコンドリア DNA による母性遺伝あるいは核 DNA の異常による常染色体劣性遺伝を示すこともある[11]．

　成人例は症例が少なく，確定されていないが，低緊張，失調，眼球運動障害，眼振，精神症状，自律神経障害，睡眠障害，痙攣発作などを示す．ゆっくりとした経過で，静止期の後に，晩期には急性あるいは亜急性に悪化が起こる．寛解，再発も稀ではないとされる[21]．

病理所見

　視神経から脊髄までの灰白質および白質を侵す．嚢胞変性あるいは軟化が特徴的であり，黒質，中脳周囲灰白質，被殻に対称性の病変を示す．視床あるいは視床下核にも認める．

　顕微鏡下ではより広範な病変を示し，基底核，中脳以外に，橋背側，下オリーブ核，第四脳室の小脳核，後索と脊髄前角に異常を認める．基底核では被殻が尾状核よりもより侵される．視床下核も含まれる．若年者および成人では Wernicke 脳症が鑑別であるが，乳頭体が侵されないことが本症の特徴である[11]．

　病変の特徴は壊死と毛細血管の増生にある．

　成人発症例の報告では視床（内側部），中脳周囲灰白質に MRI および剖検例にて対称性の病変を認めている例がある[22]．

画像所見

◆ 1. 古典的所見

　被殻と中脳水道周囲灰白質に対称性の壊死性病変があり，T2 強調像および FLAIR 像にて高信号を示すのが古典的な所見である（図 10，13）．その他に，基底核では被殻＞尾状核＞淡蒼球に認められる．脳幹では中脳被蓋の他に，黒質，視床下核，中心被蓋路を侵す（図 10～12）．視床（特に背内側核），歯状核にも病変を認めることがある[23]．

◆ 2. 下位脳幹

　下位脳幹（橋被蓋，延髄被蓋，孤束核，下オリーブ核）のみが侵され，基底核に病変がない例は常染色体劣性遺伝を示し，SURF1 遺伝子変異による CO IV（cytochrome C oxidase：COX）欠損よる Leigh 症候群に特徴的とされる（図 11）[24]．

◆ 3. 拡散強調像と造影効果

　拡散強調像では急性期の病変は高信号を示し，ADC 値の低下を示す（図 10，12）[25]．

　病変は急性期には軽い浮腫を伴うことがあり，慢性期には萎縮を示す．急性期でも造影効果は稀である．MRS では病変部位にて乳酸を検出することがある（図 10，12）[23]．

◆ 4. 白質病変

　基底核および脳幹病変がなく，白質に病変がある Leigh 症候群が報告されている[26)27)]．側脳室周囲および皮質下白質，さらに小脳白質に T2 強調像および FLAIR 像にて高信号を示す．また，拡散強調像にて高信号を示し，ADC 値の低下を示す白質病変もある（図 12）[27]．画像の報告では側脳室三角部周囲白質に嚢胞性変化を示し，辺縁部に造影効果もあり，3 か月後には脳梁全体に進展し，前角周囲白質にも同様な病変を呈した 1 例の報告がある[28]．側脳室周囲白質病変のある Leigh 症候群例において，MRS にてコハク酸（2.4ppm にピーク）を認めた例があり[29]，自験例では基底核病変に加えて，著明な白質病変を伴い，経過とともにその病変が嚢胞化した（図 12）．

図10 Leigh 症候群

A 拡散強調像
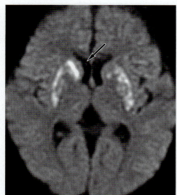

B ADC map
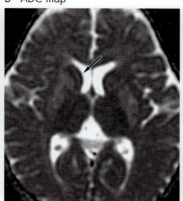

C T2強調像（A，Bより尾側）
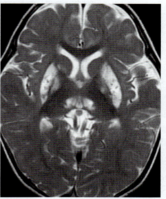

D T2強調像
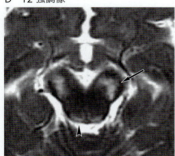

E MRS（右尾状核，TR＝1500，TE＝144）
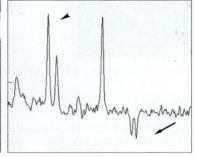

10か月，女児．定頸4〜5か月，寝返りは6か月だが，座位ができず，遅れている．約5週間前に，突然に右上肢が内旋伸展位となり，手は握り込んで使わなくなった．このジストニア肢位は段々と消失した．当院入院時では体幹の筋緊張の低下があり，右上肢優位に四肢は固縮を認める．

A：拡散強調像：右尾状核外側に強い高信号を認める（→）．両側被殻にも高信号を認める．T2強調像でも右尾状核は強い高信号を認める（非掲載）．
B：ADC map：右尾状核の病変は低信号を示し（→），拡散制限を認める．両側被殻は高信号を示す．
C：T2強調像（A，Bより尾側）：両側ほぼ対称性に被殻，淡蒼球，視床内側に高信号を認める．
D：T2強調像：黒質（→）および下丘（▶）に高信号を認める．
E：MRS（右尾状核，TR＝1500，TE＝144）：乳酸が増加している（→）．コリンの軽い上昇を認める（▶）．

5. 出血を伴う例

出生直後より呼吸困難を示し，先天性難聴，嗜眠，低体温を示し，出生直後よりの呼吸障害を示した例では，T2*強調像にて出血を橋後部，歯状核，基底核，側脳室周囲白質に認め，周囲には浮腫を伴っていた．基底核の病変は左右対称性，髄液の乳酸値の上昇があり，剖検により Leigh 症候群と診断された[30]．なお，図12で示すように，1か月後の2回目のT1強調像では基底核，視床の病変は高信号を示したが，比較的対称性であり，おそらく出血ではないと考えている．

6. 成人型

家族歴のある成人発症の Leigh 症候群での報告があり，15年の経過で30代前半に死亡している．MRIでは両側被殻と脳幹被蓋に異常信号を認めている．剖検所見では被殻が脳幹病変よりも古く，脳幹には数多くのマクロファージの浸潤を認めている[31]．本邦例でも基底核前部，視床下核にT2強調像にて高信号を認めている（図13）．

Rawal らの例は35歳男性で5年の経過で，振戦，換語困難があり，5日間の経過で急激な悪化を来し，断綴性言語，上肢遠位の粗大振戦

図11 Leigh 症候群

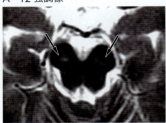
A　T2 強調像

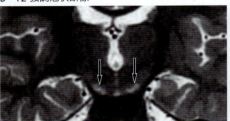
B　T2 強調冠状断像

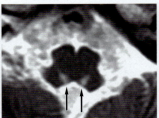
C　T2 強調像（A より約 30 日後）

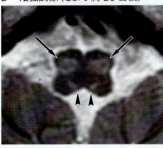
D　T2 強調像（C より約 20 日後）

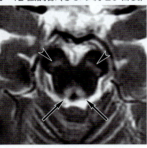
E　T2 強調像（C より約 20 日後）

2 歳, 男児. 下痢, 嘔吐にて他院来院し, 救急室にて急変. 呼吸停止する. 中枢性の呼吸障害および呼吸性アシドーシスの所見を認め, 翌日に MRI を施行した.
A：T2 強調像：両側黒質に対称性の高信号を認める（→）.
B：T2 強調冠状断像：両底黒質に対称性の高信号を認める（→）.
C：T2 強調像（A より約 30 日後）：約 30 日後, 延髄被蓋, 両側対称性に孤束核付近に高信号を認める（→）.
D：T2 強調像（C より約 20 日後）：さらに約 20 日後, 延髄被蓋の病巣（▶）の他に, 両側オリーブに高信号（→）を認める.
E：T2 強調像（C より約 20 日後）：両側黒質（▶）の他に, 中脳水道周囲灰白質にも高信号（→）を認める.
補足：SURF1 変異による典型的な脳幹病変を示した Leigh 症候群である.

を認めた. FLAIR にて, 橋被蓋, 橋底部, 中脳, 視床, 被殻, 尾状核, 外包, 側頭葉尖端部白質, 側脳室周囲白質に高信号があり, MRS にて乳酸ピークを認めている[21].

7. ミトコンドリア（電子伝達系）複合体 1 欠損症（mitochondria complex 1）

Leigh 症候群の原因となる遺伝子変異の一つである本症 30 例の MR 所見の報告がある. 全例, 脳幹に左右対称性の高信号を T2 強調像/FLAIR 像にて認め, T1 強調像では低信号を示す. さらに, 27 例は少なくとも一つは, 尾状核あるいは被殻に異常を認めた. 主として大脳灰白質を侵す, stroke-like lesions があり, 血管の支配領域に無関係に多巣性に認められ, 全例がミトコンドリア DNA に異常があり, 20 例中 8 例であった. また, 天幕上白質にびまん性に高信号を示す白質脳症を示した例は核 DNA に異常があり, 10 例中 5 例であった[32].

本症（複合体 1 欠損症）にて, 脊髄前角に高信号を呈した例がある. 5 歳, 男子, 進行性眼瞼下垂, 眼球運動障害, 痙性対麻痺, 企図振戦, 測定障害を呈した. T2 強調像にて高信号を視床下核, 中脳被蓋, 延髄被蓋, 脊髄前角に呈した. Leigh-like syndrome と診断された[33].

8. SLC19A3 変異

Kevelam らは, 生後数週間以内に重篤な脳症にて発症し, 急速に神経機能の悪化を来し, 呼吸機能障害から死亡に至る 7 例を報告した. 初回の MRI では基底核, 視床, 大脳白質, 皮質, 橋, 中脳に腫脹を伴う高信号を T2 強調像にて認めた. その後, 白質病変は希薄化あるいは囊胞化し, 最終的には進行性の大脳, 小脳及び脳幹の萎縮を呈した. 病理組織学的には Leigh 症候群に類似した病理所見であった. 遺伝子解析により,

図 12 | Leigh 症候群（SLC19A3 変異）

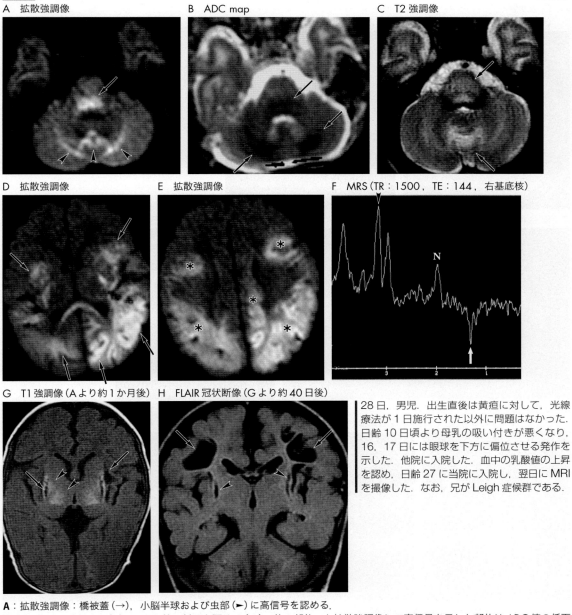

A：拡散強調像：橋被蓋（→），小脳半球および虫部（▶）に高信号を認める．
B：ADC map：上記の病変は ADC 値の低下を認める（→）．他の部位でも拡散強調像にて高信号を示した部位は ADC 値の低下を認めた．
C：T2 強調像：橋および小脳の病変は拡散強調像に比べてより広範な高信号を示す（→）．
D：拡散強調像：両側被殻，外包，脳梁膨大部，左優位に両側後頭・側頭葉皮質下白質に高信号を認める（→）．
E：拡散強調像：両側前頭・頭頂葉の皮質下白質，深部白質に高信号を認める（＊）．
F：MRS（TR：1500，TE：144，右基底核）：乳酸の上昇（→），NAA の低下（N），コリンの上昇（▶）を認める．
G：T1 強調像（A より約 1 か月後）：約 1 か月後，被殻の病変は囊胞化し（→），淡蒼球と視床の病変は高信号を示す（▶）．
H：FLAIR 冠状断像（G より約 40 日後）：さらに約 40 日後，基底核病変（▶），前頭葉皮質下白質病変は囊胞化している（→）．
補足：後日に，本例は兄と共に，遺伝子解析により，SLC19A3 変異が判明した．本例は当院入院時から大量のビタミン B_1 と Coenzyme Q 投与がなされた．症状が明らかに軽度であり，呼吸障害はなく，固視や笑みなどの反応が良かった．兄は呼吸障害があり，予後が良くなかった．

28 日，男児．出生直後は黄疸に対して，光線療法が 1 日施行された以外に問題はなかった．日齢 10 日頃より母乳の吸い付きが悪くなり，16，17 日には眼球を下方に偏位させる発作を示した．他院に入院した．血中の乳酸値の上昇を認め，日齢 27 に当院に入院し，翌日に MRI を撮像した．なお，兄が Leigh 症候群である．

図13 Leigh 症候群（成人型）

A　T2 強調像
　（発症して 3 年後，約 3 年前）

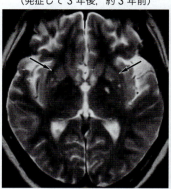

B　T2 強調像（Aと同時期）

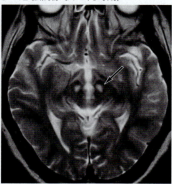

C　T2 強調像（Aと同時期）　　　　　　　　　D　T2 強調像（今回，Aより約 3 年後）

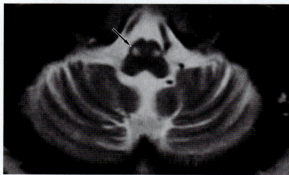

E　T2 強調像
　（今回，Aより約 3 年後）　　F　T2 強調像（今回，Aより約 3 年後）　G　T2 強調像（今回，Aより約 3 年後）

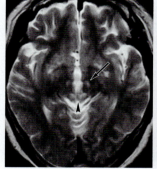 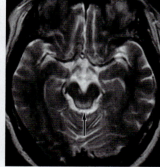 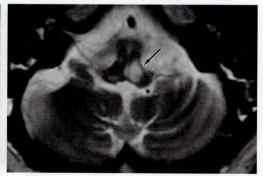

30 代，女性．6 年前より呂律障害，四肢筋力低下，眼球運動障害があり，他院で入退院を繰り返す．約 3 年前に MRI を撮像する（A〜C）．その後，発語，摂食行動低下，精神運動障害を認め，当院紹介となり，再び MRI を撮像する（D〜G）．入院後の検査にて血中および髄液中の乳酸，ピルビン酸の上昇を認め，嚥下障害，呼吸障害にて死亡し，剖検にて Leigh 症候群と確定された．

A：T2 強調像（発症して 3 年後，約 3 年前）：発症して 3 年後に，両側被殻前部に高信号を認める（→）．左淡蒼球にも点状の高信号を認める．
B：T2 強調像（Aと同時期）：両側視床下部に対称性の高信号を認める（→）．
C：T2 強調像（Aと同時期）：両側下オリーブ核に対称性の高信号を認める（→）．
D：T2 強調像（今回，Aより約 3 年後）：Aより 3 年後，両側尾状核，被殻前部，淡蒼球に対称性の高信号を認める（→）．
E：T2 強調像（今回，Aより約 3 年後）：両側視床下核（→），中脳視蓋（▶）に対称性の高信号を認める．
F：T2 強調像（今回，Aより約 3 年後）：中脳視蓋に高信号を対称性に認める（→）．
G：T2 強調像（今回，Aより約 3 年後）：左下オリーブ核から延髄被蓋に高信号を認める（→）．
（和歌山医科大学放射線科　武内泰造先生のご厚意による）

SLC19A3 遺伝子変異が判明し，この遺伝子はサイアミン輸送体 THTR2 に関与している[34]．

その後，図 10 で示すように，必ずしも致死的ではなく，比較的軽い Leigh 症候群を呈する同遺伝子変異例も認められるようになった．また，この下記に示すビオチン-サイアミン反応性大脳基底核症と Wernicke 脳症に類似した疾患が見つかっている（8 章 p.662「1. Wernicke 脳症」内，家族性 Wernicke 類似脳症参照）[35]．

…診断のコツ

2 歳以下の小児にて脳幹あるいは基底核の対称性の病変を認めたら本症を考える．

成人でも比較的慢性の発症で同様な病変の際には本症を考える．

鑑別診断

1. **Wernicke 脳症（WE）**：成人例では視床と中脳周囲を侵す点は似ているが，乳頭体は Leigh 症候群では保たれる．小児例の WE では基底核にほぼ対称性の病変を来し，拡散制限がありうる（8 章「1．ビタミン欠乏症」の p.656「Wernicke 脳症」参照）．偏った食事などの既往の有無を確認する．黒質は Leigh 症候群では侵されることが多いが，WE では少ない．

2. **ビオチン-サイアミン反応性大脳基底核症（biotin-thiamine-responsive basal ganglia disease：BTBGD）**

臨床

ビオチンはビタミン B 群に分類される水溶性ビタミンの一種で，ビタミン B_7 とも呼ばれ，一方，サイアミンはビタミン B_1 である．以前にはビオチン反応性大脳基底核症（biotin responsive basal ganglia disease）と呼ばれていた．

BTBGD は最初にサウジアラビアの小児とその家族に認められた新しい症候群であり，患者はゆっくりとした発症の脳症を呈する．発症は通常 3 〜 4 歳であり，頻回の痙攣と，発熱性疾患によって引き起こされる異常運動を認め，構音障害が起きる．その他に，嚥下障害，核上性顔面神経麻痺と外眼筋障害を呈する[36]．

重症例では，昏睡に陥り，全身性ジストニア，重篤な歯車様強剛，四肢麻痺となり，死亡する例もある．ビオチン投与にて症状の改善が起こる．この劣性遺伝を示す疾患は SLC19A3 遺伝子変異によって起こる．

関係する遺伝子変異が判明したので，本症の臨床症状の幅広いスペクトラムが分かってきている．重篤な乳児期発症の Leigh 症候群（急速進行性のびまん性の脳萎縮，MRI にて視床，基底核，脳幹に特徴的な所見）から，より軽症の成人発症の脳症まであり，後者はサイアミン（B1）の摂食不足による脳症と類似している．

エネルギー代謝，特に異化作用過程（細胞内で高分子を低分子に分解し，エネルギーを得る過程）において，サイアミンとビオチンは相乗作用を示す．ビオチンが限界レベルにあると，SLC19A3 発現のダウンレギュレーションが起こる[36]．

Eichler らの症例は 20 歳の女性例で，痙攣と進行性のジストニアを呈した．3 歳まで健康であったが，その後，転倒を繰り返し，歩くのが困難となり，痙攣を認めた．T2 強調像にて両側基底核に高信号認めた．診断は確定できなかった．その後 15 年，進行性で階段状の悪化を認めた．ジストニアが悪化し，構音障害が起こった．認知機能は正常であった．血中の乳酸は正常であったが，髄液中の乳酸が高く，ミトコンドリア細胞症の疑いとなった．

入院時には構音障害，痛みを伴うジストニアが両腕と四肢にある．痙攣は 1 年以上にわたり，認めていない．両親がいとこ同士の結婚であり，6 歳の妹がおり，3 歳のときに発症し，類症を持っている．妹は血中および髄液中の乳酸上昇を認めた[36]．

進行性の神経変性を来し，基底核と脳幹を侵すミトコンドリア病で最も多いのは Leigh 症候群である．100 以上の遺伝子異常が判明している．変動する症状，乳酸上昇，基底核異常を認めるので，ピルビン酸デヒドロゲナーゼ欠損症が疑われたが，正常であった．Leigh 症候群の

図14 ビオチン-サイアミン反応性大脳基底核症

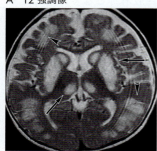 A T2強調像
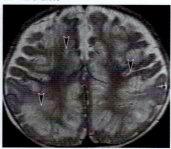 B T2強調像
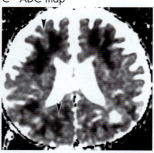 C ADC map

6か月，男児．臨床症状は本文参照．
A：T2強調像：両側基底核（尾状核，被殻），視床に対称性の高信号を認める（→）．皮質下白質にも高信号を認める（▶）．なお，皮質下白質はADC値の低下を認めたが，基底核病変はADC値の低下が一部のみにあった（非掲載）．
B：T2強調像：大脳半球皮質下に主として高信号を認める（▶）．
C：ADC map：皮質下白質にADC値の低下を認める（▶）．
（熊本赤十字病院の症例，上谷浩之先生のご厚意による）
補足：広範な白質病変を認めたBTBGDであり，皮質下白質病変にADC値の低下を認めた例である．

鑑別からBTBGDが疑われ，SLC19A3遺伝子変異を認め，本症と診断された[36]．

他の遺伝子変異によるLeigh症候群と臨床症状が類似していることにより，治療可能な本症を見逃す可能性があるので，MR所見も含めて，Leigh症候群類似の症状の際には常に本症を考えておくことが必要である．

Fassoneらの例は15歳，女子で急性発症の眼瞼下垂，眼球運動障害と疲労感があり，両側ほぼ対称性に尾状核，被殻，中脳水道周囲に高信号を認め，大脳皮質及び小脳には高信号を認めないBTBGD例である．血中および髄液中の乳酸が正常，ミトコンドリア呼吸鎖関連酵素が正常，mtDNAが正常であり，これはミトコンドリア病の可能性が低いことを示している[37]．

日本人例の報告もある[38)39)]．6か月男児，発熱があり，活気がないことで受診した．白血球25560，CRP 10.48と増加し，乳酸・ピルビン酸の軽度上昇を認めた．画像所見（図14）より，BTBGDが疑われ，ビオチンの増量によって，改善した．遺伝子解析によりSLC19A3の変異を認め，診断が確定した．

画像所見

基底核病変に対する鑑別診断は表[36)]を参照．
Kassemらによる本症15例（年齢は2〜11歳）の画像所見では全例に尾状核と被殻に病変が対称性にあり，淡蒼球にはない．80％に，中脳，大脳皮質，視床に異常信号を認める．53％で病気が進行すると，大脳深部白質にも異常を認めた．小脳も13.3％に異常があった．尾状核と被殻は治療によって臨床症状がなくなっても異常信号が存在した．MRSでは乳酸が高値を示すこともある．尾状核は軽い腫大があり，中心部に壊死を疑わせる低信号をFLAIR像にて認めている．皮質病変にも軽い腫大があり，皮質病変は皮質下にまで及ぶこともある[40)]．

Eichlerらによれば，急性期では基底核（尾状核と被殻）に高信号を腫脹を認め，皮質，皮質下と天幕下が侵され，白質は免れる．

慢性期では，萎縮と壊死を基底核に認め，石灰化を伴うとされた．

Eichlerらの例では，17歳時のMRIにて，尾状核と被殻に高信号が両側にあり，被殻の萎縮を認めた．20歳時には，側脳室前角がより大きくなり，萎縮が進行している．SWIにて，被殻と尾状核に低信号を認め，石灰化と考えられた．

一方，3歳時（3.5年前）の妹の画像では拡散制限のある病変が皮質，皮質下白質，深部基底核（尾状核，被殻，視床）に対称性に認められた．

表 ● 基底核病変の画像による鑑別診断[36]

病態	画像所見
遺伝性	
ビオチン-サイアミン反応性大脳基底核症	対称性に，大脳皮質，皮質下白質，基底核，視床，小脳，脳幹に初回のMRIにて異常；フォローにて，萎縮と壊死を基底核に認める；脊髄病変は稀；MRSにて乳酸ピーク
Leigh症候群，Leigh-like症候群	対称性に，基底核，視床，脳幹，小脳，脊髄に異常；脳実質病変による壊死；MRSでは乳酸ピーク
HIBCH変異	基底核に壊死（Leigh症候群と類似している）
グルタル酸尿症Ⅰ型，Ⅱ型	淡蒼球と大脳白質に病変；尾状核は保たれる．浮腫により新線条体（被殻と尾状核）壊死を来す，Sylvius裂が拡大し "bat-wing" を呈する
メチルマロン酸/プロピオン酸/3メチルグルタコン酸尿症	基底核に異常，その後壊死
SUCLA2/SUCLG1変異，ETHE1変異	有機酸尿症，ミトコンドリア病と類似したMRI所見
NUP62関連疾患	新線条体に浮腫，その後壊死
メープルシロップ尿症	小脳白質，脳幹背側，小脳脚，内包，基底核と視床にびまん性の異常
亜硫酸オキシダーゼとモリブデン補酵素欠損症	新線条体異常信号と浮腫
Alexander病1型	白質と基底核に異常
Wilson病	基底核，視床（しばしば腹側外側）皮質，皮質下構造；脳幹，虫部歯状核に異常，拡散制限を認めることがある
後天性，代謝性	
肝性脳症	基底核，皮質，白質に異常があり，拡散制限がある
低血糖脳症	皮質，海馬，脳梁，基底核，大脳白質に異常があり，拡散制限がある
低酸素/虚血性脳症	深部灰白質，皮質，海馬と小脳に異常を認め，脳幹は少ない
溶血性尿毒症症候群	基底核，視床，海馬と皮質に微小血栓症
浸透圧性脱髄症候群	通常は橋が侵される．橋外あるいは基底核にも病変がありうる
Wernicke脳症（小児型）	両側線条体と淡蒼球（拡散制限あり）
感染および感染後	
急性壊死性脳症（インフルエンザA，単純ヘルペス，マイコプラズマ）	対称性に，被殻，視床，脳幹，白質に病変
ウイルス性脳炎（Epstein-Barr/単純ヘルペス，インフルエンザA/ウエストナイルウイルス），日本脳炎，Creutzfeldt-Jakob病	深部灰白質，皮質，白質に種々の病変
自己免疫性	
自己免疫性脳炎（抗ドパミン2，抗NMDA受容体），急性散在性脳脊髄炎，連鎖球菌感染後の自己免疫性脳炎（ADEM）	種々：急性散在性脳脊髄炎と連鎖球菌感染後の自己免疫性脳炎（ADEM）は深部灰白質を両側侵
毒物	
一酸化炭素，メタノール，メサドン，ビガバトリン，シアン化物（青酸塩），硫化水素，有機リン	基底核を侵しうるが，小児では稀
腫瘍	
良性神経膠腫が非腫瘍性疾患と類似する	造影効果のない，非対称性の病変

MRSでは乳酸ピークを認めている．2.8年前の画像では，全体の萎縮が進行し，側脳室および脳溝の拡大を認め，両側被殻に高信号がT2強調像/FLAIR像にてあった[36]．

図14にて示す例は急性期の画像所見を示している．拡散制限のある病変が小脳虫部，基底核，視床，中脳赤核，大脳皮質下に両側対称性に認められた（図14）．上記の3歳時の妹の画像に

類似している．急性期所見を見ていると考えられる．乳頭体には著変を認めない．脳幹は中脳赤核のみであった．

Wernicke脳症とBTBGDとの鑑別では，前者は乳頭体と脳幹の核がほとんど常に侵されるのに対して，後者では同部位が侵されることは少ない．後者は小脳及び大脳皮質が前者よりもより強く侵される[41]．

3. SERAC1変異関連疾患

臨床

3メチルグルタコン酸尿症，ジストニア-難聴，脳症，Leigh-likeの4徴（MEGDEL）を示す症候群として最初に報告された．その後，SERAC1遺伝子変異が原因であることが分かり，さらに，肝障害が判明し，5徴（MEGDHEL）とされた．

67例，59家系からの報告があり，年齢は5日から33.4歳であり，中位年齢は9歳である．2家系の軽症例を除くと，均一な臨床症状と経過を辿る．重篤な可逆的な肝障害と低血糖が新生児期に，40％以上にある．中位年齢では6か月に始まる筋緊張低下（91％）があり，進行性の痙性（82％，中位年齢では15か月で始まる）とジストニア（82％，18か月で始まる）が続く．大多数の患者は歩けない（68％）．79％は難聴があり，58％はしゃべれず，大多数の患者は知的障害がある（88％）．

3メチルグルタコン酸尿症はほぼ全ての患者に認められる（98％）[42]．

画像所見

98％の患者に両側基底核に病変があり，被殻，尾状核，淡蒼球を対称性に侵す．被殻では前半部と後半部の一部に病変があり，その間が免れる（"putaminal eye" sign）を示すのが特徴的で，53％に認められるとされる[42]．

Wortmannらは30例，43回のMRI検査を行い，基底核の病変について，5期に分けた[43]．

0期は基底核に異常がなく，萎縮もない．

1期は淡蒼球に高信号をT2強調像にて認め，T1強調像では正常で，拡散制限を認めた．

2期は被殻と尾状核にT2およびT1延長を認め，腫張を伴っていた．内部にflow voidsが認められた．被殻背側は正常であった．淡蒼球はT2強調像では高信号を示すが，T1強調像では淡い低信号あるいは正常であり，腫張を認めなかった．黒質もT2強調像にて高信号を示した．小脳虫部に軽い萎縮を認めた．

3期は被殻と尾状核に腫張はなく，被殻背側の正常部分（putamen eye）は小さくなる．被殻はT2強調像では高信号，T1強調像では低信号を示す．淡蒼球は淡い高信号を示す．尾状核頭部は萎縮し，不均一な高信号をT2強調像にて示す．前角は拡大する．小脳虫部の萎縮が全例に認められる．小脳半球は保たれる．

4期は被殻は萎縮し，T2強調像にて高信号を示し，putaminal eyeはなくなる．大脳皮質は萎縮し，側脳室とくも膜下腔が拡大する．小脳虫部および半球の萎縮を認める．小脳半球皮質は正常である．

初期には淡蒼球のみが侵されることは重要である．6か月であった．被殻の中央から背側にかけて，病変が浸潤していない部位が，MRIにて高信号をT2強調像にて認めず，putaminal eyeを呈する．1歳から4歳までの間にMRIを撮像した全ての本症に認められた．同様な所見は3-hydroxyisobutyric aciduriaの1例のみに認められている[43]．

4. Alpers-Huttenlocher症候群（AHS）

臨床

肝硬変を伴う乳児びまん性脳変性症（infantile diffuse cerebral degeneration with liver cirrhosis）あるいは進行性乳児白質ジストロフィー（progressive infantile poliodystrophy），Alpers症候群とも呼ばれるが，最近ではAlpers-Huttenlocher症候群が採用されている[44]．

AHSは稀な常染色体劣性遺伝を示し，多組織を侵す疾患であり，大脳灰白質と肝臓を主として侵す．POLG1に関係する核内遺伝子の変異によるとされる．患者は難治性痙攣，特に，ミオクロニックジャーク（単収縮）を起こし，その

後，早期の発達遅延あるいは成長障害を呈する．臨床上の 4 徴，難治性痙攣，反復発作性精神運動発達後退，皮質盲，微小結節状肝硬変による肝障害が診断的価値がある[45]．

主症状は難治性痙攣，精神運動発達遅延，肝障害である．診断基準には以下の 11 症状の内，少なくとも 2 つが必要とされている．

(a) MRS にて，NAA の低下，正常クレアチニン，乳酸上昇，(b) 髄液中蛋白上昇（> 100 mg/dL），(c) 繰り返した MRI あるいは CT にて，脳容量の減少（中央＞皮質，脳室拡大を伴う），(d) 少なくとも 1 回の脳波にて，異常波を認める，(e) 皮質盲あるいは視神経萎縮，(f) 視覚誘導電位にて異常があり，網膜電図では正常，(g) ミトコンドリア DNA の骨格筋内あるいは肝内の量的減少（平均 35％），(h) 骨格筋あるいは肝内の POLG 欠損（10％以下），(I) 急性肝不全でないときに，一度は血中あるいは髄液中の乳酸上昇（3mM），(j) 肝呼吸鎖の検査にて，孤立性 complex IV あるいは複合 I，III，IV 電子輸送 comple の低下（20％以下），(k) 兄弟姉妹に確認された本症の存在である．

POLG 変異を認めるミトコンドリア病の中で，本症は最も重篤な疾患であり，症状出現から 4 年以内に死亡する．

・バルプロ酸による肝障害

バルプロ酸はミトコンドリア発生を増加させるが，POLG 変異の基では，apoptosis を起こし，代謝亢進ができず，肝障害を起こすので，投与してはならない．AHS では決して投与してはならない[44]．

画像所見

・全体像

ミトコンドリア脳症では進行と共に画像所見が変化するが，本症でも当てはまる．初期には大脳皮質が侵される．とくに，後頭葉が侵され，大脳白質は保たれる．本症における，ミトコンドリアの急性機能障害による，基本的には可逆性の細胞毒性浮腫が本症の脳症の特徴である．呼吸系の嫌気性代謝による急性脳症が起こり，拡散強調像にて細胞毒性浮腫を呈する．神経症状に合致して，高信号を拡散強調像にて示し，症状の改善と共に消失する．しかし，大脳皮質に T2 強調像では高信号が残存し，グリオーシスを作る．その後，T2 強調像では高信号が基底核，視床，小脳深部覚に出現する[44]．

・MRS

乳酸上昇，NAA/クレアチニン比の低下が異常な皮質あるいは正常と考えられる皮質に認められる．血清あるいは髄液中の乳酸よりも MRS がより敏感に乳酸を検出するとされる[44]．

・実際の症例

10 歳，少女，全般的な発達障害と注意欠陥多動があり，昏迷と，左顔および上肢の単収縮が頻発し，入院となった．髄液にて蛋白上昇（81.6mg/dL）があり，血清にて乳酸上昇を示した．肝障害は初期にはなかったが，2 か月には発生した．脳波にて右頭頂後頭葉に異常波を認めた．妹には同症があった[44]．

初回の MRI にて，大脳皮質，特に右頭頂葉から後頭葉に多発性の高信号が T2 強調像にてあり，拡散制限及び造影効果を認めない．両側基底核，視床に T2 強調像での高信号が症状の進行と共に明瞭になった．拡散制限と造影効果を認めない．その後，両側下オリーブ核に高信号と腫大，周辺部に造影効果を認め，オリーブの仮性肥大である．MRS では，乳酸を認め，NAA/Cr 比の低下を認めた．6 か月後には小脳歯状核に高信号を認め，大脳及び小脳萎縮があった[44]．

鑑別診断

1. 他の POLG 変異ミトコンドリア病：myocerebrohepatopaty spctrum, ataxia neuropahty spectrum, myoclonic epilepsy myopathy sensory ataxia（MEMSA）と進行性外眼筋麻痺がある．

　myocerebrohepatopaty spctrum は新生児期あるいは乳児期発症であり，AHS より早い．他の POLG 変異ミトコンドリア病は思春期あるいは若年成人での発症である[44]．

2. MELAS：大脳皮質，特に後頭・頭頂・側頭葉を侵す．梗塞様所見を示し，皮質のみではなく，皮質下白質も侵す．基底核に石灰を呈することがある．脳幹，視床の病変は稀である[44]．

3. Leigh症候群：基底核，脳幹，視床，中脳水道周囲は灰白質に対称性の高信号を来す．典型的には脳幹が最初で，次に深部灰白質，大脳皮質の順であるが，AHSでは逆に大脳皮質が先になる．オリーブの高信号はLeigh症候群にも認められる[44]．

5 Leber遺伝性視神経症（Leber病，Leber's hereditary optic neuropathy：LHON）

臨床

LHONは思春期から成人期かけて急性あるいは亜急性に視力低下で発症する遺伝性の視神経萎縮症である．通常は両側性であり，痛みがないことが特徴である．視神経以外でもWPW症候群などの心症状やジストニアなどの神経症状を伴うことがある．日本人のLHON患者の90%に11778変異を認める．その他には3460変異，14484変異があり，上記3つの変異が知られている[1)46)]．

典型的な視力障害の他に，多発性硬化症様の症状を合併したり，ジストニア，振戦，片麻痺，てんかんなどの症状を認めたりすることがあり，Leber plusと呼ばれる[47]．

病理所見

網膜神経節細胞（retinal ganglion cell）の障害があり，視神経の軸索の消失を認める．Leber plusでは脊髄および末梢神経の髄鞘脱落と大脳白質には嚢胞変性を認める[11]．

画像所見

視力障害は網膜神経節細胞による障害とされており，一般的には急性期の視神経はMRIでは異常を認めないとされる．1例報告では両側の視神経障害で発症したLHONにおいて第17病日に撮像されたT2強調像にて高信号を視交叉の両側に認める報告がある[46]．視交叉左に腫大と高信号をT2強調像にて認めた例もある[48]．

Leber plusでは多発性の大脳白質病変，対称性の基底核病変，前頭葉の白質病変がある[49]．

20代男性のLeber plus症例にて視力低下以外に眼瞼下垂，複視，耳鳴り，聴力低下，筋力低下を認め，T2強調像にて対称性の高信号を両側被殻後部，中脳被蓋から視蓋にかけて認めた例がある[47]．自験例でも非対称性であるが，中脳被蓋から視蓋にかけて高信号を認めた（症例および図に関しては，2章「1. 脊髄小脳変性症」のp.104「ミトコンドリア脳症」図59参照）．

LHONを発症後，多発性硬化症とは区別することができない病巣が脳内あるいは脊髄に発症することがあり，Harding症候群と呼ばれる[49]．脳内の病変はovoid lesionを示し，脊髄の病巣は軽い腫大と高信号を髄内に認め，脱髄巣に合致する．多発性硬化症の患者で，両側性の強度の視神経障害があり，治療効果のない時，あるいは視力障害の家族歴がある際にはLeber病を考慮し，遺伝子変異を調べる必要があるとされる[49]．LHONの視神経障害は通常，痛みがないことも鑑別に役に立つ．剖検例によるHarding症候群の神経病理学的検討では多発性硬化症とミトコンドリア病の両方の要素をもつとされる[50]．MSとLHONの合併は偶然と考えられるが，明確な表現型を示し，両者の症状が出る[51]．

・脊髄症を伴う例がある

本症で，m.14484TC遺伝子変異を伴う例において，亜急性に発症する神経変性を脊髄の多髄節に認めている．39歳，女性であり，進行性の歩行障害と感覚障害を5年の経過で認めた．それ以前に，両側の亜急性の視力障害があった．両側視神経萎縮，眼振，下肢の対称性筋力低下，反射低下，振動覚が腰および肘より末梢の低下があった．

MRIでは，黒質，橋被蓋，下オリーブ核，脊髄後索に高信号を認めた．さらに，下部胸髄，腰仙髄の中間灰白質にも高信号を認めた．

神経病理学的には上部頸髄の薄束に髄鞘消失とマクロファージを認めた．上衣へと進展していた．LHON に主として後索の変性を伴う例である[52]．（本症の脊髄病変に関しては，8章1，p.673, key point 4 も参照．）

6 POLG（polymerase γ）遺伝子変異

臨床

POLG は核内遺伝子であり，ミトコンドリアDNA の維持に関与している．この遺伝子の変異によるミトコンドリア病の臨床病型は多様であり，Alpers 症候群，慢性進行性外眼筋麻痺，神経症，てんかん，ミオクローヌス，パーキンソン障害と小脳失調を示す．さらにミトコンドリア劣性遺伝性失調症候群（mitochondrial recessive ataxia syndrome：MIRAS）や伴う感覚性失調性神経症・構音障害・眼球運動障害（sensory ataxia neuropathy dysarthria and ophthalmoplegia：SANDO）などがある．多くは40歳以上にて発症し，劣性遺伝を示す失調では2番目に多いともされる[53]．

・てんかん（後頭葉）との関係

難治性てんかん，痙攣重積の原因として本症が注目されている[54)55)]．Flower らの報告ではミトコンドリア病の中では最も多いとされる[54]．血清中および髄液中の乳酸は上昇することがある．痙攣時は後頭葉に焦点をしばしば認め，後頭葉は代謝的に活動性であるとされる．

Janssen らの報告によれば，7例の POLG 変異と痙攣を伴う例があり，発症平均年齢は18（12～26）歳であり，6例が現在の主症状である[55]．部分痙攣であり，運動あるいは視野に関係している．全例に後頭葉に異常を認めている．6例中5例は痙攣重積に死亡している．痙攣は重篤で，失調が6例，多発神経症が6例，進行性外眼筋障害が3例，片頭痛が3例に合併している．valproate は致死性の肝障害を起こすので使用すべきではないとされる．

・progressive ataxia and palatal tremor（PAPT）を示す例

進行性の失調と口蓋の振戦（あるいはミオクローヌス）を示す例がある[56]．

画像所見

・全体像

特異的ではないとされる．20例中 MRI 異常は13例であり，萎縮が小脳が6例，皮質下に4例ある．7例に両側対称性の高信号をT2強調像にて認める．小脳半球が4例，脳幹内側毛帯3例などとしている[57]．

・てんかん

上記の Flower らは後頭葉，特に右側に T2 強調像にて高信号を認めることがある．その他に，深部小脳核，視床，基底核に高信号を認めることがあるとしている[54]．また，Uusimaa らの報告では難治性てんかんを有する POLG 変異8例中5例に MRI を施行した[58]．4例に異常があり，3例は視床に高信号を T2 強調像にて認め，皮質の異常は2例，歯状核の1例に異常があるとした．

・オリーブの仮性肥大

両側オリーブに T2 強調像にて高信号を示し，仮性肥大を認める POLG 例がある[59]．Arkadir らの1例は30歳，男性で，感覚性難聴と亜急性の傾眠，不明瞭発語，不安定歩行を示したが，口蓋ミオクローヌスはなかった．MRI にて，両側オリーブと歯状核外方の小脳白質に対称性の高信号があり，POLG 変異を認めた．なお，SURF1 遺伝子変異も両側オリーブに高信号を認める例がある（1章2大脳白質，p.34「6. ギラン・モラレ三角」参照）．

・広範な石灰化

55歳，女性．振戦，神経症，感音性難聴，家族に振戦を持つ患者が多発している．両側歯状核を中心に石灰化が著明である橋底部，淡蒼球にも石灰化を認めた[60]．
（p.596に追加情報がある．）

参考文献

1) 後藤雄一：ミトコンドリア脳筋症．15 神経系の疾患．杉本恒明, 矢崎義雄（編）；内科学（第9版）．朝倉書店, p.1954-1956, 2007.
2) 古賀靖敏：ミトコンドリア病の診断と治療：update review. 脳と発達 42: 124-129, 2010.
3) Barkovich AJ, Patay Z: Kearns-Sayre syndrome/Progressive external ophthalmoplegia. In Barkovich AJ, Raybaud C, eds; Pediatric Neuroradiology, 5th ed. Wolters Kluwer/Lippincott Williams & Wilkins, p.176-177, 2012.
4) van der Knaap MS, Valk J: Kearns–Sayre syndrome, Mitochondrial encephalopathy with lactic acidosis and stroke-like episodes. In Magnetic resonance of myelination and myelin disordes, 3rd ed. Springer, Berlin, p.204-211, p.215-220, 2005.
5) 柳下 章：ミトコンドリア脳筋症（MELAS）．柳下 章, 林 雅晴；症例から学ぶ神経疾患の画像と病理．医学書院, p.37-38, 2008.
6) Carlow TJ, Depper MH, Orrison WW Jr: MR of extraocular muscles in chronic progressive external ophthalmoplegia. AJNR Am J Neuroradiol 19: 95-99, 1998.
7) Ito S, Shirai W, Asahina M, et al: Clinical and brain MR imaging features focusing on the brain stem and cerebellum in patients with myoclonic epilepsy with ragged-red fibers due to mitochondrial A8344G mutation. AJNR Am J Neuroradiol 29: 392-395, 2008.
8) 飯塚高浩：ミトコンドリア脳筋症．Clinical Neuroscience 33: 712-713, 2015.
9) Dickerson BC, Holtzman D, Grant PE, Tian D: Case records of the Massachusetts General Hospital. Case 36-2005. A 61-year-old woman with seizure, disturbed gait, and altered mental status. N Engl J Med 353: 2271-2280, 2005.
10) Sharfstein SR, Gordon MF, Libman RB, Malkin ES: Adult-onset MELAS presenting as herpes encephalitis. Arch Neurol 56: 241-243, 1999.
11) Chinnery PF, Betts J, Jarosi E, et al: In Love S, Louis DN, Ellison DW (eds); Greenfield's neuropathology, 8th. ed. Hodder Arnold, London, p.601-642, 2008.
12) Salzman KL: Basal ganglia calcification. In Osborn AG, Ross JS, Salzman KL (eds); Expertddx: brain and spine. Amirsys, Salt Lake City, p.1-6-62〜65, 2010.
13) Iizuka T, Sakai F, Kan S, Suzuki N: Slowly progressive spread of the stroke-like lesions in MELAS. Neurology 61: 1238-1244, 2003.
14) Yoneda M, Maeda M, Kimura H, et al: Vasogenic edema on MELAS: a serial study with diffusion-weighted MR imaging. Neurology 53: 2182-2184, 1999.
15) Xu W, et al: Conventional and diffusional magnetic resonance imaging features of mitochondrial encephalomyopathy, lactic acidosis, and stroke-like episodes in chinese patients: A study of 40 cases. J Comput Assist Tomogr 42: 510-516, 2018.
16) Ikawa M, Yoneda M, Muramatsu T, et al: Detection of preclinically latent hyperperfusion due to stroke-like episodes by arterial spin-labeling perfusion MRI in MELAS patients. Mitochondrion 13: 676-680, 2013.
17) Penisson-Besnier I, Reynier P, Asfar P, et al: Recurrent brain hematomas in MELAS associated with an ND5 gene mitochondrial mutation. Neurology 55: 317-318, 2000.
18) 相田典子：小児脳へのMRSへの応用．第10回 Neuroimaging refresher club 講演スライド集, p.18, 2017年.
19) Renard D, Bonnaure H, Labauge P: Teaching NeuroImages: diffuse posterior leukoencephalopathy in MELAS without stroke-like episodes. Neurology 75: e9, 2010.
20) Weiss D, et al: Rapid emergence of temporal and pulvinar lesions in MELAS mimicking Creutzfeldt-Jakob disease. Neurology 77: 914, 2011.
21) Arora P, Autkar G, Watane G: Leigh disease. case of the week. AJNR Am J Neuroradiol: 2016.
22) Nagashima T, Mori M, Katayama K, et al: Adult Leigh syndrome with mitochondrial DNA mutation at 8993. Acta Neuropathol 97: 416-422, 1999.
23) Barkovich AJ: Leigh syndrome. In Barkovich AJ, et al (eds); Diagnostic imaging: pediatric neuroradiology. Amirsys, Salt Lake City, p.1-1-66〜69, 2007.
24) Rossi A, Biancheri R, Bruno C, et al: Leigh syndrome with COX deficiency and SURF1 gene mutations: MR imaging findings. AJNR Am J Neuroradiol 24: 1188-1191, 2003.
25) Sakai Y, Kira R, Torisu H, et al: Persistent diffusion abnormalities in the brain stem of three children with mitochondrial diseases. AJNR Am J Neuroradiol 27: 1924-1926, 2006.
26) Hung PC, Wang HS: A previously undescribed leukodystrophy in Leigh syndrome associated with T9176C mutation of the mitochondrial ATPase 6 gene. Dev Med Child Neurol 49: 65-67, 2007.
27) Timothy J, Geller T: SURF-1 gene mutation associated with leukoencephalopathy in a 2-year-old. J Child Neurol 24: 1296-1301, 2009.
28) Topçu M, Saatci I, Apak RA, et al: Leigh syndrome in a 3-year-old boy with unusual brain MR

28) imaging and pathologic findings. AJNR Am J Neuroradiol 21: 224-227, 2000.
29) Brockmann K, Bjornstad A, Dechent P, et al: Succinate in dystrophic white matter: a proton magnetic resonance spectroscopy finding characteristic for complex II deficiency. Ann Neurol 52: 38-46, 2002.
30) Staley KJ, Sims KB, Grant PE, Hedley-Whyte ET: Case records of the Massachusetts General Hospital. Case 28-2008. An 8-day-old infant with congenital deafness, lethargy, and hypothermia. N Engl J Med 359: 1156-1167, 2008.
31) Piao YS, Tang GC, Yang H, Lu DH: Clinico-neuropathological study of a Chinese case of familial adult Leigh syndrome. Neuropathology 26: 218-221, 2006.
32) Lebre AS, et al: A common pattern of brain MRI imaging in mitochondrial diseases with complex I deficiency. J Med Genet 48: 16-23, 2011.
33) Mascalchi M, et al: Teaching NeuroImages: Spinal cord gray matter involvement in complex I deficiency mitochondriopathy. Neurology 87: e106-e107, 2016.
34) Kevelam SH, et al: Exome sequencing reveals mutated SLC19A3 in patients with an early-infantile, lethal encephalopathy. Brain 136: 1534-1543, 2013.
35) Yamada K, et al: A wide spectrum of clinical and brain MRI findings in patients with SLC19A3 mutations. BMC Med Genet 11: 171, 2010.
36) Eichler FS, et al: Case 38-2017. A 20-Year-Old Woman with Seizures and Progressive Dystonia. N Engl J Med 377: 2376-2385, 2017.
37) Fassone E, Wedatilake Y, DeVile CJ, et al: Treatable Leigh-like encephalopathy presenting in adolescence. BMJ Case Rep 2013 Oct 7: 200838.
38) 上谷浩之，菅原丈志，中島康也・他：ビオチン反応性大脳基底核症．第35回神経放射線ワークショップ，福岡，2015年6月．
39) Kohrogi K, Imagawa E, Muto Y, et al: Biotin-responsive basal ganglia disease: a case diagnosed by whole exome sequencing. J Hum Genet 60: 381-385, 2015.
40) Kassem H, Wafaie A, Alsuhibani S, et al: Biotin-responsive basal ganglia disease: neuroimaging features before and after treatment. AJNR Am J Neuroradiol 35: 1990-1995, 2014.
41) Zuccoli G, Yannes MP, Nardone R, et al: Bilateral symmetrical basal ganglia and thalamic lesions in children: an update (2015). Neuroradiology 57: 973-989, 2015.
42) Maas RR, et al: Progressive deafness-dystonia due to SERAC1 mutations: A study of 67 cases. Ann Neurol 82: 1004-1015, 2017.
43) Wortmann SB, et al: Eyes on MEGDEL: distinctive basal ganglia involvement in dystonia deafness syndrome. Neuropediatrics 46: 98-103, 2015.
44) Wu J, et al: Case 250: Alpers-Huttenlocher Syndrome. Radiology 286: 720-725, 2018.
45) Barkovich AJ, Patay Z: Alpers disease. In Pediatric neruomaging. Barkovich AJ, Raybaud C, ed, 5th, eds. Wolters Kluwer, Philadelphia, p.182, 2012.
46) 本田裕之，辻畑光宏，越智 誠・他：急性期のMRI T2強調画像において視神経病変をみとめたLeber's hereditary optic neuropathyの1例．臨床神経 46: 294-296, 2006.
47) 大場 洋：Leber病．大場 洋（編）；小児神経の画像診断．秀潤社，p.384-385, 2010.
48) Lamirel C, Cassereau J, Cochereau I, et al: Papilloedema and MRI enhancement of the prechiasmal optic nerve at the acute stage of Leber hereditary optic neuropathy. J Neurol Neurosurg Psychiatry 81: 578-580, 2010.
49) Parry-Jones AR, Mitchell JD, Gunarwardena WJ, et al: Leber's hereditary optic neuropathy associated with multiple sclerosis: Harding's syndrome. Pract Neurol 8: 118-121, 2008.
50) Kovács GG, Höftberger R, Majtényi K, et al: Neuropathology of white matter disease in Leber's hereditary optic neuropathy. Brain 128: 35-41, 2005.
51) Pfeffer G, Burke A, Yu-Wai-Man P, et al: Clinical features of MS associated with Leber hereditary optic neuropathy mtDNA mutations. Neurology 81: 2073-2078, 2013.
52) Jaros E, et al: Primary spinal cord neurodegeneration in Leber hereditary optic neuropathy. Neurology 69: 214-216, 2007.
53) van Gaalen J, van de Warrenburg BP: A practical approach to late-onset cerebellar ataxia: putting the disorder with lack of order into order. Pract Neurol 12: 14-24, 2012.
54) Flower M, Ali K, Lawthom C: Status epilepticus caused by an unusual encephalopathy. Pract Neurol 15: 56-59, 2015.
55) Janssen W, Quaegebeur A, Van Goethem G, et al: The spectrum of epilepsy caused by POLG mutations. Acta Neurol Belg 116: 17-25, 2016.
56) Nicastro N, Ranza E, Antonarakis SE, et al: Pure progressive ataxia and palatal tremor (PAPT) associated with a new polymerase gamma (POLG) mutation. Cerebellum 15: 829-831, 2016.
57) Tchikviladzé M, Gilleron M, Maisonobe T, et al: A diagnostic flow chart for POLG-related diseases based on signs sensitivity and specificity. J Neurol Neurosurg Psychiatry 86: 646-654, 2015.

58) Uusimaa J, Gowda V, McShane A, et al: Prospective study of POLG mutations presenting in children with intractable epilepsy: prevalence and clinical features. Epilepsia 54: 1002-1011, 2013.
59) Arkadir D, Meiner V, Karni A, et al: Teaching Neuroimages: hypertrophic olivary degeneration in a young man with POLG gene mutation. Neurology 84: e59, 2015.
60) Sidiropoulos C, Moro E, Lang AE: Extensive intracranial calcifications in a patient with a novel polymerase γ-1 mutation. Neurology 81: 197-198, 2013.

追加情報 p.593 参照

遅い発症のビオチニダーゼ欠損症

　稀な，常染色体劣性遺伝のビオチン反応性の疾患であり，ビオチニダーゼ欠損によって生じる．脱髄性脊髄症を呈することがある．通常は5歳以前に発症し，重篤な症状を示すが，ときに，遅い発症があり，亜急性，慢性の経過をとり，痙性対麻痺と，必須ではないが，視神経萎縮を呈する．MRIでは広範な高信号と造影効果を示し，さらに，選択的に後索，前側索，前索を侵すことがある。部分的にステロイドが効くこともあり，炎症性脊髄症，特に，視神経脊髄炎関連疾患との鑑別が難しい例がある[61]．

　Chedrawi らの症例は3歳，男児であり，進行性の痙性対麻痺と上行する筋力低下を呈し，痙攣，低緊張，発達障害はなかった[62]．中脳から橋被蓋にかけて対称性の高信号があり，Leigh 脳症に類似していた．脊髄は T2 強調矢状断像のみであるが，頸髄から胸髄にかけて広範な高信号があり，軽い脊髄の腫大を認めた．MRS では右基底核にて乳酸上昇があった．（本症の脊髄病変に関しては，8章1，p.673，key point 4 も参照）

61) Marelli C, et al: Spinal cord involvement in adult-onset metabolic and genetic diseases. J Neurol Neurosurg Psychiatry 90: 211-218, 2019.
62) Chedrawi AK, et al: Profound biotinidase deficiency in a child with predominantly spinal cord disease. J Child Neurol 23: 1043-1048, 2008.

8 ● vanishing white matter disease (VWMD)

臨床
・全体像

VWMD は childhood ataxia with hypomyelination とも呼ばれる常染色体劣性遺伝を示し，eukaryotic initiation factor 1B (EIF2B1-5) 遺伝子の異常によって発症する．臨床症状の特徴は 2 ～ 5 歳に小脳症状と錐体路徴候を示し，広範な空洞を伴う白質脳症があり，ストレス後の急速な症状悪化を認めることである．先天性から成人発症まで幅広い発症形式があり，それゆえに，elf2B-related disorder (elf2B 関連疾患) として最近はまとめられている[1]．髄液中のグリシンの上昇を認めることが多い[2]．

・成人例

Labauge らは 16 歳以降に発症した 16 例の成人発症の elf2B 関連疾患を報告している．男性 3 例，女性 13 例である．発症年齢は平均 31.1 歳 (16 ～ 62 歳)，初発症状は神経学的異常 (主に痙性を伴う歩行障害と小脳失調，稀に認知機能障害) 11 例，精神症状 (うつ病と統合失調症) 2 例，卵巣機能不全 2 例である．13% が軽微な外傷あるいは出産などのストレスに関係している．12.5% の症例はフォローの間に死亡している．女性例では 62% に卵巣機能不全がある[1]．進行は成人例がより遅い[2]．

・外傷を契機に発症した例

古賀らは生来健康な 20 歳男性例を報告した．軽微な外傷を契機に意識障害と四肢緊張亢進が出現し，症状が遷延した．髄液中のグリシン高値を認めた[3]．

2012 年の段階では本邦の 16 歳以降の発症例は 5 例であり，発症年齢は 28 歳から 50 歳であった．そのうち，4 例が転倒や外傷の後に神経症状の出現・増悪を認めている．血族婚の記載のある例は 2 例のみで，そのうち，1 例が血族婚であった．

臨床症状としては小児例と同様な例もあるが，認知機能障害や異常行動といった精神症状が前面に出る例も報告されている[3]．(外傷を契機に悪化する脱髄性疾患に関しては本章 p.536，副腎白質ジストロフィ key point 1 を参照)[4]

・Ovarioleukodystrophy

白質脳症と卵巣機能不全の合併は Ovarioleukodystrophy とよばれる．EIF2B1-5 の検索が必要である．Ibitoye らの例は 19 歳，女性で，感覚障害の後に，左の筋力低下が起こった．てんかんと診断され，抗てんかん薬を投与された．既往歴には軽度の発達遅延があり，軽い学習機能障害がある．月経開始は遅れたが，その後は月経は正常であった[5]．

MRI を施行し，白質脳症を示した．T2 強調像にてびまん性，対称性の高信号が大脳白質の深部から皮質下にある．大脳白質には腫張はなく，FLAIR 像でも高信号を示す．最外包は高信号を示すが，内包と外包は保たれる．基底核，視床，後頭蓋窩の信号強度は正常である．脳梁は薄い．

21 歳になり，月経不順となり，ゴナドトロピン測定により，早発性卵巣機能不全と診断された．ホルモン治療を開始後，急速に状態が悪化したので，遺伝子診断をして，EIF2B5 遺伝子異常を認めた．ホルモン補充療法にて，本症では神経症状およびてんかんの悪化を来すことがある．画像所見にて，白質の空胞化と消失は必須の条件ではない[5]．

撮像方法

白質病変の嚢胞化，空洞化を見るために，FLAIR 像が必須である．

画像所見

◆ 1. 小児

大脳深部白質に T2 強調像にて左右対称性の高信号を認める．前頭・頭頂葉がより強い．視神経系，脳梁，前交連，内包は比較的正常が多い．深部白質および側脳室周囲白質がより強く侵さ

図1 vanishing white matter disease（VWMD）（小児）

A　T2強調像

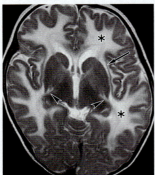

B　T1強調像

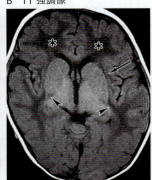

C　FLAIR冠状断像

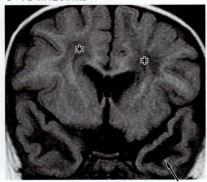

D　FLAIR冠状断像（約5か月後）

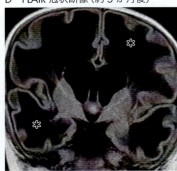

8か月，男児．10日前より伝染性膿痂疹があり，2日前より発熱．入院当日，活気がなく，意識障害があることより来院．CTにて白質に低吸収域を認め，入院となった．

A：T2強調像：大脳白質，深部白質から皮質下白質（＊），外包（→），内包後脚（▶）にかけて高信号を認める（→）．後頭葉は免れている．
B：T1強調像：深部白質から皮質下白質（＊），外包（→），内包後脚（▶）は低信号を示す．
C：FLAIR冠状断像：両側前頭葉深部白質（＊）は低信号を示し，左側頭葉の白質病変は髄液と同様な信号強度を示し，嚢胞化している（→）．この所見が最も診断には有用である．同部位はT1強調像でも髄液と同様な信号強度を示した．
D：FLAIR冠状断像（約5か月後）：大脳白質病変は髄液と同様な低信号を示し（＊），白質病変が広範に嚢胞化していることを示す．
補足：eukaryotic initiation factor 1B遺伝子異常を認めている．

図2 vanishing white matter disease（VWMD）（成人）

A　FLAIR像

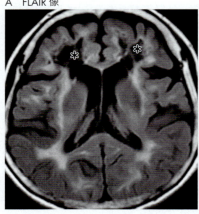

B　FLAIR像

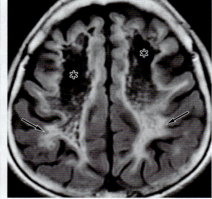

50代，女性．両親はいとこ婚で，20数年前から緩徐進行性の下肢筋力低下，巧緻運動障害があり，2年前から物忘れが進行した．続発性無月経，若年性白内障がある．

A：FLAIR像：軽い大脳萎縮があり，両側前頭葉白質内には髄液に近い低信号（＊）を認める．両側外包，側脳室体部外側白質内には高信号を認める．FLAIR像にて周辺に高信号を伴い中心部が髄液と同様な低信号を示すのが本症の特徴である．
B：FLAIR像：大脳深部白質で，前頭葉を中心に低信号を認める（＊）．左優位に両側頭頂葉の白質は高信号を示す（→）．eukaryotic initiation factor 1B遺伝子異常を認めている．脳梁には軽い萎縮がある．小脳には軽い萎縮を認める．脳梁および小脳には信号強度異常を認めない（非掲載）．
（東京大学医学部附属病院放射線科　森　墾先生のご厚意による）

れ，皮質下線維は初期には比較的免れることもある．橋の中心被蓋路は対称性，両側性に侵される．初期には大脳白質病変の一部に，すべての撮像法にて脳脊髄液と同様な信号強度を示し，囊胞化あるいは空洞化を認める（図1）．この所見が診断には最も有用であり，FLAIR像が必須である．進行すると，その囊胞化する部位がより著明になる[2]．

・拡散制限

van der Lei らは拡散強調像について，報告している[6]．46例で平均年齢は13.2（0.3～47.6）歳であり，平均発症年齢は7.7（0.2～37.0）歳である．経過は5.5（0～28.8）年である．拡散制限のある部位は46例中32例に認められた．U線維は21例，小脳白質は18例，中小脳脚8例，錐体8例，脳梁膝部8例，脳梁膨大部9例，内包後脚10例である．これらの領域はFLAIR像にて高信号を示す．囊胞変性を伴わない白質の異常部位と考えられる．拡散制限のある症例は若く，経過が短い症例である．病理では細胞成分が多い部位に一致した．代謝障害において，拡散制限のある部位は組織の壊死，あるいは細胞内浮腫を示すことが多いが，VWMDではそうではなく，細胞成分の多い部位であった．

2. 成人

Labauge らの報告では16例全例に大脳白質にT2強調像にて皮質より高信号，T1強調像では低信号を認める．13例はFLAIR像にて低信号を認め，空洞化している（図2）．大脳萎縮は全例にあり，臨床症状の重症度とは無関係に存在する．

脳梁は1例を除いて異常であり，13例は萎縮があり，11例はT2強調横断像およびFLAIR像にて高信号を示した．

小脳萎縮は12例にあり，小脳白質の異常信号は6例に認められる．一方，脳幹の異常は少なく，4例に萎縮，1例にT2強調像にて高信号を認めた．1例のみ，非特異的な大脳に白質脳症を示し，脳梁は正常で，小脳萎縮を伴っていた[1]．

・白質病変は拡散制限を認める例もある

Herwerth らの報告では42歳，女性でゆっくりと進行する小脳症状を示した．比較的軽度の臨床症状に比して，強い広範な白質病変を示し，前頭葉側脳室周囲白質には囊胞性変化を伴った．拡散強調像では拡散制限が中心前回白質の対称性病変にはあった．VWMDであった[7]．

・FLAIRでの低信号は必ずしも，髄液と同様ではない

上述した，古賀らの症例では側脳室前角周囲にFLAIR像にて対称性の高信号があり，その内部には低信号を認め，T1強調像でも低信号を示すが，髄液よりはいずれも高信号である．また，側脳室の拡大があった[3]．

・非典型的な空洞を有する多発性硬化症（MS）との鑑別

14例のVWMDと14例の空洞を持つMS患者のMRIを比較検討している．MS患者は発症時期の平均が約39.9歳であり，VWMDでは35.1歳である．MRI撮像時期の平均はMSが48.9歳，VWMDが58歳である．

VWMDでは空洞は前頭葉優位（57％）にあり，同部位にはMSでは空洞はない．MSの空洞は側脳室周囲優位（36％）にあり，VWMDでは同部位にはない．天幕下（小脳主体）に対称性のT2強調像での高信号をVWMDでは50％に認めるのに対して，MSでは1例もない．さらに，長大な外包病変がVWMDが86％に対してMSでは29％となっている[8]．前頭葉優位の空洞病変，天幕下の対称性高信号，外包の病変などが鑑別診断には有用と考えられる．

鑑別診断

1. 異染性白質ジストロフィ（metachromatic leukodystrophy）：精神症状にて発症することがある．白質病変はFLAIR像でも高信号であり，囊胞化を認めない．

2. megalencephalic leukoencephalopathy with subcortical cysts（MLC）：FLAIR像にて空胞変性の強い部位は高信号，弱い部位は低信号を示す．臨床所見が軽く，緩徐進行

性，生命予後はよい[2]．側頭葉前部に皮質下嚢胞の存在．

3. **多発性硬化症**：本文参照．

● …診断のコツ

外傷，発熱などのストレス後に小脳失調と錐体路徴候を示し，側脳室周囲を中心とする白質脳症において，嚢胞（FLAIR 像にて髄液と等信号）を示す部位が存在する時には本症を考慮する．ただし，必ずしも，FLAIR 像にて髄液ほどの低信号を示さないこともある．

参考文献

1) Labauge P, Horzinski L, Ayrignac X, et al: Natural history of adult-onset eIF2B-related disorders: a multi-centric survey of 16 cases. Brain 132: 2161-2169, 2009.
2) van der Knaap MS, Valk J: Megalencephalic leukoencephalopathy with subcortical cyst/Leukoencephalopathy with vanishing white matter. *In* Magnetic resonance of myelination and myelin disorders, 3rd ed. Springer, Berlin, p.442-450, p.481-495, 2005.
3) 古賀俊輔, 関口 縁, 金井数明・他：頭部外傷後に発症した成人型 vanishing white matter disease が疑われる 20 歳男性例．臨床神経 52: 561-566, 2012.
4) Bouquet F, Dehais C, Sanson M, et al: Dramatic worsening of adult-onset X-linked adrenoleukodystrophy after head trauma. Neurology 85: 1991-1993, 2015.
5) Ibitoye RT, et al: Ovarioleukodystrophy due to EIF2B5 mutations. Pract Neurol 16: 496-499, 2016.
6) van der Lei HD, Steenweg ME, Bugiani M, et al: Restricted diffusion in vanishing white matter. Arch Neurol 69: 723-727, 2012.
7) Herwerth M, Schwaiger BJ, Kreiser K, et al: Adult-onset vanishing white matter disease as differential diagnosis of primary progressive multiple sclerosis: a case report. Mult Scler 21: 666-668, 2015.
8) Ayrignac X, Menjot de Champfleur N, Menjot de Champfleur S, et al: Brain magnetic resonance imaging helps to differentiate atypical multiple sclerosis with cavitary lesions and vanishing white matter disease. Eur J Neurol 23: 995-1000, 2016.

9. megalencephalic leukoencephalopathy with subcortical cysts (MLC)

臨床

　MLCは常染色体劣性遺伝を示す疾患であり，1歳以内に大頭症（macrocephaly）を呈し，初期の精神発達は正常あるいは軽度の遅れを示し，MRIでは大脳白質の広範な信号強度異常を認める．数年後には運動発達障害を示し，重度の小脳失調と軽度の痙性を認める．多くの患者は10代には車椅子生活となる[1)2)]．

・診断基準[3)]
①出生1年以内の大頭症
②神経学的退行はないあるいはほとんどない．
③大脳白質の腫張を伴うびまん性の異常
④脳梁，内包と脳幹などの中央白質の病変が比較的保たれる．
⑤前側頭部に囊胞
⑥灰白質の異常はない．
⑦経過を追うと，大脳白質の萎縮の出現，あるいは白質異常の完全な正常化を認める．その他の異常が起こらない．

・成人例

　成人例のMLCの報告は少ない[4)5)]．Singhalらは7例の成人例（女性3例，男性4例，19～49歳）を報告している．緩徐に進行する小脳失調と痙性歩行を認め，認知機能障害は保たれていることが多いとされる[4)]．

・Hamiltonらによる新しい報告

　MLCには2つの臨床型がある．古典型（悪化する型）と寛解型である．古典型の大多数はMLC1遺伝子の劣性遺伝によって起こり，MLC1と呼ばれる．少数の古典型はGLIAL-CAM遺伝子の劣性遺伝によって起こり，MLC2Aと呼ばれる．寛解型のMLCはGLIAL-CAM遺伝子の優性遺伝によって起こり，MLC2Bと呼ばれる．

　古典型MLCは生後1年に，増強する大頭症を示し，数年後には神経症状を呈する．失調，痙性と痙攣である．死亡率は低い．

　寛解型MLCは古典型に類似し，進行性の大頭症を呈する．発達遅延を呈する例もある．しかし，神経症状の悪化は起こらず，MRIの異常は改善し，正常化する例もある．

　204例のMLCの内，187例がMLC1であり，17例がMLC2A，38例がMLC2Bであった．MLC1とMLC2Aとの間に臨床症状に差がなかった．MLC2Bは軽い臨床型であり，運動機能は保たれているが，知的機能の低下と自閉症がしばしば認められた[6)]．

病態生理

　MLCは脳のイオンと水の恒常性機能と量を制御する星細胞の遺伝的異常によって起こることが確定した最初の人間の疾患である．その欠陥は慢性的な脳白質の浮腫として表れる．過剰な水は髄鞘内の液胞内に存在し，より少量は星細胞のグリア突起が脳血管に接する部分（end-feet）にある．多くの患者はゆっくりとした悪化を示すが，ときに驚くほどの回復，治癒を，臨床上およびMR状も示す患者もいる[3)]．

病理所見

　空胞変性を髄鞘の最外層に認め，その他の部位では髄鞘に異常がない[4)]．大脳白質は強い線維性グリオーシスを認める[1)7)]．

画像所見[3)]

◆ 1. 典型例

　出生1年以内の発症患者の多くは急速に増大する大頭症を示す．大脳白質にはびまん性の異常があり，びまん性の腫大を示し，側脳室とくも膜下腔に圧排を認める．FLAIR画像では大脳白質は灰白質よりも低信号を示し，白質内に多量の水があることを示す．拡散強調像では高信号を示すが，ADC値は上昇し，水領域の拡大を示す．側頭葉前部には必ず囊胞を認める．しばしば，囊胞は前頭頭頂葉にもある．乳児期では側頭葉前部は希薄化しているが，囊胞化はしていないことがある．

脳梁と内包前脚には病変を認めない．後頭葉の側脳室周囲白質と皮質下白質は他の白質に比べて病変を認めないことが多い．内包後脚は通常部分的な異常を示し，外側部分が侵されていることが多い．脳幹と小脳白質は典型例では軽度に異常であるが，腫大はない．皮質と深部灰白質は正常である．

経過と共に，異常な白質は腫大が少なくなり，萎縮を来す．側脳室とくも膜下腔の拡大を認める．著明な萎縮は通常成人に認められる（図）．経過と共に，皮質下白質の囊胞は大きくなり，数も増加する．造影効果はいずれの時期にも認めず，血液脳関門は保たれている．

2. 非典型例

MLC 遺伝子変異を持ちながら，より軽い大脳白質病変を有し，より軽い経過をたどる例がある．MRI では大脳白質にびまん性の異常を示すが，経過を追うと，MR 所見は改善し，正常化する例もある．腫張も減少する．皮質下白質の変化は残存し，囊胞も残存する．

3. 寛解型

寛解する臨床経過を有する臨床型では，初回 MR 所見の著明な改善あるいは正常化が認められる．後方視的に見ると，classic 型に比べて大脳白質の病変はより軽度である．側頭葉前部の囊胞はほとんどにあるが，ない例もある．しかし，他の部位には認めない．小脳白質は発症初期は正常である．その後，大脳白質の信号強度異常と腫張は減少する．中心溝周囲および後頭葉から始まり，他の脳葉に進む．皮質下白質には最後に異常が残る．皮質下囊胞は小さくなり，消失する．多くの改善は 1～4 歳の間に起こる．寛解型の患者にはすべてにおいて正常化が起こると考えられる．

・Hamilton らの報告

上記の Hamilton らの例では，画像上の改善を示したのは MLC2B の前例と，187 例の MLC1 の内，2 例であった．早期に得られた MRI にて，内包後脚および小脳白質に信号強度異常がない，皮質下囊胞はなく，皮質下に弱い信号強度異常

図 megalencephalic leukoencephalopathy with subcortical cysts（MLC）

A T2 強調像　　B FLAIR 冠状断像　　C FLAIR 冠状断像

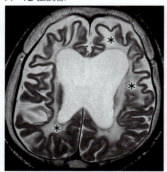 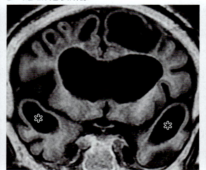 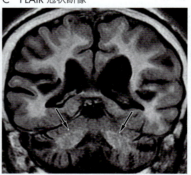

D T1 強調矢状断像（左）

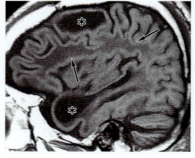

40 代，男性．周産期には異常を認めない．独歩は 2 歳過ぎで，遅れていた．2 語文は 2 歳でゆっくりとした話し方であった．運動退行が小学生の間に明らかとなり，10 代前半には歩行不能となる．言葉の面でも退行が出現した．3 年後より痙攣を初発．現在痙性四肢麻痺，知的退行，てんかん，嚥下障害を認める．

A：T2 強調像：大脳萎縮（側脳室とくも膜下腔の拡大）と，びまん性の大脳白質病変があり高信号を示す（＊）．後頭葉皮質下白質は保たれている．
B：FLAIR 冠状断像：両側対称性に側頭葉前部に囊胞を脳内に認める（＊）．両側前頭葉皮質下にも囊胞が散在している．側脳室前角の拡大がある．
C：FLAIR 冠状断像：歯状核から小脳白質には対称性の高信号を認める（→）．
D：T1 強調矢状断像（左）：左前頭葉から頭頂葉の大脳白質は低信号を示し（→），異常である．左前頭葉および側頭葉前部皮質下に囊胞を認める（＊）．
補足：MLC1 遺伝子異常が確認されている．

表 ● 鑑別診断[3]

病名	発症時期	経過	MR所見	酵素	異常な遺伝子
MLC[※]	乳児	軽度でゆっくり	びまん性白質脳症，灰白質は正常，側頭葉前部に囊胞	—	MLC1，HEPACAM
Merosin CMD[※※]	乳児	高度の筋力低下	びまん性白質脳症	—	LAMA2
Alexander病	乳児から成人	早期発症はより重篤な経過，遅発性はゆっくり	前頭葉優位の白質脳症，基底核の異常，造影効果，時に白質に囊胞性変化	—	GFAP
Canavan病	乳児から小児	早期発症はより重篤な経過，遅発性はゆっくり	びまん性の白質脳症，淡蒼球と視床の異常	Aspartacylase	ASPA
L-2-hydroxyglutaric aciduria	乳児から小児	軽度でゆっくり	皮質下優位の白質脳症，その後，びまん性，基底核および歯状核の異常	L-2-hydroxyglutaric dehydrogenase	L2HGDH
GM1，GM2 gangliosidoses（乳児型）	乳児	重篤	びまん性白質脳症，基底核と視床の異常	β galactosidase β hexosamidase	GLB1，HEXA HEXB，GM2A

注[※]：Megalencephalic leukoencephalopathy with subcortical cysts
　[※※]：Merosin-deficient congenital muscular dystrophy

がある例はMLC2Bを疑うことができる[6]．

4. MRS

classic型しか行われていないが，すべての信号が減少している．水分量の増大を示す．重篤な例ではクレアチニンに比してNAAの減少とミオイノシトールの増大があり，軸索損傷とグリオーシスを示す．年齢と共に異常がより明瞭になる．

…診断のコツ

2歳までの間で，急速に進行する大頭症があり，びまん性白質病変がある際には本症を考慮する．臨床症状がない，あるいは軽いことも重要である．

成人では，大脳萎縮，白質病変，皮質下に囊胞の存在があるときには本症を考える．

鑑別診断　[3]（表参照）

大頭症とびまん性の大脳白質異常を来す表の疾患が鑑別となる[3]．

参考文献

1) van der Knaap MS, Valk J: Megalencephalic leukoencephalopathy with subcortical cyst. *In* Magnetic resonance of myelination and myelin disorders, 3rd ed. Springer, Berlin, p.442-450, 2005.
2) van der Knaap MS, Lai V, Köhler W, et al: Megalencephalic leukoencephalopathy with cysts without MLC1 defect. Ann Neurol 67: 834-837, 2010.
3) van der Knaap MS, Boor I, Estévez R: Megalencephalic leukoencephalopathy with subcortical cysts: chronic white matter oedema due to a defect in brain ion and water homoeostasis. Lancet Neurol 11: 973-985, 2012.
4) Singhal BS, Gursahani RD, Udani VP, Biniwale AA: Megalencephalic leukodystrophy in an Asian Indian ethnic group. Pediatr Neurol 14: 291-296, 1996.
5) Brockmann K, Finsterbusch J, Terwey B, et al: Megalencephalic leukoencephalopathy with subcortical cysts in an adult: quantitative proton MR spectroscopy and diffusion tensor MRI. Neuroradiology 45: 137-142, 2003.
6) Hamilton E, et al: Megalencephalic leukoencephalopathy with subcortical cysts: Characterization of disease variants. Neurology 90: e1395-e1403, 2018.
7) van der Knaap MS, Barth PG, Vrensen GF, Valk J: Histopathology of an infantile-onset spongiform leukoencephalopathy with a discrepantly mild clinical course. Acta Neuropathol 92: 206-212, 1996.

10 メチレンテトラヒドロ葉酸還元酵素欠損症
{methylenetetrahydrofolate reductase (MTHFR) deficiency}

臨床

・全体像

　MTHFR欠損症は常染色体劣性遺伝を示し，50以上の遺伝子変異が報告されている．発症時期や疾患の重症度は酵素欠損の程度と相関し，酵素欠損が正常の10％以下の重度MTHFR欠損症は生下時に発症し，哺乳不良，無呼吸，痙攣などを呈し，急速に悪化して死亡する．幼少時発症例は精神発達遅延，歩行障害などの神経症状を呈する．一方，10歳以降の発症では，酵素活性は正常の10～20％で，運動障害，知的障害，てんかん，頭痛，精神症状などを認める．多くは乳幼児期に発症し，成人発症例の報告は少ない[1]．

　田村らの報告例は35歳，女性であり，約2か月ほどの経過で，意欲低下，服の着方や鍵のかけ方がわからないなど，亜急性に知的機能低下を来たし，受診し，血漿総ホモシステイン上昇，葉酸低下，MTHFR欠損症による酵素活性低下を認めた[1]．

　van der Knaapらによれば，高ホモシステイン血症を示す疾患では症状は血管症と髄鞘障害の組み合わせであり，本症はその中で，髄鞘障害が主たる症状であり，血管症は少ないとされている．しかし，再発性の脳梗塞と上矢状洞静脈洞血栓症の報告がある[2]．さらに，年長の小児では歩行障害が多く，下肢の痙性と感覚障害を示し，後索と側索の障害によるとされる．また，多発性ニューロパチーが加わることがあり，痙攣，精神症状，アテトーゼ，パーキンソン症状も起こりうる．巨赤芽球性貧血はない．

・進行性の痙性対麻痺と多発ニューロパチー

　本症はまた，遺伝性痙性対麻痺を呈することがある．Lossosらの報告は2組の兄弟例で，進行性の痙性対麻痺と多発ニューロパチーを認めた．行動異常，認知障害，精神病，痙攣，白質脳症を認め，29～50歳の間に発症している．高度の高ホモシステイン血症，低メチオニン血症があった．白質脳症は4例とも後方，側脳室周囲優位である[3]．

・検査所見

　本症では血漿総ホモシステインが上昇し，葉酸は低下し，メチオニンは低下から正常まである．遺伝的MTHFR酵素欠損症は高度のホモシステイン血症をもたらす稀な疾患である．一方，軽度の高ホモシステイン血症は冠動脈疾患や脳血管障害の独立した危険因子で，MTHFR遺伝子多型がその原因として知られている[1]．

画像所見

・後方優位の白質脳症

　上記の田村らの症例では，FLAIR像にて，内包後脚内の皮質脊髄路，側脳室周囲，深部白質にほぼ左右対称性の高信号を認め，白質の高信号は後方優位である[1]．同報告によると，乳児期発症例を除いたMTHFR欠損症で白質病変の記載があるのが9例（年齢は10～56歳）あり，9例中8例に知的退行，あるいは認知障害がある．3例に痙性，あるいは痙性対麻痺がある．全例で白質病変は後方優位であり，1例を除く8例にて治療にて症状は改善し，ホモシステインは低下した[1]．上記のLossosらの報告は画像は1例のみであり，脳萎縮と側脳室周囲，後方優位の白質病変が記載されている[3]．

　自験例では，脳萎縮と，側脳室三角部周囲から，視放線にかけて高信号をT2強調像にて認めた（図）．
（高ホモシステイン血症を示す疾患の脊髄病変に関しては，8章1, p.673, key point 4も参照．）

…診断のコツ

　痙性あるいは知的退行がある若年成人にて，側脳室後部周囲優位の白質脳症を見たら，本症を考慮し，血漿ホモシステインを測定する．

鑑別診断

1. Adult polyglucosan body disease[4]：後頭

図 メチレンテトラヒドロ葉酸還元酵素欠損症

A　T2 強調像（4 年前）　　B　T2 強調像（4 年前）　　C　T2 強調像（4 年前）

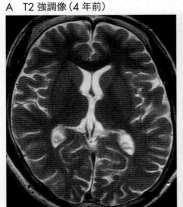 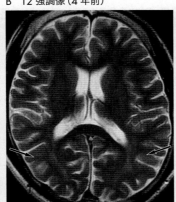 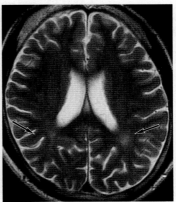

D　T2 強調像（今回）　　E　T2 強調像（今回）

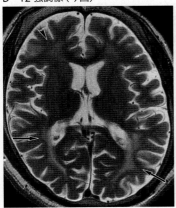 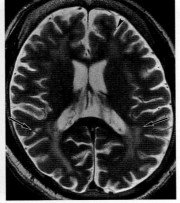

18 歳，男性．てんかん，知的障害，自閉傾向があり，他院に通院していた．4 年前に下肢の運動機能低下，尿失禁が目立つので，精査をしたが原因不明であった．MRI を撮像した（A～C）．その 4 年後，知的に退行が進行し，膝蓋腱反射亢進，Babinski 陽性，痙性があることより，再入院となり，MRI を再検した（D，E）．

A～C：T2 強調像（4 年前）：軽い脳萎縮があり，視放線の周囲，側脳室体部周囲に高信号を認める（→）．
D，E：T2 強調像（今回）：両側の側脳室三角部周囲白質から視放線にかけて高信号が増大している（→）．両側前頭葉白質内にも，淡い高信号を認める（▶）．
補足：血漿アミノ酸分画にて，ホモシステイン上昇，メチオニン低値があり，MTHFR 欠損症が疑われ，酵素活性低下が判明し，診断がついた．てんかん，知的退行，認知障害を呈する若年者，若年成人では，両側側脳室後部周囲白質の高信号を見たら，本症を考慮する．

葉優位に側脳室周囲白質に高信号を T2 強調像にて認める．延髄と小脳萎縮がある．

参考文献

1) 田村麻子，佐々木良元，賀川 賢・他：後方優位の白質脳症を呈し，葉酸をふくむビタミン投与が著効したメチレンテトラヒドロ葉酸還元酵素欠損症の 1 例．臨床神経 54: 200-206, 2014.
2) van der Knaap MS, Valk J: Hyperhomocysteinemias. In Magnetic resonance of myelination and myelin disorders, 3rd ed. Springer, Berlin, p.342-359, 2005.
3) Lossos A, Teltsh O, Milman T, et al: Severe methylenetetrahydrofolate reductase deficiency: clinical clues to a potentially treatable cause of adult-onset hereditary spastic paraplegia. JAMA Neurol 71: 901-904, 2014.
4) Mochel F, Schiffmann R, Steenweg ME, et al: Adult polyglucosan body disease: Natural History and Key Magnetic Resonance Imaging Findings. Ann Neurol 72: 433-441, 2012.

11 LMNB1 関連常染色体優性白質ジストロフィ (LMNB1-related autosomal-dominant leukodystrophy)

臨床

成人にて自律神経障害にて発症し，錐体路徴候と失調が加わり，慢性の進行性の経過をたどる常染色体優性白質ジストロフィである．

1984年にEldridgeらは成人（30～50代で）発症し，常染色体優性遺伝を示し，錐体路徴候，小脳障害，自律神経症状を有する症例を発表した[1]．

Melbergらは2006年に同じ疾患に関して，自律神経障害を有する白質病変は稀であることより，adult-onset autosomal dominant leukodystrophy with autonomic symptomsと命名し，その病理所見および画像所見について詳細な発表をした[2]．

上記疾患について，遺伝異常が判明し，FinnssonらはLMNB1関連常染色体優性白質ジストロフィとし，その22例について報告した[3]．14例が自律神経障害にて発症し，発症年齢は47±5歳（40～58歳）である．6例は自律神経障害と歩行障害にて発症し，48±5歳（40～55歳）である．2例は歩行障害に発症し，50±4歳（47～53歳）である[3]．

22例の症状のある患者では膀胱直腸障害/便秘が全例にある．起立性低血圧も17例（77％）にある．錐体路徴候は20例（91％）にあり，失調も20例（91％）に認められる[3]．

暑さ，発熱，感染によって症状の悪化を示すpseudexacerbationsは本症の特徴の一つであり，可逆性である[3]．

日本人の報告もある[4][5]．

病理所見

髄鞘の空胞化，消失を認めるが，炎症所見はなく，乏突起膠細胞は比較的保たれる．反応性膠症はわずかである．脊髄の白質も侵される[2]．

脳の変化が非常に軽い時期においても，脊髄では全例に脊髄白質全体が侵されている．脳とは異なり，皮質脊髄路優位ではなく，また，脱髄が非常に軽い[6]．

画像所見

1. 脳

Finnssonらの報告では，22例中3例に臨床症状が出現する10年以上前より，MRIにて異常を認める．萎縮より，T2強調像/FLAIR像での高信号が目立つ．初期には，高信号は両側対称性に運動皮質（中心前回）に始まり，錐体路を経て下行し，大脳脚および延髄に及ぶ．小脳脚も侵される．これらの病変は無症状でもある．

経過が長くなると，T2強調像での高信号はより広範になり，融合して，大脳白質に広範な高信号を示す．通常は，前頭・頭頂・後頭葉の順番に病変が広がる．40歳以上では白質に広範な高信号を示すことが多い．また，運動症状を示す例も広範な白質病変を有する[3]．

大脳白質の中でも，側脳室周囲白質は侵されない，あるいは侵されても程度が軽いことが多い[2][3]．T2強調像での高信号も側脳室周囲がより信号強度が低い．4例においては，側脳室周囲白質の信号強度が周辺部白質より高い[3]．

拡散制限はない．造影効果はなく，40代からは萎縮が始まり，側脳室と髄液腔の拡大を認める．皮質の厚さは保たれる[3]．

・MRS

Finnssonらの別の報告では11例についてMRSが施行され，大脳白質の高信号をT2強調像にて認める部位において，患者とコントロールとの間に，差異を認めていない．乳酸を認めない[7]．

2. 脊髄

Finnssonらの報告では14例に施行され，全例に脊髄に萎縮を認めている[3]．経過を追って施行した例の中では3例に萎縮の進行を認めている．全例に脊髄の白質に高信号を認めている．無症状の例においても高信号は認められる[3]（本症の脊髄病変に関しては，8章1, p.673, key point 4 も参照．なお ADLD として記載）．

鑑別診断

1. **Krabbe 病（成人型）**：広範な大脳白質病変は成人型 Krabbe 病では稀である．LMNB1 関連本症では 29 歳と 34 歳で無症状にて，中心前回から内包後脚にかけて高信号を認めた例がある．しかし，成人型 Krabbe 病では症状がある．

…診断のコツ

- 自律神経障害，痙性歩行の患者で，中心前回に対称性に高信号を示す例では本症を考慮する．
- 側脳室周囲よりも，その外側に強い高信号を示す成人発症の白質ジストロフィでも本症を考える．

参考文献

1) Eldridge R, Anayiotos CP, Schlesinger S, et al: Hereditary adult-onset leukodystrophy simulating chronic progressive multiple sclerosis. N Engl J Med 311: 948-953, 1984.
2) Melberg A, Hallberg L, Kalimo H, et al: MR characteristics and neuropathology in adult-onset autosomal dominant leukodystrophy with autonomic symptoms. AJNR Am J Neuroradiol 27: 904-911, 2006.
3) Finnsson J, Sundblom J, Dahl N, et al: LMNB1-related autosomal-dominant leukodystrophy: clinical and radiological course. Ann Neurol 78: 412-425, 2015.
4) 朝原秀昭，由村健夫，佐田正一郎・他：成人発症で常染色体優性遺伝と考えられる白質ジストロフィーの 1 家系．臨床神経 36: 968-972, 1996.
5) Abe K, Ikeda M, Watase K, et al: A kindred of hereditary adult-onset leukodystrophy with sparing of the optic radiations. Neuroradiology 35: 281-283, 1993.
6) Sundblom J, Melberg A, Kalimo H, et al: MR imaging characteristics and neuropathology of the spinal cord in adult-onset autosomal dominant leukodystrophy with autonomic symptoms. AJNR Am J Neuroradiol 30: 328-335, 2009.
7) Finnsson J, Melberg A, Raininko R, et al: ^{1}H-MR spectroscopy of adult-onset autosomal dominant leukodystrophy with autonomic symptoms. Neuroradiology 55: 933-939, 2013.

12 成人ポリグルコサン小体病 (Adult polyglucosan body disease : APBD)

臨床

　APBDは常染色体劣性遺伝を示すジストロフィであり，神経因性膀胱，進行性痙性歩行，末梢神経障害が特徴である．ポリグルコサン（多糖体）小体（polyglucosan bodies）が中枢および末梢神経系に蓄積することによって生じる．グリコーゲン分枝酵素（glycogen branching enzyme：GBE）欠損がしばしば認められる[1]．

　Mochelらは50例のGBE欠損を伴うAPBDについての報告している[1]．女性が23例である．神経因性膀胱は全例，振動覚消失を伴う痙性対麻痺が90%，軸索神経症が90%に認められる．神経因性膀胱の発症時期は中位で51歳（20～71歳）であり，63歳では車いすとなり，70歳で死亡している．進行と共に，軽度の認知障害が約半数に起こる．症状は10年単位で緩徐に進行し，歩行困難となり上肢も障害を受け，死に至る．

　確診は白血球や皮膚線維芽細胞でのGBE酵素活性が正常の25%以下になったのが43例あり，GBE1遺伝子変異を認めたのが46例あり，両者共に陽性であったのが39例である．さらに，ポリグルコサン小体が筋肉，神経の細胞内に認められる[1]．

・非典型例

　18か月のときに，歩行開始の遅れにて受診し，頻回の尿路感染を起こし，8歳にて，夜間遺尿症（不随意的排尿）のため，自分でカテーテルを使用している．30代にて歩行障害が悪化し，46歳にてAPBDと診断された．MRIは下記に示す白質病変を有し，典型的とされた．病名の"adult"が必要かとする議論がある[2]．

　Paradasらも非典型的な2例を報告している[3]．1例は53歳の女性で，45歳から再燃・寛解を示す神経症状を持っている．2歳のときに肝腫大があり，生検によりグリコーゲンの増加を指摘されたが，自然治癒している．急性発症の書字障害と歩行障害を示し，MRIにて，萎縮と非特異的高信号により，多発性硬化症と診断された．その後もしばしば，神経症状が出現した．

　他の1例では，43歳，男性で再発する神経症状にて受診した．37歳にて，足を引きずる，不明瞭な発語，ぼやけたような気持ちを認めた．尿失禁があった．43歳のときには痙性があり，錐体路徴候が陽性であった．弟に肝腫大があり，グリコーゲン増加を認めている．

　両者共に，対称性の白質高信号をFLAIR像にて認める．小脳脚，側脳室周囲，内方向後脚，延髄と橋の内側毛帯である．白血球のGBE酵素活性の低下を認めた．APBDであるが，通常より発症が早く，寛解・再燃を認め，多発性硬化症と最初は診断されている．患者本人あるいは家族に小児期に肝障害がある点が異なっている[3]．

画像所見

　Mochelら44例についてMRIを施行している．全例に脊髄と延髄の萎縮がある．1例においてはこの所見のみであった．多くの患者で，小脳虫部，より少ないが，小脳半球の萎縮がある．脳梁が軽度に薄いのも通常に認められる．上記の1例を除いて，延髄と脊髄萎縮のある例では，T2強調像/FLAIR像にて高信号を，延髄と橋に認める．錐体路と内側毛帯である．大脳白質にも対称性に高信号があり，側脳室周囲，後頭葉優位である．側頭葉もしばしば侵される．外包と内包後脚がしばしば侵されるのに対して，内方前脚は保たれる．T1強調像では白質病変は正常あるいは低信号を示す[1]．

・おたまじゃくし型萎縮および延髄（脳幹）軟膜のFLAIR像での高信号

　成人型Alexander病に特徴的であるが，APBOにおいても認められる（p.567，本章5 Alexander病，key Point 4および5を参照）[4]～[6]．両者の鑑別は画像からは難しい例もある（本症の

脊髄病変に関しては，8 章 1, p.673, key point 4 も参照）．

鑑別診断

1. **Alexander 病（成人型）**：脊髄と延髄萎縮は共通であるが，APBD では内包後脚，外方に高信号がある．錐体路と内側毛帯に高信号を認める．APBD にて，延髄萎縮のみであった症例が初期例にはある [1]．
2. **LMNB1 関連常染色体優性白質ジストロフィ**：中心前回白質に高信号を認める．側脳室周囲よりも，その外側に強い高信号を示す．
3. **leukoencephalopathy with brainstem and spinal cord involvement and lactate elevation（LBSL, DARS2 遺伝子変異）**：延髄萎縮はない，MRS にて乳酸増加を認める．

…診断のコツ

神経因性膀胱，痙性対麻痺があり，延髄と脊髄萎縮がある際には本症を考える．脳幹の錐体路，内側毛帯，内包後脚，外包に高信号があれば，本症の可能性が高い．

参考文献

1) Mochel F, Schiffmann R, Steenweg ME, et al: Adult polyglucosan body disease: natural history and key magnetic resonance imaging findings. Ann Neurol 72: 433-441, 2012.
2) Bathgate D, Wigley R, Gorman G, et al: Childhood presentation of "adult" polyglucosan body disease: normal GBE1 sequence with no glycogen branching enzyme activity. Ann Neurol 73: 317-318, 2013.
3) Paradas C, Akman HO, Ionete C, et al: Branching enzyme deficiency: expanding the clinical spectrum. JAMA Neurol 71: 41-47, 2014.
4) Hellmann MA, et al: Frequent misdiagnosis of adult polyglucosan body disease. J Neurol 262: 2346-2351, 2015.
5) López Chiriboga AS: Teaching NeuroImages: Prominent spinal cord atrophy and white matter changes in adult polyglucosan body disease. Neurology 88: e194-e195, 2017.
6) Harigaya Y, et al: Novel GBE1 mutation in a Japanese family with adult polyglucosan body disease. Neurol Genet 3: e138. doi: 10.1212, 2017.

13 ●フェニールケトン尿症（成人）

臨床

　新生児期にフェニールケトン尿症と診断された症例について成人後の予後を調べた報告では[1]，フェニールアラニンを制限した食事を続けた患者に比べて，途中で中止した患者ではより多くの問題が起こっている．症状としては湿疹，気管支喘息，知的障害，頭痛，活動過多と活動低下がある．精神学的検査では知能低下と学力検査の低下を認め，それらは制限食の中止と血中のフェニールアラニン量が高いことと関連がある．MRIでは脳内のフェニールアラニン量が多い例では異常を認める．

画像所見

　Konoらはフェニールケトン尿症の患者21例（3〜44歳，平均年齢19.4歳）についてMR所見と血中フェニールアラニン量について報告している[2]．血中フェニールアラニン量が8.5mg/dLを超えると，T2強調像およびFLAIR像での高信号領域が後部深部白質（側脳室三角部周囲にほぼ対称性）に認められる．ADC値の低下を伴う．ときに，後部のみではなく側脳室前角周囲にも高信号を伴う[3]．

参考文献

1) Koch R, Burton B, Hoganson G, et al: Phenylketonuria in adulthood: a collaborative study. J Inherit Metab Dis 25: 333-346, 2002.
2) Kono K, Okano Y, Nakayama K, et al: Diffusion-weighted MR imaging in patients with phenylketonuria: relationship between serum phenylalanine levels and ADC values in cerebral white matter. Radiology 236: 630-636, 2005.
3) Phillips MD, McGraw P, Lowe MJ, et al: Diffusion-weighted imaging of white matter abnormalities in patients with phenylketonuria. AJNR Am J Neuroradiol 22: 1583-1586, 2001.

14. Leukoencephalopathy with brainstem and spinal cord involvement and lactate elevation (LBSL)

臨床

劣性遺伝を示し，DARS2遺伝子変異による．66例についての報告があり，乳児期発症で，急速に死に至る例や，成人にて発症し，ゆっくりで軽い例まである．最も多いのは小児期に発症し，ゆっくりと神経症状の悪化を呈する臨床型である[1]．小児期から学童期にかけて，ゆっくりと進行する痙性，小脳失調，振動覚/位置覚の異常を呈する．認知機能障害は軽度である．軽微な外傷により症状の悪化を来すことがある[2]．

3例の成人例の報告があるが，いずれも3歳，9歳，7歳にて，バランス感覚の不具合，あるいは歩行障害にて受診している[3]．

画像所見

・MRIによる診断基準[2]

以下の主要所見をすべて満たし，少なくとも1つの支持所見を満たす例がMRIに基づいた本症の画像診断となる．以下の部位に信号強度異常を認め，T1強調像では低信号，T2強調像では高信号を示す．

◇主要所見
1. 大脳白質に，不均一で散在性と均一で融合性の信号強度異常があり，U線維は比較的保たれる．
2. 脊髄後索と外側皮質脊髄路に信号強度異常を認める．頸髄にあれば十分である．
3. 延髄錐体に信号強度異常を認める．

◇支持所見
1. 脳梁膨大部
2. 内包後脚
3. 内側毛帯（脳幹）
4. 上小脳脚
5. 下小脳脚
6. 三叉神経（脳実質内）
7. 中脳三叉神経路
8. 延髄前脊髄小脳路
9. 小脳白質（皮質下が多い）

一方，Kassemらは16例を検討し，皮質下U線維，淡蒼球，視床，中脳および橋横走線維には異常を認めないとしている．信号強度異常は11例（68.8%）にて不均一で融合性であり，5例（31.2%）では斑点状としている[4]．

両側小脳歯状核に対称性の高信号を来す疾患の一つである[2]（2章1, p.96, key point 8 小脳歯状核に異常を示す疾患参照）．

（本症の脊髄病変に関しては，8章1, p.673, key point 4 も参照）

・MRS

異常な白質において，乳酸上昇を認める[2)5)]．

鑑別診断

・HBSL（hypomyelination with brainstem and spinal cord and leg spasticity）は常染色体劣性遺伝を示し，DARS遺伝子変異による．大脳白質，脳幹（延髄錐体を含む），脊髄を侵し，LBSLと類似している[6~8]．

鑑別の要点はLBSLの天幕上病変は限局性であるが，HBSLはU線維を除いて，びまん性の変化である．LBSLでは橋内の三叉神経の脳実質部を対称性に侵すのが特徴であるが，HBSLでは正常である[6]．

参考文献

1) van Berge L, Hamilton EM, Linnankivi T, et al: Leukoencephalopathy with brainstem and spinal cord involvement and lactate elevation: clinical and genetic characterization and target for therapy. Brain 137: 1019-1029, 2014.
2) Montenegro MA, Anderle DV: Leukoencephalopathy with brainstem and spinal cord involvement and lactate elevation (LBSL). Case of the week. October 19, 2015. AJNR Am J Neuro-

radiol.
3) Martikainen MH, Ellfolk U, Majamaa K: Impaired information-processing speed and working memory in leukoencephalopathy with brainstem and spinal cord involvement and elevated lactate (LBSL) and DARS2 mutations: a report of three adult patients. J Neurol 260: 2078-2083, 2013.
4) Kassem H, Wafaie A, Abdelfattah S, et al: Leukoencephalopathy with brainstem and spinal cord involvement and lactate elevation (LBSL): assessment of the involved white matter tracts by MRI. Eur J Radiol 83: 191-196, 2014.
5) Schicks J, Schöls L, van der Knaap MS, et al: Teaching Neuroimages: MRI guides genetics: leukoencephalopathy with brainstem and spinal cord involvement (LBSL). Neurology 80: e176-e177, 2013.
6) Wolf NI, Toro C, Kister I, et al: DARS-associated leukoencephalopathy can mimic a steroid-responsive neuroinflammatory disorder. Neurology 84: 226-230, 2015.
7) Taft RJ, Vanderver A, Leventer RJ, et al: Mutations in DARS cause hypomyelination with brain stem and spinal cord involvement and leg spasticity. Am J Hum Genet 92: 774-780, 2013.
8) Resende LL, et al: Adult Leukodystrophies: A Step-by-Step Diagnostic Approach. Radiographics 39: 153-168, 2019.

15 成人発症グルタル酸尿症1型 (adult-onset glutaric aciduria type 1：GA1)

臨床と画像

・小児を含めた全体像

　GA1はグルタリル-CoA脱炭酸酵素（GCDH）異常による有機酸代謝異常症であり，常染色体劣性遺伝を示す．GCDHの活性低下により，異常代謝産物であるグルタル酸，3-ヒドロキシグルタル酸などが体内に蓄積し，中枢神経系，特に線条体に作用して，神経障害を呈する．小児期から進行する錐体外路徴候が臨床的特徴である．生下時に大頭症を認めることがあるが，通常は，新生児期および乳児早期には異常を認めず，発育も正常である．大部分の症例は生後数

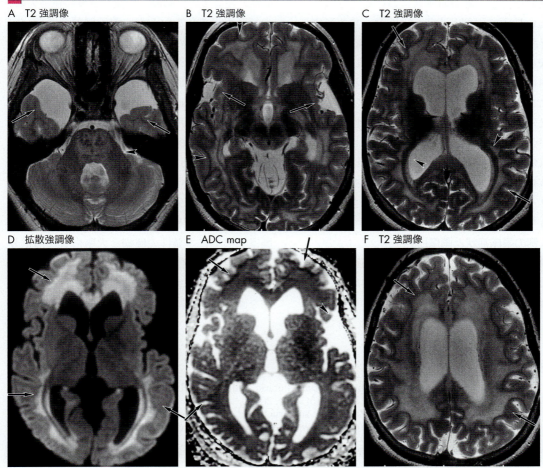

図 グルタル酸尿症1型

A T2強調像　　B T2強調像　　C T2強調像
D 拡散強調像　　E ADC map　　F T2強調像

16歳，女性．大頭症があり，軽度の知的障害と，ごく軽度の右上肢に痙性を認める．ジストニアはなく，普通に会話をして歩いている．
A：T2強調像：両側側頭葉前方にくも膜下腔の拡大がある（→）．橋底部および被蓋に，高信号を認める．
B：T2強調像：両側Sylvius裂の拡大がある（→）．側脳室周囲白質に高信号を認める（▶）．
C：T2強調像：側脳室周囲白質に左右対称性の高信号を認める（→）．視放線が正常に保たれている（▶）．
D：拡散強調像：側脳室周囲白質は高信号を示す（→）．
E：ADC map：側脳室周囲白質の外側部位では拡散制限がある（→）．左Sylvius裂の拡大がある（▶）．
F：T2強調像：側脳室周囲白質に高信号を認める（→）．
補足：尿中有機酸解析により，グルタル酸，3-ヒドロキシグルタル酸の著明な排泄増加があり，本症と診断された．

か月にて，感染症，予防接種，外科処置などを契機に筋緊張低下，強直，後弓反張，ジストニア，痙攣，意識障害などの急性脳症様発作で発症する．

診断は尿有機酸分析によりグルタル酸および3-ヒドロキシグルタル酸の上昇を確認することによる（後者がより重要である）．有機酸排泄が少ない例では酵素活性の測定が必要となる．遺伝子検査も必要となる[1)2)]．

・小児例の画像所見

巨脳症を呈し，前頭側頭葉におけるくも膜下腔の強い拡大，両側Sylvius裂拡大，弁蓋形成不全を認める（図）．被殻，尾状核，淡蒼球にT2強調像にて高信号を認める．拡散制限を伴う．病初期には髄鞘形成が遅延し，進行すると大脳白質にびまん性に高信号をT2強調像にて認める．皮質下白質の線維は保たれる．慢性硬膜下血腫が20～30％に認められる[2)3)]．

巨脳症と両側Sylvius裂拡大のある乳児では，基底核病変がなくても，本症を常に考慮し，本症をターゲットとする生化学的検査をすべきとされる[2)]．

・成人例の臨床症状と画像所見

19歳，女性例がある．4か月前からの強い頭痛，軽度の垂直性眼振，上方視障害，輻輳麻痺，左手巧緻運動障害，知的異常はない．

MRIではT2強調像にて側脳室周囲，特に前角周囲高信号を認める．右被殻にも高信号があった．拡散制限があり，上丘にも制限があった．側脳室後角周囲では，視放線が保たれ，その外側に高信号がある比較的特徴的な所見である．MRSではカルニチンの低下がある．脂肪の増加，クレアチニン，NAAの低下を認めた[4)]．

2例の報告があるが，線条体には異常を認めていない[5)]．患者1は66歳，女性．35歳より強い頭痛をくりかえす．50歳より，両手の振戦，54～62歳にて強直性痙攣，63歳より進行性認知症，発語障害，幻聴，幻覚，さらに運動失調，歩行障害の悪化を示した．前頭側頭葉萎縮，白質の高信号を認める．

患者2は15歳，男性．上気道感染後に強い頭痛，進行性眩暈，歩行障害，頭囲拡大がある．白質に高信号を認めた．

特徴的な画像所見として，側脳室上衣下に多発する腫瘤を認めた本症が2例報告されている[6)]．1例は56歳の男性，家族に類症がある．30年来の足の痛み，ゆっくりと進行する下肢筋力低下，言語障害，失禁を認めた．軽度の認知機能障害（MMS 25/30）と多発神経症を認めた．側脳室上衣下に多発性の腫瘤と大脳白質に高信号を認めている．他の1例は55歳，女性例．6年前からの感覚障害，失禁，痙性，歩行障害で同様な画像所見の報告がある[7)]．

参考文献

1) Kamate M, Patil V, Chetal V, et al: Glutaric aciduria type I: a treatable neurometabolic disorder. Ann Indian Acad Neurol 15: 31-34, 2012.
2) Barkovich AJ, Patay Z: Glutaric aciduria type 1. In Barkovich AJ, Raybaud C; Pediatric Neuroimaging, 5th ed. Wolters Kluwer, Lippincott Williams & Wilkins, Philadelphia, p.184-186, 2012.
3) 大場洋，高梨潤一，安達木綿子：グルタル酸尿症1型．小児神経の画像診断．大場洋（編）；秀潤社，p.422, 2010.
4) Bähr O, Mader I, Zschocke J, et al: Adult onset glutaric aciduria type I presenting with a leukoencephalopathy. Neurology 59: 1802-1804, 2002.
5) Külkens S, Harting I, Sauer S, et al: Late-onset neurologic disease in glutaryl-CoA dehydrogenase deficiency. Neurology 64: 2142-2144, 2005.
6) Herskovitz M, Goldsher D, Sela BA, et al: Subependymal mass lesions and peripheral polyneuropathy in adult-onset glutaric aciduria type I. Neurology 81: 849-850, 2013.
7) Pierson TM, Nezhad M, Tremblay MA, et al: Adult-onset glutaric aciduria type I presenting with white matter abnormalities and subependymal nodules. Neurogenetics 16: 325-328, 2015.

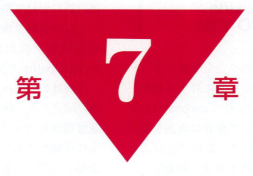

第7章

中毒性神経疾患

　中毒性神経疾患は種々あるが，特徴的な画像所見を示すことが多い．特に，一酸化炭素中毒，トルエン中毒，フラジール脳症などの画像所見を把握することが大切である．間欠型一酸化炭素中毒は比較的多いが，病歴が不明なこともあり，どのくらいの経過で認知症に陥ったかを知ることも診断には重要である．

1 有機物質中毒

1 一酸化炭素中毒（carbon monoxide poisoning：CO 中毒）

臨床

一酸化炭素（CO）は炭素の不完全燃焼によって発生する．CO はヘモグロビンに対する親和性が酸素の 20 倍も高く，容易に carboxy hemoglobin（COHB）を形成して酸素の輸送を阻害し，anemic hypoxia を来す．また，直接心筋に作用して心筋収縮能を低下させ，低血圧を起こす．CO は脳内の鉄含有量の高い部位（淡蒼球と黒質緻密帯）でヘム鉄と直接結合して組織毒性を示す．

急性 CO 中毒は意識障害，痙攣，呼吸筋麻痺などを呈する．その後の経過によって非間欠型と間欠型に分けられる．非間欠型は急性期の意識障害から回復した後も引き続き，せん妄，無動性言語，健忘，失見当識，自発性欠如，パーキンソン症状，錐体路徴候，失語，失認，失行，Gerstmann 症候群などを呈する[1]．

間欠型は急性期の意識障害から回復した後，数日〜数週間の無症状期間（意識清明期）をおいて，急激に失見当識，健忘，意識障害などが発現し，delayed neuropsychiatric sequelae（遅発性神経精神症状）とも呼ばれる[1]．Kim らの報告では間欠型は急性 CO 中毒入院患者の 11.8 %（549 人中 65 人）に発生し，意識清明期は 2〜40 日に及ぶ[2]．

病理所見

CO 中毒の脳病変の首座は大脳白質と淡蒼球にある（key point 1，2 参照）．大脳白質は U 線維を残してびまん性の髄鞘脱落と軸索の崩壊・消失を来す．高度の病変は嚢胞化する[1]．淡蒼球は壊死を示す．

さらに，Grinker's myelinopathy と呼ばれる独特の病変が出現する（key point 3 参照）．この病変では髄鞘が脱落し，比較的保たれている軸索からなる多数の小病巣が皮質下白質から深部白質にかけて散在し，互いに融合して斑状ないしは不規則な地図状の病変を示す．U 線維と血管周囲が保たれる．間欠型では Grinker's myelinopathy を呈する例が多い[1]．

淡蒼球の壊死は 1 週間以上の生存例では肉眼的に同定でき，時間の経過とともに嚢胞化する．通常両側性であるが左右差を示すことが多く，稀に片側性である．内節の前方部かつ背側部に限局することが多い．組織学的には梗塞と同じである．黒質網状体にも同様の病巣が見られることがある[1]．

桶田[3]によると，大脳白質および淡蒼球病変の発生には低酸素状態と心機能低下による血圧低下（脳血流量の低下）の 2 つの要因が必須である．シアン化合物や窒素ガス吸入でも，低酸素状態と血圧低下が加われば，大脳白質と淡蒼球が選択的に障害される．

画像所見

◆ 1. 急性期所見

◇淡蒼球と大脳白質

両側淡蒼球に T2 強調像にて高信号を示す病変が最も高頻度に認められる（図 1）[4,5]．O'Donnell ら[4]は 19 例のうち 12 例において淡蒼球に高信号を認めている．大脳白質には 6 例に高信号を認めている．松下らは 13 例中 5 例において淡蒼球に高信号を T2 強調像で認めた[5]（淡蒼球に病変を認める中毒疾患については key point 1 を参照）．急性期に大脳白質病変を認めることもあるが[6]，加齢あるいは虚血との区別が困難ともされている[7]．

Sener[8]によると発症 12 時間後に撮像された拡散強調像にて ADC 値の低下を伴う白質病変が両側大脳深部白質に認められている．同時期には FLAIR 像では異常を認めない．さらに，16 日後には白質病変は消失し，両側基底核に新たな病変を認めている．また，Kinoshita ら[15]は

図1 │ 一酸化炭素中毒（急性期）

A 拡散強調像　　B 拡散強調像

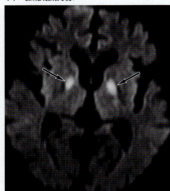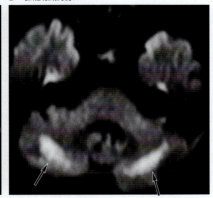

60代，男性．夜間に閉め切ったガレージでラジオを聴くためエンジンをかけながら車内で作業していて車外に出たら意識消失して倒れる．翌早朝に発見され，入院しMRIを施行した．
A：拡散強調像：両側淡蒼球に高信号を認める（→）．
B：拡散強調像：両側小脳半球に左右対称性の高信号を認める（→）．なお，ADC mapは撮像していない．
（都立大塚病院診療放射線科　玉本文彦先生，および自衛隊中央病院放射線科　藤川 章先生のご厚意による）

key point 【1．両側淡蒼球を侵す毒物】
1．一酸化炭素（図1）
2．シアン化物
3．マンガン（図6）
4．トリクロロエタン（タイプライターの修正液の吸引）
5．窒素ガス
6．コカイン（コカイン脳症）[9]（図11），ヘロイン，MDMA（p.632参照），オピオイド（麻薬性鎮痛剤：両側海馬にも拡散制限を来す）[10]

key point 【2．Leukotoxin】
1．一酸化炭素（図2, 3）
2．有機溶剤
3．化学療法薬
4．放射線照射
5．ドラッグ（アルコール，コカイン（図11），ヘロイン，アンフェタミン）

key point 【3．delayed leukoencephalopathyを起こす疾患[11]】
1．一酸化炭素中毒（図2, 3）
2．低酸素虚血性脳症（ベンゾジアゼピン系薬の過量内服も含む）[12]
3．ヘロイン蒸気吸入
4．放射線治療後（全脳照射）
5．溺水後
6．痙攣後脳症
7．メタドン[13,14]

発症5日後に撮像された拡散強調像およびT2強調像にて両側淡蒼球に高信号を認めた．ADC像では淡蒼球中心は低信号を示し，周囲は高信号であった．さらに，発症12日目では淡蒼球の病変はT1強調像にて高信号を示した．また，黒質網状体にADC値の低下を伴う高信号を拡散強調像にて認めている．さらに，2か月後の拡散強調像ではADC値の低下を伴う大脳白質病変を認めている．以上より，拡散強調像はCO中毒の病巣の早期の検出に有効であり，ADC値の低下を伴うと考えられる．

◆ その他の急性期病変

O'Donnellら[4]の報告では19例の急性CO中毒のうち12例に基底核病変があり，そのうちの1例のみが淡蒼球に病変が及んでいない．被殻，尾状核頭部，レンズ核全体，視床に病変を認めている．そして，大脳皮質（特に側頭葉）にT2強調像にてcortical hyperintensityを19例中5例に認めている．左右は非対称性である．海馬に高信号は4例にあった．両側性で，非対称性である．

小脳に病変があったのが2例あり，いずれも大脳にも多数の病変があり，大量のCOを吸入したと考えられる．2例とも死亡している[4]．

自験例でも，両側淡蒼球以外に，両側小脳白質に高信号を拡散強調像にて認めた例がある（図1）．この症例では大脳白質に病変を認めていない．小脳病変がある例が必ずしも全例死亡するとは限らない．

◆ 2. 遅発性所見

CO中毒曝露後4〜9週の間にMRIを撮像された間欠型の15例に関する報告[2]では両側対称性の側脳室周囲，半卵円中心の高信号をT2強調像にて15例全例に認めている．脳梁に及ぶのが11例，皮質下U線維に及ぶのが12例，外包9例，内包後脚7例に認めている．視床と被殻の低信号が10例にある．淡蒼球の異常は9例に認めている（図2）．

松下らは急性期に大脳白質に高信号が認められた例の多くは臨床症状の改善とともに高信号の減少を認めており，回復可能な脱髄が大脳白質に起こっているとした[5]．しかし，T2強調像にて高信号があり，T1強調像では強い低信号を示した（大脳白質の壊死を示唆していた）例は予後不良であったとしている．

大坪らの報告では16例のCO中毒のうち，6例に間欠型を示した．そのうちの4例では急性期にもFLAIR像にて高信号を左右対称性に半卵円中心に認めている．遅発性脳症が発症してからのMRIではより明瞭な広範な高信号を認めている．一方，10例の非間欠型では大脳白質には1例も認めない[6]．

最近の自験4例の間欠型CO中毒では左右対称性の深部白質の高信号をT2強調像およびFLAIR像にて認める．同領域のADC値はさまざまである．T2強調像での高信号は淡く，脳梁には及んでいない（図2，3）．放線冠が主体であり，側頭葉白質には少ないもしくは高信号はない．1例に一側淡蒼球に高信号を認めた（図2）．遅発性の症状出現早期には萎縮を認めない．より慢性期になると，脳萎縮が出現する．白質病変，その他には造影効果を認めない．

● …診断のコツ

1. **急性期所見**：淡蒼球内節のT2強調像での高信号．拡散強調像では淡蒼球内節と黒質網状体．

2. **遅発性所見**：大脳深部白質に淡い，左右対称性の高信号をT2強調像にて認める．淡蒼球病変を伴うこともある（急性期所見の残存）．1か月程度の経過にて，正常であった人が認知症になった例では本症を考慮する（表）．

鑑別診断 （表参照）

1. **コカイン脳症**：淡蒼球および大脳白質病変を示す．淡蒼球病変は腫大傾向がある[9]．

2. **シアン化合物中毒**：基底核に対称性病変（T1強調像にて高信号），大脳皮質に病変（層状壊死様の高信号をT1強調像にて認める）[16]．

表 ● 大脳白質病変を伴う認知症（アルツハイマー病，血管障害を除く）

1	感染症	HIV脳症，トキソプラズマ症，亜急性硬化性全脳炎（SSPE），進行性多巣性白質脳症（PML），神経梅毒，Creutzfeldt-Jakob病，嚢虫症
2	神経サルコイドーシス	
3	膠原病	膠原病に伴うあるいは中枢神経系血管炎
4	多発性硬化症	
5	癌治療	化学療法および放射線治療
6	成人発症の小児代謝性疾患	異染性白質ジストロフィ，副腎白質ジストロフィ，アレキサンダー病（成人型），成人ポリグルコサン小体病
7	正常圧水頭症	
8	ミトコンドリア脳筋症	
9	中毒	一酸化炭素中毒，トルエン中毒，ビタミンB_{12}欠乏症，高アンモニア血症（慢性）
10	その他	橋本脳症，コカイン，免疫抑制剤（シクロスポリン），神経核内封入体病

図2 一酸化炭素中毒（間欠型）

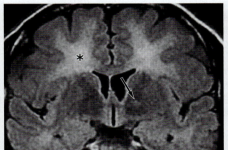
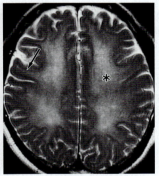
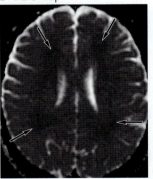

A　T2強調像　　B　FLAIR冠状断像　　C　T2強調像
D　拡散強調像　　E　ADC map

40代，男性．約50日前に石油ストーブと練炭のある自室にて倒れているところを発見される．その後は通常通り仕事を続けたが，約1か月前より会議で話が合わない，記憶違いを指摘されている．さらに，20日前には銭湯にて寝ているところを見つかっている．次第に見当識が悪化し，当院に紹介される．

A：T2強調像：左淡蒼球前部に高信号を認める（→）．前頭葉深部白質（＊），側頭・後頭葉の視放線外側の白質（▶）に高信号を認める．CO中毒による白質病変はT2強調像にて全体に淡く，左右対称性の高信号を示す．淡蒼球の病変は急性期の病変による壊死を示すと考えられる．
B：FLAIR冠状断像：左淡蒼球内節前部に高信号を認め（→），Aと併せて，淡蒼球壊死による所見と考える．急性期病変が残存した可能性が高い．前頭葉深部白質にも高信号を認める（＊）．
C：T2強調像：深部白質を中心に高信号を認める（＊）．一部は皮質下白質まで高信号が伸びている（→）．なお，脳梁には高信号は及ばない．
D：拡散強調像：深部白質に高信号を認める（＊）．
E：ADC map：上記の部位にADC値の低下を認める（→）．

図3 一酸化炭素中毒（間欠型）

A：T2強調像　　　　　　　　　B：FLAIR冠状断像

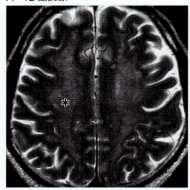 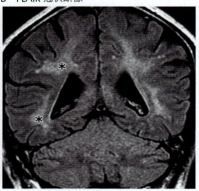

50代，男性．約1か月前より，亜急性に進行した認知機能障害を示す．
A：T2強調像：大脳深部白質，半卵円中心から側脳室周囲白質にかけて，ほぼ両側対称性の高信号（*）を認める．U線維への高信号の進展はない．側頭葉白質には高信号はほとんどない．
B：FLAIR冠状断像：大脳深部白質，側脳室周囲白質に高信号を左右対称性に認める（*）．
T1強調像（非掲載）では等信号を示す．ADC map（非掲載）は軽度低下から等信号を示す．T2*強調像（非掲載）では鉄沈着を認めない．
補足：この症例は入院時の患者および家族からの病歴聴取ではCO中毒の話は出てこなかった．MRIにて同症の可能性を指摘し，主治医が再度，家族に確認したところ，MRIの2か月前に練炭にて自殺を図ったことを家族が語り，診断がついた症例である．意識清明期があり，間欠型であった．1か月程度の経過にて認知症が亜急性に出現したような症例に本症のような白質病変を認めた際には，もう一度病歴の確認が必要である．高酸素療法にて認知症の軽度改善を認めたが，後遺症は残存．

2 トルエン中毒 (toluen poisoning)

臨床

トルエンはシンナーや塗料などの主成分であり，高濃度の蒸気を吸入すると麻酔作用，幻覚が現れるためシンナー遊びに使われる[17]．

大脳，小脳，脳幹部の白質，視神経が主として侵され，脱髄を生じる．神経細胞の脱落も起きる[17)18]．

幻覚，陶酔感などの他に認知・記憶障害，構音障害，小脳性失調，視力障害などが認められる．

吸入後には脂肪に富む中枢神経，脊髄，副腎などに高濃度に集積する．体内で代謝されて馬尿酸やクレゾールに変わり，大半は尿中から排泄される．診断は尿中馬尿酸の上昇（正常は50ppm以下）によってなされる[17]．

画像所見

大脳深部白質，内包後脚，中小脳脚，脳幹の皮質脊髄路などに対称性の高信号をT2強調像にて認める．白質病変は側脳室周囲から末梢へと進む[19)20]．高信号は左右対称性で比較的淡い．視床および基底核に低信号をT2強調像にて認める[19]．視床の低信号は脂質からなる細胞膜へのトルエンのとり込みに起因しており，T1値には影響しないとする意見[21]と，鉄沈着によるとする意見がある[19]．皮質下白質のT2強調像での低信号がより目立つ（図4）．深部白質が異常な高信号を示すことによる可能性が高い．拡散強調像での報告は見あたらない．白質病変と視床病変は4年以上の常用者に有意に高頻度である[7]．

慢性のトルエン中毒者は灰白質の量が正常者に比べて小さい．特に，認知障害のあるトルエン中毒患者では前頭葉および頭頂葉の灰白質の量が少ないとされる[22]．

…診断のコツ

内包後脚，大脳脚，脳幹の皮質脊髄路のT2強調像での淡い高信号と，視床および基底核の低信号がある例では本症を考える．

図4 | トルエン中毒

A T2強調像　　B T2強調像

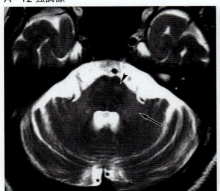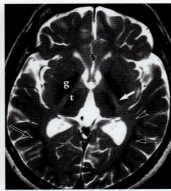

30代，男性．視力低下，視野狭窄の精査のため，眼科受診．平衡機能障害，両手のしびれがあった．ペンキ塗装工であり，トルエン中毒の既往が後に判明した．
A：T2強調像：中小脳脚（→）および橋底部の縦走線維（▶）に高信号を認める．小脳の萎縮を認める．
B：T2強調像：内包後脚全体に高信号を認める（⇨）．淡蒼球（g）および視床外側部（t）の低信号がより目立つ．側脳室周囲白質にも高信号があり（▶），皮質下白質（→）の低信号がより明瞭である．
（山梨大学医学部附属病院放射線科　石亀慶一先生のご厚意による）

3　エチレングリコール中毒（ethylene glycol intoxication）

臨床

　自動車の不凍液に使用されるエチレングリコールを誤飲や自殺目的で服用することにより発症する[17]．1985年，甘さを増す目的でジエチレングリコールがオーストリアワインに混入され，日本でも中毒事件を起こした．メタノール同様，肝でアルコール脱水素酵素によって代謝されてグリコール酸，シュウ酸が生じ，それらが代謝性アシドーシスや腎障害を引き起こす．日本では16例の報告があり，3例が死亡，残りの生存例はほとんど後遺症はない．病理ではびまん性浮腫，炎症性細胞浸潤，種々の程度の空胞変性と神経細胞脱落が報告されている[7)23)24]．

画像所見

　両側の基底核，視床，扁桃体，海馬および脳幹に対称性の高信号を認める（図5）．神経線維路はADC値の低下を伴う[9)23]．軽快例では被殻に囊胞を来すものがある[25]．

4　スギヒラタケ脳症

臨床と病理

　2004年秋に新潟，山形，秋田県において，スギヒラタケを食した主として透析を受けている中高齢の患者において発症した脳症である．失見当識，ふらつきなどにて発症し，数日後に不随意運動，ミオクローヌス，強直性痙攣から重積になる経過が多い[26]．注意喚起の通知が行き渡り，現在では発症は激減している．

　剖検所見では両側被殻，側坐核が茶褐色を呈し，皮質白質境界に茶色の点状斑を認める．橋底部中央部は虚脱している．被殻は壊死を示し，囊胞化している部位もある．ヘモジデリンを認め，周囲に星細胞の増加を認める．レンズ核は視床に比べて萎縮している．尾状核と前障にも神経細胞脱落がある．囊胞が大脳皮質，尾状核，橋中央部にも認められる．小脳にも梗塞様所見を認める[27]．多くの病理報告では大脳皮質，皮質直下の白質，基底核外側，橋の髄鞘破壊性（myeloclastic）病変を認めると記載されているが，脱髄（demyelination）ではなく，髄鞘崩

図5 エチレングリコール中毒

A　FLAIR像　　　　B　FLAIR像　　　　C　拡散強調像

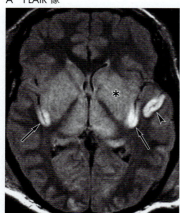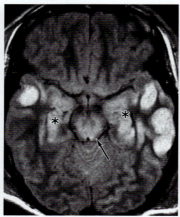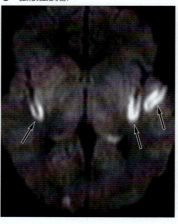

20代，男性．自殺企図によりエチレングリコールを飲み，意識障害を呈した．
A：FLAIR像：両側視床，基底核（＊），島回皮質（→）に対称性の高信号を認める．左側頭葉（▶）にも高信号を認める．
B：FLAIR像：中脳（→），海馬を含む両側側頭葉内側部（＊），側頭葉外側部に高信号を認める．
C：拡散強調像：両側島回，左側頭葉皮質には高信号を認める（→）．基底核，視床の病変には高信号を認めない．
（文献9より転載）

壊（myelinolysis）とする意見もある[28]．

画像所見

拡散強調像にて大脳皮質直下，基底核，視床，小脳に散在性の高信号を認める．壊死を示していると考えられる．その後，大脳および基底核は萎縮を示し，慢性期にはT1強調像にて上記の病変の多くは高信号を示し，ヘモジデリン沈着を表すと考えられる[27]．両側レンズ核に左右対称性の高信号を認め，軽い腫大を示す例もある[29]．

参考文献

1) 大浜栄作：中毒性疾患の病理．2症候から見た神経形態学．後藤 昇，柳下 章，大浜栄作，宮田 元；臨床のための神経形態学入門．三輪書店, p.357-360, 2008.
2) Chang KH, Han MH, Kim HS, et al: Delayed encephalopathy after acute carbon monoxide intoxication: MR imaging features and distribution of cerebral white matter lesions. Radiology 184: 117-122, 1992.
3) 桶田理喜：病理学から見たヒト脳の宿命：神経病理学における組織構築の意義．シュプリンガー・フェアラーク東京, p.14-37, 2008.
4) O'Donnell P, Buxton PJ, Pitkin A, Jarvis LJ: The magnetic resonance imaging appearances of the brain in acute carbon monoxide poisoning. Clin Radiol 55: 273-280, 2000.
5) 松下晴雄，高橋昭喜，日向野修一・他：一酸化炭素中毒13例のMR imaging：臨床経過と白質病変の関係を中心とした検討．日本医放会誌 56: 948-954, 1996.
6) 大坪里織，白川洋一，相引眞幸・他：一酸化炭素中毒の遅発性脳症はMRIによって予測できる．中毒研究 20: 253-261, 2007.
7) 高橋昭喜：中毒性疾患．高橋昭喜（編）；脳MRI 2．代謝・脱髄・変性・外傷・他．秀潤社, p.286-305, 2008.
8) Sener RN: Acute carbon monoxide poisoning: diffusion MR imaging findings. AJNR Am J Neuroradiol 24: 1475-1477, 2003.
9) Sharma P, Eesa M, Scott JN: Toxic and acquired metabolic encephalopathies: MRI appearance. AJR Am J Roentgenol 193: 879-886, 2009.
10) Ramirez-Zamora A, Ramani H, Pastena G, et al: Bilateral pallidal and medial temporal lobe ischaemic lesions after opioid overdose. J Neurol Neurosurg Psychiatry 86: 1383-1384, 2015.
11) Chen-Plotkin AS, Pau KT, Schmahmann JD: Delayed leukoencephalopathy after hypoxic-ischemic injury. Arch Neurol 65: 144-145, 2008.
12) 奥田志保，上野正夫，早川みち子・他：遅発性低酸素白質脳症の2症例．臨床神経 52: 672-675,

2012.
13) Blackburn DJ, Alix JJ, Sarrigiannis P, et al: Delayed toxic-hypoxic encephalopathy. Pract Neurol 13: 114-119, 2013.
14) Salgado RA, Jorens PG, Baar I, et al: Methadone-induced toxic leukoencephalopathy: MR imaging and MR proton spectroscopy findings. AJNR Am J Neuroradiol 31: 565-566, 2010.
15) Kinoshita T, Sugihara S, Matsusue E, et al: Pallidoreticular damage in acute carbon monoxide poisoning: diffusion-weighted MR imaging findings. AJNR Am J Neuroradiol 26: 1845-1848, 2005.
16) Rachinger J, Fellner FA, Stieglbauer K, Trenkler J: MR changes after acute cyanide intoxication. AJNR Am J Neuroradiol 23: 1398-1401, 2002.
17) 内野 誠：中毒性神経疾患．15 神経系の疾患．杉本恒明，矢崎義雄（編）；内科学（第9版）．朝倉書店，p.1854-1860, 2007.
18) Rosenberg NL, Kleinschmidt-DeMasters BK, Davis KA, et al: Toluene abuse causes diffuse central nervous system white matter changes. Ann Neurol 23: 611-614, 1988.
19) Aydin K, Sencer S, Demir T, et al: Cranial MR findings in chronic toluene abuse by inhalation. AJNR Am J Neuroradiol 23: 1173-1179, 2002.
20) Yamanouchi N, Okada S, Kodama K, et al: White matter changes caused by chronic solvent abuse. AJNR Am J Neuroradiol 16: 1643-1649, 1995.
21) Unger E, Alexander A, Fritz T, et al: Toluene abuse: physical basis for hypointensity of the basal ganglia on T2-weighted MR images. Radiology 193: 473-476, 1994.
22) Aydin K, Kircan S, Sarwar S, et al: Smaller gray matter volumes in frontal and parietal cortices of solvent abusers correlate with cognitive deficits. AJNR Am J Neuroradiol 30: 1922-1928, 2009.
23) 大森啓子, 熊田恵介, 木村文彦・他：中枢神経所見を認めたエチレングリコール中毒の1例．中毒研究 17: 365-370, 2004.
24) Morgan BW, Ford MD, Follmer R: Ethylene glycol ingestion resulting in brainstem and midbrain dysfunction. J Toxicol Clin Toxicol 38: 445-451, 2000.
25) Hantson P, Duprez T: The value of morphological neuroimaging after acute exposure to toxic substances. Toxicol Rev 25: 87-98, 2006.
26) 西澤正豊：スギヒラタケ脳症．臨床神経 45: 818-820, 2005.
27) Obara K, Wada C, Yoshioka T, et al: Acute encephalopathy associated with ingestion of a mushroom, Pleurocybella porrigens（angel's wing）, in a patient with chronic renal failure. Neuropathology 28: 151-156, 2008.
28) 新井信隆：いわゆる"スギヒラタケ脳症"とは何であったのか？ 医学のあゆみ 223: 505-506, 2007.
29) 加藤丈夫, 川並 透, 清水 博・他：スギヒラタケ摂食後に腎不全患者に多発した脳症：10症例の臨床的検討．脳と神経 56: 999-1007, 2004.

2 ● 重金属中毒

1 有機水銀中毒（organic mercury poisoning）（水俣病, Minamata disease）

臨床

水俣病は工場廃液中に含まれるメチル水銀が食物連鎖により魚介類に濃縮蓄積し，この魚介類を反復摂取することによって発症したメチル水銀中毒である．メチル水銀は消化管からの吸収がきわめて高く，体外排泄が遅く，蓄積しやすい上に，血液脳関門をよく通過し中枢神経系に対する親和性が高い．

有機（メチル）水銀の沈着しやすい部位は後頭葉視中枢（特に鳥距溝の前半部），聴中枢（側頭葉上側頭回），中心前回・後回，小脳などが挙げられ，神経細胞の脱落が起こる．そのために，求心性視野狭窄，聴力障害，小脳症状および感覚障害を認める[1]．

画像所見

両側後頭葉鳥距野，中心後回，小脳半球および虫部の萎縮を認める．鳥距野ではT2強調像にて高信号を示すことがある．小脳萎縮は下部に目立つとされている[2)3)]．

2 マンガン中毒（manganism）

臨床

マンガン（Mn）は脳内では基底核，ことに淡蒼球，尾状核，被殻，黒質に多く局在する．さらに，大脳皮質や白質にも局在している．溶接工などにおけるMnの取り込みは職場環境における大気からほとんど肺を経てなされ，通常肝臓から胆汁排泄され，尿にはわずかに移行するのみである．肺からの取り込み濃度が高いと血液を介して脳に速やかに移行して，淡蒼球などに沈着する[4]．

Mn毒性はMnの分布から予想されるように，パーキンソン病に類似した錐体外路疾患を引き起こす．Mnは線条体におけるアンファエタミン誘導星ドパミン放出に影響するといわれ，Mn毒性が生じるにはドパミンが必要とされる[4]．

Mn中毒による錐体外路症候は，両側性のことが多く，高率にジストニアや姿勢反射障害，動作時振戦を伴い，ドパ治療があまり奏効せず，進行が早い．パーキンソン病とは明らかに異なる．最近では，*PARK2*，*PARK9*遺伝子異常があったり，鉄欠乏や肝障害があったりすると，Mn中毒への感受性が高い．

T1強調像での淡蒼球の高信号を認めた際には，常に溶接工などの職業歴を聴取するようにし，血中・尿中濃度が高くなくともキレート剤投与による尿中排泄量の異常増加で判定できるとしている[4]．

Mn粉塵の長期吸入によって発生する．マンガン曝露の恐れがある製品を表に示す[5]．

画像所見

T1強調像にて淡蒼球に左右対称性の高信号を認める（図1）[6]．T2強調像では著変を認めない．黒質，橋被蓋部，下垂体前葉もT1強調像にて高信号を認める．高度な場合には被殻，歯状核，脳梁，大脳白質にも高信号を認める．

鑑別診断

同様な所見は長期中心静脈経管栄養，慢性肝機能障害，先天性門脈-体循環短絡，Rendu-Osler-Weber症候群にも認められ，いずれもマンガンが沈着することによる．

長期透析患者においても同様なT1強調像での高信号を認める[7]．

・マンガン輸送に関連する遺伝子異常症

肝硬変，ジストニア，多血症，高マンガン血

表 ● マンガン曝露の恐れがある製品[5]

マンガン鋼，溶接棒の合金，乾電池，マッチ，染料，化学薬品，顔料，乾燥剤，酸化剤

図1 マンガン中毒

A T1強調像　　　　　　　　B T1強調像

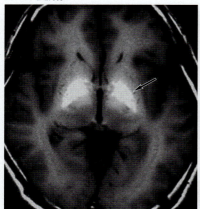
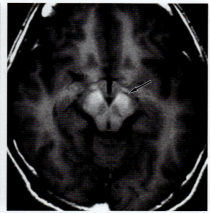

20代，男性（溶接工）．半年前に仕事中に意識消失発作，さらに再発作を起こして精査となった．
血中マンガン値は 4.5μg/dL（正常値は 0.8〜2.5）．
A：T1強調像：淡蒼球に左右対称性の高信号を認める（→）．
B：T1強調像：黒質に左右対称性の高信号を認める（→）．
T2強調像では著変を認めない．溶接を止めて5か月後のT1強調像にて高信号の消失を認めた（非掲載）．
（文献6より転載．埼玉医科大学国際医療センター画像診断科　内野　晃先生のご厚意による）

症を示す症候群があり，マンガン輸送（transporter）に関係したSLC30A10遺伝子異常を呈する．臨床型は上記であり，29歳，女性例が提示され，5年の経過で，肝硬変，多血症があり，運動緩慢，しかめ顔，頸部ジストニアと失調を呈した．ヘモグロビン 18.5mg/dL，血清マンガンは 1500nmo/L（正常＜320nmol/L）と上昇し，T1強調像では淡蒼球，橋被蓋，歯状核に高信号を示した[8]．

…診断のコツ

T1強調像にて淡蒼球の高信号を見た際には，肝障害以外に，Mn曝露歴，溶接工などの職業歴を聴取を常に，記載する必要がある．

3 鉛中毒（lead poisoning）

臨床

鉛はミトコンドリアの細胞呼吸とヘム合成系酵素を阻害する．1〜3歳の小児鉛中毒は鉛塗料を使った玩具などの経口摂取で起こり，急性脳症を起こしやすい．成人では無機鉛化合物の粉塵の経気道によるニューロパチーを来す[1)6)9)]．

急性脳症では脳圧亢進症状，不眠，不安，全身痙攣，昏睡などを呈し，数日で死亡する例もある．検査所見では正球性低色素性貧血，血中・尿中鉛高値，尿中コプロポルフィリン・σ-アミノレブリン酸増加を来す[1)]．

画像所見

急性脳症では成人例の報告ではあるが，T2強調像にて両側小脳，被殻外側・前障・島，視床などに浮腫と考えられる高信号を認める[10)]．造影効果を認めない．小児の鉛中毒では小脳の病変が特徴的で腫瘍と間違えやすいとする報告もある[11)]．成人例では両側対称性に後頭葉の皮質白質境界と皮質下白質，右小脳，散在性に他の大脳に病変を認めた例もある（図2）[12)]．

慢性鉛中毒では脳のCTにて，両側大脳半球の皮髄境界，視床後端部や被殻，小脳半球・虫部に石灰化が認められる[9)]．大脳半球の石灰化は皮髄境界に曲線状あるいは小斑状に多発する．組織学的には石灰沈着は脳実質ではなく，毛細血管壁や中小血管の中膜および血管周囲腔に認められ，このため，曲線状の石灰化が多い[9)]．

図2 鉛中毒

A　T2強調像　　　B　FLAIR矢状断像

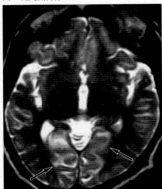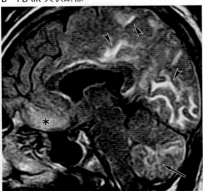

40代，男性．短期間記憶の障害，食欲の低下，周囲への無関心，平衡感覚の消失を認め，来院した．高血圧があり，古代ヒンドゥー教徒の薬を6か月間服用していた．その中に鉛が含まれ，それによる中毒を示した．鉛血中濃度は正常人の約15倍であった．
A：T2強調像：両側後頭葉皮質から皮質下白質にかけて高信号を認め，浮腫と脳溝の狭小化を認める（→）．
B：FLAIR矢状断像：前頭葉底部（*），頭頂葉から後頭葉（▶）の皮質下白質，脳梁体部，小脳（→）に高信号を認める．
（文献12より転載）

特徴的であるが，同様の皮質石灰化は硬膜動静脈瘻でも報告がある[13]（鉛中毒と小脳浮腫に関しては3章1，p.257の追加情報2も参照）．

参考文献

1) 内野誠：中毒性神経疾患．15 神経系の疾患．杉本恒明，矢崎義雄（編）；内科学（第9版）．朝倉書店，p.1854-1860, 2007.
2) Korogi Y, Takahashi M, Shinzato J, Okajima T: MR findings in seven patients with organic mercury poisoning (Minamata disease). AJNR Am J Neuroradiol 15: 1575-1578, 1994.
3) Korogi Y, Takahashi M, Okajima T, Eto K: MR findings of Minamata disease–organic mercury poisoning. J Magn Reson Imaging 8: 308-316, 1998.
4) 福武敏夫，矢野祖，櫛田隆太郎・他：マンガン中毒を早期発見しよう　職業歴とMRI T1強調画像によって．Brain & Nerve 68: 175-180, 2016.
5) 小宮山豊：重金属中毒．今日の診断指針．第7版．金澤一郎，永井良三（編）；医学書院，p.1465-1468, 2015.
6) Uchino A, Noguchi T, Nomiyama K, et al: Manganese accumulation in the brain: MR imaging. Neuroradiology 49: 715-720, 2007.
7) da Silva CJ, da Rocha AJ, Jeronymo S, et al: A preliminary study revealing a new association in patients undergoing maintenance hemodialysis: manganism symptoms and T1 hyperintense changes in the basal ganglia. AJNR Am J Neuroradiol 28: 1474-1479, 2007.
8) de Souza S, et al: Teaching NeuroImages: Facial grimacing and sensorineural hearing oss in a woman with cirrhosis of the liver. Neurology 87: e239, 2016.
9) 髙橋昭喜：中毒性疾患．髙橋昭喜（編）；脳MRI 2. 代謝・脱髄・変性・外傷・他．秀潤社，p.286-305, 2008.
10) Tüzün M, Tüzün D, Salan A, Hekimoğlu B: Lead encephalopathy: CT and MR findings. J Comput Assist Tomogr 26: 479-481, 2002.
11) Perelman S, Hertz-Pannier L, Hassan M, Bourrillon A: Lead encephalopathy mimicking a cerebellar tumor. Acta Paediatr 82: 423-425, 1993.
12) Atre AL, Shinde PR, Shinde SN, et al: Pre- and posttreatment MR imaging findings in lead encephalopathy. AJNR Am J Neuroradiol 27: 902-903, 2006.
13) Metoki T, Mugikura S, Higano S, et al: Subcortical calcification on CT in dural arteriovenous fistula with cortical venous reflux. AJNR Am J Neuroradiol 27: 1076-1078, 2006.

3 アルコール中毒

Wernicke脳症については，8章 p.656「1. ビタミン欠乏症」を参照.

1 メチルアルコール（メタノール）中毒 (methanol intoxication)

臨床

中毒の多くは誤飲や自殺目的などの経口摂取による．肝でホルムアルデヒドとギ酸に分解されるが，ギ酸による代謝性アシドーシスと重症度は相関する．ギ酸はミトコンドリアのチトクロム酸化酵素を阻害する．代謝速度は遅く，摂取後18〜24時間経って症状が出現する．急性期には消化器症状，めまい，酩酊，痙攣，意識障害，視力障害が見られる[2]．

図 | メタノール中毒

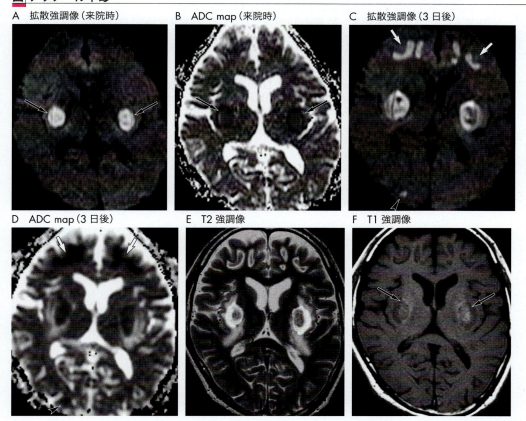

A：拡散強調像（来院時）
B：ADC map（来院時）
C：拡散強調像（3日後）
D：ADC map（3日後）
E：T2強調像
F：T1強調像

50代，男性．メタノールを誤飲した．その量はわからなかった．来院時には昏睡状態で，盲目であった．心房細動と痛風の病歴があった．

A：拡散強調像（来院時）：両側被殻に対称性，楕円形の高信号を認める（→）．
B：ADC map（来院時）：被殻病変はADC値の低下を認める（→）．細胞壊死を示している可能性が高い．
C：拡散強調像（3日後）：3日目の拡散強調像にて，被殻の病変は不均一な高信号を示す．両側前頭葉皮質下（⇨），右後頭葉皮質下（►）にも病変が出現している．
D：ADC map（3日後）：上記の皮質下の病変はADC値の低下を示す（⇨, ►）．被殻の病変は周辺部でADC値の上昇を示している．
E：T2強調像：被殻の病変は周囲が強い高信号を示し，中心部は皮質よりも低信号を示す．その周囲には浮腫を認める．前頭葉皮質下の病変も同様の所見を示す．前頭葉に萎縮を認める．
F：T1強調像：被殻の病変は淡い高信号を示し（→），一部に出血があったと考えられる．
（文献1より転載．東京大学医学部附属病院22世紀医療センター総合画像情報学講座　高尾英正先生のご厚意による）

病理所見

脳では両側被殻の壊死と大脳白質，特に皮質下白質の出血性壊死を示す．ギ酸による視神経の脱髄が最も有名な所見である[3)4)]．メタノール中毒から生存した例では被殻に囊胞性壊死があり，海馬には虚血性変化，大脳皮質には層状壊死，白質には囊胞性壊死を認める[4)]．

画像所見

両側被殻の出血性あるいは非出血性壊死，びまん性白質の壊死とくも膜下出血が代表的な所見である[3)]（図）．被殻の他に病変が淡蒼球に及ぶこともある．基底核の造影効果はさまざまである．その他に橋被蓋，視神経にも病変が及ぶことがある[5)]．拡散強調像では初期には被殻の病変にADC値の低下を認める[1)]．被殻の病変出現後，3日後のMRIにて皮質下白質の病変を認めた例もある[1)]．

参考文献

1) Takao H, Doi I, Watanabe T: Serial diffusion-weighted magnetic resonance imaging in methanol intoxication. J Comput Assist Tomogr 30: 742-744, 2006.
2) 熊本俊秀：アルコール中毒．15 神経系の疾患．杉本恒明，矢崎義雄（編）；内科学（第9版）．朝倉書店, p.1861-1862, 2007.
3) Sefidbakht S, Rasekhi AR, Kamali K, et al: Methanol poisoning: acute MR and CT findings in nine patients. Neuroradiology 49: 427-435, 2007.
4) Graham DI, Montine TJ: Neurotoxicology. In Graham DI, Lantos PL (eds); Greenfield's neuropathology, 7th ed (vol.1). Arnold, London, p.799-822, 2002.
5) Gaul HP, Wallace CJ, Auer RN, Fong TC: MR findings in methanol intoxication. AJNR Am J Neuroradiol 16: 1783-1786, 1995.

4 ● 薬物中毒

1 メトロニダゾール（フラジール）脳症 (metronidazole induced encephalopathy：MIE)

臨床

メトロニダゾールは抗生物質であり，嫌気性菌に対する治療，肝膿瘍，腟トリコモナス症，アメーバ赤痢，偽膜性腸炎やヘリコバクターピロリ菌の除菌にも使用されている．この抗生物質の使用量が2g/dayを超えると末梢神経障害や小脳症状が出現するとされている．その他に脳症があり，構音障害，歩行障害，四肢の筋力低下，昏迷などがある[1]．

画像所見

小脳歯状核が最も多い病変であり，次いで中脳視蓋，赤核，中脳水道周囲，橋背側，延髄背側，脳梁となる．小脳歯状核，赤核，橋背側，延髄病変は両側で左右対称のことが多い[1)2)]．T2強調像では高信号を示し，造影効果を認めない（図1，2）．ADC値の低下を認める例と認めない例がある．脳梁病変がある時には膨大部が必ず含まれる．薬剤中止により，ほとんどの病変は可逆性で消失する．脳梁膨大部病変のみが残ったとする報告もある[2)]．歯状核と下丘の高信号が特徴的ともされる（図1，2）[2)]．

MIEとWernicke脳症との画像所見の類似点が指摘されている．メトロニダゾールを使用する症例が消化管疾患が多く，急性および慢性のビタミンB_1の吸収不全を来しやすい．さらに肝障害を伴うとビタミンB_1不足が悪化する．MIEもWernicke脳症ともにビタミンB_1の不足を来す点にあるとされている[3)]．

図1 メトロニダゾール（フラジール）脳症

A T2強調像

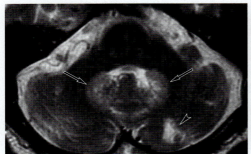

B FLAIR像

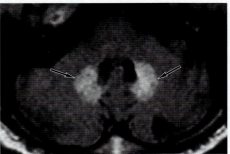

C T2強調像

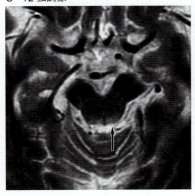

60代，男性．約1か月前より全身倦怠感，嘔気，発熱，腹痛を認め，入院．*Clostridium perfringens*（嫌気性グラム陽性桿菌）による肝膿瘍であった．メトロニダゾールにて治療を行ったが，その後，眼振，小脳失調，上下注視麻痺が出現し，MRI撮像．

A：T2強調像：小脳歯状核を中心に高信号を認める（→）．▶：陳旧性梗塞．
B：FLAIR像：両側歯状核は左右対称性に高信号を認める（→）．
C：T2強調像：中脳視蓋にも高信号を認める（→）．
（帝京大学医学部放射線科学講座　大場 洋先生のご厚意による）

図2 メトロニダゾール（フラジール）脳症

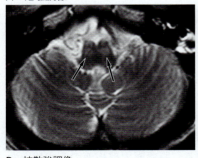
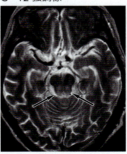
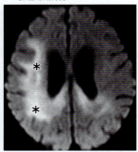

70代，ACTH 欠損症があり，*clostridium perfringens*（嫌気性菌）による偽膜性腸炎に対し，メトロニダゾールを内服3週目に突然の呂律緩慢を来し，その翌日，意識障害を呈し，MRI を撮像した．
A：T2 強調像：両側オリーブに高信号を認める（→）．
B：T2 強調像：両側小脳歯状核を中心に対称性の高信号を認める（＊）．
C：T2 強調像：中脳橋移行部被蓋に高信号を左右対称性に認める（→）．
D：拡散強調像：B での高信号の一部，小脳歯状核に対称性の高信号を認める（→）．
E：拡散強調像：脳梁膨大部に高信号を左右対称性に認める（＊）．右側頭葉皮質下白質にも高信号を認める（→）．
F：拡散強調像：右大脳皮質下から深部白質にかけて高信号を認める（＊）．
補足：メトロニダゾール脳症と診断し，休薬し，6日後の MRI にて脳幹と小脳の高信号は消失したが，拡散強調像での脳梁膨大部と右大脳白質の高信号は残存した．臨床症状も改善した．
（獨協医科大学放射線科　桑島成子先生のご厚意による）

一方，Wernicke 脳症と MIE の鑑別点として，Wernicke 脳症では視床内側部，乳頭体，ローランド領域（中心前回および中心後回）の皮質のいずれかひとつには病変があるとされる[4]（図2，2章「1. 脊髄小脳変性症」の p.96「key point 8. 小脳歯状核に異常信号を示す疾患」参照）．

2 シクロスポリン（cyclosporin）

固形臓器の移植患者に投与されることが多い免疫抑制剤であり，頭痛，意識状態の変化，視力障害と痙攣を特徴とする白質脳症を起こす．MRI では T2 強調像および FLAIR 像にて，側頭葉後部，頭頂葉，後頭葉の皮質下白質を中心に存在し，上記の皮質にも病変が及ぶ．血管性浮腫が主体であり，ADC 値は上昇する．薬剤中止とともに可逆性の変化を示す．posterior reversible encephalopathy syndrome（PRES）のひとつである．タクロリムス（tacrolimus）も同様な脳症を起こす[5]．

3 覚醒剤中毒（psychostimulant intoxication），コカイン中毒（cocaine addiction poisoning）

臨床

覚醒剤の代表であるメタンフェタミン（methamphetamine：俗にヒロポン，スピード，シャ

ブ）およびコカノキに含まれるコカインの両者はともに交感神経興奮作用を有し，精神を高揚させる働きをもつ．コカインでは作用が強いが短時間であるのに対し，覚醒剤ではコカインに劣るが長時間持続する[6]．

メタンフェタミン，コカインともに若年者の脳血管障害の発症リスクを高める[6〜8]（表）．全身の血管収縮，心拍量の増加によって急性高血圧を来し，脳出血を起こす．基底核，脳葉などの脳実質内出血が多いが，脳室内出血，くも膜下出血も起こりうる．特にコカインに関連する出血では，その半数に脳動脈瘤，動静脈奇形，脳腫瘍の基礎疾患があり，薬剤による高血圧が誘因となって発症する．虚血性合併症も高頻度であり，血管攣縮，血小板活性化による血栓形成促進，心内膜炎からの塞栓症などの関与が考えられている[7]．

出血性・虚血性の合併症はともに摂取直後〜3時間以内に激しい頭痛で発症することが最も多いが[7,8]，数か月後以降に遅れて発症する例もある[9]．出血性および虚血性合併症の原因として，血管炎の関与がある[7]．壊死性血管炎のひとつであり，血栓化，微小動脈瘤を形成する．

画像所見

脳出血，脳梗塞の画像所見は他の原因によるものと区別ができない[6]．メタンフェタミンによる血管炎の所見としては，脳血管造影で脳動脈に数珠玉状変化（beaded appearance），あるいは広狭不整，循環遅延がある．コカイン常習者にはもやもや病様の血管変化が報告されている[10]．

コカインおよびアンフェタミンに関連する梗塞は中大脳動脈領域の大脳白質に多いと報告されている（表）[7]．

コカインの経静脈性投与あるいは吸入により，中毒性脳症（コカイン脳症）が起きることがある[5,11]．コカインの直接的（一次的な）な作用によるとされる．ADC値の低下を伴い，T2強調像にて高信号を示す病変が両側淡蒼球，脳梁膨大部，大脳白質に認められる（図3）．

他の合併症としては急性高血圧によるPRESがある．脳血管の自動調節機能不全により起こり，その結果として，高血流，血液脳関門の破綻，血管性浮腫を呈する．後部頭頂葉・後頭葉皮質から皮質下白質に高信号をT2強調像にて認め，ADC値は上昇し，血管性浮腫を示す．時に，脊髄まで浮腫が及ぶことがある[7]．

表● 薬剤による脳虚血病巣分布[7]

薬剤	好発部位
コカイン	大脳白質*
アンフェタミン	大脳白質
MDMA	淡蒼球，後頭葉皮質
ヘロイン	淡蒼球，"境界"領域**

注＊：特に，中大脳動脈領域，＊＊：例えば，海馬と小脳．

図3 コカイン中毒（コカイン脳症）

A 拡散強調像

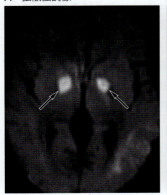

B 拡散強調像

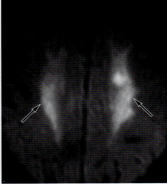

30代，男性．コカインの過剰服用により意識障害を呈した．

A：拡散強調像：両側淡蒼球に高信号を認める（→）．ADC値の低下を認める（非掲載）．
B：拡散強調像：両側大脳深部白質に高信号を認める（→）．ADC値の低下を認める（非掲載）．
（文献5より転載）

上記の薬剤により，びまん性浮腫を示すことがあり，予後不良な徴候である．心停止あるいは呼吸不全による無酸素性脳症を示す[7]．

心筋梗塞，不整脈や心内膜炎に起因して二次性に起こる塞栓性脳梗塞，脳膿瘍，感染性動脈瘤がある[6)7)]．妊娠女性のコカイン摂取では胎児の無酸素症による脳室出血や脳室周囲白質軟化症，催奇形性が示唆されている[6)12)]．

4 ヘロイン中毒（heroin intoxication）

臨床

ヘロインはけしの実のアヘンに含まれるモルヒネから作られる麻薬であり，静脈性，吸入，経口などさまざまな方法で摂取され，強い多幸感をもたらし，依存性がきわめて高い．適量のヘロイン静脈注射と揮発性ヘロインの吸入により，白質脳症を来す[6]．

1）経静脈性使用による白質脳症

適量のヘロイン静脈注射による急性中毒では昏睡，急性の呼吸抑制，心不全，横紋筋融解症と腎不全，末梢神経障害などが起こる[6]．急性症状が治まって覚醒状態となり，発症数日～3週間後ぐらいに進行性意識障害が生じる．病理では淡蒼球の壊死や小梗塞などが見られ，大脳白質，小脳白質にはびまん性浮腫，海綿状変化，反応性のグリオーシスを伴う[6]．

画像所見

亜急性期の MRI では T2 強調像および拡散強調像にて両側深部白質にびまん性対称性の高信号を認め，ADC 値の低下を伴う．一酸化炭素中毒による遅発性白質脳症に類似する[6)13)]．

2）吸入による白質脳症

ヘロイン粉末をアルミホイル上に置き，下からライターで加熱すると小滴となって動き回る．これを追いかけるように下から加熱すると（chasing the dragon と呼ばれる），白い蒸気となり，これをストローなどで吸入する．臨床的には小脳症状や錐体外路症状の出現が特徴的で，

高度の場合には無動無言症から死に至る．この場合には毒性を来す物質は特定されておらず，混入した不純物が加熱されて毒性が賦活されるのではないかと推測されている[6)14)]．脂質含量の大きい髄鞘に対して，脂肪親和性物質が作用している可能性が大きい[15]．

病理所見

病理学的には白質の海綿状変性が起こり，大脳白質（後頭葉優位），小脳白質，内包後脚，大脳脚や橋の皮質脊髄路，内側毛帯，孤束核などに特徴的分布が見られる[14)15)]．一方，皮質や基底核は侵されず，白質でも内包前脚や皮質下白質，U 線維は障害を免れる．電顕では髄鞘の境界線である周期間線（intraperiod line：層状に配列して隣接し合う髄鞘膜の外膜同士が融合して作られた構造）に裂隙が生じ，髄鞘相関に空胞を形成して spongiform myelinopathy (vacuolating myelinopathy) と呼ばれる．

画像所見

病理学的変化を反映して，上記の部位に T2 強調像にて高信号を認める．内包後脚から視放線にかけての病変を龍の爪（dragon's claws），橋の皮質脊髄路と内側毛帯，歯状核の病変をあごひげを付けた鬼神面（beaded skull）と喩えている[14]．拡散強調像では ADC 値の低下を伴い，髄鞘層間に液が捕捉されていることによる[16]．

5 MDMA (ecstasy) (3,4-methylenedioxy-methamphetamine)

MDMA は合成麻薬で，アンフェタミンと同種の物質で，通称はエクスタシーである．セロトニン作動ニューロンよりセロトニンを放出させ，神経毒として働く．セロトニンにより血管収縮が起こり，脳虚血になると考えられている．淡蒼球と後頭葉皮質が最も影響を受ける[7]．

図4 メトトレキサート脳症（急性）

A　拡散強調像

B　ADC map

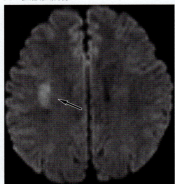
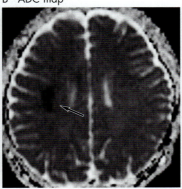

20代，女性．4か月前急性リンパ性白血病を発症し，寛解導入療法，地固め療法1コース施行．2週間前，地固め療法2コース目開始（MTXの髄注を含む）した．夕方会話中に突然呂律不良を自覚し，左顔面神経麻痺も認めた．意識清明で項部硬直を認めない．発症1時間以内に撮像したCTにて異常を認めない．同日にMRIを撮像した（A，B）．

A：拡散強調像：半卵円中心右に楕円形の高信号を認める（→）．
B：ADC map：同病変は低信号を示し，拡散制限がある（→）．なお，T2強調像/FLAIR像では異常を認めず，第9病日でのT2強調像/FLAIR像にて高信号を示し，拡散強調像では病変は薄くなった．
（国立国際医療研究センター病院の症例，放射線科　村上佳菜子先生，野口智幸先生のご厚意による）

補足：MTXの髄注の既往，拡散制限を伴う半卵円中心の病変より，急性MTX脳症として，診断された．その後，画像，臨床症状の改善を認めた．

6 メトトレキサート脳症（methotrexate leukoencephalopathy）

臨床

白血病や中枢神経リンパ腫，関節リウマチなどの治療に使用されるメトトレキサート（MTX）による中毒性障害である．MTXは葉酸代謝を阻害して，強いDNA合成障害を起こすこと，葉酸代謝障害の副産物としてホモシステインや興奮性神経伝達物質が増加することが関係すると見られる[17)18)]．

1. 急性MTX脳症

Strowdらが4例のMTXによる神経毒性について報告している[19)]．年齢は11～18歳である．急性リンパ性白血病が3例，骨肉腫が1例である．髄注投与が3例，高濃度の全身投与が1例である．MTX投与から神経症状発症までは3～10日であり，全例に左脳卒中様症状（片麻痺，片側感覚脱失，失語症，構音障害，嚥下障害など）を呈し，頭痛が1例，構音障害と霧視が1例にあった．全例が完全回復しており，回復までは6～9日である．3例はMTXを再開している．なお，この報告ではsubacute MTX neurotoxicityとなっているが，その他の報告では急性としているのが多い[17)18)]．

MTX投与を受けた患者の約2%に起こるとされるが，そのメカニズムはよくわかっていない．危険因子には若年者，高量投与，持続的なフォリン酸救援投与，同時期の頭蓋放射線治療などがあるが，確実な証拠はない[19)]．

重要なことは，本症を認知し，不必要な検査，治療をしないことにある．

2. 慢性MTX脳症

慢性のMTX神経毒性はゆっくりとした経過をとり，中には進行性で，永続的な神経症状を呈し，認知症あるいは機能低下を来す[19)]．

3. MTXによる中毒性小脳失調

Kinzelらの報告では62歳，女性．リウマチ治療のために，4.5年にわたって，皮下にMTXを投与していた．4週間前より進行性の歩行不安定，転倒傾向があり，嚥下障害と構音障害が出現を認め，階段から落ち，救急外来を受診した．神経学的検査では，小脳失調，眼振，衝動性運動，構音障害があった．髄液は正常であった．MTX

図5 メトトレキサート関連リンパ増殖性疾患の疑い

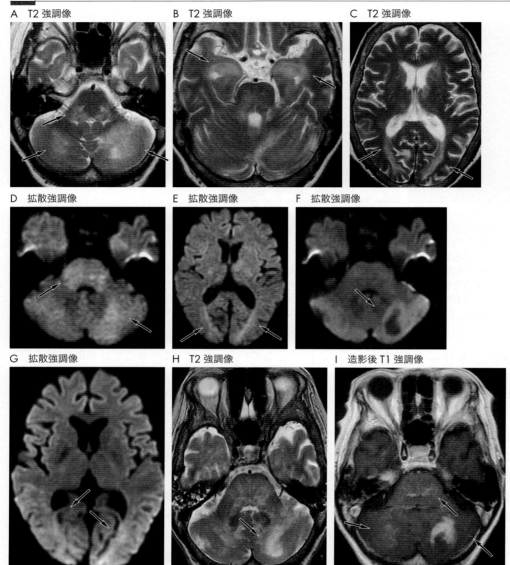

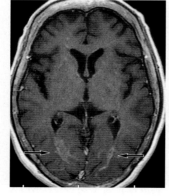

66歳，女性．関節リウマチと抗リン脂質抗体陽性症候群にて，他院膠原病内科に通院していた．約10年間のMTX服薬歴があった．約19か月前，耳下腺腫瘤を認め，摘出し，MTX-LPDと診断され，MTX中止にて改善した．約13か月前に，肝生検を施行し，悪性リンパ腫の疑いとなったが，ステロイド投与にて改善した．T-リンパ増殖性疾患と考えられていた．その当時の脳MRIでは異常を認めていない．1.5か月前より体調不良を認め，寝ていることが多くなり，ほとんど食事をとらなかった．約1か月前に他院を受診し，脳MRIを施行した（A〜E）．その後，当院神経内科に入院した．神経学的には，傾眠傾向が強く指示が入らない状態である．JCS-20程度であり，眼球運動制限があり，水平方向の眼振があった．髄液細胞数は50（単核49）個であり，蛋白は101と上昇していた．

A：T2強調像：両側小脳，橋延髄被蓋に高信号を認める（→）．
B：T2強調像：両側扁桃体，左小脳に高信号を認める（→）．
C：T2強調像：両側後頭葉皮質下に高信号を認める（→）．左視床内側，左被殻前部にも高信号がある．
D：拡散強調像：左優位に両側小脳，橋に高信号を認める（→）．ADC値は上昇していた（非

中毒が疑われ，投与中止によって改善している（画像所見は下記に記す）[20]．

松島も70代，女性例を提示している[17]．リウマチに対してMTXを使用中，5か月前からふらつきを自覚し，次第に歩行困難となっている．

◆ 4. MTX関連リンパ増殖性疾患（MTX-related Lymphoproliferative Disorder：MTX-LPD）

関節リウマチ（RA）はリンパ増殖性疾患（LPD）のリスクが高い．さらに，MTX自体が独立したLPDの危険因子である．MTXはRAの患者ではanchor drug（薬物治療の第一段階として使用され，使った状態を基礎としてさらなる治療戦略を組み立てる薬）となっており，しかも使用量が増加している．MTX-LPDの特徴として以下のことがある[21]．

① MTXを中止すると，リンパ腫も自然に消失する（59%とされる）[22]．
② Epstein-Barr virus（EBV）が血清学的に陽性となる例がより自然回復率が高い（85% vs 50%）[22]．
③ 病理組織学的には種々の亜型がある．びまん性大細胞性B細胞リンパ腫（DLBCL），Hodgkin病，多形性LPD，Hodgkin様リンパ腫である．DLBCLは他の組織型に比べて自然回復率が低い（39% vs 78%）．

Shimadaらの症例は，60～70歳にてRAに罹患している女性，突然の痙攣と，意識障害にて来院した．MTXの治療を受けていた．CTでは両側前頭葉白質と左基底核に低吸収域を認め，mass effectは少なく，その一部に明瞭な造影効果を認めた．右鎖骨上窩にリンパ節腫大があり，その生検では確実な結果が出ず，Epstein Barr Virus（EBV）が陽性となり，MTX-LPDと診断された．MTXを中止し，ゆっくりと患者の状態は改善しCTの異常も消失した[21]．

画像所見

◆ 1. 急性MTX脳症

発症当日の画像ではT2強調像/FLAIR像では異常所見がない，あるいは非常に微妙な所見が多い．それに対して，拡散強調像では半卵円中心の中心部（脳溝深部）に拡散制限を有する円型あるいは卵円型の高信号を認め，皮質下U線維には及ばない（図4）．症状回復と共に高信号は消失する[17)18)23]．

なお，MRSではNAAの低下と乳酸ピークの上昇を認めることがある[23]．

◆ 2. 慢性MTX脳症

Barkovichらは化学療法後の慢性的な白質障害として，記載している[23]．大脳白質深部，側脳室周囲白質に対称性，広範で，しばしばびまん性のT2延長，T1延長所見を認める．比較的皮質下白質は保たれる．前頭葉前部と頭頂葉に多く，前頭葉後部は比較的保たれている．ときにT2強調像にて低信号を示す部位があり，脳梁，前交連，海馬交連は保たれる．造影効果を多巣

図5（続き）

掲載）．
E：拡散強調像：両側後頭葉に高信号を認める（→）．ADC値は上昇していた（非掲載）．MTX-LPDも考えられたが，後方優位，比較的対称性の病変より，PRESを主に考えていた．しかし，臨床症状，画像の改善を認めず，ステロイドも無効と考えられた．造影を含めて，2か月後に再検をした．
F：拡散強調像：左小脳半球に高信号があり，その一部には低信号を認める（→）．右小脳半球外側にも高信号の疑いがある．
G：拡散強調像：両側後頭葉に高信号を認める（→）．
H：T2強調像：左小脳半球に高信号があり，拡散強調像の低信号に一致する（→）．橋，右小脳半球に高信号を認める．
I：造影後T1強調像：両側小脳半球，橋，右小脳半球に造影効果を認める（→）．左小脳の造影効果は，拡散強調像での高信号に一致する．
J：造影後T1強調像：両側後頭葉に造影効果を認める（→）．
補足：脳生検，リンパ節生検を施行し，最終的な病理診断はmalignant lymphoma T cell/histiocyte-rich large B cell lymphomaとなった．画像所見からは典型的な悪性リンパ腫とは異なり，拡散制限がない．左小脳半球の病変には非常に不均一であった．耳下腺に始まり，肝臓，脳，リンパ節とリンパ増殖性疾患があり，最終的には悪性リンパ腫であった．MTXは初回の耳下腺腫瘍には関係があると考えられるが，その後はMTXを使用していない．一連の疾患（MTX-LPD）と考えている．

性に，半卵円中心にときに認めることがある．この造影効果とT2強調像での低信号の存在はびまん性壊死性白質脳症（diffuse necrotizing leukoencephalopathy）が発症していることが多い[23]．

3. MTXよる中毒性小脳失調

Kinzelらの例は，T2強調像/FLAIR像にて，両側対称性の高信号を小脳白質，中小脳脚に認めている．造影効果はなく，MRSでは乳酸の上昇があった[20]．MTXによる中毒，ミトコンドリア病，granule cell neuronopatyが疑われた．血清中乳酸が正常であることより，ミトコンドリア病は否定され，免疫状態より，granule cell neuronopatyも否定された．投薬中止，6か月後のMRIにて，小脳半球の高信号は消失し，中小脳脚の軽い高信号を残して改善した．

松島の提示した症例も同様な画像を示した．拡散強調像でも高信号を示している[17]．

4. MTXによる脊髄症

35歳，女性，脳悪性リンパ腫の再発に対して，MTXの髄注を施行し，その6か月後に，感覚性失調を呈した．胸髄の両側側索と後索に高信号をT2強調像にて認めた[24]．亜急性脊髄連合変性症と同様な画像所見であり，MTXが葉酸代謝を阻害しているので，理解できる画像である（MTX髄注による脊髄病変に関しては8章1, p.673, key point 4も参照）．

5. 上行性多発神経根ニューロパチー

急性リンパ球性白血病に対してMTXを含む髄注化学療法を受けていた患者が上行性の運動麻痺を呈した．両下肢の麻痺，膀胱障害，軽い感覚鈍麻があった．造影後T1強調像にて，腰仙椎にて前根のみに造影効果を認めた．MTXによる変化と考えられた[25]．

6. MTX関連リンパ増殖性疾患（MTX-LPD）

松島の症例は悪性リンパ腫ではない，小型のリンパ球の集簇が血管周囲腔に認められた症例である[17]．拡散強調像にて，両側側脳室周囲に非対称性，境界不明瞭な高信号があり，点状，小結節状の造影効果を認め，CTでは病変が密な右半球の白質は高吸収域を示した．MTXを使用しているRA患者であることも考慮し，MTX-LPDと診断し，生検にて確定した．MTXの休薬にて改善を認めた．自験例もRA患者で，MTXを使用し，耳下腺に始まり，脳およびリンパ節の悪性リンパ腫を認めた例である（図5）．拡散制限のない，比較的対称性の脳病変を認め，造影効果があった．

鑑別診断

1. **pyrimethamin脳症**：トキソプラズマ症などの治療薬であるpyrimethamine（ピリメサミンあるいはピリメタミン）も葉酸代謝拮抗剤であり，MTX脳症と類似した所見を示す．眼トキソプズマ症に同剤を使用して1か月後に意識障害を呈した29歳，女性例では，両側大脳白質に高信号を拡散強調像にて認めている[26]．

2. **Charcot-Marie-Tooth病（CMT）**：急性メトトレキサート脳症に類似して，半卵円中心に拡散制限のある病変を呈し，急性発症する疾患にX連鎖CMTがある．竹丸らの例は32歳，女性であり，一過性の中枢性顔面神経麻痺，球症状が出現し，拡散強調像にて高信号が両側半卵円中心，脳梁膨大部，内包後脚内の皮質脊髄路に認めている．

一過性の繰り返す白質病変を呈したCMTX1は24報告32例が報告されており，若年者に多く，男性例が31例，年齢は17.2 ± 7.3歳であり，女性は1例のみで，43歳である[27]．

7 カルモフール白質脳症，5-FU白質脳症（carmofur-induced leukoencephalopathy）（5-FU-induced acute leukoencephalopathy）

臨床と病理

抗癌剤である5-フルオロウラシル（5-FU）と，その誘導体で経口剤であるカルモフールやテガフールによって稀に脳症が起きる．めまい，ふらつき歩行，言葉のもつれ，記銘力低下で発症し，進行すると意識障害を来す[28]．

図6 カルモフール白質脳症

A FLAIR像
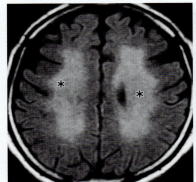

B T1強調像
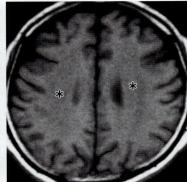

C 拡散強調像
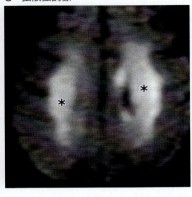

D ADC map
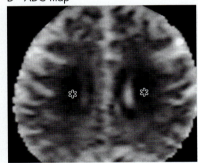

50代, 男性. 結腸癌術後にカルモフールを化学療法として服用した. 約1か月後に発語障害とめまいを認め, MRIを施行した.
A：FLAIR像：両側深部白質に対称性の高信号を認める(*). 皮質下白質は保たれている. mass effectはない.
B：T1強調像：上記の病変は淡い低信号を示す(*).
C：拡散強調像：拡散強調像にて, 同病変は高信号を示す(*).
D：ADC map：同病変のADC値の低下を認めた(*). なお, 画像の上下には折り返しのアーチファクトがある.
（杏林大学医学部放射線科　土屋一洋先生のご厚意による）

当院にも症例報告例がある[29]. 乳癌の術後にカルモフールを服用し, 投薬後1か月にて歩行時のふらつき, 上肢に振戦が見られ, 3か月後には記銘力低下, 発語障害, 歩行障害が出現した. CTにて大脳白質に広範な低吸収域を認めた. その後死亡し, カルモフール脳症であったことが剖検にて判明している. CTはすでに廃棄され, 残されていない[29]. 剖検マクロ所見では両側深部白質（半卵円中心）の色調が広範に変化し, 病変が疑われる. KB染色では大きな脱髄斑が形成されている. 軸索にはしばしば腫大変化（スフェロイド）を認める. 肥胖型アストロサイトが多数出現する. 進行性多巣性白質脳症との鑑別は核内封入体がないことで鑑別できる[30].

画像所見

T2強調像では高信号を深部白質に認め, 白質脳症を示す（図6）. 側脳室前角周囲に始まり, その後, 深部白質にびまん性に広がる. 脳梁も含まれる[28)31)]. 拡散強調像にて高信号を示し, ADC値の低下を認める[32)33)]. T1強調像でも病変は低信号を示し, 拡散強調像での高信号はT2強調像あるいはFLAIR像での高信号とほぼ一致する領域になる[33]. 小血管病によるT2強調像での高信号と異なっている.

電顕では髄鞘の周期間線に裂隙ができて空胞状になっている. このことからADC値の低下は髄鞘内浮腫（intramyelinic edema）による所見と思われる[28].

8 モノクローナル抗体治療薬による脱髄（monoclonal antibody therapy-associated demyelination）

1）リツキシマブ（rituximab：RTX）

RTXはモノクローナル抗体であり, CD20陽性B細胞に作用する. 自己免疫性疾患に対する効果が期待されている分子標的治療薬のひとつである. 50代の慢性の特発性血小板減少性紫斑

病の患者にRTX療法を行い，10日後に合併症が発生している[34]．頸部および肩の痛み，運動制限，両手のしびれを認め，さらに2日後には振動感を自覚し，不均衡，尿意切迫を認めた．頸髄のMRIでは5椎体にわたる脊髄の腫大と高信号をT2強調像にて認め，その一部には結節状の造影効果を認めている．小脳にも複数の高信号をFLAIR像にて認め，2か所の造影効果を認めた．ガンマグロブリンやステロイドにより改善した．B細胞をターゲットとする治療法は中枢神経系の炎症性脱髄性病変を引き起こす可能性があるとされる．

RTXにより進行性多巣性白質脳症が引き起こされることが判明している（3章「1.ウイルス感染症」p.223「進行性多巣性白質脳症」参照）[35]．

❖ 2）インフリキシマブ（infliximab：IFX）

臨床

IFXは抗TNF（tumor necrosis factor）-αモノクローナル抗体であり，関節リウマチ，Crohn病，Behçet病によるぶどう膜炎などに適用されている[36]．

33例の抗TNF-α剤（IFX）による脱髄性病変についてのフランスからの報告がある[37]．脳症が16例・横断性脊髄炎が8例，眼球後部視神経炎が5例である．16例が髄液検査を受け，全例で異常があり，20例はMRI検査が施行され，これも全例異常である．全例において，抗TNF-α薬を中止した．15例は治療にステロイドが必要であった．20例は改善した．しかし，5例では多発性硬化症が発症した．末梢神経障害では9例が慢性であり，急性炎症性脱髄性疾患は2例であった．

結論として，抗TNF-α薬と脱髄性病変との関係はありそうである．脱髄性病変は投薬中止でも残存し，脱髄性疾患のトリガーとなる可能性があり，その後，脱髄性疾患が発生することがあるとされる．

髄液中のTNF-αの量と，脱髄性病変の活動性が比例するとの報告もある[38]．

画像所見

Titelbaumらが1例の画像報告をしている[38]．33歳の女性で10年にわたる関節リウマチ（RA）の病歴があり，右手のしびれ感があり，6か月にわたって全身へとしびれ感が広がった．抗TNF-α剤を2年間使用していた．脳MRIにて大脳白質と中脳，頸髄MRIにて第5頸髄に病変を認め，いくつかの病変には造影効果を認めた．抗TNF-α剤は中止したが，その後も，新しい病変が出現し，多発性硬化症（MS）と考えられた．

・Aliらの報告[39]

抗TNF-α剤は中枢および末梢神経系の脱髄を起こり，75例の報告がある．中枢神経系の病態としては横断性脊髄炎，視神経炎，脳幹病変がある．また，白質脳症，神経症，多発性脳神経症状を呈するのもある．髄液蛋白の上昇，oligoclonal bandsと免疫グロブリン指数が陽性となることが多い．抗TNF-α剤の中止によって多くは症状が治る．

症例は42歳，女性．関節リウマチがあり，2年間エタネルセプト（Etanercept）（抗TNF-α剤）を使用していた．右顔と腕に痺れを認めた．受診時，神経学的には異常を認めない．FLAIR像にて，延髄，橋，中小脳脚，橋底部の両側の皮質脊髄に高信号を認め，さらに，内包後脚から側脳室周囲に高信号を認めた．病巣から脱髄が考えられた．髄液検査にて免疫グロブリン指数0.95と上昇し，髄液蛋白94mg/dL髄液細胞数17と上昇していた．エタネルセプトを中止し，1年後のMRIでは高信号はほとんど消失した[39]．

自験例でも約3年にわたってRAに対して抗TNF-α剤を使用し，改善があり，抗TNF-α剤を中止したが，約2か月後に右上肢にしびれと両肩の痛みがあり，頸髄MRIを撮像し，C4-5にかけて髄内に高信号を認め，その内の1個の病変に造影効果を認めた（図7）．脳MRIでも大脳白質に小さな高信号をT2強調像にて認め，その内の1個に造影効果を認めた（図7）．oligoclonal bandは陽性であり，抗アクアポリン

図7 腫瘍壊死因子阻害剤による脱髄性病変

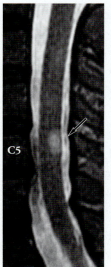
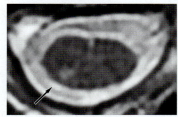
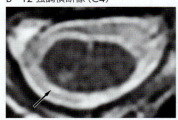
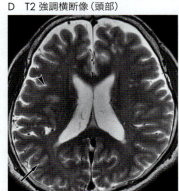
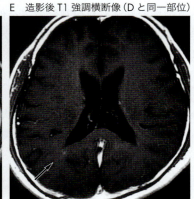

50歳，男性．病歴は本文参照．
A：頸髄T2強調矢状断像：C5の脊髄後部に高信号を認める（→）．脊髄に腫大はない．
B：T2強調横断像（C4）：右脊髄後角付近に高信号を認める（→）．なお，この高信号は矢状断像では認められない．おそらくスライス面がずれていると考えられる．
C：造影後T1強調横断像（C4）：Bの病変には造影効果を認めた．C5の病変には造影効果を認めていない．
D：T2強調横断像（頭部）：右側脳室近くに小さな高信号がある（→）．右大脳深部白質にも高信号を認める（▶）．
E：造影後T1強調横断像（Dと同一部位）：Dの病変には造影効果がある（→）．冠状断像でも同病変には造影効果を確認している（非掲載）．
補足：抗TNF-α剤を中止後に発症したが，画像は造影効果のある活動性病変と，造影効果のない病変があり，抗TNF-α剤関連のMSが発症したと考えられる．

4抗体は陰性である．おそらく抗TNF-α剤関連のMSを発症したと考えている．

9 バルプロ酸脳症 (valproic acid induced enephalopathy)

臨床

バルプロ酸（デパケン®）は抗痙攣剤として使用されている．全般発作では第1選択薬となっている[40]．この薬の副作用として高アンモニア血症があり，それによる脳症が発生することがある[41]．その機序は確立されていないが，肝機能には依存していない．アミノ酸代謝で生じたアンモニアの，肝オルニチン尿素回路における代謝障害などが挙げられている[6]．

画像所見

MRIでは，深部白質，皮質・皮質下白質にびまん性浮腫性病変を認め，T2強調像にて高信号を示す．慢性期にはこれらの高信号は消失し，萎縮を示す[6)41)42]．

拡散強調像では大脳皮質と深部灰白質にはADC値の低下を伴い，細胞性浮腫が示唆され，皮質下白質にはADC値の低下がないので，血管性浮腫が示唆される[6)43]．

10 ビンクリスチン (vincristine)

臨床

ビンクリスチンは細胞分裂阻害剤であり，白血病，リンパ腫，癌の治療に使用される．主たる副作用は投与量，使用期間に依存する軸索神経症である[44]．異常感覚は多いが，知覚脱失は少なく，運動機能異常や自律神経障害を伴い，稀に脳神経障害も来す[45]．髄鞘発達が不十分な小児では成人に比べて，運動機能障害が多いとする報告もある[44]．

画像所見

脊髄後根，後根神経節を侵し，その二次変性として，脊髄後索に淡い高信号をT2強調像にて示すことがある．

11 メサドン (methadone)

メサドン／メタドンはオピオイド系の合成鎮痛薬である．ヘロインの解毒や維持療法の際に投与されることがある．過剰な服用による中毒が報告されている．

Zuccoliらの症例は4歳の女児で，両側基底核と後頭葉に細胞毒性壊死の所見を認めている[46]．

・白質脳症

Metkeesらの報告例では15歳，女子が意識障害の状態で倒れているのが見つかった．家族からメサドンを服用しているのが判明した．大脳深部白質に拡散制限を伴う高信号が両側対称性に認められた．皮質直下の線維は保たれている．代謝性アシドーシスと高カリウム血症を示した．メサドンによる急性中毒性脳症とされた．メサドンによるopioid受容体に対する過剰な刺激がミトコンドリアの機能障害を呈することによると説明されている[47]．同様な報告がある[48]．

・遅発性白質脳症

遅発性白質脳症は意識障害が起こり，それから回復した後，しばらくして，精神運動機能障害を起こすことを示し，一酸化炭素中毒が有名であるが，メサドンによる遅発性白質脳症がある．

37歳，男性，メサドン，ジアゼパム，アルコールを飲んだ．翌日起きて，再びメサドンを飲んだ．その日の夜10時に目を覚まさないことに家人が気づき，救急搬送された．その時の頭部CTでは異常がなく，急性腎不全であった．10日後に99％正常状態に戻ったとして退院した．しかし，退院17日後に歩けなくなり，失禁した．再入院したところ，ミオクローヌスを示し，反射亢進を認めた．T2強調像および拡散強調像にて，両側前頭葉深部白質，内包後脚，視放線を含む，側脳室三角部周囲白質に対称性の高信号がある．拡散制限はなく，遅発性白質脳症を呈したと考えられる[49]．

この白質脳症は遅発性の中毒性／低酸素性白質脳症であり，中毒性の細胞障害に加えて，低酸素が加わっている．ミオクローヌス，行動異常，失禁，痙性四肢麻痺を呈する．大脳白質は動脈の末端部に相当し，大脳白質内の細胞成分がエネルギー不足に対する感受性が高いと考えられている．一般的に，中毒性白質脳症は可逆性のことが多い[49]．

12 ビガバトリン (vigabatrin)

抗てんかん薬であり，点頭てんかん症例に使われている．患者が若年，高度の使用量の際には中毒を起こすことがある．組織学的には髄鞘内浮腫，microvacuolation，星状細胞増加を認めている．MRIでは両側対称性に，淡蒼球，視床，脳幹背側，歯状核に高信号をT2強調像と拡散強調像にて認め，拡散制限がある[46]．

10か月の女児で点頭てんかん患者の例である．ビガバトリンを服用し，14日後に新しい症状（進行性の体調不良，異常運動，左片麻痺）を認めた．T2強調像および拡散強調像にて，両側

淡蒼球，視床，中脳背側，歯状核に高信号を認め，拡散制限があった．22病日に服用を中止し，48時間以内に完全回復した．T2強調像および拡散強調像にて高信号は消失していた．服用患者の30％に認められ，中止により可逆的とされている．早期発見が重要である[50]．

13 メトフォルミン

臨床

メトフォルミンは経口糖尿病薬であり，2型の糖尿病患者に使用されている．重大な副作用として，乳酸アシドーシスがある．腎機能低下がある患者ではメトフォルミンの排泄が遅延し，高い血中濃度が持続し，乳酸アシドーシスを起こす．

メトフォルミンによる代謝性アシドーシスの診断は下記の5つの大部分を満たせば，メトフォルミンによる乳酸アシドーシスと考える[51]．

1) メトフォルミンの服用歴（2型の糖尿病のある患者）
2) 血漿乳酸の著明な上昇（>15 mEq/L）
3) 著明な酸血症（pH<7.1）
4) 著明な HCO_3^- 低下（<10 mEq/L）
5) 腎不全（estimated GFR，<45 mL/minute/1.73 m^2 あるいは血清クレアチニン>2.0 mg/dL）

・Fernandesらの報告例[52]

63歳，女性，2型の糖尿病があり，透析をしていた．メトフォルミンを誤飲1週間後，亜急性の不明瞭言語と歩行困難を来した．両側基底核にCTでは低吸収域，FLAIRにて高信号があり，lentiform fork signを示した．代謝性アシドーシスの所見であり，透析下でメトフォルミンを誤飲したことによる．

画像所見

T2強調像およびFLAIRにて，両側基底核に対称性の高信号を認め，軽い腫大がある．lentiform fork sign（8章腎不全本文，p.687 key point 8「lentiform fork sign」を示す疾患参照）とよばれる．

14 イソニアジド小脳炎 (isoniazid cerebellitis)

臨床

結核に対するisoniazidによる治療に伴って起きる稀な神経系の副作用である．慢性腎障害，透析を行っている患者に起こるとされる．

Peterらの報告では40歳，女性が1週間の経過でめまいと不明瞭な言語にて来院した．2週間前より肺結核に対して，抗結核治療を始めており，肝障害，腎障害を合併していた．

画像所見

Peterらの例では歯状核に両側対称性に高信号をT2強調像/FLAIR像にて認め，拡散制限はなかった．イソニアジドを中止し，6週間後のFLAIR像にて，高信号は消失した[53]．同様な報告がある[54]．

15 テオフィリン (theophylline) 中毒

テオフィリンは気管支拡張作用と抗炎症作用があるので，気管支喘息や慢性気管支炎などの呼吸器系疾患の治療に用いられる．慢性閉塞性肺疾患を有し，テオフィリンを服用していた患者が痙攣を起こし，持続性部分てんかん（epilepsia partialis continua：EPC）を示し，意識障害を伴った．75歳，92歳，95歳と高齢の患者であった．MRIの記載はない[55]．

桑原宏哉らも同様な症例を報告している[56]．81歳，女性，約2か月前より，慢性疾患支援の診断で，テオフィリンと去痰剤を内服していた．今回，家人により，患者が自室で痙攣を起こし，失禁していたのが見つかり，緊急入院した．左半身に間代性痙攣の持続を認めた．痙攣は難治性で，左半身の複雑部分発作で，痙攣重積状態となった．拡散強調像にて，皮質から白質にか

けて，右 Roland 領域に高信号を認めた．テオフィリンによる中毒を疑い，中止し，臨床上の改善と，拡散強調像での高信号は約1か月にて消失した．T2強調像/FLAIR像では高信号が残存した．その後，下痢を契機として，左半身に再び，間代性痙攣が持続し，EPC となった．T2強調像/FLAIR像にて，右後頭葉皮質から白質に高信号が再び出現した．ビタミン B_6 の低下があり，それを補充することによって痙攣が消失した．

16 カペシタビン白質脳症 (capecitabine induced leukoencephalopaty)

臨床
5-FU系の抗癌剤であり，乳癌，消化器癌の治療に使用される．腫瘍内でより選択的にF-FUを生成する．5-FU白質脳症とは異なり，使用開始直後（3～7日）から症状が出現し，病変が大脳深部にあり，造影効果を認めないのが異なる[57]．

画像所見
脳梁膨大部，膝部，半卵円中止に拡散制限のある病変を認める[57]．MERS（mild encephalopathy with resticted splenial lesions）に類似した画像所見を示す．両側中小脳脚にも対称性の病変を認めた例もある[57]．大脳深部白質に対称性に広い範囲に高信号を呈した報告もある[58]．抗癌剤を中止すると，数日中に症状およびMRI異常が消失する[57]．

参考文献

1) Kim E, Na DG, Kim EY, et al: MR imaging of metronidazole-induced encephalopathy: lesion distribution and diffusion-weighted imaging findings. AJNR Am J Neuroradiol 28: 1652-1658, 2007.
2) Lee SS, Cha SH, Lee SY, Song CJ: Reversible inferior colliculus lesion in metronidazole-induced encephalopathy: magnetic resonance findings on diffusion-weighted and fluid attenuated inversion recovery imaging. J Comput Assist Tomogr 33: 305-308, 2009.
3) Zuccoli G, Pipitone N, Santa Cruz D: Metronidazole-induced and Wernicke encephalopathy: two different entities sharing the same metabolic pathway? AJNR Am J Neuroradiol 29: e84, 2008.
4) Na DG, Kim E: Reply. AJNR Am J Neuroradiol 29: e85, 2008.
5) Sharma P, Eesa M, Scott JN: Toxic and acquired metabolic encephalopathies: MRI appearance. AJR Am J Roentgenol 193: 879-886, 2009.
6) 高橋昭喜：中毒性疾患．高橋昭喜（編）；脳MRI 2. 代謝・脱髄・変性・外傷・他．秀潤社，p.286-305, 2008.
7) Hagan IG, Burney K: Radiology of recreational drug abuse. RadioGraphics 27: 919-940, 2007.
8) Brown E, Prager J, Lee HY, Ramsey RG: CNS complications of cocaine abuse: prevalence, pathophysiology, and neuroradiology. AJR Am J Roentgenol 159: 137-147, 1992.
9) Ohta K, Mori M, Yoritaka A, et al: Delayed ischemic stroke associated with methamphetamine use. J Emerg Med 28: 165-167, 2005.
10) Storen EC, Wijdicks EF, Crum BA, Schultz G: Moyamoya-like vasculopathy from cocaine dependency. AJNR Am J Neuroradiol 21: 1008-1010, 2000.
11) Kondziella D, Danielsen ER, Arlien-Soeborg P: Faral encephalopathy after an isolated overdose of cocaine. J Neurol Neurosurg Psychiatry 78: 437-438, 2007.
12) Derauf C, Kekatpure M, Neyzi N, et al: Neuroimaging of children following prenatal drug exposure. Semin Cell Dev Biol 20: 441-454, 2009.
13) Neiman J, Haapaniemi HM, Hillbom M: Neurological complications of drug abuse: pathophysiological mechanisms. Eur J Neurol 7: 595-606, 2000.
14) Keogh CF, Andrews GT, Spacey SD, et al: Neuroimaging features of heroin inhalation toxicity: "chasing the dragon". AJR Am J Roentgenol 180: 847-850, 2003.
15) Tan TP, Algra PR, Valk J, Wolters EC: Toxic leukoencephalopathy after inhalation of poisoned heroin: MR findings. AJNR Am J Neuroradiol 15: 175-178, 1994.
16) Chen CY, Lee KW, Lee CC, et al: Heroin-induced spongiform leukoencephalopathy: value of diffusion MR imaging. J Comput Assist Tomogr 24: 735-737, 2000.

17) 松島理士：薬剤と画像－画像所見から薬剤による変化を想起する－　中枢神経領域．画像診断 36: 1098-1112, 2016.
18) Rollins N, Winick N, Bash R, Booth T: Acute methotrexate neurotoxicity: findings on diffusion-weighted imaging and correlation with clinical outcome. AJNR Am J Neuroradiol 25: 1688-1695, 2004.
19) Strowd RE, et al: Clinical reasoning: a unique case of acute onset, progressive left hemiparesis. Neurology 79: e120-e124, 2012.
20) Kinzel O, et al: Toxic cerebellar syndrome due to methotrexate. Pract Neurol 15: 214-215, 2015.
21) Shimada H, et al: Primary central nervous system lymphoma in a rheumatoid arthritis patient treated with methotrexate: a case report. BMC Res Notes 8: 88, 2015.
22) Ureshino H, et al: Spontaneous Regression of Methotrexate-related Lymphoproliferative Disorder with T-cell Large Granular Lymphocytosis. Intern Med 54: 2235-2239, 2015.
23) Barkovich AJ, Patay Z: White matter injury seconary to chemotherapeutic agents. *In* Pediatric Neuroimaging, 5th eds. ed Barkovich AJ, Raybaud C, Wolters Kluwer/Lippincott Williams & Wilkins, p.117-119, 2012.
24) Saito F, et al: Lateral and dorsal column hyperintensity on magnetic resonance imaging in a patient with myelopathy associated with intrathecal chemotherapy. Case Rep Neurol 5: 110-115, 2013.
25) Rolf N, et al: Acute ascending motoric paraplegia following intrathecal chemotherapy for treatment of acute lymphoblastic leukemia in children: case reports and review of the literature. Klin Padiatr 218: 350-354, 2006.
26) 山田英忠・他：眼トキソプズマ症の治療中にピリメサミン脳症を発症した29歳女性例．臨神 56: 714, 2016.
27) 竹丸 誠・他：一過性の繰り返す大脳白質病変を示し，GJB1遺伝子点変異ヘテロ接合体のX連鎖 Charcot-Marie-Tooth 病の女性例．臨床神経 58: 302-307, 2018.
28) 高橋昭喜：悪性腫瘍に伴う病変．高橋昭喜（編）；脳MRI 2．代謝・脱髄・変性・外傷・他．秀潤社，p.272-285, 2008.
29) 安江正治，石島武一，佐藤順一・他：5FU誘導体に起因すると思われる Toxic leukoencephalopathy の1例．脳神経外科 13: 1229-1234, 1982.
30) 新井信正：神経病理インデックス．医学書院，p.196-197, 2005.
31) Matsumoto S, Nishizawa S, Murakami M, et al: Carmofur-induced leukoencephalopathy: MRI. Neuroradiology 37: 649-652, 1995.
32) Tha KK, Terae S, Sugiura M, et al: Diffusion-weighted magnetic resonance imaging in early stage of 5-fluorouracil-induced leukoencephalopathy. Acta Neurol Scand 106: 379-386, 2002.
33) Fujikawa A, Tsuchiya K, Katase S, et al: Diffusion-weighted MR imaging of Carmofur-induced leukoencephalopathy. Eur Radiol 11: 2602-2606, 2001.
34) Stübgen JP: Central nervous system inflammatory demyelination after rituximab therapy for idiopathic thrombocytopenic purpura. J Neurol Sci 288: 178-181, 2010.
35) Kranick SM, Mowry EM, Rosenfeld MR: Progressive multifocal leukoencephalopathy after rituximab in a case of non-Hodgkin lymphoma. Neurology 69: 704-706, 2007.
36) Thomas CW Jr, Weinshenker BG, Sandborn WJ: Demyelination during anti-tumor necrosis factor alpha therapy with infliximab for Crohn's disease. Inflamm Bowel Dis 10: 28-31, 2004.
37) Seror R, Richez C, Sordet C, et al: Pattern of demyelination occurring during anti-TNF-α therapy: a French national survey. Rheumatology (Oxford) 52: 868-874, 2013.
38) Titelbaum DS, Degenhardt A, Kinkel RP: Anti-tumor necrosis factor alpha-associated multiple sclerosis. AJNR Am J Neuroradiol 26: 1548-1550, 2005.
39) Ali F, Laughlin RS: Asymptomatic CNS demyelination related to TNF-α inhibitor therapy. Neurol Neuroimmunol Neuroinflamm 4: e298, 2016.
40) 辻 貞俊：てんかん．15-17. 発作性神経疾患．杉本恒明，矢崎義雄（編）；内科学（第9版）．朝倉書店，p.1904-1907, 2007.
41) Baganz MD, Dross PE: Valproic acid-induced hyperammonemic encephalopathy: MR appearance. AJNR Am J Neuroradiol 15: 1779-1781, 1994.
42) Hantson P, Grandin C, Duprez T, et al: Comparison of clinical, magnetic resonance and evoked potentials data in a case of valproic-acid-related hyperammonemic coma. Eur Radiol 15: 59-64, 2005.
43) Ziyeh S, Thiel T, Spreer J, et al: Valproate-induced encephalopathy: assessment with MR imaging and 1H MR spectroscopy. Epilepsia 43: 1101-1105, 2002.
44) DeAngelis LM, Wen PY: Toxicity from chemotherapy. *In* Harrison's principles of internal medicine. eds, Longo DL, et al, 18th ed. McGraw Hill, New York, p.3393, 2012.
45) Courtemanche H, et al: Vincristine-induced neuropathy: Atypical electrophysiological patterns in children. Muscle Nerve 52: 981-985, 2015.

46) Zuccoli G, Yannes MP, Nardone R, et al: Bilateral symmetrical basal ganglia and thalamic lesions in children: an update (2015). Neuroradiology 57: 973-989, 2015.
47) Metkees M, Meesa IR, Srinivasan A: Methadone-induced acute toxic leukoencephalopathy. Pediatr Neurol 52: 256-257, 2015.
48) Salgado RA, Jorens PG, Baar I, et al: Methadone-induced toxic leukoencephalopathy: MR imaging and MR proton spectroscopy findings. AJNR Am J Neuroradiol 31: 565-566, 2010.
49) Blackburn DJ, Alix JJ, Sarrigiannis P, et al: Delayed toxic-hypoxic encephalopathy. Pract Neurol 13: 114-119, 2013.
50) Hernández Vega Y, Kaliakatsos M, U-King-Im JM, et al: Reversible vigabatrin-induced life-threatening encephalopathy. JAMA Neurol 71: 108-109, 2014.
51) Kalantar-Zadeh K, Uppot RN, Lewandrowski KB: Case records of the Massachusetts General Hospital. Case 23-2013. A 54-year-old woman with abdominal pain, vomiting, and confusion. N Engl J Med 369: 374-382, 2013.
52) Fernandes GC, Koltermann T, Campos L, et al: Teaching NeuroImages: The lentiform fork sign: An MRI pattern of metformin-associated encephalopathy. Neurology 84: e15, 2015.
53) Peter P, John M: Isoniazid-induced cerebellitis: a disguised presentation. Singapore Med J 55: e17-e19, 2014.
54) Sharma P: Isoniazid Cerebellitis. Classic case. AJNR Am J Neuroradiol: 2015.
55) Nakada T, Kwee IL, Lerner AM, et al: Theophylline-induced seizures: clinical and pathophysiologic aspects. West J Med 138: 371-374, 1983.
56) 桑原宏哉, 野口悦正, 稲葉 彰・他: ビタミンB6欠乏により遅発性に持続性部分てんかんを呈したテオフィリン関連痙攣の81歳女性例. 臨床神経 48: 125-129, 2008.
57) Videnovic A, Semenov I, Chua-Adajar R, et al: Capecitabine-induced multifocal leukoencephalopathy: a report of five cases. Neurology 65: 1792-1794, 2005.
58) Bougea A, Voskou P, Kilidireas C, et al: Capecitabine Induced Multifocal Leukoencephalopathy: Do We Have Always to Switch off the Chemotherapy? Case Rep Oncol Med 2016: 2408269, 2016.

5 放射線障害 (radiation injury)

1 放射線脳障害

中枢神経系の放射線障害は照射から発症までの期間と病理学的所見とによって, ①急性反応 (acute reaction) (放射線照射中), ②遅発反応 (delayed reaction) とに分類される. 後者はさらに, 早期遅発障害 (eary delayed reaction) (治療後2週～3か月) と晩発性障害 (late injury) (照射後数か月～10年以上) とに分類される[1].

臨床的に重要なのは晩発性障害である. 晩発性障害には白質障害, 放射線壊死, 放射線視神経症, 異栄養性石灰化, 毛細血管拡張症, large vessel vasculopathy, 放射線誘発腫瘍などがある[1].

❖ 1) 放射線壊死 (radiation necrosis)

臨床と病理

放射線壊死は主に白質領域に局所的占拠性病変として急性進行性に発症する. 照射から発症までの総線量は50Gy以上でおよそ1年だが, 早ければ3か月で遅いものは19年 (70%は2年以内) である[1]. 組織学的には小血管の radiation-induced vasculopathy が特徴的であり, 硝子様変性と内膜肥厚による内腔狭窄が起きる. 白質の変化は血管変化に起因する凝固壊死であり, 髄鞘の消失とグリオーシスを伴う[1].

画像所見

上咽頭癌に対して放射線照射を行うと両側側頭葉が照射野に入り, 放射線障害を起こす. この腫瘍では脳内に転移を起こすことは稀であり, また直接浸潤した場合にも画像から診断できるので, 脳腫瘍の術後の放射線治療とは異なり, 脳の放射線障害を確実にとらえられる[2]. Wang らの報告では従来考えられていたのとは異なり, 放射線壊死は常に非可逆性ではなく, 改善したり治癒する例もある. 124例の上記の症例のうち, 192個の側頭葉に放射線障害があった. そのうち, 103個の放射線障害のある側頭葉 (temporal lobe injury: TLI) に関してフォローのMRI が撮像された (1～5回). 全部で332個のTLI がある. 側頭葉白質の異常が332個全例に, 造影効果のある病変が274個 (83%), 嚢胞が42個 (13%) に認められている[2].

◆ 1. 白質病変

白質病変は最初に認められ, 均一な病変であり, T2強調像では高信号, T1強調像では低信号を示し, 造影効果を認めない. 照射後平均66か月 (12～216か月) で出現する. この病変の大きさはさまざまであるが, 脱髄, グリオーシスあるいは浮腫を示すとしている[2].

◆ 2. 造影効果のある病変 (図1)

この病変はT2強調像では不均一な信号強度を示し, 造影効果を認める. 照射後平均72か月 (12～192か月) にて出現する. 常に, 上記の白質病変を伴っている. この造影効果のある病変は壊死が考えられている[2]. 特に2cm以上ある造影効果のある病変は中心には造影効果はなく, 壊死であるとされている. さらに3cm以上ある病変では薄い造影効果のある壁があり, その周囲に人の手の指状に造影効果のある病変が伸びる点が本症に特徴的で, 脳腫瘍の再発とは異なる所見としている.

◆ 3. 嚢胞 (図1)

嚢胞は円型あるいは卵円型の境界明瞭な病変であり, T2強調像では強い高信号を示し, 薄い壁を同定できることもある. 照射後平均117か月 (48～216か月) に出現し, 常に前述の2つの病変を伴っている. 嚢胞は壊死を示す造影効果のある病変から変化してできたと考えられている[2].

42個の嚢胞のうち32個は典型的な所見であり, T1強調像では低信号を示し, 造影効果はほとんどないかあってもごく軽度である. 残りの10個は非典型的で, 7例はT1強調像では中等

図1 放射線壊死（嚢胞形成）および側頭葉てんかん

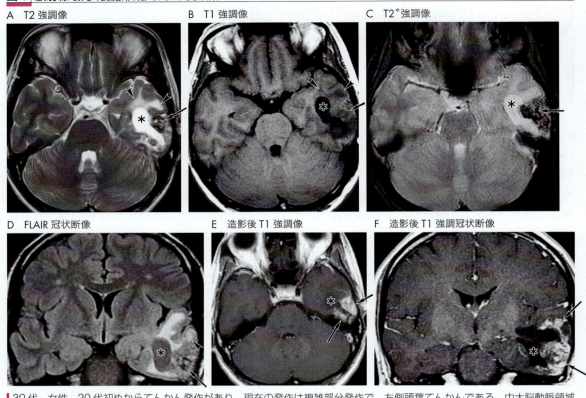

A：T2強調像
B：T1強調像
C：T2*強調像
D：FLAIR冠状断像
E：造影後T1強調像
F：造影後T1強調冠状断像

30代，女性．20代初めからてんかん発作があり，現在の発作は複雑部分発作で，左側頭葉てんかんである．中大脳動脈領域の脳動静脈奇形が見つかり，20代後半にガンマナイフ治療を受けた．血管造影にて脳動静脈奇形は消失していた．なお，術中脳波によりてんかん源は左側頭葉前底部，海馬尾部であり，多切術，離断術が施行されており，造影効果のある部位では生検を施行し，凝固壊死と陳旧性血腫であった．囊胞内容は黄褐色で多少粘性があり，髄液とは異なる性状であった．

A：T2強調像：側頭葉間を中心に境界明瞭な高信号（＊）を認め，囊胞と考える．その周囲には皮質下白質まで広がる白質病変がある（▶）．さらに，囊胞の外側には不均一な低信号（→）があり，陳旧性の血腫と考える．これらの病変は mass effect を有し，左下角が内側に偏位している．
B：T1強調像：囊胞は明瞭な低信号（＊）を示し，髄液と同様の信号強度である．白質病変の一部は低信号を示す（▶）．血腫は低信号である（→）．
C：T2*強調像：血腫が低信号を示す（→）．囊胞は高信号を示す（＊）．
D：FLAIR冠状断像：囊胞は髄液に比べて高信号（＊）を示し，通常の囊胞とは異なっている．白質病変が皮質下白質まで認められる（▶）．血腫の一部は低信号を示す（→）．
E：造影後T1強調像：囊胞（＊）の外側と後部に造影効果を認める（→）．陳旧性血腫と壊死を示す病変に造影効果があると考える．
F：造影後T1強調冠状断像：皮質から囊胞（＊）の外側まで造影効果を認める（→）．

度の信号強度，2例では以前に出血やヘモジデリンが周辺部にあり，液面形成があった．3例では壁に中等度の造影効果を認めた[2]．

4. 定位放射線治療

頭蓋内の動静脈奇形においてガンマナイフなどの定位放射線治療を受けた5例において，照射領域に症候性囊胞を認めている[3]．囊胞出現までは照射から平均59か月（34〜89か月）であり，上記の通常の放射線療法に比べて時期が早い．脳浮腫，mass effect，不規則な結節状の造影効果を認め，腫瘤様囊胞（tumefactive cyst）である．画像所見は通常の放射線治療後の変化と同様である．適切な治療（囊胞−腹膜シャント）によって症状および画像上の改善が認められている[3]．

表1 • 放射線壊死の鑑別診断[6]

疾患名	T1	T2	その他	MRS	核医学
放射線壊死	低信号	高信号 放射線照射の範囲を超える	円型，不規則，"シャボン玉状" "スイスチーズ"様，結節状，周辺部に造影効果 拡散制限あり，灌流量／血流量↓	乳酸／脂肪増加 NAA／コリン／Cr減少	FDG/C-MET ↓ IMT/TI ↓
悪性神経膠腫	正常／低信号	高信号	周辺部に造影効果 灌流量／血流量増加 拡散制限あり	壊死があれば，乳酸増加 NAA低下，コリン増加	FDG/C-MET ↑ IMT/TI ↑
原発性悪性リンパ腫	正常／低信号	正常／低信号／高信号	不均一な造影効果，灌流量／血流量増加 拡散制限あり	乳酸／脂肪増加 NAA/Cr低下 コリン増加	FDG/C-MET ↑ IMT/TI ↑
トキソプラズマ症	低信号	正常／低信号／高信号	結節状あるいは周辺部に造影効果	乳酸／脂肪増加，他のピークはなし	FDG/C-MET ↓ Tc/TI ↓
Listeria／ウイルス	正常／低信号	高信号	散在性，周辺部，脳回様あるいは軟膜くも膜の造影効果 拡散上昇	未検査	Tc ↓

FDG：18FDG-PET，C-MET：11C-メチオニン．

5. 歯状核の病変

Kasaharaら[5]によれば，362例の脳MRIのうち，41例（11%）にT1強調像にて高信号を歯状核に認める．そのうちの31例（76%）では脳の放射線照射を受けている．この41例のうち，34例（83%）はT2強調像では低信号，7例（17%）は等信号であり，高信号を示す例はない．歯状核のT1強調像による高信号を認めた際には放射線照射の病歴を確認する必要がある．残りの10例は放射線治療を受けていない．さらに，そのうちの2例は多発性硬化症とされている．

6. 放射線治療後の片側ヒョレア

76歳の女性，8年間にわたる進行性の右手の振戦があり，Stereotactic radiosurgeryを受けた．14,500Gyを視床の左腹側中間核に照射された．その結果，振戦には90%の改善があった．しかし，2.5か月後に，不随意運動が右手に起こり，2週間にわたって進行した．筋力低下，萎縮，感覚障害はなかった．

MRIにて，左視床に高信号をFLAIR像にて認め，浮腫があり，さらに，リング状の造影効果を認めた．5日間のステロイド値超によって70%の改善があった．放射線に対する感受性が高かったと推測されている．3例の同様な報告がある[6]．

鑑別診断

表1「放射線壊死の鑑別診断」を参照[4]．

診断のコツ

照射野内に，
① 大脳白質にT2強調像にて高信号（おそらく浮腫，髄鞘の脱落，グリオーシス）
② 不均一な造影効果（一部は手の指状に伸びる，凝固壊死）
③ 囊胞形成

出現する順番もこの通りである．

2）毛細血管拡張症（radiation-induced telangiectasia，図2）

脳の微小循環の障害によって発生し，晩発放射線障害のひとつである．血管内皮に障害を来し，毛細血管拡張を来す．同時にグリオーシスとヘモジデリン沈着を伴う[7,8]．小児に多く，多くは無症候性であるが，粗大な出血も起こしう

図2 放射線照射後の毛細血管拡張症

A　T2強調像　　　　　　B　T1強調像　　　　　　C　T2*強調像（gradient echo法）

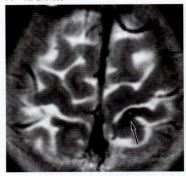 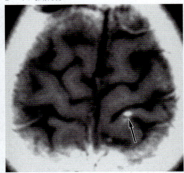 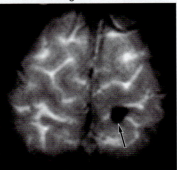

7歳，女児．3歳の時に小脳髄芽腫の手術を受け，その後全脳に放射線治療を受けた．7歳児のフォローのMRIにて左頭頂葉に病変を認めた．これによる症状はない．初回およびそれ以前のMRIでは指摘できない．
A：T2強調像：左中心後回に中心が高信号，周囲に低信号を有する病変がある（→）．
B：T1強調像：上記の病変の中心部に高信号を認める（→）．
C：T2*強調像（gradient echo法）：病変は強い均一な低信号を示す（→）．なお，この病変には造影効果を認めない（非掲載）．原発巣の再発，播種はない．

る[8)9)]．頭蓋内照射を受けた90例の小児のうち，18例（20％）に認められている．照射量は18〜78Gyであり[8)]，65％以上が照射5年以内に出現している．化学療法を併用しても発生数には変化がない[7)]．脊髄にも同様な病変が指摘されている[10)]．なお，放射線科関係の論文は本症について毛細血管拡張症となっているが，脳神経外科の論文は海綿状血管腫としていることが多い[10)]．

画像所見はT2強調像にてヘモジデリンの低信号で縁取られる小病変（大部分が径10mm未満）である[7)]．中心部は低信号を示すこともある．造影効果を伴うこともあるが浮腫はない[8)]．CTでの石灰化は10例中1例のみであり，石灰化を伴う時には mineralizing microangiopathy を伴う可能性もある[8)]．

画像のみでは海綿状血管腫，microbleeds，感染性心内膜炎[11)]，心臓の人工弁[12)]などの鑑別ができない．

3）large vessel vasculopathy（図3）

本症は内膜の肥厚，血栓，動脈硬化の促進などにより，放射線障害によって発生する血管症である．前述の微小血管病変に比べると少ない．Omuraらによる報告[13)]では2〜13歳にて放射線治療を脳に受けた32例中6例に本症が発症している．そのうちの3例は一過性脳虚血発作を示し，その後，血管吻合手術を受け，良好な状態になっている．残りの3例は脳梗塞に陥っている．6例の平均照射線量は61Gyであり，残りの平均50Gyに比べて高い．放射線終了後4か月〜20年後に発生するとされている[14)]．

血管造影では動脈硬化性変化と区別ができない頭蓋内および頭蓋外の腫瘍動脈の閉塞であり，著明な側副路がもやもや病様に認められる[14)]．放射線照射野に入っていること，他の部位に血管症を認めないこと，照射を受けた年齢が若いことなどが鑑別に重要である[13)14)]．

小児例において頭蓋内に放射線治療後のフォロー例ではMRAをルーチンに撮る必要がある．

4）Stroke-like migraine attacks after radiation therapy（SMART）syndrome

臨床

脳腫瘍の放射線治療数年から20年近く経過した後に，一側の皮質領域に関係した，持続する，可逆的な症状が出現する．腫瘍の再発や残存はない．症状には視野障害，意識不鮮明，片側感覚障害，頭痛，片頭痛などがある（表2）[15)]．

図3 large vessel vasculopathy

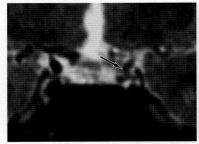
A T2強調冠状断像

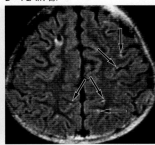
B FLAIR像

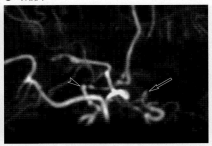
C MRA

10代前半,女児.9歳の時に鞍上部悪性胚細胞腫瘍が見つかり,手術と放射線治療(全脳30Gy,局所30Gy)が行われた.3年後に内頸動脈に異常を認めた.同時期に知的退行が目立ってきていた.
A：T2強調冠状断像：鞍上部の左内頸動脈の狭小化を認める(→).右内頸動脈もやや細い.
B：FLAIR像：左優位に両側脳溝内深部に点状の高信号を認め(→),側副路による slow flow を示し,両側内頸動脈狭窄ないしは閉塞を疑わせる所見(ivy sign)である.
C：MRA：左内頸動脈は海綿静脈洞部にて閉塞(→),右内頸動脈も狭小化している(▶).

表2 ● SMART の診断基準[15]

1. 頭蓋に対する放射線症の既往があり,腫瘍の再発を示す所見がない.
2. 持続する,可逆性の一側の皮質領域に関係した,以下の症状を認める.
   視空間欠損症状
   意識不鮮明
   片側感覚障害
   片麻痺
   失語症
   痙攣発作
   発作に伴う頭痛
   放射線照射後に始まる先行する片頭痛(前兆は伴うときも,伴わないこともある)
3. 照射野の範囲に,一過性の,びまん性の一側性の皮質領域に脳回様の造影効果を認め,白質を含まない.
4. 他の原因を認めない.

表3 ● 一過性の症状と MRI にて異常を来す疾患（SMART の鑑別診断）

SMART[15]
familial/sporadic hemiplegic migraine
PRES(完全に片側性は稀,皮質下白質を含む)
MELAS
痙攣重積
髄膜脳炎
血管炎
CADASIL
放射線血管症

原著である Black らの症例は1例が45歳の女性で,31年前に,右小脳の良性の星細胞腫があり,全摘手術と放射線照射を受けている.5回目の頭痛を伴う一側性半球の機能不全を認めた.亜急性の左片側無視,意識不鮮明,左同名半盲,幻視,右頭頂部の頭痛が1週間持続した.以前にも数日から数週間持続する反復する症状があった.2例目は44歳女性で,15年前に右側頭頭頂葉に乏突起星細胞腫を認め,手術,放射線照射,化学療法を受けた.再発性,亜急性の右半球の機能不全を来した.頭痛はなかった.4年前にも構音障害,左手の巧緻運動障害の発作があった[15].脳波では痙攣による異常波を認めていない.

同時期に Pruitt らは3例の報告をしている[16].放射線治療を受けた時の年齢は9歳が2例,6歳が1例である.髄芽腫が2例,松果体芽腫が1例である.放射線治療19〜35年後,成人になってから全例が表5に示す症状を複数回起こしている.頭痛はあるが,痙攣はなく,脳波では異常波を認めていない.

Black らは2013年に再び,論文を発表し,神経症状が一過性ではなく,持続する例があるとした.また,11例中4例に生検を行ったが,特異的な病理所見を認めず,脳生検は有用ではないとしている[17].自験例にも生検が行われたが,有意な病理所見を認めなかった.2006年の論文とは異なり,11例中7例は SMART 症状が出現しているときに,痙攣を認め,脳波では

図4 | SMART

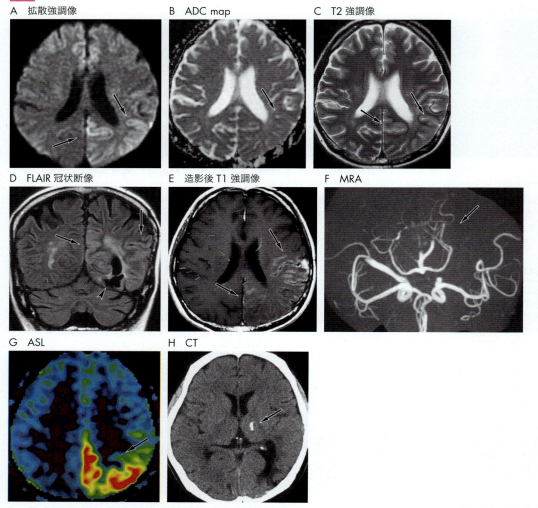

A　拡散強調像
B　ADC map
C　T2強調像
D　FLAIR冠状断像
E　造影後T1強調像
F　MRA
G　ASL
H　CT

47歳，男性．23年前，左後頭葉脳内腫瘍（星細胞腫）に対して，手術を行い，61Gyの放射線治療を腫瘍より広い範囲に受けた．術後に痙攣発作に対して抗痙攣薬を服用していた．最近では3か月に一度程度，視野狭窄を伴う発作があった．約半月前より，頭痛，右側の視野障害があり，症状が増悪したので，入院し，MRIを撮像した．なお，脳波では異常波を捉えられていない．

A：拡散強調像：左後頭葉と頭頂葉に皮質を中心に高信号を認める（→）．
B：ADC map：上記の異常は拡散制限はなく，ほぼ等信号を示す（→）．
C：T2強調像：左後頭葉から頭頂葉皮質に軽い腫大がある（→）．
D：FLAIR冠状断像：左後頭葉及び頭頂葉皮質から皮質下白質に高信号を認める（→）．囊胞性病変は手術痕である（►）．
E：造影後T1強調像：左後頭葉と頭頂葉の皮質には脳回様の造影効果を認める（→）．病変にmass effectはない．なお，約19日後に造影効果は消失した．
F：MRA：左後大脳動脈は右に比べて明らかに拡張している（→）．中大脳動脈も右に比べて左に拡張が疑われる．
G：ASL：左後頭葉から頭頂葉にかけて血流増加を認める（→）．
H：CT：左視床に石灰化を認める（→）．その他に，橋にも石灰化があり，放射線照射後の，微小血管症（microangiopathy）が疑われる．
補足：原著に近い典型的なSMARTの症例と考えている．頭痛，視野障害があり，左後頭葉から頭頂での皮質の高信号と，脳回様の造影効果を認めた．

10例に異常があった．また，頭痛がない例も含めている[17]．

放射線治療後，特徴的な脳回様の造影効果を持っていることが特徴となり，2006年とは異なり，痙攣があり，頭痛がない例も認められる．痙攣後脳症との鑑別が難しい例もある．

画像所見

・全体像

照射野内に含まれ，症状に合致した一側半球の皮質に高信号と腫大をT2強調像およびFLAIR像にて認める．同部位には脳回様の造影効果を認める[15〜17]（図4-C，D）．拡散強調像でも高信号を示すが，拡散制限はBlackらの報告では11例中1例のみであった[17]．

なお，入院初日のMRIでは異常を認めず，第2病日に典型的な脳回様の造影効果を認めた例もある[18]．

・造影効果の持続期間

造影効果は神経症状出現から2〜7日後に出現し，11〜84日続いていた[17]．自験例では初回の造影効果の後（図4-E），19日後の再検では造影効果は消失していた．

・PET

Pruittらの3例中2例にFDG-PETが施行され，hyperactivityを病変部に認めている[16]．自験例でもMRAによる病変部の血管拡張，ASLでの血流増加を認めている（図4-F，G）．

・MRS

乳酸ピークを認めていない[19]．

・その他

Pruittらは放射線照射による毛細血管拡張症と海綿状血管奇形，さらに脳表へモジデリン沈着症を認めている[16]．自験例でも橋，左視床に石灰化があり，放射線照射に関係した微小血管症と考えている（図4-H）．

…診断のコツ

頭蓋に放射線照射の既往があり，急性に発症した大脳皮質の症状を認め，脳血管障害あるいは痙攣が疑われ，脳回様の造影効果を認める際にはSMARTを考慮する．初回のMRIにて異常を認めないこともあり，経過を追ってMRIを撮ることも必要である．

2 放射線脊髄症 (radiation myelopathy)

臨床

放射線障害による比較的稀な脊髄症であり，晩発性壊死である．その発生頻度は総線量，分割線量，照射を受けた脊髄の長さによって異なる．通常の放射線照射では50Gy以上の照射量によって発生することがある．しかし，それ以下の量でも発生しうる．分割照射では1回照射量が2Gy以上にて発生するとされる[20]．

サイバーナイフによる脊髄への定位放射線治療では1,075例中6例に認められている．照射後2〜9か月の間であり，1回当たりの脊髄線量が8Gyを半数の症例が超えており，サイバーナイフによる脊髄定位放射線治療に関してはこの数値を超えないようにすることが必要としている[21]．

放射線脊髄症は放射線治療終了後数か月〜数年後に発症し，多くは非可逆的である．放射線によって生じる白質と血管壁の障害が原因と考えられている．異常感覚で発症することが多く，手足のしびれ感やピリピリ感を訴える．初期には下肢からはじまる解離性感覚障害（温痛覚が侵され，触覚は保たれる），ならびに下肢の脱力や歩行障害が現れる．Lhermitte徴候を伴うことも少なくない．はじめから左右対称性に障害されることもあるが，通常は一側性である．しかし，進行すると両側性になる[22,23]．

晩発性脊髄壊死の診断には以下の3点が必要である．①脊髄が照射野に含まれる，②神経学的所見が照射を受けた脊髄髄節に対応している．③転移あるいは他の原発性脊髄病変を否定できる[23]．

病理学的には白質に凝固壊死を示す．また，網細血管や小静脈のフィブリノイド変性を認める．その他，脱髄，小血管増生，浮腫がある[24,25]．

図5 放射線脊髄症

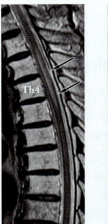
A T2強調矢状断像

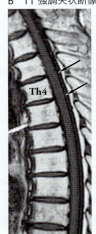
B T1強調矢状断像

C T2強調像（Th3/4）　　　D 造影後T1強調像（Th3/4）
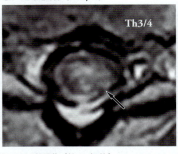 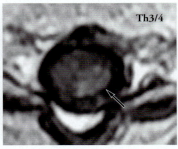

F T2強調像（約1年後）　　G 造影後T1強調像（約1年後）
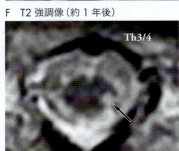 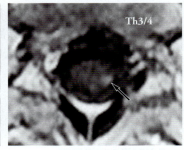

E T2強調矢状断像（約1年後）

70代，男性．5年前，肺癌に対して50Gyの照射を施行している．半年前より左下肢の安静時のしびれ，脱力を自覚している．現在は左下肢の軽い麻痺，左胸部以下の触覚の低下，右胸部以下の温痛覚の低下を認める．その後，ステロイド投与し，症状は改善した．膠原病などの脊髄症を来す疾患を認めていない．
A：T2強調矢状断像：Th2〜8の椎体の高信号を認める．Th2〜5にかけて髄内に高信号を認め，軽度の腫大がある（→）．
B：T1強調矢状断像：Th2〜8の椎体に高信号を認める．椎体が放射線治療により脂肪髄に変化したためであり，照射領域を示す．Th2〜5に軽い脊髄の腫大があり，同部位は脊髄と等信号となっている（→）．
C：T2強調像（Th3/4）：髄内に不均一な分布を示し，灰白質および左白質に高信号を認める（→），臨床症状に合致する所見である．
D：造影後T1強調像（Th3/4）：脊髄内左後部に造影効果を認める（→）．
E：T2強調矢状断像（約1年後）：約1年後のT2強調矢状断像にてTh4を中心に脊髄には軽い萎縮があり，髄内に高信号を認める（→）．
F：T2強調像（約1年後）：同時期のT2強調像にて左側索に高信号を認める（→）．
G：造影後T1強調像（約1年後）：左側索に造影効果を認める（→）．凝固壊死を示した部位と考えられる．おそらくそのために長い造影効果が残存している可能性がある．
補足：脊髄病変が照射野内に含まれており，神経学的所見も今回の脊髄病変で説明できる．ゆっくりとした発症，軽度の脊髄腫大，T1強調像での等信号など脊髄腫瘍および脊髄炎を除外し，放射線脊髄症と診断した．

画像所見

1. MRI

発症後8か月未満の晩発性壊死では脊髄内にT2強調像では高信号，T1強調像では低信号を示し，脊髄は腫大または正常大である．造影効果を示すこともある（図5）．種々の原因の脊髄炎と同様な所見で鑑別が困難である．また，増強効果のある時には髄内腫瘍や脊髄転移との鑑別が困難である．赤色髄が脂肪に置換されるために，照射野の椎体はT1強調像では高信号（図5）を示すことと，病歴が参考になる[20)23)26)]．

発症後3年以上経過した晩発性壊死では脊髄は萎縮し，髄内に異常信号を示さない．

急性反応は放射線治療後数日以内に現れ，多くは可逆性である．臨床上問題になることはほとんどない．

早期晩発性障害は脊髄においては，一過性放射線脊髄症として知られており，Lhermitte徴候を示すことが特徴とされている．放射線治療終了後1〜6か月後に発症し，多くは2か月以

内に回復する．MRI では脊髄に異常を認めない[22)27)]．

● …診断のコツ

　放射線治療の既往，椎体が T1 強調像にて高信号を示し，脂肪化している．その範囲内の脊髄の腫大と高信号を T2 強調像にて認めた際には本症を考慮する．

● 鑑別診断

1. 特発性急性横断性脊髄炎：発症が急性，感染の既往がある．
2. 多発性硬化症：横断面では脊髄の半分以下の面積を侵す．
3. 脊髄梗塞：急性，血管支配に一致した領域を侵す．
4. 脊髄髄内腫瘍：よりゆっくりとした経過を示す．
5. 脊髄硬膜動静脈瘻：flow voids が認められる．

3 放射線障害による脊髄神経根での海綿状血管奇形形成

　48歳，男性．Hodgkin リンパ腫があり，放射線照射 16 年後に，痛みを伴わない，非対称性の足首から大腿の筋力低下を来した．多発性神経根症に合致した EMG 所見であった．髄液では細胞数 15，蛋白が 387mg/dL と上昇していた．腰椎 MRI にて，馬尾の一部に腫大と T2 強調像では低信号を示し，造影効果のある病変があった．生検にて，海綿状血管奇形を認めた．神経内膜の血管に肥厚を認め，炎症所見はなかった．ステロイドは無効であった．腫瘍性，炎症性，感染症が否定され，放射線障害により，形成された海綿状血管奇形と診断された[28)]．過去にも同様な報告がある[29)]．

● 参考文献

1) 高橋昭喜：悪性腫瘍に伴う病変．高橋昭喜（編）；脳 MRI 2. 代謝・脱髄・変性・外傷・他．秀潤社，p.272-285, 2008.
2) Wang YX, King AD, Zhou H, et al: Evolution of radiation-induced brain injury: MR imaging-based study. Radiology 254: 210-218, 2010.
3) Edmister WB, Lane JI, Gilbertson JR, et al: Tumefactive cysts: a delayed complication following radiosurgery for cerebral arterial venous malformations. AJNR Am J Neuroradiol 26: 1152-1157, 2005.
4) DeSalvo MN: Radiation necrosis of the pons after radiotherapy for nasopharyngeal carcinoma: diagnosis and treatment. J Radiol Case Rep 6: 9-16, 2012.
5) Kasahara S, Miki Y, Kanagaki M, et al: Hyperintense Dentate Nucleus on Unenhanced T1-weighted MR Images Is Associated with a History of Brain Irradiation. Radiology 258: 222-228, 2011.
6) Isaacs D, Cmelak A, Kirschner AN, et al: Radiotherapy-induced hemichorea. Neurology 86: 1355-1357, 2016.
7) Koike S, Aida N, Hata M, et al: Asymptomatic radiation-induced telangiectasia in children after cranial irradiation: frequency, latency, and dose relation. Radiology 230: 93-99, 2004.
8) Gaensler EH, Dillon WP, Edwards MS, et al: Radiation-induced telangiectasia in the brain simulates cryptic vascular malformations at MR imaging. Radiology 193: 629-636, 1994.
9) Poussaint TY, Siffert J, Barnes PD, et al: Hemorrhagic vasculopathy after treatment of central nervous system neoplasia in childhood: diagnosis and follow-up. AJNR Am J Neuroradiol 16: 693-699, 1995.
10) Maraire JN, Abdulrauf SI, Berger S, et al: De novo development of a cavernous malformation of the spinal cord following spinal axis radiation. Case report. J Neurosurg 90 (2 Suppl): 234-238, 1999.
11) Azuma A, Toyoda K, O'uchi T: Brain magnetic resonance findings in infective endocarditis with neurological complications. Jpn J Radiol 27: 123-130, 2009.
12) van Gorp MJ, van der Graaf Y, de Mol BA, et al: Björk-Shiley convexoconcave valves: susceptibility artifacts at brain MR imaging and mechanical valve fractures. Radiology 230: 709-714, 2004.
13) Omura M, Aida N, Sekido K, et al: Large intracranial vessel occlusive vasculopathy after radiation therapy in children: clinical features and usefulness of magnetic resonance imaging. Int J Radiat Oncol Biol Phys 38: 241-249, 1997.

14) Rabin BM, Meyer JR, Berlin JW, et al: Radiation-induced changes in the central nervous system and head and neck. RadioGraphics 16: 1055-1072, 1996.
15) Black DF, Bartleson JD, Bell ML, Lachance DH: SMART: stroke-like migraine attacks after radiation therapy. Cephalalgia 26: 1137-1142, 2006.
16) Pruitt A, Dalmau J, Detre J, et al: Episodic neurologic dysfunction with migraine and reversible imaging findings after radiation. Neurology 67: 676-678, 2006.
17) Black DF, Morris JM, Lindell EP, et al: Stroke-like migraine attacks after radiation therapy (SMART) syndrome is not always completely reversible: a case series. AJNR Am J Neuroradiol 34: 2298-2303, 2013.
18) Gupta A, Etherton MR, McKee K, et al: Clinical reasoniing: a 68-year-old man with a hsitory of lung cancer presenting with right-sided weakness and aphsia. Neurology 85: e104-e106, 2015.
19) Gomez-Cibeira E, Calleja-Castano P, Gonzalez de la Aleja J, et al: Brain Magnetic Resonance Spectroscopy Findings in the Stroke-like Migraine Attacks after Radiation Therapy (SMART) Syndrome. J Neuroimaging: 2015.
20) Brant-Zwadzki M: Radiation myelopathy. *In* Ross JS, et al (eds); Diagnostic imaging; spine. Amirsys, Salt Lake City, p.VII-1 54-57, 2004.
21) Gibbs IC, Patil C, Gerszten PC, et al: Delayed radiation-induced myelopathy after spinal radiosurgery. Neurosurgery 64 (2 Suppl): A67-A72, 2009.
22) 柳下 章：放射線脊髄症．7 脊髄の感染・炎症・脱髄・変性疾患．柳下 章（編）；エキスパートのための脊椎脊髄疾患の MRI（第 2 版）．三輪書店，p.385-386, 2010.
23) 嶋崎晴雄, 中野今治：放射線照射による脊髄障害と神経叢障害．Brain Nerve 60: 115-121, 2008.
24) Okada S, Okeda R: Pathology of radiation myelopathy. Neuropathology 21: 247-265, 2001.
25) Ironside JW, Moss TH, Louis DN, et al: Diagnostic pathology of nervous system tumours. Churchill Livingstone, London, p.628-639, 2002.
26) Bowen BC: Spine imaging: case review. Mosby, St. Louis, p.185-186, 2001.
27) 寺江 聡：脊髄の画像診断，腫瘍および類似疾患．1997 年度放射線科専門医会ミッドサマーセミナー抄録集，p.21-44, 1977.
28) Komal R, et al: Radiation-induced spinal nerve root cavernous malformations as a rare cause of radiculopathy. Neurology 89: 2299-2300, 2017.
29) Drazin D, et al: Post-irradiation lumbosacral radiculopathy associated with multiple cavernous malformations of the cauda equina: case report and review of the literature. Surg Neurol Int 8: 26, 2017.

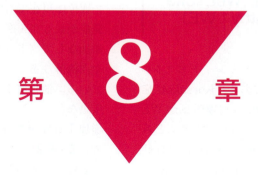

第8章 内科疾患に伴う神経系障害

　種々の内科疾患に伴い，神経症状を呈する病態について記載した．病巣部位および画像所見は比較的特徴的である．また，多くの疾患は治療法があり，正確な診断に基づいて適切な治療を早期にすることが肝要である．

1 ビタミン欠乏症

1 Wernicke脳症（Wernicke encephalopathy：WE）

臨床

WEはビタミンB_1（サイアミン，チアミン：thiamin）欠乏による脳症である．Korsakoff症候群（Korsakoff syndrome）は病理所見がWEと同様なことから同一疾患のスペクトラムとみなされるようになり，Wernicke-Korsakoff症候群（Wernicke-Korsakoff syndrome：WKS）とも呼ばれる．WEは早期に治療が行われれば予後は良好であるが，治療が遅れると慢性期に健忘や作話を残し，Korsakoff症候群となる[1)2)]．MRIでは特徴的な画像所見を早期より示すので，画像診断が重要である．

ビタミンB_1は中枢神経系において糖代謝に必須な3つの酵素の補酵素として働き，細胞膜を介する浸透圧維持に関与している．欠乏時には膜輸送の障害が起こって細胞内・外の浮腫を来す．特に，第三脳室・中脳水道・第四脳室の周囲はビタミンB_1が関与するグルコース・酸化代謝の盛んな部位であり，それらの壁に沿って障害が発生する[3)]．

臨床症状は急性の意識障害，眼球運動障害，失調性歩行が古典的3徴として有名であるが，Harperらによると，剖検で確定されたWernicke-Korsakoff症候群131例のうち古典的3徴を有したのは16%にすぎない[1)]．Caineらは慢性アルコール中毒患者におけるWernicke脳症とWernicke-Korsakoff症候群の鑑別のための診断基準を提唱した（表1）[2)]．

WEは現在でも慢性アルコール中毒患者での発症が最も高頻度であるが，近年はビタミンB_1添加なしでブドウ糖を主とする高カロリー輸液や点滴静注を受けている患者での発症が増加している．消化管手術後，悪性腫瘍，慢性消耗性疾患などによる低栄養状態，ビタミンB_1需要が増加する妊娠悪阻や高齢者での発症も報告されている（表2）[4)]．

急性膵炎の診断後，厳しい食事制限を受けていた患者が31病日に突然の両側難聴を呈し，MRIにて両側下丘に高信号を認め，WEであった．輸液にサイアミンが入っていなかった[5)]．

特に高齢者ではもともとビタミンB_1が不足なところに，数日程度の摂取不足が続いて発症した例もある（図1）．非アルコール性WEは症状が非特異的であり，表2に該当する患者において表1の徴候が1つでもある時には積極的に疑う必要がある．

臨床上の鑑別診断として，急性のKorsakoff症候群は脳梁下動脈の梗塞により，脳梁膝部と両側の脳弓柱が侵されると起こる[6)]．

1. 高齢の糖尿病患者

大量飲酒あるいは偏食を伴わずに，WEを来した高齢で，2型糖尿病患者例がある．糖尿病患者ではインシュリンによるビタミンB_1需要の増大があり，血清ビタミンB_1低値，尿中ビタミンB_1の排泄亢進が起きる．また，高齢者では血中のB_1が正常例もありうる[7)]．金子らの例は胃幽門狭窄の存在，抗潰瘍薬の使用により，食物

表1● Wernicke脳症とWernicke-Korsakoff症候群の鑑別のための診断基準[2)]

1. 食事摂取不足（body mass indexが正常の2SD未満など）
2. 眼球運動障害
3. 小脳性失調
4. 精神状態の異常（失見当識，意識障害，数字復唱の異常）または軽度の記憶障害

4項目中，2項目以上あればWernicke脳症（感度，特異度とも100%），
2項目に加えて健忘があればWernicke-Korsakoff症候群（特異度98〜100%）と診断される

表2 • 非アルコール性 Wernicke 脳症を誘発しやすい疾患[4]

1. 肥満症治療のための手術
2. 胃滴，胃十二指腸摘出術
3. 胃内バルーン治療
4. 大腸摘出術
5. 妊娠悪阻
6. 非経口的栄養補給，高カロリー輸液，長期間のグルコース点滴静注
7. 長期間の断食（飢餓）
8. 神経性食欲不振症（摂食障害）
9. 末期癌
10. AIDS
11. 血液透析
12. 化学療法
13. 同種幹細胞移植
14. 間違った（偏った）食事献立による栄養補給
15. 脳幹部病変
16. 乳幼児期における過剰なイオン飲料あるいはスポーツ飲料の摂取
17. マグネシウム不足[8]

図1 | Wernicke 脳症

A 拡散強調像

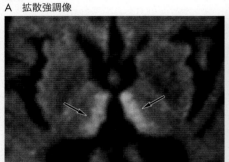

B 拡散強調像

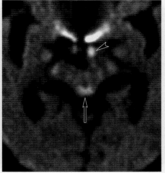

C 拡散強調像

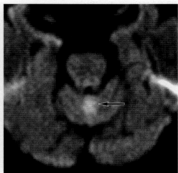

80代，男性．約2週間前より徐々に食欲低下が起こり，以前は歩けたのが寝たり起きたりの生活となる．MRI 当日には昏睡状態となる．
A：拡散強調像：両側視床内側部に左右対称性の高信号を認める（→）．視床の内側にべったり張り付くように高信号があるのが特徴である．
B：拡散強調像：中脳視蓋（→）に高信号を認める．左乳頭体にも高信号を認める（▶）．
C：拡散強調像：小脳上部虫部に高信号を認める（→）．
補足：ビタミン B_1 は 12.4 ng/mL（正常 18.4～53.1）と低値を示し診断が確定した．ビタミン補給後，症状は改善し，1週間後の拡散強調像にて高信号は消失した．

の胃内での停滞時間が延長し，胃内がアルカリ性となることにより，胃内でのビタミン B_1 分解が亢進しやすい状態になると考えられた[7]．

◆ 2. 小児例

20歳以下の若年者および小児の WE 31例の報告では剖検にて初めて診断がついたのが13例あり，診断が困難とされている．基礎疾患は悪性腫瘍が最も多く11例に，消化管疾患が6例，ミルクアレルギーが3例に認められる．20例には発症前に炭水化物の投与がなされている[9]．別な報告によると，サイアミンは水に溶けるので，体内での貯蔵は限りがある．サイアミン不足の食事をしていると，2～3週間で足りなくなる．重篤な疾患にかかっている小児では特に不足になりやすい．悪性腫瘍の存在が WE の最も危険な要因である．ICU に2週間以上いた小児80例中10例（12.5％），化学療法を受けた小児6例中4例にサイアミンの重大な不足があっ

たとしている[10]．

スポーツ飲料あるいはイオン飲料の過剰摂取によるビタミン欠乏症の幼児例の報告がある[101]．イオン飲料は飲料水に比べて糖分が多く，糖分の過剰摂取によりビタミンB_1不足に陥り，WEを発症することがある．

◆ 3. マグネシウム不足

マグネシウムは多くの酵素の触媒作用において，補因子として働く．サイアミンがピロリン酸塩化する際にも関与する．マグネシウム不足はサイアミンの働きを妨害することになり，WEを来す[8]．WEを疑う際にはマグネシウムを測定することも必要である．

> **病理所見**

病変の分布，性状ともに特徴的である．病変は乳頭体，第三脳室・中脳水道周囲灰白質，第四脳室底部，上丘，下丘などに左右ほぼ対称性に認められる．急性期には点状出血を伴った軟化・壊死巣して認められ，亜急性期から慢性期に至ると，乳頭体は萎縮し褐色調を帯びる[12]．Hardingらによると，視床背内側核はWEでもWernicke-Korsakoff症候群でも，すなわち健忘の有無にかかわらず侵される．Wernicke-Korsakoff症候群ではさらに，視床前核にも高度の神経細胞消失とグリオーシスが常に存在し，肉眼的にも明らかな萎縮が認められる．このことからWernicke-Korsakoff症候群における健

図2 | Wernicke脳症

A　FLAIR像
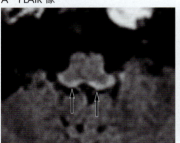

B　拡散強調像
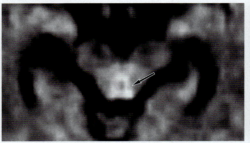

C　拡散強調像
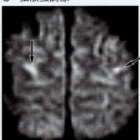

D　T2強調冠状断像
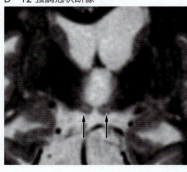

E　造影後T1強調冠状断像
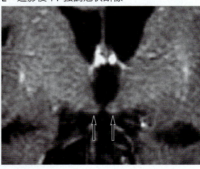

50代，男性．脳性麻痺のため，自宅療養中であった．4日前よりヘルパーさんの区別がつかなくなり，MRI撮像2日前に記銘力障害，眼球運動障害を指摘された．
A：FLAIR像：延髄背側に高信号を認める（→）．
B：拡散強調像：中脳水道周囲灰白質に高信号を認める（→）．
C：拡散強調像：両側前頭葉皮質に高信号を認める（→）．
D：T2強調冠状断像：両側乳頭体に対称性に高信号を認める（→）．
E：造影後T1強調冠状断像：同部位に造影効果を認める（→）．
補足：患者はきちんとした食事を摂らず，夕方には食事の代わりに酒を飲む生活をしていた．本症例では両側視床内側部にも特徴的な高信号を拡散強調像にて認めた（非掲載）．大脳皮質の病変はFLAIR像でも高信号を示した．20日後の再検では拡散強調像での高信号は消失した．

図3 | Wernicke 脳症

A　FLAIR 像　　　　B　T2 強調像　　　　C　造影後 T1 強調像

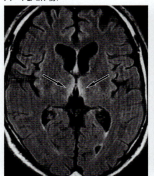
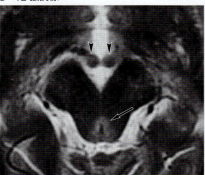
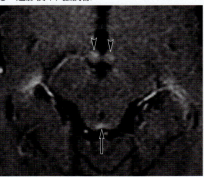

70代，男性．3か月前より物が二重に見えるようになる．2週間前より両ふくらはぎが締め付けられるようになり食欲が低下，さらに歩行困難となり，当院に入院した．眼球運動制限と下肢筋力低下がある．ビタミン B_1 12.7 ng/mL と低下していた．慢性胃炎があった．
A：FLAIR 像：両側視床内側部に高信号を認める（→）．
B：T2 強調像：中脳水道周囲に高信号を認める（→）．両側乳頭体にも軽度高信号を認める（▶）．
C：造影後 T1 強調像：中脳視蓋（→）と両側乳頭体（▶）に造影効果を認める．

忘の責任病巣は視床前核であるとしている[13]．

撮像方法

　拡散強調像および造影剤投与後の T1 強調像は必須である．乳頭体の異常を表すのには，なるべく薄いスライス（3mm 以下）にて T2 強調像あるいは造影後 T1 強調像の横断像あるいは冠状断像を同部位に合わせて撮像する必要がある．

画像所見

1. 典型例

　拡散強調像および T2 強調像（FLAIR 像）にて左右対称性の高信号を，多い順に内側視床・第三脳室周囲（80％），中脳灰白質周囲（59％），乳頭体（45％），中脳視蓋（36％），第四脳室前部の灰白質（7％）に認める（図1～3）[14]．両側視床の病変は内側部を長辺とする長方形を示し，特徴的である（図1，3）．自験例ではその他に小脳虫部（図1），大脳皮質（premotor cortex）（図2）にも高信号を認めた．異常信号は治療により速やかに消失する．自験例（図1）では1週間後には拡散強調像での高信号の消失を認めた．

2. 非典型例

　非典型例としては小脳歯状核，赤核に高信号を認め，乳頭体の萎縮を伴った例がある[13]．小脳半球，延髄に広範な病巣を認める例や，小脳のみに拡散強調像にて高信号を認めた例もある[15]．

・脳神経核

　Zuccoli らは橋から延髄にかけての脳神経核（外転神経核，顔面神経核，前庭神経内側核，舌下神経核）に対称性の高信号を T2 強調像にて32人中10例（31.3％）に認めた．すべて，非アルコール性であり，過度の嘔吐があり，化学療法を受けていた患者に多いとした[14]．しかし，自験例は両側外転神経核に高信号を示す WE であるが，大酒家であり，アルコール性であった（図4）．

・基底核

　下記に示すように，小児の WE では基底核を侵すことが特徴であるが，成人例でも報告はある．Zuccoli らの別の報告では2例の WE が基底核を侵している[16]．1例は両側尾状核と被殻外側，小脳半球に病変があり，他の1例では脳幹神経核と背側被殻，大脳皮質に病変を認めている．

3. 造影効果

　上記の部位には造影効果を認めることがある（図2，3）．乳頭体の造影効果が唯一の所見であった Wernicke 脳症も存在する[17]．

図4 | Wernicke 脳症

A　T2強調像

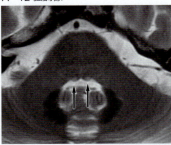

B　FLAIR 冠状断像

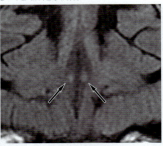

46歳，男性．大酒家である．6日前より朝から吐き気，嘔吐，全身倦怠感が出現し，食事も水分も摂取できない．4日前より歩行時のふらつき，物が二重に見えるようになった．3日前には複視が明らかになり，他院を経て当院に入院し，MRIを撮像した．両側の外転神経麻痺があった．

A：T2強調像：両側外転神経核に一致した部位に点状の高信号を認める（→）．なお，乳頭体をはじめとして他の部位には異常を認めていない（なお，外転神経核の位置については1章 p.33 図5-B 橋内の神経線維路を参照）．

B：FLAIR 冠状断像：第四脳室（V）に突出する形で，顔面神経丘があり，その内部に外転神経核に相応する部位に高信号を認める（→）．

補足：ビタミン B_1 の低値を認め，治療により10日後のMRIでは上記所見は消失した．両側外転神経麻痺があるとする臨床情報が非常に有用であった．臨床症状が複視のみでは高信号を見つけられず，WEとする画像診断は困難であった可能性が大きい．臨床情報を的確に放射線科医に伝えることの重要性を教えてくれる症例である．また，脳幹の神経核の位置をMRI上にて把握することの重要性を教えてくれる症例でもある．

図5 | Wernicke 脳症（小児例）

A　拡散強調像（発症より約1週間後）

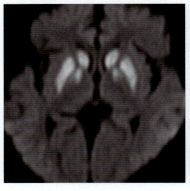

B　T2強調像（発症より約1週間後）

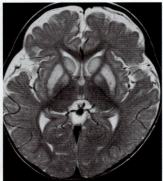

1歳，男児．母親が重症のアトピーに罹患していた．患児もアトピーが疑われたのを気にして，母親が厳格な食事管理を行っていた（母親自身が，食事制限を行い，患児は1歳まで母乳のみ）．感冒症状とともに意識障害，痙攣が出現し，来院時ビタミン B_1 は 9 ng/mL と著明低値を示した．

A：拡散強調像（発症より約1週間後）：両側対称性に，尾状核，被殻，淡蒼球に高信号を認める．
B：T2強調像（発症より約1週間後）：同様に尾状核，被殻，淡蒼球に高信号を対称性に認める．
（国立精神・神経医療研究センター放射線科 安達木綿子先生，佐藤典子先生のご厚意による）

4. 非アルコール性患者

アルコール中毒患者における Wernicke 脳症では典型的な部位に高信号が多く，乳頭体および視床内側部に造影効果を認めることが多い．また，非典型的な画像所見を呈するのは非アルコール中毒患者に多いが，常に典型的な部位にも病変を認める[14]．その他に，小脳，小脳虫部，歯状核にも認められることがある[14]．

5. 小児の WE

小児では基底核（被殻，尾状核）に対称性に病変を認めることがある（図5）[9,18]．Leigh 脳症と類似した画像所見（拡散制限）を認め，著明な代謝性アシドーシスを示し，血中および髄液中の乳酸・ピルビン酸の著明な上昇を認めることがあるので，注意が必要である[18]．p.657「臨床」の小児例で記載した事項がある時にはWernicke 脳症を考える．

6. 拡散強調像

拡散強調像では早期より高信号として病変を描出できる（図1，2）．しかし，ADC値は一定していない[19,20]．

図6 Wernicke脳症

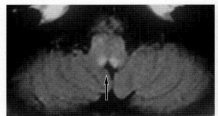

A　FLAIR像　　　　　　　B　FLAIR像

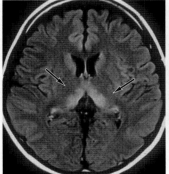
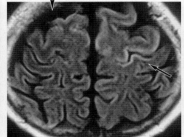
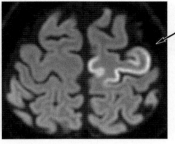

C　FLAIR像　　　D　FLAIR像　　　　E　拡散強調像

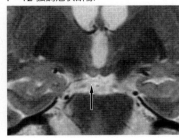

F　T2強調冠状断像

28歳，女性．3年前より妄想があり，自宅に引きこもりであった．約2か月前より，妄想発言がひどくなり，食事をしなくなり，水やジュースなどを飲むばかりであった．2週間前より動作に機敏さがなくなり，トイレに行けなくなり，失禁することが出てきた．食事は拒否していた．8日前に動けなくなり，救急要請した．他院の精神科に入院した．本日，無呼吸が認められ，酸素飽和度の低下，意識低下があり，MRIを他院にて施行した．

A：FLAIR像：延髄被蓋に対称性の高信号を認める（→）．
B：FLAIR像：橋中脳移行部被蓋に対称性の高信号を認める（→）．
C：FLAIR像：両側視床内側に対称性の高信号を認める（→）．
D：FLAIR像：左中心前回皮質に高信号を認める（→）．右にも同様な高信号を認める（▶）．他院，救急外来にて，ステロイドとビタミンB_1を投与され，4日後に当院に転院となった．MRIを施行した．
E：拡散強調像：左中心前回皮質に高信号を認める（→）．なお，ADC値は低下し，拡散制限を認めた（非掲載）．当院での診察にて右片麻痺があった．
F：T2強調冠状断像：右乳頭体に高信号を認める（→）．
補足：脳幹被蓋，視床内側部に対称性の高信号があり，食事がとれていない，病歴と合わせて，Wernicke脳症と診断した．ビタミンB_1の低下があった．鑑別には視神経脊髄炎関連疾患（NMOSD）があるが，視床の対称性の高信号が異なり，中心前回皮質病変の存在もNMOSDではない．左運動皮質の病変に対応して，右片麻痺を認めた．

7. 出血

55歳，男性でアルコール中毒患者が憩室炎にて入院し，結腸摘出術後に経管栄養を受けた．数週間後に眼振，歩行障害，昏迷となり，WEと診断され，サイアミン投与を受け，症状の改善があった．しかし記憶障害が発生し，Korsakoff症候群を呈した．MRIを撮像するとgradient echo法にて両側視床前核と脳弓に低信号を認め，出血であった．T1強調像では高信号を示した．病変内のある程度の大きさの出血（macrohemorrhgae）はWernicke-Korsakoff症候群では稀に認められるが，予後不良である[21]．

別の報告では27歳女性がCrohn病にて結腸摘出術を受け，経管栄養にて2週間目に失語症，複視，痙攣，急性の混乱状態を呈した．FLAIR像にて両側前頭葉に皮質を中心に高信号があり，脳幹，視床にも高信号を認めた．3週間後にはT1強調像にて前頭葉皮質に高信号があり，層状壊死様となり，SWIでは強い低信号を示し，皮質を中心に微小出血であった[22]．

> **key point** 【1．両側視床内側部に対称性の病変を来す疾患】
> 1．血管障害（両側視床穿通枝梗塞，深部静脈血栓症）
> 2．脳腫瘍（胚腫，松果体芽腫，神経膠腫，悪性リンパ腫）
> 3．脱髄性疾患（多発性硬化症，急性散在性脳脊髄炎，橋外髄鞘崩壊症）
> 4．感染症（急性壊死性脳症，日本脳炎，変異型 Creutzfeldt-Jakob 病）
> 5．代謝性疾患（Wernicke 脳症，Leigh 脳症，ブロム中毒（下記参照）[23]，サイアミン・トランスポーター遺伝子変異（下記参照）
> 6．その他（両側下行性テント切痕ヘルニア）
> 7．自己免疫性脳炎（抗 NMDAR 脳炎[24]，抗 Ma2 関連脳炎[25]）

> **key point** 【2．乳頭体に異常を来す疾患】
> 1．Wernicke 脳症（高信号，造影効果，萎縮）
> 2．海馬硬化症（患側の萎縮）
> 3．正常変異（一側の乳頭体が対側より小さい：6.5%[26]）
> 4．視床下部過誤腫（一側あるいは両側の乳頭体に付着部位がある）

病理の項でも記したが，WE では出血がありうる．

8. 皮質病変

皮質病変は中心溝周囲に対称性に分布するのが特徴的であり，四肢筋力低下が特徴的臨床症状とされている（図2）[27]．上記の症例[22]では両側前頭葉皮質に強い病変があり，中心溝周囲の Roland 皮質は比較的軽かった．しかし，図6にて示す自験例は臨床症状においても，右片麻痺があり，MRI では FLAIR 像にて左優位に両側前頭葉皮質に高信号があり，4日後の拡散強調像では，大脳皮質の病変は，左中心前回皮質に限局した高信号を示した（図6）．

9. MRS

サイアミンがピルビン酸脱水素酵素とα-ケトグルタル酸脱水素酵素の補助因子として働くために，WE では乳酸が MRS にて出現する．7歳女児の WE にて認められている[28]．成人例でも報告がある[29]．

鑑別診断

key point 1，2を参照．

1）ブロム中毒

市販薬ナロンエースの過剰摂取歴がある患者に，WE 類似の両側視床内側病変が認められ，ブロム中毒であった1例報告がある[23]．

2）サイアミン・トランスポーター遺伝子変異（thiamine transporter gene mutation）

・家族性 Wernicke 類似脳症

宮嶋らは2012年にサイアミン反応性の複視と痙攣発作を繰り返す兄弟例を報告している[30]．発端者の兄は36歳であり，19歳頃から両側眼瞼下垂を間欠的に訴え，サイアミン内服投与により数週間で改善した．20歳頃より，両側眼瞼下垂に引き続き，複視が出現した．数日以内に失調性歩行を伴うことが多くなり，入院治療を繰り返した．FLAIR 像にて中脳水道周囲，両側視床に高信号を認めた．弟は20歳より兄と同様の症状を繰り返し，サイアミン投与で症状は寛解した．しかし21歳に急性の失調性歩行，両側の眼瞼下垂，外眼筋麻痺の後，意識障害と全身性の痙攣を来し，低酸素状態にて搬送され人工呼吸器管理となった．頭部 CT にて両側基底核の低吸収域が認められた．肺炎にて24歳で死亡した[30]．サイアミン・トランスポーターに関係している SLC19A3 遺伝子変異が判明している．

ビオチン-サイアミン反応性基底核症は，p.587，6章 Leigh 脳症【鑑別診断】の項参照．

Ferreira らによると，MRS にて，2.4ppm に異常なピルビン酸のピークを認めるとされる[31]．

3）視神経脊髄炎関連疾患（NMOSD）

脳幹被蓋，視床下部の病変があり，WE 類似の病変を来す．視床下部の病変は左右非対称である．それに対して，WE は視床内側部であり，左右対称性である（図1，3）．脳幹被蓋も左右対称性である．その点を考慮すれば間違わないと考える．抗アクアポリン4抗体が陽性と出る前に，WE と誤診をしていた NMOSD が2例あったとする報告もある[32]．NMOSD でも両側視床に病変を認めることがあるが，左右非対称である[33]．

4）抗 Ma2 関連脳炎

岡田らの例は75歳，男性．複視が出現し，垂直方向性の眼球運動障害，失調歩行があった．T2強調像にて，両側視床内側，側頭葉内側，中脳被蓋に高信号を認めた．造影効果については記載がない．ビタミン B_1 の低下はない．肺門リンパ節腫大があり，右上葉切除を施行し，肺原発性腺癌と Ma2 陽性が判明している[25]．

…診断のコツ

食事摂取不足，体重減少，意識障害，眼球運動障害，小脳失調などがあり，拡散強調像あるいは T2強調像にて両側視床内側部，中脳視蓋，第三脳室，第四脳室周囲などに高信号を認めた際には本症を考える．

小児例において，スポーツ飲料の過剰摂取などによる Wernicke 脳症では，レンズ核に左右対称性の病変を認める．

2 亜急性連合性脊髄変性症（subacute combined degeneration of the spinal cord : SCD）

臨床

◆ 1. ビタミン B_{12} の病態生理

SCD はビタミン B_{12}（コバラミン）欠乏（または葉酸欠乏）によって生じる脊髄症である．ビタミン B_{12} は体内では合成できず，食物から摂取しなければならない．食物中のビタミン B_{12} は胃粘膜の壁細胞が作る糖蛋白である内因子と結合し，回腸遠位部粘膜の受容体と結合して吸収され，門脈に入る．門脈に入ったビタミン B_{12} はトランスコバラミンと結合して肝に運ばれ，さらに全身の組織に搬送される[34]．

ビタミン B_{12} 欠乏のほとんどは吸収障害である（表3）．悪性貧血に伴う SCD は，自己免疫機序により胃粘膜壁細胞の破壊や萎縮により内因子の産生が不十分となり，ビタミン B_{12} の吸収障害を来すことによる．胃の全摘や部分切除術後，遠位回腸の障害などもビタミン B_{12} 欠乏の原因となる．盲係蹄症候群（腸内細菌異常増殖症候群）は，腸管の解剖学的異常や腸管運動の低下により，小腸内で異常に繁殖した大腸菌がビタミン B_{12} が吸収される前に消費してしまうためにビタミン B_{12} 欠乏を来す．広節裂頭条虫（さなだ虫）は回腸に寄生しビタミン B_{12} を大

表3 ● ビタミン B_{12} 欠乏の原因（文献34，35より一部改変して転載）

1．摂取不足	極端な菜食主義（日本には稀）
2．吸収不全	a．抗内因子抗体，抗胃壁抗体陽性 b．胃・回腸術後 c．胃癌 d．萎縮性胃炎 e．ピロリ菌感染（議論あり） f．腸内細菌異常増殖（盲係蹄症候群：小腸憩室など） g．Crohn 病 h．膵機能不全 i．広節裂頭条虫感染
3．薬物	H_2 ブロッカー，プロトンポンプ阻害薬，コルヒチン，ネオマイシン，PAS，亜酸化窒素，メトホルミン（糖尿病治療薬）
4．先天性	トランスコバラミンⅡ欠損，内因子欠損

量に摂取する．亜酸化窒素（笑気：N_2O）は内因性ビタミン B_{12} を破壊する．ビタミン B_{12} 貯蔵に余裕のない高齢者では高度のビタミン B_{12} 欠乏を来しうる．コルヒチン，p-アミノサリチル酸（PAS），ネオマイシンなどの薬物もビタミン B_{12} の吸収を阻害する[34]．

◆ 2. ビタミン B_{12} の測定値

血中（血清）ビタミン B_{12} 濃度が極端に低下する例（≦100 pg/mL）は稀であり，偽陽性（false positive）および偽陰性（fasle negative）が50％程度に起こりうる．有用な検査は，治療開始前に血清メチルマロン酸と総ホモシステイン（homocysteine）を測定することであり，98％以上の患者において両者は上昇する．巨赤芽球性貧血あるいは脊髄症を有するほとんどすべての患者において，メチルマロン酸は 500 nmol/L 以上の上昇があり，86％は 1,000 nmol/L を超えるという報告がある．一方，ホモシステインは特異度が落ち，葉酸欠乏，ホモシスチン尿症，腎不全においても上昇する[36]．

別な報告では，血清ビタミン B_{12} が 100 pg/mL 以下ならば欠乏，400 pg/mL 以上ならば欠乏していない，100～400 pg/mL の範囲では，血清総ホモシステインが上昇していれば組織内のビタミン B_{12} が欠乏していると考えるとしている[35]．

◆ 3. SCD の症状

SCD は手袋・靴下型の異常感覚（通常対称性で下肢に強い）で初発し，亜急性の経過（数週～数か月）をとって四肢の深部感覚障害，筋力低下，痙縮（いずれも下肢に強い）が加わって，次第に歩行困難となる（表4）．後索が側索よりも早期に障害されるために，失調症状が前景に出る例が多い．進行すると，視神経障害，精神症状，自律神経障害などが見られる例もある[34]．

◆ 4. 母親のビタミン B_{12} 不足による胎児，乳児への影響

母親が肥満のために，胃のバイパス手術を受け，その後，2人の子どもを妊娠した際にはビタミン剤を補充していたが，3人目の患児妊娠中にはビタミン剤を補充していなかった．患児は4か月にて顔面蒼白，活動性低下，震え，体重低下，笑わなくなったなどで受診し，ビタミン B_{12} 低下（30 pg/mL 以下）が認められた．なお，出産時には一般所見は正常であった．CTでは皮質および皮質下の萎縮があった．母親のビタミン B_{12} も 84 pg/mL と低下していた．

ビタミン B_{12} 投与が患児になされ，患児が16か月の時点で，血算は正常であるが，運動発達は6か月レベル，言語発達は3か月レベルと遅れている．

胃バイパス手術，36か月後で，患者のビタミン B_{12} 不足は64％に上り，この年齢では重大な原因である．胃バイパス手術後の母親から生まれた子どもには予防的なビタミン B_{12} の補充を考慮する必要があるとされる[37]．

41 例の重篤なビタミン B_{12} 不足の幼児についての報告がある．ビタミン B_{12} が 100pg/mL 以下，葉酸が正常な例である．25例が男子，16例が女子である．平均年齢は 12（6～18）か月である．ほとんどすべての患児は母乳で育てられ，母親は栄養状態が不良であった．成長障害（78％），皮膚の色素沈着（78％），下痢（63.4％），痙攣（14.6％），筋力低下，食欲低下，嘔吐，易刺激性，振戦を認めた[38]．

> 病理所見

肉眼的には脊髄は萎縮性で，割面では側索と後索が灰白調に変色している．組織学的には，

表4 ● SCD の臨床診断のポイント（文献35より一部改変して転載）

1. 亜急性の発症である
2. 下肢主体のしびれ（時に上肢から発症する）（深部知覚障害）
3. 胃・回腸疾患あるいは切除などの既往歴に注意
4. 赤血球の大きさ〔平均赤血球容積（mean corpuscular volume：MCV）〕に注意（大球性貧血を伴うことが多いが，伴わないことも25％程度ある）

図7 亜急性連合性脊髄変性症

A T2強調矢状断像　　B T2強調像（C3レベル）

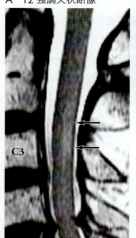
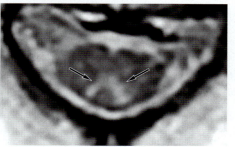

70代，男性．約1か月前より手指のしびれ，こわばりがあり，巧緻運動の障害を認める．大球性貧血を認めた．ビタミン B_{12} は129pg/mLと低値を示した．
A：T2強調矢状断像：C2～3にかけて脊髄内後部に帯状の高信号を認める（→）．脊髄の腫大は認めない．なお，T1強調像では淡い低信号を同部位に認めた（非掲載）．
B：T2強調像（C3レベル）：脊髄楔状束に「ハ」の字型の高信号を認める（→）．

図8 亜急性連合性脊髄変性症

A T2強調像（C3レベル）　　B T2強調像（Th6レベル）

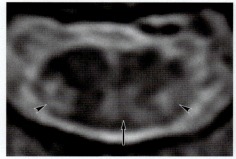
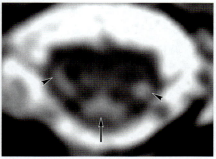

70代，女性．2年前より歩行障害が進行．深部感覚障害，舌乳頭の萎縮，両下肢の筋力低下，膀胱直腸障害がある．錐体路徴候は目立たない．巨赤芽球性貧血があり，ビタミン B_{12} の低下（49pg/mL：正常値233～914）を認めた．
A（T2強調像（C3レベル）），B（T2強調像（Th6レベル））：両側後索（→）と側索（▶）に高信号を認める．
補足：この症例は経過も長く，時間の経った症例と考えられる．

後索と側索に多数の小空胞が散在ないしは融合して海綿状変化を呈する vacuolar myelopathy である．薄束や楔状束，皮質脊髄路はほぼ常に障害されるが，病変はこれらの神経束を選択的に侵すものではない．早期には髄鞘の空胞化が見られ，軸索は保たれる．大径線維が主に障害される．髄鞘破壊の進行に伴って泡沫状マクロファージの出現，二次性の軸索変性，グリオーシスが見られる．病変は胸髄中部から下部に最も強いが，頸髄から延髄に及ぶ例もある．頸髄上部の後索や脊髄小脳路，腰髄下部の皮質脊髄路にはWaller変性を認める[34]．

大脳白質にも同性状の病変を認めることがあり，白質脳症を呈する（本章3「ビタミン B_{12} 欠乏性大脳白質脳症」p.668参照）[39]．

画像所見[40]

SCDではT2強調横断像にて，多い順に楔状束，薄束，側索に高信号を左右対称性に認める（図7，8）．矢状断像では脊髄後部に帯状の高信号を認める．楔状束の高信号は「ハ」の字型を示し（図7，8），特徴的である．病理では胸髄中部以下が多いとされるが，画像では頸髄に認

められることが多い．脊髄に軽い腫大を認めることもあり[41]，稀に造影効果が後索および側索にも認められることもある[42]．

SCDでは急性期には脊髄が腫大し，髄鞘が浮腫を起こし崩壊する過程が観察される．障害が髄鞘に留まっている過程で的確な治療を行えば軸索障害に至らないとされており[43]，T2強調像での高信号も初期に的確な治療が行われたときには消失する．しかし，治療が遅れると回復しないこともある．

脊髄の長大病変を示す疾患の一つである（5章 p.475，視神経脊髄炎の表11を参照）．

・笑気ガス吸引によるSCD

笑気ガスはビタミンB_{12}内のコバルトイオンを酸化することによってビタミンB_{12}の不活化を起こす．ホモシステインのメチオニンへの転換を阻害し，髄鞘蛋白のメチル化の障害により脱髄を起こす．しかし，脱髄のみではなく，虚血性神経症も起こすとされる．笑気ガスによる神経症状は脊髄症が多く，特に後索障害（亜急性脊髄連合性変性症）を来す[44]．

ビタミンB_{12}は低下するが，ときに正常のこともあり，メチルマロン酸とホモシステインも調べる必要がある[44]．

30歳の健康な男性が下肢の感覚異常，共調運動障害を呈した．発症から5週間後にMRIを施行したが正常であった．その8週間後に高度の感覚性失調により，再度受診した．発症から13週間後のMRIにて，C2-Th9に及ぶ長大な脊髄病変を認めた．T2強調横断像（C3）では中心灰白質，前角，後索（楔状束）に及ぶ高信号があり，造影後には横断像では楔状束を中心とするハの字型の造影効果があった．なお，T2強調横断像では薄束は高信号を免れているように見える．ビタミンB_{12}の低下，メチルマロン酸の上昇を認めた．亜酸化窒素（笑気ガス）を毎日100缶近く吸引していたことが判明した[45]．

症状があっても，初回のMRIにて，所見を認めないことがある．また，T2強調像での高信号が後索に留まらず，中心灰白質から前角にまで及ぶ例があり，さらに，造影をすると，楔状束のみに造影効果がある点が教訓的である[45]（笑気ガス吸引による脊髄病変に関しては8章1，p.673，key point 4も参照）．

・母親のビタミンB_{12}不足による胎児への影響

母親が4歳のときに，小腸切除の既往がある．患児は生後9か月時に，座位が未獲得であり，発達の遅れを主訴に来院し，筋緊張低下，活気低下，精神運動発達遅滞，大球性貧血，凝固異常，ビタミンB_{12}低下，ホモシステイン高値，メチルマロン酸血症が判明し，胎児期から続くビタミンB_{12}欠乏による症状と診断された．なお，コバラミン関連遺伝子は正常であった．ビタミンB_{12}補充により，全身状態の改善があり，検査所見も正常になった．1歳3か月時にてんかんを発症した．抗てんかん薬にて，発作は消失した．1歳6か月時にビタミンB_{12}補充を中止したが，血中ビタミンB_{12}は正常であった．5歳7か月の時点にて，精神運動発達遅滞は重度で，運動は独歩可能となったが，筋緊張低下があり，言語は喃語のみであり，コミュニケーションはできない．

画像では両側前頭葉と側頭葉に著明な萎縮を認めた（図9-A，B）．しかし，5歳7か月の時点では，萎縮はほとんど認めず，正常範囲と考えられる（図9-C，D）．

ビタミンB_{12}欠乏の小児で治療をしたら，強い萎縮を認めた脳が正常に近い状態に戻った例の報告は他にもある[46)47]．

・不随意運動と基底核病変

Sharriefらの例は43歳，男性で，亜急性脊髄連合変性症，末梢神経障害，認知症を呈し，さらに，錐体外路徴候を示した．MRIにて，脊髄後索（楔状束）病変に加えて，両側淡蒼球と中脳にFLAIR像にて高信号を示し，淡蒼球の病変はADC値が上昇していた[48]．

一方，北村らの例は悪性貧血はあるが，亜急性脊髄連合変性症はなく，不随意運動と，基底核病変を示した[49]．86歳，女性．1か月前より認知機能低下が増悪したが，日常生活は自立し

図9 ビタミンB₁₂欠乏症（乳児）

A T2強調像（9か月時）
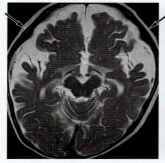

B T2強調像（9か月時）
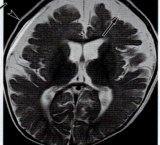

C T2強調像（5歳7か月時）
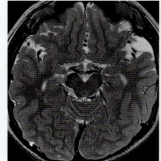

D T2強調像（5歳7か月時）
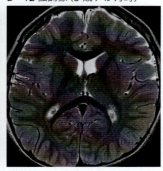

9か月，男児．病歴は本文参照．

A，B：T2強調像（9か月時）：両側前頭葉と側頭葉に著明な萎縮を認める（→）．右前頭部には硬膜下血腫を認める（B；▶）．
C，D：T2強調像（5歳7か月時）：萎縮はほとんど認めず，ほぼ正常範囲である．

ていた．10日ほど前より反応が乏しくなり，入院した．拡散強調像にて線条体（尾状核と被殻）に対称性の高信号を認め，右淡蒼球にも高信号があった．T2強調像/FLAIR像でも高信号である．ADC値は記載がなく，腫大を認めない．論文には記載がないが，両側視床内側にも拡散強調像にて高信号の疑いがある．来院時より意識障害，尿閉を来しており，入院後，次第に舞踏病様の不随意運動が出現するようになった．来院時になかった貧血が徐々に大球性貧血となった．ビタミンB₁₂は測定下限（50pg/mL未満）と著明に低下し，総ホモシステイン値が上昇していた．抗内因子抗体，抗胃壁細胞抗体が陽性となり，萎縮性胃炎を内視鏡検査にて認め，吸収障害によるビタミンB₁₂欠乏による悪性貧血と脳症と診断した．ビタミン投与により症状の改善，MR所見の消失を認めた．

末梢神経障害や脊髄障害ではなく，意識障害と不随意運動が主体で，貧血もなかった．しかし，対称性の基底核病変があり，代謝性疾患を考慮し，赤血球の大球化がビタミンB₁₂欠乏症の診断の端緒となったと記載している．

・菜食主義者では急性発症がありうる

5例の急性発症（15日未満）にて発症したB₁₂欠損による脊髄背外側/背側症候群（SCD）についてのインドからの報告である．全例，菜食主義者である．31歳の男性例では，10日の経過で発症し，急性の脊髄後索症状を呈し，C3にて脊髄が腫大し，T2強調横断像では脊髄後索から前角近くまで高信号を認めている．通常の後索病変よりも範囲が広く，急性期の浮腫が入っている可能性がある．B₁₂不足の原因は粗末な食事にあり，菜食主義者では，亜急性ではなく，急性発症を示す例があるとしている[50]．

鑑別診断[51]

key point 3 および表5 参照．

1. **HIVに伴う空胞性脊髄症**：後索を侵す．病理的にも似ている．HIVの有無．
2. **多発性硬化症**：病変は左右非対称が多い．より急な発症．造影効果がある．

> **key point** 【3. 脊髄後索を侵す疾患】（key point 4（p.673）も参照）（文献51より一部改変して転載）
>
> 1. 亜急性連合性脊髄変性症
>   葉酸欠乏症
>   銅欠乏症
>   笑気ガス（亜酸化窒素）吸引
>   空胞性脊髄症（HIV）
> 2. Sjögren症候群
> 3. 帯状疱疹
>   脊髄癆
> 4. 脳腱黄色腫症
> 5. アトピー性脊髄炎
> 6. 癌性神経根症
> 7. 傍腫瘍性症候群
>   （亜急性感覚性ニューロパチー）
> 8. Charcot-Marie-Tooth病
> 9. Machado-Joseph病
> 10. 多発性硬化症
> 11. 脊髄損傷，脊髄腫瘍
> 12. 毒物薬剤
>   クリキノール（SMON）
>   有機リン酸
>   タリウム
>   ビンクリスチン
> 13. 脊髄くも膜下腔への化学療法[52]
> 14. 後脊髄動脈梗塞
> 15. 後根・後根神経節障害による
>   二次変性（表5参照）

表5● 後天性感覚性ニューロン症（acquired sensory neuronopathies）の鑑別診断（文献53より一部改変して転載）

	経過	関連疾患
傍腫瘍性	亜急性〜慢性	肺小細胞癌，肺癌，乳癌，卵巣癌，悪性リンパ腫，神経内分泌腫瘍，肉腫
炎症性	亜急性〜慢性	Sjögren症候群，関節リウマチ，SLE，自己免疫性肝炎
感染関連	亜急性	HIV（EBV，VZV，麻疹，HTLV-1）
薬剤	亜急性〜慢性	白金に基づく化学療法（シスプラチン，oxaliplatin, carboplatin）抗生剤による毒性も考えられる
ビタミン関連	亜急性〜慢性	ビタミンB_6
特発性	慢性	不明

補足：後根および後根神経節が侵されると，その二次変性により後索がT2強調像にて高信号を示すことがある．

3. Waller変性：後索の二次変性であり，下部に基礎疾患を認める．
4. 後脊髄動脈脊髄梗塞：急性の発症，左右非対称．
5. DARS関連白質脳症：脊髄の側索と後索を侵し，大脳白質に高信号をT2強調像にて認め，脳幹にはhypomyelination（髄鞘発達遅延）を疑わせる所見を認める[54]．
6. 銅欠乏性脊髄症：SCDを考える際には，常に，銅および葉酸欠乏の有無も調べる必要がある．本岡らは牡蠣過剰摂取による銅欠乏性脊髄症の1例を報告している．39歳，女性．1年前より下肢痙性，上下肢異常感覚が出現し，歩行障害が進行した．神経学的所見としては，両下肢の痙性，両下肢深部感覚障害，四肢異常感覚を認めた．T2強調像にて，頸髄に一部，ハの字型，一部は後索全体に高信号を認めた．血清銅，セルロプラスミンが低値であり，銅欠乏性脊髄症と診断された．5年以上前から，牡蠣を毎日15〜20個摂取するという極端な偏食があり，亜鉛過剰摂取による銅吸収障害が起こり，銅欠乏になった[55]．

● …診断のコツ

手足のしびれ，胃・回腸の疾患あるいは手術歴がある患者において，楔状束に「ハ」の字型の高信号を認めた際には本症を考える．

3 ビタミンB_{12}欠乏性白質脳症（leukoencephalopathy associated with cobalamin deficiency）

臨床

ビタミンB_{12}には2つの活性型があり，その1つのコバラミンはホモシステインからメチ

図10 | ビタミンB_{12}欠乏性白質脳症

A　T2強調像　　　　　B　T2強調像　　　　　C　T2強調像

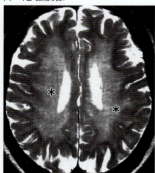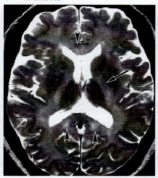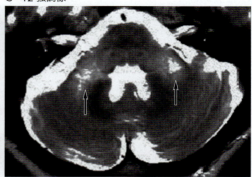

40代，女性．約1か月前から歩行時のふらつき，構音障害があり，進行性である．入院時，軽度断綴性発語，失調性歩行，四肢失調が認められた．約6年前に貧血があり，治療を受けている．
A：T2強調像：両側対称性に深部白質に高信号を認める（＊）．皮質下白質は保たれている．
B：T2強調像：両側対称性に内包膝部から後脚（→），脳梁膝部および膨大部（▶），側脳室前角および三角部周囲白質に高信号を認める．
C：T2強調像：両側対称性に中小脳脚に高信号を認める（→）．
補足：治療診断目的にメコバラミン（ビタミンB_{12}）投与を開始し，約2か月で失調性歩行，構音障害の改善が認められた．その時点でのT2強調像では高信号が減少し，改善が認められた．
　本例は血球数は正常（Hb 12.0g/dL，Ht 38.3%）であったが，ビタミンB_{12}は150pg/dL（正常205～700pg/dL）と低値であった．抗内因子抗体および抗胃壁細胞抗体が陽性であった．悪性貧血や亜急性連合性変性症を伴わず，白質脳症が認められた点，白質脳症に加えて小脳症状が認められた点が特徴的であった．小脳症状は中小脳脚の病変に関係していると考えられる．病変の分布はトルエン中毒に類似している．
（文献39より転載．和歌山県立医科大学神経内科　近藤智善先生，森田修平先生のご厚意による）

オニンへの変換に関する補酵素である．その不足がメチオニン代謝異常を起こし，髄鞘形成に影響を与え，ビタミンB_{12}欠乏性白質脳症を起こすと考えられている．

過去の本症の記載は6例にあり，全例にビタミンB_{12}の低下が認められている．大球性貧血が明らかであったのは3例のみである．1例を除き，何らかの認知障害を認める．さらに，全例で錐体路症状があり，感覚障害が3例に，2例に視力障害が認められる．1例を除き，ビタミンB_{12}投与により臨床症状および画像所見の改善を認めている．この病態はある程度可逆的であると考えられる．胃病変は2例のみで，萎縮性胃炎を示した[39)56)]．

ビタミンB_{12}の欠乏の原因については「亜急性連合性脊髄変性症」p.663参照．

・メトホルミン

経口糖尿病薬であるメトホルミンにより，発症したと考えられる白質脳症例がある[57)]．

・Cobalamin欠損症

21歳の女性，精神的退行があり，3か月にてベッド生活となった．MRIでは拡散強調像にて，両側尾状核に高信号があり，さらに，側脳室白質にも高信号が及び，白質脳症と診断された．ビタミンB_{12}は正常であるが，ホモシステインの上昇があり，Cobalamin欠損症C型あるいはD型と考えられた．成人でも40代まではありうる．深部静脈血栓症を伴うことがある．大球性貧血は認めないことがある[58)]．

病理所見

生検を施行した報告例があり，白質での髄鞘の空胞変性を伴う浮腫とグリオーシスが認められ，SCDの病理所見と一致した[59)60)]．視神経の変性も報告がある[60)]．

画像所見

広範な大脳白質病変がT2強調像/FLAIR像にて高信号として認められる．深部白質，脳梁，内包後脚，中小脳脚，小脳白質を含む例がある

図11 ビタミン B₁₂ 欠乏性白質脳症

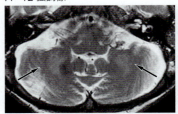

A T2強調像

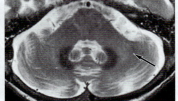

B T2強調像

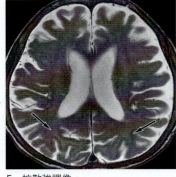

C T2強調像

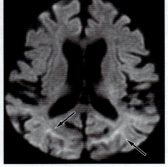

D 拡散強調像

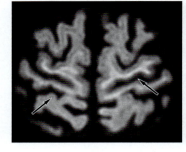

E 拡散強調像

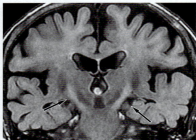

F FLAIR冠状断像

71歳，女性．約2か月前に患者の歩行がゆっくりで，表情に乏しい，食欲が亢進していることに家人が気がついた．20日前に食べこぼしが多く，自分のバッグにホテルの備品を詰め込むなどの行動異常があった．具のない味噌汁を出したり，尿便失禁があり，当院に入院した．認知障害があり，数か月の経過で進行したと考えられる．四肢腱反射亢進，強制把握反射陽性であった．MRIを撮像した．胃癌術後であり，大球性貧血を認め，さらに，偏食（肉，魚を食べない）があった．ビタミン B₁₂ は外来での検査にて測定値下限以下であった．

A：T2強調像：歯状核外側の小脳白質内に高信号を両側性に認める（→）．
B：T2強調像：左中小脳脚に高信号を認める（→）．なお，**A**，**B** での高信号の部位は拡散強調像では高信号を示さない．
C：T2強調像：後頭葉皮質下白質に高信号を認める（→）．大脳白質では深部よりも，皮質下白質にて高信号が目立つ．
D：拡散強調像：両側後頭葉皮質下白質に高信号を認める（→）．
E：拡散強調像：両側中心前回と後回白質に高信号を認める（→）．なお，ADC値は上昇し，拡散制限はない．
F：FLAIR冠状断像：両側内包後脚から大脳脚にかけての皮質脊髄路に異常な高信号を認める（→）．両側前頭葉から頭頂葉にかけての白質の信号強度も，側頭葉白質と比べると高く，異常と考える．

補足：ビタミン B₁₂ 投与により，認知障害は改善し，約1年後のMRIでは高信号はほぼ消失した．

（図10，11）[39)56)]．図11の自験例では拡散強調像が最も明瞭な高信号であった．大脳白質では深部白質より，皮質下白質に高信号が強く，大脳脚から内包後脚の皮質脊髄路にも高信号をFLAIR冠状断像にて認めた．さらに，中心前回および後回（Roland領域）白質に高信号があった．拡散制限は認めていない．

さらに，PRES（posterior reversible encephalopathy syndrome）に類似して，側頭葉から後頭葉白質（大脳後部）に左優位に認められる例もある[59)]．1例は SCD を伴っていた[61)]．造影効果についての記載のあった例では造影効果を認めていない[59)]．

鑑別診断

（3章1，p.226，ウイルス感染症，key point 3「成人における白質脳症の原因」参照）

1. **一酸化炭素中毒**：淡蒼球にも病変を認めることがある．間欠型では病歴に注意が必要である．
2. **橋本脳症**：意識障害に変動がある．
3. **PRES**：画像のみでは鑑別が困難なこともある．PRESを起こす疾患を認める．
4. **悪性リンパ腫**：造影効果を認める．
5. **進行性多巣性白質脳症**：病変が左右非対称，皮質下優位，進行性．
6. **血管炎**：左右非対称，進行性．

● …診断のコツ

大球性貧血を伴う白質脳症（認知障害）では本症を考慮する．

4 ビタミンE欠乏性運動失調症（ataxia with vitamin E deficiency）

臨床

中年以降の成人発症で，軽度の運動失調と深部感覚障害があり，常染色体劣性遺伝である．αトコフェロール輸送蛋白の変異によりビタミンE欠乏症を来し，発症する．臨床病理学的には後索失調症状が主体である[62]．

画像所見

画像に関する報告は少ないが，小脳萎縮を認める例もある[63]．

脳および脊髄は正常が多いが，ときに，頸髄後索に信号強度異常があり，先天性あるいは遺伝性のビタミンE欠乏症，特にαトコフェロール輸送蛋白欠損症と無βリポタンパク血症にて認められる[63]．稀に，小脳萎縮を認める例もある[64]．

（本症における脊髄病変に関しては8章1，p.673，key point 4も参照）

参考文献

1) Harper CG, Giles M, Finlay-Jones R: Clinical signs in the Wernicke-Korsakoff complex: a retrospective analysis of 131 cases diagnosed at necropsy. J Neurol Neurosurg Psychiatry 49: 341-345, 1986.
2) Caine D, Halliday GM, Kril JJ, Harper CG: Operational criteria for the classification of chronic alcoholics: identification of Wernicke's encephalopathy. J Neurol Neurosurg Psychiatry 62: 51-60, 1997.
3) Unlu E, Cakir B, Asil T: MRI findings of Wernicke encephalopathy revisited due to hunger strike. Eur J Radiol 57: 43-53, 2006.
4) Fei GQ, Zhong C, Jin L, et al: Clinical characteristics and MR imaging features of nonalcoholic Wernicke encephalopathy. AJNR Am J Neuroradiol 29: 164-169, 2008.
5) Zhang SQ, Guan YT: Acute bilateral deafness as the first symptom of Wernicke encephalopathy. AJNR Am J Neuroradiol 33: E44-E45, 2012.
6) Renou P, Ducreux D, Batouche F, Denier C: Pure and acute Korsakoff syndrome due to a bilateral anterior fornix infarction: a diffusion tensor tractography study. Arch Neurol 65: 1252-1253, 2008.
7) 金子裕嗣，鶴谷悠也，佐川尚子・他：大量飲酒や偏食を伴わずに，Wernicke脳症を来たしたと考えられた高齢2型糖尿病患者の1例．日老医誌 52: 177-183, 2015.
8) Sechi G, Serra A: Wernicke's encephalopathy: new clinical settings and recent advances in diagnosis and management. Lancet Neurol 6: 442-455, 2007.
9) Vasconcelos MM, Silva KP, Vidal G, et al: Early diagnosis of pediatric Wernicke's encephalopathy. Pediatr Neurol 20: 289-294, 1999.
10) Golden ET, Holder CA: Nonalcoholic Wernicke encephalopathy in a pediatric patient with a history of medulloblastoma. Neurographics 4: 139-141, 2014.
11) 宇都宮 靖，横山美由紀，豊島光雄・他：乳児用イオン飲料の過剰摂取によるビタミンB_1欠乏症の幼児例．小児診療 70: 1565-1568, 2007.
12) 大浜栄作：ウェルニッケ脳症．後藤 昇，柳下 章，大浜栄作，宮田 元；臨床のための神経形態学入門．三輪書店，p.365-366, 2008.
13) Harding A, Halliday G, Caine D, Kril J: Degeneration of anterior thalamic nuclei differentiates alcoholics with amnesia. Brain 123: 141-154, 2000.
14) Zuccoli G, Santa Cruz D, Bertolini M, et al: MR imaging findings in 56 patients with Wernicke encephalopathy: nonalcoholics may differ from alcoholics. AJNR Am J Neuroradiol 30: 171-176, 2009.
15) 濱上智子，鴨川賢二，岡本憲省，奥田文悟：MRI拡散強調画像で小脳に限局する病変を呈したWernicke脳症．神経内科 66: 490-491, 2007.
16) Zuccoli G, Cravo I, Bailey A, et al: Basal Ganglia involvement in Wernicke encephalopathy: report of 2 cases. AJNR Am J Neuroradiol 32: E129-E131, 2011.
17) Shogry ME, Curnes JT: Mamillary body enhancement on MR as the only sign of acute Wernicke encephalopathy. AJNR Am J Neuroradiol 15: 172-174, 1994.
18) 渡邉誠司，山倉慎二，平野恵子・他：長期間の拒食のためにWernicke脳症を来した自閉症児例．脳と発達 41: 43-46, 2009.

19) 橋本貴司，上田治夫，三井良之・他：MRI拡散強調画像が診断に有用であったWernicke脳症の1例．臨床神経 44: 422-426, 2004.
20) White ML, Zhang Y, Andrew LG, Hadley WL: MR imaging with diffusion-weighted imaging in acute and chronic Wernicke encephalopathy. AJNR Am J Neuroradiol 26: 2306-2310, 2005.
21) Nazarov B, Jeannin S, Mejdoubi M: Teaching Neuroimages: Bilateral anterior thalami and fornix macrohemorrhage in Wernicke-Korsakoff syndrome. Neurology 77: e129, 2011.
22) Pereira DB, Pereira ML, Gasparetto EL: Nonalcoholic Wernicke encephalopathy with extensive cortical involvement: cortical laminar necrosis and hemorrhage demonstrated with susceptibility-weighted MR phase images. AJNR 32: E37-E38, 2011.
23) 森本展年，影山康彦，谷津祐市・他：Wernicke脳症類似の両側視床内側病変を呈したブロム中毒の一例．臨床神経 54: 360, 2014.
24) Rudge P, et al: Imaging and CSF analyses effectively distinguish CJD from its mimics. J Neurol Neurosurg Psychiatry 89: 461-466, 2018.
25) 岡田弘明・他：ウェルニッケ脳症との鑑別を要し，肺癌手術により症状と頭部画像所見の改善を認めた抗Ma2抗体陽性脳炎の一例．臨床神経 58: 343, 2018.
26) Ozturk A, Yousem DM, Mahmood A, El Sayed S: Prevalence of asymmetry of mamillary body and fornix size on MR imaging. AJNR Am J Neuroradiol 29: 384-387, 2008.
27) 桜井圭太，佐々木繁，荒川利直・他：皮質病変を伴うウェルニッケ脳症の検討．第38回日本神経放射線学会抄録集, p.171, 2009.
28) Rodan LH, Mishra N, Tein I: MR spectroscopy in pediatric Wernicke encephalopathy. Neurology 80: 969, 2013.
29) Rugilo CA, Uribe Roca MC, et al: Proton MR spectroscopy in Wernicke encephalopathy. AJNR Am J Neuroradiol 24: 952-955, 2003.
30) 宮嶋裕明，河野智：神経難病の克服 単一遺伝子病からのアプローチ 家族性Wernicke類似脳症．臨床神経 50: 855-857, 2010.
31) Ferreira CR, et al: Biotin-thiamine responsive basal ganglia disease: Identification of a pyruvate peak on brain spectroscopy, novel mutation in SLC19A3, and calculation of prevalence based on allele frequencies from aggregated next-generation sequencing data. Am J Med Genet A 173: 1502-1513, 2017.
32) Shan F, et al: Neuromyelitis optica spectrum disorders may be misdiagnosed as Wernicke's encephalopathy. Int J Neurosci 126: 922-927, 2016.
33) Fung EL, et al: Aquaporin-4 autoantibody: a neurogenic cause of anorexia and weight loss. Dev Med Child Neurol 54: 45-47, 2012.
34) 大浜栄作：亜急性脊髄連合変性症．後藤昇，柳下章，大浜栄作，宮田元；臨床のための神経形態学入門．三輪書店, p.36-38, 2008.
35) 福武敏夫：脊椎疾患とビタミンB_{12}欠乏症．脊椎脊髄ジャーナル 20: 163-166, 2007.
36) Stabler SP: Clinical practice. Vitamin B_{12} deficiency. N Engl J Med 368: 149-160, 2013.
37) Celiker MY, Chawla A: Congenital B_{12} deficiency following maternal gastric bypass. J Perinatol 29: 640-642, 2009.
38) Demir N, Koc A, Üstyol L, et al: Clinical and neurological findings of severe vitamin B_{12} deficiency in infancy and importance of early diagnosis and treatment. J Paediatr Child Health 49: 820-824, 2013.
39) 森田修平，近藤智善：ビタミンB_{12}欠乏性大脳白質脳症．神経内科 61: 353-357, 2004.
40) 柳下章：亜急性脊髄連合変性症．エキスパートのための脊髄脊椎疾患のMRI. 第3版，三輪書店, p.479-483, 2015.
41) Yamada K, Shrier DA, Tanaka H, Numaguchi Y: A case of subacute combined degeneration: MRI findings. Neuroradiology 40: 398-400, 1998.
42) Locatelli ER, Laureno R, Ballard P, Mark AS: MRI in vitamin B_{12} deficiency myelopathy. Can J Neurol Sci 26: 60-63, 1999.
43) 村山繁雄，齊藤祐子，仲博満，山之内博：亜急性連合性脊髄変性症．脊椎脊髄ジャーナル 17: 1099-1102, 2004.
44) Thompson AG, Leite MI, Lunn MP, et al: Whippits, nitrous oxide and the dangers of legal highs. Pract Neurol 15: 207-209, 2015.
45) Ernst LD, Brock K, Barraza LH, et al: Longitudinally extensive nitrous oxide myelopathy with novel radiographic features. JAMA Neurol 72: 1370-1371, 2015.
46) 小坂康夫・他：補充療法により脳萎縮に著明な改善を認めたビタミンB_{12}欠乏症の乳児例．Jap J Radiol 35: 32, 2017.
47) 松島理士：先天性B_{12}欠乏症．Neuroradiology club film conference, 府中, 2015年9月．
48) Sharrief AZ, et al: Vitamin B(12) deficiency with bilateral globus pallidus abnormalities. Arch Neurol 69: 769-772, 2012.
49) 北村泰佑・他：不随意運動を主徴とし，両側大脳基底核病変を呈したビタミンB_{12}欠乏症の1例．臨床神経 56: 499-506, 2016.

50) Pandey S, et al: Can vitamin B$_{12}$ deficiency manifest with acute posterolateral or posterior cord syndrome? Spinal Cord Ser Cases 2: 16006, 2016.
51) 柳下 章：亜急性脊髄連合変性症．柳下 章（編）；エキスパートのための脊椎脊髄疾患のMRI（第2版）．三輪書店, p.343-345, 2010.
52) Lu CH, Yao M, Liu HM, Chen YF: MR findings of intrathecal chemotherapy-related myelopathy in two cases: mimicker of subacute combined degeneration. J Neuroimaging 17: 184-187, 2007.
53) Sheikh SI, Amato AA: The dorsal root ganglion under attack: the acquired sensory ganglionopathies. Pract Neurol 10: 326-334, 2010.
54) Wolf NI, Toro C, Kister I, et al: DARS-associated leukoencephalopathy can mimic a steroid-responsive neuroinflammatory disorder. Neurology 84: 226-230, 2015.
55) 本岡里英子・他：偏食による亜鉛過剰摂取が原因と考えられた銅欠乏性ミエロパチーの1例．臨神 56: 690-693, 2016.
56) Morita S, Miwa H, Kihira T, Kondo T: Cerebellar ataxia and leukoencephalopathy associated with cobalamin deficiency. J Neurol Sci 216: 183-184, 2003.
57) 鴨川賢二, 二宮怜子, 松本雄志・他：薬剤の関与が疑われたビタミンB$_{12}$欠乏により白質脳症を呈した1例．臨床神経 54: 360, 2014.
58) Biotti D, Esteban-Mader M, Diot E, et al: Clinical Reasoning: A young woman with rapid mental deterioration and leukoencephalopathy. Neurology 83: e182-e186, 2014.
59) Chatterjee A, Yapundich R, Palmer CA, et al: Leukoencephalopathy associated with cobalamin deficiency. Neurology 46: 832-834, 1996.
60) Harper C, Butterworth R: Vitamin B$_{12}$. In Graham DI, Lantos PL (eds); Greenfield's neuropathology, 7th ed (vol.1). Arnold, London, p.628-630, 2002.
61) Scherer K: Images in clinical medicine. Neurologic manifestations of vitamin B$_{12}$ deficiency. N Engl J Med 348: 2208, 2003.
62) 水澤英洋：Friedreich失調症．15 神経系の疾患．杉本恒明, 矢崎義雄（編）；内科学（第9版）．朝倉書店, p.1805, 2007.
63) Marelli C, et al: Spinal cord involvement in adult-onset metabolic and genetic diseases. J Neurol Neurosurg Psychiatry 90: 211-218, 2019.
64) Battisti C, Toffola ED, Verri AP, et al: Clinical and stabilometric monitoring in a case of cerebellar atrophy with vitamin E deficiency. Brain Dev 20: 253-257, 1998.

追加情報

key point 【4. 成人発症の代謝性/遺伝性疾患における脊髄病変[63]】

脊髄病変	疾患名	脊髄病変部位	脳病変
後索±脊髄側索	B$_{12}$/銅/葉酸欠乏症	頸髄/胸髄	通常は正常
	ビタミンE欠乏症	頸髄	正常
	笑気ガス吸引	頸髄/胸髄	通常は正常
	MTX髄注	頸髄/胸髄	広範な白質脳症がありうる
	遺伝性高ホモシステイン血症	頸髄/胸髄	正常，多くは脳萎縮と側脳室周囲白質に高信号．基底核の異常，急性の高信号がCbl Cでは拡散強調像にてありうる
	LBSL	長大，広範	側脳室周囲白質，延髄錐体，三叉神経路（脳実質内），小脳白質，小脳脚，内包後脚，脳梁膨大部
	HBSL	長大，広範	限局的，中等度の側脳室周囲白質，低髄鞘化（hypomyelination）はないこともある
	ADLD（LMNB1）	長大，広範，頸髄に多く，全脊髄に及ぶ	大脳白質に高信号，進行性に皮質脊髄路を侵す，脳梁，側脳室周囲は免れることが多い
	spinal CTX	長大，広範	初期には正常；軽度の側脳室周囲，歯状核
	APBD	頸髄	下記参照
	ビオチニダーゼ欠損症	主として頸髄	下記参照
	Alexander病	延髄±頸髄	下記参照
非特定部位	ビオチニダーゼ欠損症	主として頸髄，上部胸髄，長大，広範，再発性横断性脊髄炎がありうる	正常もある；脳弓柱，乳頭体，視神経，皮質脊髄路，小脳，延髄，脳幹，造影効果も記載がある

非特定部位	Alexander 病	延髄 ± 頸髄	下記参照
	ミトコンドリア病（OPA1, LHON）	多巣性部分性脊髄症	前部視神経路に萎縮と高信号，大脳白質に多発性硬化症様病変
造影効果がありうる	Alexander 病		下記参照
	ビオチニダーゼ欠損症	上記参照	上記参照
	遺伝性 / 後天性高ホモシステイン血症	頸髄 / 胸髄	上記参照
	笑気ガス吸引	頸髄 / 胸髄	正常
	MTX 髄注	頸髄 / 胸髄	上記参照
脊髄萎縮	AMN/ALD	全般的な萎縮	皮質脊髄路，内包後脚，脳梁，後頭蓋窩，側脳室周囲白質（頭頂後頭葉優位）
	APPD	限局 / 全般性萎縮	皮質脊髄路と内側毛帯（延髄，橋），側脳室周囲（後頭葉優位），側頭葉，外包，内包後脚と後頭蓋窩の白質に融合性，多巣性の病変
	遺伝性 HSPs	全般性萎縮	正常，ときに白質病変(SPG2/5/10/11/15/35)，脳梁萎縮(SPG11/15)
	Friedreich 失調症	頸髄萎縮	正常もしくは軽い小脳萎縮
信号異常なし	PLS/ALS	全般性萎縮	正常，ときに皮質脊髄路に高信号
	Alexander 病	限局性萎縮（延髄から頸髄）胸髄に及ぶのは稀	内側毛帯，内包後脚に選択的に異常信号，非特異的な高信号，非常に長期に及ぶ造影効果を脳幹，中小脳脚，歯状核門に認める，脳幹軟膜の高信号（FLAIR > T2），天幕上の高信号は軽いあるいはない，軽い後部 / 側脳室の白質高信号，基底核病変は成人では稀

補 足：ADLD：adult onset autosomal dominant leukodystrophy（LMNB1：LMNB1-related autosomal-dominant luekodystrophy，ALD：adrenoleukodystrophy，ALS：amyotrophic lateral sclerosis，APBD：adult polyglucosan body disease，Cbl C：cobalamin C，CTX：cerebrotendinous-xanthomatosis，HBSL：hypomyelination with brainstem and spinal involvement and leg spasticity，HSP：hereditary spastic paraplegia，LBSL：leukoencephalopathy with brainstem, spinal cord involvement and lactate elevation，LHON：Leber hereditary optic neuropathy，MTX：methotrexate，PLS：primary lateral sclerosis.

2 ● 内分泌・腎疾患

1 高血糖

A 高血糖性舞踏病（高血糖によるバリスム・ヒョレア）(hyperglycemic chorea, hemiballism-hemichorea)

臨床

本症はコントロール不良の糖尿病患者の非ケトン性高血糖時に起こる（ヘミ）バリスムである．高齢の女性に多く，急性に発症し，片側性と両側性がある．hemichoreaに移行することもあり，hemiballism-hemichoreaとも言われる[1]〜[4]．

バリスムは四肢を投げ出すような不随意運動であり，梗塞，出血などによる対側視床下核の障害で生じるとされている．

視床下核からの遠心性線維は淡蒼球を介して視床へと連絡し抑制的に働く．視床はさらに，尾状核，被殻，皮質へと連絡する．これらのどの部位の異常でも，バリスムが起こりうる．

本症では，通常は被殻から尾状核の病変により，対側のバリスムが発生する．視床下核の病変により発症した例もある[4]．異常運動の原因は，高血糖に伴うhyperviscocity（過粘稠）が低血流を引き起こすことによるとされる[5]．

Linらによると，MRI検査時に血糖が正常でも，数週間前に高血糖の既往があれば，高血糖性舞踏病になり得るとされる[5A]．

高血糖を有し同様な画像所見を示しながら，不随意運動を認めない例もある[6]．

・**診断基準**

① 突然発症の一側または両側の舞踏運動・バリスム
② 発症時またはその前に高血糖状態に急激な血糖変化を認めること（血糖低下時に生じた報告もある）
③ T1強調像にて患側被殻に高信号を認める
④ 糖尿病以外の原因を否定できること

①〜③がそろえば確実，②と③では糖尿病性舞踏病とは言えないが，不随意運動発現を考慮した経過観察が必要である[7]．

表1に糖尿病に関係した神経変性疾患を示す．

病理所見

T1強調像での高信号の機序は確立されていない．本症発症40日後になされた剖検例では，被殻後部にグリオーシスと血管外のヘモジデリン，穿通枝には鉄分の沈着を認めた．アミロイドやカルシウム沈着は認めなかった．高血糖に起因する血液脳関門の機能不全があり，それによって赤血球が血管外に漏出し点状出血を呈したことが，本症のT1短縮とCTでの高吸収域を説明できるとした[8]．その他に，生検例において大円形細胞（gemistocyte）の出現によるとする説がある[1]．

画像所見

症状と反対側の被殻，時に尾状核と淡蒼球にもT1強調像にて高信号を認めることがある．浮腫およびmass effectはない．CTでも高吸収域を認めることがある（図1）．同部位は，T2強調像では正常あるいは低信号を示す．両側性のこともある時にある[1]〜[3]．被殻と尾状核が侵さ

表1 ● 糖尿病に関係する神経変性疾患[9]

・Alzheimer病
・毛細血管拡張性失調症
・Down症候群
・Friedreich失調症
・Huntington病
・ミトコンドリア病（酸化的リン酸化に関係）
・筋緊張性ジストロフィ
・パーキンソン病
・Prader-Willi症候群
・Werner症候群
・Wolfram症候群（→ p.69，2章1-1，多系統萎縮症，【鑑別診断】参照）
・ビタミンB_1不足（遺伝性サイアミン/inherited thiamine-responsive megaloblastic anemia syndrome）

図1 高血糖性舞踏病

A 単純CT　　B T1強調像

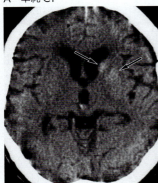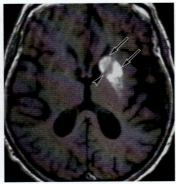

60代，女性．血糖値が300mg/dL程度の高血糖を示す患者が1週間前より右手足が勝手に動くようになった．
A：単純CT：左尾状核と被殻に高吸収域を認める（→）．
B：T1強調像：尾状核と被殻に高信号を認める（→）．その間の内包前脚（▶）は保たれており，mass effectは認めない．なお，T2強調像では同部位は高信号を示した（非掲載）．

図2 高血糖性舞踏病

A T1強調像（発症4日目）　　B T1強調像（Aより約10か月後）　　C T2*強調像（gradient echo 法）

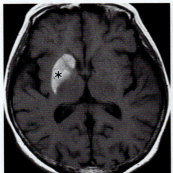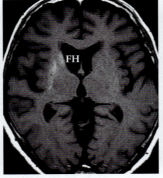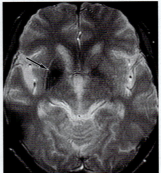

70代，女性．コントロール不良の糖尿病患者が，約10か月前に突然に左側のバリスム・ヒョレアを発症した（A）．その後軽快したが，当院に舞踏病治療のために入院（B，C）．
A：T1強調像（発症4日目）：右尾状核，被殻，淡蒼球に高信号を認める（*）．
B：T1強調像（Aより約10か月後）：右基底核の萎縮があり，右側脳室前角（FH）の拡大を認める．右尾状核と被殻には高信号を認める．Aに比べて縮小している．
C：T2*強調像（gradient echo法）：右被殻から淡蒼球にかけて低信号を認め，点状出血があったことを示唆している（→）．

れても，間にある内包前脚が保たれる（図1, 2）．さらに，視床下核のみに同様な病変を示した例がある[4]．

gradient echo法では低信号を示す例（図2）もあり，被殻後部の点状出血を示唆している[10]．しかし，CTでの高吸収域はゆっくりと消失し，数年残存することもある[5]．点状出血としては高吸収域が長く続きすぎるように思われる．

T1強調像では線条体と同様に淡蒼球にも高信号を認めた図3では，T2*強調像およびSWANでは線条体と淡蒼球は異なる信号を示した．線条体は一様な強い低信号であるが，淡蒼球は，CTでの石灰化のある部位は低信号，その他はT2*強調像では等信号，SWANでは弱い低信号を一部のみが示し，線条体とは異なっていた（図3）．

稀な例ではあるが，本症において，T1強調像では淡蒼球に高信号を認め，造影後には左被殻，尾状核，淡蒼球，右尾状核に造影効果を認めた例がある．不随意運動はなかった[11]．

鑑別診断

・一側尾状核と被殻に高吸収域（ここでは石灰化）を示す疾患の一つに静脈性血管奇形がある．慢性的な虚血によるとされ，Dehkharghani

図3 高血糖性舞踏病

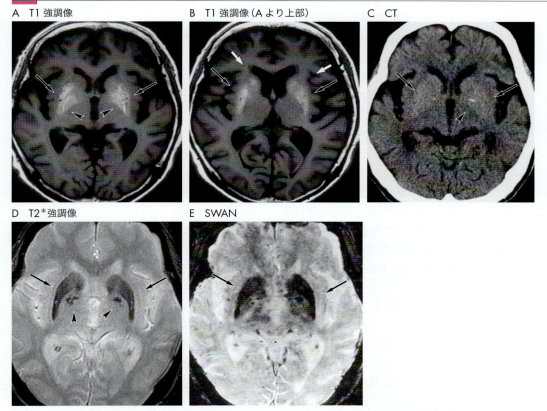

A T1強調像　B T1強調像（Aより上部）　C CT
D T2*強調像　E SWAN

85歳，女性．約54日前から突然に両足が震え始めた．次第に悪化した．4日後に娘が施設を訪問した際には肩から下がくねるような動きを認めた．1か月前からは頸部もくねるようになった．改善はない．口部・頸部・四肢に舞踏病不随意運動を認める．糖尿病がある．血糖値は114mg/dLであるが，ヘモグロビンA1c 8.7％（NGSP値）と高値である．
A：T1強調像：両側被殻（→）と淡蒼球（▶）に高信号を認める．
B：T1強調像（Aより上部）：被殻（→）と尾状核（⇨）に高信号を認める．
C：CT：両側線条体（被殻と尾状核），淡蒼球に高吸収域を認める（→）．両側淡蒼球には石灰化を認める（▶）．
D：T2*強調像：両側被殻と尾状核には強い低信号を認める（→）．淡蒼球には石灰と考えられる部位に低信号を認める（▶）が，淡蒼球の他の部位は低信号がない．線条体と淡蒼球では少し様相が異なる．
E：SWAN：T2*強調像と同様に，両側線条体には強い低信号を認める（→）．淡蒼球は石灰化以外には強低信号が少ない．
補足：少し経過がたった高血糖性舞踏病の症例である．両側性である．線条体と淡蒼球のT2*強調像，SWANでの差異が何を示すのかが興味深い．

らの6例の報告がある[12]．

- Huntington病：図2-Bにて示すように，高血糖性舞踏病では陳旧性病変では線条体に萎縮を来す．本症が両側性の際にはHuntington病に類似した画像所見を呈する．T1強調像にて高信号が消失していることもあり，過去の病歴を知ることが重要である．横山がそのような症例を提示した[13]．
- key point 5に示す．

●…診断のコツ

突然発症した高齢のバリスム・ヒョレア患者において，T1強調像での基底核前部の高信号の存在，あるいは同部位のCTでの高吸収域の存在は本症を示唆する．

B 非ケトン性高血糖（nonketotic hyperglycemia：NKH）による痙攣

臨床

NKHは高浸透圧性であり，痙攣は主たる症状である．Raghavendraらが4例について，報

> **key point** 【5．T1強調像にて基底核に高信号を示す疾患】
> 1．高血糖性舞踏病（被殻，尾状核）
> 2．本態性血小板血症（高血糖性舞踏病と同様に，片側舞踏病とT1強調像にて高信号を被殻から尾状核にかけて示す，微小循環障害によるとされる）[14]
> 3．マンガン中毒（淡蒼球，黒質，下垂体）：肝性脳症，長期間の経管栄養，溶接工などのマンガン中毒
> 4．Wilson病（淡蒼球）（T2強調像では高信号，低信号の混在）
> 5．神経フェリチン症（T2強調像にて被殻に高信号，その周囲には低信号）
> 6．無セルロプラスミン血症（被殻，尾状核，視床にT2強調像にて低信号を示す．糖尿病，貧血の存在）
> 7．神経線維腫症
> 8．Langerhans細胞組織球症
> 9．石灰化を伴う内分泌疾患：甲状腺機能低下症，副甲状腺機能亢進/低下症，偽性副甲状腺機能低下症
> 10．石灰化（Fahr病，MELAS）
> 11．胚腫（CTでは高吸収域を示し，時に石灰化の存在，時に片側萎縮）
> 12．細胞壊死を起こす疾患（虚血など）[15][16]
> 13．LGI1自己抗体関連 faciobrachial dystonic seizures（FBDS）（同側の顔面と上腕に限局するジストニア様の痙攣発作）（p.436 4章「15．自己免疫性脳炎」LGI1-faciobrachial dystonis seizureの項参照）
> 14．Epstein-Barrウイルスによる脳病変（p.212，3章1-3F「Epstein-Barrウイルスによる神経感染症」参照）

告している．年齢は42～60歳であり，男性が2人である．複雑部分発作が1人，持続性部分てんかんが1人，限局性の運動発作が2人である．血糖値は314～550mg/dLであり，全例高浸透圧である．2人が右同名性半盲を呈した[17]．なお，StrowdらはNKHがあり，急性の左同名性半盲があったが，痙攣発作が認められない高血糖性半盲（hyperglycemic hemianopia）の2例を報告している．高血糖を直すことによって症状は改善している[18]．下記に記すように，両者は，類似した画像所見を示す．

Peddawadらの例は非可逆性変化を来した視力障害であり，他の報告とは異なっている[19]．

画像所見

Raghavendraらの4例のうち，2例は運動発作に関連して，運動皮質の皮質下にT2強調像/FLAIR像にて低信号を認め，皮質には造影効果を認め，拡散制限があった．右半盲のあった1例は左後頭葉皮質下にT2強調像/FLAIR像にて低信号があり，皮質には高信号を認め，拡散制限があった．残りの1例は右半盲と幻視があり，左側頭・頭頂・後頭葉皮質下に低信号がT2強調像にてあり，両側線条体にも高信号を認めている．皮質下にT2強調像にて低信号を示す病変をkey point 6に記す．

Strowdらの2例は，FLAIR像にて右後頭・頭頂葉皮質に高信号があり，接する皮質下に低信号を認めた．拡散強調像にて高信号であるが，拡散制限はない．造影後には皮質あるいは脳溝に沿った造影効果を認めている．

Peddawadらの例は後頭葉が侵され，T2強調像/FLAIR像にて，皮質下に低信号を示す．この低信号の原因は不明であるが，細胞内浸透圧性脱水，石灰化，free radicalなどが考えら

> **key point** 【6．T2強調像にて皮質下の低信号（subcortical low intensity）[17]】
> 1．急性
> 　　　ウイルス性脳炎
> 　　　髄膜炎
> 　　　髄膜播種
> 　　　出血性梗塞
> 　　　低酸素性脳症
> 　　　非ケトン性高血糖
> 　　　抗MOG抗体関連疾患（皮質性脳炎）(p.510，5章1-4図49参照)
> 2．慢性
> 　　　多発性硬化症
> 　　　Sturge-Weber症候群
> 　　　もやもや病
> 　　　結節性硬化症
> 　　　片側巨脳症

れている．

造影後には脳回に沿った造影効果（gyral contrast enhancement）があり，皮質壊死が疑われる．橋に病変が及ぶことがあるとした[19]．

2　低血糖による脳障害（hypoglycemic brain damage：HBD）

臨床

HBDの多くは糖尿病患者におけるインスリンや経口血糖降下薬投与によって生じる．時にアルコール多飲，インスリノーマなどが原因のこともある．

糖尿病患者では高齢者が多く，その意識障害として重要である[20]〜[23]．また，インスリン過剰によらない低血糖の原因としてホルモン欠乏があり，成長ホルモンやコルチゾールが不足すると血糖の維持ができない[24]．Sheehan症候群も低血糖を来す[24][25]．

最近ではグリベンクラミド（経口糖尿病薬）を含む勃起不全治療用薬の使用によって発症した8例（男性）の報告がある[26]．この報告では年齢は26〜73歳である．

血糖値が50mg/dL以下になると低血糖症状（空腹感，頭痛，意識障害）を生じる[24]．低血糖症の診断には，①低血糖による症状がある，②低血糖が証明される，③症状が血糖の補正（ブドウ糖投与）により消失する，の3徴を証明することが必要である[24]．

なお，低血糖の定義は血糖値が＜70mg/dLと＜40mg/dLの両者がある[5]．

病理所見

HBDでは大脳皮質と海馬に選択的神経細胞壊死を来す．虚血とは異なり，皮質の層状壊死は表層に強い．それに対して虚血では皮質の中層に強い．海馬でもCA1が低血糖症では強く侵され，歯状回も侵される．一方，虚血では歯状回は重症例のみである．大脳皮質での神経細胞壊死も，虚血のように主要血管の分水嶺部を好んで侵すのではない．HBDでは小脳は侵されない[27]．大脳白質が広範に侵された症例も報告されている[28]．

神経生化学

神経生化学上も虚血と低血糖では違いがあり，低血糖では興奮性アミノ酸が髄液腔に放出される．それは主としてアスパラギン酸塩であり，虚血の際のグルタミン酸塩とは異なる．低血糖ではアミノ酸の脱アミノ化（アミノ基を除くこ

図4 低血糖による脳障害

A　FLAIR像　　B　FLAIR冠状断像　　C　MRS

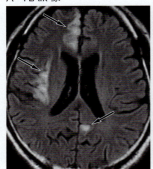
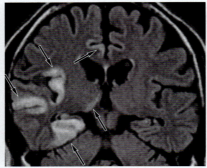
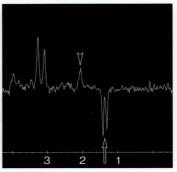

D　SPECT

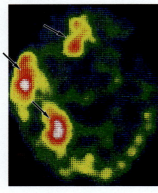

50代，男性．糖尿病とアルコール依存症．失禁し，意識がもうろう状態にて家族に発見された．その当日のMRI．なお，血管造影では異常を認めず，明らかな麻痺は認めていないが，入院後，記銘力の低下を認める．

A：FLAIR像：右前頭葉内側部，右島回，左頭頂葉内側部に高信号を認める（→）．
B：FLAIR冠状断像：右島回，右側頭葉外側部，右側頭葉内側部，右視床，右帯状回に高信号を認める（→）．なお，造影効果はなく，ADC値は上昇を認めた．
C：MRS：NAAの低下（▶），乳酸の増加を認める（→）．
D：SPECT：MRIでの病巣部位は主として血流増加を認めた（→）．
補足：血糖値は12mg/dLであり，グルコース投与によって意識状態の改善を見たので，低血糖による脳損傷と考えた．画像上は改善を認めないので，病巣部位は壊死に陥ったと解釈している．

と）により，アルカローシスが起こる．それに対して，虚血では乳酸産生によるアシドーシスが起こる．アデノシン三リン酸（ATP）は視床では他の大脳皮質や線条体，海馬より高いので，低血糖では視床に病変は起こりにくい．脳幹および小脳はグルコース輸送が大脳皮質より豊富であり，同部位に低血糖による脳障害は起こらない[29]．

画像所見

1. 成人の低血糖

画像所見は以下の3型に分かれる[5]．

1. 主として灰白質（大脳皮質，線条体，海馬）
2. 主として側脳室周囲白質，内包，脳梁膨大部
3. 混合型，灰白質と白質の両方が侵される．

1. 大脳皮質

・急性期

拡散強調像またはT2強調像（およびFLAIR像）にて両側海馬に対称性の高信号を認めることがHBDでは多い．ADC値は低下することが多い．大脳皮質では頭頂葉，側頭葉，後頭葉，前頭葉の順に高信号を認める[26]．点状あるいは融合性の皮質病変を認める．

片側大脳皮質が侵される例もあり，血管の支配に無関係で，前大脳動脈，中大脳動脈，後大脳動脈領域に及ぶ（図4，5）．これらの高信号は消失することも残存することもある．MRAでは患側の中大脳動脈分枝の拡張を認めることがあり（図4，6），SPECTでは患側の血流増加を認める（図4）．

・亜急性期から慢性期

T1強調像では皮質に沿った高信号を認め，皮質層状壊死の所見を示す（key point 7）[30]．病理所見では虚血とは異なり，HBDでは皮質表層が侵されるが，MRIでは虚血との違いは認めない．

・視床・脳幹，小脳が侵されない

神経生化学の項で記したように，視床・脳幹，

図5 低血糖による脳障害

A 拡散強調像　　B 拡散強調像（Aより10日後）　　C 拡散強調像（Aより10日後）

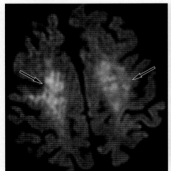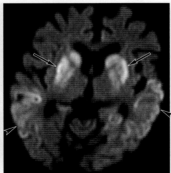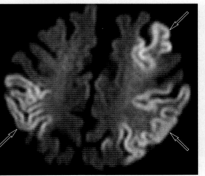

70代，女性．意識障害．前日までは通常通り生活していた．当日朝，家族が起こしに行った時，呼びかけに応じなかったため，救急車にて当院受診となった．血糖値は11mg/dLであった．7年前に，2型糖尿病を指摘され，4年前よりインスリン治療をしていた．2か月前から本人の強い希望で内服薬に変更し外来でフォローされていた．
A：拡散強調像：大脳深部白質に高信号をほぼ左右対称性に認める（→）．なお，この時点では大脳皮質，基底核には異常を認めていない（非掲載）．
B：拡散強調像（Aより10日後）：線条体にほぼ対称性の高信号を認め（→），側頭葉皮質にも高信号を認める（▶）．
C：拡散強調像（Aより10日後）：前頭葉および頭頂葉でも大脳皮質を中心に高信号を認める（→）．
（東京慈恵会医科大学放射線科　松島理士先生のご厚意による）

小脳が侵されないことがHBDのポイントである[29]．低酸素性脳症では視床がしばしば侵される[5]．

大脳白質

大脳白質に病変を認めることがある．大脳白質では放線冠や内包後脚に及び，可逆的なことが多い（図5，7）[20)21)26]．さらに，脳梁膨大部にADC値の低下を伴う病変が指摘されている[22)26]．その機序として，細胞外から細胞内への体液の一過性の移動が提唱されている[22]．基底核を侵すこともある[26]．

低血糖の17例についての報告では13例に大脳白質に病変を認めている[27]．両側半卵円中心，側脳室周囲白質，内包後脚，脳梁と中小脳脚である．そのうち，8例は大脳皮質にも広範な病変がある．脳梁膨大部のみに異常がある1症例，一側大脳白質のみに病変がある1症例を除くと，これらの白質病変を持つ患者の予後は不良で，植物状態である．しかし，白質病変は予後がよいとする報告もある[21]．

この大脳白質病変はADC値が低下している．興奮毒素性受容体は大脳皮質のみではなく，脳内に広く分布しているので，神経細胞以外の大脳白質の細胞にも，細胞毒素性変化が起き，軸索にも不可逆的変化が起きたとする説もある[27]．

MRS

神経生化学の項（p.679）にて記すように，MRSでは乳酸ピークを認めない[5]．おそらく糖の不足による．低酸素性脳症との鑑別に有用である．

拡散強調像での病変と短期的予後との関係

Johkuraらによると，発症早期に拡散強調像を施行した36例の低血糖患者のうち，13例は正常であり，13例が内包に限局した高信号を認め，10例は両側の大脳白質に病変があった．糖投与後，病変のない13例と，内包に限局した病変がある13例は1日以内に回復した．しかし，びまん性白質病変を示した例は1週間後も回復しなかった．初期の血糖値は患者のMR所見に無関係である．

HBDの病変は内包に始まり，半球の白質に広がると考えられる．発症早期の画像にて，低血糖による昏睡患者において拡散強調像にて高信号を認めない，あるいは内包に局所的な病変のみのときには，予後がよく，びまん性の大脳白質病変の存在は予後が不良と推測される[31]．

図6 低血糖による脳障害

A 拡散強調像（第3病日）

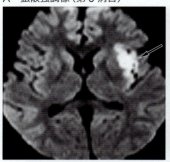

B ADC map（第3病日）

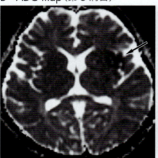

C MRA（第3病日）

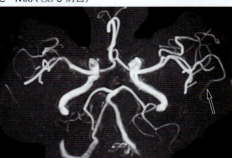

D T1強調矢状断像（第3病日）

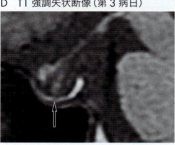

E T1強調矢状断像（18日後）

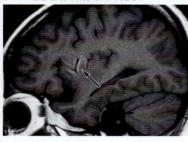

30代, 女性. 約4年前, 前置胎盤があり帝王切開にて分娩したが, 大量出血の既往がある. その後, 全身倦怠感が強く, 常に体調が不良であった. 今回, 8日前より頭痛, さらに発熱と下痢があったが, 入院当日の午後, 意識障害となった. 激しく手足を動かし, 左共同偏視を認めた. 血糖値が20mg/dL以下であり低血糖があった. 糖補給したが再び低血糖となった. さらなる検査にてコルチゾール, ACTH, プロラクチン値の低下があり, 下垂体機能不全を認めた. 第2日目より血糖に加えてソル・コーテフ®投与により血糖の維持ができるようになり, 意識障害は急速に改善した. しかし, 前頭葉徴候を認め, 換語困難があった. 第3病日にMRIを施行した.

A：拡散強調像（第3病日）：左島回に高信号を認める（→）.
B：ADC map（第3病日）：ADC値の低下を認める（→）.
C：MRA（第3病日）：左中大脳動脈の分枝が増大し, 高血流を示す（→）. 同部位のSPECTでは高血流であった（非掲載）. さらに, 1週間後のSPECTでは同部位は血流低下を来した（非掲載）.
D：T1強調矢状断像（第3病日）：トルコ鞍底下部に萎縮した下垂体を認める（→）.
E：T1強調矢状断像（18日後）：左島回の病変は皮質に高信号を認め（→）, 層状壊死を示す.
補足：約4年前の分娩に伴ってSheehan症候群が起こり, 今回の感冒様症状により急性増悪し, 下垂体機能不全により低血糖を来したと考えられる. それにより左島回に壊死が起こり, 一時は高血流であったが, 脳壊死に伴い血流低下を来したと考えている. なお, Sheehan症候群に関しては14章 p.897, 14-5 Sheehan症候群を参照.

---

key point 【7. 大脳皮質層状壊死を起こす疾患[30)]】

- 虚血性・乏血性低酸素脳症
- 低血糖
- シアン化合物
- 高度の溶血性貧血
- てんかん重積
- 急性間欠性ポルフィリン症
- もやもや病
- MELAS
- PRES

Bathlaらは限局性の病変（内包, 放線冠, 脳梁膨大部）例では予後がよいとしている[5)].

2. 新生児低血糖

出生2〜3時間後に血糖値が36mg/dL以下のときには処置が必要とされる. 後頭葉と頭頂葉が病変の好発部位であるが, その理由はわかっていない. その他の脳葉, 皮質脊髄路, 脳梁, 深部核も侵される. 後頭蓋窩の障害は稀である.

図7 低血糖

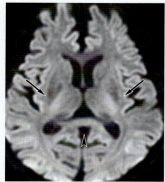
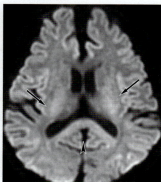
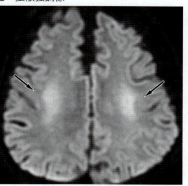

A　拡散強調像　　B　拡散強調像　　C　拡散強調像

77歳，女性．13日前に，起立困難，筋力低下，食思不振，るいそう著明で，起き上がり困難となり，入院した．10日前の血糖値は正常範囲であった．本日，起床時から反応が悪く，開眼しているが，呼びかけに反応せず，痛刺激にも反応しない．血圧は101/66mmHgであり，急激な意識障害とされ，MRIを撮像した．その後，迅速血糖値測定により低値となり，MRIの結果を含めて，低血糖による意識障害と診断され，ブドウ糖の注入により午後には意識が回復した．

A，B：拡散強調像：両側内包後脚（→），脳梁膨大部（▶）に高信号を認める．
C：拡散強調像：半卵円中心に両側対称性の高信号を認める（→）．なお，いずれの病変もADC値は低下し，拡散制限を認めた（非掲載）．
補足：内包後脚，脳梁膨大部，半卵円中心と，典型的な部位に拡散制限のある病変を認め，低血糖を起こした患者である．比較的広い範囲に拡散制限があったが，白質のみであり，予後が良かった例である．

病巣皮質はT1強調像では等信号を示すが，高信号を示すこともある．T2強調像でも高信号が多いが，ときに低信号を示す．白質は高信号を示す．拡散強調像はより鋭敏で，拡散制限を示す．ADC値は低下．

低酸素性脳症との鑑別は大脳後部のみのときには低血糖が考えられる．びまん性の際には低酸素か低血糖かは難しい[5]．

鑑別診断

・脳梁膨大部病変に関しては，3章「1.ウイルス感染症」のp.198「key point 1. 脳梁膨大部病変を認める疾患」参照．
・大脳皮質と白質の両方が侵される時には低血糖，低酸素性脳症，高アンモニア血症，脳炎，痙攣後，薬剤の可能性がある[5]．

…診断のコツ

急性の意識障害で，大脳皮質，線条体と海馬，あるいは側脳室周囲白質・内包，脳梁膨大部を侵されている際には本症を考慮する．視床，脳幹，小脳は侵されない．

3　橋本脳症（Hashimoto encephalopathy：HE）

臨床

・全体像

橋本病は自己免疫異常による甲状腺炎で，甲状腺機能低下症の原因として最も頻度が高い．甲状腺はびまん性甲状腺腫，高度のリンパ球浸潤，濾胞上皮細胞の好酸性変化，間質の線維化を呈する．検査所見では抗甲状腺ミクロソーム（または抗甲状腺ペルオキシダーゼ，抗TPO抗体）抗体陽性，抗サイログロブリン抗体陽性，細胞診でリンパ球浸潤を認める[32]．思春期以降の女性に多い．

HEは亜急性に発症し，反復する．症状は変動することが特徴である．時に，急速に変化する．症状としては，錯乱（72%），てんかん発作（60%），意識障害（49%），脳卒中発作（49%），ミオクローヌス（45%），振戦（28%），小脳運動失調（25%），両側錐体路徴候（25%），幻覚（25%），認知症がある[33)34]．

表2 • 若い女性に認知症を起こす疾患(文献37より改変)
1. ウイルス感染(単純ヘルペス脳炎)(免疫抑制者ではHHV6)
2. 自己免疫性疾患(SLE, Sjögren症候群)
3. 橋本脳症(白質脳症, 辺縁系脳炎)
4. Whipple病
5. 自己免疫性辺縁系脳炎｛抗NMDAR脳炎が多い. その他に, 抗Hu, Ma2, およびCV2/CRMP-5抗体, VGKC抗体(抗原はLGI1とCaspr2)などに関係した脳炎がある｝

繰り返す脳卒中様発作や脳局所症状を示す血管炎型と, 精神症状と認知症などが次第に進行するびまん性進行型に分類されることもある[35]。

HEの平均発症年齢は47歳(10歳以下～70歳以上, 30～60代に多い)であるが, 若年層もある(9～19歳は全体の1/6程度). 男女比は1：6で女性に多い.

・Creutzfeldt-Jakob病(CJD)との鑑別

HEは認知症, ミオクローヌス, 脳波異常など, CJDと共通の臨床徴候が認められる. しかし, 本症はステロイドが有効であり, 治療可能な認知症の一つとして鑑別が重要である(CJDとの鑑別に関しては3章, p.346プリオン病, 【鑑別診断】の項参照)[36] (表2)[36].

・検査所見

髄液では髄液細胞増加, 蛋白量増加などが約80％に認められる.

脳波異常は95％にあり, 症状の変動に応じて脳波も変化する[33)34)].

HEでは抗TPO抗体が100％, 抗サイログロブリン抗体は70％が陽性となる. 正常人でも10％に抗TPO抗体が陽性となるので注意が必要である. HEと甲状腺機能異常とは関係がない[38].

病理所見では血管炎が認められているが[39], 認められない例もあり, 自己抗体による神経細胞障害, 血管症などによって引き起こされた脳症とする意見もある[35].

なお, HEの診断には抗N末端αエノラーゼ抗体(抗NAE抗体)の有用性が確立しつつある[40].

画像所見

◆ **1. 白質脳症**

認知障害を示し, 大脳白質深部にびまん性の高信号をT2強調像あるいはFLAIR像にて認めることが橋本脳症の約半数例にあり[34)37)41)], 白質脳症の鑑別の一つである. 臨床症状でも変動を示すのが特徴であるが, 画像でも症状に対応して, 高信号が出現したり, 消失したりすることがある(図8, 9). ステロイドが著効することもあり, HEと診断することは重要である. 造影効果はなく, 血液脳関門の破綻を伴わない, 白質のびまん性の浮腫ないしは炎症性変化であるとされている[37]. ADC値の低下は伴わない[37]. (白質脳症に関しては, 3章「1. ウイルス感染症」のp.226「key point 3. 成人における白質脳症の原因」参照)

◆ **2. 辺縁系脳炎**

急性あるいは亜急性に発症し, 記憶障害や痙攣などを伴い, 両側側頭葉内側部にT2強調像あるいはFLAIR像にて異常高信号を認める非ヘルペス性急性辺縁系脳炎様の症状を呈する例がある(図10)[35)42)]. 造影効果はないことが多い. 辺縁系脳炎の中に, HEが含まれている.

◆ **3. CJD類似の病変**

57歳の男性, 進行性の認知症と精神症状を呈し, 顔面・四肢のミオクローヌス, 脳波での周期性同期性放電, 髄頸14-3-3蛋白陽性を示し, CJDと類似していた. 拡散強調像にて両側帯状回が軽い高信号, 両側視床内側部に点状の高信号を認めたとされる[43]. ADC値の低下について, 記載がないが, その点が最も重要な鑑別と考える. CJDにおいては, 皮質病変, 視床病変共にADC値の低下があり, FLAIR像にて比べて, 拡散強調像が常により明瞭である(3章p.342 7. プリオン病, 図4参照). HEでは高信号がFLAIR像と拡散強調像では同程度あるいは, ときにFLAIR像がより明瞭なことがある.

図8 橋本脳症（白質脳症）

A FLAIR像　　B FLAIR像　　C FLAIR像（1か月後）
D FLAIR像（1か月後）　　E T1強調像（1か月後）

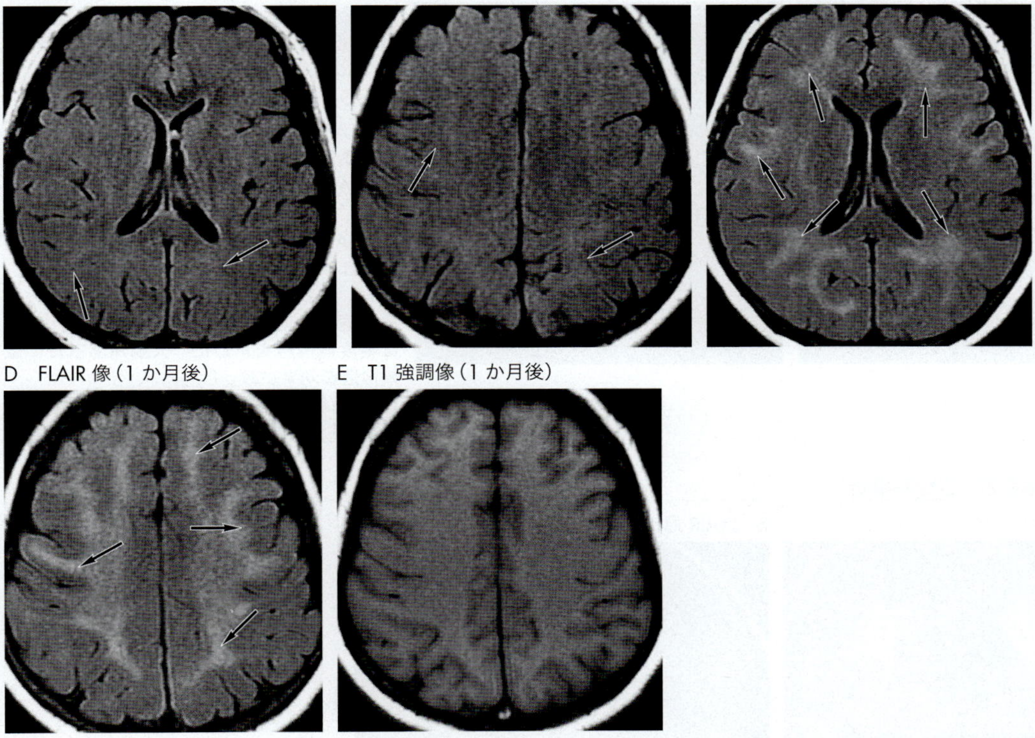

50代，女性．約2か月前には活動性低下があり，言葉数減少，家事不能，奇怪な行動が出現し，約1か月で食欲低下，ほぼ寝たきりとなった（A，B）．その後，1か月ほどの間に興奮状態，強直性痙攣様発作，意識消失発作などがあったが，突然歩行可能，会話可能となった（C，D）．意識レベルの変動が大きかった．脳波で徐波を認めた．

A，B：FLAIR像：両側頭頂葉白質にわずかな高信号を認める（→）．
C，D：FLAIR像（1か月後）：約1か月後のFLAIR像にて，深部白質から皮質下白質にかけて，両側対称性に高信号を認める（→）．
E：T1強調像（1か月後）：Dと同時期のT1強調像にて，上記の領域は白質と等信号を示し，明瞭な低信号を示さない．なお，造影効果を認めない（非掲載）．拡散強調像でも等信号である（非掲載）．
補足：その後，甲状腺エコーなどにより橋本病と診断され，抗サイログロブリン抗体も陽性となる．ステロイドは入院中は使用しなかったが，外来で意識が多少落ちた時点で，他院でステロイド・パルス療法を1クールのみ行い，症状は著明に改善した．以上の経過より，橋本脳症と診断した．
（浜松医科大学症例．名古屋大学医学部保健学科　磯田治夫先生のご厚意による）

4. 深部白質や基底核の限局性病変

亜急性の混乱と精神症状を呈し，大脳深部白質にADC値の低下を伴う小病変を認め，血管炎に関係していると考えられている病変[44]，一過性脳虚血発作を示し，脳内一過性脳虚血発作を示し，脳内に多発性の小病変を示し，一側小脳の萎縮を示した例[45]，両側淡蒼球から内包膝部に病変を認めた例[46]などがある．

5. 持続性部分てんかんを示し，大脳皮質下に結節を認めた例

33歳の女性．急性発症の持続性部分てんかんを右手に示した．MRIにて左中心前回に結節状の病変を認めた．造影効果はなかった．ステロイドによって，症状は停止し，結節も小さくなった．拡散強調像は高信号であるが，ADC値は上昇していた．若い女性で，持続性部分てんかんを示した例では本症を考慮するとされる[47]．

…診断のコツ

白質脳症，辺縁系脳炎にて，症状の変動がある際には常に本症を考える．また，認知症があり，CJD類似の大脳皮質病変，あるいは尾状核病変を有する際にも本症を考慮する．鑑別にはADC

図9 | 橋本脳症（白質脳症）

A　FLAIR像　　　B　FLAIR像

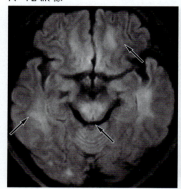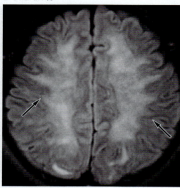

65歳，女性．半年ほど前から全身倦怠感，食欲低下，体重減少，左肩や両足底の疼痛，手指の震え，歩行困難が緩徐に進行した．HDS-R 24/30点である．
A：FLAIR像：中脳中心部，両側前頭葉白質，側頭葉脳室周囲白質にほぼ対称性の高信号を認める（→）．右後頭葉白質にも高信号がある．
B：FLAIR像：大脳深部白質から皮質下白質までほぼ左右対称性に高信号を認める（→）．なお，拡散制限はなく，T1強調像では大脳白質病変は他の白質と等信号であり，中脳は軽度低信号を示した．大脳深部白質に微妙な造影効果があった．
（NTT東日本関東病院の症例，吉澤利弘先生，石井仁也先生のご厚意による）

図10 | 橋本脳症（辺縁系脳炎）

A　FLAIR冠状断像　　　B　FLAIR冠状断像

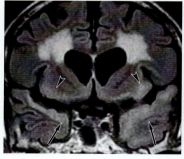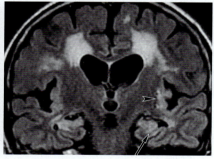

60代，男性．5日前の朝より意識障害，左共同偏視，髄液細胞数の増加を認めた．
A：FLAIR冠状断像：左優位に両側側頭葉尖端部に高信号を認める（→）．前頭葉底部にも高信号を認める（►）．なお，拡散強調像でも両側側頭葉内側部（扁桃体）に高信号を認めた（非掲載）．
B：FLAIR冠状断像：両側海馬（→），左優位に島回（►）に高信号を認める．造影効果を認めない（非掲載）．ヘルペス抗体価の上昇を認めず，悪性腫瘍も認めない．橋本病があり，それによる辺縁系脳炎と考えられた．

値が重要である．正常人でも10％に抗TPO抗体が陽性となることを忘れてはいけない．

4　腎疾患（renal disease）

臨床

尿毒症性脳症（uremic encephalopathy：UE）およびネフローゼ症候群はともに，PRESの原因疾患の一つである[48]．後者ではシクロスポリンと高血圧が主たる要因である．

糖尿病性腎症に対する血液透析療法中に非アルコール性Wernicke脳症を合併した例がある[49]．感冒症状を呈した際にビタミンを含まない糖質液の点滴を受け，急激な歩行障害と意識障害を呈した．食事制限中で血液透析療法を受けている高齢者というビタミンB_1不足に陥りやすい条件があった．また，ネフローゼ症候群にWernicke脳症を合併した例の報告もある[50]．

画像所見

糖尿病による腎不全患者において舞踏病様不随意運動を示し，T2強調像および拡散強調像にて両側基底核に対称性の高信号を認め，血管性浮腫と考えられている症例がある[51)52]．lenti-

> **key point** 【8. lentiform fork sign を示す疾患】（文献44〜47より改変）
> ・代謝性アシドーシス
>   　尿毒素性脳症，糖尿病性尿毒症症候群
>   　メタノール中毒
>   　エチレングリコール中毒
>   　メトフォルミン中毒（p.641 7章，メトフォルミン中毒参照）
> ・acidopathy（アミノ酸あるいは有機酸異常）
>   　プロピオン酸血症
>   　ピルビン酸脱水素酵素複合体欠損症
>   　非ケトン性高血糖
>   　L-2-ヒドロキシグルタル酸尿症　などである
> ・HELLP症候群（尾状核も含まれる）（p.897 14章 14内，HELLP症候群参照）

form fork signと最近ではよばれている．

・lentiform fork sign

UEによる神経症状は種々の原因による代謝障害による．透析により尿素を急激に取り除くことに関係している．臨床症状は意識の変容，頭痛，嘔吐・嘔気，ミオクローヌス，振戦，限局性あるいは全身性の痙攣である．

画像にて，両側性，対称性の腫大したレンズ核を認め，T2強調像にて高信号を示し，lentiform fork signとよばれる．被殻の境界が保たれており，ADC値は上昇することが多い．病変の外側は浮腫性の外包に相当し，フォークの幹は浮腫性の外包と内包との融合部である（なお，実際の画像はp.899 14章，14内のHELLP症候群の図4を参照，lentiform fork signでは図4とは異なり，尾状核の所見は目立たない）．

lentiform fork signはUEのみではなく，代謝性アシドーシスを起こす種々の疾患にて認められる（key point 8「lentiform fork signを示す疾患」参照）[53]．

Kimらは10例のUEについて報告し，9例がlentiform fork signを示し，拡散制限はなく，血管性浮腫としている．2例は両側淡蒼球には拡散制限のある病変を伴っていた．また，1例では両側淡蒼球と左被殻に拡散制限のある病変を伴った．2例はT2強調像/FLAIR像にて，皮質に脳回様の高信号を認めた．この2例は収縮期血圧が高かった[54]．

西村らの例は60歳，男性であり，糖尿病性腎症に対して約1年間腹膜透析を行ってきたが，3か月の経過で振戦と歩行障害が進行したために入院した．軽度の意識障害，動作緩慢，無動，固縮，振戦といったパーキンソニズム，羽ばたき振戦を認めている．T2強調像にてlentiform fork signを認めているが，出血はない．拡散強調像では異常を認めていない[55]．

Grassoらの報告は，33歳，女性であり，ケトン陽性の酸性アシドーシスを呈した．薄めたアルコール溶剤（消毒剤）を常用していた．レンズ核以外にも左小脳，右帯状回皮質に高信号をFLAIR像にて認め，両側被殻にはgradient echo法にて低信号があり，出血の疑いがある[56]．

メトフォルミン中毒でもlentiform fork signを呈する（7章p.641，メトフォルミン中毒参照）[57]．

鑑別診断

key point 8 参照．

5 甲状腺機能亢進症に伴う類もやもや病（akin moyamoya disease associated with hyperthyroidism：AMDH）

臨床

もやもや病は原因不明の疾患であり，両側内頸動脈終末部から前大脳動脈および中大脳動脈近

位部に閉塞性変化があり，同時にもやもや血管と呼ばれる特異な側副路の出現を特徴とする[58]．

同様な血管所見を有し，基礎疾患がある例は類もやもや病と呼ばれる．その原因としては動脈硬化，放射線照射，髄膜炎，腫瘍，神経線維腫症1型，Down症候群，血液疾患，自己免疫疾患，甲状腺機能亢進症がある[58)~62)]．

AMDH 23例をまとめた報告[60)]では，女性が22例，男性は1例のみである．年齢は5~54歳に広がっている．一過性脳虚血発作を示すのが13例，そのうち8例は梗塞に陥っている．梗塞は6例，舞踏病2例（うち1例は片側性），くも膜下出血1例，脳室内出血が1例ある．甲状腺機能亢進症の初発年齢は，記載されている18例では5~40歳に及ぶ．抗甲状腺剤により甲状腺機能が正常化することで，脳虚血による症状の改善を認めたのが10例にあった．AMDHのほとんどの報告例はアジア（極東アジア）人である[60)]．

甲状腺機能抑制が不安定な状態，あるいは甲状腺クリーゼに伴い，もやもや病の症状が急激に出現したり，悪化することもある[59)~61)]．

AMDHの原因としてTSH（甲状腺刺激ホルモン）受容体に対する抗体と，血管に対する抗体の交差反応によって血管の狭窄が起こるとする説がある[59)]．

画像所見

一過性脳虚血発作にて発症し最終的には梗塞に陥った症例では，MRIにて前頭葉深部白質内，境界領域に点状あるいは線状の梗塞を認める例が多い[60)]．小児のもやもや病の初期に認められる所見に類似する．

甲状腺クリーゼに伴い，非常に重症な状態に陥り，両側前大脳動脈領域，両側基底核領域に梗塞があり，浮腫を伴い，死亡した例もある[59)]．

脳室内出血にて発症した19歳例もある[63)]．

…診断のコツ

甲状腺機能亢進症（Basedow病）の若年患者に境界領域梗塞を認めた際には本症を考える．脳室内出血もありうる．

（補足：甲状腺眼症については12章「1-2. 甲状腺眼症」p.784を参照）

参考文献

1) Shan DE, Ho DM, Chang C, et al: Hemichorea-hemiballism: an explanation for MR signal changes. AJNR Am J Neuroradiol 19: 863-870, 1998.
2) Lai PH, Tien RD, Chang MH, et al: Chorea-ballismus with nonketotic hyperglycemia in primary diabetes mellitus. AJNR Am J Neuroradiol 17: 1057-1064, 1996.
3) Nagai C, Kato T, Katagiri T, Sasaki H: Hyperintense putamen on T1-weighted MR images in a case of chorea with hyperglycemia. AJNR Am J Neuroradiol 16: 1243-1246, 1995.
4) Kim HJ, Moon WJ, Oh J, et al: Subthalamic lesion on MR imaging in a patient with nonketotic hyperglycemia-induced hemiballism. AJNR Am J Neuroradiol 29: 526-527, 2008.
5) Bathla G, Policeni B, Agarwal A: Neuroimaging in patients with abnormal blood glucose levels. AJNR Am J Neuroradiol 35: 833-840, 2014.
6) Sorimachi T, Fujii Y, Tsuchiya N, Saito M: Striatal hyperintensity on T1-weighted magnetic resonance images and high-density signal on CT scans obtained in patients with hyperglycemia and no involuntary movement. Report of two cases. J Neurosurg 101: 343-346, 2004.
7) Lin CJ, et al: Delayed onset diabetic striatopathy: Hemichorea-hemiballism one month after a hyperglycemic episode. Am J Emerg Med: pii: S0735-6757(17)30106-7, 2017.
8) Mestre TA, Ferreira JJ, Pimentel J: Putaminal petechial haemorrhage as the cause of non-ketotic hyperglycaemic chorea: a neuropathological case correlated with MRI findings. J Neurol Neurosurg Psychiatry 78: 549-550, 2007.
9) Ristow M: Neurodegenerative disorders associated with diabetes mellitus. J Mol Med (Berl) 82: 510-529, 2004.
10) 周藤 豊，森 昌忠，鍵本比呂志，斎藤 潤：T2*強調gradient-echo MRIにて線条体が低信号を呈した高血糖にともなうhemichoreaの1例．臨床神経 44: 86-90, 2004.
11) Hansford BG, Albert D, Yang E: Classic neuroimaging findings of nonketotic hyperglycemia on computed tomography and magnetic resonance imaging with absence of typical movement disorder symptoms (hemichorea-hemiballism). J Radiol Case Rep 7: 1-9, 2013.
12) Dehkharghani S, Dillon WP, Bryant SO, et al: Unilateral calcification of the caudate and puta-

men: association with underlying developmental venous anomaly. AJNR Am J Neuroradiol 31: 1848-1852, 2010.
13) 横山幸太：陳旧性高血糖性舞踏病．Neuroradiology Club Film Conference. 府中，2017 年 11 月 16 日
14) 伊藤博之，木下郁夫，城 達郎・他：突然発症した片側舞踏病を主症状とした本態性血小板血症の 1 例．臨床神経 51: 211-214, 2011.
15) Fujioka M, et al: Delayed ischemic hyperintensity on T1-weighted MRI in the caudoputamen and cerebral cortex of humans after spectacular shrinking deficit. Stroke 30: 1038-1042, 1999.
16) Fujioka M, et al: Novel brain ischemic change on MRI. Delayed ischemic hyperintensity on T1-weighted images and selective neuronal death in the caudoputamen of rats after brief focal ischemia. Stroke 30: 1043-1046, 1999.
17) Raghavendra S, Ashalatha R, Thomas SV, et al: Focal neuronal loss, reversible subcortical focal T2 hypointensity in seizures with a nonketotic hyperglycemic hyperosmolar state. Neuroradiology 49: 299-305, 2007.
18) Strowd RE, Wabnitz A, Balakrishnan N, et al: Clinical reasoning: acute-onset homonymous hemianopia with hyperglycemia: seeing is believing. Neurology 82: e129-e133, 2014.
19) Peddawad D: Case of the Week. March 29, 2018. AJNR Am J Neuroradiol.
20) Kim JH, Koh SB: Extensive white matter injury in hypoglycemic coma. Neurology 68: 1074, 2007.
21) Albayram S, Ozer H, Gokdemir S, et al: Reversible reduction of apparent diffusion coefficient values in bilateral internal capsules in transient hypoglycemia-induced hemiparesis. AJNR Am J Neuroradiol 27: 1760-1762, 2006.
22) Kim JH, Choi JY, Koh SB, Lee Y: Reversible splenial abnormality in hypoglycemic encephalopathy. Neuroradiology 49: 217-222, 2007.
23) Lo L, Tan AC, Umapathi T, Lim CC: Diffusion-weighted MR imaging in early diagnosis and prognosis of hypoglycemia. AJNR Am J Neuroradiol 27: 1222-1224, 2006.
24) 谷澤幸生：低血糖症．13 代謝・栄養の異常．杉本恒明，矢崎義雄（編）；内科学（第 9 版）．朝倉書店，p.1491-1494, 2007.
25) Bala M, Brünnler T, Guralnik V, et al: [A 36-year old female patient presenting with hypoglycemic coma]. Internist (Berl) 50: 606-611, 2009.
26) Lim CC, Gan R, Chan CL, et al: Severe hypoglycemia associated with an illegal sexual enhancement product adulterated with glibenclamide: MR imaging findings. Radiology 250: 193-201, 2009.
27) Auer RN, Dunn JF, Sutherland GR: Hypoglycemic brain damage. In Love S, Louis DN, Ellison DW (eds); Greenfield's neuropathology, 8th ed. Hodder Arnold, London, p.99-103, 2008.
28) Mori F, Nishie M, Houzen H, et al: Hypoglycemic encephalopathy with extensive lesions in the cerebral white matter. Neuropathology 26: 147-152, 2006.
29) Ma JH, Kim YJ, Yoo WJ, et al: MR imaging of hypoglycemic encephalopathy: lesion distribution and prognosis prediction by diffusion-weighted imaging. Neuroradiology 51: 641-649, 2009.
30) 高橋昭喜：他の病態で認められる大脳皮質の層状壊死．高橋昭喜（編）；脳 MRI 3. 血管障害・腫瘍・感染症・他．秀潤社，p.473-475, 2010.
31) Johkura K, Nakae Y, Kudo Y: Early diffusion MR imaging findings and short-term outcome in comatose patients with hypoglycemia. AJNR Am J Neuroradiol 33: 904-909, 2012.
32) 山下俊一：甲状腺炎．12 内分泌系の疾患．杉本恒明，矢崎義雄（編）；内科学（第 9 版）．朝倉書店，p.1362-1365, 2007.
33) 杉田幸二郎：橋本脳症の臨床的検討．医事新報 4066: 21-28, 2002.
34) Shaw PJ, Walls TJ, Newman PK, et al: Hashimoto's encephalopathy: a steroid-responsive disorder associated with high anti-thyroid antibody titers–report of 5 cases. Neurology 41: 228-233, 1991.
35) 新堂晃大，伊井裕一郎，佐々木良元・他：血清と髄液中の抗グルタミン酸受容体 ε2 抗体が陽性で非ヘルペス性急性辺縁系脳炎様の症状を呈した橋本脳症の 1 例．臨床神経 47: 629-634, 2007.
36) 櫻井岳郎，田中優司，香村彰宏・他：Creutzfeldt-Jakob 病と類似の臨床経過を示した, Basedow 病を伴った橋本脳症の 1 例．Brain Nerve 60: 559-565, 2008.
37) Sabin TD, Jednacz JA, Staats PN: Case records of the Massachusetts General Hospital. Case 26-2008. A 26-year-old woman with headache and behavioral changes. N Engl J Med 359: 842-853, 2008.
38) Afshari M, Afshari ZS, Schuele SU: Pearls & Oy-sters: Hashimoto encephalopathy. Neurology 78: e134-e137, 2012.
39) Duffey P, Yee S, Reid IN, Bridges LR: Hashimoto's encephalopathy: postmortem findings after fatal status epilepticus. Neurology 61: 1124-1126, 2003.

40) Yoneda M, Fujii A, Ito A, et al: High prevalence of serum autoantibodies against the amino terminal of alpha-enolase in Hashimoto's encephalopathy. J Neuroimmunol 185: 195-200, 2007.
41) 岡本憲省, 森 千晃, 鴨川賢二・他: MRI 拡散強調像で著明な白質病変を呈した橋本脳症の1例. 臨床神経 47: 112-115, 2007.
42) McCabe DJ, Burke T, Connolly S, Hutchinson M: Amnesic syndrome with bilateral mesial temporal lobe involvement in Hashimoto's encephalopathy. Neurology 54: 737-739, 2000.
43) 米田 誠: 橋本脳症と自己抗体. Brain Nerve 65: 365-376, 2013.
44) Grommes C, Griffin C, Downes KA, Lerner AJ: Steroid-responsive encephalopathy associated with autoimmune thyroiditis presenting with diffusion MR imaging changes. AJNR Am J Neuroradiol 29: 1550-1551, 2008.
45) Song YM, Seo DW, Chang GY: MR findings in Hashimoto encephalopathy. AJNR Am J Neuroradiol 25: 807-808, 2004.
46) 福永真実, 村井弘之, 三野原元澄・他: 両側淡蒼球から内包膝部にかけての限局性病変を有し, 記憶障害と遂行機能障害をきたした橋本脳症の1例. 臨床神経 46: 568-571, 2006.
47) Masuda H, Mori M, Ito S, et al: Steroid-responsive epilepsia partialis continua with anti-thyroid antibodies: a spectrum of Hashimoto's encephalopathy? Case Rep Neurol 6: 166-170, 2014.
48) Ishikura K, Ikeda M, Hamasaki Y, et al: Nephrotic state as a risk factor for developing posterior reversible encephalopathy syndrome in paediatric patients with nephrotic syndrome. Nephrol Dial Transplant 23: 2531-2536, 2008.
49) 榎本 雪, 守谷 新, 菊地サエ子・他: 糖尿病性腎症に対する血液透析療法中に非アルコール性ウェルニッケ脳症を呈した1例. 臨床神経 50: 409-411, 2010.
50) Nishida M, Sato H, Kobayashi N, et al: Wernicke's encephalopathy in a patient with nephrotic syndrome. Eur J Pediatr 168: 731-734, 2009.
51) Lee EJ, Park JH, Ihn Y, et al: Acute bilateral basal ganglia lesions in diabetic uraemia: diffusion-weighted MRI. Neuroradiology 49: 1009-1013, 2007.
52) Lee PH, Shin DH, Kim JW, et al: Parkinsonism with basal ganglia lesions in a patient with uremia: evidence of vasogenic edema. Parkinsonism Relat Disord 12: 93-96, 2006.
53) Patwar S, et al: Uremic encephalopathy with lentiform fork sign. Case of the week. June 8, 2015. AJNR Am J Neuroradiol.
54) Kim DM, ILee IH, Song CJ: Uremic Encephalopathy: MR Imaging Findings and Clinical Correlation. AJNR Am J Neuroradiol originally published online on April 28, 2016.
55) 西村芳子, 柴田興一, 船木威徳・他: 亜急性のパーキンソニズムを呈しMRI 上両側大脳基底核病変をみとめた糖尿病性尿毒症症候群 (diabetic uremic syndrome) の1例. 臨床神経 53: 217-223, 2013.
56) Grasso D, Borreggine C, Perfetto F, et al: Lentiform fork sign: a magnetic resonance finding in a case of acute metabolic acidosis. Neuroradiol J 27: 288-292, 2014.
57) Fernandes GC, Koltermann T, Campos L, et al: Teaching NeuroImages: The lentiform fork sign: an MRI pattern of metformin-associated encephalopathy. Neurology 84: e15, 2015.
58) Kuroda S, Houkin K: Moyamoya disease: current concepts and future perspectives. Lancet Neurol 7: 1056-1066, 2008.
59) Hsu SW, Chaloupka JC, Fattal D: Rapidly progressive fatal bihemispheric infarction secondary to Moyamoya syndrome in association with Graves thyrotoxicosis. AJNR Am J Neuroradiol 27: 643-647, 2006.
60) 松下幸司, 谷川隆久, 岡田洋右, 田中良哉: 類もやもや病を呈し, 甲状腺クリーゼと同時に多発脳梗塞を発症したバセドウ病の1例. 内科 106: 162-165, 2010.
61) Sasaki T, Nogawa S, Amano T: Co-morbidity of moyamoya disease with Graves' disease. report of three cases and a review of the literature. Intern Med 45: 649-653, 2006.
62) Lee R, Sung K, Park YM, et al: A case of Moyamoya disease in a girl with thyrotoxicosis. Yonsei Med J 50: 594-598, 2009.
63) 若本寛起, 石山直巳, 宮崎宏道・他: Basedow 病の治療に伴い脳主幹動脈の狭窄が改善した1例. Neurol Surg 28: 379-383, 2000.

3 ●肝および心臓・大動脈疾患

1 肝性脳症（肝脳変性）

臨床

・全体像

　肝性脳症とは肝臓に一次的原因があり，その結果，脳が二次的に障害を受ける病態を指し，肝性昏睡とも呼ばれる．一方，肝脳疾患（肝脳変性症：hepatocerebral disease または hepatocerebral degeneration）は，肝と脳の病変が同時進行形で，意識障害以外の脳症状が前景に出る病態を意味する．変性には肝臓と脳が同時に障害を受けるとの意味合いが強い．後者には Wilson 病，成人型シトルリン血症，猪瀬型肝脳疾患，遺伝性無セルロプラスミン血症などが入る[1]．

　肝性脳症の原因を表1に示す．慢性型では腸管内に生じるアンモニアなどの神経毒物が肝臓で解毒されずに，門脈系からの体循環へのシャントを経て，直接脳に達することが重要な原因である[1]．

・後天性肝脳変性症（acquired hepatocerebral degeneration：AHCD）

　Meissner らによると，AHCD は繰り返す肝障害あるいは慢性肝硬変によって起こる．認知障害，失調，構音障害，パーキンソン症状を含む運動障害，脊髄症を示す．種々の肝実質障害あるいは胆汁流出性肝障害は AHCD を起こす．多くの患者は門脈・体循環シャントがあり，急性の肝性脳症の既往がある．しかし，必ずしも肝機能障害を伴わないこともある[2]．

　Saporta らの例は45歳，男性が18か月の経過で，進行性四肢麻痺，嚥下障害，発声困難を示した．肝機能障害（肝酵素上昇）はなかったが，門脈血栓症があり，著明な側副路形成があった．アンモニアは測定されていない．肝機能障害がなくても，下記の特徴的な画像所見を示す際には AHCD を考えるとしている[3]．

・（慢性）後天性肝脳変性症の神経病理

　神経病理では chronic acquired hepatocerebral degeneration（慢性後天性肝脳変性症）とされており[4]，以前の文献[5]からの引用がなされている．

　最も著明な肉眼所見は大脳皮質白質境界に認められる線状の軟化巣であり，褐灰色の色調を示し，約25％の症例に認められる．この病変は両側半球にびまん性に，不均一にあるが，頭頂・後頭葉移行部に多い．脳溝深部の皮質が脳溝頂上の皮質より侵されやすい．皮質が薄くなることが時に認められる．また，ときおり，明らかな1～4mm 程度の大きさの軟化巣がレンズ核および尾状核にも認められる．1例において，基底核の萎縮を来し，淡蒼球が褐色調に変色していた．

　顕微鏡学的変化は Alzheimer type II 星状細胞の数および大きさの増加，グリコーゲンを主体とする星細胞の核内封入体，びまん性の基質変化が大脳皮質深層，皮質下白質，基底核，小脳に認められる．大脳皮質は神経細胞が消失し，海綿状変性を認める．大脳基底核の病変は本症に特異的であり，空胞化が認められる．小脳萎縮も存在する[5]．

表1 ● 肝性脳症の病型分類（文献1より一部改変して転載）

I	急性型	原発性・内因性：広範な肝細胞脱落に基づく機能不全	劇症肝炎，肝癌末期，妊娠性急性脂肪肝
II	慢性型	続発性・外因性：門脈・体循環シャントによりアンモニアなどの中毒物質が脳に到達する	進行性の肝硬変，猪瀬型肝脳疾患
III	特殊型	先天性尿素サイクル酵素異常症によるアンモニア，アミノ酸代謝異常	成人型シトルリン血症，オルニチントランスカルバミラーゼ欠損症（OTC 欠損症）

図1 アルコール性肝障害による後天性肝脳変性症

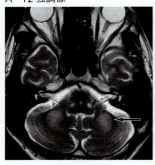
A T2強調像

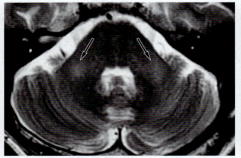
B T2強調像

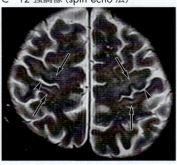
C T2強調像（spin echo法）

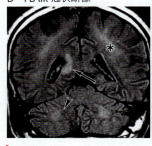
D FLAIR冠状断像

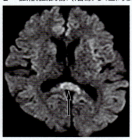
E 拡散強調像（治療3週間後）

40代，男性．14か月前にアルコール多飲による慢性肝障害と診断された．6か月前より下肢のしびれを自覚した．高アンモニア血症（107μg/dL）を認める．
A：T2強調像：小脳白質に左右対称性の高信号を認める（→）．
B：T2強調像：中小脳脚にも高信号を左右対称性に認める（→）．
C：T2強調像（spin echo法）：両側運動皮質に低信号を認め（▶），中心前回白質には高信号があり，中心後回にも高信号を認める（→）．
D：FLAIR冠状断像：右脳梁膨大部（→），深部白質（＊），小脳白質（▶）に高信号を認める．
E：拡散強調像（治療3週間後）：脳梁膨大部にADC値の低下を伴う高信号を認めた（→）．なお，この症例は淡蒼球のT1強調像での高信号を認めない．
補足：以上の画像所見は後天性肝脳変性症に合致する所見と考える．治療により白質病変には改善を認めた．中小脳脚，運動皮質，中心前回の病変は特徴的である．画像所見に比べて，臨床所見，特に脳の所見は軽かった．

上記のSaportaらの症例も剖検となり，AHCDと記載されている．小脳白質は脱色が起こり，微小出血が小脳白質および大脳白質にあった．海綿状変性と軽度のグリオーシスを小脳白質と内包に認めた．基底核にはAlzheimer typeⅡ星状細胞があり，偽層状壊死を大脳皮質に認めている[3]．

画像所見

◆ 1. マンガン沈着

慢性型の肝障害ではT1強調像にて淡蒼球（図2，3），黒質，下垂体前葉に高信号を認め，マンガンの沈着による（画像は，7章「中毒性神経疾患」p.624「マンガン中毒」参照）．
MeissnerらはマンガンがAHCDの病態生理に重要な役目を果たしているとしている．食物から入った過剰なマンガンは肝によって除去され，全身の血流には入らない．肝硬変と門脈体循環シャントのある患者では肝臓を経由しないで，マンガンが脳内の淡蒼球内節に集積する．血液中のマンガンは正常あるいは増加する[2]．しかし，自験例のAHCDでは全例にマンガン沈着が淡蒼球に認められるわけではない．

Lakhanらは27歳，男性例を報告した．基礎疾患に胆汁うっ滞があった．4週間の経過で，進行性四肢麻痺と発声不全を呈した．基底核と視床にT2強調像/FLAIR像にて高信号を示し，ADEMと考えて，ステロイドを使用したが，悪化し，高信号が増大した．血中マンガンが高値

図2 | 後天性肝脳変性症（門脈・体循環シャント）

A　T2強調像　　　　　　　B　FLAIR像　　　　　　　C　T1強調像

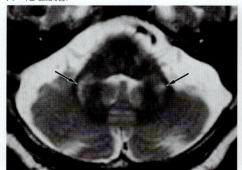 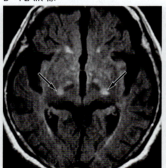 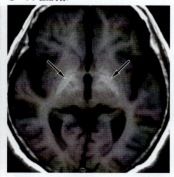

70代，女性．1年前より右手のふるえがひどくなり，その後左手もふるえた．さらに，舌に不随意運動が起こるようになった．2か月前よりつかまり歩きからハイハイとなり，話の内容がおかしくなり，当院入院となる．AST，ALTは正常範囲であったが，血管造影にて門脈左枝から肝静脈へのシャントがあり，高アンモニア血症（95.7μg/dL）を認めた．

A：T2強調像：両側中小脳脚に高信号を認める（→）．
B：FLAIR像：両側大脳脚内の皮質脊髄路に高信号を認める（→）．
C：T1強調像：淡蒼球に高信号を認める（→）．

（25.4μg/L；正常は4.4～15.2）を示した．胆汁うっ滞があると，胆汁を介して，マンガンが排泄されないので，胆汁うっ滞はマンガン神経毒のリスクファクターとしている[6]．なお，T1強調像での淡蒼球所見に関しては記載がない．

2. AHCD

自験例では，3例とも血中アンモニア上昇を認めている．T2強調像にて左右対称性に高信号を中小脳脚，小脳白質，内包後脚から大脳脚の皮質脊髄路，淡蒼球，大脳深部白質，中心前回白質内に認める（図1，2）．運動皮質には低信号をT2強調像（特にspine echo法）にて認めることがある（図1）[7〜9]．拡散強調像にて，運動皮質および皮質脊髄路が高信号を示すこともある（図3）．中小脳脚に左右対称性に高信号を認める疾患のひとつである（2章「1．脊髄小脳変性症」p.62「key point 2．中小脳脚に高信号をT2強調像にて認める疾患」参照）．また，運動皮質に低信号を示し，その前の中心前回白質に高信号を示す疾患のひとつでもある．

肝機能障害のなかったSaportaらの例は両側中小脳脚と内包に高信号をT2強調像あるいは拡散強調像にて認めている．同部位には海綿状変性を認めている．この白質病変は橋外髄鞘崩壊症（extrapontine myelinolysis）がその原因としている[3]．

3. 肝性脳症とSWI

Achiriloaieらは，72歳，女性で肝硬変があり，意識障害を呈した例を報告している[10]．脳梁，赤核，大脳白質（皮質下）にFLAIR像にて高信号を示し，SWIにて同部位に微小出血を認めている．

また，Bensonらも肝性脳症において，38例中18例（47.4％）に微小出血を認め，側脳室周囲白質が最も多く，6例（15.8％），大脳皮質は5例（13.2％）としている[11]．

…診断のコツ

1. **マンガン沈着**：T1強調像での特徴的な淡蒼球所見は気がつけば診断は難しくはない．
2. **AHCD**：両側中小脳脚，内包後脚，中心前回の病変の組み合わせはAHCDに特徴的である．しかし，次項目である成人型シトルリン血症において，同様な画像所見を認めた（図4参照）．慢性の高アンモニア血症をみていると考えている．

図3 | 後天性肝脳変性症

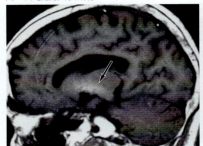

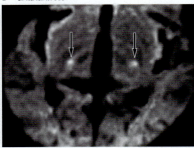
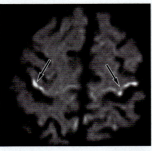
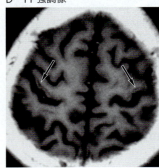

A T1強調矢状断像　B 拡散強調像　C 拡散強調像　D T1強調像

60代，女性．8年前に肝硬変を指摘され，義弟が話のつじつまの合わないことに気がついた．6年前よりふらつきがあり，呂律が回らなくなり，箸がうまく使えないなどと症状が進行した．当院に入院時，傾眠傾向，断綴性発語，失調，羽ばたき振戦があった．原発性胆汁性肝硬変，それによる慢性後天性肝脳変性症とされた．アンモニアは入院時236μg/dLと高値であった．

A：T1強調矢状断像：淡蒼球に高信号を認める（→）．マンガン沈着による．
B：拡散強調像：両側内包後脚内の皮質脊髄路に高信号を認める（→）．
C：拡散強調像：両側運動皮質に高信号を認める（→）．ADC値は上昇している．
D：T1強調像：両側運動皮質に低信号を認める（→）．
補足：運動皮質の変化はその後も残存し，病理にて認められる軟化巣に合致する所見と考える．

2　成人型シトルリン血症（adult-onset type Ⅱ citrullinaemia：CTLN2）

臨床

・全体像

　高アンモニア血症とそれによる重篤な脳症を引き起こす代謝障害であり，常染色体劣性遺伝を示す．CTLN2の原因遺伝子としてcitrinが同定された．citrin欠損ではarginosuccinate synthetase（ASS）の活性低下が生じて，最終的に尿素サイクルの代謝障害に陥る．CTLN2は日本人の若年男子に好発すると強調されていたが，70代での初発例も認められている．

　Citrin欠損症はneonatal intrahepatic cholestasis with citrin deficiency（NICCD）とCTLN2に大別される．NICCDは新生児期に一過性の黄疸を呈するが，大部分は自然軽快をする．しかし，ごく少数が成人期に至って再発性脳症（CTLN2）を発症すると考えられている．NICCDとCTLN2の発症時期には通常20〜30年の隔たりがある（代償期または脳症を呈さない時期）．この間citrin欠損患者は高蛋白，高脂質食を好み，ご飯などの糖質はあまり食べないという特異な食癖で代謝障害を補っていると推測される[12]．特に大豆食品（豆腐など）やピーナッツに対する嗜好が有名である．飲酒を嫌う傾向にあり，飲酒は発症誘因となる[13]．この食癖が学校給食の開始や生活環境の変化などで維持できなくなることが契機となり，異常代謝に陥り，脳症を発症するとの仮説が現在受け入れられている[12]．

・臨床症状と診断

　CTLN2の平均発症年齢は34.7歳，男女比は4：1である．脳症の発症症状は夕方から夜間にかけての不穏状態，異常行動，傾眠である．血漿アンモニアの高値，血漿アミノ酸分析でcitrulline高値，arginine値の軽度上昇から本症を疑い，最終的にはDNA解析でcitrin遺伝子の変異を見いだすことで確定診断となる[12]．アンモニアは，夕方から夜間にかけて上昇することが多い[13]．

　脳症を繰り返すうちに，脊髄の錐体路変性が

図4 成人型（Ⅱ型）シトルリン血症

A T2強調像　　B T2強調像　　C FLAIR像

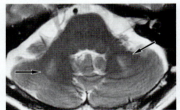
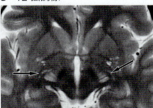
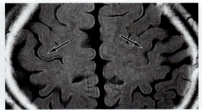

D SWAN

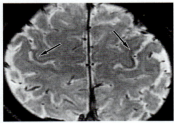

42歳，男性．約17か月前に，トイレに入った後に意識が消失した．その1週間後にも電気のスイッチがどれを指すのかがわからなくなることがあった．他院にて，脳波を取り，てんかん発作と診断された．抗痙攣剤を服用してから明らかな発作はない．当院入院時には高アンモニア血症があり，アミノ酸分析によりシトルリン高値278.5（基準値は17.1〜42.6）であり，成人型シトルリン血症と診断された．なお，肝機能は正常で，肝酵素の上昇を認めない．酒，甘い物が苦手であり，チーズが大好物であった．ピーナッツへのこだわりはない．

A：T2強調像：両側中小脳脚に高信号を左右対称性に認める（→）．
B：T2強調像：大脳脚に高信号を認め（→），左は皮質脊髄路と前頭橋路，右は皮質脊髄路に高信号を認める．
C：FLAIR像：運動皮質深層に低信号を認める（→）．
D：SWAN：両側運動皮質に低信号を認める．なお，T1強調像にて淡蒼球は正常であり，高信号を認めない（非掲載）．
補足：この画像所見は，前項で述べた慢性後天性肝脳変性症のそれと類似している．両者に共通している慢性の高アンモニア血症を示唆していると考えている．

高度となり，下肢の痙性麻痺を呈することもある[14]．自験例にも認められたが，難治性複雑発作を呈した31歳，男性例の報告がある[15]．

病理所見

42歳の剖検例がある[16]．pseudoulegyric（偽瘢痕回）な変化と，虚血が混在していた．神経細胞消失は前頭葉内側底部，後頭葉，帯状回，外障，島回，側頭葉に強いとされている．

画像所見

肝性脳症の非特異的所見として，淡蒼球にT1強調像にて高信号を認めることがある[17]．

剖検例ではCTにて両側視床から大脳白質に広範な低吸収域を認め，剖検にて大脳白質の壊死と浮腫を認めている[13]．意識障害を伴う急性の代謝性脳症があるときと，ないときは，画像所見が異なると考えられる．

繰り返す意識障害と認知症にて入院した際には，脳萎縮と大脳後部にFLAIR像にて左右対称性の白質から皮質の高信号を認め，その後，意識障害を示したときには拡散強調像にて大脳皮質から深部白質に広範な高信号を認め，さらに2か月後，意識障害が収まったときには深部白質にFLAIR像にて高信号を認めた例がある[18]．また，拡散強調像にて高信号を島回と帯状回に認め，MRSではグルタミン酸，グルタミン酸塩の上昇を認めている[19]．脳梁膨大部と膝部および大脳深部白質にFLAIR像にて高信号を認める例もある[17]．

18歳，男性にて，両側帯状回皮質のみに腫大と高信号をT2強調像にて認めた例がある．T1強調像では低信号を示した[20]．

前述のように，脊髄症を示す例もある．

生田目らは，本症ではアンモニア血の変動があり，意識障害の程度とアンモニア血の変動が必ずしも一致しない，また島皮質と帯状回の拡散強調像での高信号，T2強調像での白質の高信号を認めた際には本症を考慮し，アンモニア値を繰り返し測定することが重要としている[21]．島皮質と帯状回の拡散強調像での高信号など，本章3-4項（p.697参照）に示す高アンモニア血

図5 成人型シトルリン血症

A　T2強調像
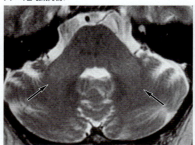

B　FLAIR冠状断像
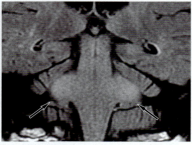

C　T2強調像
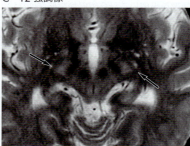

D　FLAIR像
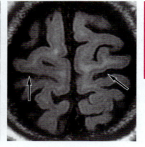

66歳，女性．7年前から腰痛と歩行障害があり，2年ほど前より，歩行障害が増悪し，足がガクガクするようになり，歩行器を使用するようになった．体格は昔から小さく，走るのはクラスで一番遅い．肥満型，低身長，感音性難聴の疑い，小刻みな歩行．高アンモニア血症（70台）を呈した．

A：T2強調像：両側中小脳脚に高信号を認める（→）．中小脳脚に萎縮を認めない．
B：FLAIR冠状断像：中小脳脚には明瞭な高信号を認める（→）．
C：T2強調像：大脳脚の皮質脊髄路に高信号を認める（→）．正常皮質よりも高信号であり，異常と考える．
D：FLAIR像：左優位に両側皮質に低信号があり（→），異常と考える．
補足：高アンモニア血症が初回の読影の際には，記載がなく，中小脳脚の異常のみしか気づかなかった．その後，高アンモニア血症を知り，再度の読影にて，その他の所見に気づき，成人型シトルリン血症と診断し，確定した．なお，肝機能障害はなく，淡蒼球にもT1強調像にて異常を認めない．

症の画像所見を示す例が確実に存在する．

自験例は痙攣発作にて発症した42歳，男性である．肝機能障害はなかった．初回のMRIにて，中小脳脚から小脳白質，大脳脚から内包後脚に高信号を左右対称性に認め，運動皮質深層には低信号をFLAIR像にて認め，さらに，SWANでも運動皮質に低信号があり，後天性肝脳変性症と類似した画像所見を示した（図4）．この所見が両者に共通している慢性の高アンモニア血症を示すと考えている．

他の1例は歩行障害にて発症した女性（66歳）であるが，同様な画像所見を呈した（図5）．

…診断のコツ

肝性脳症の患者で飲酒ができず，やせていて特異な食嗜好のある患者は本症を疑うべきである[13]．島皮質と帯状回の拡散強調像での高信号などの高アンモニア血症を認める際にも本症を考える．

3 オルニチントランスカルバミラーゼ欠損症（ornithine transcarbamylase deficiency：OTCD）

臨床

OTCDは尿素系の代謝異常症の中では最も多く，X染色体に連鎖している疾患である．14,000人の出生につき1人の発症とされる．尿素の前駆物質であるアンモニアとグルタミンの蓄積により脳症を発症する．

最も重症系は満期産の新生児に発症し，出生後24～48時間は正常であるが，その後に進行性の不活発，低体温と無呼吸にて発症する．軽症例があり，嘔吐，意識状態の変化，失調，痙攣と発達遅延などにて発症する．この軽症型の

図6 オルニチントランスカルバミラーゼ欠損症

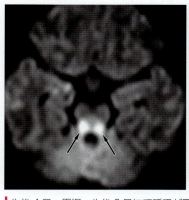
A　拡散強調像

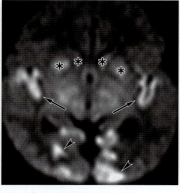
B　拡散強調像

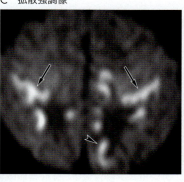
C　拡散強調像

生後4日，男児．生後2日にて呼吸が不安定であり，無呼吸を繰り返した．
A：拡散強調像：橋被蓋に対称性の高信号を認める（→）．
B：拡散強調像：両側基底核（＊；尾状核，被殻，淡蒼球），島回（→），側頭葉後頭葉（▶）にほぼ対称性の高信号を認める．
C：拡散強調像：中心後回（→），頭頂葉（▶），前頭葉内側部に高信号を認める．
補足：前頭葉前部に高信号が少ない．基底核は対称性の高信号があり，脳幹被蓋にも高信号を示した点が本例の特徴である．
（都立小児総合医療センター新生児科　新藤 潤先生のご厚意による）

発症は乳児期から成人までである．遅発性の発症型（late-onset OTCD）は女性に多い[22]．

画像所見

1. 新生児および乳児

深部核，特に淡蒼球が最も侵される．前頭葉皮質および島回皮質が続く．CTでは急性期はびまん性の脳浮腫を示し，皮質から皮質下白質，基底核にかけて低吸収域を示す．皮質白質境界は不鮮明となる．MRIでも急性期から亜急性期にかけて，深部核と島回および前頭葉皮質がT2強調像にて高信号を示す（図6）．T1強調像では，深部核，特に淡蒼球に高信号を認める．島回とRoland領域に高信号をも認めることがある．さらに，前頭葉の脳溝深部にも高信号を認めることがある[23]．

2. 成人

大脳皮質，特に島回が最も侵され，基底核より変化が強い．以上の画像所見は尿素代謝異常症全般についての記載である．OTCDについても当てはまるとされる[23]．

一方，Takanashiらは3例の遅発性OTCD（2.5歳男児，7歳女児，62歳男性）について報告し，島回と帯状回が主として侵され，後頭葉とRoland野が残ることがあるとしている．いずれも皮質を中心に侵され，ADC値の低下を伴う[22]．

Hershmanらは19歳，女性例を報告した．明らかな既往歴がなく，風呂場で意識がない状態で見つかった．数週間前より嘔吐と吐き気があり，意識が不鮮明となることがあった．

画像では両側島回，帯状回，上前頭回の皮質に拡散制限を認めた．OTCDであった．後頭葉およびRoland領域の皮質は保たれている．

アンモニアは血液脳関門を追加し，脳内に入る．グルタミンをグルタミン酸塩に変え，その結果として，星細胞の腫張を来す[24]．

3. MRS

グルタミン酸，グルタミン酸塩の上昇を認める[23]．

4 高アンモニア血症

臨床

高アンモニア血症は脳症を起こし，昏睡を起こす．その他には，嗜眠，嘔吐，易刺激性，痙

表2 ● 成人の高アンモニア血症の原因（文献25より改変）

1	アンモニア産生の上昇	感染	ウレアーゼ産生バクテリア	Proteus
				Klebsiella
			ヘルペス感染	
		蛋白付加	強度の運動	
			痙攣	
			ステロイド	
			外傷およびやけど	
			化学療法	
			飢餓	
			消化管出血	
			完全経管栄養	
		その他	多発性骨髄腫	
			腎不全	
2	アンモニア排泄低下	肝機能障害	劇症肝不全	
			門脈・体循環短絡（シャント）	
		薬剤	バルプロ酸塩（抗てんかん薬，デパケン）	
			カルバマゼピン（抗てんかん薬，テグレトール）	
			サリチル酸	
			グリシン	
		先天性代謝機能障害	成人型シトルリン血症（Ⅱ型，日本人に多い）	
			オルニチン・トランスカルバミラーゼ欠損症	
			カルバモイルリン酸シンテターゼ欠損症	
			高メチオニン血症	
			有機酸血症	
			脂肪酸酸化欠損	

攣を示す[26]．その原因としては，急性肝機能障害が多く，門脈・体循環シャント，尿素サイクルの酵素欠損，激症の肝不全，有機酸血症，カルニチン欠損，薬剤（Valproate，carbamazepine，高用量の5-FUl.）による副作用で起こる[26)27)]（**表2**「成人の高アンモニア血症の原因」参照）[25]．

固体臓器移植後の特発性高アンモニア脳症があり，急速な精神状態の変化，肝機能障害はないのに，高アンモニア血症となる[28]．Hockerらによると，過去に14例の報告例があり，12例が肺移植後，1例が心肺移植後，1例が腎移植後である．7例が痙攣を起こしており，4例は記載がない[28]．

画像所見

高アンモニア血症を呈した成人4例（平均年齢は42±13歳，24〜55歳）について，報告がある．全例，対称性に帯状回と島回に拡散制限を認めている．皮質下白質には1例のみに異常を認めている．1例は基底核，視床，中脳にも異常を認めた[26]．

ローランド領域と後頭葉が免れることが特徴であるともされる[27]．

McKinneyらの20例に関する報告がある[29]．14例は慢性肝不全がもともとあり，急性肝性脳症を呈した．5例はアセトアミノフェンの過剰服用，1例は原因が不明の急性肝性脳症であった．平均年齢は46.2歳（10〜70歳），発症21日以内のMRIについての検討である．異常信号は視床が最も多く，FLAIR像にて85％，拡散強調像にて70％であった．次には内包後脚であり，それぞれ75，80％となり，次は側脳室周囲白質が80，85％，さらに脳幹背側が70，35％であったとしている．上記の所見との差はわからないが，日常見慣れている高アンモニア血症の画像は，島回，帯状回の高信号が多い．

上述したHockerの固体臓器移植後のCTではびまん性脳浮腫が認められるが，島回，帯状回に低吸収域が強いように見える．MRIは記載がない[28]．

図7│高アンモニア血症（門脈・体循環シャント）

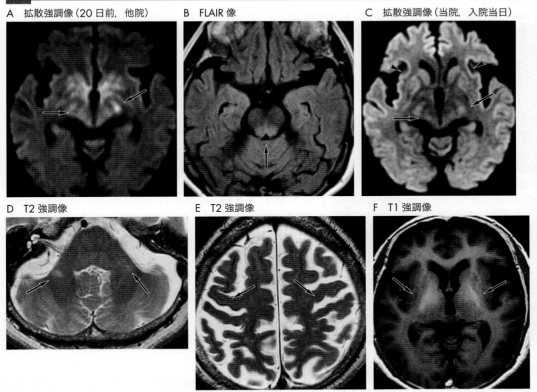

A　拡散強調像（20日前，他院）
B　FLAIR像
C　拡散強調像（当院，入院当日）
D　T2強調像
E　T2強調像
F　T1強調像

73歳，女性．自立した生活をしていたが，20日前に左Bell麻痺となり，アシクロビルとプレドニンを処方され服用した．その際に，他院にてMRIを撮像した（A，B）．発症はしていないが，既に異常があった．3日前より，場にそぐわない言動があり，トイレの場所がわからない，バナナを皮ごと食べるなどがあり，食事の用意ができなくなった．2日前には薬の服用ができなくなった．前日には異常行動がさらに出現し，救急受診し，当院へ入院となった．髄液検査では，細胞数，蛋白は正常であった．入院当日にMRIを撮像した（C～F）．高アンモニア血症があるが，肝酵素（ASTおよびALT）は正常である．
A：拡散強調像（20日前，他院）：両側大脳脚に高信号を認める（→）．基底核の高信号も異常と考える．
B：FLAIR像：橋・中脳移行部被蓋に高信号を認める（→）．大脳脚，橋中脳移行部被蓋の高信号があり，慢性の高アンモニア血症を示す所見である．症状はなかったが既にこの時点で高アンモニア血症があったと推測できる．
C：拡散強調像（当院，入院当日）：両側大脳脚に高信号を認める（→）．基底核にも高信号を認める（▶）．
D：T2強調像：右優位に両側に高信号を認める（→）．
E：T2強調像：運動皮質深層に線状の高信号を認める（→）．
F：T1強調像：両側淡蒼球に高信号を認める（→）．
補足：発症する前より，MRIにて，両側大脳脚と橋中脳移行部被蓋に高信号を認めた例である．慢性の高アンモニア血症の所見を示している．この症例では，中小脳脚，大脳脚，運動皮質の他に，基底核にも高信号を認めた．淡蒼球のマンガン沈着があり，肝酵素の上昇がないことが，門脈・体循環シャントの存在を示し，腹部CTにて確認された．なお，投薬のみで症状の改善を認めた．

なお，本章3-1項，肝性脳症（肝脳変性）でも記載しているが（p.691），後天性肝脳変性症と成人型シトルリン血症において，両者ともに，高アンモニア血症を示した画像が類似していた．両側中小脳脚，両側大脳脚のT2強調像/FLAIR像での高信号，運動皮質深層における異常が共通の所見であり，慢性の高アンモニア血症を示していると考えている（図7）．

門脈・体循環シャントによる慢性的な高アンモニア血症において，大脳及び小脳白質に広範な高信号をT2強調像/FLAIR像にて示し，大脳脚にも高信号を認める白質脳症を示した．しかし，中小脳脚には高信号を認めない例があった[30]．高信号の分布は異なることもあるが，淡

図8 | 弓部大動脈置換術後の頭部 MRI 異常

A　T2 強調像

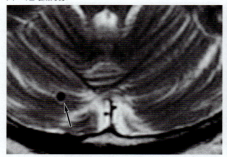

B　T1 強調像

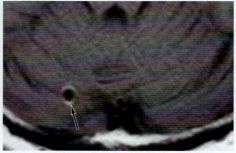

C　T2*強調像

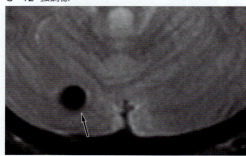

70代，女性．急性大動脈解離術後2か月時である．
A：T2 強調像：右小脳半球に強い低信号を認める．その周囲にはわずかに高信号があり（→），アーチファクトを示唆している．
B：T1 強調像：T1 強調像でも同様に中心部が低信号であり，周囲には halo 状に高信号を示し（→），アーチファクトである．
C：T2*強調像：全体が低信号となり，blooming 効果により，大きくなっている（→）．
（山梨大学医学部附属病院放射線科　奥村彰浩先生，石亀慶一先生のご厚意による）

蒼球のT1強調像での高信号を見逃さないことが，本症のキーである．肝酵素の異常を伴わないマンガン沈着では，門脈・体循環シャントを考慮する（3章1 ウイルス感染症，p.226 key point 3「成人における白質脳症の原因」参照）．

・両側視床外側と中脳背側に対称性高信号を拡散強調像にて認める例

松田らの症例は90歳女性，急激に意識レベルが低下し深昏睡に至った．拡散強調像にて，両側対称性に視床外側，中脳背側に高信号を認め，血中アンモニア値の上昇，脳波で前頭葉優位のデルタ波・三相波を認めた．回結腸静脈から下大静脈に連続する異常血管を認め，portal-systemic encephalopathy（門脈・体循環シャントによる脳症）と診断された[31]．なお，FLAIR像では，中脳背側および視床外側には淡い高信号が両側性に認められた．内包に病変が及んでいるのかは分かりにくい．McKinneyらの報告と同様の例であった．

なお，図7で示すように，自験例においても橋中脳移行部被蓋に高信号を認めた．

5　人工弁設置および大動脈置換術後の頭部 MRI 異常

臨床と画像所見

人工弁使用者のT2*強調像では脳内に複数の低信号が認められる．58例の心臓人工弁使用者のうち，35例（60％）に認められる．低信号の周囲には淡い高信号があり，アーチファクトと考えられる．これは人工弁内に使われている金属類が強磁性体を含んでいることによると考えられている[32]．低信号の存在はある程度，その弁に損傷があることを示す．その他に手術にて使用された金属を含む機器類の微小な破片が磁場の不均一性による susceptibility artifact（磁化率効果）を作るともされる[33)34]．

奥村らは急性大動脈解離に対する弓部大動脈置換術後のMRIにて同様な所見を認めている（図8）[35]．弓部大動脈置換に用いられるグラフトには金属は含まれていない．しかし，手術器具は金属でできている物が多く，その破片が飛んだ可能性があるとされる．T2*強調像での低

6 心房細動アブレーション後の神経系の異常

50代,男性.心房細動に対する胸部内視鏡によるアブレーションを受け,その4週間後に急性発症の失語症,右片麻痺,発熱(39度)を認めた.白血球上昇(9500/μL),髄液中赤血球増加を認めた.拡散強調像にて左MCA領域に拡散制限を認めた.感染性心内膜炎,感染性塞栓症の疑いにて,入院した.CTでは低吸収域を示す円形状の空気(気脳症)を左大脳半球境界領域に認めた.患者が死亡し,心房食道瘻が見つかった.剖検にて,異物による塞栓が髄膜の血管から見つかった.食道からの食物による塞栓と考えられた[36].

アブレーションの施行回数が増加しており,心房食道瘻は死亡率が高い.この合併症による症状は細菌性心内膜炎と類似しており,気脳症と拡散制限のある病変を認めたならば,心房食道瘻を考慮すべきとしている.

参考文献

1) 池田修一:肝性脳症と肝脳疾患:概念の変遷.神経内科 71: 474-480, 2009.
2) Meissner W, Tison F: Acquired hepatocerebral degeneration. Handb Clin Neurol 100: 193-197, 2011.
3) Saporta MA, André C, Bahia PR, et al: Acquired hepatocerebral degeneration without overt liver disease. Neurology 63: 1981-1982, 2004.
4) Ince PG, Clark B, Holton J, et al: Chronic acquired hepatocerebral degeneration. 13 Diseases of movement and systemic degenerations. In Love S, Louis DN, Ellison DW (eds); Greenfield's neuropathology, 8th ed. Hodder Arnold, London, p.979, 2008.
5) Adamas RD: Acquired hepatocerebral degeneration. In Vinken PJ, Bruyn GW (eds); Handbook of clinical neurology, volume 6: diseases of the basal ganglia. North-Holland Publishing, p.279-297, 1968.
6) Lakhan SE, Abboud H: Teaching neuroimages: manganese neurotoxicity of the basal ganglia and thalamus. Neurology 81: e111, 2013.
7) 柳下 章,林 雅晴:慢性後天性肝脳変性.症例から学ぶ神経疾患の画像と病理.医学書院,p.11-12, 2008.
8) Lee J, Lacomis D, Comu S, et al: Acquired hepatocerebral degeneration: MR and pathologic findings. AJNR Am J Neuroradiol 19: 485-487, 1998.
9) Matsusue E, Kinoshita T, Ohama E, Ogawa T: Cerebral cortical and white matter lesions in chronic hepatic encephalopathy: MR-pathologic correlations. AJNR Am J Neuroradiol 26: 347-351, 2005.
10) Achiriloaie AF, Kido D, Wycliffe D, et al: White matter microsusceptibility changes in patients with hepatic encephalopathy. J Radiol Case Rep 5: 1-7, 2011.
11) Benson JC, Payabvash S, Thalken GL: Delineation of microhemorrhage in acute hepatic encephalopathy using susceptibility-weighted imaging. Eur J Radiol 85: 629-634, 2016.
12) 池田修一:成人型シトルリン血症.Clinical Neuroscience 30: 612-613, 2012.
13) 矢崎正英:成人型シトルリン血症.神経内科 71: 486-495, 2009.
14) Tazawa K, Shimojima Y, Okano T, et al: An autopsy case with adult onset type II citrullinemia showing myelopathy. J Neurol Sci 253: 77-80, 2007.
15) Sakamoto S, Shinno H, Ikeda M, et al: A patient with type II citrullinemia who developed refractory complex seizure. Gen Hosp Psychiatry 35: 103.e1-e3, 2013.
16) Okeda R, Tanaka M, Kawahara Y, et al: Adult-type citrullinemia. Acta Neuropathol 78: 96-100, 1989.
17) Ikeda S, Yazaki M, Takei Y, et al: Type II (adult onset) citrullinaemia: clinical pictures and the therapeutic effect of liver transplantation. J Neurol Neurosurg Psychiatry 71: 663-670, 2001.
18) Sakai K, Matsumoto Y, Kobayashi K, Yamada M: MRI of adult-onset type II citrullinemia. Intern Med 44: 524-525, 2005.
19) Wong YC, Au WL, Xu M, et al: Magnetic resonance spectroscopy in adult-onset citrullinemia: elevated glutamine levels in comatose patients. Arch Neurol 64: 1034-1037, 2007.
20) Teaching Neuroimages: Reversible brain MRI lesions in adult-onset type II citrullinemia. Neurology 89: e115, 2017.

21) 生田目禎子, 宇川義一: シトルリン血症. Clinical Neuroscience 31: 732-733, 2013.
22) Takanashi J, Barkovich AJ, Cheng SF, et al: Brain MR imaging in acute hyperammonemic encephalopathy arising from late-onset ornithine transcarbamylase deficiency. AJNR Am J Neuroradiol 24: 390-393, 2003.
23) Barkovich AJ: Urea cycle disorders. In Barkovich AJ, Moore K, Grant E, et al (eds); Diagnostic imaging: pediatric neuroradiology. Amirsys, Salt Lake City, p.1-1-86〜89, 2007.
24) Hershman M, et al: Case 252: Acute hyperammonemic encephalopathy resulting from late-onset ornithine transcarbamylase deficiency. Radiology 287: 353-359, 2018.
25) Wong JM, Chandra M, VanDeBogart R, et al: Clinical reasoning: A 27-year-old man with rapidly progressive coma. Neurology 85: e74-e78, 2015.
26) U-King-Im JM, Yu E, Bartlett E, et al: Acute hyperammonemic encephalopathy in adults: imaging findings. AJNR Am J Neuroradiol 32: 413-418, 2011.
27) Delic J, Alhilali L, Fakhran S: Hyperammonemic encephalopathy case of the week. June 2, 2014. AJNR Am J Neuroradiol.
28) Hocker S, Rabinstein AA, Wijdicks EF: Pearls & oy-sters: status epilepticus from hyperammonemia after lung transplant. Neurology 77: e54-e56, 2011.
29) McKinney AM, Lohman BD, Sarikaya B, et al: Acute hepatic encephalopathy: diffusion-weighted and fluid-attenuated inversion recovery findings, and correlation with plasma ammonia level and clinical outcome. AJNR Am J Neuroradiol 31: 1471-1479, 2010.
30) 中村尚生: 門脈・体循環シャントによる慢性的な高アンモニア血症. Neuroradiology Club Film Conference. 2018年6月21日, 府中.
31) 松田倫明・他: MRI拡散強調像で両側視床・内包病変を認めた超高齢発症portal-systemic encephalopathyの1例. 臨床神経 57: 759-763, 2017.
32) van Gorp MJ, van der Graaf Y, de Mol BA, et al: Björk-Shiley convexoconcave valves: susceptibility artifacts at brain MR imaging and mechanical valve fractures. Radiology 230: 709-714, 2004.
33) Naumann M, Hofmann E, Toyka KV: Multifocal brain MRI hypointensities secondary to embolic metal fragments from a mechanical heart valve prosthesis: a possible source of epileptic seizures. Neurology 51: 1766-1767, 1998.
34) Wingerchuk DM, Krecke KN, Fulgham JR: Multifocal brain MRI artifacts secondary to embolic metal fragments. Neurology 49: 1451-1453, 1997.
35) 奥村彰浩, 石亀慶一, 堀 正明・他: 1.5T MRI上, 非常に強い磁化率効果を伴う脳実質内の点状異常信号域についての検討. 第37回日本神経放射線学会抄録集, p.67, 2008.
36) Stanton RJ, et al: Neurologic Abnormalities After Atrial Fibrillation Ablative Procedure. JAMA Neurol 75: 1144-1145, 2018.

4 ● 膠原病

1 全身性エリテマトーデス（systemic lupus erythematosus : SLE）

臨床

◆ 1. 脳

SLEを原因として起こる中枢神経障害を中枢神経系ループス（CNSループス）もしくはneuropsychiatric SLE（NPSLE）と言う．American College of Rheumatology（ACR）による分類を表1に示す．CNSループスのなかで多く認められる症状は，認知障害，脳血管障害由来の脳卒中，痙攣発作などである．さらに，免疫抑制下における感染，尿毒症などによる代謝異常，高血圧，治療毒性などによる二次的因子に起因する神経障害が50〜78%にあると報告されている[1]．

NPSLEによる血管障害は小動脈や細動脈レベルでの梗塞が多いが，出血も起こりうる．その病理学的所見は，動脈の硝子化，血管周囲の細胞浸潤と内膜増殖で，血管壁の炎症は10%とされている．また，大血管にも変化が起こることもある[2]．

最近多い報告にPRES（posterior reversible encephalopathy syndrome）がある．SLEにおけるPRESは，高血圧，急性腎不全，免疫抑制剤，ステロイドなど複数の因子による可能性が高い[3)4]．

・小脳失調

SLEに伴う小脳失調は，最近の研究により，橋本脳症やGAD抗体陽性の小脳失調などと同様に，自己免疫の関与が言われている[5]．小脳失調を呈したSLE患者から，自己抗体が見つかっている[6)7]．その他の要因としては，炎症や血管症（vascular injuries）が考えられている[5]．発症形式は急性，あるいは亜急性が多い．

T2強調像あるいはFLAIR像にて高信号を示すこともあるが，可逆性の変化であり，虚血あるいは壊死ではないとする報告もある[8]．また，異常信号を認めない例も多い．後遺症として，小脳萎縮が明瞭な例もある[7]．拡散強調像にて，急性期に明瞭な高信号を認めず，T2強調像にて高信号を示し，ステロイド治療後には，強い小脳萎縮を認めた例がある[9]．その他の例も拡散強調像にて，明瞭な高信号を示す例が少ないように思われる．

◆ 2. 脊髄

SLEに伴う脊髄障害は稀（SLE患者の1%以下）ではあるが，知っておくべき重要な疾患である．20〜40代の女性に多い．症状は突然発症の対麻痺，レベルのある感覚障害，膀胱直腸障害であり，しばしば短期間に病態が完成する．発熱や背部痛を伴うこともある．しばしば横断性脊髄炎が初発で，SLEの診断がついていない

表1 ● NPSLEにおける中枢性の精神神経学的異常所見[1]

中枢神経障害	神経症状	無菌性髄膜炎 脳血管障害 脱髄性症候群 頭痛（片頭痛，良性頭蓋内圧症候群） 運動障害（舞踏病） 脊髄症，視神経症，髄膜炎，認知障害，不安，うつなど 痙攣，てんかん発作
	精神症状	急性混迷状態 不安障害 認知障害 気分障害 統合失調症症状

表2● 中枢神経系ループスの画像所見

1）脳	1. 皮質下の微小梗塞様所見（50〜100％）（図1） 2. 大脳や脳梁の萎縮（図2） 3. 白質のびまん性病変（脳虚血および新旧混在する多発性微小梗塞） 4. 大脳皮質および白質を含む脳梗塞 5. 脳出血 6. 髄膜の造影効果（無菌性髄膜炎）（図1） 7. PRES（posterior reversible encephalopathy syndrome）（図3） 8. 石灰化（動脈硬化の促進による内頸動脈の早期石灰化，脳実質内のびまん性石灰化）（図4，5） 9. 舞踏運動を示した症例における基底核のT1強調像での高信号 10. 脱髄性病変 11. 進行性多巣性白質脳症（PML）
2）脊髄	1. 3椎体以上の長大病変を有する脊髄炎（脊髄内にT2強調像にて高信号と腫大） 2. 脊髄髄内出血 3. 硬膜外血腫

こともある[10)11)]．

SLEにおける脊髄炎では半数が視神経炎を伴うとされ，またSLEに伴う視神経炎51例中41例で脊髄障害を伴ったとする報告もあり，視神経炎と脊髄炎との関連が知られている．視神経脊髄炎（NMO）との関連が議論されている．

病態機序としては血管炎に基づく脊髄の虚血壊死が考えられている．血管炎，血栓形成，血管周囲の炎症細胞浸潤，微小出血，硬膜下血腫などが認められる[10)11)]．

抗核抗体が陽性，痙攣以外の神経症状があり，貧血と好中球減少認める患者が脊髄症を呈した際にはCNSループスを考える．

病理所見では，あるレベルに広範な脊髄軟化を来す．血管周囲炎あるいは血栓による．他には硬膜下血腫，辺縁部の脊髄白質の変性（軟膜下白質脊髄症（subpial leukoencephalopathy）を認める．これらの病変は脊髄の多髄節に起こる[12)]．

病理所見

SLEの中枢神経系に関する神経病理学的所見としては，脈管障害（vasculopathy）が最も多く，以下，微小〜大の梗塞や出血，血管炎が認められる[13)]．

画像所見 （表2）

◆ 1．脳

○梗塞

皮質下の微小梗塞がNPSLEの50〜100％に認められる[1)]（図1）．前頭葉および頭頂葉に多いとする報告がある[2)]．中枢神経症状のないSLE例にも9〜40％にある．大脳や脳梁の萎縮をしばしば認める（図2）．大脳白質にT2強調像にてびまん性の高信号を認めることがあり，剖検例では白質の著明な浮腫，反応性のアストロサイト増加（astrocytosis）があり，脳虚血の新旧混在する多発小梗塞巣を示した[1)]．

○髄膜

無菌性髄膜炎による髄膜の造影効果を認める[14)15)]．自験例では脳幹，小脳，大脳のくも膜に沿った造影効果を認めた（図1）．

・造影後FLAIR像の有用性

49歳女性SLE患者が，左上肢から左体幹部，左下肢へと広がる数分の異常感覚発作を繰り返し緊急入院した．他覚的には左手の皮質性感覚障害のみ認めた．拡散強調像では右頭頂間溝に沿った皮質に小さな高信号を認めた．造影後FLAIR像にて，右中心後回周囲も含む右頭頂葉の髄膜に造影効果を認めた．異常感覚発作は，NPSLEによる中心後回周囲の髄膜炎が原因と考え，プレドニゾロンを増量し，症状と造影後FLAIR像での異常造影効果は消失した．NPSLEなど髄膜に炎症を来しうる病態では，造影剤漏出の少ない軽微な髄膜炎の検出に優れた，造影後FLAIR像を積極的に撮像するべきとした[16)]．

○白質病変

SLEのPRESでは，後頭・頭頂葉中心に皮質

図1 中枢神経系ループス（SLE）

A　FLAIR像　　B　FLAIR像　　C　ADC map

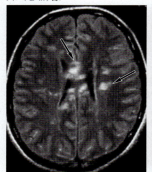
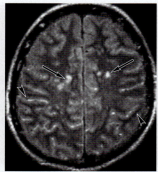
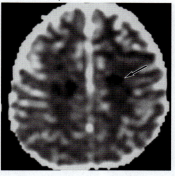

D　造影後T1強調像

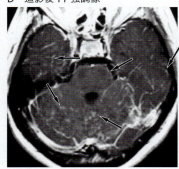

20代，女性．約2週間前より発熱，嘔気，頭痛があり，進行性に経口不能，自発性の低下があり，他院にて髄液細胞数38/3（L 34，N 4），蛋白123と上昇し，無菌性髄膜炎と診断される．抗核抗体320倍，痙攣発作，意識障害，リンパ球減少，口腔内潰瘍より，中枢神経系ループスと診断される．眼底所見は血管炎を示した．ステロイドによる効果を認めるが，再発を繰り返した．

A：FLAIR像：両側の脳梁，その脳室周囲白質に円形状の高信号を認める（→）．
B：FLAIR像：大脳深部白質に点状の高信号を認める（→）．脳溝に沿って線状の高信号が多数ある（▶）．
C：ADC map：上記の高信号はADC値の低下を認め（→），梗塞である．
D：造影後T1強調像：小脳上部，橋の周囲，側頭葉に髄膜を中心とした造影効果を認める（→）．天幕上の髄膜にも同様な強い造影効果を認めている．
補足：血管炎による多発性の小梗塞と，無菌性髄膜炎による髄膜の強い造影効果を認めた（14章「16. Susac症候群」のp.912「key point 5. 脳梁病変の鑑別診断」を参照）．

図2 中枢神経系ループス（SLE）

FLAIR像

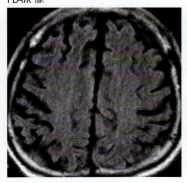

20代，男性．10代前半にSLEと診断されている．ステロイドの内服はその後2年のみ．発熱，意識障害，両側錐体路徴候，病的反射を認めた．ステロイドのパルス療法にて改善した．
FLAIR像：著明な大脳萎縮を認める．なお，この萎縮は治療前後で変化はなく，慢性的な変化を示している．

から皮質下白質にFLAIR像あるいはT2強調像にて高信号を認め，ADC値は上昇することが多い（図3）．比較的左右対称性の病変であることも特徴である[3)4)14)]．

・tumefactive demyelination

大脳白質にtumefactive lesionを認めるSLEがあり，可逆性の病変で脱髄性病変とされている．SLEの活動性の高い時期に一致して出現する傾向にある[1)]．

本邦からの報告があり[2)]，SLEと皮膚筋炎のオーバーラップ症候群を有する50歳，男性が痙攣発作を起こし，翌日に再び痙攣発作と意識障害にて入院した．T2強調像にて，左前頭葉白質に広範な病変があり，内部に不均一な造影効果を認めた．病変の広がりに比べてmass effectが小さく，浮腫もほとんどない．tumefac-

図3｜中枢神経系ループス（SLE）

A　T2強調像　　　B　T2強調像

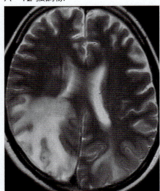 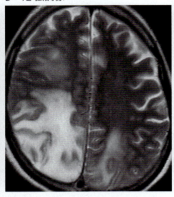

30代，女性．特発性直腸穿孔術後の2か月間で軽い精神症状から始まり，徐々に局所症状から意識障害に進展した．突発的な興奮に伴う体動があり，意識レベルは混迷状態で，四肢の固縮，眼球運動障害，視野障害，視力障害を認めた．

A：T2強調像：右優位に後頭葉から側頭・頭頂葉にかけて皮質下から深部白質にかけて高信号を認め，mass effect を認める．
B：T2強調像：右頭頂葉および前頭葉，左頭頂葉に同様な高信号を認める．なお，ADC値は上昇している（非掲載）．
補足：SLEによるPRESと考えられた．1か月後には異常所見は減少した．
（自衛隊中央病院放射線科　藤川 章先生のご厚意による）

図4｜中枢神経系ループス（SLE）

単純CT（トルコ鞍拡大図）

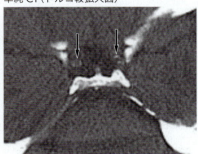

30代，女性．頭痛にて来院．20年来のSLEであるが，高血圧の既往歴はなく，血清学的にも異常を認めない．
単純CT（トルコ鞍拡大図）：両側内頸動脈に石灰化を認める（→）．30代であり異常である．
（京都府立医科大学附属病院放射線科　山田 恵先生のご厚意による）

図5｜中枢神経系ループス（SLE）

A　単純CT　　　B　単純CT

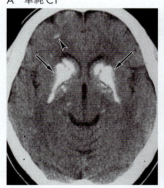 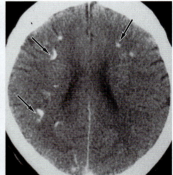

20代，女性．SLEの患者．
A：単純CT：両側基底核に左右対称性の石灰化を認める（→）．右前頭葉皮質下にも石灰化を認める．
B：単純CT：両側皮質下白質から深部白質に石灰化を左右非対称に認める（→）．
（多摩北部医療センター放射線科　中田 桂先生のご厚意による）

tive multiple sclerosis（MS）に類似した画像所見である．生検にて，中心部壊死を伴う脱髄病巣であった．ステロイドと抗痙攣剤にて病巣は縮小し，臨床症状も改善している．

別の1例は13歳，女子，7日間の経過で，進行性の左顔面を含む麻痺と歩行障害を示した[17]．右頭頂葉に広範な白質病変があり，FLAIR像にて高信号を示し，内部に不均一な造影効果を認めた．tumefactive demyelination を疑い，抗ループス治療を行い，症状の改善と，病変の消失を認めた．

◆ 石灰化

　脳内の石灰化は 27 例中 8 例に認められ，淡蒼球には全例あり，その他の基底核，半卵円中心，小脳にも認められる（図 5）[18]．石灰化の存在と臨床経過および年齢には関係がない．石灰化の原因は不明であるとされる．別な報告によると，静脈周囲に壊死性病変があり，軸索および髄鞘の消失と異栄養性石灰化（dystrophic calcifications）を伴っているとされている[19]．若年者にもかかわらず，内頚動脈の石灰化を認めることがあり，若い女性の際には鑑別に SLE も考慮する必要がある（図 4）[20]．

・舞踏病

　舞踏病を合併した SLE 例において，両側被殻，淡蒼球と一側の尾状核が T1 強調像では高信号，T2 強調像では低信号を示した例がある[21]．高血糖性の舞踏病に類似した画像である．上記の石灰化を除外することが必要である．

・進行性多巣性白質脳症（PML）

　合併することがときにある．リウマチ性疾患の中では最も多く PML を発症する（実際の症例に関しては 3 章 1-5B，p.227 進行性多巣性白質脳症，図 25 を参照）[22]．

・脱髄性症候群（demyelinating syndrome：DS）の合併

　SLE に DS の合併は約 1.3%にあるとされる[23]．DS の中では視神経脊髄炎関連疾患（NMOSD）が最も多く，27.9%を占める．その他に，clinically isolated syndrome（CIS），視神経脊髄炎などがある．病型としては，長大な脊髄病変を示す横断像脊髄炎が多く，70.2%である．

　Choi らは 50 歳，女性例を提示している[24]．12 時間前に，左手の痺れと筋力低下を来した．MRI にて，右中心後回に FLAIR 像にて高信号を示し，T1 強調像では低信号で，わずかな造影効果を認める．4 日後に急激に症状が悪化し，MRI では病変の拡大を認めた．過去にも 2 回の発作があり，右内包後脚内の皮質脊髄路，第四脳室左方に病変があった．抗アクアポリン 4 抗体が陽性となり，NMOSD と診断されている．

　この症例では PML が主要な鑑別となっているが，急性発症，過去の発作があることが異なる．また，論文には記載されていないが，PML では拡散強調像の高信号が部分的である（p.223 進行性多巣性白質脳症の項参照）．

◆ 2. 脊髄

　4 例の SLE 患者（30 ～ 40 代）に 8 回の横断性脊髄炎が発症した際の MRI 所見についての報告がある[25]．3 人は再発があり，そのうちの一人は再々発である．8 回の MRI 検査において，すべてに T2 強調像での高信号を認めた．高信号は約 4 椎体に及ぶ．脊髄の腫大は 6 回に認め，造影効果は施行した 6 回のうち 3 回に認めている．治療により症状の改善とともに，脊髄の腫大と造影効果は消失した．しかし 2 か月以内の 3 回の検査において異常高信号は残存した．

　脊髄髄内に出血を認めた SLE 症例もあり，MRI 所見はメトヘモグロビンによる T1 強調像での高信号とヘモジデリン沈着による T2 強調像での低信号であった[26]．SLE による硬膜外血腫 1 例の報告がある[27]．
（p.719 に追加情報 1 がある）

2　Sjögren 症候群（Sjögren syndrome：SS）

臨床

　SS の神経障害部位は中枢・末梢神経障害と筋であり，約 20%とされる．その 80%は神経症状が先行する．中枢神経系合併症としては精神症状，片頭痛様慢性頭痛，髄膜炎，髄膜脳炎，横断性脊髄炎などを呈する[28]．

　SS では多彩な自己抗体が検出される．抗核抗体は 80%以上が陽性であり，La/SS-B 抗体は SS に特異的とされるが，Ro/SS-A 抗体はその他の膠原病でも検出される．

　SS における悪性リンパ腫の発生頻度は正常者の 44 倍とする報告がある[29]．特に，好中球減少症，寒性グロブリン血症，リンパ節腫大，C4 低値のひとつでも示す症例は，ひとつも示さな

図6 Sjögren 症候群による末梢神経障害とそれによる脊髄二次変性

A T2 強調矢状断像　B T2 強調矢状断像　C T2 強調像（C4）

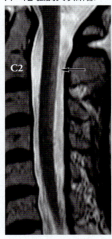
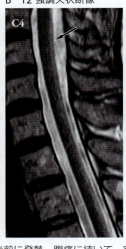
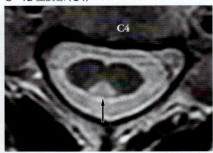

30代，女性．約2年半前に発熱，腹痛に続いて，突然脊椎に沿う痛みが始まり，5日間で四肢末梢まで広がった．温度覚の異常があり，蛋白細胞乖離が認められた．全脊髄の MRI が他院にて施行され，異常を認めていない．約1か月後に当院に入院．Sjögren 症候群の診断基準を満たした．軽度筋力低下，深部腱反射の消失，痛覚脱失，振動覚と位置覚の障害があり，Sjögren 症候群に伴う末梢神経障害と診断された．その後，1年半前よりしびれ感が増強しているので，MRI を施行．
A，B：T2 強調矢状断像：頚髄後部に高信号を認める（→）．
C：T2 強調像（C4）：後索に限局した高信号を認める（→）．C1～Th3 に，全スライスで同様な高信号を認めた（非掲載）．
補足：2年半前の Sjögren 症候群に伴う末梢神経障害（後根あるいは後根神経節障害）による後索の変性と考えられる．
（文献 30 より転載）

い症例に比べて，悪性リンパ腫に罹る率が5倍高い[31]．これらの所見がある時には頸部から骨盤の CT 検査が必要である．

◆ 1. 末梢神経障害

末梢神経障害の合併頻度は約 10% とされる．多発ニューロパチー型が多いが，多発単ニューロパチー，時に後根神経節炎による失調型感覚性ニューロパチー（sensory ganglioneuronopathy もしくは sensory ataxic neuronopathy）の像を呈し，本症に特徴的とされる．三叉神経障害の頻度も高い（SS による三叉神経障害に関しては 12 章 p.795「2-1 三叉神経障害」参照）[28]．

画像所見

SS による後根神経節炎により，後索の二次変性が起こり，脊髄は萎縮し，後索に T2 強調像にて高信号を認める（図6）[30]．Mori らは SS に合併した神経症（感覚性運動失調性神経症，痛覚性神経症，自律神経性神経症）にて後索に T2 強調像にて高信号を認めている[32]．

◆ 2. 脊髄障害

Berkowitz らによると，SS の脊髄病変は横断性脊髄炎あるいは視神経脊髄炎（neuromyeleitis optica：NMO）の形態を取るのが特徴とされる[33]．SS による中枢神経系症状は，診断に至るまで 80% の患者で，SS の症状より，神経症状が約2年間先行している．

・横断性脊髄炎

SS に伴う横断性脊髄炎は3椎体以上の長さを示す．逆に，急性脊髄炎の1～5% は SS を合併している．しかし，SS 患者で，脊髄炎を起こすのは，おそらく 1% 以下とされている．

・NMO との関係

SS で長大な脊髄病変を認める例の 78%（41例中 33 例）は sicca 徴候を認め，60% は複数の再発があり，54% は視神経炎を認め，89% は AQP4 が陽性である[33]．

リウマチ性疾患のある患者に，NMO の臨床徴候のある患者は NMO と SS の両方を持っていると考える．一方，NMO/NMOSD（NMO spectrum disorders：NMO 関連疾患）の患者において，非特異的自己抗体（抗核抗体，抗SS-A，SSB 抗体）があっても，必ずしもリウマチ性疾患が合併しているとは考えなくてよい[33]．

・Delalande らの報告

神経症状を伴った SS 82 例のうち，28 例（34％）に脊髄障害を認めている[34]．そのうち，17 例（61％）は脊髄障害が SS の初発症状であったとしている．田口らによれば，SS に伴う脊髄障害の詳細な報告は 13 例あり，脊髄炎発症時の平均年齢は 59 歳，女性が 10 例（77％）と多い[35]．頸髄が 5 例，頸胸髄が 3 例，胸髄が 5 例であった．再発例が 5 例あり，再発時に MRI で病変部位が確認されている 3 例ではいずれも同部位に再発していた．脊髄炎の他に視神経炎を 2 例に，末梢神経障害を 2 例に合併していた[35]．

・Kim らの報告

112 例の SS のうち，脊髄症を呈したのが 8 例あり[36]，長大な脊髄病変を全例に示した．高頻度に再発を示し，ステロイド治療に抵抗性であった．7 例は視神経脊髄炎（NMO）の診断基準に合致し，AQP4 が陽性であった．1 例は不完全なフォローで，SS に脊髄症を伴う例は視神経脊髄炎との区別ができなかった．NMO には組織特異性のない自己抗体（抗核抗体が 43.8％，SS-A 抗体が 15.7％）を共存していることがある[37]．

図7｜Sjögren 症候群による脊髄症

A　T2 強調矢状断像　B　T1 強調矢状断像　C　造影後 T1 強調矢状断像　D　T2 強調像（Th8 レベル）

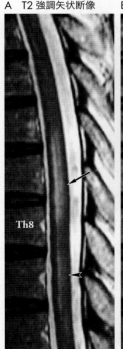
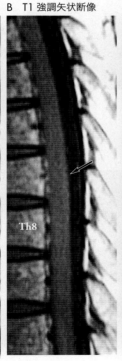
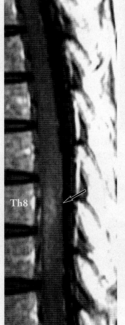
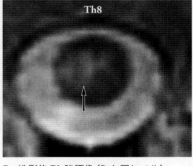

E　造影後 T1 強調像（D と同レベル）

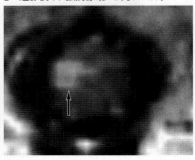

50 代，女性．3 週間前より右腹部（臍レベルに約 15cm の厚さの帯状）に異常感覚が出現．皮疹はない．約 10 日前より右下肢筋力低下を自覚．その後，左下肢全体の異常感覚と解離性感覚障害も出現．
A：T2 強調矢状断像：Th6〜8 脊髄中央に高信号を認め，軽い腫大がある（→）．Th9〜10 脊髄前部に高信号を認める（▶）．
B：T1 強調矢状断像：Th6〜8 にかけて軽い腫大を認める（→）．脊髄には信号強度異常はない．
C：造影後 T1 強調矢状断像：Th8 の病変に造影効果を認める（→）．
D：T2 強調像（Th8 レベル）：脊髄右に高信号を認める（→）．
E：造影後 T1 強調像（D と同レベル）：髄内右に造影効果を認める（→）．
（文献 30 より転載．東京大学医学部附属病院放射線科　森 墾先生のご厚意による）

画像所見

田口らの報告では脊髄MRIにて13例全例にT2強調像にて高信号を脊髄内に示し，そのうち12例では脊髄の腫大を認めている[35]．病変の長さが3椎体以上に及んだのが13例中11例あった（図7）．横断面での検討は少ないが，田口らの2例は後索中心であった．頭部MRIでは異常を認めていない．

清水らは40代女性例で進行する四肢麻痺を呈したSSにおいて，馬尾に造影効果を認めている[38]．前根および後根の両方に造影効果を認める．著者らは脊髄前角を中心として，馬尾，末梢神経を含めた運動障害が自己免疫機序により発現したと記している．論文中には記載はないが，提示された画像では下部脊髄にも造影効果が疑われる．自験例でも脊髄円錐に高信号を髄内に認め，馬尾に造影効果を認めた例を経験している（図8）．

・楔状束に高信号を認めた例

67歳男性であり，SSと65歳時に診断された．

図8 Sjögren 症候群による脊髄および馬尾障害

A　T2強調矢状断像　　B　T2強調冠状断像　　C　T2強調像（Th12）　　D　造影後T1強調矢状断像

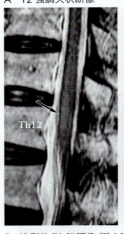
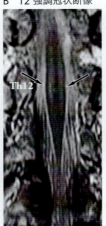
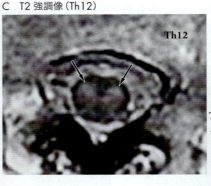

E　造影後T1強調像（Th12）　　F　造影後T1強調像（Th12/L1）

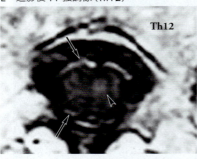
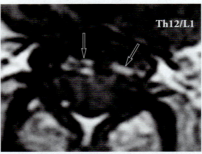

70代，女性．約1年半前より右殿部から鼠径部にかけてしびれがあった．約3週間前に突然に右下肢の脱力があり，足が持ち上がらなくなった．症状は進行し，10日前より左足の筋力低下が起こり，立位が困難となった．Sjögren症候群を同時に認めた．弛緩性対麻痺であり，L1〜5の筋力低下が主たる症状である．

A：T2強調矢状断像：淡い高信号をTh12髄内前部に認める（→）．
B：T2強調冠状断像：Th12の脊髄前角に淡い高信号を認める（→）．
C：T2強調像（Th12）：両側前角に淡い高信号を認める（→）．
D：造影後T1強調矢状断像：馬尾に造影効果を認める（→）．
E：造影後T1強調像（Th12）：前根および後根に造影効果を認める（→）．脊髄左前角に淡い造影効果を認める（▶）．
F：造影後T1強調像（Th12/L1）：前根に造影効果を認める（→）．
補足：文献38にて示された症例に本症例の画像所見は類似している．脊髄前角，馬尾にSjögren症候群による変化が起こったと考えられる．脊髄円錐と馬尾に病巣があるときには，脊髄梗塞，血管内悪性リンパ腫症が鑑別である．

図9 | Sjögren症候群＋視神経脊髄炎関連疾患（NMOSD）

A　T2強調像　　　　　　　　　B　T2強調像　　　　　　　　　C　FLAIR矢状断像

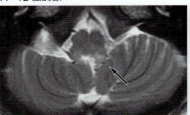 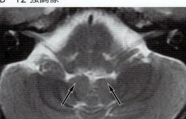 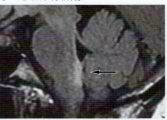

43歳，女性．在日23年のフィリピン人である．数年前よりドライアイがあった．約1か月前より嘔吐，吃逆があり，10日前より痰が絡み，舌がもつれた．5日前より四肢の痺れが出現し，当院に入院し，MRIを施行した．
A，B：T2強調像：延髄背側，左優位に両側性に高信号を認める（→）．
C：FLAIR矢状断像：延髄背側に高信号を認める（→）．拡散強調像でも高信号を示すが，拡散制限はなく，造影効果を認めない．
補足：嘔吐，吃逆で発症し，延髄被蓋に病変があり，AQPが陽性であり，NMOSDと考えられる．一方，ドライアイの既往，両側耳下腺の腫大，抗SS-AとSS-B抗体が陽性となり，口唇腺の生検により，SSと考えられる所見を認めた．以上より，SS＋NMOSDと診断した．

上肢の感覚性運動失調が出現し，下肢の深部感覚は保たれている．MRIにて楔状束に高信号をT2強調像にて認めた．血清中のビタミンB_{12}や葉酸の欠乏はなく，末梢組織でのビタミンB_{12}利用障害を示唆する所見はなかった[39]．

◆ 3. 脳病変

画像所見

SSによる脳病変は一般的には側脳室周囲および皮質下の単発あるいは多発性のT2強調像での高信号が多く，血管炎による虚血とする意見が多い[40]．多彩な画像所見の報告があり，脳幹に可逆性病変を示した例[41]，tumefactive lesionを示した例[42]がある．

・NMO様の脳病変

21歳，女性例の報告があり，延髄背側に限局した病変を認めた[43]．2週間にわたり続く嘔吐と，突然の意識障害にて発症した．T2強調像にて第四脳室前方の延髄背側に高信号を認め，治療によって改善している．NMO/NMOSDに類似した病変であった．なお，この例では抗アクアポリン4抗体（AQP）は陰性であった[43)44)]．NMO/NMOSDを示唆する脳病変があるSS患者では，長大な脊髄病変がなくても，AQPを調べるべきである[33]．

・NMO/NMOSDを合併した例

第三脳室，内包後脚および第四脳室周囲の病巣を示し，視神経炎も認められる[45]．延髄背側に病変を認めた自験例があり，SSとNMO関連疾患（NMOSD）の合併例であった（図9）．

・多発性硬化症（MS）類似の白質病変

82例の中枢神経症状を示すSSでの報告（平均年齢53歳）では33例（40.2％）が脳病変を有し，13例（15.8％）が視神経障害を認めた[34]．10例では寛解再燃型のMSに類似し，13例では一次進行型のMSに類似した．58例がMRIを施行されており，70％が白質病変を認め，40％はMSの診断基準に合致している．それゆえ，中高年のMSではSSを鑑別診断に入れる必要がある．

・基底核の対称性病変

51歳，女性．左下肢の麻痺（しびれと筋力低下）により入院した．両側基底核，視床，放線冠にほぼ対称性の高信号をFLAIR像にて認めた．脳梗塞として治療され回復した．しかし，3か月後にめまい，さらに，右片麻痺，不明瞭な言語，視力障害を呈した．拡散強調像にて，右内包後脚，左放線冠に高信号を示した．前回の高信号は消失していた．両側に錐体路徴候があった[46]．

脳梗塞は考えにくく，精査の結果はSSであった．基底核などの病変も血管周囲のリンパ球浸潤と脱髄の可能性が言われている．Minらは舞踏病様運動を呈し，両側基底核に病変を認めた

図10 Sjögren 症候群 耳下腺

A 単純CT

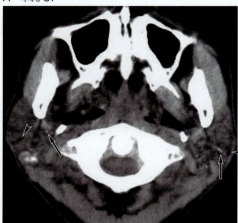

B T1強調矢状断像

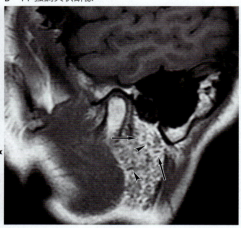

A：単純CT：耳下腺は萎縮し，びまん性の高吸収域を示す石灰化(→)と，脂肪に置換され，低吸収域を示す部位がある(▶)．
B：T1強調矢状断像：左耳下線は脂肪を含む高信号(→)と，石灰化などによる低信号(▶)が混在している．

SS例を報告している[47]．

・辺縁系脳炎を呈し，抗NMDAR脳炎に類似した臨床像を呈したSS

妊娠37週5日の25歳，女性．入院6日前より発熱があり，その後異常言動，記憶障害が出現し，辺縁系脳炎と診断された．入院2日目に帝王切開を施行し，その術中に両側卵巣腫瘍を認めた．後に奇形腫ではなかった．帝王切開後に不隠，口部ジスキネジア，薬剤抵抗性の全身性ミオクローヌス，中枢性無呼吸，自律神経障害を呈した．入院当日の拡散強調像では，左扁桃体を中心とする側頭葉内側部に高信号があり，5日目の拡散強調像では，両側の海馬，扁桃体を含む側頭葉内側部に，ほぼ左右対称性の高信号を認めた．抗NMDARは陰性であり，SSを認めた．SSに伴う辺縁系脳炎は8例の報告があり，7例が女性で，年齢は25〜60歳である．全例，MRIにて異常を認めている．SSとNMDARとの直接的な関係は見つけられなかったとしている[48]．

◆ 4. 耳下腺

画像所見

早期では両側びまん性の腫大と，粟粒性，嚢胞性のT2強調像での高信号を認める．miliary pattern を認める．

晩期ではCTにて両側性にびまん性の点状の石灰化を認め，耳下腺は萎縮し，脂肪に置換され，残存耳下腺組織および血管が小結節状に認められる．salt and pepper appearance を示す[49]（図10）．（p.720に追加情報2がある）

3 関節リウマチ (rheumatoid arthritis)

臨床

関節リウマチに神経系の合併症を生じることは少ないが，リウマチ性肥厚性硬膜炎（4章 p.372「2. 肥厚性硬膜炎」参照）と環椎軸椎亜脱臼は比較的よく知られている．それに対して，軟膜あるいはくも膜下腔を侵すリウマチ性髄膜炎あるいはリウマチ性肉芽腫の報告が最近増加している[50)〜52]．

A リウマチ性髄膜炎 (rheumatoid meningitis)

臨床

過去の9例の報告をまとめると，年齢は50〜70代であり，女性が6人，男性が3人である．臨床症状としては一側の天幕上の病変で片麻痺

図11 リウマチ性（肉芽腫性）髄膜炎

A FLAIR像
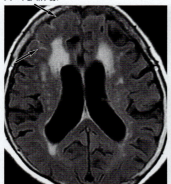

B FLAIR冠状断像
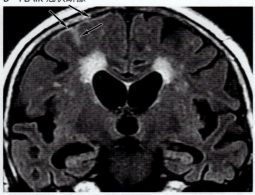

70代，女性．関節リウマチの患者が7か月前に急激に異常行動，痙攣発作，意識障害を認め，入院した．CRP 14.41mg/dL，ステロイド投与にて解熱，意識状態の改善，炎症反応の低下を認めた．MRIは動きのため，詳細はわからなかった．今回，20日前より疲れやすさを訴え，ぼんやりし，物忘れ，尿失禁が出現した．認知症（HDS-R 21/30）を認め，表情に乏しい．歩行は不安定である．血沈亢進，抗核抗体640倍，MMP-3は86.1と上昇していた．髄液検査では細胞数増加91/3（L 54，N 37）がある．画像にて異常を認め，生検を施行した．

A：FLAIR像：右前頭葉脳表および脳溝に沿ってくも膜下腔に高信号を認める（→）．くも膜下腔の髄液による低信号が消失し，高信号となっている．側脳室周囲に非特異的高信号を認めるが，脳表直下の脳実質内には著変を認めない．
B：FLAIR冠状断像：右上前頭回脳表と，脳溝内のくも膜下腔に高信号を認める（→）．従来，関節リウマチの無菌性髄膜炎と言われていた所見に合致する．なお，造影効果をくも膜下腔に明瞭には認めなかった．造影後の検査は患者の動きもあり，十分な検査ではない．

や半身の感覚障害を呈する例が多く，痙攣も4例にある．意識不鮮明が1例に認められている[50]．

19例の報告がある．大多数は長期の経過（平均14年）の血清学的に陽性な変形を有する患者であり，半分以下に活動性の滑膜炎がある．47％は精神状態の異常がある．脳神経症状（26％），片麻痺，あるいは対麻痺が21％，痙攣が21％である[53]．

Royらの報告例は複数回の卒中様の症状を呈した[54]．50代後半の女性，数年来のRA患者である．軽い失語症と意識不鮮明が数時間続いた．1か月後に，急性発症の右下肢の筋力低下があり，2日間で直った．さらに，2か月後，頭痛と右顔面神経麻痺にて来院した．MRIでは両側前頭葉内側部に，脳表に沿った造影効果があった．生検にてくも膜下腔に厚い浸出物があり，くも膜の下に，壊死巣とリンパ球と形質細胞，多核の巨細胞を認め，リウマチ性髄膜炎であった．鑑別は，免疫抑制剤を服用しているので，感染である．別の報告でも脳卒中様発作にて発症した例がある[55]．70歳，男性が下肢主体の右片麻痺にて発症している．

自験例は精神症状が主体であった．
（p.720に追加情報3がある）

病理所見

リウマチ性髄膜炎による病理学的所見は軟膜血管周囲の炎症性細胞の浸潤，リウマチ結節，壊死性肉芽腫が報告されている[50]．

以下に自験例の病理所見を示す．右前頭葉の開頭部位のくも膜は黄白色に濁っており，通常の肌色の脳は一部分しか見えなかった．最も濁った部位を約8mm四方，深さ2mm程度の大きさで切り取った．くも膜下腔に広範な壊死を認め，小リンパ球の集簇，形質細胞，好中球，類上皮細胞を認める．少数のLangerhans型巨細胞もある．髄膜における壊死を伴う肉芽腫性炎症である．なお，抗酸菌染色は陰性であった．リウマチ性肉芽腫による髄膜炎と考える．なお，炎症はくも膜下腔に限局し，Virchow-Robin腔への波及は目立たない．炎症性細胞浸潤は脳実質内には認めない．

図12 | 関節リウマチ患者における環椎軸椎亜脱臼

A　T1強調矢状断像

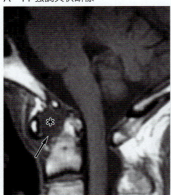

B　T2強調矢状断像

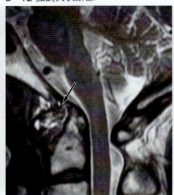

C　T2強調像（C1）

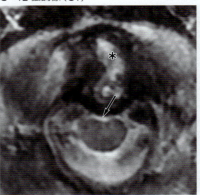

60代，女性．めまい，左に傾くなどの症状を認めた．
A：T1強調矢状断像：環椎軸椎亜脱臼を認める（→）．低信号を示すパンヌスを認める（＊）．
B：T2強調矢状断像：パンヌスは不均一な高信号を示す（→）．
C：T2強調像（C1）：高信号を示すパンヌスが歯突起の前部にある（＊）．頸髄前部に圧排所見を認める（→）．

画像所見

髄膜（軟膜，くも膜下腔）の造影効果とくも膜下腔のFLAIR像での高信号が特徴的な画像所見である（図11）（3章「2．細菌感染症」p.259「key point 7. FLAIR像によるくも膜下腔に高信号を示す疾患」参照）[50)〜52)]．FLAIR像にてくも膜下腔に高信号を認めたのが9例中のうち5例全例（残りの4例は未施行），9例全例に軟膜，くも膜下腔に造影効果を認めている．拡散強調像にてくも膜下腔に高信号を認めたのは2例中2例であり[1)]，ADC値の記載のあるのは1例のみで，ADC値の低下を認めている[51)]．

画像所見は上記の病理所見に合致する．（p.715に追加情報がある）

B 環椎軸椎亜脱臼 (atlantoaxial dislocation)

臨床

関節リウマチは関節滑膜の慢性炎症であり，滑膜関節である環軸関節にも滑膜の炎症を起こす．歯突起周囲の滑膜炎，関節内の滑膜細胞層上の炎症性滲出物であるパンヌス形成により，歯突起侵食などが起こり，環椎軸椎亜脱臼が生じる[56)]．

画像所見

歯状突起と環椎前弓との距離の増大を認める（図12）．また，歯突起後面と環椎後弓との距離が短縮する．後者が単純写真にて13mm以下になると，頸椎の屈曲による頸髄圧迫症状が出現する可能性がある．歯突起の圧排所見，細小化，歯突起周囲にパンヌス形成を認める．パンヌスには富血管性（65％），線維性（25％），乏血管性（9％）があり，それぞれT2強調像にて高信号，低信号，中間信号を示すとされる[56)]．石灰化は認めない．

4 多発血管炎性肉芽腫症 (granulomatosis with polyangiitis：GPA)

臨床

・壊死性肉芽腫性血管炎

本症の主たる症状であり，小あるいは中程度の血管を侵す．多発性梗塞を生じる．くも膜下出血，脳内血腫にもなりうる．脳血管炎は通常は進行したGPAに認められ，通常，全身状態も制御されていない．しかし，免疫抑制剤によりコントロールが良くても，中枢神経系の血管炎のみが起きることがありうる[58)]．Huangら

表3 ● IgG4 関連疾患と多発血管炎性肉芽腫症（GPA）との鑑別[57]

臨床	IgG4 関連疾患	GPA
鼻	アレルギー性鼻炎，ときに腫瘤	血性痂皮，鼻中隔穿孔，鞍鼻
副鼻腔	非浸潤性病変（典型的だが，常にではない）	浸潤性病変（erosive）
下垂体	1％に異常	1％に異常
髄膜	肥厚性硬膜炎	肥厚性硬膜炎
眼窩	涙腺炎，眼窩偽腫瘍，眼窩筋炎	眼窩偽腫瘍
肺	肋膜炎，結節性病変，すりガラス様間質線維化，気管支血管束肥厚	結節性病変，空洞，肺胞出血，気管支狭窄
腎	尿細管間質性腎炎，稀に膜性糸球体腎炎	半月形糸球体腎炎
血清		
血清 IgG4	最高 45％ まで正常．多くの患者は劇的上昇	少数が軽い上昇
ANCA	陰性	陽性（P-ANCA），少ないが M-ANCA 陽性もある
病理	リンパ形質細胞浸潤	リンパ形質細胞浸潤
	閉塞性静脈炎	好中球浸潤
	花筵状線維化	肉芽腫性炎症
	中等度の好酸球上昇	多核巨細胞
	胚中心	壊死，血管炎，中等度の好酸球上昇，花筵状線維化は稀

は2例の GPA による多発性脳内出血を起こした症例を提示している[59]．2例とも，肺，腎，神経症状があり，重篤な例である．

血管炎の他に，頭蓋底の肉芽腫病変によって，血管閉塞が起こり，脳血管障害が発生することもある[58]．

末梢神経障害が多く，多発性単神経炎，遠位性対称性多発神経症，多発脳神経障害が特徴である[58]．

・肉芽腫症性病変

GPA の granulomatous manifestatios が多く見つけられるようになった．肥厚性硬膜炎（hypertrophci pachymeningitis：HP）は最も多い所見であり，中枢神経系に限局した GPA の肉芽腫性病変の初発症状のこともある．さらに，眼窩内腫瘤，脳神経障害，下垂体病変，鼻腔あるいは副鼻腔からの頭蓋内脳組織に直接浸潤が入る．明確な血管炎の所見が病理組織になくても，palisading granuloma があれば，GPA に特異的な所見である．

HP の他に，硬膜下血腫（水腫）と水頭症を認めることがあり，これらを合併した HP の際には GPA を考慮する．低髄液圧症候群の鑑別でもある[60]．

鑑別診断

表3に IgG4 関連疾患との鑑別を記す[57]．

画像所見[61]

◆ 1. 鼻腔・副鼻腔

GPA は Churg-Straus 症候群（CSS）とともに，副鼻腔炎とポリポーシスをしばしば呈する．GPA による肉芽腫形成は骨に erosion と軟骨の進行性破壊を示す．鼻中隔穿孔（nasal septal perforation）と鼻軟骨陥没は鞍鼻を本症にて形成する．なお，鼻中隔穿孔は，サルコイドーシス，再発性多発軟骨炎，結核，梅毒，コカインなどの毒物，レプラなどでも起こり，さらに，外傷や悪性リンパ腫も考慮する必要がある．

GPA を含む肉芽腫性病変（granulomatous disease：GD）では，上顎洞と篩骨洞が好発部位であり，前頭洞はほとんど常に保たれる．また，鼻腔は副鼻腔病変より先行することが多い．

副鼻腔の粘膜肥厚に加えて，骨あるいは軟骨の erosion，鼻中隔穿孔，眼窩内への進展がある際には GPA を含む GD を考える．篩板を介して，GD は頭蓋内にも容易に進展する．

実際の症例では，18歳，女性例で，鼻出血と慢性副鼻腔炎が進行した．3年の経過で，CT に上顎洞の混濁が進み，上顎洞周囲の骨硬化像，鼻中隔に erosion を認めている．

別の67歳,女性では,多発脳神経麻痺があり,T2強調冠状断像にて,鼻中隔,鼻甲介,副鼻腔壁に低信号があり,GPAによる慢性炎症と線維化が原因であった.

47歳,男性例で鼻中隔に大きな欠損があり,左眼窩底部に進展する軟部腫瘤を認めている[61].

◆ 2. 眼窩

眼窩病変が多いGDはサルコイドーシスとGPAである.GPAでは眼窩病変は18～50%にある.強膜炎,涙腺腫大,眼窩内腫瘤を呈する.鼻涙管閉塞や,眼瞼痩を来すこともある.眼窩尖端部に腫瘤を呈することがある.外眼筋腫大,視神経鞘腫大あるいは造影効果も認めることがある.これらの所見はいずれもサルコイドーシスでもありうる.

実際の症例では30歳,女性例であり,左眼窩内に造影効果のある病変があり,左前頭蓋底と大脳鎌に沿って肥厚した硬膜に造影効果を認めている.

別の症例では,54歳,男性例で,血痰と複視にて来院した.両側眼窩尖端部にT2強調像にて低信号を示す腫瘤があり,視神経とは区別できる.両側に強い造影効果を認めた[61].

(外眼筋腫大を来す炎症性疾患の鑑別診断については,12章最後の追加情報,p.794を参照)

◆ 3. 側頭骨と頭蓋底

中耳および乳頭蜂巣を侵すのはGPAの他に,CSS,結核,梅毒がある.また,GPA,サルコイドーシス,結核,梅毒は頭蓋底中央部(central skull base)を侵し(頭蓋底骨髄炎,3章 p.285「2-16 頭蓋底骨髄炎」参照),髄膜と脳神経の炎症を起こす.髄膜の炎症は局所性,あるいはびまん性の軟膜と硬膜の造影効果として描出される.

下垂体・視床下部の障害が,GPA,サルコイドーシス,結核,LCH(Langerhans組織球症)に認められ,尿崩症,性腺機能低下症,低プロラクチン血症となる.画像では下垂体・視床下部の腫大,造影効果を示す.

実際の画像としては,56歳,女性が,意識障害にて発症した例が掲示されている.右側頭葉に浮腫があり,脳溝が狭小化している.右側頭骨,乳突蜂巣には軟部病変があり,造影後には乳突蜂巣に造影効果があり,接する硬膜の肥厚と造影効果を認めている[61].

◆ 4. 脳神経

GPAと梅毒は感音性難聴を起こす.血管炎によるとされる.また,眼窩,側頭骨,咽頭からの病変の波及により,頭蓋底の神経孔と脳神経を侵す.

実際の画像としては,67歳,男性例があり,多発性脳神経麻痺を呈した.上咽頭の軟部組織の腫大があり,乳突蜂巣内の軟部組織を両側性に認め,上咽頭の粘膜から,耳管隆起,耳管,頸長筋,頸静脈孔まで造影効果が両側対称性に認められている[61].

◆ 5. 血管

GPA,CSS,神経Behçet病は血管炎を起こす.主に小血管である.頭蓋底を侵し,炎症性の血管狭窄/閉塞を頭蓋内主要血管に起こすことがある[61].多発性脳内出血を起こすことがある[59].

実際の症例として,41歳,女性,左混合性難聴が進行している.左篩骨洞から鼻腔にかけて大きな欠損像があり,斜台が壊れている.炎症性の耳管の閉塞による乳突蜂巣に造影効果を認める.CTでは鼻腔では大きな鼻中隔欠損があり,蝶形骨洞の外側壁と,錐体尖端部にも骨欠損がある.脳底動脈は軟部組織に囲まれて,狭小化している.MRAでは脳底動脈に強い狭窄を認める.

・硬膜下液貯留を起こした例[62]

50代,女性,視力低下と頭痛を呈した.発熱があり,上強膜炎,軽い左上肢回内(上位運動ニューロン徴候)を認めた.CTにて,低吸収域を示す薄い硬膜下液貯留が右前頭部にある.右半球は軽く腫大し,右前角は左に軽い偏位がある.右側頭葉にT2強調像にて高信号を認め,浮腫様であった.造影後には右硬膜に肥厚と造影効果を認めた.液貯留の内側の髄膜にも造影

効果があった．肺と鼻腔に病変が見つかり，肺の生検より GPA と診断された．

硬膜下液貯留は硬膜の血管炎による出血が関係しているとされる[62]．発熱があるので，硬膜下蓄膿と誤診しないようにする．硬膜下蓄膿との鑑別は，肥厚した硬膜の造影効果が液貯留のない部位にも認めることにある．

・くも膜下腔に拡散強調像にて高信号を示す例[63]

65歳，女性であり，52歳時に発熱と肺腫瘤があり，肺生検にて GPA と診断されている．今回，車の運転の仕方がわからない，自宅に閉じこもるなどの行動異常があり，MRI にて，左前頭・頭頂葉のくも膜下腔に拡散強調像にて高信号を認めた．軟膜の壊死性肉芽腫を反映していると考えられた．

参考文献

1) 大矢直子：SLE と CNS ループス．日独医報 53: 377-389, 2008.
2) 加納聡子，中森知毅，今福一郎・他：画像上脳腫瘍と鑑別困難な大病巣を呈し，髄液中の抗神経抗体上昇と血清・髄液中の抗 ribosomal P 抗体高値をみとめた全身性エリテマトーデスと皮膚筋炎のオーバーラップ症候群．臨床神経 42: 197-201, 2002.
3) Leroux G, Sellam J, Costedoat-Chalumeau N, et al: Posterior reversible encephalopathy syndrome during systemic lupus erythematosus: four new cases and review of the literature. Lupus 17: 139-147, 2008.
4) Zhang YX, Liu JR, Ding MP, et al: Reversible posterior encephalopathy syndrome in systemic lupus erythematosus and lupus nephritis. Intern Med 47: 867-875, 2008.
5) Mitoma H, Adhikari K, Aeschlimann D, et al: Consensus paper: neuroimmune mechanisms of cerebellar ataxias. Cerebellum 15: 213-232, 2016.
6) Shimomura T, Kuno N, Takenaka T, et al: Purkinje cell antibody in lupus ataxia. Lancet 342: 375-376, 1993.
7) Iwasaki Y, Okamoto A, Shoda H, et al: Subacute cerebellar ataxia and atrophy developed in a young woman with systemic lupus erythematosus whose cerebrospinal fluid was positive for antineuronal cell antibody. Lupus 21: 324-328, 2012.
8) Appenzeller S, Cendes F, Costallat LT: Cerebellar ataxia in systemic lupus erythematosus. Lupus 17: 1122-1126, 2008.
9) 向井宏樹：小脳失調を呈した SLE．Neuroradiology Club Film Conference. 府中．2015 年 11 月．
10) 清水 潤：膠原病（SLE, MCTD, PN）によるミエロパチー．脊椎脊髄ジャーナル 20: 1089-1093, 2007.
11) 柳下 章：全身性エリテマトーデスによる脊髄症．柳下 章（編）；エキスパートのための脊椎脊髄疾患の MRI（第 2 版）．三輪書店，p.361-362, 2010.
12) Raciborska DD, et al: Lupus myelopathy. Pract Neurol 18: 66-69, 2018.
13) Joseph FG, Scolding NJ: Neurolupus. Pract Neurol 10: 4-15, 2010.
14) Jennings JE, Sundgren PC, Attwood J, et al: Value of MRI of the brain in patients with systemic lupus erythematosus and neurologic disturbance. Neuroradiology 46: 15-21, 2004.
15) 岡野 良，黒木昌寿，大塚美恵子・他：Gd-DTPA 造影 MRI にて髄膜に著明な造影効果を認めた中枢神経系 SLE の 1 例．臨神経 33: 78-82, 1993.
16) 月田和人・他：頭部 MRI 造影 FLAIR 像が治療方針の決定や病態の考察に有用であった neuropsychiatric systemic lupus erythematosus の 1 例．臨床神経 58: 414-417, 2018.
17) Verma R, Arya K: Tumefactive demyelination associated with systemic lupus erythematosus. BMJ Case Rep 2012: 2012 May 11.
18) Raymond AA, Zariah AA, Samad SA, et al: Brain calcification in patients with cerebral lupus. Lupus 5: 123-128, 1996.
19) Matsumoto R, Shintaku M, Suzuki S, Kato T: Cerebral perivenous calcification in neuropsychiatric lupus erythematosus: a case report. Neuroradiology 40: 583-586, 1998.
20) 山田 恵：SLE．第 30 回 Neuroradiology Club. 2009 年 11 月 14 日，東京．
21) Kashihara K, Nakashima S, Kohira I, et al: Hyperintense basal ganglia on T1-weighted MR images in a patient with central nervous system lupus and chorea. AJNR Am J Neuroradiol 19: 284-286, 1998.
22) Henegar CE, Eudy AM, Kharat V, et al: Progressive multifocal leukoencephalopathy in patients with systemic lupus erythematosus: a systematic literature review. Lupus 25: 617-626, 2016.
23) Piga M, et al: Demyelinating syndrome in SLE encompasses different subtypes: do we need new classification criteria? Pooled results from systematic literature review and monocentric

cohort analysis. Autoimmun Rev 16: 244-252, 2017.
24) Choi JH, et al: Clinical Reasoning: A 50-year-old woman with SLE and a tumefactive lesion. Neurology 89: e140-e145, 2017.
25) Provenzale JM, Barboriak DP, Gaensler EH, et al: Lupus-related myelitis: serial MR findings. AJNR Am J Neuroradiol 15: 1911-1917, 1994.
26) Bowen BC: In Spine imaging: case review. Mosby, St. Louis, p.195-196, 2001.
27) Law EM, Smith PJ, Fitt G, Hennessy OF: Non-traumatic spinal extradural haematoma: magnetic resonance findings. Australas Radiol 43: 192-196, 1999.
28) 田中恵子：膠原病・炎症性疾患に伴う神経系障害．15 神経系の疾患．杉本恒明，矢崎義雄（編）；内科学（第9版）．朝倉書店，p.1873-1875, 2007.
29) Kassan SS, Thomas TL, Moutsopoulos HM, et al: Increased risk of lymphoma in sicca syndrome. Ann Intern Med 89: 888-892, 1978.
30) 柳下 章：Sjögren 症候群による脊髄症．柳下 章（編）；エキスパートのための脊椎脊髄疾患の MRI（第2版）．三輪書店，p.358-360, 2010.
31) Baimpa E, Dahabreh IJ, Voulgarelis M, Moutsopoulos HM: Hematologic manifestations and predictors of lymphoma development in primary Sjögren syndrome: clinical and pathophysiologic aspects. Medicine (Baltimore) 88: 284-293, 2009.
32) Mori K, Iijima M, Koike H, et al: The wide spectrum of clinical manifestations in Sjögren's syndrome-associated neuropathy. Brain 128: 2518-2534, 2005.
33) Berkowitz AL, Samuels MA: The neurology of Sjögren's syndrome and the rheumatology of peripheral neuropathy and myelitis. Pract Neurol 14: 14-22, 2014.
34) Delalande S, de Seze J, Fauchais AL, et al: Neurologic manifestations in primary Sjögren syndrome: a study of 82 patients. Medicine (Baltimore) 83: 280-291, 2004.
35) 田口芳治，高嶋修太郎，道具伸浩，田中耕太郎：乾燥症状に先行した Sjögren 症候群に伴う脊髄炎の2例：MRI 所見の特徴について．脳と神経 58: 701-707, 2006.
36) Kim SM, Waters P, Vincent A, et al: Sjögren's syndrome myelopathy: spinal cord involvement in Sjögren's syndrome might be a manifestation of neuromyelitis optica. Mult Scler 15: 1062-1068, 2009.
37) Pittock SJ, Lennon VA, de Seze J, et al: Neuromyelitis optica and non organ-specific autoimmunity. Arch Neurol 65: 78-83, 2008.
38) 清水文崇，川井元晴，古賀道明・他：Sjögren 症候群を合併し抗神経抗体をともなう進行性の下位運動ニューロン徴候を呈した45歳女性例．臨床神経 47: 502-506, 2007.
39) 本郷 悠，尾上祐行，竹島慎一・他：MRI 上亜急性連合性脊髄変性症類似の病変を呈した Sjögren 症候群の67歳男性例．臨床神経 52: 377, 2012.
40) Morgen K, McFarland HF, Pillemer SR: Central nervous system disease in primary Sjögren's syndrome: the role of magnetic resonance imaging. Semin Arthritis Rheum 34: 623-630, 2004.
41) Yerdelen D, Karata M, Alkan O, Tufan M: A new kind of and reversible brainstem involvement in primary Sjögren's syndrome as an initial manifestation. Int J Neurosci 120: 155-158, 2010.
42) Sanahuja J, Ordoez-Palau S, Begu R, et al: Primary Sjögren syndrome with tumefactive central nervous system involvement. AJNR Am J Neuroradiol 29: 1878-1879, 2008.
43) Chen J, Wang L, He L, et al: Teaching NeuroImages: Primary Sjögren syndrome presenting as isolated lesion of medulla oblongata. Neurology 84: e5-e6, 2015.
44) Tobin WO, Pittock SJ, Weinshenker BG: Teaching NeuroImages: Primary Sjögren syndrome presenting as isolated lesion of medulla oblongata. Neurology 85: 204-205, 2015.
45) Min JH, Kim HJ, Kim BJ, et al: Brain abnormalities in Sjögren syndrome with recurrent CNS manifestations: association with neuromyelitis optica. Mult Scler 15: 1069-1076, 2009.
46) Niu B, et al: A case report of Sjögren syndrome manifesting bilateral basal ganglia lesions. Medicine (Baltimore) 96: e6715, 2017.
47) Min JH, et al: Bilateral basal ganglia lesions of primary Sjögren syndrome presenting with generalized chorea. Parkinsonism Relat Disord 15: 398-399, 2009.
48) 吉村賢二・他：抗 N-methyl D-aspartate（NMDA）受容体脳炎と類似した臨床像を呈したシェーグレン症候群関連辺縁系脳炎の1例．臨床神経 58: 229-234, 2018.
49) Harnsberger HR: Sjögren syndrome, parotid grand. In Harnsberger HR, Hudgins PA, WigginsⅢRH, et al (eds); Diagnostic imaging: head and neck. Amirsys, Salt Lake City, p.Ⅲ-7-12～15, 2004.
50) 松浦大輔，大下智彦，永野義人・他：MRI 拡散強調画像にてくも膜下腔に高信号域をみとめたリウマチ性髄膜炎の1例：FLAIR 画像との比較．臨床神経 48: 191-195, 2008.
51) Jones SE, Belsley NA, McLoud TC, Mullins ME: Rheumatoid meningitis: radiologic and pathologic correlation. AJR Am J Roentgenol 186: 1181-1183, 2006.
52) Chowdhry V, Kumar N, Lachance DH, et al: An unusual presentation of rheumatoid

meningitis. J Neuroimaging 15: 286-288, 2005.
53) Bathon JM, Moreland LW, DiBartolomeo AG: Inflammatory central nervous system involvement in rheumatoid arthritis. Semin Arthritis Rheum 18: 258-266, 1989.
54) Roy B, Uphoff DF, Silverman IE: Rheumatoid Meningitis Presenting With Multiple Strokelike Episodes. JAMA Neurol 72: 1073-1076, 2015.
55) Bourgeois P, Rivest J, Bocti C: Rheumatoid meningitis presenting with stroke-like episodes. Neurology 82: 1564-1565, 2014.
56) 森 墾：関節リウマチ．柳下 章（編）；エキスパートのための脊椎脊髄疾患のMRI（第2版）．三輪書店, p.290-293, 2010.
57) Thomas N, et al: Case 31-2016 — A 53-Year-Old Man with Diplopia, Polydipsia, and Polyuria. N Engl J Med 375: 1469-1480, 2016.
58) Venna N, et al: Case records of the Massachusetts General Hospital. Case 21-2014. A 68-year-old man with a sudden onset of diplopia. N Engl J Med 371: 162-173, 2014.
59) Huang YH, et al: Wegener's granulomatosis with nervous system involvement: a hospital-based study. Eur Neurol 73: 197-204, 2015.
60) Jung YH, et al: Granulomatosis With Polyangiitis-Associated Hypertrophic Pachymeningitis Mimicking Spontaneous Intracranial Hypotension: A Case Report. Headache: 2016.
61) Nwawka OK, et al: Granulomatous disease in the head and neck: developing a differential diagnosis. Radiographics 34: 1240-1256, 2014.
62) Alotaibi NM, et al: Subdural Collection as Initial Presentation of Granulomatosis With Polyangiitis. JAMA Neurol 73: 602-603, 2016.
63) 伊藤 愛・他：MRI拡散強調画像にて髄膜に高信号域を認めたWegener肉芽腫症による髄膜・硬膜炎の1例．臨床神経 54: 888-891, 2014.

追加情報1　p.707 参照

SLEにおける自己免疫性線条体脳炎[64]

　線条体病変を有する神経精神症状を呈したNPSLE 5例の報告であり，症状としては認知機能障害，失語症，精神状態の変容などがある．発熱はなく，抗NMDAR抗体が陽性となっている．4例は両側基底核，視床，周囲白質にほぼ対称性の高信号をFLAIR像にて認め，拡散制限，造影効果を認めていない．その内の1例では経過中に，T1強調像にて，高信号を基底核に認め，剖検にて凝固壊死であった．その他の1例は基底核，視床のみではなく，大脳皮質下白質にも広範な拡散制限を伴う高信号があり，生検を施行し，自己免疫性脳炎と診断された．

　1例の線条体病変を伴う抗NMDAR脳炎が提示され，両側線条体＋淡蒼球にほぼ対称性のFLAIR像にて高信号があり，拡散制限と造影効果を認めず，血漿交換後には病変の縮小と，T1強調像での高信号が出現し，凝固壊死が疑われた．上記の5例に類似した画像である．

　考察として，この5例のSLE例は抗NMDAR抗体が陽性となっており，確実な原因は不明であるが，末梢性の自己抗体が中枢神経系に入り，NMDAR抗原と交叉反応を起こすことによるとされている．

64) Kelley BP, et al: Neuropsychiatric Lupus with Antibody-Mediated Striatal Encephalitis. AJNR Am J Neuroradiol 39: 2263-2269, 2018.

> **追加情報 2** p.712 参照
>
> ## SS と非ホジキン悪性リンパ腫 [65]
>
> 　61歳，女性．SS があり，右耳下腺の腫大があり，生検にて反応性リンパ節炎とされた．その後，左耳下線の腫大を呈した．画像にて，両耳下線は腫大し，拡散制限があり，びまん性の造影効果を認め，周囲リンパ節の腫大があった．非ホジキン悪性リンパ腫（MALT）であった．SS は通常人に比べて悪性リンパ腫のリスクが40倍と高い．MALT が最も多い組織型である．
>
> 　　　65) Ramirez GV, et al: Primary bilateral non-Hodgkn lymphoma（MALT type）. Case of the Week, Octover 18, 2018. AJNR Am J Neuroradiol.

> **追加情報 3** p.713 参照
>
> ## リウマチ性髄膜炎（RM）は一過性の脳卒中様発作を呈することがある [66]
>
> 　77歳，女性．9年の RA があり，エタネルセプト（Etanercept；腫瘍壊死因子に作用する）を服用していた．10～20分続く，言語障害と左側の痺れが1か月ほど前よりあり，1週間に一度であったのが，ほぼ毎日となった．FLAIR 像にて，右半球の脳溝に沿った高信号を認め，同部位に造影効果を認めた．生検にて，単核球浸潤，血管炎，リウマチ結節を認め，RM と診断された．画像上の鑑別には，感染性髄膜炎，血管炎，髄膜播種，神経サルコイドーシス，神経梅毒，RM が挙がる．RM は一側性も十分あり得る．血清の抗体検査では RA 因子，抗 CCP 抗体（anticitrullinated peptide antibodies），抗核抗体の上昇を認めた．抗 CCP 抗体は RA に対する高い特異性と感度を有することや，RA 発症早期から陽性となるため，RA の早期診断に有用であるとされる．
>
> 　　　66) Gherghel N, et al: Pearls & Oy-sters: Rheumatoid meningitis occurring during treatment with etanercept. Neurology 91: 806-808, 2018.

5 ● 血液疾患

1 先天性プロテインCおよびプロテインS欠損症（protein C deficiency, protein S deficiency）

臨床

プロテインCおよびプロテインSはともに，ビタミンK依存性の血漿蛋白質であり，抗血栓作用を有する．両者の欠損症は常染色体優性遺伝であり，多くは無症状で経過する．血栓症は圧倒的に静脈系に多い[1)2)]．稀ではあるが，動脈血栓症では若年者の中大脳動脈皮質枝の梗塞を来す例がある[1)]．

2 白血病（leukemia）

急性白血病は大きく，急性骨髄性白血病（acute myelogenous leukemia：AML）と急性リンパ性白血病（acute lympocytic leukemia：ALL）とに分けられる[3)]．

A 白血病自体に関する病変

◆ 1. 髄膜白血病浸潤（meningeal leukemic infiltartion）

髄膜の造影効果は白血病患者において，最も多い頭蓋内の異常所見である．髄膜白血病浸潤以外にも，感染症，放射線照射による反応性髄膜炎，髄液内注入による二次性の化学性髄膜炎がある．平滑な，びまん性の硬膜の造影効果は上記のいずれでも認められるが，結節性の不均一な造影効果は白血病浸潤が多く，頭蓋冠あるいは頭蓋底への浸潤と同時に認められる．

髄膜白血病浸潤は，最も多い中枢神経系（CNS）への白血病病変である．約1/3の患者に起こる．

画像所見

髄膜異常が限局性，あるいはびまん性，軟膜あるいは硬膜に起こり，髄膜肥厚あるいは腫瘤として認められる．上記に記す髄膜の造影効果を認める（図1）．水頭症は少ないが，軟膜浸潤の最初の所見のこともあるので注意が必要である．

脳神経では三叉神経と顔面神経が特に侵されやすく，Meckel腔への浸潤も認められる．後者はT2強調像にて正常の髄液による高信号がなくなり，造影される軟部組織に変わる（12章2. 三叉神経障害，numb-chin症候群，p.799図5参照）．

白血病の患者では造影効果のある脳神経は症状がなくても，再燃を意味する[4)]．

◆ 2. 顆粒球性肉腫（granulocytic sarcoma：GS）

GSは髄外性の骨髄芽球腫であり，以前には緑色腫とよばれていた．稀な充実性の腫瘤であり，顆粒球の前駆物（骨髄芽球，前骨髄球，骨髄球）によって構成されている．白血病患者の0.9％に発生し，AMLに多く，小児に多い．GSが骨髄性白血病の初回症状のこともある．硬膜およびくも膜の静脈と，周囲の外膜から発生するとされており，髄膜あるいは上衣と連続している．比較的予後は良いとされている[4)]．

画像所見

◆ 1. 頭蓋内

充実性の脳実質外病変として認められる．稀に脳実質内にも存在する．

CTでは等〜高吸収域を示し，脳あるいは筋肉内にあり，均一な造影効果を示す．

T1強調像およびT2強調像での信号は種々である．均一な造影効果を認める．拡散制限を認める．骨髄性白血病の患者に頭蓋内腫瘤があったら，本症を考える[4)]．腫瘍内出血があると，造影効果は不均一になる[5)]．

鑑別診断は髄膜腫，悪性リンパ腫，血腫である[4)]．その他に，転移性脳腫瘍，結核が鑑別とされる[5)]．

文献4に記載されている画像は4歳，男子であり，T細胞急性リンパ性白血病で，左片麻痺，痙攣，盲目，痙性を示し，右前頭葉と視床にT2強調像では比較的低い信号強度と浮腫を，T1強調像では結節状の高信号を示し，出血を伴い，造影効果はわずかであったとしており，非典型的である[4]．

文献6に記載されている画像は69歳の女性，3年前にAMLがあり，完全寛解であった．2か月前より失神発作を繰り返す．右頸静脈孔を介して，CTにて高吸収域を示す腫瘤が頭蓋内と頭蓋外にある．T2強調像では等信号，拡散強調像にて高信号を示し，ADC値の低下を認めている[6]．

・硬膜下

40代，男性が1か月の経過にて，悪化する意識不鮮明，疲労感，頭痛を認め，CTにて右硬膜下に低吸収域と高吸収域があり，右後頭骨の外側にも軟部腫瘤を形成している．拡散強調像では硬膜下の病変は一部に高信号があり，骨外の病変は高信号を示す．均一に造影される病変をMRIにて認めた．急性リンパ芽球性白血病であった[7]．

2. 眼窩内

GSは10歳以下の小児では眼窩内に腫瘍を形成することも多い（図2）[8]．この年齢の眼窩両側性の腫瘤では最初にGSを考慮する．抗癌剤がこの領域に効きにくいことによる．AMLが多く，眼窩壁に沿って均一な腫瘤を形成し，強く造影される．この腫瘤はCTでは高吸収域を示し，眼窩壁の骨あるいは軟部組織への白血病細胞の浸潤によるもので，白血病の最初の臨床徴候のこともある．骨膜下，外側壁に沿って発生し，側頭窩あるいは眼窩内側の篩骨洞，篩板から前頭蓋底へと浸潤することが多いとする報告もある[9]．視神経の腫大を示すこともあり，白血病がある時にはその浸潤と考える[10]．成人にも眼窩内浸潤は起こる[8]．

3. 脊柱管内

稀ではあるが，GSが脊柱管内に発生することもある．35歳，女性，経過約1年の両側の前頭部痛があり，経過8か月の神経根症を呈した．MRIにて，均一に造影される脳実質外腫瘤があり，周囲に硬膜の造影効果を認め，接する頭蓋骨の異常（T1強調像にて正常骨髄の信号が消失），その骨の外側，軟部腫瘤を形成している．さらに，第一から第四仙椎にて，脊柱管内硬膜

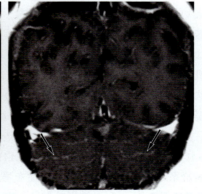

図1｜白血病の髄膜浸潤

A　FLAIR冠状断像　　B　造影後T1強調冠状断像

60代，女性．急性リンパ性白血病の患者が頭痛，ふらつき，急激な聴力低下を来し来院．白血病の脳浸潤であった．Philadelphia染色体陽性であった．
A：FLAIR冠状断像：小脳溝内に高信号を認める（→）．
B：造影後T1強調冠状断像：小脳溝内に造影効果を認め（→），白血病細胞の浸潤を示す．
（東京大学医学部附属病院放射線科　森 墾先生のご厚意による）

図2 白血病 眼窩骨壁浸潤（顆粒球性肉腫）

A 造影後CT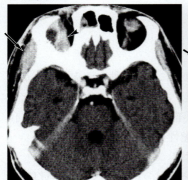
B 拡散強調像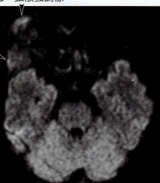
C T1強調像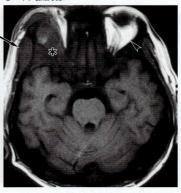
D 脂肪抑制造影後T1強調像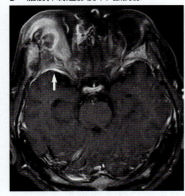

40代，男性．AMLを有する患者が，右眼球突出，眼瞼腫脹を認め，末梢血では骨芽球性細胞が出現した．
A：造影後CT：右上直筋が腫大し，造影効果を認める（▶）．右側頭窩に腫瘤を認め，均一な造影効果がある（→）．
B：拡散強調像：右側頭窩（→），眼窩内（▶）には高信号を認める．
C：T1強調像：右側頭窩（→），眼窩内（＊）に低信号を示す病変がある．左眼窩外側壁（▶）は同定できるが，右のそれは同定できない．
D：脂肪抑制造影後T1強調像：上記の病変には造影効果を認め，白血病細胞の浸潤と顆粒球性肉腫形成と考えられる．さらに，中頭蓋窩の軟膜・くも膜の造影効果があり，髄膜浸潤の可能性もある（⇨）．
（東京大学医学部附属病院放射線科　森　墾先生のご厚意による）

外から脊柱管の外側に広がる腫瘤があり，均一な造影効果を認めGSであった．なお，白血病は伴わず，AMLの初回の症状であった[11]．

21例のGSの内，12例（57％）はGSが初発の症状であった．6例は初発の際に骨髄には異常を認めていない．最も多い部位は胸椎の硬膜外であり，21例中13例であり，椎体の浸潤を伴っていることが多い[12]．

B 白血病の治療に関した病変

◆ 1. 白質脳症

化学療法と放射線照射に関係した白質脳症があり，画像からの鑑別は困難なことが多い．

a. 化学療法に関係した白質脳症
メトトレキサート（MTX）脳症（p.633参照）
・急性障害
MTXの髄液注入（IT-MTX）から7〜10日後に3〜10％の患者に起こる．半卵円中心に，円型あるいは卵円型の高信号をFLAIR像にて認める．U線維は免れる．急性期には拡散制限があるが，造影効果，mass effectあるいは出血はない．

・慢性障害
前頭葉前部，頭頂葉に多く，融合性，左右対称性，びまん性である．

b. 放射線照射による白質脳症

◆ 2. 毛細血管拡張症

頭蓋内照射3〜9か月後によく認められる所見である．薄い壁の血管壁の拡張を来し，間に脳実質がある．出血の可能性は非常に低い．CTでは石灰化を示すこともある．T1強調像では低〜等信号，T2強調像では高信号を示す．造影後には線状のかすかな造影効果をしばしば認める[4]．

◆ 3. Mineralizing microangiopathy

基底核，皮質下白質に石灰化を認めることが

ある．放射線症あるいは MTX 治療約 2 年以上経過すると，認められる．臨床的意義はない[4]．

4. posterior reversible encephalopathy syndrome（PRES）

白血病の導入療法において，PRES が起きる．急速な腫瘍細胞の崩壊により，腎障害が発生することによる．プレドニゾロン使用により，塩分貯留が起こり，高血圧に至ることによる．シクロスポリン A は白血病関連の PRES の主要な因子である．鑑別は急性の化学療法由来の白質脳症である[4]（10 章 p.746,「1. PRES」参照）．

5. びまん性壊死性白質脳症（disseminated necrotizing leukoencephalopathy）

IT-MTX 後，中枢神経症状のある 6％に起こる致死的な合併症である．頭蓋内放射線照射を一緒に施行するとリスクが上昇する．CT では側脳室周囲に低吸収域と石灰化を認め，著明な脳室拡大がある．MRI では巣状の造影効果と T2 強調像での短縮が報告されている．

6. 放射線誘導性海綿状血管腫

14 章 p.901「15．海綿状血管奇形」参照．

7. 二次性脳腫瘍

高線量の放射線照射に関連して発生する．白血病患者においては，治療 10 〜 15 年後では 1.2 〜 3.3％であり，30 年後では 10.85％である．髄膜腫，肉腫，神経膠腫である[4]．

C 白血病とその治療の両方に関係した病態

1. 感染

白血病患者の頭蓋内感染は神経症状の 18％に関係しているとされる．

2. ウイルス性髄膜炎

細菌性よりもウイルス性髄膜炎が多い．単純ヘルペス脳炎，サイトメガロウイルス脳炎，耳下腺炎ウイルス，麻疹である．

3. 細菌性髄膜炎

好中球減少症が細菌感染のリスクである．

4. 真菌性感染

アスペルギルス症が最も多く，AML 患者に多く，肺あるいは副鼻腔を同時に侵す．その他にカンジダ症がある．

5. その他

結核が主である．

6. 水頭症

髄膜の病変以外に，閉塞性水頭症の疑いがあれば，中脳水道，あるいは Magendie 孔などの脳室内での狭い部位を見ておく必要がある（10 章 p.765「5. 特発性正常圧水頭症」図 2 参照）．

7. 進行脳萎縮

CNS 白血病そのもの，あるいは IT-MTX 治療に伴って脳萎縮が起こる．長期の生存者では前頭葉優位の萎縮が起きる．急性症状はないが，認知機能あるいは記憶障害に関係がある可能性がある．

8. 頭蓋内出血

ALL の 2.7％，AML の 6％，急性前骨髄性白血病の 18.4％，非急性前骨髄性白血病の 5％に発生する[2]．急性前骨髄性白血病は播種性髄内血管症候群（DIC）を起こしやすく，出血が高頻度であり，しかも重篤となる．主要な鑑別は皮質静脈・静脈洞血栓症に伴う出血性梗塞である[4]．

9. 静脈洞血栓症

動脈よりも静脈性血栓症が多く，硬膜静脈洞と皮質静脈を侵す．さらに，報告の 50％が L-アスパラギナーゼによる．ALL の治療に用いられている．

10. 進行性多巣性脳症（PML）

慢性リンパ球性白血病の成人ではよく知られている合併症である．成人の血液癌の 0.07％に発生している．白血病のある小児では 3 例の英文報告がある．HIV 関連の PML では CD4 が 100 個/μL 以下に多い．

掲載されている画像は 4 歳の ALL 患者であり，右筋力低下，間代性痙攣を呈し，FLAIR にて左被殻に高信号を認め，mass effect はなく，造影効果もないが，拡散制限があった．2 週間後，4 週間後と高信号が両側基底核，大脳深部白質に広がった．PML であった[4]（3 章 p.223,「1-5B.

進行性多巣性白質脳症」参照).

D 関連原因が不明な例

◆ 1. 内側側頭硬化症（mesial temporal sclerosis）

白血病との関連は不明であるが，抗白血病治療あるいは繰り返す痙攣発作によると考えられている．4例の報告がある[4]．

◆ 2. 可逆性脳梁膨大部病変

化学療法に由来する上記病変が数例報告されており，ALLでは1例のみ報告されている．実際の画像としては，IT-MTX治療後に発生した可逆性脳梁膨大部が掲載されている[4]．

3 血球貪食症候群（hemophagocytic syndrome：HPS）

臨床

HPSとは，種々の原因により高サイトカイン血症を起こし，骨髄やリンパ網内系組織でのマクロファージの活性化，増殖，血球貪食を来した結果，さまざまな臓器障害が発生した状態であり，hemophagocytic lymphohistiocytosis とも呼ばれる[13]．家族性HPSがあり，稀で致死的な常染色体劣性遺伝を示す乳児の病気である[14]．

HPSの大部分は二次性であり，リンパ腫に関係するものはリンパ腫関連血管貪食症候群，感染症が原因である場合はEBウイルスが多く，ウイルス関連血管貪食症候群と呼ばれる[13]．

組織球の増生は肝，脾，骨髄に起こるが，重症化すると脳，肺，心臓に及ぶ．

17例のHPSの治療中に重篤な神経系の副作用を来した症例が5例認められている．4例は今までにはなかった痙攣を来し，1例は脳内出血を呈している．

神経学的副作用は治療開始5日〜6週に及んでいる．シクロスポリンが治療の範囲を超えている例が2例あり，血圧は5例とも上昇していた．4例の画像所見はPRESであった[15]．

画像所見

びまん性の髄膜および血管周囲の造影効果を認める．大脳および小脳白質にはT2強調像にて細胞浸潤と脱髄による高信号を認める．造影

図3 血球貪食症候群（PRES）

A T2強調像

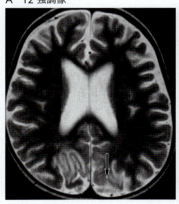

B FLAIR像

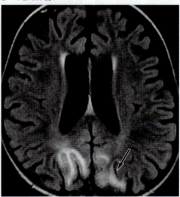

4歳，男児．AMLがあり，自己骨髄移植後再燃，化学療法後に血球貪食症候群（発熱，汎血球減少，高フェリチン血症，肝機能障害）を起こし，治療を開始した直後に痙攣発作が出現した．
A：T2強調像：両側後頭葉皮質から皮質下にかけて高信号を認める（→）．PRESに合致する所見である．大脳萎縮を認める．
B：FLAIR像：同様な所見を認める（→）．
補足：画像所見はPRESである．AMLに対して行った治療の副作用として出現したのか，HPSに対して行った治療によって起こったのかはわからないが，HPS治療開始とほぼ同時期に発生している．
（東京大学医学部附属病院放射線科　森　墾先生のご厚意による）

後には点状の造影効果を認めることがある[16]．拡散強調像での報告では小脳虫部，大脳皮質にADC値の低下を伴う病変があり，点状の造影効果をその一部に伴っている[17]．家族性HPSの症例ではその他に，髄鞘化の遅延，進行性の脳萎縮，脳実質内の石灰化が報告されている[14]．

貪食症候群の治療に伴ってPRESを認める例がある（図3）[15]．

4 貧血に伴う骨髄過形成と髄外造血

A 骨髄過形成（hyperplastic vertebral marrow）

臨床と画像

新生児期には骨全体が赤色骨髄であり，造血機能を有する．10代にて赤色骨髄は造血機能のない黄色骨髄に変化し，20代半ばでは成人の黄色骨髄となる．それとともに，MRIでの椎体の信号強度は変化する．成人ではT1強調像およびT2強調像にて椎体の信号強度は椎間板の信号強度よりも高い[18]．

慢性的な貧血，地中海貧血（サラセミア：thalassemia）などの遺伝性溶血性貧血では骨髄が過形成を起こし，椎体の信号強度に変化を認める．T1強調像では椎体は中等度の信号強度から低信号を示し，T2強調像でも同様になり，T1/T2強調像ともに椎間板よりも信号強度が低下する（図4）．造影後には軽い造影効果を認める．皮質の破壊や断裂はなく，強い造影効果を認めることはない．STIR法では筋肉と同様な信号強度であり，それより高信号を示すことはない[18]．

遺伝性溶血性貧血では二次性のヘモクロマトーシス（鉄過剰症）になることが多い．サラセミアでは輸血を行うと骨髄に鉄がより沈着するとされている[19]．椎体の骨髄と同様にフェリチン沈着により，肝臓や脾臓の腫大とT2強調像

図4 地中海貧血（サラセミア：thalassemia）による骨髄異常

A　T1強調矢状断像　　B　T2強調矢状断像　　C　STIR矢状断像

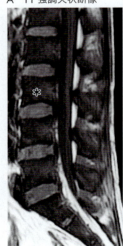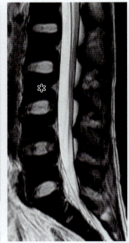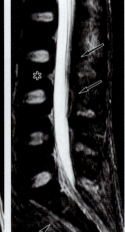

30代，女性．近位筋優位の筋痛，手指の関節痛を認めた．多発性筋炎と診断された．脊椎脊髄に関する症状はない．
A：T1強調矢状断像：椎体の信号強度は椎間板よりも低く，ほぼ一様な低信号を示す（＊）．
B：T2強調矢状断像：椎体の信号強度は椎間板に比べて低い（＊）．
C：STIR矢状断像：同様に，椎体の低信号を認める（＊）．T2強調像と比べると，脊柱管内背側の硬膜外脂肪（→）および仙椎前部（▶）の脂肪が抑制されている．
補足：サラセミアがあり，すべてのシークエンスにて椎体が低信号を示す．椎体の皮質に破壊はなく，強い造影効果を認めていないので，骨髄過形成と診断した．肝脾腫があるが，CT値の濃度が高くない．脊椎のT2*強調像では著明な信号強度低下がないことより，ヘモクロマトーシスよりは骨髄過形成と考えた．

にて筋肉よりも低信号を示す．サラセミアはギリシャ，イタリア，イラン人に多い．この疾患による脊椎の症状は通常はない．

> 鑑別診断

1. 骨髄線維症：貧血を呈することが多く，50～70代に多い．すべてのシークエンスで骨髄が強い低信号を示す．骨髄内の腫瘍を否定できないため生検が必要とされる[20]．

B 髄外造血（extra medullary hematopoiesis：EMH）

> 臨床

EMHは慢性貧血があり，正常の骨髄のみでは足りず，その代償に骨髄外の組織にて造血が行われる状態である．髄外造血は肝臓，脾臓が多いが，その次に脊椎が続く．肝臓，脾臓以外のEMHの27%を占めるとされる[21]．

脊椎のEMHはβサラセミア患者に最も多く，その他に骨髄線維症，鎌状貧血，真性多血症，骨髄異形性症候群にも認められる[22]．

> 画像所見

硬膜外および傍椎体部に軟部腫瘍を示す．部位は中部胸椎が多く，多椎体に及ぶ．脊髄と比べてT1強調像では等信号，T2強調像では等～軽度高信号を示す．造影効果はさまざまであるが，強い造影効果は通常ないとされる．脊髄への圧排によりmyelomalaciaを生じることもある．慢性貧血に伴い，椎体がT1/T2強調像にて低信号を示すことが診断には重要である[21]．

骨髄異形性症候群に伴って発生したEMHでは，硬膜外腫瘍は通常とは異なり，T2強調像にて強い低信号を示した．これは赤血球組織内のミトコンドリア内に多量の鉄を含むためとされている[22]．

62歳，女性で貧血と傍脊椎の腫瘍を認める例がある[23]．Th9～12の右に腫瘍があり，右後部第8肋骨に接する小さな腫瘍がある．接する椎体および肋骨には侵食像はない．リンパ節腫大もない．T1強調像，T2強調像，造影後のいずれも腫瘍は傍脊柱筋と等信号を示す．腫瘍内に脂肪の要素はなく，椎間孔の拡大はない．傍脊椎および傍肋骨の腫瘍の鑑別診断はCarolによると，髄外造血と多発性神経鞘腫瘍となる．この症例の腫瘍の中心は椎体に接する部位であり，椎間孔ではなく，神経鞘腫瘍らしくはない．病変内に脂肪があれば，より髄外造血を示唆するが，なくても否定はできない．貧血あるいは神経線維腫症の存在は診断に寄与する．この症例ではサラセミアがあり，それによる髄外造血であった．

> 鑑別診断[22]

1. 悪性リンパ腫：腫瘍はT1強調像では脊髄とほぼ等信号で比較的均一な造影効果を示す．椎体にも異常信号を認める．
2. 転移巣：骨破壊を伴う．椎体から飛び出した軟部腫瘍が認められる．
3. 硬膜外膿瘍：感染性椎体炎の存在，椎間板に炎症所見が認められる．
4. 髄外急性骨髄性白血病：骨髄異形性症候群では，椎体から硬膜外の白血病の発生に注意する．また，均一で強い造影効果を示す[22)24]．
5. 神経鞘腫瘍（椎間孔の拡大）[23]
6. 結核（脊椎）[23]

5 造血幹細胞移植（hematopoietic stem cell transplantation：HSCT）の中枢神経系合併症

> 臨床

HSCTの直前には化学療法と放射線照射が行われ，患者の骨髄が破壊される（myeloabation）．

HSCTの57%は自家移植である．残りの43%は同種の異なる個体からの移植であり，合併症の率が高くなる．

◆ 1. 第1相（生着前期）（第30病日より前）

移植後30日未満は第1相であり，骨髄内の全細胞が少ない状態である．貧血があり，白血球減少，血小板減少がある．特に，好中球減少が最も重要な危険因子である．

1）アスペルギルス症

HSCT患者の副鼻腔感染の80%は本症であ

る．

片側性の高度の軟部組織の肥厚は，非特異的であるが，初期の最も多い真菌感染のCT所見である．骨破壊と頭蓋内あるいは眼窩内浸潤は浸潤性感染を示唆する．

眼窩内脂肪と外眼筋への炎症性変化は眼球突出を来し，真菌の浸潤を示す．頭蓋内浸潤は軽度の軟膜への造影効果に始まる．蝶形骨洞から頭蓋内に浸潤すると，海面静脈洞血栓症あるいは内頸動脈の仮性動脈瘤を生じることがある（3章 p.305，「4-2. 中枢神経系アスペルギルス症」参照）．

掲載されている画像では第12病日の好中球が減少しているHSCT患者が右眼球突出，発熱，上顎の痛みを呈した．CTにて右上顎洞から眼窩内側，鼻腔に軟部腫瘤，骨破壊があり，浸潤性アスペルギルス症であった．

2）頭蓋内感染症の特徴

好中球が少ないので，免疫状態のよい患者とは異なり，被胞化が少なく，rim enhancementが少ない．さらに，血管性浮腫が少ない．

トキソプラズマ症はHSCT患者において中枢神経系の最も多い寄生虫である．0.9％にあり，同種の異なる個体からの移植に限られている．多巣性の脳病変を示し，浮腫はなく，わずかな軟膜と皮質の造影効果を認めている．

3）脳血管障害

HSCT患者は一般人より有意に多い．第28病日には3％のHSCT患者が脳血管障害を起こす．その1/3は真菌により，多くは血管浸潤性のアスペルギルス症による．

脳血管障害の5.6％はブドウ球菌による塞栓症による．皮膚由来の感染性心内膜炎による．2.8％は非感染性心内膜炎による．

硬膜下血腫は最も多い頭蓋内出血であり，その原因は多岐にわたり，血小板減少，血管内皮損傷，凝固機能亢進，心塞栓症がある．

PRESもこの時期に起こりやすい．特に，シクロスポリンとタクロリムスの免疫抑制剤を投与された患者に多い．

151例のPRESでは22％に出血（微小出血，くも膜下出血，脳実質内出血）を伴っていたが，免疫抑制患者に出血がより多い．HSCT患者に発生したPRESの内，46.6％は出血を呈した[25]．

4）代謝障害

重篤な腸管における移植片対宿主病（graft versus host disease：GVHD）により，吸収障害が起こり，Wernicke脳症を呈することがある．長期間の非経口生栄養補給の際にthiamineが入っていないことによる．

◆ 2. 第2相（初期生着後）（30～100病日）

移植生着は好中球数が500/mL以上になった時を指す．この時期はリンパ球が不足しているので，細胞性と体液性免疫（抗体）に欠陥がある．

1）ヒトヘルペスウイルス6（HHV-6）脳炎（human herpesvirus 6 encephalitis）

90％以上のヒトはHHV6が陽性であり，初回感染は無症状で終わる．しかし，免疫抑制患者においては，再活性化は重篤な症状を呈する．

海馬と扁桃体を侵し，浮腫と拡散制限を認めるが，意味のある腫張と出血は，単純ヘルペス脳炎とは異なり，認めない．造影効果は通常認めないが，稀に認めることもあり，症状出現と画像撮像の時期により異なると考えられている（3章，p.208 HHV-6の項参照）．辺縁系の外側への病変の進展もありうる．辺縁系以外に，橋を中心とする病変を持つ症例が掲載されている．

2）進行性多巣性白質脳症（PML）

成人では50％以上がJCウイルスに陽性であるが，少数の免疫抑制者のみが重篤なPMLを発症する．

◆ 3. 第3相（後期生着後）（100病日後）

細胞性および体液性免疫が急速に回復しているが，異なる固体からのHSCT患者ではGVHDと免疫抑制療法によって回復が遅れる．再活性化したウイルス，被包化した細菌と真菌の血管性感染のリスクがある．さらに，腫瘍と治療に関係した合併症がありうる．

1）遅発性サイトメガロウイルス感染

210病日に発症したサイトメガロウイルス感

染がある．網膜と側脳室上衣を好んで侵す．側脳室周囲脳実質の壊死を起こすので，側脳室脳炎とよばれる．明瞭な拡散制限を認めることがあり，FLAIR像あるいは造影後T1強調像よりも明確なことがある．

2）アスペルギルス症（脳）

本症はHSCT後131病日を中心に発症することが多い．吸入によって肺から入り，血行性に脳に浸潤する．脳血管に親和性があり，塞栓と血管壁の壊死のため，出血を起こす．病変は灰白質と白質の境界部に発生し，特に，基底核と視床を好む．レンズ核線条体動脈と視床穿通枝の領域であり，細菌感染と塞栓症とは異なっている．脳梁は内側レンズ核線条体動脈と脳梁周囲動脈の穿通枝によって栄養されており，脳梁病変はアスペルギルス症を示唆する．

画像所見としては，T2強調像では高信号を示し，周辺部にリング状の拡散制限があり，これはアスペルギルスの血管浸潤性による梗塞であり，肺の血管浸潤性アスペルギルス症の際に認められるCTでのhalo signと同様である．T1強調像では高信号を示し，二次性の出血あるいは真菌のマンガン沈着による．免疫抑制者では弱い造影効果を認めるが，患者の免疫状態により異なる．血管性浮腫も同様に弱い．掲載されている画像では半卵円中心に両側性の病変があり，ADC mapにて，中心がT2 shine throughを示す感染であり，辺縁部には拡散制限を認め，アスペルギルスの血管浸潤による梗塞であるとしている（3章 p.305，「4-2．中枢神経系アスペルギルス症」図2も参照）．

3）アスペルギルス眼内炎（Aspergillus endophthalmitis）

脳以外にも眼にも血行性にアスペルギルスの感染が起こり，眼内炎を発症することがある．61歳の男性例が掲載されており，急性骨髄性白血病があり，異なる固体からHSCTを受け，17か月後に進行性の右視力障害と頭痛を発症した．FLAIR像にて，右眼球に高信号があり，造影効果を認めた．鑑別は真菌感染と腫瘍であった．

4）白質脳症

・leukoaraiosis

化学療法あるいは放射線治療に伴って白質病変が第3相に出現する．側脳室周囲に高信号をT2強調像にて認め，萎縮があり，側脳室の拡大を示す．正常圧水頭症と類似した画像を示すが，病歴が重要である．軽度のleukoaraiosisは血管性浮腫，軸索変性を示す．

・びまん性壊死性白質脳症（diffuse disseminated leukoencephalopathy）

脱髄，グリオーシス，凝固壊死があり，leukoaraiosisとは異なる．T2強調像では低信号を示し，造影効果がある．

5）移植後リンパ増殖性疾患（posttransplantation lymphoproliferative disorder：PTLD）

PTLDはEpstein-BarrウイルスによるBリンパ球増殖による．移植後6～12か月の間に起こり，中枢神経系は稀である．その画像所見はHIV患者に発生する中枢神経系悪性リンパ腫に類似している．孤発性あるいは多巣性の腫瘍を示し，リング状の造影効果と血管性浮腫を示す．

しかし，50代の女性で，腎移植約10年後に，1か月の経過で亜急性に失調症状が出現し，髄液細胞数増多を認め，MRIにて，多発性病変が脳梁膨大部を中心にあり，リング状の造影効果を認めている．主たる鑑別はPTLDと悪性リンパ腫とされた．血液中のEBVの存在，亜急性の経過，mass effectを有する病変，髄液中の細胞増多と蛋白増加がよりPTLDを示すとされている[26]．拡散強調像やCTについての説明はない．

（メトトレキサート関連リンパ増殖性疾患については7章 p.633「4-6-4．MTX関連リンパ増殖性疾患」を参照．）

6）原病の再発（顆粒球性肉腫の発生）

CTにて高吸収域を示し，T2強調像では高信号，拡散制限があり，均一な造影効果がある腫瘤が側脳室周囲にあり，顆粒球性肉腫が掲載されている（顆粒球性肉腫に関しては本章 p.721

5-2 白血病の項参照).

6 多血症(polycythemia)

臨床

真性赤血球増多症(真性多血症)は骨髄増殖性疾患の一つであり,男性ではヘモグロビン値>8.5g/dL,女性では同>16.5g/dLを指す.血清エリスロポエチンは低下する.一方,エリスロポエチン産生増加による二次性多血症がある[27].

画像所見

CTにてくも膜下腔に高吸収域を認めるが,くも膜下出血ではない pseudo-subarachnoid hemorrhgae (pseudo-SAH) を起こす疾患の一つに多血症がある[pseudo-SAHについては14章 10-3 pseudo-subarachnoid hemorrhgae (p.882) を参照].くも膜下腔の内,血管内で,動静脈共に均一に高吸収域を呈する状態は多血症に特徴的である[28].実際の症例としては10代,女性で多血症があり,CTにて,Willis動脈輪,Sylviusu裂内の中大脳動脈が高吸収域を示した.

ヘマトクリット値45%の血液のCT値は約40HUとされ,灰白質と等~高吸収域を呈する.ヘモグロビン値と静脈洞・灰白質コントラストが比例を示すとされており,また,ヘマトクリット値が60%を超える状態ではWillis動脈輪と静脈洞が両者共に,高吸収域を示す[28].

Javedanらの例は23歳の男性で,昏睡と呼吸困難状態で入院した.病歴からアナボリックステロイド(筋肉増強剤),カフェイン,エフェドラを服用していた.CTを撮り,くも膜下腔に高吸収域があり,当初はくも膜下出血(SAH)と診断された.しかし,ヘモグロビン値が21.2g/dLであったことから,二次性多血症によるpseudo SAHであることがわかり,給水と呼吸管理で正常に戻った[29].

参考文献

1) 中村友紀,有村公良:血液疾患に伴う神経系障害.15 神経系の疾患.杉本恒明,矢崎義雄(編);内科学(第9版).朝倉書店,p.1875-1878, 2007.
2) 南雲清美,福島剛志,高橋宏和・他:先天性プロテインC欠損症を有し甲状腺クリーゼと同時に発症した上矢状静脈洞血栓症.Brain Nerve 59: 271-276, 2007.
3) 大西一功:急性白血病.今日の診断指針 第7版,金澤一郎,永井良三編,医学書院,p.1135-1137, 2015.
4) Alsharief AN, Adas RS, Almehdar AS, et al: The Common, the Rare, and the Unexpected: A Review of the Spectrum of Intracranial Imaging Findings in Leukemic Patients. Neurographics 5: 14-23, 2015.
5) Fatterpekar G: Case of the Month. AJNR Am J Neuroradiol: 2013.
6) 馬場史郎,松尾孝之,石坂俊輔・他:後頭蓋窩から頸静脈孔を通り頸動脈周囲に進展する granulocytic sarcoma の1例.脳神経外科 38: 53-59, 2010.
7) McKee KE, Etherton MR, Lovitch SB, et al: A Man in His 40s With Headache, Lethargy, and Altered Mental Status. JAMA Neurol 72: 1061-1065, 2015.
8) Bidar M, Wilson MW, Laquis SJ, et al: Clinical and imaging characteristics of orbital leukemic tumors. Ophthal Plast Reconstr Surg 23: 87-93, 2007.
9) Mafee MF, Valvassori GE, Becker M: Imaging of the head and neck, 2nd ed. Thieme, Stuttgart, p.251-252, 2004.
10) Vázquez E, Lucaya J, Castellote A, et al: Neuroimaging in pediatric leukemia and lymphoma: differential diagnosis. RadioGraphics 22: 1411-1428, 2002.
11) Widhalm G, Dietrich W, Müllauer L, et al: Myeloid sarcoma with multiple lesions of the central nervous system in a patient without leukemia. Case report. J Neurosurg 105: 916-919, 2006.
12) Graff-Radford J, Fugate JE, Wijdicks EF, et al: Extramedullary tumors and leukemia: A diagnostic pitfall for the neurologist. Neurology 79: 85-91, 201. Epub 2012 Jun 20.
13) 新納宏昭,赤司浩一:組織球増殖症.14 血液疾患.杉本恒明,矢崎義雄(編);内科学(第9版).朝倉書店,p.1660-1661, 2007.

14) Kollias SS, Ball WS Jr, Tzika AA, Harris RE: Familial erythrophagocytic lymphohistiocytosis: neuroradiologic evaluation with pathologic correlation. Radiology 192: 743-754, 1994.
15) Thompson PA, Allen CE, Horton T, et al: Severe neurologic side effects in patients being treated for hemophagocytic lymphohistiocytosis. Pediatr Blood Cancer 52: 621-625, 2009.
16) Forbes KP, Collie DA, Parker A: CNS involvement of virus-associated hemophagocytic syndrome: MR imaging appearance. AJNR Am J Neuroradiol 21: 1248-1250, 2000.
17) Ozgen B, Karli-Oguz K, Sarikaya B, et al: Diffusion-weighted cranial MR imaging findings in a patient with hemophagocytic syndrome. AJNR Am J Neuroradiol 27: 1312-1314, 2006.
18) Chen MZ: Hyperplastic vertebral marrow. In Ross JS, Brant-Zawadzki M, Moore KR, et al (eds); Diagnostic imaging; spine. Amirsys, Salt Lake City, p.V-2-10～13, 2004.
19) Argyropoulou MI, Kiortsis DN, Astrakas L, et al: Liver, bone marrow, pancreas and pituitary gland iron overload in young and adult thalassemic patients: a T2 relaxometry study. Eur Radiol 17: 3025-3030, 2007.
20) Crim J: Myelofibrosis. In Ross JS, Brant-Zawadzki M, Moore KR, et al (eds); Diagnostic imaging; spine. Amirsys, Salt Lake City, p.V-2-14～15, 2004.
21) Chen MZ: Extramedullary hematopoiesis. In Ross JS, Brant-Zawadzki M, Moore KR, et al (eds); Diagnostic imaging; spine. Amirsys, Salt Lake City, p.V-2-16～19, 2004.
22) Dibbern DA Jr, Loevner LA, Lieberman AP, et al: MR of thoracic cord compression caused by epidural extramedullary hematopoiesis in myelodysplastic syndrome. AJNR Am J Neuroradiol 18: 363-366, 1997.
23) Benz EJ Jr, Wu CC, Sohani AR: Case records of the Massachusetts General Hospital. Case 25-2011. A 62-year-old woman with anemia and paraspinal masses. N Engl J Med 365: 648-658, 2011.
24) Meltzer JA, Jubinsky PT: Acute myeloid leukemia presenting as spinal cord compression. Pediatr Emerg Care 21: 670-672, 2005.
25) Stone TJ, Misra SP, McKinstry RC, et al: Imaging of Central Nervous System Complications of Hematopoietic Stem Cell Transplant: A Chronologic Approach to Pathology and Implications for Management. Neurographics 5: 133-144, 2015.
26) Honig LS: Subacute Imbalance in a Renal Transplant Patient. JAMA Neurol 72: 1367-1368, 2015.
27) 檀 和夫：真性赤血球増多症．今日の診断指針．第7版．金澤一郎，永井良三（編）；医学書院，p.1150-1152, 2015.
28) 一色彩子：全身性疾患の中枢神経系病変　画像診断, p.S190-S215, 2015.
29) Javedan SP, Marciano F: Pseudo-enhancement from polycythemia. Neurology 62: 150, 2004.

第 9 章

他臓器の悪性腫瘍に伴う神経系障害

　本章では傍腫瘍性神経症候群と Trousseau 症候群を取り上げる．前者は亜急性の発症が最も特徴的な症候である．感染症，炎症，血管障害などの急性発症ではなく，また，脳変性疾患のように慢性発症ではなく，亜急性に，1〜3 か月程度の経過にて，小脳失調，辺縁系を主体とする病変，舞踏病などが認められた時には考慮する必要がある．多くは T2 強調像にて高信号を示す病変を認める．ただし，例外ももちろんある．
　しかし，基本的には稀である．数年以上の経過がある小脳失調では，脳変性疾患を第一に考えるべきであり，最初に傍腫瘍性神経症候群を考慮すべきことではない．4 章 15 自己免疫性脳炎 (p.426) と重なっていることが多いので，同項も参照して下さい．

1. 傍腫瘍性神経症候群 (paraneoplastic neurological syndrome：PNS)

臨床

PNS とは腫瘍が抗体形成を促進し，それによって神経症状が出現することを指す．稀な免疫介在性の疾患であり，腫瘍があるときに，1%以下の頻度で発生する．腫瘍による非転移性の神経合併症の10%を占める．中枢および末梢神経系のいかなる部位（レベル）も侵す．単一の細胞としては小脳のPurkinje細胞が侵され，小脳変性を起こす．器官としては脊髄が侵され，壊死性脊髄症を起こす．また，神経路では辺縁系が侵され，辺縁系脳炎となる．通常は，神経系の一つ以上の構造が侵され，機能不全を示す．60%に神経抗体が認められる[1]．臨床徴候は多彩である（4章15 自己免疫性脳炎を参照）[2,3]．

PNSを疑った際に，全身CTにて腫瘍を探し，リンパ節腫大があった際にはPETが有効なこともある．しかし，表1に示すように，リンパ節腫大がありながら，PET陰性を示す腫瘍もあるので，注意が必要である（表1）[4]．

傍腫瘍性辺縁系脳炎，線条体脳炎，多くの神経抗体に関係した自己免疫性脳炎に関しては，4章15 自己免疫性脳炎（p.426）を参照．

1 傍腫瘍性小脳変性症 (paraneoplastic cerebellar degeneration：PCD)

臨床

四肢・体幹の失調，失調性構語障害，眼振が急性ないしは亜急性に出現し，進行性で2～3か月でピークとなり固定化される．オプソクローヌス（眼球の不随意な全方向性不規則で衝動的な運動），ミオクローヌス，記憶障害，錐体路徴候，感覚障害などを伴うことがある[2]．

55例の抗Yo抗体陽性のPCDの報告では全員女性で26～85歳までであり，ほとんど乳癌と婦人科癌で，局所あるいは周囲リンパ節に癌は限局している．亜急性に全小脳症状（pancerebellar disorder）が出現し，進行して歩行ができなかったり，座ることができなくなった．35例にはリンパ球優位の髄液細胞増多がある[5]．

PCDには小脳変性症のみが単独に出現するものと，他の神経症状とともに小脳症状が出現するものがある[6]．

抗Yo（PCA-1）抗体が乳癌，婦人科癌に伴い，抗Ri（ANNA-2）抗体が乳癌に，抗Hu（ANNA-1）抗体が肺小細胞癌に伴って検出されることがある．その他に，抗VGCC（VGKC）抗体，抗CV2（CRMP-5）抗体，Hodgkinリンパ腫に伴い抗Tr抗体陽性の代謝性グルタミン酸受容体に対する抗体が報告されている[2]．

その他の腫瘍としては精巣癌，神経芽細胞腫，胸腺腫，非小細胞性肺癌，悪性黒色腫が報告されている[6]．

亜急性，女性例に多いが，男性例で急性小脳炎様の発症する例もある[7,8]．

病理所見

3例の抗Yo抗体陽性のPCDの病理所見はPurkinje細胞の消失であり，小脳皮質に炎症性細胞がないことが特徴とされる[5]．しかし，発症4か月後に剖検となった抗Yo抗体陽性のPCD症例では，CD8陽性のリンパ球が小脳に浸潤している[9]．

画像所見

PCD 55例中17例に小脳萎縮を認めている[5]．急性小脳炎と同様に，T2強調像にて小脳白質から皮質にかけて高信号を認めた症例がある（図

表1 ● CTにてリンパ節腫大があり，PETが陰性を示す原因疾患（文献4より改変）
- 小細胞肺癌
- 肺胞上皮肺癌（alveolar lung cancers）
- 肺腺癌
- 胃腸管の線癌
- 低悪性度の悪性リンパ腫
- 腎癌
- カルチノイド腫瘍

図1 傍腫瘍性小脳変性症

A　T2強調像　　　　　　　　　　　B　T2強調像

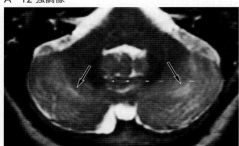
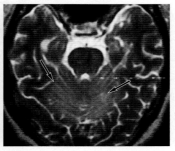

C　T1強調像　　　　　　　　　　　D　T1強調像（6か月後）

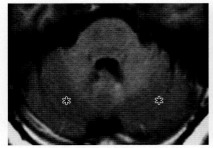
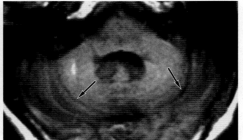

50代，女性．約40日前より上気道炎症状があり，頭痛と体のふらつき感が出現した．25日前に突然めまいが著明になり，その後も進行した．16日前より突然に構音障害，11日前より，排尿障害，起立不能となり，他院に入院し，6日後にMRIを施行した（A～C）．注視方向性眼振，四肢筋力低下，四肢に強い小脳性運動失調，上肢の企図振戦，安静時の粗大な振戦があった．髄液細胞数36/mm³，蛋白質114mg/dLであった．グリセオール，血漿交換を行ったが無効であった．ステロイドにより髄液所見と筋力の改善はあったが，小脳失調には無効であった．その後，食事は自力摂取可能，支え立ち，歩行可能となった．なお，2か月後のT1強調像では小脳の低信号は消失した（T2強調像は撮像されていない）．
2か月後より性器出血が出現し，3か月後より寝返りができず，4か月後から終日臥床状態となった．5か月後には子宮細胞診にて腺癌と診断される．6か月後に当院に入院し，MRIを撮像した（D）．るいそう著明，眼球運動障害，眼振，筋萎縮と筋力低下などを認めた．血清および髄液中のYo自己抗体が陽性となった．手術にて卵管癌を認めた．卵管癌摘出後，神経症状が一時改善した（意識が鮮明となり，筋力の改善があった）が，癌の再発により死亡した．剖検は未施行．

A：T2強調像：両側小脳半球に高信号を認める（→）．
B：T2強調像：両側小脳半球上部に高信号を認める（→）．
C：T1強調像：両側小脳半球後部に左右対称性の低信号を認める（＊）．第四脳室へのmass effectはない．造影効果を認めない（非掲載）．
D：T1強調像（6か月後）：小脳半球の萎縮を認める（→）．Cにて認められた低信号を認めない．右中小脳脚の高信号はアーチファクトである．T2強調像でもA，Bの高信号を認めない．
補足：亜急性に発症し，失調，眼振を呈し，卵管癌が見つかり，抗Yo抗体陽性よりPCDと診断した．初回のT2強調像での高信号は急性小脳炎の所見と類似しているが，mass effectは少なく，脳溝に沿った造影効果がない点が異なる．発症も亜急性である．A～Cは免疫反応が進行した状態をとらえており，その後はそれが固定化され萎縮へと進んだと考えられる．

1）[7)10)]．小脳炎と比べてmass effectは少なく，造影効果に関しては記載がない．おそらく，初期のリンパ球浸潤に関係して，免疫反応が強い時期を見ている可能性がある．

図1に類似し，小脳上面にFLAIR像にて高信号を示したPCDの症例がある．59歳，女性で，15日間で進行する不安定な歩行，不明瞭言語を示した．神経学的には構音障害と失調を認めた．5年前に乳癌の再発があった．FLAIR像にて，上部小脳虫部および小脳半球に高信号を認め，萎縮を認めなかった[11)]．髄液ではリンパ球優位の細胞増多があった．癌の播種に近い所見を示した．

・Berzeroらによる，多系統萎縮症小脳型（MSA-C）類似の画像所見を示したPCD例[12)]

症例は31歳，女性．3年の経過でごくゆっく

りと進行する小脳失調を認めた．T1強調矢状断像にて，橋底部の萎縮が認められ，小脳萎縮もある．T2強調横断像では橋底部に十字状の高信号があり，年齢を考えないとMSA-Cと診断するような画像所見である．しかし，28歳発症のMSA-Cはない．この患者には遺伝性乳癌を起こすBRCA1遺伝子変異があり，母親側家系に乳癌が発症している．さらに，抗小脳抗体であるITPR1が認められたので，PCDが疑われた．しかし，乳癌を始めとする癌は見つからなかった．小脳症状は軽度に進行した．発症から11年後に，乳癌が見つかり，その組織中に，抗小脳抗体であるITPR1が発現し，乳癌によるPCDであることが確認された．腫瘍が見つかるまで，今までで最長の経過を示したPCDとされている．

PCDでは神経症状出現の際に腫瘍が見つからないことがある．

> 鑑別診断

亜急性に発症する小脳失調の鑑別診断[13]．

1. SREAT (steroid-responsive encephalopathy with antithyroid antibodies：橋本脳症)：数週間にわたる失調と，認知障害，ミオクローヌス，痙攣発作を示す．甲状腺ペルオキシダーゼ抗体が高値を示し，甲状腺機能は約半数が正常である．45～55歳の女性に多い．他の自己免疫疾患の合併が多く，特に1型糖尿病とSjögren症候群を伴うことが多い．ステロイドが著効する．
2. Creutzfeldt-Jakob病：急速あるいは亜急性に進行する小脳失調を示す．小脳に画像では所見を認めない．
3. 抗グルタミン酸脱炭酸酵素（anti-GAD）関連小脳失調：炎症である．1型糖尿病を有する女性に多い．

> …診断のコツ

中高年（の女性）に，約1か月の亜急性の経過で小脳失調を示し，両側小脳にT2強調像にて高信号（急性小脳炎類似の画像所見）を認める際には本症を考慮し，原発性腫瘍を検索する．

2 傍腫瘍性ニューロパチー（paraneoplastic neuropathy：PNN）

> 臨床

PNNは後根神経節の障害を主とする高度の感覚性失調が亜急性に生じ，多くは進行性，稀に緩徐な経過をとる疾患である．辺縁系脳炎，脳脊髄炎，脳幹脳炎，小脳炎などと組み合わせで見られることもある．抗Hu抗体が肺小細胞癌，時に胃癌，乳癌に伴って検出されることがある．他に，amphiphysin，CV2/CRMP-5に対する抗体の報告がある[2]．

PNNは50～60代に多く，四肢末梢のしびれ，異常感覚を来す．60％は両手に始まり，27～40％は左右非対称性であり，温痛覚の低下，振動覚および位置覚の低下を来し，感覚性失調となる．20％は軽い筋力低下を伴う[14]．

感覚性ニューロパチーの鑑別については8章「1. ビタミン欠乏症」p.668「2. 亜急性連合性脊髄変性症」の表5「後天性感覚性ニューロン症（acquired sensory neuronopathies）の鑑別診断」を参照．

> 画像所見

後根，あるいは後根神経節の病変による二次変性が起こり，後索に比較的淡い高信号をT2強調像にて示すことがある[15]．mass effectはなく，造影効果を認めない．

67歳の女性．亜急性の四肢の感覚異常と両側性の感音性難聴を認めた．両側内耳道内にて聴神経に造影効果を認めた．髄液では蛋白上昇があるが，細胞増多はない．全身検索にて，多発性のリンパ節腫大と，肺に小細胞癌を認めた．亜急性の感音性難聴は抗Hu抗体に関連した傍腫瘍性神経症候群では最も多い脳神経症状である[16]．

・馬尾の腫大と他の所見を伴うPNN

びまん性に脳神経と馬尾に造影効果を認めた乳癌によるPNNと考えられる症例がある[17]．56歳，女性であり，複視と歩行障害に発症し，動眼神経麻痺と脊髄障害を示した．造影後T1

強調像にて，両側動眼神経，三叉神経，顔面・聴神経に造影効果と軽い腫大を示した．さらに，腰椎では馬尾にびまん性の造影効果を認めている．乳癌を認めた．

悪性リンパ腫患者において，馬尾の腫大とT2強調像での高信号と造影効果を認めた例がある[18]．60歳の男性で3年の経過で進行する下肢遠位の異常感覚を認めた．18か月前より，歩行障害が出現し，長距離を歩くと下肢の麻痺が出現し，振動覚の著明な消失，位置覚は中等度の消失があった．髄液蛋白の上昇があるが，細胞数は正常であった．上記のMRI所見の他に，腰椎椎体がびまん性に低信号をT2強調像にて示し，骨髄異常が疑われた．馬尾生検では腫瘍はなく，脱髄であった．骨髄から悪性リンパ腫が認められた．馬尾所見はPNNと考えられた．

脊髄中心部に壊死性脊髄症と馬尾の肥厚を示した剖検例がある．71歳，男性で，非小細胞癌性肺癌の化学療法によって，寛解状態にあった．2年後，対麻痺を呈した．自己抗体は見つめていない．脊髄中心部に壊死を認め，ほぼ全脊髄に及んだ．馬尾は肥厚していた．結合織の増殖があったが，腫瘍はない．症状は主として脊髄前角の障害によると考えられた[19]．馬尾腫大と傍腫瘍性脊髄症の合併がありうる．なお，MRIは未施行である．

また，住田は2か月の経過で進行する歩行障害を示し，動眼神経と馬尾に造影効果と腫大，脳と脊髄の両側皮質脊髄路に高信号をT2強調像にて認め，さらに，脊髄下部では後索にも高信号を認める例を発表した．乳癌によるPNN＋傍腫瘍性脳脊髄炎と考えられた[20]．

鑑別診断

後索に高信号をT2強調像にて示す主な疾患．
1. 亜急性連合性脊髄変性症：楔状束優位なことが多い．
2. アトピー性脊髄炎：造影効果を認めることがある．
3. 脊髄癆：稀である．
4. 後根あるいは後根神経節障害による二次変性

3 傍腫瘍性舞踏病（paraneoplastic chorea：PNC）

臨床

肺癌とCRMP-5神経抗体陽性の16例のPNC報告例[21]があり，年齢は62〜80歳，男性6例，女性10例である．11例は限局性の肺小細胞癌，2例は画像にて認められた肺癌，1例は腎細胞癌，1例は悪性リンパ腫であった．全例CRMP-5-IgGが陽性であり，6例はANNA-1（抗Hu）抗体が陽性であった．1例は明らかな癌を認めていない．舞踏病が最初の徴候であったのが11例，そのうち，5例は非対称性あるいは一側性の舞踏病であった．

PNCの発症は亜急性であり，この特徴は老人性舞踏病，Huntington舞踏病，他の神経変性疾患や遺伝性疾患では認められないことであり，亜急性に発症した舞踏病を見た際には常にPNCを考慮する必要がある．舞踏病は抗パーキンソン剤の副作用，甲状腺機能亢進症，高血糖でも認められるが，それらとの鑑別は臨床所見や生化学所見を加えれば難しくはない．他の自己免疫性舞踏病，例えばSydenham舞踏病や抗リン脂質抗体症候群は高齢者に初発することはない[21]．

PNCは視力障害，末梢神経障害，辺縁系脳炎，突然の嗅覚や味覚の障害を合併することが多いことも鑑別の際に有効である[21]．

◎傍腫瘍性パーキンソン症候群（paraneoplastic parkinsonism）

PNSの運動障害（movement disorders）には舞踏病以外にもparkinsonismを呈する例がある[22]．その病巣部位は黒質が多い．しかし，急速に進展したパーキンソン症状を呈し，抗パーキンソン剤が無効であり，MRIにて，明らかな線条体病変が認められた1例が報告されている[23]．後者は肺の小細胞癌が見つかり，抗CRMP-5抗体が陽性であった．

なお，傍腫瘍性症候群にて，パーキンソン症状を呈した異例については，4章15 p.432 自己免疫性脳炎，図5を参照．

画像所見

上記の報告では[21]，8例にMRIが撮像され，そのうち3例は舞踏病が発症してから3か月以内に撮像され，T2強調像およびFLAIR像にて，尾状核と被殻に高信号を認めている．左右が非対称あるいは対称性であり，尾状核と被殻の前部に高信号を認め，Creutzfeldt-Jakob病（CJD）に類似した画像所見を示すことがある．そのうち2例では治療により高信号は消失している．舞踏病が発症してから4～14か月の間にMRIを施行した3例では基底核には著変を認めない．3例に拡散強調像を施行しているが，異常はなく，造影効果も認めない．

鑑別診断

1. Creutzfeldt-Jakob病：基底核の病変は尾状核や被殻前部に目立つ．病変には拡散制限があり，大脳皮質にも拡散制限を認める．

4 傍腫瘍性孤立性脊髄症（paraneoplastic isolated myelopathy：PIM）

臨床

傍腫瘍性脊髄症のうちで，他の部位にPNSを伴っていない，脊髄症のみについてFlanaganらが記載している[24]．31例（女性が20例）のPIMは進行性脊髄症を呈し，癌を伴っていた症例のみについて記載している．発症は亜急性が52%，ゆっくりとした発症が48%であり，平均年齢は62歳（37～79歳）である．肺癌9例，乳癌7例，腎癌2例，甲状腺癌2例，卵巣／子宮内膜癌2例，黒色腫2例，他の癌3例である．障害はしばしば重篤である．治療により改善するのは少数であるとしている．

・PittockらのAmphiphysinによるPIM[25]

63例が臨床症状があり，Amphiphysin-IgGが陽性であった．50例に癌が見つかっている．その内，25例が頸胸髄MRIを施行されている．さらに，その中で，5例に脊髄髄内に異常を認めた．5例全例に脊髄症があった．MRIにて異常がないが，脊髄症を認めたのが2例あった．MRIにて異常のあった5例の内，1人は円錐に異常があり，急速に進行する運動徴候であり，痙性四肢麻痺を示した．他の4例は3椎体以上の長大脊髄病変を示し，その内の3例は造影効果を認めた．いずれも症状が進行し，6週間から18か月の間に，車椅子生活となった．6週間にて車椅子を必要とした患者のMRIが提示され，3椎体以上の長大病変を有し，両側側索に高信号をT2強調像にて認め，造影効果を認めている．

画像所見

対称的な，上下に長い線維路（側索，後索）あるいは灰白質に高信号をT2強調像にて認めるのが特徴とされる．ときに，造影効果が対称性のこともある．

鑑別診断

・多発性硬化症：PIMは病変が対称性である．
・亜急性脊髄連合変性症，筋萎縮性側索硬化症：PIMはときに造影効果を認める．

5 傍腫瘍性脳脊髄炎（paraneoplastic encephalomyelitis）

Yaguchiらの症例は73歳の男性であり，数週間の経過で四肢の筋力低下を来し，痙性対麻痺，両側病的反射，下肢の振動覚低下を認め，座位をとることができない[26]．髄液細胞数増多（155/μL），蛋白増加（165mg/dL）がある．

頭部MRIではFLAIR像にて延髄錐体に高信号があり，造影効果を認めた．脊髄T2強調矢状断像では，橋下部から延髄にかけて，その前部に高信号を認め，脊髄ではC1-Th4にかけて高信号を脊髄全体に認めている．造影効果が側索と後索にある．ステロイドが臨床症状および画像所見の改善に有効であった．しかし，結腸癌が見つかり，その間，ステロイドを中止すると，症状が悪化した．腫瘍摘出によって，ステロイドの使用量を軽減できた．自己抗体は見つからなかった．脊髄長大病変を認めたが，NMOとの鑑別に側索と後索に造影効果のある所見は有

図2 傍腫瘍性脳脊髄炎

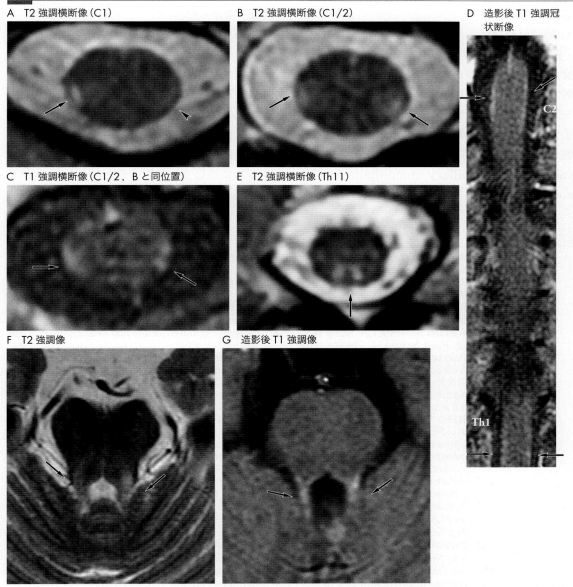

A　T2強調横断像（C1）
B　T2強調横断像（C1/2）
D　造影後T1強調冠状断像
C　T1強調横断像（C1/2，Bと同位置）
E　T2強調横断像（Th11）
F　T2強調像
G　造影後T1強調像

68歳，男性．約2か月前より，ふらつきが出現し，増悪した．他院を受診し，四肢遠位部から上行する感覚障害，Romberg徴候陽性，立位保持困難を認め，傍腫瘍性神経障害が疑われた．歩行は悪化し，約4週間前には伝い歩きとなり，平地にて転倒するようになり，四肢遠位部のしびれが上行し，夜間頻尿，便秘となり，当院に入院し，MRIを撮像した．髄液細胞数は正常範囲であるが，蛋白が増加していた．

A：T2強調横断像（C1）：右側側索に明瞭な高信号を認める（→）．左側側索にも淡い高信号を認める（▶）．
B：T2強調横断像（C1/2）：両側側索に高信号を認める（→）．脊髄の斜台はない．
C：T1強調横断像（C1/2，Bと同位置）：両側側索の病変には造影効果を認める（→）．
D：造影後T1強調冠状断像：C1-2，Th1-2において，両側側索に造影効果を認める（→）．
E：T2強調横断像（Th11）：両側後索に高信号を認める（→）．なお，造影効果を認めない（非掲載）．
F：T2強調像：両側上小脳脚に高信号を認める（→）．
G：造影後T1強調像：両側上小脳脚に造影効果を認める（→）．

補足：索路に沿った高信号があり，造影効果を認め，傍腫瘍性脊髄症に合致する所見であった．しかし，錐体路徴候はあまり明瞭ではなかった．また，上小脳脚の病変も傍腫瘍性脳脊髄炎としては珍しい．しかし，脊髄と同様に造影効果を認め，同一の病態と考える．自己抗体は陰性であったが，検索の結果，膀胱癌が認められた．

効であり，造影後冠状断像が役に立つとしている[26]．

・自験例（図2）

6か月前から四肢遠位部の感覚障害，2か月前から亜急性の歩行障害を来した68歳，男性例である．神経学的には構音・嚥下障害，四肢失調（小脳性＋脊髄性），四肢筋力低下，体幹と手袋靴下型の感覚障害，便秘と頻尿を認めた．髄液蛋白上昇（127mg/dL）を認め，膀胱癌（non-invasive papillary utoepithelia carcinoms）が見つかり，摘出し，ステロイドを加えて，症状の著しい改善を認めた．自己抗体は見つからなかった．

画像では頸胸髄に多巣性に，ほぼ両側対称性に高信号を側索の最も外側部位に認め，造影効果を認めた．造影後冠状断像が有効である．さらに，Th11では両側後索に高信号をT2強調像にて認めた．この部位には造影効果はなかった．また，頭部MRIでは両側上小脳脚に高信号を認め，造影効果を認めた．調べた範囲では，上小脳脚に高信号を造影効果を認めたPNSはなかった．

参考文献

1) Waddell B, Heath CA, Manji H, et al: Progressive cognitive decline and neuropathy in a sailor. Pract Neurol 14: 110-118, 2014.
2) 犬塚 貴：悪性腫瘍に伴う神経系障害．15 神経系の疾患．杉本恒明，矢崎義雄（編）；内科学（第9版）．朝倉書店，p.1878-1879, 2007.
3) Bergner CG, Lang C, Spreer A, et al: Teaching NeuroImages: Ma2 encephalitis presenting as acute panhypopituitarism in a young man. Neurology 81: e146-e147, 2013.
4) Waddell B, Heath CA, Manji H, et al: Progressive cognitive decline and neuropathy in a sailor. Pract Neurol 14: 110-118, 2014.
5) Peterson K, Rosenblum MK, Kotanides H, Posner JB: Paraneoplastic cerebellar degeneration. I. A clinical analysis of 55 anti-Yo antibody-positive patients. Neurology 42: 1931-1937, 1992.
6) 酒井宏一郎：小脳変性症．Brain Nerve 62: 357-364, 2010.
7) Karmon Y, Inbar E, Cordoba M, Gadoth N: Paraneoplastic cerebellar degeneration mimicking acute post-infectious cerebellitis. Cerebellum 8: 441-444, 2009.
8) 目﨑直実，今野卓哉，須貝章弘・他：病初期に急性小脳炎様の経過をとった傍腫瘍性小脳変性症の2例．Neuroinfection 15: 163, 2010.
9) Giometto B, Marchiori GC, Nicolao P, et al: Sub-acute cerebellar degeneration with anti-Yo autoantibodies: immunohistochemical analysis of the immune reaction in the central nervous system. Neuropathol Appl Neurobiol 23: 468-474, 1997.
10) Gilmore CP, Elliott I, Auer D, Maddison P: Diffuse cerebellar MR imaging changes in anti-Yo positive paraneoplastic cerebellar degeneration. J Neurol 257: 490-491, 2010.
11) Aragão Mde M, Pedroso JL, Albuquerque MV, et al: Superior cerebellar hyperintense sign on FLAIR-weighted magnetic resonance imaging in paraneoplastic cerebellar degeneration. Arq Neuropsiquiatr 70: 967, 2012.
12) Berzero G, et al: Paraneoplastic cerebellar degeneration associated with anti-ITPR1 antibodies. Neurol Neuroimmunol Neuroinflamm 4: e326, 2017.
13) van Gaalen J, van de Warrenburg BP: A practical approach to late-onset cerebellar ataxia: putting the disorder with lack of order into order. Pract Neurol 12: 14-24, 2012.
14) Amato AA, Sanelli PC, Anderson MP: Case records of the Massachusetts General Hospital. Weekly clinicopathological exercises. Case 38-2001. A 51-year-old woman with lung cancer and neuropsychiatric abnormalities. N Engl J Med 345: 1758-1765, 2001.
15) 柳下 章：傍腫瘍性感覚性ニューロパチー．柳下 章（編）；エキスパートのための脊椎脊髄疾患のMRI（第2版）．三輪書店，p.578, 2010.
16) Renna R, Plantone D, Batocchi AP: Teaching NeuroImages: a case of hearing loss in a paraneoplastic syndrome associated with anti-Hu antibody. Neurology 79: e134, 2012.
17) Nomiyama K, et al: Diffuse cranial nerve and cauda equina lesions associated with breast cancer. Clin Imaging 31: 202-205, 2007.
18) Kumar N, et al: Hypertrophy of the nerve roots of the cauda equina as a paraneoplastic manifestation of lymphoma. Arch Neurol 62: 1776-1777, 2005.
19) Lins H, et al: Paraneoplastic necrotizing myelopathy with hypertrophy of the cauda equina. J Neurol 250: 2003.
20) 住田 薫：Neuroradiology club film conference. 府中, 2017年4月20日．
21) Vernino S, Tuite P, Adler CH, et al: Paraneoplastic chorea associated with CRMP-5 neuronal

antibody and lung carcinoma. Ann Neurol 51: 625-630, 2002.
22) Mehta SH, et al: Paraneoplastic movement disorders. Curr Neurol Neurosci Rep 9: 285-291, 2009.
23) Tada S, et al: Severe parkinsonism associated with anti-CRMP5 antibody-positive paraneoplastic neurological syndrome and abnormal signal intensity in the bilateral basal ganglia. J Neurol Neurosurg Psychiatry 87: 907-910, 2016.
24) Flanagan EP, McKeon A, Lennon VA, et al: Paraneoplastic isolated myelopathy: Clinical course and neuroimaging clues. Neurology 76: 2089-2095, 2011.
25) Pittock SJ, et al: Amphiphysin autoimmunity: paraneoplastic accompaniments. Ann Neurol 58: 96-107, 2005.
26) Yaguchi H, et al: Importance of T1-MRI enhanced pyramidal tracts in differential diagnosis as to paraneoplastic encephalomyelitis. Clin Neurol Neurosurg 132: 9-11, 2015.

2 ● Trousseau 症候群

臨床

潜在性の悪性腫瘍の遠隔効果により，血液凝固亢進が起こり，脳卒中症状を生じる病態である．本例8例の臨床的特徴として，赫らは以下のようにまとめている[1]．

1. 発症年齢は20～70代で女性に多い．
2. 婦人科系の固形癌が多い．
3. 皮質梗塞が多い．
4. 多発梗塞が多い．
5. 出血性梗塞，貧血性梗塞，一過性脳虚血発作とさまざまな病態がある．
6. 代償されている慢性播種性血管内凝固（disseminated intravascular coagulation：DIC）の症例が多い．
7. FDP（fibrin degradation product），TAT（thrombin-antithrombin Ⅲ complex），Dダイマーは測定した全例で上昇している．
8. βトロンボグロブリンと血小板第Ⅳ因子の上昇例が多い[1]．

原因不明の脳梗塞で，皮質・皮質下の多発性梗塞や出血性梗塞を認めたら，他の凝固異常症や他の心原性脳塞栓症とともに本症を疑う必要がある．Dダイマーに関しては，30～90％に上昇しているとされ，本症の診断に有用である．TATも上昇するので，測定が必要である[2]．

血栓・塞栓症と関連する悪性腫瘍は肺癌，消化器癌，腎臓癌，前立腺癌，乳癌，子宮癌，血液癌である[1,2]．以前にはムチン産生膵癌が多いとされてきたが，有病率の高い，肺癌，胃癌，肝癌に多いとされる[2]．

画像所見

両側大脳半球および小脳半球の主要血管の末

図1 Trousseau 症候群

A 拡散強調像

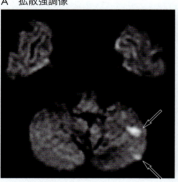

B 拡散強調像

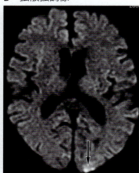

C 拡散強調像

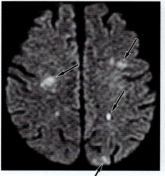

D ADC map

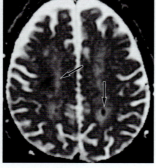

80代，男性．入院4日前より足がもつれるようになる．茶碗を持てず，排泄にトイレに行っても間に合わず，近医にて当院を紹介されて入院する．左不全上下肢麻痺を認めた．FDP 54.7，Dダイマー 6.9，TAT 25.3 といずれも上昇し，腫瘍マーカーのCA19-9，SLXが上昇していた．

A：拡散強調像：左小脳半球に高信号を認める（→）．
B：拡散強調像：左後頭葉に高信号を認める（→）．
C：拡散強調像：右中心前回，左頭頂葉白質，前頭葉白質などの多発性の高信号を認める（→）．左不全麻痺は右中心前回の病変によると考えられる．
D：ADC map：右中心前回，左頭頂葉の病変にはADC値の低下を認める（→）．拡散強調像での高信号はADC値は低下を示す例と示さない例があった．

補足：胸部CTにて左S10に腫瘍を認め，剖検にて肺癌（混合型腺癌）が確認された．心臓の弁には著変を認めない．脳梗塞は動脈支配領域の境界領域に多発していた．小動脈内のフィブリン血栓の存在などより，塞栓と考えられた．DICが存在し，悪性腫瘍の凝固亢進によって生じたものと考えられた．

図2 Trousseau 症候群

A FLAIR 像　　B FLAIR 像　　C FLAIR 像

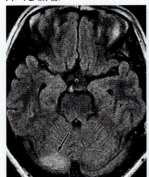
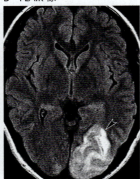
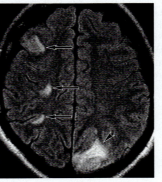

D 造影後 T1 強調像

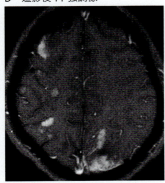

30代，女性．10日前より，左下腿部にむくみと痛み，その後尿回数の減少，1週間前より頭痛と視野障害が出現し，他院 CT にて異常を認め，入院し，MRI を撮像した．右同名半盲を認める．来院時の検査データ上は，軽度の貧血の他，WBC 10,200（↑），CRP 5.13（↑），D ダイマー 18.0（↑），FDP 27.5（↑）に加え，軽度の肝機能障害を認める．

A：FLAIR 像：右小脳半球後部に高信号を認める（→）．
B：FLAIR 像：左後頭葉に梗塞を認める（▶）．右同名半盲に合致する所見である．
C：FLAIR 像：右半球皮質から皮質下，動脈の境界領域に小梗塞を3個認める（→）．左後頭頂部にも梗塞がある（▶）．
D：造影後 T1 強調像：全梗塞に造影効果を認め，ほぼ亜急性期の梗塞と考えられる．
補足：Trousseau 症候群を考え，腫瘍の検索を行い，胸膜播種を伴う浸潤性胸腺腫および卵巣腫瘍（悪性疑い）が見つかっている．それらによる Trousseau 症候群と考えられた．
（足利赤十字病院放射線診断科　潮田隆一先生のご厚意による）

梢領域に多発性の小梗塞を示す（図1，2）．後頭葉皮質にも多い．全身 CT にて他の部位に腫瘍を認める．

伊藤らは本症の画像所見は複数の主要脳血管領域にまたがる多発性急性梗塞であり，皮質枝から穿通枝にかけて微小血栓が捕捉されるので，大脳・小脳皮質から皮質下，あるいは深部白質に小梗塞を形成するのが特徴としている[3]．さらに，15mm 未満の小病巣のみを有する例が過半数を占め，15mm 以上の最大病巣を有する場合も，多数の小病巣が混在する．梗塞巣の分布に関しては72%で複数動脈領域に同時多発的に梗塞巣を認めたが，単一動脈に集中し，動脈原性塞栓症との鑑別を要する例もある．

画像のみから本症を心房細動による心原性塞栓症と区別することはできないが，D-dimer を初めとする凝固マーカー異常を認めることが重要であるとしている[3]．

鑑別診断

心臓由来の微小塞栓症が鑑別になる[4]．

1. 感染性塞栓症（T2*強調像にて低信号を示す病変が多い）
2. Trousseau 症候群
3. 好酸球増多症（ほぼ左右対称性に両側大脳半球，小脳半球の主要血管の末梢に多い）
4. 奇異性梗塞
5. ヘパリン起因性血小板減少症

…診断のコツ

両側大脳および小脳半球の多発性の小梗塞を見たら本症を考え，D ダイマー，TAT を測定する．

参考文献

1) 赫 洋美, 内山真一郎, 岩田 誠: がん治療と脳血管障害. Brain Nerve 60: 143-147, 2008.
2) 丸田恭子, 園田至人, 内田裕一・他: Trousseau 症候群を伴ったムチン産生性膵癌の 1 例. 神経内科 67: 547-551, 2007.
3) 伊藤信二, 武藤多津郎: Trousseau 症候群の臨床像 -MRI の特徴も含めて-. 神経内科 63: 306-311, 2015.
4) Snchez-Guerrero J, Gutirrez-Urea S, Vidaller A, et al: Vasculitis as a paraneoplastic syndrome. Report of 11 cases and review of the literature. J Rheumatol 17: 1458-1462, 1990.

第10章

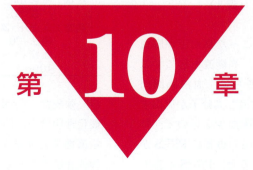

脳浮腫と髄液循環異常

本章にはPRES，高地脳浮腫，水中毒，偽性脳腫瘍症候群，特発性正常圧水頭症が含まれる．PRESは比較的新しい概念あるいは議論の多い疾患であり，多数の症例を提示した．高地脳浮腫をはじめとする他の疾患も画像所見が興味深い．

1. PRES (posterior reversible encephalopathy syndrome：後方可逆性脳症症候群)

臨床

1. 病態生理と危険因子[1]（表1）

・高血圧

　PRESの原因は急速に起こった高血圧が脳血流の自己調節の上限を超え，高灌流を起こすことによるとされている．さらに，血液脳関門（BBB）の破綻，組織間に血清と高分子が流出する．大脳後部は交感神経支配が少ないので，特に侵されやすい．急性高血圧の患者にPRESが多く，その高血圧を治療すると，PRESも良くなることによっている．しかし，PRESを呈する15～20％の患者は正常血圧あるいは低血圧である．高血圧があるとしても，正常脳血流における自己調節機能上限（140～150mmHg以上）を超えているのは50％未満である．

　患者における平均的な日常血圧，釣り合った血圧上昇，血圧変化の早さなど全てが，BBBの破綻とそれに続く血管性浮腫を起こすことに関係している．

・サイトカイン

　血管内皮の機能不全は，急激な高血圧の他に，過剰な血流中のサイトカインの直接的な影響による可能性もある．免疫性疾患において，リンパ球と単核球の活動がサイトカインを放出する．そのサイトカインは内皮細胞を活発化し，血管作動物質を分泌し，血管浸透性を増加し，間質に脳浮腫を起こす．PRESにおける免疫組織の活性化はサイトカインを放出する．また，PRESに関連している子癇前症，子癇では血管内皮細胞増殖因子（vascular endothelial growth factor：VEGF）が増加していることが判明しており，血管浸透性の増加に非常に重要な要素である．

・自己免疫性疾患

　PRES患者の約半分は自己免疫性疾患の病歴がある．全身性エリテマトーデス（SLE），血栓性血小板減少性紫斑病（TTP），甲状腺機能低下

表1 ● PRESの典型的臨床像[2]
・症状：痙攣（60～75％），意識の変容／脳症（20～25％），頭痛（20～25％）
・病歴：高血圧（20～65％），免疫抑制剤／化学療法（20～60％），子癇（5～15％），敗血症（5～15％），自己免疫性疾患（5～10％）

症，強皮症，Crohn病，潰瘍性大腸炎，原発性硬化性胆管炎，関節リウマチ，Sjögren症候群，結節性多発動脈炎，多発血管炎性肉芽腫症，視神経脊髄炎などである．

・免疫抑制剤と細胞毒性薬剤

　移植後，あるいは悪性腫瘍の治療に使用される薬剤はPRESの誘因となる．薬剤使用数か月後でもPRESを発症することがある．

　シクロスポリンの神経毒性は内因性の血管作動物質（エンドセリン），低マンガン血症，高血圧によって，促進される．

　その他に，PRESに関係する薬剤にタクロリムスがある．また，VEGFに拮抗する薬剤（血管新生抑制剤）であるベバシズマブ，スニチニブ，ソラフェニブなどが含まれる．

・敗血症（sepsis）

　PRESと同様に敗血症でもサイトカインの活動がその病態生理に関係している．感染が起こると，多核白血球が活動し，血管壁に移動し，血管内皮に付着する．血管浸透性を増加させる因子を放出し，間質浮腫を増加し，脳ではPRESを起こす．

・腎不全

　PRES患者の55％に腎不全を認める．共存する高血圧あるいは自己免疫性疾患が関係しているのか，腎不全が独立したPRESの危険因子であるかは不明である[1]．

・重度貧血の補正

　即席麺やスナック菓子ばかり食べていた36歳の女性例で，来院18日前に全身浮腫と体動困難を生じ，Hb 1.4g/dLの貧血と心拡大があ

り，輸血加療を受け，退院した．しかし，全身痙攣を起こし，MRIにてPRESと診断された．その後，脂溶性ビタミン欠乏によると考えられる脳出血を合併した[3]．

別の1例は53歳の女性である．貧血に対する1か月の鉄剤内服で，Hb 3.5g/dLが8.9g/dLと改善した．頭痛，痙攣から痙攣重積となり，高血圧を呈した．脳MRIにて，PRESであった[4]．比較的急速な貧血補正にて発症することもある．

◆ 2. 脊髄病変を伴うPRES（posterior reversible encephalopathy syndrome with spinal cord involvemen：PRES-SCI）

de Havenonらは自験2例を含む8例のPRES-SCIについて報告した[5]．平均年齢は31歳であり，他のPRESの平均年齢39～47歳より若い．男性が5例，女性が3例であり，女性優位ではない．全例に高血圧を有し，調べられている7例中全例に，高血圧性網膜症が認められている．急性の重篤な高血圧を示し（6人が収縮期血圧≧200mmHg），頭痛，嘔吐，脳症，視力障害，腎不全を示した．痙攣は1例のみであった．脊髄の症状を示したのは半数である．髄液検査では炎症あるいは脱髄性の疾患を示す所見はなかった．ほとんどの患者は完全に回復している[5]～[11]．

また，Kapinosらはde Havenonらの論文に関して以下のようにコメントをしている．①PRESが確認された症例においては，軽い脊髄症状があれば脊髄のMRIを撮像する．浮腫があれば，その原因としてはPRESを考慮し，他の鑑別はより簡単な検査にてすませる．②PRESの患者は全例，脊髄浮腫に関して調べるべきである．上記の論文では半分の患者しか脊髄症状を有していない．③長大な脊髄浮腫を見た際には，PRESの危険因子があれば，PRES-SCIを鑑別診断に挙げるべきである．より広範な検査と脊髄炎に対する治療を避けることができる[12]．

◆ 3. 症状と診断[1]

PRESにおける神経症状は表2を参照．

急性あるいは亜急性に，数時間あるいは数日

表2 ● PRESにおける神経症状[1]
・脳症（50～80％）
・痙攣（60～75％）
・頭痛（50％）
・視覚障害（33％）
・局所神経症状（10～15％）
・痙攣重積（5～15％）

の経過で発症する．数週間にわたって，症状が進行することは少ない．脳症は通常存在し，軽度の意識不鮮明から高度の昏迷まである．全身性痙攣は60～75％にあり，痙攣重積はより少ない．

頭痛と視覚障害（視力低下，視野障害，皮質盲，幻覚）がその他には多い．雷鳴頭痛がPRESの患者に認められた際には可逆性脳血管攣縮症候群を考える必要がある．

片麻痺，失語症などの極的神経症状は5～15％である．脊髄症は稀である．

PRES患者の多くは表に示す症状をいくつか有しているが，痙攣と視覚障害を持つ患者ではPRESを考える．

◆ 4. 小児のPRES[1]

小児では血液疾患，腎臓病，細胞毒性薬剤服用が危険因子である．糸球体腎炎，急性白血病，Henoch-Schönlein紫斑病，溶血性尿毒症症候群がPRESの患者には多い．

高血圧は小児PRESにて多く，56例のPRESのうち，49例（88％）で高血圧が関係している．発症時の平均血圧は140/85mmHgである．

画像所見[1]

◆ 1. 典型的な部位

血管性浮腫が頭頂後頭葉に，両側性にある．皮質下白質は常に侵されるが，皮質もしばしば巻き込まれる．浮腫は通常非対称性であるが，ほとんど常に両側性である（図1～3, 5）．

3個の特徴的な病変の分布がある[13]．1型は頭頂後頭葉優位に病変が存在する（図1）．2型は全脳葉で主動脈の境界領域にあり，3型は上前頭溝にある（図2）．しかし，臨床上の重篤度とは関係がない．

図1 PRES

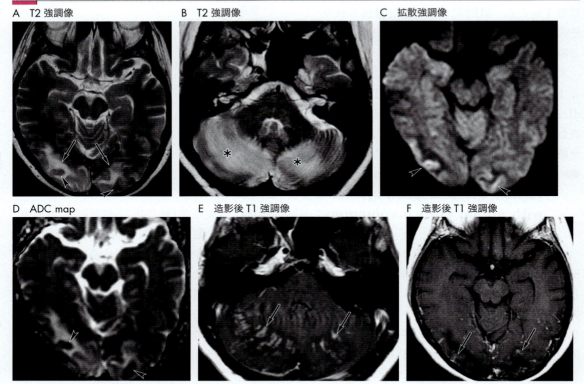

A T2強調像　B T2強調像　C 拡散強調像
D ADC map　E 造影後T1強調像　F 造影後T1強調像

30代，女性．Sjögren症候群にてステロイドの内服中であった．3日前より突然に強い嘔気と視力障害が出現し，目は全く見えなくなり，ハイハイとしか言えなくなった．意識障害があり，血圧155/119mmHgであった．MRI撮像後3日後にはほぼ正常な会話が可能になり，視力も徐々に回復した．高血圧によるPRESと診断した．

A：T2強調像：右優位に両側後頭葉に不均一な高信号を認める（→）．皮質および皮質下を含み，皮質には信号がやや低い部位もある（▶）．
B：T2強調像：小脳後部に右優位に両側性に高信号を認める（＊）．第四脳室にmass effectはない．
C：拡散強調像：両側後頭葉皮質に高信号を認める（▶）．同領域はT2強調像では信号が低い部位に一致している．信号強度の低下している部位がその前にある．
D：ADC map：ADC値の低下を認める（▶）．
E：造影後T1強調像：両側小脳に点状の造影効果を認める（→）．
F：造影後T1強調像：両側後頭葉から側頭葉にかけて点状の造影効果を皮質から皮質下に認める（→）．
補足：ADC値の低下を示した部位はその後のフォローにて層状壊死様に残存した．

2. 非典型的な部位

典型的な部位以外にも浮腫が存在する．前頭葉あるいは側頭葉に浮腫が存在するのは75％にあり（図2），基底核と脳幹にも約1/3にあり，小脳には約半分の例にある（図1，3）(key point 1参照)．しかし，これらの部位にあるときには頭頂後頭葉にもあることが多い（図4）．完全に片側性，あるいは脳幹または小脳のみに浮腫がある際には異なる診断も考える必要がある（後述のp.753「10．その他」参照）．

急性の脳幹障害と昏迷あるいは昏睡を呈し，急性高血圧と腎不全を持ち，PRESであった症例がある．脳血管像が正常で，PRESに関係した疾患を有し，急性の脳幹症状と意識障害を持つ患者にはPRESも鑑別診断の一つである[1]．

3. 脊髄

PRES-SCIでは脳と脊髄とに分けて記載する．
・脳MRI所見
延髄には8例中7例がT2強調像にて高信号を認めている．小脳には5例，橋には4例に高

図2 | PRES（高血圧性脳症）

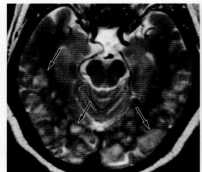

A　T2強調像

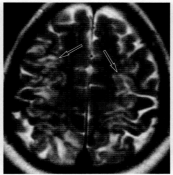

B　T2強調像

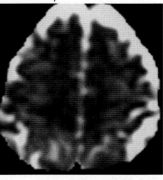

C　ADC map

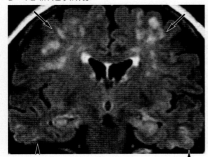

D　FLAIR冠状断像

60代，女性．2日前に家族が意識障害，痙攣を起こして倒れている状態で見つけた．他院に緊急入院し，意識障害，下方偏視，腱反射の亢進を認めた．来院時の血圧は180/89mmHgであった．抗痙攣剤，利尿剤により2週間後には臨床症状が改善し，MRIでの高信号も消失し，後遺症なく退院した．

A：T2強調像：両側後頭葉から側頭葉に左右ほぼ対称性の高信号を皮質から皮質下に認める（→）．
B：T2強調像：前頭葉および頭頂葉に高信号があり，前頭葉では上前頭溝付近に高信号を認める（→）．
C：ADC map：上記の病変のADC値は上昇している．
D：FLAIR冠状断像：病変は前大脳動脈（ACA）と中大脳動脈（MCA）の境界領域の皮質下から深部白質に存在する（→）．側頭葉にも高信号を認める（▶）．高血圧が原因と考えられる．

図3 | PRES（高血圧性脳症）

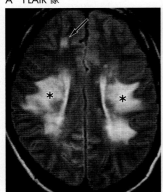

A　FLAIR像

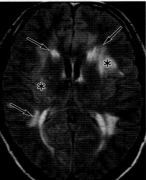

B　FLAIR像

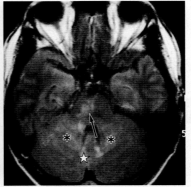

C　FLAIR像

30代，男性．1週間前より左眼視野の下内側が見えにくくなり，徐々に悪化した．眼科にて球後視神経炎の疑いにて，他院にて脳MRIを施行した．視神経は異常がないが，脳に異常を認めた（A～C）．高血圧（収縮期：190mmHg，拡張期：122mmHg）を認めた．降圧剤内服により正常血圧となり，症状も改善した．なお，視力障害は虚血性視神経障害の疑いとされた．

A：FLAIR像：側脳室周囲および大脳深部白質に高信号を左右対称性に認める（＊）．mass effectはなく，皮質下まで伸びるが，深部優位である．右前頭葉白質にも高信号がある（→）．なお，拡散強調像（非掲載）では高信号を示すが，ADC値は撮像されていないので，不明である．T1強調像（非掲載）でも低信号を示し，造影効果はない．
B：FLAIR像：両側側脳室周囲白質に高信号を認める（→）．左優位に両側基底核にも高信号が及ぶ（＊）．
C：FLAIR像：橋底部右（→），左右非対称に，右優位に両側小脳半球（＊）から虫部（☆）に高信号を認める．約1か月後のMRIにて所見は消失し，PRESと診断された．
補足：大脳病変が深部にある点，脳幹病変が右側のみ，小脳病変が左右非対称性である点がこの症例の特徴である．

図4 | PRES（脳幹型）

A　FLAIR像　　B　FLAIR像　　C　FLAIR像

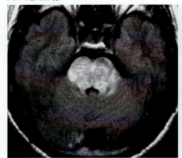
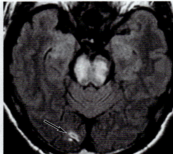
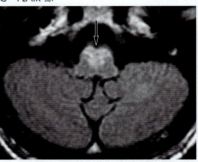

D　ADC map

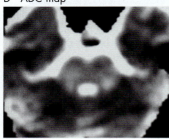

> 30代，男性．高血圧，糖尿病，糖尿病性腎症・眼症のある患者．2か月ほど頭痛が続き，歩行障害と視力障害も進行した．入院時血圧230/130mmHg，左上下肢の軽度失調を認めた．降圧とともに症状および画像所見の改善があった．
>
> A：FLAIR像：橋底部および被蓋に高信号を認める．左中小脳脚からやや左小脳にかけて進展がある．全体が高信号ではなく，既存の構造が認識できる部位もある．
> B：FLAIR像：中脳にも左右ほぼ対称性の高信号を認める．右後頭葉には高信号があり（→），その後の経過よりこれは梗塞であった．
> C：FLAIR像：延髄前部にも高信号が及んでいる（→）．
> D：ADC map：橋内の病変にはADC値上昇がある．
> 補足：PRESとしては経過が長い．脳幹型PRESでは臨床経過の長い例の報告もある[7]．高血圧が未治療で，うまくコントロールされていないことも関係があるかもしれない．病変の大きさに比して症状が軽いことは脳幹型PRESの特徴である[9]．

信号がある．その他の大脳には5例が高信号を認めている．後頭蓋窩に高信号がなかった例は1例もない[5]〜[11]．自験例も延髄を含む脳幹，小脳に比較的左右対称性の病変を認めた（図6）．

・脊髄病変

8例全例に延髄頸髄移行部を含む脊髄病変を認める．脊髄病変は集合的で，中心灰白質優位であり，脊髄は軽く腫大している．高信号が全脊髄に及ぶのが4例，延髄頸髄移行部からC5までが一番短く，2例あり，その他はC8，あるいはTh8までに及んでいる．

8例中4例は造影剤が投与されたが，造影効

---

key point　【1．脳幹を侵す（可逆性の）浮腫（鑑別診断）[12]】

1. 浸透圧性脱髄性症候群（中心性橋髄鞘融解）：橋の周囲は保たれる．
2. 硬膜動静脈瘻：異常静脈による点状の造影効果，静脈洞血栓症の所見，T2*強調像では低信号を示すことがあり，デオキシヘモグロビンあるいはヘモジデリンによる．
3. PRES：病変の大きさに比して症状が軽い．脳幹症状はないことが多い[9]．原因疾患の存在．脊髄に及ぶこともある．
4. HELLP症候群（hemolysis, elevated liver enzyme levels, and low platelet counts）：特徴的な臨床症状，妊娠．
5. 放射線照射後の浮腫：既往歴．
6. エンテロウイルス71による脳脊髄炎（手足口病あるいはヘルパンギーナ：延髄後部，橋，脊髄を侵す）：延髄後部および脊髄の病変の存在．
7. Behçet病：左右完全に対称性は少ない．

図5 出血を伴ったPRES

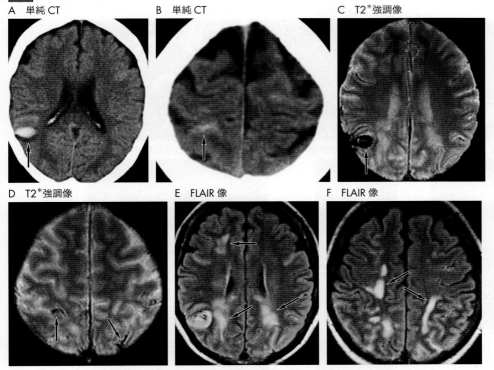

A：単純CT：右側頭葉に皮質下出血を認める（→）．
B：単純CT：右頭頂葉にくも膜下出血を認める（→）．
C：T2*強調像：右側頭葉に皮質下出血がある（→）．
D：T2*強調像：右頭頂葉，左頭頂葉にくも膜下出血を認める（→）．
E：FLAIR像：両側後頭頭頂葉，右前頭葉白質に高信号を認める（→）．
F：FLAIR像：両側頭頂葉，右前頭葉に高信号を認める（→）．

50代，女性．2か月前に原因不明の肺胞出血があり，血管炎の疑いと診断され，ステロイドパルスおよびエンドキサンの投与を受けていた．その後，10日ほど前より再燃し，さらに同様な治療を受けた．初回の治療開始より30日後，突然頭痛を示し，CTを施行した．

補足：病歴と大脳後部を中心とする白質の高信号とくも膜下出血および脳内出血より，出血を伴ったPRESと診断した．その後，免疫抑制剤を中止し，グリセオール点滴にて症状は軽快した．3週間後にフォローのMRIを施行し，白質の高信号の消失を確認した．60代以下でconvexity SAH（円蓋部くも膜下出血）を示した際にはPRESを考慮する．その診断にはMRIが必須である．
（東北大学病院放射線診断科　髙澤千晶先生のご厚意による）

果を認めない．また，3例には拡散強調像が行われているが，拡散制限を認めていない．2週間から6か月後の再検にて，全例，正常あるいは正常近くになっている[5)~11)]．

自験例では延髄頸髄移行部を含み，頸髄に非対称性の高信号を認め，腫大を認めていない（図6）．

4. 拡散制限

拡散制限は15~30％にあるとされる．病変の内，小さい部位に拡散制限があり，その他の大部分は血管性浮腫であることが多い．大部分に拡散制限があるときもあるが，虚血との区別が難しい．拡散制限がある病変では非可逆性の構造的障害が発生しており，回復は不完全となる[1)]．

・脳梗塞をPRESと誤診した例

33歳の女性で，出産1週間後にFLAIR像にて，右頭頂葉と脳梁膨大部に小さな高信号を認め，ADC値の低下を認めた．PRESと診断し，高血圧があったので降圧剤を投与したが患者の状態

図6 脊髄病変を伴う PRES

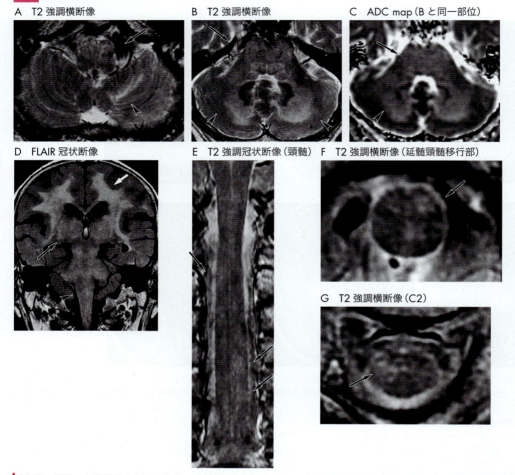

A：T2強調横断像
B：T2強調横断像
C：ADC map（Bと同一部位）
D：FLAIR 冠状断像
E：T2強調冠状断像（頸髄）
F：T2強調横断像（延髄頸髄移行部）
G：T2強調横断像（C2）

82歳，男性．1週間前より足のふらつきが増悪し，つかまって歩くようになった．かすれ声となり，食欲の低下を認めた．3〜4日前より，後頭部痛が出現し，嘔吐，吃逆も認めた．本日，ふらつきがさらに強くなり，他院を経て当院に入院し，MRIを撮像した．未治療の高血圧（208/131mmHg），腎機能障害（クレアチニン1.41）があり，水平方向の複視，嗄声，吃逆，構音障害，左上肢優位の失調，右足振動覚低下，頻尿と便秘を認めた．

A：T2強調横断像：延髄前部に比較的左右対称性の高信号を認める（→）．左小脳半球にも高信号を認める（▶）．
B：T2強調横断像：橋底部から被蓋にかけて左右対称性の高信号を認める（→）．歯状核外側の小脳にも高信号を認める（▶）．
C：ADC map（Bと同一部位）：Bでの高信号の部位はADC値の上昇を認める（→および▶）．なお，拡散強調像では同部位はほぼ等信号であった（非掲載）．
D：FLAIR 冠状断像：両側視床（→），大脳白質（⇨），脳幹（▶）に高信号を認める．
E：T2強調冠状断像（頸髄）：頸髄に左右非対称で，左優位に高信号を認める（→）．
F：T2強調横断像（延髄頸髄移行部）：左前部に高信号を認める（→）．
G：T2強調横断像（C2）：右側索から前索に高信号を認める（→）．
補足：未治療の高血圧があり，それに伴って発症したPRESと考える．脳幹症状が主体であったが，脊髄にも高信号をT2強調像にて認めた．

は悪化し，両側に皮質から皮質下白質に多発性梗塞を来し，可逆性脳血管攣縮症候群と診断された症例がある[14]．ADC値の低下を示し，病変の数が少ない際には梗塞を十分考える必要がある（詳細はp.872 14章8 可逆性脳血管攣縮症候群内の脳梗塞を参照）．PRESと診断し，安易に降圧剤を投与すると，虚血を悪化させる可能性が十分ある．

◆ 5. 造影効果

約20％に認められるとされる（図1）[1]．

6. 頭蓋内出血

約 10 ～ 25% にある．脳実質内出血が最も多く，皮質性くも膜下出血が次に続く．18 ～ 30% は両方を有する（図 5）．

頭蓋内出血は，抗凝固剤投与あるいは元々有する凝固障害に関係がある[1]．他人からの骨髄移植後の PRES では頭蓋内出血が多い[15]．磁化率強調画像（SWI）では 31 例中 18 例（58%）に微小出血があったとされているが[16]，その臨床的意味は不明である．

腎炎を有する 18 歳，女性が PRES を発症し，高血圧はないが，脳室内出血とくも膜下出血を合併した例がある[17]．

7. 血管攣縮

PRES の患者において，血管系の異常が認められているが，正確な率は不明である．PRES は可逆性血管攣縮症候群の 17 ～ 38% にあるとされる[1]．

8. 血流量に対する評価

SPECT を使用した脳血流量の評価，あるいは MRI を使用した同僚に対する評価において，大半の患者では病変部位は低血流となっている．しかし，それらの件の際に，血圧に関する記載がない．また，多くの例において，高血圧治療後の検査となっており，発症時における実際の脳血流量を示してはいない[1]．

9. 水頭症を呈した症例

稀ではあるが，小脳あるいは脳幹を侵し，第四脳室出口を圧迫し，急性水頭症を示す症例がある[18]．症例は 13 歳の男子，朝起きたときに嘔吐があり，その後ベッドで寝ていた．お昼に反応がない状態で家人に見つかり，救急搬送された．血圧 260/150mmHg であった．MRI にて，小脳下部に腫大と高信号が T2 強調像にてあり，浮腫を示唆していた．第四脳室出口を圧迫し，水頭症を示したと考えられた．高血圧症による PRES と診断され，高血圧の治療，水頭症に対して，脳室ドレナージを施行し，良くなった．患児の高血圧は慢性的で，生検にて腎障害を認めた．水頭症を呈する PRES は小脳（90%）が侵されることが多く，残りは脳幹（10%）である[18]．

Kumar らも 3 例の水頭症を来した成人例の高血圧脳症を報告している．3 例とも，脳幹及び小脳を侵し，水頭症を呈した[19]．

10. その他

稀ではあるが，大脳半球病変が右のみに生じた例がある．41 歳の男性，傾眠と左片麻痺にて入院し，高血圧と慢性腎不全を認めた．血圧は 210/125mmHg であった．FLAIR 像にて右半球白質（前頭頭頂側頭葉）に広範な高信号があり，一部皮質も含んでいた．さらに，橋及び小脳にも高信号を認めた．MRA では左内頸動脈に狭窄があり，左内頸動脈系の描出が不良であった．高血圧の治療によって，臨床も画像所見にも改善があった．高血圧性脳症による PRES と診断された．左大脳半球に浮腫がなかったのは灌流圧が左は低かったことによると推測されている[20]．

▶ 診断のコツ

- 急性あるいは亜急性の神経症状を呈し，著明な高血圧，血圧の変動，免疫抑制，自己免疫疾患，腎不全，子癇前症あるいは子癇が存在し，両側半球皮質下から皮質にかけて高信号を T2 強調像にて認める際には本症を考慮する．
- 脊髄症状，重篤な高血圧，あるいは重篤な高血圧性網膜症を有し，MRI にて，延髄頸髄移行部に病変を認める際には，PRES-SCI を考慮し，頸髄 MRI を撮像する[5]．

▶ 鑑別診断　（表 3 を参照）[1]

1. **感染性脳炎**：髄液細胞数増多，髄液による起炎菌の同定，炎症反応陽性，発熱，血液での白血球増多，MRI にて片側性がありうる．
2. **自己免疫性脳炎，傍腫瘍性脳炎**：悪性腫瘍の病歴，血液あるいは髄液中の特異抗体が陽性，MRI にて片側性がありうる．
3. **悪性腫瘍（悪性リンパ腫，大脳神経膠腫症，転移性脳腫瘍）**：亜急性から慢性の発症，悪性腫瘍の既往，原因不明の体重減少，髄液中の異常な細胞，臨床症状と画像の改善がない，

表3 ● PRESの典型的/非典型的画像所見と鑑別疾患[2]

典型的所見（90%以上にある）	非典型的所見	鑑別すべき疾患
FLAIR像：頭頂・後頭葉，後部前頭葉皮質/皮質下 血管性浮腫（＞90%），拡散強調像より広範	基底核，脳幹，深部白質の浮腫	"Central" PRES（非典型的） HIE，AHE，ATL，CPM/EPM
拡散強調像：陰性あるいは小さな拡散制限巣 FLAIR像に比べて小さい	拡散強調像の拡散制限部位がFLAIR像の異常より広範	HIE，AHE，ATL，梗塞（境界領域） 痙攣後脳MRI異常
SWI：陰性あるいは5mm以下の微小出血が脳実質内（50%以内）	5mm以上の脳実質内出血	"出血性" PRES（非典型的） 高血圧性出血，脳アミロイド血管症 転移巣
造影後：陰性（50〜60%），軟膜/脳回性/小さな 脳実質内の造影効果，（造影剤は不要）	造影される病変が1cm以上mass effectを伴う	転移巣，脳炎，感染性塞栓，亜急性梗塞

AHE：acute hepatic encephalopathy，ATL：acute toxic leukoencephalopathy，CPM/EPM：central pontine/extrapontine myelinolysis，HIE：hypoxic-ischaemic encephalopathy，SWI：susceptibility weighted imaging.

MRIにて片側性がありうる．

4. 皮質下白質の慢性虚血性変化：急性発症ではない，T2強調像での高信号は側脳室周囲にあり，融合している．

5. 原発性中枢神経系血管炎：しばしば亜急性の発症，髄液細胞数増多，細胞毒性浮腫を示す．

6. 進行性核上性麻痺：亜急性から慢性の経過，MRIにて片側性がありうる．

7. 浸透圧性脱髄症候群：ナトリウムあるいは血糖の急速な正常化の既往，頭頂後頭葉優位ではない，橋における特徴的なbat-wing（コウモリの羽）様の異常信号の存在．

8. 急性散在性脳脊髄炎：小児に多い疾患，ウイルスあるいは細菌感染の既往，発熱は50〜75%，天幕上病変は通常は非対称性．

9. 毒物性脳症：不法薬物の服用の既往，薬剤あるいはトキシン陽性，数週間にわたる症状の進行，MRSによる乳酸上昇，NAAの低下．

10. メチレンテトラヒドロ葉酸還元酵素欠損症：後方優位の白質脳症であるが，側脳室周囲にT2強調像では高信号が強い（p.604，6章10同項参照）[21]．

11. ミトコンドリア病：無関係な他系統の症状（両側性感音性難聴，糖尿病，心筋症，消化管の運動異常）などを伴っている際には3243A→G変異を有するミトコンドリア病，小脳失調，あるいは軸索性多発ニューロパチーを有する際にはPOLG関連ミトコンドリア病の可能性を考えることが必要である[22]．

参考文献

1) Fugate JE, Rabinstein AA: Posterior reversible encephalopathy syndrome: clinical and radiological manifestations, pathophysiology, and outstanding questions. Lancet Neurol 14: 914-925, 2015.
2) Gao B, et al: Controversy of posterior reversible encephalopathy syndrome: what have we learnt in the last 20 years? J Neurol Neurosurg Psychiatry 89: 14-20, 2018.
3) 白石渉，宇根隼人，岩永育貴，山本明史：重度貧血の補正によりposterior reversible encephalopathy syndromeを生じ，血圧正常にもかかわらず脳出血を続発，脂溶性ビタミン欠乏症の関与が考えられた1例．臨床神経 54: 518-521, 2014.
4) 松島理明，高橋育子，保前英希：貧血補正によって発症したposterior reversible encephalopathy syndromeの1例．臨床神経 52: 147-151, 2012.
5) de Havenon A, et al: Posterior reversible encephalopathy syndrome with spinal cord involvement. Neurology 83: 2002-2006, 2014.
6) Choh NA, et al: Involvement of the cervical cord and medulla in posterior reversible encephalopathy syndrome. Ann Saudi Med 31: 90-92, 2011.
7) Briganti C, et al: A synptomatic spinal cord involvement in posterior reversible encephalopa-

thy syndrome. Neurology 73: 1507-1508, 2009.
8) Lapuyade B, et al: Spinal cord involvement in posterior reversible encephalopathy syndrome. J Neurol Neurosurg Psychiatry 80: 35, 2009.
9) Milia A, et al: Spinal cord involvement during hypertensive encephalopathy: Clinical and radiological findings. J Neurol 255: 142-143, 2008.
10) Hagan IG, et al: Radiology of recreational drug abuse. Radiographics 27: 919-940, 2007.
11) Nagano M, et al: A case of hypertensive encephalopathy with extensive spinal lesions on MRI. Brain Dev 32: 598-601, 2010.
12) Kapinos G, et al: Hypertensive crisis: Reversible edema in leukoencephalopathy, retinopathy, now myelopathy? Neurology 83: 1996-1997, 2014.
13) Bartynski WS, Boardman JF: Distinct imaging patterns and lesion distribution in posterior reversible encephalopathy syndrome. AJNR Am J Neuroradiol 28: 1320-1327, 2007.
14) Maalouf N, Harik SI: Clinical Reasoning: A 33-year-old woman with severe postpartum occipital headaches. Neurology 78: 366-369, 2012.
15) Hefzy HM, Bartynski WS, Boardman JF, et al: Hemorrhage in posterior reversible encephalopathy syndrome: imaging and clinical features. AJNR Am J Neuroradiol 30: 1371-1392, 2009.
16) McKinney AM, Sarikaya B, Gustafson C, et al: Detection of microhemorrhage in posterior reversible encephalopathy syndrome using susceptibility-weighted imaging. AJNR Am J Neuroradiol 33: 896-903, 2012.
17) Nasseri F, Hunter JV, Elenberg E, et al: A unique case of intraventricular hemorrhage associated with posterior reversible encephalopathy syndrome in an adolescent. J Child Neurol 27: 1048-1051, 2012.
18) Ettinger N, Pearson M, Lamb FS, et al: Pediatric posterior reversible encephalopathy syndrome presenting with isolated cerebellar edema and obstructive hydrocephalus. J Neurosurg Pediatr 14: 344-347, 2014.
19) Kumar A, Keyrouz SG, Willie JT, et al: Reversible obstructive hydrocephalus from hypertensive encephalopathy. Neurocrit Care 16: 433-439, 2012.
20) Nishijima H, Haga R, Suzuki C, et al: Asymmetric Posterior Reversible Encephalopathy Syndrome due to Hypertensive Encephalopathy. Intern Med 54: 993-994, 2015.
21) 田村麻子, 佐々木良元, 賀川 賢・他: 後方優位の白質脳症を呈し, 葉酸をふくむビタミン投与が著効したメチレンテトラヒドロ葉酸還元酵素欠損症の1例. 臨床神経 54: 200-206, 2014.
22) Grioni D, Rovelli A, Pavan F, et al: The diagnosis of posterior reversible encephalopathy syndrome. Lancet Neurol 14: 1073-1074, 2015.

追加情報

低マグネシウム血症とPRES類似の小脳浮腫

Ross Russellらにより, 3例の報告があり, 全例に, 両側小脳半球後部に浮腫を示す高信号をT2強調像にて認める. 低マグネシウム血症があり, その原因として, プロトンポンプ阻害薬(胃酸分泌抑制薬)を全例が服用し, 1例は過剰なアルコール摂取による腎からの再吸収障害があった. 小脳浮腫はPRESと同様な機序と考えられる[23]. また, 千葉らはシスプラチンによる低マグネシウム血症を合併したRCVS例を報告している[24]. 共に, 血管内皮に関係がある.

23) Ross Russell AL, et al: Reversible cerebellar oedema secondary to profound hypomagnesaemia. Pract Neurol 18: 311-314, 2018.
24) 千葉隆司・他: 低マグネシウム血症に合併した reversible cerebral vasoconstriction syndrome の一例. 臨床神経 58: 528, 2018.

2 高地脳浮腫 (high altitude cerebral edema：HACE)

臨床

　高山病（acute mountain sickness：AMS，頭痛，悪心，不眠，易疲労感）に引き続き，高地肺浮腫（high altitude pulmonary edema），さらに HACE が稀に起こる[1]．HACE は意識障害および失調を認め，進行性で致死性の脳浮腫を示すこともある[2]．3,050m 以上の高地で起こり，脳ヘルニアにより死亡することもある．最も重要な発症要素は上昇のスピードであり，24時間以内に600m 以上の上昇は危険である．HACE には眼底出血を通常伴う．

　その発症機序は血管性あるいは細胞毒性浮腫が関与していると考えられる．

・高山病後の精神神経障害

　高山病が下山などで治った後に続いて，あるいは1か月程度の意識清明期（lucid interval）をおいて精神神経障害を生じることがある．性格変化（無為，無関心，優柔不断），認知障害，パーキンソン症状などである[3~7]．MRI では両側淡蒼球に T2 強調像にて高信号を示し，非可逆性であり，壊死を示すと考えられる．

画像所見

・可逆性浮腫

　Hacket らの報告によれば，急性期9例中7例に大脳白質に高信号を T2 強調像にて認め，全例脳梁膨大部を含んでいる．その他には半卵円中心（2例），側脳室周囲（1例），脳幹（1例）に高信号を認めている（図1）．経過を追い，MRI を施行した4例ではすべての所見は消失している．可逆性の血管性浮腫であったとされている[8]．脳溝は拡大しており必ずしも腫大した脳ではない．一方，HACE における脳梁膨大部病変には ADC 値の低下を認め，細胞毒素性浮腫であるとする報告もある[9]．

・微小出血

　3例の HACE 患者において，発症2～31か月の MRI にて全例に多数の微小出血と考えられるヘモジデリン沈着を脳梁を主に脳内に認めている（図1）[10]．1例では前頭葉，頭頂葉，後頭葉の深部白質内および島回内に陳旧性の出血性病変を認めている．一方，高山病に留まった3例では微小出血はない．

　Schommer らによる報告では，HACE では脳

図1 高地脳浮腫

A　FLAIR 像
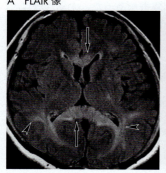

B　FLAIR 像
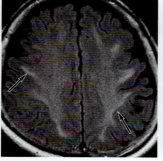

C　SWI
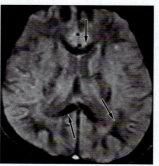

60代，女性．チベット登山後の意識障害を認めた．
A：FLAIR 像：脳梁膨大部および膝部に高信号を認める（→）．側脳室周囲にも高信号が及んでいる（▶）．
B：FLAIR 像：大脳深部白質内にも高信号を認める（→）．
C：SWI：脳梁膝部，膨大部，皮質下白質に多数の強い低信号を認め（→），ヘモジデリン沈着によると考えられる．
（東京慈恵会医科大学放射線科　松島理士先生のご厚意による）

図2 | 高山病後の精神神経障害

T2強調像

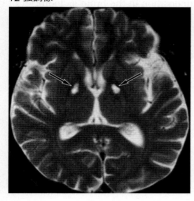

70代, 男性. チベット旅行をして帰宅後, 気力がなく, 力が出ない, 会話の反応が鈍い, 無口となった.
T2強調像：両側淡蒼球に左右対称性の高信号を認める（→）．
（東京慈恵会医科大学放射線科　松島理士先生のご厚意による）

梁に微小出血をSWIにて認めている[11]．症例は37例（そのうち，10例はHACE，8例は高地肺浮腫，11例は急性高山病，8例は高山登山者）であり，HACEの8例では典型的な微小出血，HACEの2例では微妙な微小出血を脳梁に認めている．8例のうち，4例は脳梁膨大部に限局し，3例は脳全体に広がっていた．HACEでは長い間（12〜50か月）にわたって，この所見を認めた．1例の急性AMSと1例の高地肺浮腫にて微小出血がそれぞれあった．

Wilsonらによる総説によれば，HACEの微小出血が脳梁に多い原因は不明であるが，脳梁は小さな穿通枝によって養われ，交感神経の作用を受けていないので，低酸素性血管拡張を起こしやすく，自己調節機能不全に陥りやすく，過灌流を起こすと推測している[12]．

また，微小出血は静脈閉塞の特徴である．それ故に，HACEのキーメカニズムは静脈閉塞の可能性がある．くも膜に面した静脈に閉塞が起こると拡張し，頭痛が起こる可能性がある．そして，HACEはAMSとは連続性があるのかもしれないが，HACEでは微小出血があり，その点がAMSとは異なる点であるとしている[12]．

・その他

1例ではあるが，MRAにて血管攣縮が認められた例がある[13]．

高山病後の精神神経障害にて両側淡蒼球に高信号をT2強調像にて認める例があった（図2）．

参考文献

1) 高橋昭喜：栄養性脱髄性疾患．高橋昭喜（編集）；脳MRI 2．代謝・脱髄・変性・外傷・他．秀潤社, p.256-271, 2008.
2) Wong SH, Turner N, Birchall D, et al: Reversible abnormalities of DWI in high-altitude cerebral edema. Neurology 62: 335-336, 2004.
3) 宮村正典, 松本勝久, 高橋雄, 松本直樹：淡蒼球症候群を遺した急性高山病の1例．Brain Nerve 59: 1283-1286, 2007.
4) Swaminath PV, Ragothaman M, Muthane UB, et al: Parkinsonism and personality changes following an acute hypoxic insult during mountaineering. Mov Disord 21: 1296-1297, 2006.
5) Usui C, Inoue Y, Kimura M, et al: Irreversible subcortical dementia following high altitude illness. High Alt Med Biol 5: 77-81, 2004.
6) Jeong JH, Kwon JC, Chin J, et al: Globus pallidus lesions associated with high mountain climbing. J Korean Med Sci 17: 861-863, 2002.
7) 塩田純一, 杉田幸二郎, 磯野理, 荒木重夫：淡蒼球病変を認めた急性高山病の一例．臨床神経 30: 630-634, 1990.
8) Hackett PH, Yarnell PR, Hill R, et al: High-altitude cerebral edema evaluated with magnetic resonance imaging: clinical correlation and pathophysiology. JAMA 280: 1920-1925, 1998.
9) Kallenberg K, Bailey DM, Christ S, et al: Magnetic resonance imaging evidence of cytotoxic cerebral edema in acute mountain sickness. J Cereb Blood Flow Metab 27: 1064-1071, 2007.

10) Kallenberg K, Dehnert C, Drfler A, et al: Microhemorrhages in nonfatal high-altitude cerebral edema. J Cereb Blood Flow Metab 28: 1635-1642, 2008.
11) Schommer K, Kallenberg K, Lutz K, et al: Hemosiderin deposition in the brain as footprint of high-altitude cerebral edema. Neurology 81: 1776-1779, 2013.
12) Wilson MH, Newman S, Imray CH: The cerebral effects of ascent to high altitudes. Lancet Neurol 8: 175-191, 2009.
13) Johmura Y, Takahashi T, Kuroiwa Y: Acute mountain sickness with reversible vasospasm. J Neurol Sci 263: 174-176, 2007.

3 統合失調症に認められる水中毒

臨床

統合失調症,特に慢性期の患者では多飲多渇症により水中毒が起こる.本症では大量の水分摂取により低ナトリウム(Na)血症となり,意識障害,全身痙攣発作が起こる重篤な合併症のひとつであり,入院患者の10.76%を占める.さらに,脳の非可逆的な変化を引き起こし,53歳以下の本症における死亡原因の20%を占めるとされている[1].統合失調症の中でも重篤で,より早い発症,状況に適応できない人,アルコール依存の経歴がある人に多飲多渇症と水中毒が起こりやすい[2].

血中Naが高濃度になると脳室の上衣細胞系のグリア細胞へのNaの取り込みが増加し,$Na^+:K^+$ATPaseが活性化されて乳酸生産を増し,乳酸がニューロンに移動することでGABA系を介して口渇を起こすとされている[3].

画像所見

急性の意識障害を呈した症例では広範な脳浮腫を示し,脳溝は消失し,脳室は縮小する[4](図1).

図1 水中毒

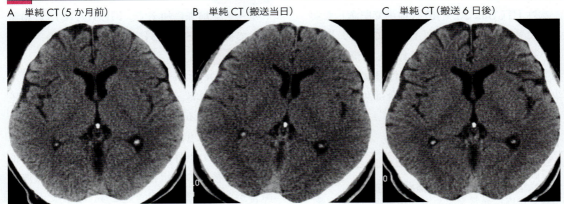

A 単純CT(5か月前) B 単純CT(搬送当日) C 単純CT(搬送6日後)

40代,男性.統合失調症により数年前より外来で加療中である.1年ほど前より,ストレスを受けると大量の水を飲むようになった.ある日,突然トイレで倒れているところを家族に発見され,救急搬送される.来院時には意識障害,痙攣,左共同偏視があった.血圧160/130mmHg,血清ナトリウム(Na)111mE/Lであり水中毒が疑われ,Na補正が行われた(実際に何リットルの飲水があったかは不明).

A:単純CT(5か月前):水中毒がない状態での頭部CTは,ほぼ年齢相応である.
B:単純CT(搬送当日):救急搬送されてきた時の頭部CTでは,Aと比べて明らかに前頭側頭葉の脳溝が縮小あるいは消失し,脳浮腫が示唆される.
C:単純CT(搬送6日後):Na補正後の頭部CTでは,Bにて認められた脳浮腫は消失している.
(国立精神・神経医療研究センター放射線診療科 中田安浩先生のご厚意による)

参考文献

1) Mercier-Guidez E, Loas G: Polydipsia and water intoxication in 353 psychiatric inpatients: an epidemiological and psychopathological study. Eur Psychiatry 15: 306-311, 2000.
2) Poirier S, Legris G, Tremblay P, et al: Schizophrenia patients with polydipsia and water intoxication are characterized by greater severity of psychotic illness and a more frequent history of alcohol abuse. Schizophr Res 118: 285-291, 2010.
3) Shimizu H, Watanabe E, Hiyama TY, et al: Glial Nax channels control lactate signaling to neurons for brain [Na^+] sensing. Neuron 54: 59-72, 2007.
4) 丸山哲弘,中川真一,田畑賢一,柳沢信夫:脳波上三相波を呈した急性水中毒の1例.臨床神経 31: 523-527, 1991.

4 偽性脳腫瘍症候群（pseudotumor cerebri syndrome：PTCS）

臨床

頭蓋内圧亢進があるが，脳実質に異常はなく，脳室拡大，腫瘍，感染，悪性腫瘍がない状態をPTCSとよぶ．原因不明例を一次性偽性脳腫瘍症候群，原因と考えられる病態がある例を二次性偽性脳腫瘍症候群とする[1]．その診断基準を表1に示す．

一次性PTCSには肥満，最近の体重上昇，多嚢胞性卵巣症候群（polycystic ovarian syndrome），やせた小児などを含んでおり，特発性頭蓋内圧亢進症ともよぶ．

二次性には硬膜静脈洞の異常を来す疾患，薬剤，内科的疾患が入る（表2）[1]．

一次性PTCSは20〜40代前半で肥満した女性に特に多い．40代後半以上は稀である．肥満により腹腔内圧，胸腔内圧が上昇し，静脈灌流を阻害するためと言われる．男性は女性に比べて少ないが，視力障害を示す割合は女性に比べて多い[2]．

頭痛は45〜95％に認められ，最も頻度が高い．視力障害は65〜85％にあり，予後に関わる重要な症状である．一過性の視力障害も75％に認められる．鬱血乳頭は両側性であり，中心視野が保たれ，視力も正常なことが多い．また，拍動性の耳鳴りが60％近くにある[2〜4]．

その他に，稀な症状として，難聴があり，頭蓋内圧亢進による聴神経の伸展による．また，錐体骨尖端部の脳瘤あるいは髄膜瘤もある．中心網膜静脈閉塞が起こり，非可逆的視力低下を来す．画像では両側上眼静脈の拡張を来す[5]．

撮像方法

ルーチン検査に加えて，FIESTA（CISS）横断像にて視神経を，さらにMRVを加える．

画像所見

表3にDegnanらの画像所見をまとめる[6]．

一色によれば，髄液圧が伝達される部位に圧排所見を呈するのが特徴である．すなわち，大脳から続くくも膜が眼球近傍で折れ曲がるために，髄液圧の上昇が視神経周囲くも膜下腔の拡張，眼球後部の平坦化を来し，また，静脈灌流障害から乳頭浮腫を引き起こす．長期にわたる頭蓋内圧亢進下での髄液拍動は鞍隔膜の欠損部から下垂体を圧排し，empty sellaを呈する[7]．視神経，眼球後部の所見はFIESTA横断像が明瞭である（図1）．表1の診断基準ではその他に，横静脈洞の狭窄が重要視されている[1]．

後天性髄液漏のうち，原因不明の特発性髄液漏は肥満のある中年女性に多く，一次性偽性腫瘍症候群の症状と類似しており，特発性髄液漏はその変種とも考えられる[8]．頭蓋底髄膜瘤，髄液漏は頭蓋内圧亢進症の結果として，出現する．頭蓋骨の菲薄化や含気化など既存の脆弱部の存在が重要であり，くも膜顆粒の好発部位である蝶形骨洞正中部，蝶形骨外側部，鼓室蓋からトルコ鞍側壁までの中頭蓋窩，先天的な上弱

表1 ● 偽性脳腫瘍症候群の診断基準[1]

1	偽性脳腫瘍症候群の診断必要項目
A	鬱血乳頭
B	脳神経症状を除く，脳神経症状は正常
C	脳実質内に異常を認めず，水頭症，腫瘍，構造的病変がない．髄膜の造影効果を認めない
D	髄液の組成は正常
E	成人では髄液圧が250mmH$_2$O以上，小児では280mmH$_2$O以上

偽性脳腫瘍の診断は上記の全ての項目が満たされた際には確定的である．A〜Dを満たし，髄液圧が上記より低いときはprobableとなる．

2	鬱血乳頭を伴わない偽性脳腫瘍症候群の診断

鬱血乳頭を伴わない偽性脳腫瘍症候群の診断には上記のB〜Eが満たされることが必要であり，加えて，一側あるいは両側の外転神経麻痺の存在が必要となる．
鬱血乳頭も外転神経麻痺もない例では，上記のB〜Eがある例では本症が疑われ，さらに下記の画像所見のうち，3個が必要である．
Ⅰ．empty sella
Ⅱ．眼球後部の平坦化
Ⅲ．視神経周囲くも膜下腔の拡張（視神経の蛇行はあってもなくてもよい）
Ⅳ．横静脈洞の狭窄

表2 ● 偽性脳腫瘍症候群（Pseudotumor cerebri syndrome）の原因

- **一次性偽性脳腫瘍症候群（Primary pseudotumor cerebri）**
  - 特発性頭蓋内圧亢進症（Idiopathic intracranial hypertension）
- **二次性偽性脳腫瘍症候群（Secondary pseudotumor cerebri）**
  - 硬膜静脈洞の異常
    - 脳静脈洞血栓症 Cerebral venous sinus thrombosis
    - 両側性頸静脈血栓症/外科的結紮
    - 中耳炎（乳突蜂巣炎）
    - 右心圧の上昇
    - 上大静脈症候群
    - 動静脈瘻
    - 頭蓋内感染あるいはくも膜下出血後の髄液吸収の低下
    - 凝固亢進状態
  - 薬剤
    - 抗生物質（テトラサイクリン，ミノサイクリン，ドキシサイクリン，ナジリクス酸，サルファ剤）
    - thrombosis or surgical ligation
    - ビタミンAとレチノイド
    - ホルモン（成長ホルモン，サイロキシンなど）
    - 長期間使用したステロイドの中止
    - リチウム
    - クロルデコン
  - 内科的疾患
    - 内分泌異常
      - アジソン病
      - 副甲状腺機能低下症
    - 高二酸化炭素血症
      - 睡眠時無呼吸
      - Pickwickian症候群
    - 貧血
    - 腎不全
    - Turner症候群
    - Down症候群

図1 偽性脳腫瘍症候群（特発性頭蓋内圧亢進症）

A　FIESTA横断像　　　B　T1強調矢状断像

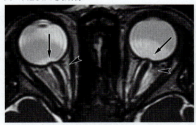 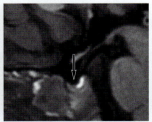

2歳，男児．1週間前より食後に嘔吐が続いた．4日前より，午睡の回数が増加した．3日前より右眼が内側によるようになった．嘔吐，傾眠傾向があり，緊急入院した．左内斜視があり，右外転障害がある．眼底はうっ血乳頭の初期とされた．髄液性状は正常であるが，初圧が370mmH$_2$Oと高値であった．
A：FIESTA横断像：両側視神経が眼球内に突出し（→），視神経周囲くも膜下腔の拡大（▶）を認める．
B：T1強調矢状断像：トルコ鞍内にて下垂体は下方に圧排されている（→）．
補足：偽性脳腫瘍症候群の画像所見の4個のうち，3所見を示した．なお，MR静脈撮影は未施行である．

部位である篩板，鞍隔膜などに不自然な欠損がないかなどを注目する必要がある[7)8)]．

- **拡散強調像での視神経乳頭（optic nerve head）の高信号**

特発性頭蓋内圧亢進症にて，上記所見が認められる[9)]．患者は41歳，女性で，視力障害と頭

表3 • 画像所見[6]

	感度	特異度
Empty sella（空トルコ鞍）	2.5〜26.7%	94.6%
部分的空トルコ鞍/下垂体の高さの減少	53.3〜80%	75〜92%
眼球背側強膜の平坦化	43.3〜80%	100%
視神経周囲くも膜下腔の拡大	45〜66.7%	82.1%
視神経の屈曲	40%	91.1%
視神経の造影効果	6.7〜50%	98.2%
視神経乳頭の硝子体への突出	3.3〜30%	100%
虚脱脳室（Slitlike ventricles）	3.3%	100%

痛を呈した．拡散強調像にて上記の所見があり，T2強調像にて，視神経周囲くも膜下腔の拡大，MRVにて両側横静脈洞の狭窄を認め，特発性頭蓋内圧亢進症と診断された．SLEがあり，ステロイドを使用していた．この両者が共に，頭蓋内圧亢進に関係していると考えられた．

なお，乳頭浮腫が強いほど，拡散強調像での視神経乳頭の高信号が明瞭になるともされる[10]．

・視神経自体の高信号

Gorham-Stout病（GSD）にて脳脊髄液漏出症（低髄液圧症候群）を呈し，血液パッチ施行後にリバウンドによる頭蓋内圧亢進を呈した症例がある［p.1121，18章1脳脊髄液漏出症，【画像所見】6）Gorham-Stout病，7）リバウンドによる頭蓋内圧亢進症（血液パッチ後）およびp.1111の図5を参照，同一症例である］．21歳，女性で血液パッチ施行約1年半後に，約1か月前から続く頭痛，首の痛みがあり，その後，嘔吐，耳鳴り，複視が出現した．12日前からは右視野に霧がかかったようになり，右難聴も認めた．5日前に他院眼科にて右視力0.02，左1.5により，右視神経炎が疑われ，当院入院となり，MRIを撮像した．頭蓋内圧亢進の所見を認めた（図2）．左視神経は脂肪抑制T2強調像にて高信号を示すが，その時点では左視神経の障害はなく，造影効果もないので，頭蓋内圧亢進による所見（浮腫）と考えた．2日後には，左目にも違和感を患者は認めた．腰椎穿刺にて初圧が50cmH$_2$Oと高く，髄液を排液し，ドレーンにて持続的に排液することによって視力を含む臨床症状が改善

図2 リバウンドによる頭蓋内圧亢進症（血液パッチ後）

A 脂肪抑制T2強調冠状断像　　B 脂肪抑制T2強調冠状断像　　C FIESTA横断像（眼窩）

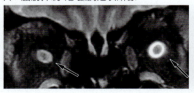 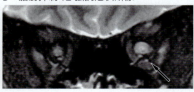 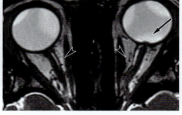

21歳，女性．病歴は本文参照（なお，本例と18章1，p.1111，脳脊髄液漏出症，図5は同一症例である）．
A：脂肪抑制T2強調冠状断像：左優位に視神経周囲のくも膜下腔の拡大がある（→）．
B：脂肪抑制T2強調冠状断像：左視神経の腫大と高信号を視神経自体に認める（→）．なお，造影後脂肪抑制T1強調像にて左視神経には造影効果を認めない（非掲載）．
C：FIESTA横断像（眼窩）：左視神経乳頭部の眼球内突出がある（→）．左優位に視神経周囲のくも膜下腔の拡大がある（▶）．
補足：病歴は頭蓋内圧亢進症（PTCS）を示唆し，MRIもその所見であった．しかし，視力障害は右なのに，MRIでは左視神経に高信号，左視神経乳頭の突出を認め，左視神経の異常が目立つ所見である．その左視神経には造影効果がなく，その時点にて，左視神経障害がないので，視神経炎は否定的である．3日後に，左眼の違和感を患者が訴えたが，髄液の排出により，両側とも良くなった．この症例は血液パッチ後のリバウンドによる頭蓋内圧亢進症と考える（詳細はp.1122，18章1，脳脊髄液漏出症，【画像所見】の7）を参照）．

した．MRI所見においても左視神経の高信号が消失，乳頭部の突出もなくなったので，視神経の高信号は頭蓋内圧亢進によると考える．

GSD患者における頭蓋内圧亢進症の報告がある[11]．8歳の男子で，GSDと診断されていた．片頭痛様の頭痛で始まり，眼球運動障害，視神経乳頭浮腫を来したが，視力は低下しなかった．GSDにおける頭蓋内圧亢進の原因は不明である．

McCorquodaleらの例は63歳，女性である．痙攣と慢性頭痛を示し，痙攣重積となって入院した．腰椎穿刺にて，頭蓋内圧亢進と細菌性髄膜炎が明らかとなった．MRIでは，部分的なempty sella，曲がりくねった視神経鞘，眼球後部乳頭部の平坦化，著明なくも膜顆粒を示し，特発性頭蓋内圧亢進症に合致した．さらに，左中頭蓋窩内側に，髄膜脳瘤があり，小さな骨欠損を通して，髄膜脳瘤のくも膜下腔と，蝶形骨洞との交通があり，髄液漏を示した．外科的手術が必要である[12]．

鑑別診断

表2を参照．PTCSにて肥満のない症例では頭蓋外（首から下）も考慮する[13]．

1. **脊髄腫瘍，脊髄くも膜嚢胞などの脊髄病変[13)14]**：頭痛と視力障害にて発症し，PTCSが疑われたが，原因検索にて脊髄髄膜悪性リンパ腫であった2例の報告がある[15]．
2. **内頸静脈閉塞**：外科的処置，圧迫性病変（両側性の傍神経節腫）[13]
3. **上大静脈閉塞**：通常は顔面浮腫，起座呼吸を示す[13]．
4. **腎透析**：右鎖骨下動脈と同側の内頸静脈とのシャント[13]
5. **神経有鉤嚢虫症，包虫症**（脳室内あるいはくも膜下腔に存在，頭蓋内圧亢進と水頭症を引き起こす）[16]

参考文献

1) Friedman DI, Liu GT, Digre KB: Revised diagnostic criteria for the pseudotumor cerebri syndrome in adults and children. Neurology 81: 1159-1165, 2013.
2) Bruce BB, Kedar S, Van Stavern GP, et al: Idiopathic intracranial hypertension in men. Neurology 72: 304-309, 2009.
3) Kim JS: Clinical Reasoning: a 22-year-old woman with headache and diplopia. Neurology 73: e1-e7, 2009.
4) 谷口民樹, 松居 徹: 偽性脳腫瘍. Clin Neurosci 27: 934-937, 2009.
5) Bahr Hosseini M, et al: Pearls & Oy-sters: A rare presentation of chronic intracranial hypertension with concurrent deafness and blindness. Neurology 87: e26-e28, 2016.
6) Degnan AJ, Levy LM: Pseudotumor cerebri: brief review of clinical syndrome and imaging findings. AJNR Am J Neuroradiol 32: 1986-1993, 2011.
7) 一色彩子: 全身性疾患の中枢神経系病変. 画像診断 35: S190-S215, 2015.
8) Alonso RC, de la Peña MJ, Caicoya AG, et al: Spontaneous skull base meningoencephaloceles and cerebrospinal fluid fistulas. Radiographics 33: 553-570, 2013.
9) Cestari DM, et al: Case 2-2018. A 41-Year-Old Woman with Vision Disturbances and Headache. N Engl J Med 378: 282-289, 2018.
10) Salvay DM, et al: Correlation between papilledema grade and diffusion-weighted magnetic resonance imaging in idiopathic intracranial hypertension. J Neuroophthalmol 34: 331-335, 2014.
11) Patel MK, et al: Increased Intracranial Pressure in a Boy with Gorham-Stout Disease. Case Rep Neurol 8: 66-71, 2016.
12) McCorquodale D, et al: Teaching NeuroImages: Meningoencephalocele and CSF leak in chronic idiopathic intracranial hypertension. Neurology 87: e244, 2016.
13) Newman EJ, Cooper S, Jampana R, Leach JP: Thinking outside of the box. Pract Neurol 11: 44-47, 2011.
14) Brass SD, Dinkin MJ, Williams Z, et al: Case Records of the Massachusetts General Hospital. Case 38-2009 - a 16-year-old boy with paroxysmal headaches and visual changes. N Engl J Med 361: 2367-2378, 2009.
15) Ahmed RM, King J, Gibson J, et al: Spinal leptomeningeal lymphoma presenting as pseudotumor syndrome. J Neuroophthalmol 33: 13-16, 2013.
16) Knight B, Cader S, Awad M, et al: Traveller's headache. Pract Neurol 9: 358-361, 2009.

5. 特発性正常圧水頭症(idiopathic normal pressure hydrocephalus：iNPH)

臨床

正常圧水頭症は認知症，歩行障害，失禁を呈する症候群で脳室拡大はあるが，髄液圧は正常範囲内で，髄液シャント術によって症状改善が得られる病態として最初に報告された．くも膜下出血や髄膜炎に続発する二次性正常圧水頭症と，原因の明らかでない特発性正常圧水頭症(iNPH)とに分けられる[1]．

iNPHには診療ガイドライン[2]があり，その要点は，60歳以上の発症で，歩行障害，認知障害および尿失禁の1つ以上の症状があり，明らかな先行疾患がなく，脳室拡大があり，髄液圧が正常範囲であればpossible iNPH，その中で基本的に髄液排除に反応したものがprobable iNPH，シャント術に反応したものがdefinite iNPHとまとめられる[1]．

診療ガイドライン[2]では診断の確定およびシャント術に対する反応性を含めて，診断をより確実にする必要性があり，その方法として髄液排除試験を勧めている．

画像所見 (図1)

◆ 1. 脳室拡大

iNPHにおける脳室拡大はEvans index(側脳室前角の最大幅÷同一断面の頭蓋内腔幅)を用いて評価する．iNPHでは同指数が0.3を超えるのが特徴である．一方で，健常高齢者でも0.3を超える例が4%程度存在するので，特異度は高くはない[3,4]．

◆ 2. 高位円蓋部の脳溝・脳溝の狭小化とSylvius裂の拡大

高位円蓋部の脳溝・脳溝の狭小化とSylvius裂の拡大は本症に特徴的な所見であり，診断の決め手となる場合が多い．冠状断像にて明瞭である(図1)．高位円蓋部の脳回は頭蓋冠や大脳鎌に強く密着し，同部のくも膜下腔は不明瞭となる．一部の脳溝の局所拡大を伴うこともある．一方で，Sylvius裂は周囲の脳溝・脳槽に比して不相応に開大する．

iNPHと類似の臨床像を呈するLOVA(long-standing overt ventriculomegaly in adult)との鑑別にも有効であると考えられている[3,4]．

図1 特発性正常圧水頭症

A　T2強調像　　B　FLAIR冠状断像

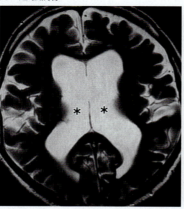 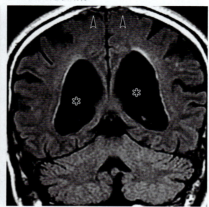

70代，男性．半年前からの歩行障害があり，iNPHの診断にてシャント施行．その後，症状改善．
A：T2強調像：両側側脳室，前角，体部，三角部の拡大がある(＊)．Sylvius裂の拡大，その他の脳溝もやや拡大しているが，脳室拡大の程度がより大きい．なお，Evans indexは0.43である．
B：FLAIR冠状断像：両側円蓋部くも膜下腔が隙間がなく詰まっている(▶)．側脳室三角部の拡大を認める(＊)．

図2 | 鑑別診断：晩発性膜性中脳水道閉塞症

A　T2強調像　　B　T1強調矢状断像　　C　FIESTA矢状断像（正中面）

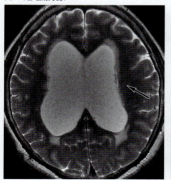
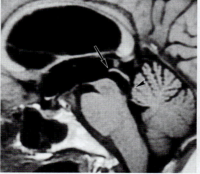
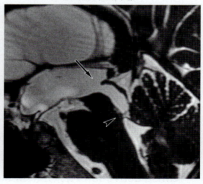

D　T2強調矢状断像

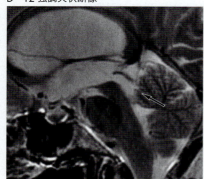

70歳，女性．約14年前に他院にて水頭症の診断を受けた．3年前に歩行障害の悪化があり，同病院入院となったが，治療を受けることなく退院となった．1年前からすくみ足，尿失禁，姿勢反射障害があり，日常生活に困難となり，施設に入所となった．今回当院に入院となった．立位保持ができない，後方への転倒傾向，HDS-R 21/30，MMSE-J 21/30と認知機能障害がある．

A：T2強調像：側脳室の著明な拡大がある（→）．脳溝拡大はなく，水頭症を示している．
B：T1強調矢状断像：中脳水道の著明な拡大があり（→），中脳視蓋から連続する膜様構造がわずかに認められる（▶）．以上の画像から，次の二つの画像の追加を行った．
C：FIESTA矢状断像（正中面）：中脳水道上部の拡張があり（→），その下部に膜様構造が2本あり（▶），中脳水道を閉塞し，水頭症を来していると考えた．
D：T2強調矢状断像：拡張した中脳水道には流れによるartifact（ジェット状の信号欠損）がなく，高信号を示す（→）．膜様構造による閉塞が起こっていると考える．
補足：脳室拡大，中脳水道の拡大があり，T1強調像にて薄い膜様構造を疑い，FIESTA，T2強調矢状断像を追加し，診断した例である．第三脳室開窓術を施行し，術後，歩行は改善し，転倒はほとんどなくなった．

この所見は横断像では見逃されやすい．矢状断像では帯状溝後半部の狭小化としてとらえられるとする報告もある[5]．

しかし，実際の読影において，冠状断像における高位円蓋部でのくも膜下腔狭小化が頭頂部では認められるのに対して，前頭部では開大していることもあり，判断に迷うことは少なくない．

また，この所見は健常高齢者やBinswanger病などにおいても稀に認められる．なお，本所見は髄液シャント術後に若干改善することが知られており，治療効果の予測や判定の指標となる可能性がある[3]．

◆ 3. その他の所見

iNPHでは中脳水道および第三脳室，第四脳室のflow voidsの増強やphase contrast法における流速・流量の上昇を認めることがあるが，健常者や他疾患でも認められ，特異性がない[3]．

脳槽造影も診断能や治療効果予測に関する見解は一致していない[3]．

脳血流検査は側頭葉・前頭葉の血流低下と大脳白質の全般的血流低下を認めることが多い．非特異的ではあるが，他疾患との鑑別の一助となる[1]．タップテスト後に脳循環が改善する例ではシャント術反応性が高いとする報告もある[6]．

▶ 鑑別診断[1]

1. 大脳萎縮（アルツハイマー病など）：くも膜下腔の拡大と脳室拡大が釣り合っている．Sylvius裂以外の脳溝も拡大する．
2. くも膜下出血後の二次性正常圧水頭症：Sylvius裂の拡大はなく，狭小化する．
3. 非交通性水頭症：Sylvius裂の拡大はなく，狭

小化する．高位円蓋部でのくも膜下腔の狭小化はiNPHほど強くはない．

4. 膜様構造による中脳水道狭窄症：水掻き状の膜構造（arachnoid web）は中脳水道遠位部に位置する膜様組織で，菲薄化したグリア組織であるとされる．中脳水道狭窄を起こし，閉塞性水頭症を起こすことがある[7)8)]．上髄帆が膜様に前方にて癒着し，中脳水道上部が拡張し，中脳水道尾部にて狭窄，あるいは閉塞を起こす．この膜様構造の描出にはCISS（constructive interference in steady state）あるいはFIESTA（fast imaging employing steady-state acquisition）の矢状断像が有効であり，必須と考える．また，T2強調矢状断像では，中脳水道には髄液の流れによるartifact（ジェット状の信号欠損）が出現するが，それが認められないことも，中脳水道狭窄の診断に有用である（図2）[7)]．側脳室および第三脳室拡大を見たら，矢状断像にて中脳水道をよく見ることが必要である．

本症には内視鏡を用いた第三脳室開窓術が有効であり[7)]，術後の確認においても，FIESTAにて，開窓術部位の確認ができ，T2強調矢状断像にて同部位での髄液の流れが，ジェット状の信号欠損として認められる[7)]．

一方，松田らは晩発性膜性中脳水道閉塞症として10例の臨床症状をまとめた．その平均年齢は34.5歳（12～66歳）である．男性が9例，女性が1例である．10代から30代までの若年では頭痛を主症状とし，40代以降は正常圧水頭症に類似の臨床像（歩行障害，認知症など）を示した[9)]．

5. Panventriculomegaly with a wide foramen of Magendie and large cisterna magna[10)]：全脳室の拡大，Magendie孔拡大，大槽が大きい3点が画像にて認められた患者28例についての報告である．小児例も5例にあるが，成人では平均発症年齢は56.0±16.7歳と，NPHに比べて若い．成人例は全例，歩行障害，排尿障害，認知機能障害があり，NPHに類似している．5例の小児例は頭蓋拡大があった．症例は2群に分類される．第三脳室底の下方への膨らみ，橋前槽における膜様構造の有無によって分けられる．第三脳室底の下方への膨らみがある例は第三脳室開窓術が有効である．遺伝子異常を認め，先天性水頭症の亜型であり，家族内発症がある[10)]．

参考文献

1) 森 悦朗：特発性正常圧水頭症の臨床．臨放 54: 713-721, 2009.
2) 日本正常圧水頭症研究会 特発性正常圧水頭症診療ガイドライン作成委員会：特発性正常圧水頭症診療ガイドライン．メディカルレビュー社, 2004.
3) 佐々木真理：特発性正常圧水頭症の画像診断．臨放 54: 722-725, 2009.
4) Sasaki M, Honda S, Yuasa T, et al: Narrow CSF space at high convexity and high midline areas in idiopathic normal pressure hydrocephalus detected by axial and coronal MRI. Neuroradiology 50: 117-122, 2008.
5) Adachi M, Kawanami T, Ohshima F, Kato T: Upper midbrain profile sign and cingulate sulcus sign: MRI findings on sagittal images in idiopathic normal-pressure hydrocephalus, Alzheimer's disease, and progressive supranuclear palsy. Radiat Med 24: 568-572, 2006.
6) Tanaka A, Kimura M, Nakayama Y, et al: Cerebral blood flow and autoregulation in normal pressure hydrocephalus. Neurosurgery 40: 1161-1165, 1997.
7) 高橋昭喜：中脳水道狭窄．脳MRI 2. 代謝・脱髄・変性・外傷・他．高橋昭喜編, 秀潤社, p.115-119, 2008.
8) Raybaud C, Barkovich AJ: Aqueductal stenosis. in Pediatric Neuroimaging. 5th ed, eds. Raybaud C, Barkovich AJ, p.830-831, 2012.
9) 松田真樹子, 澁谷 聡, 及川崇紀・他：神経内視鏡治療が奏功した晩発性膜性中脳水道閉塞症の1例．臨床神経 51: 590-594, 2011.
10) Kageyama H, et al: Panventriculomegaly with a wide foramen of Magendie and large cisterna magna. J Neurosurg 124: 1858-1866, 2016.

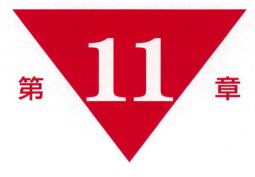

第11章

発作性疾患

痙攣後の脳 MRI 異常，熱中症，一過性全健忘について記載する．

1 痙攣後の脳MRI異常

臨床と病理

痙攣重積（status epilepticus：SE）は30分以上連続して，とぎれなく痙攣が続く状態である．出生後1年以内と60歳以上に多い[1]．SEでは遷延するニューロンの発火により過剰なグルタミン酸の放出とCa^{2+}イオンの細胞内流入が起こって酸化的ストレスが生じ，また，脳のグルコース・酸素代謝が増大して相対的な低酸素状態が生じることにより，大脳皮質に低酸素性脳症と同様の変化を引き起こすとされる（hypermetabolic neuronal necrosis）[2)3)]．

てんかん・低酸素・全身性の合併症がなく，最近のSEにより死亡した剖検例の検討では海馬の錐体細胞の著明な消失が認められる．その

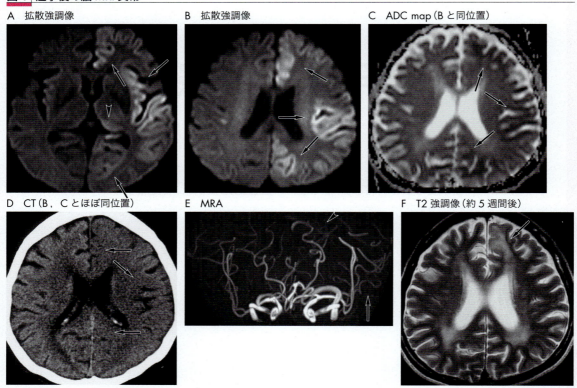

図1 痙攣後の脳MRI異常

A 拡散強調像　B 拡散強調像　C ADC map（Bと同位置）
D CT（B，Cとほぼ同位置）　E MRA　F T2強調像（約5週間後）

51歳，女性．アルコール依存症とてんかんの既往のある患者が痙攣重積となり，右不全麻痺を認め，その日にMRIとCTを撮像した（A～E）．その後，当院に転院したが，右片麻痺が残った．初回から約5週間後にMRI（F）を再検した．

A，B：拡散強調像：左前頭葉，側頭葉，後頭葉，頭頂葉，島回にかけて皮質を中心に高信号を認める（→）．左視床枕にも高信号を認める（▶）．血管の支配領域に無関係である．痙攣重積後のMRI異常と考えられる．
C：ADC map（Bと同位置）：Bでの高信号を示す皮質は低信号を示し，拡散制限を認める（→）．
D：CT（B，Cとほぼ同位置）：左大脳皮質は低吸収域を示し（→），皮質白質境界が不鮮明となっている．
E：MRA：左中大脳動脈（→）と後大脳動脈（▶）に拡張を認める．A，Bの高信号の支配領域に一致し，血流増加を認める．
F：T2強調像（約5週間後）：左前頭葉内側部皮質から皮質下に高信号を認める（→）．皮質病変による二次変性と考えている．

補足：痙攣重積後に左大脳皮質および左視床枕に拡散制限を認め，患側皮質にはCTにて低吸収域があり，その後，片麻痺が残り，白質には二次変性と考えられる高信号がT2強調像にて認められた症例である．同様な所見が図4にもあるが，図5ではCTにて皮質に異常がなく，白質に二次変性を認めない．

図2 痙攣後の脳MRI異常

A　T2強調像
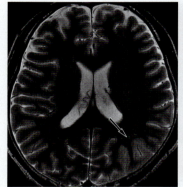

B　ASL
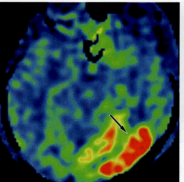

C　MRA
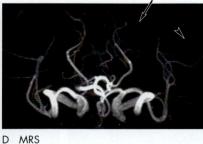

D　MRS
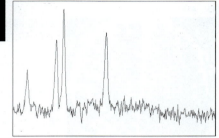

E　T2強調像（約40日後）
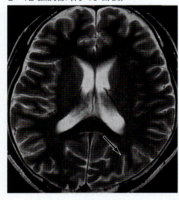

31歳，男性．3年前にときどき意識がなくなることがあったが，脳波では異常がないとされていた．約3週間前に，頭痛，発熱があり，近医にて処方を受けた．前日より連絡がないので，14日前に，上司が自宅を見に行った．便・尿失禁があり，救急要請し，他院に入院した．病棟にて全身性痙攣発作を起こし，横紋筋融解症もあり，輸液，気管挿管と抗痙攣薬の投与が施行され，11日前に抜管した．痙攣の再発もなく，意識障害は改善したが，目が見えない，計算ができないなどの訴えがあり，意識障害の精査のために，当院に2日前に入院し，MRIを施行した．

A：T2強調像：左頭頂後頭移行部皮質に軽い腫大を認める（→）．なお，拡散強調像では，同皮質はほぼ等信号を示した（非掲載）．
B：ASL：Aでの異常部位に合致して，左頭頂後頭移行部に血流増加を認める（→）．
C：MRA：左後大脳動脈の拡張を認める（→）．右中大脳動脈も軽度拡大している（▶）．
D：MRS：異常な乳酸を認めない．MELASではない．
E：T2強調像（約40日後）：左頭頂後頭移行部皮質の腫大は消失し（→），正常である．
補足：Aの画像はFCDに類似しているが，痙攣後であるとする病歴があった際には，常に本症を考慮する必要がある．Eにて，皮質腫大が消失している．MELASとの鑑別も重要である．DのMRSにて乳酸ピークを認めない．T2強調像での高信号が比較的淡い，などが鑑別となる．

他に，扁桃体，嗅内皮質，小脳皮質，視床背内側核，基底核に神経細胞の消失を認める．この変化は一側性のこともある．長く持続した片側痙攣では片側萎縮を示し，一側性の層状壊死を示す．SEが止まった後にも，実験的研究では海馬の神経細胞消失は続くことがある[1]．

一方，臨床ではSEの後に片麻痺などの巣症状を示すことがある．多くは一過性であるが，後遺症が残存することがある．また，MRIでも下記に記す異常所見を認め，多くは一過性の異常である．このような臨床症状に対して，痙攣後脳症とも呼ぶ[4]．本稿では，痙攣（重積）後の脳MRI異常としてまとめる．

撮像方法

拡散強調像を含むルーチン検査に加えて，MRAおよびASL（arterial spin labeling）を施行する．3Tが望ましい．

画像所見

・全体像

　Renardらの報告では，原因にかかわらず，長く続く痙攣発作によって，MRIにて異常が認められることがある．T2強調像/FLAIR像/

図3 痙攣後の脳 MRI 異常

A　T2 強調像　　B　T2 強調像　　C　拡散強調像（B と同一スライス）

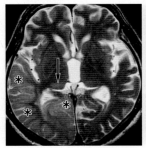 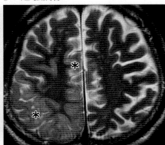 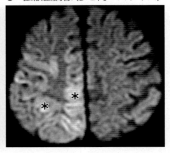

D　ADC map

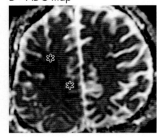

60代，男性．てんかんを有する患者が本人の意志で抗痙攣剤を服用していなかった．3日前から入院当日まで痙攣発作が頻発し，入院当日には SE となり，MRI を当日撮像した．
A：T2 強調像：右側頭葉から後頭葉（＊），右視床後部（→）に高信号と皮質の腫脹を認める．血管の支配領域に一致しない．
B：T2 強調像：右頭頂葉，右前頭葉内側部（＊）にも高信号があり，皮質の腫脹を認める．
C：拡散強調像（B と同一スライス）：一部に高信号を認める（＊）．
D：ADC map：局所的に ADC 値の低下を認める（＊）．
補足：4 日後の拡散強調像では高信号がほぼ消失し，左片麻痺も改善した．痙攣後の脳 MRI 異常と診断した．SPECT では右側頭葉から後頭葉にかけて高血流を認めた（非掲載）．

拡散強調像にて皮質が高信号を示し（図1～5），ときに，mass effect を伴うことがある[5]．拡散制限もときに認められることがある（図1, 3）．一般的には信号強度異常は可逆性である．しかし，非可逆性もある．グリオーシスあるいは萎縮が起こる（図1, 4）．一過性の皮質性あるいは髄膜性の造影効果を認めることがあり，痙攣による高血流あるいは血液脳関門の破綻による．これらの皮質の異常は痙攣発作が長いとき，あるいは SE になったときにより多く発生する．

また，側頭葉皮質と同側海馬に同様な信号強度変化を認める（図1）．これらの構造が興奮毒性によって，侵されやすいことによる．

視床枕に高信号を拡散強調像にて認めることがある（図1, 4）．長時間の部分発作後の同側の痙攣に関係し，患側皮質と相互連絡のある視床核に関係している[5]．

ときに，反対側小脳に同様な信号強度異常を示す（図5）．皮質橋小脳路を介して，皮質運動ニューロンの過活動が伝わることによる（crossed cerebellar diaschisis）．前田らは SE 発作にて crossed cerebellar diaschisis を来した 3 例について報告している[6]．

Men らの報告では SE があり，拡散強調像にて左大脳皮質全体と左視床，および右小脳半球に高信号を認め，剖検になった症例があり，同部位の選択的神経細胞壊死を認めている[7]．

・血流増加

Kim らは 8 例の SE あるいは全身性痙攣発作があり，痙攣開始から 3 日以内に撮像された MRI について報告している．T2 強調像および FLAIR 像にて皮質の腫脹・増大と，大脳皮質から皮質下にかけての高信号を認めたのが 7 例あり，1 例は右海馬のみであった．大脳皮質に高信号があった 7 例中 5 例に SPECT にて同側の血流増加を認めている．多発性の高信号は血管の支配領域に一致しない[8]．

Toledo の報告では SE となった 8 例に MRI を施行し，6 例は側頭頭頂葉皮質に高信号を拡散強調像にて認め，4 例は同側視床枕にも高信号を認めた．拡散強調像にて高信号を認める領域に関連して，6 例中 5 例に中大脳動脈の拡張を認めている[9]．

自験例でも MRA にて，患側の中大脳動脈／

図4 痙攣後の脳MRI異常

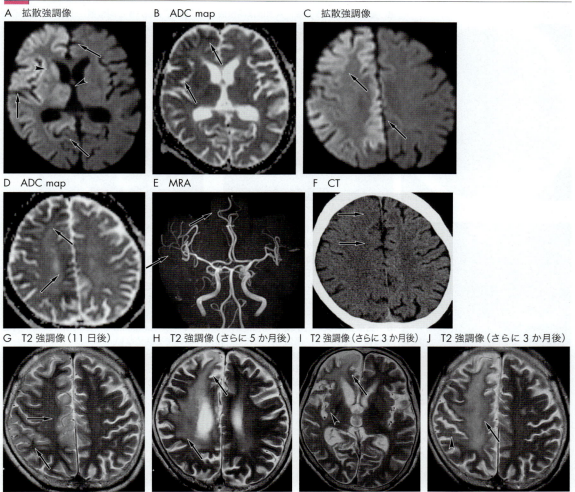

60代，男性．約6か月前に転倒し，右シルヴィウス裂から脳底槽にCTにて外傷性くも膜下出血を認めた．今回，意識障害と左半身の痙攣が起こり，他院に入院し，初回のMRIおよびCTを撮像した（A〜F）．セルシンにて痙攣は消失したが，意識障害と左片麻痺が残り，当院に翌日入院した．もともと，本態性高血圧とアルコール依存症がある．11日後に2回目のMRIを施行した（G）．

A：拡散強調像：右前頭葉，右側頭葉，右側頭後頭移行部皮質（→），右視床（→）と基底核（▶），血管の支配領域に無関係な高信号を認める．
B：ADC map：右前頭葉および側頭葉皮質にはADC値の低下を認める（→）．
C：拡散強調像：右前頭葉，右頭頂葉内側部に高信号を皮質に認める（→）．
D：ADC map：同皮質にはADC値の低下を認める（→）．
E：MRA：右中大脳動脈および右前大脳動脈（→）が左に比べて拡張している．
F：CT：左半球では皮質と白質の境界が鮮明であるが，右前頭葉では皮質の吸収値の低下があり，皮質白質境界が不鮮明となっている（→）．右半球皮質は痙攣重積により異常な興奮が起こり，Fで示す血管拡張にもかかわらず，相対的な血流不足，低酸素状態が出現した可能性が高い．
G：T2強調像（11日後）：右大脳皮質の腫大と高信号を認める（→）．
H：T2強調像（さらに5か月後）：右半球の皮質の腫大はなくなり，脳溝が拡大している．右大脳白質には皮質下から深部白質まで高信号を認めた（→）．
I，J：T2強調像（さらに3か月後）：右半球白質の高信号が軽度増大し（→），脳溝が拡大し，大脳皮質には萎縮を認める（▶）．大脳皮質病変（おそらく神経細胞壊死）による二次変性，あるいは白質にも低酸素の影響が皮質よりも遅れて出現した可能性がある．左片麻痺は残り，病態失認も疑われた．
補足：痙攣後脳MRI異常の内，予後の悪い例である．図1と同様に，CTでの皮質の低吸収域，皮質白質境界の不鮮明が認められ，予後不良を示唆している可能性がある．図1と同様にアルコール依存があった点も興味深い．

図5 痙攣後の脳 MRI 異常

A　CT　　　　　B　拡散強調像（5日後, Aとほぼ同位置）　　C　ADC map（Bと同位置）

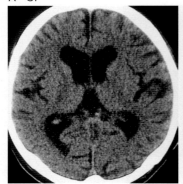
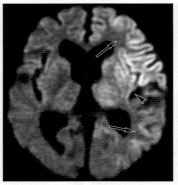
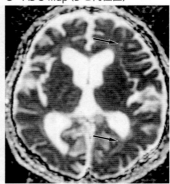

D　拡散強調像

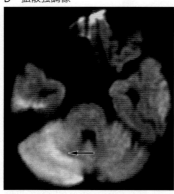

58歳，男性．右上肢から始まる意識減損をともなう痙攣発作が重積状態となり，その日にCTを撮像した（A）．痙攣重積を止めて，5日後にMRIを撮像した（B〜D）．
A：CT：左半球皮質に異常な吸収値を認めず，皮質白質境界も保たれている．
B：拡散強調像（5日後, Aとほぼ同位置）：左前頭葉から側頭葉，後頭葉（→），尾状核と被殻，視床（▶）に広範な高信号を認める．血管の支配領域に無関係である．
C：ADC map（Bと同位置）：左半球皮質は低信号を示し（→），拡散制限があると解釈した．
D：拡散強調像：右小脳半球に高信号を認め（→），cerebellar diaschisis による．約2か月後の画像にて，高信号は消失し，白質には異常を認めない．
補足：左バレー徴候が陽性であったが，それも2か月後には消失した．cerebellar diaschisis を起こす強い痙攣後脳 MRI 異常があったが，CTでは患側皮質に異常を認めず，後遺症もほとんど認めない．CTでは皮質に異常がなく，その点が図1および図4とは異なる．

後大脳動脈に拡張を認めている（図1，2，4）．痙攣後の脳MRI所見として重要であり，MRAは本症には必須と考えている．

・ASL

Matsuura らは20例のSE患者について検討している[10]．13例に限局性に皮質の高血流をASLにて認めている．そのうち，10例は拡散強調像にて高信号を示し，脳波の異常部位と一致した．2例は脳波とは一致したが，拡散強調像では異常を認めていない．残りの1例は拡散強調像，脳波では異常がなかった．3例は同側視床，1例は反対側小脳にも高血流があった．

著者の経験では，MRAに比べてより鋭敏に血流増加をASLが捉えられるので（図2），本症では可能ならば行うべき検査である．

・SWI

Aellen らは12例のSEを起こした患者にSWIを施行している[11]．12例全例に，限局性の脳実質病変があり，同部位ではSWIにて皮質静脈による低信号が減少し，脳血流（cerebral blood flow）は増加していた．拡散制限は12例中6例にあった．SEによる神経過活動に対して，血流が増加する．それによって，酸化したヘモグロビンが増加する．皮質静脈のオキシヘモグロビンの減少により，SWIにて，皮質静脈の低信号が減少するとAellen らは考えている．

・頭部CT

本症において，拡散強調像などにて高信号を示す異常な皮質は，CTでは皮質には異常を認めず，皮質白質境界も保たれることが多いが（図5），例外もあり（図1，4），下記に記す．

・大脳白質の二次変性

病理の報告では海馬の病変が重要視されているが，本症の画像では大脳皮質がより高頻度に侵される（図1〜4）．

SEがあり，前頭側頭葉を含む広範な一側性の

高信号を拡散強調像にて認めた例（図1，4）にて，痙攣が止まった後に撮像されたT2強調像にて，前頭葉から側脳室周囲の白質に，2例とも類似した高信号を認めた．Menらによれば，選択的細胞壊死が起こる可能性が大脳皮質にはあり[7]，それによる二次変性を疑っている．

本症にてCTを撮像した症例を見ると，大脳白質に二次変性を起こした症例は，痙攣重積当日に撮像したCTにて患側大脳皮質に低吸収域を認め，皮質白質境界が不鮮明となっている（図1，4）．一方，後日に大脳白質に二次変性を起こさず，臨床症状も改善した図5ではCTにて，患側皮質に異常を認めない（図5）．CTの異常所見が予後を示唆している可能性がある．

鑑別診断

1. **focal cortical dysplasia（FCD）**：皮質が厚く，FCDを考える際に，痙攣があった直後では常に，痙攣後の脳MRI異常を考慮する必要がある．経過を追えば，皮質肥厚は消失する（図2）．
2. **MELAS**：拡散強調像/T2強調像/FLAIR像での皮質の高信号，血流増加，血管の支配に関係しない点は共通しており，痙攣もありうる．MELASでは皮質のみではなく，皮質下白質にも異常信号が及ぶ．同部位に関係した巣症状を認める．視床背側を侵すことは少ない．高信号が消失しても，同部位に萎縮を認める．MRSでは急性期には乳酸ピークを認めるが，痙攣後の脳MRI異常では認めないことがある（図2）（p.575，6章MELASの項参照）．
3. **急性期脳梗塞**：血管の支配領域に合わない部位での高信号の存在，海馬あるいは視床枕などPCA領域に拡散強調像での高信号の存在，ALSによる血流上昇
4. **脳炎**：血流上昇は脳炎でもあり得る．髄液細胞数の増多，進行性の経過など
5. **膠芽腫（glioblastoma multiforme：GM）**：痙攣重積で発症する脳腫瘍がある．膠芽腫はその一つである（図6）．図6では右側頭葉皮質

に高信号を拡散強調像にて認める．患側の視床枕にも高信号があり，ADC値の低下があり，痙攣後脳MRI異常を疑わせる所見ではある．しかし，T2強調像では右頭頂葉皮質に腫大があり，さらに，皮質に限局せず，皮質下白質も侵している．CTでも皮質のみではなく，皮質から側脳室に向かって低吸収域が広がり，痙攣後脳MRI異常では説明できない所見である．痙攣重積を起こした基礎疾患を疑う必要があった．

・早期GMの画像所見

Tohらは26例，31回のMRIにて，早期GMの画像所見として，3種あるとした．Ⅰ型は皮質を主として侵すGMであり，3例にあった．T2強調像/FLAIR像にて正常皮質より軽度高信号を示し，皮質の腫大があり，造影効果を認めない．提示された症例では2個の脳回に異常を認めている．Ⅱ型は皮質と皮質下白質を侵し，造影効果を認めない．12例あり，1例はⅠ型からの進展であった．図6にて示す症例はこのⅡ型である．ただし，早期には造影後の検査は未施行である．Ⅲ型は高信号を示し，皮質と白質を侵し，皮質白質境界に限局性の小さな造影効果を認めている．造影効果の大きさは全例に1cm以下であった．16例にあり，4例がⅡ型からの進展であった[12]．

Ⅰ型の3例は限局性痙攣を起こした．病変の部位は右島回から側頭葉皮質であり，それぞれ5，2.2，3cmの大きさであり，症例1の5cmの大きさの症例が6か月にてⅡ型に変化し，11か月にて，古典的なGBとなった．その他の2例では，それぞれ，7，8か月にてGBの画像を示した．

Ⅱ型は11例があり，症状は種々である．Ⅲ型へと進展したのが，4例あり，1～10月後である．その他は古典型GBとなり1.5～12か月経過している．その他はそのまま，手術となった．

Ⅲ型は12例あり，痙攣が多いが，筋力低

図6 痙攣重積にて発症した膠芽腫

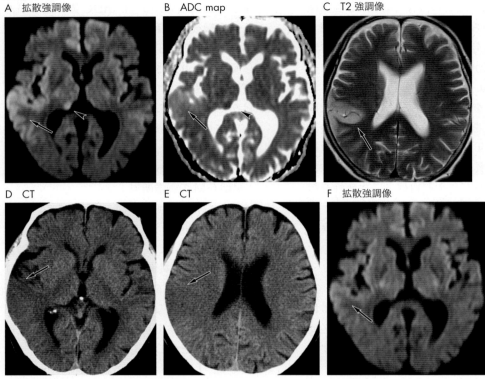

A 拡散強調像　B ADC map　C T2強調像
D CT　E CT　F 拡散強調像

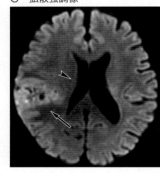

G 拡散強調像

72歳，男性．意識朦朧としているとの家族からの連絡により，他院に緊急入院した．ERにて痙攣重積となり，そのままICUに入院し，MRIおよびCT（A～E）を撮像した．

A：拡散強調像：右側頭葉皮質を中心に高信号を認める（→），左視床に高信号を認める（▶）．正中構造の偏位はない．
B：ADC map：右側頭葉の病変は高信号を示し（→），ADC値は上昇している．一方，右視床枕の病変は拡散制限がある（▶）．
C：T2強調像：右頭頂葉にAから連続する高信号があり（→），皮質に限局せず，皮質下にも及ぶ．正中構造の偏位を認めない．
D：CT：Aで認められる病変は明らかに皮質が低吸収域を示す（→）．
E：CT：Cで認められる病変も皮質から皮質下白質を含んで低吸収域を認める（→）．右側脳室が左に比べてやや小さい．
抗痙攣薬および降圧剤の投与により，意識回復し，1週間後にMRIの再検をした（F）．
F：拡散強調像：右視床の病変は消失した．しかし，右側頭葉の病変はそのまま残存した（→）．
意識回復後，体のいろいろな所に痛みが来たがその原因は不明であった．3週間後に退院した．約5か月後にMRIの再検をした（G）．
G：拡散強調像：右頭頂葉の病変は拡大し（→），右側脳室には明らかな圧排所見があり，mass effectを認める（▶）．
補足：他院では，おそらく痙攣重積による脳MRI異常と考えられ，その原因とは考えていなかった症例である．1週間後の拡散強調像にて，右視床の病変は消えたが，右側頭葉から頭頂葉の病変は残存していた．また，CTでは皮質下白質にも明らかに異常な低吸収域が存在し，痙攣後脳MRI異常のみでは説明しにくい所見であり，造影後MRIが必要であった．すくなくとも，より頻繁なMRI検査を必要とした．Gの1か月後に当院に入院し，手術の結果は膠芽腫であった．右視床は痙攣重積による脳MRI異常でも説明できるが，CTでの白質の異常がそれのみではないことを示している．

下もある．古典型 GB へと進展したのが 5 例あり，1～6 か月経過している．その他はそのまま，手術となった．

　Toh らの記載にもあるが，I 型は痙攣後脳 MRI 異常と区別が難しいとなっている．彼らの意見とは異なるが，痙攣後脳 MRI 異常においても皮質のみに限局する例もあり，それのみでは鑑別は難しい．いずれにしても，痙攣後脳 MRI 異常と考えても，病変が消失するまで，経過を追うことが重要である．

6. **抗 MOG 抗体関連疾患による皮質性脳炎**：痙攣にて発症し，大脳皮質に高信号を示し，軽い腫大がある．患側皮質の表面に造影効果を認める．Ogawa らの原著は一側性であるが[13]，自験例では両側性であった．髄液細胞数の増多があり，脳炎を示唆し，痙攣が必ずしも，重積となるほど強くはない（p.510，5 章 1-3 抗 MOG 抗体関連疾患，図 49 参照）．

7. **Creutzfeldt-Jakob 病**：血流増加を認めない．大脳皮質および基底核の病変には拡散制限を伴う（詳細は 3 章 7 プリオン病内，p.347 新図 10 痙攣後脳 MRI 異常を参照）．

●…診断のコツ

　SE 後，大脳皮質に T2 強調像にて高信号と腫脹があり，血管支配に無関係あるいは視床後部，海馬を含む際には痙攣後の脳 MRI 異常を考える．ASL にて血流増加を認める．

参考文献

1) Thom M, Sisodiya S, Najm I: Neuropathologic features following status epilepticus. *In* Love S, Louis DN, Ellison DW (eds); Greenfield's neuropathology, 8th ed. Hodder Arnold, London, p.840-842, 2008.
2) Huang YC, Weng HH, Tsai YT, et al: Periictal magnetic resonance imaging in status epilepticus. Epilepsy Res 86: 72-81, 2009.
3) 高橋昭喜：けいれん後脳症．他の病変で認められる大脳皮質の層状壊死．高橋昭喜（編）；脳 MRI 3. 血管障害・腫瘍・感染症・他．秀潤社，p.475, 2010.
4) 柳下 章：けいれん後脳症．柳下 章，新井信隆（編）；難治性てんかんの画像と病理．秀潤社，p.203-205, 2007.
5) Renard D, Castelnovo G, Bouly S, et al: Cortical abnormalities on MRI: what a neurologist should know. Pract Neurol 15: 257-265, 2015.
6) 前田裕子，北村賀永子，下野太郎・他：痙攣重積発作にて crossed cerebellar diaschisis を来した 3 例．臨放 56: 989-994, 2011.
7) Men S, Lee DH, Barron JR, Muoz DG: Selective neuronal necrosis associated with status epilepticus: MR findings. AJNR Am J Neuroradiol 21: 1837-1840, 2000.
8) Kim JA, Chung JI, Yoon PH, et al: Transient MR signal changes in patients with generalized tonicoclonic seizure or status epilepticus: periictal diffusion-weighted imaging. AJNR Am J Neuroradiol 22: 1149-1160, 2001.
9) Toledo M, Munuera J, Sueiras M, et al: MRI findings in aphasic status epilepticus. Epilepsia 49: 1465-1469, 2008.
10) Matsuura K, Maeda M, Okamoto K, et al: Usefulness of arterial spin-labeling images in periictal state diagnosis of epilepsy. J Neurol Sci 359: 424-429, 2015.
11) Aellen J, Abela E, Buerki SE, et al: Focal hemodynamic patterns of status epilepticus detected by susceptibility weighted imaging (SWI). Eur Radiol 24: 2980-2988, 2014.
12) Toh CH, Castillo M: Early-Stage Glioblastomas: MR Imaging-Based Classification and Imaging Evidence of Progressive Growth. AJNR Am J Neuroradiol 38: 288-293, 2017.
13) Ogawa R, et al: MOG antibody-positive, benign, unilateral, cerebral cortical encephalitis with epilepsy. Neurol Neuroimmunol Neuroinflamm 4: e322, 2017.

2 熱中症（heat stroke）

臨床

重症熱中症は神経学的後遺症を残す．なかでも，小脳性運動失調症が最も臨床的に問題とされる．病理学的にも重症熱中症の亜急性期に死亡した剖検例において，小脳Purkinje細胞の著明な脱落と残存する細胞の腫脹が報告されている[1]．

40代，男性例で意識障害と痙攣で発症し，意識障害の改善後，高度の無為・無欲，体幹失調などの小脳性運動失調症を呈した症例が報告されている[1]．

画像所見

急性期（発症7日目）に両側小脳半球に拡散強調像にてびまん性の高信号を示した症例が2例報告されている[1)2)]．そのうちの1例はADC値の低下を認めており[1]，他の1例はT2強調像では等信号であったとしている[2]．前者は57日目に高信号が消失し，小脳萎縮を認めている．後者は21日目には高信号は消失している．後者は小脳以外に，上小脳脚，赤核，視床に対称性の高信号を認めている．一方，Leeらは両側歯状核と脳梁膨大部にADC値の低下を伴う拡散強調像において高信号を示す病変を提示している[3]．90日目の再検では小脳萎縮を認めている．

熱中症にて，両側外包，視床の内側部に左右対称性のT1強調像にて高信号を認め，造影効果を認めた1例の報告がある[4]．同症例では小脳半球にも散在性の造影効果を認めている．

大脳，小脳，基底核，脳幹にT2強調像にて高信号に加え，脳梁に点状の微小出血を認めた例がある[5]．

慢性期では小脳萎縮を認める[1)3)]．

参考文献

1) 藤岡祐介，安井敬三，長谷川康博・他：重症熱中症急性期にMRI拡散強調像にて小脳皮質の高信号を捉えた1例．臨床神経 49: 634-640, 2009.
2) Ookura R, Shiro Y, Takai T, et al: Diffusion-weighted magnetic resonance imaging of a severe heat stroke patient complicated with severe cerebellar ataxia. Intern Med 48: 1105-1108, 2009.
3) Lee JS, Choi JC, Kang SY, et al: Heat stroke: increased signal intensity in the bilateral cerebellar dentate nuclei and splenium on diffusion-weighted MR imaging. AJNR Am J Neuroradiol 30: E58, 2009.
4) McLaughlin CT, Kane AG, Auber AE: MR imaging of heat stroke: external capsule and thalamic T1 shortening and cerebellar injury. AJNR Am J Neuroradiol 24: 1372-1375, 2003.
5) 安座間喜明，蓮尾金博，岡藤孝史・他：頭部MRIにて異常所見を呈した重症熱中症の2例．臨放 58: 618-623, 2013.

3 一過性全健忘（transient global amnesia）

臨床

急性発症の前向性および逆行性の健忘であり，数時間持続し，他の局所的神経所見を伴わない．10万人に5～6人が年間に発症すると報告されている．その原因は確定されていないが，虚血，片頭痛，痙攣発作，静脈性鬱血，精神学的異常などが考えられている[1)2)]．表1に診断基準を示す[3)]．臨床での急性健忘症候群の鑑別診断を表2に示す[3)]．

坂井らは拡散強調像にて海馬に高信号を認めている3例のTGAにおいて，静脈灌流増大による，静脈圧上昇が起こり，静脈性虚血を生じたと推論している[4)]．

撮像方法

Weon等はb値を2000あるいは3000とし，発症直後ではなく，3日目に撮像するのが最も陽性率が高いとした[1)]．

一方，Choiらは高分解能拡散強調像（220×220matrix；2mmのスライス厚）によってより高頻度に高信号を認めるとした[2)]．

Bartschらは可能ならば3T，発症から24～72時間での撮像，拡散強調像およびADC mapは海馬に平行および垂直なスライスにて撮像，T2強調像も同様なスライスにて撮像する．拡散強調像は3mm，T2強調像は2mmでの撮像，可能ならばb値は高値（2000～3000）でとしている[3)]．

当院での撮像

3Tにて撮像し，拡散強調像は海馬に絞り，2mmのギャップレスの高分解能にて撮像し（撮像時間は1分28秒），再構成画像にて，冠状断と横断像を見ている．発症当日の際には，可能ならば翌日に，その他の際にはなるべく早期に撮像をする．T2強調像などの撮像法はルーチン検査と同様である．

画像所見

拡散強調像

Weon等の報告では16例中13例（81％）に1個あるいは複数個の点状（1～2mm）の高信号を海馬に拡散強調像にて認めている．13例中7例は1個の高信号，2例は2個，3例は3個の高信号を認めた．1個の病変は右側頭葉，残りの23個は海馬に認めた．7例は一側性であり，両側が6例である．13病変が右海馬に，10例は左海馬に認めた．10例が海馬頭部，13例は海馬体部にあった．その他の部位には異常を認めていない[1)]．

Bartschらは海馬のCA（cornu ammonis：アンモン角）1に1～5mmの大きさで単独あるいは複数の高信号として拡散強調像にて認められるとした．陽性率が高いのは症状発症後48～72時間後である．それより早い時には認められないこともある．拡散強調像での高信号は7～10日まで続く．ADC値は低下する[3)]．経過を追ったBartschらの別な報告によると，発症24時間よりも72時間がよりADC値は低下し，さらに，10日以上経過すると，ADC値は正常化し，

表1 ● TGAの診断基準[3)]
- 前向性健忘が存在し，1人の観察者によって証明されている
- 意識障害あるいは人物に対する同定障害がない
- 認知障害は記憶に限局している
- 局所的な神経症状および痙攣の徴候がない
- 最近の外傷あるいは痙攣がない
- 24時間以内に症状が消失する
- 急性期には軽度の徴候（頭痛・吐き気・めまい）がありうる

表2 ● 急性健忘症候群の鑑別診断[3)]
- 後大脳動脈領域の虚血
- 中毒，薬物の副作用
- 複雑部分発作，一過性てんかん性健忘，痙攣後状態
- 精神的逃走，解離性障害
- 外傷後健忘
- 低血糖

図1 一過性全健忘

A 拡散強調像（3mm厚，通常の撮像法）　B T2強調像　C 拡散強調冠状断像（2mm厚，ギャップレス）

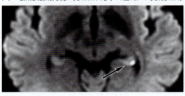
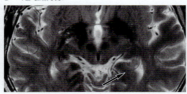
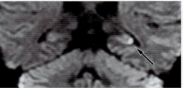

69歳，女性．前日の夕食は普通に作った．夕食後に「誰が料理したのか」「自分が買い物に行ったのか」などを繰り返し同じ質問をするようになった．受け答えはスムーズであった．翌朝，タクシーで多摩総合医療センターを受診し，失見当識（時間），前向性健忘，逆行性健忘を認め，一過性全健忘と診断される．当日の午後に撮像した．
A：拡散強調像（3mm厚，通常の撮像法）：左海馬に円形状の高信号を認める（→）．なお，ADC値は低下していた（非掲載）．
B：T2強調像：上記の部位は高信号を示す（→）．
C：拡散強調冠状断像（2mm厚，ギャップレス）：左海馬に高信号を認める（→）．
補足：この症例は発症翌日に施行された3Tでの通常の拡散強調像でも十分に病変が認められた．

図2 一過性全健忘

A 拡散強調像（翌日の11時に撮像）　B 拡散強調像（発症4日目）

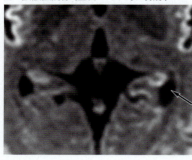
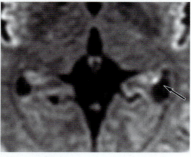

64歳，女性．前日の18時には娘と連絡を取り，異常を認めない．19～20時にかけて夕食の準備をし，作りかけの料理があった．20時頃に作成した電子メールが書きかけの状態であり，22時に娘が帰宅し，患者に記憶の障害があったため，救急車にて来院し，翌日に初回のMRIを撮像（A），3日後に2回目のMRIを撮像した（B）．当日および前日の記憶がない．
A：拡散強調像（翌日の11時に撮像）：左海馬内に円型の高信号を認めるが不明瞭である（→）．
B：拡散強調像（発症4日目）：より明瞭な高信号を左海馬に認める（→）．他の部位とのコントラストがより明瞭である．
補足：発症24時間未満のAは，撮像時期が早すぎた可能性がある．

血管障害説を示唆していると報告されている[5]．

自験例では発症翌日の通常の拡散強調像でも十分認められた症例（図1）がある．前日の夜に発症し，翌日の午前11時（発症から24時間未満）に撮像した高分解能拡散強調像では，高信号が不明瞭であったが，発症4日目の同画像にて明瞭に高信号が認められた（図2）．

・MRS

Bartschらの別な論文では拡散強調像にて高信号を認めた4例中3例にはMRSにて乳酸のピークを認め，拡散強調像にて高信号を認めない例では乳酸ピークを認めていない[6]．CA1ニューロンに代謝の異常が確実に起こっている．他の海馬の部分には認められないので，海馬全体の異常ではなく，代謝異常はごく限局的な異常と考えられる．組織学的な後遺症がある証拠を認めない．海馬のCA1ニューロンの異常がTGAにおける海馬の機能異常に関して重要であるとした[3]．

参考文献

1) Weon YC, Kim JH, Lee JS, et al: Optimal Diffusion-Weighted Imaging Protocol for Lesion Detection in Transient Global Amnesia? AJNR Am J Neuroradiol 29: 1324-1328, 2008.
2) Choi BS, Kim JH, Jung C, et al: High-resolution diffusion-weighted imaging increases lesion detectability in patients with transient global amnesia. AJNR Am J Neuroradiol 33: 1771-1774, 2012.
3) Bartsch T, Deuschl G: Transient global amnesia: functional anatomy and clinical implications. Lancet Neurol 9: 205-214, 2010.
4) 坂井利行, 近藤昌秀, 冨本秀和: 発作の誘因として静脈還流圧上昇の関与がうたがわれた一過性全健忘の3症例 高磁場脳MRIをもちいた検討. 臨床神経 50: 473-477, 2010.
5) Bartsch T, Alfke K, Deuschl G, et al: Evolution of hippocampal CA-1 diffusion lesions in transient global amnesia. Ann Neurol 62: 475-480, 2007.
6) Bartsch T, Alfke K, Wolff S, et al: Focal MR spectroscopy of hippocampal CA-1 lesions in transient global amnesia. Neurology 70: 1030-1035, 2008.

第12章 脳神経障害

本章では主たる脳神経障害について述べる．

1 ● 眼球運動障害

1　Tolosa-Hunt症候群（Tolosa-Hunt syndrome：THS）

解剖

　動眼神経（第3脳神経）は海綿静脈洞に入ると，その外側壁のうち，滑車神経や三叉神経より上部に位置する．さらに，上眼窩裂を通り，眼窩内に入る．そのために，上眼窩裂と眼窩内の病変の区別はしばしば困難となる．視神経障害があれば，少なくとも眼窩内にも病変が広がっていることを示す．三叉神経の上顎枝が侵されていれば，海綿静脈洞の前半分までは侵されていることを示している[1]．

臨床

　THSの国際頭痛分類による診断基準を示す[2]．
　THSは第3，第4または第6脳神経のうち1本またはそれ以上に生じる麻痺を伴う反復発作性眼窩痛であり，通常自然消失するが再発と寛解を繰り返す傾向がある．

1. 診断基準

A：治療しなければ数週間にわたり持続する片側性眼痛が1回以上ある．
B：第3，第4または第6脳神経麻痺のうち1本以上の不全麻痺があるかMRIおよび／または生検により肉芽腫の証拠が得られる．
C：不全麻痺は痛み出現と同時に発現するか，2週間以内に続発する．
D：痛みおよび不全麻痺は副腎皮質ホルモンにより適切に治療すれば，72時間以内に消失する．
E：適切な検査によりその他の原因[注1]を否定できる．
注1：有痛性眼筋麻痺のその他の原因には，腫瘍，脈管炎，脳底髄膜炎，サルコイド，糖尿病，眼筋麻痺性片頭痛がある．

　Dに関しては72時間とする根拠がないという意見もある．Bに関してもMRIでの異常部位が海綿静脈洞，眼窩先端，眼窩では障害を受ける構造物が異なるとする反論もある[3]．
　THSは海綿静脈洞もしくは上眼窩裂の肉芽腫性炎症と考えられるが，それの鑑別を注意深く進めることと，副腎皮質ホルモンによる適切な治療，そのフォローが重要と考える．

画像所見

　THSの画像所見において，重要なことは以下に述べる所見が全て非特異的なことである．THSのみに認められる所見はない．他の疾患を十分に除外することが肝要である．
　海綿静脈洞内にT1強調像では筋肉と等信号を示し，T2強調像では脂肪と等信号を示す病変があり，ステロイドにて軽快する[4]（図1）．上眼静脈および内頸動脈の狭窄も認められる[4]．20例のTHSのMRIによる報告では海綿静脈洞の外側縁の外側への張り出しが20例全例に，内頸動脈の狭窄像は7例に，上眼窩裂への病変の広がりが13例に，眼窩先端部への病変の広がりが8例に認められている[5]．患側の海綿静脈洞および脳槽内の動眼神経に造影効果を認めた例が1例ある[6]（なお，動眼神経に造影効果を認める疾患に関してはkey point 1参照）．脂肪抑制後のT2強調像にて同側視神経周囲のくも膜下腔の拡大が認められた例がある[7]．

鑑別診断

　THSは誤診をしやすい疾患である．除外診断を正確に行わないといけない．主治医によるTHS，眼窩筋炎などとする診断名にこだわらず，症状を把握し，海綿静脈洞，眼窩先端部，眼窩を適切なシークエンスにて撮像し，正しい診断をすることが重要である．海綿静脈洞部の疾患を疑われた際にはMRAは必須である．下記に示すように，他院にてTHSとの診断にて長期にわたり，ステロイド治療を施行された硬膜動静脈瘻もある（本章1-3，p.788 海綿動静脈洞における硬膜動静脈瘻，図7を参照．なお，眼窩

図1 | Tolosa-Hunt 症候群

A　T1強調冠状断像　　B　T2強調冠状断像

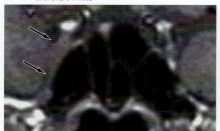
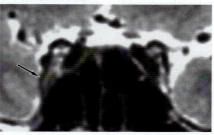

C　造影後T1強調像

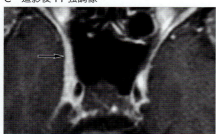

30代，男性．22日前より頭痛，8日前より右眼痛，前日より複視を認める．右第6脳神経麻痺，右第5第1枝の麻痺を認める．

A：T1強調冠状断像：右海綿静脈洞（比較的前部，下垂体より前）が左に比べて腫大し，内部は均一な信号強度で，皮質とほぼ等信号を示す（→）．

B：T2強調冠状断像：同様な部位の右海綿静脈洞が外側に突出し，皮質に比べてやや低信号を示す（→）．

C：造影後T1強調像：右海綿静脈洞は均一に造影され，左に比べて腫大し，その外側縁は直線状を示す（→）．

補足：ステロイドによって急速に改善した．画像所見と併せてTHSと診断した．なお，内頸動脈には著変を認めない．特異的な画像所見ではないことを理解することが重要である．

> **key point**　【1．動眼神経（脳槽内）に造影効果を認める疾患[6)8)]】
> 1. 腫瘍
>   悪性リンパ腫（neurolymphomatosisを含む）
>   白血病
>   神経線維腫症（NF 1）
>   悪性腫瘍の髄膜播種
> 2. 感染
>   ウイルス性髄膜炎
>   炎症性多発神経炎（HIV陽性者）
>   神経梅毒
>   真菌性髄膜炎（コクシジオイデス症など）
> 3. 炎症/脱髄
>   Fisher症候群
>   Tolosa-Hunt症候群
>   多発性硬化症
> 4. その他
>   糖尿病
>   眼筋麻痺性片頭痛
>   後交通動脈動脈瘤

先端部症候群，海綿静脈洞症候群，上眼窩裂症候群に関しては3章4，アスペルギルス症本文内のmemo（p.308），および後述の本項5, p.792 多発性脳神経障害を参照）．

2 甲状腺眼症 (thyroid ophthalmopathy)

臨床

甲状腺眼症は甲状腺刺激ホルモン受容体抗体を中心とする自己免疫疾患で，眼窩球後組織の線維芽細胞が刺激され炎症を起こすことによって眼瞼腫脹，眼球突出，眼球運動障害，視神経障害などさまざまな眼症を発現する疾患である．

多くの患者では甲状腺関連自己抗体は高値を示すものの，必ずしも甲状腺機能亢進を合併するものではなく，実際に症状の発現時には甲状腺機能亢進は約半数にすぎない[9]．外上転障害が多く，日内変動を示し，朝起床時に最も症状が強い．

甲状腺眼症も甲状腺疾患であるので，女性に圧倒的に多い．年齢も女性は60〜70代，男性は50〜60代に多い．甲状腺眼症が Basedow 病に先行することもある．

甲状腺自己抗体の中でも TSAb (thyroid-stumulating antibody) が甲状腺眼症では最も陽性率が高い．重症筋無力症を合併することがある (3%)[9]．

画像所見

外眼筋の腫大を認める (key point 2「外眼筋腫大を来す疾患」を参照)．両側性が多いが，片

---

key point 【2. 外眼筋腫大を来す疾患[10]】

- 甲状腺眼症：下直筋，内直筋が主たる病巣
- 特発性眼窩炎症（性症候群）（特発性眼窩偽腫瘍）
- 悪性リンパ腫
- 組織球症
- 内頸動脈海綿静脈洞瘻（硬膜動静脈瘻）
- GPA (granulomatosis with polyangiitis)
- アミロイドーシス：47歳の男性が4年の経過で，ゆっくりと進行する複視と，左眼球突出を認め，痛みを伴った．内直筋の腫大，点状の石灰化を認めた．T2強調像では不均一な低信号を示し，均一な造影効果を認めた[11]．
- 転移性腫瘍：ときに急性の発症をし，視力低下，複視，眼瞼下垂，腫瘤を触れる．筋肉腫大のみではなく，より腫瘤状になる．血行転移であり，乳癌 (39%)，腎癌 (11%)，肺癌 (9%) が主な原発巣である．しかし，いずれの年代においても，胃腸系も調べておく必要がある．視力低下 (43%)，複視 (30%)，眼瞼下垂 (73%)，疼痛 (12%)，頭蓋内圧亢進症 (12%) である．59歳，男性で，多発性脳梗塞があり，2か月後に眼球運動時の痛みと，複視を示し，さらに，両側の視力低下を示した．尿路上皮癌の転移であった[10]．また，外直筋，下直筋の腫大があり，眼窩脂肪に T2強調像にて低信号を示し，眼球陥凹を認めた乳癌からの転移例がある．女性で，眼球陥凹を伴う，両側性眼窩内病変は硬性（スキルス）線維性乳癌からの転移性眼窩腫瘍に pathognomonic な所見とされる[12]．
- IgG4関連疾患：27例中24例 (89%) に外眼筋腫大があり，両側 (88%)，外直筋が最も多い (71%)．外眼筋の腱の腫大は96%にあり，涙腺腫大は70%，眼窩内脂肪への浸潤所見は44%，眼窩下神経の腫大は30%，副鼻腔病変の合併は89%であり，海綿静脈洞/Meckel 腔の進展は11%であった[13]．
- クローン病：稀ではあるが，眼球症状が起こる．上強膜炎，強膜炎，ぶどう膜炎が多いが，眼窩筋炎もありうる[14]．

図2 甲状腺眼症

A　T1強調像　　　　　　　　　　　　　　B　脂肪抑制T2強調冠状断像

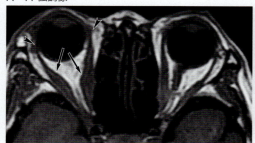
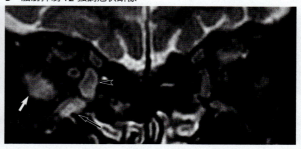

70代，女性．Basedow病と重症筋無力症を合併している患者が最近になり右眼の上転・内転障害を来し，眼球が突出してきた．
A：T1強調像：右眼球突出があり，右内直筋および外直筋の筋腹を中心とした腫大を認める（→）．外眼筋腫大は眼球付着部ではない（▶）．
B：脂肪抑制T2強調冠状断像：右下直筋（→），内直筋（▶），外直筋（⇨）に腫大を認め，高信号がある．炎症を伴っていると考えられる．外転筋のみが腫大していることは甲状腺眼症ではなく，その際には他の疾患を考慮する．

図3 眼窩筋炎（特発性眼窩炎症）

A　T2強調冠状断像　　　　　　　　　　　B　T1強調横断像

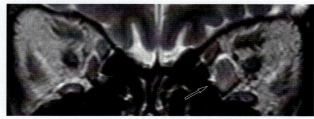
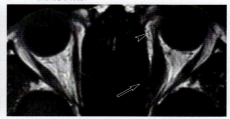

71歳，男性．16日前起床時より複視を自覚した．1週間ほど前より左眼の奥がじんわりと痛むことがある．眼科にて左眼の外転障害とされた．
A：T2強調冠状断像：左内直筋の腫大があり，高信号を示す（→）．その他の外眼筋には著変を認めない．
B：T1強調横断像：左内直筋の腫大は筋腹が中心であり（→），眼球付着部（▶）には著変を認めない．
補足：抗甲状腺抗体は陰性であり，ステロイドに速やかに反応し，臨床症状の改善と内直筋の腫大の消失があり，眼窩筋炎と診断された．甲状腺眼症との鑑別は腫大が内直筋のみであり，急激な発症の際には眼窩筋炎がより可能性が大きい．

図4 眼窩筋炎（特発性眼窩炎症）

脂肪抑制T2強調冠状断像

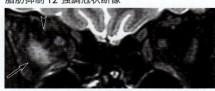

31歳，女性．3週間ほど前より，左を見ると右眼に違和感を覚え，痛みが出現した．さらに，ぼやける感じや頭痛が出現した．右眼の内転障害がある．
脂肪抑制T2強調冠状断像：右外直筋の腫大と高信号を認める（→）．その内側部に毛羽立ちもあり（▶），眼窩内脂肪組織の異常の疑いがある．
補足：甲状腺眼症では外直筋のみが侵されることは非常に稀である．甲状腺機能は正常で，甲状腺自己抗体も正常であり，眼窩筋炎と診断し，ステロイドにて治癒した．

側性もある（図2）．下直筋，内直筋，上直筋の順である．眼球を下直筋から内側に回ると覚えるとよい．腫脹は紡錘状を示し，眼球付着部位は腫大を免れることが多い．この腫大の形態はT1強調横断像がわかりやすいので，撮像が必要である．STIR法あるいは脂肪抑制後のT2強調像では，外眼筋の炎症があると高信号を示すのでとらえることができる[15]．

鑑別診断

眼窩筋炎が主要な鑑別である（図3～5）．

図5 眼窩筋炎（特発性眼窩炎症）

A　脂肪抑制T2強調冠状断像

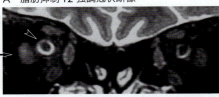

B　T1強調像

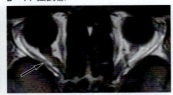

> 81歳，男性．22日前に，夜中に右眉間に痛みがあった．翌朝起きると顔が腫れており，右目が開かず，複視と右目のかすみを認めた．眼科を経て，当院に入院した．両側視力低下，全外眼筋麻痺（特に右外転制限）を認め，右目の圧痛が持続していた．

A：脂肪抑制T2強調冠状断像：右外直筋の腫大と高信号を認める（→）．右優位に両側視神経の軽い腫大と周囲くも膜下腔の拡大がある（▶）．右下直筋，上直筋，左外直筋，下直筋，上直筋にも腫大がある．
B：T1強調像：右視神経の腫大を認める（→）．
補足：両側性の外眼筋腫大があり，下直筋を含んでいる．しかし，痛みを伴い，急性発症であり，外眼筋炎も考慮すべきであり，ステロイドで治癒した．

表1 ● 眼窩筋炎（特発性眼窩炎症）と甲状腺眼症の鑑別（文献9，18より一部改変して転載）

		眼窩筋炎	甲状腺眼症
臨床所見	進行速度	急性/亜急性（日〜週）	比較的緩徐（週〜月）
	疼痛	しばしば，眼球運動で増悪	稀：眼窩部不快感
	眼瞼下垂	しばしば	稀
	眼瞼後退	なし	しばしば
	眼球運動障害	罹患筋と同方向に制限	肥厚筋と反対方向に制限
	症状の日内変動	稀	しばしば
	ステロイドへの反応	劇的に改善：時に再発	反応するも緩徐
画像所見	両側性	稀	多い（80％）
	脂肪織への炎症波及	しばしば	ほとんどなし
	筋付着部の腫大	しばしば	稀（筋腹の腫大が特徴）
	好発筋	外・内直筋	下直筋，内直筋，上直筋の順（外直筋単独の腫大はない）

表1を参照．

甲状腺眼症では下直筋の腫大が最も多く，腫大した下直筋とは反対側への制限，すなわち，上転制限が多い．しかし，急性に発症し，眼痛を伴い，上転制限と下直筋の腫大があったが，外眼筋炎であった例もある．

眼窩筋炎を含む炎症性眼窩偽腫瘍は特発性眼窩炎症（idiopathic orbital inflammation）と称されるようになった．その中で，眼窩外への進展を認められる例もあり，頭蓋内あるいは上顎洞への進展を認めることがある．そのような例では，血管炎あるいは肉芽腫を否定するために，生検が必要とされる[16)17)]（特発性眼窩炎症に関しては，3章4，p.310中枢神経系アスペルギルス症，鑑別診断の眼窩先端部症候群も参照）（外眼筋腫大の鑑別には p.794 追加情報を参照）．

3 海綿静脈洞における硬膜動静脈瘻（dural arteriovenous fistula：dAVF）

臨床

dAVFは硬膜に発生する動静脈シャントであり，後天性の疾患とされる．海綿静脈洞（cavernous sinus：CS）はその好発部位の一つである．外頸動脈の多くの分枝，内頸動脈硬膜枝が栄養動脈となり，CSの硬膜にてシャントを形成する．流出静脈は前方の眼静脈と後方の下錐体静脈洞（inferior intercavernous sinus：IPS），翼突静脈叢（pterygoid plexus：PP）が主となる．

臨床症状としては，上眼静脈への逆流による眼球結膜充血，眼球突出，眼圧上昇と，CS内圧の上昇による外転神経麻痺，動眼神経麻痺で

図6 MRA基画像での海綿静脈洞内での正常逆流

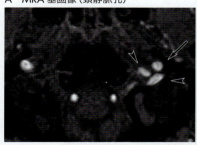
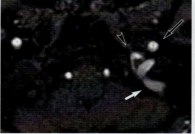
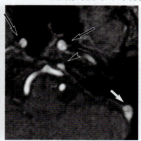
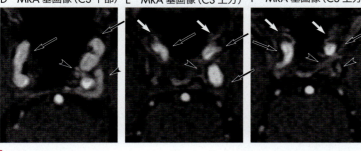

年齢，病歴は本文参照．
A，B：MRA基画像（**A**；頸静脈孔，**B**；**A**より上）：左内頸静脈が高信号を示す（▶）．それに連続するようにS状静脈洞が高信号を示す（⇨）．→：内頸動脈．
C：MRA基画像（CSより下方）：左下錐体静脈洞（▶），横静脈洞（⇨）が高信号を示す．→：内頸動脈．
D：MRA基画像（CS下部）：両側内頸動脈が認められる（→）．左CSでは，それ以外の血流があり，高信号を示す（▶）．左CSは拡張しているように見える．
E，F：MRA基画像（CS上方）：内頸動脈（→）から眼動脈（⇨）が起始する．逆流と考えられるflowがあるが，内頸動脈に比べて信号強度が低くなっている（▶）．
補足：左内頸静脈から連続的に，S状静脈洞，横静脈洞，IPSにMRA基画像にて高信号を認め，さらに，左CS内にも内頸動脈以外のflowを認める．その他の部位と同様に，CSのflowも逆流による正常変異と考えられる．16か月前の他院のMRAも同様な所見であり，臨床的にも，CSの異常を示す臨床症状がない．

ある[19]．

画像所見

◎ CSにおけるMR血管撮影（MR angiography：MRA）正常所見

Watanabeらは3Tによるtime of flight（TOF）法MRAの基画像を検討し，406例のうち，110例（27.1％，108例が左，10例が右，両側が8例）にCS内に内頸動脈以外の血流（flow）を認めた．翼突静脈叢（pterygoid plexus：PP）単独で認められたのが67例，PPとCS内のflowを一緒に認めたのが，43例であった．flowは左に有意に多い．また，171例は脳血管撮影を施行しているが，dAVFを1例も認めていない[20]．実際にはPPと，CSからの導出静脈（emissary vein：EV）との区別が困難なので，両者を一緒に解釈している．IPSも70例に認められている．内頸静脈やS状静脈洞と同様に，正常な逆流によって，PP/EVおよびIPSが認められるとされた．

Kimらの報告はTOF MRA 8例のうち，同側頸静脈の逆流による高信号が認められたのが5例で，認められないのが3例あった．dAVF群7例では，1例も頸静脈に高信号を認めていない．造影後MRAの動静脈相にて，CSの早期造影は逆流群では15例全例になく，dAVF群では6例全例に認められた．また，造影後MRAの動静脈相にて，頸静脈への導出は18例の逆流群では認められないが，dAVF群では13例全例に認められている[21]．

図7 硬膜動静脈瘻（海綿静脈洞）

A　T2強調像　　　　　　B　MRA基画像　　　　　　C　MRA基画像

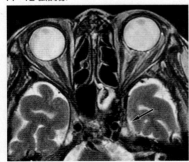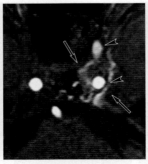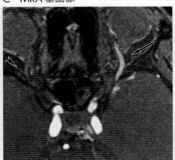

D　脂肪抑制T2強調冠状断像　　E　左外頸動脈造影（側面像）

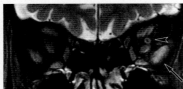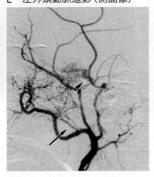

82歳，女性．約2年前に，顔面痛と複視があり，他院にてTolosa-Hunt症候群と診断され，ステロイドパルス，その内服を受けた．糖尿病のコントロールが不良となり，ステロイドを中止した．症状が悪化し，再び，ステロイドの内服をしたが，症状は残存した．約1か月前より，複視の増悪を認めた．左外転・内転・上転障害があり，左直接対光反射の消失を認め，眼球結膜血管拡張があった．

A：T2強調像：左海綿静脈洞内に内頸動脈以外のflow voidsを認める（→）．
B：MRA基画像：左海綿静脈洞内に内頸動脈を認める（▶）．海綿静脈洞には拡張があり，その外縁に沿って，内頸動脈とは異なる異常な血流が高信号として認められる（→）．
C：MRA基画像：左上眼静脈の拡張を認める（→）．右上眼静脈は正常である（▶）．なお，内頸静脈からの逆流を示す，S状脈洞，横静脈洞には高信号を認めない（非掲載）．
D：脂肪抑制T2強調冠状断像：左下直筋の腫大と高信号を認める（→）．左上眼静脈が拡張している（▶）．
E：左外頸動脈造影（側面像）：左副硬膜動脈（accessory meningeal artery）（→）を主栄養動脈とする硬膜動静脈瘻があり，海綿静脈洞（▶）が動脈相早期に造影される．
補足：三叉神経第1枝と第2枝，動眼神経，外転神経，滑車神経障害，交感神経の障害があり，海綿静脈洞症候群である．MRAが必須である．MRA基画像をきちんと見れば，診断は容易である．海綿静脈洞部での硬膜動静脈瘻にて，外眼筋の腫大（本例では外直筋）が認められることがある[22)23)]．

・自験MRAにおけるCS内のflowが認められた正常症例（図6）

68歳，男性．2か月目に左，右と交互に出現した一過性の閃光があり，眼科，神経内科を受診した．両者共に，異常を認められなかった．1年4か月前に，健康であったが，脳ドックを受診し，左dAVFが疑われたので，当院でもMRIが行われた（図6）．MRA基画像にて，左内頸静脈，左S状静脈洞，左横静脈洞，左IPSが高信号を示し，逆流がある（図6-A～C）．さらに，左CSでは内頸動脈外に明らかな高信号を示し，血流（flow）と考えられる構造がある（図6-D）．しかし，より上方のスライスで見ると，内頸動脈から眼動脈が起始する部位より上方では，内頸動脈以外の逆流を示す血流は信号強度が低下し，内頸動脈と比べると信号強度が低い（図6-E，F）．左内頸静脈，S状静脈洞，横静脈洞，IPSと同様に，左CS内のflowは逆流による正

図8 硬膜動静脈瘻（海綿静脈洞）

A　MRA 基画像（頸静脈孔）　　B　MRA 基画像（CS 下方）　　C　MRA 基画像（CS）

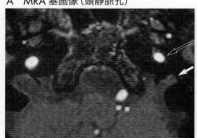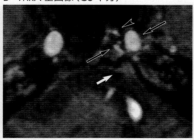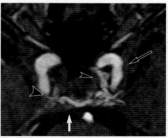

D　MRA 基画像（眼動脈起始部）　E　MRA 基画像（眼動脈起始部）　F　左内頸動脈造影（正面像）

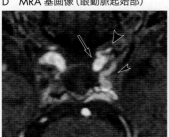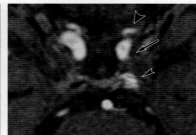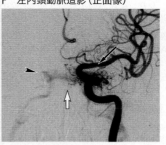

70 歳，男性．約 2 か月半前に，スイッチなどを見た際に，右の視界が回転し，上下に延びているように見えた．1 週間後には左眼瞼下垂が出現した．約 4 週間前に，近医にて，ステロイド投与され，徐々に症状が改善した．当院にて，左滑車神経麻痺，左動眼神経麻痺と診断され，MRI を撮像した．

A：MRA 基画像（頸静脈孔）：内頸静脈には高信号を認めない（⇨）．S 状静脈洞，横静脈洞も高信号を示さない（非掲載）．→：左内頸動脈．
B：MRA 基画像（CS 下方）：左内頸動脈を認める（→）．その周囲に高信号を認め（▶），異常血管と考えられる．左 IPS が拡張しているが，高信号を示さない（⇨）．
C：MRA 基画像（CS）：左 CS にて，内頸動脈（→）の内側に，高信号を示す血流（→）が認められる．海綿静脈洞間静脈洞（⇨）を介して，右 CS にも内頸動脈以外の血管を認める（▶）．
D，E：MRA 基画像（眼動脈起始部）：左 CS には，内頸動脈（→）の外側（D；▶）および後部（E；▶）に血流を認める．左滑車神経麻痺，動眼神経麻痺の存在もあり，異常であり，CS での dAVF と診断した．
F：左内頸動脈造影（正面像）：左内頸動脈海綿静脈洞部から細い血管が造影され（→），海綿静脈洞間静脈洞（⇨）を介して，右CS（▶）が造影される．dAVF である．
補足：正常変異である逆流（図 6）とは異なり，内頸静脈から IPS のいずれの血管も高信号を示さず，CS の上方でも異常血管を認める．その 2 点が，正常の逆流とは異なる点である．また，滑車神経および動眼神経麻痺があり，決して正常の逆流と考えてはならない．

常変異と考えられる．

◎ CS における dAVF（図 7〜9）

dAVF では，患側の CS が拡張し，T2 強調像にて異常な flow voids が多数認められる．MRA 基画像では，CS より下方のスライスでは，横静脈洞あるいは S 静脈洞には高信号を認めず，逆流はない．正常逆流との鑑別に最も重要な点である．さらに，CS の辺縁に沿って点状，線状の高信号があり，拡張した硬膜枝と考えられる．また，CS の上部でも，CS 内の異常な flow は内頸動脈に近い高信号を示す（図 7〜9）．特に図 9 では硬膜の外縁に沿った高信号が認められ，拡張した硬膜動脈を示し，特徴的である．

CS 内にはその他に以下の病変がある（表 2，図 10）．

また，傍鞍部に石灰化を来す疾患は key point 3 および図 10 を参照．

図9 硬膜動静脈瘻（海綿静脈洞）

A　T2強調像　　　　　　　　B　MRA基画像　　　　　　　C　MRI基画像

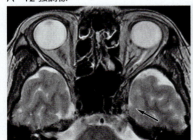 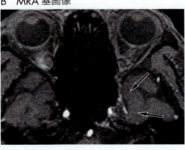 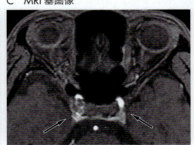

68歳，女性．4か月前より，左眼周囲の疼痛を認めた．鎮痛剤が段々と効かなくなり，当院を受診し，入院となった．左・上方視にて増悪する左眼周囲の疼痛を認めた．視力に異常はなく，左 iii，IV，VIに軽度の不全麻痺があった．

A：T2強調像：左CSの拡張があり，その内部に内頸動脈以外の細いflow voidsを多数認める（→）．
B：MRA基画像：左CSの外縁の硬膜に沿って点状の高信号があり（→），拡張した硬膜動脈を示す．
C：MRI基画像：両側内頸動脈以外のflow（高信号）がCS内に存在する．
補足：左CSの外縁（硬膜）に沿って，高信号をMRA基画像にて認め，拡張した硬膜動脈を見ており，明らかに異常である．

図10 髄膜腫（海綿静脈洞内）

A　FLAIR像　　　　　　　　B　脂肪抑制造影後T1強調像

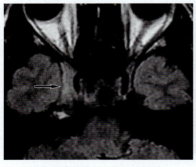 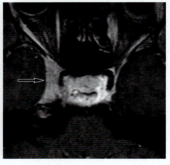

C　脂肪抑制造影後T1強調冠状断像　　D　単純CT

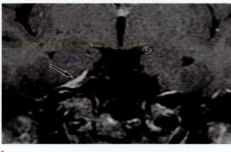 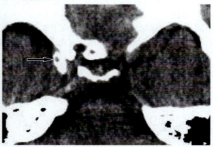

40代，女性．3か月前より右眼が内側に向いていることに気づく．右瞳孔散大，右眼瞼下垂，右眼球運動障害を認め，右動眼神経麻痺がある．

A：FLAIR像：右海綿静脈洞の外側縁が，左に比べて外側に突出している（→）．
B：脂肪抑制造影後T1強調像：右海綿静脈洞の外縁が左に比べて腫大し，内部に均一な造影効果を認める（→）．
C：脂肪抑制造影後T1強調冠状断像：右小脳天幕に左より広い範囲に造影効果を認め，dural tail signの疑いがある（→）．
D：単純CT：右海綿静脈洞内に石灰化を認める（→）．
補足：均一な造影効果，dural tail sign，CTでの石灰化より髄膜腫を疑い，手術にて確認．海綿静脈洞内にて動眼神経を圧迫していると考えられた．

key point　【3．傍鞍部の石灰化を示す病変[24]】
- 内頸動脈動脈瘤
- 内頸動脈の動脈硬化性変化
- 軟骨肉腫
- 軟骨腫
- 脊索腫
- 頭蓋咽頭腫
- 肉芽腫
- 髄膜腫
- 奇形腫
- 骨軟骨腫
- アスペルギルス症
- SLE

表2 ● 海綿動静脈洞内の主な病変
- 軟骨肉腫
- 脊索腫
- 黒色細胞腫
- 脂肪
- Tolosa-Hunt症候群
- 感染
- 悪性リンパ腫
- 髄膜腫（図10）
- 転移（経神経性の進展もある）
- 下垂体腺腫
- 神経鞘腫（第3～6脳神経）
- 形質細胞腫
- 血管病変（拡張した内頸動脈，内頸動脈海綿静脈動静脈瘻，海綿状血管腫，海綿静脈洞血栓症）

4　外転神経麻痺

臨床

・外転神経核

　外転神経核に病変があると，同側の外転筋麻痺と同側の注視麻痺が起きる．後者は外転神経介在ニューロンが侵されることによる．このニューロンは反対側の動眼神経核に，反対側の内側縦束を介して，軸索を送っている[25]．

　MRI上での外転神経核の位置を把握することが重要である（p.33，1章2，大脳白質図5-B参照）．また，外転神経核の周りを顔面神経が通るので，顔面神経麻痺を伴うことが多い両側の外転神経麻痺を起こし，MRIにて外転神経核に高信号をT2強調像にて示す病変にWernicke脳症がある（p.660，8章1 Wernicke脳症図4を参照）[26]．

・偽性脳腫瘍症候群（特発性頭蓋内圧亢進症）

　くも膜下腔での外転神経障害を呈する原因で最も多いのは頭蓋内圧症候群である（10章，p.760偽性脳腫瘍症候群参照）．この際には同側の三叉神経も伸ばされて，その障害として，同側顔面痛を伴うことがある[25]．

・Dorello管

　両側外転神経麻痺：両側の外転神経を侵す病変に斜台から発生する悪性リンパ腫があり，高齢発症，頭痛（後頸部痛）と外転神経麻痺が特徴とされる[27]．外転神経がDorello管を通って海綿静脈洞に入る付近にて，悪性リンパ腫に侵されることによる（悪性リンパ腫に関してはp.1017，16章3，悪性リンパ腫を参照）．

・海綿静脈洞内

　海綿静脈洞では外転神経は，硬膜壁内に存在する他の脳神経とは異なり，内頸動脈の下部で海綿静脈洞内に浮いているような状態になっている[25]．

　この部位での硬膜動静脈瘻（内頸動脈の硬膜枝から，海綿静脈洞への動静脈瘻）により，外転神経麻痺を呈することがあり，拡張した血管による直接の圧迫，血流盗血による虚血静脈性うっ滞，さらに静脈うっ滞による外眼筋腫大が考えられる（図7）[23]．

・眼窩内

　外転神経は上眼窩裂より眼窩内に入り，外転筋を支配する．外転筋の障害，眼窩筋炎に関しては本章1-2甲状腺眼症の図4（p.785）を参照．

5　外眼筋障害を含む多発性脳神経障害

臨床と画像

　頭蓋底病変による多発性脳神経障害は症状の組み合わせで，眼窩先端部症候群(OAS)，海綿静脈洞症候群(CSS)，頸静脈孔症候群などを呈する(眼窩先端部症候群，海綿静脈洞症候群，上眼窩裂症候群に関しては3章4，アスペルギルス症本文内 memo (p.308)参照)．

　多発性脳神経障害を呈し，原因不明のまま治療を開始した頭蓋底病変について，松村は報告している[24]．外眼筋障害を認めた例は15例あり，その内の11例はOASであり，3例はCSSであり，1例は左外転神経麻痺と右顔面神経麻痺であり，その原因は神経サルコイドーシスであった．原因別では，OAS 11例の内，9例は感染症であり，全例真菌症の関与があった．非感染性のOAS 2例の原因は骨肉腫と肥厚性硬膜炎がそれぞれ1例ずつである．一方，CSSの3例の内，1例が感染症(細菌性)である．他の2例は非感染症で，1例は海綿静脈洞における動静脈瘻で，残りの1例は肥厚性硬膜炎である．

・OASを起こす真菌症

　OASを示す例に真菌症が非常に多いことは注意すべきことである．「感染症か否か」の鑑別に発熱，髄膜刺激症候，脳脊髄液細胞数は感度が低く，特に真菌症ではその傾向が顕著であった．髄膜脳炎を合併していないときには，発熱，髄膜刺激症候，脳脊髄液細胞数が正常であっても真菌症は否定できない．脳脊髄液蛋白は非特異的な所見であり，診断の核とはならない．炎症反応は特異度が低く，感度は高いが，真菌症では偽陰性率が22.2%である．真菌マーカーも陽性率が低い．一方，耐糖能異常や耳鼻科領域感染症の有無はともに感染症の危険因子であり，過去報告例からも注意すべき情報と考えられるとした[28]．

　結論として，上記報告では糖尿病などの易感染状態，副鼻腔炎・中耳炎などの耳鼻科領域感染症，高齢，病変がT2強調像にて低信号，造影効果の存在は真菌感染症を考慮するとしている[28]．また，本邦で報告されたアスペルギルス感染によるOAS 31例中16例が糖尿病を合併していると報告されており[29]，糖尿病のOAS患者例ではアスペルギルス症を考える．

　松村は画像所見に関しては真菌症9例の内，8例が病変部が低信号をT2強調像にて示し，非感染症では8例中5例が病変部が低信号を示した．それ故に，造影される病変で，T2強調像での低信号は感度は高いが，特異度は低いとしている[28]．しかし，非感染症の8例中に，4例が特発性肥厚性硬膜炎であり，これらの肥厚した硬膜がT2強調像にて低信号を示すのに対して，病変のある視神経がT2強調像にて低信号を認めるアスペルギルス症とは画像所見が異なると考える．ただし，アスペルギルス症でも肥厚性硬膜炎の形態を取ることがあるので，注意が必要である(アスペルギルス症についてはp.305，3章4，真菌症，アスペルギルス症を参照)．

6　眼筋麻痺性片頭痛

臨床と画像

　診断基準がある．少なくとも2回の発作があり，その発作が片頭痛様の頭痛であり，一緒にあるいは発作から4日以内に，動眼神経・滑車神経・外転神経のいずれかの麻痺を伴い，他の疾患を除外できることである．小児では稀である．MRIでは上記神経の神経根進入部に腫大と造影効果を認める[30)31)]．しかし，Markらは6例の本症の画像所見を報告している[32]．全例，患側の動眼神経に腫大と造影効果を認めている．全例に，数週間後には症状の改善と造影効果の消失を認めている．しかし，患者の年齢は，3歳，5歳，8歳が含まれており，その他も，12歳，23歳，27歳といずれも若い．

参考文献

1) Sweeney PJ, Hanson MR: Cranial neuropathies. *In* Bradley WG, Daroff RB, Fenichel GM, Jankovic J (eds); Neurology in clinical practice, 4th ed. Butterworth-Heinemann, Philadelphia, p.2107-2123, 2004.
2) 国際頭痛学会・頭痛分類委員会(編): 国際頭痛分類第2版日本語版. 日本頭痛学会雑誌 31: 13-188, 2004.
3) 片田栄一: 海綿静脈洞症候群とTolosa-Hunt症候群. 神経内科 70: 22-28, 2009.
4) Yousem DM, Atlas SW, Grossman RI, et al: MR imaging of Tolosa-Hunt syndrome. AJNR Am J Neuroradiol 10: 1181-1184, 1989.
5) Schuknecht B, Sturm V, Huisman TA, Landau K: Tolosa-Hunt syndrome: MR imaging features in 15 patients with 20 episodes of painful ophthalmoplegia. Eur J Radiol 69: 445-453, 2009.
6) Mark AS, Blake P, Atlas SW, et al: Gd-DTPA enhancement of the cisternal portion of the oculomotor nerve on MR imaging. AJNR Am J Neuroradiol 13: 1463-1470, 1992.
7) 田村麻子, 谷口彰, 落合直美・他: 脂肪抑制MRI T2強調画像で病巣側に"tram-track" signと"donut configuration"がみられたTolosa-Hunt症候群. 臨床神経 48: 271-274, 2008.
8) Kraus RR, Kattah J, Bortolotti C, Lanzino G: Oculomotor palsy from an unruptured posterior communicating artery aneurysm presenting with cerebrospinal fluid pleocytosis and enhancement of the third cranial nerve. Case report. J Neurosurg 101: 352-353, 2004.
9) 三村治, 保科幸次: 甲状腺眼症. 神経内科 70: 29-35, 2009.
10) Weinstein JI, et al: Clinical Reasoning: A 59-year-old man with multifocal strokes, then subsequent painful eye movements and diplopia. Neurology 87: e231-e236, 2016.
11) Okamoto K, et al: Focal orbital amyloidosis presenting as rectus muscle enlargement: CT and MR findings. AJNR Am J Neuroradiol 19: 1799-1801, 1998.
12) Meltzer DE, et al: Case 152: orbital metastatic disease from breast carcinoma. Radiology 253: 893-896, 2009.
13) Tiegs-Heiden CA, et al: Immunoglobulin G4-related disease of the orbit: imaging features in 27 patients. AJNR Am J Neuroradiol 35: 1393-1397, 2014.
14) Biotti D, et al: Teaching NeuroImages: Painful diplopia and Crohn disease: Think about orbital myositis. Neurology 87: e68-e69, 2016.
15) Mayer EJ, Fox DL, Herdman G, et al: Signal intensity, clinical activity and cross-sectional areas on MRI scans in thyroid eye disease. Eur J Radiol 56: 20-24, 2005.
16) Mahr MA, Salomao DR, Garrity JA: Inflammatory orbital pseudotumor with extension beyond the orbit. Am J Ophthalmol 138: 396-400, 2004.
17) Freitag SK, Cunnane ME, Yoon MK, et al: Case records of the Massachusetts General Hospital. Case 18-2015. A 41-year-old woman with decreased vision in the left eye and diplopia. N Engl J Med 372: 2337-2345, 2015.
18) 山脇健盛, 櫻井圭太: 眼窩筋炎. 神経内科 70: 36-44, 2009.
19) 鶴田和太郎・他: dAVFの血管内治療(海綿静脈洞部). Clinical Neuroscience 35: 1216, 2017.
20) Watanabe K, et al: Normal flow signal of the pterygoid plexus on 3T MRA in patients without DAVF of the cavernous sinus. AJNR Am J Neuroradiol 34: 1232-1236, 2013.
21) Kim E, et al: MRI and MR angiography findings to differentiate jugular venous reflux from cavernous dural arteriovenous fistula. AJR Am J Roentgenol 202: 839-846, 2014.
22) van der Pol CB, Chakraborty S, Gao J, et al: Imaging anatomy and pathology of extraocular muscles in adults. Can Assoc Radiol J 65: 366-371, 2014.
23) Huang JF, Toledano M, Katz BS, et al: Teaching neuroimages: Seeing double: intercavernous sinus dural arteriovenous fistula causing bilateral abducens palsy. Neurology 78: e95-e96, 2012.
24) Grossman RI, Yousem DM: In Neuroradiology, 2nd ed. Mosby, St. Louis, p.551-558, 2003.
25) Alberstone CD, Benzel EC, Najm IM, et al: Anatomic basis of neurological diagnosis. Thieme, New York, p.438-440, 2009.
26) Zuccoli G, Santa Cruz D, et al: MR imaging findings in 56 patients with Wernicke encephalopathy: nonalcoholics may differ from alcoholics. AJNR Am J Neuroradiol 30: 171-176, 2009.
27) 横手顕, 坪井義夫, 福原康介・他: 後頸部痛, 両側外転神経麻痺を呈した頭蓋底斜台部原発悪性リンパ腫の83歳女性例. 臨床神経 52: 245-250, 2012.
28) 松村晃寛, 今井富裕, 齊藤正樹・他: 原因不明のまま治療開始した頭蓋底病変の予後 多発性脳神経障害を呈した感染症を中心に. 臨床神経 53: 9-18, 2013.
29) 横田順子, 佐藤淳子, 荒川敦・他: 浸潤性アスペルギルス症による眼窩先端部症候群を発症し頭蓋内へ病巣の拡大がみられた2型糖尿病の1例. 糖尿病 57: 699-705, 2014.
30) Ambrosetto P, Nicolini F, Zoli M, et al: Ophthalmoplegic migraine: From questions to answers. Cephalalgia 34: 914-919, 2014.

31) Jones ALC, Kirmi O: Ophthalmoplegic migraine. Case of the week. March 14, 2016. AJNR Am J Neuroradiol
32) Mark AS, Casselman J, Brown D, et al: Ophthalmoplegic migraine: reversible enhancement and thickening of the cisternal segment of the oculomotor nerve on contrast-enhanced MR images. AJNR Am J Neuroradiol 19: 1887-1891, 1998.

追加情報 p.716, 786 参照

ステロイドが効かない外眼筋腫大を呈した多発血管炎性肉芽腫症（GPA）- 外眼筋腫大を来す炎症性疾患の鑑別診断

18歳，男性．33か月前には右眼の眼痛と眼窩周囲の腫張を呈した．その当時のMRIでは，右下直筋，内直筋，上直筋の腫大があった．T2強調像では高信号を示し，造影効果を腫大した筋肉に認めた．診断が付かずにステロイド投与が施行され，メトトレキセートも追加された．再燃と寛解を繰り返した．4か月前から左眼の痛みが出現し，複視と左眼球突出があり，ステロイドが無効であった．左内直筋と下直筋に腫大があり，強い造影効果があったが，内直筋中央部には造影効果の弱い部位があり，壊死が疑われた．件付着部には腫大はなく，腫大した筋肉はT2強調像にて高信号を示し，浮腫が疑われた．左眼球の軽度の突出がある．右眼と副鼻腔は正常であった．

一次性の眼窩炎症性疾患が鑑別となる．甲状腺眼症，サルコイドーシス，IgG4関連疾患，GPA，特発性眼窩炎症である．

甲状腺眼症として上眼瞼後退がなく，画像での内直筋の不均一な造影効果が合わない．

サルコイドーシスは眼窩内では，涙腺の炎症が最も多い．その他に，脂肪織への浸潤，視神経症への浸潤，外眼筋の炎症がある．ステロイドが有効であり，多くは涙腺の炎症を伴う．

IgG4関連疾患の1/4は眼窩疾患を伴う．涙腺，脂肪織，外眼筋，頭蓋内あるいは眼窩神経（下眼窩神経が代表）が侵される．IgG4の上昇は半分のみである．約半分の患者はアレルギー性鼻炎/副鼻腔炎あるいは喘息を持っている．この患者にはあった．25%以上の生検にて確定した本症の患者には顎下腺が侵され，この患者も9か月前にあった．それ故に，本例も可能性がある．

GPAは全身性では，血管，呼吸器，腎が侵されるが，限局性では呼吸器，副鼻腔あるいはその進展先として眼窩が侵される．眼窩病変は全身性および限局性共に，約半数に認められる．副鼻腔病変があり，その近傍の眼窩円錐外病変として存在したり，びまん性の眼窩内，あるいは涙腺を侵す病変として存在する．鼻腔/副鼻腔に骨破壊性病変を認め，鞍鼻を形成する．ANCA陽性は本症を示唆するが，眼窩病変では20%のみが陽性となる．本症例に認められた治療に反応しないことや，唾液腺炎の存在，さらに，MRIでの内直筋の中央部に造影効果のない部位が壊死を表している可能性があり，GPAのような壊死化の経過を辿る疾患が考えやすい．

特発性眼窩炎症は除外診断が必要な疾患であり，約10%は両側性である．治療に反応しない例では，生検が必要である．

壊死を示唆する内直筋の画像所見，唾液腺腺炎の既往より，GRPが最も考えられた．しかし，サルコイドーシス，IgG4もかぶさる所見があり，否定できないとされたが生検が施行され，GPAとなった．ステロイドの効かない外眼筋腫大を呈する眼窩炎症性疾患の鑑別に役に立つ論文である[33]．

33) Lefebvre DR, et al: Case 39-2018: An 18-Year-Old Man with Diplopia and Proptosis of the Left Eye. N Engl J Med 379: 2452-2461, 2018.

2 三叉神経障害

1 三叉神経痛（trigeminal neuralgia：tic douloureux）

臨床
三叉神経第2および3枝領域に一側性に起こる痛みである．数秒～数分持続するショック様の顔面痛である．80～90%は三叉神経に対する血管による圧迫で起こる．その他は多発性硬化症，動脈瘤，腫瘍である[1]．下記に示すように脳梗塞もある．

撮像方法
FIESTA法（あるいはCISS法）によって三叉神経をとらえることが必要である．血管の圧迫，あるいは腫瘍などによる圧迫が認められる[2]．

画像所見

1. 血管による神経圧迫（図1）
三叉神経が橋から出て直後に，脳槽内において動脈による圧迫を受けると三叉神経痛が起こる[2]．しかし，時に症状がない例でも動脈が三叉神経に接していることはある．

2. 類上皮腫（図2）
小脳橋角部（脳槽内）に主にできる腫瘍であり，T2強調像あるいはT1強調像では髄液と同様な信号強度を示し，脳槽内では見えにくいことがある．しかし，FIESTA法では明瞭な低信号として，高信号を示す脳槽内に認められる[3]．

図1 三叉神経痛（血管圧迫）

A　FIESTA法

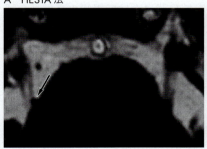

B　FIESTA法

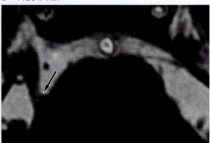

70代，男性．右三叉神経痛を認める．
A，B：FIESTA法：右三叉神経出口部に血管（→）を認め，三叉神経に対する血管圧迫を認める．

図2 三叉神経痛（類上皮腫）

A　FIESTA法

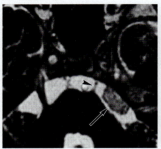

B　FIESTA法

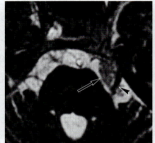

C　拡散強調像

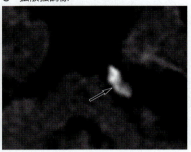

20代，女性．8か月前から，左三叉神経第3枝の発作的痛みがある．
A：FIESTA法：橋左くも膜下腔内に不均一な低信号を示す腫瘤を認める（→）．なお，左外転神経も同定できる（▶）．
B：FIESTA法：腫瘤（→）の中，あるいはその上部に左三叉神経（▶）を同定できる．
C：拡散強調像：腫瘤は高信号を示し，類上皮腫と診断できる（→）．

また，拡散強調像が高信号を示すことも特徴である[4]．

◆ 3. 脳梗塞

三叉神経痛あるいは三叉神経障害にて発症する脳梗塞がある．いずれも三叉神経入口部近傍橋内に，内側に向かう楔形の高信号を示す梗塞を認めている[5)6)]．Iizukaらは橋内部の三叉神経を侵すことによるしている[5]．一方，木下らの三叉神経痛を伴った症例では三叉神経入口部から尾側に梗塞巣が広がっており，三叉神経脊髄路核への経路の障害が三叉神経痛と関連しているとしている[6]．三叉神経障害（軽度の咬筋力低下）を呈した症例では，三叉神経主知覚核とその内側に存在する三叉神経運動核が障害されているとしている．

また，三叉神経痛と舌咽神経痛で発症し，延髄外側梗塞を示した例があり，三叉神経脊髄路核，孤束核，疑核が侵されたことによるとされている[7]．

2 三叉神経に関係した病変

A 脳実質内

臨床と画像

三叉神経の知覚根と運動根は橋内をそれぞれに対応した核に向かう．おそらくMRIにて認められるのは大きな知覚根と考える．その知覚根は橋被蓋にある三叉神経主知覚核と橋下部から頸髄上部に位置する三叉神経脊髄路核に向かう．

・帯状疱疹（herpes zoster）

Ohnukiらの例は知覚性三叉神経症であり，63歳，男性で，鼻腔にヘルペスの出現後，右口蓋のしびれ感に気がついた．そのしびれは右顎，頬から前頭部に広がった．症状出現14日目に入院し，右三叉神経第一枝から第三枝の障害を認めた．T2強調像にて右三叉神経根および橋内の三叉神経に沿って高信号を認め，造影効果を認めている．脱髄とされている[8]．

Umeharaらの例は口唇ヘルペス後の三叉神経症であり，三叉神経第三枝領域から，第一枝と第二枝領域に及ぶピリピリ感と腫脹感を呈した．MRIにて三叉神経脊髄路核と三叉神経脊髄路に異常を認めている．T2強調像での橋中部では高信号は橋被蓋の外側（顔面神経より外方），上部延髄では被蓋外方（中小脳右脚内方）に位置している[9]．

松島らは30代，男性で，経過中に口腔内水疱が出現したヘルペスにて，両側性の橋内病変，右優位両側性に視床VPM（後内腹側核）の位置に相当する部位に高信号をT2強調像にて示した例と，帯状疱疹および髄膜炎を起こし，延髄の三叉神経脊髄路核に高信号を示した例を報告した[10]．

・多発性硬化症（MS）

三叉神経神経の橋内の走行に沿って，三叉神経入口部から橋被蓋にかけて線状の高信号を認めた5例のMS例を報告している．全例，顔面知覚障害を認めている[11]．

・Sjögren症候群（SS）

三叉神経第三枝（V3）は運動神経を有し，咀嚼筋を支配する．咬筋（閉口機能に関与する），側頭筋（閉口機能），内側翼突筋（閉口機能），内側翼突筋（開口機能），顎舌骨筋，顎二腹筋の前腹，舌骨下筋などである．運動神経が障害されると開口時に下顎が障害側に偏位する．また，歯をかみ合わせた際に障害側の咬筋の収縮が弱いことから診断する[12]．

Flanaganらの報告例は64歳，男性で，唾液減少による口腔乾燥症（xerostomia）と眼球乾燥症（xerophthalmia）があり，右顎とほほのしびれが18か月の経過で進行した．左側のみで，食物を噛み，右側では舌を噛むことがあった．右V2とV3の神経障害があり，右咬筋，側頭筋の筋力低下と萎縮を認めた．前頭部の知覚と角膜反射は正常であった[13]．

上記症例では，MRIにて，右咀嚼筋群は萎縮していた．造影後にはV2とV3に造影効果を認

図3 | 三叉神経運動神経障害（Sjögren 症候群による）

A　T2強調横断像（上咽頭レベル）　　B　T2強調横断像（蝶形骨レベル）

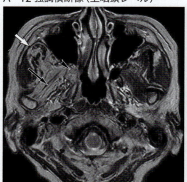 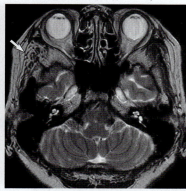

73歳，女性．SS があり，それによると考えられる右三叉神経運動神経障害による外側および内側翼突筋と側頭筋の萎縮を来した．
A：T2強調横断像（上咽頭レベル）：右外側翼突筋（→），内側翼突筋（▶），側頭筋（⇨）に萎縮と脂肪変性を認め，高信号を呈している．
B：T2強調横断像（蝶形骨レベル）：右側頭筋に萎縮と高信号を認める（⇨）．
補足：三叉神経第三枝には，三叉神経唯一の運動枝があり，咀嚼や閉口運動に関係している．SS ではこの運動枝の障害を呈することがある．感覚障害を伴っていることも多い．

めた．硬膜には造影効果はなかった．Sjögren 症候群であった[13]．自験例でも翼突筋と側頭筋に萎縮を認めた（図3）．

SS での三叉神経障害はよく知られた合併症であり，SS に伴う神経障害の16％にあるとされる．片側性で，ゆっくりと進行するのが特徴であり，知覚障害が主であり，脳神経における知覚神経節症とも言える[14]．

6か月までの急性あるいは亜急性の脱神経（denervation）による筋障害では，進行性の脂肪浸潤と水分の増加がバランスを取り，筋肉は T2強調像では高信号，T1強調像では等信号を示す．しかし，6か月を過ぎた慢性期では，筋萎縮がより目立ち，脂肪浸潤が進み，水分増加がなく，T2強調像および T1強調像ともに高信号を示す．SS による V3 領域の筋障害は見逃されている可能性がある[13]．

B 脳実質外

・三叉神経第一枝（眼神経）と第二枝（上顎神経）

第一枝が上眼窩裂を通り，海綿静脈洞に入るのに対して，第二枝は正円孔，翼口蓋窩を経て，海綿静脈洞に入る．そのため，上眼窩裂から海綿静脈洞前部の病変では，第一枝のみが侵され，第二枝が保たれることがある（図4）．

3 numb chin (numbness of the chin) syndrome（頤しびれ症候群）

臨床

三叉神経の下顎枝（第3枝）に沿った領域（頤および口唇など）に顔面のしびれを起こす疾患群である[15]．顔面における第3枝の支配領域がどのようになっているのかを把握する必要がある（p.44，1章3，三叉神経，図10参照）．27例の片側性の numb chin 症候群の内，原因疾患としては63％が侵襲性歯科治療であり，炎症は15％，悪性腫瘍は22％となっている[16]．悪性腫瘍ではリンパ球性増殖性腫瘍と乳癌が多い[15]．本症候群を示し，両側の顎下腺の腫大，口内乾燥，口渇を伴った例では，慢性硬化性唾液腺炎の報告がある[17]．肝癌の転移による例も報告されている[16]．

図4 三叉神経第一枝（眼神経）の障害（乳癌からの転移）

A　T2強調像
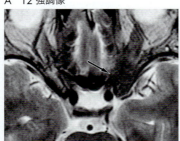

B　FIESTA
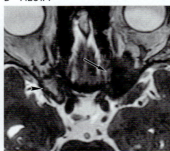

C　T1強調冠状断像
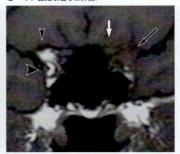

D　造影後T1強調像（他院）
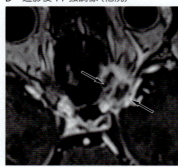

D　CT
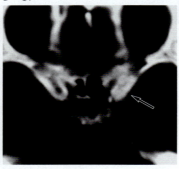

60歳，女性．11年前に右乳癌にて摘出術を施行した．数か月前に再発し，放射線＋化学療法中である．約1か月半前頃より左方視にて複視があり，10日前より左三叉神経第一枝領域の異常感覚を認めた．なお，第二枝領域には異常を認めず，視力障害もない．

A：T2強調像：左前床突起を中心に低信号を認め（→），異常である．
B：FIESTA：同様に，左前床突起を中心に低信号を認める（→）．右前床突起の骨髄は正常の高信号を示す（▶）．
C：T1強調冠状断像：右前床突起は正常の骨髄による高信号を示す（▶）．一方，左前床突起の正常骨髄は消失し，低信号に変わっている（→）．前床突起下方の蝶形骨も右は正常骨髄を認める（▶）が，左は消失している．⇨：左視神経．
気管支喘息の治療中であり，造影剤後の検査ができなかったが，他院にて，22日前に造影後MRIが施行されていた（D）．
D：造影後T1強調像（他院）：左前床突起周囲の硬膜と考えられる部位に造影効果を認める（→）．
E：CT：左前床突起に骨硬化像を認め（→），乳癌からの転移と考えられた．
補足：左三叉神経第一枝の障害があり，同第二枝が保たれ，視力障害がなく，しかし，以前から複視がある．神経学的検査にて左海綿静脈洞前部に病巣があることがわかる．それから必要な画像を撮り，診断をするのが神経放射線科医の役目である．神経内科医と神経放射線科医の共同作業によって，適切な診断がなされた症例である．

画像所見

腫瘍による三叉神経節による浸潤があると，Meckel腔内にくも膜下腔の正常髄液による高信号がT2強調像では消失する．また，下顎枝への浸潤があると，卵円孔より下部，頭蓋外の下顎枝の腫大と造影効果を認める（図5〜7）．

悪性リンパ腫による本症候群では，頭蓋外の患側下顎神経が拡散強調像にて高信号と腫大を示し（図6-A，C），ADC値の低下（図6-D）を認めた（なお，海綿静脈洞から眼窩先端部に進展した悪性リンパ腫に関してはp.310，3章4，中枢神経系アスペルギルス症，眼窩先端部症候群の鑑別診断も参照）．

本症候群の読影に当たっては，冠状断像での卵円孔の位置，卵円孔から頭蓋外に延びる下顎神経の存在を，横断像および冠状断像にて念頭に置いて読影する必要がある．

慢性硬化性唾液腺炎により両側の顎下腺の腫大を呈し，造影効果を認めた例があり，本症候群を示している[17]．

多発性骨髄腫，Burkittリンパ腫など，卵円孔や下顎骨に骨破壊性病変が及ぶと本症が発症

図5 numb chin（頤しびれ）症候群

A　T2強調像　　B　造影後T1強調像　　C　造影後T1強調冠状断像

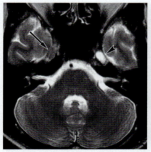
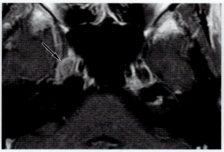
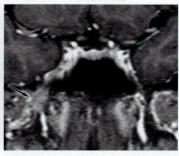

D　造影後T1強調冠状断像

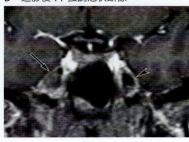

20代，男性．主訴は下顎の違和感と疼痛．急性リンパ性白血病があり，化学療法を行い寛解を得た．約10日前より右下顎の違和感と疼痛が出現．右三叉神経第3枝領域で触覚低下がある（第1・2領域の異常なし）．右三叉神経第3枝領域の障害が疑われ，頭部MRI施行．
A：T2強調像：左Meckel腔内のくも膜下腔による髄液の信号強度（高信号）を認めるが（▶），右は皮質と等信号となり，異常である（→）．
B：造影後T1強調像：右Meckel腔内には造影効果を認め（→），正常の髄液の信号強度とは異なる．
C：造影後T1強調冠状断像：右卵円孔下部，頭蓋外の下顎枝に造影効果と腫大を認め（→），白血病細胞の浸潤によると考えられる．
D：造影後T1強調冠状断像：Meckel腔内において，髄液の正常信号強度が消失し，造影効果を認める（→）．同部位にも白血病細胞の浸潤があると考えられる．▶：正常の左Meckel腔．
（自治医科大学放射線科　小林 茂先生のご厚意による）

することがある[18)19)]．

4　三叉神経低形成（trigeminal hypoplasia）

臨床

三叉神経の低形成はGoldenhar-Gorlin症候群の一徴候となっている．

より稀ではあるが，先天的な三叉神経症を呈することがある．再発性の角膜擦過傷を示したり，同側の顔面知覚減少や咬筋の萎縮を認める．

診断は特に小児では長期に及ぶ一側性の顔面のしびれがある時に考える[20)21)]．

画像所見

一側の三叉神経を認めない．同側の咬筋の萎縮を認める．

5　錐体骨尖端部脳瘤（petrous apex cephalocele：PAC）

臨床

PACはMeckel腔の後外側縁に沿って，錐体骨尖端部にある膨隆性の囊胞性病変である．Meckel腔との連続性があり，無症状のことが多いが，時に，三叉神経障害あるいは外転神経障害を示す[22)]．Usher症候群に両側のPACの合併例の報告がある[23)]．

画像所見

Meckel腔に連続する錐体尖端部にある囊胞性病変であり，T2強調像では髄液と同様な高信号であり，T1強調像では周辺に中間的な信号強度を示す膜様構造を認める．錐体骨尖端部には骨CTでは透亮像を認める[22)]．

図6 numb chin 症候群（悪性リンパ腫）

A 拡散強調像　　B FLAIR 冠状断像　　C 拡散強調冠状断像

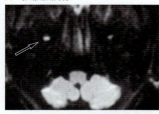
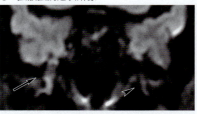

D ADC map（Cと同一部位）　　E 造影後T1強調冠状断像　　F 造影後T1強調横断像

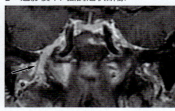
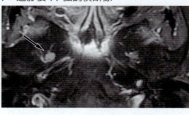

G 造影後T1強調横断像

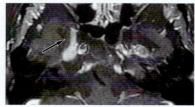

79歳，女性．約2年前に，頸部リンパ節腫大があり，生検にて，diffuse large B cell lymphoma（BLBCL）と診断され，治療を受け，治癒した．約2週間前に，突然に右頬から頸部，上肢尺側のしびれと触覚の低下を認めた．腱反射は右にて低下した．numb chin 症候群と考え，三叉神経第3枝に注目して検査を施行した．なお，頸椎には異常を認めなかった．

A：拡散強調像：中頭蓋底の下方（頭蓋外）にて，右三叉神経第3枝（下顎神経）が腫大し，高信号を示す（→）．明らかに異常と考えた．なお，左同神経も軽い高信号を示すが，確実な異常かはわからなかった．

B：FLAIR 冠状断像：卵円孔部にて，右下顎神経に軽い腫大がある（→）．これも確実な異常かは不明であった．その他の画像からは確実な異常所見を指摘できなかった．しかし，症状と合致する拡散強調像の異常があり，造影剤投与後の画像が必要と判断し，後日に施行した．

C：拡散強調冠状断像：右下顎神経に腫大と高信号を認め（→），異常が明瞭である．▶：左下顎神経．

D：ADC map（Cと同一部位）：右下顎神経は低信号を示し（→），拡散制限がある．

E：造影後T1強調冠状断像：右下顎神経には造影効果を認める（→）．

F：造影後T1強調横断像：右下顎神経に造影効果を認める（→）．

G：造影後T1強調横断像：右海綿静脈洞の拡大と著明な造影効果があり（→），三叉神経第2枝にも病変が及んでいると考えた．

補足：右三叉神経第3枝の障害（numb chin 症候群）を疑うことが必要である．造影前の画像をよく見て，異常を判断し，造影が必要であることを把握する必要がある．他のシークエンスでは右下顎神経の異常が判断しにくかったが，拡散強調像が役に立った．造影前拡散強調冠状断像（**C**）は説得力があると考える．悪性リンパ腫の再発，浸潤と考えた．

図7 numb chin 症候群

A T2強調横断像　　B T2強調冠状断像

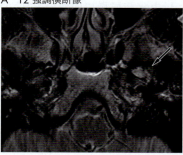
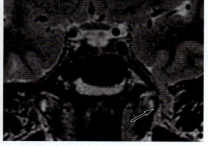

42歳，女性．約1か月ほど前より，左口唇から下顎にかけて感覚が鈍いことに気がつき，神経内科を受診し，左三叉神経第3枝の感覚障害を指摘され，MRIを施行した．

A：T2強調横断像：左中頭蓋窩，卵円孔付近に高信号を示す腫瘤を認める（→）．

B：T2強調冠状断像：拡大した左卵円孔から頭蓋外に延びる腫瘤を認める（→）．

補足：左三叉神経第3枝領域の左口唇から下顎にかけて感覚障害があり，卵円孔を中心とする部位に腫瘤を認めた．悪性腫瘍を疑わせる所見がなく，症状も改善傾向なのでフォローとなった．良性腫瘍の可能性が高い．

参考文献

1) Love S, Coakham HB: Trigeminal neuralgia: pathology and pathogenesis. Brain 124: 2347-2360, 2001.
2) Meaney JF, Miles JB, Nixon TE, et al: Vascular contact with the fifth cranial nerve at the pons in patients with trigeminal neuralgia: detection with 3D FISP imaging. AJR Am J Roentgenol 163: 1447-1452, 1994.
3) Ikushima I, Korogi Y, Hirai T, et al: MR of epidermoids with a variety of pulse sequences. AJNR Am J Neuroradiol 18: 1359-1363, 1997.
4) Tsuruda JS, Chew WM, Moseley ME, Norman D: Diffusion-weighted MR imaging of the brain: value of differentiating between extraaxial cysts and epidermoid tumors. AJNR Am J Neuroradiol 11: 925-931, 1990.
5) Iizuka O, Hosokai Y, Mori E: Trigeminal neuralgia due to pontine infarction. Neurology 66: 48, 2006.
6) 木下良正, 原田篤邦, 安河内秀興・他: 孤発性三叉神経症で発症した root entry zone 部橋梗塞の2症例. Brain Nerve 60: 175-179, 2008.
7) Warren HG, Kotsenas AL, Czervionke LF: Trigeminal and concurrent glossopharyngeal neuralgia secondary to lateral medullary infarction. AJNR Am J Neuroradiol 27: 705-707, 2006.
8) Ohnuki Y, Mizuma A, Uesugi T, et al: Trigeminal Neuropathy Accompanied by a Pontine Lesion on MRI. Intern Med 55: 1187-1189, 2016.
9) Umehara T, Oka H, Toyoda C, et al: Pearls and oy-sters: trigeminal neuropathy associated with herpes labialis.
10) 松島理士, 清水哲也, 川上玲奈・他: 中枢神経領域の画像所見の考え方と読影の実際. 画像診断 35: 492-502, 2016.
11) Nakashima I, Fujihara K, Kimpara T, et al: Linear pontine trigeminal root lesions in multiple sclerosis: clinical and magnetic resonance imaging studies in 5 cases. Arch Neurol 58: 101-104, 2001.
12) 後藤文男, 天野隆弘: 臨床のための神経機能解剖学. 中外医学社, p.82-83, 1998.
13) Flanagan EP, Kaufmann TJ, Keegan BM: Sjögren syndrome with trigeminal neuropathy: motor involvement. Pract Neurol 13: 340-342, 2013.
14) Mori K, Iijima M, Koike H, et al: The wide spectrum of clinical manifestations in Sjögren's syndrome-associated neuropathy. Brain 128: 2518-2534, 2005.
15) Colella G, Giudice A, Siniscalchi G, et al: Chin numbness: a symptom that should not be underestimated: a review of 12 cases. Am J Med Sci 337: 407-410, 2009.
16) Kheder A, Hoggard N, Hickman SJ: Neurological red flag: the numb chin. Pract Neurol 14: 258-260, 2014.
17) Stone JH, Caruso PA, Deshpande V: Case records of the Massachusetts General Hospital. Case 24-2009. A 26-year-old woman with painful swelling of the neck. N Engl J Med 361: 511-518, 2009.
18) 城下紀幸, 黒沢光俊, 岡部実裕: Numb chin syndrome を契機に診断された多発性骨髄腫の1症例. 臨血 35: 792-797, 1994.
19) Lynch TJ Jr, Harris NL: Case records of the Massachusetts General Hospital. Weekly clinicopathological exercises. Case 27-1994. A 41-year-old woman with neurologic abnormalities and an osteolytic lesion in the mandible. N Engl J Med 331: 107-113, 1994.
20) Apok V: Case of the Week, Jan 11, 2010. Available form: http://www.ajnr.org/home/cow/01112010.dtl
21) Milne AD, Chui L, Mishra AV, Maxner CE: Unilateral hypoplasia of the trigeminal ganglion. Can J Ophthalmol 40: 772-774, 2005.
22) Moore KR, Fischbein NJ, Harnsberger HR, et al: Petrous apex cephaloceles. AJNR Am J Neuroradiol 22: 1867-1871, 2001.
23) Stark TA, McKinney AM, Palmer CS, et al: Dilation of the subarachnoid spaces surrounding the cranial nerves with petrous apex cephaloceles in Usher syndrome. AJNR Am J Neuroradiol 30: 434-436, 2009.

3 ● 片側顔面攣縮（hemifacial spasm）

臨床

片側顔面攣縮は一側の外眼角周囲の顔面筋から始まり，段々と下方へと広がっていく顔面筋の攣縮であり，数か月～数年にて顔面筋全体に及ぶ．髄膜腫などの腫瘍によって例外的に起こることもあるが，その原因の多くは顔面神経に対する血管の圧迫によって起こる[1]．

画像所見

FIESTA（CISS）法にて血管が患側の顔面神経根出口部に接しているのが認められる（図1）．顔面神経起始部からの距離がどのくらいまでに血管が接していれば，圧迫を起こすのかは不明である．

図1 片側顔面攣縮

A　FIESTA法

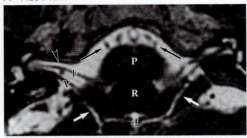

B　FIESTA法

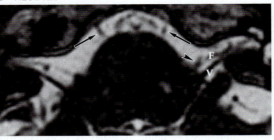

50代，女性．左顔面神経痙攣を認める．
A：FIESTA法：橋延髄溝外側から顔面神経（F），さらにその後方から内耳神経（V）が内耳道（►）に向かって走行する．4：第四脳室，⇨：第四脳室外側陥凹，→：外転神経．
B：FIESTA法：左顔面痙攣のある症例．左顔面神経（F）があり，その脳幹からの起始部（根出口部）にflow voidを認め（►），動脈による顔面神経の圧迫を認める．V：内耳神経，→：外転神経．

参考文献

1) Sweeney PJ, Hanson MR: Cranial neuropathies. *In* Bradley WG, Daroff RB, Fenichel GM, Jankovic J（eds）; Neurology in clinical practice. 4th ed. Butterworth-Heinemann, Philadelphia, p.2107-2123, 2004.

4 舌下神経麻痺

1 舌下神経麻痺を呈する内頸動脈解離

臨床と画像

頸動脈鞘には頸動脈，脳神経（IX, X, XI, XII），交感神経叢，リンパ節がある．内頸動脈の頸部での解離では，脳神経のうち第XII脳（舌下神経）麻痺を伴うことが最も多い．第X，第IX脳神経麻痺が続く．内頸動脈解離により，Horner症候群，第IX～XII脳神経麻痺を来す機序として，①頸動脈鞘内にて第IX～XII脳神経・交感神経幹・内頸動脈は隣接しており，拡張した内頸動脈が神経を圧排した，②上記の神経を栄養している上行咽頭動脈の虚血により神経が壊死した，の二つの可能性があるとされる[1)2)]．

66歳，男性，突然に左側の頭痛を来した．痛みは左耳の後ろから始まり，頭部から顔面の左に広がった．疼痛は鎮痛剤にてコントロールされた．10日後，舌が軽く腫大し，左に偏位した．構音障害，舌の左への偏位，左瞳孔縮小，左眼瞼下垂があり，左舌下神経麻痺，左眼交感神経麻痺と診断された．MRIにて，左頸部内頸動脈の拡張と高信号をT1強調像にて認め，内頸動脈解離であった[3)]．

大久保らも57歳，男性例を発表している．ゴルフに行った翌朝から左後頸部痛を自覚し，呂律困難と固形物の嚥下困難を感じていた．構音障害と挺舌時に舌が左に偏位し，左舌下神経麻痺（核下性）を認めた．拡散強調像を含めて，頭蓋内に異常を認めない．頭蓋外を見ると，C1から頭蓋底の高さで，T2強調像，T1強調像ともに，左内頸動脈壁が拡張し，高信号を示し，内部のflow voidsがやや小さめであり，血管造影にて，左内頸動脈と左椎骨動脈の同部位に解離を認めた（図1）．なお，左椎骨動脈の解離はMRAの範囲外であった[4)]．

図1 内頸動脈解離による舌下神経麻痺

A T2強調像（C1レベル）　B T1強調像（C1）　C 左頸動脈造影（正面像）

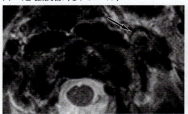 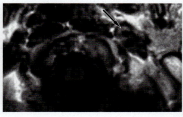 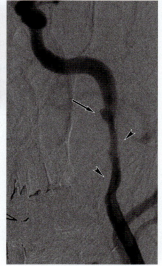

57歳，男性．病歴は本文参照．
A：T2強調像（C1レベル）：左内頸動脈壁が拡張し，高信号を示す（→）．内腔は低信号を示し，狭小化している．
B：T1強調像（C1）：左内頸動脈壁は拡張し，軽度高信号を示す（→）．内腔は低信号を示し，狭小化している．壁内血栓とするにはT1強調像での高信号が物足りないが，急性の発症で，急性期に撮像されたので，高信号の程度が弱いと判断した．内頸動脈解離があると考える．
C：左頸動脈造影（正面像）：左内頸動脈は頭蓋外にて，狭窄を示し（▶），その上部にて拡張を示す（→）．解離と考える．なお，左椎骨動脈にも解離があった（非掲載）．頭蓋内にはこの病変による梗塞などの異常を認めていない．
（天理よろづ相談所病院の症例，大久保豪祐先生のご厚意による）

補足：解離による偽腔内の血栓が高信号をT2強調像およびT1強調像にて示す時期にあり，ここに注目すれば診断は難しくはない．核下性舌下神経麻痺が，頭蓋外の病変によって起こること，その原因として，内頸動脈解離があることを知っておくことが重要である．

鑑別診断

舌下神経の神経鞘腫は重要な核下性の舌下神経麻痺の原因である（p.168，2章4，運動ニューロン疾患の図5参照）．

…診断のコツ

痛みを伴って発症した舌下神経麻痺では常に，頸部内頸動脈を注意してみる．

2 舌下神経麻痺を呈する頭蓋頸椎移行部の骨変性疾患

臨床

18例は女性が12例である．平均年齢は74（52～89）歳であり，症状は舌の麻痺あるいは偏位（13例），構音障害（12例），嚥下障害（6例）である．

画像所見

18例の舌下神経麻痺を呈した頭蓋頸椎移行部（craniocervical junction：CCJ）の骨変性病変（degenerative disease：DD）についての報告がある．10例が環椎後頭骨の傍関節囊胞（juxta articular cyst：JACs），2例が環椎軸椎傍関節囊胞，4例が歯突起後方（線維性）偽腫瘍（retroodontoid fibrous pseudotumor：ROFPs），2例がC1-後頭骨の骨棘である．

CCJのJACsは境界明瞭な硬膜外病変であり，頭側に伸展し，大後頭孔から頭蓋内に入り，舌下神経管内入口部に及ぶ．12例はT1強調像では低信号，T2強調像では高信号を脳幹のそれに比べて示し，造影効果がない．CTでは主として低吸収域を示す（5/6）．12例中4例では舌下神経管内入口部のみを塞ぐ．入口部の面積の50％以上を全例が塞いでいる．多くは（8/12）は舌下神経管内部まで浸入し，CTにて8例中3例は神経管の均等な拡大を示す．

ROFPsはCTでは均一な高吸収域を示し（3/3），舌下神経管内に伸展し（3/4），局所的な不規則な骨erosionあるいは均一な変形を示す（1/3）．T1強調像では低信号（3/3），T2強調像では低信号（2/3）あるいは高信号（1/3）を示す．

残りの2例は進行したCCJのDDであり，C1-後頭骨の骨棘形成があり，同側舌下神経管の管外出口に骨棘を認めた[5]．

参考文献

1) 水谷真之，十九浦礼子，松村謙・他：Villaret症候群を呈した内頸動脈解離の1例．臨神径 51: 608-611, 2011.
2) Schievink WI: Spontaneous dissection of the carotid and vertebral arteries. N Engl J Med 344: 898-906, 2001.
3) Pikija S, Unterkreuter P: Ipsilateral hypoglossal and oculosympathetic paresis in carotid dissection. JAMA Neurol 71: 1050, 2014.
4) 大久保豪祐：頭蓋内頸動脈解離による舌下神経麻痺．神経放射線ワークショップ．香川，2013年6月．
5) Weindling SM, et al: Is Hypoglossal Nerve Palsy Caused by Craniocervical Junction Degenerative Disease an Underrecognized Entity? AJNR Am J Neuroradiol 37: 2138-2143, 2016.

5 ● 造影効果のある脳神経

臨床

造影効果のある脳神経を呈する疾患については表を参照[1]．

鑑別診断[1]

脳槽内あるいは海綿静脈洞内の脳神経の造影効果は常に異常である．

視神経の造影効果は多発性硬化症，神経線維腫症1型（NF1）に伴う視神経膠腫，ウイルス性あるいはウイルス感染後視神経炎を考える．

動眼神経および外転神経の造影効果は虚血（糖尿病，動脈硬化）を考慮する（動眼神経の造影効果に関しては本章1-1内，p.783 key point 1「動眼神経に造影効果を認める疾患」参照）．眼筋麻痺性片頭痛においても造影効果を認める（p.792 本章1-6眼筋麻痺性片頭痛参照）．

顔面神経の造影効果はベル麻痺と帯状疱疹（Ramsay-Hunt症候群）を考える．なお，成人の両側顔面神経麻痺に関しては，3章3-2，Lyme病内の表（p.300）参照．

聴神経の造影効果は聴神経鞘腫と転移（播種）を考慮する．前者は単独あるいは神経線維腫症2型（NF2）に合併することがある．

- 多発性の脳神経の造影効果を認める際には
  - 転移性脳腫瘍，悪性リンパ腫，白血病
  - 神経線維腫症
  - ライム病
  - CIDP（特に神経の腫大が目立つ際には）
- 病歴が重要になることもある
  - 視神経炎（多くはMSを持っている，あるいはこれからMSになる）
  - 腫瘍の既往
  - 風邪様症状の既往（ADEM，ウイルス性神経炎）

主要な神経疾患の鑑別

◆ 1. 転移性脳腫瘍

脳脊髄液への播種が最も多い．軟膜，脳神経，血管周囲腔に沿った進展を示す．多発性の脳神経を侵すことが単独の神経を侵すより多い．内耳道あるいは小脳橋角槽が最も多い．

頭蓋外の腫瘍が脳神経経由にて頭蓋内に進展することがある．扁平上皮癌あるいは腺様嚢胞癌に認められ，三叉神経および顔面神経を侵す[1]．

◆ 2. 多発性硬化症（MS）

視神経を侵すことが多く，MSの項目（p.448）を参照．

他の脳神経を侵すことは稀であるが，三叉神経についての報告はある[2]．突然の右三叉神経痛で発症し，MRIにて両側の三叉神経の腫大と脳槽部位の三叉神経の造影効果を認めている．

◆ 3. ウイルス性あるいはウイルス感染後神経炎

- ベル麻痺：側頭骨内の顔面神経に造影効果を認める．内耳道内の顔面神経に造影効果を認める．
- Ramsay-Hunt症候群（耳帯状疱疹）：耳介に発疹を認める．58歳の男性例にて，急性の完

表 ● 造影効果のある脳神経を呈する疾患[1]

common
・転移性脳腫瘍
・神経線維腫症1型（NF1） 　叢状神経線維腫，視神経膠腫
・神経線維腫症2型（NF2）
・多発性硬化症
視神経炎

less common
・ウイルス性あるいはウイルス感染後神経炎 　ベル麻痺 　帯状疱疹水痘ウイルス 　ADEM
・ライム病
・悪性リンパ腫
・神経サルコイドーシス
・日和見感染症
・白血病

稀であるが，重要
・虚血 　糖尿病 　動脈硬化（微小血管病）
・ランゲルハンス細胞組織球症
・CIDP（慢性炎症性脱髄性多発神経症）
・傍腫瘍性神経症（両側聴神経，肺の小細胞癌）

全な顔面神経麻痺，難聴，めまいを認め，外耳道内と外耳に有痛性の発疹があり，帯状疱疹に対する IgM 抗体の上昇を認めた．造影後 T1 強調像にて顔面神経（内耳道部末梢，蝸牛部，神経節部），聴神経蝸牛および顔面神経丘に造影効果を認めている[3]（p.238，3 章 1-6A，水痘・帯状疱疹ウイルス参照）．なお，本症では顔面神経丘は T2 強調像では高信号を示さない．

4. ライム病
皮膚症状（発疹），風邪様症状，鹿マダニによる刺し傷の存在が重要である．MS 用の画像所見を示すことがある．多発性の脳神経の造影効果を認めることがある[1]．

5. 悪性リンパ腫，白血病
びまん性の軟膜播種を示す．多発性の脳神経の造影効果を認めることがある（悪性リンパ腫に関しては，本章 p.797，3-3 numb chin syndrome，16 章 p.1028，3-4 神経リンパ腫症参照）．

6. 神経サルコイドーシス
頭蓋内で最も多いのは視神経，視交叉，視床下部である（p.354，4 章 1，神経サルコイドーシスを参照）．

7. 日和見感染症
結核性髄膜炎とサイトメガロウイルス感染症（網膜及び視神経）が重要である．

8. 虚血
糖尿病と微小血管病にて認められる．動眼神経が最も多く侵される．

視神経も虚血によること（前部乏血性視神経症 anterior ischemic optic neuropathy）にて時に認められる．両者は一過性の造影効果を示し，その後に萎縮を示すとされる[1]．

9. 慢性炎症性脱髄性多発神経炎（chronic inflammatory demyelinating polyneuropathy：CIDP）
脊髄神経と脳神経の腫大を示す．脊髄神経がより多い．Shah らは中年男性で 20 年以上の病歴のある CIDP 例を報告したが，その報告によると，脊髄神経に広範な肥厚があり，さらに，両側の三叉神経が Meckel 腔にて腫大し，冠状断像では右三叉神経の眼神経と上顎神経の腫大を提示している[4]．

神経の肥厚は伝導障害の位置に相当する．しかし最後の再燃からの時期や，治療の種類あるいは障害の程度とは無関係と考えられている．造影効果の有無は血管－神経関門の破壊を示し，おそらく活動性と考えられている[5]．

10. Charcot-Marie-Tooth 病[6]
顔面神経，動眼神経，三叉神経第 2 枝，第 3 枝の腫大と造影効果を認めた症例がある．

11. 傍腫瘍性神経症[7]
亜急性の両側性感音性難聴を示し，内耳道内の聴神経に造影効果を認める際には抗 Hu 抗体陽性の傍腫瘍性神経症を考える（p.734，9 章，傍腫瘍性神経症候群参照）．

12. 三叉神経症[8]
Sakurai らによると特発性の三叉神経症を呈した症例の中に，三叉神経腫大があり，それが自然に治った例が過去の文献例を含めると 5 例ある．顔面の感覚異常としびれを全例に示し，三叉神経第 2 枝は 86%，第 3 枝は 57%，第 1 枝は 71% 侵されたとしている．

参考文献

1) Osbron AG: Enhanceing cranial nerves. Expert DDX. Brain and Spine. eds. Osborn AG, et al. Amirsys, Salt Lake, p1-4-46〜49, 2009.
2) Pichiecchio A, Bergamaschi R, Tavazzi E, et al: Bilateral trigeminal enhancement on magnetic resonance imaging in a patient with multiple sclerosis and trigeminal neuralgia. Mult Scler 13: 814-816, 2007.
3) Sartoretti-Schefer S, Kollias S: Ramsay Hunt syndrome associated with brain stem enhancement. AJNR Am J Neuroradiol 20: 278-280, 1999.
4) Shah S, Chandrashekar H, Manji H, et al: Cranial nerve, spinal root and plexus hypertrophy

in chronic inflammatory demyelinating polyneuropathy. Pract Neurol 12: 68-69, 2012.
5) Tsuda E, Imai T, Hozuki T, et al: Transient oculomotor palsy correlated with nerve enhancement on MRI in chronic inflammatory demyelinating polyneuropathy. Intern Med 48: 1985-1987, 2009.
6) Aho TR, Wallace RC, Pitt AM, et al: Charcot-Marie-Tooth disease: extensive cranial nerve involvement on CT and MR imaging. Am J Neuroradiol 25: 494-497, 2004.
7) Renna R, Plantone D, Batocchi AP: Teaching Neuroimages: a case of hearing loss in a paraneoplastic syndrome associated with anti-Hu antibody. Neurology 79: e134, 2012.
8) Sakurai K, Hara M, Okita K, et al: diopathic trigeminal neuropathy with trigeminal mass lesion on MRI: Neoplasm or not? Cephalalgia 30: 968-974, 2010.

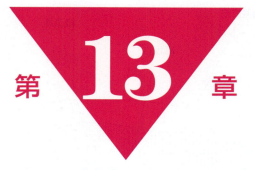

第13章

筋疾患

本章では筋炎の理解に必要な大腿の解剖，筋炎の筋肉画像所見，筋緊張性ジストロフィの頭部 MRI 所見について述べる．

1 ●大腿の筋解剖

図1 閉鎖孔レベルでの右大腿部の筋（文献1より一部改変して転載）

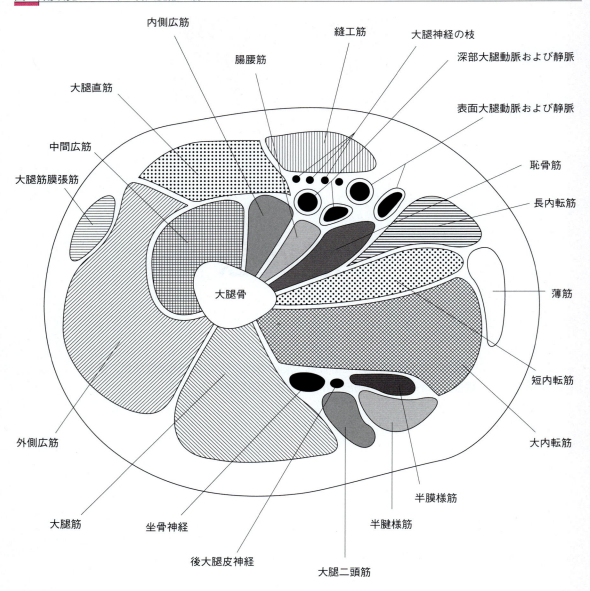

注：大腿直筋，中間広筋，外側広筋，内側広筋を併せて，大腿四頭筋と呼ぶ．

図2 小転子レベルでの右大腿部の筋（文献1より一部改変して転載）

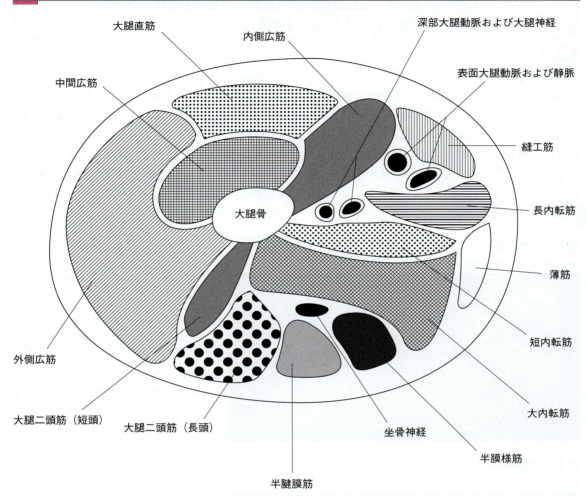

参考文献

1) Dähnert W: Radiology reveiw manual, 5th ed. Lippincott Williams & Wilkins, Philadelphia, p.36, 2003.

2. 多発性筋炎／皮膚筋炎（polymyositis：PM/dermatomyositis：DM）

臨床

発熱は比較的少ない．筋症状としては頸筋，左右対称性の四肢帯，四肢近位筋優位の筋力低下と筋痛が特徴的である．皮膚症状としては顔，頸胸部，上背部，四肢に紅斑を認める．肺には間質性肺炎をしばしば認める．悪性腫瘍を合併することが多く，40代以上では検索する必要がある[1)2)]．

画像所見

筋炎の範囲の確認，筋生検の決定部に有効である．PMおよびDMともに，脂肪抑制後のT2強調像にて筋肉内に高信号を認める（図1，2）．DMでは皮下脂肪組織に浮腫を認めることがある（図2）．慢性期には筋萎縮と脂肪に置き換わるので，T1強調像にて高信号を認める[3)4)]．しかし，T2強調像での高信号は必ずしも筋炎に特異的な所見ではない．

図1 多発性筋炎
脂肪抑制T2強調像（大腿）

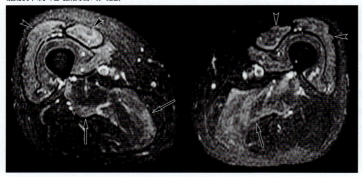

60代，女性．4年前よりしゃがみ立ちが困難となる．10か月前よりバスのステップを登れないことに気づく．両上肢（左＞右）の筋力低下もあった．2か月前より散歩の帰りに足の重い感じを自覚．CK，アルドラーゼは微増であった．大腿筋生検により多発性筋炎とされた．

脂肪抑制T2強調像（大腿）：両側大腿四頭筋（▶）および大内転筋（→）の左優位に高信号（→）を認め，筋炎と考える．

図2 皮膚筋炎
脂肪抑制T2強調像（下腿）

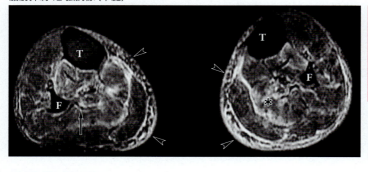

70代，男性．皮膚筋炎．もともと脳梗塞により左不全麻痺があった．1か月前より右手母指球の痛みが出現し，ペットボトルが開けられなくなる．さらに，下肢のむくみが出現した．CK 2,600と上昇し，間質性肺炎を認め，入院となった．生検にて皮膚筋炎と診断された．

脂肪抑制T2強調像（下腿）：左はヒラメ筋（＊），右は後脛骨筋など（→）に高信号を認める．皮下にも浮腫を認める（▶）．皮膚筋炎に合致する所見である．T：脛骨，F：腓骨．

参考文献

1) 村川洋子：炎症性ミオパチー．15 神経系の疾患．杉本恒明，矢崎義雄（編）；内科学（第9版）．朝倉書店，p.1946-1949, 2007.
2) 松原四郎：皮膚筋炎・多発筋炎・筋炎の病理．神経内科 71: 377-384, 2009.
3) Hernandez RJ, Keim DR, Chenevert TL, et al: Fat-suppressed MR imaging of myositis. Radiology 182: 217-219, 1992.
4) Hernandez RJ, Sullivan DB, Chenevert TL, Keim DR: MR imaging in children with dermatomyositis: musculoskeletal findings and correlation with clinical and laboratory findings. AJR Am J Roentgenol 161: 359-366, 1993.

3 ●封入体筋炎（inclusion body myositis）

臨床

皮膚筋炎，多発性筋炎とは異なり，男性が多く，50代以上の発症が80％を占める．初発症状は下肢，特に立ち上がり動作や階段昇降困難（70％），上肢，特に遠位機能低下（15％），嚥下困難（10％）である．下肢では大腿四頭筋の萎縮が目立つ．悪性腫瘍との関連はない．

血清CK値は正常ないし正常上限の数倍程度の上昇に留まる．

筋病理所見では炎症性細胞浸潤，縁取りのある空胞の存在，角および細胞室内に管状線維からなる封入体の存在を認める[1]．

画像所見

最も特徴的なのは大腿四頭筋の萎縮である（図1）．多発筋炎と比較して，萎縮および脂肪置換を来しやすい，広範囲な病変が現れやすい，遠位筋優位の分布を示す，左右非対称の病変が見られる，などが報告されている[1]．

STIR法（あるいは脂肪抑制T2強調像）では侵された筋内には高信号を認め，炎症を示す（図1）[2]．

図1 封入体筋炎

A　脂肪抑制T2強調像（右大腿部）

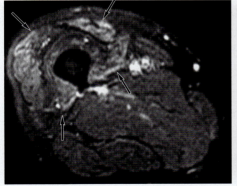

B　T1強調像（右大腿部）

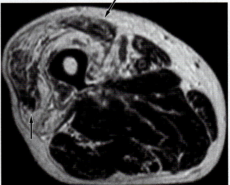

70代，男性．4年前より固形物が飲み込みにくくなり，約3年前に他院にて筋生検で封入体筋炎と診断された．
A：脂肪抑制T2強調像（右大腿部）：右大腿四頭筋のうち，大腿直筋，外側広筋，内側広筋に高信号を認める（→）．
B：T1強調像（右大腿部）：右大腿四頭筋のうち，中間広筋および外側広筋の一部に萎縮と脂肪置換を認める（→）．なお，この症例に関しては病変に大きな左右差はなかった．

参考文献

1) 川井 充：封入体筋炎．Clin Neurosci 26: 915-917, 2008.
2) Cox FM, Verschuuren JJ, Badrising UA: Clinical reasoning: a 70-year-old man with walking difficulties. Neurology 75: e80-e84, 2010.

4. 筋緊張性ジストロフィ（myotonic dystrophy, dystrophia myotonica：DM）

臨床

10代以降にミオトニーを中心とする多彩な症状を呈する疾患であり，横紋筋だけではなく，多くの臓器を侵す[1]．常染色体優性遺伝を示し，DMPK（myotonic dystrophy protein kinase）遺伝子の異常による．亜型は2種類あり，DM1は，重症型の先天性筋強直性ジストロフィと，成人型（通常は20〜30代，ときに40歳以後の発症）がある．DM2は稀であり，より軽症が多い[2)3)]．

全身の筋力低下，斧状顔貌，白内障を示し，血清IgG低値を示す[1]．

画像所見

・全体像

軽い大脳萎縮があり，側脳室拡大がある（図1）．また，皮質下白質に高信号があり，前頭葉と頭頂葉に多い．皮質下白質病変の重症度は認知機能障害に比例するとも言われている[3]．血管周囲腔の拡大も本症に特徴的とされる[2]．

・側頭葉先端部病変

DM1では側頭葉先端部皮質下白質にT2強調像/FLAIR像にて点状あるいは円形状の高信号を示す（図1，3）[4)〜6)]．島回にも高信号を示すことがある（図1）．両側性が多いが，必ずしも左右対称ではない．この所見はDM1のみに認められ，DM2には認めないとされる[3)5)]．また，認知機能とは無関係とされている[5]．

・頭蓋骨

basal angle（頭底角）が小さく，前頭洞が大きい．頭蓋骨の肥厚があり（図2-B），大脳鎌に石灰化を認める[4)6)]．頭蓋底では外側/内側翼突筋に萎縮を認めることがある（図2-A）．

・石灰化表（上）皮腫（calcifying epithelioma, pilomatricoma, pilomatorixoma）

多発性の石灰化表皮腫を頭部の皮膚に認める．DMの臨床症状より早く出現することがあり，通常人よりDM患者に優位に多く認められ，DMにおける皮膚マーカーであるとされている[7]．頭部に本症が多発した際には常にDMを考慮する．一般的には石灰化上皮腫は皮下に直径0.5〜5cm程度の硬結として触れ，分布は頭部，顔面，上肢に多く，どの年齢にも認められるが比

図1 筋緊張性ジストロフィ

A　T2強調冠状断像　　　B　T2強調冠状断像

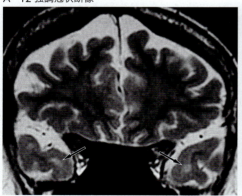 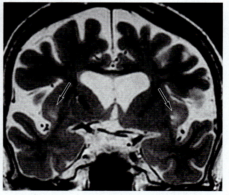

50代，女性．30代後半より腕の筋力低下が出現．45歳頃より車いすの生活となる．斧様顔貌，両側眼瞼下垂，前頭部脱毛がある．構音障害がある．
A：T2強調冠状断像：両側側頭葉先端部に円形状の高信号を認める（→）．前頭側頭葉の萎縮を認め，頭蓋骨に肥厚がある．
B：T2強調冠状断像：両側島回に高信号を認める（→）．

図2 筋緊張性ジストロフィ

A T2強調像　　B T2強調像

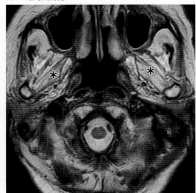
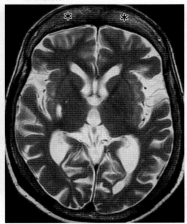

50代，女性．約23年前より歩行障害，糖尿病を発症．10年前より筋力低下が進行．2年前より首下がりを認め，MDの家族歴がある．

A：T2強調像：翼突筋は正常では低信号を示すが，それが高信号を示し，異常である（＊）．筋萎縮を示す．

B：T2強調像：頭蓋骨の肥厚を認める（＊）．

図3 筋緊張性ジストロフィ（石灰化表皮腫）

A T1強調矢状断像（右）　　B T1強調矢状断像（右）　　C T2強調像

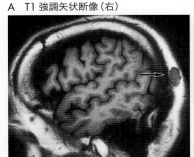
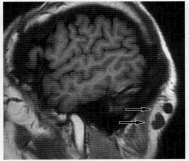
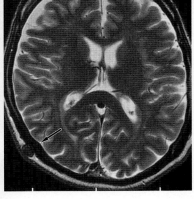

D CT　　E FLAIR冠状断像

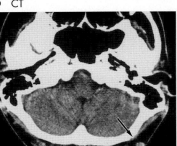
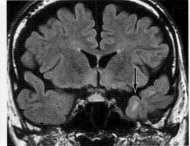

41歳，男性．15歳の時から筋力低下，把握性筋強直（grip myotnia）の自覚があったが，35歳にて，転びやすい，立ち上がる際に支えがないと立ち上がれないなどの症状が出現した．10年前より前頭部の髪が薄くなった．今回，眩暈が出現し，MRIを撮像した．

A，B：T1強調矢状断像（右）：皮下脂肪内に低信号を示す腫瘤を3個認める（→）．
C：T2強調像：右側頭部皮下脂肪内に低信号を示す腫瘤がある（→）．
D：CT：左後頭部皮下脂肪内に石灰化を示す腫瘤がある（→）．
E：FLAIR冠状断像：左側頭葉先端部白質に高信号を認める（→）．
補足：頭部皮下脂肪内に低信号を示す腫瘤が多発しており，石灰化を示すので，石灰化表皮腫と考える．DMに特徴的である．既に，大きな病変は摘出がなされ，石灰化表皮腫の診断がついている．

較的稀である．CTでは石灰化が腫瘤の一部に確認されている（図3）[8)9)]．T2強調像およびT1強調像にて，皮膚に低信号として認められる（図3）．

鑑別診断

側頭葉皮質下に高信号を認め，認知症のある疾患（2章「2. 大脳変性疾患」のp.123「key point 10 認知症と側頭極にT2強調像にて高信号を示す疾患」参照）．

1. **CADASIL**：外包，基底核，前頭葉白質に小梗塞を認める．臨床では頭痛，梗塞様症状，認知機能障害の存在．

参考文献

1) 清水輝夫, 山田広樹：ミオトニア症候群．15 神経系の疾患．杉本恒明, 矢崎義雄（編）；内科学（第9版）．朝倉書店, p.1944-1945, 2007.
2) Horsburgh A, SilvaAugust RD: Myotonic Dystrophy Type 1, Case of the week. AJNR Am J Neuroradiol, August 31, 2015.
3) Hernández CO, Sáez VV, Hernández AL: Myotonic dystrophy. Case of the Week. AJNR Am J Neuroradiol, January 1, 2015.
4) Miaux Y, Chiras J, Eymard B, et al: Cranial MRI findings in myotonic dystrophy. Neuroradiology 39: 166-170, 1997.
5) Romeo V, Pegoraro E, Ferrati C, et al: Brain involvement in myotonic dystrophies: neuroimaging and neuropsychological comparative study in DM1 and DM2. J Neurol 257: 1246-1255, 2010.
6) Donahue LA, Mangla R, Westesson PL: Neuroimaging in myotonic dystrophy type 1. Neurology 73: 1931, 2009.
7) Sherrod QJ, Chiu MW, Gutierrez M: Multiple pilomatricomas: cutaneous marker for myotonic dystrophy. Dermatol Online J 14: 22, 2008.
8) 村上信之, 紙本 薫, 桜井信夫：筋緊張性ジストロフィーにおける multiple calcifying epithelioma of Malherbe．臨床神経 26: 505-508, 1986.
9) 小田島奈津, 小寺 実, 古川哲雄：石灰化上皮腫を伴った筋緊張性ジストロフィーの1例．神経内科 21: 322-324, 1984.

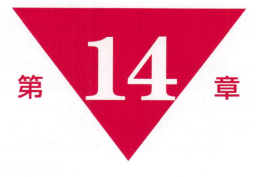

第14章

脳血管障害

脳血管障害の画像診断全般についてはすでに教科書もあるので，本章では最近になって新しく出現した概念や，比較的取り上げられることが少ない疾患についてのみ記載する．

1. 原発性中枢神経系血管炎（Primary angiitis of the central nervous system：PACNS）

1 成人型

臨床

PACNS は頭蓋内の中型・小型動脈が侵されるが，頭蓋外には異常を来さない血管炎である[1]．全年齢を侵すが，ピークは50歳付近であり，男性に多い．臨床症状は非特異的であり，びまん性で散在性の病変による．経過も種々あり，超急性から慢性まである[2]．

・頭痛と認知障害

最も多い症状である．強度やパターンは種々である．雷鳴頭痛はなく，あれば可逆性脳血管攣縮症候群を考慮すべきとされる．認知障害も多い症状であり，ゆっくりとした経過を示す[2]．

・脳卒中と一過性脳虚血（TIA）

多い症状であり，30～50％に起こる．脳卒中は多くの異なる血管に発生することが特徴であり，単独血管に起こることは少ない．

・その他の症状

脳神経麻痺，脊髄症，痙攣，失調は報告がある．

・全身症状の欠如

全身性血管炎を示唆する全身症状（体重減少，臓器症状）は稀であり，あれば，全身性疾患を考える[2]．

❖臨床亜型[2]

◆ 1. 肉芽腫性血管炎（granulomatous angiitis of the CNS：GACNS）

GACNS はゆっくりとした経過で頭痛と，びまん性あるいは限局性の神経症状を呈する．MRI は異常を示し，髄液では無菌性髄膜炎を90％以上に示す．MRI では多発性，両側性の虚血巣を認める．MRI も髄液も正常の際には本症を否定できる．生検にて小血管の肉芽腫性血管炎があれば，本症と診断できる．血管炎があっても，常に，感染と悪性腫瘍は除外する必要がある．生検での陰性率は25～50％と報告されており，画像での異常部位の採取，脳実質と軟膜の両方が必要である．開頭による生検が，ステレオによる生検よりも陽性率が高い．侵される血管が小さいので，脳血管造影は正常が多い．

◆ 2. リンパ球性血管炎（lymphocytic PACNS）

GACNS と，臨床的，画像的，髄液所見は類似しているが，生検にて，肉芽腫ではなく，リンパ球が存在することが異なる．

◆ 3. 血管造影にて異常を認める PACNS（angiographically defined PACNS）

脳血管造影と髄液にて異常を認めるが，生検では通常正常な PACNS である．GACNS が小血管を侵すのに対して，本症では中等度の血管を侵す．

血管造影での血管狭窄は非特異的な所見であり（key point 1「血管造影における局所的な動脈狭窄を示す疾患[3]」参照），炎症の関与，動脈壁の造影の有無などを確認する必要がある．

◆ 4. 腫瘤形成性 PACNS

単発性の腫瘤を形成する PACNS である．臨床，画像，髄液所見のいずれも，本症の特徴的な所見を指摘できない[2]．

◆ 5. アミロイドβ関連脳血管炎（amyloid-β-related cerebral angiitis）

脳アミロイド血管症（cerebral amyloid angiopathy：CAA）が血管中心性の炎症細胞浸潤を伴うことがあり，PACNS との鑑別が困難な例がある．また，CAA には，血管周囲のみに炎症細胞浸潤があり，貫壁性ではなく，血管炎ではない例があり，CAA-related inflammation（CAA-ri）と呼ばれる[2]．生検をしないでも，CAA に関係した血管炎あるいは血管周囲炎であることが，画像と臨床症状から診断できる症例が多くなり，両者を合わせて，炎症性 CAA と呼ぶ論文もある[4]（p.838 本章 6「脳アミロイド血管症」参照）．

また，アミロイドβ関連脳血管炎には腫瘤形

図1 | 中枢神経系限局性血管炎の疑い

A　FLAIR像（発症時）　　B　FLAIR像（発症時）

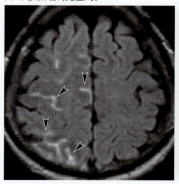
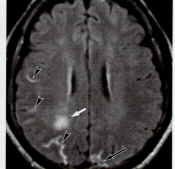

C　拡散強調像（Aより4か月後）　D　拡散強調像（Cより9日後）

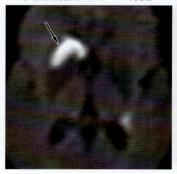
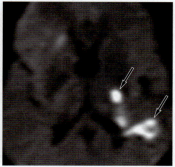

E　拡散強調像（Dより1週間後）　F　MRA（Aより6か月後）

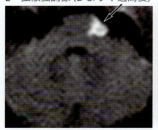
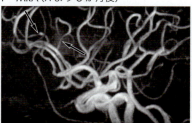

G　左内頸動脈造影（早期動脈相）
（Aより7か月後）　　H　左内頸動脈造影（後期動脈相）

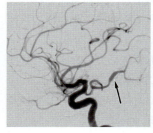
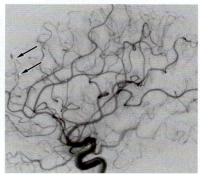

60代，女性．突然に頭痛，嘔気，左手の使いづらさが出現．MRIを撮像する（A，B）．くも膜下出血と小梗塞を認めた．4か月後，異常行動と痙攣の疑いがあり，MRIを施行（C，D）．多発性小梗塞を認めた．その後，自治医科大学神経内科に入院．認知機能障害と右不全麻痺を認めた（D，E）．発症より5か月後に退院したが翌月に，起床後より傾眠・意味不明瞭な会話，今まで使えていた箸が使えないなどの異常行動が見られたため，再び入院した．MRI，MRAおよび血管造影を施行した（F，G）．なおその当時，血液では白血球およびCRPは正常で，全身性の血管炎を示唆する所見はない．髄液では軽度の細胞数増多 $7.3/mm^3$（すべて単核球），蛋白質増加（71mg/dL）があり，血中に抗カルジオリピンIgG 42.1U/mL（＜10）と増加していた．

A：FLAIR像（発症時）：右前頭・頭頂葉の脳溝内に広範な高信号を認め（▶），くも膜下出血である．
B：FLAIR像（発症時）：左後頭葉にくも膜下出血があり（→），右側頭後頭葉にもくも膜下出血を認める（▶）．右頭頂葉白質には小梗塞を認める（⇨）．
C：拡散強調像（Aより4か月後）：右尾状核から被殻前部に新鮮な梗塞を認める（→）．左側脳室三角部前部にも小梗塞がある．
D：拡散強調像（Cより9日後）：左視床外側から側頭葉にかけて新鮮な梗塞を認める（→）．
E：拡散強調像（Dより1週間後）：橋底部左に新鮮な梗塞を認める（→）．
F：MRA（Aより6か月後）：左中大脳動脈に血管の狭窄と部分的な拡張像を認める（→）．
G：左内頸動脈造影（早期動脈相）（Aより7か月後）：左後大脳動脈に部分的な拡張と狭窄を認める（→）．
H：左内頸動脈造影（後期動脈相）：左前大脳動脈に狭窄と拡張（→）．
（自治医科大学神経内科　中野今治先生のご厚意による）

補足：くも膜下出血にて発症し，多発性梗塞を繰り返し，血管造影にて血管の狭窄と部分的拡張像を認める．生検所見も矛盾せず血管炎と考えられた．抗カルジオリピンIgGが高値であったが，抗リン脂質抗体症候群ではくも膜下出血を呈することはなく，血管造影にて狭窄と拡張像などの血管炎を示す所見はないとされており[6]，否定的である．全身性の血管炎を示す所見はない．

> **key point** 【1．血管造影における局所的な動脈狭窄を示す疾患[3]】
>
> - 脳血管炎
>   - 原発性，二次性
>   - 炎症あるいは感染症
> - 頭蓋内の脳動脈解離
>   - 外傷性
>   - 特発性
>   - 基礎に血管症（線維筋異形成）
> - 動脈硬化症（頭蓋内）
> - 塞栓後の再開通
> - 血管攣縮
>   - 急性高血圧症
>   - 可逆性脳血管攣縮症候群
>   - 片頭痛
> - もやもや病
> - 放射線照射後
> - 脳腫瘍による血管の口径不整（encasement）
>   - 髄膜腫
>   - 脊索腫
>   - 下垂体腺腫
>   - 大脳膠腫症
> - 鎌状赤血球症
> - 神経線維腫症
> - 形成異常

成が多い（29％）ことがわかっている．それに対して，PACNS 全体では 5～10％とされている．前者では腫瘍との鑑別のために，生検が必須となり，生検の機会が多いことによるとされる．一般的には，前者による腫瘤形成は高齢者に多く，他の所見を合併している[2]．

髄液所見

病理学的に確定された PACNS では 80～90％において，異常である．中程度のリンパ球優位の細胞増多（中位，髄液白血球数＜20〔0～575〕cells/mL），糖正常，蛋白増加（中位，＜120〔5～1034〕mg/dL）であり，ときおり，oligoclonal band が陽性で，IgG が増加する．

炎症と髄膜転移性病変を否定することが必要である[2]．

病理所見

脳生検は診断の gold standard である．血管炎の診断が生検でなされても，二次性の血管炎ではなく，一次性であることをさらに，証明することが重要である．PACNS の重要な鑑別は悪性リンパ腫であり，T 細胞と B 細胞のクローン性（clonality）について，調べる必要がある．偽陰性（見逃し率：false negative）は 25％になると，剖検例からは考えられている．

小程度から中程度の動脈と小動脈（arteriole）が侵され，静脈や小静脈は稀である．

分節性の肉芽腫性血管炎を呈し，多核巨細胞を認めるのが 50％以下にある．最も多いのは炎症細胞浸潤がリンパ球主体で，形質細胞，組織球，好中球，好酸球を伴う例である．壊死性血管炎は 25％にある[2]．

画像所見

1. MRI（表 1）

90～100％に異常を認めるとされる．古い症例では RCVS である症例が混在しているので，注意が必要である．病変は皮質下白質，深部白質，深部灰白質，大脳皮質にある．脳梗塞が最も多い所見であり，53％にある．多発性梗塞が皮質と皮質下に及ぶこともある．大血管，分枝の支配領域や，多数の皮質下梗塞が，小動脈の支配領域に起こることもあり，多彩である（図 1）．

これらの病変が，血管造影での異常と合致することもあるが，この関連性は不完全である．

軟膜の造影効果は 8％にあるとされ，生検の際にはこの部位を採取することも重要である．頭蓋内の病変には 1/3 に造影効果を認める[2]．

その他の所見として脳内出血を呈した例[5]，多発性の微小出血を示した例[5,6]，大脳白質や基底核に融合性の病変を示した例[6,7]，多数の点状の造影効果を大脳白質から脳幹に示した例[8]な

・比較的典型例の報告

65歳，男性．17日前より後頭部痛があり，2日前より左側が見えにくくなり，入院した．左同名半盲があり，血沈が38mm/時，CRP 0.6 mg/dLであった．右後頭葉から頭頂葉にかけて，皮質から皮質下に高信号をT2強調像にて認め，T1強調像では一部が低信号を示し，接する髄膜と右頭頂葉皮質下に明らかな造影効果を認めた．拡散強調像では右後頭葉，頭頂葉，側頭葉と前頭葉内側部皮質下にも高信号があった．髄液検査が遅れて約1か月後に施行され，細胞増多（50/μL，単核球65％），蛋白186mg/dLであり，生検にてPACNSと診断された[9]．複数の主動脈領域の皮質から皮質下梗塞があり，髄膜の造影効果と実質内にも造影効果があり，比較的典型的なPACNSの経過を辿った．

2. 血管造影

血管の狭窄と拡張が典型的なPACNSの血管造影所見である．狭窄は平滑，あるいは不規則の両方があり，典型的には両側性であるが，単独血管にある例もある．この所見はPACNSに特徴的であるが，特異性はなく，常に，臨床症状，髄液所見，病理所見との対比が必要であるとされる（key point 1 参照）．血管造影の感度は40～90％と幅が広く，生検にて確定された例では27％である[2]．

鑑別診断

1. **血管内悪性リンパ腫症（IVL）**：66歳，男性．6か月の経過で，再発性の梗塞を認め，多数の血管支配領域（脳梁膨大部左，左放線冠，左後頭葉皮質から皮質下）にあった．左内頸動脈造影にて多数の血管に狭窄像を認めた．髄液細胞増多と蛋白増加があった．ステロイドを投与されたが，1か月後，右片麻痺の悪化を来し，認知障害が進行した．頭痛と全身症状を認めていない．造影後T1強調像にて，髄膜に造影効果を認めた．生検にてIVLであった．例外はあるが，PACNSの梗塞は深部に多く，IVLは皮質下に多い．前兆となる

表1 ● PACNSのMR所見
・正常
・進行性の融合性白質病変
・皮質と皮質下のT2延長病変
・多数の拡散強調像での異常
・大きな脳実質内血腫
・多数の微小出血
・多数の小さな造影効果のある病変
・大きな単独性と多数の造影効果のある腫瘤性病変
・造影効果のある小血管壁/小血管周囲腔
・軟膜の造影効果

疲労感，発熱，頭痛がない，髄膜の造影効果を認める点がPACNSとは異なるとしている[10]．しかし，髄膜の造影効果はPACNSでもあるとされる[2]．

同様に，梗塞を来し，右内頸動脈造影にて中大脳動脈後分枝に狭窄像があり，PACNSが疑われた．ステロイドなどの強力な免疫抑制療法が施行されたが，悪化し，多発性の皮質から皮質下の梗塞と，両側上前頭溝周囲の皮質に高信号をT1強調像にて来し，拡散制限を伴う新鮮な梗塞を来した52歳，女性例があり，IVLであった．PACNSを疑い，ステロイドを行っても，悪化する例ではIVLを考慮する[11]．

2. **可逆性脳血管攣縮症候群（RCVS）**：本章p.872，「8. 可逆性脳血管攣縮症候群」内の【鑑別診断】参照．

2 小児型

臨床

成人型とは異なり，全身症状を伴うことがある．小児型ではリンパ球性で，非肉芽腫性のPACNSが主体である．動脈硬化がないので，血管造影での異常が比較的特徴的である．進行性の血管造影陽性型，中型から大型の血管を侵す型，非進行性の血管造影陰性型がある[2]．

Kimらによれば，頭痛，痙攣，卒中による局所神経症状が，他の脱髄性病変に比べて小児PACNSには多い．虚血は血管造影陽性例に多

く，痙攣は同陰性例に多い．ADEM を初めとする脱髄性疾患には合わない臨床経過の際には常に PACNS を考慮する[12]．

❖ **臨床型**[2]

◆ **1. 進行性の中型から大型の血管を侵す PACNS**

卒中症状あるいは痙攣を発症する以前に，持続する頭痛，認知障害，学習障害，行動異常，情緒不安定などを示す．全身性炎症反応が陽性を示すことが多い．髄液圧は上昇し，軽度の細胞増多（リンパ球優位），軽度の蛋白増加を示す．

MRI では大血管の支配領域に虚血あるいは炎症所見を示す．片側性が多いが，両側性もある．脳血管に狭窄を認める．血管壁に肥厚と造影効果があり，炎症を認める[2]．

◆ **2. 非進行性の中型から大型の血管を侵す PACNS**

動脈性の虚血にて発症する．前兆として，易刺激性や頭痛があり，一過性の顔面神経麻痺や歩行障害から，完全な麻痺あるいは痙攣へと続く．炎症性マーカーは正常が多い．髄液圧は上昇するのが唯一の炎症を示唆する所見である．

MRI では虚血を示し，片側性の近位優位の血管狭窄を中大脳動脈，前大脳動脈，遠位の内頸動脈に認める．血管壁には造影効果を認める[2]．

◆ **3. 小血管を侵す PACNS**

臨床型は多彩である．ゆっくりと進行する学習障害，行動異常，情緒不安定を示す．難治性の痙攣，視力障害，急性散在性脳脊髄炎，非典型的な難治の多発性硬化症などと診断される例もある．炎症性反応は上昇することが多い．oligoclonal band は小血管を侵す PACNS の 1/4 に上昇するとされる．

MRI では 98％にて陽性であり，FLAIR 像が最もわかりやすいとされる．小血管の支配領域に炎症性病変を認める．拡散制限はめったに認められない．髄膜の造影効果が認められ，脱髄性疾患との鑑別になるとされる．

病理ではリンパ球性，非肉芽腫性の小動脈を侵す血管炎を認める[2]．

・**Elbers らの小血管を侵す PACNS についての報告**[13]

13 例の血管造影で陰性で，生検にて小血管の中枢神経系血管炎とされた小児症例についての報告である．年齢は 5～17 歳で，平均年齢は 10.6 歳である．男性が 3 例である．痙攣が最も多く，85％に認められ，頭痛が 62％，認知機能障害が 54％にある．3 例は視神経炎，2 例は脊髄症状を認めた．痙攣は 11 例にあり，3 例は抗痙攣剤が無効である．EEG は 12 例に施行され，11 例が異常である．12 例に炎症マーカーが陽性で，血沈亢進が多い．

Kim らによると，フォン・ウィルブランド因子（vWE）抗原は血管内皮由来の蛋白であり，小児 PACNS では 70％にて上昇し，小血管 PACNS 例に異常が多い[12]．逆に，脱髄性疾患では正常であるので，測定する意義がある．

髄液検査は全例が異常であり，7 例中 5 例に初圧亢進がある．細胞増多は 10 例（77％）にあり，蛋白増加は 7 例（54％）にある．oligoclonal band 陽性は 11 例中 2 例にあった[13]．

▎**画像所見**

・**上記の Elbers らの報告**[13]

小血管を侵す小児 PACNS での MRI は 13 例中 12 例に異常があった[7]．出血は 1 例もない．造影効果は 10 例中 9 例にあり，7 例は病変内，2 例は軟膜の造影効果であった．拡散制限を認めた病変はない．11 例の T2 強調像での高信号の内，両側に病変があるのが 91％であり，皮質を侵したのが 72％，皮質下白質が 82％，深部白質が 82％，深部灰白質が 45％，小脳が 27％，脳幹は 18％である．

尿閉を認めた 2 例に脊髄 MRI が施行され，2 例とも頸髄に異常を認めた．両者共に急性視神経炎を認め，脊髄病変があり，脱髄性疾患が考えられたが，ステロイドの反応が不良で，生検となり，血管炎となった．

・**Aviv らの報告**[14]

大型から中型の遠位内頸動脈，近位前大脳動脈，中大脳動脈に病変が多いとしている報告で

図2 原発性中枢神経系血管炎

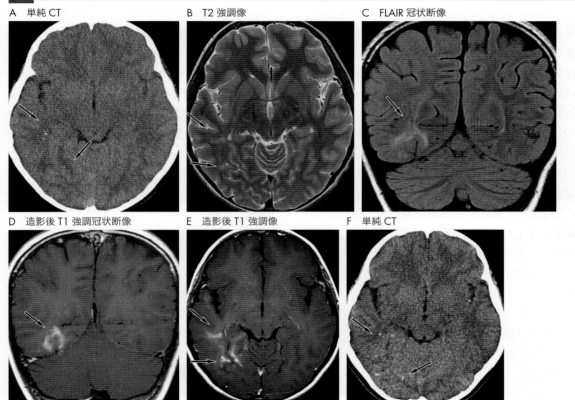

11歳，男児．発熱の既往がなく，嘔吐，痙攣重積となり，他院に入院した．翌日にCT（**A**）を撮像した．さらに，4日後に初回のMRIを撮像し，異常を認めた．髄液検査にて軽度の細胞増多（細胞数17/3）と蛋白上昇（55.4）を認めたが，髄鞘蛋白は陰性，oligoclonal bandも陰性であった．血中炎症反応の上昇を認めず，膠原病関連の自己抗体，各種ウイルス抗原・抗体は陰性であった．ADEMとしてステロイドパルス療法が施行された．約1か月後に当院にて2回目のMRI（**B～E**）の再検をした（なお，初回のMRIと基本的な所見は同じである）．

A：単純CT：右側頭葉から後頭葉皮質下に小さな石灰化を認める（→）．低吸収域を異常とするか，判断が難しい．
B：T2強調像：右側頭葉皮質下にわずかに高信号を認める（→）．これも難しいが，**E**と比べると異常であることが判明する．
C：FLAIR冠状断像：右側頭葉皮質下に高信号を認める（→）．FLAIR冠状断像が最も異常がわかりやすい．なお，拡散強調像では高信号を認めず，T1強調像では同病変はほぼ等信号を示す（非掲載）．
D：造影後T1強調冠状断像：**C**にて示す皮質下の病変には明瞭な造影効果を認める（→）．
E：造影後T1強調像：右側頭葉から後頭葉には明瞭な造影効果を認める．この造影効果を見ると，**B**の異常がわかりやすい．
その後も一過性の頭痛，嘔吐，左同名半盲を反復したが無治療で軽快し，間欠期は無症状だった．発症約13か月後に脳血管造影を施行したが，異常を認めない．CTの再検を行った（**F**）．
F：単純CT：**A**と比べて，明らかに小さな石灰化が増加していた（→）．
また，MRIでは造影効果を伴う病変が残存していたので（非掲載），生検を施行した．病理ではくも膜動脈優位に，動脈内皮へのモノクローナリティーを伴わないリンパ球浸潤を認め，軟膜の肥厚と皮髄境界部優位の細顆粒状石灰沈着も認められた．肉芽腫や腫瘍細胞を認めず，小動脈のPACNSと診断された．
補足：石灰化の存在，片側性の病変，必ずしも，進行性でない臨床経過などがPACNSの診断が難しかった原因である．石灰化は本文に記載するように小児例では報告が1例ある．また，片側性の病変分布は小児では比較的多いとする報告もある．造影効果の存在，髄液の軽度の細胞増多，蛋白上昇を加えて，考えるべき症例であった．

ある．MRIでの異常は片側性が多く，片側性，近位で多巣性であり，天幕上に多いのが特徴としている．灰白質，白質両方を侵す．基底核と，レンズ核線条体動脈の領域に多いとしている．

・Kimらの報告

9歳，女児．初発の全身性痙攣があり，左筋力低下を認め，救急外来を受診した．その後，左眼球偏位と反応がなくなった．FLAIR像にて，

右半球皮質下白質を中心に多発性の高信号があり，mass effect はない．全ての病変に造影効果を認めた．拡散制限はないと記載されている．髄液中には 1 個の白血球があったが，その他は正常であった．ステロイド投与し，減量後，複視，両側の筋力低下が出現し，MRI では病変が増大した．ADEM と診断された．

ステロイド減量後，症状が悪化し，MRI 所見の悪化（両側性，皮質下白質），髄液細胞数増多のために，生検が行われ，血管造影陰性の小血管を侵す PACNS と診断された[12]．

PACNS の病変が急性期に撮られても拡散制限が必ずしもなく，しかし，全ての病変に造影効果がある点が興味深い．ADEM との鑑別が難しい．初回 MRI の病変は片側性である点も重要である．ステロイド減量して，再発し，病変の増大がポイントの可能性がある．

自験例（図 2）も最初は ADEM を考えたが，ステロイド投与にて画像に変化がなかった．

・片側性

論文により，病変の片側性に関しては種々であるが，血管造影陰性で，小血管を侵す PACNS にて 4 例中 2 例が片側性であった[15]．自験例は血管造影が陰性であるが，病変は右側頭葉から後頭葉に限局し，必ずしも進行性ではなかった（図 2）．

・石灰化

自験例（図 2）では石灰化が特徴であった．小児 PACNS にて石灰化を認めた例がある．15 歳の男子，2 年の経過で，変動する頭痛と，学習障害があった．3 か月前から進行性に右側の筋力低下を認めた．多数の小梗塞様病変が右基底核から側脳室外側白質内にある．石灰化があり，造影効果がある．生検の結果，PACNS であった[16]．脳内の局所的，あるいは広い範囲にわたり，多数の石灰化と多数の造影効果のある病変の組み合わせでは，常に，血管炎あるいは血管症を考慮する必要がある．p.921 本章 20 Cerebroretinal microangiopathy with calcifications and cysts においても同様な症例を経験している．

鑑別診断

1. 水痘症後血管症（postvaricella angiopathy）：小児では血管造影にて狭窄を来し，PACNS を考慮する際の最も重要な鑑別診断である．小児（6 か月〜10 歳）の動脈性虚血性卒中を呈した 70 例中 22 例（31％）が卒中発症から 12 か月以内に水痘を発症した既往があったとする報告もある[17]．

・・・診断のコツ　（成人，小児共に）[2]

1) 異なった血管支配領域，及び長い時間にわたって存在する脳虚血があり，髄液の炎症性変化を伴っている．
2) 亜急性／慢性頭痛があり，認知障害あるいは慢性無菌性髄膜炎を伴う．RCVS とは異なり，PACNS では雷鳴頭痛はほとんど認められない．
3) 炎症後及び腫瘍性の慢性髄膜炎を除外できる．

参考文献

1) 横田 元，山田 惠：【中枢神経の血管炎】中枢神経血管炎の画像診断．BRAIN NERVE: 神経研究の進歩 67: 249-260, 2015.
2) Hajj-Ali RA, Singhal AB, Benseler S, et al: Primary angiitis of the CNS. Lancet Neurol 10: 561-572, 2011.
3) Zuber M: isolated angitis fo the central nervous system. Uncommon causes of stroke. ed. by Caplan LR. Cambridge University Press. p.1-8, 2008.
4) 伊井裕一郎，冨本秀和：【中枢神経の血管炎】炎症性脳アミロイド血管症．BRAIN NERVE 67: 275-285, 2015.
5) Ay H, Sahin G, Saatci I, et al: Primary angiitis of the central nervous system and silent cortical hemorrhages. AJNR Am J Neuroradiol 23: 1561-1563, 2002.
6) Arias M, Osorio X, Dapena D, et al: Recurrent leukoencephalopathy with microhemorrhages:

gradient-echo MRI study diagnostic value in CNS primary angiitis. Mult Scler 14: 1139-1141, 2008.
7) Lukas C, Keyvani K, Börnke C: Primary angiitis of the central nervous system presenting with subacute and fatal course of disease: a case report. BMC Neurol 5: 16, 2005.
8) Shoemaker EI, Lin ZS, Rae-Grant AD, et al: Primary angiitis of the central nervous system: unusual MR appearance. AJNR Am J Neuroradiol 15: 331-334, 1994.
9) 平山幹生：視野障害で初発し，脳梗塞が多発性に進行した患者．見逃し症例から学ぶ神経症状の"診"極めかた．医学書院, p.235-239, 2015.
10) Kouzmitcheva E, Steriade C, Prica A, et al: Clinical Reasoning: A 66-year-old man with recurrent multi-territory infarcts. Neurology 84: e195-e201, 2015.
11) Detsky ME, Chiu L, Shandling MR, et al: Clinical problem-solving. Heading down the wrong path. N Engl J Med 355: 67-74, 2006.
12) Kim G, Chitnis T: Child Neurology: Primary angiitis of the CNS. Neurology 89: e268-e271, 2017.
13) Elbers J, Halliday W, Hawkins C, et al: Brain biopsy in children with primary small-vessel central nervous system vasculitis. Ann Neurol 68: 602-610, 2010.
14) Aviv RI, Benseler SM, Silverman ED, et al: MR imaging and angiography of primary CNS vasculitisof childhood. AJNR Am J Neuroradiol 27: 192-199, 2006.
15) Benseler SM, deVeber G, Hawkins C, et al: Angiography-negative primary central nervous system vasculitis in children: a newly recognized inflammatory central nervous system disease. Arthritis Rheum 52: 2159-2167, 2005.
16) Kamm C, Nägele T, Mittelbronn M, et al: Primary central nervous system vasculitis in a child mimicking parasitosis. J Neurol 255: 130-132, 2008.
17) Askalan R, Laughlin S, Mayank S, et al: Chickenpox and stroke in childhood: a study of frequency and causation. Stroke 32: 1257-1262, 2001.

2. CADASIL (cerebral autosomal dominant arteriopathy with subcortical infarcts and leukoencephalopathy)

臨床

単一遺伝子異常に基づく遺伝性脳卒中のひとつであり，日本語では皮質下梗塞と白質脳症を伴う常染色体優性遺伝性脳動脈症と訳される[1]．

臨床上の特徴を以下に記す．

① 20～40代で前兆を伴う，あるいは伴わない片頭痛が見られる．
② 高血圧，糖尿病，高脂血症などの脳卒中発作の危険因子を持たずに，40～50代と比較的若年で発症し，一過性の脳虚血発作やラクナ型脳梗塞発作を繰り返す．
③ 60歳を過ぎる頃には次第に進行して，仮性球麻痺や認知症症状を呈する．
④ 家族に類似症状（常染色体優性遺伝）を見る．

以上のような場合にはCADASILを疑って，診断を確定するための検査を進める．

診断基準としては以下の基準がある[1,2]（表1）．

画像所見 [1,3]

1. 典型例

1. 両側大脳深部白質，基底核，視床，橋などに多発性の小梗塞病変を認める（図1）．
2. 両側側頭極，外包，内側前頭極のFLAIR像およびT2強調像での高信号（図1）は本症に特徴的であり，特に側頭極と外包の病変は特異性が高い．
3. 大脳側頭極，内側前頭極の弓状線維（U線維）まで病変が及ぶことが孤発性の皮質下動脈硬化症との鑑別になる（図1，2）．
4. 進行とともにT2*強調像にて点状の微小出血（cerebral microbleeds）を認める．微小出血はCADASIL患者の31～69%にあり，視床，基底核，脳幹に多いとされる[4]．
5. CADASILの25%に脳出血を来し，microbleedsの数の増加と関連するという指摘もある[1]．

なお，CADASILによる側頭葉病変は剖検例との対比によると，ラクナ梗塞ではなく，拡大した血管周囲腔と髄鞘の脱落を見ており，その原因は血管病変による間質液の排出不良により起こるとされている[5,6]．

Tomimotoらによると[7]，側頭極のT2強調像での高信号はCADASIL 7例中7例に認められる．一方，24例のBinswanger病では1例のみに認められたとしている．

2. 早期例

松本らの報告では，39歳の女性が2か月前か

表1 ● CADASILの診断基準（文献1，2より転載）

probable CADASIL	1) 50歳以下の発症 2) 以下の2つ以上を呈する 　①神経徴候を残す脳卒中発作，②片頭痛，③重症の気分障害，④皮質下性認知症 3) 脳卒中のリスク（－） 4) 常染色体優性遺伝の家族歴 5) MRIで皮質梗塞のない大脳白質病変
possible CADASIL	1) 50歳以降の発症 2) 神経徴候を残さない脳卒中様発作，軽度の気分障害，全般性認知症 3) 軽い危険因子の存在 4) 家族歴がない／不完全な家系図 5) 大脳白質の非典型的MRI
definite CADASIL	上記probable + Notch3変異／GOM（granular osmiophilic material：オスミウム好性の顆粒状物質）を伴う細小動脈病変
除外項目	1) 70歳以上の発症 2) 高度高血圧／心／全身性血管病 3) 孤発性 4) 35歳以上でMRIが正常

図1 CADASIL

A T2強調像

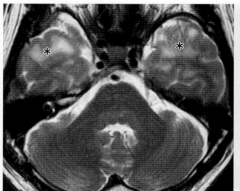

B T2強調像

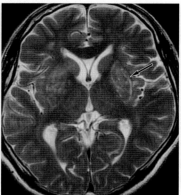

C FLAIR冠状断像

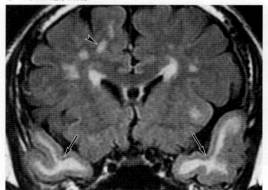

40代,男性.10年前と2年前に呂律不良が出現し,数時間で改善した.2か月前に頭痛を認めた.遺伝子診断にてNotch3変異が確認されている.
A:T2強調像:両側側頭葉尖端部に高信号を認める(＊).
B:T2強調像:外包(→)を含む両側基底核に小梗塞を認める.
C:FLAIR冠状断像:両側側頭極白質に高信号を認める(→).前頭葉深部白質にも高信号がある(▶).なお,この例ではgradient echo法にてmicrobleedsを認めない.診断されてから4年経過しているが,進行はほとんどない.

図2 CADASIL

A T2強調像

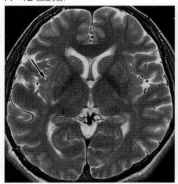

B T2強調像

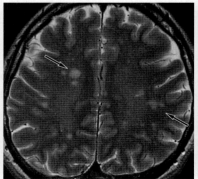

C T2強調像

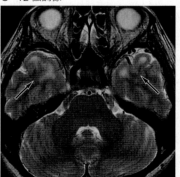

37歳,女性.18歳にて,欠伸発作があり,てんかんを疑われた.その後,ときどき頭痛があり,MRIを撮像した.
A,B:T2強調像:底核および大脳白質には点状,円状の高信号があり(→),年齢に比して明らかに多いが,非特異的な所見である.
C:T2強調像:側頭葉尖端部の白質内に高信号を認め(→),CADASILを考慮すべき所見である.遺伝子解析にて確定している.翌年にもMRIを撮像したが,症状および画像の進行はない.

図3 CADASIL

A T2強調像　　B T2強調像

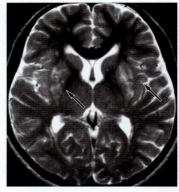
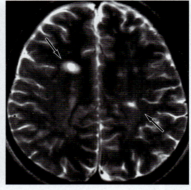

C FLAIR像　　D T2強調像（4年後）

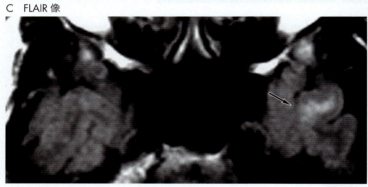
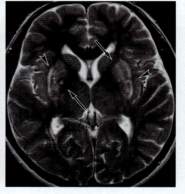

29歳，男性．めまいを認めた．
A：T2強調像：両側線条体に多発性小梗塞と考えられる高信号を認める（→）．
B：T2強調像：両側放線冠に小梗塞を認める（→）．
C：FLAIR像：左側頭葉先端部皮質下に高信号を認める（→）．
D：T2強調像（4年後）：両側線条体に小梗塞がある（→）．さらに，両側外包に線状の高信号が明瞭になる（▶）．
補足：めまいにより発症し，比較的早期に画像が撮像された症例である．父親に同症がある．
（自治医科大学，木村有喜男先生のご厚意による）

らのめまいを主訴に来院した．側脳室周囲白質および外包に多発性小梗塞に矛盾しない病変を認めた．祖母・父に多発性脳梗塞があり，同胞6人中少なくとも2人に若年発症の脳血管障害があり，Notch3遺伝子変異を認め，CADASILと診断された[8]．CADASILの特徴的な病変として，側頭極の限局性病変および外包病変がある．外包病変は特異性が劣る．側頭極病変がより早期に出現する例もあるとしている．

図3に示す症例もめまいにて来院した29歳，男性例である．わずかに左側頭極皮質下に高信号がある（図3）．特徴的な所見は小梗塞に矛盾しない，両側線条体と放線冠の多発性病変である．若年者において，線条体，放線冠に多発する小梗塞を認めた際には本症を考え，側頭極，外包の病変を探すことが必要である．しかし，なくても，本症を疑い，遺伝子診断をする必要がある．

3. 非典型例
・片頭痛があり，ASLにて血流上昇

27歳の男性で，偏頭痛を持つCADASIL患者である．頭痛と嘔気により入院した．拡散強調像では正常であったが，ASLにて左側頭後頭頭頂に血流上昇を認めた[9]．

・3椎体以上の脊髄病変

48歳の女性，突然発症した背部痛の後に，急

表2 ● 成人発症の遺伝性脳血管症[7)]

1. 遺伝性脳アミロイド血管症	大葉性脳内出血，MRIでの多発性の microbleeds
2. COL4A1 関連疾患（本章22，同項参照）	脳内出血，孔脳症，頭蓋内動脈瘤，嚢胞腎（本章22，同項参照）
3. Fabry 病	被角血管腫，心臓の異常（6章1-2-D，Fabry 症参照）
4. ホモシスチン尿症（homocystinuria）	動脈硬化が起こり，広範な小梗塞が大脳白質に発生する（静脈性血栓症もあり，本章7，脳静脈・静脈洞血栓症，【臨床】内の高ホモシステイン血症／ホモシスチン尿症参照）
5. CARASIL	腰痛症，禿頭の存在，大脳白質病変は融合する（本章3，同項参照）

速に進行する痙性対麻痺を12時間の経過で示した．母方の祖母と母親は片頭痛を有している．兄は40歳にて脳卒中があり，彼女の息子は片頭痛患者である．患者には認知障害はない．MRIでは後索に高信号がC3-Th6にまで及んでいる．脳MRIでは側頭極病変を含めて，CADASILに特徴的な多発性小梗塞を基底核，大脳白質に認めている．後脊髄動脈梗塞の鑑別診断にはCADASILが入るとしている[10)]．

鑑別診断

認知症があり，側頭極にT2強調像にて高信号を示す疾患については，2章「2. 大脳変性疾患」のp.123「key point 10. 認知症と側頭極にT2強調像にて高信号を示す疾患」を参照．

脳小血管病（small-vessel disease）の鑑別[11)]．

1. 動脈硬化（高血圧，高脂血症その他の危険因子の存在，側頭葉病変の欠如）
2. 脳アミロイド血管症（高齢者，脳葉型出血）
3. 脳血管炎（経過が短い，全身性の血管炎の所見，髄液中の細胞増多，蛋白質増加）
4. 成人発症の遺伝性脳血管症（表2）
5. MELAS（時に深部白質病変のみのことがある[12)]）
6. Hereditary diffuse leukoencephalopathy with spheroids（HDLS）：CADASILでは外包や側脳室周囲に白質病変を認める．一方，HDLSは拡散強調像の高信号が遷延することが特徴である．CTにて特徴的な石灰化（stepping stone appearance）を認める（2章6-1 HDLS（p.184）参照）．
7. Cathepsin A-related arteriopathy with strokes and leukoencephalopathy（CARASAL）：脳小血管病の一つとして新しく加わった．前頭頭頂葉の側脳室周囲白質と深部白質，基底核，視床，内包，外包，脳幹（橋及び中脳赤核周囲）に高信号をT2強調像／FLAIR像にて認める．側頭葉白質は比較的保たれ，側頭極には病巣がない．新鮮な梗塞，微小出血，小出血はある．高血圧，脳卒中，一過性脳虚血を呈し，認知障害を示す[13)]．

……診断のコツ

・20～50代にて，両側線条体，大脳白質に多発性小梗塞を認め，側頭極あるいは外包に病変を有する例で本症を考える．

・20代にてめまいを発症し，線条体あるいは大脳白質に多発性小梗塞を有する例でも本症を考える．

（p.830に追加情報がある．）

参考文献

1) 内野 誠：CADASIL．Brain Nerve 60: 1224-1234, 2008.
2) Davous P: CADASIL: a review with proposed diagnostic criteria. Eur J Neurol 5: 219-233, 1998.
3) Auer DP, Ptz B, Gssl C, et al: Differential lesion patterns in CADASIL and sporadic subcortical arteriosclerotic encephalopathy: MR imaging study with statistical parametric group comparison. Radiology 218: 443-451, 2001.
4) Haller S, et al: Cerebral microbleeds: Imaging and clinical significance. Radiology 287: 11-28, 2018.
5) van Den Boom R, Lesnik Oberstein SA, van Duinen SG, et al: Subcortical lacunar lesions: an MR imaging finding in patients with cerebral autosomal dominant arteriopathy with subcorti-

cal infarcts and leukoencephalopathy. Radiology 224: 791-796, 2002.
6) Yamamoto Y, Ihara M, Tham C, et al: Neuropathological correlates of temporal pole white matter hyperintensities in CADASIL. Stroke 40: 2004-2011, 2009.
7) Tomimoto H, Ohtani R, Wakita H, et al: Small artery dementia in Japan: radiological differences between CADASIL, leukoaraiosis and Binswanger's disease. Dement Geriatr Cogn Disord 21: 162-169, 2006.
8) 松本英之, 津本 学, 山本知孝・他: めまいのみを呈し, 新たな Notch 3 遺伝子変異をともなう CADASIL の早期例. 臨床神経 45: 27-31, 2005.
9) Moreton FC, Santosh C, McArthur K, et al: Cerebral hyperperfusion on arterial spin labeling MRI during CADASIL migrainous encephalopathy. Neurology 85: 2177-2179, 2015.
10) Hinze S, Goonasekera M, Nannucci S, et al: Longitudinally extensive spinal cord infarction in CADASIL. Pract Neurol 15: 60-62, 2015.
11) Brass SD, Smith EE, Arboleda-Velasquez JF, et al: Case records of the Massachusetts General Hospital. Case 12-2009. A 46-year-old man with migraine, aphasia, and hemiparesis and similarly affected family members. N Engl J Med 360: 1656-1665, 2009.
12) Apostolova LG, White M, Moore SA, Davis PH: Deep white matter pathologic features in watershed regions: a novel pattern of central nervous system involvement in MELAS. Arch Neurol 62: 1154-1156, 2005.
13) Bugiani M, et al: Cathepsin A-related arteriopathy with strokes and leukoencephalopathy (CARASAL). Neurology 87: 1777-1786, 2016.

追加情報 p.829 参照

側頭極と外包に高信号を示す視神経脊髄炎関連疾患 (NMOSD) がある[14]

49歳, 女性. 2度の視力障害, 片頭痛と不安障害がある. 右視神経炎と診断され, MRI にて, 左中小脳脚, 両側外包と側頭極, 大脳白質に異常信号を認めた. 視神経炎にて発症した CADASIL はあるが, 本例では notch3 遺伝子変異はなく, AQP4 陽性となり, NMOSD であった.

14) 前田憲多朗・他: CADASIL 様の脳 MRI 所見を呈した視神経脊髄炎関連疾患の1例. 臨床神経 58: 703, 2018.

3. CARASIL (cerebral autosomal recessive arteriopathy with subcortical infarcts and leukoencephalopathy)

臨床

　CARASILは第10染色体上の*HTRA1*遺伝子の変異によって生じ，若年成人に発症する常染色体劣性遺伝性の脳小血管病である．禿頭と急性腰痛（変形性脊椎症）を伴う脳小血管病が中核症状である．

　脳症の出現は20〜40代に及び平均32歳であり，CADASILよりも明らかに若い．さらに禿頭の発症はこれよりも早く，10代のことも多い[1]．腰痛は脳症の発症に前後して出現する．

　高血圧をはじめとする既存の血管危険因子は共通に認められるものではなく，あっても軽度である．

　脳症は歩行障害や一側下肢の脱力で発症するものが多い．経過中に卒中（ラクナ梗塞）を呈する例が約半数あり，残りの半数も階段状に悪化する．進行するとともに認知症，仮（偽）性球麻痺，錐体路・錐体外路徴候が明瞭になる[1]．

　なお，最近の報告では成人早期に認知症，歩行障害，禿頭，下部背部痛を呈する．認知症は平均35.1歳（24〜50歳），歩行障害は平均30.7歳（23〜39歳）で起きるとされる[2]．

　また，髪の薄さ（禿頭）は10代にて始まり，20代では12家族中9家族にある．恥毛や体毛には異常がない．気分の変調，仮性球麻痺，反射亢進，Babinski反射陽性，尿失禁はしばしば

図1 | CARASIL

A T2強調像　　B T2強調像　　C T1強調像

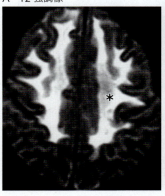 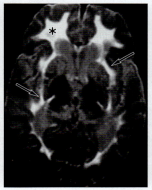 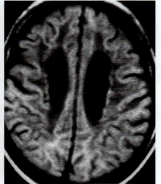

D T1強調矢状断像

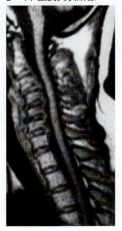

30代，女性．3年前より筋力低下，呂律が不良となる．仮性球麻痺，痙性四肢麻痺，尿失禁を認めた．階段状に症状が悪化し，腰痛がある．3か月前より歩行不能となり，便失禁があり，入院．頭髪が薄く，認知症を認める．血圧は正常．家族に類症はない．

A：T2強調像：大脳深部白質から皮質下白質に，前頭葉優位に高信号を認める（＊）．大脳萎縮がある．
B：T2強調像：前頭葉優位に側脳室周囲白質に高信号を認める（＊）．両側外包にも左右対称性の高信号を認める（→）．
C：T1強調像：前頭葉優位に大脳萎縮がある．深部白質は低信号を示す．
D：T1強調矢状断像：頸椎の配列の異常，椎間板の突出，骨棘形成など頸椎症を示す．
（文献6より転載）

認められる．片頭痛は認められない．高血圧と糖尿病はない[2]．

白質脳症，腰痛，禿頭が3徴である．禿頭は遺伝子診断にて確定された例では72.7%にある．腰痛はあるが，腰椎に画像にて異常を認めない例もある[2]．

> 病理所見

大脳白質の広範な白質変性が主体であり，基底核，視床および脳幹に小梗塞が認められる．大脳皮質は保たれ，皮質下U線維も比較的保たれる[3][4]．

大脳表面のくも膜動脈，髄質動脈，穿通枝のような小・細動脈に高度の動脈硬化性変化があり，内膜は線維性肥厚，中膜は著明な硝子化，内膜弾性板の断裂を認め，内腔は狭窄を示す[3][4]．

1例の剖検例の報告では微小出血を伴っている[5]．

> 画像所見

前頭葉を中心とする脳萎縮があり，大脳深部白質に前頭葉優位に広範な高信号がT2強調像にて認められ，同部位はT1強調像では低信号を示す（図1）[1][6]．病理では大脳白質変性と表現される[3]．福武によれば，この高信号は斑状の白質病変が融合するのではなく，当初から均質

図2 | CARASIL

A FLAIR像
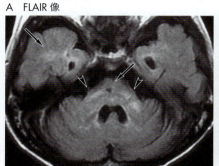

B FLAIR像
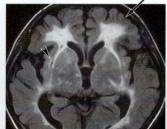

C FLAIR像
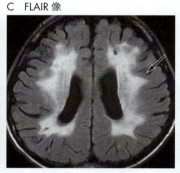

D T2*強調像
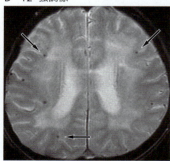

E T2強調矢状断像
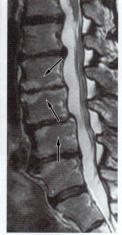

47歳，女性．10代より慢性の腰痛症であった．43歳頃より，落ち込んで口数が減り，独り言を言うようになり，拒食も出現した．精神科を受診し，向精神薬を投与されたが，反応性は悪く，自発性が低下し，尿失禁を認めた．1か月前に尿閉から腎不全，敗血症性ショックとなり，緊急入院した．内科的治療により，症状軽快し，精神科にて，MRIを撮像された．認知症，錐体路徴候，歩行障害がある．

A：FLAIR像：橋底部に陳旧性梗塞を認め（→），その両側の橋小脳線維に二次変性による高信号を認める（▶）．arc signを示す．右側頭葉前部白質内に高信号を認める（→）．

B：FLAIR像：両側前頭葉優位に側脳室周囲白質に高信号を認め（→），両側外包（▶），視床にも小梗塞がある．

C：FLAIR像：両側側脳室周囲から深部白質にかけて，ほぼ対称性の高信号を認める（→）．高信号は連続的に存在する．

D：T2*強調像：脳溝深部の皮質に散在性の微小出血を認める（→）．白質にはない．

E：T2強調矢状断像：年齢に比して強い腰椎椎体と椎間板の変性を認める（→）．なお，頸椎MRIでも同様な変性を椎体および椎間板に認めている．

（近森会近森病院，精神科 瀬戸口隆彦先生のご厚意による）

補足：側頭葉先端部病変が目立たないが，その他はarc signを含めて，CARASILに特徴的な画像所見を示した．遺伝診断にて，CARASILとされた．

で広範な高信号が出現していくとされる[1]．外包，内包後脚，基底核に小梗塞がある．脳幹，小脳にも進行すると萎縮を認め，小梗塞に及ぶ．CADASIL に特徴的とされる側頭葉尖端部の高信号は本症でも認められる（図2）[1)3)]（認知症があり，側頭極に T2 強調像にて高信号を示す疾患については，2 章「2. 大脳変性疾患」の p.123「key point 10. 認知症と側頭極に T2 強調像にて高信号を示す疾患」を参照）．腰椎あるいは頸椎に脊椎症を認める（図 1, 2）．

Nozaki らは遺伝子診断にて確定している 7 例について画像所見を記載している[7]．病初期には病変は前頭葉白質，外包，橋に認められている．経過の最後に撮像された T2 強調像にて，全例に高信号が前頭葉白質，側頭葉前部，外包，視床にあった．また，後期段階になると，橋から中小脳脚にかけて，弓状の高信号（arc sign）が T2 強調像/FLAIR 像にて認められ（図 2），進行した CARASIL に特徴的である．

SWI は 1 例に，T2*強調像は 2 例に撮像されており，2 例に多数の微小出血が大脳皮質と白質に認められているとしている[7]．しかし，自験例では T2*強調像のみであるが，微小出血は皮質にある（図2）．脳アミロイド血管症による微小出血と同様である．

頸椎および腰椎 MRI が 3 例に施行され，3 例とも椎間板と椎体の変性があり，脊柱管狭窄を示した．年齢に比して，変性所見が強かった（図1）．

日本人以外にも報告がある[8]．26 歳，トルコ人男性，20 歳から進行性痙性歩行を示した．FLAIR 像にて，深部白質にほぼ対称性の高信号があり，外包，右視床にも高信号を認めた．橋には arc sign を認めている．深部白質には拡散制限のある新しい小梗塞がある．頸椎 MRI にて，多数の椎間板の突出があり，禿頭がある．20 代ではびまん性の血管障害，椎間板ヘルニアの存在は本症に特徴的である．アジア人に限局しているとされる．

参考文献

1) 福武敏夫：CARASIL：脳小血管病・禿頭・脊椎変性をきたす常染色体劣性遺伝性疾患．神経内科 72: 391-399, 2010.
2) Nozaki H, Nishizawa M, Onodera O: Features of cerebral autosomal recessive arteriopathy with subcortical infarcts and leukoencephalopathy. Stroke 45: 3447-3453, 2014.
3) Yanagawa S, Ito N, Arima K, Ikeda S: Cerebral autosomal recessive arteriopathy with subcortical infarcts and leukoencephalopathy. Neurology 58: 817-820, 2002.
4) Oide T, Nakayama H, Yanagawa S, et al: Extensive loss of arterial medial smooth muscle cells and mural extracellular matrix in cerebral autosomal recessive arteriopathy with subcortical infarcts and leukoencephalopathy (CARASIL). Neuropathology 28: 132-142, 2008.
5) 伊藤慎治，福武敏夫，高尾昌樹・他：皮質下梗塞と白質脳症を伴う常染色体劣性脳動脈症（CARASIL）の 54 歳剖検例．第 98 回日本神経病理学会関東地方会，2011 年 8 月 6 日，東京．
6) 柳下 章，林 雅晴：症例から学ぶ神経疾患の画像と病理．医学書院，p.171-172, 2008.
7) Nozaki H, Sekine Y, Fukutake T, et al: Characteristic features and progression of abnormalities on MRI for CARASIL. Neurology 85: 459-463, 2015.
8) Roeben B, Uhrig S, Bender B, et al: Teaching NeuroImages: When alopecia and disk herniations meet vascular leukoencephalopathy CARASIL. Neurology 86: e166-e167, 2016.

4 抗リン脂質抗体症候群 (antiphospholipid antibody syndrome：APS)

臨床

　APSは免疫学的な機序を基盤として起こる脳血管障害のひとつであり，若年性脳梗塞，多臓器の動脈および静脈血栓症，習慣性流産などの多彩な臨床像を呈する後天的な凝固異常症である[1]．APSは免疫疾患を合併しない原発性と全身性エリテマトーデス（SLE）を合併する二次性に分類される．通常，血栓症との関連が深いとされるlupus anticoagulant（LA），β2-glycoprotein I（β2-GP I）依存性カルジオリピン抗体がAPSの補助診断に用いられている[2,3]．診断基準を以下に示す．

臨床所見
① 血栓症（血管炎による閉塞を除く）
② 妊娠合併症

検査所見
① IgGまたはIgM型抗カルジオリピン抗体（中等度以上力価）
② IgGまたはIgM型抗β2-GP I 抗体陽性
③ ループスアンチコアグラント陽性

　上記の臨床所見の1項目以上が存在し，かつ検査項目のうち1項目以上が12週以上の間隔を空けて2回以上証明される時，抗リン脂質抗体症候群と分類する（key point 2参照）．

　若年者の定義を50歳以下とすると，若年性脳卒中の原因としては動脈解離，血管炎，APS，もやもや病などが重要である．50歳以下の脳梗塞は急性脳卒中7,245例の約9％になり，APSの頻度は約2％である[2]．小児の血栓症では表参照．

画像所見

　白質や基底核により多発性脳梗塞を認める．皮質や皮質下，脳幹にも梗塞を認める（図1）．梗塞の大きさは中～大である．脳萎縮あるいは基底核および白質の石灰化を認める頻度も高い．局所的な脳出血も時に認められる[1,4]．

　静脈血栓症は下肢に多いが，脳静脈洞にも認められる．他の危険因子がなく，若年あるいは中年の成人においては上記の静脈血栓症が認められる時にはAPSを考慮する[5]．

表● 小児の動脈血栓症
1. 血管性疾患（もやもや病，神経線維腫症，鎌状赤血球症：いずれも動脈に狭窄所見を示す）
2. 血管炎（高安病）
3. 感染（特にインフルエンザ菌）
4. 凝固障害（抗リン脂質抗体症候群など）
5. 母親の薬物濫用（特にコカイン）
6. 片頭痛

key point 【2．抗リン脂質抗体の測定が必要な虚血性脳血管障害[2]】
・SLEが存在する時
・再発性梗塞
・50歳以下で初発の脳梗塞または一過性脳虚血発作（TIA）
・50歳以上の脳梗塞でも他の部位に血栓症の既往がある
・血小板数の減少がある
・流産の既往がある
・検査所見ではプロトロンビン時間の延長，抗核抗体陽性，血沈亢進，血清梅毒反応生物学的偽陽性

図1 抗リン脂質抗体症候群（SLEを伴う）

A FLAIR像

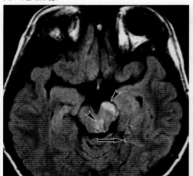

B FLAIR像

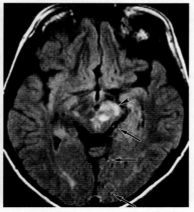

C MRA

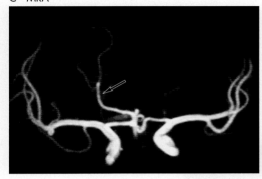

10代後半，女性．5日前に学校から帰宅の途中にて意識低下（痙攣発作？）を認め，他院に入院した．その後，2日前より右不全麻痺，両下肢腱反射の亢進を認める．当院に入院し，MRIおよびMRAを施行した．

A，B：FLAIR像：左大脳脚，中脳被蓋に高信号を認め（►），今回の梗塞と考える．左側頭葉内側部には点状，線状の高信号があり（→），slow flowを示し，左後大脳動脈領域の血流低下を示す．側脳室周囲白質にも点状の小梗塞を認めた（非掲載）．
C：MRA：左後大脳動脈を認めず，起始部の血栓症と考える．→：右後大脳動脈．
補足：抗リン脂質抗体が陽性であり，SLEも合併していた．橋，中脳，視床，大脳白質と広範な領域に血栓症を認めた．
（Bは文献4より転載）

脊髄においても，再発性の急性横断性脊髄炎の報告がある[6]．急性の脊髄腫脹とT2強調像での高信号，造影効果を脊髄内に認める．

参考文献

1) 大熊壮尚, 北川泰久：抗リン脂質抗体症候群・Sneddon症候群. Clin Neurosci 27: 1254-1257, 2009.
2) 北川泰久, 大熊壮尚, 徳岡健太郎：抗リン脂質抗体陽性脳梗塞. Brain Nerve 60: 1144-1158, 2008.
3) Miyakis S, Lockshin MD, Atsumi T, et al: International consensus statement on an update of the classification criteria for definite antiphospholipid syndrome (APS). J Thromb Haemost 4: 295-306, 2006.
4) 柳下 章, 林 雅晴：抗リン脂質症候群. 症例から学ぶ神経疾患の画像と病理. 医学書院, p.109-110, 2008.
5) Provenzale JM, Ortel TL: Anatomic distribution of venous thrombosis in patients with antiphospholipid antibody: imaging findings. AJR Am J Roentgenol 165: 365-368, 1995.
6) Campi A, Filippi M, Comi G, Scotti G: Recurrent acute transverse myelopathy associated with anticardiolipin antibodies. AJNR Am J Neuroradiol 19: 781-786, 1998.

5 炎症性腸疾患に伴う脳血管障害

臨床

炎症性腸疾患(inflammatory bowel disease：IBD)とは潰瘍性大腸炎(ulecerative colitis：UC)とCrohn病(Crohn's disease)である．炎症性腸疾患を有する患者では血栓塞栓症のリスクがあり，若年者では正常者より明らかに高い．その要因は多いが，凝固異常が最も可能性が高く，稀な例では脳血管炎がある．この凝固能の亢進状態は炎症性腸疾患の悪化と関係がある[1]．炎症性腸疾患に脳血管障害を合併した42例の研究では17例は動脈性の血栓塞栓症，14例は脳静脈/静脈洞血栓症であった．2例は皮質静脈血栓症である[2]．Crohn病に比べて潰瘍性大腸炎はより多くの脳血管障害を示す．42例中70％は炎症性腸疾患が活動期であり，59％はステロイドを服用していた．

IBD症例の脳静脈血栓症の合併は稀ではない[1)~4)]．潰瘍性大腸炎患者において，皮質性静脈血栓症を合併した報告[3]では，20代の女性で痙攣発作にて発症し，発症10日目のMRIにて血管性浮腫と皮質および皮質下出血を左弁蓋部に認めた．皮質表面に静脈性血栓が高信号として，T1強調像およびT2強調像に認められている．血管造影ではSylvian静脈に造影欠損を認

図1 潰瘍性大腸炎と静脈洞血栓症

A T2強調像

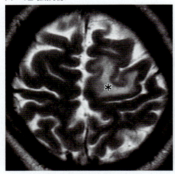

B T2強調冠状断像

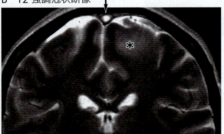

C FLAIR冠状断像

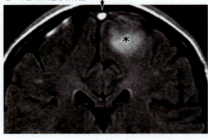

D 造影後T1強調冠状断像

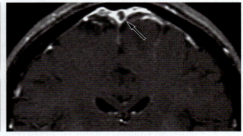

20代，女性．潰瘍性大腸炎の患者が突然に急激な発熱，頭痛，嘔吐にてMRIを施行．
A：T2強調像：左中心前回から上前頭回にかけて高信号を認める(＊)．
B：T2強調冠状断像：左前頭葉に高信号があり(＊)，上矢状洞には血栓と考えられる高信号を認める(→)．
C：FLAIR冠状断像：血栓は高信号を示し(→)，左前頭葉内には高信号を認める(＊)．
D：造影後T1強調冠状断像：上矢状洞には造影欠損部があり(→)，静脈洞血栓を示す．
補足：静脈洞血栓症あるいは皮質静脈血栓症はあらかじめ疑わないと診断が困難なことがある．炎症性腸疾患を有する患者の脳血管障害では常に本症を疑ってみることが必要である．
(文献4より転載．帝京大学医学部放射線科学講座　大場 洋先生のご厚意による)

める．なお，ステロイドおよび経口避妊薬は服用していなかった．

その他には，末梢神経障害，脊髄症，ミオパチー，重症筋無力症を示した[5]．

画像所見（図1）

14章 p.850「7. 脳静脈・静脈洞血栓症」を参照．

参考文献

1) De Georgia MA, Rose DZ: Stroke in patients who have inflammatory bowel disease. *In* Caplan LR (ed); Uncommon causes of stroke, 2nd ed. Cambridge University Press, Cambridge, p.381-386, 2008.
2) Johns DR: Cerebrovascular complications of inflammatory bowel disease. Am J Gastroenterol 86: 367-370, 1991.
3) Derdeyn CP, Powers WJ: Isolated cortical venous thrombosis and ulcerative colitis. AJNR Am J Neuroradiol 19: 488-490, 1998.
4) 柳下 章, 林 雅晴：脳静脈洞血栓症．症例から学ぶ神経疾患の画像と病理．医学書院, p.17-18, 2008.
5) Lossos A, River Y, Eliakim A, Steiner I: Neurologic aspects of inflammatory bowel disease. Neurology 45 (3 Pt 1): 416-421, 1995.

6 脳アミロイド血管症 (cerebral amyloid angiopathy：CAA)

1 脳アミロイド血管症

臨床

・全体像

　脳アミロイド血管症（CAA）ではアミロイド蛋白質が主に大脳の髄膜と皮質の小・中動脈に沈着し，これにより動脈壁の脆弱化，内腔狭窄，閉塞などを来し，脳血管障害（脳出血，白質脳症，血管性認知症など）を起こす．高齢者やアルツハイマー認知症患者ではしばしば認められる[1)2)]．

　アミロイドの主成分は6つのアミロイド蛋白質が知られているが，最も多いのはアミロイドβ（Aβ）蛋白質であり，それによる孤発型Aβ CAAが臨床型では多い．その臨床症状としては，後頭・側頭・前頭葉皮質下に反復性脳出血を来す脳出血型と，小血管のCAAのため進行性認知症を生じる認知症型が多い[1)2)]．

　CAAに関連する脳出血に関して，ボストンのグループにより診断基準が提案されている（表1）[3)4)]．

・病理

　Takedaらは6例のCAAの剖検例を検討し，皮質血管よりも髄膜血管にアミロイド血管症が強いと報告した[5)]．全例，くも膜下出血を脳溝内に有していた．くも膜下出血のみの部位もあった．くも膜下出血は髄膜の血管が破綻して起こっている．以上のことより，彼らはCAAの皮質下出血は髄膜血管の破綻に始まり，くも膜下出血，出血周囲の皮質に梗塞，血腫の実質内への進展の結果，皮質下出血となるとした[5)]．

・円蓋部（皮質性）くも膜下出血 {convexity (cortical) subarachnoid hemorrhage：cSAH} と amyloid spells

　脳表ヘモジデリン沈着症（cortical superside-al siderosis：cSS）あるいはcSAHはCAAの存在を疑われるが，脳葉性の出血のない患者ではしばしば認められ，将来の脳内出血のリスクが高いとされる[6)]．上記の病理所見を反映している可能性がある．高齢者のcSAHあるいはcSSでは常にCAAを考慮する必要がある（cSAHについてはp.879 本章10 くも膜下出血も参照）．

　CAAの20％は一過性の局所症状を示し，amyloid spellsとよばれる[7)8)]．Coatesらによると，66歳，男性が右手の親指と人差し指の異常感覚

表1 ● 脳アミロイド血管症に関連する脳出血のボストン診断基準[4)] （文献3より転載）

1. 確実（definite CAA）	剖検で以下の3点を示す． ① 脳葉型，皮質あるいは皮質下出血 ② CAA関連血管変化（CAA-associated pathology）を伴う高度なCAA ③ 他の原因の欠如
2. ほぼ確実（生検組織の陽性所見を伴う）（probable CAA with supporting pathology）	臨床データおよび病理組織（血腫吸引標本あるいは皮質生検）が以下の3点を示す． ① 脳葉型，皮質あるいは皮質下出血 ② 標本内にCAAの存在 ③ 他の原因の欠如
3. 臨床的にほぼ確実（probable CAA）	臨床データおよびMRI/CTが以下の3点を示す． ① 脳葉型，皮質あるいは皮質下に限局する多発性出血（小脳出血を含む） ② 年齢55歳以上 ③ 他の出血の原因（ワーファリン過量，頭部外傷，虚血性脳血管障害，脳腫瘍，血管奇形，血管炎，血液凝固障害など）の欠如
4. 疑い（possible CAA）	臨床データおよびMRI/CTが以下の3点を示す． ① 脳葉型，皮質あるいは皮質下に限局する単発性出血（小脳出血を含む） ② 年齢55歳以上 ③ 他の出血の原因（上記）の欠如

（paresthesia）があり，右の顔面から口へと広がり，10分ほど続いた．CTでは左中心溝にくも膜下出血があり，翌日のFLAIR像でも同様な所見であり，cSAHであった．その後，2回目のMRIが行われ，T2*強調像にて，両側半球，脳溝に沿ったcSSを認め，Boston診断基準のpossible CAAを満たした[7]．

amyloid spellsは陽性症状と陰性症状があり，長いと30分間も続くこともある．陽性症状はヘモジデリンによる刺激効果によるcortical spreading depressionが原因とされる．陰性症状はアミロイドの沈着による脳血管の閉塞と攣縮とされる．

一方，Caetanoらの症例は71歳，男性で，くりかえす左手と顔の異常感覚を呈した．CTにて左中心後溝にcSAHを呈した．翌日には左前頭頭頂葉に皮質下出血を呈した[8]．amyloid spellsの後に，大きな皮質下出血を起こした例である．

図1 脳アミロイド血管症

A 単純CT（発症翌日）

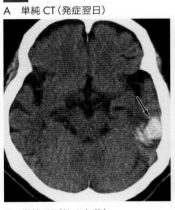

B gradient echo法（発症12日後）

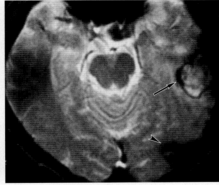

C gradient echo法（発症12日後）

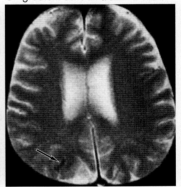

D 単純CT（約3年後）

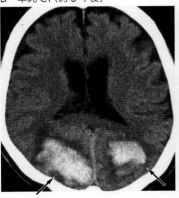

E gradient echo法（約3年後）

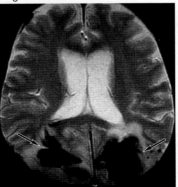

70代，女性．前夜，突然の左側頭部痛があり，他院救急外来にてCTで脳内出血を指摘され，当院に入院．前年にも左側頭葉に脳内出血の既往がある．
A：単純CT（発症翌日）：左側頭葉に今回の血腫を認める（→）．
B：gradient echo法（発症12日後）：左側頭葉の中心に高信号，周囲にヘモジデリンによる低信号を認め，今回の血腫と考える（→）．左側頭後頭位後部には低信号が皮質から皮質下にあり（►），1年前の血腫と考える．
C：gradient echo法（発症12日後）：右後頭葉に陳旧性のくも膜下出血を認める（→）．以上より，脳アミロイド血管症による脳内出血とくも膜下出血と考えた．
D：単純CT（約3年後）：両側後頭葉皮質下に血腫を認める（→）．
E：gradient echo法（約3年後）：両側後頭葉に皮質下出血を認める（→）．
補足：初回のMRIにて脳アミロイド血管症と指摘でき，その後も皮質下出血が多発した例である．

図2 | 脳アミロイド血管症

A　T2強調像　　　B　gradient echo法

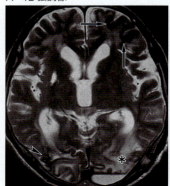 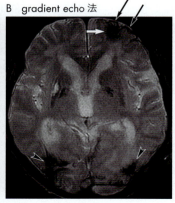

80代，男性．約4か月前に左後頭葉の脳内血腫のために手術を施行した．その後，夜間の幻覚が出現し，さらに認知症を認めた．
A：T2強調像：左後頭葉に高信号を認める（＊）．薄い硬膜下血腫がある．右後頭葉にも陳旧性の血腫を認める（▶）．左前頭葉皮質下に低信号を認める（→）．右被殻に陳旧性血腫を認める．
B：gradient echo法：両側後頭葉内に陳旧性血腫がある（▶）．左前頭葉には皮質下の出血（⇨），その上面には古いくも膜下出血がある（→）．

表2 ● 脳内微小出血（microbleeds）の原因 [9)10)]

脳アミロイド血管症
高血圧症
びまん性軸索損傷（線状，放射状の分布を示すのが特徴；CMBは丸い）[9)]
脳塞栓症（感染性塞栓症を含む）
CADASIL (cerebral autosomal dominant arteriopathy with subcortical infarcts and leukoencephalopathy)
CARASIL
Marfan症候群
多発性海綿状血管腫
血管炎
出血性微小転移巣（黒色腫には特に多い）[9)]
放射線血管症（放射線照射後，約50％にCMBがあり，照射終了2年後には増加する）[9)]
Parry-Romberg症候群
心臓粘液腫からの腫瘍塞栓 [11)]
感染性心内膜炎 [12)]（50％以上にCMBが存在し，主として皮質にある，病気の重症度に関係している）[9)]
高地脳浮腫
metallic microemboli from artificial heart valve（人工心臓弁）＊
Aicardi-Goutières症候群＊
leukoencephalopathy with calcification and cyst＊
Sneddon症候群＊
敗血症 [9)]
体外式膜型人工肺 [9)]
Fabry病（脳血管障害のリスクが高い，CMBは15～30％にあり，男性と腎障害のある例に多い）[9)]
もやもや病（アジア人では30％にあり，将来の脳内出血の予測因子となる）[9)]

＊主に石灰化もしくは金属によりT2＊強調像にて低信号を示す．
表中の赤字は，頻度の高い原因．

画像所見

◆ 1. 脳内出血

　脳葉型，皮質および皮質直下に限局する多発性出血が基本像である（図1，2）．出血が繰り返し部位を変えて，前述の部位に発生する[1)2)]．

　Salvaraniらの報告ではCAAでは脳葉型出血が最も多い臨床型であった．27例中17例（63％）である．単一の脳葉を侵すのが15例，その他の2例は多数の脳葉を侵し，時期が異なる出血もある[13)]．

・Rodriguesらの報告

　110例の脳内出血による剖検例の内，62例（56％）が脳葉型出血であった．その内，36例（58％）が中等度から高度のCAAを伴っていた．CAAがない，あるいは軽い症例と比べると，前者は脳葉型出血に，くも膜下出血を伴う例，APOE ε4を持っている例，あるいは脳葉型出血が指の形のように広がる例が多いとした[14)]．

図3 脳アミロイド血管症

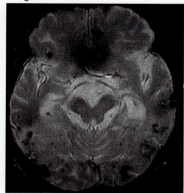
A gradient echo 法

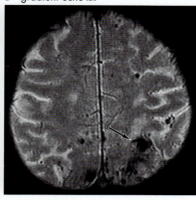
B gradient echo 法

70代．男性．認知症が進行している．
A，B：gradient echo 法：皮質下に多数のmicrobleedsを認める．一部は比較的大きな血腫となっている（**B**；→）．この症例では左半球に優位である．

指の形に広がる例は特徴的である．

◆ 2. 微小出血（表2）

gradient echo法によるT2*強調像にて微小出血（cerebral microbleeds：CMB）の描出が可能となり，高齢者における皮質に存在するmicrobleedsはCAAの可能性が高いと考えられている（図3）[3)15)]．microbleedsの好発部位は後頭葉，側頭葉の脳表の近傍と言われているが[2)3)15)]，自験例では前頭葉にも認められる．microbleedsの程度はCAAの重症度を反映している．一方，基底核，視床，橋，小脳などのmicrobleedsは動脈硬化症による小血管病に多い[2)15)]．7TのMRIを使用した報告によると，170個の微小出血のうち，169個が皮質にあったとされている[16)]．

microbleedsは脳内出血＞梗塞＞アルツハイマー病＞健康人の順に認められる．急性脳梗塞患者の治療戦略がこの所見の有無によって変化する必要はないとされている[15)]．

・CMBのmimics（似ているが異なる物）

微小な解離（microdissectins），微小石灰化（microcalcifications），微小動脈瘤（microaneurysms）がある[17)]．

微小石灰化とCMBの鑑別にはCTを撮れば容易である．前者は高吸収域を示し，後者は高吸収域を示さない．また，CTを撮らなくても，位相画像が役に立つ．石灰化は反磁性（diamagnetic）であるが，鉄は常磁性（paramagnetic）であり，逆の位相を示す．CMBはその機械によって位相画像にて高信号あるいは低信号を示す．位相画像は全てのシークエンスに内在しているので，特別の時間を加えなくても，撮像されているが，初期設定では保存されていないので，保存するように設定すれば，SWIと一緒に見ることができる．また，位相画像では鉄の量を見ることができる[9)]．

・海綿状血管腫との区別

海綿状血管腫の中で，central coreがなく，ヘモジデリン沈着のみを有する例（type Ⅳ）があり，SWIのみにて認められ，CMBに類似している．家族性の脳海綿状血管腫に特徴的な画像所見とされている．組織学的検査のみが両者の鑑別であるが，臨床の現場では，家族歴がなく，典型的な海綿状血管腫を伴っておらず，点状の低信号をSWIにて示す例はCMBと考える[9)]．

◆ 3. 円蓋部（皮質性）くも膜下出血

上記に示すように，CAAにてcSAHを認める（図4）．必ずしも，微小出血を伴っていないので，それのみでは確定的な診断はしにくいが，高齢者のcSAHでは常に，本症を考慮する[17)]．

◆ 4. 皮質性脳表ヘモジデリン沈着症 {cortical superficial siderosis (cSS)}

cSSとは大脳半球円蓋部の脳溝に沿った，血液分解産物が沈着する病態である．脳幹，小脳，

図4 脳アミロイド血管症

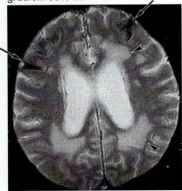

gradient echo法

70代，男性．認知症を8か月前より認める．
gradient echo法：両側前頭葉に陳旧性のくも膜下出血を認める（→）．
この症例ではmicrobleedsは皮質下に1個のみであった．
側脳室周囲白質に高信号を認める（▶）．

脊髄には沈着はない．多くの原因があるが（本章10，p.879「くも膜下出血」表1参照），CAAが最も多い原因である[18]．ヘモジデリン沈着が主に脳幹／小脳に起こる古典型脳表ヘモジデリン沈着症はduropathies（18章2，p.1127，脳表ヘモジデリン沈着症参照）に入り，cSSとは原因が異なるので，その両者を鑑別することは重要である．

血液分解産物の内，ヘモジデリンは常磁性体であり，磁場に不均一性をもたらすことによって，T2*強調像あるいはSWIにて低信号を示す．微小出血に対する感度は，T2*強調像よりSWIが倍程度優れていることがわかっており，cSSに対してもSWIがより優れていると考えられる．

cSSは急性のcSAHの結果であると考えられている．数週から数か月にて，血液は分解されて，ヘモジデリンなどとなり，マクロファージ内に貯蔵され，脳の表面に沈着する．亜急性期から慢性期にかけて，cSSは脳溝に沿って，両側性の線路様に認められる．cSSは皮質表面あるいは軟膜でのマクロファージ内でのヘモジデリン沈着である．

用語としては，cSSは大脳皮質表面（軟膜下）あるいはくも膜下腔での慢性血液産物が画像で認められる状態を指す．急性の血液産物が脳溝のくも膜下腔に存在する状態はacute cSAHとする．

3個以下の脳溝内にあるのを限局性cSS，4個以上の脳溝にあるのをびまん性cSSとする．さらに，天幕下にあるのは古典型SSと区別して記載すべきとされる[18]．

51例のCAAとcSSがある患者を中位35.3か月の経過観察において，新しい頭蓋内出血は24例（47.1%），脳内出血は18例，新しい急性SAHは6例にあった．cSSを有するCAA患者は脳内出血のリスクが増すとされる[18]．

cSSの鑑別診断 [18]

1. **古典型SS**：脳幹，小脳を中心にヘモジデリン沈着
2. **皮質静脈・静脈洞血栓症**：SWIにて皮質静脈が強い低信号を示す．静脈内の常磁性体であるデオキシヘモグロビンによる．cSSとは異なり，脳溝に必ずしも沿っていない．
3. **出血性梗塞**：出血は脳実質内にある．
4. **石灰化（Sturge-Weber症候群）**：皮質表面の石灰化がSWIにて低信号を示す．しかし，CTにて高吸収域を示すので鑑別はできる．

◆ 5. 浸潤性白質病変

Salvaraniらの報告では27例のCAAの中で，神経膠腫と間違えそうな浸潤性白質病変を示したのが，4例（14.8%）あった．その内，2例にmass like lesionを示した．1例はくも膜下出血を発症した[13]．炎症所見のないCAAでも浸潤性白質病変があり，mass effectを認めることがある．

表3 ● 炎症性脳アミロイド血管症の診断基準[21)23)]

ほぼ確実（probable）：以下の全てを満たす
1. 急性あるいは亜急性の発症
2. 40歳以上
3. 以下の臨床症状のうち少なくとも1つを呈する
   頭痛，意識障害か行動異常，局所神経症状，痙攣
4. MRIのT2強調像あるいはFLAIR像で散在性あるいは融合性の病変
   a. 通常は非対称性
   b. 腫瘤性病変の有無にかかわらず
   c. 脳軟膜あるいは脳実質の造影効果の有無にかかわらず
5. MRI磁化率強調画像でCAAが存在する根拠
   a. 多発する皮質，皮質下出血あるいは微小出血
   および / または
   b. 最近あるいは過去の脳葉型出血
6. 腫瘍，感染症，他の原因を伴わない

確実（definite）：上記の全てを満たすと共に病理組織学的に以下を認める
1. 血管周囲，貫壁性および / または血管壁内の炎症
2. 皮質や脳軟膜の病変にアミロイド沈着血管

画像としては神経膠腫と間違えそうな，浸潤性白質病変が提示されている[9)]．左側頭頭頂葉にFLAIR像にて高信号が大脳白質に広がり，皮質直下から側脳室まで延び，ごく軽いmass effectを側脳室に示す．中央構造の偏位はない．SWIでは白質病変のある皮質に微小出血を認める．反対側の脳室近傍にも程度の軽い高信号がFLAIR像にてある．SWIあるいはGREを撮像すれば，診断はCAAあるいは炎症性CAAとすると考えられる．

◆ 6. 血管周囲腔の拡大

14例の組織学的に確定したCAAの半卵円中心での血管周囲腔数は12例（85.7%）が20個以上あった．一方，10例のCAAではない患者では20個以上は1つもなく，半卵円中心での血管周囲腔の拡大はCAAに特徴的である．なお，基底核での血管周囲腔の拡大は意味がなかった[19)]．ただし，日常診療にて血管周囲腔の拡大が目立つ非CAA例もあり，あくまで参考程度のように思われる．

◆ 7. 石灰化

CAAの特殊型として，APP遺伝子変異を伴う例があり，後頭葉皮質に石灰化を来すのが特徴である[20)]．なお，石灰化を伴う遺伝性白質脳症の鑑別はp.936，14章22 COL4A遺伝子変異内の表「石灰化を伴う遺伝性白質脳症」を参照．

2 炎症性脳アミロイド血管症（inflammatory CAA：ICAA）

臨床

CAAに関連した炎症を伊井らは「炎症性脳アミロイド血管症」と呼んだ．以前には脳アミロイド血管症関連炎症という用語を使用していたが，混乱もあり，より包括的な用語として，本稿でも炎症性脳アミロイド血管症を使用する[21)]．

Chungらの原版[22)]を基に，伊井らはICAAの診断基準を報告している（表3）[21)]．

急性から亜急性に進行する認知機能障害，痙攣発作，頭痛，意識障害，運動麻痺や失語などの巣症状，幻覚などで発症し，症状が変動することも少なくない．発症年齢は65歳前後であり，40～80代とばらつきがある[21)]．

ICAAは病理学的には2群に分かれる．一つは血管周囲に炎症細胞浸潤を認めるcerebral amyloid angiopathy-related inflammation（CAA-ri）と，血管壁を貫通する炎症細胞浸潤（血管炎）を認めるamyloid β-related angiitis（ABRA）である．肉芽腫はあるときも，ないときもある．両者の臨床的な差異はないとされる[23)]．

アポリポ蛋白E（Apolipoprotein E：ApoE）の遺伝子型はICAAでは$\varepsilon 4/\varepsilon 4$が61%を示すのに対して，健康人では398人中0人，急性脳

卒中患者では100人中6人であり，本症の有力なマーカーと考えられる[24]．

以下に示すように，特徴的な画像所見を示すので，病理学的な確証がなくても，臨床症状と画像所見がICAAに合致すれば，診断は可能であり[25)26)]，ステロイド治療に進んで良いと考えられる．

自験例においても，臨床経過，特徴的な画像所見，ApoEの遺伝子型から考えて，ICAAと診断し，ステロイド治療によって認知機能障害の改善を認めている．注意深い読影によって，生検を避けることができる症例が多いように思われる．

画像所見

・白質病変

非対称性の大脳白質病変を認め，T2強調像およびFLAIR像にて高信号を示し，斑状あるいは融合性の病変であり，拡散強調像では高信号を示さず，拡散制限はない（図5）[21]．Raghavanらの9例のICAAの報告によると，融合性の白質病変は全例にあり，皮質下白質U線維まで及んでいる．全脳葉が侵される可能性があるが，後頭葉は他の脳葉と比べて少ないとされている[27]．

軽いmass effectを示すことが多いが，ときにmass effectが強く，片側性で，腫瘍と誤診される例もある[28]．この報告では2例あり，いずれもT2*強調像あるいはSWIが撮像されず，微小出血が捉えられていない[28]．1例は病変の大きさの割にmass effectは軽いが，もう1例は側脳室の偏位を伴っている．2例とも拡散制限はなく，造影効果もない点が特徴である．

造影効果に関しては様々であるが，Raghavanらの9例では脳実質内には造影効果はなく，軟膜の造影効果を2例に認めている[27]．病理学的にABRAと診断された28例中18例（64％）に造影効果を認めている．脳実質には3例，髄膜の造影効果は16例（57％）にあったとしている．一方，CAA-riと診断された10例では脳実質内は1例もなく，髄膜には9例中5例（56％）に造影効果を認めている[29]．

Danveらの総説によると，ステロイドに反応することが多く，72例中57例（79％）が治療反応良好である．しかし，再発も34例中8例にある[30]．また，白質病変があった部位に皮質下出血を認めた例もある[25]．

ステロイド治療後の自験例から考えると，この白質病変には2種類あり，ステロイド治療によって反応し，消失する浮腫と考えられる病変が皮質直下とその近傍にあり，一方，ステロイド治療後にも残存する側脳室近傍の高信号である．後者はおそらく虚血性変化と考えている（図5，6）．

Salvaraniらの報告では22例のARRAの内，浸潤性白質病変が9例（40.%）にあり，さらに，mass effectが周囲構造にあり，神経膠腫と間違えそうな浸潤性白質病変と称される例が4例（27.3％）にあった[13]．

上記論文の画像では神経膠腫と間違えそうな症例が掲載されている．FLAIR像にて，右優位に両側側頭葉から後頭葉，頭頂葉にかけて高信号が大脳白質にあり，側脳室周囲から皮質直下まで延びている．明らかなmass effectがあり，側脳室が左に偏位している．造影後は軟膜に沿った造影効果を認め，脳実質には造影効果を認めない．微小出血の有無に関しては記載がない．微小出血がなくても，脳実質内に造影効果がなく，軟膜に造影効果のある白質病変では炎症性CAAが鑑別となると考えられる．

・微小出血

9例中8例は発症の際に微小出血があり，1例はなく，12週後の経過観察にて，認められている．MRIの機種は1.5Tあるいは3Tであり，SWIあるいはT2*強調像が撮像されているので，必要な検査が施行されているが，1例は微小出血がなかったと考えられる[5]．Danveらによると，微小出血はSWIあるいはT2*強調像が施行されている24例中21例（87％）に認められているが，100％ではない．

自験例において，3TでのT2強調像および

図5 炎症性脳アミロイド血管症

A T2強調像（3T）

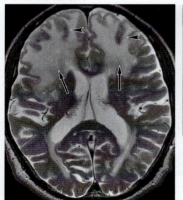

B T2強調像（拡大像）

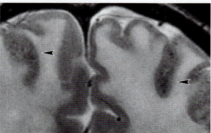

C T2*強調像

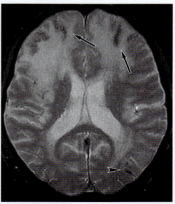

D SWAN

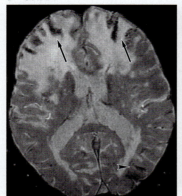

E 拡散強調像

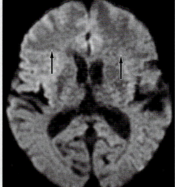

F 造影後T1強調像

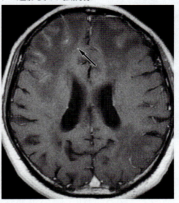

G T2強調像（約10か月後）

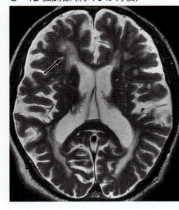

69歳，男性．2年前より患者の物忘れに妻が気がついていた．2週間前より，数分前に行った血圧測定をしたことを忘れたり，内服薬のセットの仕方がわからなくなるなど，5日間の経過で急速に認知障害が進行し，他院を独歩受診し，認知機能障害（MMSE：15点）と言われ，当院を受診した．

A：T2強調像（3T）：非対称性に両側前頭葉に側脳室から皮質直下まで伸びる高信号を認める（→）．左頭頂葉にも同様な病変がある．前頭葉皮質内に点状の低信号を認める（►）．
B：T2強調像（拡大像）：両側前頭葉皮質には点状の低信号があり，微小出血である（►）．
C：T2*強調像：両側前頭葉皮質内に点状の低信号があり（→），微小出血である．左後頭頭頂葉にも微小出血がある（►）．
D：SWAN：両側前頭葉皮質内の微小出血がより明瞭で，多数認められる（→）．左後頭頭頂葉皮質にも微小出血がある（►）．
E：拡散強調像：両側前頭葉白質は低信号を示し，拡散制限はない．
F：造影後T1強調像：右優位に両側前頭葉の髄膜に造影効果を認める（→）．ステロイド治療によって，臨床症状改善を認めた．
G：T2強調像（約10か月後）：両側前頭葉皮質直下の白質まで及んでいた高信号は改善し，側脳室周囲白質のみ高信号が残存している（→）．おそらく，残存する白質病変と，**A**にて認められた皮質直下まで広がる白質病変と性質が異なり，**A**にて認められた病変は浮腫で，可逆性であるが，**G**にて残存する高信号は非可逆性の病変（虚血など）の可能性が高い．
補足：微小出血が3TでのT2強調像にて，皮質内にあるのが明瞭である．T2*強調像，SWANとこの微小出血がより明瞭となる．本症を診断するにはSWAN（またはT2*強調像）が必須であり，皮質下白質まで延びる白質病変を見た際には本症を考慮し，SWIを追加する．ApoEはε4/ε4であり，生検はしていないが，炎症性脳アミロイド血管症に間違いはないと考えている．

図6 炎症性脳アミロイド血管症

A T2強調像
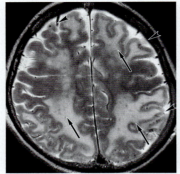

B T2強調像
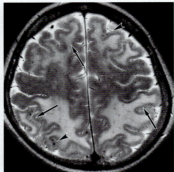

C T2*強調像
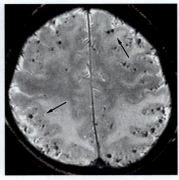

D T2強調像
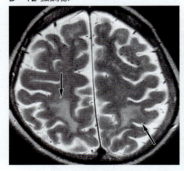

83歳，女性．半年前より，食事の匂いがわからなくなり，字が上手く書けない．2か月前より，右手足，左足の震えがあり，転びやすい．話が冗長で，つじつまが合わないことがあり，認知機能障害，歩行障害を認めた．
A，B：T2強調像：両側前頭葉，頭頂葉にかけて，大脳深部から皮質下に高信号をT2強調像にて認める（→）．白質病変のある皮質には微小出血を認める（►）．中心溝周囲は免れている．
C：T2*強調像：皮質の微小出血が明瞭である（→）．
炎症性脳アミロイド血管症と診断し，ステロイド治療を受けた．約1か月後にMRIの再検をした（**D**）．
D：T2強調像：大脳白質の病変は頭頂葉の深部（→）を除き，ほぼ消失した．臨床症状の改善も認められた．なお，確実な造影効果はなかった（非掲載）．ApoEはε4/ε4であり，本症に合致した．

T2*強調像にて，微小出血は皮質にあることが明瞭であった（図5, 6）．微小出血はSWIが最も明瞭である．3TではT2強調像でも注意深く見れば，微小出血は認められるが，本症を疑う際には，SWIが必須である．上述したように，7Tでの撮像により，微小出血は皮質内にある[16]．

Salvaraniらの27例の炎症性CAA（22例のABRAと5例のCAA-RI）においては，皮質内の微小出血は27例中19例（70.4％）であった．必ずしも，全例にないことは知っておく必要がある[13]．

・軟膜病変

22例のABRAにおいて，軟膜病変のみを認めたのが6例（27.3％）あった．FLAIR像にて，左側頭葉くも膜下腔が正常の低信号を失い，高信号を示す．白質病変はない．造影後には同部位には造影効果を認め，SWIでは大脳半球に広範な微小出血が皮質にある．この軟膜病変のみの症例はCAA 27例中1例にあり，必ずしも，炎症性CAAのみではない[13]．

3 脳アミロイドーマ (cerebral amyloidoma)

臨床

肉眼で見える腫瘍様の，最も稀な形態の，脳内におけるamyloid βの沈着である．30～40代に最も多い．Aβ沈着を起こす他の疾患とは異なる点である．

症状としては，痙攣，限局的な運動障害，視力障害，頭痛，認知障害があり，病変の部位による．

側脳室周囲の白質を主とする，血管の周囲あるいは内部に大きな結節状の腫瘤として認められる．腫瘤周囲には炎症性細胞があり，辺縁部に放線状の造影効果があり，血管壁におけるAβ沈着と相関があるとされている[31]．

画像所見

・全体像

孤発性の大脳白質に中心をおく病変で，周囲に浮腫を伴う．天幕上の大脳白質に多いが，後頭蓋窩や大脳皮質にも存在する．側脳室への病変の伸展があり，あれば，本症に特徴的である．原発性脳腫瘍に比べて，mass effect が非常に小さいことも特徴とされている．

CT では多くは高吸収域を示すが，低吸収域もある．T1 強調像，T2 強調像での信号強度は様々である．強い造影効果を示すことが特徴である．SWI での検討は数が少ない．

・側脳室上衣への伸展が特徴的である

Miller-Thomas らの例は 71 歳，男性例であり，頭痛と視力障害を示し，左後頭葉の白質にあり，皮質下白質から側脳室周囲白質まで高信号を FLAIR 像にて認め，CT では皮質と等吸収域を示し，強い造影効果を認めた．腫瘍内部には点状出血を SWI にて認めている[31]．

Gandhi らの例は 54 歳，女性であり，右上腕の震えと脱力を示す痙攣発作で発症した．CT にて特徴的な高吸収域が左前頭葉にあり，側脳室周囲白質から皮質直下まで横長に延び，周囲に著明な浮腫がある．極軽度の側脳室の圧排があり，著明な造影効果が病変にあり，側脳室上衣まで延びている．非常に特徴的な画像であり，本症と診断できる．MRI では T1 強調像，T2 強調像ともに低信号を示し，強い造影効果があり，側脳室上衣まで連続している．周囲には浮腫がある[32]．

Gandhi らは過去の 14 例の本症をまとめている．平均年齢は 47.8 歳（26～76 歳）であり，女性がやや多い．大脳脳葉性白質が多く，ときに皮質も侵される．

10 例に CTI が施行され，7 例が高吸収域を示し，造影効果を認めた．

MRI の信号強度は様々である．CT あるいは MRI が施行された 12 例中 9 例に，側脳室上衣へと，腫瘍の内方伸展が特徴的である．また，Gandhi らは腫瘍の辺縁に放線状の造影効果が 5 例にあり，特徴的としているが，わかりにくい．

McMillion らの例は 63 歳，男性で，1 回目の痙攣発作を起こした．左半身感覚消去現象があり，左同名半盲を示した．T2 強調像では右頭頂葉白質から即脳室周囲白質，脳梁膨大部にかけて不均一な高信号があり，境界は不明瞭で，mass effect はなく，周囲に浮腫もない．強い造影効果を認めた．生検にて本症であった[33]．

Rocha らは Virchow-Robin 腔に沿った radial enhancement を示し，T2 強調像では低信号の stripes（線状影）を認めるのが特徴としており[34]，McMillion らの症例にも同様な所見があり，この所見があると診断可能と考えられる．

また，Lee らの例は 61 歳，女性例で，1 年の経過で，精神症状の退行と，痙攣を来した．CT では左側脳室に接して高吸収域を示す腫瘤があり，T1 強調像では高信号を示し，T2 強調像では不均一な高信号と低信号の混在，強い造影効果を示し，周囲に線状に伸びている．非常に特徴的な画像である[35]．

4 遺伝性 ATTR 型脳アミロイド血管症/家族性 ATTR 型眼軟膜アミロイドーシス

臨床

本症は遺伝性 ATTR（異形 Transthyretin：TTR）アミロイドーシスの内，進行性認知機能低下，脳葉型出血，一過性局所神経脱落徴候などの中枢神経系症候を主徴とする疾患群である．病理学的に脳軟膜や，軟膜内および脳内の血管壁に多量のアミロイドの沈着を認める．アミロイドの前駆物質である異型トランスサイレチンは，脈絡叢から少量生産され，軟膜アミロイドーシスの原因となり，さらに，肝臓由来の異形 TTR も脳血管へのアミロイド沈着に関与していると考えられている[36]．なお，ATTR の A はアミロイドの構成蛋白質につけられる符号である[37]．脳出血は比較的若年で非高血圧性，非外傷性，多発性に大脳皮質下や小脳などに認められる．

髄液検査では細胞数増加を伴わず，蛋白の上昇があり，蛋白細胞解離を呈する[36]．

病理所見

軟膜，軟膜内の血管，脳実質内の血管にATTR型アミロイドを認める．大脳白質や基底核の血管，毛細血管にはアミロイド沈着を認めない．ATTR関連血管炎も稀に認められる[36]．

画像所見

脊髄MRIにおける脊髄軟膜の造影効果が非常に特徴的であり，認知症出現前に頸髄から出現し，全脊髄に拡大するとされる．軟膜におけるアミロイド血管症による血管透過性亢進を表し，早期診断に極めて有用である[36)38]．

また，脳MRIでは造影後のFLAIR像にて，脳表の血管から髄腔への造影剤のしみ出しがあり，くも膜下腔に造影効果を認める[36)37]．進行するとT1強調像においても軟膜の造影効果を認めるとされる[36]．

ATTR型の微小出血は大脳皮質，皮質下，視床，小脳にも認められる[36]．

脳表ヘモジデリン沈着症を呈することもある（18章2，p.1134，脳表ヘモジデリン沈着症，【鑑別診断】参照）[36)39]．

正常圧水頭症に類似した脳室の拡大と脳溝の狭小化を呈する例もある．原因として髄液のくも膜顆粒における吸収障害などが推定されている[36]．

53歳，男性，2年の経過で進行性の体重減少，上下肢の筋力低下，失調，多発性神経鞘，自律神経失調があり，膀胱直腸障害を認めた．眼症状があり，重篤な緑内障と硝子体出血がある．父親に類症があった．脳MRIでは脳表ヘモジデリン沈着症を呈し，脳幹表面と脊髄表面にT1強調像にて造影効果を認めている．oculomeningeal amyloidosis の形を取った本症である[39]．

47歳，女性で，急性発症のくも膜下出血と水頭症を呈し，動脈瘤はなく，Sylvius裂に対称性に石灰化と髄膜の造影効果があり，生検と遺伝子検査にて，ATTR型のアミロイドーシスと診断された例がある[40]．

参考文献

1) 柳下 章：脳アミロイド血管症による白質脳症．Brain Med 21: 87-89, 2009.
2) Chao CP, Kotsenas AL, Broderick DF: Cerebral amyloid angiopathy: CT and MR imaging findings. RadioGraphics 26: 1517-1531, 2006.
3) 針谷康夫, 東海林幹夫：脳血管アミロイドーシス．神経内科 70: 165-171, 2009.
4) Knudsen KS, Rosand J, Karluk D, et al: Clinical diagnosis of cerebral amyloid angiopathy: validation of the Boston criteria. Neurology 56: 537-539, 2001.
5) Takeda S, Yamazaki K, Miyakawa T, et al: Subcortical hematoma caused by cerebral amyloid angiopathy: does the first evidence of hemorrhage occur in the subarachnoid space? Neuropathology 23: 254-261, 2003.
6) CNi J, et al: The characteristics of superficial siderosis and convexity subarachnoid hemorrhage and clinical relevance in suspected cerebral amyloid angiopathy. Cerebrovasc Dis 39: 278-286, 2015.
7) Coates R, et al: Cerebral amyloid angiopathy: amyloid spells and cortical superficial siderosis. Pract Neurol 15: 124-126, 2015.
8) Caetano A, et al: Amyloid spells and high blood pressure: imminent danger? Case Rep Neurol 7: 39-43, 2015.
9) Haller S, et al: Cerebral microbleeds: Imaging and clinical significance. Radiology 287: 11-28, 2018.
10) Blitstein MK, Tung GA: MRI of cerebral microhemorrhages. AJR Am J Roentgenol 189: 720-725, 2007.
11) Vanacker P, Nelissen N, Van Laere K, Thijs VN: Images in neurology. Scattered cerebral microbleeds due to cardiac myxoma. Arch Neurol 66: 796-797, 2009.
12) Klein I, Iung B, Labreuche J, et al: Cerebral microbleeds are frequent in infective endocarditis: a case-control study. Stroke 40: 3461-3465, 2009.
13) Salvarani C, et al: Imaging Findings of Cerebral Amyloid Angiopathy, Aβ-Related Angiitis (ABRA), and Cerebral Amyloid Angiopathy-Related Inflammation: A Single-Institution 25-Year Experience. Medicine (Baltimore) 95: e3613, 2016.

14) Rodrigues MA, et al: The Edinburgh CT and genetic diagnostic criteria for lobar intracerebral haemorrhage associated with cerebral amyloid angiopathy: model development and diagnostic test accuracy study. Lancet Neurol 17: 232-240, 2018.
15) Cordonnier C: Brain microbleeds. Pract Neurol 10: 94-100, 2010.
16) Ni J, Auriel E, Martinez-Ramirez S, et al: Cortical localization of microbleeds in cerebral amyloid angiopathy: an ultra high-field 7T MRI study. J Alzheimers Dis 43: 1325-1330, 2015.
17) Kumar S, Goddeau RP Jr, Selim MH, et al: Atraumatic convexal subarachnoid hemorrhage: clinical presentation, imaging patterns, and etiologies. Neurology 74: 893-899, 2010.
18) Charidimou A, et al: Cortical superficial siderosis: detection and clinical significance in cerebral amyloid angiopathy and related conditions. Brain 138: 2126-2139, 2015.
19) Charidimou A, Jaunmuktane Z, Baron JC, et al: White matter perivascular spaces: an MRI marker in pathology-proven cerebral amyloid angiopathy? Neurology 82: 57-62, 2014.
20) Ayrignac X, et al: Brain Calcifications in Adult-Onset Genetic Leukoencephalopathies: A Review. JAMA Neurol: 2017.
21) 伊井裕一郎, 冨本秀和:【中枢神経の血管炎】炎症性脳アミロイド血管症. BRAIN NERVE 67: 275-285, 2015.
22) Chung KK, Anderson NE, Hutchinson D, et al: Cerebral amyloid angiopathy related inflammation: three case reports and a review. J Neurol Neurosurg Psychiatry 82: 20-26, 2011.
23) Castro Caldas A, Silva C, Albuquerque L, et al: Cerebral Amyloid Angiopathy Associated with Inflammation: Report of 3 Cases and Systematic Review. J Stroke Cerebrovasc Dis 24: 2039-2048, 2015.
24) Mendonça MD, Caetano A, Pinto M, et al: Stroke-like episodes heralding a reversible encephalopathy: microbleeds as the key to the diagnosis of cerebral amyloid angiopathy-related inflammation-a case report and literature review. J Stroke Cerebrovasc Dis 24: e245-e250, 2015.
25) Kinnecom C, Lev MH, Wendell L, et al: Course of cerebral amyloid angiopathy-related inflammation. Neurology 68: 1411-1416, 2007.
26) Greenberg SM, Rapalino O, Frosch MP: Case records of the Massachusetts General Hospital. Case 22-2010. An 87-year-old woman with dementia and a seizure. N Engl J Med 363: 373-381, 2010.
27) Raghavan P, Looby S, Bourne TD, et al: Cerebral amyloid angiopathy-related inflammation: A potentially reversible cause of dementia with characteristic imaging findings. J Neuroradiol 43: 11-17, 2016.
28) Safriel Y, Sze G, Westmark K, et al: MR Spectroscopy in the Diagnosis of Cerebral Amyloid Angiopathy Presenting as a Brain Tumor. AJNR Am J Neuroradiol 25: 1705-1708, 2004.
29) Salvarani C, Hunder GG, Morris JM, et al: Aβ-related angiitis: comparison with CAA without inflammation and primary CNS vasculitis. Neurology 81: 1596-1603, 2013.
30) Danve A, Grafe M, Deodhar A: Amyloid beta-related angiitis--a case report and comprehensive review of literature of 94 cases. Semin Arthritis Rheum 44: 86-92, 2014.
31) Miller-Thomas MM, et al: Multimodality Review of Amyloid-related Diseases of the Central Nervous System. Radiographics 36: 1147-1163, 2016.
32) Gandhi D, et al: CT and MR imaging of intracerebral amyloidoma: case report and review of the literature. AJNR Am J Neuroradiol 24: 519-522, 2003.
33) McMillion L, et al: Teaching neuroimage: Primary cerebral amyloidoma mimicking CNS neoplasm. Neurology 71:e68, 2008.
34) Rocha AJ, et al: Intracerebral amyloidoma: imaging findings might support preoperative diagnosis. Arq Neuropsiquiatr 69: 413, 2011.
35) Lee J, et al: Primary amyloidoma of the brain: CT and MR presentation. AJNR Am J Neuroradiol 16: 712-714, 1995.
36) 山下太郎・他:遺伝性ATTR型脳アミロイド血管症/家族性ATTR型眼軟膜アミロイドーシス. 神経内科 88: 305-310, 2018.
37) Sipe JD, Benson MD, Buxbaum JN, et al: Amyloid fibril proteins and amyloidosis: chemical identification and clinical classification International Society of Amyloidosis 2016 Nomenclature Guidelines. Amyloid 23: 209-213, 2016.
38) Nakamura M, et al: Neuroradiologic and clinicopathologic features of oculoleptomeningeal type amyloidosis. Neurology 65: 1051-1056, 2005.
39) Mathieu F, et al: Oculoleptomeningeal Amyloidosis Secondary to the Rare Transthyretin c.381T>G (p.Ile127Met) Mutation. World Neurosurg 111: 190-193, 2018.
40) Bevers MB, et al: Leptomeningeal transthyretin-type amyloidosis presenting as acute hydrocephalus and subarachnoid hemorrhage. J Clin Neurosci 29: 203-205, 2016.

7 脳静脈・静脈洞血栓症

1 脳静脈・静脈洞血栓症（cerebral venous and sinus thrombosis：CVST）

臨床

510例のCVSTの解析では325例（64％）が上矢状洞，290例（57％）が横静脈洞，165例（32％）が深部静脈，78例（15％）が直静脈洞，30例（6％）が皮質静脈に起こっている．

症状としては頭痛が75〜95％の症例にあり，最も多い．局所的な神経症状，痙攣を認めることもあり，脳実質内に画像にて異常を呈した例に多い．血栓形成，融解，再開通があるので，70％の症例では症状の変化を認める．頭蓋内圧亢進症状はCVSTの20〜40％に起こるので，頭蓋内圧亢進症状があれば本症を常に考慮することが重要である[1]．

・原因

Eerroらによる624例のCVSTの報告では最も多い危険因子は先天性，後天性の血栓促進素因（thrombophilia）（34％）であり，次に妊娠と産褥期（20％），頭蓋内感染症（10％），薬剤（避妊薬など）（7.5％），頭蓋内あるいは全身性の悪性腫瘍（7.4％），硬膜静脈洞の機械的損傷（外傷，手術など）（4.5％），SLEなどの炎症（5％），脱水（1.9％）であった．また，CVST患者の44％に複数の危険因子が認められた[2]．一方，原因不明例が12.5％にあった．それ故に，経口避妊薬，あるいは頭蓋内感染症など原因と考えられる疾患があっても，CVSTの患者には凝固促進因子（アンチトロンビンIII因子欠損，Cあるいは S蛋白欠損症，C蛋白活性化に対する抵抗性，V Leiden因子，II G20210A因子変異，抗リン脂質/抗cardiolipin抗体，高ホモシステイン血症，SLE）の検索が必要である[3]．また，自験例ではネフローゼ症候群に伴ったCVSTがある．小児ではネフローゼ症候群はCVSTの危険因子であり，成人では動脈性および静脈性血栓症の危険因子とされる[4]．

脳脊髄液漏出症（低髄液圧症候群）における静脈洞血栓症は2％にあるとされる．髄液圧が低下すると頭蓋内静脈の拡張が起こり，脳血流速度が低下し，凝固形成が起こりやすくなる（脳脊髄液漏出症に静脈洞血栓症を合併した例については18章 p.1109「duropathies，脳脊髄液漏出症」図3を参照）[5]．

40歳以上のCVSTの患者において，原因が不明な際にはoccult cancer（不顕性癌，潜伏癌）を探す必要があるとされる[6]．

主要静脈洞の灌流領域を図1に示す[1]．

・円蓋部くも膜下出血

145例の非外傷性のくも膜下出血（SAH）の内，15例は動脈瘤破裂によらないSAHであった．その内，8例はperimesencephalic（中脳周囲）のSAHであり，7例が円蓋部（皮質性）くも膜下出血であった．さらに，その内の4例が脳静脈性血栓症であった．全例が皮質腫大を認めたが，出血性梗塞はなく，良性の経過をたどった[7]．

・高ホモシステイン血症（hyperhomocysteimeia：HHC）/ホモシスチン尿症（homocystinuria）

HHCは血中のホモシステイン（homocysteim）が高値を示す疾患である．ホモシステインはアミノ酸の一つであり，シスタチオニン合成酵素によってメチオニンから作られる．その後，システインとシスチンに作り変えられる．これらの過程に異常があると，血液中のホモシステインやメチオニンの量が増え，ホモシスチンが尿中に排泄されるようになり，HHC/ホモシスチン尿症となる．

HHCは動脈及び静脈における血管障害を起こし，脳静脈を含む静脈性血栓症を呈する[6)8]．

ホモシスチン尿症は稀な常染色体劣性遺伝を示す疾患であり，Marfan症候群様の骨格系の

図1 硬膜静脈洞および主要脳静脈の支配領域

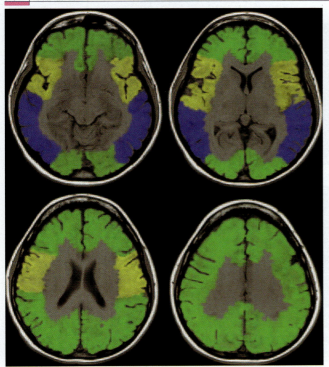

深部を除き大脳の上部の血流（緑）は上矢状洞に流入する．島回周囲（黄）の血流は sylvian 静脈へと灌流する．横静脈洞は側頭・頭頂・後頭葉（青）からの血流を受ける．Labbé 静脈が優勢な時にはこれらの領域は Labbé 静脈へと流れる．深部静脈である大大脳静脈（Galen 静脈），内大脳静脈，Rosenthal 静脈（脳底静脈）と髄質静脈，上衣下静脈は脳深部の血流（ダークグレイ）を受ける．
（文献 1 より転載）

異常と，若年発症の骨粗鬆症を起こす．発達障害は Marfan 症候群にはなく，ホモシスチン尿症には認められる特徴である．近視は 1 歳から認められ，水晶体転位（ectopia lentis）は 3〜10 歳の間に発症する．本症では下方への水晶体転位が 90％であり，Marfan 症候群では上方への転位が多い．血栓塞栓症は 25％の患者に起こり，8〜12 歳の間に発症し，本症の死亡原因の 71％に当たる．痙攣は約 20％の患者に認められる[8]．

Camargo らの例は 25 歳，男性例であり，痙攣を呈した．右前頭葉皮質下を中心に出血を伴う静脈性浮腫を呈した．上矢状洞前部に閉塞を認めた．近視があり，15 歳にてレンズ手術を受けている．発達障害があり，母親には高コレステロール血症がある．祖母には認知症があり，いずれも本症に関係がある[8]．

Quintas らの例は 44 歳，男性であり，6 日間の経過で，頭痛，嘔気，進行性の傾眠があった．以前に Marfan 症候群と診断されていた．両側水晶体亜脱臼，上行大動脈蛇行，高身長，漏斗胸と側弯があった．認知機能低下と精神疾患の既往がある．脳病変は硬膜静脈洞の広範な血栓症であった．認知機能低下は Marfan 症候群にはなく，HHC が見つかった[6]．

撮像方法

CT，MRI それぞれ利点と欠点があるので，両方とも必要である．拡散強調像，T2*強調像，SWI（SWAN）も後述するように必須である．静脈造影に関しては造影剤投与後の MR 静脈造影が有用であり，解像度が高い．CT での静脈造影も役に立つことが多い．

画像所見

1. 血栓の描出

(1) CT

閉塞した静脈洞内の血栓は CT にて約 25％が高吸収域を示す（図 2〜5）．しかし，同様な高吸収域は脱水，ヘマトクリット上昇，周囲のくも膜下腔あるいは硬膜下の出血があっても同様に上昇する．症状の有無，MRI などの対応が必

図2 脳静脈洞血栓症

A 単純CT
B T1強調像
C T2強調像

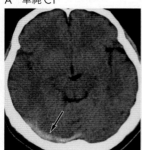
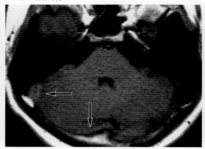
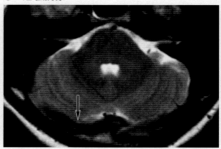

D 造影後T1強調像
E MR静脈造影

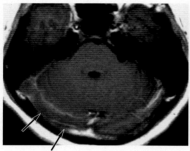
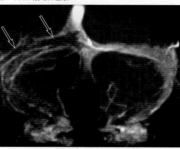

30代，男性．約1週間前より後頭部痛，3日前より両眼奥の強い拍動性の痛みがあった．当科を受診し，CTにて異常を認めたため入院となった．Dダイマー（2.13；正常値は1.0未満），トロンビン・アンチトロンビンⅢ上昇（4.8；正常値は3.0以下）．

A：単純CT：右横静脈洞に高吸収域を示す血栓を認める（→）．
B：T1強調像：右横静脈洞内の血栓は皮質と等信号を示す（→）．
C：T2強調像：同血栓は強い低信号を示す（→）．急性期の血栓の所見であり，デオキシヘモグロビンを見ていると考えられる．
D：造影後T1強調像：右横静脈洞には造影されない部位があり（→），血栓を示す．
E：MR静脈造影：右横静脈洞内には血栓を示す造影されない部位がある（→）．

要である．

造影後CTにて静脈洞内に造影されない部位が血栓によって生じ（図5），empty delta signと呼ばれ，初期では29％の血栓症に認められるとされたが，現在ではヘリカルCTにて薄いスライス厚が撮れるので，より高率になっている[1]．

造影後CTでは上矢状洞内の血栓が高吸収域を示す，あるいは造影効果があり，血流の造影効果と区別ができないことがある。CVST疑う際にはCTのみでは不十分である．

(2) MRI

・全体像

造影前MRIではCTより高率に血栓を認める．塞栓形成とMRI撮像時との間隔によって信号強度変化が異なる．

・急性血栓（5日以内）

T1強調像では等信号，T2強調像では低信号（赤血球内のデオキシヘモグロビンによる）を示すが（図2），この時期は正常な血流と同様な信号強度となることもある．10〜30％の症例が急性期に撮られるので，造影後のMR静脈造影ないしはCT静脈造影が必要とされる（図2）．

・亜急性期血栓（6〜15日）

血栓内のメトヘモグロビンにより，T1強調像およびT2強調像にて主として高信号を示す．亜急性期の血栓はCVST臨床症例の55％に認められる．正常な血流とは異なり，最も見つけやすい．

・慢性塞栓（不完全な再開通）

CVSTの19％の症例が16日以降，MRI撮像がなされる．血栓は脳実質と比べて等信号ある

図3 脳静脈洞血栓症（好酸球増多症を伴う）

A 単純CT

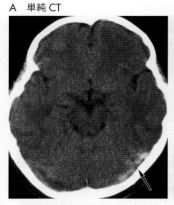

B 単純CT（1日後）

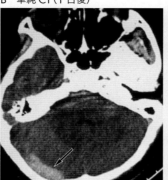

C 単純CT（1日後）

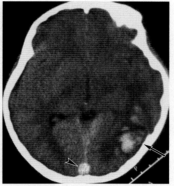

D T2強調像（2日後）

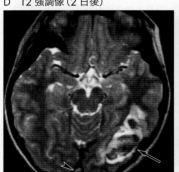

E T2強調像（2日後）

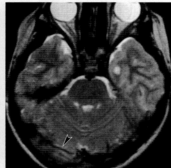

F T1強調像（2日後）

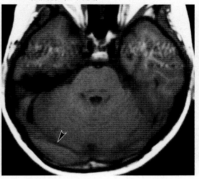

G MR静脈造影

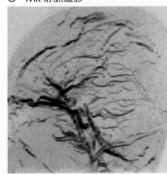

10代前半，男児．約10日前より下肢の浮腫，両手，左足のしびれ，腹部に小出血斑を認めた．近医にて白血球数14,900，好酸球49％と指摘される．2日前より頭痛が強く眠れない状態となる．前日他院にて強い嘔気と頭痛を認め，CTを撮像した（A）．翌日になり，意識障害が出現し，再びCTを撮像した（B，C）．

A：単純CT：左横静脈洞に一致して高吸収域を認め（→），静脈洞血栓症が疑われる．
B：単純CT（1日後）：右横静脈洞に血栓を認める（→）．
C：単純CT（1日後）：左側頭葉に出血および浮腫を認める（→）．静脈交会にも高吸収域を認め，血栓である（▶）．
D：T2強調像（2日後）：左側頭葉から後頭葉にかけては出血があり（→），静脈交会付近には皮質と等信号を示す血栓を認める（▶）．
E：T2強調像（2日後）：右横静脈洞にも等信号を示す血栓を認める（▶）．
F：T1強調像（2日後）：同血栓は等信号を示す（▶）．
G：MR静脈造影：上矢状洞，直静脈洞，横静脈洞を認めない．
（D〜Gは杏林大学医学部放射線科　土屋一洋先生のご厚意による）
補足：この症例は皮膚の生検所見よりアレルギー性肉芽腫が疑われており，それに伴って好酸球が増加した可能性がある．しかし，好酸球増多が静脈洞血栓症の原因とも考えられる（本章 p.876「9．特発性好酸球増多症候群」の項目参照）．

いは高信号をT2強調像にて示し，T1強調像では等信号が多い．血栓の信号強度は種々なこともある．

・gradient echo法

本法では血栓内のデオキシヘモグロビンおよびメトヘモグロビンの存在により，bloomingアーチファクトを生じ，静脈洞内の低信号として血栓が認められる．特に，発症7日以内の急性期塞栓では磁化率効果により低信号を示し，有用性が高い[9]．FLAIR像では血栓は高信号を示す（本章 p.836「5．炎症性腸疾患に伴う脳血管障害」図1参照）．

図4 脳静脈・静脈洞血栓症

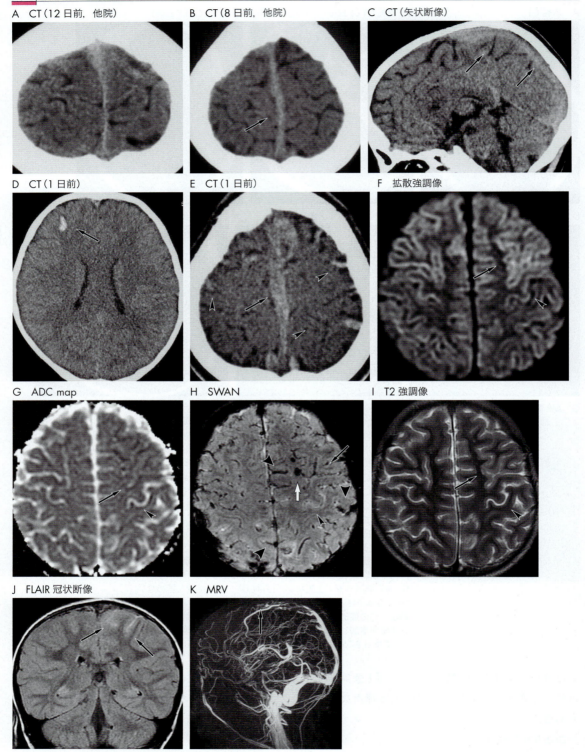

A　CT（12日前, 他院）
B　CT（8日前, 他院）
C　CT（矢状断像）
D　CT（1日前）
E　CT（1日前）
F　拡散強調像
G　ADC map
H　SWAN
I　T2強調像
J　FLAIR冠状断像
K　MRV

図4（続き）

◀ 5歳，男児．約20日前より連続して頭痛があり，微熱を伴っていた．12日前に他院を受診し血小板が12万と軽度低下があった．単純CT（A）を撮像し，正常であった．11日前に，別の病院にて，輸液を始めたら，顔面浮腫が出現し，入院した．10日前に他院に転院した．血小板減少，FDPおよびDダイマー上昇，血尿を認めた．静脈性血栓症を疑い，血管エコーを行ったが異常を認めなかった．さらに，8日前に羞明を認め，CT（B，C）を他院にて施行し，再び正常とされた．

A：CT（12日前，他院）：確実な異常所見を指摘できない．
B：CT（8日前，他院）：同一のCT装置にて，撮像されたほぼ同じ部位のAに比べて，上矢状洞が明らかに拡張している（→）．
C：CT（矢状断像）：上矢状洞後部が拡張している（→）．臨床検査より，凝固促進傾向が明らかであり，静脈洞血栓症を疑うべき所見である．しかし，造影後CTにて同部位が造影されていることより，否定された．おそらく，血栓自体も造影されたことによる．少なくともMRVを含む，MRIをすべき画像所見，臨床状態であった．その後，症状が改善傾向，検査データも改善したので，他院を退院となった．
しかし，頭痛が続き，頻回に救急外来を再診した．前日に，他院の外来にて痙攣を起こし，右片麻痺を認め，その病院に緊急入院をし，CTを撮像した（D，E）．
D：CT（1日前）：右前頭葉皮質下に出血を認める（→）．
E：CT（1日前）：上矢状洞に血栓を認める（→）．Bと比べると，上矢状洞がさらに拡張している．多数の皮質静脈に血栓を認める（▶）．翌日当院に転院し，MRIを撮像した（F～I）．入院時，右片麻痺があった．
F：拡散強調像：左中心前溝および上前頭溝周囲の皮質に高信号を認める（→）．▶：左中心溝．
G：ADC map：左中心前溝および上前頭溝周囲の皮質には拡散制限がある．▶：左中心溝．
H：SWAN：左中心前溝には円蓋部くも膜下出血を認め（→），その内方には実質内小出血がある（⇨）．多数の部位に，円蓋部くも膜下出血を認める（▶）．▶：左中心溝，⇨：皮質静脈血栓．
I：T2強調像：左中心前溝および上前頭溝において，正常髄液の高信号が消失し，皮質との境界が不鮮明となっている（→）．拡散強調像での高信号もあり，静脈性の循環障害が加わっていると考える．その内方にあった出血とともに，右片麻痺の原因と考えている．▶：左中心溝．
J：FLAIR冠状断像：円蓋部脳溝内に高信号を認め，円蓋部くも膜下出血を示す（→）．
K：MRV：上矢状洞血栓症を認める（→）．
補足：血栓形成の原因は不明であった．右下肢の筋力低下が後遺症として残った．臨床経過から脳静脈洞血栓症が十分疑われるのに，CTのみ撮像し，早期診断の機会を逃した症例である．MRIを早期にすれば，脳実質内出血が起きる前に診断できた可能性が高い．CVSTの画像診断では，CT，MRIの長所，短所を十分把握して，両方をすべきである．

・拡散強調像

血栓がADC値の低下を伴い，拡散強調像にて高信号を示す．CVSTの41％に認められたと報告されている．ADC値の低下を伴う血栓では臨床経過が長引き，完全な再開通より頻度が少ないともされる[10]．

・皮質静脈血栓

CTにて高吸収域を示すことがある（図4，6）．CTでの最頭頂部ではときに，皮質静脈が正常でも高吸収域を示すことがあるので，注意が必要である．
拡散強調像にて，高信号を示すことがある（図5，6，8，10）．この高信号は最も信頼性が高いと考えている．皮質静脈の血栓では，拡散強調像にて，発症当日に比べて，11日後に非常に明瞭になった（図5）．ただし，磁場強度が違うので，その影響を完全には否定できない．T2強調像，T2*強調像，SWIにて低信号を示すことがあるが，正常でも同様な信号強度を示すことがあるので，注意が必要である．

・Labbé静脈血栓

66歳の舌癌を有する患者が1週間の食物摂取の低下を理由に来院した．ERにて全身痙攣を起こした．局所神経症状を認めていない．CTでは左側頭部に骨に接して脳実質外（おそらく，くも膜下腔）に線状，点状の高吸収域を認め，Labbé静脈に沿った構造を認めた．T1強調像では等信号，T2強調像では低信号を示し，FLAIR像では軽い低信号，T2*強調像では低信号，拡散強調像にて低信号を示した．側頭葉後部脳実質内には高信号をFLAIR像にて認めた．MRVにて，Labbé静脈が認められず，静脈血栓症と考えられた[11]．

◆ 2. 再開通

MR静脈造影にて，静脈洞が不均一になり，多発性の洞内流水路を示し，迂回路を伴う時には不完全な再開通である[1]．抗凝固療法後の完全な再開通は上矢状洞，直静脈洞に認められ，

図5 上矢状洞血栓症

A 造影後CT（約40日前, 矢状断像）　B 造影後CT（約40日前, 冠状断像）　C CT（他院）

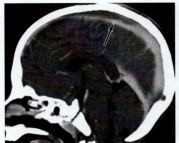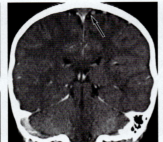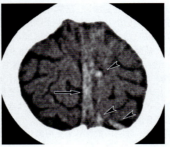

D 拡散強調像（1.5T）　E FLAIR冠状断像　F T2*強調像

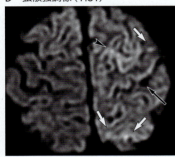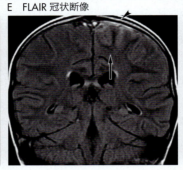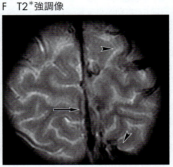

G 拡散強調像（11日後, 3T）

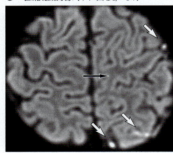

6歳, 男児. リンパ節腫大と下腿浮腫があり, 急性リンパ性白血病と診断され, 他院入院時に造影後全身CTが撮像された（A, B）. 血小板が10.5万と減少していた. 神経症状はなかった. 上矢状洞血栓症があったが, 見逃されていた. 約40日後, 痙攣があり, 右片麻痺を呈し, CT撮像し（C）, 当院にてMRIを施行した.

A, B：造影後CT（約40日前. A；矢状断像, B；冠状断像）：上矢状洞に造影欠損を認め（→）, 上矢状洞血栓症である.
C：CT（他院）：上矢状洞に高吸収域を示す血栓を認める（→）. 接する皮質静脈にも血栓が高吸収域を示す（▶）.
D：拡散強調像（1.5T）：左運動皮質（→）, 中心前溝周囲の皮質（▶）に高信号を認める. なお, ADC mapでは確実な拡散制限はなかった（非掲載）. 皮質静脈内の血栓がわずかな高信号として認められる（⇨）. この血栓は11日後の拡散強調像にて明瞭な高信号となった（G）.
E：FLAIR冠状断像：左前頭葉には高信号を認め, 皮質を中心に病変があり（→）, 静脈うっ滞によると考えた. 皮質表面の高信号は血栓あるいは閉塞した皮質静脈の可能性がある（▶）.
F：T2*強調像：上矢状洞の血栓が低信号を示す（→）. 皮質静脈の血栓あるいは閉塞した皮質静脈が低信号として認められる（▶）.
G：拡散強調像（11日後, 3T）：運動皮質を含む, 左前頭葉の高信号は消失した（→）. FLAIR冠状断像での高信号も消失していた（非掲載）. 左皮質静脈の血栓が明瞭な高信号を示した（⇨）.
補足：11日後の再検にて, 拡散強調像およびFLAIR冠状断像での前頭葉の高信号が消失し, 臨床でも右片麻痺は改善していた. 梗塞には陥らず, 静脈うっ滞のみであった可能性が高い.

横静脈洞あるいはS静脈洞では少ない.

3. 脳実質の異常

・全体像

587例のCVSTにおいて, 脳実質の異常は338例（58％）に認められ, 浮腫が148例（25％）（本章 p.836「5. 炎症性腸疾患に伴う脳血管障害」図1参照）, 出血が190例（32％）に認められる（図3）. 出血は両者ともに合併することがあり, 複雑な信号強度を示す. 病変の多くは可逆性なので, 静脈性梗塞は適切な言葉とは言い難いとさ

図6 皮質静脈血栓症＋上矢状洞血栓症

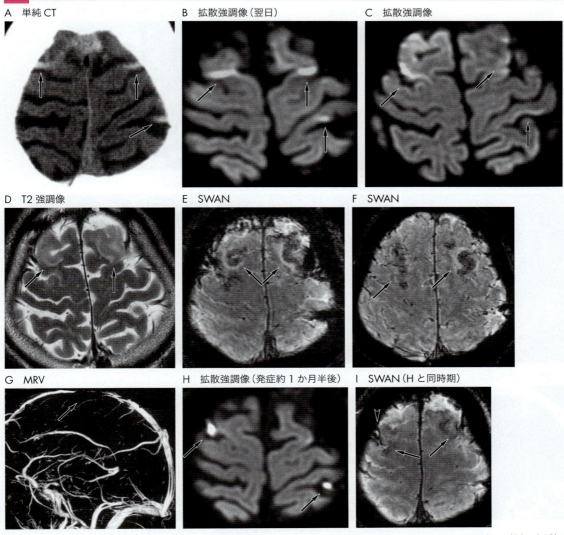

A：単純CT B：拡散強調像（翌日） C：拡散強調像
D：T2強調像 E：SWAN F：SWAN
G：MRV H：拡散強調像（発症約1か月半後） I：SWAN（Hと同時期）

77歳，男性．ステロイド抵抗性ネフローゼ症候群を有する患者が，午後に庭に出た後に道で倒れているのを，近所の人が気がつき，緊急入院した．強直性間代性痙攣があり，軽い意識障害があった．軽い貧血（ヘモグロビン 11.1mg/dL）とD-Dダイマー 12.6 と上昇を認めた．当日にCT，翌日にMRIを撮像した．

A：単純CT：両側前頭葉と左頭頂葉に，線状の高吸収域を認め，皮質静脈の血栓と考える（→）．
B：拡散強調像（翌日）：ほぼ同一部位に高信号を示す血栓を認める（→）．同部位のADC値は低下し，拡散制限があった（非掲載）．なお，両側に硬膜下血腫がある．
C：拡散強調像：両側上前頭回皮質と左中心後回皮質に高信号を認める（→）．同部位には拡散制限があった（非掲載）．
D：T2強調像：両側上前頭回に不均一な高信号を認める（→）．
E，F：SWAN：前頭葉皮質に強い低信号を示し（→），静脈性梗塞を示す．
G：MRV：上矢状洞に血栓を認める（→）．
H：拡散強調像（発症約1か月半後）：両側皮質静脈内の血栓が高信号として認められる（→）．
I：SWAN（Hと同時期）：両側前頭葉皮質に低信号が一部残存した（→）．右前頭葉には静脈血栓が残っている（▶）．なお，T2強調像では両側前頭葉の高信号は消失した（非掲載）．高信号の主体は浮腫であった可能性が高い．

補足：上矢状洞にも血栓があるが，主体は多発性の皮質静脈血栓症と考えられる．ネフローゼ症候群は動脈性及び静脈性の血栓症の危険因子である．血栓そのものがCTおよび拡散強調像にて認められた．脳実質病変はSWANにて皮質が低信号を示し，特徴的である．拡散強調像にて高信号を示した血栓は1か月半後も残存した．高信号を示す血栓があると再開通がしにくいとする説に合致した．

図7 | 上矢状洞血栓症（脳静脈洞血栓症）

A 単純CT
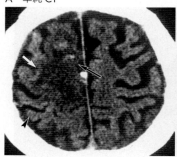

B 拡散強調像
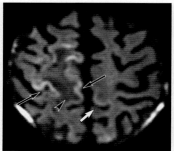

C T2強調像（DがCより上部）
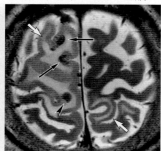

D T2強調像（DがCより上部）
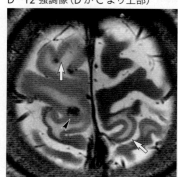

E T2*強調像
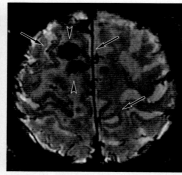

F SWAN
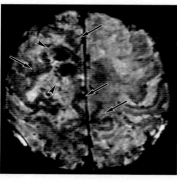

G 造影後CT矢状断像
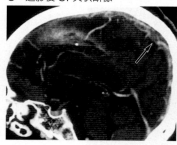

89歳，女性．てんかんと診断されていたが，20年間発作が治まっていた．1か月前に発作が再発し，さらに，本日再度左上下肢の痙攣発作となったので，CTに続いて，MRIを撮像した．

A：単純CT：右上前頭回2個の皮質下出血を認める．その内，後方の出血は皮質に沿った曲線状を示し，JCHである（→）．その周囲には浮腫と考えられる低吸収域がある（⇨）．
▶：中心溝．

B：拡散強調像：右上前頭回から中心傍小葉にかけて皮質の一部に高信号があり（→），白質は低信号を示す（▶）．ADC mapでも皮質には拡散制限があり，白質は拡散強調像上昇を認めた（非掲載）．拡散強調像にて，左中心傍小葉皮質にも高信号を認める（⇨）．

C，D：T2強調像（DがCより上部）：右上前頭回の皮質に沿って，2個の出血があり，カシューナッツ（勾玉）状の低信号を示す．これは傍皮質下小出血（JCH）である（C；→）．右運動皮質近傍の出血も，Dでは皮質に沿ってあり，JCHである（▶）．右上前頭回，中心前回から右中心傍小葉および左中心傍小葉の皮質は軽度低信号を示し（⇨），右同白質には高信号がある．

E：T2*強調像：異常な右上前頭回および両側中心傍小葉皮質は低信号を示す（→）．右上前頭回のJCHが強い低信号として認められる（▶）．

F：SWAN：Dの異常な皮質がより明瞭に強い低信号を示す（→）．JCHも円形状の低信号を示す（▶）．

G：造影後CT矢状断像：上矢状洞内に広範な血栓を認める（→）．

補足：皮質に沿ったカシューナッツ（勾玉）状のJCHを示し，拡散強調像にて全体ではなく，皮質のみに拡散制限があり，皮質下白質は拡散上昇を認める．さらに，静脈性うっ滞あるいは静脈性梗塞に特徴的なT2*強調像およびSWANにて皮質に低信号があり，静脈洞血栓症に特徴的な画像所見を示す．その後も，皮質下出血が拡大し，予後は悪かった．

図8 | 上矢状洞血栓症＋皮質静脈血栓症

A 単純CT（発症直後）　　B FLAIR像（発症3日後）　　C 拡散強調像

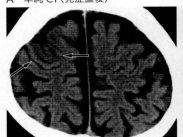
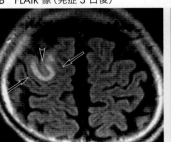
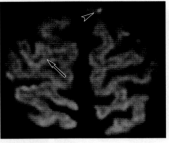

D 拡散強調像　　E ADC map　　F T2*強調像

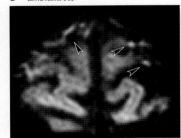
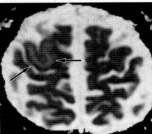
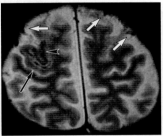

G MR静脈撮影（矢状断像）

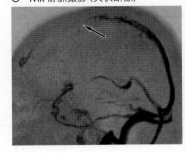

55歳，男性．突然の全身痙攣を来し，入院となった．前頭葉徴候と四肢腱反射亢進を認めた．軽度の貧血と肝機能低下があった．
A：単純CT（発症直後）：右前頭葉中心前溝周囲の皮質下白質に低吸収域を認める（→）．
B：FLAIR像（発症3日後）：上記部位は高信号を示し（→），皮質にも高信号を認める（▶）．
C，D：拡散強調像：右中心前回の皮質は淡い高信号を示す（→）．多数に皮質静脈に高信号を示す血栓を認める（▶）．
E：ADC map：右中心前溝周囲白質は高信号を示し，拡散制限はない．皮質は低信号であるが，確実な異常であるかは微妙な所見である．発症6日後に，眩暈，眼振が出現したので，MRIを再検した．
F：T2*強調像：右中心前溝周囲の白質に低信号視があり，出血がある（→）．皮質にも出血があると考える（▶）．脳表に点状の低信号があり（⇨），皮質静脈血栓と考えられる．上矢状洞に高信号があるが，他のシークエンスでは認めない．
G：MR静脈撮影（矢状断像）：上矢状洞前部が認められず（→），上矢状洞血栓症と考えられる．なお，横断面では両側前頭葉皮質静脈にも認められず，血栓症があったと考えられる（非掲載）
（東北大学病院症例，麦倉俊司先生，李麗先生のご厚意による）
補足：静脈性血栓症による傍皮質性病変を示したが，カシューナッツよりは大きな病変であった．

れる[1]．脳実質の異常は静脈閉塞と離れている部位に起こることもある．

・拡散強調像

　拡散強調像にてADC値の低下を伴う例と，ADC値の上昇を認める例とに分けられる[1]．

　図4では拡散強調像にて，左運動皮質を含む左前頭葉に高信号を認め，拡散制限があった．出血もあり，その影響も否定できないが，右筋力低下が残った．

　一方，図5では，運動皮質を含む左前頭葉に高信号を拡散強調像にて認めるが，拡散制限および出血はなく，11日後の拡散強調像にて皮質の高信号が消失し，臨床症状も改善した．梗塞にはならず，静脈うっ滞であり，それが改善したと考える．

　図6と図7では，拡散強調像にて前頭葉皮質に高信号があり，その内部の白質にも淡い高信号を認めた．皮質により強い高信号がある点は，

図9 皮質静脈血栓症＋上矢状洞血栓症

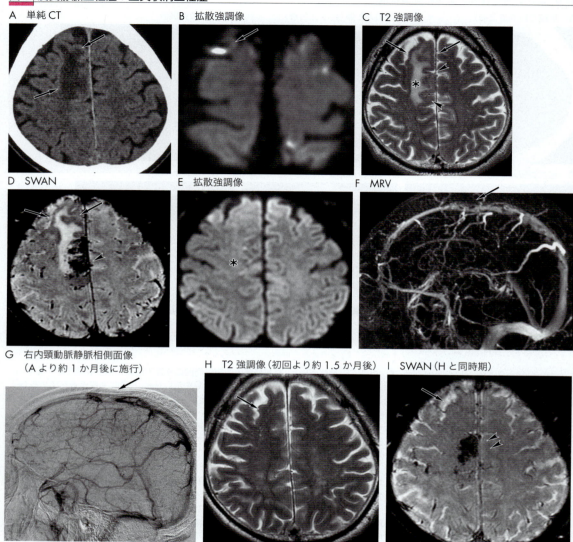

76歳，男性．歩行中に急に左足に力が入らなくなり，救急車にて他院に搬送された．翌日より意識変容と幻覚があり，以前に比べて怒りっぽく，饒舌となった．10日後に精査のため，当院に入院し，CT，MRIを撮像した．入院時，下肢に強い左片麻痺を認めた．

A：単純CT：右上前頭回から中心前回白質に低吸収値を認める（→，flow voids）．出血は認めない．
B：拡散強調像：右皮質静脈に高信号を示す血栓を認める（→）．なお，この高信号は14日後に残存し，約1.5か月後には消失した（非掲載）．
C：T2強調像：右上前頭回白質に高信号を認める（＊）．右前部上前頭回皮質は他の皮質と比べて低信号を示す（→）．上前頭回の内側後部には点状のflow voidsを多数認める（▶）．
D：SWAN：右前部上前頭回皮質には低信号を認める（→）．上前頭回内側部には強い低信号があり，拡張した皮質静脈の疑いがある（▶）．Aでのflow voidsはこの低信号の一部を見ていると考える．
E：拡散強調像：T2強調像での高信号領域はほぼ等信号を示す（＊）．
F：MRV：上矢状洞の一部に造影欠損部位を認め（→），血栓の疑いがある．
G：右内頸動脈静脈相側面像（Aより約1か月後に施行）：上矢状洞の一部に造影欠損を認める（→）．
H：T2強調像（初回より約1.5か月後）：右上前頭回の高信号は消失した（→）．Cにて認められた異常なflow voidsも消失した．
I：SWAN（Hと同時期）：右前部上前頭回皮質の低信号はほとんど消失している（→）．強い低信号が右上前頭回内側に残存した（▶）．
補足：T2強調像での高信号が消失したので，梗塞とするより静脈洞血栓症による静脈うっ滞とすべき症例である．拡散強調像にてほぼ等信号であった点が特徴であり，SWANにて皮質の低信号が，それでも認められているのが興味深い．なお，左片麻痺も急速に回復し，前頭葉徴候と考えられ易怒性も改善した．

図4，5と類似している．さらに，図6と図7では，T2強調像では皮質および白質が共に高信号を示した．SWANではその皮質に強い低信号があり，静脈性血栓症に特徴的な画像所見であった．図6では，T2強調像にて両側前頭葉の高信号はその後に消失した．

また，発症10日の亜急性期に撮像された1例では，T2強調像では高信号を示すが，拡散強調像では高信号を示さず，その後，T2強調像での高信号も消失している（図9）．

脳実質内にADC値の低下を示す例は後遺症を残すことが多いが，そのような例でも完全にあるいはほとんど完全に浮腫が消失する例もある[12]．

・造影効果

実質病変の造影効果は1～29％に認められる．脳回様のパターンが多いが，白質内にも及ぶ．小脳天幕の造影効果，近接する軟膜くも膜の造影効果，皮質静脈の著明な造影効果を認めることがある[1]．

・脳内出血

脳実質内の出血はCVSTの約1/3に認められる（図3）．円形の不規則な形態を持つ脳葉型出血が傍矢状部の前頭葉あるいは頭頂葉に認められる時は上矢状洞静脈閉塞を考慮し，検査（MR静脈造影あるいはCT静脈造影）を進めるべきである．本症の出血は皮質あるいは皮質下に進展する．gradient echo法が有用である．

・small juxtacortical hemorrhage（JCH）（傍皮質下小出血）

Coutinhoらの報告では114例のCVSTの内，53例が脳内出血を呈した[13]．直径が20mm以下の小さな皮質下出血で，皮質直下の大脳白質にあり，皮質の彎曲に沿うようなカシューナッツ（勾玉）状の形態（cashew nut sign）を示す出血をJCHとした．53例中14例（26％）がJCHを示した．この14例中13例が上矢状洞静脈洞血栓症であった．その内の1例は剖検となった．病理所見ではJCHはU線維にあり，カシューナッツ様であり，皮質の形態に沿った勾玉状を呈していた．196例のICH（非静脈血栓症）を調べると，3例のみがJCHを示し，その内の1例

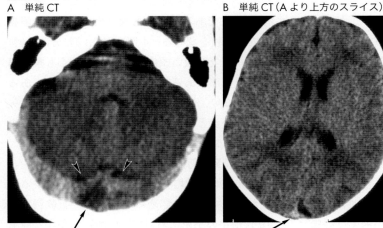

図10 鑑別診断：CTでの正常な横静脈洞の高吸収域

A　単純CT　　　　　　B　単純CT（Aより上方のスライス）

1歳1か月，男児．哺乳不良，無呼吸発作を頻回に繰り返し，他院にてCTを撮像．後頭蓋窩硬膜下血腫と診断された．
A：単純CT：後頭蓋窩に高吸収域を認める．しかし，その吸収値はあまり高くはない．さらに，その中にくも膜顆粒を同定でき（→），この構造は横静脈洞内にあるので，高吸収域が正常の横静脈洞であることを示している．高吸収域の前面には薄いくも膜下腔があり（▶），mass effectを認めない．より下方のスライスでは大槽にmass effectを認めない（非掲載）．
B：単純CT（Aより上方のスライス）：より上方のスライスにて認められる静脈洞と同様な吸収値を示す（→）．以上より，この高吸収域は正常の横静脈洞である．特に，このCTが眼窩外耳道線よりも水平に近い角度にて撮像されたので，余計に横静脈洞が目立つ．異常な静脈洞血栓はより高吸収域を示す．ピットフォールのひとつである．

は再度の検討で，静脈洞血栓症であった．

皮質下静脈のうちの一つが弓状静脈（arcuate vein）であり，弓状線維（U線維）にそっており，弓状静脈が皮質の形に添っているので，JCHもそれに沿った形態を取るとしている．

自験の上矢状洞血栓症での出血例において，図7に示すように，2個の皮質下出血の内，1個がJCHの特徴を示している（図7-A，C）．CTでは周囲に低吸収域があり，JCHの特徴が不鮮明であるが，T2強調像では明確である（図7-C）．

JCHは平均では2個（1～5）あり，多発性は14例中9例であり，両側性は14例中4例，平均の直径は9mm（7～12）である．前頭葉には56個中30個，頭頂葉には24個，後頭葉と側頭葉は少なく，それぞれ1個である．JCHは60歳以下に多く，乳頭浮腫を示すことが多い[13]．

上矢状洞血栓症＋皮質静脈血栓症において，類似した画像所見を示した例がある（図6）．傍皮質性であるが，カシューナッツよりは大きな皮質下を主体とする病変である．発症当日のCTでは出血はなく，6日後のT2*強調像にて初めて，出血の要素を認めている[14]．痙攣などの急性発症をし，大脳皮質の傍皮質性病変では静脈性血栓症を考慮する．

図8と類似した画像所見を呈した66歳，女性例の報告がある[15]．痙攣と進行性の右片麻痺を認めた．画像では左前頭葉皮質下に傍皮質下小出血がある．臨床の鑑別は血管炎，静脈性血管異常，あるいは静脈性血栓症，出血性の神経膠腫としている．急性の発症から，腫瘍は可能性が低いとされ，血管造影が施行された．中硬膜動脈から硬膜下静脈へのシャントがあり，上矢状洞へと流入していた．皮質静脈に血栓が起こったと考えられた．傍皮質下小出血では静脈性血栓症を考えるが，さらに，その原因として硬膜動静脈瘻を鑑別する必要がある．この例では，MRIでは硬膜動静脈瘻の存在はわからず，血管造影をしないと気がつかないと思われる．

・SWI

自験3例では，T2強調像にて高信号を示し脳実質病変の内，SWI（SWAN）にて，皮質にほぼ限局した低信号を示し，特徴的な画像所見であった（図6，7，9）．

また，図6では両側前頭葉に実質病変があり，その病変内の皮質に低信号を認めた．さらに，1か月半後にはT2強調像および拡散強調像での高信号は消失したが，SWANでの低信号は残存した．

亜急性期に撮像された図9では病変内皮質の一部に低信号があり，1，5か月後の再検では皮質の低信号は消失した．なお，この症例では上矢状洞に血栓があったが，その近傍の皮質に多数の線状の低信号があり，拡張した皮質静脈の疑いがあり，その低信号は残存した．

◆ **4. 円蓋部くも膜下出血**

静脈洞血栓症の中には，強い頭痛にて発症し，くも膜下出血を円蓋部に認めることがある（図4）．円蓋部くも膜下出血の原因のひとつである．脳底槽にないことが鑑別に重要である（本章p.879「10.くも膜下出血」参照）[16]．FLAIR像でもわかるが，SWANが明瞭である．Oppenheimらの例は円蓋部くも膜下出血にて発症したCVSTである[16]．くも膜下出血の他に，静脈洞内に血栓を認める．4例（女性3例，男性1例）であり，全例強い頭痛にて発症し，くも膜下出血が円蓋部にあるが，脳底槽にはないか，あるいは少ない．脳実質内出血はない．全例に上矢状洞血栓症と3例は横静脈洞血栓症，1例は皮質静脈に血栓症があった[16]．

◆ **5. 特発性好酸球増多症**

特発性好酸球増多症にてCVSTを合併することが小児では稀に認められる[17][18]．自験例でも10代前半の小児において，好酸球増多症と静脈洞血栓症を合併した例を認めている（図3）．

深部静脈血栓症に関してはp.864「脳深部静脈／静脈洞血栓症」参照．

2 孤発性皮質静脈血栓症 (isolated cortical vein thromobosis：ICoVT)

臨床

Jacobsらは4例（33〜42歳，女性3例，男性1例）のICoVTについて述べ，局所的あるいは全身痙攣に引き続き，片麻痺，構音障害，半盲などの巣症状を認めることが特徴であり，静脈洞血栓症とは異なり，意識障害や頭蓋内圧亢進症状はないとした[19]．

また，Boukobzaらは約4.5年の間に127例の脳静脈血栓症を認めたが，そのうちの8例（男性2例，女性6例，平均年齢は36歳，23〜57歳）はICoVTであった[20]．臨床経過は急性（48時間以内）が2例，亜急性（48時間以降，1か月以内）が6例であり，必ずしも急性のみではない[20]．診断時には全例に頭痛があり，1例は頭痛のみであった．巣症状が7例にあり，痙攣は4例にある．

凝固異常を認めることもあり，白血病，妊娠，出産，経口避妊薬の使用，潰瘍性大腸炎やCrohn病などの炎症性腸疾患を伴っていることもある[21][22]（なお，潰瘍性大腸炎による静脈洞血栓症は本章p.836「5．炎症性腸疾患に伴う脳血管障害」参照）．

以上より，ICoVTは女性に多く，通常の血管障害に比べて若年成人に多い傾向がある．

画像所見

MRIでは虚血巣を示し，動脈の支配領域に無関係である．しばしば出血を伴い，静脈洞血栓症を合併していない[19]．虚血巣は拡散強調像にて，1つの脳回に限局した高信号を示し，接するくも膜下腔にT2*強調像にて低信号を認めることがある[22]．

静脈洞血栓症と同様に，亜急性期には皮質静脈血栓は高信号をT2強調像およびT1強調像にて示すので[21]，同時期には脳表の点状の高信号に注意する．

BoukobzaらはT2*強調像（gradient echo法）の有用性を強調している[20]．発症7日目のT2*強調像にて，脳溝に沿った低信号を認め，血栓化を伴う皮質静脈であるとしている．また，脳実質内の虚血巣内にも出血があり，T2*強調像にて低信号を示す．発症3か月後にもT2*強調像では脳溝内に低信号を認めている．T1強調像では皮質の一部にメトヘモグロビンによる高信号がある．脳実質内にもヘモジデリン沈着を認めている．早期および遅発期でも，ヘモグロビンとその分解産物をとらえることができるT2*強調像がICoVTの診断には有用とされている．ただし，このT2*強調像での脳溝内の低信号が血栓化した静脈であるかは立証されていない．くも膜下出血を見ている可能性もある．皮質静脈血栓がSWIにて低信号を示す例も報告がある[23]．

自験例において，図6は皮質静脈血栓症＋上矢状洞血栓症であるが，主体は皮質静脈血栓症と考えている．

❖ 読影上のピットフォール

くも膜顆粒は正常構造であり，横静脈洞，特にLabbé静脈および外側天幕静脈洞の入口部に近い外側部に多い．CT，MRIともに脳脊髄液に近い吸収値または信号強度を示し，限局的な円型状の構造として認められる（図10）．時に線状の構造が内部にあるが中隔あるいは血管と考えられる．石灰化を認めることがある[24]．それに対して血栓は横長になることが多い．

新生児期では髄鞘化が未完成でヘマトクリットが高いこと，乳幼児では硬膜静脈洞が大きく，吸収値が高く見えることがあり，静脈洞内の血栓，あるいは硬膜外血腫と誤認することがある（図10）[25]．

血栓自体がT1強調像にて高信号を示すとTOF MR静脈造影では血流と誤認される可能性があるが，基画像では血流とは違った信号強度を示す[1]（脳静脈洞血栓症，上眼静脈血栓症については3章「4．真菌感染症」のp.310「脳アスペルギルス症」図3も参照）．

鑑別診断の図

図10（p.861）を参照．

図11 脳深部静脈・左横静脈洞血栓症

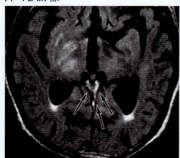

A FLAIR像

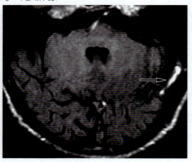

C FLAIR像

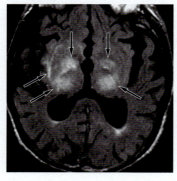

B FLAIR像

80代，男性．前立腺癌がありホルモン療法を施行していた．約1か月半前より転倒しやすい，簡単な計算ができない，歩行障害が進行し，2週間前より傾眠傾向が出現した．入院時は意識障害（JCS Ⅱ-20-30），ミオクローヌス様の不随意運動を認める．
A：FLAIR像：両側内大脳静脈から大大脳静脈（Galen静脈）にかけて高信号を示し，血栓と考えられる（→）．
B：FLAIR像：両側視床，淡蒼球，右外包に高信号を認める．その後改善せず，梗塞になったと考えられる．
C：FLAIR像：左横静脈洞にも血栓と考えられる高信号を認める（→）．
補足：剖検にて，大大脳静脈，左横静脈洞血栓症を認めた．なお，T1強調像，拡散強調像では静脈洞血栓を示す所見はない．

3 脳深部静脈/静脈洞血栓症（deep cerebral venous thrombosis and sinus thrombosis：DCVST）

臨床

DCVSTでは通常の静脈洞血栓症とは異なり，死亡や重大な後遺症を残すことが多い．症状は複雑で，非特異的である．頭痛，嘔気，嘔吐，局所的神経徴候，片麻痺，失語症，痙攣，昏睡などがある[26]．多くの場合，診断が遅れることが多い．Dダイマーも正常なことがあり（8例中2例が正常），DCVSTの除外診断には役に立たない[27]．

画像所見

8例のDCVSTにおいて，1例を除き，7例に両側深部視床に血管性浮腫を認めている（図11，12）．1例は脳実質には異常がない．2例に一側ないしは両側の視床に出血がある．被殻あるいは尾状核にも浮腫を認めたものが3例あり，1例は後頭葉，1例は海馬にも浮腫を認めている[27]．CTでは低吸収域，T2強調像では高信号を示す．出血があれば高信号としてT1強調像では認められる[26]．ごく稀に一側の内大脳静脈に血栓が起き，一側の視床のみに一過性の浮腫を来した例もある[26]．

深部静脈血栓症において，静脈内血栓が造影前CTにて高吸収域として描出される頻度は感度では100％，特異性は99.4％と非常に高い．静脈洞血栓症においてはそれぞれ64.6％，97.2％と低下する．脳内の浮腫に関してはそれぞれ94.7％，98.7％になり，脳内の出血に関しては94.8％，98.7％となる．緊急時に深部静脈血栓症あるいは静脈洞血栓症を疑う際には造影前CTは大変有用であり，静脈洞血栓症を認めた時にはすぐにCTアンジオグラフィを行うべきとしている[27]．

深部静脈血栓はT1強調像でも高信号として認められ，診断に寄与する[26]．

血管性浮腫であれば拡散能は上昇し，ADC値は上昇する（図12）．静脈性梗塞では血管性浮腫

図12 脳深部静脈血栓症

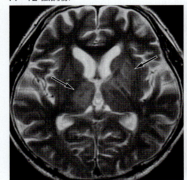
A T2強調像

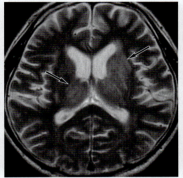
B T2強調像

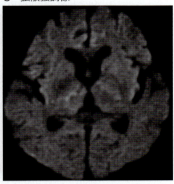
C 拡散強調像

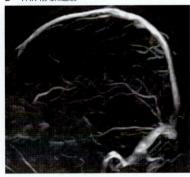
D MR静脈造影

60代，男性．1週間前より呂律困難，自発性低下あり，症状が改善しないため，当院を受診．構音障害を認めた．
A，B：T2強調像：両側視床，左基底核にかけて高信号を認める（→）．
C：拡散強調像：優位な高信号を上記の部位に認めず，ADC値の低下はない．
D：MR静脈造影：内大脳静脈および大大脳静脈（Galen静脈）を認めない．
補足：脳血管造影にて内大脳静脈および大大脳静脈血栓症が確認され，その後ワーファリン内服による抗凝固療法を開始，1週間後のMRIにて上記異常所見は消失した．
（岸和田徳洲会病院症例．和歌山県立医科大学放射線科　三田裕記先生のご厚意による）

に細胞毒素性浮腫および脳血管関門の破壊も加わることがあり，拡散強調像ではADC値の低下，造影効果を認めることもある．この変化は視床に限局し，基底核に広がることは稀である[28]．

血管性細胞浮腫を示す時には，経過を追うと病変は消失する．また，ADC値の低下がある時にも，痙攣がある時には消失するので，痙攣後の変化を見ている可能性がある．痙攣がなく，ADC値の低下を認める際には，病変は残存するとする報告もある[28]．

鑑別診断

一側視床の病変[26]．

1. **動脈性梗塞**：拡散強調像にて高信号，血管支配領域が異なるので，視床全体には及ばない．
2. **静脈性梗塞**：内大脳静脈内血栓の存在，拡散強調像にて血管浮腫を示すこともある．
3. **胚腫**：CTにて高吸収域，拡散強調像でも高信号．
4. **神経膠腫**：種々の造影効果
5. **神経細胞腫（neurocytoma）**

参考文献

1) Leach JL, Fortuna RB, Jones BV, Gaskill-Shipley MF: Imaging of cerebral venous thrombosis: current techniques, spectrum of findings, and diagnostic pitfalls. RadioGraphics 26 (Suppl 1): S19-S41, 2006.
2) Ferro JM, et al: Prognosis of cerebral vein and dural sinus thrombosis: results of the International Study on Cerebral Vein and Dural Sinus Thrombosis (ISCVT). Stroke 35: 664-670, 2004.
3) Bhattacharyya S, et al: Clinical reasoning: a 24-year-old woman with progressive headache and somnolence. Neurology 82: e188-e193, 2014.

4) 岩城寛尚, 音成秀一郎, 原 直之・他：ネフローゼ症候群に併発した脳静脈血栓症-2症例の報告と文献レビュー. 臨床神経 54: 495-501, 2014.
5) Rice CM, Renowden SA, Sandeman DR, et al: Spontaneous intracranial hypotension and venous sinus thrombosis. Pract Neurol 13: 120-124, 2013.
6) Quintas S, et al: Late diagnosis of homocystinuria in an adult after extensive cerebral venous thrombosis. Pract Neurol 18: 49-51, 2018.
7) Oda S, Shimoda M, Hoshikawa K, et al: Cortical subarachnoid hemorrhage caused by cerebral venous thrombosis. Neurol Med Chir (Tokyo) 51: 30-36, 2011.
8) Camargo EC, et al: Case 7-2018: A 25-Year-Old Man with New-Onset Seizures. N Engl J Med 378: 941-948, 2018.
9) Leach JL, Strub WM, Gaskill-Shipley MF: Cerebral venous thrombus signal intensity and susceptibility effects on gradient recalled-echo MR imaging. AJNR Am J Neuroradiol 28: 940-945, 2007.
10) Favrole P, Guichard JP, Crassard I, et al: Diffusion-weighted imaging of intravascular clots in cerebral venous thrombosis. Stroke 35: 99-103, 2004.
11) Shivaprasad S, Shroff G, Kumar V: Vein of Labbé thrombosis by CT and MRI. J Neurol Neurosurg Psychiatry 83: 1168-1169, 2012.
12) Ducreux D, Oppenheim C, Vandamme X, et al: Diffusion-weighted imaging patterns of brain damage associated with cerebral venous thrombosis. AJNR Am J Neuroradiol 22: 261-268, 2001.
13) Coutinho JM, van den Berg R, Zuurbier SM, et al: Small juxtacortical hemorrhages in cerebral venous thrombosis. Ann Neurol 75: 908-916, 2014.
14) 李 麗：皮質下白質病変の1例. 第33回神経放射線ワークショップ, 2013年6月, 香川.
15) St-Pierre BD, et al: Clinical Reasoning: A 66-year-old woman with seizures and progressive right-sided weakness. Neurology 90: e435-e439, 2018.
16) Oppenheim C, Domigo V, Gauvrit JY, et al: Subarachnoid hemorrhage as the initial presentation of dural sinus thrombosis. AJNR Am J Neuroradiol 26: 614-617, 2005.
17) Schulman H, Hertzog L, Zirkin H, Hertzanu Y: Cerebral sinovenous thrombosis in the idiopathic hypereosinophilic syndrome in childhood. Pediatr Radiol 29: 595-597, 1999.
18) Sakuta R, Tomita Y, Ohashi M, et al: Idiopathic hypereosinophilic syndrome complicated by central sinovenous thrombosis. Brain Dev 29: 182-184, 2007.
19) Jacobs K, Moulin T, Bogousslavsky J, et al: The stroke syndrome of cortical vein thrombosis. Neurology 47: 376-382, 1996.
20) Boukobza M, Crassard I, Bousser MG, Chabriat H: MR imaging features of isolated cortical vein thrombosis: diagnosis and follow-up. AJNR Am J Neuroradiol 30: 344-348, 2009.
21) Derdeyn CP, Powers WJ: Isolated cortical venous thrombosis and ulcerative colitis. AJNR Am J Neuroradiol 19: 488-490, 1998.
22) Viale L, di Lorenzo G: Isolated cortical vein thrombosis: case of the week. AJNR Am J Neuroradiol March 7, 2011 (website).
23) Pikija S, Unterkreuter P, Knoflach M: Teaching NeuroImages: Magnetic resonance susceptibility effect for acute isolated cortical vein thrombosis. Neurology 83: e178-e179, 2014.
24) Roche J, Warner D: Arachnoid granulations in the transverse and sigmoid sinuses: CT, MR, and MR angiographic appearance of a normal anatomic variation. AJNR Am J Neuroradiol 17: 677-683, 1996.
25) Zimmerman RA, Bilaniuk LT: Cerebrovascular disease in infants and children. In Tortori-Donati P, Rossi A (eds); Pediatric neuroradiology brain. Springer, Berlin, p.280-282, 2005.
26) Herrmann KA, Sporer B, Yousry TA: Thrombosis of the internal cerebral vein associated with transient unilateral thalamic edema: a case report and review of the literature. AJNR Am J Neuroradiol 25: 1351-1355, 2004.
27) Linn J, Pfefferkorn T, Ivanicova K, et al: Noncontrast CT in deep cerebral venous thrombosis and sinus thrombosis: comparison of its diagnostic value for both entities. AJNR Am J Neuroradiol 30: 728-735, 2009.
28) Mullins ME, Grant PE, Wang B, et al: Parenchymal abnormalities associated with cerebral venous sinus thrombosis: assessment with diffusion-weighted MR imaging. AJNR Am J Neuroradiol 25: 1666-1675, 2004.

8 可逆性脳血管攣縮症候群（reversible cerebral vasoconstriction syndrome：RCVS）

臨床

RCVSは雷鳴頭痛を来す代表的な疾患でもあり，数日から2週間程度の間に2回以上の雷鳴頭痛があったら，最初に本症を考慮する[1]．主な雷鳴頭痛を来す原因となる疾患を表1に記す[2]．10～76歳まで報告例があるが，発症のピークは42歳であり，女性により多い．

また，円蓋部（皮質性）くも膜下出血｛convexity or cortical subarachnoid hemorrhage (SAH)｝を起こす代表的な疾患でもある（円蓋部くも膜下出血に関しては本章 p.879「10．くも膜下出血」を参照）．一般的には65歳以上のconvexity SAH（CSAH）では，その原因として脳アミロイド血管症を考え，65歳以下ではRCVSを考えるとされるが[3]，下記の自験例に示すように例外もある．

RCVSの診断基準を表2に示す[1]．

・発症原因および誘因

出産後，血管作動物質などの多数の誘因が報告されている[1]．自験5例の内，3例は明らかな原因が不明である．1例（図4）はRCVS発症4年前より，更年期障害に対して漢方薬の加味逍遙散を内服しており，発症に関与した可能性がある．1例（図5）は出産後であった．

出産後のRCVSは全体の7～9%を占める[4]．図5の症例では出産後，RCVSの症状が出現するまで8日であった．Skeikらによると，出産からRCVSの症状出現までは0～30日であり，中位では5日となる[4]．図5では出産後がRCVSの要因であった可能性が高い．

・高山病はRCVSの原因の一つである

50歳，女性が平地から山（2,745m）に出かけ，さらに，3,660m地点までドライブしたところ，頭痛がした．その夜に強い頭痛が起こり，血圧は184/112に上昇した．高山病と診断された．翌日平地に戻ったが，その翌朝，再び頭痛が起こり，さらに混迷状態となった．CTでは右頭頂部に円蓋部くも膜下出血を示した．MRAでは血管攣縮はなかった．拡散強調像では両側のPCA領域に梗塞を認めた．血管造影では多発性の血管攣縮を認めた．6週間後には血管の攣縮は消失した．高山病が原因のRCVSと診断された[5]．

・ステロイド治療

ステロイドはRCVSの経過に悪影響を与える可能性があり，使用すべきではないとされている[1]．それ故に，原発性中枢神経系血管炎（primary angiitis of the central nervous system：PACNS）とRCVSの区別は重要である．

・再発

Chenらによると，168例のRCVSの内，9例（5.4%）が再発性のRCVSであった[6]．その9例は初回発作の際には特発性であり，2回目の発作の際にも8例は特発性で，1例のみが血管作動性薬剤を使用していた．症状は頭痛のみで，巣症状，脳卒中，脳浮腫はなかった．性活動が再発のきっかけとなることもあるとされている[6]．RCVS患者に再び雷鳴頭痛があった際に

表1 ● 雷鳴頭痛の原因（文献2より改変）

最も多い：くも膜下出血，RCVS
比較的多い：頸部での脳動脈解離，脳静脈／静脈洞血栓症，特発性低髄液圧症候群
その他：下垂体卒中

表2 ● RCVSの診断基準[1]

1) 急性の強度の頭痛（しばしば雷鳴頭痛）がある．局所神経症状あるいは痙攣はあることもないこともある．
2) 一相性の経過をたどり，発症1か月過ぎると新たな症状を認めない．
3) 脳動脈の部分的攣縮を血管造影（カテーテル法，MRA，CTA）にて認める．
4) 動脈瘤性くも膜下出血を認めない．
5) 正常あるいはほぼ正常の髄液所見（蛋白＜100mg/dL，細胞数＜15白血球/μL）．
6) 12週以内に完全あるいは実質的な動脈攣縮の正常化を認める．

は，再発を疑い，MRI，MRAをすべきとしている[7]．

病理所見

19日前に出産し，頭痛，高血圧，痙攣発作を呈した36歳女性例がある．RCVSと診断された．両半球の梗塞，浮腫及び脳葉型出血を示し死亡した．剖検所見では，脳梗塞であり，小血管に軽い高血圧性変化があったが，血管炎などはなく，病理でもRCVSと考えられた[8]．

撮像方法

拡散強調像を含めた通常の画像に加えて，以下を撮像する[9]．
1) MRAは必須である．
2) ASL（arterial spin labeling）が可能ならば撮像する．
3) 円蓋部くも膜下出血が多いので，T2*強調像あるいは磁化率強調画像（Susceptibility-weighted imaging：SWI）も必要である．
4) hyperintense vessels（HV），sulcal hyperintensity（円蓋部くも膜下出血を示す）が見やすいようにFLAIR像はできれば横断像がよい．

画像所見

RCVSの画像所見を表3に示す[4]．

①脳血管攣縮（図1～3，5）
・特徴

RCVSによる脳血管攣縮はびまん性であり，両側性である．攣縮の範囲は短い区域に留まることが特徴である．内頸動脈系および椎骨脳底動脈系のいずれにも起こる．血管攣縮は固定せず，数日後にはいくつかの血管には改善を認めることもある．その逆に，新しい攣縮がより近位の血管に起こることもある．発症早期（1週間以内）には，たとえ出血あるいは脳浮腫があっても血管攣縮を認めないことがある[1]．それ故に，最初の2週間はMRAおよびMRIを比較的頻繁に撮像することが重要である．

・血管造影

カテーテル法による血管造影は一過性の虚血発作をRCVS患者の9％に起こす[10]．故に，

表3●RCVSの画像所見[4]
1) 脳血管攣縮
2) FLAIR像での脳溝内のhyperintense vessels：HV
3) 円蓋部くも膜下出血
4) PRES（posterior reversible encephalopathy syndrome）を初めとする脳浮腫
5) 脳出血（脳実質内出血，硬膜下血腫，くも膜下出血）
6) 脳梗塞
7) ASL（arterial spin labeling）による，血流低下

MRAあるいはCTアンギオにてRCVSと診断された例に対して血管造影はすべきではない．

・原発性中枢神経系血管炎（PACNS）との鑑別

脳動脈に狭窄を起こす疾患は多数ある[11]．しかし，両側性でびまん性に狭窄が起こる疾患は限られ，PACNSが代表である．RCVSとは異なり，PACNSは潜行性の発症を示し，その後，段階的に悪化する．脳MRIではほとんどが異常を示し，深部あるいは表層の小さな梗塞があり，その梗塞が新旧混在しているのが特徴である．また，髄液検査にて90％に異常を認める[1]．

一方，RCVSでは急性の発症であり，梗塞あるいはくも膜下出血を起こしたとしても，それとは無関係の領域にも血管攣縮があるのが特徴である．髄液は正常のことが多い．どちらかを迷った時には数日待つのがよいとされている[1]．

・くも膜下出血による脳血管攣縮との鑑別

くも膜下出血による血管攣縮は血管の長い区域に起こり，出血巣近くに強いことが特徴であり，RCVSとは異なる[12]．

・動脈解離との鑑別

動脈に連続して，拡張と狭窄を認めるときには動脈解離を考える．複数の血管に解離があることもある．RCVSでは狭窄に接して，血管拡張はない．ただし，頸部での内頸動脈あるいは椎骨動脈解離はRCVSでもありうる[1]．

Mawetらは173例のRCVS，280例の頸部動脈解離を検討し，20例（18例が女性，2例が男性）が両者を有したと報告している[13]．片頭痛が12例，出産後が5例あった．強度の頭痛が全例にあり，頸部痛が15例，局所神経症状

図1 可逆性脳血管攣縮症候群

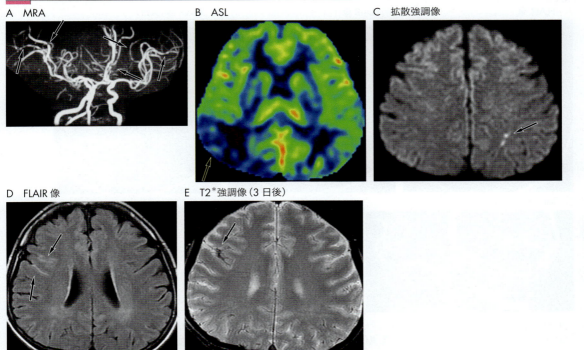

50歳，女性．3日前より雷鳴頭痛があり，改善がないので当院に入院した．その時の頭部CTおよび髄液検査では異常を認めていない．入院3日目に再び雷鳴頭痛があった．6日目に初回のMRIを撮像した（A，B）．
A：MRA：両側中大脳動脈，左前大脳動脈を中心に多発性の脳血管攣縮を認めた（→）．
B：ASL：右優位に両側側頭後頭葉に血流低下を認めた（→）．拡散強調像を含めて他の画像では著変を認めない．一時的に左同名半盲があり，一過性脳虚血発作（transient ischemic attack：TIA）と考えられ，ASL所見に該当した．翌日夜に再び雷鳴頭痛があり，緊急にて頭部MRIが施行された（C，D）．
C：拡散強調像：左頭頂葉白質内に高信号を認め，脳梗塞と考えた（→）．
D：FLAIR像：右前頭葉脳溝内に線状の高信号を認め（sulcal hyperintensity）（→），円蓋部くも膜下出血と診断した．HVとは異なり，点状の高信号がなく，線状のみで，脳溝に沿っている特徴がある．
E：T2*強調像（3日後）：同部位は低信号を示し（→），くも膜下出血であることが確認された．約1か月後のMRAでは脳血管攣縮は消失し，安定した状態にて退院した．なお，RCVSの原因は不明である．
(A〜Eは文献9より引用)

が9例，痙攣が4例にあった．痛みのみが10例にある．多巣性の血管攣縮が全例にあり，RCVSもある．

動脈解離に関しては1本のみの動脈解離が13例に，多発性の動脈解離が7例にあった．椎骨動脈が多く，30本の解離の内，25本である[13]．

② FLAIR像での脳溝内のhyperintense vessels：HV（図2）

Chenらは，95例のRCVS中21例（22.1％）に脳溝内に高信号をFLAIR像にて認めている．HVのない症例に比べて，血管攣縮の程度がより強く，PRESあるいは虚血などを起こす率がより高いとした[14]．このHVは動脈閉塞に伴い，その末梢の皮質間吻合枝におけるslow flowを示すとするのが一般的な意見であり，血栓では決してない[15]〜[17]．図2では，初回のMRIではHVが認められたが，翌日のMRIでは著しく少なくなっている．一方，血管攣縮は初回のMRAでは認められず，翌日のMRAでは両側中大脳動脈および右前大脳動脈に認められている．血管攣縮が末梢から中枢に移った結果と考えている．同様な画像所見を示した例が報告さ

図2 | 可逆性脳血管攣縮症候群/PRES

A　FLAIR像
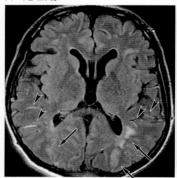

B　FLAIR像
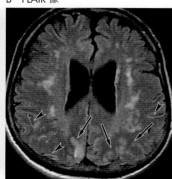

C　FLAIR像（翌日）
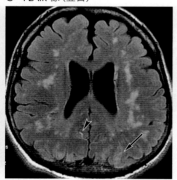

D　MRA（Cと同日）
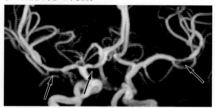

46歳，女性．頭蓋頸椎移行部奇形により，大後頭孔開放術を以前に受けた患者さんがふらついて後頭部を打撲して入院した．CTでは約1.5年前と同様で，外傷による変化はなかった．ときどき，頭痛を認め，血圧が202/132mmHgまで上昇することがあった．入院1週間目の夕方に，頭痛と突然の視野障害の訴えがあり，視力は光覚弁であった．血圧は130mmHg台であった．30分後には全身性痙攣を起こし，痙攣を止めてからMRIを撮像した．

A，B：FLAIR像：両側大脳後部皮質から皮質下（中大脳動脈と後大脳動脈の境界領域）にかけて高信号を認めた（→）．PRESと考えた．さらに，脳溝内に曲線状，直線状，点状の高信号を両側の中大脳動脈および後大脳動脈領域に認め，HVである（▶）．slow flowを示している．MRAでは著変を認めない（非掲載）．
C：FLAIR像（翌日）：PRESによる高信号は減少し（→），また，脳溝内のHVもほとんど消失した（▶）．
D：MRA（Cと同日）：両側中大脳動脈水平部，および右前大脳動脈水平部に脳血管攣縮を認めた（→）．
補足：RCVSによるPRESと考えた．この脳血管攣縮は発症当日のMRAでは認められず，翌日に認められたこと，さらに，MRAでは認められないが，FLAIR像での脳溝内の直線状，曲線状，点状の高信号（HV）として，slow flowが認められ，MRAで認められる動脈よりも末梢脳血管の循環障害を反映している点が興味深い．
（文献9より引用）

れている[18]．

図2で示すようにHVは点状，曲線状，あるいは直線状の高信号として脳溝内に認められる．一方，円蓋部くも膜下出血を示す脳溝内の高信号（sulcal hyperintensity）は図1で示すように脳溝に沿った形で認められ，点状の高信号とはならない．この鑑別は重要である．

③円蓋部くも膜下出血（CSAH）（図1，3，5）

CSAHはRCVSの重要な画像所見であり，DucrosらはRCVS 89例中27例（30.3％）に認めている[19]．27例中24例は数か所の脳溝内のみに認められている．片側性が10例，両側性が14例ある．1例は小脳溝内にあり，2例はびまん性にあり，両半球と中脳周囲脳槽内にも認められている．13例はMRIのみで描出され，14例はCTとMRIの両者にて認められる．軟膜の小動脈の破綻あるいは再開通によって発症するとされ，RCVSの症状としては比較的早い時期（最初の1週間）に起こるとされている[1]．

T2*強調像あるいはSWIにて脳溝内に低信号として描出される．また，FLAIR像ではsulcal hyperintensityとして認められる．脳底槽に起こるくも膜下出血とは異なり，脳底槽の描出の不明瞭化，脳室内に逆流した少量の血腫，原因不明の水頭症などは起こさない．

CSAHを起こす疾患には脳アミロイド血管症

図3 可逆性脳血管攣縮症候群

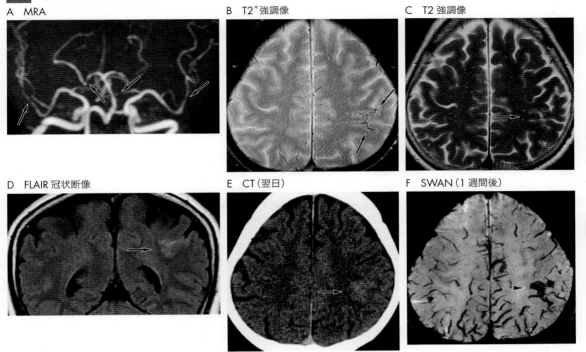

68歳，女性．約1か月前に排尿時に強い頭痛を認めた．同様な症状がその1週間後にもあり，他院にてCTを撮像したが，異常を認めていない．約2週間前に割れるような頭痛があり，神経内科を受診し，MRIを撮像した．
A：MRA：両側の多数の動脈に血管攣縮を認め（→），RCVSと診断した．
B：T2*強調像：左中心後溝および頭頂間溝内に脳溝に沿った低信号を認め（→），円蓋部くも膜下出血と診断した．
C：T2強調像：病変部において，髄液の信号強度が軽度に低下しているのみで（→），病変がわかりにくい．
D：FLAIR冠状断像：脳実質内に淡い高信号を認める（→）．翌日に入院し，CT（E）を撮像した．
E：CT（翌日）：脳実質内に淡い高吸域を認める（→）．さらに，1週間後にSWANを含む再検をした（F）．
F：SWAN（1週間後）：左頭頂葉，脳溝を中心に低信号があり（▶），円蓋部くも膜下出血であった．同時に撮像したMRAでは血管攣縮はほとんど消失した（非掲載）．
補足：出血が脳溝内のみであった（くも膜下出血）のか，その周囲皮質にもあったのかはわからない．CT（E）撮像時にはほとんど症状がなく，その後も再発を認めていない．
（A，Bは文献9より引用）

があるが，繰り返す激しい頭痛は起こさないとされている．また，雷鳴頭痛があり，CSAHを来す疾患に脳静脈洞血栓症・皮質静脈血栓症がある（表1）．分娩前後にも起こるので，RCVSとの鑑別が重要である[1]．一般的には亜急性の発症が多い[20]．

④ PRESを初めとする脳浮腫（図2）

可逆性の脳浮腫はRCVSの8～38％に発症するとされる[1]．

一方，RCVSに伴うPRESをDucros[1]はRCVS 65例中5例（7.7％），Chenら[12]は77例中7例（9.1％）に認めている．最新の報告ではPRESはRCVSの17～38％にあるとされる[21]．

PRESの症状は急性頭痛，意識不鮮明，痙攣，視力障害であり，重篤なRCVSと類似している．両者共に血管内皮の異常が脳動脈の調節障害，さらに，血管攣縮を起こし，その結果として低灌流，血液脳関門の破綻，血管性浮腫を引き起こすとされる[1]．

PRESによる病巣は他の原因と同様にRCVSでも大脳後部の境界領域に多い．脳動脈の中でM1分枝とP2分枝に血管攣縮が強い例にPRESと虚血病変のリスクが高いとされている[12]．

図4 可逆性脳血管攣縮症候群

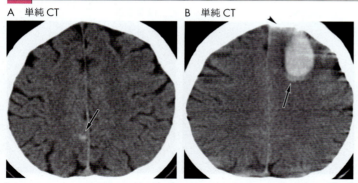

A：単純CT　B：単純CT

51歳，女性．電話中に突然に誘因なく激しい頭痛があり，嘔吐を伴い，救急外来を受診した．
A：単純CT：右頭頂葉内側部に線状の高吸収域があり（→），円蓋部くも膜下出血と考えた．意識清明で項部強直なく，神経学的異常所見を認めなかった．3日後に再びはげしい頭痛があり，CTを撮像した（B）．
B：単純CT：脳出血を左前頭葉皮質下に認めた（→）．硬膜下血腫もある（▶）．血管造影とMRAにて多数の動脈に血管攣縮を認めた（非掲載）．その後，新しい症状の出現はなく，全身性血管炎を示唆する所見を認めない．この症例は発症約1か月後のMRAでも血管攣縮が残った．しかし，その後，血管攣縮も消失し，RCVSと診断した．
（文献9より引用）（東大和病院の症例，角田尚幸先生のご厚意による）

⑤脳出血（図4，5）

Ducrosらは RCVS 89例中11例（12.4％）に脳出血を認めている．10例は単独の血腫であり，1例は両側前頭葉の血腫である．6例は脳葉型出血であり，4例は基底核，1例は視床に血腫がある[19]．2例に硬膜下血腫を認めており，他の出血（CSAHあるいは脳出血）を合併していた．女性および片頭痛をもつ例は，RCVSにおいて出血性病変のリスクがより高いとされている[19]．

⑥脳梗塞（図1）

Ducrosらによれば，67例のRCVSの内，脳梗塞は3例（4.5％）であり，出血性病変より遅く，2週目に多いとされている．一過性脳虚血発作（TIA）は11例（16.4％）にあり，2週目に多かった[10]．激しい頭痛を伴う小梗塞はRCVSを考慮する必要がある．

33歳，女性例がある[20]．片頭痛様の発作がときどき以前よりあった．出産後にいつもとは異なる頭痛があり，硬膜外麻酔によると考えられ，血液パッチを行ったが，無効であった．出産1週間後に，注意力散漫，換語困難などを認めた．FLAIR像にて，右頭頂葉と脳梁膨大部に高信号があり，ADC値は低下していた．PRESと考えられ，降圧剤が投与された．しかし，第3病日に悪化し，皮質盲と無言状態となった．両側頭頂葉，後頭葉，後部前頭葉に対称性のADC値の低下を伴う病変が出現し，多発性梗塞と考えられた．MRAにて血管攣縮が認められ，RCVSであった．初回のADC値低下のある病変は梗塞であり，それをPRESと考えて，降圧剤の投与をしたことが患者状態の悪化の原因としている．片頭痛のある患者に梗塞を認めた際にはRCVSも考える必要がある．

⑦ASL（図1）

QiaoらはTIA患者の発症24時間以内のASLの有用性について報告している[22]．49例のTIA症例で，他の画像では異常を認めなかったが，ASLでは75回中70回（93.3％）に異常を認め，神経症状に合致した灌流異常を認めている．

TIAはRCVSでは比較的多い症状である．図1でも初回のTIAの症状に合致したASLの異常を認めており，RCVSにおいてはASLは有用である[23]．

鑑別診断

1. **頭蓋内脳動脈解離**：1本の血管に狭窄を認める際には，頭蓋内脳動脈解離を考える（本章p.914「17. 頭蓋内動脈解離」を参照）．また，

図5 | 可逆性脳血管攣縮症候群

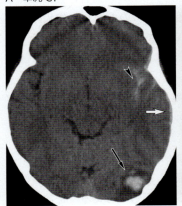

A 単純CT

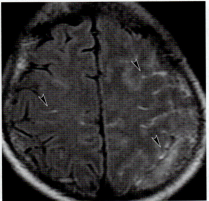

B FLAIR像

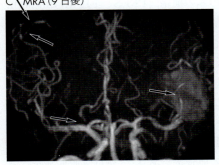

C MRA（9日後）

39歳，女性．13日前に出産をし，母子ともに異常を認めていない．5日前に，排便後に突然の頭痛があり，2時間程度で自然緩解した．翌日に，再度頭痛，寒気もあった．前日，強い頭痛が持続するため，夜間にERを受診した．画像検査は施行されず，髄液検査が行われた．血性で混濁があったが，人工的出血で髄膜炎は否定的との判断で帰宅した．翌日起床時に視野が狭いと自覚し，再度外来を受診し，CT（A），MRI（B）を撮像した．

A：単純CT：左後頭側頭移行部に，皮質下出血を認める（→）．周囲に低吸収域を示す浮腫があり，発症当日の出血ではおそらくない．左Sylvius裂内にくも膜下出血を認める（▶）．このくも膜下出血は左半球円蓋部まで認めた（非掲載）．左硬膜下血腫を認める（⇨）．

B：FLAIR像：左優位に両側半球の脳溝内に，脳溝に沿った高信号（sulcal hyperintensity）があり，円蓋部くも膜下出血である（▶）．同時に撮像したMRAでは血管攣縮を認めない．

C：MRA（9日後）：右優位に両側中大脳動脈，右後大脳動脈に血管攣縮を認める（→）．9週間後のMRAにて，血管攣縮は消失した．

（岡崎市民病院，渡辺賢一先生のご厚意による）

補足：病変が左半球優位にあるのに対して，血管攣縮が右に強いことはRCVSに特徴的である．

虚血あるいはくも膜下出血が1つの動脈で説明できる範囲にある際にも動脈解離を考える．

2. **くも膜下出血**：分娩後の若い女性に，急性発症の強い頭痛があったら，くも膜下出血とその前兆発作（sentinel headache）を常に考える．頭痛は爆発性で，数分で最悪点に達し，数時間から数日続く．髄膜刺激症状，意識変容，巣症状を伴うことが多い[20]．

3. **脳静脈洞血栓症**：上記の，髄膜刺激症状，意識変容，巣症状があることが多いが，亜急性の経過が多い[20]．

4. **下垂体卒中**：妊娠晩期に多い．急性頭痛，嘔気，視力障害，眼球運動障害，視野障害を来す[20]．

5. **PACNS**：Singhalらの詳細な報告があり，以下に記す[24]．

1. 臨床でのPACNSと鑑別

発症時に関連した状態として，重篤な情緒的ストレス，直近の手術，性行為，入浴，高所にいたことなどはRCVSでは19％に認められるが，PACNSではない．

雷鳴頭痛（thunderclap headach：HTC）にて発症したのがRCVSの90％にあり，大多数は一度ではなく，複数回のHTCが起こっている．一方，PACNSでは6％のみにHTCを呈した．

RCVS患者は症状を呈すると，すぐに，来院するが，PACNSでは1/4のみが2日以内に新しい梗塞により来院する．

局所神経症状はPACNSがより多く，脱力，失語である．RCVSでは皮質性視覚症状，例えば，Bálint症候群が多い．

◆ 2. 画像所見でのPACNSとの鑑別
・全体像

PACNSでは初回のMRIでは全例異常がある．それに対して，RCVSでは1/3は正常である．RCVSでは虚血，出血，浮腫が起きるが，PACNSでは多くは虚血であり，4例（9％）のみに，実質内の出血があった．これらの4例はdrug-induced PACNSであり，3例に雷鳴頭痛があった．PACNSではPRESに合致するような脳浮腫はない．一方，PACNSでは3例の腫瘤性病変，2例の不可逆性の大脳白質病変，2例の軟膜肥厚と造影効果を持つ病変があり，いずれもRCVSでは認められない．

・FLAIR dot sign（本項目でのHV）

FLAIR像での脳溝内の点状の高信号（FLAIR dot sign）はRCVSに多く認められ，この所見のみであったのが，34％にある．PRESを示したRCVS 44例中35例に陽性であった．

・虚血，梗塞

RCVSにおける梗塞は特徴的な部位を示す．小さな梗塞は皮質・皮質下の軟膜動脈の境界領域に起こる．大きな梗塞は前・中・後大脳動脈の境界領域あるいは小脳の境界領域に存在する．深部灰白質と脳幹の梗塞は稀である．深部領域のみの梗塞例はRCVSではない．

PACNSでは初回のMRIにて，広範な，明瞭な小梗塞が29例（76％）にあり，9例（24％）はびまん性のT2での高信号を白質に伴っている．

・血管造影

RCVSでは定義上，全例に異常があり，広範な，対称性ので重篤な異常があり，近位血管を侵す．平滑で，先細りの血管狭窄と拡張がWillis動脈輪と近位動脈に認められる．

PACNSでは25例（56％）に血管の異常があった．不規則な，偏心性ののこぎりの歯状の狭窄はPACNSに多い．また，遠位部での中断，血管新生はRCVSにはなく，PACNSのみに認められる．

RCVSでは解離，未破裂動脈瘤などの共存する病変がある．

・有用な鑑別点

再発性の雷鳴頭痛はRCVSに特徴的である．

1回の雷鳴頭痛に，以下の画像所見があれば，PACNSではなく，RCVSを考える．正常MRI，境界領域のみの梗塞，PRES，FLAIR dot sign．

雷鳴頭痛があり，血管造影は正常である際に，MRIが正常あるいは血管性浮腫（PRES）を示すときはRCVSである．一方，深部灰白質あるいは脳幹に梗塞があり，髄液が異常な際にはPACNSである．

・RCVS-PACNS overlap症候群

4例のPACNSでは出血を呈し，交感神経作動薬による血管炎であり，3例は雷鳴頭痛を伴った．強い，永続する血管攣縮が炎症となった．

・Bálint症候群

RCVS/PRESが最も多い原因である．

●…診断のコツ

繰り返す激しい頭痛（雷鳴頭痛）を示す患者にはRCVSを考慮する．FLAIR像，SWI，T2*強調像などにて円蓋部くも膜下出血に注意する．MRAにて，多数の動脈に攣縮があれば，診断がつく．発症時にMRAにて攣縮がないときもあるので，発症早期はMRIを再検する必要がある．MRAにてRCVSと診断したら，血管造影をすべきではなく，ステロイド投与もしてはならない．

（p.875に追加情報がある．）

参考文献
1) Ducros A: Reversible cerebral vasoconstriction syndrome. Lancet Neurol 11: 906-917, 2012.
2) Schwedt TJ: Thunderclap headache. Continuum (Minneap Minn) 21 (4 Headache): 1058-1071, 2015.
3) Kumar S, Goddeau RP Jr., Selimet MH, et al: Atraumatic convexal subarachnoid hemor-

rhage: Clinical presentation, imaging patterns, and etiologies. Neurology 74: 893-899, 2010.
4) Skeik N, Porten BR, Kadkhodayan Y, et al: Postpartum reversible cerebral vasoconstriction syndrome: review and analysis of the current data. Vasc Med 20: 256-265, 2015.
5) Neil WP, Dechant V, Urtecho J: Pearls & Oy-sters: Reversible cerebral vasoconstriction syndrome precipitated by ascent to high altitude. Neurology 76: e7-e9, 2011.
6) Chen SP, Fuh JL, Lirng JF, et al: Recurrence of reversible cerebral vasoconstriction syndrome: A long-term follow-up study. Neurology 84: 1552-1558, 2015.
7) Ducros A: Comment: reversible cerebral vasoconstriction syndrome can hit twice. Neurology 84: 1557, 2015.
8) Inghal AB, Kimberly WT, Schaefer PW, et al: Case records of the Massachusetts General Hospital. Case 8 2009. A 36-year-old woman with headache, hypertension, and seizure 2 weeks post partum. N Engl J Med 360: 1126-1137, 2009.
9) 柳下 章：可逆性脳血管攣縮症候群の画像所見．画像診断 33: 1605-1612, 2013.
10) Ducros A, Boukobza M, Porcher R, et al: The clinical and radiological spectrum of reversible cerebral vasoconstriction syndrome. A prospective series of 67 patients. Brain 130: 3091-3101, 2004.
11) 柳下 章：中枢神経系血管炎．神経内科疾患の画像診断．秀潤社, p.460-462, 2011.
12) Chen SP, Fuh JL, Wang SJ, et al: Magnetic resonance angiography in reversible cerebral vasoconstriction syndromes. Ann Neurol 67: 648-656, 2010.
13) Mawet J, Boukobza M, Franc J, et al: Reversible cerebral vasoconstriction syndrome and cervical artery dissection in 20 patients. Neurology 81: 821-824, 2013.
14) Chen SP, Fuh JL, Lirng JF, et al: Hyperintense vessels on flair imaging in reversible cerebral vasoconstriction syndrome. Cephalalgia 32: 271-278, 2012.
15) Sanossian N, Saver JL, Alger JR, et al: Angiography reveals that fluid-attenuated inversion recovery vascular hyperintensities are due to slow flow, not thrombus. AJNR Am J Neuroradiol 30: 564-568, 2009.
16) Toyoda K, Ida M, Fukuda K: Fluid-attenuated inversion recovery intraarterial signal: an early sign of hyperacute cerebral ischemia. AJNR Am J Neuroradiol 22: 1021-1029, 2001.
17) Noguchi K, Ogawa T, Inugami A, et al: MRI of acute cerebral infarction: a comparison of FLAIR and T2-weighted fast spin-echo imaging. Neuroradiology 39: 406-410, 1997.
18) 智方大祐，亀田知明，滑川道人・他：雷鳴頭痛時に，MRI-FLAIR 画像の hyperintense vessels を，頭痛消失時に MRA で血管攣縮を認めた reversible cerebral vasoconstriction syndrome（RCVS）の 30 歳女性例．臨床神経 52: 593, 2012.
19) Ducros A, Fiedler U, Porcher R, et al: Hemorrhagic manifestations of reversible cerebral vasoconstriction syndrome: frequency, features, and risk factors. Stroke 41: 2505-2511, 2010.
20) Maalouf N, Harik SI: Clinical Reasoning: A 33-year-old woman with severe postpartum occipital headaches. Neurology 78: 366-369, 2012.
21) Fugate JE, Rabinstein AA: Posterior reversible encephalopathy syndrome: clinical and radiological manifestations, pathophysiology, and outstanding questions. Lancet Neurol 14: 914-925, 2015.
22) Qiao XJ, Salamon N, Wang DJ, et al: Perfusion Deficits Detected by Arterial Spin-Labeling in Patients with TIA with Negative Diffusion and Vascular Imaging. AJNR Am J Neuroradiol: 2013.
23) Komatsu T, Kimura T, Yagishita A, et al: A case of reversible cerebral vasoconstriction syndrome presenting with recurrent neurological deficits: Evaluation using noninvasive arterial spin labeling MRI. Clin Neurol Neurosurg 126: 96-98, 2014.
24) Singhal AB, Topcuoglu MA, Fok JW, et al: Reversible cerebral vasoconstriction syndromes and primary angiitis of the central nervous system: clinical, imaging, and angiographic comparison. Ann Neurol 79: 882-894, 2016.

追加情報 p.874 参照

頸動脈内膜剥離術後の合併症としての RCVS

稀ではあるが，手術数日後に強い頭痛と神経症状を呈した際には本症を考える．反対側にも同様に剥離術を施行すると，RCVS が再発する危険がある[25]．

25) Fitas D, et al: Cerebral vasoconstriction after carotid endarterectomy. Pract Neurol 18: 378-381, 2018.

9 特発性好酸球増多症候群 (idiopathic hypereosinophilic syndrome：IHS)

臨床

IHSはサイトカイン誘導による好酸球過剰生産が起こり，多臓器への好酸球が浸潤し，障害を起こす疾患である．診断基準を表に記す[1]．

好酸球増多による神経障害は以下の機構によると考えられる．

1. 好酸球の神経組織への直接浸潤
2. 好酸球自体による毒性，あるいは抗体に依存する細胞毒性による障害
3. 好酸球が産生する物質がニューロン内へ浸出し，血液内に細胞内顆粒物質が入り，それによる神経組織の障害
4. 局所的な血栓形成あるいは凝固能の亢進による塞栓性梗塞
5. 好酸球誘導による遠隔臓器の異常による二次的な神経障害

神経学的には，①好酸球誘導性神経毒，②軸索性末梢神経障害，③認知症と脳血管障害がある．脳梗塞は内膜障害，凝固能の亢進，心臓障害による[1]．

中枢神経系では脳梗塞，脳静脈洞血栓症[2]，再発性視神経炎[3]，髄膜炎[4]，偽腫瘍[5]，弛緩性対麻痺[6]の報告がある．

中年に多い疾患であるが，時に小児にも認められる[2]．好酸球による心内膜障害（eosinophilic endomyocardial fibrosis）も多いので，心臓の検査が必要である[7]．

画像所見

IHSでは脳梗塞が最も多い画像所見であり，多発微小塞栓症として認められることが多い（図1，2）．塞栓は両側の大脳主動脈の分水嶺領域や主要動脈末梢の皮質・皮質下を中心に分布し（図1，2），両側小脳にも梗塞が認められることがある（図1）[7〜9]．急性期梗塞では拡散強調像にて高信号，ADC値の低下を認める（図1）．亜急性期には造影効果を認める（図2）．

表●IHSの診断基準

1. 1つ以上の臓器あるいは皮膚の障害がある．
2. 薬剤アレルギーや寄生虫感染などの好酸球増多などの原因がない．
3. 1,500個/μL以上の好酸球増多が6か月以上持続する．

Rosenbergらによると，本症では，深部白質境界領域（internal border zones）と皮質境界領域（external border zones）の両方が侵され，基底核，視床，脳幹は保たれていることが多い．

深部白質境界領域梗塞は急激な血圧変化による低灌流によるとされる．一方，皮質性境界領域梗塞は塞栓症を示唆する．本症では皮質境界領域梗塞があり，心内膜線維症，心室内血栓形成，心画像での微小塞栓などがあることが多いので，心塞栓症が原因と考えられるとした[10]．

IHSによる脳静脈洞血栓症もあり，上矢状洞，直静脈洞，横静脈洞であり，静脈性梗塞（出血性）を来す[2)11)]．調べた範囲ではIHSによる脳静脈洞血栓症は小児例であり，静脈性梗塞で急激な経過をたどり，予後不良である（好酸球増多症を伴った静脈洞血栓症の図に関しては，本章p.853「7.脳静脈・静脈洞血栓症」図3を参照）．

海綿静脈洞から中頭蓋窩にかけての偽腫瘍を示した例がある[4]．対麻痺を示した例では胸髄に高信号がT2強調像にて疑われ，脊髄梗塞の可能性もある[6]．

鑑別診断

心臓由来の微小塞栓症が鑑別診断となり，以下の疾患がある．

1. 奇異性塞栓症（paradoxical embolism）
2. Trousseau症候群
3. 特発性好酸球増多症候群
4. ヘパリン起因性血小板減少症（heparin-induced thrombocytopenia：HIT）

図1 | 特発性好酸球増多症候群およびSCA31

A　T2強調像　　B　拡散強調像（Aより6か月後）　　C　拡散強調像（Bと同時期）

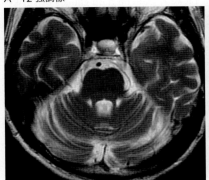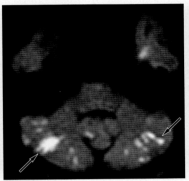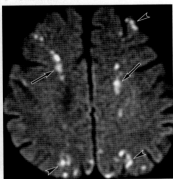

D　ADC map（Bと同時期）

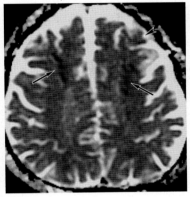

70代，男性．10年ほど前より言葉のもつれ，足のもつれ，声のかすれがあり，家族に類症が多発している．MRIを撮像した（**A**）．遺伝子検査にてSCA31と診断された．
今回は4か月（上記の約半年後）前より全身のかゆみを伴う発疹があった．3日前より歩行障害，異常行動，尿失禁があり，緊急入院．意識障害，右不全麻痺，右Babinski徴候陽性であった．白血球数61,600，好酸球79.7%であり，MRIを施行した（**B〜D**）．

A：T2強調像：小脳萎縮を認め，脳幹には著変を認めない．信号強度異常も認めない．皮質性小脳萎縮症の画像所見である．
B：拡散強調像（**A**より6か月後）：両側小脳に多数の急性期微小梗塞を認める（→）．
C：拡散強調像（**B**と同時期）：主要動脈分水嶺の大脳白質（→）と，主要動脈末梢の皮質から皮質下（▶）にかけて急性期梗塞を認める．この両方に認めるのが特徴である．脳幹，基底核，視床は免れる．
D：ADC map（**B**と同時期）：上記の病変はADC値の低下を認める（→，▶）．

図2 | 特発性好酸球増多症候群

造影後T1強調像

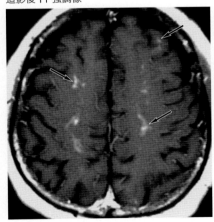

40代，男性．約10日前より，発熱，頭痛があり，他院にて白血球数18,900，好酸球38%と言われる．2日前より，複視，歩行困難となる．前日には意識障害，便失禁，左優位の筋力低下，錐体路徴候陽性となる．MRIにて大脳には上記と同様な病変を認めた．小脳は左に1か所のみであった．16日後にMRIの再検をした．

造影後T1強調像：大脳主要動脈の分水嶺および皮質に造影効果のある小梗塞を認める（→）．

参考文献

1) Caplan LR: Hypereosinophilic syndrome. *In* Caplan LR (ed) ; Uncommon causes of stroke, 2nd ed. Cambridge University Press, Cambridge, p.541-542, 2008.
2) Schulman H, Hertzog L, Zirkin H, Hertzanu Y: Cerebral sinovenous thrombosis in the idiopathic hypereosinophilic syndrome in childhood. Pediatr Radiol 29: 595-597, 1999.
3) Lincoff NS, Schlesinger D: Recurrent optic neuritis as the presenting manifestation of primary hypereosinophilic syndrome: a report of two cases. J Neuroophthalmol 25: 116-121, 2005.
4) Weingarten JS, O'Sheal SF, Margolis WS: Eosinophilic meningitis and the hypereosinophilic syndrome. Case report and review of the literature. Am J Med 78: 674-676, 1985.
5) Battineni ML, Galetta SL, Oh J, et al: Idiopathic hypereosinophilic syndrome with skull base involvement. AJNR Am J Neuroradiol 28: 971-973, 2007.
6) 遠藤千恵, 三宅 進: 弛緩性対麻痺を呈した特発性好酸球増加症候群の1女児例. 脳と発達 35: 411-416, 2003.
7) Sarazin M, Caumes E, Cohen A, Amarenco P: Multiple microembolic borderzone brain infarctions and endomyocardial fibrosis in idiopathic hypereosinophilic syndrome and in *Schistosoma mansoni* infestation. J Neurol Neurosurg Psychiatry 75: 305-307, 2004.
8) Kwon SU, Kim JC, Kim JS: Sequential magnetic resonance imaging findings in hypereosinophilia-induced encephalopathy. J Neurol 248: 279-284, 2001.
9) 濱崎景子, 木下郁夫, 城 達郎, 大坪まゆみ: 特発性好酸球増加症候群患者でみられた多発脳梗塞. 神経内科 66: 204-206, 2007.
10) Rosenberg J, et al: Clinical Reasoning: A young woman with symmetric weakness and behavioral disturbance. Neurology 90: e1442-e1447, 2018.
11) Sakuta R, Tomita Y, Ohashi M, et al: Idiopathic hypereosinophilic syndrome complicated by central sinovenous thrombosis. Brain Dev 29: 182-184, 2007.

10 くも膜下出血（subarachnoid hemorrhage）

1 円蓋部くも膜下出血（convexity subarachnoid hemorrhage：CSH）

臨床

CSH は cortical subarachnoid hemorrhage（皮質性くも膜下出血）とも呼ばれる．急性の非外傷性のくも膜下出血が脳底槽ではなく，円蓋部くも膜下腔に限局して存在する時には動脈瘤からの出血は稀であり，動脈瘤性くも膜下出血に比べて予後が良い．症状としては頭痛，意識障害があり，動脈瘤破裂によるくも膜下出血と比べて，痙攣と巣症状が多いともされる[1]．種々の原因があるが，60歳以下では可逆性脳血管攣縮症候群（Call-Fleming症候群）が多く，60歳以上では脳アミロイド血管症が多いとする報告がある[2]．ただし，この報告では雷鳴頭痛を認めたが，血管造影にて攣縮を示さなかった症例もあり，その点を考慮する必要がある．さらに，PRES（posterior reversible encephalopathy syndrome：後方可逆性脳症症候群）が多いとする報告もある[1)3)]．他の原因としては種々の血管炎，凝固障害，薬剤性（アンフェタミン）の血管症，感染性脳動脈瘤，感染性心内膜炎，脳動静脈奇形，硬膜動静脈瘻，動脈解離，海綿状血管腫，脳静脈／静脈洞血栓症，脳膿瘍，原発性および転移性脳腫瘍[1)〜5)]がある（表1）．

撮像方法

造影前CTを至急に撮像する．可能であれば，CTアンジオグラフィにて動脈相と静脈相を撮像する．MRIでは拡散強調像とFLAIR像，T2*強調像は必須である．磁化率強調像（susceptibility weighted imaging：SWI）が可能ならば追加する．静脈血栓症を否定するために，MR静脈造影（MRV），動脈性病変を否定するために，MRAが必要である．最後に血管性病変の最終的な診断にDSAが必要なこともある（表2）[5)]．

表1 ● 急性非外傷性円蓋部（皮質）くも膜下出血の原因[5)6)]

1. 脳動静脈奇形
2. 硬膜動静脈瘻
3. 脳動脈解離
4. 皮質静脈／静脈洞血栓症
5. 脳血管炎／脳血管症（もやもや病，感染性脳動脈瘤，HIVウイルスあるいは帯状疱疹ウイルスに伴う血管症）
6. 可逆性脳血管攣縮症候群
7. PRES
8. 血行再建後の過灌流症候群
9. 感染性心内膜炎
10. 脳アミロイド血管症
11. 凝固異常
12. 脳膿瘍
13. 海綿状血管腫（奇形）
14. 原発性／転移性脳腫瘍

画像所見

円蓋部を中心に限局性あるいはより広い範囲のくも膜下出血を認める．CTではくも膜下腔に高吸収域を認める．FLAIR像ではくも膜下腔が高信号を示す．その他に原因となる疾患の画像所見を示すことがある（「鑑別診断」参照）．

鑑別診断

1. 可逆性脳血管攣縮症候群（Call-Fleming症候群）：通常は60歳以下，雷鳴頭痛，血管造影にて動脈に可逆性の攣縮の所見が認められる（本章 p.867「8．可逆性脳血管攣縮症候群」参照）．

2. 脳アミロイド血管症：頭痛を来すことは稀とされているが[5)]，図1で示すように頭痛にて発症することもある．TIA様の一過性の局所症状，部分発作，前兆を伴う片頭痛を来す[5)]．本症によるCSHは数日以内に皮質下出血を伴うことがあるので，注意して患者を観察する必要がある[7)8)]．自験例でもCSHの後に皮質下出血を伴った例がある（図1）．55歳以上，microbleeds，白質のT2強調像での高信号の存在，皮質下の血腫，脳表へモジデリン沈着症の存在が認められる[2)]．

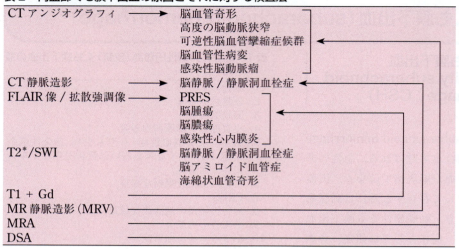

表2 ● 円蓋部くも膜下出血の原因とそれに対する検査法[5]

3. **PRES（後方可逆性脳症症候群）**：PRESの約5〜17％は出血を伴う[5]（10章「1. PRES」p.751 図5参照）．大脳後部を中心とする皮質から皮質下高信号と出血が認められる．その原因疾患がある．

4. **脳静脈／静脈洞血栓症**：脳内出血を伴わず，静脈洞内に血栓の存在，矢状洞あるいは横静脈洞の血栓症が多い[4]．若年成人，特に女性に多い．脳底槽にくも膜下出血を通常は認めない．デオキシヘモグロビンにより急性期の血栓は低信号を示す[5]．

5. **原発性中枢神経系血管炎**：くも膜下出血もあるが，その他に多発する脳梗塞，血管の狭窄，拡張像が認められる（本章p.818「1. 原発性中枢神経系血管炎」を参照）．亜急性の経過をたどることが多い．小／中動脈の狭窄と拡張を認め，非可逆性である[5]．

6. **感染性脳動脈瘤および感染症に伴う脳血管症**：頭痛はびまん性で，漠然としている．全身症状（食欲不振，体重減少，疲労感，発熱）の存在，感染性心内膜炎があれば，MRIにて虚血，微小出血，膿瘍などを認める．

HIV，ボレリア症，アスペルギルス，帯状疱疹などによる脳血管症も，くも膜下出血を起こす[5]（3章「1. ウイルス感染症」p.217「HIV血管症」，p.241「水痘・帯状疱疹ウイルス脳血管症」参照）．

7. **もやもや病および高度の脳動脈狭窄**：大変稀ではあるが，両者ともに円蓋部くも膜下出血を示すことがある[5,9]．もやもや病によるCSHの報告は34歳と38歳の日本人女性例である[9,10]．

Chandraらは頸部内頸動脈起始部の強い狭窄により，左中心溝にCSHを呈した例を報告している[11]．血管造影ではWillis動脈輪による側副路がほとんど認められない．過去の6例の頸

---

key point ▶【3．軽微なくも膜下出血のCT所見】（文献12より一部改変して転載）
- 脳底槽の描出の不明瞭化
- Sylvius裂の不明瞭化・左右差
- 高位脳溝のみの血腫
- 脳室内に逆流した少量の血腫（側脳室後角に多い）
- 原因不明の水頭症

図1 脳アミロイド血管症による円蓋部くも膜下出血

A　単純CT（初回）　　B　単純CT（25日後）　　C　T2*強調像（gradient echo法）

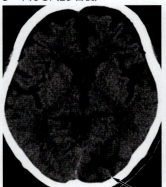
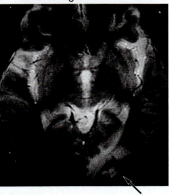
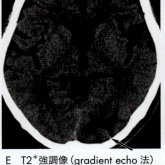

D　T2*強調像（gradient echo法）　　E　T2*強調像（gradient echo法）

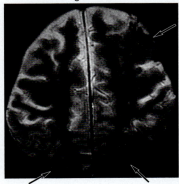
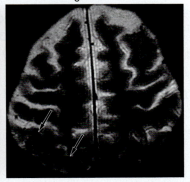

60代，女性．トイレにて力んだ際に頭痛があり，他院にてCT（**A**）を撮り，くも膜下出血と診断され血管造影をされたが，動脈瘤は認めず，原因不明とされた．25日後に当院にてCT（**B**），MRI（**C〜E**）を撮像した．

A：単純CT（初回）：左半球にくも膜下出血を認める（→）．なお，右半球にもくも膜下出血があった．大脳萎縮がある．
B：単純CT（25日後）：左後頭葉にほぼ等吸収域になった亜急性期の血腫（→）を認める．その前には低吸収域があり，浮腫の可能性がある．**A**との間に発生したと考えられる．
C：T2*強調像（gradient echo法）：左後頭葉皮質から皮質下に血腫を認め（→），辺縁にヘモジデリン沈着，さらにその周囲には浮腫と考えられる高信号がある．
D：T2*強調像（gradient echo法）：上記同法にて多数の陳旧性のくも膜下出血（くも膜下ヘモジデリン沈着）が認められる（→）．
E：T2*強調像（gradient echo法）：同法にて右頭頂葉では皮質あるいは皮質下出血を認める（→）．くも膜下にもヘモジデリン沈着を認める．
補足：T2強調像およびFLAIR像にて，脳内出血およびくも膜下出血以外の異常を認めず，その他の原因を認めないので脳アミロイド血管症と診断した．

部内頸動脈狭窄によるCSHは全例に急性発症である．急激な血行力学的変化が，拡張した側副路である軟膜血管を損傷し，くも膜下出血を示すと考えられた．くも膜下出血は，中大脳動脈と後大脳動脈の境界領域に当たる，Roland領域を中心に起こる．血行力学的変化により，後大脳動脈の灌流圧上昇が起こり，脆弱な軟膜血管が破綻して，くも膜下出血になると推測されている．それゆえに，CSHの原因検索には頭蓋外の内頸動脈も調べる必要がある．

2　亜急性期のくも膜下出血（subacute subarachnoid hemorrhage）

臨床

急性期のくも膜下出血が少量のため，臨床症状が軽く，急性期ではなく亜急性期に患者が初めて来院することや，急性期にくも膜下出血が他院にて見逃され，その後に患者が異なる病院も受診することがある．ある日突然の強い頭痛が複数回来たり，両側外転神経麻痺などの脳圧

亢進症状にて来院することもある．そのような時には，注意深い画像の観察をしないとくも膜下出血を見逃すことがある．特に，MRIがCTよりも先に行われることが多くなったので，注意が必要である．

画像所見

CTではくも膜下腔にくも膜下出血による高吸収域を認めることもあるが，時期によってはそれが消失し，健側ではくも膜下腔内の髄液が低吸収域として認められるのに対して，患側では同部位が等吸収域となり，認められないことがある（図2）（p.880「key point 3. 軽微なくも膜下出血のCT所見」参照）．年齢から考えて，くも膜下腔が同定できない時にはくも膜下出血を考慮する．水頭症の存在もくも膜下出血では重要な合併症である（図2）．また，そのために脳室内の出血が残存することもあり，CTでは高吸収域を示す（図4）．

Noguchiらの報告[13]により，亜急性期および慢性期のくも膜下出血がFLAIR像にて高信号（図2，3）として認められることはよく知られている．ただし，FLAIR像にて髄液が高信号になるのはくも膜下出血のみではない．くも膜下出血はT2強調像にてデオキシヘモグロビン（図4）あるいはヘモジデリンの影響により低信号を示すことがある．

くも膜下出血による血管攣縮が起こり，新鮮な梗塞とWillis動脈輪が細くなり，一見するともやもや病様の血管をMRIにて認めることがある．

3 pseudo-subarachnoid hemorrhage (pseudo-SAH)

pseudo-SAHとはくも膜下出血ではないが，脳槽および脳溝内がCTにて脳実質より高吸収域を示す状態を指す（下記のkey point 4参照）．脳圧亢進と強い脳浮腫により，一方では軟膜血

---

key point 【4．高吸収域を示す脳脊髄液[14]】

- よくある疾患
    - 外傷性くも膜下出血
    - 動脈瘤の破裂によるくも膜下出血
    - アーチファクト
    - びまん性脳浮腫（pseudo-SAH）
    - 脳死（pseudo-SAH）
- 少ない疾患
    - 脳脊髄液漏出症（pseudo-SAH）
    - 二次性多血症（pseudo-SAH）（8章 p.730，5-6 多血症参照）
    - 造影剤
    - 腎不全
    - 脳室炎
    - 細菌性髄膜炎（pseudo-SAH）
    - 髄膜播種
- 稀（ではあるが重要）
    - 非動脈瘤性中脳周囲脳槽内出血
    - 脳表ヘモジデリン沈着症
    - 低体温療法（本文参照）

注：pseudo-SAHに関しては上記参照．

図2 くも膜下出血(亜急性期)

A 単純CT　B FLAIR像　C 右内頸動脈造影

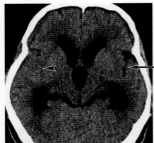
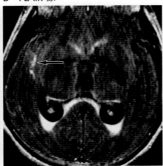
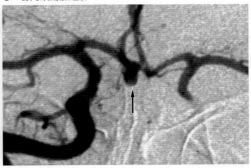

40代,男性.約18日前に頭痛,嘔気,微熱があり,風邪と言われたがその後も微熱感が続く.2日前より見当識障害,記銘力障害があり,髄膜炎の疑いにて当院神経内科に緊急入院した.

A：単純CT：左Sylvius裂内の髄液(→)は正常の低吸収域を示すのに対して,右Sylvius裂は等吸収域となり(▶),髄液を同定できない.水頭症を認める.以上より,くも膜下出血の疑いがある.
B：FLAIR像：右Sylvius裂内に高信号を認める(→).くも膜下出血の所見である.
C：右内頸動脈造影：前交通動脈に動脈瘤を認める(→).

図3 くも膜下出血

A 拡散強調像　B FLAIR冠状断像　C 単純CT

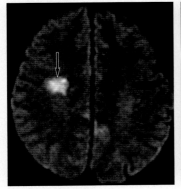
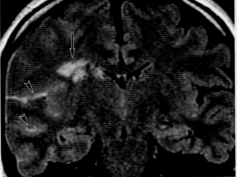
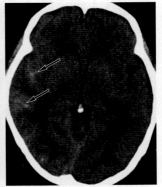

D 右内頸動脈造影

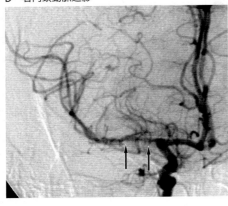

50代,女性.約20日前より頭痛を自覚.5日前に突然呂律が回らなくなった.2日前に突然右側の頭痛があり,左頸部から上肢にかけて異常感覚を認めた.さらに,激しい拍動性頭痛のために当院神経内科に緊急入院し,左顔面神経麻痺と構語障害を認め,MRIを撮像した.

A：拡散強調像：右放線冠に新しい梗塞を認める(→).
B：FLAIR冠状断像：右放線冠に梗塞(→),右Sylvius裂内にも高信号を認め(▶),くも膜下出血を示している.
C：単純CT：右Sylvius裂内にくも膜下出血を認める(→).
D：右内頸動脈造影：右中大脳動脈水平枝(M1)の狭窄を認め(→),前大脳動脈領域に比べて,中大脳動脈領域の末梢の血流が不足していた.2か月後にも狭窄が一部残存し,動脈解離と考えた.

図4 | くも膜下出血

A　T2強調像（入院3日前）

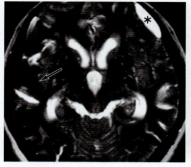

E　単純CT（C1）

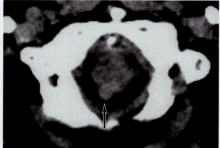

B　T2強調像

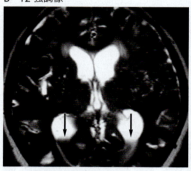

F　左椎骨動脈造影

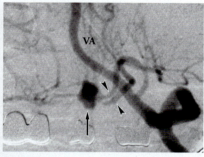

C　単純CT（入院当日）

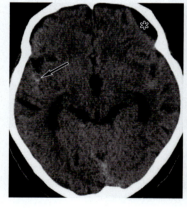

D　単純CT

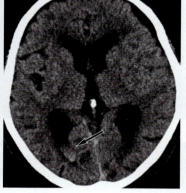

60代，女性．約1か月前より拍動性の頭痛がたびたび起こった．複視も1か月前より起こり，徐々に悪化していた．その間に2つの病院を受診したが，診断はつかなかった．1週間前より，坐位保持や寝返りができなくなり，当院神経内科に緊急入院となった．両側外転神経麻痺があり，下肢筋力の軽い低下があった．意識は清明である．髄液検査にて血性であり，圧も高く，くも膜下出血が疑われた．

A：T2強調像（入院3日前）：当院入院3日前に施行された他院でのT2強調像にて右Sylvius裂内に強い低信号（→）があり，くも膜下出血である．左前頭部には癒着による髄液の貯留がある（＊）．
B：T2強調像：水頭症があり，血腫による液面形成を認める（→）．
C：単純CT（入院当日）：当院入院時のCTにて右Sylvius裂内にくも膜下出血があり（→），左前頭部には髄液貯留（＊）がある．
D：単純CT：右後角内に液面形成を伴う血腫がある（→）．
E：単純CT（C1）：延髄頸髄移行部背側に腫瘤があり（→），動脈瘤であった．
F：左椎骨動脈造影：左後下小脳動脈遠位部に動脈瘤を認めた（→）．
▶：左後下小脳動脈，VA：椎骨動脈．
補足：拍動性の頭痛があり，他院の脳神経外科を受診したがくも膜下出血と診断されなかった症例である．MRAも施行されていたが，動脈瘤のある領域は撮像範囲外であった．

管の充血・拡張，他方では脳実質が低吸収域を示す，その2つの相乗的な作用による[15]．pseudo-SAHを示す疾患にはびまん性脳浮腫や脳死がある[16]．

一方で，脳脊髄液漏出症もpseudo-SAHを示すことがある[17]．急性の頭痛で発症し，髄膜刺激徴候もあり，くも膜下出血と類似した臨床徴候を示すので間違えやすい．前者は硬膜下出血を伴い，側脳室が中央に圧排され，脳の下垂を伴い，硬膜の造影効果を伴うことなどが鑑別である（18章 p.1104「1．特発性脳脊髄液漏出症」図1参照）．

心停止の際に，低体温治療を行うと，脳内の造影剤の除去能力が低下する．そのために，心カテーテル法などにより使用された造影剤がくも膜下腔に残り，あたかも，くも膜下出血の様に見えることがある[18]．

二次性多血症では，ヘマトクリット値の上昇

に伴い，くも膜下腔の動静脈が高吸収域を示す
（8章 p.730「5-6. 多血症」参照）．

参考文献

1) Refai D, Botros JA, Strom RG, et al: Spontaneous isolated convexity subarachnoid hemorrhage: presentation, radiological findings, differential diagnosis, and clinical course. J Neurosurg 109: 1034-1041, 2008.
2) Kumar S, Goddeau RP Jr, Selim MH, et al: Atraumatic convexal subarachnoid hemorrhage: clinical presentation, imaging patterns, and etiologies. Neurology 74: 893-899, 2010.
3) Spitzer C, Mull M, Rohde V, Kosinski CM: Non-traumatic cortical subarachnoid haemorrhage: diagnostic work-up and aetiological background. Neuroradiology 47: 525-531, 2005.
4) Oppenheim C, Domigo V, Gauvrit JY, et al: Subarachnoid hemorrhage as the initial presentation of dural sinus thrombosis. AJNR Am J Neuroradiol 26: 614-617, 2005.
5) Cuvinciuc V, Viguier A, Calviere L, et al: Isolated acute nontraumatic cortical subarachnoid hemorrhage. AJNR Am J Neuroradiol 31: 1355-1362, 2010.
6) Charidimou A, Linn J, Vernooij MW, et al: Cortical superficial siderosis: detection and clinical significance in cerebral amyloid angiopathy and related conditions. Brain 138: 2126-2139, 2015.
7) Cuvinciuc V, Viguier A, Bonneville F: Cerebral amyloid angiopathy: a forgotten cause of subarachnoid hemorrhage. J Neuroradiol 36: 245-246, 2009.
8) Katoh M, Yoshino M, Asaoka K, et al: A restricted subarachnoid hemorrhage in the cortical sulcus in cerebral amyloid angiopathy: could it be a warning sign? Surg Neurol 68: 457-460, 2007.
9) Osanai T, Kuroda S, Nakayama N, et al: Moyamoya disease presenting with subarachnoid hemorrhage localized over the frontal cortex: case report. Surg Neurol 69: 197-200, 2008.
10) Marushima A, Yanaka K, Matsuki T, et al: Subarachnoid hemorrhage not due to ruptured aneurysm in moyamoya disease. J Clin Neurosci 13: 146-149, 2006.
11) Chandra RV, Leslie-Mazwi TM, Oh D, et al: Extracranial internal carotid artery stenosis as a cause of cortical subarachnoid hemorrhage. AJNR Am J Neuroradiol 32: E51-E52, 2011.
12) 日向野修一：くも膜下出血と脳動脈瘤．高橋昭喜（編）；脳MRI 3. 血管障害・腫瘍・感染症・他．秀潤社, p.110-141, 2010.
13) Noguchi K, Ogawa T, Seto H, et al: Subacute and chronic subarachnoid hemorrhage: diagnosis with fluid-attenuated inversion-recovery MR imaging. Radiology 203: 257-262, 1997.
14) Hamilton BE: Hyperdense CSF. In Osborn AG, Ross JS, Salzman KL (eds); Expertddx: brain and spine. Amirsys, Salt Lake City, p.1-4-72〜73, 2010.
15) Yuzawa H, Higano S, Mugikura S, et al: Pseudo-subarachnoid hemorrhage found in patients with postresuscitation encephalopathy: characteristics of CT findings and clinical importance. AJNR Am J Neuroradiol 29: 1544-1549, 2008.
16) Given CA 2nd, Burdette JH, Elster AD, Williams DW 3rd: Pseudo-subarachnoid hemorrhage: a potential imaging pitfall associated with diffuse cerebral edema. AJNR Am J Neuroradiol 24: 254-256, 2003.
17) Schievink WI, Maya MM, Tourje J, Moser FG: Pseudo-subarachnoid hemorrhage: a CT-finding in spontaneous intracranial hypotension. Neurology 65: 135-137, 2005.
18) Mohamed W, Varade P, Norris GM: Teaching neuroimages: "subarachnoid hemorrhage" from decreased contrast elimination after therapeutic hypothermia. Neurology 82: e44-e45, 2014.

11 内頸動脈閉塞症 (internal carotid artery occlusion)

1 limb shaking（四肢震え）

臨床

片側または両側性に内頸動脈閉塞（ないしは狭窄）症において血行力学的虚血があると，片側性の四肢の反復性の震えを認める．時に麻痺を伴うこともある．この発作は時に，ミオクローヌスや振戦と誤って解釈される場合があり，また脳波上，明らかなてんかん性活動を認めない．さらに，この発作は立位や歩行時，頸部を過伸展した時に誘発され，起坐位や臥位をとると軽快する．このような発作は "repetitive involuntary movement（RIM）" あるいは "limb shaking" と呼ばれ，周期的に血行力学的虚血発作が生じることによって起こっている．血行再建を速やかに行うことにより，症状は消失する[1)〜4)]．

画像所見

一側あるいは両側の内頸動脈閉塞ないしは狭窄を認める．時に，FLAIR像にて脳溝深部内に点状，線状の高信号を認めることがある（図1）．正常ではこのような高信号を脳溝深部には認めない．側副路における slow flow を示す．なお，正中裂など脳表に近い部位では点状の高信号をFLAIR像にて正常でも認めることがあるが，脳溝深部に多数の点状の高信号を認めることはない[5)6)]．上記の異常と区別することが重要である．この所見はもやもや病において高頻度に認めら

図1 両側内頸動脈狭窄（頸部）による limb shaking

A FLAIR像　　B FLAIR像

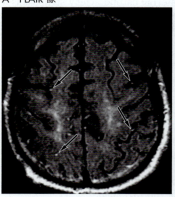 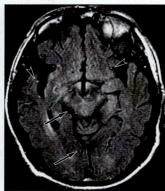

70代，男性．5か月前より発作性に両側四肢に交代性に不随意運動（limb shaking）を認める．3か月前より口部ジスキネジーを認める．

A：FLAIR像：両側の脳溝深部内に多数の点状の高信号を認め（→），両側の内頸動脈領域の側副路におけるslow flowを表す．

B：FLAIR像：Sylvius裂内に点状の高信号がある（▶）．それ以外に中脳周囲脳槽，右後頭葉内の脳溝内にも点状の高信号を認め，右椎骨動脈領域の側副路におけるslow flowを認める（→）．

C：右総頸動脈造影：右内頸動脈に著しい狭窄像を認める（→）．左内頸動脈にも同様な狭窄像を認めた（非掲載）．

D：右椎骨動脈造影（側面像）：頭蓋外（C2）にて右椎骨動脈に強い狭窄を認める（→）．

C 右総頸動脈造影　　D 右椎骨動脈造影（側面像）

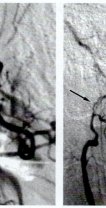 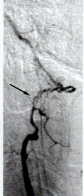

れ，ivy signと呼ばれるが[7]，成人の内頸動脈閉塞でも時に認められる．この所見がある時には頭蓋内および頸部の内頸動脈について，閉塞，狭窄の有無を調べることが重要である．

2 血行力学的虚血 (hemodynamic ischemia)

画像所見

重度の内頸動脈領域の血流障害は血行力学的な虚血を起こし，大脳白質の境界領域梗塞（borderzone infarction）を来す．拡散強調像（T2強調像もしくはFLAIR像）にて側脳室に沿った前後に並ぶ多発性の点状の高信号として認められる（図2）[8]．頭部MRIにおいては，頭蓋内および頸部内頸動脈によるflow voidの消失あるいはその内部のT2強調像での高信号（血栓）の存在に注意が必要である（図2）．また，頸部および頭部の内頸動脈のMRAが必要である（図2）．

・境界梗塞（border zone infarcts）

Manglaらによると，境界領域の梗塞は全梗塞の10%を占め，2つの型に分けられる．外側（皮質）型と内側（皮質下）型である[9]．内側型は主として，hemodynamic（血行動態的）な異常によって発症する．一方，外側型は塞栓によって起こり，低灌流によるものではない．

外側型境界梗塞の内，前頭葉皮質では前大脳動脈と中大脳動脈との境界領域，後頭葉皮質は中大脳動脈と後大脳動脈領域，傍正中部大脳白質（中大脳動脈と前大脳動脈との間）がある．

一方，内側型ではレンズ核線条体動脈と中大脳動脈との間の境界領域型梗塞があり，これが最も多いとされる．その他には，レンズ核線条体動脈と中大脳動脈との間，Heubner動脈と前

図2 内頸動脈閉塞症（頸部）

A 拡散強調像　　B T2強調像

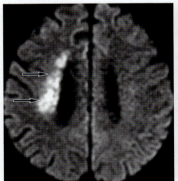
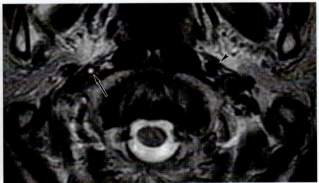

C MRアンジオグラム（頸部）

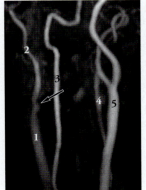

60代，男性．10日前に突然の左片麻痺を来した．
A：拡散強調像：右側脳室体部に沿った前後に伸びる比較的新しい梗塞を認める（→）．血行力学的虚血を示唆する所見である．
B：T2強調像：左内頸動脈のflow voidを同定できるが（▶），右内頸動脈には血栓を認める（→）．
C：MRアンジオグラム（頸部）：右内頸動脈の起始部寄りに閉塞を認める（→）．1：右総頸動脈，2：右外頸動脈，3：右椎骨動脈，4：左椎骨動脈，5：左総頸動脈．

大脳動脈，前脈絡叢動脈と中大脳動脈，前脈絡叢動脈と後大脳動脈との間がある．

外側型境界領域梗塞は内側型よりも良好な経過をたどる．しかし，内側型を合併しているときには予後は良くない．

内側型は多発性で，前後に伸びた数珠状になる．半卵円中心あるいは放線冠において，側脳室に平行に直線状に3mm以上の病変が3個以上，前後に並んだ形態をとることが特徴である．この梗塞は前大脳動脈及び中大脳動脈のそれぞれの髄質動脈と，レンズ核線条体動脈との間に当たり，hemodynamicな梗塞が起こりやすい．

一側型の後部皮質梗塞は塞栓症によることが多いが，両側型後部皮質梗塞は hemodynamic effect による（血管狭窄）によることが多い．

高好酸球血症による脳症は border zone infarcts を起こすことが多い．

脳血流量の増加，mean transit time（MTT：平均通過時間）の増加は hemodynamic compromise（血行動態の異常）を示す．

3 脳室内出血（intraventricular hemorrhage）とくも膜下出血（subarachnoid hemorrhage）

もやもや病では成人にて発症する例の半分は脳内出血にて発症する．一方，小児もやもや病症例では脳内出血を生じるのは1割未満である．基底核領域や側脳室外側壁を出血源とし，脳実質内出血または脳室内出血を来す．その原因は主に脆弱なもやもや血管の破綻によると考えられている[10]．同様に一側内頸動脈閉塞症においても，血行力学的な理由により穿通枝に負荷がかかり脳動脈瘤を形成，その破裂による脳実質内あるいは穿破して側脳室内出血を認めることがある[11]．また，側副路となった軟膜血管に負荷がかかり，円蓋部（皮質）くも膜下出血を呈することもある[12]．

参考文献

1) 飯原弘二：脳血管障害．谷 諭（編）；知ってるつもりの脳神経外科の常識非常識（第2版）．三輪書店，p.30, 2008.
2) Shimizu T, Hiroki M, Yamaoka Y, et al: Alternating paroxysmal hemiballism-hemichorea in bilateral internal carotid artery stenosis. Intern Med 40: 808-812, 2001.
3) Persoon S, Kappelle LJ, Klijn CJ: Limb-shaking transient ischaemic attacks in patients with internal carotid artery occlusion: a case-control study. Brain 133: 915-922, 2010.
4) Klempen NL, Janardhan V, Schwartz RB, Stieg PE: Shaking limb transient ischemic attacks: unusual presentation of carotid artery occlusive disease: report of two cases. Neurosurgery 51: 483-487, 2002.
5) 柳下 章，林 雅晴：症例から学ぶ神経疾患の画像と病理．医学書院，p.113-114, 2008.
6) Maeda M, Yagishita A, Yamamoto T, et al: Abnormal hyperintensity within the subarachnoid space evaluated by fluid-attenuated inversion-recovery MR imaging: a spectrum of central nervous system diseases. Eur Radiol 13 (Suppl 4): L192-L201, 2003.
7) Maeda M, Tsuchida C: "Ivy sign" on fluid-attenuated inversion-recovery images in childhood moyamoya disease. AJNR Am J Neuroradiol 20: 1836-1838, 1999.
8) Derdeyn CP, Khosla A, Videen TO, et al: Severe hemodynamic impairment and border zone-region infarction. Radiology 220: 195-201, 2001.
9) Mangla R, Kolar B, Almast J, et al: Border Zone Infarcts: Pathophysiologic and Imaging Characteristics. Radiographics 31: 1201-1214, 2011.
10) 日向野修一：もやもや病．高橋昭喜（編）；脳血管障害の画像診断．中外医学社，p.277-285, 2003.
11) Kim DS, Yoo DS, Huh PW, et al: Anterior thalamoperforating artery aneurysm associated with internal carotid artery occlusion: case report. Neurosurgery 45: 911-913, 1999.
12) Chandra RV, Leslie-Mazwi TM, Oh D, et al: Extracranial internal carotid artery stenosis as a cause of cortical subarachnoid hemorrhage. AJNR Am J Neuroradiol 32: E51-E52, 2011.

12 ● 拡散強調像は万能ではない

画像所見

新しい脳梗塞が疑われる際に，拡散強調像は有力な武器ではあるが万能ではない．拡散強調像での脳実質の信号強度変化（高信号としての描出）は発症後3時間程度必要とされている．それらの脳実質の信号強度変化よりも，正常構造である flow void の消失，FLAIR像での slow flow を示す脳溝内の点状，線状の高信号がより早く出現する（図1，表1）[1]．さらに，梗塞には陥っていないが，主要血管の閉塞あるいは狭窄によってその支配領域に慢性的な虚血が存在することもある．拡散強調像では正常であるが，T2強調像あるいは FLAIR 像にて slow flow を認めることもある（本章 p.886「11. 内頸動脈閉塞症」参照）．

FLAIR像でのslow flowを示す脳溝内の点状，線状の高信号は冠状断像よりも横断像がより明瞭である．おそらく，脳溝がスライス面においてより平行に走っていることによる．FLAIR像において，脳表面には時に正常でも点状の高信号として血管が認められるが，複数の脳溝内深部に同様の所見を認めることは異常である．側副路により，正常に比べてゆっくりとした血流を表すと考えられる．T2強調像あるいはT1強

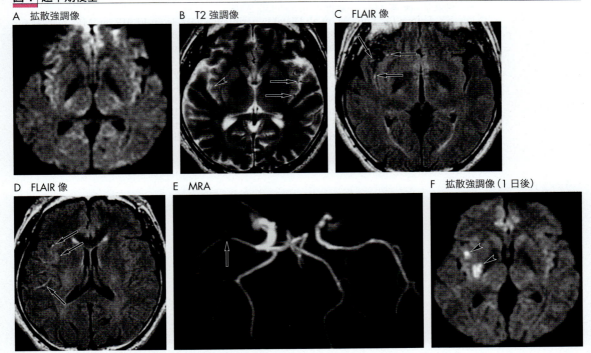

図1 超早期梗塞

A 拡散強調像　B T2強調像　C FLAIR像
D FLAIR像　E MRA　F 拡散強調像（1日後）

60代，男性．3時間前発症の軽い左片麻痺．
A：拡散強調像：新しい梗塞を認めない．
B：T2強調像：脳実質内に信号強度異常を認めないが，左側のSylvius裂内のflow voids（→）は正常に認められるのに対して，右のflow voids（▶）は同定できない．
C，D：FLAIR像：右Sylvius裂内に点状の高信号を認め，slow flowがあることを示している（→）．
E：MRA：右中大脳動脈に狭窄を認める（→）．右中大脳動脈の分枝が少ない．
F：拡散強調像（1日後）：翌日の拡散強調像にて右基底核後部，島回に新鮮な梗塞を認める（▶）．
（B，Fは文献2より転載）

表1 • 超早期(発症数時間以内)の脳梗塞の MRI 所見

1. 正常の flow void の消失:T1 強調像では椎骨動脈は閉塞がなくても flow-related enhancement によりしばしば高信号を示す.T2 強調像あるいは T2*強調像では急性期の血栓が低信号として描出されることもあるので注意する.
2. FLAIR 像にて低信号を示す脳脊髄液の中に,遅延・停滞した血流による変化(slow flow)が,高信号として描出される[3)4)].
3. 動脈内の造影効果:造影後 T1 強調像にて側副路(脳軟髄膜吻合を介した逆行性の遅い血流)の造影効果を見る[5)].
4. ADC 値の低下
5. 灌流画像の異常

調像では認められない点が静脈内の血流とは異なる点である.

FLAIR 像での異常血管はもやもや病において も著明であるが[6)7)],主要血管の閉塞があれば,もやもや病以外にも認められる.

参考文献

1) Maeda M, Yagishita A, Yamamoto T, et al: Abnormal hyperintensity within the subarachnoid space evaluated by fluid-attenuated inversion-recovery MR imaging: a spectrum of central nervous system diseases. Eur Radiol 13 (Suppl 4): L192-L201, 2003.
2) 柳下 章:神経放射線.第 4 章 欠かせない関連領域の常識.谷 諭(編);知ってるつもりの脳神経外科の常識非常識 第 2 版.三輪書店, p.354-355, 2008.
3) Lee KY, Latour LL, Luby M, et al: Distal hyperintense vessels on FLAIR: an MRI marker for collateral circulation in acute stroke? Neurology 72: 1134-1139, 2009.
4) Lee JY, Lee KY, Suh SH: Different meaning of vessel signs in acute cerebral infarction. Neurology 75: 668, 2010.
5) Sato A, Takahashi S, Soma Y, et al: Cerebral infarction: early detection by means of contrast-enhanced cerebral arteries at MR imaging. Radiology 178: 433-439, 1991.
6) Maeda M, Tsuchida C: "Ivy sign" on fluid-attenuated inversion-recovery images in childhood moyamoya disease. AJNR Am J Neuroradiol 20: 1836-1838, 1999.
7) Yoon HK, Shin HJ, Chang YW: "Ivy sign" in childhood moyamoya disease: depiction on FLAIR and contrast-enhanced T1-weighted MR images. Radiology 223: 384-389, 2002.

13 ●片頭痛と脳血管障害

1 片頭痛性脳梗塞（migrainous infarction：MGI）

臨床

片頭痛患者における脳梗塞は，①片頭痛と併存する他の原因による脳梗塞，②前兆のある片頭痛に類似した症状を呈する他の原因による脳梗塞，③前兆のある典型的片頭痛の経過中に発生する脳梗塞，に分類される．MGIは③に該当する[1)2)]．

MGIの診断基準は，①前兆のある片頭痛を持つ患者に起こる頭痛発作で，ひとつもしくは複数の前兆が60分を超えて続くことを除けば，今までの頭痛発作と同様である，②神経画像検査により責任領域に虚血性梗塞病巣が描出される，③その他の疾患によらない[1)2)]，となっている．卵円孔開存や血栓形成傾向を除外する必要がある[3)]．

MGIは片頭痛の前兆がそのまま脳血管障害の局所症状に移行してしまうというものであり，きわめて稀な病態である[1)]．

画像所見

MGIの画像診断に関する報告はほとんどが症例報告である．頭痛と視野障害で発症する例が多く，後大脳動脈領域に梗塞を認めることが多い[4)5)]．MRAにて後大脳動脈に血管攣縮を認めた例もある[5)]．側頭・頭頂・後頭葉皮質に層状壊死を示すこともある[6)]．小児例の報告では一側の視床と海馬に嚢胞性軟化を示した[7)]．血管支配領域はひとつの領域が多いが，後大脳動脈と前脈絡叢動脈，中大脳動脈と後大脳動脈の2つの領域にまたがっている例もある[8)9)]．

Araiらの詳細な報告（図1）では発作5日後の拡散強調像ではADC値の上昇を伴う高信号を右後頭葉に認め，脳浮腫と考えられた．MRI（灌流画像）およびMRAでは同側の血流上昇を認めた．その後，同領域には不可逆性の病変が残存した[9)]．

2 片麻痺性片頭痛（hemiplegic migraine：HM）

臨床

HMは運動麻痺を含む前兆（aura）がある片頭痛である．前兆が完全に可逆性の運動麻痺，視力，感覚と言語症状によって構成される際に診断される．片頭痛の前兆は卒中様になり，ある程度の片麻痺と言語，意思伝達の障害を呈する．患者の大多数において，初回発症は13歳から20代早期である．片麻痺あるいは運動徴候が頭痛の前に起こり，症状のある間続く．神経症状は頭痛期が終わっても数日，あるいは数週間続く[10)]．

・家族性片麻痺性片頭痛（familial hemiplegic migraine：FHM）

FHMは常染色体優性遺伝を示し，少なくとも1人の，一親等あるいは二親等の家族に，HMを持つ患者がいることが，診断には必要である．3種の遺伝子変異が見つかっており，FHMの50〜70％はその中に入る．

FHM1型（FHM1）はCACNA1A遺伝子変異により，FHMの約50％を示す．カルシウムチャンネルの異常を示すので，channelopahtyと考えられている．このチャンネルの閾値を下げることによって，皮質／皮質下の過剰興奮性を起こす．FHM1患者の90％は発作の際に運動機能異常を呈する．

このCACNA1AはSCA6の遺伝子でもある．FHM1の約20％は進行性小脳性運動失調症を伴うと報告されている[11)]．一方，孤発性HMにも小脳性運動失調を伴う例が報告され，画像では小脳虫部上部の萎縮を認めている[12)]．

FHMはその他に，FHM2型と，FHM3型があり，Naチャンネルに関係し，再発性痙攣を起こす[10)]．

図1 片頭痛性脳梗塞

A FLAIR像（発症5日目）
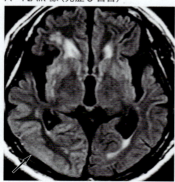

B ADC map
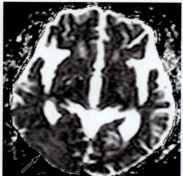

C 造影後T1強調像
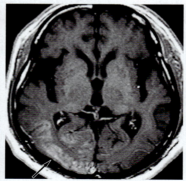

D MRA
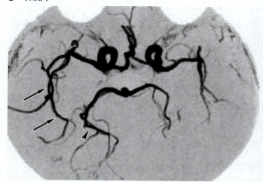

E 灌流画像
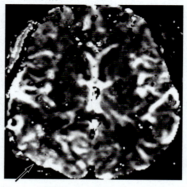

60代，男性．40代から片頭痛がある．片頭痛の家族歴はない．1週間に3回の右側の拍動性頭痛と5～10分間続く一過性の左半盲を認めていた．今回，入院5日前に持続性の左半盲を認めた．頭痛と左同名半盲，一側性空間失認，地誌失認を認めた．
A：FLAIR像（発症5日目）：右側頭葉から後頭葉の皮質にかけて高信号を認め（→），皮質に軽い腫大が疑われる．同領域は中大脳動脈および後大脳動脈の両方にまたがっている．
B：ADC map：同領域はADC値の軽い上昇を認める（→）．
C：造影後T1強調像：同領域には造影効果を認める（→）．
D：MRA：右中大脳動脈（→）および右後大脳動脈（▶）の拡張を認める．
E：灌流画像：同領域に血流増加を認める（→）．
補足：その後，発症16日目には頭痛は改善したが，半盲は残存．50日目にはFLAIR像にて高信号は残存．MRAでは患側の血管拡張は改善．灌流画像では右側頭後頭葉は血流の低下を認めた．非可逆性変化を示した．片頭痛性脳梗塞と診断した．
（文献9より転載．白十字病院放射線科　新井鐘一先生のご厚意による）

病因

HMの病因は明確には分かっていない．神経の過剰興奮性に続いて，神経活動の低下へと続き，初発の部位からゆっくりと周囲へと広がる．皮質拡延性抑制（cortical spreading depression）が三叉神経核を活動させ，三叉神経と副交感神経を刺激し，髄膜血管を拡張させて，頭痛を来すとされている[13]．

画像所見

Politiらによると，前兆症状出現前には後頭極の血流低下があり，それが視野症状に関係がある．低血流はゆっくりと，前方に進み，頭痛が終了する頃には高血流の状態に変化し，T2強調像では皮質のびまん性の腫大（皮質浮腫）を示す．

皮質浮腫は片麻痺の反対側に出現．1つの血管支配領域ではなく，造影効果を認めない．拡散強調像ではこの異常部位には可逆性の拡散制限を認める．灌流画像では血流増加を示す[13]．長期間の拡散制限を示す皮質浮腫は虚血によるのではなく，永続する，ニューロンの脱分極によるとされる[13]．

図2 | 家族性片麻痺性片頭痛

A　T2強調像
B　T2強調像

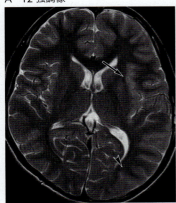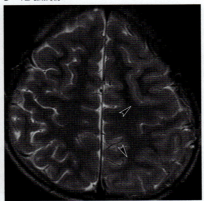

14歳，男子．母親も同症である．9歳頃より，年に1～2回の頻度で，片麻痺および失語を伴う片頭痛を認めていたが，すぐに改善していた．今回，授業中に右半身にしびれが出現し，視野の中心が見えにくくなった後に，眼がチカチカし，頭痛と嘔吐を認めた．緊急入院となり，右上下肢に不全麻痺があり，会話ができなくなり，徐々に傾眠傾向となった．当日のMRIでは異常を認めなかったが，第4病日のMRIにて異常を認めた．第10病日には意識は清明化し，15病日には右片麻痺と失語も改善した．

A：T2強調像：左島回は右に比べて軽い高信号を示し（→），髄液の高信号が見えにくいので，皮質浮腫の疑いがある．左後頭葉も同様に右に比べてくも膜下腔の高信号が見えにくい（▶）．
B：T2強調像：左前頭頭頂葉では，右に比べて，皮質が軽度高信号を示し，くも膜下腔の高信号が狭小化している（▶）．皮質浮腫と考えられる．他の画像では左前頭葉内側部（前大脳動脈支配領域）にも同様な所見がある（非掲載）．なお，拡散強調像では，皮質の一部に高信号を認めた（非掲載）．また，小脳萎縮を認めていない（非掲載）．6日後のMRIでも同様な画像を示し，MRAにて，左中大脳動脈の血管拡張の疑いがあった（非掲載）．1か月後のMRIでは異常所見は消失した．
（足利赤十字病院症例，潮田隆一先生のご厚意による）

補足：症状と反対側に皮質に限局した浮腫があり，皮質下白質には及んでいない，特徴的な画像所見である．皮質下白質には及んでいないことがMELASとの鑑別に有効である．発症当日には異常がないことも興味深い．

皮質浮腫には拡散制限を認めないとする報告もある[14]．

一方，T2強調像あるいは拡散強調像が正常な例もある．MRAでは血流は増加しているとする報告もある[13]．

FloeryらのHM 20例についての検討では，14例に低灌流があった．拡散強調像にて正常（拡散制限のない症例）で片麻痺を来し，灌流低下を認めるのはHMに特徴的であり，しかも1個より多い血管の支配領域に血流低下を認めた．その内，11例は後部優位であったとしている[15]．

Karaarslanらの2例は拡散強調像は正常であるが，灌流画像にて，軽い血流低下があり，患側と反対側の大脳半球にSWIにて拡張した静脈を認めている[16]．

FHMも孤発性のHMも上記の様に，小脳萎縮を認めることがある[11)12]．

図2で示す例はFHMであり[17]，第4病日のT2強調像にて皮質浮腫を認めた．皮質に限局している点が特徴的である（図2）．小脳萎縮を認めていない．

鑑別診断

1. **CADASIL**：片頭痛を伴うことが多い．側頭極の高信号，外包の高信号の存在．
2. **HERNS（hereditary endotheliopathy with retinopathy, nephropathy, and stroke）**：多発性梗塞，網膜障害，腎障害の合併．30～40代に多く，片頭痛を伴う．
3. **遺伝性出血性毛細血管拡張症**：片頭痛を伴う．動静脈瘻，動静脈奇形．
4. **MELAS**：片頭痛を伴うことがある．血管支配に無関係な高信号をT2強調像にて認める．皮質のみではなく，皮質下白質にも高信号をT2強調像にて認める．ADC値は低下が多い．

急性期には乳酸上昇，血管拡張を認める．血管の支配領域には合わない．

参考文献

1) 清水利彦：片頭痛性脳梗塞．Clin Neurosci 27: 1264-1265, 2009.
2) 日本頭痛学会新国際頭痛分類普及委員会（編）：国際頭痛分類第2版日本語版．日本頭痛学会雑誌 31: p.1, 2004.
3) Bono G, Minonzio G, Mauri M, Clerici AM: Complications of migraine: migrainous infarction. Clin Exp Hypertens 28: 233-242, 2006.
4) 秋山克徳, 湯浅直樹, 大友 卓・他：再発予防に塩酸ロメリジンが有効であった片頭痛性脳梗塞の23歳女性例．臨床神経 49: 387, 2009.
5) 川頭祐一, 桝田道人, 服部直樹・他：発症時に後大脳動脈の狭小化をMRAで認めた片頭痛性脳梗塞の1例．臨床神経 46: 604, 2006.
6) Liang Y, Scott TF: Migrainous infarction with appearance of laminar necrosis on MRI. Clin Neurol Neurosurg 109: 592-596, 2007.
7) Nezu A, Kimura S, Ohtsuki N, et al: Acute confusional migraine and migrainous infarction in childhood. Brain Dev 19: 148-151, 1997.
8) Tang SC, Jeng JS, Liu HM, Yip PK: Migrainous infarction involving two different arterial territories: report of two cases. Acta Neurol Taiwan 13: 20-23, 2004.
9) Arai S, Utsunomiya H, Arihiro S, Arakawa S: Migrainous infarction in an adult: evaluation with serial diffusion-weighted images and cerebral blood flow studies. Radiat Med 26: 313-317, 2008.
10) Blumenfeld AE, Victorio MC, Berenson FR: Complicated Migraines. Semin Pediatr Neurol 23: 18-22, 2016.
11) 相馬広幸, 矢部一郎, 武井麻子, 佐々木秀直：片頭痛発作を伴う常染色体優性遺伝性小脳皮質萎縮症．神経内科 60: 483-486, 2004.
12) 岩中行己男, 岡田和将, 赤松直樹・他：小脳性運動失調をともなう孤発性片麻痺性片頭痛の1例．臨床神経 49: 267-270, 2009.
13) Politi M, Papanagiotou P, Grunwald IQ, Reith W: Case 125: hemiplegic migraine. Radiology 245: 600-603, 2007.
14) Bhatia H, Babtain F: Sporadic hemiplegic migraine with seizures and transient MRI abnormalities. Case Rep Neurol Med 2011: 258372, 2011.
15) Floery D, Vosko MR, Fellner FA: Acute-onset migrainous aura mimicking acute stroke: MR perfusion imaging features. AJNR Am J Neuroradiol 33: 1546-1552, 2012.
16) Karaarslan S, Ulus S, Kürtüncü: Susceptibility-Weighted Imaging in Migraine with Aura. AJNR Am J Neuroradiol 32: E5-E7, 2011.
17) 是木明宏, 金光将史, 中村 新・他：発熱と共に片麻痺, 意識障害が遷延した家族性片麻痺性片頭痛の14歳男子の1例．臨床神経 53: 158, 2013.

14 妊娠と産褥期の血管障害

1 妊婦および産後女性の急性神経障害[1]

妊娠あるいは出産後にはエストロゲン量の上昇により，凝固因子の生産が刺激され，血栓塞栓症の危険が増す．さらに，血液量の増加は高血圧の危険性が増加する．妊娠後期にはプロゲステロンの増加が静脈拡張を起こし，小血管からの漏出が増す．出産後にはエストロゲン量が急速に低下する．これらの変化が毛細血管からの漏れやすさを増加し，血管性浮腫を呈する．以下にこの時期の急性神経障害の発症時期を妊娠・出産に関連して記す．

・脳静脈洞血栓症 (cerebral venous sinus thrombosis：CVT)

妊娠最後の3か月間に発症のピークが一つあり，その時期の血栓形成傾向による．しかし，75%以上のCVTは周産期に起こる．

・posterior reversible encephalopathy syndrome：PRES

急性発症（時間の単位）で，通常は産後．

・reversible cerebral vasoconstrictions syndrome：RCVS

RCVS患者の2/3は出産後1週間以内と正常妊娠後に発症する．

・子癇

90%の子癇は妊娠28週以降に起きる．約1/3の子癇による痙攣は満期時と出産時あるいは出産48時間以内に発生する．出産後48時間を経過してからの子癇もある．

・羊水塞栓症

出産あるいはその直後に起こり，興奮，昏迷，痙攣，脳症が心肺不全状態と一緒に起こる[1]．

・絨毛癌

脳には10～20%が転移する．mass effect・出血・血管への浸潤を伴う[1]．血管への浸潤は動脈瘤形成を引き起こす．腫瘍性の動脈瘤は予後不良で50%の死亡率である．動脈瘤形成を伴う出血性の脳転移では本症を考慮する．絨毛癌の診断を受けた患者において，β-HCG (human chorigonadotropin)の上昇は合併症を強く示唆している（例えば転移）[2]．

・Wernicke脳症

625例の非アルコール性Wernicke脳症の内，76例(12%)がつわりのある女性であった．異常眼球運動はほとんど全ての症例に認められる[1]．

2 子癇 (eclampsia)

臨床

妊娠中毒症は近年，妊娠高血圧症候群 (pregnancy-induced hypertension：PIH) と名称が改名され，その定義は妊娠20週以降，分娩後12週まで高血圧が見られる場合，または高血圧に蛋白尿を伴う場合のいずれかで，かつこれらの症状が単なる妊娠の偶発合併症によるものではないものをいう[1]．

一方，子癇は妊娠20週以降に初めて痙攣発作を起こし，てんかんや二次性痙攣が否定されるものとなっている[3]．

子癇は妊娠の5%に起こり，妊娠に関係する死因の10%を占める[4]．痙攣発作を伴うものを子癇と呼ぶ[4]．頭痛，意識障害，皮質盲，痙攣発作を起こす．さらに，子癇はPRES (posterior reversible encephalopathy syndrome：後方可逆性脳症症候群) の原因となる代表的な疾患である．また，可逆性脳血管攣縮症候群も起こす．

その病態は血管内皮障害とそれに続く透過性の亢進および血管性浮腫と考えられている．さらに，血圧の変動による血管攣縮と血管拡張が起こり，脳血管の自動調整機構の破綻による脳血液関門 (BBB) の破壊が関係あるとされる[4]．

その他に，妊娠に伴って起きる脳血管障害には羊水塞栓症，絨毛癌による転移性脳腫瘍が出血を起こしたり，偽性動脈瘤を形成することがある[5]（図1）．

画像所見

子癇に伴って脳出血が起こり，大葉性出血，脳室内出血，くも膜下出血のいずれも来す[5]．

PRES を起こし，大脳後部を中心とする皮質から皮質下の高信号を T2 強調像にて認める．ADC 値は上昇することが多い．同様な画像は両側基底核，視床，橋を中心として認め，脳幹 PRES とも言われる．さらに，最近ではよりびまん性の PRES も報告されている[6)7)]．子癇による PRES は可逆性が多いとされている[5]．子

図1 子癇による病理学的変化

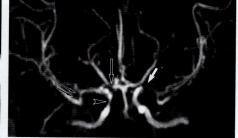

脳内出血（基底核，大脳白質，皮質下），くも膜下出血，皮質の微小出血，深部白質の多巣性の軟化あるいは微小出血，軟膜およびくも膜の出血とされる．
（文献3より一部改変して転載）

図2 子癇

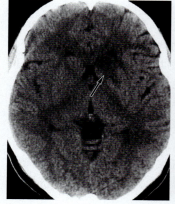

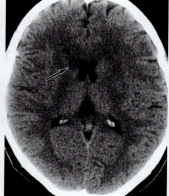

A 単純 CT（分娩直後）　B 単純 CT（分娩直後）　C MRA 正面像（発作 4 日後）　D MRA 斜位像（発作 4 日後）

20代，女性，初産婦．出産予定日超過のため妊娠 41 週 2 日に分娩誘発目的に入院．妊娠 41 週 4 日からオキシトシンによる陣痛促進を行った．子宮口は全開大した時点で，右上下肢から始まる強直間代性痙攣と意識消失を認めた．分娩子癇と考え，オキシトシン中止，ジアゼパム静注にて痙攣消失．11 分後に男児を娩出した．痙攣発作出現から 26 分後に JCS (Japan coma scale) 2 桁への意識回復を認めた．さらに JCS 1 桁への意識回復を認め，1 時間後には明らかな神経学的異常は認めなかった．高血圧の既往はなく，妊娠経過中に明らかな妊娠高血圧症候群を認めなかった．

A：単純 CT（分娩直後）：左基底核前部に低吸収域を認める（→）．
B：単純 CT（分娩直後）：右尾状核頭部から前頭葉深部白質にも低吸収域を認めた（→）．
C：MRA 正面像（発作 4 日後），D：MRA 斜位像（発作 4 日後）：右内頸動脈（C1；►），右後大脳動脈（P1；→），右中大脳動脈（M2；⇉），左中大脳動脈（M1；⇨）に狭窄像を認めた．
なお，同時期に行った MRI では拡散強調像では異常はなく，CT での異常はほとんど消失していた．発作 18 日後の MRA では血管の狭窄は改善した．

補足：子癇が起こり，意識障害が発生し，分娩直後の CT では低吸収域が基底核を中心に認められたが，適切な治療により，発作 4 日目の MRI では上記所見はほとんど消失．ただし，MRA では血管攣縮を認めた．それも発作 18 日目には改善した．可逆性脳血管攣縮に伴って一過性の血管性浮腫が発生したと考えられる．頭痛がないので可逆性脳血管攣縮症候群ではない．
（天理よろず相談所病院症例．京都大学附属病院放射線診断科　大西奈都子先生のご厚意による）

癇に伴う PRES での出血例は 18 例中 1 例（6％）で，151 例の PRES のうち 23 例（15％）が出血を伴っていたとされるので，子癇による PRES では出血は多くはない[8]．

子癇に伴って一過性の浮腫を両側基底核に認め，血管攣縮も認めた例がある（図2）[9]．

子癇の血管造影所見は Willis 動脈輪を中心とする主要血管に起こる狭窄であり，より周辺部の血管にも同様の所見を認める．狭窄は多巣性であるが，びまん性もある[5]．狭窄と一緒に拡張を認めることもあり，ソーセージ様になる．MRA では同様の所見を認める（図2）．これらの所見は可逆的であり，狭窄の程度と血圧の高さは関係がないとされる[5]．

鑑別診断

1. **可逆性脳血管攣縮症候群**：頭痛を伴い，出血を伴うこともある．子癇を呈した個々の症例により血管攣縮があっても，血管の破綻のある例とない例，出血がある例とない例がある．頭痛も同様である．それによって病名が異なってくると考えられる．
2. **抗リン脂質抗体症候群・胞状奇胎**：妊娠 20 週以前の子癇発症は稀であり，痙攣発作，意識障害では考えるべき疾患のひとつである[10]．

3 HELLP 症候群 (HELLP syndrome)

臨床

妊娠高血圧症候群の一亜型であり，妊娠後期に溶血 (hemolysis)，肝障害 (elevated liver enzyme)，血小板減少 (low platelet) が出現し，その頭文字をとり，HELLP 症候群とされた．産褥期にも認められることがある．

全妊娠の 0.5 〜 0.9％に発症するとされる．突然の上腹部痛，心窩部痛，疲労感，倦怠感，嘔気・嘔吐，食欲低下を主な臨床症状とする．主な合併症は播種性血管内凝固症候群，常位胎盤早期剥離，腎不全などが挙げられる．原因は不明であるが，胎盤が存在することによる全身性の血管内皮障害，微小循環障害，すなわち広い意味での血管障害である[11][12]．

Paul らの報告では 108 例の妊娠性高血圧症候群の内，HELLP 症候群は 12 例にあり，その内，8 例が神経症状を示した．痙攣が 4 例，局所神経症状が 2 例，脳症が 2 例である[13]．

画像所見

上記の Paul らの報告では，画像所見では 8 例の内，6 例が PRES (posterior reversible encephalopathy sydrome) を示し，その内，3 例は出血を伴った．2 例は頭蓋内出血のみであった[13]．

PRES による浮腫は基底核，脳幹に多い．特に，基底核に左右対称性の拡散制限のない高信号をT2強調像/FLAIR像にて示し（図3，4），それに出血が加わるのが特徴的な画像所見である（図3）[12][14]．脳出血は橋や側脳室内（図3）の報告もある[15][16]．さらに，HELLP 症候群にて円蓋部くも膜下出血を合併していた症例もある[17]．

鑑別診断

両側基底核（外包，被殻，内包）が中心の対称性病変 (lentiform fork sign) を認める疾患については 8 章 p.687「2-4．腎疾患」本文と同項内の key point 8「lentiform fork sign を示す疾患」を参照．

4 分娩後血管症 (postpartum angiopathy)

臨床

分娩後に発生する血管症であり，頭痛，嘔吐と痙攣が特徴的である（表）．現在では可逆性脳血管攣縮症候群と考えられている（本章 p.867「8．可逆性脳血管攣縮症候群」参照）．

5 Sheehan 症候群

臨床

分娩時の低血圧により，下垂体梗塞を起こし，

図3 HELLP症候群

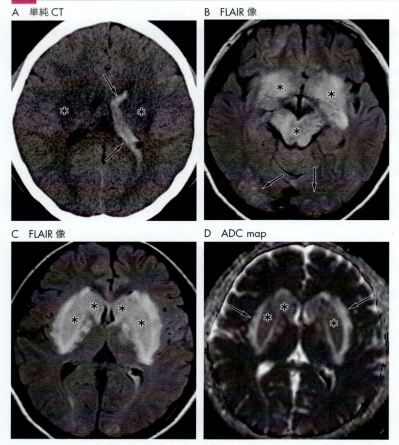

A: 単純CT
B: FLAIR像
C: FLAIR像
D: ADC map

> 20代後半, 女性. 分娩前の血圧が220/110と高かったので, 早朝に分娩を施行した. しかし, 分娩後も血圧が210/110と高く, さらに意識レベルの低下を認め, 他院に入院し, CTおよびMRIを当日に撮像した. 痙攣があり, 肝酵素の上昇 (GOT 116, GPT 116, ALP 425), 血小板減少 (10.5), 貧血 (Hb 11.8) を認め, HELLP症候群と診断された.

A: 単純CT: 左側脳室内に血腫を認める (→). 基底核上部から大脳白質には低吸収域を認める (*).
B: FLAIR像: 両側基底核底部 (*) と中脳 (*), 両側後頭葉皮質下 (→) に高信号をほぼ対称性に認める.
C: FLAIR像: 両側被殻, 尾状核, 淡蒼球に対称性の高信号を認める (*).
D: ADC map: 病変のADC値は上昇 (→) あるいは軽度上昇 (*) しており, 低下を認めない.
(聖マリアンナ医科大学放射線科 中村尚生先生のご厚意による)

補足: 脳内出血と血管性浮腫を認め, HELLP症候群にて, PRES様所見を呈した. その後, 血圧降下を認め, 大きな後遺症はなく, 退院した.

全下垂体機能不全を呈した状態である. 産科出血があった際に, 適切な治療をしているのにもかかわらず, 低血圧と頻脈があるときには常に, 下垂体梗塞を考慮する必要がある. 下垂体機能不全の早期臨床徴候は低血糖と乳汁分泌不全である. 他には慢性疲労, めまい, 起立性低血圧, 寒冷に対する耐え難さ, 低色素状態, 粘液水腫, 恥毛および脇毛の脱毛, 性欲低下, 乳房の萎縮, 無月経を引き起こす[4].

画像所見

Kaplunらが2例を報告している[19]. 1例は26歳, 女性, 産後出血が強く, ヘモグロビン値が3.8g/dLに低下した. 疲労感, 発熱があり, 乳汁分泌がなく, 出産後26日目の造影後冠状T1強調像にて, 下垂体の周辺部のみが造影され, 中心部が造影されない. 6か月後, 再検にて, 下垂体の強い萎縮を呈した.

2例目は21歳, 女性, 強い出血と低血圧 (60/30

図4 | HELLP症候群

A　T2強調像

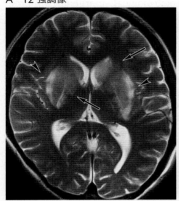

B　ADC map

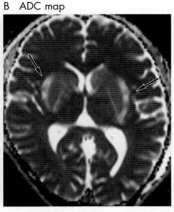

32歳，女性．前日より心窩部痛，本日（妊娠32週と4日）にて，心窩部痛の増悪，頭痛があり，血圧180-200/90-100で，重篤な妊娠高血圧症があり，肝機能酵素の上昇，血小板減少があり，HELLP症候群と診断され，CTにて基底核に低吸収域があるが，脳内出血はなかった．帝王切開が行われ，翌日にMRIを施行した．
A：T2強調像：両側基底核（線条体と淡蒼球）に高信号がある（→）．外包にも高信号が及ぶ（▶）．
B：ADC map：病変は軽い高信号から高信号を示し（→），拡散制限を認めない．なお，4日後には肝機能酵素は正常に戻り，21日後のMRIでは高信号は消失した．

表 ● 分娩期に起こる脳症[18]

1. 脳静脈洞血栓症
2. 絨毛癌の転移性脳腫瘍
3. 分娩後血管症
4. 可逆性脳血管攣縮症候群
5. ウイルス性髄膜脳炎（ヘルペス脳炎）
6. コカインなどの薬剤乱用
7. 複雑部分発作
8. 脳内出血
9. 血管炎（Susac症候群など）

図5 | Sheehan症候群（下垂体梗塞）

造影後T1強調冠状断像

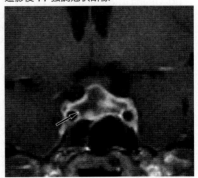

21歳，女性．臨床症状は本文参照．
造影後T1強調冠状断像：下垂体は腫大し，鞍上槽に突出し，視交叉に接しているが，圧迫はない．周辺部のみに造影効果を認め，中心部は造影されない（→）．
（文献19，Fig.3Aより引用）

mmHg）があった．出産後6日目の造影後T1強調冠状断像にて，下垂体は腫大し，鞍上槽に突出し，視交叉に接しているが，圧迫はない．周辺部のみに造影効果を認め，中心部は造影されない（図5）．5週間後の再検にて，下垂体は縮小し，11か月後の3回目のMRIにて，下垂体の萎縮を認めた．

Moraniらの同様な報告がある[20]．32歳，女性．産後出血により乳汁分泌がなく，検査により低プロラクチン血症が見つかる．造影後T1強調冠状断像にて，腫大した下垂体があり，周辺部のみが造影され，中央部は造影効果がない．下垂体梗塞による下垂体機能不全（Sheehan症候群）と診断された．1年後には下垂体の萎縮を認めた．鑑別はリンパ球性下垂体炎の後遺症であるが，病歴から鑑別可能と考える．

なお，Sheehan症候群の画像については8章 p.682「2.低血糖」図6参照．

参考文献

1) Edlow JA, Caplan LR, O'Brien K, et al: Diagnosis of acute neurological emergencies in pregnant and post-partum women. Lancet Neurol 12: 175-185, 2013.
2) Toledano M, Lefebvre G, Leclerc X: Metastatic choriocarcinoma. Case of the Month. CASE 14 December. AJNR Am J Neuroradiol: 2012.
3) 日本妊娠高血圧学会（編）: 妊娠高血圧症候群（PIH）管理ガイドライン 2009. メジカルビュー社, p.17, p.18, p.62, 2009.
4) Zak IT, Dulai HS, Kish KK: Imaging of neurologic disorders associated with pregnancy and the postpartum period. RadioGraphics 27 (suppl 1): 95-108, 2007.
5) Digre KB, Varner M, Caplan LR: Eclampsia and stroke during pregnancy and the puerperium. In Caplan LR (ed); Uncommon causes of stroke, 2nd ed. Cambridge University Press, Cambridge, p.515-528, 2008.
6) Bartynski WS: Posterior reversible encephalopathy syndrome, part 1: fundamental imaging and clinical features. AJNR Am J Neuroradiol 29: 1036-1042, 2008.
7) Bartynski WS: Posterior reversible encephalopathy syndrome, part 2: controversies surrounding pathophysiology of vasogenic edema. AJNR Am J Neuroradiol 29: 1043-1049, 2008.
8) Hefzy HM, Bartynski WS, Boardman JF, Lacomis D: Hemorrhage in posterior reversible encephalopathy syndrome: imaging and clinical features. AJNR Am J Neuroradiol 30: 1371-1379, 2009.
9) 大西奈都子, 岡田 務, 大久保豪祐・他: 妊娠高血圧症候群が先行することなく可逆性の多発脳血管攣縮を認めた分娩子癇の一例. 第45回日本医学放射線学会秋季臨床大会抄録集, S493, 2009.
10) 石本人士, 吉村泰典: 産婦人科からみた脳卒中. 分子脳血管病 6: 65-71, 2007.
11) 遠藤一博: PRES-PRLS/HELLP 症候群. Clin Neurosci 27: 1260-1263, 2009.
12) 河野 優, 中森知毅, 今福一郎・他: 産褥期に生じた HELLP 症候群にともなう reversible posterior leukoencephalopathy syndrome を呈した31歳女性例. 臨床神経 45: 317-320, 2005.
13) Paul BS, Juneja SK, Paul G, et al: Spectrum of neurological complications in HELLP syndrome. Neurol India 61: 467-471, 2013.
14) Okada T, Kanagaki M, Yamamoto A, et al: Magnetic resonance imaging of vascular encephalopathy related to pregnancy. Neurol Med Chir (Tokyo) 53: 520-525, 2013.
15) Zeidman LA, Videnovic A, Bernstein LP, Pellar CA: Lethal pontine hemorrhage in postpartum syndrome of hemolysis, elevated liver enzyme levels, and low platelet count. Arch Neurol 62: 1150-1153, 2005.
16) Hirashima C, Ohkuchi A, Matsubara S, et al: Hydrocephalus after intraventricular hemorrhage in eclamptic woman with HELLP syndrome. Hypertens Pregnancy 25: 255-257, 2006.
17) 吉金 努, 宮嵜健史, 青木昭和・他: 子癇発作から非脳動脈瘤性クモ膜下出血を発症した HELLP 症候群の1例. 脳神経外科 41: 135-141, 2013.
18) Grinspan ZM, Willey JZ, Tullman MJ, Elkind MS: Clinical Reasoning: a 28-year-old pregnant woman with encephalopathy. Neurology 73: e74-e79, 2009.
19) Kaplun J, Fratila C, Ferenczi A, et al: Sequential pituitary MR imaging in Sheehan syndrome: report of 2 cases. AJNR Am J Neuroradiol 29 (suppl 5): 941-943, 2008.
20) Morani A, Parmar H, Ibrahim M: Teaching NeuroImages: Sequential MRI of the pituitary in Sheehan syndrome. Neurology 78: e3, 2012.

15 海綿状血管奇形・海綿状血管腫［cavernous malformation（hemangioma）：CM］

1 脳海綿状血管奇形（cerebral cavernous malformation）

臨床

脳海綿状血管奇形による臨床症状は病変の大きさ，部位，出血の程度によりさまざまであり，巣症状，頭痛，てんかん発作，頭蓋内圧亢進症状，閉塞性水頭症などを生じる．最近は無症状で発見されることも多い．脳幹，小脳核，視床，大脳基底核などの病変は，脳表の海綿状血管奇形に比べて経過中に巣症状を生じる可能性が高い[1]．

一方，天幕上海綿状血管奇形の最も多い臨床症状は痙攣であると報告されている[2]．海綿状血管奇形は内部に神経組織が介在しないので，それ自体にはてんかん原性はない．痙攣は海綿状血管奇形の周囲の脳組織が原因で起こる．海綿状血管奇形では繰り返す周囲への微小出血が発生し，周囲脳組織にヘモジデリン沈着とグリオーシスが起こる．これらによって，静脈性高血圧，虚血，炎症などが周囲脳組織に起こり，てんかん原性を有するようになると考えられる[2]．

脳幹部海綿状血管奇形に関しては，一部の例外を除き，他部位のものに比べて重篤な経過をたどることが多いとされている．

放射線治療後，数年〜20年後に発生する脳海綿状血管奇形がある．放射線による遅発性の血管症やDNA損傷が原因とされている．

家族性海綿状血管奇形は，常染色体優性遺伝を示し，85％が多発性であるとされる[1]．

病理所見

脳実質内海綿状血管奇形は分葉状の形態をとり，境界明瞭な腫瘤である．拡大した洞構造あるいは海綿状の構造をとり，平滑筋や弾力線維を欠く．線維性の外膜を有する．海綿状血管奇形の周辺部を除いて，介在する脳組織はない[2]．血管内皮細胞の細胞周期が正常であり，病変内の脈管に内皮細胞の増殖がないものが血管奇形とされ，脳海綿状血管奇形もその点で腫瘍ではなく，血管奇形に入る[3][4]．

撮像方法

周辺部のヘモジデリン沈着を見るために，T2*強調像は必須である．

画像所見

◆ 1. MRI

境界明瞭な腫瘤を示す．周囲へのmass effectは非常に軽いかあるいはない．中心部はT2強調横断像およびT1強調像にて低信号および高信号の混在する所見を示す．周囲にヘモジデリン沈着を伴う（図1，2）．急性期の出血を伴わない時には周囲に浮腫を認めない．小さい時にはT2強調像およびT2*強調像にて低信号のみを示し，microbleedsとの区別が付きにくい．造影効果はない時が多いが，わずかにあることもある．

出血を伴う時には周囲に浮腫がある．新しい血腫がもともとの腫瘤内に一緒に存在する．腫瘤内に造影される部位がない，あるいは少ないことが鑑別には有用である．さらに，Yunらは出血性腫瘍の鑑別において，海綿状血管奇形からの出血では29例中18例（62％）に病変の周辺部がT1強調像にて高信号（T1 hyperintense perilesional signal intensity）を示し（図2-D），一方，転移性脳腫瘍では16例中1例（6％），原発性腫瘍（14例）および脳内出血（13例）では1例もこの所見を示さないと報告した[5]．この高信号の存在は海綿状血管奇形からの出血の可能性が高く，他の出血性腫瘍や脳内出血との鑑別に有用であるとした．

新しい撮像法であるSWIは，家族性海綿状血管奇形のように多発する血管奇形を有する例ではT2*強調像に比べてより多くの血管腫を描出できるとされている．孤発例の海綿状血管奇形においては，合併する静脈奇形の描出に有効であるとされる[3]（CMの脳静脈性血管奇形の合

図1 脳海綿状血管奇形

A　T2強調像　　B　T2*強調像　　D　単純CT

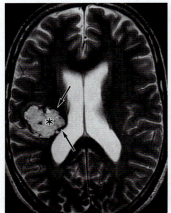
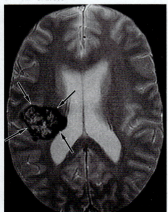
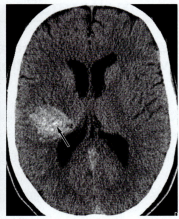

C　T1強調像（gradient echo法）

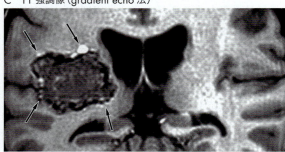

20代，男性．2歳時にCTにて脳内に石灰化を指摘される．5歳より全身性痙攣が始まる．現在の発作は側頭葉てんかん．
A：T2強調像：右島回から頭頂葉にかけて，中心が高信号（*），周辺部にヘモジデリン沈着を示唆する強い低信号（→）を認める．側脳室にmass effectはなく，周辺に浮腫を認めない．
B：T2*強調像：周辺部全周にわたる強い低信号があり（→），ヘモジデリン沈着である．海綿状血管奇形と考えられる．
C：T1強調像（gradient echo法）：周辺部にはメトヘモグロビンを示す高信号があり（→），中心は低信号を示す．
D：単純CT：中心部には石灰化を認め（→），その他の部位も高吸収域を示す．
補足：てんかんを示し，非出血性の海綿状血管奇形の典型的な画像所見である．手術および病理所見より海綿状血管奇形と診断された．

併については本章21，同項，p.927【臨床】を参照）．

2. CT

CTでは小さな海綿状血管奇形は描出されないこともある．境界明瞭な円型あるいは卵円型の高吸収域として認められる．石灰化を40〜60％に認めるとされる（図1）[6]．

3. 巨大脳海綿状血管奇形

巨大脳海綿状血管奇形は4cm以上の大きさのものを指す[6]．CTでは高吸収域を示し，造影効果がなくしばしば石灰化を伴う．MRIでは多房性で，新旧の血腫の信号強度を示し，周囲には完全なヘモジデリンによるリングを認める．浮腫とmass effectを伴うとされる[7]．腫瘍との鑑別には重要な所見としては上述した造影効果がないことが多い，周辺部にヘモジデリン沈着による低信号をT2強調像あるいはT2*強調像にて認めること，さらにCTでは周辺部脳萎縮を22％に認める点にある[8]．

鑑別診断

本章「6. 脳アミロイド血管症」のp.840「表2 脳内微小出血（microbleeds）の原因」参照．

1. **出血性脳腫瘍（原発性，転移性）**：明瞭な造影効果を認める．血腫の経時的変化では説明しにくい信号強度を示す領域があり，腫瘍部分に相当する．海綿状血管奇形に比べて浮腫が強い．
2. **慢性血腫**：信号強度変化は同様であり，鑑別が困難である．時間とともに信号強度変化があり，腫瘤が縮小する．
3. **血栓化した脳動静脈奇形**：腫瘤状を示すことは少ない．信号強度は海綿状血管奇形と区別

図2 | 脳海綿状血管奇形

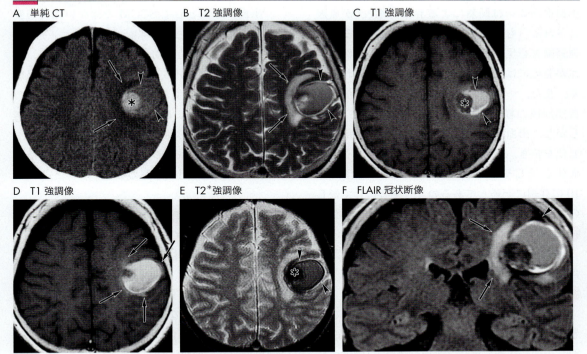

A 単純CT　B T2強調像　C T1強調像
D T1強調像　E T2*強調像　F FLAIR冠状断像

70代，女性．2年前に脳ドックにて左大脳半球占拠性病変を指摘される．2週間前より右半身の運動感覚障害が出現し，当院に入院となった．

A：単純CT：左大脳深部に高吸収域を認め（*），より深部には浮腫と考えられる低吸収域がある（→）．高吸収域の外側にも淡い高吸収域を認める（►）．病歴と併せると出血と考えられる．
B：T2強調像：CTにて強い高吸収域を示す部位（►）は高信号と低信号が混在している．その内側には高信号を示す浮腫がある（→）．CTにて比較的淡い高吸収域を示した部位は腫瘤である．
C：T1強調像：CTにて強い高吸収域を示す部位は低信号を示し（*），急性期の血腫に合致する所見である．その外側にはメトヘモグロビンによる高信号を認める（►）．
D：T1強調像：病巣の周囲に高信号を認める（→）．この所見はT1 hyperintense perilesional signal intensityと言われ，出血性病変の中では海綿状血管腫に特異的と言われる．
E：T2*強調像：最近の出血部位は強い低信号を示す（*）．その外側の腫瘤は周囲にヘモジデリン沈着による低信号を認める（►）．腫瘤は全体としては淡い低信号を示している．海綿状血管腫とそれからの出血に合致する所見である．
F：FLAIR冠状断像：腫瘤はその内側に浮腫を認める（→）．しかし，側脳室にはmass effectを認めない．腫瘤に接する脳溝に拡大を認める（►）．海綿状血管奇形の特徴のひとつである．
補足：手術および病理所見から海綿状血管奇形からの出血であることが確認された．

がしにくい．

●…診断のコツ

不均一な信号強度を示す腫瘤で造影効果がない．周辺部にヘモジデリン沈着による低信号をT2強調像あるいはT2*強調像にて認める．周辺部に脳萎縮があればより確実である．

2 脊髄海綿状血管奇形・血管腫 [spinal cord cavernous malformation (angioma): SCCM]

臨床

脳海綿状血管奇形と同様にSCCMも腫瘍ではなく，血管奇形である．SCCMの発生する脊髄高位には特異性がない．いずれの部位にも発生する．髄内と軟膜下に存在する．

臨床症状より，2通りの発症形式が知られて

いる．ひとつは緩徐に神経症状が進行する型で小出血あるいは腫瘤によるmass effectが原因とされる．もうひとつは突然の出血による急性神経障害を呈する型である．いずれの症例も出血が発症には強く関係していると考えられている．また，一般的には初回出血時の神経症状は自然回復の経過をたどることが多いとされる．しかし，出血が繰り返されるごとに神経症状の悪化を招き，明らかな運動神経麻痺を伴う脊髄症状を呈しやすい[9]．SCCMに関しては文献10に詳細に記述してあるので，参考にしてほしい．

撮像方法

冠状断像を含めて，3方向が必要であり，T2*強調像も必須である．

画像所見

T2強調像およびT1強調像ともに不均一な信号強度を示す，丸い境界明瞭な腫瘤である（図3）．周囲にヘモジデリン沈着を認める（図3, 4）．基本的には腫瘤は新旧の血腫の信号強度を示す．出血がない時には浮腫はなく，脊髄の腫大もほとんどない．小さな病変ではT2強調像では低信号のみを示し，T1強調像でも単一の信号強度を示すことが多い．T2*強調像では著明なblooming を示し，やや大きく見える．造影効果はないかあっても軽度である．空洞あるいは嚢胞を伴うことは稀であり[9)10)]，自験例ではない．

出血を伴う時は周囲にT2強調像にて高信号を示す浮腫があり（図3），比較的新しい血腫の信号強度を示す（SCCMの症例に関しては17章7, p.1098，癒着性くも膜炎の図2も参照）．

…診断のコツ

髄内腫瘤で中心部に不均一な信号強度，周辺部にヘモジデリン沈着によるT2強調像にて低信号を示し，造影効果を認めない時には脊髄海綿状血管奇形を考える[10)]．軟膜下もある．

鑑別診断[10)]

1. **脊髄髄内出血**：gradient echo法あるいはT2強調像にて周辺部の低信号，中心部の複雑な信号強度，脊髄の腫大を示す．SCCMのような境界明瞭な腫瘤を認めない時には，髄内出血の原因としてSCCMではない他の病変を考える．
2. **上衣腫**：強い造影効果のある腫瘤の存在，嚢胞を伴うことがある．腫瘤の上下に古い出血（ヘモジデリン沈着）を伴うことが多い．
3. **血管芽腫**：時に出血にて発症することがある．著明な造影効果，異常血管の存在．
4. **脊髄髄内動静脈奇形**：脊髄内に多数の異常血管（flow voids）を認める．

3 硬膜海綿状血管腫（dural cavernous hemangioma：DCA）

臨床

脳および脊髄実質内に発生する前述した海綿状血管奇形とは異なり，DCAは海綿静脈洞などの硬膜に接した部位に発生する良性の脳実質外腫瘍であり，増殖性がある[3)11)]．

◆ 1. 海綿静脈洞血管腫（cavernous sinus hemangioma）

海綿静脈洞は硬膜海綿状血管腫の最好発部位である．典型的には，海綿静脈洞部の小さな腫瘍が大きくなり，中頭蓋窩全体を占めるようになるので，中頭蓋窩海綿状血管腫とも言われる．mass effectを示し，血管や神経を巻き込み，中年女性に多い．発症はゆっくりであり，腫瘍が大きくなって初めて症状が出現する．症状は頭痛と脳神経症状（視力障害，視野障害，三叉神経障害）である．出血で発症することはきわめて稀である．また，妊娠によって症状の悪化があり，出産後に改善することがある[12)]．

この部位の血管腫は放射線感受性が高い[1)]．Yamamotoらが本例30例に対してガンマナイフ治療を行ったところ，平均53か月経過後のサイズは18例で著明縮小，11例で縮小であり，また，症候性であった22例中2例で症状は完全消失，13例で改善が認められた[13)]．自験例でも放射線療法により腫瘍の縮小を認めた（図5）．

図3 脊髄海綿状血管奇形（最近の出血を伴う）

A　T2強調矢状断像　　B　T2強調矢状断像　　C　T1強調矢状断像　　D　T1強調矢状断像
　　　　　　　　　　　　　（Aより左）　　　　　（Aと同じ位置）　　　（Bと同じ位置）

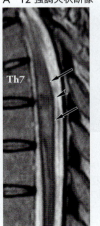 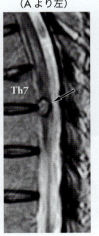 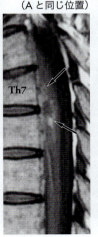 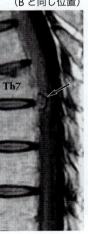

E　T2*強調矢状断像　　F　T2強調冠状断像　　G　T2強調像（Th7/8）
　　（B，Dと同じ位置）

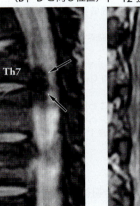 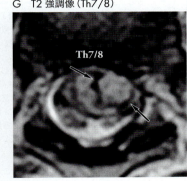

30代，女性．6日前に突然発症し，左下肢の運動障害と臍以下の感覚障害を認める．5日前より尿閉となり，当院に転院した．

A：T2強調矢状断像：Th7/8の脊髄と等信号を示す部位（►）を挟んで，その上下に浮腫を示す高信号がある（→）．脊髄に軽い腫大がある．
B：T2強調矢状断像（Aより左）：周囲にヘモジデリン沈着を伴う境界明瞭な病変（→）を認め，海綿状血管腫と考える．
C：T1強調矢状断像（Aと同じ位置）：Th7～8に，メトヘモグロビンによる高信号を認める（→）．
D：T1強調矢状断像（Bと同じ位置）：Th7/8の病変は周囲に低信号を伴い（→），境界明瞭である．なお，造影効果を認めない（非掲載）．
E：T2*強調矢状断像（B，Dと同じ位置）：Th7/8の病変は強い低信号を示し（→），海綿状血管奇形と考えられる．
F：T2強調冠状断像：境界明瞭で，周囲にヘモジデリン沈着を伴う腫瘤があり（→），海綿状血管奇形である．その上下には陳旧性の出血によるヘモジデリン沈着がある（►）．
G：T2強調像（Th7/8）：脊髄の左前部に境界明瞭な腫瘤を認め，周囲にヘモジデリン沈着を伴う（→）．
（A～Cは文献10より転載）

2. その他の部位（頭蓋内）

Lewisらによる18例の過去の報告例のまとめによると，頭痛で発症するのが多いとされる[14]．髄膜腫と似ており，手術は容易とされる．新生児～60代であり，幅広い年齢に及ぶ．小脳天幕と円蓋部がそれぞれ6例ずつ，その他は前頭蓋窩，後頭蓋窩，大脳鎌に沿った部位に存在している．

3. 脊髄硬膜外海綿状血管腫（spinal extradural cavernous angioma：SECA）

SECAは椎体の血管腫からの波及によることが多いが，骨外の硬膜外海綿状血管腫もあり，

図4 脊髄海綿状血管奇形

A　T2強調冠状断像　B　T1強調冠状断像　C　T2*強調矢状断像　D　T2強調像(Th3)

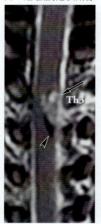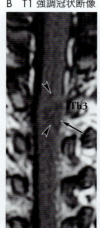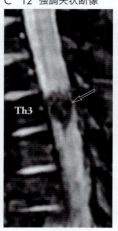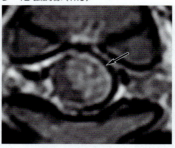

6歳，男児．約3か月前，小学校入学時にランドセルを背負った時に，左足の筋力低下に気づく．後から考えると，わずかな筋力低下が1年ほど前よりあった．

E　T2強調像(Th3/4)

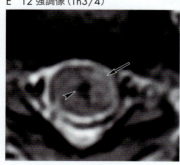

A：T2強調冠状断像：Th3にて脊髄左に病変を認め，不均一な高信号を示している（→）．その下部には強い低信号（▶）を伴っており，ヘモジデリン沈着が疑われる．
B：T1強調冠状断像：上記の病変はT1強調像では中心部が等信号であり（→），周囲には低信号を認める（▶）．なお，造影効果を認めていない．
C：T2*強調矢状断像：病変は全体が強い低信号を示し（→），海綿状血管奇形と考えられる．
D：T2強調像(Th3)：脊髄は軽く腫大し，脊髄の左に高信号を示す病変（→）を認める．
E：T2強調像(Th3/4)：脊髄の左には高信号を示す病変があり（→），その内側部には強い低信号があり（▶），ヘモジデリン沈着を示す．
補足：T2強調像での低信号を見つけ，T2*強調像を追加することによって海綿状血管奇形の診断ができる．この症例はT2強調像では腫瘍周囲全体にヘモジデリン沈着を示す低信号がなく，一部のみに留まっている．しかし，T2*強調像では全体が低信号を示した点が特徴である．
（A～Cは文献10より転載）

"pure extradural"とも称される[15)16)]．この"pure extradural"は，約100例の報告がある．硬膜外腫瘍の約4％に当たり，脊椎に発生する海綿状血管腫の1～2％に相当するとされる．女性に優位で（70％），発症時の年齢は40歳頃である．胸椎に多いが（60％），頸椎，腰椎にもある．

脊髄の後方から外側にかけて大多数が存在するが，椎間孔に進展する例もある（19％）．鉄亜鈴型（dumbbell）を示した報告もある[15)]．

腰椎での3例の報告では，椎体後方，硬膜嚢の前方あるいは椎間孔に存在し，1椎体に留まる小さな腫瘍である[17)]．椎間板あるいは神経根と無関係である点が鑑別には重要とされている．

病理所見

壁の薄い海綿状あるいは毛細血管状の血管腔で構成され，血管腔間の結合組織が乏しい[3)12)]．

画像所見

1. 海綿静脈洞血管腫（図5）

CT

境界明瞭な脳実質よりやや吸収値の高い腫瘍として認められる．造影剤投与直後のCTでは一部に点状の不均一な造影効果を認める．造影剤投与後，時間をおいたCTでは均一な造影効果を示す[18)]．

MRI

T2強調像では著明な高信号を示し，T1強調像では均一な低信号あるいは等信号を示す．脂肪抑制T1強調像では腫瘍は均一に染まる．海綿状血管奇形とは異なり，ヘモジデリン沈着を認めない．

図5 海綿静脈洞血管腫

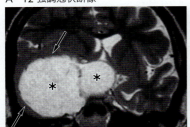
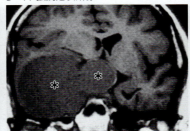
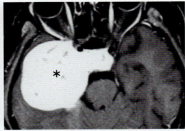
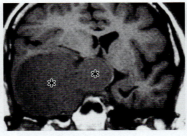
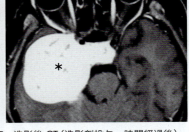
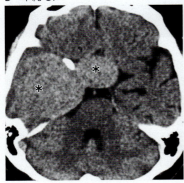
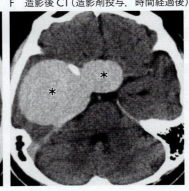
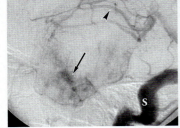
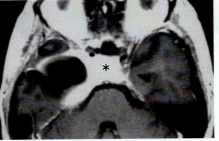

30代，女性．10年ほど前に視野欠損および視力低下にて他院にてCTを撮り，腫瘍の存在を指摘される．今回半年の間に視力の低下，視野欠損が進み，当院に入院した．

A：T2強調冠状断像：鞍上部から右中頭蓋窩にかけて強い高信号を示す腫瘍（＊）がある．右側頭葉を腫瘍の外側，上方に認める（→）．
B：T1強調冠状断像：腫瘍は大脳皮質より低信号を示す（＊）．
C：造影後T1強調像：腫瘍にはほぼ均一な強い造影効果を認める（＊）．
D：単純CT：腫瘍は不均一な高吸収域を示す（＊）．
E：造影後CT（造影剤投与直後）：腫瘍には不均一な造影効果を認める（＊）．
F：造影後CT（造影剤投与，時間経過後）：血管造影後，時間が経過した後のCTにて，腫瘍には均一な造影効果を認める（＊）．
G：右内頚動脈造影（静脈相）：右中頭蓋窩の腫瘍には，部分的な腫瘍濃染像を認める（→）．▶：内大脳静脈，S：S状静脈洞．
H：造影後T1強調像（放射線治療後）：腫瘍は著明な縮小を認めた（＊）．
補足：この症例は生検後に放射線治療を受け，著明な縮小を認めている．現在では，この症例のように海綿状血管腫の明瞭な画像診断ができる症例では，生検なしで放射線治療を行うのがよいと考える．

◇血管造影

造影剤を多くし，時間をかけて注入を行った後の動脈相後期に腫瘍濃染像を認める[18]．腫瘍濃染像は80％の頻度で認められるとされる[3]．

◆ 2. その他の部位

硬膜に接した部位にある腫瘍であり，術前診断は髄膜腫とされていることが多い[14)19)]．dural tail signを認めることがある．海綿静脈洞血管腫と同様にT2強調像にて高信号を示す点が

図6 | 硬膜海綿状血管腫（円蓋部）

A 単純CT

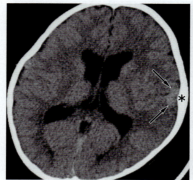

B T2強調像

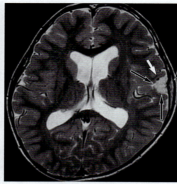

C T1強調像

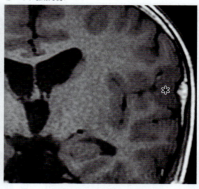

D 造影後T1強調像

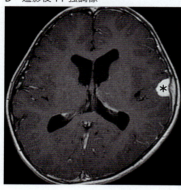

5歳，男児．2歳頃より知的発達遅延があり，MRIにて腫瘍が見つかった．

A：単純CT：左側頭部に高吸収域を示す腫瘍を認める（→）．接する骨に肥厚がある（*）．

B：T2強調像：左側頭部の腫瘍は均一な高信号を示す（→）．くも膜下腔の血管がその内側にあり（⇨），腫瘍は脳実質外と考えられる．接する骨は肥厚している（▶）．

C：T1強調像：腫瘍が脳実質外にあることが明瞭であり，皮質と等信号からやや低信号を示す（*）．なお，拡散強調像では腫瘍は高信号を示さない（非掲載）．

D：造影後T1強調像：腫瘍は均一な造影効果を示す（*）．

補足：髄膜腫との鑑別は難しいが，T2強調像での高信号，拡散強調像では高信号を示さないなどがある時は本症も考慮し，ダイナミック法を考慮する．

本例の手術所見：腫瘍は硬膜と癒着し，脳実質にはまりこむように存在していた．脳実質とは境界明瞭であり，弾性硬，赤褐色調で硬膜より発生していた．腫瘍に接する骨は肥厚していた．

鑑別には重要である．自験例では接する骨の硬化像を認めた（図6）．

鑑別診断

T2強調像での強い高信号と，CTでの造影剤投与直後の不均一な造影効果が診断には最も重要である．MRIではダイナミック法を使用するとより有効な可能性が高い．

1. **髄膜腫**：T2強調像にてDCAのような高信号を示さず，むしろ低信号が多い．
2. **神経鞘腫**：信号強度が不均一．造影効果も同様に不均一なことが多い[3]．

◆ 3. 脊髄硬膜外海綿状血管腫

SECAは硬膜外に存在し，T2強調像にて高信号を示し，均一な造影効果を認める．T1強調像では均一な低信号を示すとされる．

硬膜外にあり，均一な造影効果を認める他の腫瘍（髄膜腫，孤立性線維性腫瘍，傍神経節腫）などに比べて，T2強調像での信号強度が高いのが特徴である．また，神経鞘腫とは異なり，均一な造影効果を認める[15)〜17]．Sharmaらの報告では，他の部位に存在した椎体の海綿状血管腫と考えられる病変とSECAが同様な信号強度を示している[16]．しかし，別の例では，T2強調像では同様な信号強度であるが，T1強調像ではSECAは脊髄と等信号であるが，椎体の血管腫は一部に高信号を認めた[20]．

Leeらが詳細な14例の脊髄硬膜外血管腫に関する報告をしている[21]．その内の7例が組織学的にはSECAであった．これら7例は多椎体に及び，いずれも胸椎を含んで存在し，7例中6例が脊髄後部にあり，1例のみが前部に存在した．T1強調像では等信号が多いが，1例のみに部分的な高信号を認めている．T2強調像では高信号を認めるが，髄液よりは低い．均一な強い造影効果を認めている．T2強調像にて低信号を示す辺縁部（low signal rim）があったのが5

図7 脊髄硬膜外海綿状血管腫

A　T2強調矢状断像　B　T1強調矢状断像　C　T2強調冠状断像　D　造影後T1強調矢状断像　E　脂肪抑制造影後T1強調矢状断像

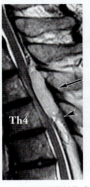 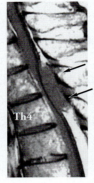 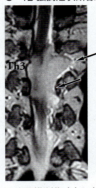 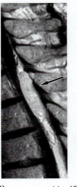 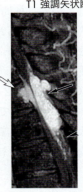

F　T1強調横断像（Th3下部）　G　T2強調横断像（Th3中部）　H　造影後T1強調横断像（Th3下部）

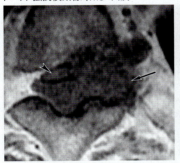 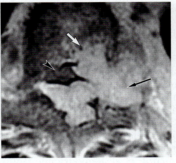 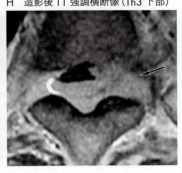

I　CT（再校正矢状断像）（造影前）　J　CT（再構成矢状断像）（造影早期相）　K　CT（再構成矢状断像）（造影遅延相）

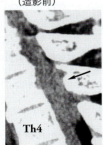 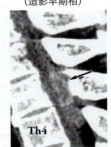 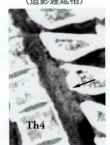

65歳，男性．50歳頃より下腿がしびれるようになった．約2年半前に下腹部までしびれが上行した．2か月前より歩行時に足が引っかかるようになった．歩くと尿漏れを起こすようになる．当院に入院した．しびれが両側手関節以遠の指尖部，剣状突起から両下肢にかけて認める．温痛覚が右前腕内側にて低下がある．なお，この患者は頸椎にも強い頸椎症があり，先にそちらが手術された．

A：T2強調矢状断像：Th3-4脊髄後方硬膜背側に均一な高信号を示す病変を認める（→）．一部硬膜外脂肪への浸潤の疑いがある（►）．
B：T1強調矢状断像：腫瘍は硬膜外で，均一な低信号を示す（→）．
C：T2強調冠状断像：Th3-4にかけて，脊髄の左側に均一な高信号を示す腫瘍を認める（→）．腫瘍は髄液よりは低いが，全体として高信号を示す．
D：造影後T1強調矢状断像：腫瘍には強い均一な造影効果を認める（→）．
E：脂肪抑制造影後T1強調矢状断像：腫瘍には均一な造影効果があり（→），下部では硬膜外脂肪内にも造影効果を認め，浸潤がある（►）．さらに，Th3の椎体にも浸潤を示す（⇨）．
F：T1強調横断像（Th3下部）：脊髄（►）の左方から後方，硬膜外に腫瘍が進展している（→）．
G：T2強調横断像（Th3中部）：腫瘍が高信号を示し分葉状に認められる（→）．Th3椎体にも浸潤している（⇨）．►：脊髄．
H：造影後T1強調横断像（Th3下部）：腫瘍には均一な強い造影効果を認める（→）．
I：CT（再校正矢状断像）（造影前）：脊髄背側に腫瘍を認める（→）．
J：CT（再構成矢状断像）（造影早期相）：脊髄背側の腫瘍には，周囲に造影効果を認める（→）．
K：CT（再構成矢状断像）（造影遅延相）：腫瘍全体に造影効果を認める（→）．
補足：胸髄背側硬膜外にある腫瘍であり，T2強調像では均一な高信号を示し，均一な強い造影効果を認め，CTでは造影早期相では周囲のみに造影効果を認め，遅発相では全体に造影効果を認める．図5で示す海綿静脈洞部の硬膜外海綿状血管腫（腫瘍）と類似した画像所見を示し，脊髄硬膜外海綿状血管腫と考えた．手術にて確認されている．

例とされた．しかし，他の論文では，この所見についての記載はない．dural tail sign も 3 例に認められている．椎間孔拡大は 5 例，椎体に erosion が 3 例に認められている．

2 例が硬膜外血腫であったが，その内部に海綿状血管腫があったとしている．

自験 SECA 例では，2 椎体以上に及び，胸椎背側にあり，T2 強調像では高信号を示すが，髄液よりは低い．T1 強調像では均一な低信号を示す．均一な造影効果がある．椎体にも浸潤し，周囲の脂肪組織内にまで入り込んでいた．強い均一な造影効果と，T2 強調像での高信号より，海綿状血管腫と診断し，手術にて確認された（図7）．

また，造影直後の CT にて，腫瘍辺縁部に造影効果を認め，造影後遅延相では均一に造影効果を認めた（図7）．この所見は海綿状静脈洞に存在する硬膜外海綿状血管腫（図5）と類似しており，SECA にも特徴的と考えられる．

参考文献

1) 徳永浩司, 伊達 勲：頭部に発生する海綿状血管腫および静脈性血管腫の臨床．Brain Nerve 63: 17-25, 2011.
2) Chahine LM, Berg MJ: Clinical reasoning: cerebral cavernous malformations. Neurology 73: e44-e49, 2009.
3) 豊田圭子, 大場 洋：血管腫の画像診断．Brain Nerve 63: 5-15, 2011.
4) Mulliken JB, Glowacki J: Hemangiomas and vascular malformations in infants and children: a classification based on endothelial characteristics. Plast Reconstr Surg 69: 412-422, 1982.
5) Yun TJ, Na DG, Kwon BJ, et al: A T1 hyperintense perilesional signal aids in the differentiation of a cavernous angioma from other hemorrhagic masses. AJNR Am J Neuroradiol 29: 494-500, 2008.
6) Osborn AG: Cavernous malformation. 5 Vascular malformation. In Osborn AG (eds); Diagnostic imaging: brain, 1st ed. Amirsys, Salt Lake City, p.1-5-24〜27, 2004.
7) Kan P, Tubay M, Osborn A, et al: Radiographic features of tumefactive giant cavernous angiomas. Acta Neurochir (Wien) 150: 49-55, 2008.
8) Vaquero J, Salazar J, Martínez R, et al: Cavernomas of the central nervous system: clinical syndromes, CT scan diagnosis, and prognosis after surgical treatment in 25 cases. Acta Neurochir (Wien) 85: 29-33, 1987.
9) 石井 賢, 中村雅也：脊髄海綿状血管腫の臨床．Brain Nerve 63: 27-30, 2011.
10) 柳下 章：脊髄海綿状血管腫．9 脊髄の血管障害．柳下 章（編）；エキスパートのための脊椎脊髄疾患の MRI（第 3 版）．三輪書店，p.625-633, 2015.
11) Gonzalez LF, Lekovic GP, Eschbacher J, et al: Are cavernous sinus hemangiomas and cavernous malformations different entities? Neurosurg Focus 21: e6, 2006.
12) Shi J, Hang C, Pan Y, et al: Cavernous hemangiomas in the cavernous sinus. Neurosurgery 45: 1308-1313, discussion 1313-1314, 1999.
13) Yamamoto M, Kida Y, Fukuoka S, et al: Gamma Knife radiosurgery for hemangiomas of the cavernous sinus: a seven-institute study in Japan. J Neurosurg 112: 772-779, 2010.
14) Lewis AI, Tew JM Jr, Payner TD, Yeh HS: Dural cavernous angiomas outside the middle cranial fossa: a report of two cases. Neurosurgery 35: 498-504, discussion 504, 1994.
15) Jeong WJ, et al: Thoracic Extradural Cavernous Hemangioma Mimicking a Dumbbell-Shaped Tumor. J Korean Neurosurg Soc 58: 72-75, 2015.
16) Sharma MS, et al: Thoracic extraosseous, epidural, cavernous hemangioma: Case report and review of literature. J Neurosci Rural Pract 4: 309-312. doi: 2013.
17) Rovira A, et al: Lumbar extradural hemangiomas: report of three cases. AJNR Am J Neuroradiol 20: 27-31, 1999.
18) 柳下 章：中頭蓋窩の海綿状血管腫．柳下 章, 林 雅晴；症例から学ぶ神経疾患の画像と病理．医学書院，p.51-52, 2008.
19) Joshi V, Muzumdar D, Dange N, Goel A: Supratentorial convexity dural-based cavernous hemangioma mimicking a meningioma in a child. Pediatr Neurosurg 45: 141-145, 2009.
20) 柳下 章：硬膜外血管腫．エキスパートのための脊椎脊髄疾患の MRI. 第 3 版．柳下 章編, 三輪書店，p.303-305, 2015.
21) Lee JW, et al: Spinal epidural hemangiomas: various types of MR imaging features wit histopathologic correlation. AJNR Am J Neuroradiol 28: 1242-1248, 2007.

16 ● Susac症候群（Susac syndrome）

臨床

Susac症候群は自己免疫性の血管内皮症（endotheliopathy）であり，皮膚筋炎に近い疾患である．100μm以下の小動脈がターゲットであり，蝸牛，網膜と脳に病変がある．血管内皮の壊死，基底膜の肥厚，C3d，C4d沈着が血管壁に起こる[1]．

Susac症候群は成人の病気であり，小児あるいは高齢者には少ない[2]．20～40代の女性（男女比1：3）に多い．脳症，網膜動脈閉塞，難聴が3徴であるが，全部の症状が一緒に出現せず，数か月～数年の間をおいて出現する．脳症は頭痛（特に片頭痛）が先行することがしばしばあり，昏迷，記憶障害，行動異常，構音障害，無言を示す[1]．

脳脊髄液は軽度の細胞増多，高度の蛋白上昇を示す[1]．

・実際の症例（精神状態の変化）

36歳の男性，頭痛，意識不鮮明，記憶障害にて来院した．1か月前に，嘔気，発熱，寒気，下痢，疲労感，筋肉痛があり，2日間続いた．その後3日間，頭痛があった．頭痛が良くなったら，彼の妻が患者の意識が不鮮明で，無感情で，短期記憶の障害があるのに気がついた．拡散制限のある病変が，側脳室周囲および皮質下白質と，脳梁膨大部にあった[2]．

本症では精神状態の変化が主症状なことがある．精神状態が変動することもある．患者を知っている人が行動異常に最初に気がつくこともしばしばあるとされる[2]．

病理所見

脳生検による最も多い異常所見は微小梗塞の存在である．これらは急性も亜急性もあり，皮質にも白質にも存在する．網膜の病理所見は脳と類似しており，梗塞である．難聴に関しては

図1 | Susac症候群

A FLAIR矢状断像

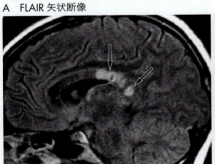

B FLAIR像

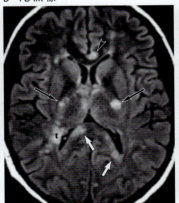

C 拡散強調像

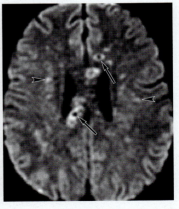

20代後半，女性（妊娠37週の妊婦）．1か月前より始まる昏迷と記憶障害が亜急性に進行した．健康な女の子を出産したが，数時間後にはそのことを忘れている．病院にいる理由がわからない．最近の記憶がない．歩行は不安定である．頭痛，難聴があり，単眼に30分ほどの視力障害があった．
A：FLAIR矢状断像：脳梁体部から膨大部にかけて高信号を認める（→）．
B：FLAIR像：内包後脚（→），脳梁膝部（▶），脳梁膨大部（⇨），脳梁壁板（t）に高信号を認める．
C：拡散強調像：脳梁に円形状の高信号があり，その中心には点状の低信号を認める（→）．大脳深部白質にも点状の高信号を多数認める（▶）．中小脳脚，小脳にも小梗塞を認めた．
補足：蛍光眼底血管造影にて右眼には網膜動脈分枝閉塞，左眼には網膜梗塞を認めた．
（文献1より転載）

情報量が少ないが，蝸牛に病変が存在し，低周波の音が聞きにくくなる．蝸牛尖（cochlear apex）の微小梗塞によると考えられている．Susac症候群は内皮に対する自己免疫疾患であり，内皮の損傷が小動脈の閉塞，そして小梗塞を引き起こすと推測されている[2]．

画像所見

T2強調像，FLAIR像，拡散強調像にて高信号を示す多数の小さな（1〜7mm）病変が脳梁，白質，皮質および深部核に認められる（図1）[1)〜5)]．65例についてADC値を測定すると，6例が低下し，29例は上昇していた[3]．病変の数と大きさは病勢によって異なる．FLAIR像が最も有効である[3]．病理の結果と対比すると，これらの小病変は小梗塞と考えられる[1)6)]．拡散強調像では中央に小さな低信号，周辺部に高信号の円形状の病変を認めることがある．ADC値は低下する[1]．髄膜の造影効果を認めることがある[7]．髄膜の造影効果は造影後FLAIR像が有効ともされる[8]．

脳梁病変は膝部，体部，膨大部のいずれにも認められ，小さく，脳梁中央部にあり，末梢にはない．亜急性期から晩期ではT1強調像では低信号を示し，晩期では小嚢胞状になる．急性期から亜急性期では造影効果を認めることがある[5]．T2強調像では"spoke"あるいは"snowball"と称され，T1強調矢状断像では"hole"と称される[8]．

別の報告では，MRIでの異常は主として白質であるが，皮質にも認められる．特徴的な画像所見は脳梁中心層に認められる穴の列である．脳梁の血管支配に関係していると考えられる[2]．

血管造影では正常が多い[5]．

鑑別診断

多発性硬化症：下記のkey point 5参照．

---

key point 【5．脳梁病変の鑑別診断[9)]】

（脳梁膨大部病変としては，3章「1．ウイルス感染症」のp.198「key point 1．脳梁膨大部病変を認める疾患」も参照）

1. 多発性硬化症（MS）：脳梁下縁優位であり，周囲の白質に進展する傾向がある．楕円形，卵円型を示す．MSの病変はより大きい[5]．Susac症候群では脳梁中心部に病変がある[10]．
2. 急性散在性脳脊髄炎：上記と同様である．
3. 脳梗塞：脳梁膝部と体部は一対の脳梁周囲動脈（前大脳動脈の分枝），脳梁膨大部は一対の後脳梁周囲動脈（後大脳動脈の分枝）によって栄養される．正中部は免れて，片側性に分布し，上中下の層のうち中間層が侵される．Susac症候群に比べて年齢が高い．
4. 腫瘍：神経膠腫，悪性リンパ腫，mass effectを認める．
5. 外傷：上限縁を含み，冠状断像では正中を含んで左右にまたがる傾向がある．びまん性損傷に多く，出血性でヘモジデリン沈着を認めることがある．
6. 水頭症：大脳鎌の下方正中で，脳梁体部後半部の平坦化と菲薄を示し，上縁にT2強調像にて高信号を認めることがある．水頭症の過剰排液があると，脳梁小動脈の進展により，脳梁の前・中1/3の可逆性浮腫を示す．
7. SLE（血管炎）：血管炎により脳梁にも小梗塞を認める．髄膜に造影効果を認めることがある（8章「4．膠原病」の「全身性エリテマトーデス（SLE）」p.705図1参照）．

診断のコツ

若年成人（特に女性）で，脳梁に多数の小梗塞を認め，難聴あるいは視力障害の既往がある時には本症を考慮する．

参考文献

1) Grinspan ZM, Willey JZ, Tullman MJ, Elkind MS: Clinical reasoning: a 28-year-old pregnant woman with encephalopathy. Neurology 73: e74-e79, 2009.
2) Bienfang DC, McKenna MJ, Papaliodis GN, et al: Case records of the Massachusetts General Hospital. Case 24-2011. A 36-year-old man with headache, memory loss, and confusion. N Engl J Med 365: 549-559, 2011.
3) Do TH, Fisch C, Evoy F: Susac syndrome: report of four cases and review of the literature. AJNR Am J Neuroradiol 25: 382-388, 2004.
4) White ML, Zhang Y, Smoker WR: Evolution of lesions in Susac syndrome at serial MR imaging with diffusion-weighted imaging and apparent diffusion coefficient values. AJNR Am J Neuroradiol 25: 706-713, 2004.
5) Demir MK: Case 142: Susac syndrome. Radiology 250: 598-602, 2009.
6) Vila N, Graus F, Blesa R, et al: Microangiopathy of the brain and retina (Susac's syndrome): two patients with atypical features. Neurology 45: 1225-1226, 1995.
7) Susac JO, Murtagh FR, Egan RA, et al: MRI findings in Susac's syndrome. Neurology 61: 1783-1787, 2003.
8) Ramadan HH, Vinjam M, Macmullen-Price J, et al: Susac's syndrome. Pract Neurol 12: 263-265, 2012.
9) 高橋昭喜：栄養性脱髄性疾患．高橋昭喜（編）；脳 MRI 2．代謝・脱髄・変性・外傷・他．秀潤社，p.256-271, 2008.
10) Susac JO: Susac's Syndrome. AJNR Am J Neuroradiol 25: 351-352, 2004.

追加情報

Susac 症候群では脳梁病変は中心性であり，末梢に存在する多発性硬化症とは異なる．脳梁中心部を含む天幕上に，多巣性の白質病変があり，さらに，灰白質病変が 70%，実質部の造影効果が 70%，軟膜造影効果が 33% に認められる．それらが脱髄性病変との鑑別になる．

また，視力障害が網膜動脈分枝閉塞症 (branch retinal artery occlusion) による網膜障害であることも重要である[11]．

11) Prasad S, et al: Case 37-2018: A 23-Year-Old Woman with Vision Loss. N Engl J Med 379: 2152-2159, 2018.

17 頭蓋内動脈解離 (intracranial artery dissection：IAD)

臨床

多くの報告ではIADは前方循環系に比べて，後方循環系に発生することが多い．

IADの主症状はくも膜下出血と脳虚血である．

内頸動脈は床上突起部から硬膜内に入る．同部位は眼動脈が分岐する部位でもある．一方，椎骨動脈は環椎の椎骨動脈溝を越えてから硬膜を貫く．いずれの血管でもくも膜下出血を起こすのは硬膜内の動脈である．

くも膜下出血は50～60％の患者に起こる．硬膜内の動脈に破裂が起きると発生する．30～78％は脳虚血になる．IADを起こした患者の80％には前兆としての頭痛がある．くも膜下出血はその前兆から96％において，3日以内に起きる．IADのその他の稀な症状としては頭痛のみ，mass effectによる症状（脳幹あるいは脳神経の圧迫），非常に稀ではあるが，脳内出血もある[1]．

・円蓋部くも膜下出血

Fukumaらの報告によると，82例のIADのうち，6例（7％）（男性3人，女性3人；39～67歳）が円蓋部くも膜下出血（convexity subarachnoid hemorrhage：cSAH）を起こした．中大脳動脈が4例，前大脳動脈が3例であり，椎骨脳底動脈系ではcSAHを起こしていない（48例中0例）．中大脳動脈のIADによるcSAHは全例，大脳全部の中大脳動脈と前大脳動脈の境界領域にSAHが起こっていた[2]．

・前大脳動脈解離

Nagamineらの報告によると，34例の前大脳動脈領域の梗塞例があり，その内，11例（32％）が動脈解離であった[3]．解離群の年齢は48.9±9歳であり，非解離群は72±11歳と，解離群は明らかに若かった．頭痛は11例中4例（36％）が発症時にあり，非解離群では1例（4％）のみであった．

画像所見

IADの画像所見は壁内血腫，剥離内膜，真腔と偽腔の2つの腔の存在である[1]．

Hanらの報告によると[4]，造影後T1強調像にて，内膜剥離は35例中32例（91.4％）に認められている．壁内血腫はT1強調像にて，35例中19例（54.3％）である．外径の拡大はT2強調像では35例中22例（62.9％）にあった．

壁内血腫は三日月型を示し，動脈壁の拡張と，外径の拡大，さらに偏在した内腔の狭小化を認める．壁内血腫は発症から48～72時間後には高信号をT1強調像にて示し，わかりやすい（図1）[1]．

動脈瘤型のIADでは壁内血腫は稀である．内膜剥離はわずかな所見であり，近位動脈に主に認められ，DSAにて最もよく描出される．

くも膜下出血のある例では，動脈の部分的な狭窄と閉塞はIADを示唆するが，くも膜下出血のないIADでは非特異的な所見である．

また，紡錘状あるいは不規則な動脈瘤様拡張が，動脈の分岐部以外にあり，狭窄を伴っていれば，IADを示唆する（図1，2）．しかし，狭窄がないと，非特異的な所見となる．その他のIADの特徴としては，形態の急速な変化がある（図2）[1]．

脳梗塞と円蓋部くも膜下出血を同時期に発症した前大脳動脈解離の報告があり[5]，脳梗塞の部位と重なると，円蓋部くも膜下出血がMRIではわかりにくくなる可能性もあり，円蓋部くも膜下出血の診断のためには，CTの撮像も行うのがよいと考えられる．

・black-blood imaging（BBI）

black-blood-effectをもつ3Dでの脂肪抑制T1強調像（BBI）が，壁在血腫を描出するのに最も良いとされている[6]．

また，前大脳動脈解離では壁在血腫の描出には矢状断像のBBIによって，高信号を明瞭に認

図1 前大脳動脈解離

A 拡散強調像（初診時）
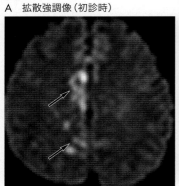

B MRA（同時期）
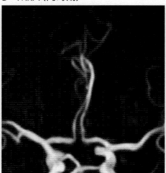

C MRA（約1か月後）
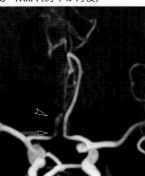

D 拡散強調像（同時期）
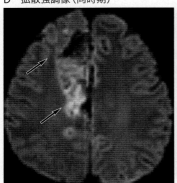

E T1強調横断像（同時期）
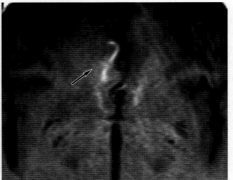

F MRA（基画像）
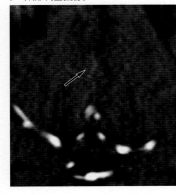

50代，男性．超急性に発症した左下肢運動麻痺，歩行障害，構音障害があり，発症約3時間で来院した．既往に，高血圧と痛風がある．MRIを撮像した（A～D）．約1か月後にさらにMRIを撮像した（E，F）．

A：拡散強調像（初診時）：右前頭葉内側部，前大脳動脈の支配領域に高信号を認める（→）．
B：MRA（同時期）：右前大脳動脈に確実な異常所見を指摘できない．
C：MRA（約1か月後）：右前大脳動脈に狭窄（→）とその後の拡張（▶）（pearl and string sign）を認め，解離と考えられる．
D：拡散強調像（同時期）：右前大脳動脈領域の梗塞は，Aと比べてより広い範囲の出血性梗塞となっている（→）．
E：T1強調横断像（同時期）：右前頭葉底部にて，血管様の高信号を認め（→），壁在血腫と考えられる．
F：MRA（基画像）：右前大脳動脈の走行に沿って，淡い高信号を認め（→），壁在血腫と考えられる．
（京都府立医科大学の症例，横田 元先生のご厚意による）

めたとする報告がある[7]．

図2 前大脳動脈解離

A MRA

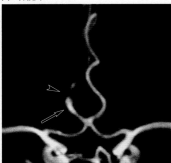

B MRA（4日後）

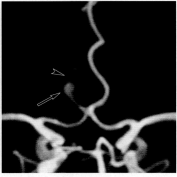

40歳，女性．10日前にこめかみと奥歯のあたりに疼痛があった．市販薬を飲んだが改善しなかった．頭痛は前兆を伴わず，体を起こしていると悪化し，光や大きな音でも悪化し，横になって暗くしていると改善した．1週間前より起きているのが辛く，食事も吐き気がして食べられなくなった．2日前には仕事をしていて頭痛が悪化し，血圧が168/110と上昇した．当院に入院し，MRIを撮像した．

A：MRA：左前大脳動脈上行枝に拡張を認め（→），その末梢に狭窄（▶）を認める．動脈解離と考える．右椎骨動脈にも狭窄があり，陳旧性の解離の疑いがある（非掲載）．なお，ASLを含めて，脳実質内には梗塞などの所見を認めない．

B：MRA（4日後）：左前大脳動脈の部分的な拡張（→）と狭窄（▶）は進行している．形態の急激な変化があり，今回発症の動脈解離と考えられる．右椎骨動脈には変化がない．

補足：解離の部位は摘出され，病理にて内膜と外膜との間に血腫があり，動脈解離と診断された．

参考文献

1) Debette S, Compter A, Labeyrie MA, et al: Epidemiology, pathophysiology, diagnosis, and management of intracranial artery dissection. Lancet Neurol 14: 640-654, 2015.
2) Fukuma K, Ihara M, Tanaka T, et al: Intracranial Cerebral Artery Dissection of Anterior Circulation as a Cause of Convexity Subarachnoid Hemorrhage. Cerebrovasc Dis 40: 45-51, 2015.
3) Nagamine Y, Fukuoka T, Hayashi T, et al: Research article: clinical characteristics of isolated anterior cerebral artery territory infarction due to arterial dissection. J Stroke Cerebrovasc Dis 23: 2907-2913, 2014.
4) Han M, Rim NJ, Lee JS, et al: Feasibility of high-resolution MR imaging for the diagnosis of intracranial vertebrobasilar artery dissection. Eur Radiol 24: 3017-3024, 2014.
5) 南原 翔, 堤 圭介, 高畠英昭・他：脳梗塞とくも膜下出血を同時期に発症した前大脳動脈解離の1例．Neurological Surgery 40: 635-642, 2012.
6) Edjlali M, Roca P, Rabrait C, et al: 3D fast spin-echo T1 black-blood imaging for the diagnosis of cervical artery dissection. AJNR Am J Neuroradiol 34: E103-E106, 2013.
7) Sakima H, Isa K, Goya Y, et al: Sagittal MR black blood imaging revealing ACA dissection. Intern Med 51: 1145, 2012.

18 脳脂肪塞栓症（cerebral fat embolism）

臨床

　脳脂肪塞栓症は長管骨の骨折による重篤な合併症であり，0.9〜2.2%に発生するとされている．神経学的症状は意識の変容，痙攣と局所症状である[1]．呼吸困難，点状出血を伴う皮膚発疹と神経症状が骨折後12〜72時間後に出現する[2]．

　長管骨の中でも最も多いのは大腿骨であり，年齢が若い患者の閉鎖骨折に多く，多発性骨折ではより頻度が高い．呼吸不全は低酸素血症を示すことが多い．神経症状では眠気（somnolence）が多い．皮膚症状は点状出血発疹が頭部，頸部，胸部，腋窩に出現するが，発症時には17%のみである．塞栓症自体の発症は骨折後24〜72時間が多いが，12〜24時間内に出現することは稀ではない．その他の臨床症状としては発熱，頻脈がある[3]．

病態機序

　肺毛細血管床を通過しうる微小脂肪滴が脳毛細血管に至る．また，肺での脂肪塞栓が肺局所のリパーゼにより分解され遊離脂肪酸に変化し，オレイン酸となり，これが脳，肺，いずれにも毒性を有するため，肺での急性呼吸窮迫症候群，脳での細胞毒性浮腫を起こすなどの機序が考えられる[4]．

画像所見（図1）

　表にまとめる．

　表以外の所見として，脂肪塞栓症の急性期では，骨髄梗塞を認めることがあり，診断を確定することができる．T2強調像にて，椎体に高信号を散在性に認めている[5]．

鑑別診断

　びまん性軸索損傷：皮質白質境界，脳梁膨大部，脳幹の背外側に微小出血をSWIにて認める．一方，脳脂肪塞栓症では大脳及び小脳白質と脳梁膨大部に同様な病変を認める[6]．

表●脳脂肪塞栓症の脳画像所見[2]

1型 撒布性細胞毒性浮腫	撒布性の拡散制限を伴う塞栓症 最も多い病変（61.5%） 両側性で境界領域と深部灰白質（半卵円中心，基底核，視床） 非特異的で，他の塞栓症にも認められる 急性期に多い
2A型 大脳白質の 融合性細胞毒性浮腫	拡散制限のある融合した対称性の病変 本症に特徴的 側脳室周囲と皮質下白質，小脳脚，脳梁，内包後部 亜急性期に主として認められる（81.8%）
2B型 血管性浮腫性病変	小さな点状の病変で，ADC値は上昇する 亜急性期に認められる（64%） 灰白質と白質の両方に認められる 造影効果がありうる
2C型 白質の微小出血	急性期から慢性期まで大脳白質に微小出血がある （急性期60%，亜急性期60%，慢性期88%） 血管周囲腔にある微小出血は本症に特徴的 2A型の白質病変と同様な部位にある
3型 慢性の後遺症病変	白質の萎縮

注：
・2A型の融合精細胞毒性浮腫の鑑別診断には低血糖脳症，遅発性低酸素性白質脳症，毒物性白質脳症がある．
・2C型の大脳白質の微小出血はびまん性軸索損傷にも認められるが，軸索損傷では前頭側頭葉の皮質白質境界と脳梁に起こるのが特徴である．

図1 脳脂肪塞栓症

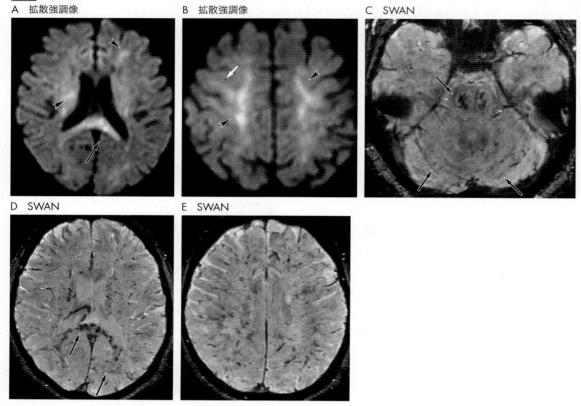

A 拡散強調像　B 拡散強調像　C SWAN
D SWAN　E SWAN

69歳，女性．8日前に，バックする車と壁との間に挟まれる．他院にて，骨盤骨折，出血性ショック，右脛骨骨折を認めた．頭部外傷はなかったが，意識レベルの改善不良にて，外傷から8日目に頭部MRIを施行した．

A：拡散強調像：脳梁膨大部に高信号を認める（→）．ADC値は軽い低下を示す（非掲載）．側脳室周囲及び深部白質にも高信号を認める（▶）．

B：拡散強調像：大脳深部白質，動脈支配の境界領域に対称性の高信号を認める（▶）．ADC mapではほぼ等信号であった（非掲載）．右では皮質下白質にまで高信号が延びている（⇨）．なお，T2*強調像，SWIは撮像されていない．
約8か月後にMRIの再検をした．

C：SWAN：小脳白質及び橋に微小出血を認める（→）．
D：SWAN：脳梁膨大部，大脳白質に微小出血を認める（→）．
E：SWAN：大脳白質，深部有意であるが，皮質下白質にも微小出血がある．
（北里大学病院症例，石井仁也先生のご厚意による）

補足：亜急性期に初めてMRIが施行されており，拡散制限は一部のみにしか認められていない．脳梁膨大部の病変はびまん性軸索損傷と脳脂肪塞栓症の両者に共通する異常部位である．大脳白質，特に動脈支配の境界領域に高信号が多発している点が，脳脂肪塞栓症を示唆する．臨床でも直接の頭部損傷がないことも鑑別にはなる．

参考文献

1) Suh SI, Seol HY, Seo WK, Koh SB: Cerebral fat embolism: susceptibility-weighted magnetic resonance imaging. Arch Neurol 66: 1170, 2009.
2) Kuo KH, Pan YJ, Lai YJ, et al: Dynamic MR Imaging Patterns of Cerebral Fat Embolism: A Systematic Review with Illustrative Cases. AJNR Am J Neuroradiol 35: 1052-1057, 2014.
3) Chiappa V, et al: Case 23-2016. A 46-Year-Old Man with Somnolence after Orthopedic Surgery. N Engl J Med 375: 370-378, 2016.
4) 一色彩子：全身性疾患の中枢神経系病変．画像診断：S190-S215, 2015.
5) Lamotte G, Williams C: Mystery Case: A case of fulminant encephalopathy in a 69-year-old woman. Neurology 89: e109-e114, 2017.
6) Huang LC, Wu MN, Chen CH, et al: Susceptibility-weighted imaging in patient with consciousness disturbance after traffic accident. Am J Emerg Med 31: 261, e1-e3, 2013.

19 ●高安動脈炎（Takayasu arteritis：TA）

臨床

20〜30代に発症し，大型血管炎を起こす．男女比は1：9で女性に多い．大動脈弓部周囲に病変を形成しやすく，内頸動脈・椎骨動脈も巻き込まれる．頭蓋内血管を侵すことは稀である[1]．血管壁に炎症と線維化を来し，血管腔の狭小化，閉塞，拡張と動脈瘤形成を起こす．

臨床症状は早期と晩期とに分かれる．腕の虚血と神経症状を呈する．脳血管障害としては，一過性脳虚血発作，脳卒中，高血圧性脳症がある[2]．

頸動脈瘤は1.8〜3.9％と頻度は低いが，頸部の拍動性腫瘤を主訴として来院することがあり，臨床上重要である．若年者の頸動脈腫瘤を見た場合には本症を考慮する．右側でより頻度が高いとされ，血行動態の違いを反映しているとされる[1]．

脇田らは4か月前より繰り返す意識消失発作，めまい，ふらつき，耳閉感を呈した75歳女性例を報告している[3]．Posterior reversible encephalopathy syndrome（PRES）の画像所見を呈したTAであった．その論文によると，PRESを呈したTAは12例あり，11例が女性で，脇田らの例以外は，9〜29歳の若年者であった．腎性高血圧が6例にあった．

多数例の日本人におけるTA例に関する研究では，40歳以上の高齢発症例と男性症例が増加しており，80歳以上でも発症する例がある[4]．

画像所見

早期には超音波にて，血管内膜・中膜の肥厚を認め，活動性を示す所見である．CTでも同様に，大動脈とその分枝に血管壁の肥厚を認め，高吸収域を呈し，石灰化を伴う．造影後CTでは血管壁に造影効果を認めることがある．T2強調像では軽い壁の肥厚と高信号を血管とその周囲に認める[2]．急性期には炎症を示す血管壁と外膜周囲の軟部組織には造影効果を認めることがある（図1）[2]．また，FDG-PETでも集積亢進を認める[1]．

晩期には部分的な拡張と狭窄を総頸動脈と鎖骨下動脈に認め，下行大動脈に拡張を伴う[2]．

瘤形成はある程度時間を経てから4.9〜31.9％で起こすとされている．大動脈，鎖骨下動脈，腕頭動脈，総頸動脈の順で頻度が高い[1]．

進行した状態では，CT動脈造影，MRAにて，大動脈から上部の血管は起始部より完全閉塞し，多数の側副路を形成する．DSAでは，大動脈あるいは2個の中程度大の分枝が侵されていることが必須である[2]．

・PRESを呈したTA

上記の脇田らの例は両側性にFLAIR像での高信号が皮質下白質にあり，PRESと考えられる[4]．

一方，Changの例は48歳，女性のTAで，悪化する頭痛と左肢脱力を呈した．血圧は右腕が150/75mmHgであった．FLAIR像にて右大脳半球皮質下と，左は後頭葉白質に高信号があり，右半球には腫大があった．灌流画像では右半球は高灌流を示し，左前頭葉は灌流低下を認めた．数日間の血圧調整により完全に回復した．2週間後，腹部手術の際に一過性の血圧低下（100/65mmHg）が起こり，表失性失語と右片麻痺を認めた．左内頸動脈と総頸動脈起始部に狭窄があった．高血圧により血流が保たれていたが，血流低下により梗塞となったと考えられている[5]．右半球の皮質下白質を中心とする高信号はPRESを示す所見であり，左内頸動脈と総頸動脈起始部にあった狭窄のために，一側性になったと本論文の著者は考えている．

図1 高安動脈炎

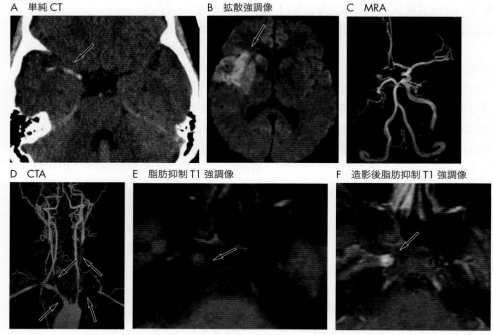

A 単純CT　　B 拡散強調像　　C MRA
D CTA　　E 脂肪抑制T1強調像　　F 造影後脂肪抑制T1強調像

17歳，女性．約半年前に視野異常を自覚し，近医を受診するも頭部CTで異常を認めなかった．夕食時に突然意識レベル低下，右上肢をばたつかせるような運動を認め，救急搬送された．意識レベルJCS II-10，発語不可．血圧は右腕88/60mmHg，左腕収縮期血圧57mmHgであり，頸部に血管雑音を聴取した．左顔面神経麻痺，左上下肢全麻痺，四肢で深部腱反射亢進を認めた．

A：単純CT：右中大脳動脈に沿った高吸収域を認め，新鮮な血栓と考えられた（→）．後日，この高吸収域は消失し，石灰化ではなく，血栓であったことが確認できた．
B：拡散強調像：右側頭葉，島回，被殻に高信号を認め（→），新鮮な梗塞を呈した．
C：MRA：右内頸動脈および中大脳動脈が描出されない．
D：CTA：腕頭動脈，左鎖骨下動脈の狭窄と閉塞，両側総頸動脈の狭窄，閉塞を認めた（→）．
E：脂肪抑制T1強調像：右海綿静脈洞内の内頸動脈は閉塞し，高信号を示す（→）．
F：造影後脂肪抑制T1強調像：右内頸動脈に明らかな造影効果を認め，動脈壁の炎症を示唆している（→）．
（公立甲賀病院の症例，井上明星先生のご厚意による）

補足：TAの症例である．左右上肢の血圧の差，血管雑音を認識すれば，診断は難しくはない．頭蓋内血管を侵すことは稀とされるが，海綿静脈洞部の内頸動脈の壁に造影効果を認めた例である．なお，第65病日のCTにて左中大脳動脈に高吸収域を示す血栓が出現し，その領域の梗塞を起こした（非掲載）．

参考文献

1) 横田 元, 山田 惠：【中枢神経の血管炎】中枢神経血管炎の画像診断．Brain Nerve 67: 249-260, 2015.
2) Abdel Razek AA, et al: Imaging spectrum of CNS vasculitis. Radiographics 34: 873-894, 2014.
3) 脇田賢治・他：高安動脈炎に伴った posterior reversible encephalopathy syndrome (PRES) の1例．臨床神経 56: 174-179, 2016.
4) Watanabe Y, et al: Current Clinical Features of New Patients With Takayasu Arteritis Observed From Cross-Country Research in Japan: Age and Sex Specificity. Circulation 132: 1701-1709, 2015.
5) Chang GY: Perfusion alterna in Takayasu arteritis. Neurology 71: 614, 2008.

20. leukoencephalopathy with calcifications and cysts (LCC)

臨床

1. 小児例

　LCC（Labrune症候群とも言う）では，小血管を侵す閉塞性の脳血管症が基本にあり，それによって異栄養性の石灰化（dystrophic calcifications），ゆっくり起こる壊死，さらに囊胞形成と白質の異常を来す[1]．Linnankiviらの報告では，発症時期は出生時から14歳までであり，Cerebroretinal microangiopathy with calcifications and cysts（CRMCC）とされた．Coats plus syndromeと呼ばれる疾患と同一の病因とする報告があった[2]．

　Linnankiviらは7例の剖検例と，5例の患者について検討している．その内，11例では年齢に比して，体が小さい．症状は乳児期から思春期にかけて出現している．全例に神経症状があり，痙攣，痙性，ジストニア，失調と知的低下である．進行性の石灰化は深部灰白質，脳幹，大脳及び小脳白質，歯状核に起こる．びまん性の白質信号異常を伴い，5例では囊胞を認めた．全例に囊胞を認めるのではない．11例では網膜に毛細血管拡張症あるいは血管腫を認めた．骨あるいは血液の異常，消化管出血，成長症がある．

　神経病理学的検査では広範なcalcinosis，異常な小血管があり，肥厚し，ヒアリン化した血管壁と内腔の狭小化を認めた．骨では大腿骨と脛骨骨幹端に線状の硬化像がある例もある[1]．

2. 成人例

　Wangらの例は19歳，右側の筋力低下を来し，短期間にて悪化した[2]．小児例と同様に白質脳症，石灰化，囊胞を認めた．別の報告ではLabrune症候群と記載され，25歳，女性例で，小児期からの左筋力低下，最近起こった構音障害と歩行中の不安定を呈し，画像では白質脳症，石灰化，囊胞を認めた[3]．

　一方，成人例で，囊胞のない症例も報告されている．Cachiaらの例は62歳の男性，2か月の経過で急速に進行する認知機能障害を起こした[4]．石灰化が側頭葉白質内，橋に多数ある．造影効果が両側視床，前頭葉，基底核，小脳にある．造影効果のある部位，基底核には高信号をT2強調像にて認める．生化学的検査にて異常がない．全身症状はない．剖検にて，微小血管の肥厚があり，炎症，感染，血管炎はない．結論として，微小血管症による壊死性白質脳症，微小囊胞を形成する変性，石灰化の3徴があり，この組み合わせは特異的であり，CRMCCと考えられた．

3. 遺伝子診断による最近の考え方

　Jenkinsonらは画像にて40例のLCCを示す症例の病理はcerebral microangiopathyが主たる病変とした．さらに，乳児早期から54歳までの症例については遺伝子検索を施行し，リボゾームに関連したSNORD118（Small Nucleolar RNA，C/D Box 118）遺伝子変異を認めた[5]．Iwamaらは図1の例を含む7例について，同様な報告をし，SNORD118変異を認めた[6]．7例中4例は9.2歳以下の小児あるいは乳児であるが，3例の成人例も入っている（33歳，37歳，45歳）．Coats plusを示唆する網膜異常，消化管出血，血液異常を認めていない．

　一方，脳以外にも網膜などに所見があるCoats plusは別の疾患であり，CTC1（Conserved telomere maintenance component 1）遺伝子変異が認められている[7]．

画像所見

1. 小児例

　Livingstonらの報告は，①白質脳症（左右非対称性で，片側もありうる），②高密度の石灰化（深部核，皮質あるいは白質，脳幹，小脳），③実質内の囊胞の3個を全て含んだ例について検討している[8]．

・CT

　10例に施行された[8]．両側性の石灰化が全例

に認められた．経過を追った6例中3例に，石灰化の進行があった．皮質の石灰化も全例にあった．生後2か月にて，認められた例もあるが，2例では，生後2，あるいは3か月では認められなかった．前頭葉・頭頂葉に多いが，全脳葉にある例，後頭葉優位の例もある．全例において，脳溝深部に優位であり，2例では連続する脳回に石灰化を認めた．斑点状に深部白質に石灰化のあった例が6例あった．刷毛で掃いたような薄い石灰化が深部白質と基底核に，出生早期（2，2，3か月）に撮ったCTでは認められたが，後日には消失していた．基底核の石灰化は全例に認められ，両側性であるが，非対称性であり，岩石様の石灰化で，被殻，淡蒼球，尾状核，視床にあり，しばしばこれらの全部にある．3例では出生早期には石灰化は斑点状あるいは刷毛で掃いたようであるが，岩石様に変化する[8]．

岩石様の石灰化は小脳にもあり，皮質，歯状核，白質にある．脳幹の石灰化も認められる．囊胞周囲に石灰化のあった例があり，造影後には基底核と，囊胞周囲にあった[8]．

・MRI

9例に施行された[8]．脳萎縮が1例にも認められていない．脳室拡大はしばしばある．白質には異常な高信号がT2強調像/FLAIR像にて全例にあった．左右非対称である．側脳室周囲，深部白質には全例に認められ，U線維を侵す例は5例であり，散在性の分布であった．全脳葉が侵されるが，大脳後部優位の例もある．全例，髄鞘化は正常である．3例は脳幹腫大を伴い，中脳と橋が侵されていた．

囊胞も全例にあった．7例中6例に，囊胞周囲と基底核に造影効果を認めた．囊胞もいずれの部位にも発生するが，脳幹，基底核，白質に多い．視床後部の囊胞が大きくなり，側脳室内に進展した例がある．

・自験例（図1）

自験例は特徴的な石灰化と白質脳症を認める．造影効果を認める．しかし，脳萎縮はなく，髄鞘化も白質脳症のない部位は正常である．囊胞を認めていないが，発症からの経過が短く，囊胞形成に至っていないと判断し，LCCと診断した．後日の遺伝子解析にて，SNORD118遺伝子変異を認め，LCCと確定した[6]．

・遺伝子確定済み例の画像診断

SNORD118遺伝子変異を伴ったIwamaらの7例例中2例に，白質に高信号をT2強調像にて認め，石灰化が大脳白質にあるが，囊胞を認めていない[6]．1例は高信号も非常に弱い．他の1例は，図1に示す自験例である．なお，論文[6]には記載がないが，microangiopathyを示唆する所見として，造影効果があることが画像上は大変重要であると本稿の著者は考えている．

2. 成人例

・自験例

38歳の症例である（図2）．小児例と比べて，小さな石灰化を多数認め，造影効果も多数あり，石灰化とは無関係の位置にある．上記のCachiaらの症例と類似しており，本症と考えている．

鑑別診断

石灰化を伴う遺伝性白質脳症の鑑別は本章p.936「22. COL4A遺伝子変異関連疾患」内の表「石灰化を伴う遺伝性白質脳症」を参照．

1. 小児例

・Aicardi-Goutières症候群

斑点状の石灰化が両側性にあり，基底核，ときに視床，前頭葉と頭頂葉深部白質に斑点状の石灰化がある．大脳と脳幹には萎縮があり，大脳深部白質には低吸収域を認める．大脳深部白質は異常で，びまん性，融合性，左右対称性の病変があり，皮質下白質も侵す．髄鞘化も遅延し，正常の髄鞘化を認めない例もある．脳は全例萎縮し，前頭葉・側頭葉に強い萎縮を認める例もある．大脳白質のvolume lossは特徴的であり，脳幹，小脳，基底核，脳梁はしばしば萎縮性である[8]．

・band-like calcification with simplified gyration and polymicrogyria

CTが6例について施行されている[8]．全例で皮質に左右対称性の石灰化があり，前頭葉あ

図1 leukoencephalopathy with calcifications and cysts

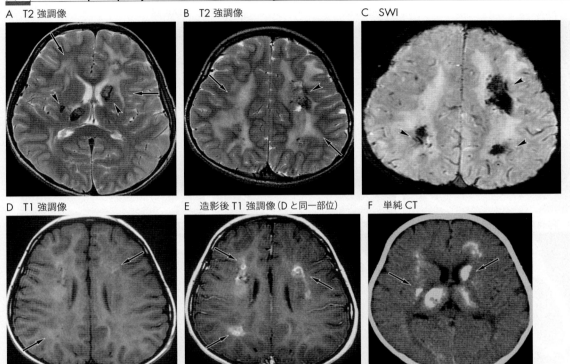

9歳,男子.12日前に,自転車に乗っているときに,右手がうまく動かせず転倒した.他院にてCTを撮り,異常と言われ来院した.反復拮抗運動(diadochokinesis)にて,右手が拙劣であり,右上肢が運動の際に分離が不完全である.爪先歩行時に右上肢に緊張が亢進し,不随意運動を認める.右肩関節が伸展位になり,dystonic postureを示す.右上肢の痙性麻痺と診断された.知的活動は正常.

A,B:T2強調像:左外包,側脳室周囲白質,深部白質に高信号を認める(→).基底核,視床,大脳深部白質内に低信号があり(▶),石灰化が疑われる.高信号および低信号は左右非対称性である.
C:SWI:深部白質内に強い低信号があり(▶),石灰化を疑う.
D:T1強調像:白質内に高信号を示す部位がある(→).
E:造影後T1強調像(Dと同一部位):白質内に明瞭な造影効果を認める(→).
F:単純CT:両側視床,基底核,大脳白質内に多数の石灰化を認める(→).非対称性である.
補足:多数の石灰化,白質内に高信号をT2強調像にて認め,深部白質に優位であり,造影効果がある.さらに,脳萎縮がなく,知的退行がないことなどより,LCCと考えた.なお,明らかな囊胞を認めていない.SNORD118変異を認めた.

るいは前頭頭頂葉にある.全例リボン状を示し,4例は網状も示した.視床に左右対称性の石灰化を全例に認める.4例は橋にもあったが,小脳には石灰化を認めない.

4例にMRIが施行されている.全例,萎縮性/低形成の大脳であり,脳回形成が単純な形を示す.経過を追えた1例に進行性萎縮が認められた.小脳/脳幹の萎縮が3例にあり,脳梁は全例で非常に小さい.高度に大脳白質が小さく,T2強調像では高信号を示し,髄鞘化の異常が全例にある.

石灰化はT2強調像では低信号,T1強調像では高信号を示し,脳回は全例に異常で,未発達なパターンを示す.多小脳回を示す部位もある.以上の変化は対称性で,前頭頭頂葉優位である.2例に施行されたが,造影効果を認めない.

・*COL4A*変異関連疾患(本章22 p.933を参照)
・石灰化をともなう硬膜動静脈瘻(dural arteriovenous fistula:DAVF)

Metokiらは3例の皮質静脈への逆流があるDAVFを報告し,石灰化を伴っていた.1例は20か月,女児で,全身痙攣にて入院し,CTにて,

図2 leukoencephalopathy with calcifications and cysts（成人例）の疑い

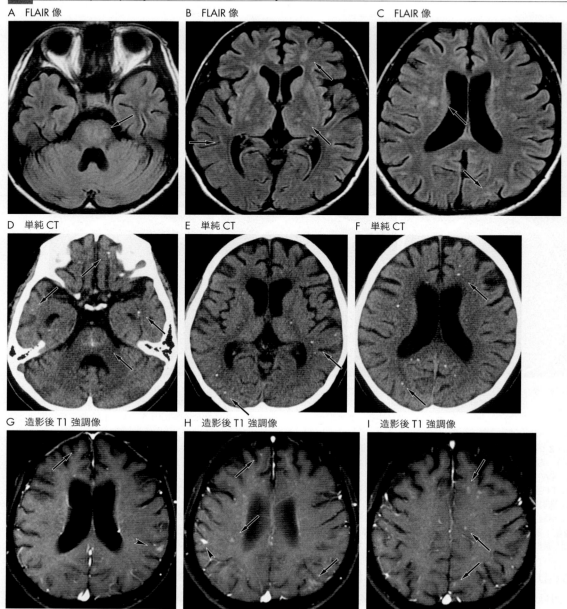

38歳，女性．旅行先のハワイにて，不安や被害妄想があり，その翌日に意識障害，痙攣発作があり，現地の病院に入院した．自己免疫性脳炎と考えられ，気管挿管管理下にて，ステロイドパルス，血漿交換，抗てんかん薬による治療が行われた．2週間ほどで退院したが，不安，幻覚妄想状態があり，引き続き他院に入院した．他院入院当時のMRIでは異常所見を認めていない（非掲載）．脳波異常や痙攣もなかった．他院時のMMSEは26/30であった．その後，両下肢に痙性麻痺がときに悪化することがあり，約2年後にMRIが撮像された（A〜C）．

A〜C：FLAIR像：年齢に比して脳溝/脳室拡大があり，脳萎縮がある．橋，視床，側脳室周囲白質，皮質下白質に斑状，点状の高信号を多数認める（→）．
その後，異常な言動，妄想被害，希死念慮などがあった．さらに，1年後にCTにて異常を認めた（D〜F）．造影後T1強調像（G〜I）が撮像された．
D〜F：単純CT：脳萎縮がさらに進行した．橋底部，大脳皮質下，側脳室周囲，内方，深部白質に微小な石灰化を多数認めた（→）．
G〜I：造影後T1強調像：石灰化の位置とは無関係に，皮質あるいは深部白質内に多数の点状の造影効果を認めた（→）．皮質下白質の造影効果の中には少し大きめの造影効果もあった（▶）．知的退行が進行し，歩行もその翌年には不能となった．過去

びまん性の大脳萎縮と微細な石灰化を基底核と，両側性に，脳溝深部近くの皮質白質境界部に認めた．石灰化は曲線状で右優位にあった．約1年後，再び，痙攣発作が起こり，CTにて，より強い大脳萎縮と，濃い石灰化を同一部位に認めている．他の2人は77歳と68歳であり，それぞれ，側頭葉の皮質白質境界，右半球全体の皮質白質境界に石灰化を認めた[9]．

また，5か月，男児で，発達の遅れにて来院した例がある[10]．CTにて強い大脳萎縮があり，側脳室拡大がある．深部白質から側脳室周囲，両側歯状核付近に石灰化を認めた．上記のMetokiらの報告とは違い，萎縮が強く，石灰化がより深部に認められる．さらに，両側の横静脈洞が拡張していた[10]．

2. 成人例

TREX1遺伝子変異による retinal vasculopathy with cerebral leukodystrophy（RVCL）（cerebroretinal vasculopathy）ともよぶ．

Vodopivecらの報告例は44歳，男性であり，視野障害，ときおりの意識不鮮明，失行，2点同時刺激に対して消去が起こり，軽度の左筋力低下を来した．既往に，網膜血管症，原因不明の慢性腎疾患が6年前よりある．高血圧があり，2年前より高血圧性心筋症がある[11]．

FLAIR像にて，右半球白質を中心に浮腫性病変があり，側脳室を大きく圧排している．内部に小さな病変が2か所あり，そこのみに拡散制限があり，その他の病変はADC値が上昇している．脳梁膨大部を介して，左側脳室周囲にも病変が広がっている．左小脳半球にも小さな高信号を認める．CTでは両側前頭葉に小さな石灰化が複数ある．なお，2年前のCTでは異常がなく，5か月前のCTでは石灰化と，右上前頭回に低吸収域を認め，浮腫と考えられた．

鑑別診断にはBehçet病が考えられたが，腎障害が合わない．Behçet病の腎障害は初発ではなく，初期症状が出てから経過中に出現する．生検を行い，血管症の所見であり，血管炎ではない．retinal vasculopathy with cerebral leukodystrophyと考え，TREX1遺伝子変異により確定した．常染色体優性遺伝である．高濃度のdexaethasoneにより浮腫は減少し，mass effectはなくなった．脳梁を侵している例は記載がなく，小脳病変も少ない[11]．

網膜血管症の存在，小さな石灰化，白質脳症はCRMCCと類似している．しかし，白質病変には大きなmass effectが存在している．なお，造影効果に関しては記載がない．

Dhamijaらの報告例は44歳，女性で網膜血管症の既往がある[12]．頭痛と左片麻痺にて来院し，右前頭葉白質から，脳梁にかけて広範な高信号をFLAIR像にて認め，側脳室にmass effectがある．右前角周囲に厚いリング状の造影効果があり，高信号の中心近くであった．神経膠腫の診断の基に生検を行ったが，壊死であり，腫瘍はなかった．家族歴に白質脳症が多発し，TREX1遺伝子変異を認め，常染色体優性遺伝のRVCLと診断された[12]．白質病変には腫瘍のような大きなmass effectがある．CTでの石灰化に関する記載はなく，画像からは診断ができない．網膜血管症の既往のある白質病変では本症を考える．

・齋藤らの報告

30〜50代に網膜症で発症し，頭痛や気分障害，Raynaud現象を呈することもある．その後，

図2（続き）

に，自己免疫性脳炎，橋本脳症，甲状腺機能亢進症，全身性エリテマトーデス（SLE）などが鑑別疾患に挙がったが，いずれも後日の診察にて，否定的である．

補足：38歳にて，精神症状と痙攣で発症し，知的退行と歩行障害が進行し，歩行不能となった．画像では，発症約3年目のCTにて多数の微小石灰化，点状の造影効果を認め，脳萎縮が進行した．この画像所見と経過はCachiaらのCRMCC成人型の剖検例（上記）と酷似しており，この症例も同様と考えている．

多数の微小石灰化と造影効果の組み合わせの際には常に，血管炎あるいは血管症を考慮すべきと考える（本章 p.823「1. 原発性中枢神経系血管炎」図2参照）．

腎障害や，皮質下梗塞を繰り返す．偽腫瘍とよばれる深部白質の造影効果を伴う腫瘤性病変と，その周囲の浮腫，石灰化が特徴である．

　組織学的には偽腫瘍病変は血管障害による凝固・フィブリノイド壊死を経て，囊胞性壊死に陥る．その近傍に約50％の症例で石灰化巣が観察される．血管外膜は線維化・拡大し，血管周囲空も拡大する[13]．

参考文献

1) Linnankivi T, Valanne L, Paetau A, et al: Cerebroretinal microangiopathy with calcifications and cysts. Neurology 67: 1437-1443, 2006.
2) Wang Y, Cheng G, Dong C, et al: Adult-onset leukoencephalopathy, brain calcifications and cysts: a case report. J Med Case Rep 7: 151, 2013.
3) Dhandapani R, Radon M, Biswas S, et al: Labrune syndrome. Classic case. AJNR Am J Neuroradiol: 2015.
4) Cachia D, Smith T, Paydarfar D, et al: A Case of Early-Onset Rapidly Progressive Dementia. JAMA Neurol 71: 1445-1449, 2014.
5) Jenkinson EM, et al: Corrigendum: Mutations in SNORD118 cause the cerebral microangiopathy leukoencephalopathy with calcifications and cysts. Nat Genet 49: 317, 2017.
6) Iwama K, et al: Identification of novel SNORD118 mutations in seven patients with leukoencephalopathy with brain calcifications and cysts. Clin Genet 92: 180-187, 2017.
7) Livingston JH, et al: Leukoencephalopathy with calcifications and cysts: a purely neurological disorder distinct from coats plus. Neuropediatrics 45: 175-182, 2014.
8) Livingston JH, Stivaros S, van der Knaap MS, et al: Recognizable phenotypes associated with intracranial calcification. Dev Med Child Neurol 55: 46-57, 2013.
9) Metoki T, Mugikura S, Higano S, et al: Subcortical calcification on CT in dural arteriovenous fistula with cortical venous reflux. AJNR Am J Neuroradiol 27: 1076-1078, 2006.
10) 鈴木賢一：硬膜動静脈瘻．第75回日本医学放射線学会総会　イメージ・インタープリテーション・セッション，2016年4月，横浜．
11) Vodopivec I, Oakley DH, Perugino CA, et al: A 44-year-old man with eye, kidney, and brain dysfunction. Ann Neurol 79: 507-519, 2016.
12) Dhamija R, Schiff D, Lopes MB, et al: Evolution of brain lesions in a patient with TREX1 cerebroretinal vasculopathy. Neurology 85: 1633-1634, 2015.
13) 齋藤理恵・他：神経病理update 遺伝性脳小血管病の神経病理．神経内科 88: 516-523, 2018.

追加情報

腫瘤形成性多発性硬化症に類似した *TREX1* 遺伝子変異によるRVCL

　Raynowskaらが2例の兄弟例を報告している．1例は58歳，2例目は61歳，本症では比較的遅い発症である．父親も同症であった．兄弟の画像は側脳室周囲白質にT2強調像にて高信号があり，mass effectを有し，CTにて微小な石灰化がある．大きな病変にはリング状，中等度の病変には結節状の造影効果を認めた．両者共に，眼疾患と肝臓病を伴っていた．tumefactive MSの鑑別に本症が入り，石灰化が重要である[14]．一方，小牧らの症例は40歳，女性で，側脳室周囲白質病変が小さく，mass effectがない．石灰化は大きく，わずかな造影効果を認め，腎疾患を伴っていた[15]．なお，診断基準を含めて，Stamらの論文が参考になる[16]．

14) Raynowska J, et al: Retinal vasculopathy with cerebral leukoencephalopathy (RVCL): A rare mimic of tumefactive MS. Neurology 91: e1423-e1428, 2018.
15) 小牧遼平・他：大脳石灰化病変を契機に診断に至った *TREX1* 遺伝子変異に伴うretinal vasculopathy with cerebral leukoencephalopathyの1例．臨床神経 58: 111-117, 2018.
16) Stam, et al: Retinal vasculopathy with cerebral leukoencephalopathy and systemic manifestations. Brain 139: 2909-2922, 2016.

21 脳静脈性血管奇形 (Cerebral developmental venous anomalies)

臨床

1. 全体像

developmental venous anomalies (DVA) は venous angioma, cerebral venous malformation, cerebral venous medullary malformations の同意語として使用されており，ここでは DVA を使用する．

DVA は純粋に静脈系の範疇に入り，正常な軟膜/上衣下の静脈の欠損のために，破格 (anomolous) の静脈系として存在し，胎児期に形成される．十分な脳実質の導出静脈として機能しているために，大多数は先天性脳実質の異常を伴っていない．

DVA は多数の静脈性分枝が集合して集合静脈 (collecting vein) となる．その形態が caput medusae (メズサの頭) を示す．集合静脈は脳実質内を貫通して，脳表面系あるいは深部静脈へと繋がる．

病理組織学的には集合静脈には硝子化を認め，部分的ではあるが，線維性肥厚を伴い，弾性板が欠如し，平滑筋は乏しい．

DVA の集合静脈の狭窄はよく認められる．特に，静脈洞を貫く部位に多く，それ故に，表面静脈へと流れる DVA により多い．この狭窄は静脈性高血圧を呈する．

他のしばしば認められる異常は集合静脈の近位部の拡張であり，27.3% にあるとされる．静脈のうっ滞，流出路の閉塞が，集合静脈壁の限局性肥厚によって起こっていると推測される．

DVA は天幕上に多く，前頭葉優位である[1]．

2. 合併する血管奇形

①海綿状血管奇形 (cavernous malformation：CM)

DVA は 13〜40% において CM を合併している．この CM は典型的には caput medusae に位置している．DVA には臨床症状を呈さない微小出血が起こる (後述 p.928 の画像所見内，1 の微小出血参照)．これが繰り返され，CM の発生を促すとされる．DVA に伴う CM の出血リスクは，通常の CM より少し高い．

②sinus pericranii (SP) (頭蓋骨膜洞)

DVA はときに，SP に流出することがある．頭蓋内静脈系と，板間導出静脈 (diploic emissary veins) を介して交通を持つ頭蓋外の異常な導出経路であり，帽状腱膜下と頭皮静脈系に繋がる拡大した静脈性袋 (pouch) である．DVA は SP の 15 例中 8 例に認められているので，SP を閉じる際には十分に合併する DVA の導出経路に当たっていないかを検索する必要がある．

③頭頸部の表面静脈性血管奇形

DVA が上記に合併している率は 20% になるとされる．

④眼窩およびその周囲のリンパ性，リンパ静脈性血管奇形

33 例の内，60.6% に DVA を合併していたとされる．頭蓋内の血管奇形，CM (6.1%)，硬膜動静脈瘻 (12.1%)，軟膜動静脈奇形 (3%)，SP (3%) を合併する．

⑤神経皮膚症候群

blue-rubber-bleb 症候群を合併することがある[1]．

3. DVA 血栓症

DVA の流出静脈に血栓症が生じることがあり，Amuluru らの報告によれば，28 人の患者で，29 例に認められている．その内，静脈性梗塞が 16 例 (55%)，脳実質内出血が 8 例 (28%)，静脈性うっ滞が 3 例 (10%)，くも膜下出血が 2 例 (7%) にあった．8 例のみが天幕下である[2]．別の報告によると，31 例の DVA 血栓症の平均年齢は 27.9 歳 (2 日〜62 歳) である．症状は痙攣や頭痛が多い[3]．大多数は危険因子の報告がないが，凝固亢進状態 (V 因子異常，喫煙，経口避妊薬の使用) の例もある[3]．

表1 ● 静脈性血管奇形の画像所見

CT	T1/T2	造影後T1強調像	SWI/SWAN
拡張した実質内/側脳室周囲の高吸収域を示す静脈	低信号と位相シフトによるartifactをDVAの大きな静脈に認める	異常静脈の造影効果は様々	合併することがある海綿状血管腫の描出

画像所見

1. 一般像（表1）

・CT

DVAの集合静脈は皮質に比べて，等～軽度の高吸収域を示す．一方，強い高吸収域を示す際には急性の血栓を呈したと考えられる．CTではその他に，合併した出血，実質内の石灰化，導出静脈の支配領域の白質病変を認める．集合静脈およびcaput medusaeは造影後CTにて造影効果を認める[1]．

・血管造影（digital subtraction angiography：DSA）

DSAは解像度が最もよく，DVAの血管動態の観察には最も優れている．静脈相において，正常静脈と同時期にDVAは描出される．DVAの流出遅延がときに認められる．この流出遅延は，明らかな集合静脈の狭窄がない例にも認められることがある[1]．

・MRI

T2強調像およびT1強調像ではflow voidsとして，あるいは位相シフトアーチファクトとしてDVAの集合静脈あるいはcaput medusaeを形成する大きな静脈分枝が認められる．造影後T1強調像では，造影効果を認める．3次元造影後gradient echo法にてDVAの形態がよく分かり，集合静脈の狭窄も認められることがある．合併するCMの描出にはgradient echo法あるいはSWI（SWAN）が優れている[1]．

・脳実質内の異常

CM以外のDVAの灌流領域に起こる異常は84例中65%にあるとされる．限局性の脳萎縮が最も多く，約1/3（29.7%）にあり，白質病変はMRIにて28.3%にあり，石灰化はCTにて，9.6%に存在する．白質病変はDVAの大きさには無関係である[1]．

脳萎縮は皮質性，皮質下性，あるいは皮質/皮質下性のいずれもある．

白質病変はDVAの灌流領域の境界部を示し，病変は不変で，造影効果を認めず，拡散制限やmass effectを示さず，leukoaraiosisに類似した所見を示す[1]（図1，2）．無症状のことが多いが，Dillonらの例は右半卵円中心に石灰化を伴うDVAがあり，ゆっくり進行する左片麻痺を呈した[4]．

白質病変の病理所見は浮腫，脱髄，乏突起細胞の消失，グリオーシスなどがある．

・石灰化

天幕上の白質，小脳白質，基底核，尾状核に認められている．脳実質内あるいは血管壁に存在する[1]．

Dehkharghaniらは一側の尾状核と被殻に石灰化を示した6例（30～79歳，平均53歳，男性3例）を報告している[5]．石灰化は内方前脚を避けており，特徴的な所見である．基底核に由来する症状はなく，全例，造影後MRIにてDVAが描出されている．一側の基底核に石灰を示す疾患の鑑別である．

・微小出血

TakasugiらはDVA周囲の脳実質内に低信号をT2強調像にて示す点状の構造があり，造影されず，SWIでも低信号を示すので，微小出血あるいは海綿状血管腫の合併と考えられるとしている．特に，周囲にT2強調像にて高信号を伴う例に多く，62.3%の症例に認められるとした[6]．この微小出血はDVAの発生に関与している可能性がある．

2. DVA血栓症

まとまったDVA血栓症の画像所見に関する報告がないので，詳しく画像所見が記載されている症例報告を載せる．

図1 脳静脈性血管奇形（白質病変）

A　T2強調像（1.5T）　　B　T2*強調像（1.5T）　　C　T2強調像（3T）

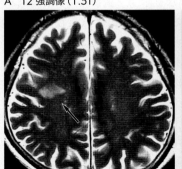 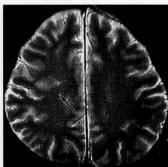 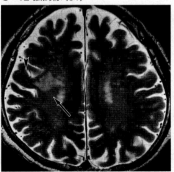

D　T2*強調像（3T）

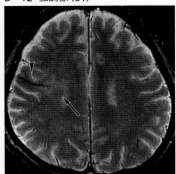

76歳，男性．物忘れを心配して受診し，MRIを施行した（A，B）．
A：T2強調像（1.5T）：右放線冠に高信号を認め（→），mass effect がなく，小梗塞の疑いとなった．周囲に異常な静脈を認めない．
B：T2*強調像（1.5T）：右放線冠に高信号を認め（→），異常な静脈を認めない．
約5年後，物忘れがより強くなったとして受診し，MRIの再検となった．
C：T2強調像（3T）：右放線冠病変には大きさの変化はないが（→），低信号を示す太い静脈があり（▶），静脈性血管奇形による大脳白質病変と考えた．
D：T2*強調像（3T）：白質病変（→）には皮質に向かう太い静脈があり（▶），静脈性血管奇形によると考えた．
補足：静脈などの低信号を示す病変に対する，1.5Tと3Tによる描出能力の差を明瞭に示した例であった．高信号について考えられる病理所見に関しては本文参照．

図2 脳静脈性血管奇形（白質病変）

A　T2強調像　　B　T2*強調像　　C　SWAN

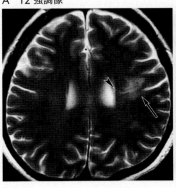 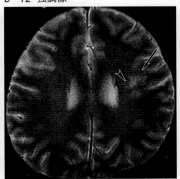 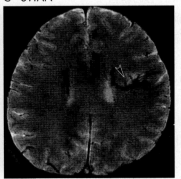

53歳，女性．1か月前より目の前がきらきらするような感じを受けた．
A：T2強調像：左大脳白質に高信号を認める（→），左側脳室に向かう線状の高信号を認める（▶）．
B：T2*強調像：白質に高信号があり，その内部に線状の低信号があり，側脳室に向かっている（▶）．
C：SWAN：線状の低信号が静脈性血管奇形であることが明瞭である（▶）．
補足：T2*強調像は当院ではルーチン検査に入っているシークエンスである．その段階でも診断は可能である．しかし，この画像を撮像した放射線科技師が自分の判断で，SWANを付け加えた症例である．そのおかげで，読影に際し，明確な診断ができた．放射線科医師と，技師が画像を作っていく作業において，知識を共有していくことが重要である．T2*強調像とSWANでの低信号に対する描出能力の差がよく出ている症例である．

・Walsh らの報告

1例目は38歳，男性であり，意識障害と流涎状態で見つかる．右顔面神経麻痺，舌の感覚低下，軽い構音障害を認めた．急性期に撮像されたCTにて，DVAに血栓症が起こり，前角外方から皮質に向かう線状の血管様構造が高吸収域として認められた．この血管様構造はT2強調像/FLAIR像では低信号を示し，T1強調像では軽い高信号を示した．造影後には血管様構造には造影効果はないが，周囲に多数の異常血管を認め，DVAと診断された．さらに，後日の造影後T1強調像では血管構造そのものが造影されている．なお，くも膜下出血とは方向を変えることで容易に鑑別できるとしている[7]．

2例目は52歳，男性であり，3日間の眼痛と続く翌日に失調，嘔気，嘔吐を呈した．CTにて，点状の高吸収域があり，微小出血である．矢状断像での再構成画像では，線状の血管構造が高吸収域として認められ，T1強調矢状断像では血管構造が高信号を示した．造影後には周囲に異常血管を認め，DVAと診断された．3時間後に皮質下の大出血を呈した[7]．

・Konan らの報告

31歳，男性．中脳に海綿状血管腫があり，両側小脳にDVAがある患者が，強い頭痛と嘔吐，失調，右顔面神経麻痺，意識障害が悪化し，挿管された．

CTにて線状（結節状）の2本の高吸収域が第四脳室付近にあり，水頭症を呈した．血管造影ではDVAがあり，その集合静脈内部に凝血と考えられる造影不良部位を認めている．右小脳半球にはT2強調像にて高信号を認め，小脳梗塞である．その中には点状，線状の低信号があり，DVAが疑われる．T1強調矢状断像では小脳虫部上部の表面に線状の高信号があり，血栓と考えられる[8]．

・Field らの報告

34歳，女性．頭痛により来院．左同名半盲を来した．右頭頂側頭葉に脳内出血を示し，さらに，その後方にも小さな血腫を認めた．血管造影では異常な静脈を認めていない．T1強調像では小さな血腫は高信号を示す．造影後T1強調冠状断像にて，2つの血腫の間には拡張した静脈を示唆する造影効果を認め，さらに，右小脳天幕にも造影効果があり，正常より厚くなっている．後者の造影効果は側副路を示す可能性がある．1か月後の造影後T1強調冠状断像にて，後方の小さな血腫を示した病変には周辺部に造影効果を認め，中心部は等～低信号で，凝血を示す．周辺部の造影効果は血栓を伴ったDVAの静脈瘤を示すとされる．

2か月後の造影後T1強調冠状断像にて，錐体状の均一な造影効果を天幕に接した部位に認め，DVAにおける静脈瘤であることが明瞭になった．同時期の造影後T1強調像横断像で線状の造影効果があり，DVAと考えられる．3か月後の血管造影では，完全に再開通したDVAを認める．導出静脈には静脈瘤があり，天幕の静脈叢に流出している[9]．

・図3の症例

脳静脈血栓症を示唆するFLAIR像での高信号があり，拡散制限がなく，その内部に点状の低信号があり，その点状の低信号に造影効果を認めるので，DVAと考えられる（図3）．

◆ 3. 非典型例 Arterialized DVA

・Ruíz らの報告（主に血管造影）

血管造影動脈相，後期から中期にかけて，DVAが描出されることがあり，おおきな天幕上のDVAに多い．認知された呼び名はないが，ここではArterialized DVAを使用する．DSAがこの型のDVAの描出には必要である．3型に分類される．

1型：動脈相中期から後期にかけて，caput medusaeの濃染像を認め，静脈相早期にDVAを認め，描出時間が長く，遅延がある[1)10]．しかし，動脈系に栄養動脈あるいは動静脈奇形（AVM）のnidusを認めない．この型のDVAでは出血を呈した症例はない[1]．この濃染像は，拡張した静脈系による通過時間延長によるとする説[1]と，静脈性うっ滞がAVシャントを引き起こす

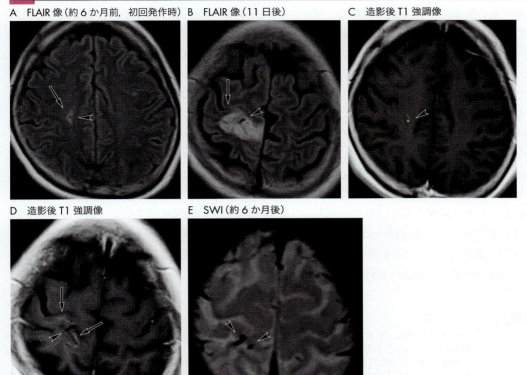

図3 脳静脈血栓症（静脈性血管奇形の異常静脈由来）

A　FLAIR像（約6か月前，初回発作時）　B　FLAIR像（11日後）　C　造影後T1強調像
D　造影後T1強調像　E　SWI（約6か月後）

59歳，女性．約6か月前より痙攣発作が出現し，現在までの間に，3度の発作があり，他院に入退院を繰り返していた．脳波では右大脳半球優位の棘波を認める．コントロール不良のため入院となった．
A：FLAIR像（約6か月前，初回発作時）：右半卵円中心に高信号を認め（→），その中心に点状の低信号を認める（▶）．なお，右中心後回にも同様な所見をFLAIR像にて認めた．点状の低信号はT1強調像でも低信号を示した（共に，非掲載）．
B：FLAIR像（11日後）：右中心後回の病変が拡大している（→）．内部に線状の低信号を認める（▶）．なお，拡散強調像では拡散制限はない（非掲載）．
C：造影後T1強調像：Aにて認められる点状の低信号に造影効果を認める（▶）．周囲にも線状の造影効果を認める．DVAを示唆する所見である．
D：造影後T1強調像：右中心後回に線状の造影効果を認め（→），DVAと考える．Bでの低信号には造影効果を認めない（▶）．
E：SWI（約6か月後）：右中心後回には線状の低信号があり，DVAを示す（▶）．同部位ではFLAIR像での高信号は非常に小さくなっている（非掲載）．
（自治医大病院の症例，木村有喜男先生のご厚意による）
補足：DVAがあり，主として，右中心後回に脳静脈血栓症が起こり，痙攣発作を発症したと考えられる．

とする説[4]がある．

2型：拡張した栄養動脈を持ち，AVM nidusを血管造影にて認めるDVAである．15例を集めた報告では，8例が出血を呈し，1例は痙攣を呈した[11]．Imらは3例に病理学的検討を加え，硝子化，弾性板を血管が有し，正常組織の中に，この血管奇形が認められたので，これらの病態はAVMに他ならず，"venous-predominant parenchymal AVM"と呼ぶべきとした．

3型：DVAが血管造影にてAVMの導出静脈となっている型である．

・Roccagliataらの報告（主に血管造影）[12]

血管造影にて，動脈相にて毛細血管による濃染像を認め，その後にDVAが認められた7例で，11個のDVAについて述べている．拡張した毛細血管はcaput medusae様となり集合静脈と

なり，脳表あるいは深部の静脈へと流れている．軽度の狭窄が集合静脈に3例に認められた．マイクロカテーテルを使用した3例の血管造影ではAVシャントを全例に認めていない．他の4例もAVシャントを認めず，濃染像はDVAの中心部に均一に存在した．7例中3例に出血があり，全例有症状であった．造影後T1強調像では，DVA以外の脳実質内に造影効果を認めている．Ruízらの分類に関しては記載がない．

・SWIによる動静脈シャント（AVS）の描出

SWIでは流速の早い，酸素に富んだ動脈血は高信号を示す．一方，流速が遅く，脱酸素化した静脈血は低信号を示す．Jagadeesanらの論文では，60例の患者に80個の脳血管奇形（vascular malformations of the brain：BVM）があった．その内，29個のBVMに血管造影にてAVSがあった．その内訳は，14例の未治療の脳動静脈奇型（AVM），治療をした10例のAVM，5例の硬膜動静脈奇形であり，DVAは含まれていない．SWIではBVMの少なくとも一つの導出静脈内に高信号を認めた例をAVSがあるとすると，血管造影と対比して，SWIでは93%の感度を示し，98%の特異度であるとした[13]．

・SWIでのArterialized DVA

DVAがあり，造影後T1強調像ではcaput medusae様の造影効果を認めるが，SWANではその部位が低信号ではなく，高信号を示すことより，AVSのあるArterialized DVAを疑い，4D CT血管造影にて確定した例を横田は報告した[14]．

参考文献

1) Ruíz DS, Yilmaz H, Gailloud P: Cerebral developmental venous anomalies: current concepts. Ann Neurol 66: 271-283, 2009.
2) Amuluru K, Al-Mufti F, Hannaford S, et al: Symptomatic Infratentorial Thrombosed Developmental Venous Anomaly: Case Report and Review of the Literature. Interv Neurol 4: 130-137, 2016.
3) Patel VJ, Lall RR, Desai S, et al: Spontaneous Thrombosis and Subsequent Recanalization of a Developmental Venous Anomaly. Cureus 7: e334, 2015.
4) Dillon WP: Cryptic vascular malformations: controversies in terminology, diagnosis, pathophysiology, and treatment. AJNR Am J Neuroradiol 18: 1839-1846, 1997.
5) Dehkharghani S, Dillon WP, Bryant SO, et al: Unilateral calcification of the caudate and putamen: association with underlying developmental venous anomaly. AJNR Am J Neuroradiol 31: 1848-1852, 2010.
6) Takasugi M, Fujii S, Shinohara Y, et al: Parenchymal hypointense foci associated with developmental venous anomalies: evaluation by phase-sensitive MR Imaging at 3T. AJNR Am J Neuroradiol 34: 1940-1944, 2013.
7) Walsh M, Parmar H, Mukherji SK, et al: Developmental venous anomaly with symptomatic thrombosis of the draining vein. J Neurosurg 109: 1119-1122, 2008.
8) Konan AV, Raymond J, Bourgouin P, et al: Cerebellar infarct caused by spontaneous thrombosis of a developmental venous anomaly of the posterior fossa. AJNR Am J Neuroradiol 20: 256-258, 1999.
9) Field LR, Russell EJ: Spontaneous hemorrhage from a cerebral venous malformation related to thrombosis of the central draining vein: demonstration with angiography and serial MR. AJNR Am J Neuroradiol 16: 1885-1888, 1995.
10) Ruíz SD, Gailloud P: Cerebral developmental venous anomalies. Childs Nerv Syst 26: 1395-1406, 2010.
11) Im SH, Han MH, Kwon BJ, et al: Venous-predominant parenchymal arteriovenous malformation: a rare subtype with a venous drainage pattern mimicking developmental venous anomaly. J Neurosurg 108: 1142-1147, 2008.
12) Occatagliata L, van den Berg R, Soderman M, Boulin A, Condette-Auliac S, Rodesch G: Developmental venous anomalies with capillary stain: a subgroup of symptomatic DVAs. Neuroradiology 54: 475-480, 2012.
13) Jagadeesan BD, Delgado Almandoz JE, et al: Accuracy of susceptibility-weighted imaging for the detection of arteriovenous shunting in vascular malformations of the brain. Stroke 42: 87-92, 2011.
14) 横田 元: medullary venous malformations with an arterial component. Neuroradiology Club Film Conference. 府中. 2014年1月.

22 COL4A1 関連疾患 (COL4A1 related disorders)

臨床

　脳小血管病の内で，一つの遺伝子変異によって乗じる疾患である．COL4A1 遺伝子は，type IV collagen alpha 1 鎖に関連し，type IV collagen は血管を含む基底膜の必須要素である[1]．この遺伝子変異によって，常染色体優性遺伝性孔脳症や乳児片麻痺を呈することは知られている[2]．最近になり，この遺伝子変異によって，成人の小血管病を起こすことが判明して来た[2]．

　Lanfranconi らの総説があり，52 例（13 家系，1 例の孤発例）について記載している[2]．脳卒中の既往は 9 例（17.3％）にあり，発症平均年齢は 36.1 歳である．3 例が虚血であり，6 例が出血である．片頭痛が 5 家系にある．18 例は乳児片麻痺があり，出生時あるいは生後 1 年以内に認められている．発達遅延は 5 例にある．てんかんが 11 例にある[2]．

　眼科検査が 21 例に施行されている．10 例に白内障があり，4 例は先天的白内障である．15 例に網膜血管の蛇行が認められている．5 例に網膜出血がある[2]．

　本例の特殊型として，hereditary angiopathy, nephropathy, aneurysms, and cramps (HANAC) 症候群があり，血管内皮の障害により，腎症（血尿，腎嚢胞，腎機能障害），脳動脈瘤，脳 MRI では白質脳症を呈し，網膜血管には蛇行を認め，筋肉では有痛性痙縮を呈し，creatine kinase (CK) 上昇を呈する[3]．

・頭蓋外の病変[4]

　本疾患を診断するヒントとなることが多い．
　眼球では上記の疾患である．
　腎では血尿，蛋白尿，軽度の腎機能障害である．
　筋では CK 上昇や筋痙攣が認められる．Tonduti らは CK 上昇が，脳石灰化とともに本症を考慮するポインターであるとした[5]．

・遺伝子スクリーニングをいつ行うべきか[4]

　下記の病態では COL4A1 遺伝子変異を調べる必要がある．
① 孔脳症または乳児片麻痺
② 脳 MRI での小血管病を示唆する所見があり，高血圧のない，若年者
③ 白内障，網膜動脈の蛇行，溶血性貧血，血尿，CK 上昇があり，脳出血，脳内石灰化を認める．

画像所見

◆ 1. 小児例

　脳血管の脆弱性に起因した脳出血，それに続く，孔脳症，裂脳症，水無脳症，水頭症が特徴である．その他に，PVL (periventricular leukomalacia) 様所見，脳実質の石灰化，皮質形成異常などがある（図 1）[4]．

・脳出血 / 孔脳症 / 裂脳症

　いずれの時期にも発生するが，周産期から乳児期が最も多い．実質内出血，上衣下出血，脳室内出血がある（図 2）[4]．小脳に出血が起こり，その後にヘモジデリン沈着を起こした例もある[6]．

　孔脳症は胎生 24 週以降，裂脳症は 24 週以前の出血あるいは梗塞後の変化と考えられており，孔脳症は本症において最もよく認知されている病態である[4,5]．

　Yoneda らの報告では，孔脳症 61 例の遺伝子検索において，10 例が COL4A1 遺伝子変異を認め，また 10 例の裂脳症では 5 例に COL4A1 遺伝子変異を認めている[6]．

　Niwa らは裂脳症の cleft を縁取るように，線状の低信号や脳静脈の蛇行を SWI にて認めている[7]．自験例にも認めた（図 1）．

・脳実質の石灰化

　Livingston らの報告では CT は 3 例に施行されている[8]．全例に側脳室周囲に点状/線状の石灰を認める（図 1，2）．さらに，点状の石灰化を前頭葉および頭頂葉の深部白質内に認める．基底核の石灰化を 2 例に，視床は 1 例に認めている．石灰化の分布より，pseudo-TORCH 症

図1 COL4A1 関連疾患

A CT（生後1日）　B CT（生後1日）　C T2強調像（6歳時）

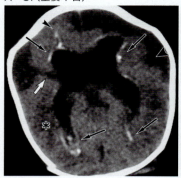
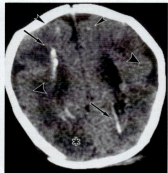
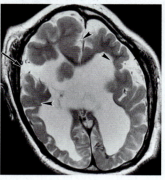

D T2*強調像

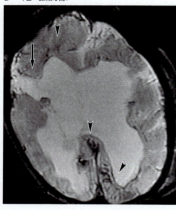

6歳，男児．39週，2,190gにて出生，Apgarは10/10であった．溶血性貧血，黄疸があり，光線療法，交換輸血を施行した．生後1日目に頭部CTを撮像した（**A**）．生後2日より痙攣が出現した．38日目にMRIを施行し，小頭症，皮質形成障害，頭蓋内石灰化があり，pseudo-TORCH症候群として経過を追った．その後，6歳時に当院にてMRIを施行した（**B**，**C**）．

A，B：CT（生後1日）：両側側脳室壁に多数の石灰化を認める（→）．両側前頭葉，脳実質内にも石灰化がある（▶）．裂脳症を認める（**A**；⇨）．脳実質内に低吸収域を認める（＊）．皮質が厚く，皮質形成障害の疑いがある（▷）．
C：T2強調像（6歳時）：裂脳症を認める（→）．cleftに接する構造は皮質である．透明中隔欠損がある．大脳皮質は厚く，皮質形成障害がある（▶）．
D：T2*強調像：裂脳症に接する皮質には異常な低信号があり，血管と考えられる（→）．両側後頭葉，右前頭葉には異常な低信号が多数あり，異常血管と考えられる（▶）．
補足：CTでは石灰化より，pseudo-TORCH症候群が考えられたが，裂脳症もあり，本症を考慮すべき所見である．
（図Dは文献4より転載）

候群の鑑別疾患の一つとされる．

　MRIも3例に施行されている．側脳室周囲石灰化はT1強調像にて高信号を示し，gradient echo法では低信号を示す．全例に脳室周囲白質軟化症（periventricular leukomalacia）を示す．同部位は側脳室に限局性の鋭角な拡大を示し，大脳白質は消失し，脳溝が側脳室近くまで接近し，白質は高信号をT2強調像/FLAIR像にて示す．孔脳症を1例に認めた[8]．

◆ 2. 成人例

・脳小血管病

　T2強調像/FLAIR像にて大脳白質の高信号が63.5％に，平均年齢30.0歳（7日～68歳）の患者に認められる．大脳白質の後方優位であるとする報告もある．

　Cerebral autosomal dominant arteriopathy with subcortical infarct and leukoencephalopathy（CADASIL）とは異なり，側頭葉前部には認められないとする報告が多い[1,2]．外包での高信号の有無に関しては報告によって異なる．

　ラクナ梗塞は13.5％，血管周囲腔の拡張は19.2％にあった．

　微小脳出血は52.9％にあり，深部白質，深部灰白質，脳幹，小脳に認められた．

・脳動脈瘤

　脳動脈瘤に関する画像検査は18例に行われ，8例（44.4％）に無症状の動脈瘤が見つかっている．頭蓋内内頸動脈に7例，中大脳動脈に2例，脳底動脈上部に1例ある．

・孔脳症

　7家系，52例中24例（46.1％）に認められる．18例（75％）は片側性であり，両側性は1例のみである．

図2 COL4A1 関連疾患

A　CT（生後13日）　　B　T1 強調像（生後28日）　　C　T1 強調像

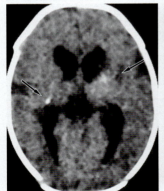
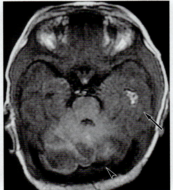
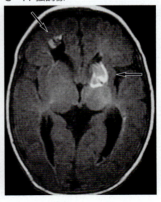

D　T2*強調像

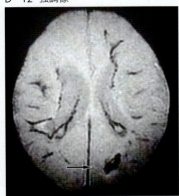

生後28日，男児．胎児発育不全があり，胎児脳内に多発性の石灰化を指摘され，TORCH 症候群が疑われた．しかし，母体のトキソプラズマおよびサイトメガロウイルス抗体は正常であった．胎児発育停止により38週＋2日に，緊急帝王切開により出生した．体重は1,810g で，アプガールは8点，黄疸のため光線療法を要した．5か月時に当院を受診した．小頭症，痙性対麻痺，白内障，血尿があり，石灰化，出血の画像所見も含めて，遺伝子解析にて上記診断された．

A：CT（生後13日）：側脳室に接して石灰化を認める（→）．左視床の吸収値が高い．
B：T1 強調像（生後28日）：左下角周囲に高信号を認め，亜急性期の出血と考えられる（→）．小脳にも出血を伴う破壊性病変を認める（▶）．T2*強調像では，陳旧性出血が同部位にはある（非掲載）．
C：T1 強調像：左線条体前部，右前角外方に亜急性期の出血を認める（→）．
D：T2*強調像：左後頭葉に陳旧性の出血がある（→）．白質に静脈が目立ち，異常と考えられる．

・石灰化

石灰化はしばしばあり，点状で，基底核に認められる[9)10)]．成人発症の白質脳症を示した例では7例中6例にあったとされる[10)]．

鑑別診断

p.936 の表「石灰化を伴う遺伝性白質脳症」を参照．

1. **CADASIL**：脳動脈瘤，乳児片麻痺，発達遅延，眼科異常，腎障害などの全身症状は CADASIL ではなく，COL4A1 では通常にある．側頭葉前部は CADASIL では90％に病変があるが，COL4A1 ではない．

2. **Cerebral autosomal dominant arteriopathy with subcortical infarct and leukoencephalopathy（CARASIL）**：腎障害，眼球障害は記載がない．孔脳症，脳動脈瘤はない．

3. **Hereditary endotheliopathy with retinopathy, nephropathy, and stroke（HERNS）**：皮質下出血，乳児片麻痺，発達遅延はない．孔脳症，微小出血はない．

4. **脳アミロイド血管症**：脳出血は大葉性であり，微小出血は皮質にある．APP 遺伝子変異を伴う CAA では後頭葉皮質に石灰化がある[9)]．

表 ● 石灰化を伴う遺伝性白質脳症[9]

疾患名	遺伝子	遺伝形式	全身徴候	石灰化の部位
血管性白質脳症				
COL4A1	COL4A1 COL4A2	常染色体優性	網膜動脈蛇行,白内障,腎障害,頭蓋内動脈瘤,筋肉の有痛性痙攣	基底核
RVCL	TREX1	常染色体優性	肝障害,腎障害,貧血,高血圧,Raynaud現象,消化管出血	白質
CAA	APP	常染色体優性	NA	後頭葉皮質
白質脳症を伴う基底核石灰化				
PFBC	SLC20A2 XPR1 PDGFB PDGFRB	常染色体優性	NA	基底核,天幕上白質 小脳,大脳皮質
PHP (1a, 1b, 1c)	GNA5	常染色体優性 親からの刷り込み 孤発性	Albright遺伝性ジストロフィー徴候(1a, 1c) 短軀,短指,丸顔,皮下石灰化,知能指数低下	基底核,白質,小脳
その他の遺伝性白質脳症				
ALSP	CSF1R+++	常染色体優性	NA	側脳室前角に接する部位 頭頂葉白質内
CRMCC	CTC1	常染色体優性	網膜異常,消化管出血,オステオペニア(骨質現象)/骨折,肝障害	びまん性
LCC	SNORD118	常染色体劣性	NA	びまん性
MD	MDDNA	MD様常染色体	筋症,難聴,糖尿病,視神経萎縮,心筋症	基底核,白質,小脳,皮質
PLOSL/ Nasu-Hakola病	TREM2 DAP12	常染色体劣性	骨嚢胞,骨折	基底核

略語:ALSP:adult-onset leukoencephalopathy with axonal spheroids and pigmented glia, CAA:cerebral amyloid angiopahty, CRMCC:cerebroretinal microangiopathy with calcification and cyst, LCC:leukoencephalopathy with calcifications and cyst, MD:mitochondrial disorders, NA:not applicable, PFBC:primary familial cerebral calcification, PHP:pseudohypoparathyroidism, PLOSL:polycystic membranous osteodysplasia with sclerosiing leukoencephalopathy, RVCL:retinal vasculopathy with cerebral leukoencephalopathy.

参考文献

1) Vahedi K, et al: Clinical and brain MRI follow-up study of a family with COL4A1 mutation. Neurology 69: 1564-1568, 2007.
2) Lanfranconi S, Markus HS: COL4A1 mutations as a monogenic cause of cerebral small vessel disease: a systematic review. Stroke 41: e513-e518, 2010.
3) Plaisier E, et al: COL4A1 mutationsand hereditary angiopathy, nephropathy, aneurysms, and musclecramps. N Engl J Med 357: 2687-2695, 2007.
4) 石井仁也・他:中枢神経系の新たな疾患カテゴリーとその画像所見 COL4A1変異関連疾患.臨床画像 33: 1425-1436, 2017.
5) Tonduti D, et al: COL4A1-related disease: raised creatine kinase and cerebral calcification as useful pointers. Neuropediatrics 43: 283-288, 2012.
6) Yoneda Y, et al: Phenotypic spectrum of COL4A1 mutations: porencephaly to schizencephaly. Ann Neurol 73: 48-57, 2013.
7) Niwa T, et al: Intracranial Hemorrhage and Tortuosity of Veins Detected on Susceptibility-weighted Imaging of a Child with a Type IV Collagen α1 Mutation and Schizencephaly. Magn Reson Med Sci 14: 223-226, 2015.
8) 5 Livingston JH, Stivaros S, van der Knaap MS, et al: Recognizable phenotypes associated with intracranial calcification. Dev Med Child Neurol 55: 46-57, 2013.
9) Ayrignac X, et al: Brain Calcifications in Adult-Onset Genetic Leukoencephalopathies: A Review. JAMA Neurol: 2017.
10) Ayrignac X, et al: Adult-onset genetic leukoencephalopathies: a MRI pattern-based approach in a comprehensive study of 154 patients. Brain 138: 284-292, 2015.

第15章

てんかん

本章ではてんかんの画像診断のうち，主として若年成人を対象とする疾患を取り上げる．なお，痙攣（重積）後のMRI異常に関してはp.768 11章1を参照していただきたい．

1 てんかんの定義・分類・見方

1 てんかんの定義および分類

◆ 1. てんかんの定義

種々の原因によってもたらされる**慢性の脳疾患**であって，**大脳ニューロンの過剰な放電**に由来する**反復性の発作**（てんかん発作）を主徴とし，それに変異に富んだ**臨床ならびに検査所見の表出**が伴う[1]．太字の4つの言葉がキーである．

◆ 2. てんかんの分類

表1に，1981年のてんかん発作型の国際分類の概略を示す[2,3]．現在でも臨床の現場で使用されている．てんかん発作が局所性に始まるものを部分発作（partial seizure，別名 焦点性 focal，局在関連性 localization-related）と呼び，発作が両側対称性で局所起始を示さないものを全般発作（generalized seizures）と呼ぶ．全般発作は原因を特定できない真性てんかんが多く，外科治療の対象になりにくい．部分発作は器質性原因が特定できるもの（症候性てんかん）の比率が高く，外科治療の対象になりうるので画像診断の重要性が高い．部分発作は意識減損のない単純部分発作（simple partial seizure）と意識減損のある複雑部分発作（complex partial seizure）に分けられる．

◆ 3. 部分発作におけるてんかん焦点の局在

部分発作は大脳辺縁系と新皮質系に大別することができる．辺縁系の部分発作は前頭葉系と側頭葉系に大別できる（表2）．辺縁系てんかんの特徴は複雑部分発作の存在，精神症状の出やすさ，比較的難治という3点である．原則的に大脳辺縁系由来の前兆はどの脳葉に由来するかという局在に関しては示唆するところが大きいが，左か右かという側性に関しては示唆するところが少ない[1]．そこに脳波とともに画像診断の重要性がある．新皮質系てんかんでは主観的前兆ないしは身体の一部に限局した痙攣により，発作焦点が予想できる．

代表的な発作徴候と焦点部位について表3にまとめる[3]．

2 MRI撮像法

◆ 1. 焦点の明確でない，てんかん患者の検査

T2強調横断像（5mm × 20枚），FLAIR冠状断像（5mm × 20枚），T1強調矢状断像（4mm × 19枚），STIR冠状断像（3mm × 15枚）を撮像する．fast STIR法ではギャップを広げるので，撮像されない領域ができる．

3Tの機種ではT2強調横断像（3mm × 30枚），FLAIR冠状断像（3mm × 30枚），T1強調矢状断像（3mm × 30枚）を撮像する．

◆ 2. 側頭葉てんかん

全脳を対象にT2強調横断像（5mm × 20枚），FLAIR冠状断像（5mm × 20枚）を撮像する．T1強調像のgradient echo法にて脳全体を撮像し，再構成にて海馬を中心に1mmの冠状断像を作成する．次に，海馬を中心に側頭葉先端部まで入れて，T2強調冠状断像（3mm × 20枚），STIR冠状断像（3mm × 15枚）を撮像する．

脳腫瘍の可能性がある時にはT1強調横断像を追加し，その後，造影後T1強調冠状断像と横断像を撮像する．

3TではT2強調横断像（3mm × 30枚），FLAIR冠状断像（3mm × 30枚），T1強調像のgradient echo法にて脳全体を撮像し，再構成にて海馬を中心に1mmの冠状断像を作成する．海馬を中心にT2強調冠状断像（3mm × 20枚），STIR冠状断像（3mm × 20枚）を追加している．

◆ 3. 前頭葉てんかん

前頭葉辺縁てんかんが疑われる際には前頭葉眼窩面を中心とした撮像をする．全脳を対象としたT2強調横断像（5mm × 20枚），前頭葉眼

表1 • てんかん発作型の国際分類[2)3)]

Ⅰ．部分発作	A．単純部分発作
	B．複雑部分発作
	C．二次性全般化発作（部分発作で始まり，二次性に脳全体に広がって全身痙攣発作に発展するもの：Jacksonian march など）
Ⅱ．全般発作	A．欠神発作（absence seizures）
	B．強直
	C．間代発作
	D．強直発作
	E．強直間代発作
	F．脱力発作
Ⅲ．分類されないてんかん発作	（不適当あるいは不十分な資料）

表2 • 辺縁系部分発作の臨床的特徴（文献1より一部改変して転載）

症候群	単純部分発作	複雑部分発作
前頭葉てんかん	漠然とした身体の違和感を訴えることが多い（頭部不快感など）	突然起こる激しい運動，意識の減損は比較的軽く，持続の短い発作が数多く出現
側頭葉てんかん	上腹部不快感，既知感，異臭，実体的意識性，フラッシュバック，未知感	凝視・動作停止→口部自動症→発作後もうろう状態の3相がある．

注：自動症：発作中に口を動かす，ボタンや衣服をいじくるなどの意味のない自動的発作を自動症と呼ぶ．

表3 • 代表的な発作徴候と焦点部位（文献3より一部改変して転載）

発作徴候	予想される焦点部位
虚空凝視，静かな自動症	側頭葉内側底辺（後頭葉，頭頂葉でも起こりうる）
上腹部不快感，気の遠くなりそうな感じ同じ景色が目に浮かぶ，恐怖感，嫌な匂い	内側側頭葉（側頭葉てんかんの前兆）
意識がぼんやりして，周囲の話していることが理解できない	側頭葉外側
高音性難聴，物が歪んで見える	側頭葉外側
夜間の激しい自動症	前頭葉眼窩面，内側帯状回周辺
向反発作	補足運動野，前頭葉内側
目をしょぼつかせながら体が捻れる	捻れと反対の後頭葉
目の前がちかちかする．真っ暗になる	後頭葉内側，第一次視覚領
急に眼球のみが一側に偏位	前頭葉，ローランド野直前の前頭眼野（目をしょぼつかせる時は後頭葉を考える）
一側上下肢または一部の痙攣	対側の運動野，その近傍
一側上下肢または一部のしびれ，痛み	対側の頭頂葉感覚野，その近傍
笑い発作（gelastic seizure）	視床下部（過誤腫），側頭葉底面，前頭葉内側面の辺縁系または近傍
幻臭（olfactory hallucination）	鉤（uncus）（本章p.969「8 神経節膠腫」の図5を参照）[4)]

窩面を中心として，T2強調冠状断像（3mm × 20枚），FLAIR冠状断像（3mm × 20枚），T1強調冠状断像（3mm × 15枚），STIR冠状断像（3mm × 15枚）である．中心前回の焦点が疑われる際にはその中心を中心前回に移す．さらに，中心溝の同定が容易なT2強調矢状断像（3mm × 20枚）を追加する．

3TではT2強調横断像（3mm × 30枚），FLAIR冠状断像（3mm × 30枚），T1強調矢状断像（3mm × 30枚）を撮像し，前頭葉を中心にT2強調冠状断像（3mm × 20枚），STIR冠状断像（3mm × 20枚）を追加している．

◆ 4. 後頭葉てんかん

全脳を対象としたT2強調横断像（5mm × 20枚），後頭葉を中心として，T2強調冠状断像（3mm × 20枚），FLAIR冠状断像（3mm × 20枚），T1強調冠状断像（3mm × 15枚），fast STIR冠状断像（3mm × 15枚）である．

3Tでは T2強調横断像（3mm×30枚），FLAIR冠状断像（3mm×30枚），T1強調矢状断像（3mm×30枚）を撮像し，前頭葉を中心にT2強調冠状断像（3mm×20枚），STIR冠状断像（3mm×20枚）を追加している．

◆ 5. 頭頂葉てんかん

全脳を対象とした T2強調横断像（5mm×20枚），頭頂葉を中心として，T2強調冠状断像（3mm×20枚），FLAIR冠状断像（3mm×20枚），T1強調冠状断像（3mm×15枚），fast STIR冠状断像（3mm×15枚）である．さらに，中心溝の同定が容易な T2強調矢状断像（3mm×20枚）を追加する．

3Tでは T2強調横断像（3mm×30枚），FLAIR冠状断像（3mm×30枚），T1強調矢状断像（3mm×30枚）を撮像し，頭頂葉を中心にT2強調冠状断像（3mm×20枚），STIR冠状断像（3mm×20枚）を追加している．

3 てんかん患者の脳MRIの全般的な見方

てんかん患者のMRIの系統的な見方として，Bronenらは以下のように見ることを勧めている[5]．

1. 海馬を見る．その大きさの左右差，信号強度異常の有無（Hippocampal size & signal）
2. その際に内耳道を見て，左右の頭の傾きがないかを確認する．傾きがある時には海馬の形態が左右で異なることもあるので，注意する（Internal auditory canal & atrium）．
3. 側脳室周囲の異所性灰白質の有無（Periventricular heterotopia）
4. 末梢の構造（Peripheral）
   脳溝の形態異常（Sulcal morphology abnormality）
   局所的な萎縮（Atrophy）
   灰白質の厚み（異常に厚い部位）（Gray matter thickening）
   脳瘤（Encephalocele）
5. 明瞭な病変（Obvious lesion）

それぞれの頭文字を取り，Hippo SAGE と覚えよ，としている．

上記の記憶法を著者の立場から解釈すると，てんかん患者の MRI ではまず，海馬に注目し，海馬硬化症の有無を確認することが肝要である．海馬の大きさ自体は T1強調像がわかりやすく，信号強度異常は FLAIR像，T2強調像が有用である．側頭葉先端部の皮質白質境界を見るには STIR法が有効である．海馬にはもともと左右差もあるので，その点も考慮する．

次に側脳室周囲を見て，異所性灰白質を診断する．そして，脳の中心部のみではなく，脳全体を見ることが重要である．脳溝の形態異常から皮質形成障害や皮質由来の腫瘍を診断する．脳の局所的な萎縮からは過去の外傷あるいは古い炎症性病変の有無を調べる．灰白質が厚い部位には皮質形成障害の可能性がある．脳の隅にある脳瘤を見逃さないようにする．最後に，目に付きやすい病変をゆっくり検討する．なお，Bronenらは記載していないが，頭蓋骨，さらにその外側にも注目する必要がある．例えば，Parry-Romberg症候群（本章 p.979「9. Parry-Romberg症候群」）では，脳内病変と同側の皮下組織，筋肉，骨の萎縮などの異常が診断に重要である．また，側頭葉てんかんでは，側頭脳瘤が原因となることもあり，中頭蓋窩の底部，内側にて，蝶形骨洞に入っている硬膜あるいは脳瘤がないのかを確認する必要がある（本章 6，側頭脳瘤参照）．

てんかん患者の MRI ではひとつの異常を見つけて安心するのではなく，焦点となりうる局所性病変が複数あること（dual pathology）もあるので，他の病変にも気をつけることが重要である．

参考文献

1) 兼本浩祐：てんかん学ハンドブック（第2版）．医学書院, p.3-4, p.104, 2006.
2) Bancaud J, Henriksen O, Rubio-Donnadieu F, et al: Proposal for revised clinical and electro-encephalographic classification of epileptic seizures. From the Commission on Classification and Terminology of the International League Against Epilepsy. Epilepsia 22: 489-501, 1981.
3) 清水弘之：てんかんの発作症候と外科的治療．柳下 章, 新井信隆（編）；難治性てんかんの画像と病理．秀潤社, p.25-39, 2007.
4) Ronthal M, et al: Case records of the Massachusetts General Hospital. Case 15-2016. A 32-Year-Old Man with Olfactory Hallucinations and Paresthesias. N Engl J Med 374: 1966-1975, 2016.
5) Bronen RA, Fulbright RK, Kim JH, et al: A systematic approach for interpreting MR images of the seizure patient. AJR Am J Roentgenol 169: 241-247, 1997.

2 ● 側頭葉てんかん

臨床

複雑部分発作を起こす代表的なてんかんである．比較的難治で，手術の対象となることも多い．自験例ではその原因として最も多いのは海馬硬化症であり，次には神経節膠腫などの腫瘍である．側頭葉てんかんでは，MRIにて異常が示され，その異常部位がてんかん源であることが脳波にて確認されれば，外科的予後は良好なことが多い．正確な画像診断をすることが求められる．

側頭葉てんかんの原因として，最近では扁桃体の異常が注目されている（本章 p.998「14. 扁桃体病変」参照）．その他にも，側頭葉てんかんの原因として，側頭葉外側病変や，側頭葉外に出た脳瘤（本章 p.959「6. 側頭脳瘤」参照）もあり，側頭葉全体，さらに，側頭葉近傍の脳実質外にも注意する必要がある．また，現在の発作が側頭葉てんかんとしても，側頭葉以外に隠れている病変を認めることもあるので，画像を全部見ることが必要である（本章 13. p.997「視床下部過誤腫」図3参照）．

◆ 1. 側頭葉てんかんにおける側頭葉先端部白質病変

画像所見

・自験例での検討

側頭葉てんかん患者のMRIにて，側頭葉先

図1│側頭葉てんかん

A 単純CT

B T2強調冠状断像

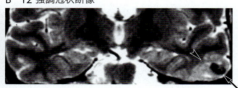

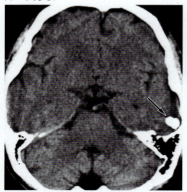

C T2強調冠状断像

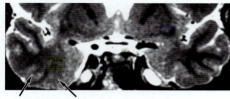

D T2強調冠状断像

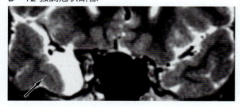

20代，男性．10代後半より，運動停止，自動症などの発作が出現．近時の記憶障害がある．現在の発作は複雑部分発作．

A：単純CT：左下側頭回に石灰化がある（→）．
B：T2強調冠状断像：石灰化は低信号を示し（→），その周囲に不均一な高信号（▶）を認め，軽いmass effectがある．造影効果はなく（非掲載），長い経過，側頭葉てんかんの臨床症状を合わせると，神経節膠腫と考えられる．
C：T2強調冠状断像：右側頭葉先端部の皮質白質境界に不鮮明を認め，白質の信号強度の上昇，白質量の減少を認める（→）．この所見はいくつかのスライスにて認められ，有意である．右側頭葉てんかんが考えられる像である．
D：T2強調冠状断像：右側頭葉先端部には皮質白質境界の不鮮明，白質の信号強度の上昇を認める（→）．
補足：頭皮脳波では右優位ではあるが，両側性の側頭葉に異常脳波を認めている．深部電極を挿入しての脳波では確認された現在の発作である複雑部分発作は8回のすべてにおいて，右内側であった．ゆえに，側頭葉てんかんは右側が原因と考えられた．しかし，左側からの異常脳波もあった（手術中の皮質脳波でも同様の所見）．以上より，左腫瘍の摘出と右側頭葉切除術を施行した．左腫瘍は神経節膠腫であった．この症例は，腫瘍がある側に必ずしもてんかん源があるとは限らないことを示している．画像を読む際に，側頭葉てんかんでは常に側頭葉先端部に注意し，皮質白質境界の不鮮明がどちら側にあるかを注目する必要がある．
（A～Cは文献1より転載）

図2 側頭葉てんかん

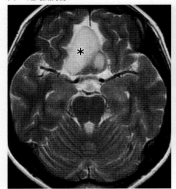

A T2強調像

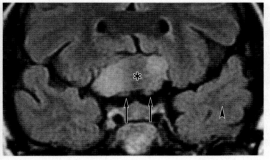

B FLAIR冠状断像

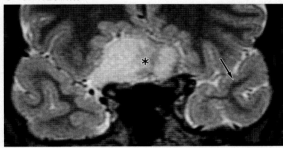

C STIR冠状断像

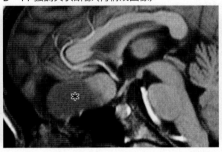

D T1強調矢状断像（再構成画像）

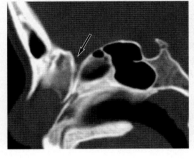

E CT矢状断像（再構成画像）

10代後半，女性．生後3か月にて顔面腫瘤を手術し，ectopic dysplastic brain tissueとのことであった．10代中頃よりてんかん発症．現在の発作はにやっと笑うような感じとなり，意識減損，口部自動症を伴い，尿失禁を認める．側頭葉てんかんであり，脳波にて左側頭葉に焦点を認めた．左海馬の萎縮がないので，海馬多切術，側頭葉極離断術を施行．

A：T2強調像：前頭蓋底，脳実質外に境界明瞭な腫瘤があり，不均一な信号強度で，大部分は高信号を示す（*）．
B：FLAIR冠状断像：視神経上部に腫瘤があり（*），不均一な高信号を示す（→）．左側頭葉の白質量が少ない（▶）．他のスライスにて海馬には著変を認めない．
C：STIR冠状断像：腫瘤は高信号を示す（*）．左側頭葉は白質量が少なく，白質の信号強度上昇を認め（→），先端部病変陽性である．左側頭葉てんかんを示す所見であった．
D：T1強調矢状断像（再構成画像）：前頭蓋底，脳実質外の腫瘤を認め（*），信号強度が不均一で前部がより低い．
E：CT矢状断像（再構成画像）：前頭蓋底に骨欠損があり（→），顔面の腫瘤があった部位と連続している．他院での顔面腫瘤の手術よりectopic dysplastic brain tissueと診断されており，前頭蓋底にある組織も同様なectopic dysplastic brain tissueと考えている．今回の側頭葉てんかんとは無関係と考えられる．
補足：前頭蓋底のobvious lesionも重要であるが，側頭葉てんかんでは，海馬と側頭葉先端部白質の異常に常に注意が必要である．

端部に白質量の減少，白質の信号強度の上昇を認めることがある（図1〜3，7）[1〜3]．この所見はSTIR冠状断像が最も明瞭なことが多いが，T2強調像あるいはFLAIR像が役立つこともある．白質面積の減少と白質の信号強度の上昇を3スライス以上に認めた症例を先端部病変陽性とすると，自験例の連続した側頭葉てんかん手術112例のうち54例（48％）の症例の側頭葉先端部にこの病変を認めた．この54例の術前および術中脳波による焦点側を検討すると，全例

図3 海馬硬化症

A　STIR 冠状断像　　　　　　　　　　　　　B　STIR 冠状断像

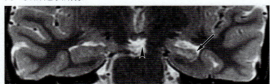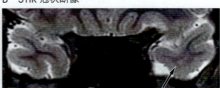

12歳，女子．2歳時に熱性痙攣の既往がある．4歳より，意識減損を認め，7歳でてんかんと診断された．現在の発作は口部自動症を認め，意識減損がある．
A：STIR 冠状断像：左海馬は小さく，高信号を認め，海馬硬化症の所見である（→）．左乳頭体の萎縮を認める（▶）．
B：STIR 冠状断像：左側頭葉先端部白質は信号強度が上昇し，白質が不鮮明である（→）．側頭葉先端部病変が陽性である．
補足：病理所見は高度の海馬硬化症であった．

図4 海馬硬化症

A　STIR 冠状断像　　　　　　　　　　　　　B　FLAIR 冠状断像

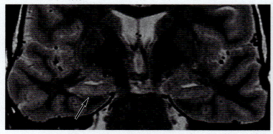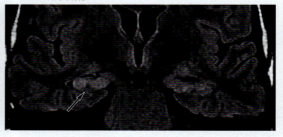

C　T1 強調冠状断像

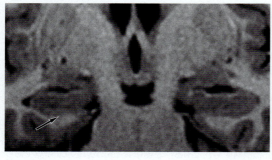

29歳，男性．高校生の時に頭を回旋させるような発作があった．大学生時に大発作があった．現在は，一点を見つめ，意識減損し，うんうんとばかり言って会話が成り立たない発作がある．
A：STIR 冠状断像：右海馬は左に比べて明らかに高信号を示す（→）．
B：FLAIR 冠状断像：右海馬は高信号を示す（→）．
C：T1 強調冠状断像：海馬の大きさに明瞭な左右差を認めない．右海馬は軽い低信号を示す（→）．
補足：海馬の大きさにはほとんど異常を認めないが，明らかに右海馬には高信号を認め，右海馬硬化症の所見である．病理ではCA1の神経細胞が完全に脱落し，灰白質組織が著しく減じている．線維性グリオーシスも高度である．高度の海馬硬化症と診断された．

において先端部病変のある側と一致した[2]．

さらに，47例では先端部病変の他に，MRIにて局所性病変が認められた．その内の2例では局所性病変と反対側に焦点があり，その焦点側は先端部病変と一致した（図1）．4例ではMRIの局所性病変は脈絡裂内の囊胞のように，てんかん原性が不明であったが，全例において先端部病変と同側に焦点があった．3例ではMRIにて局所性病変が認められず，先端部病変のみであったが，いずれも焦点側と一致した．

病理所見別に見ると，病理にて海馬硬化症と診断された42例中28例（67％）に先端部病変があり（図3，4），脳腫瘍36例中13例（36％）に先端部病変を認めた．

・Garbelli らの報告

海馬硬化症を有する側頭葉てんかん患者32例について検討している．18例は側頭葉先端部病変をMRIにて有し，14例は有していない．手術にて，切除した側頭葉先端部を7TでのMRIにて検討すると，T2強調像にて，同部位の皮質白質境界は鮮明であるが，白質内が不均一な信号強度を示し，髄鞘染色での不均一で髄

表1 ● 海馬硬化症の画像所見のまとめ

一側海馬の萎縮	
一側海馬のT2強調像あるいはFLAIR像での高信号	
同側側頭葉の萎縮	海馬傍回の皮質白質境界の不鮮明
	浅髄板の皮質白質境界の不鮮明
	海馬指の脳室面への凹凸の消失
	海馬傍回あるいは扁桃体のT2強調像あるいはFLAIR像での高信号
付随所見	患側脳弓の萎縮
	患側乳頭体の萎縮
	患側視床前核のT2強調像での高信号および萎縮
	患側視床の萎縮
同側側頭葉先端部の皮質白質境界の不鮮明	

図5 | 海馬硬化症

A　T1強調冠状断像（SPGR，再構成画像）

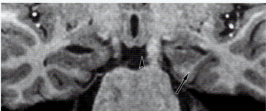

B　STIR冠状断像

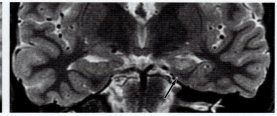

C　FLAIR冠状断像

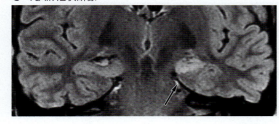

20歳，女性．生後7か月にて熱性痙攣の既往があり，抗痙攣薬を2歳まで服用した．6歳より，歩行中に急に静止し，意識減損する発作があり，再び，抗痙攣薬の服用を始めた．現在，月に2回ほどの複雑部分発作がある．前兆は胸部と胃部の不快感，既視感（déja vu）があり，次第に意識減損し，無動，立ち尽くす発作を認める．

A：T1強調冠状断像（SPGR，再構成画像）：左海馬の萎縮があり，横幅が小さい（→）．左乳頭体に萎縮を認める（▶）．
B：STIR冠状断像：左海馬に高信号を認める（→）．
C：FLAIR冠状断像：左海馬に高信号を認め（→），萎縮もある．
補足：典型的な海馬硬化症の所見である．病理では神経細胞脱落とグリオーシスのある海馬硬化症であった．

鞘化した線維の染まりと一致している．超微細構造を調べると，同部位には軸索の変性と減少を認めた．線維束の変性によってこの白質の信号強度の上昇は起こり，慢性的な変性と残存する線維の再編成によっていると考えられたとしている．てんかんがより早く起こった症例にこの先端部病変が現れやすいのは確実であるとしている[4]．重要なことは7Tでの検討では皮質白質境界は鮮明であり，決して，皮質形成異常を示す所見ではない．てんかんによる結果であり，原因ではない．

2. 海馬硬化症 [hippocampal sclerosis 側（内側頭硬化症，mesial temporal sclerosis, Ammon's horn sclerosis）]

病理所見

海馬硬化症において，最も障害されやすいのはCA（cornu ammonis）1領域の錐体細胞層であり，次いでCA3，CA4，歯状回顆粒細胞層である．症例によりさまざまな程度の神経細胞脱落，グリオーシスおよびそれに伴う錐体細胞層の非薄化を呈し，正常対照と明瞭に区別することができる[5]．

画像所見　（表1）

一側の海馬体の萎縮と，T2強調像あるいは

図6 右海馬硬化症

A　STIR 冠状断像

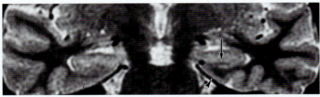

B　海馬（Kluver-Barrera 染色，冠状断像）

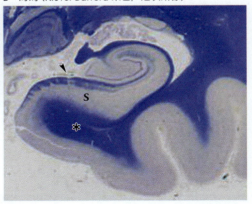

40代，女性．10代前半より全身痙攣発作が始まる．現在の発作は表現しがたい嫌な感じ，既視感を自覚した後に喪失感，不安感に襲われる．記銘力低下がここ2〜3年にある．

A：STIR 冠状断像：左海馬傍回と海馬台との間の白質（▶）は正常に認められるが，右側の同白質は不鮮明となっている．左海馬台と歯状回との間の白質（浅髄板；→）も同様に右側は不鮮明となっている．以上より，右海馬硬化症と診断できる．手術にて確認されている．なお，右海馬傍回は手術中には異常を認めず，病理でも異常を指摘されていない．

B：海馬（Kluver-Barrera 染色，冠状断像）：左海馬傍回の白質を認める（＊）．その頭側に海馬台（S）がある．さらに，その頭側に白質である浅髄板を認める（▶）．

図7 海馬硬化症

A　STIR 冠状断像

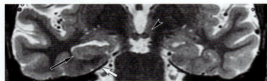

B　T1 強調冠状断像

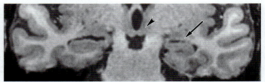

C　STIR 冠状断像

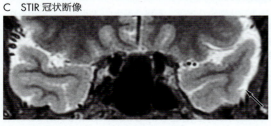

57歳，女性．17歳にて初発の複雑部分発作を有する．前兆として，上腹部の不快感があり，口部自動症と意識減損を認める．

A：STIR 冠状断像：右海馬には浅髄板と考えられる低信号が歯状回と海馬台との間にあるが（→），左海馬にはその層構造が消失している．また，右海馬傍回の白質も正常に認められるが（⇨），左ではその白質が不鮮明となっている．左海馬は横幅が小さい．左乳頭体の萎縮がある（▶）．

B：T1 強調冠状断像：左海馬は右に比べて小さい（→）．左乳頭体の萎縮を認める（▶）．
C：STIR 冠状断像：左側頭葉先端部の白質の信号強度の上昇を認め（→），先端部病変が陽性と考える．
補足：浅髄板の解剖に関しては1章 p.24「1. 大脳皮質と海馬」図6，および本ページ図6-B を参照．左海馬が軽度に小さく，内部の層構造（浅髄板による低信号）が消失し，海馬硬化症と診断した症例である．手術にて，左海馬に異常波を認め，海馬の萎縮を認めている．病理所見ではCA4 の神経細胞脱落と軽いグリオーシスを認め，軽度の海馬硬化症と診断された．なお，海馬傍回に関しては肉眼的な異常は認められていない．

FLAIR 像にて高信号を同側の海馬体の中に認めれば，海馬硬化症の診断は確定する（図3〜5，8〜11）[1]．一側の萎縮もしくは異常高信号のみでも，それが明らかな時にはほぼ間違いのない診断がつく（図4）．単一所見のみで，それが微妙な時には確定的な診断はできない．正常例においても海馬の形態に左右差のあることは多いので，それのみで萎縮としてはならない．その他に，海馬傍回の皮質白質境界の不鮮明（図8），同側側頭葉の萎縮（図8）などを認めることがある．

T2 強調像とFLAIR 像を比べると，自験例においては海馬の信号強度の異常を見るのにはFLAIR 像がより有効である．Jack らが同様の

図8 | 片側大脳萎縮，海馬硬化症およびその二次変性

A　T2強調冠状断像　　　　　　　　　　　　　B　T2強調冠状断像

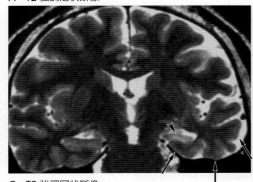
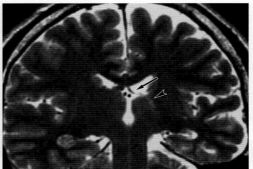

C　T2強調冠状断像　　　　　　　　　　　　　D　T2強調横断像

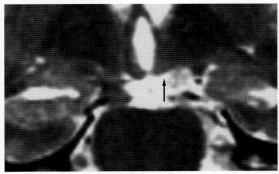
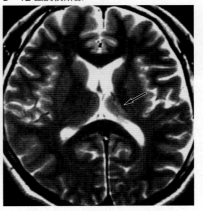

30代，女性．1歳にて麻疹に罹患，全身痙攣があり，その後右片麻痺となった．2歳以降，突然運動停止となる発作が認められる．現在の発作は喉からこみ上げるような前兆の後に，意識減損を伴い右上肢を硬直し，崩れるように倒れる発作と，突然運動停止となる発作がある．

A：T2強調冠状断像：左海馬硬化症（▶）を認める．左側頭葉および前頭葉の萎縮を認める．左片側大脳萎縮がある．左側頭葉の白質は海馬傍回と海馬との間の白質を含めて不鮮明である（→）．左側頭葉白質の信号強度上昇と白質量の減少を認める．
B：T2強調冠状断像：左脳弓の萎縮を認める（→）．左視床に淡い高信号を認める（▶）．
C：T2強調冠状断像：左乳頭体に萎縮を認める（→）．
D：T2強調横断像：左視床の萎縮と高信号を認める（→）．左半球の軽い萎縮があり，基底核も左が小さい．
補足：海馬硬化症の重要な付随所見として，Papez回路に沿った同側の脳弓と，乳頭体の萎縮が時に認められる．また，同側の視床前核にT2強調像にて高信号を認め，視床全体の萎縮を伴う．1歳にて，全身痙攣後に右片麻痺となり，おそらく左片側大脳萎縮が出現した．その際に海馬にも障害が起こり，だんだんと海馬硬化症へと進行したと推測している．

報告をしている[6]．しかし，側頭葉てんかんを来すのは海馬硬化症のみではなく，他の疾患の診断にはT2強調像が必要であり，必ず撮像する方がよい．

　解像力の良いfast STIR法を用いると，正常では海馬台と歯状回との間の白質（浅髄板）がよく見える（1章「1. 大脳皮質」p.23「4. 海馬（側頭葉内側部）の解剖」参照，および本章図6-B）が，海馬硬化症ではそれが消失する（図6-A，7）．さらに，海馬傍回と海馬台との白質が不鮮明となる（図6-A，7）．両者があれば海馬硬化症と診断できる．

　時に，海馬硬化症に伴い，海馬のみではなく海馬傍回にも高信号がT2強調像にて認められることがある（図10）．海馬傍回と海馬台の間の白質にも不鮮明が認められる（図10）．

　稀に，両側性の海馬硬化症の症例がある．左右差を比べることはできないが，T2強調像およびFLAIR像にて明らかな高信号を海馬体に認め，両側の海馬体の萎縮がある．FLAIR像での

図9 海馬硬化症＋Papez回路の変性

A　T2強調冠状断像

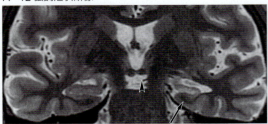

B　T2強調横断像

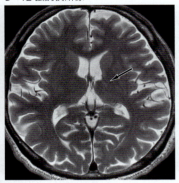

C　STIR冠状断像

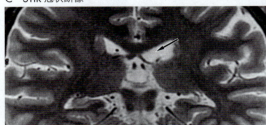

53歳，男性．29歳初発の側頭葉てんかん．胸のむかつきの後に，意識減損し，座り込む発作があり，もうろう状態となる．病理所見にて高度の海馬硬化症であった．
A：T2強調冠状断像：左海馬の萎縮と高信号を認め，左海馬硬化症を認める（→）．左乳頭体の萎縮を認める（▶）．
B：T2強調横断像：左半球には萎縮があり，左視床も小さい．左視床前核に高信号を認める（→）．
C：STIR冠状断像：左脳弓の萎縮を認める（→）．
補足：左海馬硬化症に加えて，左半球（特に前頭葉）と左視床の萎縮，左視床前核に高信号があり，左乳頭体，左脳弓の萎縮を認め，Papez回路に沿った変性を認めている．患側半球の萎縮を伴う例に，この回路の変性を認めることが多い．

高信号が帯状回などと比べてより高いことが明瞭である．

3. 海馬硬化症による付随所見

海馬硬化症に伴い，Papez回路に沿った同側の脳弓と乳頭体の萎縮が認められる（図7〜9）[7)8)]．脳弓について，コントロール群では6％に大きさの非対称があり，海馬硬化症群では手術前には39％において患側が小さかった．3％では健側が小さい．また，乳頭体はコントロール群においては左右差はなく，海馬硬化症では患側に3％（1例）のみ，小さい例が認められている．この萎縮から，海馬硬化症の焦点側を見つけるのには役に立たない．また，これらの部位に萎縮を伴う例に特徴的な臨床徴候は見つかっていない．さらに，同側の視床前核にT2強調像にて高信号を認め，視床全体に萎縮を伴うこともある（図8，9）．これらの所見はいずれも他の疾患と間違えないようにすることが重要である．

4. dual pathology

海馬硬化症に，その他の部位の局所的な病変を伴うことを（海馬硬化症における）dual pathologyと呼ぶ[9)10)]．自験例においては，後述する皮質形成障害を合併することが多い．異所性灰白質，多小脳回，脳腫瘍を海馬硬化症に合併することがある（図11）（本章 p.968「8. 神経節膠腫」図3，本章 p.957「5. 孔脳症と瘢痕回」図1も参照）．これらの症例は複雑部分発作を呈する．海馬硬化症以外の疾患に気をとられて，海馬硬化症の存在を見落としてはいけない．複雑部分発作を呈する症例には，まず，最初に海馬硬化症の有無を確認する必要がある．また，海馬硬化症を認めても，他の疾患の存在に常に注意し，海馬のみではなく，必ず，脳全体の撮像をするのがよい．なお，上述した側頭葉てんかんにおける患側側頭葉の皮質白質境界の不鮮明さは，dual pathologyには入らない．

図10 | 右海馬硬化症

A FLAIR 冠状断像

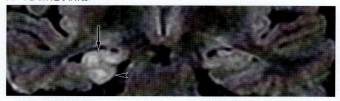

B STIR 冠状断像

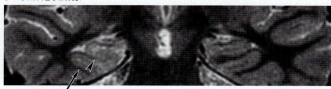

10代後半，男性．2歳にて，呼びかけに反応せず，気分が重そうな発作が出現した．2〜12歳の発作はabsenceであったが，13歳頃より発作型が変化し，自動症（突然口笛を吹く，いつも同じ音調）を伴い，首が左へゆっくりねじれ，虚空を凝視する発作型となった．意識の減損を認め，変な感じの唾が出るなどの前兆があり，側頭葉てんかんと診断されている．

A：FLAIR冠状断像：右海馬（→）および右海馬傍回（▶）に高信号を認める．右側頭葉内側部の白質が不明瞭である．
B：STIR冠状断像：右海馬と海馬傍回の境界（▶）が不鮮明であるが，保たれている．海馬傍回と紡錘状回との白質（→）も不鮮明であるが，保たれているので腫瘍ではない．大きな腫大はない．
以上より，右海馬硬化症であり，海馬傍回にまで及んだと考えられる．海馬硬化症は手術および病理にて確認されている．

図11 | 側頭葉てんかん（dual pathology）

A FLAIR 冠状断像

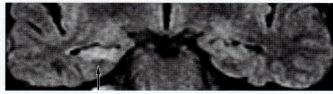

B FLAIR 冠状断像

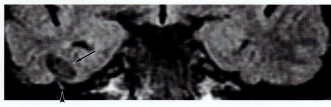

20代，男性．4歳時に熱性痙攣があった．15歳よりてんかん発作を認める．現在は忌薬し，疲れている時に，ぼーっとなり，一点を凝視し，物を落とすなどの発作がある．側頭葉てんかんと考えられる．

A：FLAIR冠状断像：右海馬硬化症を認める（→）．
B：FLAIR冠状断像：海馬より前方の側頭葉下部に低信号を示す腫瘤があり（→），腫瘍下部の右中頭蓋底に軽い骨肥厚がある（▶）．CTにて石灰化を認めた（非掲載）．髄膜腫であった．

5. 片側大脳萎縮と側頭葉てんかん

胎児期あるいは出生早期に何らかの破壊性病変により，MRIにて片側大脳萎縮と反対側の片麻痺を示していたが，その後にてんかん発作を呈する例がある．側頭葉てんかんのことが多い．23例の片側大脳萎縮のうち，11例に同側の海馬硬化症を合併していた報告もある[11]．片側大脳萎縮の症例が側頭葉てんかんを呈した時には海馬硬化症の合併が多いので，海馬に注目する（図8）．

鑑別診断

1. **痙攣重積**：両側性に海馬にT2強調像にて高信号を示すことがある．海馬が萎縮していないで腫大していることが多く，痙攣重積の臨床症状があるので，海馬硬化症との鑑別は難しくはない．痙攣重積の際に損傷を負った海馬がその後，海馬硬化症に進行することもある（11章 p.768「1. 痙攣後の脳MRI異常」参照）．

2. **海馬溝の遺残腔**：血管周囲腔であり，髄液と同様の信号強度を示す．T2強調像では高信号であるが，FLAIR像では低信号であり，海馬硬化症による信号強度とは異なり，鑑別は容易である[12]．

（側頭葉てんかんと有棘赤血球舞踏病との関係については，2章3, p.164の追加情報を参照．）

参考文献

1) 柳下 章：画像 側頭葉てんかん．柳下 章，新井信隆（編）；難治性てんかんの画像と病理．秀潤社，p.47-56, 2007.
2) Adachi Y, Yagishita A, Arai N: White matter abnormalities in the anterior temporal lobe suggest the side of the seizure foci in temporal lobe epilepsy. Neuroradiology 48: 460-464, 2006.
3) Mitchell LA, Jackson GD, Kalnins RM, et al: Anterior temporal abnormality in temporal lobe epilepsy: a quantitative MRI and histopathologic study. Neurology 52: 327-336, 1999.
4) Garbelli R, Milesi G, Medici V, et al: Blurring in patients with temporal lobe epilepsy: clinical, high-field imaging and ultrastructural study. Brain 135: 2337-2349, 2012.
5) 新井信隆：海馬硬化症．病理　側頭葉てんかん．柳下 章，新井信隆（編）；難治性てんかんの画像と病理．秀潤社, p.58-59, 2007.
6) Jack CR Jr, Rydberg CH, Krecke KN, et al: Mesial temporal sclerosis: diagnosis with fluid-attenuated inversion-recovery versus spin-echo MR imaging. Radiology 199: 367-373, 1996.
7) Kim JH, Tien RD, Felsberg GJ, et al: Clinical significance of asymmetry of the fornix and mamillary body on MR in hippocampal sclerosis. AJNR Am J Neuroradiol 16: 509-515, 1995.
8) Bronen R: MR of mesial temporal sclerosis: how much is enough? AJNR Am J Neuroradiol 19: 15-18, 1998.
9) Adachi Y, Yagishita A: Gangliogliomas: characteristic imaging findings and role in the temporal lobe epilepsy. Neuroradiology 50: 829-834, 2008.
10) Jackson GD, Briellmann RS, Kuzniecky RI: Temporal lobe epilepsy. *In* Kuzniecky RI, Jackson GD（eds）; Magnetic resonance in epilepsy: neuroimaging techniques, 2nd ed. Elsevier, Amsterdam, p.137-140, 2005.
11) Dix JE, Cail WS: Cerebral hemiatrophy: classification on the basis of MR imaging findings of mesial temporal sclerosis and childhood febrile seizures. Radiology 203: 269-274, 1997.
12) Sasaki M, Sone M, Ehara S, Tamakawa Y: Hippocampal sulcus remnant: potential cause of change in signal intensity in the hippocampus. Radiology 188: 743-746, 1993.

3 ● 異所性灰白質と多小脳回

1 異所性灰白質 (heterotopic gray matter)

臨床

側脳室周囲の胚中心から皮質への神経細胞遊走障害によって発生し，正常の神経細胞とグリア細胞が異常な部位に認められる奇形である[1]。

異所性灰白質の位置および大きさにより症状は異なる。発達障害，痙攣発作を起こす。無症状のこともある。日常臨床での用語としては単に heterotopia が使用されている。

画像所見

その部位によって3種に分かれる。①上衣下異所性灰白質 (subependymal heterotopia：SEH)，②局所性皮質下異所性灰白質 (focal subcortical heterotopia：FSH)，③帯状異所性灰白質 (band heterotopia：BH，double cortex) である。全種類ともその信号強度は正常皮質と同じであり，mass effect を認めず，石灰化も認めない[2]。

◆ 1. 上衣下異所性灰白質 (SEH)

SEH は側脳室上衣下に皮質と等信号を示す結節として認められる (図1，2)。片側性あるいは両側性の両方ともある。異所性灰白質の中では最も頻度が高い。脳室の変形を伴うことがある (図1)。両側の側脳室上衣下に隙間なく，びっしりと異所性灰白質があり，女性で，家族性に認められ，皮質の形成異常や海馬の異常がない時にはほぼ100% Filamin A (FLN-A) 遺伝子の異常が見つかる[3]。また，女性で，両側性の上衣下異所性灰白質があり，小脳虫部が小さく，大槽が大きい時にはX染色体連鎖異所性灰白質の可能性があるとされる[4]。

SEH は向かい合う皮質に多小脳回を合併することがある[5]。SEH を認めたら，向かい合う皮質を注意深く見ることが必要である (図3)。

異所性灰白質は結節状のみではなく，線状に上衣下に沿って存在することもある[4]。

◆ 2. 局所性皮質下異所性灰白質 (FSH)

FSH は皮質下に結節を認める。時に，腫瘤様に見えることもあるが，その信号強度から鑑別は容易である (図4)。また，髄液腔を取り込んだり，血管がその内部を走行するように見える

図1 | 異所性灰白質 (上衣下)

A　T2 強調像　　　B　STIR 冠状断像

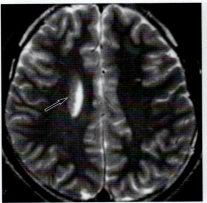
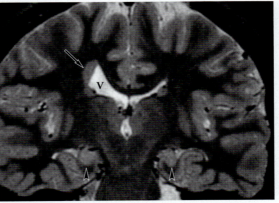

10代後半，男性．てんかん．
A：T2 強調像：右側脳室外側に皮質と等信号を示す構造を認める (→)．左側脳室はより低い位置にある．
B：STIR 冠状断像：右尾状核の上方に変形拡大した右前角 (V) があり，その外側に上衣下異所性灰白質を認める (→)．両側とも海馬は回転が不十分で，立っている (▶)．正常変異のひとつである．

こともある[2]．

◆ 3. 帯状異所性灰白質（BH）

BH は均一な皮質と同じ信号強度を示す帯状の構造が側脳室と大脳皮質との間に存在する（図5）．両者とは正常に見える白質によって境界されている．上部にある皮質はほぼ正常な厚さのことが多いが脳溝はやや浅い．異所性灰白質が中心部白質全体を占めることもあり，前頭葉あるいは大脳後部のみに存在する形もある．BHの厚さによって，症状の重症度が決まり，それが薄い時には症状も軽い[2]．

図2 異所性灰白質（上衣下）

A T2強調像　　B T1強調矢状断像

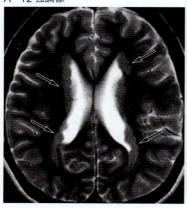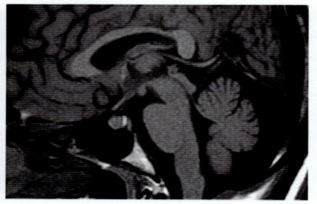

30代．女性．てんかん．
A：T2強調像：両側側脳室上衣下に前角から体部にかけて隙間なく，異所性灰白質を認める（→）．後角周囲にも異所性灰白質を認める（非掲載）．
B：T1強調矢状断像：大槽が大きい．ゆえに，X染色体連鎖異所性灰白質の可能性があるが，未確認である．

図3 異所性灰白質（上衣下）と多小脳回

A T1強調像　　B T2強調冠状断像

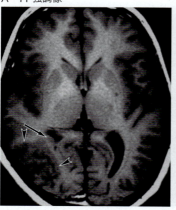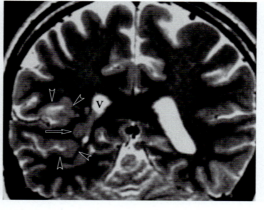

20代．男性．てんかん．
A：T1強調像：右三角部は変形しその外側に異所性灰白質を認める（→）．向かい合う側頭葉から後頭葉にかけての皮質は細かい脳溝が入り込み，多小脳回を認める（▶）．
B：T2強調冠状断像：右側脳室三角部（V）の下方に異所性灰白質を認める（→）．向かい合う皮質に多小脳回を認める（▶）．

図4 異所性灰白質（皮質下）

A　T2強調冠状断像　　　B　T1強調冠状断像

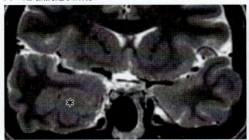 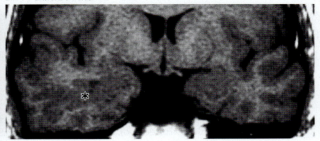

20代，男性．側頭葉てんかん．
A：T2強調冠状断像：右側頭葉皮質下に皮質と等信号を示す腫瘤があり（＊），皮質下異所性灰白質である．
B：T1強調冠状断像：同様な腫瘤があり（＊），皮質と等信号を示す．

図5 異所性灰白質（帯状）

A　STIR像　　　B　STIR冠状断像

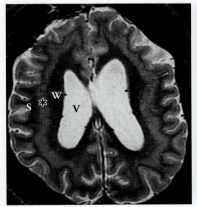 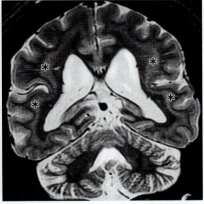

40代，女性．6歳時に非定型欠伸発作にて発症．15歳頃より転倒発作．半年前に脳梁部分離断術が施行された．
A：STIR像：内側から，拡大した側脳室（V），側脳室白質（W），帯状異所性灰白質（＊），皮質下白質（S），皮質を認める．
B：STIR冠状断像：皮質と等信号を示す帯状異所性灰白質を認める（＊）．小脳萎縮を認める．

2　多小脳回（polymicrogyria）

臨床

　神経細胞の遊走が皮質まで達した後，比較的，胎生の遅い時期に起こる皮質形成障害である[1]．
　肉眼では多数の細かい脳回よりなり，6層構造は消失している．先天性サイトメガロ感染症などではびまん性となるが，その他に局所的に前頭・頭頂葉，あるいはSylvius裂周囲に発生することもある[1]．
　痙攣発作，発達障害，一側性にて広範な時には片麻痺を呈することもある．

撮像方法

　多小脳回ではT1強調像の矢状断像が有効なことが多い．特に，スポイルドグラス法（SPGR法）にて細かいスライスで撮り，1mm以下のスライスにて再構成する方法が本法には有効である[6]．

画像所見

　Takanashiらによれば多小脳回のMRI所見は2通りある[7]．パターン1は12か月以下の小児に認められ，小さな，精細な，波打つような皮質で，その厚さは正常である．一方，パターン

2は18か月以上の患者に認められ，厚さは6〜8mmと厚く，でこぼこの皮質である（図3）．パターン1から2へ移行した例を挙げて，Takanashiらは皮質内，皮質下線維の髄鞘化によって，多小脳回はパターン1からパターン2へ形態，厚さが変化する．いずれも皮質の信号強度は正常皮質と同様である．その他に自験例では経験がないが，白質のT2強調像での信号強度の上昇を認める報告がある．拡大した血管周囲腔を見ているとする説もある[4]．

参考文献

1) Honavar M, Meldrum BS: Epilepsy. *In* Graham DI, Lantos PL (eds); Greenfield's neuropathology, 7th ed (vol.1). Arnold, London, p.905-908, 2002.
2) Blaser SI: Heterotopic gray matter. *In* Barkovich AJ, Moore KR, Grant E, et al (eds); Diagnostic imaging: pediatric neuroradiology. Amirsys, Salt Lake City, p.1-1-28〜31, 2007.
3) Parrini E, Ramazzotti A, Dobyns WB, et al: Periventricular heterotopia: phenotypic heterogeneity and correlation with Filamin A mutations. Brain 129: 1892-1906, 2006.
4) Barkovich AJ: *In* Pediatric neuroimaging, 4th ed. Lippincott Williams & Wilkins, Philadelphia, p.354, p.361-362, 2005.
5) Wieck G, Leventer RJ, Squier WM, et al: Periventricular nodular heterotopia with overlying polymicrogyria. Brain 128: 2811-2821, 2005.
6) 柳下 章：大脳皮質形成障害：画像．柳下 章，新井信隆（編）；難治性てんかんの画像と病理．秀潤社，p.63-91, 2007.
7) Takanashi J, Barkovich AJ: The changing MR imaging appearance of polymicrogyria: a consequence of myelination. AJNR Am J Neuroradiol 24: 788-793, 2003.

4 孤発性皮質結節

臨床

結節性硬化症は小児のてんかんを来す疾患のうちで重要な疾患である．時に，家族歴，皮膚症状やCTでの側脳室周囲の石灰化など，結節性硬化症の他の徴候を伴わないてんかん患者において，皮質結節のみが単独にて存在することがある．不全型結節性硬化症とも呼ばれる[1)2)]．

病理所見

皮質結節のある脳回は膨らみ，皮質白質境界は不鮮明となる．白質内にも異常な細胞が散在する．結節直下の白質は髄鞘の消失を認める．結節には石灰化を伴うことがある[3)]．

画像所見

腫瘤と奇形の2つの画像所見を認める．腫瘤を疑わせる所見として，病変のある脳回は少し膨らみ，CTでは多くの場合，異常な皮質の吸収値は高く，石灰化を認める（図1）．上記の病理所見を反映している．

奇形としての画像所見は異常な走行を示す脳溝あるいは拡大した脳溝を伴うことがある．異常な脳回と隣接する脳回の皮質白質境界の不鮮明および白質の信号強度の上昇を認めることがある．皮質下に信号強度の変化が最も強い（図1）[1)2)]．皮質直下の髄鞘の消失を反映していると考えられる．側脳室から皮質に向かう線状構造

図1 孤発性皮質結節の疑い

A STIR法
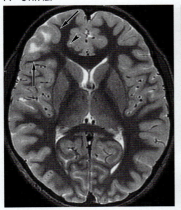

D CT
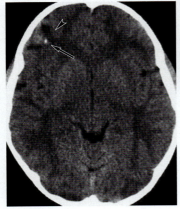

B STIR 冠状断像
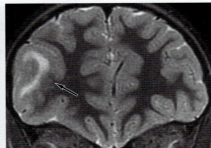

C T1強調矢状断像
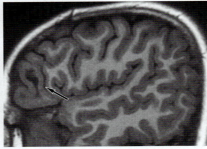

6歳，女児．約半年前に右上方への共同偏視と意識減損があった．その後も，ときどき同様な発作があり，後頸部と左下腹部に白斑を認めた．

A：STIR法：右前頭葉下部に脳回の腫大と皮質下白質に高信号を認める（→）．さらに，右前角に向かう線状の高信号があり（▶），radially orientede white matter band と考えられる．
B：STIR冠状断像：右前頭葉下部外側の脳回の腫大と皮質下の高信号を認める（→）．
C：T1強調矢状断像：上記の脳回に皮質下には強い低信号を認める（→）．
D：CT：右前頭葉下部外側の脳回は，皮質が高吸収域を示し，皮質下には低吸収域があり，小さな石灰化を認める．以上より，皮質結節が最も可能性が高いと考えた．結節性硬化症はないので，孤発性皮質結節と考えるが，白斑が2か所にあり，傍証になると考えた．なお，手術はしていないので，病理所見は取れていない．

図2 | 孤発性皮質結節の疑い

A　FLAIR 冠状断像
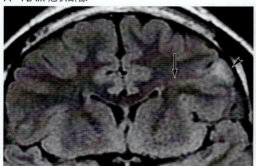

B　STIR 冠状断像
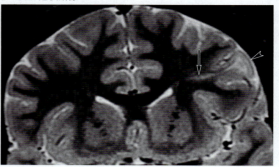

C　STIR 冠状断像
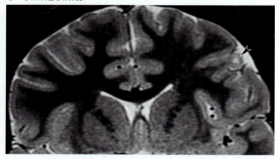

10代後半．男性．6歳からてんかんを認める．抗痙攣剤により，コントロール良好である．
A：FLAIR 冠状断像：左下前頭回に膨隆した脳回があり，高信号を示す（▶）．同部位から側脳室に向けて淡い線状の高信号があり（→），white matter band である．
B：STIR 冠状断像：同病変の皮質直下の白質に高信号を認める（▶）．白質内に線状の高信号として white matter band を認める（→）．
C：STIR 冠状断像：皮質直下の白質内に円形状の高信号を認める（▶）．
補足：手術は施行していないが，典型的な画像所見より孤発性皮質結節と考えられる．6年以上の経過を追っているが，変化はない．なお，結節性硬化症を示す他の所見はない．

(radially oriented white matter band) を認める
（図1, 2）．

参考文献

1) 柳下 章：大脳皮質形成障害：画像．柳下 章，新井信隆（編）；難治性てんかんの画像と病理．秀潤社，p.63-91, 2007.
2) Yagishita A, Arai N: Cortical tubers without other stigmata of tuberous sclerosis: imaging and pathological findings. Neuroradiology 41: 428-432, 1999.
3) Harding BN, Copp AJ: Tuberous sclerosis. *In* Love S, Louis DN, Ellison DW (eds); Greenfield's neuropathology, 8th ed. Hodder Arnold, London, p.439-443, 2008.

5 ● 孔脳症と瘢痕回

1 孔脳症（porencephalic cyst, porencephaly）

大脳半球内の側脳室あるいはくも膜下腔と連続する髄液に満たされた腔を指す．胎生期あるいは出生早期の破壊性病変の結果と考えられている．胎生期では破壊性病変に対してのグリアの反応がなく，壊死した脳は吸収される．そのために平滑な壁を有する．成熟した脳では，グリアの反応があり，腔には隔壁があったり壁が平滑ではないことが多い．家族性の孔脳症では血栓形成傾向が関係している可能性がある[1]．

画像所見

すべてのシークエンスにて髄液と等信号を示す腔があり，くも膜下腔あるいは脳室と連続する[1]．局所的な mass effect はありうるが，脳室の反対側へのシフトなどは認めない．時に，check-valve 機構が働き，腔が拡大し，接する頭蓋骨が薄くなることがある．逆に萎縮により，骨の肥厚を呈することもある．

孔脳症にてんかんを有する例において，volumetric study では海馬・扁桃体の萎縮を合併する率が 95% と高く，孔脳症と同側あるいは逆側や両側性のこともあるとされる[2]．自験例でも，複雑部分発作を示す孔脳症例において，海馬硬化症を合併した症例があった（図1）．

2 瘢痕回（ulegyria）

臨床

瘢痕回は皮質の損傷において，脳溝深部の皮質がより破壊され，脳溝頂点の皮質は残存する形態であり，周産期および新生児の脳において，低酸素虚血性疾患によって発生する[3]．主要血管の境界領域に多い．

図1 孔脳症と海馬硬化症

A T2 強調像

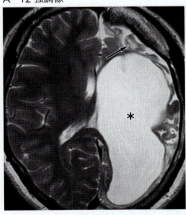

B FLAIR 冠状断像

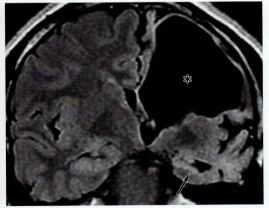

20代，女性．出生早期より右片麻痺を認めた．1歳時に熱性痙攣の既往がある．25歳頃より複雑部分発作（頭が変な感じがした後に，意識の減損，口をペチャペチャする口部自動症，発作時の記憶はない）に家族が気がつく．
A：T2 強調像：左半球の萎縮と，側脳室に連続する大きな髄液腔（＊）があり，孔脳症と考えられる．左半球の皮質は萎縮し，皮質下白質には高信号を認める（→）．胎生期に破壊性病変が起こり，その結果として，孔脳症および左片側脳萎縮を呈した．左前頭骨の肥厚がある．
B：FLAIR 冠状断像：左前角から連続する孔脳症を認める（＊）．左海馬硬化症を認める（→）．現在の複雑部分発作の原因と考えられる．左側頭葉の白質の信号強度の上昇を認める．
補足：片側大脳萎縮に海馬硬化症を発生した症例であるが，孔脳症との dual pathology とも言える．

後頭葉てんかんとして外科的手術の対象になるのは，自験例においては瘢痕回が多い．6例の瘢痕回による後頭葉てんかんを調べた報告では，全例に周産期障害を認め，4例では精神運動発達の遅延を認めている．痙攣の初発は5.8歳である[4]．25例の後頭葉てんかんの患者のうち，臨床徴候より後頭葉起源のてんかんであることが判明したのは22例ある．それらの徴候としては幻視，発作的黒内障，眼球運動感覚，早期の強制瞬目，眼瞼のはためき，視野欠損がある[5]．

画像所見

後頭葉内側部から頭頂葉にかけて，深部により強い脳溝拡大を認め，その周囲の白質にFLAIR像にて高信号を認める．両側性も，片側性もある．時に，前頭葉の動脈の境界領域にも認められることがある（図2）．

図2 瘢痕回

A T2強調像

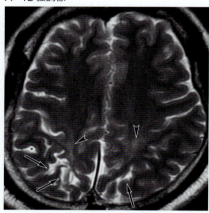

B FLAIR冠状断像

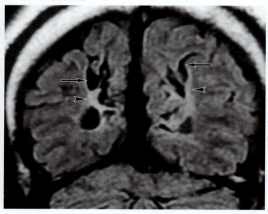

30代，男性．27週で生まれ，低出生体重児（1,800g）であった．4歳頃より痙攣発作，前兆後に後方に転倒する．二次性全般化がある．

A：T2強調像：右優位に両側頭頂間溝の拡大を認める（→）．淡い高信号を両側頭頂葉白質内に認める（▶）．
B：FLAIR冠状断像：両側深部の脳溝の拡大があり（→），その周囲の白質に高信号を認め（▶），瘢痕回の所見である．脳表に近い脳溝の拡大は目立たない．

参考文献

1) Raybaud C: Porencephalic cyst. *In* Barkovich AJ, Moore KR, Grant E, et al (eds); Diagnostic imaging: pediatric neuroradiology. Amirsys, Salt Lake City, p.1-1-192～195, 2007.
2) Ho SS, Kuzniecky RI, Gilliam F, et al: Congenital porencephaly: MR features and relationship to hippocampal sclerosis. AJNR Am J Neuroradiol 19: 135-141, 1998.
3) Kinney HC, Armstrong DD: Gray-matter lesions. *In* Graham DI, Lantos PL (eds); Greenfield's neuropathology, 7th ed (vol.1). Arnold, London, p.541, 2002.
4) Gil-Nagel A, García Morales I, Jiménez Huete A, et al: Occipital lobe epilepsy secondary to ulegyria. J Neurol 252: 1178-1185, 2005.
5) Williamson PD, Thadani VM, Darcey TM, et al: Occipital lobe epilepsy: clinical characteristics, seizure spread patterns, and results of surgery. Ann Neurol 31: 3-13, 1992.

6 側頭脳瘤 (temporal encephalocele)

　脳瘤のうち，てんかんの原因となるのは側頭脳瘤である．本章「1．てんかんの定義・分類・見方」p.940「てんかん患者の脳MRIの全般的な見方」でも述べたが，てんかんの原因として，忘れてはいけない疾患のひとつであり，特に，側頭葉てんかんのMRIの読影に際して，側頭葉内側部，側頭葉前部を注意して読影する必要がある[1]．中頭蓋窩の前下部に骨欠損があり，側頭下領域へと入り込んでいる脳瘤では単純あるいは複雑部分発作を起こす（図1）．Wilkinsらの報告によれば11例あり，若年成人（12～36歳）で，女性は8例，男性は3例である[2]．Leblancらは側頭葉てんかんを示し，中頭蓋窩前内側底部から，翼口蓋窩に飛び出した2例の脳瘤を報告している．鉤の前面が飛び出した形となり，脳瘤から扁桃核海馬にかけてのグリオーシスを認め，てんかんの原因とされている[3]．Saavalainenらは23例の側頭前下部脳瘤について報告している[4]．14例が女性で，平均年齢は43.8歳である．薬剤抵抗性のてんかん患者で，MRIを施行した例の1.9％に当たるとしている．1例を除き，全例に蝶形骨大翼を侵している．3例は側頭骨も侵し，1例は側頭骨のみを侵している．13例は1個以上の脳瘤あるいは髄膜瘤を，その他に伴っている．7例は両側性である．骨欠損部は平均10.2mm（3～48mm）の大きさである．全例に髄液と同様な信号強度の嚢胞成分を有していた．脳波のモニタリングにて14例は一側性の側頭葉てんかん，1例は両側性側頭葉てんかん，1例は前頭葉てんかんであった．7例はてんかん症候学のみにて，側頭葉てんかんと診断された．

　12例の脳瘤部位の手術標本では全例にグリオーシスがあり，5例は軽度の皮質層構造異常を認めた．側頭葉標本からは11例にグリオーシスがあり，4例は異所性灰白質を認めている[4]．

図1 側頭脳瘤

A　T2強調冠状断像

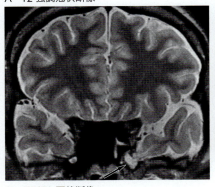

B　FIESTA冠状断像

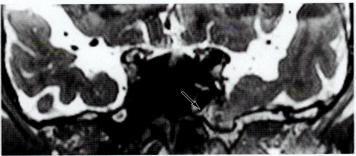

C　FIESTA冠状断像

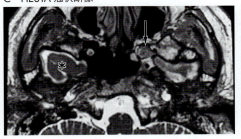

20代，男性．複雑部分発作．4年前より意識消失を伴う部分発作を認める．
A：T2強調冠状断像：左側頭葉前内側部が内下方に突出している（→）．
B：FIESTA冠状断像：脳の一部が内下方に突出している（→）．
C：FIESTA冠状断像：右側頭葉底部は正常であるが（＊），左側頭葉内側部は翼口蓋窩に突出している（→）．側頭脳瘤である．なお，この症例は手術は未施行であり，確認は取れていない．
（東京大学医学部附属病院放射線科　森墾先生のご厚意による）

側頭脳瘤の中で，前下部脳瘤は最も多い型ではないが，側頭葉内側部を侵すことが多いので，てんかんを示す側頭脳瘤は前下部に多いと考えられる[4]．

参考文献

1) Bronen RA, Fulbright RK, Kim JH, et al: A systematic approach for interpreting MR images of the seizure patient. AJR Am J Roentgenol 169: 241-247, 1997.
2) Wilkins RH, Radtke RA, Burger PC: Spontaneous temporal encephalocele. Case report. J Neurosurg 78: 492-498, 1993.
3) Leblanc R, Tampieri D, Robitaille Y, et al: Developmental anterobasal temporal encephalocele and temporal lobe epilepsy. J Neurosurg 74: 933-939, 1991.
4) Saavalainen T, Jutila L, Mervaala E, et al: Temporal anteroinferior encephalocele: An under-recognized etiology of temporal lobe epilepsy? Neurology 85: 1467-1474, 2015.

7 Rasmussen 脳炎 (Rasmussen's encephalitis：RE)

臨床と病理

1. 臨床像

　REは5～10歳に好発し，85％が10歳以下でてんかん発作にて発症する．一側大脳半球を侵し，持続性部分発作（epilepsia partialis continua：EPC），患側大脳半球の進行性萎縮とこれによる進行性神経脱落症状を特徴とし，末期には半身麻痺，半盲，失語などに至る．両側性REはきわめて稀である．てんかんの発症までは患児は正常発達を示す．てんかんは薬物に抵抗性であり，てんかん外科の適応になることが多い[1]．

2. 病理組織像

　REは基本的にはリンパ球浸潤が目立つ慢性脳炎の所見であり，病気によりさまざまな所見を呈する．4つの指標（microglial nodule，perivascular lymphocyte，subarachnoid inflammation，neuronal loss and gliosis）と罹患の長さにより関連していると考えられる4つのグループに分けている[2][3]．

- グループ1（active disease）は最も罹病期間の短い早期型であり，多数のミクログリア結節を伴う炎症所見である．
- グループ2（active and remote disease）は多数のミクログリア結節，血管周囲の円型細胞浸潤に加えて少なくとも一脳回の完全な壊死に特徴づけられる．
- グループ3（remote disease）は神経細胞脱落とグリオーシスがさらに強くなり，ミクログリア結節はほとんど認められない．
- グループ4（nospecific changes）は最終段階で円型細胞浸潤やミクログリア結節はほとんどなく，強いグリオーシスが形成された病理像である．

3. 自己免疫性疾患と考えられている

　患者血清からAMPA（alpha-amino-3-hydroxy-5-methyl-4-isoxazole-4-propionic acid）型グルタミン酸受容体（glutamate receptor：GluR）の中のGluR3に対する自己抗体が検出され，REは自己免疫的機序によって生じる脳炎であると考えられようになった[2]．

4. Bienらによる診断基準

　表1に示す[2][4]．

5. EPCを起こす疾患を表2に示す[5]〜[10]

　表2に示す．橋本脳症がときにEPCを起こし，皮質下に病変をMRIにて認める例がある[9][10]．

　Masudaらの例は33歳の女性，急性発症のEPCを右手に示した．左中心前回に結節状の病変を認めた．造影効果はなかった．ステロイドによって，症状は停止した．MRI所見も小さく

表1 ● Rasmussen脳炎の診断基準（文献2，4より一部改変して転載）

Part A	1. 臨床：限局性痙攣と片側大脳皮質機能欠損 2. 脳波：片側半球の徐波（てんかん原性活動と片側痙攣の有無は問わない） 3. MRI：片側半球の進行性皮質萎縮と少なくとも次の1つを満たす 　　　1）大脳皮質あるいは白質でのT2/FLAIR像高信号 　　　2）同側尾状核頭部の高信号あるいは萎縮
Part B	1. 臨床：持続性部分てんかんあるいは進行性の片側大脳皮質機能欠損 2. MRI：片側半球の進行性の皮質萎縮 3. 病理組織：活動性ミクログリア浸潤を伴うTリンパ球優位の脳炎（ミクログリア結節の存在が典型であるが，必ずしも必須ではない） 　　多数のマクロファージ，Bリンパ球，形質細胞，ウイルス封入体の存在はRasmussen脳炎を除外する

注：Part Aのうち，3つとも当てはまるか，Part Bのうち，2つ以上が当てはまるか，まずはPart Aを先に検討し，次にPart Bで検討する．大脳生検が行われていない時には血管炎によるものを除外するために，MRIにて造影効果がないこと，CTにて石灰化のないことを確認する必要がある．

表2 ● 持続性部分発作を起こす疾患
- Rasmussen 脳炎
- 急性ポルフィリア [5]
- 神経サルコイドーシス [6]
- 亜急性硬化性全脳炎 [7]
- 神経有鉤嚢虫症 [8]
- 橋本脳症 [9] [10]
- テオフィリン中毒 [11] [12]

表3 ● 持続性部分発作の鑑別診断 [13]

非進行性の原因
血管性（卒中，静脈洞血栓症）
代謝性（高浸透圧－高血糖非ケトン性症候群，低ナトリウム血症）
腫瘍（中枢神経系，血液性腫瘍）
感染，免疫性（HIV）
皮質形成障害
ミトコンドリア病，先天性代謝障害
周産期中枢神経系障害
原因不明
進行性の原因
Rasmussen 脳炎

なった．拡散強調像は高信号であるが，ADC値は上昇していた [9]．別の報告例は37歳，女性であり，左上下肢にEPSを起こした [10]．初回のMRIでは異常がないが，3週間後のT2強調像/FLAIR像にて，両側Rolandic regionに高信号を認めた．若い女性で，EPSを示した例では橋本脳症を考慮する．

慢性閉塞性肺疾患に使用されているテオフィリン（theophylline）による副作用として，痙攣が起こり，EPSへと進展した例が報告されている [11] [12]．その内の1例では拡散強調像にて，症状と反対側のRoland領域に高信号を認めている（詳細は7章 p.641「4-15 テオフィリン」参照） [11]．

Thibertらは EPC を起こす疾患の鑑別診断について記載しいてる（表3）．EPSを起こす疾患の多くは非進行性であり，進行性のEPSを起こす疾患がRSのみとされている [13]．

画像所見

きわめて初期には画像では異常がない [14]．その後，急性期には前頭・島回領域を中心に脳回の腫大を認め，皮質下の白質を含めてT2強調像にて高信号を示す．高信号は基底核（特に尾状核）や海馬にも認められる．さらに，尾状核の萎縮が加わる（図1）．慢性期では患側大脳半球の萎縮を示す．出血は伴わない．ADC値は軽度上昇し，造影効果は通常はない．MRSではNAA（N-acetylaspartate）の低下，コリンとミオイノシトールの増加を認める [14]〜[16]．

Barkovichはそれまで正常発達を示した1〜15歳（最も多いのは3〜6歳）の小児が進行性の単純部分発作と発作後の欠落症状を示し，画像にて異常を認めない時にはRasmussen脳炎と診断すべきとしている [14]．上記の診断基準では画像の異常がないと診断できないことになっている．

上記の診断基準では生検をしない時には，造影後のMR検査にて造影効果のないこと，CTにて石灰化を認めないことの確認を求めている．

- Thibertらの症例 [13]

7歳の男子，部分てんかんと進行性右片麻痺を呈した．MRIでは6歳の時は正常であったが，7歳，8歳と脳溝が目立つようになり，脳萎縮が左優位に進行した．FLAIR冠状断像では中心前回から中心後回にかけて，皮質および皮質下白質に高信号を認め，さらに，側脳室に向かって下内側に高信号が線状にあった．FCDに合致する所見と考えられた．さらに，MRSでもNAAがクレアチニンに対して低下し，コリンの上昇はなかった．この所見もFCDに合致すると考えられた．FCDは通常，進行性片麻痺は呈さないが，時に，Rasmussen脳炎に似た所見を示し，運動皮質を侵すと，運動障害を呈することがある．病巣部位の生検の結果，慢性炎症であり，皮質形成障害を示す所見はなかった．この症例にて重要なことは，初期のREでは，MRIにて異常が出ないことがあることと，REでも側脳室に向かう線状の高信号を示す点である [13]．この症例は6歳の時に，MRIが正常であったので，FCDとする術前診断には矛盾を感じる．

- Leiva-Salinasらの遅発発症例 [17]

15歳にて，1回限りの全身性発作があり，その後2年間痙攣がなかった．しかし，認知機能

図1 Rasmussen 脳炎

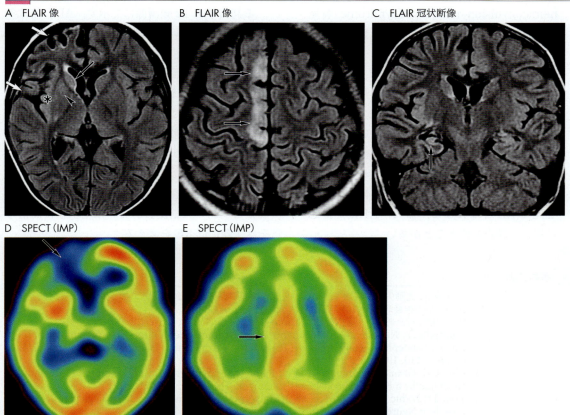

A FLAIR像　B FLAIR像　C FLAIR冠状断像
D SPECT(IMP)　E SPECT(IMP)

4歳，女児．7か月前に左上肢の痙攣，4か月前に全身発作，2か月前に重積となり，他院に入院．その後，左下肢（＞左上肢）の持続的な痙攣があり，嘔気とともに複雑部分発作が出現している．
A：FLAIR像：右前頭葉および側頭葉の萎縮を認める（⇨）．右尾状核（→），被殻（▶），島回（＊）は左に比べて高信号を示す．右尾状核には軽い萎縮がある．
B：FLAIR像：右上前頭回から中心前回皮質および皮質下白質に高信号を認める（→）．
C：FLAIR冠状断像：右海馬の萎縮と信号強度の上昇を認める（→）．その他に A と同様の所見を認める．
D，E：SPECT(IMP)：右前頭葉は血流が低下しており（D；→），MRI でも萎縮を認め，慢性的な病変を示唆している．右上前頭回から中心前回にかけては血流は保たれている（E；→）．

低下，過運動発作が出現し，最近の18か月では，進行性の認知機能低下，左下肢に限局性運動性の複雑部分発作と単純部分発作を認めた．EEGでは多巣性の異常波を認めている．

4年前の初回の MRI では異常がなく，2年後，および4年後では，右大脳半球の萎縮が進行している．右尾状核と被殻の萎縮が顕著である．PET では，右半球，特に，線条体，前頭側頭葉に hypometabolism を認めた．

鑑別診断

1. focal cortical dysplasia（特に，bottom-of-sulcus dysplasia）：片側半球萎縮がない，患側尾状核に高信号を T2 強調像にて認めない（文献11も参照．および p.989 本章 11，focal cortical dysplasia，図7 bottom-of-sulcus dysplasia 参照）．

2. HHE 症候群 [hemiconvulsion-hemiplegia (-epilepsy) syndrome：HHE or HHES]：HHE は多くの場合，既存の疾患（Sturge-Weber 症候群，脳梁欠損，結節性硬化症など）があり，その疾患の一環として起きることがある．しかし，病歴及び画像上から健康と考えられる

乳幼児に起きることがあり，idiopathic hemiconvulsion-hemiplegia syndrome（特発性 HHE）と言われる．その際には発熱が非常に重大な役目を示す．痙攣発作は一側に優位であり，数時間以上（24 時間まで）続く．MRI では拡散強調像にて高信号を示し，ADC 値の低下を認める．主として Sylvius 裂周囲と頭頂・後頭領域に高信号を示す．その後萎縮を認める．SPECT では痙攣の間は高血流であり，その後痙攣が止まると，低血流となる[18]．急性の疾患であり，慢性の経過を辿る RE とは異なる．また，HHE では急性期には腫張を伴うことが多い．

3. MELAS：急性期には頭頂後頭葉を中心とする高信号を T2 強調像にて示す．ADC 値は多くは低下しない．慢性期は萎縮するが，片側のみは少ない．
4. 慢性半球性血管炎：進行性の片側萎縮，半球に信号強度変化があるが，Rasmussen 脳炎とは異なり，造影効果を認める[4)19)]．
5. 大脳膠腫症：患側の萎縮がない．患側尾状核に高信号を認めない．限局性の痙攣がない[20]．

●…診断のコツ

進行性の難治性のてんかんを示し，片側大脳萎縮と一側の大脳皮質あるいは尾状核に高信号を示す際には RE を考える．

参考文献

1) 大浜栄作：運動失調の病理．2 症候から見た神経形態学．後藤 昇，柳下 章，大浜栄作，宮田 元；臨床のための神経形態学入門．三輪書店，p.311-312, 2008.
2) 新井信隆，村上あゆみ，河内香江：Rasmussen 脳炎．Clin Neurosci 28: 248-249, 2010.
3) Robitaille Y: Neuropathological aspects of chronic encephalitis. In Andermann F (ed); Chronic encephalitis and epilepsy: Rasmussen's syndrome. Butterworth-Heinemann, Boston, p.79-110, 1991.
4) Bien CG, Granata T, Antozzi C, et al: Pathogenesis, diagnosis and treatment of Rasmussen encephalitis: a European consensus statement. Brain 128: 454-471, 2005.
5) Tran TP, Leduc K, Savard M, et al: Acute porphyria presenting as epilepsia partialis continua. Case Rep Neurol 5: 116-124, 2013.
6) Anand G, Sin FE, Soilleux E, et al: Isolated paediatric neurosarcoidosis presenting as epilepsia partialis continua: a case report and review of literature. Eur J Paediatr Neurol 17: 429-436, 2013.
7) Kravljanac R, Jovic N, Djuric M, et al: Epilepsia partialis continua in children with fulminant subacute sclerosing panencephalitis. Neurol Sci 32: 1007-1012, 2011.
8) Yeh SJ, Wu RM: Neurocysticercosis presenting with epilepsia partialis continua: a clinicopathologic report and literature review. J Formos Med Assoc 107: 576-581, 2008.
9) Masuda H, Mori M, Ito S, et al: Steroid-Responsive Epilepsia Partialis Continua with Anti-Thyroid Antibodies: A Spectrum of Hashimoto's Encephalopathy? Case Rep Neurol 6: 166-170, 2014.
10) ydin-Özemir Z, Tüzün E, Baykan B, Akman-Demir G, Ozbey N, Gürses C, Christadoss P, Gökyiğit A: Autoimmune thyroid encephalopathy presenting with epilepsia partialis continua. Clin EEG Neurosci 37: 204-209, 2006.
11) 桑原宏哉，野口悦正，稲葉 彰・他：ビタミン B6 欠乏により遅発性に持続性部分てんかんを呈したテオフィリン関連痙攣の 81 歳女性例．臨床神経 48: 125-129, 2008.
12) Nakada T, Kwee IL, Lerner AM, et al: Theophylline-induced seizures: clinical and pathophysiologic aspects. West J Med 138: 371-374, 1983.
13) Thibert RL, Duhaime AC, Caruso PA, et al: Case records of the Massachusetts General Hospital. Case 34-2014. A 7-year-old boy with focal seizures and progressive weakness. N Engl J Med 371: 1737-1746, 2014.
14) Barkovich AJ: In Pediatric neuroimaging, 4th ed. Lippincott Williams & Wilkins, Philadelphia, p.841-842, 2005.
15) Chiapparini L, Granata T, Farina L, et al: Diagnostic imaging in 13 cases of Rasmussen's encephalitis: can early MRI suggest the diagnosis? Neuroradiology 45: 171-183, 2003.
16) Grant PE: Rasmussen encephalitis. In Barkovich AJ, Moore KR, Grant E, et al (eds); Diagnostic imaging: pediatric neuroradiology. Amirsys, Salt Lake City, p.1-1-192〜195, 2007.
17) Leiva-Salinas C, et al: Teaching NeuroImages: Radiographic progression in late-onset Rasmussen encephalitis. Neurology 87: e108, 2016.

18) Nabbout R, Vezzani A, Dulac O, et al: Acute encephalopathy with inflammation-mediated status epilepticus. Lancet Neurology Vol.10 No.1, pp.99-108, 2011.
19) Damasceno A, Frana M Jr, Queiroz LS, et al: Adult onset chronic unihemispheric vasculitis resembling Rasmussen encephalitis. Neurologist 15: 285-288, 2009.
20) Ghostine S, Raghavan R, Michelson D, et al: Gliomatosis cerebri mimicking Rasmussen encephalitis. Case report. J Neurosurg 107 (2 Suppl) : 143-146, 2007.

8 ●神経節膠腫（ganglioglioma）

臨床

神経節膠腫は成熟した，しかし，腫瘍性の神経節細胞と腫瘍性の星細胞の両者から成り立っている腫瘍で，慢性側頭葉てんかんの最も多い原因とする報告もある[1]．しかし，自験例では海馬硬化症の方がより多い．神経節膠腫は80％が30歳未満に発生し，最も多いのは10〜20代である．側頭葉（38％），頭頂葉（30％）および前頭葉（18％）に多い[1]．

撮像方法

石灰化は重要な画像所見であり，特に，側頭葉てんかんにおける石灰化は腫瘍を示唆する所見でもあるので，CTは必須である．

MRIはてんかん症候学から得られた局在に従って撮像し，造影前MRIにて腫瘍が疑われる際には造影剤の投与が必須である．高齢者の初発痙攣発作は腫瘍の可能性もあるが，造影前MRIにて腫瘍がなければ，造影剤は必要ではない．

画像所見

◆ 1. CT

境界明瞭な低吸収域を示す病変であり，浮腫やmass effectに乏しく，大脳半球の辺縁に位置する．充実性部分は等吸収，低吸収域あるいはその混在である．石灰化は約35％にあり（図1，3），造影効果は種々である．接する骨に圧排所見を認めることがある[2]．

◆ 2. MRI

充実成分のみ，あるいは囊胞を伴うことがある腫瘍である（図1〜4）．T1強調像での信号強

図1 神経節膠腫

A 単純CT
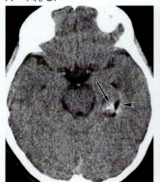

B STIR冠状断像
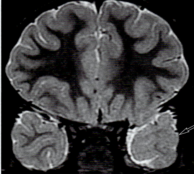

C FLAIR冠状断像
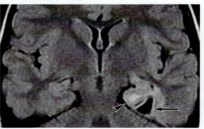

D T2強調像
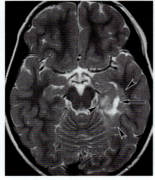

4歳，女児．1年前より焦点が合わなくなり，口をペチャペチャしたり，眼瞼をぱちぱちさせたりする発作が出現した．側頭葉てんかんはあるが，多焦点の可能性もある．
A：単純CT：左側頭葉に石灰化（→）と囊胞（▶）を認める．
B：STIR冠状断像：左側頭葉先端部白質の信号強度上昇，白質量の減少，皮質白質境界の不鮮明を認め，側頭葉先端部病変が陽性である（→）．
C：FLAIR冠状断像：左側頭葉内側部に囊胞（→）と高信号（▶）を有する腫瘤がある．左海馬には著変を認めない．
D：T2強調像：囊胞を認める（→）．左側頭葉内側部には高信号を示す腫瘤がある（▶）．造影効果を認めない（非掲載）．神経節膠腫に比較的特徴的な画像である．

図2 | 神経節膠腫

A T2強調冠状断像   B FLAIR冠状断像   C STIR冠状断像

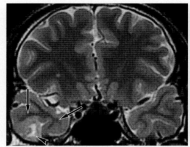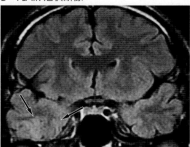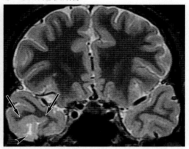

20代，男性．2年前に全身痙攣発作，現在では前兆として，後から電車が走ってくるような感じがし，その後，意識減損，数分間動作停止が起こる．側頭葉てんかんである．
A：T2強調冠状断像：右紡錘状回から下側頭回にかけて病変を認め，中心に強い高信号（▶），周辺部は弱い高信号を示す（→）．周辺の白質は保たれている．mass effectはあったとしても軽い．
B：FLAIR冠状断像：同部位に淡い高信号を認める（→）．
C：STIR冠状断像：病変の中心部には高信号を認める（▶）．周囲の白質は正常である（→）．造影効果を認めない（非掲載）．
補足：腫瘍（神経節膠腫）か，皮質形成障害（孤発性皮質結節など）と悩んだが，接する白質の信号強度が正常な点は腫瘍をより示唆する所見と考えられる．

度は種々であり，混在していることもある．T1短縮所見は石灰化を示し，特徴的所見である（図3）．T2強調像では高信号を示すことが多い．造影効果もCTと同様に種々である（図3）[2]．腫瘍の周囲に微細な皮質形成障害（microdysgenesisなど）を50％に合併することが病理では報告されているが，自験では画像にてそのような所見を描出できた例はない[3]．神経節膠腫はmass effectがなく，造影効果もないことも多いので，皮質形成障害，特に孤発性皮質結節との鑑別に悩むことも多い．周囲の白質が正常で，皮質白質境界の不鮮明を伴わない時には神経節膠腫がより可能性が高い（図2）．

3. 側頭葉神経節膠腫

自験21例の側頭葉神経節膠腫では内側部には18例，外側新皮質には3例であった．CTでは13例が皮質と等吸収域であった．側頭葉てんかんのスクリーニングに造影前CTのみでは不十分である．石灰化は7例にあり，そのうち，5例が鉤にあった．囊胞性部分を有する症例は若年例に多い．囊胞性部分を除くと，充実部分のmass effectはほとんどない[4]．

側頭葉神経節膠腫の3例は海馬硬化症を合併するdual pathologyであった（図3）．神経節膠腫を海馬近くに認め，海馬にT2強調像にて高信号がある際には3つのことが考えられる．ひとつは海馬の腫大を伴う時であり，神経節膠腫の海馬への進展の可能性が大きい．2つ目は海馬が小さい場合であり，海馬硬化症の合併，dual pathologyとなる．海馬の大きさが正常範囲では，その両者の可能性がある[3]．

神経節膠腫の再発例が自験例では1例あった．初回の画像所見は他の良性の神経節膠腫と同様であったが，最終的には播種を起こした[3]．その症例は病理学的には悪性を示す要素がなかった．Luykenらの報告では，184例の天幕上の神経節膠腫のうち5例が再発であり，そのうち3例が悪性化したと報告されている[5]．

神経節膠腫が存在しながら，てんかん源ではなかった症例が1例ある．腫瘍とは反対側の側頭葉がてんかん源であった（本章p.942「2. 側頭葉てんかん」図1参照）[6]．

・大きな石灰化を伴う

石灰化が大きく，T2強調像あるいはT1強調像にて強い低信号を示す際には海綿状血管奇形と類似した画像所見を示すので，注意が必要である（図5）．T2強調像では低信号以外に，高信号を認めることが鑑別となりうる．

図3 神経節膠腫＋海馬硬化症（dual pathology）

A 単純CT
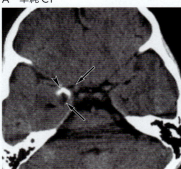

B FLAIR像
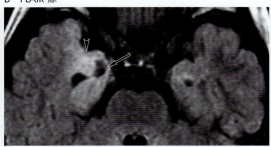

C T1強調像
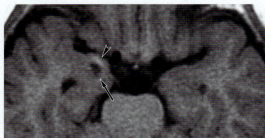

D 造影後T1強調像
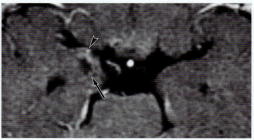

E T2強調冠状断像
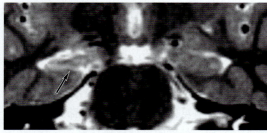

8歳，男児．生後3か月より発作．突然睨みつけるような表情をし，嘔吐するかのようなオエオエという動作をし，時に顔色が悪くなったり，左顔面がぴくついたりする．上下肢をバタバタと動かす．
A：単純CT：右鉤に石灰化（▶），その後部に嚢胞（→）を認める．
B：FLAIR像：右鉤に嚢胞（→）を認め，その外側には高信号があり（▶），腫瘍を示唆している．
C：T1強調像：右鉤に嚢胞（→）を認め，その前部には淡い高信号があり（▶），石灰化による．
D：造影後T1強調像：嚢胞（→）の前に淡い造影効果を認める（▶）．神経節膠腫を示唆する所見である．
E：T2強調冠状断像：右海馬の萎縮と高信号を認め（→），海馬硬化症の所見である．dual pathologyである．
補足：てんかんの画像診断ではひとつの所見を見つけて安心してはならない．側頭葉てんかんでは常に，海馬硬化症を見逃さない注意が必要である．

神経節膠腫と神経節細胞腫は画像からは鑑別できない．

◆ 4. 小脳神経節膠腫と片側顔面痙攣

Hanaiらは1歳9か月の幼児に片側顔面痙攣を認めた．T2強調像では高信号を示す腫瘤を中小脳脚よりの左小脳半球前部に認めている．発作時SPECTでは同部位は高血流およびFDG-PETでも糖代謝の亢進を認め，てんかん源と考えられた．手術にて腫瘍は摘出され，神経節膠腫であり，片側顔面痙攣は完全に止まった[7]．同様な報告がある[8)9)]．Hanaiらによると同様な症例で腫瘍が摘出されたのは11例あり，7例は神経節膠腫，1例が悪性度の低い星細胞腫，3例が過誤腫である[7]．

図 4 | 神経節膠腫

A　T2 強調像　　B　T1 強調像　　C　FLAIR 冠状断像

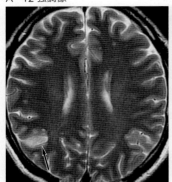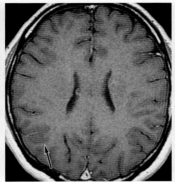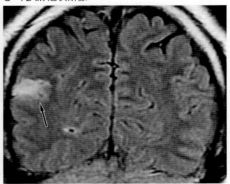

30代，男性．2週間前に，夜中に大声を上げ，頸部を後屈し両上肢を屈曲硬直させた状態でいるところを妻が気づく．救急車を呼んでいる間に意識は戻っているが，その間の記憶がない．
A：T2 強調像：右角回に皮質を中心に比較的境界明瞭な病変があり，高信号を示す（→）．周囲に浮腫を認めない．
B：T1 強調像：同病変は皮質と等信号である（→）．
C：FLAIR 冠状断像：高信号を示し（→），境界明瞭である．造影効果を認めない（非掲載）．
以上より，皮質性腫瘍，特に神経節膠腫を考え，手術および病理所見にて確認された．

図 5 | 神経節細胞腫（gangliocytoma）

A　CT　　B　CT　　C　T2 強調冠状断像

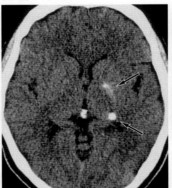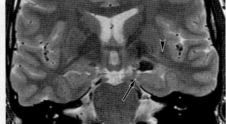

D　T1 強調冠状断像（SPGR 法）

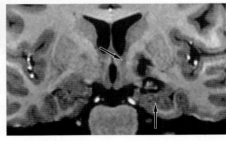

32歳，女性．15歳頃より，異臭を前兆とする部分発作がある．発作はいつも同じ台本が頭に流れ，1〜2分で消失する．意識消失はなく，痙攣発作もない．抗痙攣剤にて発作の消失がなく，手術を施行した．
A，B：CT：左側頭葉内側部から連続的に左内包後脚にかけて石灰化を認める（→）．
C：T2 強調冠状断像：扁桃体に低信号があり，石灰化によると考える（→）．その外側に高信号を認める（▶）．海綿状血管奇形では合いにくい高信号と考える．下角に mass effect はない．
D：T1 強調冠状断像（SPGR 法）：左扁桃体，その上部の内包後脚にかけて低信号があり，一部は内部に高信号を伴っている（→）．
補足：海綿状血管奇形としては石灰化の広がりが広範であり，一つの血管奇形では合わない．T2 強調冠状断像の高信号が合いにくい．神経節細胞腫であった．なお，画像からは神経節細胞腫と神経節膠腫は鑑別ができない．異臭を前兆とする発作は鉤（uncus）に焦点があるとされており[10]，本症も合致した．

図6 胚芽異形成性神経上皮腫瘍（DNT）

A　T2強調像　　　B　T1強調冠状断像　　　C　FLAIR像

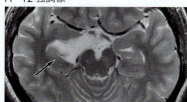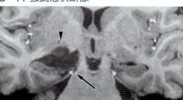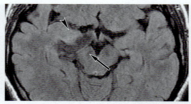

13歳，女子．半年ほどの間に，視界がぼやけ，上腕をぐるぐる回す自動症があり，意識減損がその後に起きる複雑部分発作を繰り返した．側頭葉てんかんと診断された．
A：T2強調像：右側頭葉内側に髄液と同様な高信号を認め，三角形を示す（→）．
B：T1強調冠状断像：右海馬の上部に髄液よりは軽度高信号，皮質より低信号を示す腫瘍があり（→），海馬には圧排所見を認める．腫瘍の上部には信号が軽度に高い部位がある（▶）．
C：FLAIR像：腫瘍の大部分は皮質よりも低信号を示し（→），一部に軽い高信号がある（▶）．なお，造影効果を認めない（非掲載）．CTでは髄液に近い低吸収域を示し，石灰化を認めない（非掲載）．
補足：三角形の形態，T2強調像，T1強調像にて髄液に近い信号，FLAIR像での低信号があり，その周囲に高信号と二つの成分の存在と典型的な所見を示したDNTである．FLAIR像での低信号の存在が，神経節膠腫との明瞭な鑑別点である．

●…診断のコツ

小児あるいは若年成人にて，側頭葉内側部にある皮質性腫瘍で，嚢胞，石灰化を認める際には神経節膠腫を考える．

鑑別診断

◆1. 胚芽異形成性神経上皮腫瘍（Dysembryoplastic neuroepithelial tumor : DNT）（図6～8）

◎典型例

皮質から白質に向かって進む腫瘍であり，嚢胞性である．境界明瞭で，周囲へのmass effectはないか，あっても軽度である．浮腫はない．成長がゆっくりであり，周囲の骨を変形させる．

T2強調画像では高信号，T1強調像では低信号を示し，いずれも多房性の嚢胞状であり，中隔を有することが多い．Pamarらは11例のDNTの内，9例（82％）に腫瘍周辺部に，境界明瞭な高信号を認め，リング状あるいは不完全なリング状を示したとした[11]．リング状とする形態よりも，FLAIR像では腫瘍実質が，信号強度が均一ではなく，二つの成分を有することが重要であり，それがDNTに特徴的と著者は考えている（図6）．皮質が白質に比べてより多く侵され，皮質を頂点とする三角形の形を取ることが多い．造影効果はないことが多い．Fernandeらは，小児のDNT 14例の検討にて，①中隔の存在，②三角形の分布，③造影効果の欠損の3徴候を特徴的な所見としている（図6，7）[12]．下記のように造影効果を示す例もある．

・神経節膠腫との鑑別

Ozlenらは28例のDNTと24例の神経節膠腫（GG）を比較検討した[13]．T1強調像ではDNTとGGは差がない．2例のDNTは同定できない．T2強調像ではDNTの96.4％とGGの100％が高信号を示す．1例のDNTがT2強調像にて，高信号と低信号が混在していた．FLAIR像ではDNTの22例（78.5％），GGでは全例が100％が高信号を示す．4例のDNT（14.2％）がT2強調像では高信号であったが，FLAIR像では低信号を示した．1例はT2強調像およびFLAIR像にて低信号と高信号の混在であった．DNTでは21.4％，GGでは29.1％に造影効果を認めた．稀なリング状の造影効果がDNTでは3例にあった．浮腫はGGにより強く，45.8％にあり，DNTでは14.2％であった．

Adachiらの神経節膠腫による24例のGGの報告でも，FLAIR像/T2にて高信号を23例に示し，1例のみが皮質と等信号であった[14]．FLAIR像にて低信号を示したGGはなく，低信号を示せば，GGよりDNTを考える（図6）．

・偽嚢胞（pseudocyst）

Camposらの病理と比較した37例のDNTに

図7 | 胚芽異形成性神経上皮腫瘍（DNT）

A T1強調像

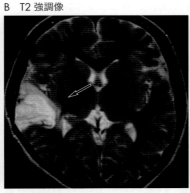

B T2強調像   C FLAIR像

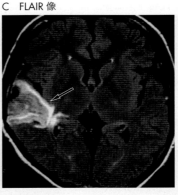

13歳，女子．3年前より，人の声に似た音声を聞くことがあった．9か月前より発作が頻繁になった．現在の発作は40秒程度の音声を自覚し，その後，意識減損，眼瞼をパチパチさせたり，唇が左の方に引っ張られるような感じとなり，四肢や体幹を小刻みにふるわせる．記憶障害はない．

A：T1強調像：左側頭葉に皮質を頂点とする三角形を示す病変があり（→），多房性の囊胞状で，髄液に近い低信号を示す．
B：T2強調像：上記病変は髄液に近い高信号であるが，一様ではない（→）．
C：FLAIR像：腫瘍は高信号を示すが，均一ではない．前部から内側部の信号強度が高い（→）．右視床後部にも高信号があり，腫瘍伸展の可能性がある．
補足：比較的典型的なDNTの画像所見である．

図8 | 胚芽異形成性神経上皮腫瘍（DNT）

A T2強調像   B T2強調像   C FLAIR像

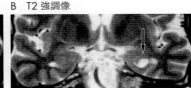

D FLAIR像   E T1強調像（Bと同一位置）

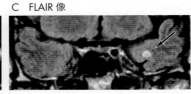

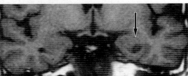

36歳，男性．4歳頃発症のてんかん．現在の発作は複雑部分発作で，側頭葉てんかんとされた．

A，B：T2強調像：左扁桃体に髄液と同様な高信号を認める（→）．大きなmass effectはない．Bがより後．▶：側副溝．
C，D：FLAIR像：病変は高信号を示すが，Dで示すように，内側の病変（⇨）は，外側の病変（→）と比べて高信号の程度が弱い．T2強調像とFLAIR像は図の位置が少しずれている．DはBに近い．▶：側副溝．
E：T1強調像（Bと同一位置）：病変は髄液に近い低信号を示す．
補足：病変が小さく，診断が難しいが，扁桃体から出た腫瘍で，T2強調像では髄液に近い高信号，T1強調像でも同様な低信号を示し，FLAIR像にて2種の信号強度を示し，mass effectが小さいことより，DNTと考え，病理所見にて確認された．

関する報告があり，37例全例に偽囊胞を認めている[15]．偽囊胞は病理学的に上皮あるいは膜の内張りがなく，粘液様の腫瘍基質の中に，傍突起膠細胞様の腫瘍細胞と，浮かんでいるような神経細胞を認め，glioneuronal elementを示している（図8）．皮質あるいは皮質下にあり，新皮質にあるときは常に他の腫瘍成分と比べて脳表にあった．

T1強調像，拡散強調像，FLAIR像では強い低信号を示し，T2強調像では強い高信号を示すのが典型例である．しかし，37例中8例（21.6%）はFLAIR像にて高信号を示した．しかし，病

図9 血管中心性膠腫（angiocentric glioma）

A　FLAIR 冠状断像　　　　B　FLAIR 冠状断像（A より前）

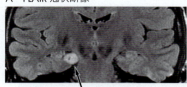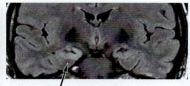

C　T1 強調冠状断像（gradient echo 法）　D　T1 強調像（spin echo 法）

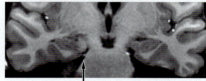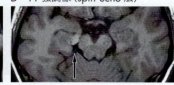

40歳，女性．3年前に初発の複雑部分発作を来した．5か月後に再度，複雑部分発作を起こし，抗痙攣薬を服用した．しかし，副作用が出て，抗痙攣薬を変えた．当院を受診し，MRI を撮像した．
A：FLAIR 冠状断像：右海馬傍回に高信号を示す腫瘤がある（→）．
B：FLAIR 冠状断像（A より前）：右海馬は高信号を示す（→）．萎縮はない．
C：T1 強調冠状断像（gradient echo 法）：腫瘤は高信号を示す（→）．
D：T1 強調像（spin echo 法）：腫瘤は高信号を示し，海馬傍回から内側に突出している（→）．
補足：T1 強調像での高信号の存在より，angiocentric glioma と考えた．病理にて確認されている．海馬にも浸潤していた（B の海馬の高信号はその浸潤を示している可能性が高い）．

理学的には差を認めていない．

造影効果を 37 例中 8 例（21.6％）に認めた．結節状，リング状の造影効果の歳には偽嚢胞の末梢部にあった．

石灰化は 4 例（10.8％）にあり，腫瘍深部にあった．出血の近くにあった．

出血は 1 例（2.7％）にあり，発育を示した唯一の腫瘍でもあった[15]．

◎非典型例

Bird-Lieberman らの報告では 17 か月，22 か月，14 か月と早期に痙攣発作にて発症し，側頭葉皮質から基底核，内包後脚を越えて，視床にまで伸展する腫瘍があり，multicystic であり，FLAIR 像では二相性で，強い高信号の部位と，それよりは低信号を示す部位がある．画像は DNT に合致するが，広がりが全半球性である．

Kawataki らの例は 1 歳時に痙攣を起こし，CT にて左半球深部白質に石灰化とその周囲に低吸収域があったが，皮質には著変を認めなかった．8 歳時に痙攣が再発し，CT にて，石灰化がより明瞭となり，接する皮質にも低吸収域が広がり，接する骨に erosion を認めた．T2 強調像およびT1 強調像にて，皮質広がる腫瘍は cystic appearance を示した．

◆ 2. 血管中心性膠腫（angiocentric glioma）（図9～11）

Cheng らの総説によると，59 例の報告があり，平均年齢は 16.3 歳（2～70 歳）であり，難治性てんかんを示す[16]．最も多い部位は側頭葉および前頭葉の脳表である．6 例が海馬にあった．54 例は充実性であり，皮質から皮質下にかけて境界不明瞭な高信号を示す．石灰化は稀である（3 例，5.0％）．造影効果は 47 例に施行され，40 例は造影効果はない．嚢胞があったのは 5 例（8.4％）である．

皮質の T1 強調像での高信号，hyperintense rim が特徴的である（図9～11）．自験 3 例は全て，T1 強調像にて腫瘍の一部が高信号を示した．この高信号は長期間による腫瘍の圧迫によるとする報告がある[16]．しかし，図 11 で認められる高信号は圧迫によるとは考えにくい円型の高信号を示している．また，側脳室に向かって茎状に伸びる高信号を T2 強調像にて認めるとの報告がある[17]．しかし，その後，その所見につ

図10 血管中心性膠腫

A　T1強調像

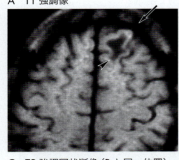

B　T1強調冠状断像

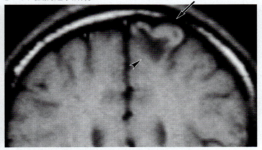

C　T2強調冠状断像（Bと同一位置）　　D　CT

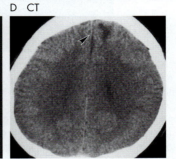

18歳, 男性. 小学生の頃より同じ動作を繰り返すことが多かった. 13歳にて, 心臓がどきどきする発作が毎日のようにあった. 15歳にて全般性痙攣発作があり, 抗てんかん薬を服用開始した. 2年前より, 食事中に突然座ったり, 立ったりし, 物を口に詰め込むような自動症があるが, ある程度の記憶があった. さらに, 首を右に回転する発作が出現した.

A：T1強調像：左上前頭回に腫瘤があり, 腫大を認める. 皮質は肥厚し, 他の皮質および白質よりも高信号を示す（→）. 皮質下の病変は強い低信号を示す（▶）.

B：T1強調冠状断像：左上前頭回に腫大があり, 皮質は腫大し, 高信号を示す（→）. 皮質下の病変は強い低信号を示す（▶）. なお, 造影効果を認めない（非掲載）.

C：T2強調冠状断像（Bと同一位置）：皮質の病変は正常皮質よりも高信号を示し（→）, 皮質下の病変はより強い高信号を示す（▶）. その周囲により弱い高信号を示す部位がある（⇨）. なお, 病変の下側の白質, 他の白質には異常を認めない.

D：CT：左上前頭回皮質下には低吸収域を認める（→）.

補足：画像上の鑑別診断は孤発性皮質結節（solitary cortical tuber）であるが, 石灰化がなく, 皮質がT1強調像にて高信号を示し, T2強調像での皮質が高信号を示す点が異なる. 手術にて非常に硬い腫瘍を認め, 充実性であり, 嚢胞はない. 腫瘍周辺部にもepileptic areaを認め, subpial transectionが行われた. 病理所見はangiocentric gliomaであった. 腫瘍細胞は長円型の核を有する双極性の紡錘形細胞であり, 軟膜下から密な浸潤性増殖を示し, 随所に血管周囲配列が認められる. 腫瘍の辺縁では腫瘍細胞は明瞭な浸潤を示し, 浸潤性膠腫で観察される軟膜下集積も認められる. 軟膜への伸展も特徴的であるが, 悪性を示唆するものではない[18]．

いての記載した報告がない[18]. この所見はDNTと皮質異形成（FCD）にも認められる[16].

◆ 3. 多形性黄色星細胞腫（pleomorphic xanthoastrocytoma：PXA）（図12）

臨床

小児および若年成人に認められる腫瘍であり, 平均年齢は20.5歳である. WHO分類grade IIであるが, 15～20%において, grade IIIからIVへの移行が認められる[19].

画像所見

・典型例

境界明瞭な側頭葉皮質の辺縁部に起こる腫瘍である. 充実成分はCTでは皮質と等吸収域であり, T1強調像, T2強調像にて皮質と等信号を示す, 拡散制限はない. この拡散制限のない点がPNETとの鑑別になり, 低悪性度との鑑別はCTにて等吸収域, T1強調像, T2強調像での皮質と等信号を示す点である.

充実成分には造影効果を認め, 周囲の浮腫は少ないかあるいはない. 軟膜浸潤は通常あり,

図11 血管中心性膠腫

A　T2強調冠状断像

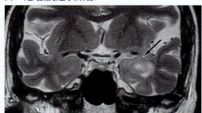

B　T2強調像

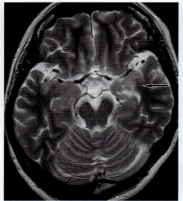

C　T1強調像

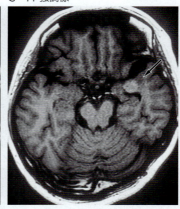

32歳，女性．初回発作は20代前半で，意識減損後転倒し，口から泡を吹いていた．救急車の中で気づいた．現在の発作は，日中に上腹部の不快感後，遠くを見つめるような感じで意識減損する．その際，手をせわしなく動かしたり，口をぺちゃくちゃする動作が認められる．睡眠時には呼吸が不規則になったり，全身痙攣のため夫が気づく．突然体を弓なりに反らす．側頭葉てんかんと診断された．
A：T2強調冠状断像：左側頭葉内側，海馬より上方前方に，不均一な高信号を認める（→）．
B：T2強調像：左側頭葉内側部（扁桃体を含む），下角の前方に高信号を認める（→）．
C：T1強調像：左側頭葉内側部ので，海馬の前方に円型の高信号を認める（→）．下角は拡大している．mass effectはいずれの画像もほとんど認めない．なお，造影効果を認めない（非掲載）．
補足：手術にて，左扁桃体，鉤に腫瘍があり，angiocentric gliomaと診断された．

2/3以上にある．接する頭蓋骨のerosionをときに認め，囊胞は約半数に認め，周囲の造影効果は様々である．天幕上の大脳皮質表面と髄膜を侵す腫瘍であり（図12），境界明瞭な造影効果を認める．石灰化は稀である[20]．

・Yuらの報告

19例の報告では，17例は脳表であり，1例が視床，1例が前頭葉深部にあった．囊胞性が4例，囊胞性/充実性が7例，充実性のみが8例であり，囊胞は19例中11例にある．境界が明瞭が11例，明瞭ではないが8例ある．浮腫は強度なのが8例，軽度が9例，浮腫がないのは2例となっている．充実成分の造影効果は10例が強度，中等度が7例，ないのが2例である．充実部はT1強調像では低信号から等信号，T2強調像では軽度高信号を示した[21]．

・Mooreの報告

9例の小児（4.4～16.1歳）の報告である．囊胞は9例中6例にあった．天幕上の8例中6例には頭蓋骨内板にerosionを認めている．7例には著明な浮腫がある．ADC値の低下は稀ではないとされた．必ずしも，脳表に接していない例もあり，また，囊胞に造影効果を認める例もある[22]．

一方，囊胞壁には造影効果を認めないが，この所見が毛様細胞性星細胞腫との鑑別とする報告もある[19]．

●…診断のコツ

若年成人あるいは小児で，長い病歴のてんかん発作を有し，軟膜に接する腫瘍で，充実部分はT2強調像にて皮質と等信号を示し，接する髄膜に造影効果を認める際には本症を考える．

4. 乳頭状グリア神経細胞性腫瘍（Papillary glioneuronal tumor：PGNT）

臨床

PGNTはグリア細胞と神経細胞が血管周囲に独特な偽乳頭体構造を作って増殖する腫瘍である．低悪性度であり，grade 1に分類される．

Myungらの報告[23]では，60例の平均年齢は23.6（4～75）歳であり，小児から若年成人に好発する．初発症状は頭痛や痙攣が多く，巣症状は少ない．病変は白質を含む脳実質に発生し，

図12 | 多形性黄色星細胞腫（PXA）

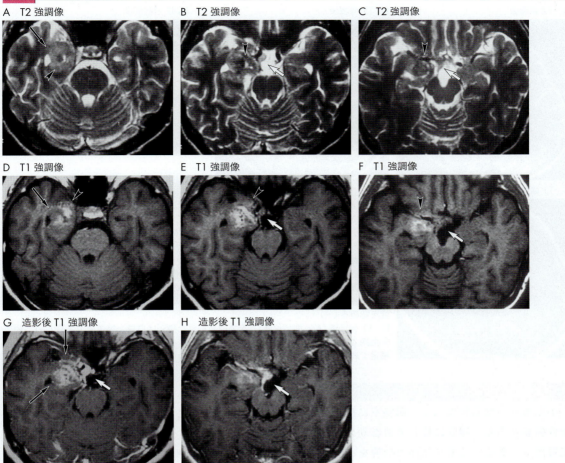

A T2強調像　B T2強調像　C T2強調像
D T1強調像　E T1強調像　F T1強調像
G 造影後T1強調像　H 造影後T1強調像

20歳，男性．約7か月前にボーッとしているのに母親が気がつく．その後，カーテンを無意味に開閉したりする異常行動が認められ，てんかんと診断された．MRIを施行した．
A：T2強調像：右側頭葉内側部に病変を認める．基本的には皮質と等信号を示す（→）．その他に，中心部に低信号と高信号が混在している（▶）．
B，C：T2強調像：病変は側頭葉内側部の軟膜まで達するが（▶），その内方のくも膜下腔に皮質に近い信号強度の病変を認める（⇨）．
D：T1強調像：腫瘍本体は皮質に近い信号強度を示す（→）．腫瘍内部には高信号があり，石灰化の可能性が高い（▶）．
E，F：T1強調像：腫瘍内部に高信号がある（▶）．腫瘍の内方，くも膜下腔に病変を認める（⇨）．
G，H：造影後T1強調像：腫瘍本体に造影効果を認める（→）．くも膜下腔の構造にも造影効果を認める（⇨）．
補足：腫瘍本体がT2強調像，T1強調像にて皮質に近い信号強度を示し，側頭葉の辺縁部にあり，髄膜にも造影効果があり，cerebromeningeal enhancementを認め，PXAに特徴的な所見であった．

発生母地は脳室上衣下の神経グリア幹細胞が考えられている．前頭葉（約4割），側頭葉（約3割），頭頂葉（約2割）の順である．

画像所見

境界明瞭な腫瘍で，約8割の症例で脳室に接しており，90％に囊胞性変化を伴い，25％に石灰化がある[24]．実質成分があり，多くは造影効果を認める．囊胞，囊胞壁，隔壁に関する造影効果は一定していない．中等度から高度の浮腫を伴う例は13.7％のみとしている．実質部位はT1強調像では軽度低信号，T2強調像では軽度高信号を示す．壁在結節の形態を取ることも多い．出血は稀ではあるが，報告はある．

図13 | 大脳多結節空胞状神経細胞腫瘍（multinodular and vacuolating neuronal tumor：MVNT）

A T2強調像

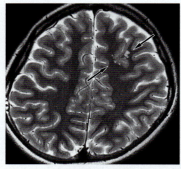

B T2強調像

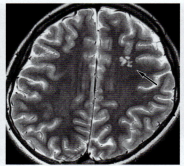

C FLAIR冠状断像

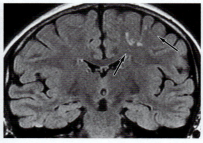

D T1強調像（Aと同じ位置）

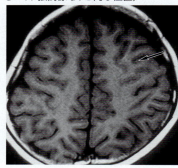

8歳，女子．4歳より1日数回，ボーッとしていることがあり，他院を受診し，頭部CTおよび脳波にて異常を認めなかったが，てんかんの診断にて抗痙攣剤を投与された．約6か月前に，意識減損発作を初めて認め，脳波でも棘徐波を認めた．MRIを撮像し，異常を指摘され，当院を受診した．それ以後，発作はない．
A：T2強調像：左上前頭溝の両側に皮質から皮質下白質にかけて，多数の結節状の高信号を認める（→）．病変は髄液と比べると，低信号である．mass effectはない．
B：T2強調像：同様な病変が上前頭溝周囲皮質の近傍白質にある．
C：FLAIR冠状断像：左上前頭溝を囲むように，皮質から皮質下白質に高信号を示す病変を認める（→）．
D：T1強調像（Aと同じ位置）：Aで認められた病変は白質と等信号であり（→），病変を指摘できない．
補：病理組織はMVNTであった．手術以前より発作は止まっていた．

●…診断のコツ

小児あるいは若年成人で，側脳室に接して嚢胞性腫瘤があり，嚢胞に接して造影効果のある実質部位，あるいは壁在結節の形態を有する腫瘍の際にはPGNTを考慮する．

5. 大脳多結節空胞状神経細胞腫瘍（Multinodular and vacuolating neuronal tumor of the cerebrum：MVNT）

臨床

2013年に初めて，痙攣に関係する良性病変として記載された．2016年のWHO分類ではgangliocytomaの特殊型とされている．しかし，腫瘍か，異形成かは判然としていない．33例のMVNTと考えられる症例を集めた報告では，4例のみに生検が施行され，その他は無症状あるいは偶然に見つかっている．Nunesらは本症は浸潤性ではないので，無症状の患者には生検は不要としている．"leave me alone"病変としている．33例の内，女性が19例であり，年齢は8〜6歳で，平均年齢は41歳である[25]．

画像所見

多数の小さな，境界明瞭で，円型あるいは卵円型の結節によって構成されている．正常と思われる皮質の内側表面に位置し，天幕上にある．脳溝を取り巻き，深部皮質内と表面皮質下白質に病変がある．大きさは7〜57mmである．mass effectはないかあっても最小である[25]．

頭頂葉に9例，前頭葉に8例，側頭葉に6例あり，後頭葉は2例のみであり，8例は複数の脳葉にまたがっている．

病変はT2強調像では正常白質と比べて高信号を33例全例に示す．FLAIR像では髄液と比べて全例高信号を示す．T2強調像（特に，CISS）にて，髄液と比べて21例全例に低信号を示す．造影効果を認めたのは1例のみであり，拡散制限，あるいはblooming効果を認めた例はない[25]．

自験例は8歳であり，上記の典型的な例を示した（図13）．

Bodiらの症例の内，2例目の側頭葉の病変は

図14 大脳多結節空胞状神経細胞腫瘍

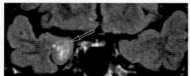
A FLAIR 冠状断像

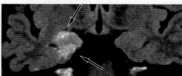
B FLAIR 冠状断像

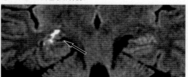
C FLAIR 冠状断像

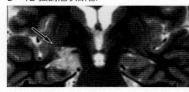
D T2 強調冠状断像

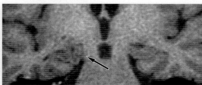
E T1 強調冠状断像

41歳，男性．19歳からの難治性てんかんがあり，現在の発作は側頭葉てんかんと考えられた．
A〜C：FLAIR 冠状断像：高信号を示す病変が扁桃体から海馬にかけて存在する（→）．脳溝あるいは下角に mass effect を認めない．病変が多数の結節にて構成されている．特に A と C の病変の端にて明瞭である（→）．
D：T2 強調冠状断像：病変は高信号であるが，髄液よりは低い（→）．なお，CISS あるいは FIESTA は未施行である．
E：T1 強調冠状断像：病変の一部は明瞭な低信号を示す（→）．なお，造影効果を認めず（非掲載），拡散強調像ではわずかに高信号であるが，拡散制限を認めない（非掲載）．CT では病変は認められない．
補足：側頭葉てんかんを呈した MVNT 例である．海馬，扁桃体に関しては有症状を示す例もある．病理にて確認されている．DNT との鑑別は T2 強調像にて髄液より低い，CT では低吸収域を認めない，結節状が明瞭である，拡散強調像は低信号を示さないなどである．

皮質下に T2 強調像にて高信号があり，髄液よりは低い[26]．mass effect が全くない．詳細に見ると，結節状の構造が集まっているように見える．病理標本では，皮質下白質が侵されているのが明瞭に捉えられる．

Badat らの例は楔前部に病巣があり，T1 強調矢状断像にて，低信号と点状の高信号が混在している病変である．FLAIR 像では高信号を示す[27]．

Nunes らの報告では海馬を侵した1例の図が提示されている[25]．T2 強調像では高信号であるが，髄液よりは低く，FLAIR 像でも高信号を示す．T1 強調像では低信号を示し，造影効果を認めない．mass effect はない．大脳皮質の病変と比べると，結節状が分かりにくい．

自験例の図14も海馬から扁桃体の病変である[28]．病変の端の部分を見ると，結節状が明瞭である（図14）．

参考文献

1) Koeller KK, Henry JM: From the archives of the AFIP: superficial gliomas: radiologic-pathologic correlation. Armed Forces Institute of Pathology. RadioGraphics 21: 1533-1556, 2001.
2) Barkovich AJ: In Pediatric neuroimaging, 4th ed. Lippincott Williams & Wilkins, Philadelphia, p.559-560, 2005.
3) 柳下 章：神経節膠腫（Ganglioglioma）．柳下 章，新井信隆（編）；難治性てんかんの画像と病理．秀潤社，p.110-112, 2007.
4) Adachi Y, Yagishita A: Gangliogliomas: characteristic imaging findings and role in the temporal lobe epilepsy. Neuroradiology 50: 829-834, 2008.
5) Luyken C, Blümcke I, Fimmers R, et al: Supratentorial gangliogliomas: histopathologic grading and tumor recurrence in 184 patients with a median follow-up of 8 years. Cancer 101: 146-155, 2004.
6) Adachi Y, Yagishita A, Arai N: White matter abnormalities in the anterior temporal lobe suggest the side of the seizure foci in temporal lobe epilepsy. Neuroradiology 48: 460-464, 2006.
7) Hanai S, Okazaki K, Fujikawa Y, et al: Hemifacial seizures due to ganglioglioma of cerebellum. Brain Dev 32: 499-501, 2010.
8) Chae JH, Kim SK, Wang KC, et al: Hemifacial seizure of cerebellar ganglioglioma origin: sei-

zure control by tumor resection. Epilepsia 42: 1204-1207, 2001.
9) Harvey AS, Jayakar P, Duchowny M, et al: Hemifacial seizures and cerebellar ganglioglioma: an epilepsy syndrome of infancy with seizures of cerebellar origin. Ann Neurol 40: 91-98, 1996.
10) Ronthal M, et al: Case records of the Massachusetts General Hospital. Case 15-2016. A 32-Year-Old Man with Olfactory Hallucinations and Paresthesias. N Engl J Med 374: 1966-1975, 2016.
11) Parmar HA, et al: Fluid-attenuated inversion recovery ring sign as a marker of dysembryoplastic neuroepithelial tumors. J Comput Assist Tomogr 31: 348-353, 2007.
12) Fernandez C, et al: The usefulness of MR imaging in the diagnosis of dysembryoplastic neuroepithelial tumor in children: a study of 14 cases. AJNR Am J Neuroradiol 24: 829-834, 2003.
13) Ozlen F, et al: Dysembryoplastic neuroepithelial tumors and gangliogliomas: clinical results of 52 patients. Acta Neurochir (Wien) 152: 1661-1671, 2010.
14) Adachi Y, Yagishita A: Gangliogliomas: Characteristic imaging findings and role in the temporal lobe epilepsy. Neuroradiology 50: 829-834, 2008.
15) Campos AR, et al: Simple and complex dysembryoplastic neuroepithelial tumors (DNT) variants: clinical profile, MRI, and histopathology. Neuroradiology 51: 433-443, 2009.
16) Cheng S, et al: Cystoid angiocentric glioma: A case report and literature review. J Radiol Case Rep 9: 1-9, 2015.
17) Lellouch-Tubiana A, et al: Angiocentric neuroepithelial tumor (ANET): a new epilepsy-related clinicopathological entity with distinctive MRI. Brain Pathol 15: 281-286, 2005.
18) 小森隆司: Angiocentric glioma. Clinical Neuroscience: 856-857, 2016.
19) Kubicky CD, et al: Rare primary central nervous system tumors. Rare Tumors 6: 5449, 2014.
20) Raybaud C, Barkovich AJ: Pleomorphic xanthoastrocytoma. Pediatric Neuroimaging. 5th. ed, Barkovich AJ, Raybaud C, eds. Wolters Kluwer, Philadelphia, p.696-697, 2012.
21) Yu S, et al: Pleomorphic xanthoastrocytoma: MR imaging findings in 19 patients. Acta Radiol 52: 223-228, 2011.
22) Moore W, et al: Pleomorphic xanthoastrocytoma of childhood: MR imaging and diffusion MR imaging features. AJNR Am J Neuroradiol 35: 2192-2196, 2014.
23) Myung JK, et al: Papillary glioneuronal tumors: a review of clinicopathologic and molecular genetic studies. Am J Surg Pathol 35: 1794-1805, 2011.
24) Stosic-Opincal T, et al: Papillary glioneuronal tumor. AJR Am J Roentgenol 185: 265-267, 2005.
25) Nunes RH, et al: Multinodular and Vacuolating Neuronal Tumor of the Cerebrum: A New "Leave Me Alone" Lesion with a Characteristic Imaging Pattern. AJNR Am J Neuroradiol 38: 1899-1904, 2017.
26) Bodi I, et al: Two cases of multinodular and vacuolating neuronal tumour. Acta Neuropathol Commun 2: 7, 2014.
27) Badat N, et al: Multinodular vacuolating and neuronal tumor of the cerebrum. Neurology 89: 304-305, 2017.
28) Yamaguchi M, et al: Multinodular and vacuolating neuronal tumor affecting amygdala and hippocampus: A quasi-tumor? Pathol Int 66: 34-41, 2016.

9. Parry-Romberg 症候群（進行性顔面片側萎縮症 progressive facial hemiatrophy：PFH）

臨床

　剣創状強皮症（sclérodermie en coup de sabre：SCS）と進行性顔面片側萎縮症（PFH，Parry-Romberg 症候群）は両方とも頭蓋顔面に限局した限局性皮膚硬化症（craniofacial localized scleroderma）の変異型であり，同一の症例に両方が認められたり，同様な神経所見と画像所見を認める[1]．SCS は前頭頭頂骨上の線状の硬結であり，PFH は皮膚，皮下組織の萎縮で，多くの場合でその下の筋肉と骨の萎縮を伴っている．両者ともに，平均発症年齢が 11 歳であり，数年の経過で安定化する．主として女性（女男比 ＝ 2～3：1）が侵される．神経学的所見，神経眼科的所見，画像所見は共通している．免疫抑制剤に反応する．PFH の皮膚所見は限局性皮膚硬化症と同一である．それゆえに，SCS と PFH は頭蓋顔面線状強皮症として括ることができる[1]．

　過去の 54 例での検討[1]では限局性皮膚硬化症は神経症状の出現する数年前に出現することが多い．SCS と PFH は 34％の例にて共存している．神経学的異常は痙攣，局所的神経学的欠損症状，運動異常などである．局所関連性部分てんかんは最も多く，73％に認められる．そのうちの 33％は薬剤抵抗性である．巣症状は比較的少なく，35％にしか認められない．

　脳の生検が 13 例に行われ，3 例は炎症性変化が脳実質と血管壁，4 例では脳実質に認められている．2 例では髄膜に血管の硝子化，グリオーシスを認めている．5 例では臨床症状と生検所見から Rasmussen 脳炎と診断されている[1]．

　病因としては自己免疫機序が疑われている．54 例中 29 例にぶどう膜炎，視神経炎，Raynaud 現象，関節炎を伴っている．免疫抑制剤が有効である．生検の結果にて血管に炎症所見があることなどによる[1]．

画像所見

・**全体像**

　頭部の画像所見にて異常を認めない例もある．脳の変性所見（萎縮，石灰化，灰白質および白質の非特異的高信号）．これらは顔面の萎縮と同側が通常であるが，ときに両側あるいは反対側にもある．

　その他には，片側大脳萎縮，一側の側脳室拡大，髄膜皮質の形成障害，皮質の肥厚と形成異常，脳梁の一側性局所性の梗塞，深部および皮質下白質の信号強度異常，軟膜の肥厚と造影効果，動脈瘤および血管奇形の報告がある[2]．

・**CT**

　顔面萎縮と同側の大脳萎縮および石灰化の報告が多い[3]．石灰化は特徴的であり，37％に認められる[1]．

・**MRI**

　大脳深部および皮質白質に，T2 強調像でのびまん性の高信号，皮質の異常（皮質の肥厚，皮質白質境界の不鮮明，脳回の異常）の報告がある（図 1）．海馬硬化症を伴う報告もある[3]．

・**Kister らの報告**

　54 例中 49 例に MRI が施行され，残りの 5 例は CT が施行された．MRI では 90％で異常が認められ，T2 強調像での高信号が最も多く，皮質下白質に多いが，脳梁，深部灰白質，脳幹にも認められた．脳萎縮はしばしば非常に軽度で，皮質白質境界の不鮮明，皮質肥厚と脳回の圧排のみのこともある．脳萎縮は限局的なことが多いが，時に広範になり，半球全体に萎縮が及ぶこともある．小脳の片側萎縮を示すこともある．皮膚症状の強さに比例して，脳萎縮の程度も大きくなる[1]．

　32％に造影後 T1 強調像が施行され，約半分に造影効果を認めている．造影効果は非常に長い間続くことが特徴である．

　MRA もしくは血管造影が 20 例に行われ，8

図1 Parry-Romberg症候群

A　T1強調像　　　B　FLAIR像

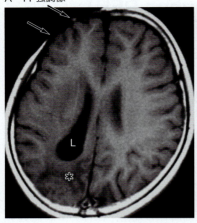
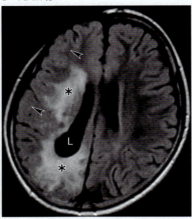

8歳，女児．3歳6か月より右顔面の萎縮が進行する．4歳，斜視に気づく．6歳時より全身性痙攣発作．知的退行がある．
A：T1強調像：右顔面の萎縮に加えて，右前頭骨の萎縮，皮下組織，筋肉の萎縮を認める（→）．右側脳室（L）の拡大がある．右後頭葉から頭頂葉白質内に低信号を認める（＊）．
B：FLAIR像：右半球は皮質白質境界が不鮮明で（▶），側脳室周囲白質，深部白質に高信号（＊）を認める．右側脳室（L）の拡大がある．
補足：てんかんの画像診断において，脳実質のみではなく，頭蓋骨，さらにその外側の皮下組織，筋肉，脂肪などを見ることの重要性を示す症例である．

例（40％）に血管異常が見つかっている[1]．

・他の報告

55例の神経症状を有した症例のうち，78％において，脳の異常は皮膚症状のある側に限局していた．他のシリーズでも82〜100％において脳の異常は皮膚のある側に限局している[4,5]．一側の皮膚症状がある例に両側の脳の異常のあることはきわめて稀である．

◎ Wongらの7例の報告[6]

・顔面

片側萎縮があり，脂肪層の縮小，気道消化管の同側偏位，眼球後部脂肪層の減少による眼球陥凹が認められる．しかし，これらの構造にはCTでの吸収値の異常あるいはMRI信号強度異常はない．

・頭蓋内

①前頭葉における，線状あるいは明瞭な皮質下の石灰化

②大脳白質のCTでの低吸収域，T2強調像での高信号

③同側の限局的なあるいは半球性の片側大脳萎縮

これらの所見は顔面の異常と同側であり，進行と共に悪化することがある．

その他に，皮質の脳回構造の消失，皮質肥厚，脳室拡大，限局的な脳梁梗塞，軟膜肥厚と造影効果，石灰化沈着，過誤腫，視床あるいは灰白質の異常信号がある．また，血管の異常として，微小出血，血管奇形，狭窄，動脈瘤などの報告もある．

●…診断のコツ

てんかんを有する症例にて，一側顔面の皮膚，皮下組織，骨，筋肉の萎縮と同側の脳内の石灰化あるいはT2強調像での高信号の存在はPFHを示唆する．

参考文献

1) Kister I, Inglese M, Laxer RM, Herbert J: Neurologic manifestations of localized scleroderma: a case report and literature review. Neurology 71: 1538-1545, 2008.
2) Sharma M, Bharatha A, Antonyshyn OM, et al: Case 178: Parry-Romberg Syndrome. Radiology 262: 721-725, 2012.
3) 柳下 章: Parry-Romberg 症候群. 柳下 章, 新井信隆 (編); 難治性てんかんの画像と病理. 秀潤社, p.87-88, 2007.
4) Moko SB, Mistry Y, Blandin de Chalain TM: Parry-Romberg syndrome: intracranial MRI appearances. J Craniomaxillofac Surg 31: 321-324, 2003.
5) Terstegge K, Kunath B, Felber S, et al: MR of brain involvement in progressive facial hemiatrophy (Romberg disease): reconsideration of a syndrome. AJNR Am J Neuroradiol 15: 145-150, 1994.
6) Wong M, et al: Parry Romberg Syndrome: 7 Cases and Literature Review. AJNR Am J Neuroradiol 36: 1355-1361, 2015.

10 ● Sylvius 裂脂肪腫（sylvian fissure lipoma）

発生および臨床

原始髄膜からは脳軟膜，くも膜，くも膜下腔と脳槽が形成される．しかし，分化の異常により原始髄膜から脂肪が形成されることがある．それゆえに，ほとんどの頭蓋内脂肪腫はくも膜下腔内に形成される．それらの脂肪腫は maldifferentiated subarachnoid space であるとも表現されており，その内部には血管および神経が貫通している．脂肪腫は腫瘍ではなく，奇形である．Sylvius 裂脂肪腫は頭蓋内全脂肪腫の5％前後とされている[1]．

16例の Sylvius 裂脂肪腫において，約半数は無症候であるが，25％にてんかん発作が認められるとされる．その他には頭痛，めまい，知能障害，片麻痺がある[2]．しかし，てんかん源がどこにあるのかは Sylvius 裂脂肪腫においては不明なことが多い．脂肪腫内部に貫通する動脈もあり，手術は大変危険である[3]．

脂肪腫内およびその周囲には異常血管が認められる．静脈性血管奇形，栄養動脈の拡張・蛇行，異常な血管分枝，嚢状動脈瘤などであり[1)4)]，Sylvius 裂脂肪腫においても同様である[5]．さらに，その周囲には皮質形成障害を伴うことも多く，画像では厚脳回，皮質下異所性灰白質の報告があり，病理では多小脳回の報告がある[5)6)]．

画像所見

Sylvius 裂内に均一な腫瘤として認められ，CT では均一な低吸収域（－30 〜 －80HU，平均－62HU）を示す．辺縁部に石灰化を認めることもある．T1強調像で高信号，通常のT2強調像（fast SE）でも高信号，STIR 法では低信号，FLAIR 像では高信号を示す（図1，2）[1)4)5)]．造影効果を認めない．T2強調像では脂肪の存在により，chemical shift artifact（化学シフトアーチファクト）を示すことがある（memo 参照）．

異常血管はT2強調像にて低信号を示す管状，円状の構造として腫瘤内に認められ（図1，2），位相コントラスト MR 血管撮影（phase contrast MRA）では，中大脳動脈から出る異常血管を腫瘤の部位に認めている[5]．自験2例においても，当院来院前に他院での MRI にて，脳動静脈奇形と診断されており，注意が必要である．

図1 Sylvius 裂脂肪腫

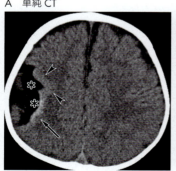 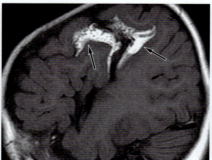 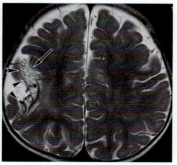

A 単純 CT　　B T1強調矢状断像　　C T2強調像

14か月，男児．約1.5か月前に頭部前屈する脱力発作を認め，他院の MRI にて脳動静脈奇形と診断された．

A：単純 CT：右 Sylvius 裂上部，前頭・頭頂葉に接して脂肪を示す低吸収域（＊）があり，吸収値は－40 〜 －85HU を示し脂肪腫である．その内側には石灰化があり（→），さらに，接する皮質には皮質形成障害（▶）を認める．

B：T1強調矢状断像：Sylvius 裂後部から上部の前頭・頭頂葉にかけて脂肪腫を認める（→）．その内部には点状・線状の低信号を認め，異常血管と考えられる．

C：T2強調像：脂肪腫は高信号を示し（→），その内部に異常な血管が点状・線状の低信号として認められる（▶）．

図2 | Sylvius 裂脂肪腫

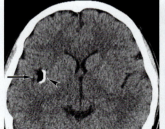
A 単純 CT

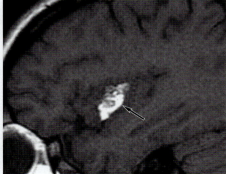
B T1 強調矢状断像

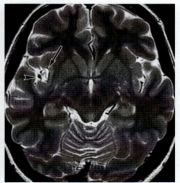
C T2 強調像

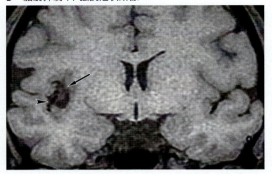
D 脂肪抑制 T1 強調冠状断像

20代，女性．左上肢のぴくつきを1.5か月前より認める．症候性てんかんと考えられた．高校生の時にもぴくつきを認めた．
A：単純 CT：Sylvius 裂内に低吸収域があり（→），−40〜−80HU の吸収値を示し，脂肪腫である．その内側部には石灰化を認める（▶）．
B：T1 強調矢状断像：右 Sylvius 裂内に高信号を認め（→），脂肪腫である．
C：T2 強調像：右 Sylvius 裂内を示す脂肪腫があり（→），その内部の動脈の拡張を認める（▶）．
D：脂肪抑制 T1 強調冠状断像：脂肪腫内の脂肪は抑制されている（→）．内部に拡張した血管を認める（▶）．

脂肪腫近傍の皮質形成障害を自験例では1例に認め，CT にて厚い皮質が高吸収域を示した（図1）．

鑑別診断

1. **類皮腫**：T1 強調像，T2 強調像では不均一な高信号，CT 値は −20〜−40HU が多い[3]．

---

memo 【化学シフトアーチファクト（chemical shift artifact）】

脂肪に含まれる水素原子と，水に含まれる水素原子はわずかの周波数の違いがある．このため，脂肪の信号は周波数エンコード方向において，水分子からの信号よりも低い方向にエンコードされてしまい，位置情報のずれを生じる．画像上は周波数方向に現れる縁取り状の高信号および低信号として認められる．アーチファクトではあるが，脂肪の存在を示唆する有用な情報である．

参考文献

1) Truwit CL, Barkovich AJ: Pathogenesis of intracranial lipoma: an MR study in 42 patients. AJR Am J Roentgenol 155: 855-864, discussion 865, 1990.
2) 宮田榮三, 森 欣男, 安野泰史: 脳・脊髄のMRI画像アトラス: 痙攣発作で発症したシルビウス裂内脂肪腫. 脳と神経 53: 300-301, 2001.
3) Feldman RP, Marcovici A, LaSala PA: Intracranial lipoma of the sylvian fissure. Case report and review of the literature. J Neurosurg 94: 515-519, 2001.
4) Yildiz H, Hakyemez B, Koroglu M, et al: Intracranial lipomas: importance of localization. Neuroradiology 48: 1-7, 2006.
5) Saatci I, Aslan C, Renda Y, Besim A: Parietal lipoma associated with cortical dysplasia and abnormal vasculature: case report and review of the literature. AJNR Am J Neuroradiol 21: 1718-1721, 2000.
6) Kakita A, Inenaga C, Kameyama S, et al: Cerebral lipoma and the underlying cortex of the temporal lobe: pathological features associated with the malformation. Acta Neuropathol 109: 339-345, 2005.

11 focal cortical dysplasia(FCD)限局性皮質異形成

定義

大脳皮質形成障害（CD：cortical dysplasia）とは奇形性の病変であり，主として大脳新皮質を侵し，脳の細胞構築の異常を来す疾患である．皮質層構造は乱れ，神経細胞が異常な部位に存在し，近接する白質にも異常を認めることが多い[1]．

FCDはTaylorらが1971年，「Focal dysplasia of the cerebral cortex in epilepsy」として報告したものが原型であり[2]，CDの内，巨大神経細胞を有するのがFCDである[1]．FCDは単に，局所的な皮質形成障害を意味するものでは決してなく，独立した疾患概念である．ときに脳回が広いことや，皮質白質境界が不鮮明なことがあるが，大きな脳回の異常はなく，限局した単一の病変であり，皮質の層構造の異常を認め，大きく奇怪な神経細胞および，由来の明確ではない異型細胞（ballon cells）が大脳皮質および近接する白質に出現する．皮質下白質にも異型細胞が出現するが，そのような部位においては一般に髄鞘に乏しく，皮質・白質境界が不明瞭になることが多い．

2011年にFCDの新しい臨床病理学的分類がInternational League Against Epilepsy (ILAE) task forceより提唱された[3]．FCDは3つの型に分類される．

Ⅰ型は異型細胞を伴わずに大脳皮質の細胞構築・細胞配列異常を認める．Taylorらの記載ではFCDではないことになる．

Ⅱ型は2種類あり，Ⅱa型は，重度の細胞構築・配列異常にdysmorphic neuronsを伴うものである．Ⅱb型はそれに加えてballon cellsを伴うものである．

Ⅲ型は海馬硬化症（Ⅲa型），腫瘍（Ⅲb型），血管奇形（Ⅲc型），出生早期の外傷，虚血性変化，脳炎（Ⅲd型）など病因論的に異なる他の病変の周囲にみられる皮質構築異常である．

画像所見

① 全体像（Taylorらの定義による）

局所的な皮質の肥厚，T2強調画像での皮質白質境界の消失と，大脳白質内の異常高信号の存在，最も特徴的な画像所見である[4〜7]．その他に，脳溝が浅く少なく，異常な方向の脳溝や，くも膜下腔および脳室の局所的拡大を示す（図1-B）．しかし，T2強調画像に比べて，T1強調画像では所見が軽いことが多い．皮質白質境界の消失はT1強調画像にて認められる例もあるが，T2強調画像での異常所見がより明瞭であり，より広範である[4]．さらに，STIR法が皮質白質境界の不鮮明の描出には最も優れており，てんかん患者のMRI検査には必須の方法となっている（図1，2）[7]．

② ILAEによる分類

Ⅰ型では限局的な大脳白質の減少を示すのみが多い（図3）．病変は通常は側頭葉である．成人発症も多い．

Ⅱ型は皮質の肥厚（図4〜7）と，transmantle signが特徴的である（以下に記す）（図4）．側頭葉外が多い．小児期発症が多く，痙攣の頻度が高いが，Ⅰ型に比べて，手術により痙攣がなくなることも多い．

Ⅲ型は伴う病変によって異なる[3)8)]．

③ transmantle sign

脳室に向かって，次第に細くなる白質の異常信号は"transmantle sign"とよばれ，異常な皮質が拡大したもので，FCDのⅡ型に特徴的な所見であり[3)8)]，Colomboらによると，漏斗状のtransmantle signはⅡb型により多いとされる[9]．

④ 髄鞘化完成以前のFCD

髄鞘化完成（18か月）以前のFCDのMRI所見はそれ以後とは異なっている（図1，2）．新生児期では，T2強調画像にて皮質が低信号を示し，皮質の幅が正常に比べて厚く，その間の脳溝が見えにくくなることがある．それに対して

図1 focal cortical dysplasia（Taylor らの定義）

A　T2 強調像（3 か月）

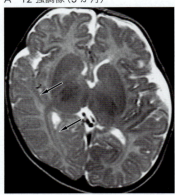

B　T2 強調像（5 か月）

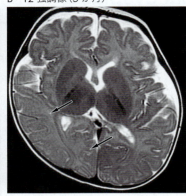

C　STIR 像（B と同一時期，同一部位）

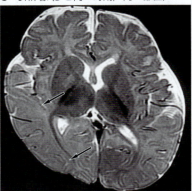

5 か月，男児．生後 2 か月時より，右眼瞼がぴくつき，両上肢が硬くなる発作．
A：T2 強調像（3 か月）：左に比べると，右側頭・後頭葉の皮質白質境界は不鮮明であるが，境界は残存している（→）．白質髄枝を同定できる．
B：T2 強調像（5 か月）：同部位の皮質白質境界はほとんど消失し（→），FCD と考えられる．
C：STIR 像（B と同一時期，同一部位）：皮質白質境界の不鮮明がより明瞭である（→）．
補足：生後 3 か月でも異常を指摘できるが，5 か月時のほうがより明瞭になっている．

図2 focal cortical dysplasia（Taylor らの定義）

A　T2 強調像（5 か月）

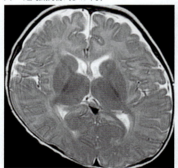

B　T2 強調像（13 か月）

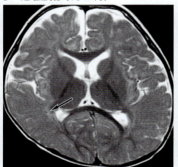

C　T2 強調像（23 か月）

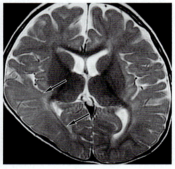

D　STIR 像（C と同一時期，同一部位）

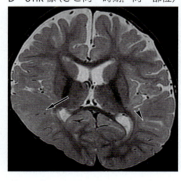

23 か月，男児．生後 4 か月より左上肢の部分発作があり，発作が止まらず，原因が不明とされていた．
A：T2 強調像（5 か月）：retrospective に見ても，異常の指摘はできない．
B：T2 強調像（13 か月）：右側頭葉にて白質の形成異常が疑われる（→）．ただし，左側頭葉との差がわかりにくい．
C：T2 強調像（23 か月）：明らかに右側頭葉の白質の形成に異常がある（→）．
D：STIR 像（C と同一時期，同一部位）：右側頭葉白質髄枝の入り込みがなく（→），FCD があると考えられる．それに対して，左側頭葉は正常である（▶）．

白質髄枝は認められる．乳児期になると，画像所見が変化し，T2 強調画像では皮質白質境界が不鮮明，あるいは消失する[4]．この変化は脳内に器質的変化を呈したとするよりは，髄鞘化による可能性がある．

髄鞘化完成以前の痙攣を有する乳児（特に lat-

図3 | focal cortical dysplasia（ILAE分類によるI型）

A　STIR冠状断像　　B　T2強調横断像

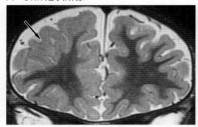
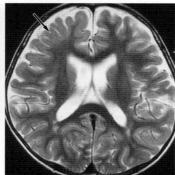

初診時2歳，男児．意識消失，眼球上転，四肢脱力発作，間代性痙攣がある．脳波では右前頭葉に異常波を認めた．10歳時に右前頭葉の焦点切除術を施行した．

A：STIR冠状断像：右前頭葉において，白質髄枝が認められない（→）．
B：T2強調横断像：右前頭葉の白質髄枝が認められず（→），皮質形成障害が考えられる．
補足：10歳にて，手術を施行し，皮質では柱状配列の異常があり，皮質白質境界が不鮮明となり，皮質下白質の細胞密度の上昇があるが，cytomegalic neuronsを認めず，FCD I型と診断された．

図4 | Focal cortical dysplasia（IIb型）

A　FLAIR冠状断像　　B　FLAIR冠状断像（Aより後方）　　C　STIR冠状断像

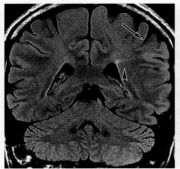
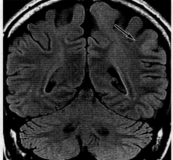
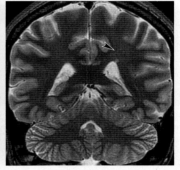

D　T2強調像

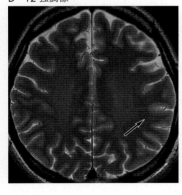

31歳，女性．5〜6年前より，めまい後に意識が遠のき，脱力・転倒する発作が出現した．1日に1〜十数回の頻度であった．他院にて，てんかんの疑いで抗痙攣薬を投与されたが，発作頻度が増加した．5年前には外傷性のくも膜下出血を起こしたが，保存的に治療を受けた．他院を経て，当院に入院した．

A：FLAIR冠状断像：左縁上回皮質に高信号を認める（→）．同部位から側脳室に向かって線状の高信号を認め（▶），transmantle signが陽性のFCDと考えられる．
B：FLAIR冠状断像（**A**より後方）：左縁上回皮質の高信号が明瞭である（→）．
C：STIR冠状断像：左側脳室から皮質に向かう線状の高信号があり（▶），transmantle signである．FLAIR法に比べて不鮮明である．皮質の異常はわからない．
D：T2強調像：左縁上回皮質がやや厚い（→）．皮質結節では同様な側脳室に向かう病変がありwhite matter bandと呼ばれるが，このT2強調像では孤発性皮質結節（solitary cortical tuber）を示す所見はない．
補足：手術，および病理にてIIb型のFCDが認められた．

erality のある点頭てんかん）では，初回の MRI にて異常が指摘できなくても，FCD の疑いがある時には，続けて MRI を撮る必要がある[4]．髄鞘化の進行と共に，FCD による皮質白質境界の不鮮明と，白質の T2 強調画像での高信号が出現することがある．

T2 強調像にて，健側では白質髄枝が認められ，皮質白質境界が鮮明に認められるのに対して，患側では白質髄枝が認められず，皮質白質境界が不鮮明になっている部位がある．それが FCD の MRI での唯一の異常所見であることがある（図1，2）．そのような症例には，FLAIR 像が有効なことがある．皮質白質境界の不鮮明は，有髄線維の減少や，異所性の異常な神経細胞や

図5 focal cortical dysplasia

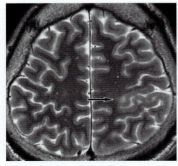

A T2強調像

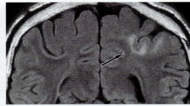

B FLAIR冠状断像

24歳，男性．2歳時にてんかんと診断されている．2年前に，薬を飲み忘れ，発作に伴い，もうろう状態となった．現在の発作は体が硬くなり，両側性にがくがくと間代性痙攣を示す発作と，転倒発作がある．

A：T2強調像：左中心後溝の両側（前後）に，異常に厚い皮質があり，高信号を示す（→）．
B：FLAIR冠状断像：左中心後溝の両側に異常な高信号を認める（→）．
補足：覚醒下に患者の状態を確認しながら，摘出術を施行した．FCDⅡb型であった．

図6 focal cortical dysplasia

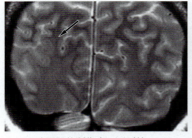

A T2強調冠状断像

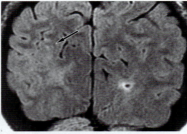

B FLAIR冠状断像（Aと同一部位）

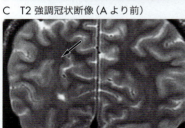

C T2強調冠状断像（Aより前）

D FLAIR冠状断像（Cと同一部位）

25歳，女性．4歳から目が左上につり上がる発作がある．その発作が月に一度程度ある．8歳頃より，二次性全般化．12歳過ぎより，発作の回数が増加した．現在の発作は頭の中がふわふわした感じとなり，ピントが合わない，白いものが浮いて迫って来るような感じで，嘔気を伴う．また，左頭部を回旋し意識減損する発作もある．

A：T2強調冠状断像：右頭頂後頭位後部の皮質がやや厚く，その輪郭が不鮮明である（→）．
B：FLAIR冠状断像（Aと同一部位）：Aの異常な皮質は皮質白質境界が不明となり，白質内にも高信号を認める（→）．
C：T2強調冠状断像（Aより前）：Aの異常な皮質が連続しており，皮質がやや厚い（→）．
D：FLAIR冠状断像（Cと同一部位）：皮質白質境界が不鮮明で，白質にも高信号が及ぶ（→）．

補足：手術にて，てんかん焦点と考えられたが，肉眼では異常を確認できない．病理ではⅡb型のFCDであった．

巨大なグリア細胞の存在が関与している可能性がある[4]．

⑤ bottom-of-sulcus dysplasia（図7）

FCDの新しい画像所見の特徴として，脳溝深部にある例が報告され，bottom-of-sulcus dysplasiaとよばれる[10)～12)]．FCDの68％は脳溝深部にあるとされ[10)]，その特徴的な形態より，bottom-of-sulcus dysplasiaとよばれる[10)～12)]．Hofmanらの20例の報告では，皮質白質境界の不鮮明，局所的な皮質の肥厚が全例に認められた[11)]．多くは脳溝の底部にある．T2強調像では高信号が主に，皮質白質境界から皮質下白質にあり，程度は弱いが，皮質にも高信号が認められる．12例には上衣に向かう漏斗状の構造があった．この漏斗状構造は正常の皮質を貫通する静脈との鑑別になる．7例は脳回の異常があり，局所的くも膜下腔の拡大があった．2例に手術が施行されている．

難治性部分てんかんの画像を見る際に，脳溝深部の両側皮質のわずかな信号強度異常，特に

図7 | bottom-of-sulcus dysplasia（Focal cortical dysplasia）

A　FLAIR 横断像　　B　FLAIR 冠状断像　　C　ASL（痙攣発作が頻発している時に撮像）

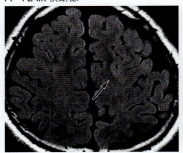 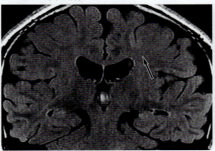 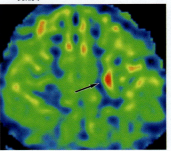

14歳，男性．8日前に突然に，顔が右を向き，顔の右側が引きつり，右上肢がこわばる発作が出現した．その後も発作があり，当院に入院した．発作時，意識は保たれるかやや減損．脳波では左中心〜頭頂部に高振幅徐波が群発した．
A：FLAIR 横断像：左上前頭溝に沿って，皮質が高信号を示し（→），異常である．
B：FLAIR 冠状断像：左上前頭溝の深部に沿った皮質に高信号があり（→），bottom-of-sulcus dysplasia である．他のシークエンスでは病変が認められず，FLAIR 像のみが信号強度異常を示した．手術および病理にて FCD と確認されている．
C：ASL（痙攣発作が頻発している時に撮像）：A にて示された部位に一致して，血流増加を認め（→），てんかん源である可能性が高い．
補足：手術にててんかん源であることが確認され，病理にて，FCD のⅡb型が認められた．

図8 | focal cortical dysplasia（Ⅰ型）

A　FLAIR 冠状断像　　B　STIR 冠状断像

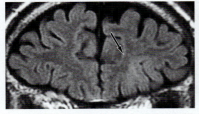 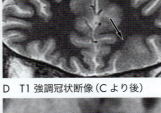

C　T1強調冠状断像（SPGR法再構成画像）　　D　T1強調冠状断像（Cより後）

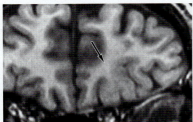 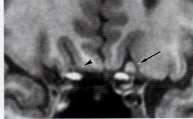

44歳，男性．10歳時より意識消失し，四肢を硬直させる発作が出現．16歳時には毎日のように発作を認めるようになる．現在の発作は，気分不良の前兆の後に，四肢をばたばたと動かす発作．持続時間は5〜10秒で頻度は1〜2回/週．発作中の意識は保たれている．なお，手術中に左嗅神経の腫大が確認されている．

A：FLAIR 冠状断像：左眼回皮質に高信号を認める（→）．
B：STIR 冠状断像：左眼回皮質は厚く，白質髄枝は鋳込みがない（→）．
C：T1強調冠状断像（SPGR法再構成画像）：左眼窩回皮質は白質との境界が不鮮明で，正常な皮質に比べてやや信号が高い（→）．
D：T1強調冠状断像（Cより後）：左嗅神経の著明な腫大があり，高信号を示す（→）．右嗅神経は正常である（▶）．なお，嗅神経症状を認めない．
補足：病理では皮質の層構造の異常があり，FCDⅠ型と診断された．FCDに脳神経（嗅神経）の腫大を伴った例である．

FLAIR像での，脳溝浅部の皮質と比べると高信号となっている部位に注意して読影する必要がある（図7）．T2強調像あるいはT1強調像では異常が認められないこともある．皮質の厚さに異常がないこともある．

⑥片側巨脳症とFCD

片側巨脳症とFCDは多くの共通点がある．患側半球あるいは患側の脳葉拡大があるのが片側巨脳症である．片側巨脳症の所見の一つに脳神経の腫大があるが[13]，自験例において，FCDのある同側の嗅神経の腫大を認めた例がある（図8）．巨脳症，片側巨脳症とFCDが同一遺伝子の異常によって起こり，単一の病理スペクトラム上のこれらが載っているとも報告されてい

図9 低悪性度神経膠腫（low grade glioma）

A　T2強調冠状断像
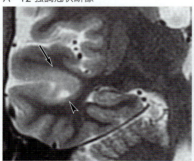

B　T1強調冠状断像
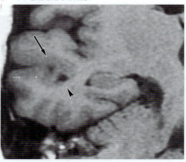

C　FLAIR冠状断像
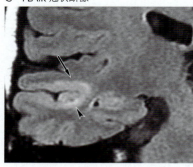

D　造影後T1強調冠状断像
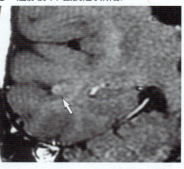

41歳，女性．35歳初発のてんかん患者である．ざわざわするような感覚を自覚し，体が動けなくなったり，視界の異常を認めることもある．3年前に，エスカレーターの前で意識消失し，転倒した．救急隊により痙攣が確認され，他院にてMRIの異常を初めて指摘された．

A：T2強調冠状断像：右上側頭溝に沿った上下の皮質が肥大し，異常である（→）．その一部に境界明瞭な強い高信号を認め，嚢胞が疑われる（▶）．
B：T1強調冠状断像：右上側頭溝に沿った皮質は肥大している（→）．境界明瞭な低信号があり，嚢胞と考えられる（▶）．
C：FLAIR冠状断像：右上側頭溝に沿った皮質は腫大し，高信号を示し，異常である（→）．嚢胞が小さな低信号として認められる（▶）．
D：造影後T1強調冠状断像：病変の一部に明らかな造影効果を認めた（⇨）．
補足：右上側頭溝に沿った厚い皮質があり，FLAIR像では高信号を示すので，皮質形成異常も考えられるが，嚢胞の存在，明らかな造影効果より，低悪性度の神経膠腫を考えた症例である．病理でも同様であった．標本が小さく，特定の腫瘍を指摘できない．なお，術中脳波では海馬にも異常があったが，画像では指摘できない．

る[14]．

⑦造影効果のあるFCD

　Bahlらは造影効果を認めたFCD Ⅱb型の1例を報告している．19歳の女性で，複雑部分発作（CPS）を示唆する病歴があり，MRIにて，左上側頭溝に沿って異常があり，中側頭回上部に小さな球状の造影効果を示す腫瘤があった．3か月の再検にて周囲に浮腫状の変化が増加し，生検を施行した．病理所見はFCDであった．造影効果は異常な皮質（FCD自体）に起こったのであり，浮腫は痙攣の結果と考えられている．大変稀ではあるが，FCDにも造影効果はありう

る[8]．

鑑別診断

1. **側頭葉先端部病変**：側頭葉てんかんの際に，患側側頭葉先端部に認められる変化であり，皮質形成障害ではなく，白質の軸索の減少による（詳細は本章 p.942「2. 側頭葉てんかん」を参照）．

2. **結節性硬化症**：radially oriented white matter bandを認める[15]．皮質下に結節を形成する．石灰化を伴うことが多い．FCDでは石灰化を認めない[16]．

3. **神経膠腫**：脳溝に沿って厚い皮質を示し，嚢

胞を伴った例があり，造影効果のある部位があり，低悪性度の神経膠腫であった（図9）．

FCDでは囊胞を認めないので，囊胞がある際には腫瘍を考慮する．

参考文献

1) Honavar M, Meldrum BS: Epilepsy. *In* Greenfield's Neuropathology. 7th ed. (eds) Graham DI, Landtos FL. Arnold, London. vol.1 p.905-908, 2002.
2) Taylor DC, Falconer MA, Bruton CJ, et al: Focal dysplasia of the cerebral cortex in epilepsy. J Neurol Neurosurg Psychiatry 34: 369-387, 1971.
3) Blümcke I, Thom M, Aronica E, et al: The clinicopathologic spectrum of focal cortical dysplasias: a consensus classification proposed by an ad hoc Task Force of the ILAE Diagnostic Methods Commission. Epilepsia 52: 158-174, 2011.
4) Yagishita A, Arai N, Maehara T, et al: Focal cortical dysplasia: appearance on MR images. Radiology 203: 553-559, 1997.
5) 柳下 章：大脳皮質形成障害とてんかん．画像診断 21: 142-151, 2001.
6) Colombo N, Tassi L, Galli C, et al: Focal cortical dysplasias: MR imaging, histopathologic, and clinical correlations in surgically treated patients with epilepsy. AJNR Am J Neuroradiol 24: 724-733, 2003.
7) Chan S, Chin SS, Nordli DR, et al: Prospective magnetic resonance imaging identification of focal cortical dysplasia, including the non-balloon cell subtype. Ann Neurol 44: 749-757, 1998.
8) Bahl A, Romanowski CA, Ince PG, et al: Focal cortical dysplasia mimicking neoplasia. Pract Neurol 13: 343-345, 2013.
9) Colombo N, Tassi L, Deleo F, et al: Focal cortical dysplasia type IIa and IIb: MRI aspects in 118 cases proven by histopathology. Neuroradiology 54: 1065-1077, 2012.
10) Besson P, Andermann F, Dubeau F, et al: Small focal cortical dysplasia lesions are located at the bottom of a deep sulcus. Brain 131: 3246-3255, 2008.
11) Hofman PA, Fitt GJ, Harvey AS, et al: bottom-of-sulcus dysplasia: imaging features. AJR Am J Roentgenol 196: 881-885, 2011.
12) Harvey AS, Mandelstam SA, Maixner WJ, et al: The surgically remediable syndrome of epilepsy associated with bottom-of-sulcus dysplasia. Neurology 84: 2021-2028, 2015.
13) Sato N, Yagishita A, Oba H, et al: Hemimegalencephaly: a study of abnormalities occurring outside the involved hemisphere. AJNR Am J Neuroradiol 28: 678-682, 2007.
14) Jansen LA, Mirzaa GM, Ishak GE, et al: PI3K/AKT pathway mutations cause a spectrum of brain malformations from megalencephaly to focal cortical dysplasia. Brain 138: 1613-1628, 2015.
15) Iwasaki S, Nakagawa H, Kichikawa K, et al: MR and CT of tuberous sclerosis: linear abnormalities in the cerebral white matter. AJNR Am J Neuroradiol 11: 1029-1034, 1990.
16) Yagishita A, Arai N: Cortical tubers without other stigmata of tuberous sclerosis: imaging and pathological findings. Neuroradiology 41: 428-432, 1999.

12 髄膜血管腫症（meningioangiomatosis：MA）

臨床

　MAは稀な，良性の軟膜とその直下の皮質に位置する限局性病変であり，軟膜および髄膜血管の増殖を特徴としている．孤発性あるいは神経線維腫症2型（Neurofibromatosis 2：NF 2）に関連して発症する[1]．

　孤発性MAでは難治性限局性てんかんが最も多い症状であり，NF 2に伴うMAは偶発性であり，痙攣は起きず，孤発性MAの1/4で，多巣性である．

　診断時の平均年齢は孤発性MAでは28歳，NFを伴う例では21歳とされている．男女比は2：1で男性に多い．

　病変部位は皮質に90%があり，前頭側頭葉（70%）＞側頭葉（40%）＞頭頂葉≒後頭葉である．皮質外病変は稀であり，第三脳室，視床枕－大脳脚，脳梁，延髄がある．また，単発病変≫多発病変である[1]．

　NFを伴わないMAでは，その85%において，治療抵抗性の痙攣が唯一あるいは主たる症状である．とくに側頭葉〜弁蓋部病変では痙攣は必発であり，単純部分発作（62%）が多く全般化することは稀である．

　痙攣のない例は16%であり，頭痛，顔面痛，下位脳神経症状がある．極めて稀な例としてくも膜下出血と乳頭浮腫などがある[1]．

　持続する局所の機能異常を示した稀な例もある[2]．58歳の男性，6か月の経過で，進行性の左同名半盲と右半身の感覚異常を呈した．MRIにてFLAIR像では側頭葉から後頭葉にかけて白質に高信号，拡散では左後頭葉皮質に高信号，造影効果が皮質にある．18か月後に病変は進展．最初はPRESを考慮した．

画像所見

・CT

　Wiebeらによると38例中21例（55%）は石灰化を伴い，低吸収域を囲む造影効果のある病変として認められている[1]．

　Jeonらによると，病変は1.3〜4.9cmの大きさである．8例中7例にCTが施行されている．皮質には4例に病変があり，3例にCTが施行され，皮質は高吸収値を示し，2例には石灰化を認めている（図1，2）．8例中7例は皮質下に病変があり，全例に低吸収値を認めている．

　皮質を中心とした単発あるいは多発の腫瘍で石灰化をともなう．石灰化は結節状，線状あるいは脳回様と多様である．病変は等〜高吸収値で，石灰化を含む．しかし，低吸収値を示す例もある[3]．大きさは1〜3cmである．mass effectはないかあっても軽度である．出血や，皮質からくも膜下腔よりに囊胞を認めることがある[4]．均一な造影効果をときに認める．

・MRI

　Jeonらの8例では4例に皮質に病変があり，全例T1強調像，T2強調像，FLAIR像にて低信号を示し，4例中2例に造影効果を認めている（図1，2）．皮質下には8例全例に病変があり，T1強調像では低信号，T2強調像およびFLAIR像では高信号を示している．皮質下には造影効果はなかった[3]．

　厚い皮質，軟膜血管の増生と線維化した結合織により，脳回様の皮質性病変がMAの特徴とされているが，皮質の軽度肥厚があり，石灰化の程度にともない様々な信号変化を認める．皮質下白質のT2延長や囊胞の形成を認める．皮質＋髄膜の増強効果があり，点状・小結節状の複数の増強像が多い．しばしばdelayed enhancementを認める．

・血管造影

　24例の内，15例（63%）において，血管造影は正常，7例（29%）が造影されない腫瘤（avascular mass）としての所見を示し，2例が動静脈奇形を示唆した[1]．

図1 髄膜血管腫症

A　CT

B　T1強調像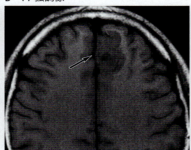

C　T2強調像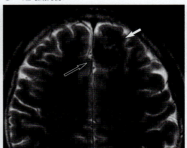

D　造影後T1強調横断像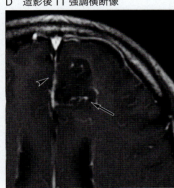

E　造影後T1強調冠状断像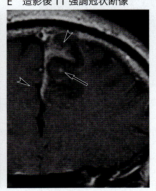

20代，男性．半年前より，短時間（1～2分程度）の意識消失を伴う異常行動を認めるようになった．発作は突然で前兆はなく，ひとつの動作を繰り返している（手を動かしている，同じ場所を歩いているなど）．目は焦点があっておらず，呼びかけにも応じない．初期には1か月に1回程度であったが，徐々に頻回となり，ほぼ毎日起こるようになり，当院ERを受診し，精査・加療目的に入院した．神経学的には異常を認めない．

A：CT：左前頭葉内側，実質内に石灰化を認める（→）．
B：T1強調像：左前頭葉実質内病変は皮質と等信号から低信号を示し（→），境界明瞭である．
C：T2強調像：病変は石灰化の部位は強い低信号を示し（→），他の部位は皮質と等信号から軽度高信号を示す（⇨）．大きなmass effectはない．
D：造影後T1強調横断像：腫瘤内に点状の造影効果を認める（→）．接する髄膜に造影効果を認める（▶）．
E：造影後T1強調冠状断像：腫瘤内にも造影効果を認める（→）．病変に接する軟膜からくも膜下腔にかけて，造影効果を認める（▶）．
補足：比較的典型的な画像所見を示した髄膜血管腫症の症例である．なお，NF2の合併はない．
（福井県立病院の症例，吉川 淳先生のご厚意による）

鑑別診断

皮質を中心とする石灰化と囊胞を有する病変が鑑別である．

1. 神経節膠腫：明らかな腫瘤性病変（石灰化以外はT2強調画像では高信号），明確な造影効果を認めることもある．
2. 乏突起細胞腫：より浸潤性，白質の浮腫
3. 神経有鉤囊虫症：多発性が多い．囊胞内の頭節の存在
4. 髄膜腫：脳実質外の病変の造影効果
5. 皮質結節：囊胞は伴わない．周囲の皮質白質境界の不鮮明

図2 髄膜血管腫症

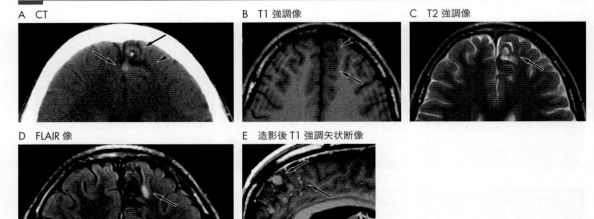

A CT
B T1強調像
C T2強調像
D FLAIR像
E 造影後T1強調矢状断像

13歳, 男子. 2年前より複雑部分発作が主体のてんかん発作があり, 抗痙攣剤によるコントロールは不良であった. 今回, 全身痙攣を起こし入院.

A：CT：左前頭葉内側面の皮質から皮質下白質の病変があり, 点状および線状の高吸収域を示す部位 (→) と, 低吸収値を示す病変 (▶) がある.
B：T1強調像：病変は皮質とほぼ等信号を示す (→). 一部に強い低信号を示す (▶).
C：T2強調像：皮質下の病変は高信号を示す (→).
D：FLAIR像：皮質下には高信号を示す病変があり (→), 皮質の病変は主として低信号を示す.
E：造影後T1強調矢状断像：左前頭葉内側面に結節状, 点状の造影効果を認める (→). 造影後横断像ではごく淡い増強しか示さなかった (非掲載). また, 血管造影にて異常を認めない (非掲載).
補足：手術所見にて白色の極めて硬い皮質病変で, 脳実質外発育を認め, 硬膜に癒着していた. 白質との境界面も含め, 出血傾向はほとんどみられなかった. 病理所見にて, 皮質への髄膜皮細胞や微小血管の浸潤を主徴とする良性病変であり, 大脳皮質の局所的な肥厚と, 多数の微細な異常血管を認め, 皮質の石灰化と骨化, 皮質下白質のグリオーシスを伴い, 髄膜血管腫症と診断された.
(札幌麻生脳神経外科病院　村田純一先生および北海道大学病院　吉田大介先生のご厚意による)(文献5より引用)

参考文献

1) Wiebe S, Munoz DG, Smith S, et al: Meningioangiomatosis. A comprehensive analysis of clinical and laboratory features. Brain 122: 709-726, 1999.
2) Akshay S, Daniel K, Larsen BT, et al: Meningioangiomatosis: A rare presentation with progressive cortical blindness. Neurology 81: 511-512, 2013.
3) Jeon TY, Kim JH, Suh YL, Ahn S, Yoo SY, Eo H: Sporadic meningioangiomatosis: imaging findings with histopathologic correlations in seven patients. Neuroradiology 55: 1439-1446, 2013.
4) Park MS, et al: Multifocal meningioangiomatosis: a report of two cases. AJNR Am J Neuroradiol 20: 677-680, 1999.
5) 柳下 章：4. 髄膜血管腫症. p.171 図7, 柳下 章, 新井信隆 (編)；難治性てんかんの画像と病理. 秀潤社, p.170-171, 2007.

13 視床下部過誤腫（hypothalamic hamartoma：HH）

臨床

視床下部過誤腫は hypothalamic neuronal hamartoma ともよばれ，正常視床下部と類似した組織を示し，成熟したニューロンが多数の神経網（neuropils）内に存在する状態である[1]．新生物ではない．大きさは種々である．視床下部内に存在する時と，視床下部から茎を持って鞍上部，脚間窩に存在することもある[2]．

無症状のことがあるが，思春期早発症，行動異常やてんかん発作を呈することがある．てんかん発作は典型的には笑い発作である[2]．

てんかん性笑い発作とは，常同的に反復出現し，笑いの外的誘因を欠き，一般に強直間代性痙攣，意識消失，自動症といった他の発生型を随伴し，脳波異常を呈する痙攣発作である（表1）[3]．HH による笑い発作では初期には笑い発作が単独で出現しているが，しだいに脱力発作，強直発作などを伴うようになり，発症当時は正常であった知能も学童期にはすでに低下を示し，成人になるまでには精神発達遅滞を呈することが多い[3]．

HH では皮質形成障害などのてんかん焦点を合併することはきわめて稀である．HH は乳頭体，脳弓，乳頭体視床路と密接に関係し，これらの構造がてんかん原性に関与している[2]．皮質形成障害を合併する例のほとんどは Pallister-Hall 症候群である（表2）[4]．

31例の HH によるてんかん発作の症候学を調べた報告では全例に笑い発作があったとされている[5]．しかし，HH があり，側頭葉てんかんを示し，HH はそのままにし，側頭葉摘出術により，てんかんが良くなった例も稀ではあるが存在する[6]．HH とは無関係なてんかん源があったと考えられている．自験例でも複雑部分発作で側頭葉てんかんを示した例がある（図1～3）．

また，11例の HH のその部位と症状を対比した報告[7]では，第三脳室底に付着するか，茎にて第三脳室底からつり下がっている型（parahypothalamic type）は11例中7例あり，その内の6例は思春期早発症を示し，痙攣も発達遅滞もないとした．MRI では第三脳室の変形はないか，あっても非常に軽い．一方，視床下部内に存在する HH（intrahypothalamic type）は4例あり，全例に難治性てんかんを示し，1例は思春期早発症，3例は知的退行，2例は行動異常を示した．MRI では全例に第三脳室の変形があった．

画像所見

境界明瞭な腫瘤であり，T1強調像では大脳皮質と等信号を示し，T2強調像では皮質と等信号あるい皮質よりも高信号を示す（図1～3）．造影効果を認めず，経過を追っても増大しない[2][8]．

稀に嚢胞あるいは石灰化を伴うことがある（図1）[9]．

72例の HH の内，93％では T2強調像にて高信号を示す．そのような HH では MRS にて NAA の低下，ミノイノシトール上昇を認め，神経細胞の減少とグリア細胞の上昇を示唆しているとされる[2]．

表1 ● 笑い発作を来す疾患[3]

1	視床下部過誤腫
2	側頭葉てんかん
3	辺縁系前頭葉てんかん
4	West 症候群
5	Lennox 症候群
6	ナルコレプシー
7	仮性球麻痺
8	精神病
9	脳卒中の前駆症状

表2 ● Pallister-Hall 症候群[4]

1	染色体7p13の異常
2	視床下部過誤腫
3	指の奇形（中手骨の短縮，合指症，多指症）
4	正中奇形（喉頭蓋，咽頭）および心・腎・肛門の異常

図1 視床下部過誤腫（Palister-Hall 症候群）

A　T1強調矢状断像（正中右）　　B　T2強調像　　C　T1強調像

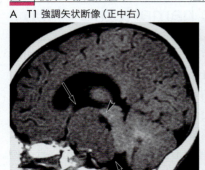 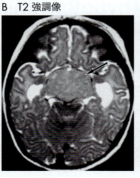 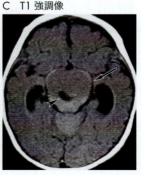

4か月，女児．Hirschsprung病，喉頭蓋二分症，気管軟化症，右小指多指症，合指症がある．他院にて頭部CTにて異常を言われ，入院した．視床下部過誤腫と合わせて，Palister-Hall症候群とされた．

A：T1強調矢状断像（正中右）：鞍上部から橋槽にかけて大きな腫瘤があり（→），脳幹を後方に圧排している．境界明瞭であり，皮質と等信号を示す．腫瘤と中脳との間に髄液と等信号があり，腫瘤内の嚢胞である（▶）．
B：T2強調像：腫瘤は不均一な信号強度を示し（→），前頭葉と同様な信号強度を示す．
C：T1強調像：腫瘤は皮質と等信号を示す（→）．腫瘤の後部に嚢胞を認める（▶）．なお，造影効果を認めない（非掲載）．
その後，経過を追うと嚢胞が拡大したが，再び縮小傾向にある．

図2 視床下部過誤腫

A　T1強調矢状断像　　B　T2強調冠状断像　　C　T1強調冠状断像

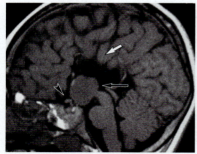 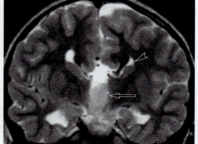 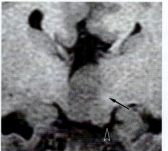

6歳，男児．3か月前より発作が始まった．急に笑い出し，眼球が左右に傾き，立位のまま1回転し転倒した．週に1回程度の発作がある．

A：T1強調矢状断像：鞍上部に皮質とほぼ等信号を示す均一な腫瘤があり，過誤腫である（→）．腫瘤の前方に視交叉を認める（▶）．脳梁欠損を認める（⇨）．
B：T2強調冠状断像：視床下部から第三脳室内に皮質と等信号を示す過誤腫を認める（→）．第三脳室の変形がある．脳梁欠損があり，Probst束を認める（▶）．
C：T1強調冠状断像：視床下部から第三脳室に突出している過誤腫を認める（→）．視床下部では左に進展している（▶）．

鑑別診断

造影効果のある際には，視床下部星細胞腫，組織球症，胚腫（胚細胞腫瘍）を考える[10]．

診断のコツ

視床下部にあり，T1強調像にて皮質と等信号を示し，造影されない境界明瞭な腫瘤．T2強調像では軽度高信号を示すことも多い．

図3 視床下部過誤腫

A　T2強調冠状断像

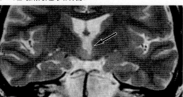

B　T1強調冠状断像

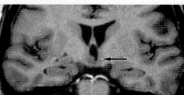

C　T2強調横断像

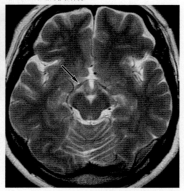

43歳，女性．5歳より痙攣発作がある．現在の発作は突然動作が停止し，笑ったり，キーという発声をしたりする．眼は一点を凝視し，口はペチャペチャしている．発作中の記憶はなく，一日に3～4回の頻度である．複雑部分発作であり，側頭葉には画像では異常がなかったが，深部電極とてんかん症候より右側頭葉てんかんと診断された．右海馬扁桃体摘出後，発作の回数は減少したが，笑い発作が認められるようになった．

A：T2強調冠状断像：側頭葉には異常を認めない．視床下部右から第三脳室に突出した腫瘤があり（→），皮質とほぼ等信号を示す．
B：T1強調冠状断像：腫瘤はT1強調像でも皮質とほぼ等信号であり（→），過誤腫と考える．
C：T2強調横断像：視床下部右にわずかな腫大があり（→），第三脳室の軽い変形を認める．
補足：側頭葉てんかんの患者においても，常に，側頭葉以外の病変を注意してみることが重要である．なお，手術はしていないので，病理は未確認である．

参考文献

1) Hovvath E, Scheithauer BW, Kovacs K, et al: Hypothalamic neuronal hamartoma. Hypothalamus and Pituitary. *In* Greenfield's Neuropathology. 7th. ed. ed Graham DI, Lantos PL. Arnold, London, 2002, vol 1, p.1007-1009.
2) Freeman JL, Coleman LT, Wellardj RM, et al: MR Imaging and Spectroscopic Study of Epileptogenic Hypothalamic Hamartomas: Analysis of 72 Cases. AJNR Am J Neuroradiol 25: 450-462, 2004.
3) 兼本浩祐：てんかん学ハンドブック．第2版，医学書院，p.91, 2006.
4) Kuo JS, Casey SO, Thompson L, Truwit CL: Pallister-Hall syndrome: clinical and MR features. AJNR Am J Neuroradiol 20: 1839-1841, 1999.
5) Oehl B, Brandt A, Fauser S, et al: Semiologic aspects of epileptic seizures in 31 patients with hypothalamic hamartoma. Epilepsia 51: 2116-2123, 2010.
6) Yang AC, Zhang K, Zhang JG, Liu HG, Chen N, Ge M, Bai Q, Meng FG: Temporal lobe epilepsy with hypothalamic hamartoma: a rare case. Chin Med J (Engl) 124: 1114-1117, 2011.
7) Arita K, Ikawa F, Kurisu K: The relationship between magnetic resonance imaging findings and clinical manifestations of hypothalamic hamartoma. J Neurosurg 91: 212-220, 1999.
8) 柳下 章：灰白隆起過誤腫．てんかんに関係した脳腫瘍（画像）．難治性てんかんの画像と病理．柳下 章，新井信隆（編），秀潤社，p.121-123, 2007.
9) Yamaguchi S, Suzuki SO, Matsuo Y, et al: Large hypothalamic hamartoma with calcification and cystic components in an adult–case report. Neurol Med Chir (Tokyo) 50: 495-498, 2010.
10) Barkovich AJ: Tuber cinereum hamartoma. Sellar/Suprsellar. Pediatiric Neuroimaging. eds. Barkovich AJ. Amirsys. p.1-2-14～17, 2007.

14 扁桃体病変

臨床

◆ 1. 比較的予後のよい症例が多い

Mitsueda-Ono らは 11 例の扁桃体腫大がある側頭葉てんかんに関して報告している[1]．8 例が男性，3 例が女性であり，平均年齢は 39.8 歳である．同部位の組織は 2 例のみに取られており，1 例は非特異的グリオーシス，もう 1 例では FCD と軽いグリオーシスとなっている．明らかな腫瘍と考えられる病変は初めから除いている．この 11 例は FLAIR 像では等～高信号を示し，T1 強調像では皮質と等信号を示している．造影効果はない．5 例では MRI が再検されているが，増大はない．11 例中 9 例は抗痙攣剤により痙攣がない状態であり，抗痙攣剤で有効な例が多いとしている．

赤松等は高齢発症の内側側頭葉てんかんで，その原因として片側の扁桃体腫大を認めた 2 例を報告している．症例 1 は 72 歳，男性で 2 年ほど前に発症し，自動症を伴う複雑部分発作を示した．症例 2 は 68 歳，女性であり，2 年前から自律神経発作及び精神発作からなる単純部分発作で内側側頭葉てんかんに特徴的な症状を呈した．両者共に比較的少量の抗てんかん薬で発作が抑制されている．2 年間の経過観察で，扁桃体の大きさには両者共に変化がない[2]．

Lv らは 33 例の内側側頭葉てんかんで，扁桃体腫大を伴う例を報告している[3]．痙攣発作の発症時期は平均で 42.0 歳（20 ～ 75 歳）である．

図1 扁桃体腫大

A　FLAIR 冠状断像

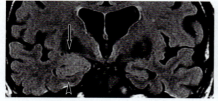

B　T2 強調冠状断像

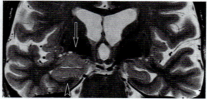

C　T1 強調冠状断像

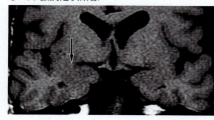

D　T2 強調横断像

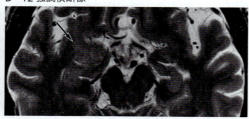

72 歳，男性．20 年来，パニック発作に近い病態があった．約 4 か月前に，昼に突然住所などが分からなくなり，夕方には症状が消失した．家族の話では泣き出しそうな表情で口をゆがめ，呼吸が速くなり，その時には記憶がなく，4 回ほどそのような発作があった．脳波では陽性棘波が右脳を中心に認められ，複雑部分発作であり，側頭葉てんかんと診断された．

A：FLAIR 冠状断像：右扁桃体の腫大がある（→）．右海馬には著変を認めない（▷）．右扁桃体の信号強度は海馬と同様で，正常範囲である．右下角には大きな mass effect はない．
B：T2 強調冠状断像：右扁桃体の腫大があり，その信号強度は正常皮質と同様である（→）．右海馬には著変を認めず，右下角には mass effect を認めない（▷）．
C：T1 強調冠状断像：右扁桃体の腫大があり，その信号強度は正常皮質と同じである（→）．
D：T2 強調横断像：右扁桃体に腫大がある（→）．その信号強度は海馬や皮質と同様である（→）．
補足：扁桃体腫大があるが，mass effect が軽く，FLAIR 像，T2 強調像，T1 強調像共にその信号強度は正常皮質と同様である．腫瘍の可能性は大変低く，高齢でもあり，抗痙攣剤が有効な可能性が高いと判断した．抗痙攣剤投与にて発作は止まった．約 3 か月後に MRI の再検をしたが，扁桃体腫大は同様であった（非掲載）．

図2 扁桃体腫大

A　FLAIR 冠状断像
B　STIR 冠状断像

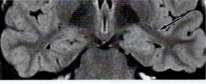
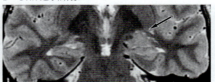

C　T1 強調冠状断像
D　T2 強調横断像

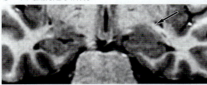
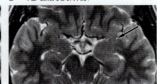

37歳，女性．小学校低学年にて意識消失し，動作が停止する発作があり，抗痙攣薬を服用し，小学校高学年にて発作がなくなり，抗痙攣薬を中止した．21歳頃より，数か月に1回，寝る前に金縛りになるような発作があった．さらに，「自分がここにいる感じがしない」ような発作もあった．32歳頃より発作の頻度が増加した．現在の発作は右足を伸ばしたり，眉間にしわを寄せ，顔をしかめ，左後方に倒れ，流涎がある複雑部分発作である．

A：FLAIR 冠状断像：左扁桃体が右に比べて大きく，その信号強度は海馬と同様である（→）．
B：STIR 冠状断像：左扁桃体が右に比べて大きい（→）．その信号強度は正常皮質，海馬と同様である．
C：T1 強調冠状断像：左扁桃体がやや大きく，信号強度は正常皮質と同様である（→）．
D：T2 強調横断像：扁桃体を含む左側頭葉内側部に大きな腫大はなく，右に比べると，軽度に信号強度が高い（→）．しかし，海馬と同様の信号強度である．なお，海馬は正常である．
補足：冠状断像にて，左扁桃体が軽度に大きい．しかし，横断像では腫瘍を疑わせるような mass effect はなく，下角に圧排所見はない．しかし，横断像でも側頭葉内側部はやや信号強度が高い．比較的典型的な扁桃体病変の画像所見である．術中所見では扁桃体は腫大し，海馬には萎縮がなかった．術中脳波にて海馬には明らかな異常波があり，扁桃体摘出後にも，異常波が残存したので，海馬には多切術を施行した．病理は扁桃体基質には海綿状態があり，肥大した神経細胞が集簇している所見であった．

全例が複雑部分発作を有し，14例は全身発作もあった．発作時脳波の異常は扁桃体腫大と同側の前部あるいは下部側頭葉であった．全例，海馬硬化症を伴っていない．22例は痙攣のコントロールが成功し，扁桃体腫大も軽減している（経過観察の期間に関しては記載がなく，1例は1年後としている）．その他の11例は初期の治療に反応したが，痙攣の頻度が増し，扁桃体腫大に変化を認めていない．

自験例でも72歳，男性で側頭葉てんかんを示し，右扁桃体腫大を認め，抗痙攣剤服用にて痙攣発作が止まっている例がある（図1）．なお，3か月後の MRI では扁桃体腫大に変化がない．初期には抗痙攣剤が効くが，段々と効かなくなる例もあり[3]，今後の経過観察が必要と考えられる．

2. 手術例

扁桃体腫大が疑われた手術例に関して Minami らの報告がある[4]．病理では11例中10例において，扁桃体には肥大したニューロンの集簇があり，基質には空胞化を認めている．9例には軽いグリオーシスがあり，2例にはグリオーシスを認めない．術中脳波では異常波は扁桃体ではなく，海馬が起源であると全例に考えられたと述べている．図2は同様な例である．

3. 扁桃体硬化症

Zentner らにより，扁桃体に①剖検例に比べて，ニューロンの減少を認め，標準偏差にて－2以下である，②中等度から高度の線維性グリオーシスがある，そのどちらかがある例を扁桃体硬化症としている．なお，扁桃体硬化症に特徴的な臨床所見を認めていない[5]．

自験例の中にて，手術にて，右扁桃体が白色化し，強いグリオーシスを認め，扁桃体硬化症と考えられた例がある（図3）．さらに，右海馬は萎縮し，術中脳波にて異常波を認めた．病理

図3 右海馬硬化症＋右扁桃体硬化症

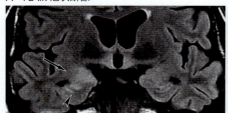
A　FLAIR 冠状断像

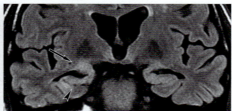
B　FLAIR 冠状断像

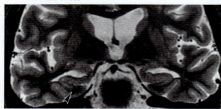
C　STIR 冠状断像

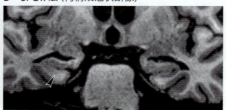
D　SPGR法（再構成冠状断像）

63歳，男性．約3か月前に，上腹部不快感があり，その後も症状が持続した．約1か月前に入浴後に気分不快となり，妻の前で倒れ，両上下肢の間代性痙攣があり，左顔面が引きつっていた．この発作は1回のみであったが，就寝中に両手指を動かしたり，口をもぐもぐさせている．

A，B：FLAIR 冠状断像：右扁桃体に高信号を認める（→）．左海馬と比べても，軽度に信号強度が高い．右扁桃体が左に比べてやや大きい．右海馬は左に比べて小さく，高信号を認め，海馬硬化症と考える（▶）．
C：STIR 冠状断像：左海馬の萎縮を認める（▶）．
D：SPGR 法（再構成冠状断像）：海馬の萎縮を認める（▶）．
補足：手術にて，右扁桃体は白色化し，強いグリオーシスを認め，扁桃体硬化症と考えられた．右海馬は萎縮し，術中脳波にて異常波を認めた．病理では神経細胞脱落と，グリオーシスがあり，海馬硬化症と診断された．CA4にもっとも強い変化があった．

では神経細胞脱落と，グリオーシスがあり，海馬硬化症と診断された．CA4にもっとも強い変化があった．扁桃体硬化症と海馬硬化症を合併した珍しい例であった．

画像所見

・扁桃体腫大

扁桃体腫大のある図1と図2は画像所見はほぼ同じである．FLAIR 像あるいは T2 強調冠状断像にて，患側扁桃体が軽度に大きく，信号強度も海馬あるいは正常皮質とほぼ同様である．T1 強調像では信号強度は正常皮質と同様である．T2 強調横断像では扁桃体を含む患側の側頭葉内側部位は，正常側に比べて軽度に信号強度が高い．おそらく灰白質の信号強度を見ている．側頭葉内側前部（海馬より前）がやや大きい例（図1）と，ほとんど腫大が認められない例（図2）がある．

・扁桃体硬化症

扁桃体硬化症である図3では右扁桃体の信号強度は，異常ではない左の海馬と比べて，高くなっている．大きさは軽度の腫大があるように見える．決して萎縮はしていない．それに対して，右海馬は萎縮し，左海馬に比べて軽度高信号であり，海馬硬化症を示す所見であった．扁桃体硬化症の症例は少なく，この所見がすべての扁桃体硬化症に当てはまるかはわからない．重要なことは，扁桃体の大きさのみに注目せず，その信号強度，そして，海馬の大きさと信号強度に注意する点にある．

鑑別診断

1. **扁桃体の腫瘍**：通常は mass effect が明らかであり，扁桃体の腫大が明確なことが多い．また，その信号強度が上記で示す扁桃体病変とは異なり，不均一であり，神経膠腫との診断には迷わないことが多い（図4）．

図4 鑑別診断：星細胞腫（grade 2）

A　T2 強調横断像　　　　　　　　B　T2 強調冠状断像

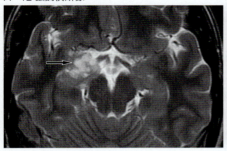
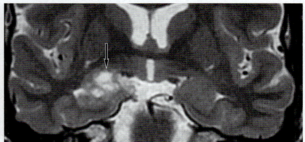

C　FLAIR 冠状断像　　　　　　　D　T1 強調冠状断像

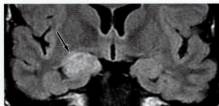
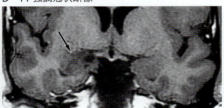

E　T1 強調横断像　　　　　　　　F　造影後 T1 強調矢状断像

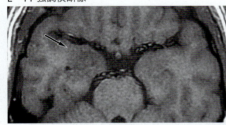
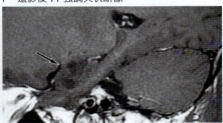

25歳，男性．3年前に複雑部分発作にて発症した．発作は嫌な臭気（魚の生臭い感じ）や胸のこみ上げるような感じであり，意識減損を認め，二次性全般化を来すことが多い．記銘力低下を自覚している．

A：T2 強調横断像：右扁桃体を中心に不均一な高信号を認める（→）．海馬には著変を認めない．
B：T2 強調冠状断像：右扁桃体に不均一な高信号があり（→），腫大を認める．
C：FLAIR 冠状断像：右扁桃体は不均一な高信号を示す（→）．
D：T1 強調冠状断像：右扁桃体は不均一な低信号を示し（→），その内側上部に強い低信号がある．
E：T1 強調横断像：右扁桃体は低信号を示し，軽い腫大がある（→）．
F：造影後 T1 強調矢状断像：右扁桃体に不均一な低信号と腫大を認める（→）．なお，造影効果を認めない．

参考文献

1) Mitsueda-Ono T, Ikeda A, Inouchi M, et al: Amygdalar enlargement in patients with temporal lobe epilepsy. J Neurol Neurosurg Psychiatry 82: 652-657, 2011.
2) 赤松直樹, 山野光彦, 辻 貞俊：【てんかんのトピックス】てんかんと扁桃体腫大．神経内科 72: 252-255, 2010.
3) Lv RJ, Sun ZR, Cui T, et al: Temporal lobe epilepsy with amygdala enlargement: a subtype of temporal lobe epilepsy. BMC Neurol 14: 194, 2014.
4) Minami N, Morino M, Uda T, et al: Surgery for amygdala enlargement with mesial temporal lobe epilepsy: pathological findings and seizure outcome. J Neurol Neurosurg Psychiatry 86: 887-894, 2015.
5) Zentner J, Wolf HK, Helmstaedter C, et al: Clinical relevance of amygdala sclerosis in temporal lobe epilepsy. J Neurosurg 91: 59-67, 1999.

15 ●てんかん手術術後の変化

てんかん手術術後に拡散強調像にて，摘出された部位と関連がある，視床あるいは線条体に高信号を認めることがある．

側頭葉てんかんでは同側の視床枕に拡散強調像にて高信号を認めることがときにある（図1）．施設によっては側頭葉てんかんの手術をしても認められないこともあるので，術式による差異の可能性もある．

増本らは脳腫瘍術後の症例において検討している．術後50症例の内，10例に拡散強調像にて，同側視床に高信号を認め，8例は視床枕に限局し，その8例は側頭葉の術後であった．高信号は術後21～47日（平均38.4日）に認められ，全例，その後消失している[1]．

また，前頭葉から頭頂葉にかけてのてんかん手術ではKamiyaらの報告があり，125例中17例（13.6％）に拡散制限を線条体あるいは視床に認めている[2]．手術の7～46日後に認められ，76～487日後のMRIでは消失している．二次変性によるとされる．線条体の病変は前頭葉から頭頂葉の手術部位によって異なっている．以下の3型に分けられるとしている．1型：尾状核頭部＋被殻前部，3型：被殻後部，2型：尾状核体部＋被殻中央部である．1型の手術部位は眼窩前頭皮質（orbitofrontal cortex）であり，2型は前頭前皮質（prefrontal cortex），3型は運動皮質／運動前皮質であった．自験例では左前頭葉内側部の摘出術後，左尾状核に高信号を認めた（図2）．

図1 視床の二次変性
拡散強調像

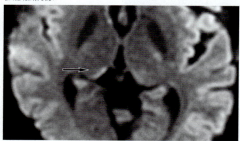

35歳，男性．右側頭葉てんかんがあり，34日前に選択的右海馬摘出術を受けた．術後に新たに発生した症状はない．

拡散強調像：右視床枕に線状の高信号を認める（→）．なお，同部位のADC値は低下している（非掲載）．

図2 尾状核の二次変性
拡散強調像

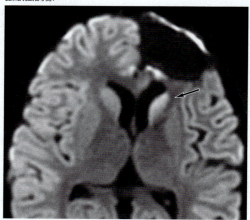

11歳，男子．左前頭葉てんかんにて，27日前に左前頭葉内側部の摘出術を受けた．

拡散強調像：左尾状核に高信号を認める（→）．なお，同部位のADC値は低下している（非掲載）．左前頭葉内側部に手術痕を認める．

参考文献

1) 増本智彦, 椎貝真成, 檜山貴志・他：脳腫瘍術後患者における同側視床の一過性異常．第41回日本神経放射線学会抄録集, p.110, 2012.
2) Kamiya K, Sato N, Nakata Y, et al: Postoperative transient reduced diffusion in the ipsilateral striatum and thalamus. AJNR Am J Neuroradiol 34: 524-532, 2013.

16 類皮腫 (dermoid)

臨床

胎生3〜5週の神経管閉鎖の際，外胚葉細胞が迷入することによって生じる稀な先天性腫瘍である．肉眼的には暑い線維性組織に覆われた単房性の嚢胞性腫瘍で，内部に脂質とコレステロール落屑を含んでいる．また，表皮，汗腺，毛髪などの皮膚成分を含み，歯牙などによる石灰化を伴うこともある．

好発部位はトルコ鞍周囲，前頭蓋底，第四脳室〜小脳虫部周囲などで，正中局在の傾向が強い．後頭部／鼻前頭部に先天性皮膚洞を伴うことがある．

図1 側頭葉てんかん（類皮腫）

A 単純CT

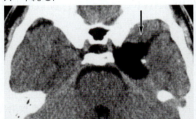

B T1強調冠状断像

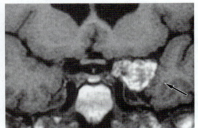

C T2強調冠状断像

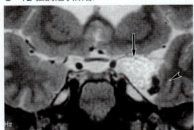

D T2強調像

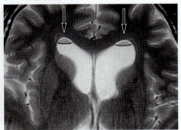

E T1強調像

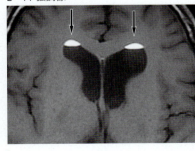

F T1強調像

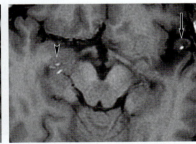

14歳，男性．6か月前より運動停止，唾液過多および嘔吐を示し，その後複雑部分発作を呈し，側頭葉てんかんと診断された．

A：単純CT：左中頭蓋窩内側部に脂肪の吸収値を有する腫瘤があり（→），その外側には点状の石灰化を認める．
B：T1強調冠状断像：左側頭葉内側，脳実質外に不均一な高信号を示す腫瘤があり，類皮腫と考えられる（→）．
C：T2強調冠状断像：腫瘍は髄液とほぼ同様な不均一な高信号を示し（→），その内側部に石灰化による強い低信号を伴っている（▷）．なお，拡散強調像でも高信号を示した．左海馬は上方に圧排されていた．腫瘍は左扁桃体との境界が不鮮明であったが，主としてシルヴィウス谷内に存在し，海馬を上方に圧迫していた．手術にて腫瘍を全摘したと考えられたが，再発し，さらに，くも膜下腔と側脳室内に播種を起こした（D〜F）．
D：T2強調像：両側側脳室前角に髄液よりも低信号を示し，液面形成と，chemical shift artifact を示す病変を認める（→）．
E：T1強調像：上記病変は高信号（→）を示し，脂肪成分のある類皮腫である．
F：T1強調像：左側頭葉先端部（→），脈絡裂（▷）に沿って，くも膜下腔に高信号を認め，類皮腫の播種である．

20～40代で，頭痛や痙攣で発症する．

自然破裂により無菌性髄膜炎を起こし，さらに血管攣縮により脳梗塞を生じる場合がある．稀に扁平上皮癌への悪性転化がありうる[1]．

画像所見

円型あるいは分葉状の境界明瞭な実質外腫瘍で，T1強調像では脂肪に特徴的な著明な高信号を認め，脂肪抑制画像によりこの高信号は抑制される．T2強調像では低信号から高信号まで不均一に混在し，chemical shift artifact が認められることが多い．CTでは脂肪に相当する低吸収域を含み，辺縁に石灰化を伴うことがある．造影効果はない．

自然破裂が起こると，くも膜下腔にT1強調像にて高信号を示す結節状構造や脳室内に fat-fluid level が認められる（図1）．また，髄膜炎による造影効果が認められることがある[1]．

鑑別診断

1. **眼球内シリコンの頭蓋内移動**：眼球内に入れられたシリコンが，何らかの原因によって，視神経を介して，軟膜を通って，くも膜下腔，さらに脳室に入る．CTにて，高吸収域（HU ＞ 90）を示し，脳室内では位置に依存せず，T1強調像では高信号で chemical shift artifact を伴い，T2強調像では様々な信号強度を示し，GRE/SWI では低信号，拡散制限を認めないとする特徴がある[2]．

参考文献

1) 栗原紀子：類皮腫．他の腫瘍・囊胞性病変．脳MRI　3．血管障害・腫瘍・感染症・他．高橋昭喜（編），秀潤社，p.415-416, 2010.
2) Sarohia D, et al: Intracranial Migration of Silicone Delaying Life Saving Surgical Management: A Mimicker of Hemorrhage. Radiology Case 10: 1-11, 2016.

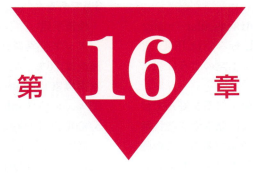

第16章

神経内科疾患と間違えやすい腫瘍性疾患

　本章では臨床症状あるいは画像から神経内科疾患と間違えやすい腫瘍性疾患を取り上げる．血管内大細胞型B細胞リンパ腫，リンパ腫様肉芽腫症，種々の悪性リンパ腫，大脳膠腫症，髄膜播種，胚腫，多発性骨髄腫である．

1 血管内大細胞型 B 細胞リンパ腫 (intravascular large B-cell lymphoma：IVLBCL)

臨床

・全体像

血管内悪性リンパ腫症〔intravascular (malignant) lymphomatosis：IVL あるいは IML〕ともよばれる．最近の文献では上記のように報告されることが多い[1)2)]．

IVLBCL は皮膚および中枢神経系を好んで侵し，リンパ節は侵さない成人に発生する悪性腫瘍である．細胞は大型の B 細胞である．この腫瘍は浸潤した臓器の毛細血管内に主として認められ，時に小静脈や小動脈にも認められる．血管周囲組織にも認められるが，それは限定的である．腫瘍の表面抗原と組織特異的な内皮細胞との関係により，血管内に留まると考えられる[1)2)]．

症状は血管閉塞と血流の遮断によって起こる．最も多いのは多発性脳梗塞であり，脊髄・神経根障害がそれに次ぐ．脊髄・神経根障害の中では腰仙髄鞘外が多く，対麻痺と尿失禁を生じる．亜急性脳症，多発性梗塞を続発することが多く，このような進行経過は本症を示唆する[3)]．

進行性であり，しばしば致死的な経過をたどる．数か月以上の経過で階段状に悪化することが多いが，時に一時的な寛解を認めることもある[1)4)]．高齢者に多いが，12〜87歳の報告がある[4)]．進行する認知症の鑑別診断のひとつである．

・アジア変異型 (asian variant)

血球貪食症候群を主徴とする特異な IVLBCL が報告され，従来型（古典型，西欧型）に対して，アジア変異型とよばれている．

従来型では発熱，皮疹，神経症状，アジア変異型では発熱，全身倦怠感，神経症状がそれぞれ主体となる．従来型の全経過中では 85％に神経症状が認められる．

神経症状では脳血管障害（多発性脳梗塞）76％，脊髄・神経根障害 38％，亜急性脳症（意識障害，痙攣）27％，脳神経障害（Ⅳ・Ⅷ＞Ⅲ・Ⅵの障害）21％，末梢神経障害 5％，ミオパチー 3％である[3)]．

・検査所見

アジア変異型 96 例中，貧血は 78％，血小板減少は 76％，低アルブミン血症 84％，乳酸脱水素酵素 (lactate dehydrogenase：LDH) 上昇 93％，可溶性 interleukin 2 受容体 (sIL-2R) (≧5,000U/mL) 66％に認められている[5)]．

原因不明の亜急性進行性の神経症状（上記）を呈し，血清の LDH・sIL-2R 上昇，全身症状（38℃以上の発熱，異常な寝汗，10％以上の体重減少）のいずれかが認められた際には本症を考える[3)]．

確定診断にはいずれかの部位からの生検が必要である．皮膚病変を見出すことは確定診断に結びつく点から重要である．新たな皮膚病変の有無を毎日観察することが必要である[6)]．皮膚病変を認めない症例においてもランダム皮膚生検を 10 か所に行い，生前診断ができたとされる[7)8)]．

病理所見

脊髄ではくも膜下腔から脊髄実質内の小血管内腔に充満するリンパ腫細胞による，頸髄から仙髄まで広範囲にわたる多発性の虚血性病変を認め，腰仙髄病変の強いことが特徴である．病変は灰白質，白質のいずれにもわたり，動静脈を問わず脊髄の血管には腫瘍細胞による閉塞，血管炎，血管壁肥厚，血栓形成などを認める[6)]．脳でも同様に，多発性の新旧混在した小梗塞を認め，神経症状と合致する[4)]．

・生検病理での"脱髄 (demyelination)"

脊髄を中心に侵した自験例において，初回の病理診断が"脱髄"とされた IVLBCL がある．Konikkara らは 62 歳，男性で，急速進行性，大脳白質主体に多巣性の病変を認める例を報告している．生検の病理にて"脱髄"が認められたときには虚血，特に microangipathic disease（微小血管病）を考慮する必要があるとしてい

る．Binswanger病，CADASILが鑑別に挙がる．しかし，急速進行性を呈するIVLBCLとは，臨床経過が異なる．また，悪性腫瘍，自己免疫性疾患に伴う凝固亢進状態も可能性があるが，検査所見にて診断がつく．残る鑑別疾患として，生検にて「脱髄」と診断されたら，急性散在性脳脊髄炎，血管炎（原発あるいは二次性），IVLBCLを考えるべきとしている[9]．

当院での最初の剖検例（図1）では，臨床診断として本症を挙げていたが，臨床病理検討会（CPC）では病理医によって否定された．後日，本症であると訂正された．実際に，そのようなことは数多くあるようであり，本症を疑ったら，病理医にしつこく本症ではないかと確認する必要がある．

画像所見

◆ 1. 脳

・進行性の脳梗塞

小血管を侵すので，左右非対称，大小不同，多発性の大脳白質内の梗塞を認め，進行する（図1）．大脳および小脳皮質，基底核にもT2強調像にて高信号を認める．それらの中には局所的な造影効果を認めることがある．拡散制限を認める例もある．

・髄膜の造影効果

髄膜（硬膜，くも膜あるいは軟膜）の造影効果を認めることがある（図1）．髄膜の明瞭な造影効果は血管炎との鑑別に有用とされているが[1)10)]，自験例では血管炎でも認められる（3章「1. ウイルス感染症」p.241「水痘・帯状疱疹ウイルス脳血管症」参照）．

66歳，男性．6か月の経過で小梗塞が左半球の多数の血管支配領域に進行性に認められた．初回の拡散強調像では脳梁膨大部左，1か月後には左放線冠，2か月後には左放線冠と左頭頂葉皮質から皮質下に拡散強調像にて高信号が広がっている．血管造影にて，中大脳動脈の末梢動脈に狭窄を認めた．さらに，左前頭頭頂側頭葉の軟膜に沿った造影効果を認め，くも膜下腔での血管壁に異常が疑われた．左頭頂後頭葉の生検にてIVLBCLであった．なお，出血性病変は認めていない[11)]．

・橋の病変

東らにより本症11例中4例に，橋底部に中心性橋髄鞘崩壊症に類似した画像所見を伴う例が報告された[12)]．自験例にも認められた（図2）．治療により，この橋底部病変は消失することがある．その本体はいまだ解明されていない．

・静脈性病変

上矢状洞，海綿静脈洞あるいは皮質静脈を侵し，静脈性血栓症として認められることがある[13)14)]．出血性梗塞あるいは静脈洞内の腫瘤を示す．野首らの例[14)]では初回のCTにて，右後頭葉に皮質下出血，左視床に小出血を示し，約1か月後には両側前頭葉皮質，小脳に数か所の新たな小出血を示した．剖検にて静脈内に腫瘍細胞を含む血栓症を呈した．進行する脳静脈／静脈洞血栓症の鑑別診断には本症も入る．

・出血性病変

石川らの報告によると，MRI，CTまたは剖検にて確認できた出血性病変は24例だった．全例に脳における出血を認め，ほとんどが多発性であった．10例に出血性梗塞あるいは出血性の壊死・軟化巣，4例に点状出血を認めている[15)]．図3で示す例は小梗塞があり，その内部に出血があったと考えられる．

野口はCTおよびMRIでは多発性皮質下出血を示し，SWIにて動脈の血管支配域に一致しない（規則性に乏しい）びまん性の皮質の低信号を認めた1例を報告した[16)]．生検の結果は静脈内に浸潤するIVLBCLであった．以上のMRI所見は，悪性リンパ腫のびまん性静脈浸潤に伴う出血性静脈性梗塞を反映しているとした．そして，IVLBCLでは，浸潤する血管によって画像所見が異なり，動脈浸潤が主体のものでは，拡散強調像にて高信号を呈し，静脈浸潤が主体のものでは，出血性静脈性梗塞を示す．後者では他の画像に比べて鋭敏にSWIが低信号を示すとした．

図1 血管内大細胞型B細胞リンパ腫

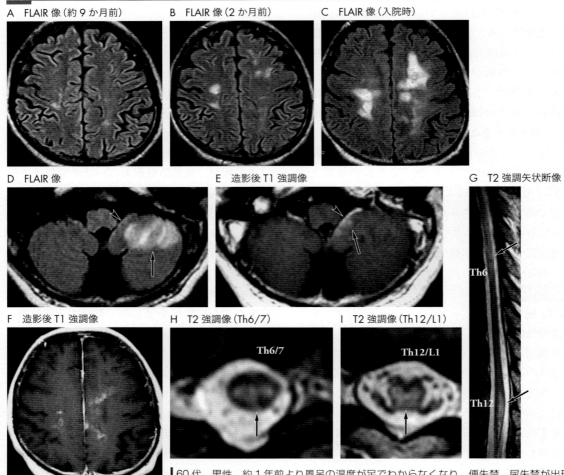

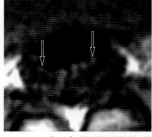

60代，男性．約1年前より風呂の温度が足でわからなくなり，便失禁，尿失禁が出現，約9か月前に他院にて初回の頭部MRIが実施される（**A**）．6か月前より伝い歩きとなる．他院のMRI（T2強調像）にてTh3レベル髄内に高信号を認めている．なお，その1か月後の腰椎MRIでは脊髄円錐には著変を認めない．3か月前の他院のMRIにて胸髄と脊髄円錐に2か所の高信号をT2強調像にて認めている．2か月前より杖歩行となり，他院の頭部MRIにて異常を指摘される（**B**）．1週間前に脊髄のMRIにて異常を指摘され，当院に入院し，脳および脊髄のMRIを撮像する（**C**〜**J**）．HDS-R 23/30，衝動性眼球運動，眼振，小脳失調，腰部以下の全感覚の消失，歩行不能，失禁．

A：FLAIR像（約9か月前）：他院のFLAIR像にて右中心前回と左頭頂葉に高信号を認める．
B：FLAIR像（2か月前）：他院のFLAIR像にて大脳深部白質に小梗塞を複数認める．前回より増加している．
C：FLAIR像（入院時）：病変の拡大を認める．
D：FLAIR像：左小脳半球前部に梗塞様所見を認める（→）．左小脳前部脳表面にも高信号がある（▶）．
E：造影後T1強調像：左小脳前部の脳表に沿って造影効果を認める（▶）．さらに，小さな点状の造影効果があり，小脳溝内あるいは小脳内にも造影効果を認める（→）．
F：造影後T1強調像：深部白質の脳梗塞に複数の造影効果を認める．
G：T2強調矢状断像：Th6，Th12/L1に髄内に高信号を認める（→）．
H：T2強調像（Th6/7）：髄内に高信号を認める（→）．
I：T2強調像（Th12/L1）：髄内に高信号を認める（→）．病変は灰白質および白質の両方に及ぶ．
J：造影後T1強調像（L1/2）：馬尾（前根および後根）に造影効果を認める（→）．

補足：retrospectiveに見れば，6か月前にMRIにて高信号を脊髄髄内に認めた時に，IVLBCLも考慮すべき疾患であり，さらに進行して，髄内に2か所の異常を認めた際には本症が十分考えられる疾患である．脳のMRIでは進行する梗塞，小脳の軟膜あるいはくも膜の造影効果が本症を示唆している．LDHおよびsIL2Rの上昇を認めた．剖検にて確定された．

・SWI のみに異常を認めた例

　71 歳，男性例であり，異常言動と全身性痙攣にて入院した．高次機能障害を認めたが，初回の MRI では異常がなかった．血中 LDH と sIL-2R 高値より悪性リンパ腫を疑った．10 日後の SWI にて，両側大脳皮質から皮質下にかけて低信号が広範にあり，その他の画像では異常を指摘できない．肺生検と骨髄穿刺にて本症と診断した．IVLBCL による出血性病変と考えられた[17]．

・出血性白質脳症様病変

　大脳白質に小出血を呈し，出血性白質脳症（acute haemorrhagic leukoencephalopathy：AHLE）様の所見を呈する ICVBCL 例がある．Marino らの例は 71 歳，男性で，右片麻痺，急性認知障害，微熱にて入院した．その後，急速に精神状態の異常が進み，MRI では急性出血性白質脳症と診断された．拡散制限のある多巣性病変，造影効果のある部位とない部位があり，剖検にて，本症と診断されている．拡散制限のある病変が AHLE では合わないとされた[18]．

・血管造影所見

　多数の血管に狭窄像を認め，中枢神経系血管炎と誤診された例がある（14 章「1. 原発性中枢

図2 血管内大細胞型 B 細胞リンパ腫

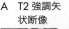
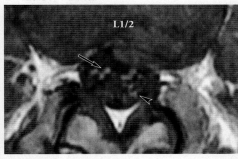
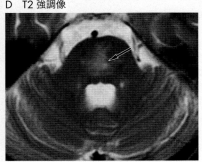
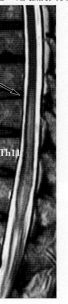

70 代，男性．約 2 か月前突然に右下腿の痛み，運動障害，異常感覚を自覚．その後，尿閉，左下肢の運動障害が進行．異常感覚は臍下レベルまで上行．当院入院時（MRI 施行時），弛緩性対麻痺，右下腿萎縮，L5～S5 領域の感覚障害，両上肢の振動覚低下，両下肢腱反射の消失，膀胱直腸障害を認めた．

A：T2 強調矢状断像：脊髄円錐の軽い腫大と高信号を認める（→）．T1 強調像では信号強度異常を認めない（非掲載）．
B：造影後 T1 強調矢状断像：Th12 レベル髄内に淡い造影効果を認める（▶）．馬尾に造影効果を認める（→）．
C：造影後 T1 強調像：L1/2 レベルにて前根（→）および後根（▶）に造影効果を認める．後根にも造影効果を認める点が前脊髄動脈梗塞とは異なる．
D：T2 強調像：橋底部に左右ほぼ対称性の高信号を認め（→），橋中心性髄鞘崩壊症様である．
E：T2 強調矢状断像：ステロイドパルス療法施行約 2 週間後，髄内の高信号が約 1 椎体ほど上昇している（→）．上記の所見より，IVLBCL と診断した．

補足：皮疹の生検で確定診断に至らなかったが，痙攣の重積，全血球減少症の出現，特徴的な画像所見，生化学検査にて sIL2R は著明な上昇（3,250 → 21,500U/mL）を示し，IVLBCL と臨床診断した．

（文献 20 より転載）

図3 血管内大細胞型B細胞リンパ腫

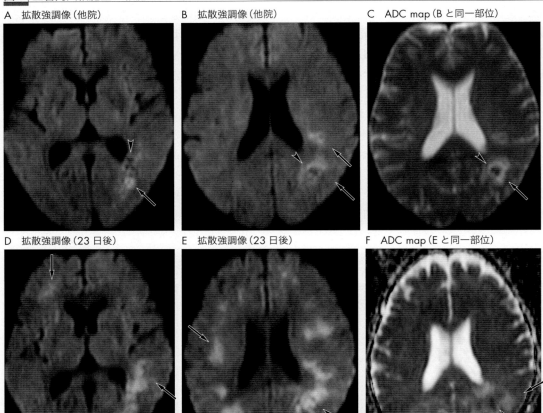

A 拡散強調像（他院）　B 拡散強調像（他院）　C ADC map（Bと同一部位）
D 拡散強調像（23日後）　E 拡散強調像（23日後）　F ADC map（Eと同一部位）

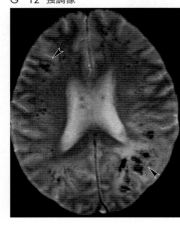

G T2*強調像

60代，男性．20日程前から頭痛があり，約2週間前からめまいも出現．5日前に他院を受診し，MRIを施行した（**A**，**B**）．脳炎を疑いステロイドパルスを施行されたが症状の改善がないため当院に紹介受診された．入院18日目に2回目のMRI（**C**）を施行した．入院時にはLDH 388U/L，sIL-2R 1,972U/mL，β2ミクログロブリン2.9mg/Lと上昇を認めた．皮膚生検にて本症と診断された．

A，**B**：拡散強調像（他院）：左側脳室周囲から皮質下白質にかけて高信号を認める（→）．一部に低信号を示す部位がその内部にある（▶）．
C：ADC map（**B**と同一部位）：ADC値は上昇している（→）．一部に低信号を示す部位があり（▶），おそらく出血であったと以下の図からは考えられる．
D，**E**：拡散強調像（23日後）：高信号が増大し，より広範になり，右半球にも出現している（→）．
F：ADC map（**E**と同一部位）：ADC値は上昇あるいはほぼ等信号を示す（→）．一部に低信号を示す部位があり（▶），**G**では出血である．
G：T2*強調像：病変内部には小出血がある（▶）．なお，T1強調像では低信号を示し，メトヘモグロビンを示す高信号を認めない（非掲載），造影効果を認めない（非掲載）．
（愛媛県立病院の症例，三木 均先生のご厚意による）

補足：**A**，**B**の拡散強調像にて，高信号を白質に認め，60代であり，小梗塞が考えられるが，拡散強調像での低信号について，T2*強調像にて，出血があれば，他の鑑別も考慮する必要がある．ここで，検査データにてLDHの上昇があれば，注意すべき所見である．2回目の**D**以下は小梗塞が短期間に増加し，T2*強調像にて，その内部に出血があり，本症は考慮する画像所見である．

神経系血管炎」p.821【鑑別診断】1. 血管内悪性リンパ腫症参照)[19].

◆ 2. 脊髄と馬尾

・全体像

脊髄の病変は胸髄下部から脊髄円錐にかけて髄内に皮質および白質を区別しない病変があり，脊髄の多くは軽度の腫大があり，髄内および前根および後根に造影効果を認めることが多い（図1, 2）．この所見は鑑別診断に有効である[20]．その他に，脊髄内に多発する壊死巣を認めることがあり，T2強調像では高信号として認められる（図1）．

・脊髄長大病変

亜急性に発症し，脊髄に長大病変を有する脊髄症では本症も考える．特に，脊髄円錐を侵す例，全身症状（発熱，体重減少，疲労感，アステニア）を有する例では常に考慮する[21)22)]．

45歳，男性．左下肢筋力低下と右大腿後面の感覚低下・異常感覚を認めた．徐々に筋力低下が進行した．7か月後には排尿困難となった．発症から1年後に他院にてMRIを撮り，Th10-11脊髄内に高信号を認め，増強効果があった．その後，ステロイドパルスを施行したが，排尿障害はよくならず，尿閉状態となった．初回のMRIから53日後に再検をしたT2強調矢状断像ではTh8/9〜11/12にかけて高信号を脊髄内に認め，脊髄の軽い腫大があった．腎生検にて本症と診断された．ステロイド療法が奏効しない長大な脊髄病変を示す疾患に本症が入る．ただし，初診時には軽微な変化であった[22]．

山崎らの例は64歳，女性，両下肢のしびれを52日前に自覚し，徐々に腰まで上昇した．22日前から両下肢の脱力が出現し，進行し起立困難となり，入院した．LDHとsIL-2Rの上昇があった．

T2強調像にて，Th5-12に高信号を髄内に認め，脊髄の軽い腫張がある．T2強調横断像では灰白質優位に対称性の高信号をTh6にて認めた．造影後にはTh9とTh10に造影効果を認め，腎腫瘤があった．骨髄穿刺，腎生検，脊髄生検にて，腫瘍を認めず，皮膚生検にて本症と診断された[23]．

・脊髄内出血を伴う例

79歳，女性．6か月前より両臀部以下のしびれ，排尿・排便困難が出現し，さらに起立・歩行不能と進行した．MRIにてTh12レベルのT2強調像にて後索に高信号を認め，その両側に低信号を認めた．その後，T2*強調像でも低信号があり，出血を伴ったと考えられる[15]．

・馬尾症候群

原因不明の馬尾症候群にて，以下の兆候があれば，本症を考える[24]．

・発熱や寝汗などの先行する全身症状
・3〜12週間程度の亜急性発症
・MRでの馬尾の肥厚あるいは軽度の造影効果
・髄液蛋白の上昇
・血清乳酸脱水素酵素（LDH）の上昇

鑑別診断

◇脳病変の鑑別

1. 原発性中枢神経系血管炎：脊髄の病変は少ない．MRAあるいは血管造影での血管の不整を認めることがある．昏迷と流動する頭痛を認めることが多い（14章「1. 原発性中枢神経系血管炎」p.821【鑑別診断】1. 血管内悪性リンパ腫症参照)[19].
2. 多発性硬化症：髄膜の造影効果，脳梁に病変が少ない．馬尾に造影効果などが合わない．
3. 癌性髄膜炎：脳内病変は転移となるが，mass effectが弱い．
4. 膠原病：膠原病を示唆する血清学的変化がない．
5. MELAS：天幕下に梗塞様所見はない．
6. CADASIL：造影効果の存在，後頭蓋窩病変の存在がCADASILとは異なる．
7. 進行性多巣性白質脳症（3章「5-B 進行性多巣性白質脳症」p.233【鑑別診断】の項参照）．

◇脊髄病変の鑑別

1. Sjögren症候群に伴う脊髄および神経根症：脊髄円錐と神経根を侵すことがある（8章「4. 膠原病」p.707「Sjögren症候群」参照）．

2. **脊髄梗塞**：発症が突然，痛みを伴うことが多い．T2 強調像での高信号は灰白質に限局．馬尾の造影効果は前根のみ．
3. **脊髄硬膜動静脈瘻**：馬尾には造影効果を認めない．異常な flow voids が認められる．

> ●…診断のコツ
> 1. 成人において，数か月の経過で進行する病態で脳および脊髄に複数の病変を認める．
> 2. 脳では梗塞様病変，出血性変化，髄膜や脳表の造影効果を認める．
> 3. 脊髄円錐内に T2 強調像にて高信号，馬尾に造影効果を認める．

参考文献

1) Pless ML, Chen YB, Copen WA, Frosch MP: Case records of the Massachusetts General Hospital. Case 9-2010. A 37-year-old woman with paresthesias and ataxia. N Engl J Med 362: 1129-1138, 2010.
2) Ponzoni M, Ferreri AJ, Campo E, et al: Definition, diagnosis, and management of intravascular large B-cell lymphoma: proposals and perspectives from an international consensus meeting. J Clin Oncol 25: 3168-3173, 2007.
3) 水谷真之, 水谷智彦：脳悪性リンパ腫と認知症. Brain Nerve 68: 385-390, 2016.
4) Lantos PL, Louis DN, Rosenblum MK, Kleihues P: Secondary lymphomas. In Graham DI, Lantos PL (eds); Greenfield's neuropathology, 7th ed (vol.2). Arnold, London, p.958-959, 2002.
5) Shimada K, Kinoshita T, Naoe T, et al: Presentation and management of intravascular large B-cell lymphoma. Lancet Oncol 10: 895-902, 2009.
6) 渡辺宏久, 安藤哲朗, 祖父江 元：血管内悪性リンパ腫症．脊椎脊髄ジャーナル 20: 1101-1106, 2007.
7) Asada N, Odawara J, Kimura S, et al: Use of random skin biopsy for diagnosis of intravascular large B-cell lymphoma. Mayo Clin Proc 82: 1525-1527, 2007.
8) 手塚修一, 坂田飛鳥, 三木拓哉・他：脊髄症状で発症し，ランダム皮膚生検にて診断し得たアジア亜型血管内リンパ腫の 1 例．日内会誌 98: 1993-1995, 2009.
9) Konikkara JJ, Perurena OH, Warach S, et al: A 62-year-old man with fluctuating neurological deficits and skin lesions. JAMA Neurol 70: 120-124, 2013.
10) Williams RL, Meltzer CC, Smirniotopoulos JG, et al: Cerebral MR imaging in intravascular lymphomatosis. AJNR Am J Neuroradiol 19: 427-431, 1998.
11) Kouzmitcheva E, et al: Clinical Reasoning: A 66-year-old man with recurrent multi-territory infarcts. Neurology 84: e195-e201, 2015.
12) Yamamoto A, Kikuchi Y, Homma K, et al: Characteristics of intravascular large B-cell lymphoma on cerebral MR imaging. AJNR Am J Neuroradiol 33: 292-296, 2012.
13) 長見ゆき, 石藏礼一, 高田恵広・他：Sinus Thrombosis をきたした Intravascular Lymphomatosis の一例．日本医放会誌 63: 180-182, 2003.
14) 野首光弘, 山元龍哉, 安藤喜仁, 中野今治：硬膜静脈洞をふくむ脳静脈系の腫瘍血栓症が著明であった血管内リンパ腫症の 1 剖検例．臨床神経 46: 707-711, 2006.
15) 石川知子, 緒方優子, 津田淳子・他：MRI T2 強調画像で脊髄病変の低信号域をみとめ，出血性病変がうたがわれた血管内大細胞型 B 細胞リンパ腫の 1 例．臨床神経 52: 344-350, 2012.
16) 野口 京：皮質下出血を示した血管内悪性リンパ腫症の 1 例．Neuroradiology Club, 2010 年 11 月 6 日, 新宿.
17) 津田 曜・他：MRI 磁化率強調画像で大脳に多発する低信号域を認めた血管内大細胞型 B 細胞リンパ腫の 1 例．臨床神経 57: 504-508, 2017.
18) Marino D, Sicurelli F, Cerase A, et al: Fulminant intravascular lymphomatosis mimicking acute haemorrhagic leukoencephalopathy. J Neurol Sci 320: 141-144, 2012.
19) Kouzmitcheva E, Steriade C, Prica A, et al: Clinical Reasoning: A 66-year-old man with recurrent multi-territory infarcts. Neurology 84: e195-e201, 2015.
20) 柳下 章：血管内悪性リンパ腫症．柳下 章（編）；エキスパートのための脊椎脊髄疾患の MRI（第 2 版）．三輪書店, p.233-235, 2010.
21) Kumar N, Keegan BM, Rodriguez FJ, et al: Intravascular lymphoma presenting as a longitudinally-extensive myelitis: diagnostic challenges and etiologic clues. J Neurol Sci 303: 146-149, 2011.
22) 白井慎一, 高橋育子, 加納崇裕・他：長大な脊髄病変をともない multiple biopsies にて組織診断された血管内リンパ腫の 1 例．臨床神経 52 巻：336-343, 2012.
23) 山崎英一・他：急速進行性の脊髄症を呈しランダム皮膚生検でのみ診断しえた血管内リンパ腫の 1

例．臨床神経 55: 115-118, 2015.
24) Colchester NT, Barker CS, Jogai S, et al: Cauda equina syndrome due to intravascular lymphoma: diagnosis by nasal biopsy. Pract Neurol 15: 210-213, 2015.

2 リンパ腫様肉芽腫症 (lymphomatoid granulomatosis：LYG)

臨床

LYGはEpstein-BarrウイルスにB細胞リンパ球増殖性疾患である．血管中心性あるいは血管を壊して多形のリンパ球が増殖する．肉芽腫の形成はない．男女比は2：1であり，いずれの年代もあるが，30～50代が多い．最終的に10～60％が悪性リンパ腫を発生する[1]．

肺を侵すことが多く，90％は肺症状が初発である．肺の画像上の特徴は数mm～数cmの多発性の結節影であり，時に空洞を伴う[1]．多発性の結節影は肺梗塞であるとする報告がある[2]．さらに，びまん性網状結節影を認め，LYGの浸潤によると報告されている．リンパ節腫大は稀であり，あれば悪性リンパ腫を考慮する．次に多いのは皮膚症状である．

中枢神経系は約1/3の症例が侵される．Patsalidesら[1]の報告では13例で脳神経症状での発症が多く，その他には片麻痺，複視，意識混濁，嚥下障害，羞明などの症状がある[1]．

図1 リンパ腫様肉芽腫症

A 胸部単純CT

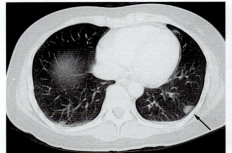

B T2強調像

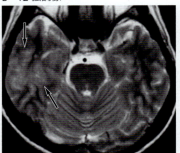

C T2強調像

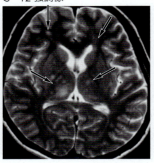

D 造影後T1強調像

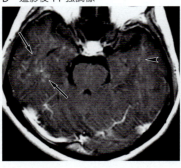

E 造影後T1強調像

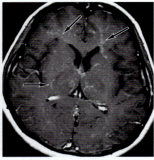

30代，女性．夜間発熱と頭痛があり，半月後より，今あったことを忘れるようになり，言動がおかしくなる．その頃に他院のCTにて胸部に多発する結節状陰影を認める．検査翌日には傾眠傾向が出現する．5日後に当院に入院．入院時には意識障害，髄膜刺激症状，顔面を含む左不全麻痺，左感覚障害があった．髄液にて細胞数121/3（単核球116，多核球5），蛋白質124mg/dL．4日後，頭部MRIを施行．

A：胸部単純CT：結節影を認める（→）．
B：T2強調像：右側頭葉に皮質よりやや信号強度の高い領域を認める（→）．
C：T2強調像：大脳白質，基底核，視床に多発性点状，線状の高信号を認める（→）．延髄背側にも高信号を認めた（非掲載）．なお，高信号の部位はT1強調像では低信号を示した（非掲載）．
D：造影後T1強調像：右側頭葉の病巣には不均一な造影効果を認める（→）．左側頭葉にも点状の造影効果がある（▶）．
E：造影後T1強調像：両側前頭葉白質，基底核に点状，線状の造影効果を認める（→）．
補足：大脳の生検にてLYGと診断される．ステロイドにて再燃を繰り返し，放射線治療にて良くなったが，4年後に再発した．

画像所見

13例の脳MRI所見[1]では，7例に多発性の局所的脳実質内病変が最も多く，大脳および小脳白質，基底核，中脳，脳幹および脳梁に認める．大多数は小さく，数mmの大きさで，T2強調像にて高信号を示し，6例には点状および線状の造影効果がある（図1, 2）．数は4個〜無数まである．造影効果は髄質血管に沿っているように見える．

脳神経の造影効果が4例にあり，第7, 5, 9脳神経を侵している．それぞれ脳神経麻痺にて発症している．脳幹周囲の軟膜の造影効果が3例，硬膜の造影効果が1例にある．脳神経と軟膜を侵した症例では髄液の細胞診によりLYGを疑わせる非典型的リンパ球が認められている．脳実質内に腫瘤形成が4例にあり，2個あったのが2例，1個が2例である．側脳室内の脈絡叢が拡大し，強い造影効果を認めたのが2例あり，両側性および一側性である．一側性の例はLuschka孔の脈絡叢にも異常を認めた．

7個の病巣を除いて，他の病巣は治療によって消失した．その7個の病巣を有する3例は小梗塞巣へと移行した[1]．

4例の報告例[3]ではびまん性の病変が大脳白質に3例あり，脳幹と小脳半球は1例が侵している．脳幹に斑状の病変を2例に認めている．4例全例に点状，線状の造影効果を認め，血管に沿っているとしている．また，その他の造影効果として結節状が2例に，リング状が1例，大きな腫瘤として造影されたのが1例ある．

また，五明らは当院の1例を含めて3例について報告し，年齢が28〜33歳と比較的若年であり，MRIでは造影効果に対してT2延長域が広範であり，造影効果も均一ではなく，不規則なリング状，斑状，線状を呈することが共通であるとした[4]．また，T2延長域の大きさに比してmass effectがないことも重要な点であった（図3）．

図2 リンパ腫様肉芽腫症

A　T2強調像　　B　T2強調像　　C　造影後T1強調像

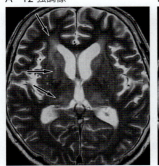 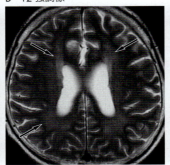 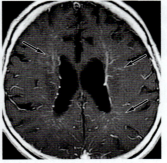

D　造影後T1強調像

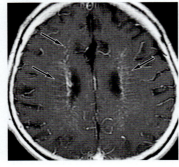

60代，男性．約1年前より活気がなくなり，半年前より意欲の低下があり，家族の呼びかけにも反応しなくなる．2か月前より歩けなくなり，食事に介助が必要となる．無言無動となる．

A：T2強調像：側脳室前角周囲白質，右基底核，両側視床に淡い高信号を認める（→）．
B：T2強調像：側脳室周囲から深部白質に高信号を認める（→）．
C：造影後T1強調像：側脳室周囲および深部白質の血管（主に静脈）に異常な造影効果を認める（→）．
D：造影後T1強調像：深部髄質静脈の拡張と異常な造影効果を認める（→）．
補足：右前頭葉深部白質の生検所見：大脳白質血管周囲に著明なリンパ球浸潤が認められ，脳基質内にも散在性に浸潤している像を認める．血管に対する破壊性変化もある．リンパ球は異形性に乏しい小リンパ球で，大型のものはない．EBウイルスは証明されなかったが，LYGと判断する．深部髄質静脈の拡張は血管内のリンパ球浸潤そのものと，それによる正常静脈の拡張の両方の可能性を示していると考える．

●…診断のコツ

周囲への mass effect が比較的少ない多発性もしくは単発性の病変があり，造影効果が結節状ではなく，線状，点状，あるいは楕円状を示す際には本症を考慮する．
（CLIPPERS と LYG との関係については，4章 11，p.416 追加情報参照）

図3 リンパ腫様肉芽腫症

A　T2 強調像
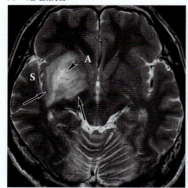

B　T1 強調像
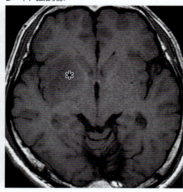

C　造影後 T1 強調像
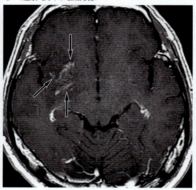

D　造影後 T1 強調冠状断像
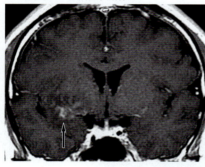

30代，男性．1か月前より頭痛を認めた．他院にCTにて異常を指摘され，当院にてMRIを施行し，生検となった．

A：T2 強調像：右基底核全体に広がるような高信号を認め（→），中央部は信号がより高い（▶）．Sylvius 裂（S）や側脳室前角（A）に mass effect を認めない点が脳腫瘍では合いにくい．ADC 値は上昇していた（非掲載）．CT では低吸収域を示した（非掲載）．悪性リンパ腫では合いにくい所見である．
B：T1 強調像：上記病変は低信号を示す（＊）．
C：造影後 T1 強調像：病変内には点状，線状，楕円状の造影効果を認める（→）．
D：造影後 T1 強調冠状断像：病変内に造影効果を認める（→）．側脳室前角および Sylvius 裂には mass effect を認めない．
補足：この症例の特徴は比較的臨床所見に乏しく，mass effect もほとんどない．しかし，明瞭な造影効果を認める点にある．

参考文献

1) Patsalides AD, Atac G, Hedge U, et al: Lymphomatoid granulomatosis: abnormalities of the brain at MR imaging. Radiology 237: 265-273, 2005.
2) Dee PM, Arora NS, Innes DJ Jr: The pulmonary manifestations of lymphomatoid granulomatosis. Radiology 143: 613-618, 1982.
3) Tateishi U, Terae S, Ogata A, et al: MR imaging of the brain in lymphomatoid granulomatosis. AJNR Am J Neuroradiol 22: 1283-1290, 2001.
4) 五明美穂，土屋一洋，大原有紗・他：リンパ腫様肉芽腫症3例のMRI所見．第34回日本脳神経CI学会抄録集（米子）．p.67, 2011.

追加情報

初回の生検にて Chronic lymphocytic inflammation with pontine perivascular enhancement responsive to steroids（CLIPPERS）と診断されたが，症状が進行し，最終的には LYG あるいは悪性リンパ腫と病理学的に診断された複数の症例があり，4章 11 CLIPPERS，追加情報（p.416）を参照．

3 ●悪性リンパ腫（malignant lymphoma）

1 脳原発性悪性リンパ腫

臨床

◆ 1. 全体像

原発性中枢神経系リンパ腫（primary CNS lymphoma : PCNSL）とは脳，軟膜，脊髄および眼に原発する悪性リンパ腫を指す．それゆえ，硬膜外，眼窩内，頭蓋骨，脊椎に発生した腫瘍は含まれない．近年，PCNSLは増加している．免疫不全患者に多発し，AIDS患者，移植後，Wiskott-Aldrich症候群，Sjögren症候群，免疫抑制療法を受けている患者に多い．しかし，免疫不全のない患者にも発生する．後者では50～60代に多い．免疫抑制患者では10代以下に小さなピークがあり，大きなピークが30代にある[1]．PCNSLの症状は非特異的であり，発生した部位により異なる．多発することも多い．

◆ 2. 自然寛解

40代の免疫正常の男性が脳原発性悪性リンパ腫を有していたが，ステロイドの使用なしに自然寛解と再燃を示した．悪性リンパ腫では自然寛解もあるので，症状の変動がある故に，悪性リンパ腫を否定してはならない．生検の遅れ，診断の遅れにつながることがあるので，注意が必要である[2]．

廣瀬らによれば，悪性リンパ腫の自然回復は生検などの外科的処置後，免疫抑制薬中止後，熱性疾患や細菌感染症を契機に認められることがあり，正確な機序は不明であるが，宿主の免疫学的因子の関与が想定されている[3]．

悪性リンパ腫の自然回復の頻度は不明だが，日本の癌患者における頻度は12,000人に1人と見積もられており，内訳では悪性リンパ腫，肝癌，肺癌が多いとされる．PCNSLでは自然快復後ほとんどの症例で再発し，再発までの期間は数週間から数か月のことが多いが，4年間再発を認めなかった症例もある．自然回復や再発を呈する脳神経麻痺の原因として，悪性リンパ腫を念頭に置く必要がある[3)4]．

◆ 3. vanishing tumor

ステロイド以外の治療をしていないのに，診断がつく前に，70％以上縮小した，あるいは消失した腫瘤をvanishing tumorとよぶ．PCNSL以外に，多発性硬化症，急性散在性脳脊髄炎，腫瘤形成性脱髄性病変，神経サルコイドーシス，感染症（トキソプラズマ症，脳膿瘍），膠芽腫，腎癌，悪性黒色腫などがある．6万から10万の患者に1例の割に起こるとされる[5]．内大脳静脈血栓症であった例もある[6]．

◆ 4. 眼内悪性リンパ腫との合併

PCNSLの15％には眼内悪性リンパ腫があり，また，網膜あるいはぶどう膜の眼内悪性リンパ腫は経過中に50％にPCNSLを発症するとされる[7]．眼症状が中枢神経系症状の出現よりも数週間～数年先行することが多い．眼症状は多くの場合，ぶどう膜炎症状を呈し，虹彩毛様体炎，前房蓄膿など多彩であり，ステロイド抵抗性で病初期は原因不明とされることが多い（図4）[8]．

◆ 5. 仮面症候群

本来炎症ではない疾患が眼内に炎症を引き起こし，あたかも原発性ぶどう膜炎のように見える所見は"仮面症候群"と呼ばれ，悪性・非悪性のさまざまな疾患が原因となりうるが，眼内悪性リンパ腫は仮面症候群を来す代表的な疾患である（図4）[8]．

◆ 6. MTX関連リンパ増殖性疾患（MTX-related Lymphoproliferative Disorder : MTX-LPD）

7章 p.633「4-6 メトトレキサート脳症」参照．

画像所見

◆ 1. 免疫正常者の脳原発性悪性リンパ腫[9]

◎典型的所見

1. CTで高吸収域を示し（図1～3），T2強調像

図1 | 悪性リンパ腫（脳原発性）

A 単純CT 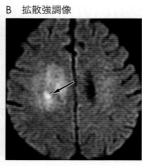 B 拡散強調像 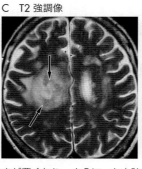 C T2強調像 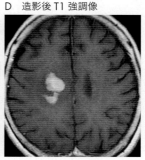 D 造影後T1強調像

70代，女性．免疫不全の症候はない．1か月半前から左足の動きが悪くなり，さらに，左上肢も脱力感があり，進行した．
A：単純CT：右側脳室体部外側に高吸域を認め（→），その周囲に低吸収域を伴っている．
B：拡散強調像：右側脳室周囲の病変には高信号を認め（→），ADC値の低下を伴う（非掲載）．
C：T2強調像：同病変は不均一な信号強度を示す．その内部には皮質と同様な信号強度を認める（→）．
D：造影後T1強調像：上記の皮質と同様な信号強度領域に造影効果を認める．側脳室周囲，CTでの高吸収域，拡散強調像での高信号と併せて悪性リンパ腫と診断し，生検にて確認された．他の部位には腫瘍はない．

図2 | 悪性リンパ腫（中枢神経系原発）

A T2強調矢状断像（初回）　B T2強調横断像（C3/4）　D T2強調矢状断像（8日後）　E 造影後T1強調矢状断像（正中右）　F 造影後T1強調矢状断像（より正中）

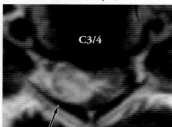
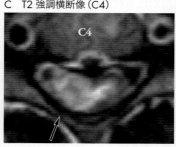
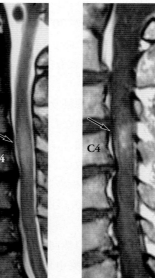
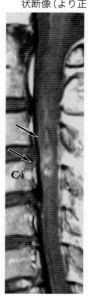

C T2強調横断像（C4）

G T2強調横断像（C3/4）　H 造影後T1強調横断像（C3/4）

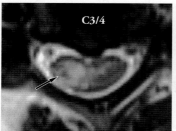
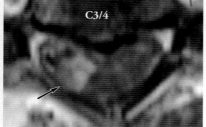

61歳，男性．約1.5か月前より左肩から頸部にかけての痛みを自覚した．約2週間前より，右上肢の麻痺と左半身感覚障害を伴うようになり，他院を受診し，頸椎MRIを撮像した（A～C）．なお，その際の頭部MRIは正常であった．

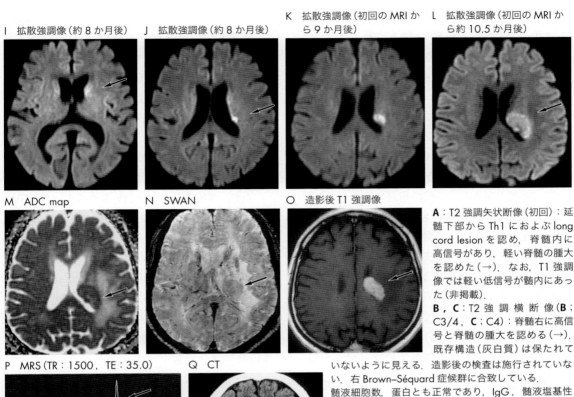

A：T2強調矢状断像（初回）：延髄下部からTh1におよぶlong cord lesionを認め，脊髄内に高信号があり，軽い脊髄の腫大を認めた（→）．なお，T1強調像では軽い低信号が髄内にあった（非掲載）．
B，C：T2強調横断像（B；C3/4，C；C4）：脊髄右に高信号と脊髄の腫大を認める（→）．既存構造（灰白質）は保たれているように見える．造影後の検査は施行されていない．右Brown-Séquard症候群に合致している．髄液細胞数，蛋白とも正常であり，IgG，髄液塩基性蛋白正常，オリゴクローナルバンド陰性，抗アクアポリン抗体陰性であったが，ステロイド治療が施行され，症状は改善した．8日後にMRIの再検をした（D〜H）．
D：T2強調矢状断像（8日後）：高信号は減少し，C3-5に限局している（→）．脊髄の軽い腫大が同部位に残存している．
E，F：造影後T1強調矢状断像（E；正中右，F；より正中）：脊髄内の右側に造影効果を認める．EではC4，FではC3-4に造影効果がある．
G：T2強調横断像（C3/4）：髄内右に高信号を認める（→）．脊髄の腫大はほとんど認めない．
H：造影後T1強調横断像（C3/4）：髄内右に造影効果を認める（→）．他院では，視神経脊髄炎関連疾患と考えられていた．患者はその後，定期受診を中断し，ステロイドも自己判断にて減少していた．5か月後，家族が様子がおかしいと気がついた．次第に傾眠傾向，用事を忘れる，車の接触事故などがあった．約8か月後に頭部MRIを撮像した（I〜J）．
I，J：拡散強調像（約8か月後）：左前角および体部の側脳室上衣下に高信号を認める（→）．ADC mapにて拡散制限があった（非掲載）．悪性リンパ腫を考慮すべき所見であった．しかし，ステロイドパルスにより改善し，退院した．その1か月後に再発し，再びMRIを撮像した（K）．
K：拡散強調像（初回のMRIから9か月後）：mass effectを伴う高信号が側脳室体部上衣下に認められる（→）．再発である．3回目のステロイドパルスを施行した．翌月となり，傾眠傾向，構音障害，歩行障害を来し，当院に入院し，MRIを撮像した．
L：拡散強調像（初回のMRIから約10.5か月後）：左側脳室上衣下にmass effectを伴う高信号を認める（→）．
M：ADC map：同病変には拡散制限を認める（→）．周囲には浮腫を認める．
N：SWAN：腫瘤内には出血を示す低信号を認めない（→）．
O：造影後T1強調像：病変には均一な造影効果を認める（→）．
P：MRS（TR：1500，TE：35.0）：脂肪が最大のピークであり（→），膠芽腫よりは悪性リンパ腫を示す所見である．
Q：CT：高吸収域を示す（→）．
補足：生検にて，脳内の病変はdiffuse large B cell lymphomaであった．脳内病変が最初に見つかったIとJの時点で，悪性リンパ腫を考慮すべき所見であった．その後の画像は悪性リンパ腫に典型的である．初回の脊髄病変はその流れからすると，悪性リンパ腫が考えられる．詳細な画像が得られていないので，疑いとするしかない．悪性リンパ腫とすると，脊髄の病変に再発がないのも気になる点であり，確証はない．

で白質に比べると高信号であり，周囲の浮腫に比べると低信号を示す（図1, 3）.
2. 均一な強い造影効果（図1～5）.
3. 上衣下あるいはくも膜軟膜に広い範囲に接するもしくは浸潤している（図4, 5）. 側脳室上衣に接し，上衣よりは厚い造影効果を認める際には本症を考える（図2, 3, 5）. 水頭症を合併し，脳室上衣に造影効果を認め，結節状の造影効果を伴う悪性リンパ腫もある[10]. 経過を追うと，一部の病変は縮小したり，消失し，他の部位に新しい病変が出現し，造影効果を認めることがある（図5）. 上記の自然寛解に関係すると考えている.
4. 拡散強調像にて灰白質より高信号を示すことが多く，Zacharia らの報告によれば20例中18例に拡散制限を認めている. しかし，100%ではない（図1, 2, 5）[11]. 図3で示す例は他院の0.5Tでの拡散強調像では高信号を示すが，当院3Tでは不均一な低信号を示した（図3）.
5. 脈絡叢への浸潤が比較的多く認められる（図4）.
6. 腫瘍からの出血は少なく，石灰化は認められない（図2）.
7. タリウム検査にて大きさが2cm以上あれば陽性となり，100%の感度と89%の特異性がある[12].
8. MRSでは脂肪ピークが高く，Cho/Cr（コリン/クレアチニン比）が高いのが特徴である[13]. 膠芽腫との対比にて，中心部に壊死のない脳実質内腫瘍において，脂肪が1番高いあるいは2番目に高いpeakを示すのは悪性リンパ腫に特徴的であるとされる（図2, 5）[14].
9. SWI（susceptibility-weighted imaging）にて，腫瘍内の低信号（intratumoral hemorrhage：ITSS）がKickingereder らの報告によると，PCNSLでは19例中6例（32%）であるが，膠芽腫（GB）では28例中23例（82%）になる[15]. 悪性リンパ腫ではSWIにて，出血は少なく，GBでは多いとされる（図2）. 例外

もある. 別の報告では大きな腫瘍内出血はPCNSLでは19例中4例（21%）であり，GBでは39例中16（41%）例である[16]. 膠芽腫に出血は多いが，PCNSLでもある. それに対して，造影効果がPCNSLでは非壊死性（均一）15例，壊死性（不均一）3例に対して，GBでは非壊死性2例，壊死性37例であり[16]，より鑑別に有用と考えられる. 図2ではT2強調像とSWANにて出血が腫瘍内に疑われたが，生検標本内には認められなかった. SWIにて低信号があっても，悪性リンパ腫は否定できず，CT，拡散強調像などを見て，総合的な判断が必要である.
10. 灌流画像では悪性リンパ腫はmaximum CBV（脳血流量）が小さく，膠芽腫，転移性脳腫瘍との鑑別に有用とされる[13]. 膠芽腫が腫瘍部位に強い血流増加を来す（図3）[15].
11. 自然部分寛解を示す例があり，治療をしていないのに，拡散強調像での高信号，造影効果が部分的に消失する（図5）. 本症による脳神経麻痺の部分寛解については p.1028「4. 神経リンパ腫症」参照.

◎非典型例
① EBウイルス関連悪性リンパ腫
　AIDSではない，10例のEBウイルス（EBV）陽性のPCNSLについての報告である. 腫瘍壊死を9例（90%）と出血7例（70%）を認めている. 一方，EBV陰性例（45例）では，それぞれ8例（18%），3例（7%）である.
　62歳，女性例ではEBV陽性であり，右頭頂葉に腫瘤があり，辺縁部に造影効果を認め，急速に大きくなり，辺縁部に造影効果，出血，中心部に壊死を示し，ADC値は反対側正常組織と同様であった. 灌流画像では血流上昇はない[17].
② 低悪性度のPCNSL
　10例の報告があり，脳深部あるいは脊髄に病変がある（6例），側脳室に接していない（5例），T2強調像にて高信号（10例），造影効果がないあるいは弱い（6例），不均一な造影効果（5例）である. 8例が以上の2個以上の所見を有した[18].

図3 悪性リンパ腫（脳原発性）

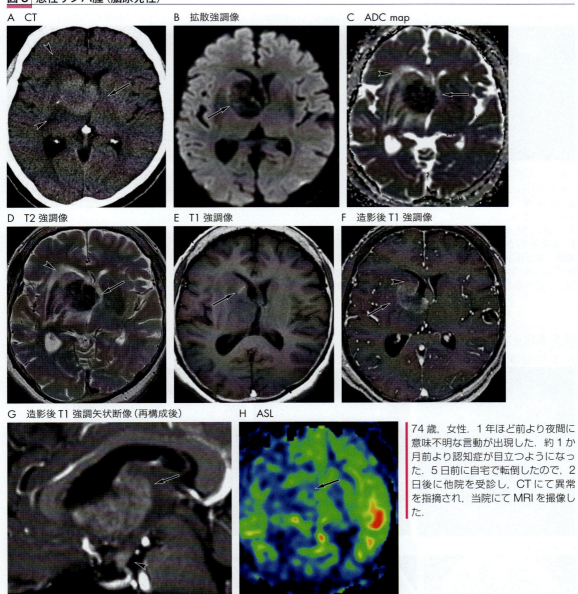

A：CT：右基底核内側部には高吸収域を認める（→）．周囲には浮腫と考えられる低吸収域がある（▷）．
B：拡散強調像：右基底核内側部に不均一な低信号を認める（→）．
C：ADC map：右基底核内側部は強い低信号を示し（→），その周囲に高信号を認める（▷）．
D：T2強調像：右基底核内側部は強い低信号を認める（→）．ヘモジデリン沈着を疑わせる．その周囲には浮腫と考えられる高信号を認める（▷）．SWANでも同様な強い低信号を示した（非掲載）．
E：T1強調像：右尾状核には高信号があり（→），出血を含んでいると考える．
F：造影後T1強調像：腫瘍内には造影効果を認める（→）．一部には造影効果のない部位もある．右側脳室前角外側の上衣に沿った造影効果を認め（▷），有意と考える．
G：造影後T1強調矢状断像（再構成後）：腫瘍には造影効果を認める（→）．下垂体茎にも腫大があり，腫瘍の存在が疑われる（▷）．
H：ASL：腫瘍は高血流を示さない（→）．
補足：他院の0.5Tの拡散強調像では腫瘍は高信号を示し，悪性リンパ腫が考えられた．当院のT2強調像，拡散強調像では低信号が目立つ．しかし，CTでは高吸収域を示し，造影効果を認める．右脳室上衣に沿った造影効果も悪性リンパ腫をより反映している．灌流画像では腫瘍内部に血流増加はないなどより，画像では出血を伴った悪性リンパ腫が考えられた．生検では悪性リンパ腫であったが，その中に，ヘモジデリン沈着がなかった．未解決の問題である．

74歳，女性．1年ほど前より夜間に意味不明な言動が出現した．約1か月前より認知症が目立つようになった．5日前に自宅で転倒したので，2日後に他院を受診し，CTにて異常を指摘され，当院にてMRIを撮像した．

図4 悪性リンパ腫（脳原発性）

A　FLAIR像

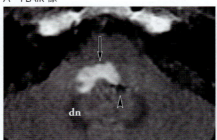

B　造影後T1強調像

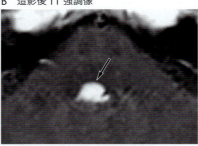

C　造影後T1強調像

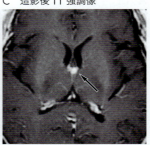

60代，女性．2年前より再発性，難治性のぶどう膜炎と診断されていた．10日前より複視（右外転神経麻痺）とめまいを訴える．さらに，3日前より右顔面神経麻痺を認めた．
A：FLAIR像：橋被蓋右に高信号を認める（→）．右外転神経核，顔面神経を含んでいると考えられる．第四脳室に軽いmass effectを認めた．dn：歯状核，▶：第四脳室．なお，拡散強調像では淡い高信号を示した（非掲載）．
B：造影後T1強調像：第四脳室内に均一な造影効果を示す病変を認める（→）．
C：造影後T1強調像：第三脳室前部にも造影効果のある腫瘤を認めた（→）．
補足：難治性ぶどう膜炎の既往，第四脳室に接する橋被蓋の病変，脈絡叢への浸潤より悪性リンパ腫を疑い，髄液細胞診から悪性リンパ腫と診断された．第四脳室および第三脳室内に浸潤があったことより，髄液内にリンパ腫細胞が見つかったと考えられる．ぶどう膜炎も眼内悪性リンパ腫であり，仮面症候群であったと考えている．

図5 悪性リンパ腫（脳原発性）

A　拡散強調像

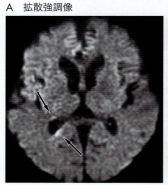

B　拡散強調像

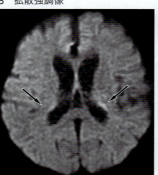

C　拡散強調像

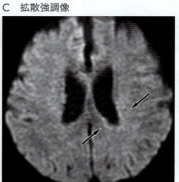

D　ADC map

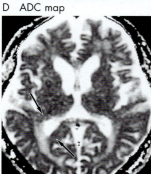

E　造影後T1強調像

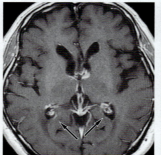

F　造影後T1強調像

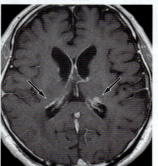

3) 悪性リンパ腫．①脳原発性悪性リンパ腫 • 1023

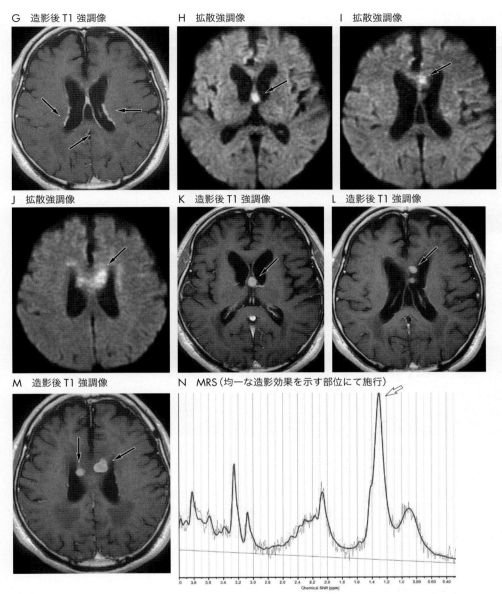

81歳，男性．約1か月前に銀行にて，会話に混乱があった．17日前に，方向がわからず，旅館内で迷うことがあり，物忘れが進行していると家族が感じた．2日前に受診し，失見当識，記憶の遅延再生の障害を認めた．MRIを撮像した．

A～C：拡散強調像：側脳室上衣に沿った高信号を認める（→）．なお，CTでは同部位には高吸収域を認めない（非掲載）．
D：ADC map：Aの高信号はADC値の低下を認め（→），拡散制限を認める．
E～G：造影後T1強調像：A～Cでの脳室上衣に沿った高信号域には造影効果を認める（→）．悪性リンパ腫に特徴的な画像である．患者さんが生検に納得せず，経過を見ることになった．症状がさらに進行し，MRIの再検を約3か月後に行った（H）．
H～J：拡散強調像：脳室拡大が進行した．A～Cにて認められた側脳室上衣に沿った高信号はほとんど消失した．しかし，両側側脳室前角および体部の間に高信号が新たに出現している（→）．
K～M：造影後T1強調像：側脳室上衣に沿った造影効果は消失している．H～Jにて新たに出現した両側側脳室の間にある高信号域に均一な造影効果を認めている（→）．
N：MRS（均一な造影効果を示す部位にて施行）：Cho/Cr比が高く，lipid peak（⇨）が最大で，悪性リンパ腫に合致した．
補足：側脳室上衣に沿った拡散強調像の高信号が複数あり，均一な造影効果を認め，1か月の経過で進行する認知症から悪性リンパ腫と考えた．経過観察中の約3か月後のMRIにて，側脳室上衣に沿った拡散強調像の高信号と，同部位の造影効果は消失した．これらの消失は悪性リンパ腫の特徴の一つである，部分的な自然寛解を示していると考える．その他の部位では病変の拡大を認めたので，生検を行い，diffuse large B cell lymphomaであった．なお，CTではA，Bの病変には高吸収域を認めない．

図6 悪性リンパ腫（脳原発性）

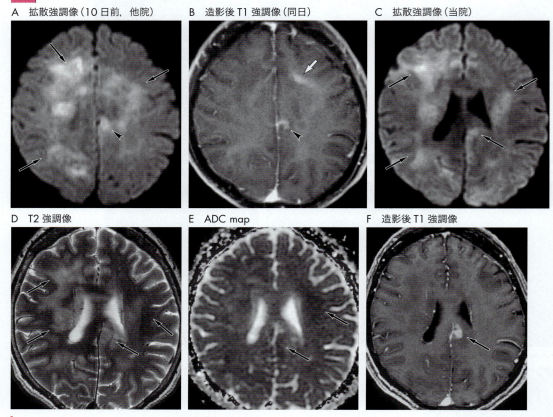

A 拡散強調像（10日前，他院）　B 造影後T1強調像（同日）　C 拡散強調像（当院）
D T2強調像　E ADC map　F 造影後T1強調像

65歳，女性．約2か月前より，両脇の痛みと頭痛を認めた．1か月前にも同様な症状があったが，改善がなく，約3週間前に左半身の動かしにくさとふらつきが出現した．10日前に他院にてMRIを施行した（A，B）．脳血管障害とされていたが，良くならず，当院を受診した．左不全片麻痺と傾眠傾向があり，MRIを当院にて施行した（C～F）．

A：拡散強調像（10日前，他院）：両側前頭葉から頭頂葉白質に高信号を認める（→）．頭頂葉内側部皮質にも高信号がある（▶）．
B：造影後T1強調像（同日）：左頭頂葉皮質（▶）と左前頭葉白質（⇨）に造影効果を認める．他の部位には造影効果を認めない．
C：拡散強調像（当院）：Aと同様な高信号を認める（→）．
D：T2強調像：病変は皮質より軽度高信号を示す（→）．
E：ADC map：左半球の病変には軽い拡散制限がある（→）．右半球は拡散制限のある部位とない部位がある．
F：造影後T1強調像：左頭頂葉内側部の病変のみに造影効果を認める（→）．
補足：拡散強調像での高信号が散在していたが，造影効果のある部位が非常に少ない病変であった．左半球の病変には拡散制限を認めた．造影効果のあった部位にて生検を施行し，diffuse large B cell lymphomaであった．造影効果を認めない，右半球の所見はlymphomatosis cerebriに近い画像とも言える．

③その他

急速に進行した認知症を呈し，両側視床，側脳室周囲白質に高信号をT2強調像にて認め，造影効果のなかった悪性リンパ腫の報告がある[19]．また，Furusawaらは両側皮質脊髄路と，大脳白質にびまん性に浸潤し，脳腫脹を伴うが，造影効果のない例を報告し，生検にて悪性リンパ腫であったとしている[20]．白質にびまん性に広がり，腫脹があるが，造影効果のない悪性リンパ腫が存在する．

図6で示す自験例は拡散強調像にて高信号を示し，症状に関係した左半球の病変にはADC値の低下があり，さらにその一部のみに造影効果を示した．

◆ 2. 免疫不全患者の脳原発性悪性リンパ腫

しばしば不均一な造影効果あるいはリング状の造影効果を認める．HIV（human immunoinsufficiency virus）陽性患者における悪性リンパ

図7 悪性リンパ腫（HIV陽性）（脳原発性）

A 造影後T1強調像　　B T2強調像　　C 拡散強調像

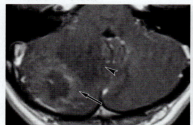
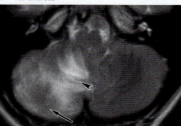
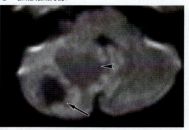

20歳，男性．10日前より頭痛と眩暈があり，2日前に他院にてMRIを施行し，異常と言われた．頸部リンパ節の腫脹があり，リンパ球の著明な減少があり，HIV陽性であった．

A：造影後T1強調像：右小脳半球に低信号を示す腫瘤があり，その周囲に淡い造影効果を認める（→）．前方には低信号を示す浮腫を認める（▶）．
B：T2強調像：腫瘤は皮質に近い信号強度を示す（→）．その周囲には高信号を示す浮腫がある（▶）．
C：拡散強調像：腫瘤は低信号を示す（→）．浮腫も低信号を示す（▶）．
なお，CTでは病変は不均一な低吸収域を示した．
補足：HIVに伴う小脳の悪性リンパ腫であった．鑑別にはその他に，トキソプラズマ症，cytomegalovirus infectionなどが挙げる．T2強調像での比較的低信号，辺縁部の不鮮明な造影効果が診断には有用であるが，確定的な診断は難しい例である．MRSは施行されていない．

腫では出血や壊死を認めることがあり，それを反映した造影効果になっている（図7, 8）[9][21]．

別の報告ではHIV関連PCNSLでは，30～80％が多巣性の病変として認められる．多くの病変には壊死があるので，造影効果は不規則で，辺縁部にあり，リング状の造影効果が75％を占めるとされる．基底核や脳梁が好発部位である．出血を伴うこともあり，非AIDS患者の悪性リンパ腫より多い[13]．

・トキソプラズマ症との鑑別

HIV関連リンパ腫とトキソプラズマ症との鑑別は側脳室上衣への進展と造影効果，CTでの高吸収域がトキソプラズマ症との鑑別に有効とされる[22]．しかし，図7ではいずれも当てはまらない．

一方，MRSでは両者は鑑別が可能とされる．悪性リンパ腫では反対側と比べると，Choは133％の増加になるが，トキソプラズマ症では48％に減少する．また，Crは悪性リンパ腫では51％に減少するが，トキソプラズマ症では25％と強く減少する[23]．

鑑別診断

1. 神経サルコイドーシス：硬膜，くも膜軟膜に沿った造影効果，実質内の病変は少ない．脈絡叢と上衣下に沿った病変も少ない．
2. トキソプラズマ症：上記参照．
3. 胚腫：上衣下に沿って播種が認められることがある．原発巣の存在．年齢が若い．
4. 神経Behçet病：基底核，視床の病変，間脳から橋底部に連続する病変を示すことが多い．
5. 腫瘤形成性多発性硬化症（TMS）（腫瘤形成性脱髄性病変）：上記のように，悪性リンパ腫ではCho/Cr，Cho/NAA，脂肪/乳酸ピークが高い．一方，TMSではCrとNAAが比較的残る[24]．

2 二次性中枢神経系悪性リンパ腫（secondary CNS lymphoma）

臨床

全身性非ホジキン性リンパ腫の診断後，5～12か月後に中枢神経系も侵され，二次性中枢神経系悪性リンパ腫とよばれる．約2/3は軟膜播種，1/3は脳実質内病変を来す．前者は脳神経，脊髄，脊髄神経を侵し，それぞれ，脳神経障害，脊髄神経症を呈する．軟膜播種例では頭痛は30～40％の患者に呈する．

図8 悪性リンパ腫（脳原発性）＋血球貪食症候群

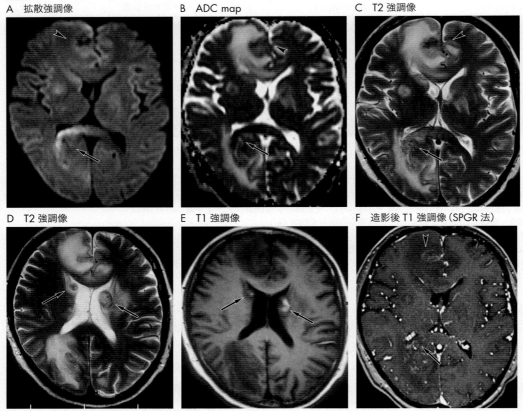

A 拡散強調像　B ADC map　C T2強調像
D T2強調像　E T1強調像　F 造影後T1強調像（SPGR法）

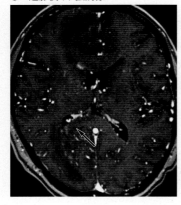

G 造影後T1強調像

49歳，男性．約1年前に，発熱があり，血球貪食症候群と診断された．悪性リンパ腫はなく，特発性と診断されたが，その後，サイトメガロウイルス（CMV）とEBウイルスがPCR法で陽性となり，ウイルス関連血球貪食症候群の可能性も言われていた．今回，数日前より微熱，軽度の意識障害があり，MRIを施行した．汎血球減少症がある．

A：拡散強調像：脳梁膨大部右から後角に沿って高信号を認める（→）．右前頭葉内側部皮質に点状の低信号があり，その周囲には高信号を認める（▶）．両側基底核にも高信号を認める．
B：ADC map：脳梁膨大部右から後角に沿っての病変にはADC値の低下がある（→）．右前頭葉内側の病変は低信号を示すが，その周囲には高信号を認める（▶）．基底核の病変のADC値は上昇している．
C：T2強調像：右前頭葉内側部（▶）および脳梁膨大部右（→）の病変は低信号を示し，出血の疑いがある．
D：T2強調像：両側側脳室外方の病変は低信号をしめし（→），出血の疑いがある．
E：T1強調像：Dの病変には高信号を認め，出血である（→）．
F：造影後T1強調像（SPGR法）：右脳梁膨大部病変にはわずかな造影効果を認める（→）．右前頭葉内側部の病変にもわずかな造影効果を認める（▶）．
G：造影後T1強調像：右脳室上衣に沿った造影効果を認める（→）．
補足：血球貪食症候群があり，免疫抑制状態である．しかもEBウイルスがPCR法にて陽性であり，EBウイルス関連悪性リンパ腫でもある．腫瘤内に出血が多発し，拡散強調像では高信号，ADC値は低下している部位もある．造影効果はあるが，わずかであった．右前頭葉の病変の生検にて，diffuse large B cell lymphomaであった．

図9 二次性中枢神経系悪性リンパ腫（全身性リンパ腫の脳内播種）

A　造影後 T1 強調像　　B　拡散強調像　　C　造影後 T1 強調像

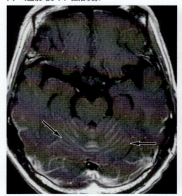
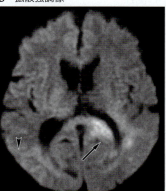
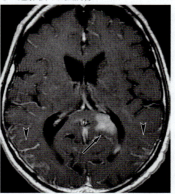

72歳，男性．約 13 か月前に，心臓リンパ腫が見つかり，生検にて diffuse large B cell lymphoma を認めた．約半年間，化学療法が施行された．約 1 か月半前より，会話が減り，奇異な行動が目立つようになり，当院を受診した．意識障害，歩行障害，嚥下障害を認めた．

A：造影後 T1 強調像：小脳上面に軟膜播種を認める（→）．
B：拡散強調像：脳梁膨大部左から三角部にかけて高信号を認める（→），ADC map では ADC 値は正常範囲であった（非掲載）．右側頭葉後部から後頭葉にかけて，淡い高信号を認める（▶）．
C：造影後 T1 強調像：脳梁膨大部左の病変には均一な造影効果を認める（→）．両側側頭葉後部から後頭葉にかけて，軟膜に沿った造影効果を認め（▶），軟膜播種の所見であり，拡散強調像にて淡い高信号に一致する．
補足：全身性リンパ腫の脳内播種の所見である．

画像所見

軟膜，上衣下，硬膜，脳神経の造影効果を認め，その他に，脳表の病変，交通性水頭症を呈する．実質内病変を認めることもあり，脳室周囲，あるいは脳表に多い（図9）[13]．

3　原発性硬膜悪性リンパ腫 （primary dural lymphoma）

臨床

稀であり，PCNSL の約 2.4％ とされる．全身性悪性リンパ腫の内，硬膜を侵す例は含まれない．中年女性に多いとされる．腫瘍の組織型としては辺縁帯 B 細胞リンパ腫（Marginal zone B-cell lymphoma），低悪性度非ホジキンリンパ腫が多い[25]．

画像所見

限局性あるいは多巣性の硬膜の肥厚と，造影効果があり，浸潤性の特徴（軟膜の造影効果，脳実質への浸潤）を示す．充実部位は拡散制限を認める[25]．

・Maekawa の例

40歳，男性で，ゆっくりと進行する頭痛があった．その時の MRI では造影後 T1 強調像にて，右側頭円蓋部の硬膜に造影効果を認めた．T2 強調像では異常を認めていない．2か月後に，痙攣を起こした．右側頭葉の皮質から白質にかけて高信号を T2 強調像にて認め，皮質は ADC は等信号，白質は上昇していた．造影後には右側頭前頭葉の硬膜と軟膜に造影効果があり，脳実質内に浸潤し，右側頭葉内にも造影効果を認めている[25]．

・Mathon らの例

59歳，男性，外傷歴がなく，強い頭痛と右の筋力低下を示した[26]．CT にて，均一な高吸収域を示す硬膜下病変があり，拡散強調像では高信号を示す．ADC 値は低下を示す．T1 強調像では出血を示す所見がなく，白質と等信号である．均一な造影効果があり，悪性リンパ腫，Burkitt dural lymphoma であった[26]．

・慢性硬膜下血腫に関係した例（図10）

中條の報告例は 35 歳，男性であり，既往歴

に0歳時くも膜嚢胞摘出術，先天性水頭症に対しVP shunt術が施行された．27歳時に右慢性硬膜下血腫を指摘されている．今回，1か月前より尿失禁と左片麻痺を認め，頭部CTにて右前頭部周囲に石灰化を伴う高吸収域と，接する脳実質内に低吸収域があり，強いmass effectがあった．T2強調像では不均一な信号で皮質あるいは白質と等信号で，拡散制限がその一部にあり，造影効果も不均一である[27]．

7年前より，CTにて硬膜下血腫が観察されているが，次第にその内部に低吸収域が増加し，3か月前には接する脳実質内に明らかな低吸収域が認められた．開頭すると，石灰化した血腫被膜を認め，被膜を切開した．硬膜下血腫内腔にはdebrisが充満しており，debrisを除去すると，腫瘍を認め，腫瘍は白色のオカラ状の部分と出血を伴う赤色の部分が混在する病変で，diffuse large B cell lymphomaであった[27]．

中條によると，慢性硬膜下血腫から脳実質側に突出する腫瘤があり，造影効果を認める際には，硬膜への転移性脳腫瘍・髄膜腫・悪性リンパ腫・肉腫が挙げられる．既存の血腫内に生じる場合は，悪性リンパ腫や肉腫の可能性が高い．脳実質側に突出する腫瘤があり，その辺縁主体の不均一な増強効果を認め，拡散制限や灌流の低下がある際には慢性硬膜下血腫に伴う悪性リンパ腫を考慮する[27]．

最近の症例ではdural lymphomaと記載されている例もある[28]．また，EBウイルスに関連した例もある[29]．

4 神経リンパ腫症 （neurolymphomatosis：NL）

臨床

・全体像

NLは次に挙げる4病型に分けられる．
① 中枢神経や髄軟膜への悪性リンパ腫の浸潤，転移を有する症例に生じた末梢神経へのリンパ腫浸潤．
② 化学療法後の全身性リンパ腫や，寛解後の再発として生じた末梢神経へのリンパ腫浸潤（抗癌剤が血液神経関門により病巣に移行しないことによる）．
③ 全身性リンパ腫やCNS lymphomaを有さず，末梢神経が主なもしくは唯一の浸潤部位である場合．
④ primary leptomeningeal lymphomaが神経根に浸潤したもの．このうち③が狭義のNLである[30]．

病態としては全身性リンパ腫の血行性転移，直接浸潤が考えられている．組織学的にはepineuriumの血管周囲にリンパ腫細胞があることより，血行性の進展が示唆されている．有痛性あるいは無痛性の多発脳神経障害および多発神経根障害，単一の末梢神経障害などを来す．

Daiz-Arrastiaらの39例のNLの報告では，28例（72％）は亜急性進行性のニューロパチーを示し，5例（13％）はGuillain-Barr症候群様であり，4例（10％）は局所的なニューロパチー，1例（2.6％）は再発性ニューロパチー，1例（2.6％）は馬尾症候群であった[31]．

国際共同研究によれば，NL 50症例の平均年齢は55.5歳（18～80歳）で，30例（60％）が男性である．基礎疾患は45例が非ホジキン（Hodgkin）悪性リンパ腫で，5例は急性リンパ球性白血病であった[32]．

・脳神経麻痺

脳神経障害はNLの20％で初発症状となるとされる．第3，5～8，10脳神経障害が知られている．NLの診断時点ですでに全身性リンパ腫が判明しているのが全体の20％で，10％はNLの診断と同時に判明し，7％はNLの診断が全身性リンパ腫の発見に先行する．剖検を行えば，ほとんどの病態にて全身性リンパ腫が証明される[30]．

廣瀬らは62歳，男性にて，右動眼神経単麻痺の自然回復約3か月後に右の外転神経，三叉神経，舌咽・迷走神経麻害が出現した悪性リンパ腫例を報告している．自然回復，その5歳発

図10 原発性硬膜悪性リンパ腫（慢性硬膜下血腫に関連した）

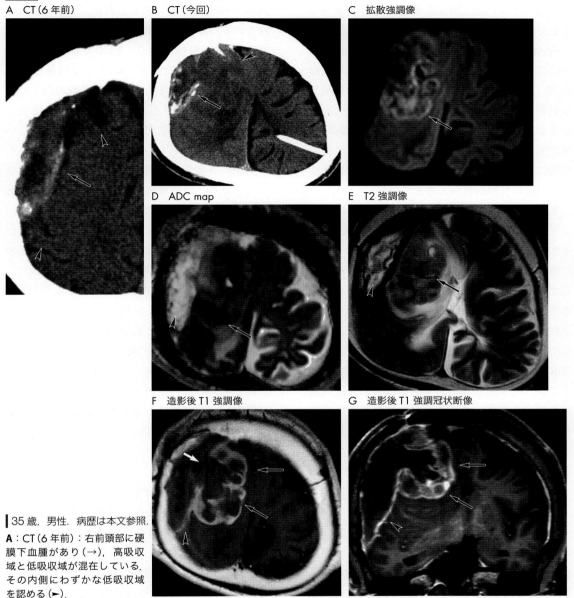

35歳，男性．病歴は本文参照．

A：CT（6年前）：右前頭部に硬膜下血腫があり（→），高吸収域と低吸収域が混在している．その内側にわずかな低吸収域を認める（▶）．
B：CT（今回）：右前頭部の硬膜下血腫は残存し，高吸収域と低吸収域が混在している（→）．その内側脳病変は大きく拡大し，低吸収域を示し，左半球に飛び出している（▶）．明らかな腫瘤を形成している．
C：拡散強調像：血腫内方の病変には高信号を示す部位がある（→）．
D：ADC map：硬膜下血腫があり（▶），その内方の病変は拡散制限を認める（→）．
E：T2強調像：血腫を認め（▶），その内方の病変は白質に近い低信号と高信号が混在している（→）．
F：造影後T1強調像：硬膜下血腫の壁に造影効果がある（▶）．血腫の内側縁の全長にわたる造影効果はなく，その前部では造影効果が途切れ（⇨），その部位で，内方の病変へとつながり，その内方の病変周囲に造影効果を認める（→）．
G：造影後T1強調冠状断像：硬膜下血腫の縁に造影効果を認める（▶）．その内方病変の縁に造影効果があり（→），血腫の部位から連続的に病変がある．
（鹿児島大学病院の症例．放射線科　中條正典先生のご厚意による）
補足：開頭生検術が施行され，石灰化した血腫被膜を認め，被膜を切開した．硬膜下血腫内腔にはdebrisが充満しており，debrisを除去すると，腫瘍を認め，白色のオカラ状の部分と出血を伴う赤色の部分が混在する病変で，悪性リンパ腫（diffuse large B cell lymphoma）であった．腫瘍の脳実質への明らかな浸潤はなかった．

あるいは他の脳神経麻痺を呈する原因疾患として，悪性リンパ腫（NL）を考慮する必要があるとした[3]．

Freitagらの例も同様に，一側の三叉神経障害にて発症し，自然快復後に，同側の眼球運動障害，続いて，視力障害を発症し，眼窩先端部症候群を呈した悪性リンパ腫例である[33]（詳細は3章「4. アスペルギルス症」p.310【鑑別診断】眼窩先端部症候群参照）．Freitagらは三叉神経障害については言及していないが，著者は悪性リンパ腫の自然回復例と考えている．

悪性リンパ腫による numb chin 症候群に関しては12章「2-3 numb chin 症候群」p.800 図6を参照．

須貝ら症例は，2か月前から構音障害が進行した62歳，女性である．急速に進行する両側の舌萎縮と線維束性収縮を認め，MRIでは左舌下神経管内に腫瘤性病変を認めた．GAシンチにて大腿部に異常集積を認め，生検にてびまん性大細胞性B細胞性リンパ腫の診断に至った．その後，化学療法にて舌萎縮は改善し，左大腿部の病変も消失した．その後，左動眼神経麻痺と右上肢筋力低下が生じ，続いて右下肢筋力低下も認め，MRIでは右動眼神経の腫大と均一な造影効果を認め，神経リンパ腫症と診断された[34]．

日常診療では ALS との鑑別が問題となる．

・検査所見

髄液は蛋白質増加，単核球増加を約半数で認める．Grisariuらによれば，髄液の細胞診では40％で陽性であり，神経生検では26例中23例（88％）に陽性となった[32]．確定診断のためには生検が必要なことが多いが，困難なこともある．髄液リンパ球の monoclonality の証明，18FDG-PETによる末梢神経への高集積はNLの診断に有効である[30]．

病理組織では腕神経叢および腰神経叢の神経内鞘（endoneurium）に異形Bリンパ腫細胞の浸潤を認めている[35]．

・画像所見

国際的な共同研究50例の報告[32]によれば，末梢神経には60％，脊髄神経48％，脳神経46％，神経叢40％に病変があり，複数の部位が侵されるのは58％である．それらのうち，MRIでは77％が陽性となり，PETでは19例中16例（84％）で陽性である．MRIでは脳神経の腫大と造影効果（図11），あるいは多数の馬尾の造影効果と腫大（図12），腕神経叢の軽い腫大とT2強調像での高信号，造影効果を認めている[30) 36) 37)]．

上記の廣瀬らの症例では右眼窩下神経の肥厚と造影効果，両側海綿静脈洞の軽い腫大と造影効果，両側内耳道内に造影効果，左三叉神経に造影効果を認めている．脳実質内には異常がなく，髄液検査でも異常を認めていない[3]．その6週間後に，頸部リンパ節と扁桃の腫大を認めた．^{18}FDG-PETにて，病変が高集積になる[30) 38) 39)]．

しかし，NLと同様なMRI所見（動眼神経および三叉神経の腫大と造影効果，馬尾の造影効果）を示した悪性腫瘍の播種があり（図13），鑑別は難しいことも多い．また，神経サルコイドーシスと考えられた症例の経過中に悪性リンパ腫が発生し，動眼神経の腫大と造影効果およびくも膜下腔に接する脳表に複数の腫瘍が発生した例もある（図14）．

・脊髄後索

両側性の後根神経節を含むNLの神経根障害により二次性変化を来し，両側脊髄後索（C1-7）にT2強調像にて高信号を認めた例がある．患者は57歳，男性であり，59歳時に胃原発の大細胞型B細胞性リンパ腫を発症し，化学療法により寛解状態であった．約2か月前から左肩痛と左上肢の筋力低下が出現し，進行性に増悪した．T2強調像にて，脊髄後索に高信号を認め，その後，上位頸髄から腰仙瑞・馬尾に広範な神経根の造影効果を認め，繰り返し施行した髄液細胞診にてNLと診断されている[40]．なお，頸椎では椎間孔の神経根に軽い腫大と造影効果，腰椎では前根・後根，馬尾に造影効果を認め，軽い腫大を認めている．

図 11 | neurolymphomatosis

A　T2強調像　　B　造影後T1強調冠状断像　　C　造影後T1強調冠状断像（腰椎）

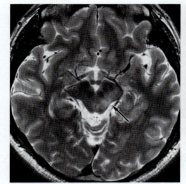
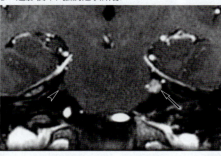
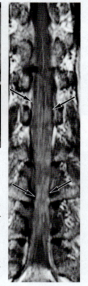

40代，男性．約3年前より，年に1度，左目の奥に1か月持続する痛みがあった．MRIにて異常を認め（A，B），その2か月後，右下肢筋力低下が出現し，脊髄のMRIを撮像した（C）．髄液細胞数は315/μL，蛋白質増加206mg/dLがあった．^{18}FDG-PETでは脊髄に異常集積があった．髄液の細胞診はclass 3であったが，PCR解析によりmonoclonalityがあり，悪性リンパ腫と診断した．

A：T2強調像：大脳脚左から中脳視蓋左にかけて高信号を認める（→）．造影効果を同部位には認めていない（非掲載）．
B：造影後T1強調冠状断像：左三叉神経の腫大と造影効果を認める（→）．右三叉神経は正常である（▶）．
C：造影後T1強調冠状断像（腰椎）：馬尾に造影効果を認める（→）．
（東京大学医学部附属病院放射線科　森　墾先生のご厚意による）

鑑別診断

1. 神経サルコイドーシス：ACEの上昇，両側顔面神経障害が多い．頭蓋内では髄膜，軟膜の造影効果の存在．
2. リンパ腫性肉芽腫症：肺の病変の存在，脳実質内病変の存在．
3. 原発性軟膜神経膠腫症：末梢神経障害は稀である．

5　lymphomatosis cerebri (LC)

臨床

脳原発性悪性リンパ腫が腫瘤を形成するのに対して，LCは腫瘤を形成せず脳内に浸潤し，広範に広がる病変を示す．最も多い臨床症状は亜急性に進行する性格変化，失調性歩行，認知障害である．びまん性大細胞型B細胞リンパ腫 {diffuse large B-cell lymphoma（DCBCL）} の変異型と考えられている[41]．大脳白質ではなく，脳幹から小脳白質に広がる例もある[42]～[44]．

LC 42例の総説では平均年齢は58歳（28～80歳），最も多い症状は認知機能低下である（59.5％）．天幕上および天幕下の両方に病変があったのが55％で，両側大脳半球が95％である．髄液細胞数増多は51.5％となっている．初発から診断までは平均4.5（1～30）か月である[45]．

Hatanpaaらの報告は60代女性で，免疫正常者である．右手と前腕のスパスムと振戦を認めた．手根管症候群と診断され，手根管の開放術を受けたが良くならず，7か月後に神経内科医を受診し，MRIにて脳卒中あるいは脱髄と診断された．しかし，進行性右筋力低下，構音障害，手の振戦，不明瞭言語，歩行不安定となり，他院を受診した[41]．

画像所見

びまん性の白質病変を示し，両側大脳半球，側脳室周囲，基底核，視床，脳幹に及ぶ．亜急

図12 neurolymphomatosis

A T2強調像(L2)　　　　　　　　　B 脂肪抑制造影後T1強調像(L2)

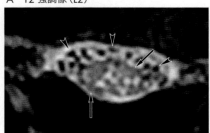
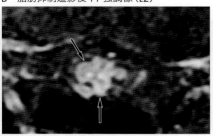

C 脂肪抑制T2強調冠状断像　　D 脂肪抑制T2強調冠状断像　　E 脂肪抑制造影後T1強調冠状断像　　F 脂肪抑制造影後T1強調冠状断像

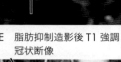
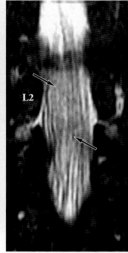
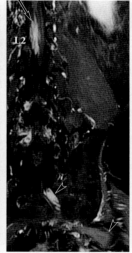
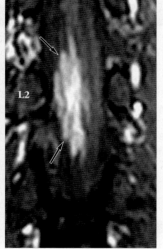

60代，男性．約3年前よりつま先に力が入らないことを自覚する．2年前には左下肢痛を認め，左脛骨神経麻痺を他院にて指摘される．1年前に筋力低下が下腿三頭筋に限局していると診断された．8か月前に左の足背が困難となる．4か月前他院にて左下肢遠位優位の筋力低下と筋萎縮，左下肢と殿部の痛み・しびれ・知覚鈍麻，左足振動覚の低下，左足腱反射の低下，歩行障害を認め多発性単神経炎の疑いで精査となった．髄液蛋白質147mg/dLと高値を示した．当院に生検目的にて入院となった．なお，頭部MRIにて異常を認めていない．

A：T2強調像(L2)：硬膜管内の外縁に位置する馬尾(►)が正常の信号強度を示し，境界明瞭に対して，中央の馬尾は高信号を示し(→)，その境界が不明瞭である．
B：脂肪抑制造影後T1強調像(L2)：硬膜内中央から右の馬尾に造影効果を認める(→)．
C，D：脂肪抑制T2強調冠状断像：L2レベルを中心に馬尾が高信号を示す(→)．左仙椎神経叢の腫大を認める(C；►)．
E，F：脂肪抑制造影後T1強調冠状断像：L2レベルを中心に馬尾の右側に造影効果を認める(→)．左仙椎神経叢に造影効果を認める(E；►)．
補足：左仙骨神経根および神経節の生検を施行した．小リンパ球浸潤が認められたが，リンパ腫の診断はできなかった．その後，他院にて頭蓋内浸潤を認め，髄液検査の細胞診でclass 4 [atypical lymphoid cells (malignancy suspected)]およびFACS検査でλ鎖クローナリティを認め，総合的に悪性リンパ腫と診断された．当院での状態はNLに当たると考えられる．慢性炎症性脱髄性多発ニューロパチー(CIDP)とは異なり，腫大する神経のみに高信号を認める．左右差が著しいなどの違いがある．

性の進行を示し，悪性リンパ腫としては非典型的なので，診断が難しい．脱髄性疾患や脳炎が鑑別に挙がる．白質脳症の形をとることが多い．mass effectはなく，造影効果もないことが多い．血液脳関門が保たれていることによるとされる[42)~44)]．初回のMRIでは造影効果を認めないが，FDG/PETにて取り込みがあり，4か月後には造影効果を認めた例もある[46)]．

なお，図6(p.1024)，特に右半球はLCに近い画像である．

上記，Hatanpaaらの例ではFLAIR像にて，側脳室周囲，両側皮質下白質に非対称性の高信

図13 鑑別診断：悪性腫瘍の播種

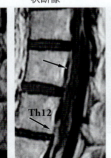
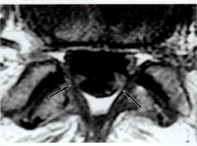
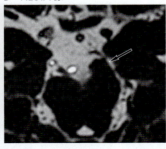
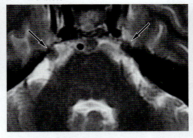
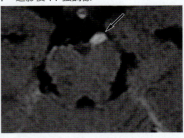

50代，女性．2か月前より左下肢の脱力，右胸部の感覚低下があり，MRIにて馬尾神経の異常を指摘される．約25日前より左動眼神経麻痺を認めた．12日前より排尿障害を認め，当院に馬尾神経の生検を目的に入院した．

A：T2強調矢状断像：馬尾に腫大を認める（→）．信号強度異常はない．
B：造影後T1強調矢状断像：脊髄の表面，馬尾にべったりとした造影効果を認める（→）．
C：造影後T1強調像：馬尾の腫大と造影効果を認める（→）．
D：FIESTA像：左大脳脚前部の脳槽内に腫大した左動眼神経を認める（→）．
E：T2強調像：橋前槽の両側三叉神経に腫大を認める（→）．信号強度は正常である．
F：造影後T1強調像：腫大した左動眼神経に造影効果を認めた（→）．
補足：馬尾の生検より未分化腺癌を認め，それによる播種と考えた．原発巣は不明であった．死亡したが，剖検は施行できなかった．NLとの鑑別は困難である．

号を認め，造影効果を認めていない．生検にてDCBCLと診断された[41]．

　Samaniらの報告は50歳，女性で，特別の既往歴はなく，血管障害のリスクもない．3週間の経過で性格変化，情動不安，亜急性に進行する健忘症候群を呈した．その後，不安と不眠症を認めた．神経学的所見としては著明な言語障害と記憶障害があった[47]．

　画像では，T2強調像にて，側脳室周囲を中心とする高信号が白質にあり，脳幹の皮質脊髄路を下行する高信号を認めた．T1強調像では一部に低信号がある．mass effectはなく，造影効果もなく，拡散制限もない．横断像では副腎白質ジストロフィー様であったが，視放線は保たれているように見える．6か月後には高信号は増大し，一部に造影効果が出現した．この後に生検となり，LCであった[47]．

　LCにおいても，通常の悪性リンパ腫と同様にMRSにて，コリンが上昇するとの報告がある[48]．

6 頭蓋骨悪性リンパ腫（primary cranial vault lymphoma：PCVL）

臨床

　悪性リンパ腫の頭蓋への浸潤は稀であり，全身性悪性リンパ腫の際に起こることが多い．一方，PCVLは稀であり，39例が2011年までに報告されている[49]．

　ゆっくりと進行する頭蓋腫瘤あるいは頭痛を

図14 神経サルコイドーシス（疑い）の経過中悪性リンパ腫が発生した症例

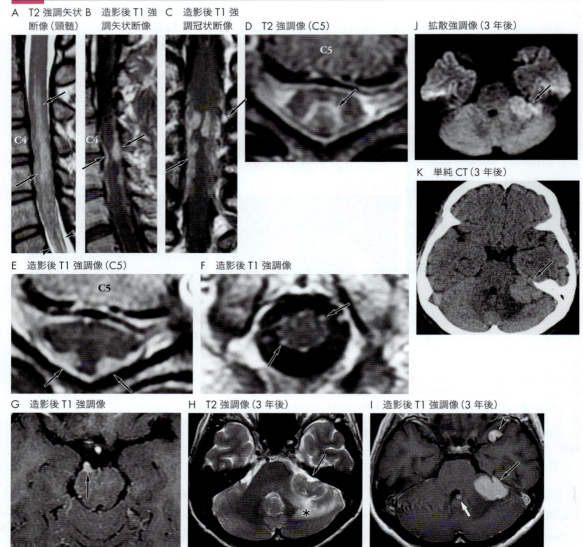

A T2強調矢状断像（頸髄）　B 造影後T1強調矢状断像　C 造影後T1強調冠状断像　D T2強調像（C5）　J 拡散強調像（3年後）　E 造影後T1強調像（C5）　K 単純CT（3年後）　F 造影後T1強調像　G 造影後T1強調像　H T2強調像（3年後）　I 造影後T1強調像（3年後）

示すのが典型例である．痙攣あるいは局所の神経症状の存在は，くも膜軟膜あるいは脳実質内への浸潤を疑わせる．

　平均年齢は60歳であり，男女差はない．ウイルス感染，HIVあるいはB型肝炎ウイルスを伴っていることもある．び慢性大型B細胞が多い．

　Harrisonらの提示例は60歳，ベトナム人の男性である．2年の間に頭蓋の形態の変化があり，最近の3か月にて急速に腫瘤が大きくなった．軽い頭痛がある．神経学的な異常はない．左頭頂部に圧痛のない，突出があった[49]．

　また，横手らは頭蓋底斜台部に原発する悪性リンパ腫の特徴として，高齢発症，頭痛（後頭部痛）と外転神経麻痺があるとしている[50]．自験例も斜台に進展し，頭痛と外転神経麻痺があった59歳，男性例である．

画像所見

・全体像

　膨張性，集合性の軟部腫瘤であり，頭蓋骨，

図14(続き)

▶ 30代，女性．約2か月前より左上肢の痛みを自覚．約3週間前より左上肢のしびれ，4日前より右手の握力の低下が強くなり，入院となり，MRIを撮像した．C5～Th7のレベルにて痛覚過敏，異常感覚を認め，右上肢に位置覚の異常を認めた．髄液中のACEは0.9と上昇していた．
A：T2強調矢状断像（頸髄）：C2～5の中央部（→），C7の脊髄の前後部（▶）に高信号を認め，頸髄の軽い腫大がある．
B：造影後T1強調矢状断像：C4～6の脊髄の表面に造影効果を認める（→）．
C：造影後T1強調冠状断像：脊髄の表面から内部にかけての造影効果を認める（→）．
D：T2強調像（C5）：脊髄の灰白質を中心に高信号を認める（→）．
E：造影後T1強調像（C5）：脊髄の背側表面に造影効果を認める（→）．
F：造影後T1強調像：延髄の表面に点状の造影効果を複数認める（→）．なお，同部位はT2強調像では信号強度異常はない．
G：造影後T1強調像：右動眼神経に造影効果を認める（→）．
以上より，神経サルコイドーシスと考えた．全身検索ではサルコイドーシスを示唆する所見を認めなかった．生検は施行せず，ステロイド治療を行い，点滴直後より両上肢のしびれや痛みは著明な改善を示し，MRI上の腫脹や造影効果は縮小し，その後消失した．約2年半後，T2強調像にて小脳上面に小さな高信号と点状の造影効果を認めたが，ステロイドによって改善した．初回より約3年後，疲労感が強くなり，ふらつきが出現したために，頭部MRIの再検をした．
H：T2強調像（3年後）：左小脳橋角槽に接して比較的低信号を示す腫瘤がある（→）．周囲に浮腫を認める（*）．
I：造影後T1強調像（3年後）：上記の腫瘤は均一な造影効果を認める（→）．左Sylvius裂内（▶），第四脳室周囲（⇨）にも造影効果のある腫瘤を認める．
J：拡散強調像（3年後）：左小脳橋角部の病変は高信号を示す（→）．ADC値は等信号であった．
K：単純CT（3年後）：上記の病変は高吸収域を示す（→）．
補足：ステロイドパルスを施行し，頭痛と吐き気は消失した．その後，ステロイドを続けたが，左足に力が入らない状態が続き，MRIでも腫瘤の増大を認めたので，左小脳橋角部の腫瘤の生検を行い，悪性リンパ腫と診断された．初回から悪性リンパ腫であった可能性を完全には否定できないが，ステロイドの反応がよく，脊髄に関しては3年後も再発がない．初回は神経サルコイドーシスと考えている．そのサルコイドーシスによる免疫抑制状態が引き起こした悪性リンパ腫と考える．

硬膜外腔，硬膜を侵す．骨破壊像が特徴的である．骨破壊を起こし，硬膜外腔に浸潤するが，初期には皮質をほとんど侵さない．リンパ腫細胞が板間層に浸潤し，導出静脈や神経に沿って浸潤することによって，硬膜外に浸潤する．それ故に，初期は骨破壊が少なく，その後，完全な骨破壊を起こしたり，あるいは小さな骨組織を軟部腫瘤内に残すこともある（図15）[49]．

硬膜が防御壁になるが，腫瘍と皮質の境界が不明瞭，皮質下の浮腫の存在は実質内への浸潤を示唆する[49]．

・CT

PCVLは骨溶解が74％，異常がないが18％であり，8％が骨硬化である．頭蓋骨，あるいは硬膜外腫瘤があり，骨に変化がないのがPCVLではより特徴的である．頭蓋骨の中では頭頂骨に多い（図15）．

石灰化がないのが特徴的である．石灰化があれば，髄膜腫を考える．

一方，CTでの記載のみであるが，Holtåsらは石灰化がなく，頭蓋骨の内外に，造影効果のある軟部腫瘤を形成し，骨そのものには変化がない，あるいは非常に軽い変化のみであることを特徴としている[51]．

・MRI

T1強調像では低信号あるいは等信号，T2強調像では高信号である．均一な慢性の造影効果を認める．血管造影では髄膜腫ほど，濃染像が強くはない．

Ewing肉腫とは画像所見は重なる．好発年齢はPCVLが50～60代，Ewingが10代である[49]．

・Renardらの例

67歳，女性例である．右前頭骨を挟んで，頭蓋内と頭蓋外に腫瘤があり，間の骨に破壊像があるが，骨皮質は残っているように見える．軟部腫瘤はT2強調像では皮質に近い信号強度を示し，T1強調像でも皮質とほぼ等信号である．強い造影効果が軟部腫瘤にはあるが，骨の部位にはない．脳実質内には進展はない[52]．

鑑別診断

1. **頭蓋骨の神経梅毒**：42歳，男性で，鎖骨上窩のリンパ節腫大，頭痛と側頭部の軟部組織の腫大にて来院した．頭蓋骨の外側から骨，硬

図15 頭蓋骨悪性リンパ腫

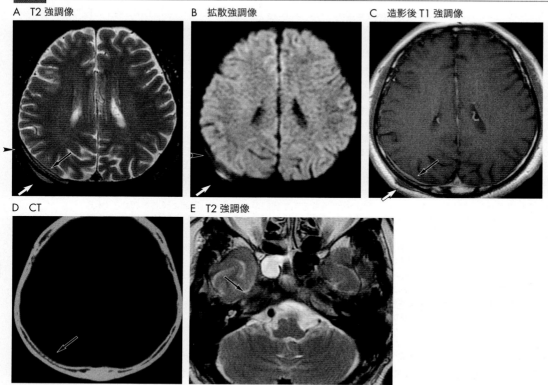

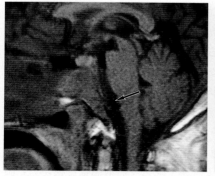

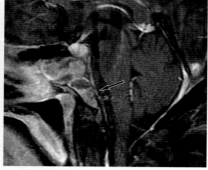

59歳，男性．4か月前より頸部のしこりに気がついた．1か月前より，鼻汁と側頭部からこめかみの痛みに気がつく．8日前から頭痛が増悪した．4日前より複視が出現した．2日前より，目の焦点が合っていないので，前日に受診した．頭痛があり，複視，右外転障害，右顔面神経麻痺を認めた．

A：T2強調像：右頭頂部において，頭蓋内硬膜外に異常な軟部組織を認める（→）．その外側の頭蓋骨内にも異常な高信号を認める（▶）．さらに，外側の頭蓋骨外の皮下組織内に異常な軟部組織を認める（⇨）．
B：拡散強調像：最外側の皮下組織内の異常な軟部組織が高信号を示し（⇨），その内側の骨内の異常な構造も高信号を示す（▶）．
C：造影後T1強調像：右頭頂部の硬膜が肥厚し，異常な造影効果を認める（→）．異常な皮下組織は比較的低信号として，脂肪内に認められる（⇨）．
D：CT：右頭頂骨内板には小さな骨欠損があり（moth-eaten様）（→），悪性リンパ腫によると考える．
E：T2強調像：斜台右は正常の信号強度を失い，低信号を示す（→）．右外転神経を巻き込んでいると考えられる．右顔面神経麻痺の原因は不明である．
F：T1強調矢状断像：斜台は正常では骨髄内脂肪により，少なくとも下部半分は高信号を示すが，それが消失し，全体が低信号を示す（→）．腫瘍の浸潤によると考えられる．
G：造影後T1強調矢状断像：斜台には異常な造影効果を認める（→）．
補足：右後頭部および頸部リンパ節よりびまん性大細胞型B細胞リンパ腫を認めた．症状のある部位（斜台）よりも，右頭頂部の頭蓋骨に，大きな破壊がないのに，その両側に腫瘤を形成し，拡散強調像にて高信号を示し，造影効果のある病変が悪性リンパ腫に特徴的であった．症状のある部位のみではなく，常に全体を見る必要をあらためて感じさせる症例である．

膜にかけて病変が連続にあり，梅毒であった．CTについての記載はないが，骨破壊は目立たない[53]．

参考文献

1) Ironside JW, Moss TH, Louis DN, Lowe J: lymphoreticular neoplasms. In Diagnostic pathology of nervous system tumors. Churchill Livingstone, London, p.291-318, 2002.
2) Partap S, Spence AM: Spontaneously relapsing and remitting primary CNS lymphoma in an immunocompetent 45-year-old man. J Neurooncol 80: 305-307, 2006.
3) 廣瀬昂彦・他：動眼神経麻痺の自然回復後に多発脳神経麻痺が再発した悪性リンパ腫の1例．臨床神経 56: 48-50, 2016.
4) 佐々木拓也・他：長期の経過で脳・眼病変の増悪寛解を呈した中枢神経原発悪性リンパ腫の55歳女性例．臨床神経 55: 567-572, 2015.
5) Kelly CM, et al: Clinical Reasoning: Vanishing tumor: A 7-year puzzle solved. Neurology 85: e69-e73, 2015.
6) Bromberg JE, et al: Is a "vanishingtumor" always a lymphoma? Neurology 59: 762-764, 2002.
7) Ellison DW, Perry A, Rosenblum M, et al: Lymphomas. Tumors: non-neuroepithelial tumours and secondary effect. In Love S, Louis DN, Ellison DW (eds); Greenfield's neuropathology, 8th ed. Hodder Arnold, London, p.2067-2081, 2008.
8) 村上泰生, 谷口洋, 松井和隆・他：Behçet病との鑑別を要し, 硝子体生検により診断し得た眼・脳悪性リンパ腫の1例．神経内科 62: 168-172, 2005.
9) Grossman RI, Yousem DM: In Neuroradiology, 2nd ed. Mosby, St. Louis, p.153-157, 2003.
10) 山本司郎・他：脳室炎と類似する画像所見を呈した中枢神経原発悪性リンパ腫．臨床神経 53: 831-834, 2013.
11) Zacharia TT, Law M, Naidich TP, Leeds NE: Central nervous system lymphoma characterization by diffusion-weighted imaging and MR spectroscopy. J Neuroimaging 18: 411-417, 2008.
12) Young RJ, Ghesani MV, Kagetsu NJ, Derogatis AJ: Lesion size determines accuracy of thallium-201 brain single-photon emission tomography in differentiating between intracranial malignancy and infection in AIDS patients. AJNR Am J Neuroradiol 26: 1973-1979, 2005.
13) Haldorsen IS, et al: Central nervous system lymphoma: characteristic findings on traditional and advanced imaging. AJNR Am J Neuroradiol 32: 984-992, 2011.
14) Yamasaki F, et al: Magnetic resonance spectroscopy detection of high lipid levels in intraaxial tumors without central necrosis: a characteristic of malignant lymphoma. J Neurosurg 122: 1370-1379, 2015.
15) Kickingereder P, et al: Primary central nervous system lymphoma and atypical glioblastoma: multiparametric differentiation by using diffusion-, perfusion-, and susceptibility-weighted MR imaging. Radiology 272: 843-850, 2014.
16) Sakata A, et al: Primary central nervous system lymphoma: is absence of intratumoral hemorrhage a characteristic finding on MRI? Radiol Oncol 49: 128-134, 2015.
17) Lee HY, et al: Atypical imaging features of Epstein-Barr virus-positive primary central nervous system lymphomas in patients without AIDS. AJNR Am J Neuroradiol 34: 1562-1567, 2013.
18) Jahnke K, et al: Radiologic morphology of low-grade primary central nervous system lymphoma in immunocompetent patients. AJNR Am J Neuroradiol 26: 2446-2454, 2005.
19) Carlson BA: Rapidly Progressive Dementia Caused by Nonenhancing Primary Lymphoma of the Central Nervous System. AJNR Am J Neuroradiol 17: 1695-1697, 1996.
20) Furusawa T, et al: Primary central nervous system lymphoma presenting as diffuse cerebral infiltration. Radiat Med 16: 137-140, 1998.
21) Johnson BA, Fram EK, Johnson PC, Jacobowitz R: The variable MR appearance of primary lymphoma of the central nervous system: comparison with histopathologic features. AJNR Am J Neuroradiol 18: 563-572, 1997.
22) Dina TS: Primary central nervous system lymphoma versus toxoplasmosis in AIDS. Radiology 179: 823-828, 1991.
23) Chang L, et al: Brain lesions in patients with AIDS: H-1 MR spectroscopy. Radiology 197: 525-531, 1995.
24) Lu SS, et al: Utility of proton MR spectroscopy for differentiating typical and atypical primary central nervous system lymphomas from tumefactive demyelinating lesions. AJNR Am J Neuroradiol 35: 270-277, 2014.
25) Maekawa H: Primary Pachymeningeal (Dural) CNS Lymphoma. AJNR Am J Neuroradiol Case of the Week. March 19, 2015. Am J Neuroradiol.

26) Mathon B, et al: Teaching neuroimages: Burkitt dural lymphoma mimicking a subacute subdural hematoma. Neurology 81: e128-e129, 2013.
27) 中條正典：慢性硬膜下血腫に関連した悪性リンパ腫．第35回神経放射線ワークショップ．福岡，2015年6月．
28) Low YY, et al: An unusual presentation of primary malignant B-cell-type dural lymphoma. Singapore Med J 55: e187-e190, 2014.
29) Kameda K, et al: Epstein-Barr virus-positive diffuse large B-cell primary central nervous system lymphoma associated with organized chronic subdural hematoma: a case report and review of the literature. Pathol Int 65: 138-143, 2015.
30) 堤内路子, 清水 潤：Neurolymphomatosis．神経内科 73: 30-35, 2010.
31) Diaz-Arrastia R, Younger DS, Hair L, et al: Neurolymphomatosis: a clinicopathologic syndrome re-emerges. Neurology 42: 1136-1141, 1992.
32) Grisariu S, Avni B, Batchelor TT, et al: Neurolymphomatosis: an international primary CNS lymphoma collaborative group report. Blood 115: 5005-5011, 2010.
33) Freitag SK, et al: Case records of the Massachusetts General Hospital. Case 18-2015. A 41-year-old woman with decreased vision in the left eye and diplopia. N Engl J Med 372: 2337-2345, 2015.
34) 須貝章弘, 今野卓哉, 矢野敏雄・他：両側舌萎縮で発症した神経リンパ腫症の1例．臨床神経 52: 589-591, 2012.
35) Jones HR, Edgar MA: Case records of the Massachusetts General Hospital. Weekly clinicopathological exercises. Case 8-1995. A 75-year-old man with multiple cranial-nerve defects and weakness and pain in the extremities. N Engl J Med 332: 730-737, 1995.
36) Swarnkar A, Fukui MB, Fink DJ, Rao GR: MR imaging of brachial plexopathy in neurolymphomatosis. AJR Am J Roentgenol 169: 1189-1190, 1997.
37) Chamberlain MC, Fink J: Neurolymphomatosis: a rare metastatic complication of diffuse large B-Cell lymphoma. J Neurooncol 95: 285-288, 2009.
38) Nishio M, Tamaki T, Ochi H, Shibamoto Y: Intraspinal canal neurolymphomatosis detected by FDG-PET/CT. Clin Nucl Med 34: 610-612, 2009.
39) 星川恭子, 小栗卓也, 服部 学・他：FDGをもちいたPETが診断に有用であったneurolymphomatosisの1例．臨床神経 47: 437-440, 2007.
40) 佐藤政行・他：広範な脊髄神経根障害を認めた胃原発性悪性リンパ腫の1例．臨床神経 55: 333-338, 2015.
41) Hatanpaa KJ, et al: Lymphomatosis Cerebri: A Diagnostic Challenge. JAMA Neurol 72: 1066-1067, 2015.
42) Bakshi R, Mazziotta JC, Mischel PS, et al: Lymphomatosis cerebri presenting as a rapidly progressive dementia: clinical, neuroimaging and pathologic findings. Dement Geriatr Cogn Disord 10: 152-157, 1999.
43) Rollins KE, Kleinschmidt-DeMasters BK, Corboy JR, et al: Lymphomatosis cerebri as a cause of white matter dementia. Hum Pathol 36: 282-290, 2005.
44) Raz E, Tinelli E, Antonelli M, et al: MRI findings in lymphomatosis cerebri: description of a case and revision of the literature. J Neuroimaging 21: e183-e186, 2011.
45) Izquierdo C, et al: Lymphomatosis cerebri: a rare form of primary central nervous system lymphoma. Analysis of 7 cases and systematic review of the literature. Neuro Oncol 18: 707-715, 2016.
46) Lewerenz J, Ding X, Matschke J, et al: Dementia and leukoencephalopathy due to lymphomatosis cerebri. J Neurol Neurosurg Psychiatry 78: 777-778, 2007.
47) Samani A, Davagnanam I, Cockerell OC, et al: Lymphomatosis cerebri: a treatable cause of rapidly progressive dementia. J Neurol Neurosurg Psychiatry 86: 238-240, 2015.
48) da Rocha AJ, et al: Modern techniques of magnetic resonance in the evaluation of primary central nervous system lymphoma: contributions to the diagnosis and differential diagnosis. Rev Bras Hematol Hemoter 38: 44-54, 2016.
49) Harrison CE, Fountain AJ: Primary Cranial Vault Lymphoma: A Rare and Difficult Diagnosis. Neurographics 4: 129-132, 2014.
50) 横手 顕, 坪井義夫, 福原康介・他：後頸部痛, 両側外転神経麻痺を呈した頭蓋底斜台部原発悪性リンパ腫の83歳女性例．臨床神経 52: 245-250, 2012.
51) Holtås S, Monajati A, Utz R: Computed tomography of malignant lymphoma involving the skull. J Comput Assist Tomogr 9: 725-727, 1985.
52) Renard D, Campello C, Beraru O, et al: Teaching NeuroImages: Primary diffuse large B-cell lymphoma of the cranial vault. Neurology 73: e84-e85, 2009.
53) Rosa Junior M, et al: Teaching NeuroImages: Skull and dural lesions in neurosyphilis. Neurology 87: e129-e130, 2016.

4 ●大脳膠腫症（gliomatosis cerebri）

臨床

大脳膠腫症は浸潤性の強い，既存脳構造を保ちながら大きくなる疾患である．2つ以上の脳葉を侵し，びまん性に白質を中心に進展する．さらに基底核，視床には75％，脳梁には50％，脳幹，脊髄には10〜15％，小脳には10％に進展する．神経線維腫症1型を伴うことがある．

大脳膠腫症は新生児〜80代の報告があるが，ピークは40〜50代である．大脳半球が侵される時には半卵円中心には必ず病変がある．大脳皮質は19％，脳軟膜への浸潤は17％である．

病理組織学的には2つの種類がある．1型は腫瘍性の肥大，既存脳構造の膨張を示すが，境界明瞭な腫瘍を形成していない．2型はびまん性の病変に加えて，局所的な腫瘍を形成する[1]．

予後は不良であり，WHO分類ではⅢ度に入る．臨床症状は腫瘍の主たる浸潤部位によって異なるが，錐体路徴候，認知症，頭痛，痙攣である．嗜眠，行動異常，精神病などを示すこともある[2]．

Parkらの33例の大脳膠腫症の報告では1型が15例で，2型が18例であった．細胞の形態からは低悪性度と高悪性度に分かれ，高悪性度は2型に多い．2型の平均生存期間は21か月で，1型は24か月である[3]．

・ステロイドが有効なことがある

78歳の女性，左優位に両側大脳白質に高信号が出現した．ステロイドにより，病変が小さく

図1 大脳膠腫症

A T2強調像

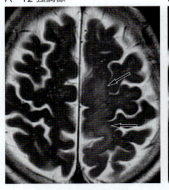

B FLAIR冠状断像

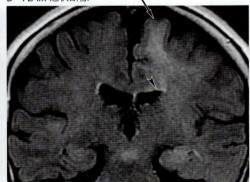

C FLAIR像

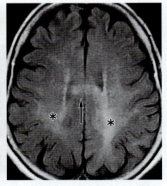

D 造影後T1強調冠状断像

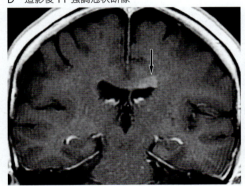

70代，女性．3か月前よりめまい，左手での細かい作業ができないなどがあり，MRIを撮像して大脳膠腫症と診断した．上肢の巧緻運動障害，四肢腱反射の亢進がある．

A：T2強調像：左上前頭回から上頭頂葉小葉にかけて，連続する淡い高信号を認める（→）．
B：FLAIR冠状断像：左上前頭回に高信号を認める（→），左側脳室まで高信号が連続している．左側脳室には軽いmass effectがある（▶）．
C：FLAIR像：左優位に両側大脳深部白質に高信号を認める（＊）．脳梁にも高信号を認める（→）．
D：造影後T1強調冠状断像：左側脳室上部に造影効果を認める（→）．
補足：両側大脳白質に淡い高信号があり，脳室に軽いmass effectがある．側脳室上部に造影効果より大脳膠腫症と考え，左運動前野の生検にて星細胞腫で，悪性度はⅡ度を認めた．大脳膠腫症の一部として矛盾しない所見であった．生検部位は造影効果のあるところではない．

図2 大脳膠腫症

A T2強調像
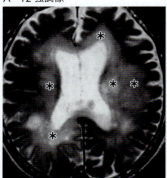

B T1強調像
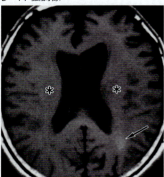

C 造影後T1強調像
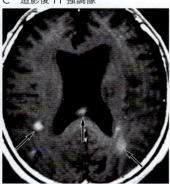

D FLAIR冠状断像
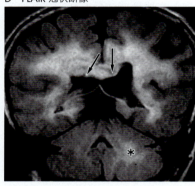

70代，男性．約3か月前より認知症に家族が気がつく．その後，歩行時のふらつき，頻回の転倒が続いた．

A：T2強調像：側脳室周囲から深部白質にかけて，左右非対称で，不均一な高信号を認める（＊）．
B：T1強調像：同領域は不均一な低信号を示す（＊）．一部にやや信号強度が高い部位がある（→）．
C：造影後T1強調像：病変の一部に造影効果を認める（→）．
D：FLAIR冠状断像：側脳室周囲から深部白質に高信号があり，側脳室にmass effectを認める（→）．左小脳半球にも高信号を認める（＊）．
補足：生検にて星細胞腫Ⅱ度となった．脳室へのmass effectおよび造影効果が大脳膠腫症の診断に重要である．

図3 大脳膠腫症

A T2強調像
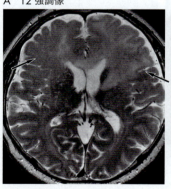

B FLAIR冠状断像
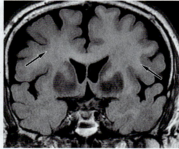

C T1強調矢状断像（正中部）
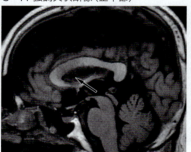

D 造影後T1強調横断像
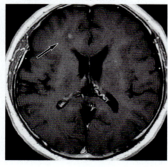

81歳，男性．1年前より，会話がかみ合わない感じを妻が受ける．転倒しやすくなった．また夜にトイレに間に合わず，失禁するようになった．頭部MRIを撮像した．

A：T2強調像：両側前頭葉白質全体に淡い高信号があり（→），脳梁も侵されている．脳梁には軽い腫大が疑われる．
B：FLAIR冠状断像：左優位に両側前頭葉白質に高信号を認める（→）．
C：T1強調矢状断像（正中部）：脳梁体部に低信号を認める（→）．
D：造影後T1強調横断像：右前頭葉の病変には造影効果を認める（→）．
補足：Dでの造影効果の部位にて生検を施行し，退行性星細胞腫の所見であった．画像としては大脳膠腫症でよいと考える．

図4 大脳膠腫症

A　T2強調像　　B　T2強調像　　C　FLAIR冠状断像

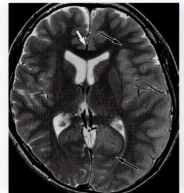
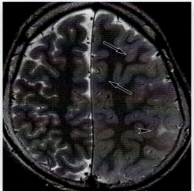
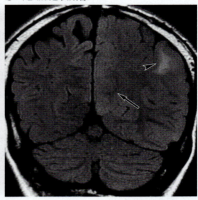

D　ADC map

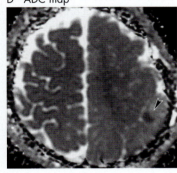

13歳，男子．6歳の時，摂食障害があり，CTを撮像したが異常を認めていない（側脳室の偏位がない）．今回，サッカーボールが至近距離にて頭に当たり，神経学的には異常がないが，MRIを他院にて撮像し，異常を認め，当院に来院し，MRIを撮像した．無症状である．

A，B：T2強調像：左大脳皮質にほぼ全体にわたって腫大があり，軽度高信号を示す（→）．側脳室が右に偏位している（A；⇨）．左頭頂葉皮質下白質に高信号を認める（B；▶）．

C：FLAIR冠状断像：左大脳皮質が厚く，軽度高信号を示す（→）．頭頂葉皮質下白質には高信号を認める（▶）．6歳時のCTにて，側脳室の偏位がないのに，今回は偏位が出現していることより，皮質が腫大し，左半球にvolumeの増加を来す病変を認め，進行性の病態である．さらに，無症状より，脳腫瘍，特にgliomatosis cerebriを考えた．造影後の検査を依頼し，4か月後に再検となった（D）．

D：ADC map：左頭頂葉皮質下の病変は拡散制限を認めた（▶）．なお，異常な造影効果を認めていない（非掲載）．以上より，gliomatosis cerebriと考えた．Dの検査，1週間後に痙攣発作が起こり，その後，生検となった．

補足：無症状であること，側脳室の偏位が6歳時にはないことが，重要である．皮質の腫大を来すRasmussen脳炎，片麻痺性片頭痛では必ず大脳皮質に関係した症状が出る．それがなく，皮質の腫大を来し，皮質下白質にも高信号が及んでいるので，脳腫瘍である．左側頭葉の開頭生検にて悪性の神経膠腫を認めた．

なり，さらに，臨床症状も改善した．ステロイドの量を少なくすると，臨床症状の悪化を複数回繰り返し，左半球にmass effectのある病変が出現し，生検をして，診断が確定した[4]．

画像所見

既存脳構造を保ちながら，連続する3脳葉にT2強調像あるいはFLAIR像にて高信号を認める．脳梁あるいは前交連を含んだ両側に及ぶことが多い（図1～3）[5]．1型では造影効果はなく，脳血流は低下し，2型では局所的な造影効果と高血流を示し，FDG-PETでも1型は低集積，2型は高集積を示すとされる[5]．しかし，画像所見からは必ずしも両者を区別できるものではい．

白質脳症の鑑別に本症が入り，左右が非対称で，脳室などの既存構造にmass effectがどこかにあり，造影効果がある時には本症を考慮し，生検が必要となる（図1～3）．

図4で示すように，一側左半球の広範な皮質の腫大を示す例がある．一部皮質下白質にも及ぶこと，明らかな側脳室の反対側への偏位があり，左半球の腫大が明瞭である．皮質形成障害，慢性脳炎（Rasmussen脳炎），片麻痺性片頭痛なども考慮したが，無症状であることも脳腫瘍を示す所見であると考えている．

鑑別診断

1. **Rasmussen脳炎**：Rasmussen脳炎と初期には類似していたとする報告があるが[6]，一側の島回，側頭葉，後頭葉に広範な高信号があるのに，萎縮はなく，尾状核にも所見がないことが，Rasmussen脳炎とは異なる所見である．

2. **lymphomatosis cerebri**：両者の鑑別は困難とされる．造影効果およびmass effectがないこともある．白質脳症の形態をとり，亜急性に発症することが多い（16章 p.1017「3. 悪性リンパ腫」参照）．

3. **神経サルコイドーシス**：30歳の男性，6か月の経過で認知障害，不安定歩行，尿貯留，両側の振戦を呈した．FLAIR像にて，基底核を中心に高信号があるが，被殻の輪郭がその内部に残り，FLAIR矢状断像では，視床下部を含む大脳底部に高信号がつながり，視神経も高信号を示す．造影後には基底核内に点状の多数の造影効果を認める[7]．

参考文献

1) Lantos PL, Louis DN, Rosenblum MK, Kleihues P: Glial tumours of uncertain origin. *In* Graham DI, Lantos PL (eds); Greenfield's neuropathology, 7th ed (vol.2). Arnold, London, p.839-842, 2002.
2) Ironside JW, Moss TH, Louis DN, Lowe J: Gliomatosis cerebri. In Diagnostic pathology of nervous system tumors. Churchill Livingstone, London, p.101-102, 2002.
3) Park S, Suh YL, Nam DH, Kim ST: Gliomatosis cerebri: clinicopathologic study of 33 cases and comparison of mass forming and diffuse types. Clin Neuropathol 28: 73-82, 2009.
4) Bittar J, et al: Corticosteroid sensitivity in gliomatosis cerebri delays diagnosis. Pract Neurol 15: 309-311, 2015.
5) Descle P, Rommel D, Hernalsteen D, et al: Gliomatosis cerebri, imaging findings of 12 cases. J Neuroradiol 37: 148-158, 2010.
6) Ghostine S, Raghavan R, Michelson D, et al: Gliomatosis cerebri mimicking Rasmussen encephalitis. Case report. J Neurosurg 107 (2 Suppl): 143-146, 2007.
7) Ramanathan RS, et al: Teaching NeuroImages: diffuse cerebral neurosarcoidosis mimicking gliomatosis cerebri. Neurology 81: e46, 2013.

5 髄膜播種 (meningeal dissemination)

臨床

髄膜播種は癌性髄膜炎 (carcinomatous meningitis) とも呼ばれる．充実性腫瘍の1〜5%に髄膜播種が起こる．白血病および悪性リンパ腫では5〜15%に，原発性脳内腫瘍では1〜2%に髄膜播種を認める．腺癌が最も多く，その中でも乳癌，肺癌および悪性黒色腫が多いとされている．小細胞性肺癌と悪性黒色腫は高率に髄膜播種を起こす．乳癌は髄膜播種を起こす率は5%であるが，罹患率が高いので，全体としては最も多い．原発巣が不明な髄膜播種も1〜7%にある[1]．自験例では胃癌もある．

髄膜播種が癌の最初の臨床症状であることは5〜10%にある．腫瘍細胞が髄膜に付くのにはいくつかの経路があり，血行性，直接浸潤，経神経性あるいは経血管性に髄膜に及ぶ．くも膜下腔に腫瘍細胞が入り込むと，髄液によって運ばれ，播種が起こる．髄液の流れが遮断され，水頭症を発症する[1]．

臨床症状は大脳半球症状 (15%)，脳神経麻痺 (35%)，脊髄および神経根の症状 (60%) である．大脳半球症状としては頭痛と精神状態の変化が多い．認知障害，痙攣，片麻痺もある．複視が最も多い脳神経障害であり，外転神経麻痺による．その他には動眼神経麻痺，滑車神経麻痺がある．三叉神経障害と視神経障害も多い．項部硬直は15%にしか存在しない．

撮像方法

進行する脳神経麻痺の際には本症を考慮して，なるべく薄いスライスにて造影後T1強調像にて後頭蓋窩全体を撮像する．小脳溝の造影効果に注意する．脳全体の造影後T1強調像も必須である．

画像所見

自験例では，造影後T1強調像にて，小脳上部の軟膜あるいはくも膜下腔での造影効果が最もわかりやすい所見である．

脳底槽，脚間窩，小脳橋角槽などのくも膜下腔に異常な造影効果を認める．さらに，脳神経および円蓋部くも膜下腔に造影効果がある．小

図1 髄膜播種

A 造影後T1強調像

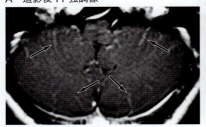

B 造影後T1強調像 (2か月後)

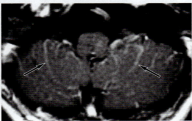

C 造影後T1強調像 (2か月後)

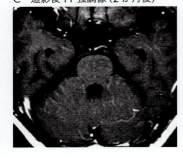

40代，男性．聴力低下に始まり，2〜3か月間の間に，構音・嚥下障害が進行し，当院入院時には第2〜12脳神経にわたる多発性脳神経麻痺の状態であった．髄液検査では細胞数 11/3 (L 9/N 2)，蛋白質 93mg/dL，糖 12mg/dL．
A：造影後T1強調像：小脳の溝に沿った造影効果を認める (→)．播種を示す所見である．
B：造影後T1強調像 (2か月後)：小脳溝に沿った造影効果がより明瞭になっている (→)．
C：造影後T1強調像 (2か月後)：上部小脳にも同様な所見を認める．
補足：癌の既往がない時でも，多発性脳神経麻痺の患者のMRIでは小脳溝に沿った造影効果に注意する．髄液細胞診にて悪性細胞が出ず，原発巣も不明であった．剖検にて肉腫と考えられる腫瘍による髄膜播種を認めた．原発巣は不明であった．

脳(図1, 2), 脊髄の表面に沿った造影効果を認めることも多い. 結節状あるいは腫瘤様の造影効果も多い[2]. FLAIR像にて脳溝内に高信号を認める(図2). 髄液中の蛋白質濃度上昇が関係していると考えられる[3].

内耳道内にも播種を認めることがあり, 両側性もありうる.

髄膜播種にて, 皮質に拡散強調像にて高信号を認める例がある(図3). くも膜下腔以外にも, 皮質にも癌細胞があり, 毛細血管あるいは血管周囲腔にも腫瘍細胞浸潤を認めた. 腫瘍による虚血と考えられている[4,5].

最近では3Tの機種を使用し, 造影後3D T2-FLAIR像が軟膜の病変に造影後T1強調像より有効であるとされる(図3)[6].

髄膜播種に関しては16章「3. 悪性リンパ腫」p.1033 図13 も参照.

鑑別診断

1. 軟膜原発性の神経膠腫 [primary leptomeningeal glioma, 軟膜乏突起膠腫 (primary leptomeningeal oligodendroglioma), 原発性びまん性軟膜神経膠腫症 (primary diffuse leptomeningeal gliomatosis)]: 造影剤が脊柱管内あるいは頭蓋内の軟膜腫瘍から滲み出すような形をとる.
2. 原発性軟膜黒色腫症 (primary leptomeningeal melanomatosis)[7]

図2 髄膜播種

A 造影後T1強調像

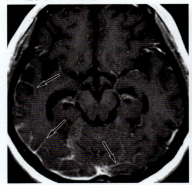

B FLAIR像

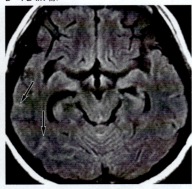

40代, 女性. 約1年前に乳癌を手術. 3か月前にリンパ節転移を認め, 放射線治療を受ける. 10日前より拍動性頭痛を認め, 3日前より痙攣, 嘔吐が出現し, 入院となった. 髄液検査では細胞数 134/3 (L 39, N 3, その他 92), 蛋白質 37mg/dL, 糖 31mg/dL.
A: 造影後T1強調像: 右側頭・後頭葉の脳溝に沿った造影効果を認め (→), 播種の所見である.
B: FLAIR像: 同部位の脳溝内に高信号を認める (→).
補足: 髄液細胞診より class Ⅴ, 腺癌を認め, 髄膜播種と診断された.

図3 髄膜播種（癌性髄膜炎）

A 拡散強調像

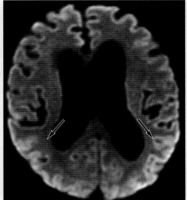

B 拡散強調像

C FLAIR像

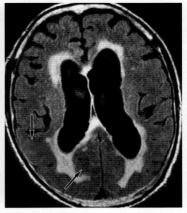

D 造影後T1強調像

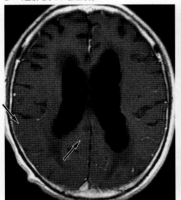

E 造影後FLAIR像

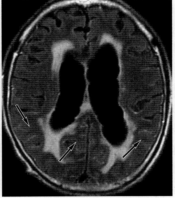

69歳，男性．1年前に，胃癌（スキルス）の全摘術を施行している．約2か月半前より，歩行がゆっくりとなる．2か月前より，右手が使いにくい，右に体が傾く，記銘力障害が出現した．1か月半前頃より，ふらつきが目立つ．1か月前よりミオクローヌスが出現した．1週間前より食事摂取が不能となり，無言無動状態となった．Creutzfeldt-Jakob病（CJD）の疑いにて入院し，MRIが撮像された．

A，B：拡散強調像：両側側頭葉後部から，後頭葉にかけて皮質に高信号を認める（→）．CJDでの皮質の異常高信号と比べると，境界が不鮮明であり，皮質下を含んでいるようにも見える．なお，ADC値は低下していた．

C：FLAIR像：脳室拡大があり，水頭症を認める．右側頭葉と両側後頭葉内側の脳溝内に線状の高信号を認める（→）．
D：造影後T1強調像：上記，脳溝内に線状の造影効果を認める（→）．
E：造影後FLAIR像：脳溝内の線状の高信号がより明瞭となり（→），水頭症の存在と共に，髄膜播種（癌性髄膜炎）と診断した．
補足：髄液細胞診にて印環細胞が陽性となり，髄膜播種と確定診断された．臨床経過から，CJDの疑いとされて，MRIが撮像された．拡散強調像にて，皮質に高信号があり，CJDも考えたが，CJDで認められる高信号に比べて，境界が不明瞭であり，線条体にも異常がなく，FLAIR像では皮質に異常を認めないので，CJDではないと判断した．FLAIR像での脳溝内の線状の高信号が重要であり，造影後の検査を追加した．造影後T1強調像より，FLAIR像がより明瞭に脳溝内の高信号を描出している．拡散強調像での皮質の高信号は，髄膜血管に腫瘍細胞が充満し，それによる虚血を見ているか，あるいは皮質にも腫瘍細胞が浸潤している所見を見ているか，あるいはその両方の可能性がある．

参考文献

1) Chamberlain MC: Neoplastic meningitis. Oncologist 13: 967-977, 2008.
2) Grossman RI, Yousem DM: In Neuroradiology, 2nd ed. Mosby, St. Louis, p.109-114, 2003.
3) Tsuchiya K, Katase S, Yoshino A, Hachiya J: FLAIR MR imaging for diagnosing intracranial meningeal carcinomatosis. AJR Am J Roentgenol 176: 1585-1588, 2001.
4) Ayzenberg I, et al: Extensive cortical involvement in leptomeningeal carcinomatosis. J Clin Neurosci 19: 1723-1725, 2012.
5) Hu YF, et al: Novel diffusion-weighted magnetic resonance imaging findings in leptomeningeal carcinomatosis: a case report. Acta Radiol 47: 1089-1090, 2006.
6) Fukuoka H, Hirai T, Okuda T, et al: Comparison of the added value of contrast-enhanced 3D fluid-attenuated inversion recovery and magnetization-prepared rapid acquisition of gradient echo sequences in relation to conventional postcontrast T1-weighted images for the evaluation of leptomeningeal diseases at 3T. AJNR Am J Neuroradiol 31: 868-873, 2010.
7) Demir MK, Aker FV, Akinci O, Ozgltekin A: Case 134: primary leptomeningeal melanomatosis. Radiology 247: 905-909, 2008.

6 ●胚腫（ジャーミノーマ：germinoma）

臨床

胚腫は脳の中心部に発生することが多いが，時に，基底核あるいは視床から発生することがある．この部位に発生する胚細胞腫瘍は圧倒的に日本人に多い．ほとんどが20歳以下の男性に発症し，女性発症例は非常に少ない．臨床的には徐々に進行する片麻痺で発症することが多い．時に患側の大脳萎縮を伴うことがあり，神経内科疾患と間違えることがあるので，注意が必要である．また，思春期早発症を認めることがあり，両側の基底核に生じることもある[1)2)]．なお，脊髄髄内に発生した胚腫も脊髄萎縮を伴うことがある[3)]．Kleinfelter症候群を伴うことがある[3)]．

36例の頭蓋内の胚腫に対して，髄液中の胎盤アルカリフォスファターゼ（PLAP）を測定した報告がある[4)]．全例に上昇を認め，16〜3,700pg/mLであった．コントロール群では5pg/mLより低かった．髄液中のPLAPの測定は胚腫の診断に有効である．

合胞体栄養細胞性巨細胞（syncytiotrophoblastic giant cell：STGC）を伴う胚腫ではヒト絨毛性ゴナドトロピン（human chorionic gonadotropin：hCG）が陽性となる[1)]．

画像所見

CTでは高吸収域を示し，時に石灰化を認めることがある[1)4)]．内包後脚あるいは放線冠に進展すると，同側の大脳萎縮あるいは大脳脚の萎縮を示すことがある．MRIでは境界不整な腫瘤として認められることが多い（図1）．囊胞を伴うこともある．不均一な造影効果を示すことが多いとされるが[1)5)]，造影されないこともある．

腫瘍の信号強度はT1強調像およびT2強調像にて一定していない．両側の基底核に発生した腫瘍では淡蒼球に両側にT1強調像にて高信号が認められ，T2強調像では同部位は低信号を示し，左のみに造影効果を認めている[2)]．CTでは異常を認めず，T2強調像では淡い高信号，T1

図1 胚腫（ジャーミノーマ）

A 単純CT   B 単純CT   C T2強調像

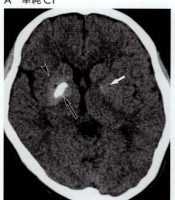 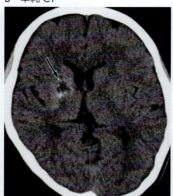 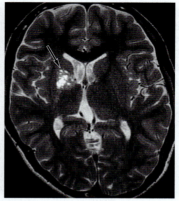

10代前半，男児．約6か月前より左手が内転し，バスケットボールがうまくつかめなくなり，動かしにくさが改善しないので受診した．

A：単純CT：右基底核内側部に石灰化（→）があり，その外側には高吸収域（▶）を認める．右Sylvius裂の拡大と側脳室，第三脳室の右への偏位があり，右片側脳萎縮を認める．左淡蒼球にも小さな高吸収域を認めた（⇨）．
B：単純CT：右基底核内側には低吸収域を認める（→）．囊胞を示唆している．
C：T2強調像：右基底核に不均一な高信号を認める（→）．なお，この症例では造影効果を認めていない（非掲載）．
補足：右片側脳萎縮，石灰化を伴う病変があり，胚腫を疑い，生検にて確定した．

強調像では淡蒼球に高信号を両側に認め，思春期早発症を示した例がある[1]．

Okamoto らの報告では初期には CT にて淡い高吸収域を呈する他に，T1 強調像および T2 強調像にて共に淡い高信号を示す小領域として認められることが多く，片麻痺が生じる以前に基底核の萎縮を示すとされる[6]．

・SWI の有用性

Lou らは 6 例の基底核から視床に存在した胚腫を報告している[7]．3 例は早期の胚腫であり，最大径が 10mm 以下である．T1 強調像では異常がないか，あるいは軽度の高信号，T2 強調像でも軽度の高信号を示し，mass effect および造影効果を認めない．SWI では淡蒼球と被殻に明瞭な低信号を示し，T1 強調像あるいは T2 強調像よりも SWI での低信号が大きく見え，診断に有用であるとした．10mm 以上の 3 例では，腫瘍の充実部が SWI にて低信号を示した．なお，CT における石灰化との関係は調べられていない．

● …診断のコツ

男児および若年男子にて徐々に進行する片麻痺や思春期早発などを呈し，CT にて基底核に淡い高吸収域や T1 強調像および T2 強調像にて淡い高信号を示す病変を認めた際には本症を考慮する[1]．患側に大脳萎縮あるいは大脳脚の萎縮を認めれば本症の可能性がより高い．PLAP および hCG の値も参考になる．
（p.1048 に追加情報がある．）

参考文献

1) 日向野修一：基底核・視床に原発する胚細胞腫瘍．松果体部腫瘍．高橋昭喜（編）；脳 MRI 3. 血管障害・腫瘍・感染症・他．秀潤社，p.298-301, 2010.
2) Oyama N, Terae S, Saitoh S, et al: Bilateral germinoma involving the basal ganglia and cerebral white matter. AJNR Am J Neuroradiol 26: 1166-1169, 2005.
3) Nakata Y, Yagishita A, Arai N: Two patients with intraspinal germinoma associated with Klinefelter syndrome: case report and review of the literature. AJNR Am J Neuroradiol 27: 1204-1210, 2006.
4) Watanabe S, et al: A highly sensitive and specific chemiluminescent enzyme immunoassay for placental alkaline phosphatase in the cerebrospinal fluid of patients with intracranial germinomas. Pediatr Neurosurg 48: 141-145, 2012.
5) Higano S, Takahashi S, Ishii K, et al: Germinoma originating in the basal ganglia and thalamus: MR and CT evaluation. AJNR Am J Neuroradiol 15: 1435-1441, 1994.
6) Okamoto K, Ito J, Ishikawa K, et al: Atrophy of the basal ganglia as the initial diagnostic sign of germinoma in the basal ganglia. Neuroradiology 44: 389-394, 2002.
7) Lou X, et al: Susceptibility-weighted imaging in the diagnosis of early basal ganglia germinoma. AJNR Am J Neuroradiol 30: 1694-1699, 2009.

> 追加情報　p.1047 参照

図2 | 胚腫

A　拡散強調像（7歳時）　　B　T2強調像（Aと同時期）　　C　拡散強調像（10歳時）

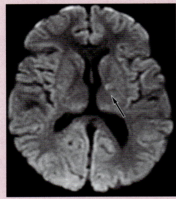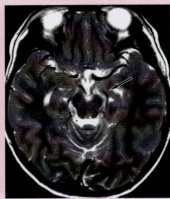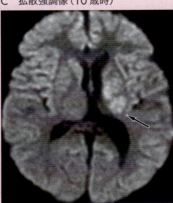

7歳，男子．Down症である．2年前より，右上下肢の運動が緩徐に稚拙となった．増悪傾向と寒冷での悪化があり，他院にてMRIを施行した（A，B）．脳梗塞とされたが，その後も症状が進行し，転居に伴い，3年後に当院にて再検をした（C）．
A：拡散強調像（7歳時）：左淡蒼球内節あるいは内包膝部に小さな高信号を認める（→）．拡散制限があった（非掲載）．左側脳室は右に比べてやや大きい．
B：T2強調像（Aと同時期）：左大脳脚に萎縮を認める（→）．なお，造影検査は施行されていない．
C：拡散強調像（10歳時）：左基底核の病変は拡大し，被殻にまで及ぶ（→）．造影効果を認め，CTにて石灰化があった（いずれも非掲載）．生検にて胚腫を認めた．
補足：日本人男子にて，緩徐に進行する片麻痺があり，同側の基底核に拡散強調像／T2強調像にて高信号を示す病変があり，多くは拡散制限を伴い，同側の片側大脳萎縮が疑われる際には胚腫を考慮すべきである．Down症は胚腫のリスクが高い．緩徐に進行しているのに，脳梗塞と診断してはならない．なお，PLAPは897pg/mLと著明に増加していた[8]．同様な臨床症状（経過は2年）と画像所見を呈した卵黄嚢腫瘍（yolk sac tumor）の17歳の女子例がある[9]．

8) 堤 義之：私信　2018年10月．
9) Sugimoto K, et al: Yolk sac tumor of the bilateral basal ganglia in a patient with Down syndrome. Brain Tumor Pathol 30: 247-252, 2013.

7 ● 多発性骨髄腫（multiple myeloma：MM）

臨床

　骨髄にて形質細胞が単クローン性（monoclonality）に増殖している腫瘍性病変であり，二次的に骨病変および腎機能不全を引き起こしやすい．単クローン血症（M蛋白血症）の代表的疾患である[1]．さらに，本症は最も頻度の高い原発性悪性脊椎腫瘍である．複数の骨の骨髄に浸潤性増殖をするのが多発性骨髄腫であり，1か所に局在するのが単発性形質細胞腫である．40歳以上に発症し，年齢とともに増加する．特に60代に多く，やや男性に多い．脊椎に病変を見ることがきわめて多く，特に胸椎，腰椎は好発部位である．腫瘤形成を伴う病変は椎体に好発するが，後方成分を含むびまん性病変も稀ではない．腫瘍細胞はinterleukin-6（IL-6）を産生し，これによるびまん性骨粗鬆症を来す[2]．

　下記のような臨床型に分けられる．

① **良性単クローン性γグロブリン症**（monoclonal gammopathy of undetermined significance：MGUS）はモノクローナル免疫グロブリンの異常であり，前駆状態と考えられている．経過中に多発性骨髄腫を発症すると考えられている．

② **単発性形質細胞腫**は単発性骨髄病変として認められる．単純X線による全身検索にて異常がないこと，骨髄生検で病変がないこと，血液・生化学検査で腎不全，高カルシウムがないこと，治療後に免疫グロブリンが正常値以下になることが組織生検結果に加えて診断基準になる．これは多発性骨髄腫の10%以下とされるが，経過とともに多発性骨髄腫に移行するものがある．

③ **骨外性骨髄腫**は頭頸部，鼻腔や上顎洞に好発し，非特異的な軟部腫瘤として認められる．

④ **多発性骨髄腫の骨病変**としては境界明瞭な骨病変を形成するものからびまん性の骨浸潤まださまざまである．M蛋白，モノクローナル免疫グロブリンに特徴づけられ，それによりIgG型（65%）やIgA型（20%）などに分類される．

⑤ **硬化性骨髄腫**は稀で，骨髄腫全体の3%程度である[2]．

　MMによる神経障害に関しては表1を参照．

　当院（神経系専門病院）での多発性骨髄腫において最も多い臨床型は，原発性悪性脊椎腫瘍として脊髄圧迫を来し，脊髄症を呈する点にある．転移性脊椎腫瘍との鑑別が最も重要となる．特に，痛みを示さず，IgGの上昇がある時には転移性腫瘍ではなく本症を考慮することが重要である．ただし，両者の鑑別は困難なことも多い．

　また，多発性ニューロパチーを示し，Crow-Fukase症候群（POEMS症候群：polyneuropathy, organomegaly, endocrinopathy, M protein, and skin changes）中のM蛋白血症の際に問題となる[1]．

画像所見（脊椎）

◆ 1. MRI

　Moulopoulosらによると，有症状のMMにおける最も多いMRI異常は限局型である．また，80～100%の患者において，MRIは異常を示す．一方，無症状のMMでは，MRIの異常は30～50%となる．MRI所見は4つのパターンがある．正常，限局型，まだら型，びまん性型である[3]．

　限局型の異常とは，T1強調像にて，境界明瞭な低信号を示し，正常骨髄の中に認められる．信号強度は筋肉あるいは変性のない椎間板よりも低いか同等である．骨髄内の異常な形質細胞数による．確実な診断をするのには5mm以上の大きさが必要である．1個から多数の病変がありうる．数えられないほど多くの限局性病変が骨髄内にある際にはまだら型となる．

　MMによる限局型によるT1強調像での低信号において，最も重要なことは正常骨髄でも，T1強調像にて低信号を示すことがある．この際

表1 • 多発性骨髄腫による神経障害[4]

1 中枢神経系

- 病気自体による合併症
    - 脊髄
        - 硬膜外病変による脊髄圧迫
            - 椎体の病的圧迫
            - 溶骨性骨病変
            - 形質細胞腫
        - 傍腫瘍性壊死性脊髄症
    - 粘稠度亢進による脳梗塞
    - 軟膜癌腫症
    - 脳実質への転移
- 治療による合併症
    - 同種造血幹細胞移植後の移植片対宿主病
        - 脳血管炎
        - 脱髄
        - 免疫介在性脳炎
        - 脊髄炎
    - 多巣性白質脳症
        - (高用量の化学療法と自家幹細胞移植後の症例報告がある)
    - 脊髄症
        - 放射線照射後

2 末梢神経系

- 病気自体による合併症
    - 神経症
        - 異常蛋白性脱髄性/軸索性神経症(IgG, IgM関連性)
        - アミロイドーシス
        - 微小血管症
        - 粘稠度亢進
    - 神経根症
        - 溶骨性骨病変による神経孔狭小化あるいは病的骨折
        - 神経根への腫瘍細胞浸潤
    - 神経叢症(plexopathy)
        - 腫瘍の直接浸潤
        - 脱髄
    - 筋症
        - 筋肉へのアミロイド沈着
- 治療による合併症
    - 同種造血幹細胞移植後の移植片対宿主病
        - 多発性神経症(GBS, CIDP)
        - 重症筋無力症
        - 筋炎
- 治療による合併症：免疫介在性
    - 多発性神経症
    - 多発性単神経炎
    - プロテアソーム阻害剤(Bortezomib)による：感覚性＞感覚運動性
- 治療による神経症：毒物性
    - サリドマイド：期間依存性軸索感覚性/感覚運動性神経症
    - ビンクリスチン：軸索感覚運動性神経症
    - 白金含有剤
    - レナリドマイド(免疫調整薬)(稀)

IgG：immunoglobulin G, IgM：immunoglobulin M, GBS：Guillain-Barré症候群, CIDP：chronic inflammatory demyelinating polyradiculoneuropathy.

図1 多発性骨髄腫

A T2強調（STIR）矢状断像

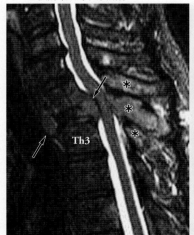

B T1強調矢状断像

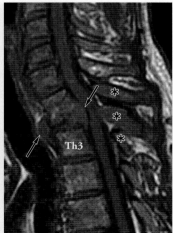

C 造影後T1強調矢状断像

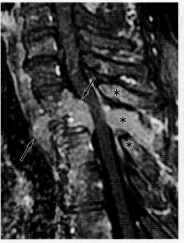

D T2強調像（Th2レベル）

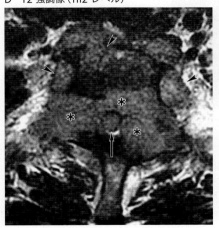

50代，男性．3週間前より両下肢の脱力，感覚障害が出現し，徐々に悪化した．4日前より起立困難となった．徒手筋力検査（MMT）3，Th4～5レベルより下の感覚鈍麻，下肢の腱反射は亢進していた．疼痛はない．

A：T2強調（STIR）矢状断像：Th2椎体は圧潰しており，椎体の輪郭の外側に軟部腫瘤を形成している（→）．その信号強度は正常椎体および脊髄より高信号を示す．Th1～3の棘突起（*），Th1の椎体も信号強度が高く，浸潤がある．
B：T1強調矢状断像：Th2椎体は圧潰し，低信号を示す（→）．Th1～3の棘突起も低信号を示す（*）．
C：造影後T1強調矢状断像：Th2の腫瘤には造影効果を認める（→）．Th1～3の棘突起にも造影効果がある（*）．
D：T2強調像（Th2レベル）：脊髄（→）を取り囲むように異常な軟部腫瘤が硬膜外に認められる（*）．椎体周囲にも軟部腫瘤を認める（▶）．
補足：痛みがない点が比較的特徴的であり，T2強調像での信号強度も強い高信号ではない．さらに，IgG 4,081mg/dL（γグロブリン 34.8％）と高値を示した．後方除圧術を施行し，病理にて単クローン性の形質細胞の腫瘍性増殖があり，多発性骨髄腫と診断されている．

にはSTIR法あるいは脂肪抑制後のT2強調像にて，MMの限局型は高信号を示すのに対して，正常骨髄は，他の骨髄と同程度の信号を示し，決して高信号にはならないことが鑑別点である[3]．

また，化学シフト撮像法（chemical shift imaging：CSI）にて，正常骨髄は20％以上の信号消失が，正相と比べると位相をずらした画像では起こるが，MMの限局性病変は20％以下の信号強度の低下，あるいは上昇を認める．

造影後T1強調像にて，造影前に比べて，40％異常の信号上昇は骨髄への悪性細胞浸潤を示している．常に，造影前T1強調像と比べる必要がある．骨外への浸潤も，造影後の脂肪抑制T1強調像にて明瞭に病変が示されることがある[3]．

骨吸収を伴う骨内腫瘤形成を来すものから，骨稜の破壊を伴わず骨髄浸潤を来す浸潤性増殖まで，さまざまである．局在する病変を骨内に形成する場合もある．信号強度は非特異的であり，びまん性増殖を来す場合には診断は困難である[2]．多巣性，びまん性，不均一なT1強調像にて低信号を示す脊椎を見た際には本症を考えるとされる[5]．また，腫脹性の限局性腫瘤，軸骨格（頭蓋骨，脊柱，肋骨，胸骨）に多発性の限局性腫瘤（図1，2），びまん性の骨髄異常，

図2 | 多発性骨髄腫

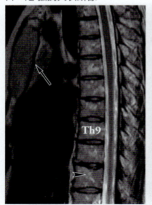
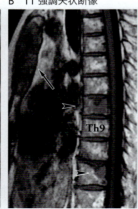
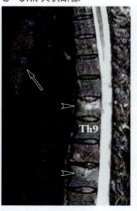
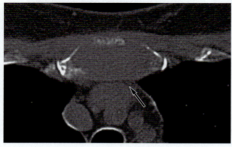
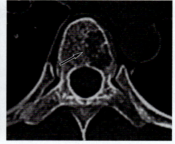

41歳，女性．9か月前より前胸部の違和感を感じた．5か月前より1日中痛むようになった．痛みは進行し，背部，腰部，左肩の痛みも加わった．左鎖骨と胸骨の軽度膨隆があり，皮膚には著変を認めない．血中総蛋白量の増加，IgG 5,426と増加し，γグロブリンの増加を認め，多発性骨髄腫と免疫電気泳動にて診断された．

A：T2強調矢状断像：胸骨の腫大と異常な低信号を認める（→）．Th11椎体後部にも異常な低信号を認める（▶）．
B：T1強調矢状断像：胸骨は腫大と低信号を示す（→）．Th8およびTh11椎体に異常な低信号を認める（▶）．
C：STIR矢状断像：胸骨は淡い高信号を示す（→）．Th8とTh11椎体には高信号を認める（▶）．
D：CT（胸部）：胸骨には溶骨性病変を認める（→）．
E：CT（Th8）：椎体左に溶骨性病変を認める（→）．

多発性圧迫骨折が原発性腫瘍を有さない患者に呈した時には本症を考える[6]．

◆ 2. CT

辺縁に硬化を来すような増殖から，骨稜に沿って浸潤する場合もあり，多様である．アミロイド沈着を伴う場合があり，その所見は石灰化を伴う軟骨肉腫に類似する[2]．

◎骨髄外骨髄腫（extramedullary myeloma）

Tirumaniらは28例（男性15例，平均年齢57.53歳，34〜83歳），72か所の髄外病変に関して報告している．最も多いのは傍脊椎から硬膜外にかけての病変であり，28例（39％）にあった．28例は全例，骨と連続している．傍脊椎と硬膜外の両方にあるのが12例，硬膜外のみが6例，傍脊椎のみが10例であり，脊髄圧迫は13例にあった．頭蓋内・頭頸部には骨と連続しているのが9例，非連続性が6例にあった．

筋肉と比べて，その信号強度はT1強調像では低信号から等信号，T2強調像では等信号から高信号を示した．骨と連続しない病変では，T2強調像にて，低信号を示す例もあった．造影効果は全例にあり，軽度から強い造影効果を示すのもある[7]．

脊髄硬膜外病変の鑑別の一つに骨髄外骨髄腫がある．

・脳実質への浸潤

40代，女性．形質細胞性白血病の既往があり，1か月の経過で，間欠性頭痛，痙攣発作にて入院した．FLAIR像にて，両側前頭葉白質に皮質直下から側脳室周囲までびまん性に広がる高信号があり，大きな mass effect はない．一部に造影効果を認めた．トルコ鞍内，下垂体を中心に腫瘍形成を示し，造影効果があり，接する斜台の髄膜にも造影効果がある．いずれも生検により多発性骨髄腫の浸潤であった[8]．

脳内の病変として，感染症が考えられた．トキサプラズマ症，cytomegalovirus 感染症，進行性多巣性白質脳症などであるが，生検を施行し，上記診断となった．

・MMの軟膜癌腫症

化学療法により寛解した MM 患者が，四肢麻痺に陥り，FLAIR像にて，小脳半球に高信号があり，造影後には同部位と，大脳の軟膜に沿った造影効果を認めた例を横山は報告した[9]．白血球数は正常，CRP も感染症を示す所見はなかった．髄液細胞診により，悪性の形質細胞が見つかり，MM の軟膜癌腫症であった．

Jadeja らも同様な例を報告している[10]．60歳，男性であり，化学療法，基幹細胞移植を受け，再発により再び，化学療法をうけている．その後，全身性痙攣を起こした．MRI にて，小脳上部軟膜に沿った造影効果を認め，髄液にて形質細胞が見つかり，plasma cell meningitis と診断された．化学療法を繰り返しうけた MM 患者では，髄膜を化学療法剤が通れないので，髄膜の悪性細胞が残る，あるいは播種する可能性が高くなるとされる．また，免疫不全状態では，感染症，炎症などにより，形質細胞が髄液にて認められることがあり，形質細胞の存在のみでは MM による軟膜癌腫症とは言えない．この例では感染症などが否定され，軟膜癌腫症と診断されたが，早期に死亡した．軟膜癌腫症の予後は不良であり，上記の横山の例も死亡している．

◎視神経への浸潤

稀ではあるが，MM にて視神経に浸潤し，視力障害を呈した例がある．日本からの報告では，64歳，男性で，数年前から貧血と蛋白症があり，右視力低下があり，2か月後から急速に増悪し，入院した．MMが見つかり，右視神経はMRIにてびまん性腫脹を呈した[11]．

一方，Yilmaz らの例は43歳，女性であり，頭痛と1週間の経過で両側視力消失を示した[12]．画像は特徴的であり，両側視神経に沿って，神経鞘の肥厚があり，tram track sign を示し，視神経に沿って高信号を認め，眼球後部に視神経が突出している．さらに，頭蓋内硬膜に肥厚と造影効果があり，ともに MM による浸潤と考えられた．

鑑別診断

1. **転移性脊椎腫瘍**：鑑別は困難なことが多い．当院での多発性骨髄腫は骨破壊があるのに痛みのない例がある．
2. **悪性リンパ腫**：骨外の腫瘤が多発性骨髄腫より大きい傾向がある．

参考文献

1) 河野道生：血症蛋白異常を来す疾患．白血球疾患．杉本恒明，矢崎義雄（編）；内科学（第9版）．朝倉書店，p.1678-1685, 2007.
2) 江原 茂，名嘉山哲雄：多発性骨髄／単発性形質細胞腫．悪性脊椎腫瘍．柳下 章（編）；エキスパートのための脊椎脊髄疾患の MRI（第2版）．三輪書店，p.129-131, 2010.
3) Moulopoulos LA, Koutoulidis V: Bone marrow MRI. Springer, Milan, p.76-92, p.104-111, 2015.
4) Montes-Rivera J, et al: Clinical Reasoning: A 45-year-old man with acute onset of multifocal weakness and paresthesias. Neurology 84: e186-e190, 2015.
5) Chen MZ: Multiple myeloma. Neoplasms. In Ross JS (ed); Diagnostic imaging. Spine. Amirsys, Salt Lake City, p.IV-1-66-69, 2004.
6) Angtuaco EJ, Fassas AB, Walker R, et al: Multiple myeloma: clinical review and diagnostic

imaging. Radiology 231: 11-23, 2004.
7) Tirumani SH, et al: MRI features of extramedullary myeloma. AJR Am J Roentgenol 202: 803-810, 2014.
8) Graham MS, et al: A Woman in Her 40s With Headache and New-Onset Seizures. JAMA Neurol 74: 476-480, 2017.
9) 横山幸太：多発性骨髄腫による軟膜癌腫症．Neruroradiology Club Film Conference, 2018 年 5 月 17 日, 府中.
10) Jadeja N, et al: Pearls & amp; Oy-sters: Plasma cell meningitis: An uncommon complication of multiple myeloma. Neurology 87: e240-e242, 2016.
11) 三輪隆志・他：右視神経症を呈した多発性骨髄腫の 1 例．臨床神経 57: 139, 2017.
12) Yilmaz SG, et al: Optic nerve and dura mater involvement as the first sign of multiple myeloma. Eur J Ophthalmol 25: 77-79, 2015.

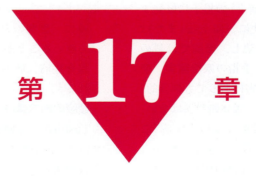

第 17 章

脊髄疾患

　脊髄疾患のうち，平山病，脊髄血管障害（脊髄梗塞，脊髄硬膜外血腫，脊髄硬膜動静脈瘻），頚椎症性髄内浮腫，最近のトピックスである spinal arachnoid web と，臨床的に重要と考えられる癒着性くも膜炎について記載した．なお，多発性硬化症や神経サルコイドーシスなどの脊髄病変についてはそれぞれの疾患を参照していただきたい．特発性脊髄ヘルニアは次章（p.1101）の duropathies 内に移動した．脊髄疾患の画像診断全般に関しては柳下 章・編『エキスパートのための脊椎脊髄疾患の MRI 第 3 版』(三輪書店) を参照していただきたい．

1 ● 平山病（Hirayama disease）

臨床

若年（10代前半〜20代前半）の男子に好発する．筋脱力・萎縮が潜行性に一側上肢（または両側性一側優位）遠位に発現し，前腕では斜め型の筋萎縮分布を呈する．手指の寒冷障害，姿勢時振戦を伴うが，感覚障害はあっても例外的，部分的である．腱反射異常，錐体路徴候はない．数年の進行期を経て，最終的には停止する（この間，頸椎カラーを装着することで進行性から停止性になる）．病態機序は頸部前屈時に下部頸髄・硬膜後壁が前方移動してC7/8髄節中心にC6〜T1の脊髄を圧迫し，脊髄前角の虚血性機序を来し，これが繰り返されて前角の壊死性病変をもたらすものである[1]．

症状停止から0〜30年を経て，脱力の増悪，脱力や萎縮の範囲の拡大，感覚障害や下肢錐体路の障害が認められる例がある[2]．

撮像方法

前屈位での頸椎MRIを追加する．造影剤は不要と考えている．

画像所見

中間位での頸椎MRI矢状断像にて，C6椎体レベルを中心に脊髄萎縮を認め，脊髄の前後径が短い．さらに，横断像では患側優位に脊髄萎縮を認め，脊髄が扁平化する（図1）．T2強調像あるいはFIESTA画像が見やすい．患者の臨床所見と合わせると，多くの症例は上記画像所見があれば，本症と診断できる[3]．

前屈位での頸椎矢状断像では同部位を中心に脊髄後部硬膜が前方に移動し，脊髄を圧迫する．患側優位の脊髄萎縮がより明瞭になる．

また，脊髄背側の硬膜外静脈叢が拡大し，T2強調矢状断像では低信号を含む不均一な信号強度を硬膜背側に認める（図1）．

造影後脂肪抑制T1強調像では同部位が造影され，静脈叢であることが明瞭となる．しかし，多くの場合，造影剤を投与しなくても診断はつく．

時に，患側の脊髄前角に高信号をT2強調像にて認めることがある．

傍脊柱筋に筋萎縮がないことも参考になるとされる[1]．

・**硬膜の前方偏位は経過と共に消失する**

Tashiroらは硬膜の前方偏位は発症から数年すると，消失するとしている[4]．また，Hirayamaらは患者が年をとると，この所見は少なくなるとしている[5]．

自験例では43歳，男性で，16歳より，右上肢筋萎縮と筋力低下があり，18歳時に他院にて平山病と言われ，進行が止まった．しかし，2年ほど前より右手の脱力が増悪した．C6中心にFIESTA横断像にて，患側優位の脊髄萎縮を認めた．進行の停止と共に，おそらく背側硬膜の前方偏位がなくなった（図2）．しかし，20数年後，再び右手の脱力が増悪している．画像では萎縮のみで，硬膜の前方偏位はない．経過を考えると，平山病に特徴的である．今回の増悪は前角部に脆弱性が生じていた上に，頸椎症性変化，ないしダイナミックファクターにより（わずかな）血流障害が追い打ちをかけたというように考えられた[6]．

…診断のコツ

若年男子，一側性の筋萎縮，筋力低下の患者には前屈位にてMRIを施行し，患側の脊髄萎縮，硬膜外静脈叢の拡大を認めた際には本症を考慮する．女子にももちろんありうる[3]．

鑑別診断 [1]

1. **頸椎症**：患側部位での前方からの圧迫所見．
2. **脊髄梗塞**：発症がより急激，急性期には萎縮を認めない．前屈にて硬膜外静脈叢の拡大を認めない．

図1 | 平山病

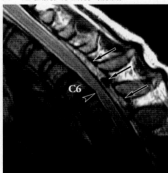
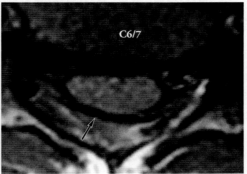

A T2強調矢状断像（前屈）　B T1強調像（前屈, C6/7）

10代後半，男性．4か月前より右手に力が入らないことを自覚する．右手指の屈曲拘縮，右手第一背側骨間筋，小指外転筋の萎縮を認める．

A：T2強調矢状断像（前屈）：脊髄背側硬膜外静脈叢の拡大を認める（→）．一部は低信号を示しているが，流れによるアーチファクトである．C6/7レベルを中心に脊髄の前後径の短縮を認める（▶）．
B：T1強調像（前屈, C6/7）：脊髄右側の萎縮を認める（→）．

図2 | 平山病

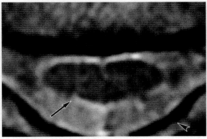
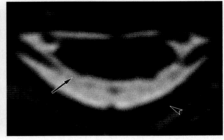

A T2強調矢状断像（前屈位）　B T2強調横断像（前屈位, C6）　C FIESTA横断像（前屈位, C6）

43歳，男性．病歴は本文参照．
A：T2強調矢状断像（前屈位）：C6を中心に脊髄の萎縮を認める（→）．脊髄背側硬膜は正常位置にあり，前方への偏位はなく，硬膜外静脈叢の拡張もない（▶）．
B：T2強調横断像（前屈位, C6）：脊髄は前後径が短くなり，両側とも萎縮しているが，軽度右優位である（→）．脊髄背側硬膜は正常位置にある（▶）．
C：FIESTA横断像（前屈位, C6）：明らかに右優位に両側脊髄の萎縮がある（→）．背側硬膜は正常位置にあり，硬膜外静脈叢の拡大はない（▶）．
（文献3より引用）
補足：本文参照．

参考文献

1) 平山惠造：平山病の発見と概念の確立．神経内科 65: 213-221, 2006.
2) 福武敏夫：脊髄臨床神経学ノート．三輪書店, p.241-249, 2014.
3) 柳下 章：平山病．15 その他の疾患．柳下 章（編）；エキスパートのための脊椎脊髄疾患のMRI（第3版）．三輪書店, p.885-890, 2015.
4) Tashiro K, Kikuchi S, Itoyama Y, et al: Nationwide survey of juvenile muscular atrophy of distal upper extremity (Hirayama disease) in Japan. Amyotroph Lateral Scler 7: 38-45, 2006.
5) Hirayama K, Tokumaru Y: Cervical dural sac and spinal cord in juvenile muscular atrophy of distal upper extremity. Neurology 54: 1922-1926, 2000.
6) 福武敏夫：私信, 2014.

2. 脊髄梗塞 (spinal cord infarction)

臨床

血管の閉塞による脊髄の壊死を指す．典型的には前脊髄動脈症候群 (anterior spinal artery syndrome) に認められるように，脊髄前角を中心とする前2/3領域の梗塞である．

後脊髄動脈領域にも起こるが，その範囲は後1/3の周辺部で，一側もしくは両側の後索（あるいは後角）から外側皮質脊髄路である．

自験例では脊髄円錐を中心とする下部胸髄から腰髄に多い．

50歳以上の高齢者において，突然発症の麻痺と感覚障害が代表的な症状である．前脊髄動脈症候群では麻痺，温痛覚の障害，膀胱直腸障害を示す．後脊髄動脈では麻痺，位置覚と振動覚の異常が同側に出現する．両者ともに脊髄梗塞では痛みを伴うことが多い．前脊髄動脈の分枝である正中枝梗塞では Brown-Squard 症候群（病変以下の同側の運動麻痺，位置覚，振動覚の低下，反対側の温痛覚の低下）を呈する[1)～3)]．

稀ではあるが，椎間板の軟骨が塞栓となることがある．本症では若年者にも起こりうる[4)]．

同じ分節動脈の支配を受ける椎体の梗塞を合併することがある[1)3)5)]．脊髄と椎体の位置関係のために，椎体梗塞よりも脊髄梗塞がより高位に認められることが多い[3)]．

・Mariano らの報告

脊髄梗塞は超急性の発症であり，nadir（症状の最悪点）までは，発症数時間から72時間である．中間位ではnadirまでは1時間であるが，数分から72時間まである．最大，70％の患者において，急性発症の腰痛があり，その部位は典型的には病巣部位に一致する．2/3の患者に危険因子があり，大動脈疾患，大動脈手術，血管炎，凝固亢進状態，全身性の血圧低下である．若年者で，Valsalva 法後に発症した際には線維軟骨性塞栓症を考慮する[6)]．

・後脊髄動脈症候群

後脊髄動脈支配領域の閉塞性血管障害により起こり，後索や後角を主病変とする急性脊髄症候群である．基本的な症候としては

① 後索病変による病変レベル以下の深部感覚障害
② 後角病変による病変髄節レベルでの全感覚脱失
③ 病変が後側索にまで波及すると，錐体路障害による種々の程度の運動麻痺
④ 早期からの膀胱直腸障害

が挙げられる．

これらの症状が突然疼痛とともに出現するのが特徴である[7)]．

また，後脊髄動脈症候群27例中2例が1側性，25例は両側性であると報告されている[8)]．

・呼吸不全と前脊髄動脈梗塞

35歳，女性，双極性障害があり，呼吸不全状態で発見され，救急に運ばれた．急性難聴，対麻痺を呈していた．oxycodon（オキシコドン：オピオイド系の鎮痛剤，半合成麻薬）の過剰服用による呼吸不全（低酸素）を生じ，それによって，前脊髄動脈梗塞がC5-Th5に，さらに，両側淡蒼球に梗塞，蝸牛障害を呈したと考えられた．前脊髄動脈梗塞は境界領域梗塞となっているが，納得できる説明はない[9)]．

撮像方法

脊髄梗塞を疑う際には拡散強調矢状断像を加える．また，合併することがある椎体梗塞の描出にはSTIR法が有用である．脊髄梗塞より遅れて描出されるようになることもあり，経過を追うことが必要となる．

画像所見

◆ **1. 脊髄梗塞**

・前脊髄動脈梗塞

急性期ではT2強調像にて脊髄内の高信号と軽い脊髄の腫大を認める（図1～3）．高信号の

図1 脊髄梗塞＋椎体梗塞

A　T2強調矢状断像（STIR法）　　　　　　　　　　　　C　T2強調矢状断像　　D　造影後T1強調矢状断像
　　　　　　　　　　　　　　B　T2強調像（STIR法，Th11/12）　　（発症2週間後）　　（Cと同時期）

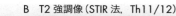
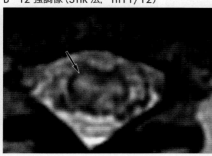
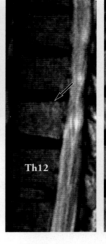
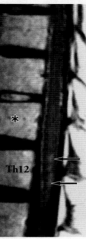

E　T2強調像（Th11/12）

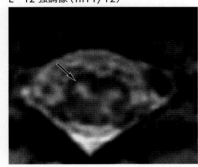

70代，男性．初回のMRI施行の約23時間前に突然に両下肢の熱感とともに，両下肢の麻痺と感覚がなくなった．

A：T2強調矢状断像（STIR法）：Th11レベル以下の下部脊髄に高信号（→）を認め，脊髄梗塞と考える．この時点ではTh11椎体にT2強調像およびT1強調像（非掲載）にて著変を認めない．
B：T2強調像（STIR法，Th11/12）：両側脊髄前角および左後角を中心とする高信号を認め（→），脊髄梗塞に合致する．
C：T2強調矢状断像（発症2週間後）：Th11椎体（左）のほぼ全体に高信号（→）を示め，合併した椎体梗塞を示す．同時に脊髄の病変が梗塞であることの傍証となる．T1強調像では同椎体は低信号を示した（非掲載）．
D：造影後T1強調矢状断像（Cと同時期）：脊髄梗塞には造影効果を認める（→）．Th11椎体には造影効果を認め，造影前とは異なり，他の椎体と等信号を示す（＊）．脊髄表面の造影効果は横断像と合わせると静脈の造影効果である．なお，両側の脊髄前根にも造影効果を認めた（非掲載）．
E：T2強調像（Th11/12）：高信号が**B**と比べるとより限局している（→）．
補足：椎体梗塞を合併しており，脊髄病変は梗塞と考えられる．両側の前角が中心であるが，左後角にも病変は及んでいる．

長さは3椎体以上も以下もある．1週間程度の亜急性期では高信号がより限局し，前脊髄動脈梗塞では前角を中心に限局する．脊髄の腫大も消失してくる．なお，発症当日のMRIでは脊髄梗塞による信号強度異常を認めないことがある[1]．

脊髄円錐では脊髄前角よりも広く，後角付近までT2強調像にて高信号がおよび，H字型の高信号を示すことがある（図2-B）．前脊髄動脈の支配領域が円錐部では広く，また個人差もあると考えている．

造影後T1強調像では亜急性期に髄内の梗塞部位に造影効果を認める（図1，2）．さらに脊髄円錐を中心とする前脊髄梗塞では，より長く，1か月間ほど，脊髄前根に造影効果を認める（図2）．後根には認めない．頸髄の梗塞ではこの所見を認めない．

亜急性期から慢性期にかけて，近接する椎体の梗塞が明瞭になり，T2強調像あるいはSTIR法にて高信号を認める（図1-C）[1)3)5]．脊髄梗塞診断の傍証になる．最近では多くの施設にて，拡散強調像を脊髄でも撮像できるようになったが，同法にて脊髄梗塞は高信号を示す（図3）[1]．

図2 脊髄梗塞（前脊髄動脈梗塞）

A T2強調矢状断像　B T2強調像（L1）　C 造影後T1強調像（L1）

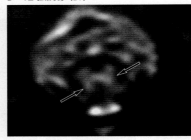
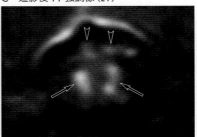

D 脂肪抑制造影後T1強調矢状断像

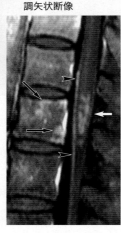

50代，女性．8日前に，トイレに入り用を足したら便器から立てなくなった．腰部以下の脱力感，異常感覚を認め，他院に入院．Th8レベル以下の表在感覚障害，位置覚障害，膀胱直腸障害，腱反射低下を認めた．

A：T2強調矢状断像：Th11下端レベルから脊髄円錐にかけて脊髄内に高信号を認める（→）．

B：T2強調像（L1）：脊髄内両側灰白質にH字型の高信号を認め（→），灰白質に限局した形であり，脊髄梗塞と考える．

C：造影後T1強調像（L1）：両側灰白質を中心に造影効果を認める（→）．両側前根にも造影効果を認める（▶）．

D：脂肪抑制造影後T1強調矢状断像：L1椎体後部に不均一な造影効果を認め（→），椎体梗塞と考える．前根に造影効果がある（▶）．脊髄梗塞にも造影効果を認める（⇨）．なお，Th11椎体は脂肪抑制が不均一なことによるアーチファクト．

補足：この例のように，脊髄円錐での脊髄梗塞はH字型の灰白質をなぞる形をとり，前角，中間質さらに後角付近まで高信号が及ぶことがある．H字型の高信号はこの部位の梗塞に特徴的と考える．また，脳梗塞と同様に，亜急性期の脊髄梗塞にも造影効果を認める．

図3 脊髄梗塞（前脊髄動脈梗塞）

A T2強調矢状断像　B 拡散強調矢状断像　C T2強調像（C5）

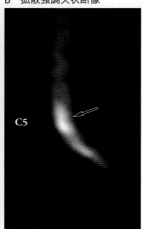
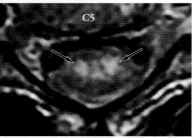

60代，女性．4日前に首を回す運動をした後，頸部から指先の両側性の疼痛，筋力低下を自覚した．翌日には立位保持が困難となり，膀胱直腸障害が出現した．その翌日，受診し，四肢不全麻痺，右腱反射の亢進・Babinski反射陽性，頸部以下で表在覚の低下を認めた．

A：T2強調矢状断像：C5を中心に脊髄内の前部に高信号を認める（→）．
B：拡散強調矢状断像：C5を中心に髄内の比較的前部に高信号を認める（→）．
C：T2強調像（C5）：両側前角に高信号を認める（→）．
補足：アーチファクトもあるが，拡散強調像にて梗塞が描出されている．

・後脊髄梗塞

後索にT2強調像にて高信号を認める（図4，5）．側索を含むこともある[1]．後脊髄梗塞でも後根に造影効果を認めた症例はない．

◆ **2. 椎体梗塞（vertebral body infarction）**

椎体梗塞は脊髄梗塞発症4日目以降に認められることが多い．椎体にはT2強調像にて高信号（図1），T1強調像にて低信号を認める．椎体の上縁，下縁を底辺とする三角形を示し，椎体中央を頂点とする病変を示すことがある．椎体の血管支配が前方からの前中心動脈，後方からの後中心動脈がいずれも椎体の中央に分布するために，椎体の上縁，下縁の血流が乏しく，さらに，椎体の中央は両血管の境界領域となるため，このような特徴的な画像所見を示す[3]．前脊髄梗塞のみではなく，後脊髄梗塞においても，椎体梗塞を認める．椎体梗塞にも亜急性期には造影効果を認める（図1，2）．

◆ **3. 傍脊柱起立筋群の梗塞と大動脈の異常を示した例**[10]

60歳，男性が強い左背部痛を認め，軽い両下肢の筋力低下，Th10レベル以下の痛覚鈍麻を認めた．MRIにて，Th9-10nの後索中心の脊髄梗塞，Th10椎体左，傍脊柱筋に梗塞を認めた．造影後CTにてTh10レベルの大動脈にて，左第10肋間動脈の入り口に造影欠損を認め，血栓と考えられた．治療後，その所見が消失した[10]．

◆ **4. 線維（性）軟骨塞栓症（fibrocartilaginous embolism：FCE）**

▶ 臨床

FCEは稀ではあるが，椎間板髄核が栓子となり，脊髄の多数の血管に塞栓が生じ，脊髄梗塞を引き起こした状態である[11]．AbdelRazekらによると，病理組織にて確認された例が41例ある[12]．1991年に胸腰髄の髄内病変に対して生検が施行され，FCEと確認された例が，生前診断が付けられた最初の症例である[13]．

約半数の症例で，発症する前に軽い外傷歴がある．ほとんどの症例が卒中様発症様式を呈し，

脊髄症状が数分あるいは数時間以内にピークに達する[5]．

発症機序に関しては以下の3点が推定されている．

① 椎間板髄核の破片が直接根動脈に入る．約半数の症例において，軽度の外傷歴があり，外傷により椎間板のヘルニアが生じ，引き裂かれた髄核が直接脊髄の血管系に入る．

② 髄核破片が椎体の血管系に入る．髄核の破片が椎体終板を通り，椎骨の骨髄内に浸入し，schmorl nodeを形成する．静脈内の圧力が増えることにより，線維軟骨栓子が骨髄の洞，静脈，そして動静脈交通を介し，動脈塞栓を引き起こす．

③ 髄核内血管からの栓子の浸入．大人の髄核には血管が存在しないが，新生児から青春期までは血管の遺残があり，幼時期には椎間板の圧力増加により髄核が直接血管内に入り，脊髄動脈に逆行する．また，老年者では椎間板退行性病変における修復機序として血管が再生され，そこから栓子が浸入する．これが本症が青年と老年者に多いことと関係しているとされる[11]．

文献上では，動脈が詰まる例が7割以上，動静脈両方が詰まる例が3割とされる[11]．

▶ FCEの画像所見

椎骨あるいは椎間板に異常を認める例が報告され，生前診断に役立つ所見と考えられるようになった．

C1-Th1までの脊髄病変に加えて，C3/4とC4/5の椎間板の狭小化を示した14歳症例[14]，Th10-円錐までの脊髄梗塞に加えて，L1/2の椎間板の狭小化に椎骨異常を呈した6歳症例[15]，朴らの23歳例では延髄下部から少なくともTh2の梗塞があり，C7/Th1の椎間板がT2強調像/T1強調像にてともに低信号を示し，異常であった[11]．また，後脊髄動脈を起こした16歳の運動選手の例もあり，Th11-12にかけて脊髄後索にT2強調像にて高信号を認め，Th11/12椎間板が低信号を示し，軽い突出を認めてい

図4 | 後脊髄動脈梗塞

A　T2強調矢状断像　　B　T2強調像（C4/5）　　C　頸部MRA

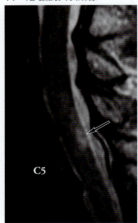
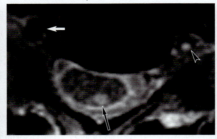
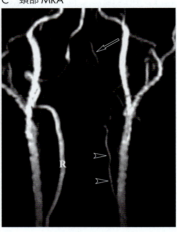

D　MRA元画像

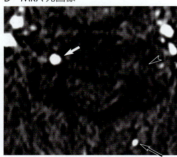

70代，男性．10日前の朝，左肩をカッターで切られるような痛みがあり，その2～3日後より左足のしびれと歩行障害．左足の麻痺と，腱反射の亢進，振動覚，位置覚の障害を認めた．発症10日後のMRI．

A：T2強調矢状断像：C4/5髄内後部に高信号を認める（→）．
B：T2強調像（C4/5）：左後索を中心に高信号を認める（→）．左椎骨動脈のflow voidが消失しており（▶），椎骨動脈閉塞の疑いがある．⇨：右椎骨動脈．
C：頸部MRA：左椎骨動脈は起始部より認めず，遠位部（→）のみが認められる．左深頸動脈が発達している（▶）．R：右椎骨動脈．
D：MRA元画像：右椎骨動脈のflowを認める（⇨）が，左椎骨動脈のflowを認めない（▶）．左深頸動脈のflowを認める（→）．
（文献1より転載）

図5 | 後脊髄動脈梗塞

A　T2強調矢状断像　　B　拡散強調矢状断像　　C　T2強調横断像（C2/3）

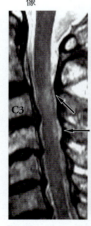
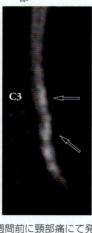
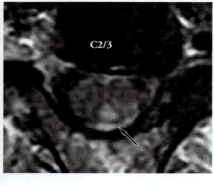

81歳，男性．1週間前に頸部痛にて発症．5日前には左下肢麻痺が出現した．その後も徐々に麻痺が進行し，4日前の朝には上肢も動かしにくくなった．入院時尿閉であった．左半身麻痺（MT上肢4/5下肢3-/5）左前胸部以下の触覚低下，右前胸部以下の温痛覚の低下，両下肢深部核消失，不完全型Brown-Sequard症候群を示した．MRIを撮像した．

A：T2強調矢状断像：C2-4にかけて脊髄背側に高信号を認める（→）．
B：拡散強調矢状断像：同部位に高信号を認める（→）．
C：T2強調横断像（C2/3）：左優位に両側脊髄後索に高信号を認める（→）．

図6 線維軟骨塞栓症の疑い（前脊髄梗塞）

A T2強調矢状断像　B 拡散強調矢状断像　C T1強調矢状断像　D T2強調横断像（Th9上部）

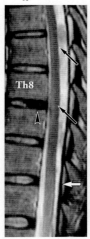
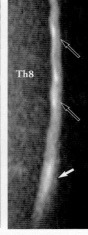
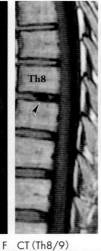
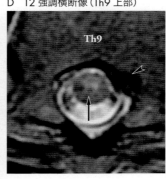

E CT（矢状断像，再構成画像）　F CT（Th8/9）

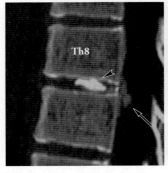
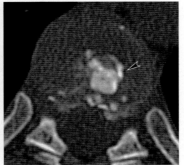

36歳，男性．病歴は本文参照．
A：T2強調矢状断像：脊髄前部に線状の高信号を認める（→）．脊髄円錐部ではより広範に高信号を認める（⇨）．Th8/9の椎間板後部は低信号を示す（▶）．
B：拡散強調矢状断像：Th6以下で，脊髄前部に高信号があり（→），脊髄円錐では後部にも高信号を認める（⇨）．椎体には異常高信号を認めない．
C：T1強調矢状断像：Th8/9椎間板後部は低信号を示す（▶）．
D：T2強調横断像（Th9上部）：両側脊髄前角に高信号を認める（→）．なお，脊髄円錐では灰白質を中心にH字型の高信号を認める（非掲載）．脊髄左硬膜外に低信号を認める（▶）．
E：CT（矢状断像，再構成画像）：Th8/9椎間板後部には石灰化があり（▶），一部，脊柱管外に延びている（→）．
F：CT（Th8/9）：椎間板に石灰化を認める（▶）．
補足：痛みを伴って超急性に発症した対麻痺があり，脊髄前角から灰白質中心に高信号を認め，拡散強調像でも高信号を示す．前脊髄動脈梗塞である．36歳，男性であり，特別な血管障害のリスクがなく，病変内に椎間板の異常があり，それ以上の証明はできないが，線維軟骨塞栓症と考える．

る[16])．

自験例（図6）は36歳，男性であり，10日前に背部痛が突然出現した．前日には背部痛が悪化した．当日，歩行中に急に下肢の脱力が生じ，歩けなくなった．他院を受診し，下肢対麻痺を認め，当院に翌日に転院となった．両下肢に弛緩性麻痺があり，Th8-9にレベルを有する温痛覚優位の感覚障害がある．下肢の腱反射は減弱から消失．画像所見ではTh6以下に，脊髄前角を中心に高信号があり，前脊髄動脈梗塞を認める．さらに，Th8/9椎間板に石灰化を認め，線維軟骨塞栓症と考えた．

表1 • 主な脊髄疾患の発症様式（文献6より改変）

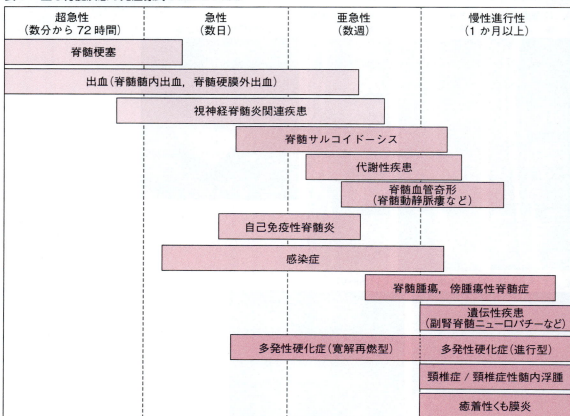

鑑別診断

表1，2を参照のこと[6]．

痛みを伴って超急性に発症し，前脊髄動脈あるいは後脊髄動脈の支配領域に一致した高信号を拡散強調像およびT2強調像にて認めるので，多くの例では診断は難しくはない．

1. **視神経脊髄炎関連疾患（NMOSD）**：痛みを伴って超急性に発症し，灰白質を侵し，左右非対称で，3椎体以上のlong cord lesionを示す例に，稀ではあるが，NMOSDがある[17]．軟膜下への病巣の進展[6]，bright spotty lesionsの有無などが鑑別になり得るが，脊髄梗塞においては念のため，抗アクアポリン4抗体を調べておく必要がある．なお，発症直後には造影効果がなく，発症1週間前後の亜急性期には造影効果を認めるのは，脊髄梗塞に特徴的であり，NMOSDではない．脊髄梗塞では髄液は通常は正常であるが，NMOSDは細胞数増多や蛋白増加を示すことが多い[6]．

2. **脊髄前角炎（前角を中心とする脊髄炎）**：前角に限局した高信号をT2強調像にて示す．小児に多い．その原因としてポリオは非常に稀になった．ポリオワクチン関連麻痺性ポリオの日本からの報告がある[18]．自験例ではエンテロウイルス71による脊髄前角炎がある[19]．さらに，最近の報告では，急性弛緩性脊髄炎とエンテロウイルスD68の関連が議論されている[20]．脊髄梗塞に比べて，経過が少し遅く，超急性に麻痺が起こるのではない．

3. **脊髄硬膜外血腫**：画像は全く異なる．同様な臨床経過を辿る．緊急手術が必要となる疾患であり，見逃してはならない（p.1068本章3参照）．

表2 ● 脊髄疾患の発症速度と病変の長さによる鑑別診断（文献6より改変）

発症速度	MRI 矢状断像	鑑別診断
超急性	長い	脊髄梗塞 NMOSD（稀，APQ4 陽性例の報告がある，本文参照） 出血（脊髄髄内出血，脊髄硬膜外出血）
	短い	出血
急性／亜急性	長い	NMOSD（灰白質を含む中心部に病変，リング状の造影効果，bright spotty lesions） 自己免疫性脊髄炎 感染症（多くはウイルス性，帯状疱疹，flavivirus，enterovirus など） 急性散在性脳脊髄炎（びまん性病変が多い，意識変容と行動異常，MOG 測定を） 傍腫瘍性（中心灰白質あるいは索路であり，両側性は特徴的，造影効果もありうる） 脊髄サルコイドーシス（造影効果，脊髄腫大は様々，背側軟膜の造影効果は特徴的，長く続く造影効果，3 か月以上続く造影効果は炎症性脊髄炎の特徴であり，MS，NMOSD，自己免疫性脊髄炎ではない） 脊髄梗塞 脊髄血管奇形（脊髄動静脈瘻は慢性経過が多い） 代謝性（亜急性脊髄連合性変性症，原因：B_{12} 不足，銅不足，亜鉛の過剰摂取，メトトキセレートの髄注，B_6/ピリドキシン過剰，ヘロイン中毒，笑気／亜酸化炭素中毒） 脊髄腫瘍（出血にて発症した髄内腫瘍，転移性髄内腫瘍）
	短い	多発性硬化症（clinically isolated syndrome の 32％以内） 感染症（ウイルス性，結核，寄生虫） 自己免疫性 脊髄サルコイドーシス NMOSD（非典型例，AOP4 陽性で，最大 14％において初回の発作時に短い病変がある）
慢性／進行性	長い	傍腫瘍性 脊髄サルコイドーシス 多発性硬化症（非典型例，長期経過，一次性進行性ではびまん性脊髄病変が特徴的） 慢性感染症（結核，神経梅毒，HTLV-1，HIV，寄生虫） 脊髄動静脈瘻 代謝性 脊髄腫瘍（髄内腫瘍） 頸椎症性髄内浮腫（狭窄部位の上下に広がる高信号，pancake-like enhancement，伸展位にて狭窄が増大） 癒着性くも膜炎
	短い	脊髄サルコイドーシス 多発性硬化症（一次性，二次性進行性） 脊髄腫瘍 頸椎症性髄内浮腫 癒着性くも膜炎
再燃／寛解	長い	NMOSD 血管障害（血管奇形） 脊髄サルコイドーシス
	短い	多発性硬化症

補足：NMOSD：視神経脊髄炎関連疾患，AOP4：抗アクアポリン 4 抗体，HLTV-1：ヒト T リンパ球向性ウイルス-1，HIV：ヒト免疫不全ウイルス感染症．

4. **脊髄空洞症**：稀ではあるが，急性発症の Chiari 1 型を伴う脊髄空洞症がある．重篤な症状を呈することが多く，死亡する例もある[21)22)]．自験例は急性に発症したが，痛みのみであった（図7）．両側前角に高信号を T2 強調像にて認め，他院にて脊髄梗塞を疑われた．

5. **前脊髄動脈梗塞と左足の壊疽**：Paliwal らは 30 歳，男性にて，急性発症の対麻痺と左足に

図7 鑑別診断：脊髄空洞症

A　T2強調矢状断像（正中）　B　T2強調矢状断像（正中右）　C　T1強調像　D　T2強調横断像（C5/6）

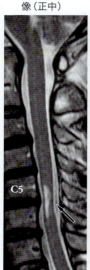
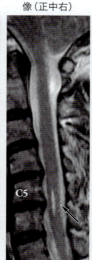
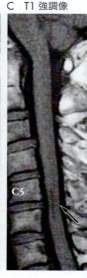
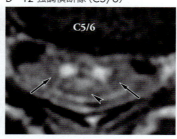

E　T1強調像

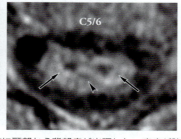

47歳，女性．5日前に頭痛，咳嗽，咽頭痛があり，2日前に頸部から背部痛が出現した．疼痛が強く，他院を受診したが，診察上異常がなく，帰宅した．翌日に撮像した頸椎MRIにて異常を指摘され，2週間後に当院に入院し，MRIを撮像した（A〜E）．入院時には痛みは著明に減少し，違和感のみであった．

A：T2強調矢状断像（正中）：C5-6の脊髄前部に強い高信号を髄内に認める（→）．
B：T2強調矢状断像（正中右）：C5-6に高信号があり（→），小脳扁桃の軽い下垂がある（▶）．
C：T1強調像：C5-6脊髄前部に低信号があり，髄液に近い信号高度を示す（→）．
D：T2強調横断像（C5/6）：両側脊髄前角に高信号を認める（→）．脊髄後索にも淡い高信号を認める（▶）．
E：T1強調像：両側前角に髄液とほぼ等信号を示す低信号があり（→），脊髄空洞症である．後索にも淡い低信号があり（▶），空洞になる前の状態を示している可能性がある．
補足：急性の痛みにて発症した脊髄空洞症である．脊髄前角に一致した高信号がT2強調像にてあり，他院では脊髄梗塞が疑われた．しかし，筋力低下などの前角障害を示す所見がなく，髄液とほぼ同様な低信号がT1強調像ではあり，小脳扁桃下垂があるので，脊髄空洞症である．

壊疽があった例を報告している．対麻痺の原因は前脊髄動脈梗塞であった．脊髄梗塞と壊疽を起こしうる疾患として，播種性血管内凝固症候群（DIC），薬剤（クマリン）誘発皮膚壊死，カルシフィラキシス（calciphylaxis），クリオグロブリン血症，クリオフィブリノーゲン血症，血栓性血小板減少性紫斑病（TTP），溶血性尿毒症症候群がある．

この例はクリオフィブリノーゲン血症であった．血液蛋白が低温下において沈降を起こす疾患である．健康人には最高で7％，入院患者の10〜13％に存在するとされており，見逃されている可能性が高い．クリオフィブリノーゲン血症は皮膚症状が多い（紫斑，じんましん，皮膚壊死，網状皮斑，Raynaud現象，壊疽）．血栓症は本症の0〜55％の患者にあるとされるが，前脊髄動脈梗塞は今までには報告がない[23]．

●…診断のコツ

超急性の発症で，脊髄前角にT2強調像にて高信号を認める時には前脊髄動脈梗塞を考える．胸腰髄では前根に造影効果を認める．椎体梗塞を合併することがあるので，椎体にも注意が必要である．

参考文献

1) 柳下 章：脊髄梗塞．柳下 章（編）；エキスパートのための脊椎脊髄疾患のMRI（第3版）．三輪書店, p.656-665, 2015.
2) 井上聖啓：脊髄梗塞の神経症状と鑑別診断．脊椎脊髄 21: 982-991, 2008.
3) 杉浦 真, 安藤哲朗：脊髄梗塞．脊椎脊髄 20: 1107-1111, 2007.
4) Duprez TP, Danvoye L, Hernalsteen D, et al: Fibrocartilaginous embolization to the spinal cord: serial MR imaging monitoring and pathologic study. AJNR Am J Neuroradiol 26: 496-501, 2005.
5) Yuh WT, Marsh EE 3rd, Wang AK, et al: MR imaging of spinal cord and vertebral body infarction. AJNR Am J Neuroradiol 13: 145-154, 1992.
6) Mariano R, et al: A practical approach to the diagnosis of spinal cord lesions. Pract Neurol 18: 187-200, 2018.
7) 守谷 新・他：後脊髄動脈症候群の2例．臨神 51: 699-702, 2011.
8) 奥泉 薫・他：後脊髄動脈症候群のMRI所見．臨神 34: 1116-1120, 1994.
9) Ntranos A, et al: Clinical Reasoning: A young woman with respiratory failure, hearing loss, and paraplegia. Neurology 88: e78-e84, 2017.
10) Kobayashi M: Spinal cord, vertebral body, paraspinal muscle, and rib infarction. Tiny thrombus detected by CT. Neurology 87: 642-643, 2015.
11) 朴 月善・他：脊髄の循環障害—線維軟骨塞栓による脊髄梗塞症．脊椎脊髄 21: 891-895, 2008.
12) AbdelRazek MA, et al: Fibrocartilaginous embolism: a comprehensive review of an understudied cause of spinal cord infarction and proposed diagnostic criteria. J Spinal Cord Med 39: 146-154, 2016.
13) Duprez TP, et al: Fibrocartilaginous embolization to the spinal cord: serial MR imaging monitoring and pathologic study. AJNR Am J Neuroradiol 26: 496-501, 2005.
14) Raghavan, et al: Anterior spinal cord infarction owing to possible fibrocartilaginous embolism. Pediatr Radiol 34: 503-506, 2004.
15) Davis GA, Klug GL: Acute-onset nontraumatic paraplegia in childhood: fibrocartilaginous embolism or acute myelitis? Childs Nerv Syst 16: 551-554, 2000.
16) Bansal S, et al: Posterior spinal cord infarction due to fibrocartilaginous embolization in a 16-year-old athlete. Pediatrics 134: e289-e292, 2014.
17) Brownlee WJ, Anderson NE: An elderly woman with leg weakness. Pract Neurol 14: 119-122, 2014.
18) 大石真莉子, 川井元晴, 小笠原淳一・他：二相性の運動麻痺をきたしたワクチン関連麻痺性ポリオ（Vaccine-associated paralytic poliomyelitis, VAPP）の38歳男性例．臨床神経 52: 744-749, 2012.
19) 柳下 章：脊髄前角炎．柳下 章（編）；エキスパートのための脊椎脊髄疾患のMRI（第3版）．三輪書店, p.522-524, 2015.
20) Messacar K, et al: Acute flaccid myelitis: A clinical review of US cases 2012-2015. Ann Neurol 80: 326-338, 2016.
21) Massimi L, et al: Abrupt clinical onset of Chiari type I/syringomyelia complex: clinical and physiopathological implications. Neurosurg Rev 35: 321-329; discussion 329, 2012.
22) Massimi L, et al: Sudden onset of Chiari malformation Type I in previously asymptomatic patients. J Neurosurg Pediatr 8: 438-442, 2011.
23) Paliwal VK, et al: Clinical Reasoning: A 30-year-old man with acute paraplegia and left foot gangrene. Neurology 90: e1355-e1359, 2018.

追加情報

脊髄梗塞に類似した視神経脊髄炎関連疾患

p.489，5章2 視神経脊髄炎の【鑑別診断】の5. 脊髄梗塞の項を参照．

3 ●脊髄硬膜外血腫 (spinal epidural hematoma)

臨床

非外傷性，非医原性の硬膜外の血腫であり，急性の頸部痛あるいは腰痛にて発症する．神経根痛を認める．進行性の対麻痺，知覚障害，膀胱直腸障害を認める．時に，前兆のごとく小発作があり，その後に大発作が出現することがある．

急性に発症する脊髄血管障害の内，治療（手術）により，明確な改善，治癒が期待できる疾患であり，その意味において，早期の正しい診断が最も重要な疾患である．

治療は手術が基本であるが，12時間以内に症状の改善を認める際には保存的治療も考慮する．

全年齢に認められる[1]．特に重要なことは小児にも発症し[2]，Guillain-Barré症候群と間違われることがあり，注意が必要である．痛みを伴うことが多く，成人では大動脈解離や脳動脈解離と誤診されることもある．なお，小児では血友病の合併症として発症することがある[3]．

部位は下部頸椎から上部胸椎に多い．自験例では1例を除いて脊髄の背側であるが，腹側の報告もある[1]．ごく稀な例外を除いて，血腫の原因は不明である．

痛みを伴い，意識障害や顔面の症状がなく，突然に対麻痺，四肢麻痺あるいは片麻痺を呈した時には脊髄の血管障害を考える．重要な順番に，1）脊髄硬膜外血腫，2）脊髄髄内出血，3）脊髄梗塞である．脊髄病変であり，皮質延髄路が侵されないので，顔面の症状はない．

撮像方法

急性発症の上記の症状がある時には本症も考慮し，gradient echo法にて矢状断像を撮像する．

図1 脊髄硬膜外血腫

A　T2強調矢状断像　　B　T2強調矢状断像（中心より左）　　C　T1強調矢状断像　　D　T2強調像（C6/7）

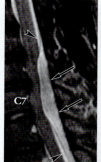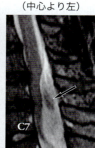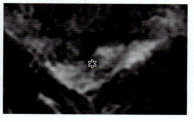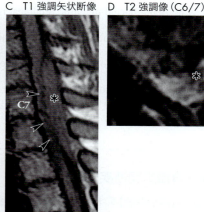

20代，女性．前日の夜より左肩甲骨部の痛みがあり，様子を見ていた．当日，痛みが増悪し，両上肢の挙上が困難となる．さらに，動くことが困難となった．痛みが増悪してから，2～3時間にて両下肢の弛緩性の完全対麻痺，腱反射は下肢は消失．感覚系ではTh2以下で高度の全知覚脱失．両上肢の挙上困難から約5時間後にMRIを撮像した．

A：T2強調矢状断像：C6～Th1の脊髄後方硬膜外に，髄液より軽度低信号を示す腫瘤を認める．硬膜外血腫である（→）．脊髄後方硬膜（▶）は前方に偏位し，硬膜外血腫であることを示す．
B：T2強調矢状断像（中心より左）：血腫の一部は脊髄と同様な信号強度を示す（→）．血腫は脊髄の後方から左に広がっている．
C：T1強調矢状断像：血腫は脊髄と等信号を示す（＊）．血腫と脊髄との境界が認められる（▶）．
D：T2強調像（C6/7）：脊髄左後方，硬膜外に血腫を認める（＊）．血腫の一部は脊髄と等信号を示す．

図2 脊髄硬膜外血腫

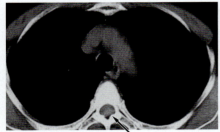
A 胸部単純CT

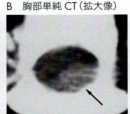
B 胸部単純CT（拡大像）

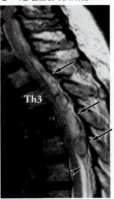
C T2強調矢状断像

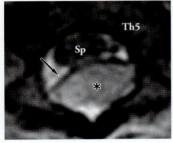
D T2強調像（Th5）

70代，女性．前夜に心窩部痛が出現，徐々に首から肩にかけての痛みが増強し，足の先がピリピリとなり，救急外来受診．当日には両下肢麻痺と表在覚の低下を認めた．主治医が大動脈解離とそれによる脊髄梗塞を疑い，胸部のCTが撮影された．

A：胸部単純CT：大動脈レベルの胸椎脊柱管内背側左よりに血腫を認める（→）．
B：胸部単純CT（拡大像）：中部胸椎脊髄の背側左よりに血腫を認める（→）．硬膜外血腫と考え，すぐにMRIを施行した．
C：T2強調矢状断像：C7〜Th6脊髄背側硬膜外に，髄液より低信号，脊髄より高信号を示す腫瘤があり，硬膜外血腫である（→）．一部はより低信号を示す部位がある．脊髄背側硬膜の前方への偏位を認める（▶）．T1強調像では血腫は脊髄と等信号であった（非掲載）．
D：T2強調像（Th5）：脊髄（Sp）の背側左に硬膜外血腫（＊）があり，脊髄より高信号を示す．間にあるのが硬膜（→）である．
補足：この患者はMRIを施行する頃より症状の改善があり，保存的に治療し回復した．

画像所見

1. MRI

脊髄硬膜外に両凸レンズ状，多房性の腫瘤を呈する（図1，2）．

・硬膜外腫瘤としての特徴

硬膜を脊髄側に圧排，硬膜外脂肪が腫瘤の上下にキャップ状に認められる[1]．

48時間以内の急性期ではT1強調像では脊髄と等信号，T2強調像では脊髄よりも高信号を示し，その内部にデオキシヘモグロビンによる低信号を認める（図1，2）．

それ以後は，T1強調像では高信号を示す．T2強調像では高信号と低信号の混在である．

脊髄内にT2強調像にて高信号を認めることがあり，脊髄の圧迫による浮腫あるいは静脈性梗塞を示す．この高信号は急性期に認められることは稀である．予後が不良なことが多い．造影後T1強調像にて梗塞に造影効果を認めることもある[1]．

造影後T1強調像では接する硬膜に造影効果を認め，反応性の充血と考えられる．硬膜の隔壁や血管に線状の造影効果を認めることもある．

2. CT

脊髄の外に高吸収域を示す腫瘤として認められる（図2）．発症当日にCTを施行すれば，高吸収域を示す髄外腫瘤として認められる．MRIが撮像できない施設では，C1から上部胸椎まで，本症を疑って撮像すれば，ほとんどの症例は診断できると考えられる．

診断のコツ

痛みを伴って急性発症した片麻痺，四肢麻痺あるいは対麻痺があり，硬膜外のT1強調像にて等信号を示す腫瘤では硬膜外血腫を考える．頭部MRIあるいは頭部CTのみで診断してはならない．

鑑別診断

◎脊髄硬膜外腫瘍の鑑別診断
1. **転移性脊椎腫瘍（硬膜外）**：破壊性の骨病変の存在，著明な造影効果を認める．
2. **悪性リンパ腫**：T1強調像では低信号を示す，著明な造影効果を認める．
3. **硬膜外膿瘍**：感染性脊椎炎，椎間板炎を伴う．腹側硬膜外に多い．造影効果を認める．

◎血腫の部位の鑑別
1. **脊髄硬膜下血腫**：硬膜内に存在するので，外縁は硬膜の形を保つ[1]．

参考文献

1) 柳下 章：硬膜外血腫．9 脊髄血管障害．柳下 章（編）；エキスパートのための脊椎脊髄疾患のMRI（第3版）．三輪書店, p.647-650, 2015.
2) Tewari MK, Tripathi LN, Mathuriya SN, et al: Spontaneous spinal extradural hematoma in children. Report of three cases and a review of the literature. Childs Nerv Syst 8: 53-55, 1992.
3) Abdelaal MA, McGuinness FE, Sagar G: Case report: spinal extradural haematoma in haemophilia-A- -a diagnosis not to be missed. Clin Radiol 49: 573-575, 1994.

4 脊髄硬膜動静脈瘻 (spinal dural arteriovenous fistula：SDAVF)

脊髄血管奇形には多くの疾患があるが，その中で成人では最も多く，かつ重要である脊髄硬膜動静脈瘻について記載する．

◆ 1. 脊髄の血管シャントを有する疾患の分類

種々の記載があるが，桑山が提唱した分類が臨床的には最も役に立つと考え，以下に記す[1]．

① 脊髄硬膜動静脈瘻（SDAVF）

脊髄動静脈シャント疾患の中では最も多い疾患であり，後天性である．神経根の硬膜内（dural sleeve）にて動静脈シャントが起こり，多くは脊髄背側の脊髄周囲静脈に流出する．シャントから脊髄に向かう血管は静脈（根髄質静脈）であり，蛇行が強く，脊髄に入る角度が直角に近くなることが特徴である．導出静脈は通常1本であり，脊髄表面を縦方向にゆっくり流れ，通常は脊髄背側である[1,2]．

本邦における年間発生件数は20人程度である．発生部位は頸髄が32％，胸髄が49％，腰・仙髄が19％とされる．平均年齢は58歳で，70％が男性である．出血で発症する例は少なく，ほとんどが知覚障害を伴った進行性の対麻痺を呈する．ただし，頭蓋頸椎移行部の脊髄硬膜動静脈瘻では流出静脈が頭蓋内に向かう場合はくも膜下出血で発症することが多いともされる．稀な疾患であるために診断と治療が遅れ，それが転帰不良の大きな原因となっている[1]．当院にて本症とMRIにて診断された症例の多くは，他院にてすでにMRIを撮像されているが正しい診断がされていないことが多い．

② 傍脊椎動静脈瘻（paraspinal AVF）

動静脈シャントが硬膜外に存在し，前内椎骨静脈叢などの脊柱管内の硬膜外静脈叢に流出する[1]．脊髄硬膜外動静脈瘻（spinal extrdural AVF）とも呼ばれる．脊柱管内の拡張した静脈のmass effectにより，神経根あるいは脊髄を圧迫して症状を呈することがある．また，硬膜外静脈叢から脊髄に向かう静脈が拡張し，脊髄の静脈圧が上昇し，脊髄症を呈することもある．硬膜外静脈叢の拡張そのものにより脊髄静脈の圧が上昇し，脊髄症を呈することもある[2]．神経線維腫症1型に合併して，本症を有することもある[2]．

③ 脊髄髄内動静脈奇形（intramedullary arterio-venous malformation）

脊髄内の動静脈奇形（AVM）であり，これまでglomus typeと呼ばれている病変である．前脊髄動脈，後脊髄動脈が栄養血管となり，髄内のnidusに流入する．

④ 脊髄表面動静脈瘻（perimedullary AVF）

前脊髄動脈あるいは後脊髄動脈から直接に脊髄周囲静脈に脊髄表面において流入する．シャントが髄内ではなく，脊髄表面に存在する．栄養血管は1本のことも複数のこともある[1]．前述したように，脊髄硬膜動静脈瘻では血管造影にて脊髄外から脊髄へと向かう血管がシャント後であり，静脈（根髄質静脈）である．それに対して，脊髄表面動静脈瘻では脊髄へと向かう血管は動脈（多くは前根髄質動脈）であり，蛇行・拡張がより弱く脊髄とは鋭角の角度をもって入る．脊髄表面にてシャント後，静脈となる[2]．多くは腹側にシャントがあり，栄養血管の動脈瘤や流出静脈の静脈瘤を伴うことがある[1]．くも膜下出血あるいは脊髄静脈のうっ滞による脊髄症にて発症する．前者は頸髄に多く，後者は胸・腰髄に多い[1]．

⑤ complex spinal AVM

extensive juvenile AVM あるいは extra-intradural AVM に相当し，硬膜内外に及ぶ非常に複雑な病変である[1]．

臨床

◆ 1. 脊髄硬膜動静脈瘻（胸・腰・仙髄）

SDAVFは上行性，対称性，亜急性あるいは慢性進行性の発症をする疾患である．症状の悪化が運動あるいは姿勢変化によって起こること

がある．しかし，再発／寛解型を示す疾患ではなく，進行性の疾患である．50歳以上に多いが，18～91歳まで報告があり，1%未満ではあるが，30歳以下にもありうる．最大，80%において，初回の診断が間違っており，末梢神経障害あるいは腰仙椎病変と診断されている．括約筋障害（sphincter dysfunction）は時間の経過と共に発症するが，一度発症すると，治療後にも回復が難しい．早期診断が重要である[3]．

シャントの部位はTh5～L3が好発部位であり，運動で悪化する下肢の筋力低下にて発症する．その他に腰痛，膀胱直腸障害，陰萎を来す．

シャントは椎間孔あるいは神経根に沿って存在し，根動脈の硬膜枝が栄養血管となり，根髄質静脈へと流れ，さらに，脊髄の表面の冠状静脈叢（coronal venous plexus）へと直接に導出される．そのために脊髄の静脈圧が上昇し，灌流圧の低下，静脈性うっ滞あるいは静脈性梗塞を起こし，症状が出現する．

動静脈瘻の部位と臨床症状の高位との間に解離がある．臨床症状からは動静脈瘻の部位を特定することは困難なことが多い．

・ステロイド投与は悪化を来す

SDAVFに対して，ステロイド投与をすると，稀ではあるが臨床症状の悪化を示すことがある[4]．60代の男性が進行性の脊髄症を来した．痙性対麻痺があり，T2強調像ではTh6以下の脊髄に高信号と軽い腫大がある．しかし，T2強調像および造影後にSDAVFを示唆するflow voidsおよび，造影効果のある脊髄表面の異常血管を認めず，血管造影でもSDAVFを認めなかった．横断性脊髄炎の診断の下に，ステロイド投与を施行すると，1.5時間後に対麻痺の急性悪化を示した．さらに，その後もう一度同様なことが起こった．別の病院にて，血管造影を再試行し，SDAVFが見つかった．

静脈性圧上昇を来す状態，valsalva法，運動，歌唱，さらに稀ではあるが，ステロイド投与によってSDAVFの脊髄症が悪化することがある．その原因は，ステロイドによる一過性の体液貯留が起こり，さらに，生理食塩水注入により増悪し，静脈怒張が起こり，静脈からの血流流出が阻害され，脊髄浮腫が悪化すると考えられる．

結論として，ステロイド投与によって悪化する脊髄症があり，脊髄円錐に病変をMRIにて認めるときには，たとえ，脊髄表面の異常血管を認めなくても，SDAVFを考えるとした[4]．

2. 脊髄硬膜動静脈瘻（頸髄）

脊髄症，神経根症，くも膜下出血が主症状であることが多いが，稀に延髄症状を呈するものがある．上行性の流出静脈があり，延髄に静脈性のうっ血を来すことにより，延髄症状を示すと考えられる．一般的には脊髄硬膜動静脈瘻は慢性の経過をたどることが多いが，頸髄では急激な発症を示すこともある．

なお，後頭蓋窩に硬膜動静脈瘻があり，静脈性の浮腫が延髄から頸髄に及ぶことがある[2)5)]．そのような時にも脊髄硬膜動静脈瘻と画像所見は類似しており，MRIにて両者を鑑別することは困難である．速やかな血管造影が必要である．この時にも，急激に症状が進行することが多い[2]．

撮像方法

1. MRI

胸・腰・仙髄では脊髄円錐を含んで，なるべく小さなFOV（field of view，撮像視野：当院では通常では30cmだが，本症を疑う際には24cmのFOV），薄いスライス厚さ（3mm）を使用し，MRI矢状断像を撮像する．

腰椎MRIにて，横断像は必ず撮像範囲全体を撮像する．腰椎部分のみに横断像を絞ってはならない．矢状断像にて見えている脊髄を必ず含んで撮像することが肝要である．

画像所見 （表）

1. MRI

・胸・腰・仙髄

脊髄下部を中心とする脊髄の軽い腫大と，脊髄円錐を含む髄内にT2強調像にて高信号を認める．この高信号は脊髄円錐まで連続して存在することと，脊髄辺縁部にT2強調像にて低信

号を示すことが本症の特徴である（図1，3）．高信号は静脈性うっ滞による浮腫を示す．辺縁の低信号は静脈性うっ滞によるデオキシヘモグロビンによると考えられている．脊髄内の高信号は円錐まで延びていることが基本であるが，ごく稀に，円錐まで届かないで，胸髄のみのこともある．

脊髄の背側，前面には多数の異常な flow voids を認める．拡張蛇行した冠状静脈叢を示す（図1，2）．脊髄表面の異常な flow voids の検出には薄スライスが可能な FIESTA（CISS）法が有効なこともある．また，造影剤投与後により明瞭になる[6]．

腰椎の画像では脊髄円錐に高信号はあるが，flow voids が目立たないこともある（図1，4）．しかし，部位を変えて，胸椎 MRI では flow voids および髄内の高信号がより明瞭となるので，撮像位置を変えることも必要である．

下肢の症状が主体となるために，多くの症例は腰椎が初回の MRI となることが多い．下部脊髄が必ず撮像範囲に入っているので，同部位の T2 強調像での高信号を見逃さないようにすることが肝要である（図1，4）．

造影後には髄内にも造影効果を認めることもある（図3，4）．時に，脊髄が静脈性梗塞に陥り，治療後も T2 強調像での高信号が残存することがある．

図4では通常の3方向の造影後T1強調像の後に，冠状断像のみをさらに追加した（図4-G）．造影効果が通常の造影後に比べてより明瞭になった．

症例によっては髄内の高信号がない，あるいは弱いが flow voids のみを認めることもある（図2）．正常例でも脊髄表面には静脈（前脊髄静脈）を認めることがあり，矢状断像にて線状の構造として描出される．横断像では脊髄前部に点状の構造として造影される．それに対して，異常な静脈は蛇行し，脊髄表面にて矢状断像ではより大きな点状に認められる．

時に，馬尾内に T2 強調像（図4-B，C）にて

表・脊髄硬膜動静脈瘻の画像所見
1. T2 強調像での脊髄内の高信号
2. T2 強調像での脊髄周囲の低信号
3. 脊髄の腫大
4. くも膜下腔の異常血管（造影前あるいは造影後）
5. 脊髄内の造影効果
6. 脊髄内の T2* 強調像での低信号（出血）

flow voids が点状の低信号として認められることがある．脊髄円錐に高信号を T2 強調像にて認めた際には，この馬尾の所見を注意してみることが必要である．

脊髄の腫大があり，髄内に T2 強調像にて高信号を認め，周囲は低信号があり，下部脊髄に造影後に脊髄表面あるいは髄内に造影効果を認めるが，flow voids が MRI にて認められない脊髄硬膜動静脈瘻がある（図3）[2)7)]．50 歳以上，進行する下肢を中心とする脊髄症を有する患者に上記の MRI 所見を認めた際には本症も考慮し，CT アンジオグラフィ，血管造影が必要となる．

静脈性うっ滞による脊髄の腫大，T2 強調像での高信号，flow voids の存在は脊髄硬膜動静脈瘻に特有のものではなく，脊髄表面動静脈瘻，傍脊椎動静脈瘻などでも同様な画像所見を示す（図7）[2)]．それ故に，当院では MRI での診断名は spinal AVF とし，spinal dural AVF とはしない．血管造影，CT アンジオグラフィなどの読影が重要である．

・静脈性梗塞

Larsson らは脊髄内に造影効果（1.5 椎体から3 椎体の長さ）のあった3 例の胸髄 DAVF について記載している[8)]．正確な高位に関する記載はない．静脈うっ滞による慢性的な虚血が静脈性梗塞を起こし，症状の回復が悪く，痛みの原因となると考えている．一方，髄内の造影効果は慢性的な静脈うっ滞による脊髄血液関門の破綻によるとする説もあり[9)]，必ずしも，非可逆性の梗塞になったとは限らないとされる．

自験例においても，胸髄下部から脊髄円錐の横断像にて，脊髄に造影効果を認めた例がある．その後，T2 強調像での高信号が他の症例に比べ

図1 脊髄硬膜動静脈瘻

A T2強調矢状断像（腰椎）

B T2強調像（Th11/12）

C T2強調矢状断像（胸椎）

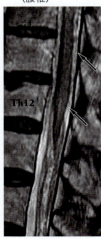
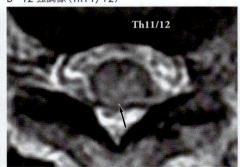
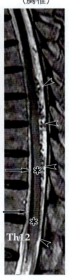

D T2強調像（Th9）　　E 左第7肋間動脈造影（早期相）　　F 左第7肋間動脈造影（後期相）

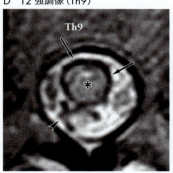
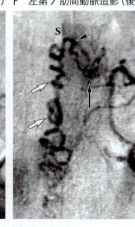

60代，女性．1年半前より右足のすねから足先までのしびれがあり，足の裏が砂利を踏んだような感じがあった．半年前より症状が悪化し，便座に座っている時には板に座っているような違和感がある．残尿および頻尿がある．

A：T2強調矢状断像（腰椎）：脊髄がTh10レベルまで描出されており，その脊髄内に高信号を認める（→）．
B：T2強調像（Th11/12）：脊髄内に高信号を認める（→）．
C：T2強調矢状断像（胸椎）：下部脊髄の軽い腫大と髄内に高信号をTh8まで認める（＊）．静脈うっ滞がある．下部脊髄の前部には低信号があり，デオキシヘモグロビンによると考えられる（→）．脊髄後部には異常なflow voidsを多数認める（▶）．
D：T2強調像（Th9）：脊髄の腫大と髄内に高信号を認める（＊）．その表面には低信号（→）がある．脊髄背側右には異常血管を認める（▶）．
E：左第7肋間動脈造影（早期相）：シャントと考えられる部位（→）から，異常な静脈（根髄質静脈）が出て脊髄に向かい（▶），さらに脊髄の表面を上下に流れる静脈（⇨）が描出されている．ca：カテーテル先端．
F：左第7肋間動脈造影（後期相）：シャントと考えられる部位（→）から，脊髄へと向かう異常に拡張蛇行した根髄質静脈（▶）を認める．その静脈が脊髄へと入る角度は直角に近い（S）．静脈の特徴のひとつである．脊髄の表面を流れる静脈（⇨）へと続き，主に下方へと流れている．
補足：腰椎MRIにて，上部に描出されている髄内の高信号を見逃さないことが重要である．flow voidsは同定できない．しかし，脊髄には軽い腫大がある．病歴からも本症を疑う．胸髄MRIを撮像すれば，診断は容易である．

図2 脊髄硬膜動静脈瘻

A：T2強調矢状断像　B：造影後T1強調矢状断像　C：右第6肋間動脈造影（早期相）　D：右第6肋間動脈造影（後期相）

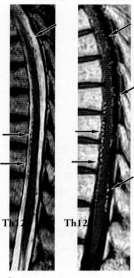
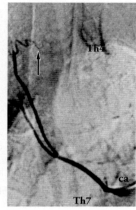
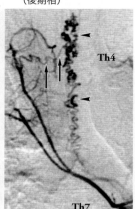

60代，男性．6年前より両足裏のしびれが始まり，徐々に上行し大腿中部までしびれている．尻の違和感がある．夜中に排尿遅延が著明である（10分以上かかる）．妻に下肢が冷たいと言われる．
A：T2強調矢状断像：脊髄の表面に異常なflow voidsを多数認める（→）．脊髄の前面および後面の両方にある．髄内の高信号および脊髄の腫大はない．
B：造影後T1強調矢状断像：異常なflow voidsは造影効果を認め（→），脊髄表面の異常な静脈を示す．
C：右第6肋間動脈造影（早期相）：Th4レベルにて異常な血管を認め，脊髄へと向かう静脈である（→）．ca：カテーテルの先端．
D：右第6肋間動脈造影（後期相）：異常な静脈が脊髄へと向かい，蛇行を認める（→）．さらに，脊髄の表面の異常な静脈（▶）へと移行し，強い蛇行をしながら，上方および下方へと流れている．
補足：手術にてシャント部位を挟んで硬膜の内外で血管を遮断した．術後のMRIにて，異常血管は縮小し，排尿もとぎれることがなくなり，しびれの領域も下腿中部まで下行した．この症例は静脈によるうっ滞が少なく，髄内高信号を認めない．経過が長いわりに症状も軽かった例と考えられる．

て長く続き，強い脊髄萎縮を生じた．術前の患者は車いすを使用したが，手術により独歩可能となった．しかし，下肢の違和感，両足の痙性が残り，夜間は足のぴくつきがあり，強い脊髄萎縮に関係していると考えた[2]．

明らかな出血を伴った静脈性梗塞を来した自験例では左不全麻痺，排尿障害があり，術後の改善が不良であった．脊髄円錐左の静脈性梗塞が予後に関係していると考える[2]．

・髄内出血を伴った例

大変稀ではあるが，胸髄DAVFにて脊髄髄内出血を認めた例がある[10]．49歳の男性で，体幹と両下肢の異常感覚，歩行困難があり，左胸痛を認めた．T2強調像にて脊髄背側に異常なflow voidsとTh6に限局した高信号を認めた．

同部位には他の部位よりも拡張したくさび状の導出静脈があった．手術の予定であったが，その間に突然の背部痛，異常感覚の悪化，左下肢の筋力低下を認めた．T2強調像にて，Th6に髄内出血があり，その周囲には高信号がより広い範囲に明瞭に認められた．造影後には前回よりも拡張し，静脈瘤様になった導出静脈が脊髄に食い込むようにあった．手術にて，静脈瘤は軟膜下にあった．

静脈性うっ滞が続くと，導出静脈は拡張し，静脈瘤を形成することがある[10]．腰髄DAVFではくも膜下出血を起こした例が1例報告されている[11]．胸髄DAVFでは出血は稀ではあるが，起こりうる．

図3 脊髄硬膜動静脈瘻

A T2強調矢状断像　B 造影後T1強調矢状断像　C T2強調像（Th11/12）

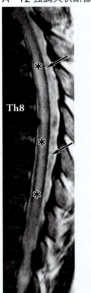
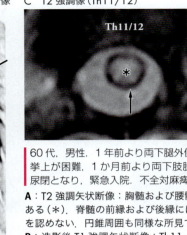

60代，男性．1年前より両下腿外側，両側足趾にしびれが出現，半年前には右足の挙上が困難，1か月前より両下肢脱力が急激に増悪し，伝い歩きとなる．さらに，尿閉となり，緊急入院．不全対麻痺，両側Th10以下の異常感覚，尿閉と便秘．
A：T2強調矢状断像：胸髄および腰髄全体にわたる高信号を認め，軽い脊髄の腫大がある（＊）．脊髄の前縁および後縁には低信号を認める（→）．脊髄周囲にはflow voidsを認めない．円錐周囲も同様な所見であった（非掲載）．
B：造影後T1強調矢状断像：Th11～12レベルにて髄内に造影効果を認める（＊）．脊髄表面にも異常造影効果を認めるが（→），異常な血管の造影効果とは断定できない．ただし，脊髄硬膜動静脈瘻が疑わしい所見ではある．
C：T2強調像（Th11/12）：脊髄の中央には高信号を認め（＊），外周に沿って低信号（→）を認める．脊髄周囲にflow voidsを認めない．
補足：臨床経過，脊髄の中央には高信号，周囲には低信号を認める所見は脊髄硬膜動静脈瘻に合致する所見であったが，flow voidsを認めず，血管造影でも脊髄硬膜動静脈瘻を指摘できていない．手術にて脊髄表面に拡張蛇行した静脈を認め，血管をたどると，左第9神経根付近に動静脈瘻を確認でき，脊髄硬膜動静脈瘻と診断された．
（文献2より転載．東京慈恵会医科大学神経内科　大本周作先生，同放射線科　松島理士先生のご厚意による）

・頸髄

　胸・腰・仙髄脊髄硬膜動静脈瘻と同様な所見を頸髄に認める．時に，延髄にも所見が及ぶことがある（図5，6）．延髄症状が主体で，頭部MRIを最初に撮像した時にはflow voidsが見えにくく，脊髄硬膜動静脈瘻の診断が困難なこともある（図6）[2]．

　早期の脊髄硬膜動静脈瘻による脊髄病変は浮腫が主体で可逆性であるが，進行すると静脈性梗塞に陥り，非可逆性になると考えられる．榎園らはT2*強調像にて延髄および頸髄中心灰白質に低信号を認め，出血が疑われる例を報告した[12]．頭蓋内硬膜動静脈瘻ではあるが，脊髄静脈へと流出していた例である．発症早期ではなく，やや遅れた時期のMRIにて認められている．一度出血を起こすと予後が不良である．その傍証となるが，生前に延髄に高信号をT2強調像にて認め，剖検になった頭蓋内硬膜動静脈瘻にて延髄に静脈性梗塞があり，出血を認めている[13)14]．

　稀な例ではあるが，頸髄の脊髄硬膜動静脈瘻（C5レベルの根動脈が栄養動脈）が脊髄円錐部の脊髄症を呈し，T2強調像での高信号はTh7～12に及び，脊髄背側の拡張した血管は円錐から頸髄まで及んでいた[15]．血管造影を行う範囲に本症では十分な配慮が必要である．

　後頭蓋窩の硬膜動静脈瘻においても延髄内に高信号があり，さらに頸髄にも広範な腫大と高信号をT2強調像にて認めることがある[5]．早期に血管造影を行い，硬膜動静脈瘻の診断をすることが必要である．また，血管造影では，脊髄に関係する動脈のみではなく，頭蓋内を支配する動脈の造影をすることが肝要である．

◆ 2. 血管造影，CTアンジオグラフィ

　脊髄硬膜動静脈瘻は根動脈の硬膜枝と根髄質静脈の直接吻合であり，シャントは椎間孔付近

図4 脊髄動静脈瘻

A　T2強調矢状断像　B　T2強調冠状断像（正中より背側）　C　T2強調冠状断像（正中）　D　T2強調横断像（Th12）

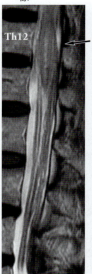
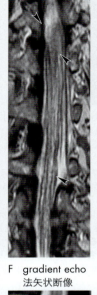
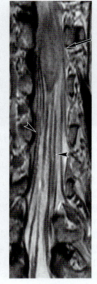
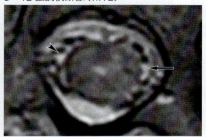

70歳，女性．約4か月前より，徐々に歩きにくくなった．足が前に出にくい．約3か月前より，足指から足裏にしびれを自覚した．進行性歩行障害と診断され，MRIを施行した．

A：T2強調矢状断像：脊髄円錐に腫大と高信号を認める（→）．
B：T2強調冠状断像（正中より背側）：馬尾内に点状の低信号を多数認め，flow voidsである（▶）．
C：T2強調冠状断像（正中）：脊髄円錐の腫大と高信号を認める（→）．馬尾内に多数の点状低信号があり，flow voidsである（▶）．
D：T2強調横断像（Th12）：脊髄円錐の腫大と高信号を認める（→）．円錐辺縁部は低信号がある（▶）．脊髄に腫大があり，高信号を示し，馬尾内にflow voidsがあるので，脊髄動静脈瘻を考える所見である．位置を変えて，造影後MRIを撮像した（E〜G）．
E：T2強調矢状断像：脊髄円錐に腫大と高信号を認める（→）．高信号はTh11まで存在する．脊髄背側には異常に拡張した血管が認められ（▶），脊髄動静脈瘻である．
F：gradient echo法矢状断像：脊髄円錐下部には髄内出血を認める（→）．予後に関係する所見である．
G：造影後脂肪抑制T1強調冠状断像：脊髄下部，左に強い造影効果を認め（→），静脈うっ滞が強いことを示す所見である．なお，Gは造影後3方向より撮像（非掲載）した後に，追加として加えたが，造影効果が最も強く認められた．静脈うっ滞を示す本症では，造影剤投与後，少し時間が立ってからがより造影効果が目立つ可能性がある．

補足：本例は患者が緊急時の輸血を拒否したので，当院では血管造影が行えず，シャントの位置は特定できていない．しかし，脊髄動静脈瘻であることは間違いないと考えている．シャントの位置はMRIでは特定できない．血管造影が必要である．

E　T2強調矢状断像　F　gradient echo法矢状断像　G　造影後脂肪抑制T1強調冠状断像

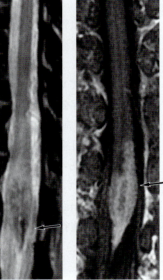

に存在する．根髄質静脈の走行は前根髄質動脈と類似しており，両者の鑑別は脊髄硬膜動静脈瘻と脊髄表面動静脈瘻との鑑別に重要である．根髄質静脈は脊髄表面に流入する際にヘアピンカーブが緩く，脊髄静脈への移行部が急峻で直角に近い．根髄質静脈は蛇行が強いなどが鑑別点である（図1，2）[2)16)]．

脊髄の表面に向かう拡張した血管が根髄質静脈であれば，脊髄硬膜動静脈瘻である．一方，拡張した血管が前根髄質動脈であり，その後，前脊髄動脈あるいは後脊髄動脈からシャントが出れば脊髄表面動静脈瘻（図7）となるので，その2つの鑑別は重要である．

図5 脊髄硬膜動静脈瘻（頭蓋-頸椎移行部）

A T2強調矢状断像　B 造影後T1強調矢状断像　C T2強調像（C2/3）

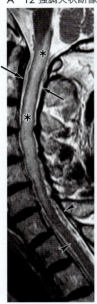
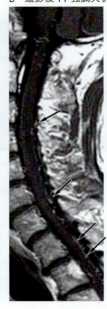
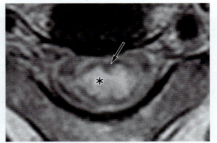

70代，男性．3年前より間欠性跛行が出現した．太腿および腰の力が入りづらくなる．足先のしびれが常時ある．1年前より右手で熱い物を持っても感覚が鈍くなる．半年前よりつまずくようになる．症状が悪化し，1か月前には風呂で立ち上がれなくなった．

A：T2強調矢状断像：延髄被蓋からC7までに髄内に高信号を認め，脊髄の腫大がある（*）．脊髄の一部には高信号の前後に低信号を認める（→）．頸髄背側にflow voidsの疑いがある（▶）．
B：造影後T1強調矢状断像：脊髄背側に異常に拡張した静脈を認める（→）．
C：T2強調像（C2/3）：脊髄の腫大（*）と髄内に高信号を認める（→）．高信号は灰白質および白質の両方を侵している．
補足：左椎骨動脈造影にて硬膜枝が栄養血管となるシャントが頭蓋-頸椎後部にある脊髄硬膜動静脈瘻であった．同閉鎖術を施行し，MRI所見および臨床症状の改善を認めた．

◆ 3. MRアンジオグラフィ

　Mullらは血管造影にて確認された31例の脊髄の血管奇形の症例すべてにおいて，MRアンジオグラフィにて拡張した脊髄静脈を確認している[17]．1例は小脳天幕にあった．24例の脊髄硬膜動静脈瘻においては19例の動静脈瘻の部位を正確に同定することができている．残りの5例では患側は指摘できたが，高位に関しては1椎体のミスマッチが起こっている．50cmの頭尾側に大きなFOVを使用すること，造影剤を0.3mmol/kgと大量使用すること，ボーラステクニック，サブトラクションを使用することが重要と報告している．

　当院でもMRアンジオグラフィを血管造影前に施行し，ある程度の栄養動脈の同定に役に立っている．

◆ 4. 自然消失（脊髄動静脈瘻）

　143個の脊髄血管奇形が血管造影にて見つかり，その内，9例の患者｛7例の硬膜外動静脈瘻（SEAVF）と2例の硬膜動静脈瘻（SDAVF）｝に自然消失があった．

静脈側の血管壁の状態が関係していると推測され，血管造影自体がその原因の可能性があるとされる．

　記載されている症例1は61歳，男性で，腰椎圧迫解除術を2回受けた既往がある．その後，3年の経過で進行する脊髄症があり，T2強調矢状断像では円錐からTh4までの高信号と軽い脊髄の腫大があった．血管造影にて左L3腰動脈から栄養されるSEAVFがあり，perimedullar venous drainageを認めた．5週間後に塞栓術のために，施行した血管造影にて，動静脈瘻が消失していた．T2強調矢状断像では，髄内の高信号が消失し，脊髄円錐の萎縮を伴っていた．

　過去の文献を合わせると，同様の自然消失は15例あり，9例がSEAVF，3例がSDAVF，3例が脊髄表面動静脈瘻である．血管造影での確認は最短が4日，最長は5年となっている[18]．

　自験例は他院のMRIにて脊髄動静脈瘻が疑われた（図8）．約25日後の当院MRIでは，脊髄内の高信号が減少し，flow voidsは認められず，血管造影ではAVFを認めなかった．自然治

図6 脊髄硬膜動静脈瘻（頸髄）

A T2強調像

B FLAIR矢状断像

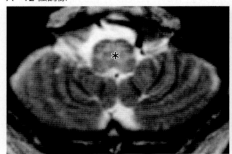
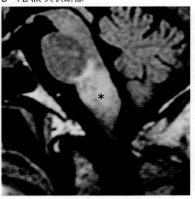

C T2強調矢状断像（頸髄）　　D 造影後T1強調矢状断像（頸髄）　　E 左椎骨動脈造影（側面像）

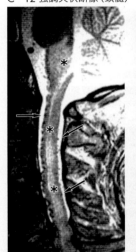
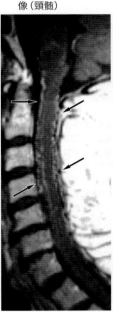

60代，男性．1週間前より失調，筋力低下，排尿障害を認め，前日より呼吸抑制，四肢麻痺が急速に出現した．

A：T2強調像：延髄周囲を残し，その他全体にわたる高信号（＊）を認め，軽い腫大を認めた．異常なflow voidsを認めない．
B：FLAIR矢状断像：延髄の腫大と高信号を認める（＊）．なお，ADC値は上昇，異常な造影効果を認めない．
C：T2強調矢状断像（頸髄）：延髄から頸髄にかけて軽い腫大と高信号を認める（＊）．脊髄の前面優位に異常なflow voidsを多数認める（→）．
D：造影後T1強調矢状断像（頸髄）：脊髄の表面に多数の点状の造影効果を認め（→），拡大した脊髄冠状静脈叢を示す．動静脈瘻を示す所見である．
E：左椎骨動脈造影（側面像）：C5から分岐する硬膜枝から動静脈瘻（→）を介して拡張した静脈が脊髄前面に認められる．脊髄硬膜動静脈瘻と診断した．この拡張した静脈は延髄腹側に至る（非掲載）．頭部MRIにて，造影後の矢状断像を撮像していれば，診断がついた可能性がある．

補足：本症例は延髄症状が主体であったために，最初に頭部MRIが撮像された．延髄の腫大と高信号を認めたが，flow voidsを認めず，硬膜動静脈瘻の診断はできなかった．高信号が脊髄に連続しているように見えたので，頸髄のMRIを行い，診断が可能になった．延髄に高信号が及ぶ硬膜動静脈瘻はシャント部位が脊髄でも脳内にあっても症状が急速に進行することがあり，慢性の発症をする胸・腰・仙髄の脊髄硬膜動静脈瘻とは異なる．

（文献2より転載）

癒が起こったと考えられる．

鑑別診断

主要な脊髄疾患の鑑別診断についてはp.1064本章2，脊髄梗塞内の表1と表2を参照．その中で，慢性進行性，長い病変が鑑別となる．

◎脊髄円錐の腫大と高信号域を認める疾患[2)]

1. 傍脊椎動静脈瘻：馬尾に造影効果を認めることはない．flow voidsの存在が見られる．
2. 血管内悪性リンパ腫症：馬尾の造影効果を認める．病変が離れた部位（脊髄あるいは脳内）に存在することがある．
3. 脊髄梗塞：急激な発症．急性期を過ぎると高信号域は前角に限局し，脊髄の腫大は消失する．

◎脊髄の腫大とflow voidsを認める疾患[2)]

1. 脊髄表面動静脈瘻：時に静脈性うっ滞による脊髄の腫大，T2強調像での高信号，flow voidsを示す（図7）．シャントが脊髄の表面にあり，栄養動脈が前・後脊髄動脈である．血管造影，CTアンジオグラフィなどの読影が重要である．
2. 傍脊椎動静脈瘻：時に静脈性うっ滞による同様な所見を示す．MRI横断像にて拡張した硬膜外静脈の存在．
3. 下大静脈閉塞：下大静脈閉塞により，硬膜外

図7 脊髄表面動静脈瘻（終糸）

A　T2強調矢状断像　B　造影後T1強調矢状断像　C　右第11肋間動脈造影（正面像）

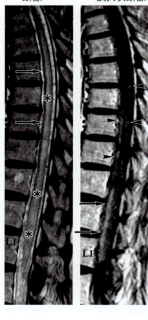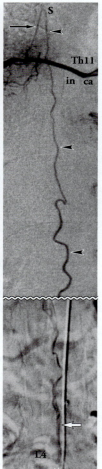

60代，女性．3年ほど前より腰痛があり，20日ほど前より歩行障害が悪化し，他院を受診しMRIにて異常を指摘された．
A：T2強調矢状断像：脊髄の軽い腫大と高信号を脊髄円錐下端からTh5まで認める（＊）．脊髄前部には低信号を認める（→）．
B：造影後T1強調矢状断像：L1〜Th11に脊髄髄内前部に造影効果を認める（→）．静脈うっ滞あるいは静脈性梗塞の可能性もある．脊髄の表面にも点状，線状の造影効果を認める（▶）．
C：右第11肋間動脈造影（正面像）：第11肋間動脈（in）より根髄質動脈（→）が造影され，ヘアピンカーブを形成して脊髄の表面（S）に達し，前脊髄動脈（▶）が造影されている．蛇行が少なく，ヘアピンカーブを形成し，急角度で脊髄表面の血管に移行していることより，以上の血管は動脈であることがわかる．L4まで前脊髄動脈は下行し，シャント（⇒）を経て静脈（⇨）となって上行する．以上より，この血管奇形は終糸上での脊髄表面動静脈瘻である．ca: カテーテルの先端．
補足：脊髄表面動静脈瘻と脊髄硬膜動静脈瘻はともに静脈性うっ滞を起こすので，MRIでは同様な所見を示す．上記のように，血管造影の読影が重要であり，それにより手術部位が異なる．

図8 | 脊髄動静脈瘻（自然消失）

A　STIR 矢状断像　B　T2 強調横断像（Th11）　C　T2 強調矢状断像（25日後）　D　造影後 T1 強調矢状断像

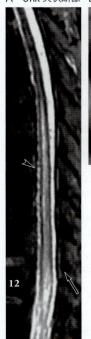
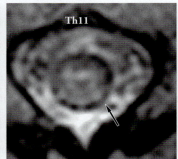
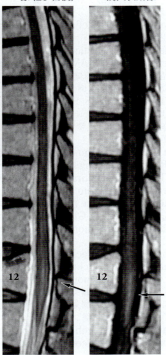

57歳，男性．5年前より，左下肢のしびれがあった．約2か月前よりしびれが両下肢に広がった．1か月前より大腿の挙上困難，立位時のふらつきが出現した．排尿および排便に困難を感じるようになり，脱力が加わったので，他院にて，MRI を撮像した（**A**，**B**）．

A：STIR 矢状断像：L1-Th6 に髄内高信号を認め（→），脊髄表面には低信号がある．さらに，脊髄前部には flow voids があり（▶），脊髄動静脈瘻と考えられる．
B：T2 強調横断像（Th11）：脊髄中央部には高信号があり（→），脊髄周囲は低信号を示す．軽い脊髄腫大がある．この時期には血管造影はしていない．当院に入院し，25日後に MRI を再検した（**C**，**D**）．
C：T2 強調矢状断像（25日後）：髄内の高信号は縮小し，L1-Th12 にほぼ限局している（→）．flow voids は認められない．
D：造影後 T1 強調矢状断像：L1-Th12 の脊髄髄内に造影効果を認める（→）．静脈うっ滞によると考えられる．血管造影を施行したが，AVF を認めなかった．自然消失と考えている．
MRI が血管造影に先行して行われているので，血管造影が自然消失に影響しているわけではない．CT アンギオも行ったが，AVF を示す所見はなかった．
補足：自然消失が起こったが，高信号がわずかに残存．造影効果も脊髄円錐にあったのは，過去の静脈うっ滞が影響していると考えている．本症において，脊髄円錐が最も強く侵されていることを示し，おそらく重力によると考えている．

静脈叢の拡大，脊髄静脈の拡大を認めることがある[19]．

…診断のコツ

1. **胸・腰・仙髄**：進行する下肢の脊髄症を有する50歳以上の患者には常に本症を考慮する．腰椎 MRI では矢状断像にて上部に描出されている脊髄に常に注意し，脊髄病変（脊髄円錐の T2 強調像での高信号）を見逃さないことが肝要である．ほとんどの症例は異常な flow voids が脊髄周囲にある．脊髄表面動静脈瘻との鑑別は血管造影を注意深く見ることにある．

2. **頸髄**：頭部 MRI（T2 強調像あるいは FLAIR 像）にて，延髄中央に高信号がほぼ対称性にあり，ADC（apparent diffusion coefficient）値の低下を認めず，進行する疾患の際には本症を考慮する．

参考文献

1) 桑山直也：脊髄動静脈シャント疾患の分類．脊椎脊髄ジャーナル 24: 244-249, 2011.
2) 柳下 章：脊髄血管奇形．柳下 章（編）；エキスパートのための脊椎脊髄疾患のMRI（第3版）．三輪書店, p.598-624, 2015.
3) Mariano R, et al: A practical approach to the diagnosis of spinal cord lesions. Pract Neurol 18: 187-200, 2018.
4) O'Keeffe DT, et al: Corticosteroid-Induced Paraplegia-A Diagnostic Clue for Spinal Dural Arterial Venous Fistula. JAMA Neurol 72: 833-834, 2015.
5) 堤 佐斗志, 菅 康郎, 工藤健太郎・他：激しい後頭部痛で発症，脊髄が広範に腫大，四肢麻痺を呈し診断・治療に苦慮した1例．脊椎脊髄ジャーナル 21: 145-153, 2008.
6) Krings T, Geibprasert S: Spinal dural arteriovenous fistulas. AJNR Am J Neuroradiol 30: 639-648, 2009.
7) 大本周作, 坂本 剛, 井上聖啓：Foix-Alajouanine syndrome の65歳男性例．脊椎脊髄ジャーナル 20: 1031-1037, 2007.
8) Larsson EM, et al: Venous infarction of the spinal cord resulting from dural arteriovenous fistula: MR imaging findings. AJNR Am J Neuroradiol 12: 739-743, 1991.
9) Krings T, et al: Spinal dural arteriovenous fistulas. AJNR Am J Neuroradiol 30: 639-648, 2009.
10) Narisawa A, Endo T, Sato K, et al: Spinal dural arteriovenous shunt presenting with intramedullary hemorrhage: case report. J Neurosurg Spine 20: 322-326, 2014.
11) Koch C, Gottschalk S, Giese A: Dural arteriovenous fistula of the lumbar spine presenting with subarachnoid hemorrhage. Case report and review of the literature. J Neurosurg 100: 385-391, 2004.
12) Enokizono M, et al: "Black butterfly" sign on T2*-weighted and susceptibility-weighted imaging: A novel finding of chronic venous congestion of the brain stem and spinal cord associated with dural arteriovenous fistulas. J Neurol Sci 379: 64-68, 2017.
13) 池村雅子, 畑中裕己, 伊藤英一・他：上位頸髄・延髄に主病変を有するdural AVFと考えられる63歳男性剖検例．第90回関東臨床神経病理懇話会, 2008.
14) 池村雅子, 中野今治：私信, 2009.
15) Geibprasert S, Pongpech S, Jiarakongmun P, Krings T: Cervical spine dural arteriovenous fistula presenting with congestive myelopathy of the conus. J Neurosurg Spine 11: 427-431, 2009.
16) 宮坂和男, 寺江 聡, 工藤興亮：脊髄血管のマルチディテクターCT angiography. 脊椎脊髄ジャーナル 21: 129-135, 2008.
17) Mull M, Nijenhuis RJ, Backes WH, et al: Value and limitations of contrast-enhanced MR angiography in spinal arteriovenous malformations and dural arteriovenous fistulas. AJNR Am J Neuroradiol 28: 1249-1258, 2007.
18) Kang J, et al: Spontaneous resolution of low-flow spinal arteriovenous fistulas. Neuroradiology 59: 1003-1012, 2017.
19) Jacob SN, Diergarten T, Melms A: Congestive radiculopathy. Neurology 70: 734, 2008.

5 頸椎症性髄内浮腫

臨床

・概念

　吉藤らによれば，143例の頸部脊椎症（頸椎症）および頸椎後縦靱帯骨化症（OPLL）の内，術前のT2強調像にて脊髄髄内に高信号を認めたのは72例（50.3％）であり，そのほとんどはmyelomalacia（灰白質を中心とする脊髄軟化）であった．一方，8例（5.6％）では高信号が白質に及び，さらに頸髄圧迫部位から頭尾側へ高信号が脊髄髄内に広がり，脊髄腫大を伴っていた．以上より，この病変を頸椎変性疾患による浮腫性髄内病変とした[1]．本稿の著者はこの病変を頸椎症性髄内浮腫とよんでいる[2]．

・自験例

　2008年から2014年において頸椎症性髄内浮腫を示した自験例は7例あった．全例頸椎症である．年齢は37歳から70歳，男性が3例，その他は女性である．

・手術までの臨床経過

　自験7例は全例2か月以上の慢性の経過を示す．1例（症例7）を除き，他の6例は上肢の症状で発症している．その後，下肢の症状が出現したのが3例あった．上肢のしびれあるいはピリピリ感で発症したのが5例であり，1例は右手の動きの悪さで発症している．

・術前のステロイドの効果

　3例（症例2，6，7）に術前に他院および当院にてステロイドパルス療法を受けているが，画像所見および臨床症状の改善はなかった．特に，症例2と7はそれぞれ長期にわたり，ステロイドと，症例2に関しては免疫吸着療法も行われていたが，効果を認めていない．頸椎症に対する除圧後には全ての症例において臨床症状の改善を認めている．

　本症の中には，結膜炎があり，眼瞼からサルコイドーシスが生検によって認められたので，脊髄病変も脊髄サルコイドーシスとして，ステロイド治療を受けたが，改善せず，頸椎症による病態と考え，除圧術を施行し，臨床症状とMR所見の改善を認めた．経過より，頸椎症性髄内浮腫と考えた例がある[3]．

　その他に，實子丸らの報告では8例中3例[4]，吉藤らは8例中1例[1]にステロイドが投与されているが，いずれも臨床上も画像上も無効であった．

・16歳の女性に起こった頸椎症性髄内浮腫

　両下肢にしびれとピリピリ感が10週間続き，上肢にまで及んだ．入院2週間前には腕と足の両方に筋力低下が起こり，服を着たり，歩くのに手伝いが必要になった．神経学的には上肢優位の四肢麻痺があり，温度覚，振動覚も低下していた．深部腱反射の亢進，病的反射が陽性であり，Romberg徴候が陽性であった．前年には時折，ずきずきする痛みとピリピリ感が腕に生じていた[5]．

　画像所見はC3/4を中心とする典型的な頸椎症性髄内浮腫の所見であった．しかし，臨床診断は原因不明の横断性脊髄炎とされた．頸椎症は思春期および小児期では稀であり，外傷歴を伴うことがある．この患者では外傷の既往はなかったが，首を動かす運動性チック（motor tics）があり，頸椎に負荷がかかっていたと考えられた．

　頸部を動かす運動性チックは繰り返す軽い外傷となり，頸椎症の原因となり得る[6]．

画像所見 [2]

・最狭窄部位

　自験7例の最も強い狭窄部位はC4/5が3例，5/6が2例，C3/4，6/7がそれぞれ1例である．同部位には脊髄圧迫があり，いずれも黄靱帯の肥厚を認めた．

　最狭窄部位以外にも他の部位にも狭窄があり，その他の部位に脊髄圧迫を認めたのが5例ある．

　吉藤らの報告では頸椎症性髄内浮腫を示す病

変の脊髄圧迫高位はC5/6が多く，8例中7例であった．内，2例は隣接高位にも圧迫があった．残り1例はC4/5における圧迫であった[1]．他の論文を含めた検討では，この頸椎症性髄内浮腫はC5/6に多いが，C3/4〜C6/7のいずれでも起こりうる[4)7)〜9)]．

・T2強調像における髄内高信号の長さ

自験例では約半椎体分を示したのが2例であり，その他は2.5椎体までが4例（図1〜3），3椎体を示したのが1例ある．高信号は最狭窄部位から下部のみが3例，その上下にわたるのが4例あった．この浮腫性病変による脊髄の腫大は軽く，圧迫された脊髄が押し出されたような形を示す．術前に2回撮像し，経過を見た症例では約3週間の間に高信号の範囲が1椎体から2椎体に延長した[2]．

T2強調像での高信号の頭尾側への広がりは，吉藤らによると，圧迫部位を中心に平均1.6±0.8椎体の範囲であった．半数の4症例では頭側より尾側において0.5〜1.0椎体分広く，他の4例では頭尾側の分布は同等であった[1]．Leeらの報告では高信号は脊髄圧迫部位の尾側に認められるとしているが[5]，その他の最近の報告では圧迫部位の頭尾側に高信号が広がっている例が多い[4)8)9)]（図1〜3）．

・横断面での高信号の広がり

吉藤らによると脊髄横断面における高信号の分布は脊髄圧迫の最も強い高位では側索，後索および後角，中心灰白質にT2強調像にて認めている．圧迫部位より頭尾側へ離れた部位では後索と側索に主として認められたが，一部に後角，中心灰白質にも認められた．6例は両側性であり，2例は左のみに認められた[1]．自験例では前索に及ぶ例が3例あった[2]．

・造影効果

造影効果は全例にあり，最狭窄部位である椎間板レベルに一致した脊髄内にあったのが3例，その他の4例は狭窄部位直下の椎体上部に一致した脊髄内にあった（図1〜3）．造影効果は後索のみに限局した例が1例，後索と側索にあっ

たのが3例，側索，後索，前索に及んだのが3例あった．その内の1例は灰白質にも及んでいる．この3例では造影効果は斑状を示した[2)3)]．その他の造影効果は結節状である（図1）[2)10)]．造影効果が両側に及んだのが4例，片側のみが3例である．造影効果を認める上下の長さは限局し，上下径では数ミリであるのが6例である．1例のみ，少し厚い（図1）[2)10)]．

造影効果のあった部位のT2強調横断像での高信号の広がりは後索と側索が4例，前索にも広がっていたのが3例である．灰白質にも3例が高信号を伴っていた（図1）．

造影効果に関しては吉藤らも全例に造影効果を認めている[1]．他の報告もほとんどの症例に造影効果が認められている[4)7)〜9)]．造影部位はT2強調像にて高信号を示す部位の内，吉藤らの報告では脊髄長軸については圧迫部位付近に限局し，横断面では後索および側索に限局していた[1]．

・pancake-like enhancement（パンケーキ様の造影効果）（図2，3）

頸椎症性髄内浮腫に関する論文はほとんどが国内で行われているが，Flanaganらは薄いパンケーキ様の造影効果を認めた1例を報告した[11]．術前に造影効果があったので，炎症あるいは腫瘍性病変を考え，ステロイドを投与したが，悪化している．頸椎症に対する除圧をし，臨床症状は落ち着いたが，下述するように浮腫の増大を認めている．

Rossらも頸椎症性髄内浮腫と考えられる例を1例提示し，水平の直線状造影効果を認めるとしている[12]．

・術後の経過（図1，2）

術後1か月以内に撮像された3例では高信号の増大あるいは明瞭化があり，それ以後（5週間から2か月後）に撮像された7例では全例高信号が残存している．図1-Fは3か月後であるが，高信号は減少しているが，残存している．脊髄腫大は消失している．1年半から26か月経過を観察した4例の内，3例では高信号はほぼ消失

図1 頸椎症性髄内浮腫

A T2強調（STIR法）矢状断像　B 造影後T1強調矢状断像　C 造影後T1強調冠状断像

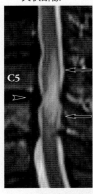
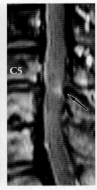
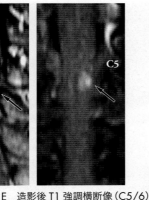

D T2強調横断像（C5/6）　E 造影後T1強調横断像（C5/6）　F T2強調矢状断像（手術3か月後）

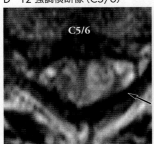
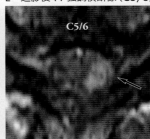
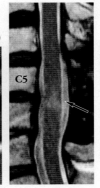

46歳，男性．約2か月半前に重い物を持ち上げて腰を痛め，左下肢に脱力感が出現した．2週間程度にて，腰痛は改善したが，左下肢脱力，左上肢のしびれが残存した．1か月半前には左下肢を引きずるようになり，階段では手すりを使うようになった．さらに，左手にも力が入らなくなった．他院の整形外科，神経内科を受診し，MRIを撮像した（A～E）．髄内腫瘍の疑いにて当院を受診した．左上下肢に筋力低下があり，左優位に両側上肢（C8-Th1）に痛覚過敏がある．

A：T2強調（STIR法）矢状断像：C4/C5-6にかけて高信号を認め（→），脊髄の腫大はあるが，非常に軽く，脊髄腫瘍は考えにくい．C5/6，6/7には椎間板の突出（▶）と，黄色靱帯の肥厚がある．C5/6では軽い脊髄の圧排がある．
B：造影後T1強調矢状断像：C5/6脊髄後部に造影効果を認める（→）．
C：造影後T1強調冠状断像：C5/6脊髄左背側に造影効果を認める（→）．
D：T2強調横断像（C5/6）：脊髄左に高信号を認める（→）．
E：造影後T1強調横断像（C5/6）：脊髄左側に造影効果を認める（→）．脊髄の腫大は軽く，造影効果も狭窄部位に一致してあり，髄内腫瘍ではなく，頸椎症性髄内浮腫と考えた．
F：T2強調矢状断像（手術3か月後）：髄内の高信号は縮小し，C5/6にほぼ限局している（→）．臨床症状も改善し，その後，悪化はない．頸椎症性髄内浮腫に合致していると考えられる．
補足：比較的典型的な頸椎症性髄内浮腫の画像である．髄内腫瘍を示す所見ではない．脊髄サルコイドーシスも可能性はあるが，CTにて，リンパ節腫大などは否定されている．

している．1例のみ，術後3年であるが，高信号が残存している．術後，造影を行った3例では高信号がある時には造影効果が残存している[2]．

吉藤らも術後早期（1か月以内）に撮像された半数の症例で高信号の増大が認められ，残りは不変であった[1]．さらに，同報告では高信号の増強のあった例は6か月～1年で術前の状態に戻り，以後さらに減少した．早期に高信号の増強の認められなかった例では術後徐々に減少した．その後1年から1年6か月で高信号は圧迫部位のみに限局して存在し（瘢痕期），他の浮腫性変化は消失した．造影効果も徐々に減少し，瘢痕期には消失した[1]．Leeらも術後に浮腫が増大した例を報告している[5]．

以前より，頸椎症の術後には浮腫が出現することが認知されていたが[7]，最近の研究により，術前にも浮腫と考えられる高信号と脊髄腫大を

図2 │ 頸椎症性髄内浮腫

A　T2強調矢状断像　　B　造影後T1強調矢状断像　　C　T2強調横断像（C5/6）　　D　T2強調横断像（C6上部）

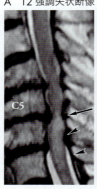 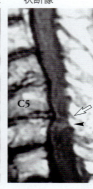 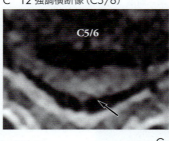 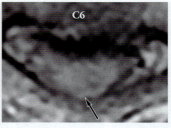

E　T2強調横断像（C6下部）　　F　造影後T1強調横断像（C5/6）　　G　T2強調矢状断像（手術約4週間後）　　H　T2強調矢状断像（手術約5週間後）

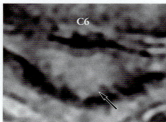 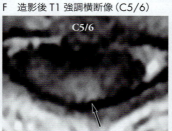 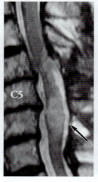 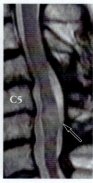

I　T2強調矢状断像（手術約4年半後）

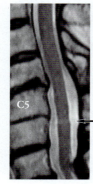

65歳，女性．4か月前より右手の動きが悪いことを自覚．2か月前より右下肢の動きも悪い．独力で移動できない．さらに1か月前よりスプーンやペットボトルが持てなくなり，他院にて脊髄髄内腫瘍を疑われ，当院にてMRIを撮像した．

A：T2強調矢状断像：C5/6に最も強い狭窄があり（→），脊髄に強い圧排所見を認める．C5/6-7にかけて，髄内に高信号を認め，軽い脊髄腫大がある（▶）．

B：造影後T1強調矢状断像：C5/6に強い狭窄があり（⇨），その下方に，前後に線状の薄い造影効果を認める（▶）．pancake-like enhancementである．

C：T2強調横断像（C5/6）：狭窄の最も強い部位であり，脊髄が扁平化し，高信号を両側の後索に認める（→）．

D，E：T2強調横断像（D；C6上部，E；C6下部）：脊髄に軽い腫大があり，髄内に広範に高信号を認める（→）．

F：造影後T1強調横断像（C5/6）：左優位に両側後索を中心に造影効果を認める（→）．以上より，C5/6を中心とする頸椎症があり，脊髄の腫大が軽く，造影効果が最狭窄部位のすぐ下にあり，矢状断像ではpancake-like enhancementを示し，横断像では後索を中心に存在することより，頸椎症性髄内浮腫と診断した．C5-6の椎弓切除術が施行された．上肢を中心とする症状が改善し，術後，症状の悪化はない．

G：T2強調矢状断像（手術約4週間後）：脊髄の腫大が増加し，高信号も残存した（→）．

H：T2強調矢状断像（手術約5週間後）：脊髄の腫大と高信号が減少しているが，未だ残存している（→）．

I：T2強調矢状断像（手術約4年半後）：脊髄の腫大は消失している．pancake-like enhancementを認めた部位に淡い高信号が残存している（→）．

補足：他院の神経内科にて，髄内病変が疑われ，いろいろ調べたが診断がつかず，髄内腫瘍として紹介された例である．典型的な頸椎症性髄内浮腫であった．術後も，手術から約5週間後まで，脊髄腫大が残存したが，臨床症状の悪化はなく，手術にて，上肢症状の改善があった．術後のMRIも比較的，典型的な経過であった．

認める頸椎症が確実に存在する[1)2)].

・発生機序

T2強調像での高信号と脊髄の腫大を伴う病態は脊髄軟化（myelomalacia）とは明らかに異なり，手術を契機に一過性に増強する場合があり，さらに経過とともに改善する特徴を持つ．このような所見より，この浮腫性変化と考えられ，血管性浮腫あるいは髄液循環障害によることが推測されている[1)]．

髄液循環障害に関しては，圧迫による脊髄周囲くも膜下腔の髄液通過障害が推測される．脊髄周囲髄液循環障害により，尾側髄内の圧上昇，髄液と髄内間質水分の流れの変化が起こり，後索における血管周囲腔の拡大と中心灰白質の浮腫が生じるとされる[1)]．

・Flanaganらの報告[13)]

頸椎症性髄内浮腫に関するほとんどの報告は上述したように，日本からの報告である．しかし，FlanaganらはT2強調像にて髄内に縦に長い紡錘状の高信号を認める，脊椎症性脊髄症（spondylotic myelopathy）56例に関する報告をした．男性が39例（70%）である．中位年齢は53.5歳（24〜80歳）で，頸椎が52例，胸椎が4例である．40例（71%）は初期には腫瘍，あるいは炎症性病変と誤診され，脊椎症に対する手術をするのが遅れたとしている[13)]．

脊髄腫大は44例（79%）にあり，全例造影効果を認め，造影後矢状断像にて，パンケーキ様の造影効果が41例（73%）にあり，典型的には最強狭窄部位の直下に認められている[13)]．矢状断像における，造影効果の頭尾方向での厚さは中位7.3mm（2.6〜15mm）であった．55例（98%）は単独の造影効果を認める（全例1椎体以下）であり，1例のみは3個の造影効果を狭窄部位の3つの部位に認めた．

造影効果はT2強調矢状断像での高信号の中央に認めるのが典型的であった．パンケーキ様（あるいはバンド状）の造影効果を示した41例（73%）の内，完全なバンド状造影効果は67%で，中央部に造影効果のないのが6%にあった．バンド状造影効果はC5あるいはC6に多く（48%），その他の15例（27%）はT2強調像での高信号内に造影効果を認めた．

横断像では造影効果が白質内に限局し，中心灰白質をよけるようにあったのが，51例中29例（57%）であり，巣状の造影効果は14例（27%，末梢部が12例，中心部が2例）である．多巣性／散在性が7例（14%），びまん性が1例（2%）である．

白質に造影効果を認め，灰白質をよけていたのが51例中45例（88%）であった．白質の造影効果は不完全であり，ときおり，脊髄半側のみを侵した例があった．

3か月以上の造影効果が残存したのは，造影検査を施行した34例中34例，12か月以上は16例中12例であった．

T2強調像での高信号は3椎体以上が45%あり，中位は2椎体（1〜8椎体），矢状断像では紡錘状を示した．

生検を施行したのが6例あり，いずれも非特異的な炎症であった．

結論として，横断性のパンケーキ様の造影効果が最強狭窄部位あるいはその直下にあり，T2強調矢状断像における紡錘状高信号の中央部に位置している際には，脊椎症が脊髄症の原因と考えるとしている[13)]．

以上，今までの日本からの報告と異なる点は，高信号の長さが3椎体以上が45%と多く，最高8椎体の長い例もある．また，横断像では前索も含んだ，白質の造影効果が強調されていることである．しかし，結論として述べられていることは，本稿の著者とほぼ同じと考えている．

・伸展位にて脊髄圧迫が明瞭となる

頸椎症性髄内浮腫を呈する頸椎症は，手術適応となるような頸椎症に比べて，一般的に脊髄圧迫の程度が軽いと考える．そのことがときに診断を難しくしている．

Conwayらの報告がある．55歳，女性が亜急性の脊髄症を呈した．脊髄には，単独で，長さの短いT2強調像での高信号があり，中等度の

狭窄があり，その部位直下に造影効果を認めた．髄液では oligoclonal band の上昇があり，clinically isolated syndrome（CIS）を疑い，グラチラマー酢酸塩による免疫療法が施行された．しかし，7か月後の再検にて，造影効果が残存したので，伸展位の MRI を撮像し，より強い脊髄圧迫を認めた．外科的な除圧を施行し，臨床症状，画像所見の劇的な改善を認めた．本症において，伸展位の撮像が有用であるとした[14]．

自験例でも，他院にて脊髄サルコイドーシスが疑われ，ステロイドを使用したが改善を認めず，当院にて生検が求められた．他院の中間位での撮像では脊髄の圧排をほとんど認めず，頸椎症性髄内浮腫の診断が難しかった可能性がある．当院での伸展位での T2 強調矢状断像では，脊髄に明らかな圧迫所見を認めた（図3）．その他に，pancake-like enhancement，T2 強調像横断像での高信号の広がり，造影後の横断像の広がり，臨床経過も考え，頸椎症性髄内浮腫と診断し，除圧術を施行し，患者の状態は改善した．生検は施行しなかった．本症において，伸展位での T2 強調矢状断像の施行は診断に有用と考えている．

鑑別診断

主要な脊髄疾患の鑑別診断については本章 p.1064「2. 脊髄梗塞」内の表1と表2を参照．その中で，慢性進行性の病変が鑑別となる．長い病変，短い病変，その両方が鑑別となる．

1. **脊髄サルコイドーシス**：慢性の経過をたどり，脊髄内に腫大と T2 強調像で高信号および造影効果のある病変が鑑別診断に上がり，その中では脊髄サルコイドーシスが最も重要である[15]．

・脊髄のMRIのみでは鑑別が難しいことがある

一般的には脊髄サルコイドーシスはより腫大が強く，高信号の範囲が広く（3椎体以上），造影効果の部位も複数あることが多い[3]．また，亜急性発症（4週間未満）の脊髄サルコイドーシスでは，中心菅部と三叉様の造影効果が示すことがあり（4章 p.354「1. 神経サルコイドーシス」参照）[16]，頸椎症性髄内浮腫とは明らかに異なる．

時に，脊髄サルコイドーシスに頸椎症が合併し，造影効果も1か所で，脊髄の腫大も軽い例[3]もあるので，脊髄の画像診断のみでは究極的には困難なこともある．

頸椎症性髄内浮腫が疑われる際には脊髄サルコイドーシスも考慮し，胸部 CT にて肺門腫大の有無を確認する必要がある．血中アンジオテンシン変換酵素（ACE）値，血清中あるいは尿中カルシウム高値のないことの確認も必要である[15]．

【臨床】の項目中に記載したように，他の部位に脊髄サルコイドーシスがあっても，脊髄病変が脊髄サルコイドーシスとは限らない[3]．Flanagan らも他の部位にサルコイドーシスがあったが，脊髄病変は頸椎症による例を報告している[13]．注意深い経過観察にて，頸椎症性髄内浮腫の可能性があれば，除圧術を考慮すべきである．

・臨床経過

安藤らは頸髄病変を示す脊髄サルコイドーシスでは上肢の症状よりも，下肢の症候が前景に立つことが多いと述べている．病変が髄膜表面から脊髄の内側へと広がっていく傾向があるために，中心灰白質よりも白質の症候が出やすいためとしている[15]．解剖学的には脊髄内の皮質脊髄路及び脊髄視床路の体性機能局在（somatotopy）がそれぞれ外側部に下肢からの線維があり，より内側に上肢の線維があることによる[17]．自験7例中6例の頸椎症性髄内浮腫が上肢の症状で始まったこと[2]，頸椎症性髄内浮腫に類似した画像所見を示す脊髄サルコイドーシスが下肢の症状で始まったことを考えると，参考になる所見である[3]．

・PET

脊髄サルコイドーシスでは ^{18}F-FDG-PET（^{18}F-fluorodeoxy glucose-positrono emission tomography）にて脊髄病変が陽性とな

図3 頸椎症性髄内浮腫

A　T2強調矢状断像
　　（他院での約半年前）

B　造影後T1強調矢状断像

C　T2強調矢状断像（伸展位. A, Bより約半年後, 当院での撮像）

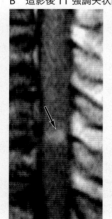
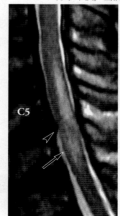
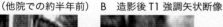

42歳, 男性. 3年前より両前腕尺側と両膝下のしびれがあり, 巧緻運動障害と歩行障害を認めた. 約半年後他院にて, MRIにて, 頸髄に long cord lesion があり, 脊髄サルコイドーシスが疑われた. 他の部位にサルコイドーシスを認めず, ステロイドでの改善はなかった. その後, 症状が進行し, 当院に生検が求められ, 入院した.

D　T2強調横断像（C5）

E　T2強調横断像（C5/6）

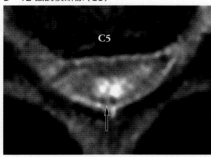
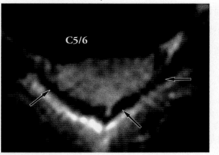

F　造影後T1強調冠状断像

G　造影後T1強調横断像（C5/6）

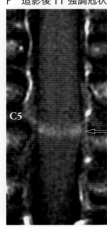
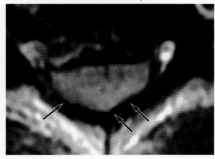

A：T2強調矢状断像（他院での約半年前）：C4-6に高信号を認め（→）, 脊髄の軽い腫大がある. 頸椎症による脊髄圧迫はほとんど認められない.

B：造影後T1強調矢状断像：C5/6にて前後に延びる pancake like enhancement を認める（→）. ステロイドが無効であること, pancake like enhancement があることより, 頸椎症性髄内浮腫を疑い, 伸展位での頸椎MRIと造影後の検査を当院にて施行した.

C：T2強調矢状断像（伸展位. A, Bより約半年後, 当院での撮像）：C5/6での頸椎症による脊髄圧迫が明瞭になる（▶）. 圧迫部位の上下の脊髄内に高信号を認める（→）.

D：T2強調横断像（C5）：両側脊髄背側に高信号を認める（→）.

E：T2強調横断像（C5/6）：主に, 後索から側索にかけて高信号を認める（→）.

F：造影後T1強調冠状断像：C5/6にバンド状の造影効果があり（→）, pancake-like enhancement である. なお, 矢状断像でもAと同様な造影効果を認めた（artifactがあり, 掲載していない）.

G：造影後T1強調横断像（C5/6）：脊髄の背側から外側にかけて, 造影効果を認める（→）.

補足：他院の画像（中間位での撮像）では脊髄の圧迫がほとんど認められず, そのことにより, 頸椎症性髄内浮腫と診断されず, 脊髄サルコイドーシスがより考えられた可能性がある. 生検を依頼されたが, 頸椎症性髄内浮腫と考えた. 除圧の際に, 硬膜外からの観察によって, 十分な圧迫があるとし, 生検を施行せず, 除圧のみで手術を終えた. 術後, 患者の臨床症状の改善があり, 頸椎症性髄内浮腫であったと考えている. 伸展位でのT2強調矢状断像では, 他院のT2強調矢状断像とは異なり, 明らかに脊髄圧迫があった. 患者が伸展位にて痛みが増強するとの訴えもあり, 頸椎症性髄内浮腫と確信した. 最近では, 頸椎症性髄内浮腫を疑う際には, 伸展位でのT2強調矢状断像を追加している. 半年後のMRIにて, 明らかな高信号の縮小を認めた.

り，有用の報告がある[18]．しかし，頚椎症性髄内浮腫でもPETにて，陽性となった報告があり[13)19)]，PET所見にて両者の鑑別をすることはできない．

2. **多発性硬化症（MS）**：MSも鑑別診断の一つに入る[10]．しかし，頚椎症性髄内浮腫では経過が長いこと，高信号の範囲が横断面にて広く（脊髄の半分以上），造影効果が斑状を示す際には可能性は低い[2)10)]．MSの脊髄病変は造影効果は比較的境界が明瞭であるが，同一スライスに2個の結節状造影効果を示す例は少ない．

3. **脊髄髄内腫瘍**：一般的には脊髄の腫大が大きいので，鑑別は容易である．しかし，頚椎症を伴い，初期の上衣腫は鑑別が困難なこともあり得る．造影効果が脊髄中心性で，明瞭な結節状を示す場合，あるいは頚椎症として手術をし，術後の臨床症状の改善がない場合には十分可能性を考慮して，経過を追う必要がある[20]．

4. **対処方法**：頚椎症性髄内浮腫に合致する画像所見があり，上記に示した鑑別疾患を除外し，適応があれば，頚椎症の手術を行い，慎重に高信号の状態をフォローすることが重要と考える．本症はステロイドは無効であり，長期あるいは繰り返すステロイド治療をしてはならない．なお，術後に患者の状態が良ければ，造影剤は不要である．

● …診断のコツ

頚椎症に伴い髄内に浮腫を認めることがある．最狭窄部位を中心に約3椎体分までの高信号をT2強調像にて髄内に認め，軽い脊髄の腫大があり，狭窄部位直下の髄内に造影効果を認める．脊髄サルコイドーシスとの鑑別が必要である．

参考文献

1) 吉藤和久，小柳 泉：頚椎変性疾患による浮腫性髄内病変．脊椎脊髄 23: 129-134, 2010.
2) 柳下 章：頚椎症性髄内浮腫．柳下 章（編）；エキスパートのための脊椎脊髄疾患のMRI（第3版）．三輪書店, p.357-364, 2015.
3) 柳下 章：脊髄サルコイドーシス．柳下 章（編）；エキスパートのための脊椎脊髄疾患のMRI（第3版）．三輪書店, p.497-509, 2015.
4) 寶子丸 稔，木原俊壱，小泉徹他：髄内病変と誤診しやすい圧迫性脊髄症の診断と治療．脊髄外科 25: 274-279, 2011.
5) Quintanilla-Bordás C, et al: Clinical Reasoning: A 16-year-old girl with subacute weakness and sensory loss. Neurology 88: e225-e229, 2017.
6) Dobbs M, Berger JR: Cervical myelopathy secondary to violent tics of Tourette's syndrome. Neurology 60: 1862-1863, 2003.
7) Lee J, Koyanagi I, Hida K, et al: Spinal cord edema: unusual magnetic resonance imaging findings in cervical spondylosis. J Neurosurg 99: 8-13, 2003.
8) Sasamori T, Hida K, Yano S, et al: Spinal cord swelling with abnormal gadolinium-enhancement mimicking intramedullary tumors in cervical spondylosis patients: Three case reports and review of the literature. Asian J Neurosurg 5: 1-9, 2010.
9) Nurboja B, Chaudhuri A, David KM, et al: Swelling and enhancement of the cervical spinal cord: when is a tumour not a tumour? Br J Neurosurg 26: 450-455, 2012.
10) 柳下 章：多発性硬化症．柳下 章（編）；エキスパートのための脊椎脊髄疾患のMRI（第3版）．三輪書店, p.461-469, 2015.
11) Flanagan EP, Marsh RW, Weinshenker BG, et al: Teaching neuroimages: "pancake-like" gadolinium enhancement suggests compressive myelopathy due to spondylosis. Neurology 80: e229, 2013.
12) Ross JS: Cervical spondylosis. Diagnstic Imaging Spine. Ross JS, Moore KR, Shah LM, et al. eds. Amirsys, Salt Lake. 2nd ed. pIII-1-74〜77, 2010.
13) Flanagan EP, et al: Specific pattern of gadolinium enhancement in spondylotic myelopathy. Ann Neurol 76: 54-65, 2014.
14) Conway BL, et al: Utility of extension views in spondylotic myelopathy mimicking transverse myelitis. Mult Scler Relat Disord 11: 62-64, 2017.
15) 安藤哲朗，土方靖浩：脊髄サルコイドーシスの診療．神経内科 77: 72-81, 2012.
16) Zalewski NL, et al: Central canal enhancement and the trident sign in spinal cord sarcoidosis. Neurology 87: 743-744, 2016.

17) Naidich TP, et al: The normal spinal cord and meninges. *In* Naidich TP, et al. Imaging of the spine. Saunders. Elsevier, Philadelphia, pp109-144, 2011.
18) 小笠原淳一, 神田 隆:【圧迫性脊椎脊髄疾患と鑑別を要する神経・筋疾患】脊髄サルコイドーシス. 脊椎脊髄 25: 123-130, 2012.
19) Floeth FW, et al: Prognostic value of ^{18}F-FDG PET in monosegmental stenosis and myelopathy of the cervical spinal cord. J Nucl Med 52: 1385-1391, 2011.
20) 柳下 章:上衣腫. 柳下 章(編);エキスパートのための脊椎脊髄疾患のMRI(第3版). 三輪書店, p.184-195, 2015.

6 ● spinal arachnoid web

臨床および画像所見

・2000年の報告

Paramoreは2例を報告した[1]．1例は54歳の男性で，数年の経過で背部痛と左足の痛みを認めた．もう1例は45歳の男性で，2年の経過の進行性の胸部痛と左下肢の筋力低下を認めた．2例とも胸髄に後方からの圧排があり，それより下部に脊髄空洞症を認めた．

手術にて，背側硬膜から脊髄軟膜にかけてarachnoid webがあり，髄液の流れを阻害していた．このwebを取ることによって症状の改善と，空洞の縮小を認めている．

webはくもの巣とか，（水鳥の）水かきなどの意味がある．このwebは正常くも膜に似ており，横断面では正常脊髄と硬膜に直行していた．当時のMRIでは見えず，ミエロCTでも見えないとしている．脊髄を挟んで，前部と後部での圧の差が脊髄空洞症の発生に関係していると記載している．論文名でも分かるように，本症をくも膜嚢胞の変形と考えていた可能性が高い．

・2013年の報告

Reardonらの画像所見に関する報告がある[2]．5例は手術にてarachnoid webであることが確認されている．その手術所見では硬膜内に白いくも膜のバンドがあり，脊髄背側を横断し，脊髄を圧迫していた．画像では14例についての記載があり，年齢は31〜67歳で女性が9人である．背部痛，上下肢の脱力，しびれを来す．14例とも上部胸髄に外科用メスに似た変形（scalpel sign）を示す（key point 1「Scalpel signを示す疾患」参照）．arachnoid webのある部位にて，脊髄が前方に圧迫され，後部くも膜下腔が拡大している．脊髄への圧迫部位はTh2-7の間に存在した．7例はその近くの脊髄内にT2強調像にて高信号を示し，空洞を認めた．3例はT2強調像にて高信号のみを認め，空洞はなかった．3例は空洞も，高信号も両方とも認めない[2]．

・2014年の報告

Changらが2例の報告を行い，arachnoid webにより，脳脊髄液の上方への流れが阻害され，その阻害を脳脊髄液の流れを定量的に見るMRIにより捉えられるとした[3]．その内の1例はarachnoid webにより，脊髄後部のくも膜下腔が拡大し，脊髄に圧排所見がある．硬膜内くも膜嚢胞に類似した画像を示した．残りの1例は脊髄空洞症を示しているが，くも膜下腔の拡大や，脊髄に圧排所見はない．この1例は髄液の流れの異常のある部位から，手術を施行し，arachnoid webを認めている．

Reardonらの報告によるバンド状の脊髄圧迫ではなく，脊髄後部くも膜下腔に浮かぶ構造があり，髄液の流れに影響を与えたとしている．2例とも scalpel sign は示していない．

装置の制約があり，どの施設でも，髄液の流れの定量的なMRI検査はできないが，原因不明の胸髄でのくも膜下腔の拡大や脊髄空洞症に

---

key point 【1．Scalpel signを示す疾患】

脊髄空洞症があり，空洞と正常脊髄との移行部，後部くも膜下腔にarachnoid web，硬膜内くも膜嚢胞，あるいは癒着性くも膜炎が存在し，脊髄を前方に圧排し，空洞による腫大した脊髄と合わせて外科用メスの形態を脊髄が示すのが，scalpel signである．

・arachnoid web
・硬膜内くも膜嚢胞
・癒着性くも膜炎

図1 spinal arachnoid web

A: T2強調矢状断像　B: T1強調像　C: FEISTA矢状断像　D: T2強調横断像（Th5/6）

E: ミエロCT（造影剤投与直後）　F: ミエロCT（早期）　G: ミエロCT（後期）

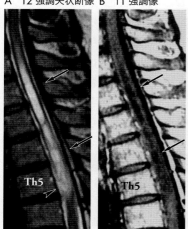
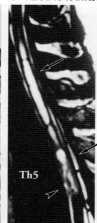
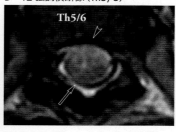
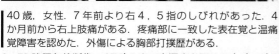

40歳，女性．7年前より右4，5指のしびれがあった．4か月前から右上肢痛がある．疼痛部に一致した表在覚と温痛覚障害を認めた．外傷による胸部打撲歴がある．

A：T2強調矢状断像：C7-Th5まで空洞症を認める（→）．Th5では脊髄前部とくも膜下腔との境界が消失している（▶）．
B：T1強調像：髄内に髄液と同様な低信号がC7-Th5まであり，空洞症である（→）．
C：FEISTA矢状断像：C7-Th5まで空洞症を認める（→）．Th5では脊髄前部とくも膜下腔との境界が不明である（▶）．
D：T2強調横断像（Th5/6）：前部くも膜下腔と脊髄との境界が不鮮明であり（▶），さらに，後部くも膜下腔が狭小化している（→）．脊髄前部にも高信号があり，空洞症を示す．
E：ミエロCT（造影剤投与直後）：Th5/6にて脊髄の屈曲，前後のくも膜下腔の拡大を認める（→）．
F：ミエロCT（早期）：Th5/6にてscalpel signを認める（→）．その上部の脊髄内に造影剤が入り，空洞の一部が描出されている（▶）．
G：ミエロCT（後期）：脊髄内に造影剤が入り，空洞症全体が認められる（▶）．一方，脊髄の腫大が目立つので，scalpel signは分かりにくくなった（→）．
補足：手術にて，Th3-5の硬膜を切開すると，Th4-5ではくも膜が白濁し，厚くなっていた．さらに，Th5では脊髄両側面にくも膜の肥厚があり，腹側まで連続していた（arachnoid web）．これより尾側の髄液が流出しない，肥厚した硬膜の頭側にあった空気が尾側に移動しないことより，このwebにより，その頭側における髄液循環障害があると考えられた．表面のくも膜を1枚残すように頭尾側を隔絶するwebの壁のみを削除するように摘出した．その後，エコーにて脊髄内部を確認すると，空洞は縮小していた．

おいては，このarachnoid webも鑑別に入れる必要がある．

・最近の報告

Zhangらは髄液の完全な閉塞ではないことが特徴とし，webは一方向のみが通過可能な弁構造になっていると推測している．3例中2例に痛みを伴っていた[4]．

十分な病歴が記載されている12例の検討では，男性7例，女性5例である．平均年齢は52.4（34～73）歳，外傷の既往は3例，脊椎の手術歴は3例．webの存在部位はTh1-8およ び，上部胸椎に多い．空洞症の合併は10例にあり，webの下部にあったのが4例，上部にあったのが6例である[4]．

一方，Aiyerらは2例を報告している．論文内では，scalpel signを示すとしているが，上部脊髄が前方に軽く圧排され，後部くも膜下腔の軽い拡大のみである[5]．空洞症のないwebは硬膜内くも膜嚢胞との区別が困難となる．

また，Schultzらは脊髄ヘルニアと本症との鑑別に言及しているが[6]，脊髄および硬膜の位置関係を考えれば，鑑別は容易である．

服部らも矢状断像にて脊髄空洞症が胸髄にあり，横断像の一部にて，脊髄が軽く前方に偏位し，脊髄背側に硬膜内くも膜嚢胞あるいは arachnoid web を疑わせる所見を認め，手術にて，arachnoid web を認めた例を報告した[7]．過去の報告でもこのような形態を取る例が多い．

・自験例

40歳，女性で，胸部の打撲歴がある．MRI にて C7 以下に空洞症がある．その最下部 Th5 に空洞の原因となる病変が疑われた．初回の MRI（図1-A〜D より2か月前に実施，非掲載）では，Th5 には T1 強調像にて空洞を示す所見がなかった．この部位での前部くも膜下腔と脊髄との境界が不鮮明である．癒着性くも膜炎や同部位の腫瘍などを空洞症の原因として考慮したが，よく分からなかった．2か月後に入院し，MRI の再検をすると，Th5 まで空洞が存在し（図1），空洞の原因としての腫瘍はないと考えた．

同部位においては後部くも膜下腔の狭小化があったが（図1-D），それ以上，MRI ではわからない．翌日にミエロ CT を行い，Th5 の髄内に最初に造影剤が入り，空洞症が確認された．さらに，矢状断像にて scalpel sign を認め（図1-F），初めて arachnoid web と診断した．ミエロ CT も時期により，脊髄の見え方が異なり，scalpel sign が分からないこともある（図1-E〜G）．

● …診断のコツ

1. Scalpel sign を呈した際には常に本症を考慮する．
2. 脊髄が前方に圧排され，脊髄後方硬膜内に髄液と同様な信号を示す嚢胞（硬膜内くも膜嚢胞）が疑われる際には，本症も常に考慮する．両者の鑑別は難しいことが多いが，arachnoid web は脊髄空洞症を伴っている例が多い．

参考文献

1) Paramore CG: Dorsal arachnoid web with spinal cord compression: variant of an arachnoid cyst? Report of two cases. J Neurosurg 93: 287-290, 2000.
2) Reardon MA, Raghavan P, Carpenter-Bailey K, et al: Dorsal thoracic arachnoid web and the "scalpel sign": a distinct clinical-radiologic entity. AJNR Am J Neuroradiol 34: 1104-1110, 2013.
3) Chang HS, Nagai A, Oya S, et al: Dorsal spinal arachnoid web diagnosed with the quantitative measurement of cerebrospinal fluid flow on magnetic resonance imaging. J Neurosurg Spine 20: 227-233, 2014.
4) Zhang D, Papavassiliou E: Spinal Intradural Arachnoid Webs Causing Spinal Cord Compression with Inconclusive Preoperative Imaging: A Report of 3 Cases and a Review of the Literature. World Neurosurg 99: 251-258, 2017.
5) Aiyer R, El-Sherif Y, Voutsinas L: Dorsal thoracic arachnoid web presenting as neuropathic pain: 'Scalpel' sign found on MRI. Neuroradiol J 29: 393-395, 2016.
6) Schultz R Jr, et al: Differentiation of idiopathic spinal cord herniation from dorsal arachnoid webs on MRI and CT myelography. J Neurosurg Spine 26: 754-759, 2017.
7) 服部洋平・他：Spinal arachnod web. 第10回 脊椎・脊髄画像クラブ（SSIC），2018年，東京．

7 癒着性くも膜炎（adhesive arachnoiditis：AA）

臨床
・病態と病理

　AAは種々の原因による脊柱管内のくも膜下腔，軟部組織の慢性炎症性変化により硬膜から脊髄表面までの空間が癒着し，髄液の灌流障害を引き起こし，くも膜下腔の血管，神経根の障害のみならず，脊髄実質の変化，続発性脊髄空洞症の合併を伴う重篤な疾患である[1]．

　AAでは硬膜とくも膜は強固に癒着し，厚い線維性結合織が脊髄周囲を取り巻き，髄膜は白濁する．くも膜下腔の血管，神経根も一塊となって結合織内に埋没する．所々でくも膜下腔が限局性に囊胞状拡張を示す．

　脊髄は限局性の海綿状壊死から横断性壊死を示すものまで様々である．この壊死はくも膜下腔の血管の血流障害や，硬膜外組織による圧迫による[1]．

　AAの合併症としては脊髄空洞症がある．空洞は癒着部位の上下髄節レベルに広がり，横断面では主として，後索から後角に空洞形成が生じやすく，空洞が大きくなると，前角まで広がる．この空洞はくも膜下腔とは，肉眼で確認できるような交通を持たず，また中心管とは関連を示さない．空洞壁は線維性グリオーシスから成る．癒着による二次的な循環障害により後角から後索に生じた壊死巣から上下髄節レベルへ空洞が伸展，拡大していくことが考えられる[1]．

・原因

　Andersonらは29例のAAに関して報告している．年齢は23〜96歳，女性が11例，男性が18例である．原因は10例が外傷，以前に施行された手術が9例，非外傷性のくも膜下出血が7例，感染が3例，油性造影剤（iophendylate：商品名，myosil）が1例，Guilain-Barré症候群が1例，強直性脊椎炎が1例，原因不明が1例ある[2]．その他に，くも膜下腔への注入物（造影剤，麻酔薬物，ステロイド）がある．本症の中に周産期障害あるいは出産時仮死の既往例がときにある．当時の出血あるいは軟化などが原因となっている可能性がある[3]．

画像所見
❖ MRI
◆ 1. 脊髄の異常

　初期から経過を確認できた図1を見ると，外傷により生じたAAに一致して，C5/6以下に約1椎体の長さに脊髄の軽い腫大と，T2強調像にて髄内に高信号が矢状断像にて認められる（図1-B）．一方，T1強調像では髄内はわずかな低信号のみであり（図1-C），空洞ではなく，髄液循環の異常による浮腫，グリオーシス，軟化などが考えられる．後に空洞になったので，presyrinxとも言える．T2強調横断像（C5/6）（図1-E）にて，脊髄の輪郭が不鮮明となり，輪郭がたどれない部位が認められる．同一部位の矢状断像ではくも膜下腔があるので，脊髄圧迫によってくも膜下腔が認められない所見ではなく，AAに特徴的な所見である．この所見を把握することが，脊髄のある部位におけるAAの画像所見では最も重要である．

　脳脊髄腔の局所的拡張，くも膜・硬膜への不規則な癒着による脊髄の変形（図1）を認め，くも膜癒着によるくも膜囊胞の形成（脊髄空洞症を伴う際には空洞の上部にくも膜囊胞があることが多い）を認めることもある[3]．

　図2は海綿状血管腫からの脊髄髄内出血があり，おそらくその際に，くも膜下出血も伴っており，癒着性くも膜炎の素因があったと考えられる症例である．手術が施行され，その約1年後から，脊髄の腫大と高信号がT2強調矢状断像にて，再び出現し，その3か月後には空洞が出現し，癒着性くも膜炎と診断された例である（図2）．

　海綿状血管腫の再発も初期には疑われたが，最初の存在部位とは異なり，陳旧性出血である．

図1 | 癒着性くも膜炎（外傷による）

A　T2強調矢状断像
　（約3年前，受傷直後）

B　T2強調矢状断像
　（左肩の痺れ出現後）

C　T1強調矢状断像

D　T2強調横断像（C5）

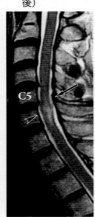

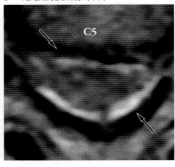
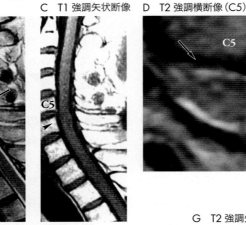

E　T2強調横断像（C5/6）

F　T2強調横断像（C6）

G　T2強調矢状断像
　（Bより約4年後）

H　T1強調矢状断像

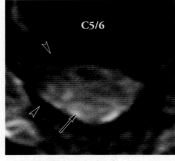
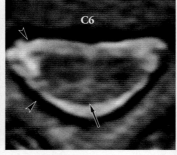
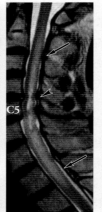
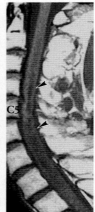

I　T2強調横断像（C5/6）

J　T2強調横断像（C6/7）

K　T2強調横断像（Th2）

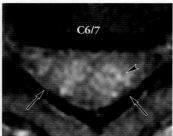
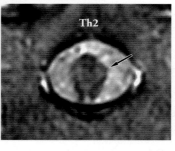

約3年前歩行中にはねられ，頭部外傷を受けた．脳挫傷があり，気切，人工呼吸などにより，徐々に良くなったが，高次機能障害が残った．脊椎はC5/6の亜脱臼があったが，外固定により保存的加療を行った．受傷17日目のMRI（A）では，脊髄には異常を認めない．しかし，約3年後に左肩の痺れが出現し，他院の神経内科を受診，MRIを撮像した（B～F）．

A：T2強調矢状断像（約3年前，受傷直後）：C5/6椎間板の突出があり，軽い脊髄に圧排がある（→）．髄内には異常高信号を認めない．C7以下に，前部硬膜の後方偏位があり（▶），髄液漏出などの疑いがある（▶）．

B：T2強調矢状断像（左肩の痺れ出現後）：C5/6以下の脊髄に約1椎体の長さの高信号があり，脊髄に軽い腫大がある（▶）．C5/6では脊髄周囲にはくも膜下腔が存在し，脊髄の輪郭が明瞭に認められる（→）．

C：T1強調矢状断像：Bでの高信号を示す部位は軽い低信号を示し（→），髄液と同様の低信号ではないので，空洞ではない．空洞前状態であり，浮腫，軟化，グリオーシスなどが疑われる．

D：T2強調横断像（C5）：脊髄とくも膜下腔が明瞭に区別できる（→）．

E：T2強調横断像（C5/6）：脊髄内に高信号を認める（→）．矢状断像では脊髄周囲にくも膜下腔が存在したが，横断像では脊髄とくも膜下腔の境界が不明瞭となり（▶），癒着性くも膜炎を示す所見である．この所見を捉えることが，本症と診断するのに最

また，海綿状血管腫と空洞の合併は経験がなく，おそらくそのような病態はないのではと考えている．

術後に発生した脊髄空洞症では癒着性くも膜炎の可能性を常に考慮する必要がある．

◆ 2. 腰椎レベル（神経根の変化）

神経根の癒着集合，程度が強いと硬膜内での塊形成（図1）を認める．また，神経根の硬膜嚢への癒着，硬膜嚢の肥厚，程度が強いと硬膜内に神経根が見えなくなる（empty sac appearance）を呈する．くも膜嚢胞の形成を示す．上記の所見は二椎体以上にわたり，ときに，異常な神経根は増強効果を示すことがある[3]．

◆ 3. 油性造影剤

点状あるいは楕円形を示し，T1強調像にて高信号，T2強調像では低信号を示す[4]．

◆ 脊髄造影・ミエロCT

MRIでは診断がときに困難なこともあり，ミエログラフィー（脊髄造影）およびミエロCTが有用なこともある[3]．

癒着性くも膜炎に伴う脊髄空洞症の診断にはミエロCT，特に造影剤投与6時間あるいは24時間後の撮像が非常に有用である．脊髄内に造影剤が入り，空洞を確実に描出できる（図2）．脊髄の変形にも注意することが，癒着性くも膜炎の診断には重要である．なお，ミエロCTでの造影剤が脊髄内に入る部位は，MRIよりも大きく描出される．おそらく完全な空洞ではなく，脊髄組織が残っている部位にも造影剤が入っている可能性が高いと考えている．

脊髄造影ではくも膜下腔内の線状あるいは斑状の充盈欠損，嚢状の造影剤貯留（ポケット状のくも膜下腔），それによる脊髄圧排または造影剤の完全ブロック．脊髄陰影の同定不良を示す[3]．

ミエロCTでは，馬尾神経の配列・走行の乱れ，くも膜下腔内に結節状あるいは索状の腫瘤性病変（充盈欠損），神経根の硬膜嚢への癒着－empty sac appearance－，くも膜嚢胞様病変による脊髄の圧排を認める．また，造影剤投与後，時間を空けて，撮像したミエロCTではくも膜嚢胞様病変内の造影剤の排出遅延を示す[3]．

…診断のコツ

原因不明の脊髄空洞症では本症の可能性を考慮する．外傷，手術，感染症の既往があれば積極的に疑う．脊髄の輪郭がT2強調像にて不鮮明な部位があれば，本症の可能性が非常に高い．

鑑別診断

主要な脊髄疾患の鑑別診断については本章p.1064「2. 脊髄梗塞」内の表1と表2を参照．慢性進行性の病変が鑑別となる．長い病変，短い病変，その両方が鑑別となる．

- **脊柱管狭窄症**：神経根の集合はあるが，変性所見がより明瞭．

図1（続き）

も重要な所見である．しかも，この症例では初回のMRIにて認められている．この時点で正しい診断をし，治療をすれば，予後は変わっていた可能性が高い．
F：T2強調横断像（C6）：髄内高信号を認める（→）が，この部位では脊髄とくも膜下腔が明瞭に区別できる（▶）．癒着性くも膜炎が限局していることを示す．残念ながら，その病院では診断が着かず，症状は少しずつ悪化し，別の病院で，外傷後の癒着性くも膜炎と診断され，さらに，約4年後（受傷約8年後）に当院に入院し，MRIを撮像した（G〜K）．歩行障害が悪化し，歩けなくなった．
G：T2強調矢状断像（Bより約4年後）：脊髄が腫大し，髄内高信号がC1-Th2まで及んでいる（→）．C4-6にかけては髄液と同様な高信号を示す（▶）．
H：T1強調矢状断像：髄液と同様な低信号がC4-6にあり，脊髄空洞症となっている（▶）．C7-Th1にかけても空洞がある．
I, J：T2強調横断像（I；C5/6，J；C6/7）：脊髄とくも膜下腔との境界が不鮮明で，脊髄の輪郭がわからない（→）．髄内には高信号がある（▶）．Kのくも膜下腔と脊髄の関係を比べると，明瞭である．初回のMRIと比べると，脊髄の不鮮明な部位が広がり，癒着性くも膜炎が進行し，髄内にも空洞症が明瞭になっている．
K：T2強調横断像（Th2）：脊髄が変形し，縦長になっている（→）．脊髄とくも膜下腔との境界は鮮明である．
補足：当院にてミエロCTを施行したが，くも膜下腔には造影剤が入り，Th2での脊髄の変形は分かるが，T2強調横断像にて認められた脊髄とくも膜下腔との境界が不鮮明な部位では，その所見を示さない．T2強調横断像が最も重要である．

図2 癒着性くも膜炎（脊髄髄内海綿状血管腫の術後）

A　T2強調矢状断像（正中）　　B　T2強調矢状断像（正中より右）　　C　T2強調矢状断像（術後9日目）

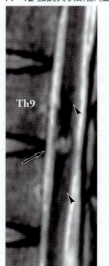
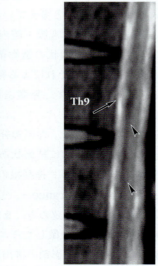
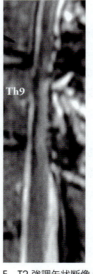

D　T2強調矢状断像（術後約1年目）　　E　T2強調矢状断像（術後約1年3か月後）　　F　T2強調矢状断像（術後約1年6か月，再手術直前）　　G　T1強調矢状断像

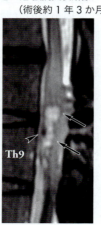
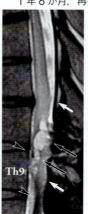
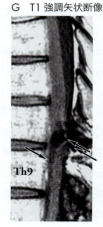

H　T2強調横断像（Th9上部）　　I　T1強調横断像（Th9上部，Hと同一部位）　　J　ミエロCT（再構成矢状断像，造影剤注入6時間後）

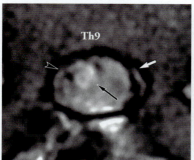
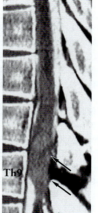

図2（続き）

◀ 34歳，男性．約2か月前に左下腹部痛を自覚し，左下肢の一過性のしびれがあった．1か月半前に突然に左下肢麻痺が出現し，その7日後に増悪し，さらに，2日後に他院を受診し，左下肢完全麻痺，排尿障害があり，MRIにて髄内出血と，髄内血管奇形を指摘された．翌日には右下肢麻痺も起こり，当院に入院となった．髄内出血と海綿状血管腫が2か所にあり，浮腫を伴っていた．他院にて高圧酸素療法を受け，右下肢筋力が回復し，再び当院に入院となり，MRIを撮像した（A，B）．

A：T2強調矢状断像（正中）：Th9/10に海綿状血管腫を認める（→）．脊髄には低信号があり，今回の髄内出血（▶）と考えられる．

B：T2強調矢状断像（正中より右）：Th9中部前部に海綿状血管腫を認める（→）．今回の髄内出血がある（▶）．手術を施行し，Th9右前部に海綿状血管腫があり，同部位からの出血であった．Th9/10にも海綿状血管腫があった．

C：T2強調矢状断像（術後9日目）：脊髄内に高信号があるが，腫大はなく，術後の変化と考えた．その後，リハビリにより杖を使って歩けるようになり，車も使えるようになった．術後，約1年後に再検をした（D）．症状の悪化を認めていない．

D：T2強調矢状断像（術後約1年目）：Th7-9にかけて，脊髄の腫大と高信号を認める．髄液よりは低く，T1強調像でも空洞を示すほど低信号ではない（非掲載）．新たな出血はなく，再発を示す所見でもないと考えた．Th9上位にある低信号は陳旧性出血である（▶）．海綿状血管腫のあった部位（Th9）より上方に位置している．

E：T2強調矢状断像（術後約1年3か月後）：Th8-9にかけて，髄内に髄液に等しい高信号を認め（→），空洞と考えられ，癒着性くも膜炎と考えた．なお，T1強調像でも髄液と等信号を示す空洞を認めている（非掲載）．Th9上部にある低信号は古い出血である（▶）．

F：T2強調矢状断像（術後約1年6か月，再手術直前）：Th8-9にかけて空洞が明瞭になっている（→）．その周囲にも高信号がより広がり，癒着性くも膜炎による髄内病変と考えられる（⇨）．さらに，陳旧性出血がより明瞭になっている（▶）．

G：T1強調矢状断像：Th8-9の空洞が明瞭な低信号を示す（→）．

H：T2強調横断像（Th9上部）：髄液と同様な高信号を示す空洞を認める（→）．その辺縁に陳旧性出血がある（▶）．脊髄の輪郭とくも膜下腔との境界が不明であり（⇨），癒着性くも膜炎による．

I：T1強調横断像（Th9上部，Hと同一部位）：脊髄右前部に髄液と同様な低信号があり，空洞である（→）．

J：ミエロCT（再構成矢状断像，造影剤注入6時間後）：Th8-9の脊髄内に造影剤が入り，空洞を示す（→）．

補足：手術にて癒着性くも膜炎が確認されている．海綿状血管腫の再発はなく，陳旧性出血があった．脊髄内の海綿状血管腫（の再発）と空洞の共存は経験がなく，おそらくそのような病態はないと考える．初回の髄内出血の際に，くも膜下腔にも出血が起こり，癒着の素因があった上に，手術が施行され，癒着性くも膜炎が起こったと考えている．なお，この症例でも認められるが，MRIでの空洞の大きさより，ミエロCTにて，髄内に造影剤が入り，空洞と考えられる部位が大きく，描出される．完全に空洞ではなく，脊髄組織が残っている部位にも造影剤が入っている可能性がある．癒着性くも膜炎の診断にはミエロCTは非常に有用と考える．

- 硬膜内の腫瘍，癌性転移，くも膜播種：より強い神経根の増強効果と，局所的結節の形成を認める．

- 脊髄髄内腫瘍：特に造影効果のない腫瘍では困難なことがある．脊髄輪郭の不鮮明な部位を見つけることがAAの診断には役に立つ．

参考文献

1) 橋詰良夫，安藤哲朗，吉田眞理：癒着性くも膜炎．脊椎脊髄ジャーナル 19: 1023-1026, 2006.
2) Anderson TL, et al: Imaging Appearance of Advanced Chronic Adhesive Arachnoiditis: A Retrospective Review. AJR Am J Roentgenol 209: 648-655, 2017.
3) 柳下章：癒着性くも膜炎．エキスパートのための脊椎脊髄疾患のMRI．柳下章編，三輪書店，p.531-537, 2015.
4) Kubota M, et al: Syringomyelia caused by intrathecal remnants of oil-based contrast medium. J Neurosurg Spine 8: 169-173, 2008.

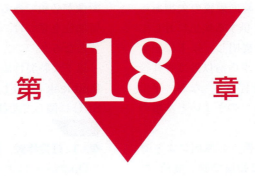

第 18 章

duropathies

　duropathies は最近のトピックの一つである．脊柱管内の硬膜の欠損あるいは損傷による神経症状を呈する疾患である．ただし，脳表ヘモジデリン沈着症では，原因が後頭蓋窩の硬膜に関係した病変もありうる．MRI では FIESTA 法を使いこなすことが必要である．

1. 特発性脳脊髄液漏出症(idiopathic cerebrospinal fluid leak)(特発性低髄液圧症候群)(spontaneous intracranial hypotension : SIH)

duropathies の概念

2012年，Kumar は脊柱管内硬膜の欠損あるいは損傷により神経症状を呈する疾患に対して duropathies という概念を提唱し，以下に記す疾患が入るとした（表1）．平山病以外は脊柱管内の前部硬膜外に液貯留を伴う[1]．なお，平山病は duropathies に入れないのがよいと本項の著者は考えている．

duropathies の基本は，種々の原因による脊柱管内硬膜の欠損あるいは損傷で脳脊髄液（髄液）が漏出し，それに伴って脳脊髄液漏出症（低髄液圧症候群）が起こるということである．また，硬膜外静脈叢の拡大などが生じ，そこからの出血がくも膜下腔に入ることで，脳表ヘモジデリン沈着症となる．硬膜欠損部より髄液が漏出し，続いて脊髄が硬膜外に突出することによって，脊髄ヘルニアになる．さらに，液貯留が長い間に脊髄を圧迫して，脊髄前角に異常を示し，多髄節性筋萎縮症になると考えられる．硬膜外くも膜囊胞は液貯留による囊胞形成と考えられる．

duropathies の画像

duropathies を画像から考えると，脊柱管内硬膜の描出が必須であり，矢状断像では T2 強調像および FIESTA（fast imaging employing steady state acquisition）法〔あるいは CISS（constructive interference in steady state）法〕，横断像では薄いスライス〔東京都立神経病院（以下，当院）では 1 mm 厚〕が可能な FIESTA 法が最も有効である．硬膜欠損を描出するには同横断像が必須である．矢状断像から硬膜外の液貯留部位を見つけ，横断像の部位を絞ることが必要となる[2]．

以下，特発性脳脊髄液漏出症（cerebrospinal fluid leak：CSFL）（特発性低髄液圧症候群：SIH）に関して記載する．

臨床

◆ 1. 好発年齢，素因，関連疾患

Ducros らによると，2～86歳までの報告があり，発症ピークは 35～42 歳である．女性に多い．3例に1人は発症する前に小さな誘因あるいは外傷がある．また，遺伝性結合織疾患，皮膚の過剰伸展性や関節の過剰運動性などの膠原病の特徴をもつ例がある．高度肥満のための手術が危険因子の一つともされている．頸椎の骨疾患（Gorham 病）によって髄液漏出が起こることもある[3,4]．

◆ 2. 臨床徴候

45歳以下の患者では頭痛が最も多い症状である．頭痛は通常は数時間のうちに，急速に進行する．雷鳴頭痛も15%に起こる．頭痛は両側性で（片側性もある），起立性で，腰椎穿刺後の頭痛と同様である．頭痛は Valsalva 法にて悪化し，頭を振ることによっても悪化する．この頭痛の起立性は時と共に不鮮明となり[3,5]，慢性的な頭痛に変化し，不安と鬱を伴うこともある．稀には起立性ではなく，横になっていると悪化することもある[3]．

起立性頭痛が典型例であるが，起立性頭痛の有無のみに頼って診断してはならない[5]．

また，45歳以上の患者では，頭痛がなく，聴覚前庭症状が主となりうる．

約半分の症例では，頭痛以外に，嘔気，嘔吐，頸部硬直，聴覚前庭症状を伴う．その他に，少ないが，複視，顔面のしびれあるいは痛み，顔面の筋力低下，痙攣，味覚異常がある．稀には，

表1 ● Kumar による duropathies [1]

- 脳表ヘモジデリン沈着症*
- 脳脊髄液漏出症*
- 脊髄ヘルニア*
- 多髄節性筋萎縮症*
- 平山病
- 硬膜外くも膜囊胞*

＊：ventral longitudinal intraspinal fluid collecion を伴うことがある．

乳汁分泌，肩間の痛み，神経根症状，四肢麻痺，異常運動，認知障害，痙攣を呈する．

脳下方陥入（brain sagging）が強くなると，間脳のヘルニアが起こり，意識障害，脳症，昏睡となる[3]．

・脳脊髄液漏出症による PRES（posterior reversible encephalopathy syndrome）

47歳，女性．コントロールされた高血圧があった．胸椎椎間板の手術の際に，硬膜損傷があり，そこから髄液流出があった．術後，強い起立性頭痛があり，その後，痙攣，視力障害，失見当識，昏迷へと進行した．MRI にて，大脳後部，上前頭溝沿いに高信号を FLAIR 像にて認め，PRES と診断された．硬膜欠損部を修復して改善した．動脈圧と髄液圧との大きな差異によって，PRES が引き起こされると推測されている[6]．

一方，別の報告[7]は，65歳，女性であり，2週にわたる後頭部痛と，2日間の進行する精神状態の変化により，救急外来を受診した．初回の造影後 MRI では，両側の硬膜下水腫，硬膜のびまん性造影効果があり，脳幹の軽度の下方陥入があり，SIH に合致した．さらに，腰椎 MRI にて，前部硬膜外に髄液貯留があった．精神機能の悪化が続き，頭部 CT にて，両側傍矢状部後頭葉皮質に沿って，低吸収域が認められ，PRES と診断された．なお，この低吸収域に相当する病変は初回の MRI にはなかった．PRES の原因として2つの説を示している．1つは，髄液漏出による低髄液圧に対して，灌流圧上昇が起こり，さらに，血管の自己制御機構の損傷による PRES を起こす．2つ目は，Monro-Kellie の法則により，頭蓋内圧低下があると，静脈あるいは静脈洞の拡張が起こる．さらに，brain sagging により，Galen 静脈の狭窄が起こり，静脈の過剰拡張により間質への漏出が起こって PRES が起きるとされている[7]．

・Frontotemporal brain sagging syndrome（FBSA）

Capizzano らによると，SIH において，下記の非典型的な症状を呈する例があり，FBSA とよばれる[8]．症状は意識障害，記憶障害，前頭側頭型認知症，パーキンソン症状，失調である．典型的な SIH に比べて，年齢が高く（55.9 ± 14.1歳），臨床経過が長い（21.93 ± 18.43 か月）．

画像では，brain sagging がより強く，矢状断像での乳頭体−橋の距離が短く（脚間窩の上下径が小さい），横断像にて，中脳の前後径が長くなる．

8例では治療の反応が不良で，再発が多い．8例中7例が前向性記憶障害があり，4例は脱抑制があり，2例は異常行動型前頭側頭型認知症（behavioral variant frontotemporal dementia：bvFTD）に合致し，FBSA を呈した．なお，この2例では，前頭側頭葉に萎縮はない[8]．

本症の2例に神経病理学的検査が施行され，変性所見を認めていない[9]．

・硬膜欠損の原因としての diskogenic microspurs

Beck らの報告によると，SIH 69例のうち，54例は硬膜外血液パッチ（epidural blood patch：EBP）を含む保存的方法によって治癒した[10]．その他の15例（11例が女性，平均年齢は 45.7 ± 12.9歳）は保存的方法では良くならなかった．この15例は髄液漏出が脊髄造影にて全例に認められた．14例に髄液漏出部位に対する手術が施行され，1例は拒否された．髄液漏出の原因と考えられる硬膜の縦に線状のスリットが，前部に10例，外側部に3例，背側に1例あった．前部の10例には全例，石灰化した微小骨棘（diskogenic microspurs）が椎間板から出ており，ナイフのように，硬膜を裂いていた．3例の外側に硬膜の裂け目があった症例では，髄膜憩室を伴っていた．残りの1例は背側の骨棘が原因であった．

自験例（図1）においても，上部胸椎での EBP では改善せず，その後，下部胸椎において，diskogenic microspurs を認め，硬膜欠損の原因となっていた例がある．ただし，この例を含めて，自験例での EBP にて改善を認めない SIH 例は，EBP 法を施行した部位から遠い，下

図1 脳脊髄液漏出症（低髄液圧症候群）

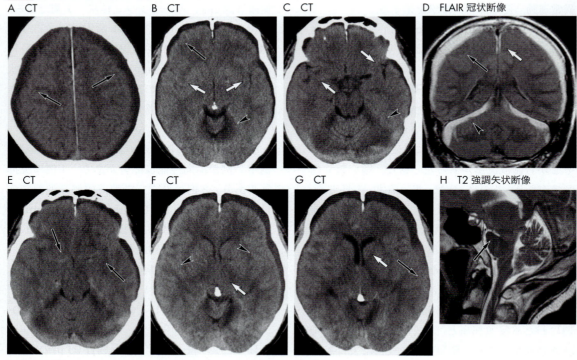

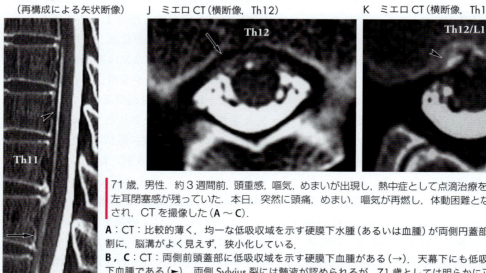

71歳，男性．約3週間前，頭重感，嘔気，めまいが出現し，熱中症として点滴治療を受け，改善したが，左耳閉塞感が残っていた．本日，突然に頭痛，めまい，嘔気が再燃し，体動困難となり他院に緊急搬送され，CTを撮像した（A〜C）．

A：CT：比較的薄く，均一な低吸収域を示す硬膜下水腫（あるいは血腫）が両側円蓋部にある（→）．量の割に，脳溝がよく見えず，狭小化している．

B，C：CT：両側前頭蓋部に低吸収域を示す硬膜下血腫がある（→）．天幕下にも低吸収域があり，硬膜下血腫である（▶）．両側Sylvius裂には髄液が認められるが，71歳としては明らかに正常より細い（⇨）．また，両側前頭葉，側頭葉には脳溝がほとんど認められず，異常である．髄液が少なくなっており，SIHを示す所見である．補液で状態が改善したので，2日後に退院となったが，すぐに悪化し，翌日に再度入院し，初回のCTから3日後にMRI（D）を撮像した．

D：FLAIR冠状断像：円蓋部硬膜下血腫（→），大脳鎌に沿って硬膜下血腫（⇨），小脳天幕下にある硬膜下血腫（▶）があり，典型的なSIHを示す所見である．他院にて4日後にCTの再検が施行されている（**E，F**）．

E，F：CT：両側Sylvius谷に高吸収域を認め，pseudo-SAHを示す（→）．本症に特徴的である．さらに，第三脳室は認められず（⇨），側脳室前角は狭小化し，Sylvius裂（▶）をはじめとする脳溝がほとんど認められない．すでに，緊急に硬膜外血液パッチ法を施行すべき状態であった．さらに3日後にCTの再検がなされた（**G**）．

表2 ● 568例のSIHにおける脊髄での髄液漏出の原因[11]

型				
1型	硬膜欠損（損傷） 151例（26.6%）			
	a. 腹側 145例（25.5%）		髄液漏出あり	144例
			髄液漏出なし	1例
	b. 背外側 6例（1.1%）		髄液漏出あり	6例
			髄液漏出なし	0例
2型	髄膜憩室 240例（42.3%）			
	a. 単純型 218例（38.4%）		髄液漏出あり	50例
			髄液漏出なし	168例
	b. 複雑型 22例（3.9%）		髄液漏出あり	3例
			髄液漏出なし	19例
3型	脳脊髄液静脈瘻 14例（2.5%）		髄液漏出あり	0例
			髄液漏出なし	12例
4型	確定できず/不明 163例（28.7%）			

部胸椎に漏出部位がある例が多い．

なお，当院での病理所見では，この突出物は椎間由来ではなく，後靱帯由来とされたので，以後，calcified microspurを用語としては使用している．なお，calcified microspurはFIESTA画像（横断像および矢状断像）でも注意してみれば，認められる．

・脊髄での特発性髄液漏出の分類（表2）

Schievinkらは568例を分類した[11]．3型があった．1型は硬膜欠損（損傷）があり，151例（26.6%）である．大多数が硬膜外に髄液漏出を認めた．1a型は前部硬膜外に欠損があり（96%），1b型は後外側に欠損があった（4%）．2型は髄膜憩室であり，240例（42.3%）にあり，硬膜外髄液漏出は53例（22.1%）にあった．2a型は単純な形を示し（90.8%），2b型は憩室/硬膜拡張との混合型である．3型は髄液-静脈瘻であり，14例（2.5%）にあり，硬膜外髄液漏出を伴わない．分類不能例が残りの163例（28.7%）にあった．

髄膜憩室については自験例ではSIHでの経験がほとんどない．Schievinkらも，髄液漏出を伴わない憩室は単に，硬膜の脆弱性を示すのみであるとしている．さらに，6mm以下の小さな憩室は偶然の所見の可能性が高く，8mm以上の大きさがあるときのみ，意味があるとしている．SIHがあり，憩室が見つかった際には最大で，不規則な形の憩室を選んで手術をすると，SIHが良くなることが多いとしている[11]．

2b型の憩室/硬膜拡張は4%のみであるが，若年者に多く，全身性結合織疾患（Marfan症候群など）を合併している患者に多い．拡張した

図1（続き）

G：CT：頭蓋内圧がさらに下降したことにより，血腫が増大し，新しい血腫が左頭蓋後方に認められる（→）．第三脳室が認められず，側脳室前角は前回よりも軽度拡張し，中央に偏位している（⇨）．また，左硬膜下血腫が大きくなったので，前角は右に偏位している．その翌日に頸椎から後頭蓋窩MRIが施行された（H）．
H：T2強調矢状断像：脳下方陥入（brain sagging）により，脚間窩がつぶれ，脳幹内の髄液による高信号がわずかしか見えない（→）．脳幹に強い圧迫が加わっており，非常に危険な状態である．当日に緊急入院となり，ミエロCTが施行された（I〜K）．
I：ミエロCT（再構成による矢状断像）：Th11より上部の前部くも膜下腔には造影剤を認め，正常の高吸収値を示し（▶），後部くも膜下腔と同様な高吸収値を示す．一方，Th12-L1にかけて，脊髄前部の吸収値は正常のくも膜下腔の高吸収域ではなく，それよりも低い吸収値を示し，異常である（→）．
J，K：ミエロCT（横断像，J；Th12，K；Th12/L1）：前部硬膜外に，髄液漏出があり，造影剤の入ったくも膜下腔よりは低いが，わずかな造影剤を含んだ硬膜外に漏出した髄液を示す（→）．さらに，Iにて示すように，Th11/12には骨棘があり，硬膜欠損の原因となるcalcified microspursと考えられたが，実際の手術では，Th12/L1の右にあるmicrospursが欠損の原因であった（▶）．
補足：他院にて，長い間，経過を見てしまった症例である．SIHのCT所見を説明するには良いが，より早く，硬膜外血液パッチ法を施行できる施設に送り，髄液漏出を止めるべきであった．非常に危険な状態で，当院に搬送された．症状の重大性の割に，脊柱管での髄液漏出が軽い点が興味深い．

硬膜嚢内に髄液が貯溜されて，SIH となるのであり，実際に髄液が漏れているのではない[11]．

脊髄 MRI にて，硬膜外に髄液漏出を認めない例でも，静脈へのシャントがあり，SIH を引き起こす例があることは重要である[12)13]．3 型の髄液-静脈瘻に関しては digital subtraction myelography（DSM）の重要性が強調されている．

・びまん性非動脈性 SAH（くも膜下出血）と SIH

Schievink らは 2 例の報告をした[14]．1 例は 62 歳，女性，13 年間にわたる胸椎前部硬膜外に髄液漏出が続いていた患者に，硬膜修復を施行し，その 17 か月後に，びまん性非動脈性 SAH を起こした．血管造影，MRI にて，SAH の原因を認めていない．他の 1 例は 73 歳，女性であり，反応がない状態で見つかり，CT にて，びまん性 SAH であった．脳表へモジデリン沈着症が見つかったが，SAH の原因は認めていない．さらに，胸椎には前部硬膜外に髄液漏出があり，病歴からは 41 年にわたってあったと考えられている．

SIH を起こす状態には結合織疾患があり，SAH も同じ原因の可能性がある．また，長期の SIH により脳下方陥入による静脈の破綻も可能性がある．長期の SIH が存在した結果の可能性があるとした[14]．

・SIH と脳静脈洞血栓症の合併

SIH を認めた 48 歳の女性の例では，初回の画像検査で静脈洞血栓症を示唆する所見はなかった．12 日後に複視と霧視が出現して画像検査を再び行い，左横静脈洞の血栓症が判明した[15]．なお，頭痛の性状には変化がなかった．

別の報告によると，3 週間前の運動時に頭痛を来した 75 歳の男性に CT にて右の硬膜下水腫が見つかり，SIH と診断された[16]．その後，痙攣重積となった．CT では右硬膜下水腫と上矢状洞の高吸収域，左頭頂葉の皮質下出血を認め，静脈洞血栓症であった．

低髄液圧症候群における脳静脈洞血栓症は 2% にあるとされる．髄液圧が低下すると頭蓋内静脈の拡張が起こり，脳血流速度が低下することで凝固形成が生じやすくなる[16]．

撮像方法

◆ 1. 頭部

通常のルーチン撮像に加えて，inferior intercavernous sinus を見るために，FLAIR 冠状断像を 1.5mm ずらして，2 度撮像している．可能ならば，3T が望ましい．

◆ 2. 脊髄

前記，duropathies の画像の項（p.1102）参照．硬膜欠損の原因となりうる calcified microspurs（椎間板由来の微小骨棘）[10]の検索には薄いスライス厚の脊髄 CT が必須である．

画像所見

水頭症に対するシャントを介しての髄液の引き過ぎなどの特殊例を除いて，SIH の原因は脊柱管内からの硬膜外への髄液漏出（脳脊髄液漏出症）によると考えられている．それ故に，本症の診断に最も重要なのは，その髄液漏出を示すことにあり，それがまた，blood patch（血液パッチ）などの治療部位の選択にも直接役に立つ．しかし，患者の重症度は，漏れている髄液の量ではなく，頭蓋内の硬膜下血腫の量と brain sagging の程度，間脳および脳幹への圧迫具合によって決まるので，頭部 CT あるいは頭部 MRI は必須である．

また，頭部 MRI が正常と考えられる例の中に，頸椎 MRI にて，明らかな髄液漏出を認めた自験例があり，頭部 MRI が正常でも，SIH を否定できず，臨床症状から SIH が疑われる際には脊髄 MRI を施行する必要がある．

◆ 1. 頭部

◇ CT

CT では薄い硬膜下水腫，硬膜下血腫が見えにくいので，最大 20% において正常ともされる[3]．

1) 慢性硬膜下血腫との鑑別

実際の医療現場において，頭部 CT での最も重要な役目，あるいは画像診断におけるポイン

トは慢性硬膜下血腫と誤診をしないことにある[2)5)]．髄液漏出に対する治療を行わず，血腫除去（血腫ドレナージ術）を施行したSIH症例では確実に血腫が再発し，術前よりも症状が悪化するので，慢性硬膜下血腫と誤診をしないことが肝要である[5)17)]．

Schievinkらの報告では40例のSIHのうち，20例に硬膜下液貯留があった．12例は硬膜下水腫とされ，CTでは低吸収域を示し，T2強調像では高信号を示した．全例，薄く，両側性で，対称性であり，mass effectはないか小さい．髄液漏出に対する治療によって全例が消失している[17)]．

8例は亜急性から慢性期の硬膜下血腫を合併していた．2例が片側性であり，6例は両側性であるが，非対称性である．最大径は1〜3cmであった．硬膜下血腫は不均一で，種々の信号強度を示し，隔壁をしばしば伴った．2例では初期には水腫であったが，診断がつかず，その後，血腫となった．SIHの診断がつかず，慢性硬膜下血腫として血腫の除去術を施行した3例では，髄液漏出に対する治療をするまで，血腫が良くならなかった[17)]．

なお，SIHにおける硬膜下の貯留液はCTでは低吸収域でも，手術例では水腫ではなく，血腫であるので[5)]，以後は硬膜下血腫と記載する．

SIHによる血腫は対称性が多いが，非対称例もあり，強いmass effectを呈した例もある．Inamatsuらの例は50歳，女性，ストレッチをしているときに突然，背部痛が起こった．その後，頭痛が起こり，起立性頭痛であった．段々と，頭痛は臥位でも認めるようになり，約1か月後には意識障害と軽度の左片麻痺にて救急外来を受診した．CTにて右半球に主として低吸収域を示す硬膜下血腫があり，その量の割に，中央構造の反対側への偏位が大きく，臨床所見が重篤である．

2）慢性硬膜下血腫との鑑別のポイント

血腫が低吸収域を示し，比較的少量であるのに，症状が重篤であるときにはSIHを考慮する．

また，血腫のない，脳底部くも膜下腔を見ることが重要であり，SIHではSylvius裂，前頭葉の脳溝などが認められないか，年齢に比して脳溝が狭小化している（図1-A〜C）．年齢に比して，脳室が小さくなり，第三脳室が認められないこともしばしばある（図1-F）．それに対して，慢性硬膜下血腫では，血腫のない脳底部ではくも膜下腔が開いている（図2）．SIHの疑いがあれば，MRIを撮り，脳底部のくも膜下腔，脳溝をよく見ること，脚間窩，中脳周囲脳槽の狭小化（脳下方陥入）があれば，SIHである（図1）．

3）天幕下硬膜下水腫

Yaffeらは7例のSIHのうち，4例に天幕下に水腫があり，本症に特徴的とした[18)]．自験例では天幕下のみは少ないと考えるが，円蓋部，大脳鎌，天幕下に血腫（水腫）があれば，SIHと考えられる（図1-B〜D）．

4）pseudo-subarachnoid hemorrhage（pseudo-SAH）（14章 p.882「10．くも膜下出血の3同項」参照）

SIHでは，くも膜下腔の狭小化，軟膜血管の拡張などにより，両側Sylvius谷に高吸収域を認めることがあり，pseudo-SAHを示す（図1-E）．この画像所見を示す疾患の鑑別において，最も重要なのはSIHである．他の疾患は診断が既についていることが多い．SIHの所見として，第三脳室が狭小化して認められず，側脳室が小さくなり，他の脳溝も狭小化して認められなくなる（図1）．Schievinkらは40例中4例に認めている[19)]．

◆MRI

1）硬膜下血腫

天幕上の両側円蓋部に認められる硬膜下血腫はT2強調像およびFLAIR像にて，高信号を示すことが多く，均一な信号強度を示すことが多い（図1，3，4）．T1強調像では亜急性期の血腫のような高信号を示さない例が多い．T2*強調像でも低信号を認めないことが多い．

一方，穿頭硬膜下血腫ドレナージ術を施行し，その後に再発した血腫ではT2*強調像では明ら

図2 鑑別診断：慢性硬膜下血腫

A CT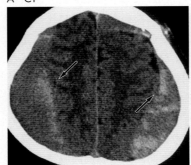

B CT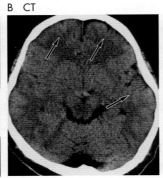

C CT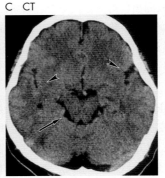

D CT（再構成冠状断像）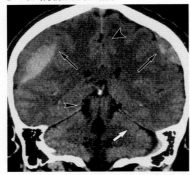

54歳，男性．約2か月半前に，後方に転倒し，後頭部を打撲した．頭痛があったり，右膝の動きが悪かったりしたが改善したので，様子を見ていた．約1か月後に頭痛の頻度が増加し，右不全麻痺を認め，左穿頭血腫ドレナージ術を受けて，退院した．その約1か月後に再度，両側硬膜下血腫を認め，他院にて脳脊髄液漏出症の疑いにて，当院に紹介された．

A：CT：両側に大きな硬膜下血腫がある（→）．吸収値が不均一で，高吸収域も低吸収域も混在している．慢性硬膜下血腫に合致する．

B：CT：両側前頭葉および左側頭葉の脳溝が認められる（→）．髄液漏出による所見を認めない．

C：CT：中脳周囲脳槽が認められ（→），両側Sylvius裂にも髄液を確認できる（▶）．54歳としても正常範囲である．

D：CT（再構成冠状断像）：大きな硬膜下血腫がある（→）．しかし，中脳周囲脳槽が開いている（▶）．天幕下には血腫がない（⇨）．大脳鎌に沿っても血腫がない（▶）．

補足：手術，その後の経過によって確認された，慢性硬膜下血腫の特徴的な画像である．血腫が大きいのに，脳底部のくも膜下腔が正常に保たれている点が，低髄液圧症候群とは異なる点である．図1と比べると，血腫の量と，脳底部くも膜下腔狭小化の違いが明瞭である．

かな低信号を示し，FLAIR像およびT2強調像でも皮質に近い信号強度を示す．

FLAIR冠状断像にて，円蓋部に加えて，大脳鎌（図1，3，4）に沿い，あるいは小脳天幕下（図1，3〜5）に硬膜下血腫を認めることがあり，本症に特徴的である．

経過が長く，急速に悪化した症例でも，新たな硬膜下血腫により，不均一な信号強度をMRIにて示すと考えられる．

2）硬膜肥厚

FLAIR像にて，円蓋部の硬膜に肥厚が認められることがある（図5〜8）．肥厚した硬膜は大脳皮質とほぼ等信号から軽度高信号をFLAIR像にて示す．肥厚性硬膜炎とは異なり，T2強調像にて低信号を示さない．造影後には著明な造影効果を示すので，全体が肥厚した硬膜ではな

く，拡張した静脈を含んでいると考えられる．突然の強い頭痛があり，画像では軽い硬膜肥厚のみがSIHを示唆する所見であった例もある（図6）．

また，小脳天幕にも同様に肥厚した硬膜を認めることがある（図8）．

3）硬膜静脈洞の拡張，硬膜外静脈叢の拡張，下垂体の腫大

・Inferior intercavernous sinusの解剖（図9）

左右の海綿静脈洞をつなぐ静脈洞があり，intercavernous sinusとよばれる．その中で下垂体の下部にあるのが下海綿静脈洞間静脈洞（inferior intercavernous sinus：IIS）であり，Aquiniらの報告によれば，32例の剖検例にて，31例（96.9％）に認められた．3個の形態があり，plexuslike（静脈叢様），venous lake（静脈湖）とそ

図3 脳脊髄液漏出症（低髄液圧症候群）＋静脈洞血栓症

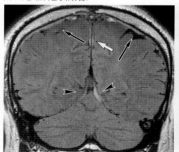
A FLAIR 冠状断像

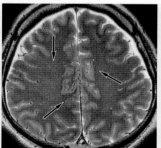
B T2強調像

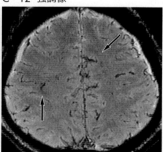
C T2*強調像

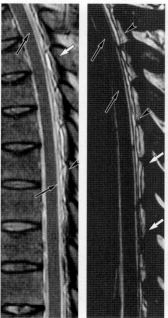
D T2強調矢状断像（胸椎）　E FIESTA矢状断像（胸椎）　F T1強調矢状断像（胸椎）

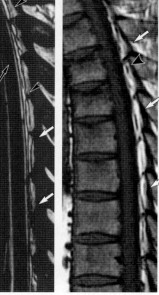

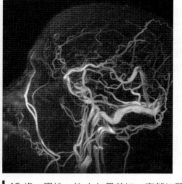
G 造影後MR静脈造影

40歳，男性．約1か月前に，突然に頭痛が出現し，臥位にて改善し，動いていると悪化した．呂律不良も指摘された．16日前に，全身の強直発作，意識不穏状態となり，当院を受診した．頭痛は改善せず，起き上がれないので自宅にて生活していた．本日MRIにて低髄液圧症候群と診断し，緊急入院となった．発熱と頭痛があり，両下肢腱反射の低下，深部位置覚の障害を認めた．

A：FLAIR冠状断像：両側円蓋部に硬膜下血腫を認める（→）．小脳天幕に沿って，硬膜下血腫がある（▶）．大脳鎌に沿って硬膜下血腫を認める（⇨）．低髄液圧症候群の所見である．
B：T2強調像：異常血管を示すflow voidsが多数認められる（→）．両側前頭部では，脳実質外の高信号の幅が少し広い（**A**での硬膜下血腫を示している可能性が高い）．
C：T2*強調像：異常な血管が多数認められる（→）．低髄液圧症候群に伴う静脈性血栓症を疑う所見である．
D：T2強調矢状断像（胸椎）：脊髄背側硬膜の前方への偏位がある（→）．その後ろにある高信号が漏出した髄液である（▶）．最後方には，**F**のT1強調矢状断像と合わせると，硬膜外脂肪を認める（⇨）．
E：FIESTA矢状断像（胸椎）：脊髄背側硬膜が明瞭な低信号として認められる（→）．胸椎上部では，脊髄に接近している．その後方にある強い高信号として明瞭に認められるのが漏出した髄液である（▶）．最後方には硬膜外脂肪がある（⇨）．
F：T1強調矢状断像（胸椎）：脊柱管内の最後部に硬膜外脂肪を認める（⇨）．その中に，低信号を示す拡張した硬膜外静脈を認める（▶）．
G，H：造影後MR静脈造影：上矢状洞および左横静脈洞が描出されず，血栓症と考える．

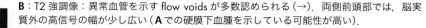
H 造影後MR静脈造影

補足 低髄液圧症候群では，静脈洞の拡張が起こり，血流がゆっくりとなるので，静脈洞血栓症が起こりやすいとされる．頭痛の性状変化，新たな神経症状の発生は静脈洞血栓症を考えるとする報告もあるが，臨床症状から判断するのは困難と考える．T2強調像あるいはT2*強調像での異常な静脈を認めた際には本症を考える．

胸椎では脊柱管内の最後部には硬膜外脂肪が存在する．それを漏出した髄液と間違えないようにすることが重要である．脂肪はT1強調像では高信号を示し，漏出した髄液とは異なる信号強度を示すが，T2強調像，FIESTA法では似たような信号を示す．

図4 脳脊髄液漏出症（低髄液圧症候群）

A　FLAIR 冠状断像　　B　T1 強調矢状断像　　C　T1 強調矢状断像（治療後，約 2 か月後）

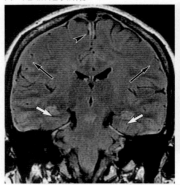
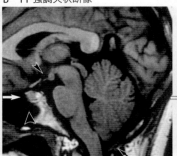
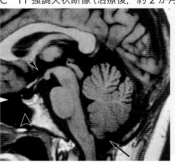

D　ミエロ CT（再構成，矢状断像）

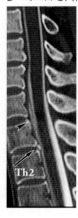

41 歳，女性．約 1 か月半前に自動車事故に遭い，後部座席で後方に強く倒れたことがあった．その 4 日後頃より起立性頭痛が出現し，嘔吐と聴力低下もあった．さらに，3 日後に他院を受診し，MRI にて亜急性硬膜下血腫があり，大学病院救急外来を受診し，低髄液圧症候群と診断された．補液にて症状は改善傾向であったが，積極的加療が必要と判断され，当院に入院し，MRI を施行した．

A：FLAIR 冠状断像：両側円蓋部，大脳鎌，小脳天幕下に沿って硬膜下血腫があり（→），SIH と診断した．
B：T1 強調矢状断像：小脳扁桃の軽い下垂がある（→）．乳頭体と橋上部との距離が短い（▶），下垂体の軽い腫大（⇨）がある．いずれも単独では微妙な所見であり，この所見のみにて，SIH と診断するのではなく，A の硬膜下血腫の所見が，より重要である．なお，IIS も拡張している（▶）．
C：T1 強調矢状断像（治療後，約 2 か月後）：小脳扁桃下垂は改善し（→），乳頭体と橋上部との距離（▶）も正常に戻っている．下垂体は小さくなり（⇨），B では腫大していたことがわかる．IIS も消失した（▶）．
D：ミエロ CT（再構成，矢状断像）：C7 以下前部硬膜外に髄液貯留を認める（▶）．Th1/2 に椎間板に接して石灰化があり（→），diskogenic microspurs であり，その周囲に髄液漏出があることより，硬膜損傷の原因と考えられた．血液パッチを Th1/2 後部硬膜外に施行し，臨床症状の改善を認めた．

の混在である[20]．

・Inferior intercavernous sinus の拡張

Bonneville らの報告では低髄圧症候群 12 例中 11 例に，この IIS の拡張が認められており，低髄圧症候群の頭部 MRI では最も多い異常所見であったとした[21]．

自験例では Bonneville らほど高頻度ではないが，大きな硬膜下血腫がない，あるいは硬膜下の液貯留が軽く，brain sagging（脳下方陥入）が認められないなどの診断が困難な症例ほど高率に認められており[2]，本症の診断に有用である（図 4，5，7）．

FLAIR 冠状断像にて，下垂体の下方で，トルコ鞍底の間に，下垂体よりも高信号として明瞭に認められる（図 6，7）．

T1 強調矢状断像でも，下垂体とは線状の低信号を挟んで，その下部に下垂体と同様の信号強度，あるいは軽い高信号として認められる（図 4，5）．静脈洞であり，信号強度は一定していない．造影後にはよく造影される．矢状断像にて下垂体の下方に IIS 様の構造が認められても，FLAIR 冠状断像にて，高信号として認められないときには矢状断像がアーチファクトの可能性があるので，所見としてはとらない．

FLAIR 冠状断像では蝶形骨洞との境界部に高信号を示すアーチファクトがしばしば認められるので，それを誤診しないことが重要である．

治療により，IIS の拡張は消失する．なお，内頸動脈周囲の海綿静脈洞も拡張するが，治療後にも残存し，異常所見とはとれない[2]．直静脈洞も SIH にて拡大し，治療によって拡大が縮小するが，正常でも存在する構造であり，異常の有無の判断が，IIS よりは困難となる（図 5）．

硬膜下液貯留がない，brain sagging がない

図5 脳脊髄液漏出症（低髄液圧症候群）

A　T1強調矢状断像

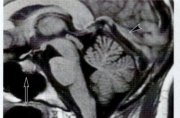

C　T1強調矢状断像（2か月後）

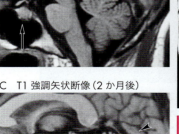

B　FLAIR冠状断像

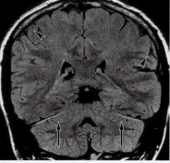

D　FLAIR冠状断像（Cと同時期）

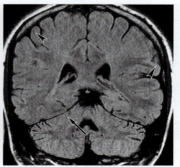

21歳，女性．約1か月前に自転車で転倒した．膝の擦過傷があった．3週間前より，頸部痛，背部痛があった．2週間前より，頭痛，倦怠感があり，座位ではいられなかった．1週間前に当院を受診し，2日前に入院した．頸椎MRIにて，硬膜外に髄液貯留を認めた（非掲載）．

A：T1強調矢状断像：下垂体下方に不均一な信号強度を認め（→），IISの拡張と考える．直静脈洞も拡張している（▶）．
B：FLAIR冠状断像：円蓋部硬膜に軽い肥厚がある（▶）．小脳天幕下に硬膜下血腫を認める（→）．低髄液圧症候群の診断の下に，Th3/4にて硬膜外血液パッチ法を施行し，状態が改善した．
C：T1強調矢状断像（2か月後）：下垂体下方のIISは消失し（→），下垂体自体も小さくなっている．直静脈洞の拡張も消失した（▶）．
D：FLAIR冠状断像（Cと同時期）：硬膜の肥厚がなくなり（▶），天幕下の硬膜下血腫も消失した（→）．

図6 脳脊髄液漏出症（低髄液圧症候群）

A　FLAIR像

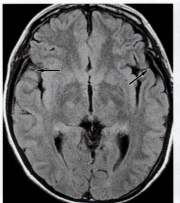

B　FLAIR像

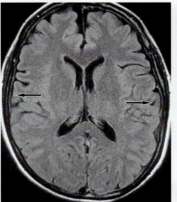

C　FLAIR冠状断像

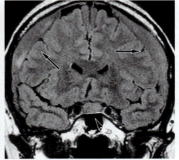

D　T1強調矢状断像

47歳，女性．5日前に起床時から頭が割れるような頭痛があり，何もできない状態であった．さらに，嘔気・嘔吐・耳鳴りがある．かがみ込んでこめかみを押さえると頭痛は軽減した．他院にて，MRIを撮った（A，B）．

A，B：FLAIR像：両側硬膜の軽い肥厚を認める（→）．T2強調横断像，T1強調横断像があるが，その他には異常を認めない（非掲載）．頭痛を有する患者では，この硬膜の軽い肥厚はSIHを疑うべき所見である．しかし，横断像のみ故に，他のSIHの画像所見はわからない．
他院にて別の診断がなされ，当院を受診し，初回のMRIから18日後にMRIを撮像した（C，D）．
C：FLAIR冠状断像：両側に厚い硬膜下血腫があり（→），inferior intercavernous sinusにも拡張がある（▶）．
D：T1強調矢状断像：脚間窩に狭小化があり（→），小脳扁桃の軽い下垂がある（▶）．brain saggingがあり，SIHである．
補足：頭痛の患者において，A，Bでの硬膜の軽い肥厚を見落とさないことが重要である．当院の脊髄MRIにて，髄液の硬膜外漏出が明らかであった（非掲載）．

図7 脳脊髄液漏出症（低髄液圧症候群）

A FLAIR 冠状断像　　B FLAIR 冠状断像（Aの拡大）　　C FLAIR 冠状断像

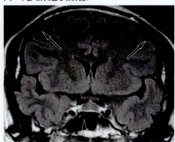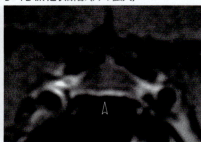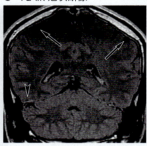

36歳，男性．5日前に通勤中に前頭部に頭痛を認めた．座位で増悪し，臥位で寛解する起立性頭痛であった．当院に入院した．
A：FLAIR 冠状断像：円蓋部硬膜の軽い肥厚を認める（→）．トルコ鞍底に IIS の拡張を認める（▶）．
B：FLAIR 冠状断像（Aの拡大）：下垂体下方に線状の高信号があり，拡張した IIS であり（▶），異常である．
C：FLAIR 冠状断像：肥厚した硬膜を認める（→）．小脳天幕右上方に線状の高信号を認め，異常である．薄い血腫あるいは拡張した静脈の可能性がある（▶）．
補足：安静にて徐々に症状が改善し，15日後に退院した．

ときの SIH の診断には，この IIS の拡張，円蓋部での軽い硬膜肥厚，斜台から頸椎上部での軽い硬膜外静脈叢の拡張，小脳天幕に接する FLAIR 像での高信号が診断のキーである（図5，7，8）．

さらに，造影剤を使用することなく，硬膜静脈洞の拡張を，FLAIR 冠状断像および T1 強調矢状断像にて捉えることができ，本症の診断に大変有用である．この2つのシークエンスは当院ではルーチンに使用しているので，主治医が低髄液圧症候群を疑っていないときにも，造影剤を使用することなく，本症と診断することが可能である．

・硬膜外静脈叢の拡張

　斜台から頸椎上部にかけて，硬膜外静脈叢が拡大している所見を認めることがある．斜台では矢状断像正中部にて，T1 強調像では，髄液よりも高信号として認められる．また，頸椎上部では正中部より左右によって，拡張した硬膜外静脈叢が認められる（図10）．

・下垂体の腫大

　ときに，下垂体の腫大を認めることがある（図4）．多くは治療後に比べて判断できる程度であり，この所見のみで，SIH の診断をすることは難しい．また，IIS の拡張が下垂体が腫大して見えることに関係している可能性もある．

・小脳天幕付近の高信号

　ときに，FLAIR 冠状断像にて，小脳天幕上部，外側に，線状の高信号を認め（図7），造影効果を認める．横静脈洞，あるいはそれに入る拡張した静脈を見ている可能性がある．比較的本症に特徴的である．

4) brain sagging（脳下方陥入）

・側脳室の中央への偏位と狭小化

　CSFL では髄液の緩衝がなくなり，脳が下方へ陥凹する．そのために，側脳室は小さく，中央によっている．この所見は CT では非常に重要な所見であるが，MRI でも同様に認められる（p.1106，CT の項目参照）．

・くも膜下腔の狭小化

　CT の項目参照．

・小脳扁桃の下垂

　小脳扁桃が脊柱管内に下垂する（図4，6）．頭痛のある患者を，矢状断像にて小脳扁桃下垂を見たら，必ず，脚間窩の大きさ，乳頭体と橋との距離を確認し（図4），さらに，硬膜下血腫，硬膜肥厚の有無を確認し，SIH ではないことを確認する必要がある．小脳扁桃下垂のみがあり，他の SIH を示す MR 所見がない際には，SIH の診断は詳細な検討（脊柱管内での硬膜外髄液漏出の確認）が必要である．

図8 脳脊髄液漏出症（低髄液圧症候群）

A　FLAIR 冠状断像　　B　FIESTA 矢状断像　C　FIESTA 横断像（Th2/3）

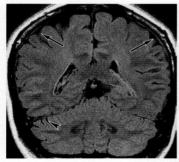
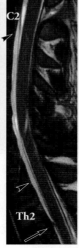
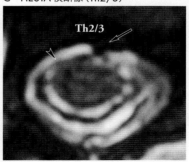

D　FIESTA 横断像（Th2/3，Cの下方）　　E　ミエロCT（再構成，矢状断像）　　F　ミエロCT 横断像（Th2/3）

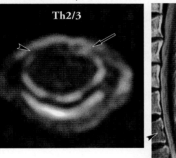
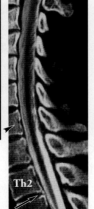
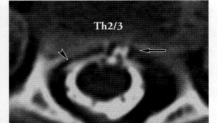

30歳，女性．約1か月前から軽い頭痛があったが，2週間前の起床時にいつもとは異なる痛みを自覚し，嘔吐した．その後も嘔吐，耳鳴り，耳閉感，遠くが見えなくなるなどが出現した．痛みは起立性頭痛であり，改善傾向であった．頭部MRIを施行した．

A：FLAIR 冠状断像：両側円蓋部硬膜に肥厚がある（→）．右小脳天幕外側にも軽い肥厚がある（▸）．T2強調像では同部位は高信号を示し（非掲載），肥厚性硬膜炎ではない．明らかな硬膜下血腫，brain sagging，IISの拡大もないが，病歴と合わせて，SIHと十分に診断できる．ここで，さらに造影剤を投与する必要性はない．次に，画像診断をするならば，頸椎MRIを施行し，髄液漏出の有無，あるいは硬膜欠損部位を確認することがより重要になる．SIHと診断し，入院した．頸椎MRIを施行した．
B：FIESTA 矢状断像：C2以下，前部硬膜の後方への偏位があり（▸），その前方に髄液貯留がある．Th2/3にて，低信号を示すcalcified microspursがあり，硬膜を圧迫している（→）．
C：FIESTA 横断像（Th2/3）：calcified microspursがあり（→），前部硬膜に接するように存在する．前部硬膜は後方に偏位し（▸），その前方に髄液貯留がある．
D：FIESTA 横断像（Th2/3，Cの下方）：前部硬膜が後方に偏位し（▸），その前方に髄液貯留がある．さらに，中央左にて，前部硬膜の連続性が途切れ，硬膜欠損が疑われる（→）．
E：ミエロCT（再構成，矢状断像）：Th2/3にて高吸収域を示すcalcified microspursを認める（→）．前部硬膜外に髄液貯留がある（▸）．この矢状断像では胸椎での硬膜外液貯留がわかりにくい．
F：ミエロCT 横断像（Th2/3）：中央左に高吸収域を示すcalcified microspursを認める（→）．前部硬膜外に髄液貯留がある（▸）．
補足：Th2/3のcalcified microspursが原因となった硬膜損傷により，髄液漏出を起こしたと考えられ，硬膜外腔の大きなTh3/4にて血液パッチを施行し，症状の改善を認めた．

図9 下海綿静脈洞間静脈洞（inferior intercavernous sinus：IIS）

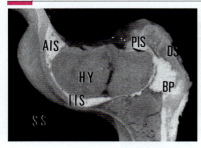

静脈洞にバリウムを入れた下垂体を中心とする脳の矢状断像である．左右の海綿静脈洞をつなぐ静脈洞があり，intercavernous sinus とよばれる．その中で下垂体（HY）の下部にあるのが下海綿静脈洞間静脈洞（inferior intercavernous sinus：IIS）である．
AIS：anterior intercavernous sinus，PIS：posterior intercavernous sinus，DS：dorsum sellae，BP：basilar plexus，SS：sphenoid sinus．
（文献20より引用）

・脳幹の変化

MRI矢状断像にて，中脳が下方に落ち，脚間窩がつぶれる．特徴的な画像所見を示す（図1，6）．乳頭体と橋上部の距離が短くなり，横断像では中脳の前後径が増大する．図1のように典型的例は診断に際して問題はないが，図4のように，微妙な所見では注意が必要である．

さらに，大脳が小脳天幕から下垂すると，側頭葉内側部が天幕下，橋の外前方に認められる．また，橋が両側から圧迫され，橋内部に出血あるいは出血性梗塞を示し，Duret hemorrhageを来す．低髄液圧症候群にてDuret hemorrhageを起こした報告がある[22)23)]．

低髄液圧症候群に昏睡を合併した29例の報告があり，硬膜下血腫を除去したのみでは永続的な改善はなく，必ず悪化しているとしている[24)]．

5）造影剤投与による硬膜，硬膜外静脈叢，硬膜静脈洞の造影効果

正常でも硬膜は造影されることがあるが，それに比べて広範な，比較的平滑な造影効果を硬膜に認める．硬膜外静脈叢やIISを含めた，硬膜静脈洞の造影効果を認める．

・頭部MRIでの造影剤は不要である

現在当院では，本症の診断において頭部MRIでは造影剤を使用していない．液貯留の所見，brain sagging，IISの拡張，硬膜肥厚の有無を判断し，低髄液圧症候群の診断をしている．頭部単純MRIにて，疑いがあるときには頸椎および胸椎MRIを行い，髄液漏出を下記に示すように描出し，診断をしている．それ故に，頭部MRIでは造影剤は不要と考えている．

6）脳静脈洞血栓症の合併

自験例では1例に上矢状洞血栓症を認めた（図3）．T2強調像およびT2*強調像にて，前頭頭頂葉の内側部の皮質静脈の拡張があり，SIHとの合併と診断した．

◆ 2．脊髄

CSFLの脊髄MRI所見を以下に示す[2)]．
①硬膜外液貯留
②硬膜欠損
③硬膜外静脈叢の拡大
④硬膜外静脈の拡張
⑤硬膜の造影効果
⑥C1-C2棘突起間の液貯留
⑦その他

◆ 硬膜外液貯留

1）MRI

脊柱管内硬膜外の液貯留はCSFLの最も重要な画像所見である．

当院ではルーチンとしてT2強調矢状断像とFIESTA法矢状断像を撮像しており，この2つの撮像法を組み合わせることにより，髄液漏出の診断は可能である（図3，10）．

脊柱管内での前部硬膜に後方偏位，後部硬膜に前方偏位を認めることが診断には重要である．T2強調矢状断像とFIESTA法矢状断像の片方のみではアーチファクトがありうるので，両方にて硬膜の位置を同定することが必要である．さらに，硬膜偏位があり，その外側に液貯留がある部位では，T2強調およびFIESTA法の横断像を撮像する．

硬膜外液貯留は髄液と同様の信号強度か，FI-

図10 脳脊髄液漏出症（低髄液圧症候群）

A　T2強調矢状断像　B　FIESTA矢状断像　C　T2強調矢状断像（正中左）　D　T2強調横断像（C2）

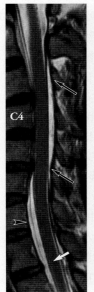
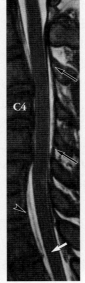
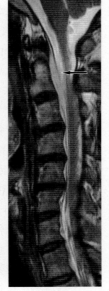
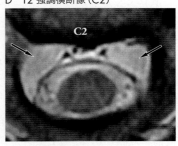

E　T2強調横断像（C5）

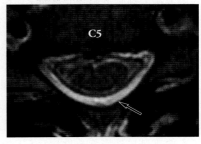

F　T2強調横断像（C6/7）　G　CT（再構成矢状断像）　H　ミエロCT（Th1/2）

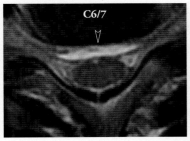
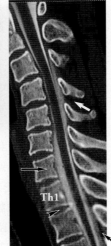
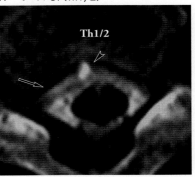

38歳，男性．5日前に仕事中に頭痛が出現し，仰臥位にて改善する起立性頭痛であった．3日前には頭が下に引っ張られるような感覚を認めた．2日前に頭痛がピークとなり，他院を経て，当院に入院した．なお，頭部MRIではinferior intercavernous sinusの拡張が疑われた．その他は著変を認めない．

A：T2強調矢状断像：C3上縁からC6上縁にて，脊髄背側硬膜が前方に偏位し，硬膜外に髄液貯留を認める（→）．C6から下方に，脊髄前部硬膜が後方に偏位し，その後方に髄液貯留が疑われる（▶）．T2強調像では髄液によるartifactがあるので，硬膜の位置に関しては常に，FIESTA矢状断像と対比する必要がある．Th1/2にて，椎間板の軽い突出がある（⇨）．

B：FIESTA矢状断像：同様な所見があり，硬膜外に髄液貯留が後部（→）と前部（▶）にある．Th1/2にて椎間板からわずかに突出する構造がある（⇨）．CTでは石灰化であった．

C：T2強調矢状断像（正中左）：C2中心に硬膜外静脈の拡張を認める（→）．

D：T2強調横断像（C2）：前部硬膜外にて硬膜外静脈の拡張を認める（→）．前部硬膜が後方に偏位している．

E：T2強調横断像（C5）：脊髄背側硬膜の前方偏位と，その背側に髄液貯留を認める（→）．

F：T2強調横断像（C6/7）：脊髄前部硬膜の後方偏位と，その前方に髄液貯留を認める（▶）．

G：CT（再構成矢状断像）：C6-Th2の前部硬膜外に髄液貯留があり，そこのCT値が最も高く，漏出部位が近くにあることを示した（→）．Th1/2椎間板のレベルにて，石灰化を認め，硬膜外に突出している（▶）．C3-C6では後部硬膜外にも髄液貯留を認める（⇨）．Th2以下にも後部硬膜外に髄液貯留がある．

H：ミエロCT（Th1/2）：前部硬膜外にcalcified microspursがあり（▶），前部硬膜の前方に髄液貯留を認める（→）．このmicrospursが硬膜損傷の原因と考えられたが，術前には硬膜欠損部位は同定できなかった．Th3/4を中心に後部硬膜外腔に自己血液を注入した．翌日より，頭痛は著明に良くなり，退院した．

ESTA法では髄液よりも高信号として硬膜外に認められる．慣れてくると，硬膜偏位と液貯留があるので，診断は容易である（図3, 8, 10）．

T1強調矢状断像も一緒に撮像しており，硬膜外脂肪が高信号として，T1強調像では認められるので，脂肪と髄液との区別が可能であり（図3），脂肪抑制法は不要と考えている．

胸椎では脊柱管背側に硬膜外脂肪があり，正常ではその直前に硬膜がある．T1強調矢状断像にて，脊髄背側と硬膜外脂肪との間の距離を確認し，T2強調像およびFIESTA法にて，その距離より前に後部硬膜が確認できれば，確実に後部硬膜の前方偏位と考えられる（図3-D, E）．その前方に偏位した後部硬膜の後方には漏出した髄液が高信号として認められる（図3-D, E）．

2）ミエロCT

脊髄くも膜下腔に造影剤を投与しCTを施行する脊髄造影（ミエロ）CTでは，硬膜外の漏出した髄液は造影剤により，くも膜下腔より低い高吸収値あるいはほぼ同様な高吸収値として認められる（図1, 4, 8, 10）．

漏出部位の同定においてミエロCTを施行した場合，漏出部位付近と，そこから離れた部位では，硬膜外貯留液の吸収値に差が生じるため，有用とする報告がある[25]．漏出部位付近では硬膜外貯留液の吸収値が最も高く，漏出部位より離れた部位では貯留液の吸収値が低いとしている．

しかし，漏出部位付近にて視覚的には約4椎体ほどの漏出した髄液のCT値はほぼ同一の吸収値を示すこともあり（図10），ピンポイントに漏出部位を示すわけではない．硬膜外血液パッチを行うと血液は硬膜外腔で広がり，この程度の広がりを示すので，必ずしも，穿刺部位から離れていても，漏出部位を塞ぐことになると考えている．

腰椎穿刺はCSFLにおいては，さらなる髄液漏出を起こし状態を悪化させる可能性があるので，ミエロCTも含めて，腰椎穿刺後には十分な患者状態の把握が必要である．

◆ 硬膜欠損

FIESTA法横断像にて，硬膜外に液貯留があるために硬膜が脊椎から離れて明瞭に認められ，さらに硬膜欠損部位が同定できることがある（図8）．duropathiesの一つである脳表ヘモジデリン沈着症（SS）においても，硬膜欠損の同定にFIESTA法横断像が有効であることを示した報告がある[26)27)]．スライス厚1 mmの横断像にて，連続して複数部位に硬膜欠損があれば，その部位が漏出部位であると考えられる．しかし，硬膜欠損部位がわからない例も多い．

◆ 硬膜外静脈叢の拡大

C1-2にかけて前部硬膜外に，中央部を除いて，両側性・対称性の硬膜外静脈叢の拡大を示すことが特徴的である（図10）．矢状断像では正中部を外れた，傍矢状部にて認められる．T2強調像では脊髄と等信号～高信号を示し，ときに内部にflow voidsを認めることもある．T1強調像でも等信号～高信号を示す．同部位のくも膜下腔に圧排所見を示す．硬膜にも圧排があり，強く造影される．

◆ 硬膜外静脈の拡張

CSFLにおいては，硬膜外静脈と考えられる構造が拡張して認められる．硬膜外に液貯留があり，その背側に曲線状・線状の低信号として認められ，小児例において目立っていた．

◆ 硬膜の造影効果

脊柱管内硬膜に造影効果を認めるとの報告[28]はあるが，当院では造影剤は不要と考えている．

◆ C1-C2棘突起間の液貯留

脊柱管外での液貯留を示す所見である[28]．しかし，25例のCSFLのうちC1-C2棘突起間の液貯留があった3例について，実際の髄液漏出部位は下部頸椎であったという報告もある．C1-C2の液貯留は真の髄液漏出部位を示さないfalse localizing signであるとしている[29]．脊柱管内硬膜外の液貯留を見るほうがわかりやすく，最近では重要視されることが少なくなったと考えられる．

図11 | 脳脊髄液漏出症（低髄液圧症候群）

A　FIESTA 矢状断像　B　FIESTA 横断像（Th1/2）　D　ミエロ CT（再構成矢状断像，正中やや左）　E　ミエロ CT（再構成矢状断像，D より左）

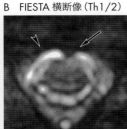

C　FIESTA 横断像（Th1/2，B より下方）

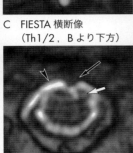

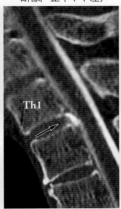
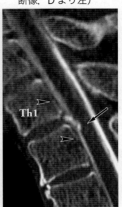

F　ミエロ CT（横断像，Th1/2，G が下方）　G　ミエロ CT（横断像，Th1/2，G が下方）

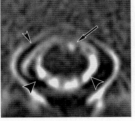
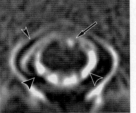

45歳，男性．約50日前に，突然に頭痛を認め，立位にて悪化し，嘔気を伴っていた．症状が軽快しないので，他院を受診し，SIH が疑われ，当院に入院した．頭部 MRI にて，両側硬膜下血腫があり，brain sagging を認めた（非掲載）．

A：FIESTA 矢状断像：Th1/2 に calcified microspurs を認めた（→）．分かりにくいが，前部硬膜は後方に偏位し，脊髄の前方にある（➡）．
B：FIESTA 横断像（Th1/2）：calcified microspur を認める（→）．前部硬膜外に髄液貯留がある（▶）．
C：FIESTA 横断像（Th1/2，B より下方）：前部硬膜の中央左に欠損を認める（⇨），microspur（→），髄液貯留がある（▶）．
D：ミエロ CT（再構成矢状断像，正中やや左）：Th1/2 に大きな microspur を認める（→）．
E：ミエロ CT（再構成矢状断像，D より左）：Th1/2 の microspur があり，その下方部分（→）は，脊髄に突き刺さるように見える．前部硬膜外に漏出した髄液が Th1 と Th2 にあり（▶），Th2 の漏出した髄液がより高吸収域に見える．それ故に，Th2 が漏出部位に近く，この近くに欠損部があることを示している．C の所見と合致する．
F，G：ミエロ CT（横断像，Th1/2，G が下方）：microspur が硬膜外から，脊髄に突き刺さり，硬膜の内側まで進展しているように見える（→），▶：硬膜外の髄液，▶：造影剤が入り高吸収域を示すも膜下腔．
補足：SIH において通常認められる calcified microspurs に比べて，本例のそれは非常に大きく，また，確実に硬膜の内側まで突き刺さるように見えるので，硬膜欠損を起こしていると判断できる．また，硬膜外に漏出した髄液の濃度もその近くの Th2 にてより高く，欠損部位が近いことを示す．同部位を狙い，Th2/3 から血液パッチを施行したが，頭痛が完全には良くならず，手術を施行し，Th1/2 の欠損部位を確認した．その欠損部位に椎体側からの突起を認め，病理にて石灰沈着を確認した．

その他

1) 原因

・calcified microspurs

　自験例にも手術にて確認された例がある（図1）．血液パッチ法を施行したために，未確認ではあるが，calcified microspurs が原因であると考えられる硬膜欠損は比較的多く経験している（図4，8，10）．

　低髄液圧症候群患者の脊髄 MRI 及びミエロ CT にて，図1にて示すように，髄液漏出部位に複数の骨棘が認められることがしばしばある．その中で，どのような骨棘が実際に硬膜欠損を起こしているのかについては報告がない．

　図11で示す例は，手術にて，Th1/2 に前部硬膜欠損と calcified microspurs が確認された例である．FIESTA 画像では矢状断像，横断像にて calcified microspurs および硬膜欠損が認められるが，microspurs が確実にその原因と

図12 │ 脳脊髄液漏出症（低髄液圧症候群）（神経周囲嚢胞からの髄液漏出）

A 頸椎 T2 強調横断像（C3）

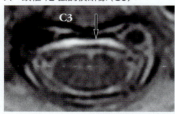

C ミエロ CT 横断像（Th5/6）

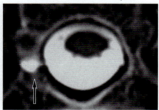

B ミエロ CT 冠状断像（再構成像）

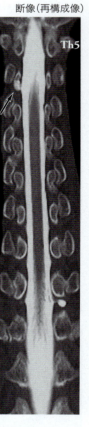

D ミエロ CT 横断像（Th5/6, C より下方のスライス）

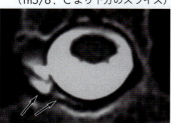

E ミエロ CT 横断像（Th5/6, D より下方のスライス）

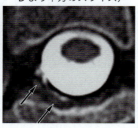

63歳，女性．感冒と頭痛のため近医を1週間後に受診し，CT にて両側硬膜下水腫の診断を受けた．翌日に嘔吐があり，さらに，9日後には MRI にて，低髄液圧症候群を疑われ，当院を受診した．他院の頭部 CT および MRI にて，SIH と診断された．当院の検査では患者の動きのため，MRI では十分な検査ができなかった．

A：頸椎 T2 強調横断像（C3）：前部硬膜外に髄液貯留を認める（→）．MRI では頸椎前部硬膜外に髄液貯留を認めた．しかし，ミエロ CT では同部位には造影剤が入らない．
B：ミエロ CT 冠状断像（再構成像）：Th5/6 右椎間孔に神経周囲嚢胞を認めた（→）．左 Th11/12 にも嚢胞があるが，髄液漏出部位から離れている．
C：ミエロ CT 横断像（Th5/6）：脊髄右硬膜外，椎間孔に神経周囲嚢胞を認める（→）．
D，E：ミエロ CT 横断像（Th5/6, D；C より下方のスライス，E；D より下方のスライス）：脊髄右硬膜外に髄液漏出を認めた（→）．
補足：手術にて，Th5 神経根に沿った神経周囲嚢胞があり，そこからの髄液漏出を確認できた．なお，同部位の硬膜外静脈叢は拡大し，嚢胞に達する以前にもその硬膜外静脈叢からの出血があったので，嚢胞の縫縮は施行せず，嚢胞の周囲に脂肪組織を貼り付けて，髄液漏を閉鎖した．この症例は脊柱管での髄液漏出が非常に少ないが，頭部 CT および MRI は典型的な SIH を示し，神経周囲嚢胞があり，そこからの髄液漏出をCT にて確認できた症例である．

は確認できない．しかし，CT では前部硬膜外に漏出した髄液より，石灰化した骨棘が，脊髄の前縁より後方に認められ（図11-G），本来あるべき硬膜の内側にまで，確実に及んでいる．それ故に，calcified microspurs による硬膜欠損が Th1/2 にあると考えられる（図11）．

・髄膜憩室（あるいは神経周囲嚢胞）

　自験例においても1例に，Th5 右憩室あるいは神経周囲嚢胞があり，そこからの髄液漏出を手術にて確認した例がある（図12）．頭部 MRI では典型的な低髄液圧症候群の画像所見を示すが，脊柱管では頸椎にわずかな硬膜外液貯留を認めるので，胸椎では嚢胞周囲のみにわずかな硬膜外に髄液漏出を認めた．さらに，他の部位にも神経周囲嚢胞があったが，その近くには髄液漏出はなく，形も不正ではなかった．

　脳 MRI にて，典型的な SIH の所見を示すが，脊柱管内には MRI にて，髄液漏出を認めない SIH 例がある．その代表例がこの憩室あるいは神経周囲嚢胞からの髄液漏出と，後述の脳脊髄液静脈瘻である．そのような際に，ミエロ CT の必要性を教えてくれる．

・髄膜憩室／硬膜拡張（表2 [p.1105] の2b型）[11]

　自験例は Marfan 症候群に合併していた（図

図13 | Marfan症候群＋低髄液圧症候群

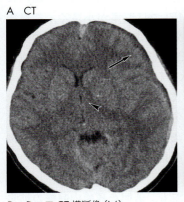
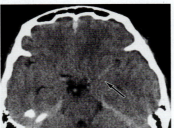
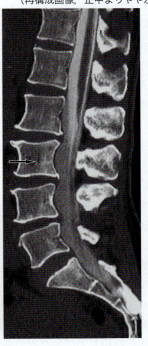
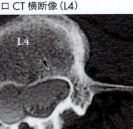
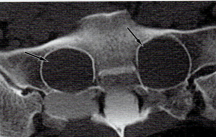

47歳，女性．Marfan症候群を持つ女性が4日前より起立性頭痛を呈し，他院にてCTを撮像した（A，B）．低髄液圧症候群と診断され，安静と輸液にて治療を受けていたが，2日後より意識レベルが低下し，その翌日に当院に緊急入院となり，直ちにミエロCTを施行した（C～E）．

A：CT：左硬膜下に液貯留があり（→），側脳室が右に偏位し，第三脳室（▶）と側脳室前角の狭小化を認める．
B：CT：左Sylvius裂に高吸収域を認め（→），pseud-SAHを示す．年齢の割に，脳底槽が見えず，低髄液圧症候群に合致する所見である．
C：ミエロCT矢状断像（再構成画像，正中よりやや左）：L3-L5の椎体後縁にscalloping（扇形変形）を認め（→），髄液が椎体後方にあり，dural ectasiaを示す．なお，横断像では，この矢状面に合致する部位には囊胞はなく，拡張した硬膜囊が接しており，dural ectasiaと考えられる．
D：ミエロCT横断像（L4）：脊柱管の拡大があり，右には硬膜外に神経周囲囊胞を認める（→）．椎体左後縁にはscallopingを認め（▶），硬膜囊が接している．
E：ミエロCT横断像（S1/2）：両側仙骨孔の著明な拡大があり（→），神経周囲囊胞を認めるが，造影剤は十分に入っていない．ミエロCTでは硬膜外髄液の露出を認めない．
補足：表2（p.1105）に示す分類では2b型（髄膜憩室／硬膜拡張）に属し，Schievinkらが指摘したと同様に，多発する神経周囲囊胞／硬膜拡張があり，硬膜外髄液漏出がなく，全身性結合織疾患（Marfan症候群）を合併していた．

13）．多発する神経周囲囊胞があり，腰椎には硬膜拡張を認めた．神経周囲囊胞は，脊柱管内および管外に認められた．造影剤が囊胞内に入る部位と入らない部位があった．Marfan症候群に合致した所見であった．硬膜外には髄液漏出を認めていない．

・脳脊髄液静脈瘻

脊柱管内の髄液は脊髄神経根のレベルにて，くも膜絨毛（arachnoid villi）によって静脈へと吸収される．その絨毛の破裂あるいは機能不全により，髄液が静脈へと流れること（脳脊髄液静脈瘻）により，SIHになると考えられる．

Schievinkらはdigital subtraction myelography（DSM）を使用し，髄液腔から傍脊椎静脈へと造影剤が流れていることを認め，手術にて，静脈瘻を確認した[30)31)]．

一方，KranzらはどうCTにて診断している．3例の報告があり，頭部MRI

所見は全例にSIHの所見を示すが，ミエロCTでは髄液漏出を認めない．ミエロCTにて，脳脊髄液静脈瘻のある部位の近くの傍脊椎静脈のCT値が105.7±23.0HUと上昇し（hyperdense paraspinal vein sign），髄液に造影剤を投与しない通常のCTでは27.5±6.4であった．この所見を認めれば，本症の可能性が高い．いずれも，血液パッチでは症状が改善せず，椎弓切除術を行い，直接，神経根を見て，異常な静脈に対して，手術を行っている[32]．Kumarらも同様な報告をしている[33]．

Clarkらの報告ではSIH 101例にミエロCTが施行され，その内，7例（7％）にhyperdense paraspinal vein signを認めた．全例に胸椎のみに認められ，単一のレベル（高位）にあった．髄液漏出を全例に認めていない．36歳から，84歳まであり，頭痛が全例にあり，症状は2か月から4年まであった．6例（86％）は右にあり，4例が女性であった．7例中3例は早期相で，4例は早期相および後期相の両方で認められた．2例は造影前の画像があったが，異常を指摘できない．

髄液漏出のないSIHでは約7％に脳脊髄液静脈瘻があったが，おそらく見逃されていると考えられる[34]．ミエロCTを注意してみる必要がある．

2）硬膜内静脈の拡張

Burtisらは，頭痛がありSIHと診断された45歳の女性の例について報告している[35]．硬膜外液貯留および硬膜外静脈叢の拡大があった．さらに，後脊髄静脈の拡張が認められている．CSFLでは硬膜内静脈の拡張を来すことがあり，脊髄硬膜動静脈瘻と間違えやすい．脊髄内にT2強調像にて高信号も認めていないとしている．

Hoらはシャントからの髄液の引きすぎ（overshunting）関連脊髄症の2例について報告している[36]．頚椎症の合併が診断を困難としているとされる．1例目は64歳，女性，VPシャントの14年後に，6か月の経過で歩行障害と両上肢が器用に動かないことを認めた．頚髄MRIにて，硬膜外静脈叢の拡大，硬膜内静脈の拡大があり，脊髄圧迫によりC1に高信号を髄内に認めた．頭部MRIでは脳室が小さく，造影後には硬膜の造影効果を認めた．シャントの交換を行い，症状の改善を認めた．2例目は22歳の女性で，先天性水頭症があり，3か月にてVPシャントをし，さらに，17歳のときに交換をした．眼が沈み込むような感じ，頚部痛を呈し，さらに，手掌のしびれ，両手の筋力低下を来した．1例目と同様な画像所見を示し，シャント交換により改善した．

自験例においても，著明な硬膜内静脈の拡張および硬膜外静脈叢の拡大を認めている[2]．

脊髄硬膜動静脈瘻とは異なり，脊髄内にはT2強調像にて広範な高信号を認めない．さらに，硬膜外静脈叢の著明な拡大を認める．血管奇形と誤診しないことが重要である．

3）digital subtraction myelography（DSM）

Hoxworthらは血管造影装置を使用し，DSMを行い，脳脊髄液漏出部位を同定している．患者を腹臥位にし，骨盤部にパッドを入れて，脊椎を平らにし，腰椎穿刺をL2-3にて行い，造影剤1mL/秒の割合で注入する．それを血管造影と同様に，5枚/秒の割合で撮像する．53歳の手術例では撮像開始，0.4秒にて，くも膜下腔から造影剤が前部硬膜外に出て行くのが描出されている[37]．

同著者らの別の報告ではDSMを11例（脳脊髄液漏出症が6例，SSが5例）に施行し，9例に髄液漏出部位を同定できている．この方法は急速な髄液漏出例には有効であり，9例の漏出部位はTh3-Th11の間にあったとしている[38]．

脳表ヘモジデリン沈着症，多髄節筋萎縮症においては，硬膜欠損部位を同定し，その硬膜を手術にて補修する必要がある．また，髄液静脈瘻によるSIHではDSMでないと診断が大変困難である．SIHにて硬膜外血液パッチを行う際にも，硬膜欠損部位が判明していれば，成功率がより高い．

当院でも多髄節性筋萎縮症の症例に初めて

DSMを実施し，硬膜欠損部位の同定に大変有用であった（本章 p.1144「4. 多髄節性筋萎縮症」図3参照）．MRIにて，硬膜外髄液漏出部位を同定し，その範囲の撮像することがポイントである．特殊な装置がなくても，腹臥位で確実に腰椎穿刺ができれば，比較的容易に実施でき，大変有用であり，今後普及が望まれる．
（p.1144，18章4「追加情報」参照）

4）RIシステルノグラフィー（RIC）

図14のように，髄液漏出がMRIにて見えない特殊な例を除き，髄液漏出の画像診断にRICの必要性はない．

5）硬膜外出血の合併（脳表ヘモジデリン沈着症との関係）

SIHを呈し，脊柱管内で，硬膜欠損のある前部硬膜外に出血を認めた2例についての報告である[39]．1例目は33歳，男性であり，ゆっくりとした経過の起立性頭痛にて発症した．突然に嘔気，嘔吐，低背部痛を来した．2日後の脊髄MRIにて，胸腰椎部に硬膜外髄液漏出と血腫を腰椎部に認めた．2週間後に血腫は消失したが，髄液漏出が残存し，digital subtraction myelographyにて，Th9/10に髄液漏出部位が認められ，手術にて，前部硬膜の損傷と，硬膜外静脈叢の拡張を認めた．62歳，女性，急性の起立性頭痛にて発症し，58日目の脊髄MRIにて，硬膜内に出血と，硬膜外に髄液漏出を認めた．硬膜外血液パッチ法にて，症状，画像所見ともに改善した．この2例はSIHにて，脊柱管内硬膜外あるいは硬膜内に出血を認めることがあり，脳表ヘモジデリン沈着症につながる可能性があるとした．

6）Gorham-Stout 病（Gorham-Stout disease：GSD）

GSDはGorham病あるいは特発性骨溶解症ともよばれる．原因不明で，予後が不明な稀な疾患である．病理は血管腫あるいはリンパ管腫様組織の著明な増殖であり，大きな類洞と線維化を伴う．

肩と骨盤が好発部位であるが，上腕骨，肩甲骨，鎖骨，肋骨，胸骨，下顎骨，大腿骨，脊椎，手などあらゆる部位を侵す．どの年齢でも起きる．骨の進行性の破壊を示し，修復機転，骨周囲に反応がない．破壊部位と正常との境界が不鮮明である．

画像では初期には骨粗鬆症に類似する．骨変形は増大し，骨梁の消失，骨崩壊が進み，骨皮質の途絶を来す．自然治癒がありうる[40]．

脊椎あるいは頭蓋骨にGSDが起こり，骨，硬膜，くも膜へと進展し，髄液漏出を来し，低髄液圧症候群を発症することがある[41]．

Suero Molinaらの例は30歳，男性で，13歳時に第一腰椎椎体に骨溶解性病変があり，生検にてGSDと診断された．脊椎，頭蓋骨，脾臓に病変があり，左乳び胸を認めた．30歳にて頭痛を発症し，4週間の経過で悪化し，重篤な起立性頭痛を呈し，頭部MRIでは硬膜下液貯留，brain saggingを認めた．ミエロCTでは，Th11椎体左から椎弓に骨溶解性病変があり，左神経根にそって髄液漏出と，その近傍で硬膜内に空気を認めた．手術にて，神経根にそって，髄液漏出を認め，修復術を施行している．術後，回復した[41]．

頭蓋骨では錐体先端部[42)43)]と下顎骨の報告[44]がある．

萩原らが2例の報告をしている[45]．1例は18歳，男性で起立性頭痛にて発症した．CTにて硬膜下血腫，右側頭骨錐体先端部から斜台の融解像，周囲骨外の空気貯留を認めた．MRIでは，硬膜下血腫，硬膜肥厚，橋前槽の狭小化，IISの拡張など，SIHに合致する所見であった．GSDと診断された．

他の1例は17歳，男性であり，頭痛と耳閉感を呈した．CTにて，右側頭骨錐体，左頭頂葉に骨溶解像を認めた．MRIでは，右側頭骨錐体から右頸動脈間隙にかけて液体貯留と，脳表静脈拡張，下垂体腫大を認めた．左頭頂骨の生検にてGSDと診断された．

自験例は2歳時にGSDと診断され，15歳にて，SIHがあったと考えられるが，診断できず，19

歳にて脊髄空洞症となり，SIH が判明した．腰椎椎体に硬化性病変があり，その周囲の硬膜損傷により，髄液漏出を来したと推測される（図14）．腰椎病変はリンパ管腫が疑われる．GSD による髄液漏出では骨の溶解性病変が多いが，その点が異なった．また，血液パッチ後，約1年半後に頭蓋内圧亢進症（rebound intracranial hypertension）を呈した（詳細は下記の 7）リバウンドによる頭蓋内圧亢進症（血液パッチ後）(rebound intracranial hyperension：RIH）および 10 章 p.762「4. 偽性脳腫瘍症候群」図 2 参照］．GSD 患者における頭痛では SIH を考えるが，ときに頭蓋内圧亢進症の例もある．

7）リバウンドによる頭蓋内圧亢進症（血液パッチ後）(rebound intracranial hyperension：RIH)

RIH の臨床

Kranz らは低髄液圧症候群に対して血液パッチを施行後，RIH を起こした 9 例を報告している．男性 6 例，女性が 3 例で，平均年齢は 44（21～61）歳である．1 例のみ，腰椎穿刺後の患者であり，その他は SIH である．血液パッチ施行までの期間が平均 12 か月（1 週間から 2 年）である[46]．自験 SIH 例と比べると，RIH を起こす例は経過が長いのが一つの特徴と思える．しかし，他の報告では必ずしも長くはない[47)48)]．

RIH を呈した際の髄液圧は 22.0～>55.0cm-H_2O であった．血液パッチから RIH とされた腰椎穿刺を受けるまでの期間は 2 時間から 12 か月まであり，中位は 1 日である．9 例中 6 例が血液パッチから 48 時間以内に発症している[46]．

頭痛の性状が RIH と SIH では異なるとした．SIH では後頭部が強く，逆に RIH では眼窩周囲に強いとした．SIH では立位にて頭痛が強くなり，RIH では，臥位にて強くなる．また，RIH では早朝に頭痛が強い．頸静脈からの血液の排出は臥位にて阻害されるので，RIH では臥位にて強くなるとされる．

RIH では嘔気，嘔吐，視力障害を伴う．しかし，SIH でもありうる．

RIH は血液パッチ 24～48 時間が多いので，この間を注意深く見守ることが必要とされる．RIH は髄液圧を >20cmH_2O とするのが良いとしている．

また，血液パッチから 2.4 年経過した後に RIH が発症した報告もある[47]．

RIH の原因は不明である．血液パッチにより脊柱管内の閉ざされた空間から、髄液の急激な移動が血液パッチにより引き起こされ，RIH となるとされる．その他としては，髄液量の減少により，静脈叢や静脈洞の拡張が，髄液量の回復によって，急激には戻らず，頭蓋内圧亢進の方向に作用するなどである．Mokri は長期の髄液量減少により，髄液産生が増加し，髄液漏出が止まっても，その状態が続くので，頭蓋内圧亢進になるとした[48]．また，髄液漏出により，髄液吸収の不調，髄液の流れが遅くなることが頭蓋内圧亢進を起こすともした．多くの要因があるとされている[48]．

その中で，血液パッチが硬膜外ではなく，くも膜下腔に入り，頭蓋内圧亢進を起こした例もある[49]．

RIH の画像所見

Kranz らの血液パッチ前の所見としては，びまん性の造影効果が 6 例中 3 例，脳下方陥入（brain sagging）が 7 例中 5 例，小脳扁桃下垂が 7 例中 5 例，硬膜下液貯留が 7 例中 1 例，静脈うっ滞が 7 例中 5 例である．血液パッチ後の画像は提示されていない．

自験例は上記の Gorham-Stout 病を伴う症例である．長期間にわたり，髄液漏出（SIH）が続き，血液パッチ施行，約 1 年半後に RIH を起こした（上記の図 14 および 10 章 p.762「4. 偽性脳腫瘍症候群」図 2 を参照，なお，両画像は同一症例である）．

…診断のコツ

・頭部 CT にて，比較的均一な両側性の硬膜下血腫を認め，脳底槽がよく見えないときには SIH を疑い，頭部 MRI および脊髄 MRI にて確認をする．

図14 脳脊髄液漏出症（低髄液圧症候群，Gorham-Stout病）

A　FLAIR冠状断像（15歳時）　B　T1強調矢状断像（正中）　C　T1強調矢状断像（正中右）

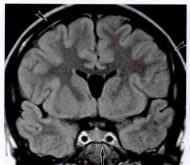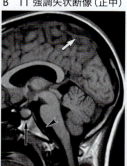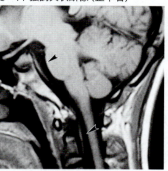

D　T2強調矢状断像（19歳）　E　T1強調矢状断像　F　ミエロCT（腰椎再構成矢状断像）　G　RI脊髄造影

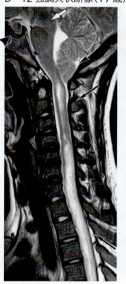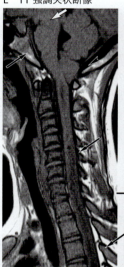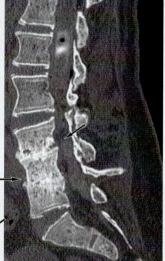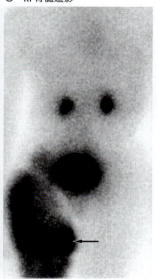

2歳時にGSDと診断された．15歳にて，強い頭痛があり，臥位にて改善した．他院にて頭部MRIを施行した（A～C）．

A：FLAIR冠状断像（15歳時）：IISの拡張を認める（→）．軽い硬膜の肥厚がある（▶）．

B：T1強調矢状断像（正中）：下垂体の腫大がある．下垂体下部にはIISの拡張が示唆される．斜台後部に硬膜外静脈叢の拡張がある（▶）．上矢状銅が拡張している（⇨）．

C：T1強調矢状断像（正中右）：斜台後部とC2後部の硬膜外静脈叢の拡張がある．臨床症状も合わせると，この時点で低髄液圧症候群があったと推測できる．残念ながら，他院にて気がつかれなかった．約4か月間，頭痛が続いたが，段々と収まってきた．約3年半後になると，左足の動きが悪くなった．他院にて19歳時に脊髄空洞症があると診断されたが，それ以上の診断がなされていない．最初の頭部MRIから約4年後に，他院にて，脳脊髄液漏出症（低髄液圧症候群）と診断された．

D，E：D；T2強調矢状断像（19歳），E；T1強調矢状断像：脊髄空洞症がある（→）．なお，空洞は脊髄円錐まで連続していた（非掲載）．小脳扁桃の下垂がある（▶）．脚間窩が潰れており（⇨），脳下方陥入（brain sagging）を認める．下垂体の腫大がある（▶）．以上より低髄液圧症候群があり，それに伴う小脳扁桃下垂により脊髄空洞症が発生したと考えられる．なお，この図では髄液漏出を認めない．

F：ミエロCT（腰椎再構成矢状断像）：硬膜外の髄液漏出は指摘できない．L3-5にかけて，椎体に一部融解性，多くは硬化性の病変があり，椎間板にも石灰化あるいは骨化があり，正常の椎間板の消失がある．GSDに伴う変化（おそらくリンパ管腫の存在）と考えられる（→）．

G：RI脊髄造影：脊柱管内には上行せず，脊柱管外から右下肢に造影剤が認められ（→），脳脊髄液漏出症である．血液パッチを2回施行して，頭痛は良くなった．しかし，約3か月後の他院の腰椎MRIでは空洞症が残存した．

補足：GSDによる腰椎病変に伴って硬膜損傷が起こり，長期にわたり，SIHの状態が続き，脳下方陥入（brain sagging）により，小脳扁桃下垂とその結果として，脊髄空洞症が起こった．長い間，SIH（脳脊髄液漏出症）の診断ができなかった症例である．GSDによる脳脊髄液漏出は骨溶解性病変があり，硬膜損傷になることが多いが，この症例では骨硬化を示す点が興味深い．2回目の血液パッチ施行後，頭蓋内圧亢進症（rebound intracranial hypertension）を呈した（図に関しては10章 p.762「4. 偽性脳腫瘍症候群」図2参照）．

- 頭部MRIにて，硬膜下血腫があり，brain saggingを認めるときにはSIHを考える．頭痛のある患者に下海綿静脈洞間静脈洞（IIS）の拡大を認める際にもSIHを考慮する．
- 脊髄MRIにて，硬膜外に髄液貯留を認める際にはduropathiesを考える．

> 鑑別診断

1. **慢性硬膜下血腫（頭蓋内）**：CSFLでは頭蓋内の髄液が減少し，その少なくなった量に比例して硬膜下出血が起きる．ある程度の量の硬膜下血腫があるのに，脳底槽に髄液が明瞭に認められる（くも膜下腔の狭小化がない）のはCSFLではなく，慢性硬膜下血腫である．その点を正しく判断する必要がある．
2. **正常の硬膜外脂肪（脊柱管内）**：脊髄背側の硬膜外には正常例において，脂肪があり，T2強調像では高信号を示す．これを漏出した髄液と間違えてはならない．T1強調像にて同部位が高信号を示し，正常の硬膜外脂肪であることが理解できる．硬膜外に漏出した髄液は正常脂肪の前に存在し，背側硬膜を前方に圧排する．T2強調矢状断像，T1強調矢状断像，FIESTA法矢状断像をよく見て判断する必要がある．
3. **多発血管炎性肉芽腫症による肥厚性硬膜炎 {Granulomatosis With Polyangiitis(GPA)-Associated Hypertrophic Pachymeningitis}**：起立性頭痛を呈し，硬膜に対称性の造影効果を認め，硬膜下水腫があった．SIHと診断されたが，肥厚性硬膜炎からGPAを疑われ，診断が確定した[50]．brain saggingの所見がない，海綿静脈洞付近の硬膜にまで造影効果が及び，硬膜肥厚の程度が強いなどが鑑別となる．
4. **肥厚性硬膜炎**：本症では肥厚した硬膜はT2強調像では低信号を示すことが多い．それに対して，SIHでは高信号を示す．

（p.1126に追加情報がある．）

> 参考文献

1) Kumar N: Beyond superficial siderosis: introducing "duropathies". Neurology 78: 1992-1999, 2012.
2) 柳下 章：脳脊髄液漏出症（低髄液圧症候群）．エキスパートのための脊椎脊髄MRI（第3版）．柳下 章編；三輪書店，p.832-853, 2015.
3) Ducros A, Biousse V: Headache arising from idiopathic changes in CSF pressure. Lancet Neurol 14: 655-668, 2015.
4) 平柳公利・他：頭蓋底の溶骨性病変により再発性肺炎球菌性髄膜炎を呈した39歳男性例．臨神 56: 218, 2016.
5) 坂倉和樹・他：起立性頭痛を呈さなかった特発性低髄液圧症候群に伴う両側性慢性硬膜下血腫の1例．Neurological Surgery 42: 341-345, 2014.
6) Shields LB, et al: Posterior reversible encephalopathy syndrome following a thoracic discectomy?induced dural leak: case report. J Neurosurg Spine 25: 586-590, 2016.
7) Santillan A, et al: Pearls & Oy-sters: Spontaneous intracranial hypotension and posterior reversible encephalopathy syndrome. Neurology 86: e55-e57, 2016.
8) Capizzano AA, et al: Atypical Presentations of Intracranial Hypotension: Comparison with Classic Spontaneous Intracranial Hypotension. AJNR Am J Neuroradiol 37: 1256-1261, 2016.
9) Wicklund MR, et al: Frontotemporal brain sagging syndrome: an SIH-like presentation mimicking FTD. Neurology 76: 1377-1382, 2011.
10) Beck J, et al: Diskogenic microspurs as a major cause of intractable spontaneous intracranial hypotension. Neurology 87: 1220-1226, 2016.
11) Schievink WI, et al: A classification system of spontaneous spinal CSF leaks. Neurology 87: 673-679, 2016.
12) Schievink WI, et al: CSF-venous fistula in spontaneous intracranial hypotension. Neurology 83: 472-473, 2014.
13) Kranz PG, et al: The hyperdense paraspinal vein sign: a marker of CSF-venous fistulas. AJNR Am J Neuroradiol 37: 1379-1381, Epub 2016 Jul.
14) Schievink WI, Maya MM: Diffuse nonaneurysmal SAH in spontaneous intracranial hypotension: delayed sequela of ventral CSF leak? Cephalalgia 36: 589-592, 2016.
15) Costa P, et al: Headache due to spontaneous intracranial hypotension and subsequent

16) Rice CM, et al: Spontaneous intracranial hypotension and venous sinus thrombosis. Pract Neurol 13: 120-124, 2013.
17) Schievink WI, et al: Spectrum of subdural fluid collections in spontaneous intracranial hypotension. J Neurosurg 103: 608-613, 2005.
18) Yaffe D, et al: Noncontrast Brain Computed Tomography Findings of Spontaneous Intracranial Hypotension in the Emergency Department Setting. J Emerg Med 50: 588-593, 2016.
19) Schievink WI, et al: Pseudo-subarachnoid hemorrhage: a CT-finding in spontaneous intracranial hypotension. Neurology 65: 135-137, 2005.
20) Aquini MG, et al: Intercavernous Venous Communications in the Human Skull Base. Skull base surgery 4: 145-150, 1994.
21) Bonneville JF, et al: Enlargement of the Inferior Intercavernous Sinus: A New Sign for the Diagnosis of Craniospinal Hypotension. AJNR Am J Neuroradiol 32: E194, 2011.
22) Chi NF, Wang SJ, Lirng JF, et al: Transtentorial herniation with cerebral infarction and duret haemorrhage in a patient with spontaneous intracranial hypotension. Cephalalgia 27: 279-282, 2007.
23) De Noronha RJ, Sharrack B, Hadjivassiliou M, et al: Subdural haematoma: a potentially serious consequence of spontaneous intracranial hypotension. J Neurol Neurosurg Psychiatry 74: 752-755, 2003.
24) Loya JJ, Mindea SA, Yu H, et al: Intracranial hypotension producing reversible coma: a systematic review, including three new cases. J Neurosurg 117: 615-628, 2012.
25) Yoshida H, et al: Leakage detection on CT myelography for targeted epidural blood patch in spontaneous cerebrospinal fluid leaks: calcified or ossified spinal lesions ventral to the thecal sac. J Neurosurg Spine 21: 432-441, 2014.
26) 柳下 章: 症例から学ぶ 画像診断トレーニング（第9回）. 脊椎脊髄 26: 837-839, 2013.
27) Egawa S, et al: Dural closure for the treatment of superficial siderosis. J Neurosurg Spine 18: 388-393, 2013.
28) Medina JH, et al: Spinal imaging findings in spontaneous intracranial hypotension. AJR Am J Roentgenol 195: 459-464, 2010.
29) Schievink WI, et al: False localizing sign of C1-2 cerebrospinal fluid leak in spontaneous intracranial hypotension. J Neurosurg 100: 639-644, 2004.
30) Schievink WI, et al: CSF-venous fistula in spontaneous intracranial hypotension. Neurology 83: 472-473, 2014.
31) Schievink WI, et al: Digital subtraction myelography for the identification of spontaneous spinal CSF-venous fistulas. J Neurosurg Spine 24: 960-964, 2016.
32) Kranz PG, et al: The "Hyperdense Paraspinal Vein" Sign: A Marker of CSF-Venous Fistula. AJNR Am J Neuroradiol 37: 1379-1381, 2016.
33) Kumar N, et al: Spinal CSF venous fistula: A treatable etiology for CSF leaks in craniospinal hypovolemia. Neurology 86: 2310-2312, 2016.
34) Clark MS, et al: Prevalence of hyperdense paraspinal vein sign in patients with spontaneous intracranial hypotension without dural CSF leak on standard CT myelography. Diagn Interv Radiol 24: 54-59, 2018.
35) Burtis MT, et al: Intradural spinal vein enlargement in craniospinal hypotension. AJNR Am J Neuroradiol 26: 34-38, 2005.
36) Ho JM, et al: Overshunting-associated myelopathy: report of 2 cases. Neurosurg Focus 41: E16, 2016.
37) Hoxworth JM, et al: Localization of a rapid CSF leak with digital subtraction myelography. AJNR Am J Neuroradiol 30: 516- 519, 2009.
38) Hoxworth JM, et al: The role of digital subtraction myelography in the diagnosis and localization of spontaneous spinal CSF leaks. AJR Am J Roentgenol 199: 649-653, 2012.
39) Schievink WI, et al: Intraspinal hemorrhage in spontaneous intracranial hypotension: link to superficial siderosis? Report of 2 cases. J Neurosurg Spine 24: 454-456, 2016.
40) Johannes FK, et al: Case 203: Gorham Disease. Radiology 270: 931-935, 2014.
41) Suero Molina EJ, et al: Cerebrospinal fluid leakage in Gorham-Stout disease due to dura mater involvement after progression of an osteolytic lesion in the thoracic spine. J Neurosurg Spine 21: 956-960, 2014.
42) Morimoto N, et al: Gorham-Stout syndrome affecting the temporal bone with cerebrospinal fluid leakage. Int J Pediatr Otorhinolaryngol 77: 1596-1600, 2013.
43) Cushing SL, et al: Gorham-stout syndrome of the petrous apex causing chronic cerebrospinal fluid leak. Otol Neurotol 31: 789-792, 2010.
44) Nazarian GK, et al: Cranial lymphangiomatosis causing CSF otorrhea and recurrent

meningitis: CT features. J Comput Assist Tomogr 14: 121-123, 1990.
45) 萩原祐樹・他：髄液漏を伴ったGorham-Stout diseaseの2例．第47回日本神経放射線学会抄録集，p.115, 2018.
46) Kranz PG, et al: Rebound intracranial hypertension: a complication of epidural blood patching for intracranial hypotension. AJNR Am J Neuroradiol 35: 1237-1240, 2014.
47) Philipps J, Busse O: From low to high: late-onset intracranial hypertension after treatment of spontaneous intracranial hypotension. J Neurol 254: 956-957, 2007.
48) Mokri B: Intracranial hypertension after treatment of spontaneous cerebrospinal fluid leaks. Mayo Clin Proc 77: 1241-1246, 2002.
49) Cestari DM, Rizzo JF 3rd: Intracranial hypertension following epidural blood patch. Neurology 61: 1303, 2003.
50) Jung YH, et al: Granulomatosis With Polyangiitis-Associated Hypertrophic Pachymeningitis Mimicking Spontaneous Intracranial Hypotension: A Case Report. Headache: 2016.

追加情報 p.1126参照

SIHの新しい原因 - 下大静脈閉塞

　Kumarらは下大静脈閉塞によるSIHを呈した例を報告した[51]．57歳，男性で，10年の経過で，進行性不均衡，認知機能障害，病的な耐えがたい眠気を来した．さらに，6年の経過の複視，よだれを垂らし，嚥下障害があり，frontotemporal demenatia-like症候群が考えられた．さらに，患者は下肢の再発性深部静脈血栓症にて，抗凝固療法を長期間にわたり，受けていた．MRIにて，brain saggingがあり，小脳扁桃下垂，脊髄空洞症があったが，脊柱管内に髄液漏出を認めなかった．frontotemporal brain sagging症候群が考えられた．数回の複数部位の血液パッチにて改善を認めなかった．造影後のT1強調矢状断像にて，脊髄背側に静脈拡張を認めた．さらに，腹部および骨盤の造影CTにて，下大静脈と外腸骨静脈に狭窄／閉塞があった．これらの閉塞の解除，ステント使用によって，症状の改善を認めた．

　慢性の肝臓下部の下大静脈の狭窄／閉塞により，心臓下部の下大静脈と硬膜管との間に，髄液静脈瘻が起こり，SIHを呈したと考えられる．肝臓下部の下大静脈の狭窄／閉塞により，静脈環流量が減り，心臓下の下大静脈と硬膜管との間に圧差が生じ，髄液静脈瘻を発達させ（開かせ），髄液が脊髄周囲の静脈に流れ，SIHを呈したと考えられている．

51) Kumar N, et al: A novel etiology for craniospinal hypovolemia: a case of inferior vena cava obstruction. J Neurosurg Spine 29: 452-455, 2018.

2 脳表ヘモジデリン沈着症（superficial siderosis：SS）

臨床

SSは少量の繰り返すくも膜下腔への出血により，髄液中の自由鉄，フェリチンおよびヘモジデリン濃度が高くなり，最初は血管周囲のマクロファージと小膠細胞に，続いて星細胞と乏突起細胞にこれらが集積することにより発生する[1]．

慢性的なくも膜下出血の原因となる病変，例えば頭蓋内あるいは脊柱管内の海綿状血管腫や脊髄上衣腫などが画像にて判明することもある．しかし，例外的であり，多くはその出血源が不明である．その不明例の中で，大脳皮質に限局する例（皮質性脳表ヘモジデリン沈着症；cortical SS：cSS）と，小脳・脳幹を中心により広範に存在する例（古典型SS）がある[2]．前者には脳アミロイド血管症（cerebral amyloid angiopathy：CAA）の関与があるとされている[3]．一方，後者はKumarらの一連の報告もあり[4~8]，その大多数は脊柱管内あるいは頭蓋内硬膜の欠損あるいは損傷（duropathies）によって起こると考えられるようになった．

・皮質性脳表ヘモジデリン沈着症（cSS）

円蓋部におけるcSSの高齢者における最も多い原因は脳アミロイド血管症である[9]．cSSは病理学的に確認されたCAAの60.5％に認められ，さらに，臨床的に診断されたCAAの40％にあるとされる．3個以上の脳回におよぶ，びまん性のcSSの原因は大多数がCAAである．3個以下の脳回にある限局性cSSでは動脈硬化による脳梗塞もしくはCAAが原因となる[9]．表1にcSSの原因を示す．

びまん性cSSはCAAの中でもAPOEε2に関係しているとされる[10]．

・発症機序

古典型のSSでは脊柱管内硬膜内および硬膜外の液貯留がしばしば認められ，硬膜の欠損部あるいは損傷部付近の脆弱な血管が原因で慢性的な出血が起こり，その出血がくも膜下腔に入ることによって本症が発生すると考えられる[4~6]．また，Schievinkらは特発性低髄液圧症候群を呈したが，脳表ヘモジデリン沈着症を起こしていない2例について報告している[11]．その内の1例では脊柱管内に硬膜欠損があり，その前部硬膜外にMRIにて出血を認め，その付近に拡大した硬膜外静脈叢を手術中に確認している．他の1例では脊柱管内に硬膜欠損があり，同部位の硬膜内にはMRIにて出血を認め，髄液が硬膜外に貯溜していた．このことから，脳表ヘモジデリン沈着症の出血源は小脳上部ではなく，脊柱管内の硬膜欠損に関係した部位に出血源があると推測している．当院の症例でも，硬膜欠損のあった部位の硬膜外静脈叢から出血があった例を術中に認めている[12]．

脊髄腫瘍術後に偽性髄膜瘤が形成され，その髄膜瘤に接する椎弓の骨髄から出血が起こり，それが髄膜瘤内，さらに髄液へと流れ，SSを呈

表1●皮質性脳表ヘモジデリン沈着症[9]

外傷性	非外傷性
脳内血腫	脳アミロイド血管症
脳挫傷	脳血管奇形
局所性くも膜下出血	脳血管炎
	感染性脳動脈瘤
	もやもや症候群
	主動脈における高度の動脈硬化性狭窄
	可逆性脳血管攣縮症候群
	脳静脈洞血栓症

した自験例がある[13].

偽性髄膜瘤は脊柱管内のみではなく，頭蓋内にあっても同様にSSが発生する[14]．自験例では小脳髄芽腫手術後に，偽性髄膜瘤が作られ，接する骨の骨髄からの出血によりSSを発症した．古典型SSの原因探索には頭蓋内の偽性髄膜瘤の存在にも十分な注意が必要である．

・SSと他のduropathiesとの関係

明らかな脳脊髄液漏出症の既往があり，その後にSSを発症した例を経験している[15]．脊髄ヘルニアにSSを合併した例の報告がある[16]．また，多髄節性筋萎縮症にもSSを合併した自験例があり（本章 p.1141「4. 多髄節性筋萎縮症」参照），さらに他の報告もある[17]．

◆ Wilsonらによる天幕下SSの報告[14]

65例の天幕下SSについての報告である．平均年齢は56歳（44〜65歳）で，男性が47例（72％）である．2群に分けられた．1型は古典型に相当する．

・1型（古典型）

48例あり，画像的に，特発性あるいは外傷性脳内出血を呈することが可能な原因を認めない例である．その内，40例（83％）は難聴（31例，78％），失調（31例，78％），脊髄症（20例，50％）のいずれかを有した．他の症状としては膀胱直腸障害が12例（30％），嚥下障害が3例（8％）にあった．17例に関して，病歴から考えて，SSの症状発症まで，平均19年であった（4〜50年）．

1型の内，40例（83％）は頭蓋内あるいは脊柱管内の硬膜異常を認めた．5例（11％）は他の原因があり，3例（6％）は原因を見つけられなかった．1型においては血管造影は異常を認めず，動脈系の異常を認めない．髄液検査は17例に施行され，赤血球は全例に認めた．

・2型（二次性）

17例あり，画像的に特発性あるいは外傷性脳内出血を呈することが可能な原因を有する．一回の発作性の特発性脳内出血が8例，動脈瘤性くも膜下出血が6例，脳室内出血が1例である．

手術の既往が2例にあり，1例は松果体腫瘍，1例は両側性硬膜下出血である．これらの患者においては，出血源近くにおいて，SSが天幕下のSSよりも強い．出血に伴って，天幕上および天幕下に出血が及び，軟膜下に沈着したと考えられる．SSは主として，天幕上にあり，天幕下のSSは薄く，第四脳室出口にあることが多い．臨床的には難聴，失調，脊髄症のいずれも有しない．また，進行性の神経症状を呈さない．頭蓋内出血からSSのMRIでの診断までは平均25か月（11日〜13年）である．2型の患者が1型に移動した例はなく，病態が異なるので，移動はしないと考えられている[14]．

▶ 撮像方法

・脳

T2*強調像，Susceptibility-weighted imaging（SWI）が必要である．3TのMRIがより鮮明にヘモジデリン沈着を描出できるので，可能ならば，3Tがよい．

・脊髄

脳MRIにて出血源の不明な古典型SSを認めた場合には，脊髄MRIを全範囲に行い，硬膜外液貯留及び硬膜欠損の有無を確認する必要がある（本章1，p.1102，特発性脳脊髄液漏出症の「duropathiesの画像」と「撮像方法」を参照）．

▶ 画像所見

❖ ① 古典型

◆ 1. 脳

小脳，脳幹，聴神経の表面にT2強調像およびT2*強調像にて低信号と萎縮を認める（図1〜4）．ヘモジデリン沈着による．T1強調像では等信号，ときにやや高信号を認めることもある．低信号の強さはSWI＞T2*強調像＞T2強調像となる．ときに，SWIだと低信号が強すぎることもある．

病初期に小脳，特に上虫部のみにヘモジデリン沈着を認める例がある（図5）．小脳に特にヘモジデリンが沈着しやすいのは，他の部位と比較してフェリチン合成能の高いBergmann膠細胞を有するためとの報告[18)19)]があるが，Berg-

図1 脳表ヘモジデリン沈着症

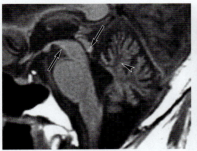
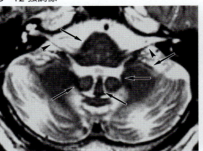
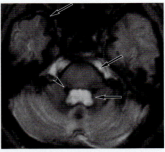

A：T1強調矢状断像　　B：T2強調像　　C：T2*強調像

50代，男性．7年前より難聴，6年前より歩行障害を認め，失調，痙性歩行を示す．
A：T1強調矢状断像：小脳虫部の著明な萎縮があり，小脳白質には低信号を認める（▶）．脳幹は保たれているが，その表面に高信号を認める（→）．メトヘモグロビンによる．
B：T2強調像：小脳の萎縮を認める．脳幹，小脳扁桃，小脳半球，第四脳室の表面，髄液に接する部位に低信号を認め（→），ヘモジデリン沈着による．聴神経は両側とも低信号（▶）を示し，前部の顔面神経に比べて明瞭に描出される．
C：T2*強調像：橋，第四脳室，側頭葉の表面に低信号を認める（→）．▶：迂回槽の一部であり，脳の表面に低信号を認める．

mann膠細胞は異常な細胞であり，それがSSを引き起こしているとは考えにくく，小脳上虫部では髄液の流れが停滞し，髄液中の血液が沈着しやすいことによると著者は考えている．髄液播種による悪性細胞の沈着と同様な機序と考えられる．SSを考える際には常に小脳上虫部を注目する．他の部位に比べて組織の破壊が強いことも多い．

◆ Wilsonらの天幕下SSの報告[14]

1型の48例は全例脳MRIが施行された．その内，T2*強調像あるいはSWIが施行されたのは45例であるが，T2強調像にて認められないSSはなかった．頭蓋内MRIにて，原因と考えられる異常があったのは13例（27%）であった．後頭下の髄膜腫が12例，大きな後頭蓋窩くも膜嚢胞が1例であった．なお，このくも膜嚢胞に関しては詳細な記載がない．

自験例でも，髄芽腫術後の偽性髄膜瘤があり，その近くの骨髄からの出血によるSSを認めている（図3）．duropathiesの原因が頭蓋内にあることも十分認識する必要がある．

Wilsonらの報告による2型（二次性）と考えられる自験例（図6）がある．出血源が側脳室近くにある海綿状血管腫であり，そこからの出血が側脳室に流れ，上衣にもヘモジデリン沈着を認める．進行した症例ではduropathiesによるSSでも脳室上衣にはヘモジデリン沈着を認める．

◆ 2. 脊髄

◇ ヘモジデリン沈着

脊髄の表面にもヘモジデリン沈着が起こり，T2強調像にて低信号を認めることがある（図2）．T1強調像では脊髄と等信号である．脊髄の萎縮を認める例もある．なお，表面にグリア細胞のない脊髄神経，神経根にはヘモジデリン沈着を認めない[20]．出血源が脊柱管内にあっても，脊髄にはヘモジデリン沈着がない例もある（図5）．逆に，duropathiesではなく，出血源が頭蓋内にあるSSにて，脊髄表面にもヘモジデリン沈着を認めることもある．

◇ 硬膜欠損

SSにて脊柱管内の主として硬膜外に異常な髄液貯留を認め，硬膜の欠損を認めることがある（図2，4，5）．硬膜欠損には脊椎・脊髄手術後の偽髄膜瘤を形成するような大きな欠損もある（図2）．しかし，大多数の欠損部は小さく，FIESTA横断像でしか確認できない例が多い．複数の検査にて，複数スライス以上に欠損があれば確実と考える（図4，5）．しかし，FIESTA横断像にて欠損部が見つからない例もある．

図2 脳表ヘモジデリン沈着症

A　T2強調像

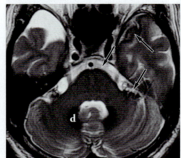

E　T2*強調像（C7）

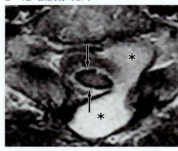

F　FIESTA像（C7）

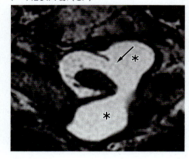

B　T2強調矢状断像（頸髄）

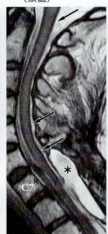

C　T2*強調矢状断像

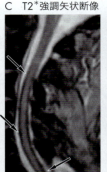

D　造影後T1強調矢状断像

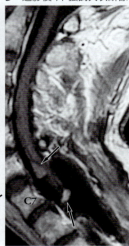

50代，男性．34年前に第7頸髄に良性腫瘍を認め，手術をした．10年前より歩行開始時に困難を感じ，3年前より難聴，ふらつき，平衡障害があり，小脳失調を認めている．髄液は血性であった．

A：T2強調像：橋前部，小脳前部，左側頭葉内側部の脳表に低信号を認め（→），SSの所見である．両側歯状核の低信号も正常に比べて強い（d）．
B：T2強調矢状断像（頸髄）：脊髄表面に低信号を認める（→），SSの所見である．C6〜Th2レベルの脊髄背側硬膜外に液貯留を認める（＊）．脊髄，特に胸髄には萎縮がある．
C：T2*強調矢状断像：脊髄表面には低信号を示し（→），SSが明瞭である．
D：造影後T1強調矢状断像：C6/7とC7/Th1に硬膜内髄外腫瘍を認める（→）．
E：T2*強調像（C7）：脊髄表面には低信号を認める（→）．脊柱管内左から，脊柱管外へと連続する髄液腔があり，偽性髄膜瘤を形成している（＊）．
F：FIESTA像（C7）：硬膜欠損が明瞭であり（→），偽性髄膜瘤を認める（＊）．
補足：34年前の手術にて，硬膜欠損，偽性髄膜瘤，脆弱な新生血管ができ，そこから長期にわたる出血が起き，髄液中に入りSSとなったと考える．なお，C7/Th1の腫瘍は孤立性線維性腫瘍であった．C6/7の腫瘍は摘出していない．

ミエロCTにて，髄液漏出があり，漏出部位を挟んで，その内外に硬膜様構造がある病態を1例に認めた．しかし，FIESTA横断像および手術においても，漏出部位付近に硬膜欠損を確認できなかった．

◇**偽性髄膜瘤を伴う例**

脊椎・脊髄手術後に偽性髄膜瘤になり，その後にSSを発症した例を2例経験している（図2）[21]．2例とも術後，20年近く経過してから発症している．脊椎・脊髄手術後の偽性髄膜瘤に関しては長い年月にわたっての慎重な経過観察が必要であり，本症の発症に注意することが肝要である．

◇**多髄節性筋萎縮症を伴う例**

髄液漏出が頸椎にあり，T2強調像にて脊髄前角に高信号を認め，その部位に一致して，筋萎縮を認める症例があり，多髄節性筋萎縮症とよばれる[8)17)22)23)]（本章 p.1141「4．多髄節性筋萎縮症」参照）．

◇**髄膜憩室とSS**

SSと低髄液圧症候群を合併し，髄膜憩室を認めた2例について記載している．硬膜外の髄液漏出はない．SSの原因として，髄液漏種のみではなく，髄膜憩室（神経周囲囊胞）の存在にも注

図3 脳表ヘモジデリン沈着症

A　T2強調像　　　　　　　　　B　T2*強調像　　　　　　　　C　FIESTA法

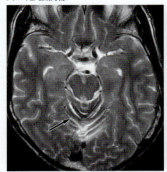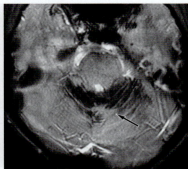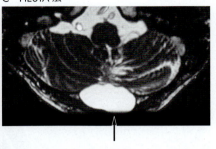

29歳，男性．11歳時に，小脳髄芽腫を発症し，当院にて手術，化学療法，放射線療法を施行し，再発なく経過した．半年前より，難聴と物忘れを来し，当院を受診し，MRIを施行した．
A：T2強調像：小脳上虫部に低信号と萎縮を認める（→）．
B：T2*強調像：小脳上虫部に低信号があり（→），脳表ヘモジデリン沈着症である．
C：FIESTA法：後頭蓋窩背側正中部（術創部に相当する）に，偽性髄膜瘤を認める（→）．
補足：髄液中に赤血球が認められ，現在も，髄液中に出血が起こっており，その原因として，偽性髄膜瘤が疑われた．偽性髄膜瘤を開放して，底面は手術によりゴアテックスでくも膜下腔と境され，その底面に髄液瘻孔があった．さらに，骨断端の骨髄が露出し，そこからの出血を認め，出血源と考えられた．その出血が偽性髄膜瘤から髄液に入り，SSを発症したと考えられる．術後，オンヤマ貯留槽からの髄液からは赤血球が術前の1/10となり，手術の効果があったと判断した．

図4 脳表ヘモジデリン沈着症（duropathies）

A　T2強調像　　　　　　　B　T2強調矢状断像（頸椎）　　C　FIESTA矢状断像

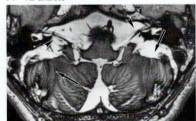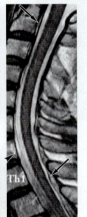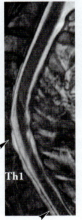

D　FIESTA横断像（Th3下端）

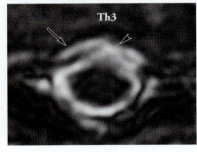

58歳，男性．48歳から手の震えがあり，53歳から歩行時のぎこちなさ，56歳から難聴，58歳から構音障害を認めた．髄液中の赤血球が3,000/μLであったが，術後は著減した．
A：T2強調像：延髄表面，小脳表面に低信号を認め（→），ヘモジデリン沈着がある．さらに，両側聴神経が強い低信号を来し，ヘモジデリン沈着がある（▶）．
B：T2強調矢状断像（頸椎）：脊髄表面に低信号を認め（→），ヘモジデリン沈着である．C6以下にて，前部硬膜が後方に偏位している（▶）．ただし，artifactもあり，一部は不鮮明である．
C：FIESTA矢状断像：C4以下にて，前部硬膜の後方偏位を認め（▶），前部硬膜外に髄液貯留を認める．
D：FIESTA横断像（Th3下端）：前部硬膜が後方に偏位し（→），その中央部に硬膜欠損を認める（▶）．
補足：手術にて，Th3下端の高さにて，硬膜管腹側に硬膜欠損を認めた．くも膜下腔と硬膜外腔が交通していた．硬膜外静脈叢から出血を認めた．

図5 脳表ヘモジデリン沈着症

A　T2 強調像　　　　　　　　　　B　T2 強調像

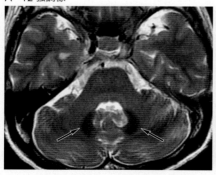 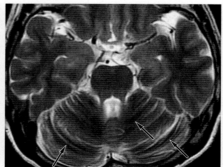

C　T2 強調矢状断像　　D　T2*強調矢状断像　　E　FIESTA 矢状断像　　F　FIESTA 像(Th2)

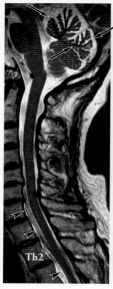 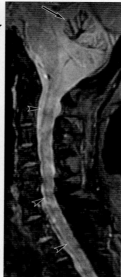 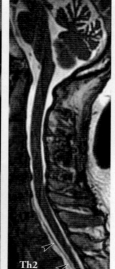 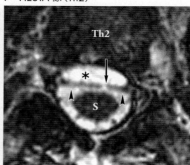

50代, 女性. 左三叉神経痛にて頭部 MRI (A, B) を撮像し, 左三叉神経に対する血管圧迫があった. 副所見として, 脳表ヘモジデリン沈着症が見つかった. 難聴および小脳失調はなく, 脳表ヘモジデリン沈着症に関しては無症状と考えられる. 原因検索のために, 脊髄 MRI (C〜F) を施行し, 硬膜欠損を認めた.
A：T2 強調像：歯状核の低信号が正常に比べて強い (→).
B：T2 強調像：小脳萎縮を認め, 脳溝に沿った低信号を認める (→).
C：T2 強調矢状断像：小脳虫部にヘモジデリン沈着を認める (→). C7-Th3 にかけて, 前部硬膜の後方への偏位を認め (▶), 硬膜前部に液貯留を認める.
D：T2*強調矢状断像：小脳上虫部にヘモジデリン沈着を認める (→). しかし, 頸髄から上部胸髄にはヘモジデリン沈着を認めない (▶). 下部胸髄および腰髄でも同様にヘモジデリン沈着を認めていない (非掲載).
E：FIESTA 矢状断像：C7-Th3 にかけて前部硬膜の後方への偏位を認める (▶).
F：FIESTA 像 (Th2)：前部硬膜 (▶) の後方への偏位があり, その前部には液貯留がある (*). さらに, その前部硬膜の一部に欠損を認める (→). S：脊髄.
補足：この症例は脳表ヘモジデリン沈着症としてはきわめて初期の例と考えられる. それによる症状は現在はない (本文参照).

意する. 大きな髄膜憩室を治療することによって, 症状の改善と認めている[24].

◇ digital subtraction myelography (DSM)

硬膜欠損の修復には欠損部の正確な同定が必要である. FIESTA 法では限界があり, DSM も考慮する必要がある[25)26)].

図6 脳表ヘモジデリン沈着症（海綿状血管腫からの出血の疑い）

A　T2 強調像　　　B　T2*強調像（Aより上部）

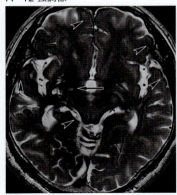
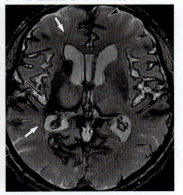

71歳，女性．31年前に，脳の画像診断を受け，海綿状血管腫の診断の下に，コバルト照射を受けた．3年前から，難聴，眩暈，ふらつきを認め，神経内科を受診し，MRIを撮像した．
A：T2 強調像：右基底核底部に海綿状血管腫に合致する病変があり（→），側脳室三角部から下角に接している．両側前頭葉および側頭葉皮質に低信号を認め（▶），脳表ヘモジデリン沈着症と考える．
B：T2*強調像（A より上部）：血管腫の一部が描出されている（→），脳表の低信号がより明瞭である（▶），脳室上衣にも低信号を認め（⇨），ヘモジデリン沈着がある．側脳室では病変に近い右側の脳室上衣に左よりも低信号が目立つ．
補足：脊髄のMRIを撮り，硬膜外に液貯留を認めない．手術は施行していないので，病理学的には未確認であるが，海綿状血管腫からの出血が，接する右側脳室に入り（あるいは血管腫そのものが側脳室に顔を出している），髄液の流れに沿って，第四脳室からくも膜下腔に広がったと考えられる．右に強い脳室上衣の低信号はそのことを示すと考えている．

図7 皮質性脳表ヘモジデリン沈着症

A　T2 強調像　　　B　SWAN

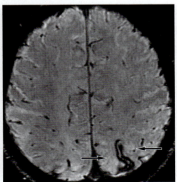

77歳，男性．2年前よりふらつきがある．おそらく cSS とは無関係と考えられる．
A：T2 強調像：左頭頂葉にて，相対する2つの皮質に低信号があり（→），間のくも膜下腔は正常に認められる．
B：SWAN：A での低信号がより明瞭となり（→），相対する皮質表層にヘモジデリン沈着があり，その間にくも膜下腔がある．なお，びまん性に cSS があるが，微小出血はなく，CAA と診断はできない．

◆ Wilson らの天幕下 SS の報告[14]

1) 脊髄 MRI

1型（古典型）の48例の内，脊髄MRIは40例に施行され，27例に SPACE あるいは CISS が施行された．25/48例（52％）に原因が見つかった．21例には硬膜欠損とくも膜外の液貯留があった．9例は腹側硬膜欠損，7例は背側硬膜欠損，4例は神経根偽性髄膜瘤，1例は前頭部頭蓋内硬膜欠損である．4例は明らかな硬膜欠損を伴わない硬膜拡張（dual ectasia）であった．

2) ミエロ CT（CT myelography）

5例にミエロCTが施行された．全例にくも膜外の硬膜異常が認められた．2例は腹側胸髄くも膜外液貯留であり，2例は術後の背側偽性髄膜瘤，1例は神経根引抜きと偽性髄膜瘤であった．

3) 硬膜異常

1型の48例中40例に硬膜異常（duropathies）があり，8例は脊髄損傷の既往があり，21例は

図8 | 鑑別診断：亜急性期の皮質性くも膜下出血

SWAN

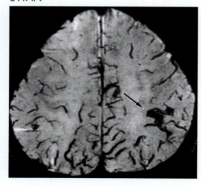

68歳，女性．約7週間前に排尿時に強い頭痛を認めた．同様な症状がその1週間後にもあり，他院にてCTを撮像したが，異常を認めていない．約3週間前に，割れるような頭痛があり，神経内科を受診し，MRIを撮像し，左皮質性くも膜下出血と可逆性脳血管攣縮症候群と診断された．頭痛は消失，再発はない．

SWAN：左頭頂葉に脳溝内を埋めつくすような低信号があり，亜急性期の皮質性くも膜下出血である（→）．

補足：14章 p.871「8. 可逆性脳血管攣縮症候群」の図3と同一症例である．約3週間前に生じた皮質性くも膜下出血を見ている．皮質性脳表ヘモジデリン沈着症とは異なり，正常のくも膜下腔が認められない．その後，くも膜下腔から出血がなくなり，脳表のみに出血が残存すると，脳表ヘモジデリン沈着症へと移行すると考えられる．

脳外科手術の既往があり，3例は手術と脊髄損傷の既往がある．また，1例は神経線維腫症，1例はMarfan症候群，2例は強直性脊椎炎があった．4例は硬膜異常の原因が不明であった．

8例は硬膜異常がなかった．5例はSSの原因が同定されている．2例が松果体腫瘍（術前にSSがあった），1例が脊髄腫瘍（手術は未施行），1例が巨大動脈瘤（部分的に血栓化し，壁に造影効果があり，手術は未施行），1例が視床線条体腫瘍（手術は未施行）である．1型の内，3例は原因がわからないが，脊髄MRIは施行されていない[14]．

❖ ② 皮質性脳表ヘモジデリン沈着症

Linnらは病理学的にCAAと確認された3例のcSSを報告し，cSSはT2*強調像にて相対する2つの脳皮質表層に線状の低信号を示し，その間には正常なくも膜下腔が認められる（図7）．脳皮質表層における残留血液と考えられるとした．その内の1例は反対側に葉性脳出血を伴っていた[27]．しかし，cSSがあっても，必ずしも，葉性脳出血を伴わず，微小出血もないことがあり，CAAと診断するのが困難な例が多い．

cSSの原因としては若年者で微小出血がないときには脳血管攣縮症候群や中枢神経系原発性血管炎を考慮する必要があるとされる[28]．

亜急性期の皮質性くも膜下出血がcSSの鑑別診断である．前者ではくも膜下腔にT2*強調像やSWIなどにて低信号が存在し（図8），cSSでは正常のくも膜下腔が認められる点（図7）が異なる．

鑑別診断

1. **トランスサイレチン関連遺伝性軟膜アミロイドーシス**：52歳，男性．アミロイドーシスの家族歴があり，本人も上記と診断されていた．48歳から進行性の多発神経症を呈し，両側性感音性難聴と小脳失調があった．58歳にて，痙攣を発症し，入院した．T2*強調像にて，脳表に沿った低信号があり，SSを認めた．前頭葉底部と小脳上虫部に目立った．造影後T1強調像では，強い軟膜の造影効果を認め，髄液蛋白上昇を認めた．その後，多発性頭蓋内出血があり，くも膜下腔に進展していた．

軟膜アミロイドーシスは遺伝性トランスサイレチン（TTR）アミロイドーシスの稀な臨床型であり，軟膜／くも膜と軟膜血管にアミロイドが沈着する[29]．

別の報告では，兄弟例であり，患者1は42歳，男性であり，2年の不安定歩行の既往があり，一過性の意識消失を呈した．入院6日目にくも膜下出血を呈し，小脳上虫部に強い脳表ヘモジデリン沈着を呈し，脳幹から脊髄表面に造影効果を認めた．

患者2は患者1の兄で，40歳にて，くも膜下出血と水頭症を呈した．くも膜下出血の原意は不明であった．その3年後，MRIにて，弟と同様の画像所見（脳表ヘモジデリン沈着

症と造影効果）を呈し，TTR Asp18Gly 遺伝子変異を認めた[30]．

本症は duropathies ではない．詳細に関しては 14 章 p.847「6-4．遺伝性 ATTR 型脳アミロイド血管症 / 家族性 ATTR 型眼軟膜アミロイドーシス」を参照されたい．

2. **経静脈性鉄剤投与後の MRI**：Puac らによると，静注用鉄剤のフェルモキシトール（ferumoxytol）投与を受けた患者では動脈および静脈共に，血管の分布に沿った磁化率効果が出現し，強い signal loss が SWI にて認められる[31]．

一方，Bowser らによると，フェルモキシトールは超磁性体（superparamagnetic）を含んでおり，投与 3 日以内に MRI を施行すると，SWI にてくも膜下腔および脳実質内に信号損失（signal loss）を来す．拡散強調像でも同様な signal loss が認められ，さらに，造影後 T1 強調像では正常像にて認められる血管および脈絡叢の造影効果が認められないとした[32]．

くも膜下腔の血管が強い低信号を示すので，SS と類似しているが，上衣下静脈にも低信号が目立つので，鑑別は難しくはない．

●…診断のコツ

小脳・脳幹を中心とする古典型 SS を見たら，その原因として duropathies を考慮し，頭部 MRI および全脊椎の MRI を撮像し，髄液漏出と硬膜欠損の有無を確認する必要がある．

原因不明の脊柱管内髄液漏出を見たら，SS を考慮し，T2 強調像にて小脳上虫部を注視する．可能ならば，T2* 強調像が望ましい．
（p.1136 に追加情報がある．）

参考文献

1) Benarroch EE: Brain iron homeostasis and neurodegenerative disease. Neurology 72: 1436-1440, 2009.
2) 山脇健盛，櫻井圭太：脳表ヘモジデリン沈着症の診断と治療．Brain Nerve 65: 843-855, 2013.
3) Coates R, Bell SM, Coley S, et al: Cerebral amyloid angiopathy: amyloid spells and cortical superficial siderosis. Pract Neurol 15: 124-126, 2015.
4) Kumar N, Cohen-Gadol AA, Wright RA, et al: Superficial siderosis. Neurology 66: 1144-1152, 2006.
5) Kumar N, McKeon A, Rabinstein AA, et al: Superficial siderosis and csf hypovolemia: the defect (dural) in the link. Neurology 69: 925-926, 2007.
6) Kumar N: Neuroimaging in Superficial Siderosis: An In-Depth Look. AJNR Am J Neuroradiol 31: 5-14, 2010.
7) Kumar N, Lane JI, Piepgras DG: Superficial siderosis: sealing the defect. Neurology 72: 671-673, 2009.
8) Kumar N: Beyond superficial siderosis: introducing "duropathies". Neurology 78: 1992-1999, 2012.
9) De Reuck JL: Cortical superficial siderosis of the central nervous system - an overview-. Euro Neurol Review 9: 68-70, 2014.
10) Charidimou A, Martinez-Ramirez S, Shoamanesh A, et al: Cerebral amyloid angiopathy with and without hemorrhage: evidence for different disease phenotypes. Neurology 84: 1206-1212, 2015.
11) Schievink WI, Wasserstein P, Maya MM: Intraspinal hemorrhage in spontaneous intracranial hypotension: link to superficial siderosis? Report of 2 cases. J Neurosurg Spine 24: 454-456, 2016.
12) Takai K, et al: Superficial siderosis of the central nervous system associated with intraspinal hemorrhage from ventral thoracic epidural veins and a ventral spinal CSF leak: case report. J Neurosurg Spine 26: 751-753, 2017.
13) Yokosuka J, et al: Superficial siderosis: bleeding from the bone marrow after laminectomy for spinal tumor removal. J Neurosurg Spine 21: 905-908, 2014.
14) Wilson D, et al: Infratentorial superficial siderosis: Classification, diagnostic criteria, and rational investigation pathway. Ann Neurol 81: 333-343, 2017.
15) 柳下 章：脳表ヘモジデリン沈着症．エキスパートのための脊椎脊髄疾患の MRI（第 3 版）．三輪書店，p.854-861, 2015.

16) Boncoraglio GB, Ballabio E, Erbetta A, et al: Superficial siderosis due to dural defect with thoracic spinal cord herniation. J Neurol Sci 312: 170-172, 2012.
17) Kumar N, Fogelson JL, Morris JM, et al: Superficial siderosis should be included in the differential diagnosis of motor neuron disease. Neurologist 18: 139-145, 2012.
18) Koeppen AH, Dentinger MP: Brain hemosiderin and superficial siderosis of the central nervous system. J Neuropathol Exp Neurol 47: 249-270, 1988.
19) Offenbacher H, Fazekas F, Schmidt R, et al: Superficial siderosis of the central nervous system: MRI findings and clinical significance. Neuroradiology 38: S51-S56, 1996.
20) Savoiardo M, Maccagnano E, Pareyson D, et al: Superficial siderosis. Neurology 68: 623-624, 2007.
21) 柳下 章：脳表ヘモジデリン沈着症．神経内科疾患の画像診断（初版）．秀潤社, p.119-122, 2011.
22) Deluca GC, Boes CJ, Krueger BR, et al: Ventral intraspinal fluid-filled collection secondary to CSF leak presenting as bibrachial amyotrophy. Neurology 76: 1439-1440, 2011.
23) Foster E, Tsang BK, Kam A, et al: Mechanisms of upper limb amyotrophy in spinal disorders. J Clin Neurosci 21: 1209-1214, 2014.
24) Schievink WI, Maya MM: Spinal meningeal diverticula, spontaneous intracranial hypotension, and superficial siderosis. Neurology 88: 916-917, 2017.
25) Hoxworth JM, Trentman TL, Kotsenas AL, et al: The role of digital subtraction myelography in the diagnosis and localization of spontaneous spinal CSF leaks. AJR Am J Roentgenol 199: 649-653, 2012.
26) Ball BG, Luetmer PH, Giannini C, et al: Ventral "spinal epidural meningeal cysts" --not epidural and not cysts? Case series and review of the literature. Neurosurgery 70: 320-328, 2012.
27) Linn J, Herms J, Dichgans M, et al: Subarachnoid hemosiderosis and superficial cortical hemosiderosis in cerebral amyloid angiopathy. AJNR Am J Neuroradiol 29: 184-186, 2008.
28) Lummel N, Wollenweber FA, Demaerel P: Clinical spectrum, underlying etiologies and radiological characteristics of cortical superficial siderosis. J Neurol 262: 1455-1462, 2015.
29) Hagiwara K, et al: Highly selective leptomeningeal amyloidosis with transthyretin variant Ala25Thr. Neurology 72: 1358-1360, 2009.
30) Jin K, et al: Familial leptomeningeal amyloidosis with a transthyretin variant Asp18Gly representing repeated subarachnoid haemorrhages with superficial siderosis. J Neurol Neurosurg Psychiatry 75: 1463-1466, 2004.
31) Puac P, et al: Intravenous Iron Therapy. Classic Case, April 9, 2018, AJNR Am J Neuroradiol.
32) Bowser BA, et al: Incidental ferumoxytol artifacts in clinical brain MR imaging. Neuroradiology 58: 1087-1091, 2016.

追加情報　p.1135 参照

SS における硬膜欠損部位の多数例での検討

　吉井は脊髄硬膜欠損（損傷）がある SS 15 例を手術した．2 例は手術後の偽性髄膜瘤であり，その他の 13 例は特発性で，脊髄前部硬膜に欠損部位があった．その部位は C7/Th1 が 1 例，Th1/2 が 6 例，Th2/3 が 6 例であり，全例，術前に FIESTA 法（あるいは CISS 法）横断像にて欠損部位の同定ができたとした[33]．自験例では Th4/5 であったのが 1 例あり，手術にて確認された．それ故に，SS の硬膜欠損部位の同定には C7-Th5 を細かく，ていねいに FIESTA 横断像を撮ることが重要である．

　33) 吉井俊貴：私信　2018 年 10 月．

3 特発性脊髄ヘルニア (idiopathic spinal cord herniation：ISCH)

臨床

ISCHは胸髄に脊髄症を来す比較的稀な疾患である．最近ではduropathiesの一つと考えられている．前部硬膜の欠損あるいは損傷があり，同時にくも膜に損傷があり，髄液が漏出し，その後に，脊髄が陥入することによって起こるとされる[1]．

duropathiesの一つである脳表ヘモジデリン沈着症を合併していた例もある[2]．脊髄ヘルニアを認めたら，硬膜外髄液貯留の有無を確認し，頭部MRIにて小脳の脳表ヘモジデリン沈着症を見つける必要がある．ヘモジデリン沈着は初期には小脳に起きやすい．

女性が男性の2倍近い発症率であり，診断時の年齢は21～78歳（平均51歳）までである．診断まで20年かかっている例もある[3]．

同側の運動障害，深部感覚障害と反対側の温痛覚の障害を来すBrown-Séquard症候群（BSS）を示す例が多い．129例の内，85例がBSSであった．その他に，対麻痺が39例，感覚障害のみが4例，運動障害のみが1例ある[3]．Th4/7レベルが最も多いとされる[4,5]．

特発性の他に，外傷性あるいは医原性の脊髄ヘルニアがある[6]．硬膜欠損の部位があらかじめわかっていることが多い[3]．

なお，強直性脊椎炎では前部硬膜に欠損が起

図1 特発性脊髄ヘルニア

A FIESTA 矢状断像（正中左）
B FIESTA 矢状断像（正中左，Aより3.9mm左）

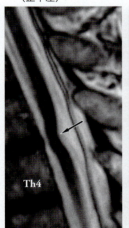
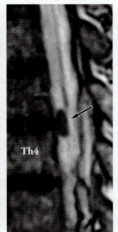

50代，男性．7年前より右下肢の感覚障害を認め，4年前より左下肢の不全麻痺があり，現在Th6/7に右温痛覚の障害と左下肢不全麻痺がある．
A：FIESTA 矢状断像（正中左）：Th3/4に脊髄が前方に急激に偏位している（→）．
B：FIESTA 矢状断像（正中左，Aより3.9mm左）：突出した脊髄が腫瘤様に認められる（→）．
C：T2 強調像（Th3/4）：前方に偏位し，正常に比べて小さな脊髄を認める（→）．脊髄左前方には硬膜欠損があり，同部位から脊髄が硬膜外に突出している（⇨）．▶：硬膜，⇉：髄液の流れによるアーチファクト．
D：FIESTA 像（Th3/4）：脊髄が前方に偏位し（→），正常に比べて小さい．脊髄左前方は硬膜外に突出している（⇨）．脊柱管内の前方の硬膜を認める（▶）．T2 強調像とは異なり，髄液の流れによるアーチファクトがなく，脊髄の変形，硬膜外への突出が鮮明に認められる．
E：ミエロ CT（他院）：脊髄の前左のくも膜下腔に造影剤を認めず（⇨），硬膜欠損が疑われる．脊髄自体が小さく，前部に偏位している．脊髄後方に神経根があり（▶），脊髄後方の囊胞を否定できる．なお，ミエロ CT は他院にてすでに撮像済みであった．

C T2 強調像（Th3/4）
D FIESTA 像（Th3/4）
E ミエロ CT（他院）

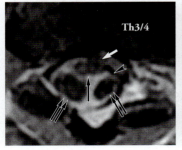
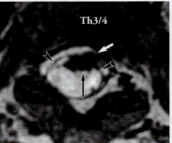
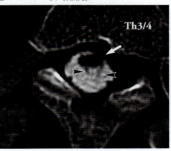

図2 特発性脊髄ヘルニア

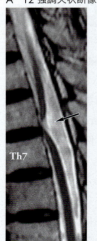
A　T2強調矢状断像

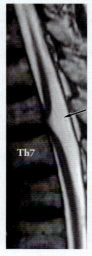
B　FIESTA矢状断像

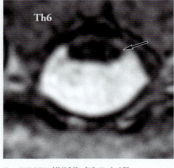
C　FIESTA横断像（Th6中部）　　D　FIESTA横断像（Th6/7）

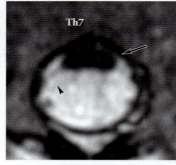
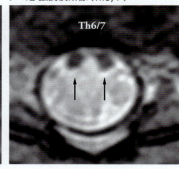
E　FIESTA横断像（Th7上部）　　F　T2強調横断像（Th6/7）

64歳，女性．7年前より下肢の痺れがある．大腿中央以遠に痺れがある．下肢腱反射亢進，Babinski陽性である．
A：T2強調矢状断像：Th6/7にて，脊髄に急角度の前方偏位を認める（→）．
B：FIESTA矢状断像：同様な所見を示す（→）．
C：FIESTA横断像（Th6中部）：脊髄の前方偏位を認める．脊髄前方にはくも膜下腔があるように見える．
D：FIESTA横断像（Th6/7）：脊髄が薄くなり，全体が硬膜の前方に偏位している（→）．脊髄の前方にはくも膜下腔はない．前部硬膜が薄く見え，後方に偏位している（▶）．
E：FIESTA横断像（Th7上部）：脊髄が前方に偏位している（→）．前部硬膜が認められ（▶），後方に偏位している．その硬膜より前に脊髄が存在する．
F：T2強調横断像（Th6/7）：脊髄が前方に偏位し，薄くなり，2つに分かれて見える（→）．
補足：臨床症状に目立った左右差がなく，MRIにおいても，脊髄が左右同程度に硬膜外に飛び出している．その点が比較的珍しい．T2強調横断像にて，脊髄ヘルニアがartifactなしに認められるのも少ない．

こり，脊髄あるいは馬尾がヘルニアを起こし，前方に進入することがある[7)8)]．

撮像方法

FIESTA矢状断像とT2強調矢状断像にて，脊髄の前方への偏位を捉え，FIESTA横断像にて脊髄ヘルニアの部位をできるだけ薄いスライス（1mm厚）にて撮像することが必須である．脊髄自体が硬膜外に突出する像を示す[9)]．

画像所見

◆ 1. MRI

硬膜の欠損があり，脊髄がそこから前方に突出する（図1）．胸髄が急激に前方に偏位する（図2，3）．矢状断像にて脊髄は薄く見えることが多いが，正常の厚さを保つこともある．脊髄前部硬膜外に腫瘤様に突出した脊髄が見えることもある（図1-B）．脊髄の偏位は1〜2椎体に留まる．脊髄背側のくも膜下腔の拡大を認める．脊髄の硬膜外への突出は正中ではなく，左右に偏るので，Brown-Séquard症候群を示すことが多くなる．脊髄の萎縮，変形した髄内に高信号をT2強調像にて認めることがある[9)]．

・FIESTA（CISS）法

脊髄前部の硬膜欠損あるいはそこから脊髄が突出していることを描出するのが診断には最も

図3 特発性脊髄ヘルニア

A　FIESTA 矢状断像　B　FIESTA 横断像（Th5/6）

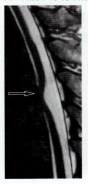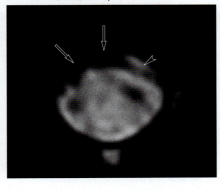

52歳，男性．8年前より左足のしびれがあり，6年前より右下肢筋力低下を認める．
A：FIESTA 矢状断像：Th5/6 にて脊髄が急激に前方に偏位している（→）．脊髄後方のくも膜下腔は拡大している．
B：FIESTA 横断像（Th5/6）：前部硬膜が後方に偏位している（▶）．その前方に脊髄を認め（→），脊髄がほとんど硬膜外の前部に位置していることがわかる．脊髄ヘルニアである．
補足：脊髄のほとんど全体が硬膜外に入り込んでいる．矢状断像では他のスライスを含めて，髄液漏出が認められない．

図4 脊髄くも膜嚢胞（硬膜内）

A　T2強調矢状断像　B　T2強調像（Th4/5）　C　FIESTA像（Th4/5，1mm厚）

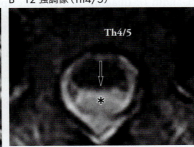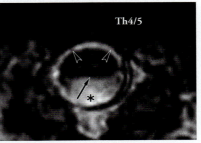

70代，男性．歩行障害，ふらつき，構音障害があり，多系統萎縮症と診断された．このくも膜嚢胞による症状はほとんどないと考えられている．
A：T2強調矢状断像：Th4/5 を中心に脊髄が前方に偏位し（→），後方のくも膜下腔の拡大を認める．髄内には異常信号を認めない．
B：T2強調像（Th4/5）：脊髄後方のくも膜下腔の拡大があり（＊），脊髄の後部に軽い圧排所見がある（→）．脊髄前部に変形はない．
C：FIESTA像（Th4/5，1mm厚）：脊髄前部のくも膜下腔（▶）が全周性に同定され，硬膜の欠損は同定できない．脊髄前部の変形・突出はない．脊髄後部に後方からの圧排所見があり（→），脊髄後方のくも膜下腔の拡大がある（＊）．他のスライスでも同様である．
補足：脊髄ヘルニアとくも膜嚢胞の鑑別は，FIESTA（CISS）法の薄いスライスを用いて，前者では硬膜欠損を見つけること，後者ではそれがなく，脊髄前部にくも膜下腔を全周性に認める点にある．

重要である（図1〜3）．その他に，前部硬膜の後方偏位，脊柱管内前部硬膜外の髄液貯留が多くの場合認められる．duropathies を示す所見である．硬膜欠損部近くの硬膜に肥厚を認めることもある[9]．

2. ミエロCT

FIESTA法横断像が撮像できれば，不要である．しかし，撮像できない施設では薄いスライスのミエロCTが必要となる．硬膜欠損部から脊髄が前方に突出していることが明瞭に認められる．脊髄突出部位では脊髄前部くも膜下腔が消失する．脊髄の変形が明瞭である（図1-E）．脊髄後根が認められ，同部位には圧排所見はなく，硬膜内嚢胞との鑑別に有用である[9]．

鑑別診断

1. 硬膜内くも膜嚢胞：脊髄ヘルニアとは異なって，脊髄前部の硬膜欠損がなく，脊髄前部のくも膜下腔が全周性に同定できる（図4）．脊髄前部の部分的変形を認めない．ミエロCTにて前部くも膜下腔が残存している．嚢胞では後根に対する圧排所見，ミエロCTでの髄液の流れの停滞を認める[9]．

2. **arachnoid web**：arachnoid webでは外科用メスに似た変形（scalpel sign）を脊髄およびくも膜下腔が示す[10]（17章 p.1092「6. arachnoid web」参照）．
3. **類上皮腫**：硬膜内髄外で，腰椎に多い．FLAIR像および拡散強調像にて髄液より高信号を示す[3]．

● …診断のコツ

胸髄での前方への急激な脊髄偏位を見たら，本症を考慮する．FIESTA横断像を撮像し，硬膜欠損あるいは脊髄突出を確認する．

参考文献

1) Kumar N: Beyond superficial siderosis: Introducing "duropathies". Neurology 78: 1992-1999, 2012.
2) Boncoraglio GB, Ballabio E, Erbetta A, et al: Superficial siderosis due to dural defect with thoracic spinal cord herniation. J Neurol Sci 312: 170-172, 2012.
3) Haber MD, Nguyen DD, Li S: Differentiation of idiopathic spinal cord herniation from CSF-isointense intraspinal extramedullary lesions displacing the cord. Radiographics 34: 313-329, 2014.
4) Parmar H, Park P, Brahma B, Gandhi D: Imaging of idiopathic spinal cord herniation. Radiographics 28: 511-518, 2008.
5) Gandhi D, Goyal M, Bourque PR: Case 138: idiopathic spinal cord herniation. Radiology 249: 384-388, 2008.
6) Watters MR, et al: Transdural spinal cord herniation: imaging and clinical spectra. AJNR Am J Neuroradiol 19: 1337-1344, 1998.
7) Baur A, et al: Imaging findings in patients with ventral dural defects and herniation of neural tissue. Eur Radiol 7: 1259-1263, 1997.
8) Liu Z, Wang WJ, Sun C, et al: Thoracic spinal cord herniation in a patient with long-standing ankylosing spondylitis. Eur Spine J 20: S222-S226, 2011.
9) 柳下 章：特発性脊髄ヘルニア．柳下 章（編）；エキスパートのための脊椎脊髄疾患のMRI（第3版）．三輪書店, p.862-865, 2015.
10) Reardon MA, et al: Dorsal thoracic arachnoid web and the "scalpel sign": a distinct clinical-radiologic entity. AJNR Am J Neuroradiol 34: 1104-1110, 2013.

4 多髄節性筋萎縮症

臨床

多髄節性筋萎縮症（multisegmenal amyotrophy：MSAM）は duropathies の一つであり，上肢を中心とする両側性筋萎縮を来す疾患である．線維束性収縮，痙性あるいは反射亢進を伴っている[1]．運動ニューロン疾患の鑑別診断の際に考慮すべき疾患でもある[2]．脳表ヘモジデリン沈着症（superficial siderosis：SS）を伴う例[2]，伴わない例がある[3]．

DeLuca らは慢性の両側上腕と肩甲帯に筋萎縮を来し，前部硬膜外に髄液漏出を認めた3例について報告している．髄液漏出部位を同定し，その硬膜修復を行うことによって，症状の改善を認めているので，この髄液貯留が分節性脊髄筋萎縮の原因と考えられている．3例は全例，男性，48歳，40歳，32歳で，それぞれ5年，2年，10年の経過があり，進行性の非対称性の近位筋優位の筋萎縮と筋力低下を認めている．貯留した髄液が長期間に脊髄を圧迫し，前角障害を起こしたとされる．もう一つの可能性として，脊髄が後方に圧排され，前根が延びきったことによる伝導障害が考えられている[1〜3]．

・SS との関係

自験4例は48歳，54歳，68歳，61歳であり，男性が3例，女性が1例である[4,5]．それぞれ，7か月，10年，10年，6年の病歴があり，1例のみが左半身のしびれにて発症し，左上肢の筋力低下がその後に続いた．他の3例は一側上肢の筋力低下にて発症し，筋萎縮を認めた．4例中3例は画像上，SSがあり，残りの1例は髄液中の赤血球の明らかな増加を認め，画像上はヘモジデリン沈着はないが，SSを伴っている可能性が高い．

duropathies 同士はお互いに密接な関係があるが，脊柱管内硬膜外（特に前部）に髄液貯留があり，それが一方では，MSAM を起こし，片方では SS を起こしている．

高橋らは4回の交通外傷の既往があり，38歳時に右肩の疼痛を自覚し，その後に両上肢の筋萎縮が進行した54歳，男性例を報告している[6]．難聴，ふらつきも認めた．小脳から脊髄にかけて広範なヘモジデリン沈着があった．感音性難聴，失調性歩行に加え，C4-Th1の領域に一致した筋萎縮があり，T2強調横断像にて，C3-C7にかけて脊髄前角に高信号を認めている[7]．慢性脱神経所見と MEP で中枢潜時の延長を認めたことから，SS と MSAM と診断した．

・筋萎縮性側索硬化症（ALS）との関係

図1で示す自験例は約6年前に右上肢筋力低下を認めた．筋肉痛はない．2年前に他院にて，筋電図などの検査を含めて，ALS と診断された．しかし，6年経過しても大きな進行がなく，診断が疑われ，当院を受診した．右上肢優位に，両側上肢の筋力低下，右上肢近位筋優位の筋萎縮を認めた．病的反射や感覚障害はない．ALS の鑑別には本症も考慮し，上位運動ニューロン徴候がなければ，頸髄 MRI を撮像し，本症を除外しないといけない．

画像所見

DeLuca らの3例では上部頸椎から腰椎あるいは胸椎下部までの，前部硬膜外液貯留があり，2例では硬膜欠損を Th12-L1，Th11/12 の前部硬膜に認めた．残りの1例は左神経根に沿った硬膜から漏出していた[3]．1例では脊髄への圧迫が認められている．この3例では脳表ヘモジデリン沈着症の合併はなく，脊髄前角の異常に関しては記載がない．

自験4例では3例に小脳上虫部を含めて，ヘモジデリン沈着を認めた（図1，2）．2例は脊髄にもヘモジデリン沈着があった．4例とも，頸椎から上部胸椎に関して，前部硬膜外に髄液貯留があり，C2-C3 あるいは C2-C4 にかけて脊髄前角（両側3例，一側のみ1例）に高信号をT2強調像にて認めた（図1，2）．前角に高信号を

示すC2-C4では髄液貯留は強くはなく，C2にはほとんどない．髄液貯留は頸椎下部から胸椎にかけて認められた．前角障害と髄液貯留との関係についての解明が必要な点である．また，1例に脊髄硬膜外静脈叢の拡大，脊髄硬膜内静脈の拡大を認めた．duropathies を示す所見と考える．低髄液圧症候群を示す臨床症状および頭部MR所見を認めない．

高信号をT2強調像にて認め，患側の上肢に筋萎縮がある際には本症を考慮し，前部硬膜外に髄液貯留があれば，本症と診断する．T2*強調像にて，小脳上虫部にヘモジデリン沈着の有無を確認する．

ALSの疑われている症例において，脊髄前角に高信号があり，脊柱管内硬膜外に髄液漏出がある際にも本症を考える．ALSでは脊髄前角に高信号を示すことは大変稀である．
（p.1144に追加情報がある．）

● …診断のコツ

両側あるいは一側の脊髄前角（特にC2-C4）に

図1 多髄節性筋萎縮症

A T2強調矢状断像　B FIESTA 矢状断像　C T2強調横断像（C4）　D T2*強調像

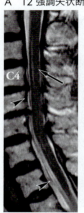
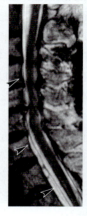
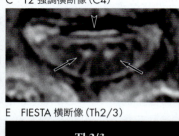
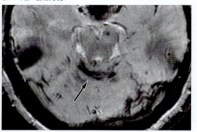

E FIESTA 横断像（Th2/3）

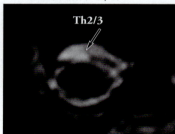

F digital subtraction myelogram（早期相）　G digital subtraction myelogram（後期相）

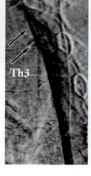
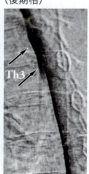

61歳，女性．病歴は本文 p.1141〔筋萎縮性側索硬化症（ALS）との関係〕の項参照．
A：T2強調矢状断像：C2/3-C4にかけて，脊髄前部に高信号を認める（→）．前部硬膜の後方偏位があり（▶），前部硬膜外に髄液貯留が疑われる．なお，2年前の他院のT2強調矢状断像でも，脊髄前部に高信号を認めている．
B：FIESTA 矢状断像：前部硬膜の後方偏位があり（▶），前部硬膜外に髄液貯留がある．
C：T2強調横断像（C4）：両側脊髄前角に高信号を認める（→）．前部硬膜の後方偏位と，その前に髄液貯留を認める（▶）．
D：T2*強調像：小脳上虫部にヘモジデリン沈着を認め（→），脳表ヘモジデリン沈着症である．
E：FIESTA 横断像（Th2/3）：前部硬膜の中央右側に硬膜欠損を認める（→）．
F：digital subtraction myelogram（早期相）：Th3（上縁）から上部（Th1），前部硬膜外に髄液が漏出しているのが分かる（→）．おそらくこの付近に漏出部位が示唆される．
G：digital subtraction myelogram（後期相）：Th1-3 の前部硬膜外に髄液漏出がより厚く認められる（→）．
補足：手術にて，Th2/3 前部硬膜に 4×2mm 大の硬膜欠損が確認された．硬膜外に新鮮な血腫がわずかに張り付いていた．その血腫の横に硬膜外静脈叢を確認できた．自家脂肪組織を硬膜欠損部に充填した．

図2 多髄節性筋萎縮症

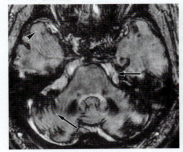
A　T2*強調像

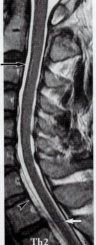
B　T2強調矢状断像

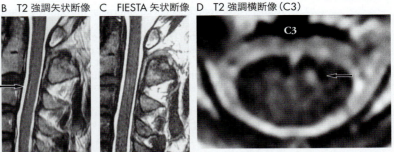
C　FIESTA矢状断像　　D　T2強調横断像（C3）

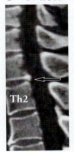
E　FIESTA横断像（Th1/2）

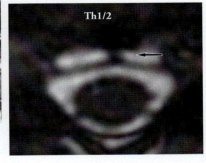
F　FIESTA横断像（Th1/2，Eより少し上）

G　CT（再構成矢状断像）

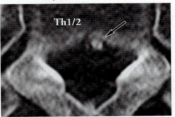
H　CT（Th1/2）

54歳，男性．約10年前に左手の力の入りづらさを自覚した．5年前より，左前腕がやせてきた．同時にめまいを認めた．2年前より歩行時にふらつきを覚え，左耳が聞き取りづらいと感じた．1年前に呂律不良があり，約半年前に他院を受診し，MRIを撮り，脳表ヘモジデリン沈着症と診断された．当院に入院した．構音障害，左軽度難聴，体幹失調，左上肢の筋萎縮と筋力低下がある．

A：T2*強調像：橋，小脳周囲にヘモジデリン沈着を認める（→）．側頭葉周囲にもヘモジデリン沈着がある（▶）．他の画像（非掲載）も含めて，古典型脳表ヘモジデリン沈着症と診断した．duropathiesの検索のために，頸椎MRIを撮像した．
B：T2強調矢状断像：C2-C3にかけて脊髄前部に線状の高信号があり（→），前角の病変が疑われた．C6以下，前部硬膜の後方偏位があり（▶），硬膜外髄液貯留がある．Th1/2では椎間板から後方に突出する低信号を認める（⇨）．
C：FIESTA矢状断像：C6以下にて，前部硬膜の後方偏位（▶）と硬膜外髄液貯留がある．Th1/2では椎間板から後方に突出する低信号を認める（⇨）．
D：T2強調横断像（C3）：左脊髄前角に高信号を認める（→）．
E：FIESTA横断像（Th1/2）：前部硬膜に欠損を認める（→）．
F：FIESTA横断像（Th1/2，Eより少し上）：calcified microspursと考えられる低信号が中央左にて前部硬膜に接している（→）．Eで示す欠損の原因と考える．
G：CT（再構成矢状断像）：Th1/2椎間板に接して小さな石灰化があり（→），calcified microspursと考える．
H：CT（Th1/2）：椎間板に接して，小さな石灰化があり（→），Fに合致し，calcified microspursと考える．
補足：筋萎縮が先行し，その後に，脳表ヘモジデリン沈着症の症状が出現した，多髄節性筋萎縮症の患者である．他の症例と同様に，高信号を示す前角近くには，髄液貯留が少ない．しかし，筋力低下の発症は10年前であり，その当時の髄液貯留がどのような状態であったのかが問題となる．この症例では，硬膜欠損をMRIにて指摘でき，その原因と考えられるcalcified microspursもあった．手術にて，Th1/2において，3×1mm大の硬膜欠損が確認された．欠損部にはくも膜も欠損していた．硬膜外に索状構造を認め，病理にて硝子化した線維性組織の小片でヘモジデリン沈着を認めたので，この硬膜欠損がSSの原因であった可能性が高い．欠損部には骨棘はなかったと術者は記載している．すぐ近くに骨棘が画像ではあったが，欠損には無関係であった可能性がある．

参考文献

1) Kumar N: Beyond superficial siderosis: Introducing "duropathies". Neurology 78: 1992-1999, 2012.
2) Kumar N, Fogelson JL, Morris JM, et al: Superficial siderosis should be included in the differential diagnosis of motor neuron disease. Neurologist 18: 139-145, 2012.
3) DeLuca GC, Boes CJ, Krueger BR, et al: Ventral intraspinal fluid-filled collection secondary to CSF leak presenting as bibrachial amyotrophy. Neurology 76: 1439-1440, 2011.
4) 柳下 章：多髄節性筋萎縮症．エキスパートのための脊椎脊髄疾患のMRI（第3版），三輪書店，p.866-869, 2015.
5) 柳下 章：【臨床現場での脳・脊髄連関】脳表ヘモジデリン沈着症．脊椎脊髄 28: 651-657, 2015.
6) 高橋佑介，木下朋実，岸田 大・他：交通外傷後に脳表ヘモジデリン沈着症と多髄節性筋萎縮症を発症した53歳男性例．臨神 56: 215, 2016.
7) 関島良樹：私信．

追加情報 p.1121, 1142 参照

digital subtraction myelography (DSM) の有用性

多髄節性筋萎縮症の2例（図1, 3）にDSMが実施された．図3では，DSM以外には硬膜欠損部位を同定できず，本症の有用性が確認された．しかも，前部くも膜下腔から硬膜を貫通し，硬膜外に髄液が漏れている過程を正確に捉えられている（図3-A）．自験2例と，Hoxworthらの1例を見ると[8]，腹臥位で施行されたDSMでは前部硬膜外に漏出した髄液に造影剤が認められ，いずれもその最下部に硬膜欠損（髄液漏出）部位があった（DSMの方法などは本章1 特発性脳脊髄液漏出症内のp.1120参照）．

図3｜多髄節性筋萎縮症

A　DSM 早期像　　B　DSM 後期像

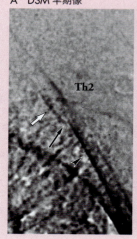
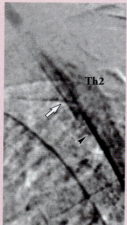

67歳，右利きの男性．30年前と10年前にいずれも車の衝突事故の既往がある．左上肢の筋力低下は20年前より，右上肢は6年前よりある．診察にて，歯磨き，ひげそりができない．箸は持てるが，口を近づけて食べている．右優位の上肢筋力低下がある．感覚障害はない．画像にて，C2-4の両側前角に，右優位にT2強調像にて高信号を認め，C2からTh3まで前部硬膜外に髄液漏出がある．多髄節性筋萎縮症と診断した．FIESTA横断像は患者が動き，硬膜欠損部位は不明であった．

A：DSM 早期像：Th2/3にて前部くも膜下腔（▶）から連続して，硬膜を貫通し（→），前部硬膜外（⇨）に造影剤が出て行くのが認められ，髄液漏出（硬膜欠損）部位（→）がTh2/3にあることを示す．

B：DSM 後期像：前部硬膜外に，Aより広い範囲に造影剤を認める（⇨）．前部くも膜下腔により濃い造影剤を認める（▶）．硬膜欠損部位にはもはや造影剤を認めない．

補足：手術にて，Th2/3前部硬膜に欠損が確認されている．この症例でも，硬膜外髄液漏出部位の最下端に硬膜欠損があったのが興味深い．術後には硬膜外の髄液漏出が消失しているのが確認できた．右手の巧緻運動が改善し，食器を顔に近づけないで食べることができるようになった．なお，このDSMは安城更生病院神経内科の基に施行された．患者が治療のために当院に入院した際，画像が当院に持ち込まれ，読影は著者自身が行っている．

8) Hoxworth JM, et al: Localization of a rapid CSF leak with digital subtraction myelography. AJNR Am J Neuroradiol 30: 516-519, 2009.

Index

ページ数の"太字"は詳述ページを示した．
ページ数の後の"f"は図タイトルあるいは図説明中の掲載用語．
"k"は key point 中の用語，"m"は memo 中の用語，"t"は表中の用語を示した．
ページ数のみの表示は"本文中の説明"となる．

太字：詳述ページ	k：key point 中の用語
細字：本文ページ	m：memo の中の用語
f：図中の用語	t：表中の用語

記号・番号

α-fetoprotein ················· 93
αトコフェロール輸送蛋白欠損症 ··· 671
αフェトプロテイン ············· 157
β-propeller protein-associated neurodegeneration
 ············ 171t,**175**,176f,177f
ε4/ε4 ············ 843,845f,846f
18q- 症候群 ················ 189t
1 型糖尿病 ················· 736
3,4-methylenedioxymethamphetamine ············· **632**
3D T2 FLAIR 像 ············ 455
3-hydroxy-3-methylglutaryl-coenzyme A lyase 欠損症 ········ 562
3 椎体以下 ················· 462t
3 椎体以上 ········ 470,473,473t,475t, 704t,1059,1064
3 椎体未満の脊髄病変 ········· 474
3 メチルグルタコン酸尿症 ··· 589t,590
4H ······················ 105
5-FU-induced acute leukoencephalopathy ········ **636**
5-FU 白質脳症 ·············· **636**

欧文索引

A

ABCD1 ··················· 536
acquired hepatocerebral degeneration ···················· 691
acquired sensory neuronopathies
 ························ 668t
acute cerebellitis ············ **246**
acute disseminated encephalomyelitis ··········· **491**
acute flaccid myelitis ········· 502
acute haemorrhagic leukoencephalopathy ················· 1009
acute hemorrhagic leukoencephalitis ··········· **515**
acute mountain sickness ······· 756
Addison 病 ················ 536
ADEM → 急性散在性脳脊髄炎 を見よ
adhesive arachnoiditis ········ 1095
ADEM 様 ·················· 512f
ADLD ···················· 673
adrenoleukodystrophy ······ **536**,674
adrenomyeloneuropathy ······· 536
adult onset autosomal dominant leukodystrophy ············· 674
adult onset cerebral ALD ······· 536
adult polyglucosan body disease
 ············ 567k,568,604,**608**,674
adult-onset autosomal dominant leukodystrophy with autonomic symptoms ················· 606
adult-onset Krabbe disease ····· **543**
adult-onset leukoencephalopathy with axonal spheroids and pigmented glia ·········· 184,936t
adult-onset type II citrullinaemia
 ························ **694**
AE ······················ **426**
AFM ····················· 502
AGD ····················· 141
AHLE ··················· **515**,1009
Aicardi-Goutières 症候群
 ················ 189t,840t,922
AIDS ········· 215,223,303,1017
ALD ················ 467,**536**,674
Alexander 病 ··· 105,159t,**565**,566f, 567k,589t,603t,673
Alexander 病（成人型）
 ········· 36,72k,567f,568f,609
Alpers-Huttenlocher 症候群 ····· 590
Alpers 症候群 ··············· 590
ALS ················ **165**,674,1141
ALS-D ······ 117,123k,**125**,126f,127f
ALS-dementia ·············· **125**
ALSP ····················· 184
Alzheimer type II星状細胞 ····· 691
Alzheimer 病 ········· **114**,142,675t
ambient cistern ············· 43
AMN ······ 536,538,540f,541f,674
AMPA → 抗 AMPAR 脳炎 を見よ
amyloid β-related angiitis 818,843
amyotrophic lateral sclerosis
 ······················ **165**,674
ANCA ···················· 715t
ANCA 陽性 ········ 372,375,393,794
Anderson-Fabry disease ······· **548**
angiocentric glioma ··· 972,972f,974
ANNA1 ··················· 426t
anterior ischemic optic neuropathy
 ···················· 464,806
anterior poliomyelitis ········· **243**
anterior spinal artery syndrome
 ························ 1058
anticipation ················ 71
antiphospholipid antibody syndrome ················· **834**
APBD ···················· **608**,673
Apolipoprotein E ············ 843
APPD ···················· 674
AQP4 ·················· 471,505f
aquaporin-4 ·············· 426t,471
arachnoid villi ············· 1119
arachnoid web → spinal arachnoid web を見よ
arc sign ··············· 832f,833
area postrema syndrome ··· 473t,480
argyrophilic grain disease ······ 141
ARSACS ········ 94,**98**,99f,100f,106
arterial spin labeling ········ 200,576
Arterialized DVA ·········· 930,932
ASL ············ 200,495f,576,580f
Aspergillus endophthalmitis ··· 729
ataxia telangiectasia ·········· **94**
atlantoaxial dislocation ············ 714
atlantoaxial osteomyelitis········ 390
ATTR 型 ·················· 848
atypical infantile neuroaxonal dystrophy ················· 173
autoimmune encephalitis········ **426**
autoimmune limbic encephalitis
 ························ **427**
autoimmune/inflammatory demyelinating disease ········ **448**
autophagy ················· 175
autosomal dominant striatal degeneration ··················· 157
autosomal recessive spastic ataxia of Charlevoix-Saguenay
 ················ 94,**98**,99f,100f

B

B_{12} ······················ 673
bacterial aneurysm ··········· **270**
bacterial meningitis ··········· **258**
Bagel sign ·················· 384
Bálint 症候群 ·············· 874
ballooned neuron ············ 129f
Baló 病 ···················· **468**
Baló 病様所見 ············· 454f
band heterotopia ············· 951
band-like calcification with simplified gyration and polymicrogyria
 ························ 922
Bartonella henselae ··········· 280
behavior variant FTD ·········· 116
behavioral variant frontotemporal dementia ················· 1103
behavioural/dysexecutive variant of AD ···················· 121
Behçet 病 ··· 37,169k,226k,424,434, 638,750k,925
Bell 麻痺 ················238,300t
Bickerstaff brainstem encephalitis
 ························ **433**
Bickerstaff 脳幹脳炎 ······ **433**,434f
Binswanger 型虚血性白質脳症 ··· 147
Binswanger 病 ·············· 1007
biotin responsiive basal ganglia disease ··················· 587
biotinidase 欠損症 ············ 105
biotin-thiamine-responsive basal ganglia disease ············· 587
black dot ················ 274,276k
black hole ················· 452
black tubrinate sign ··· 310,316,317
blooming ··············· 853,904
blue-rubber-bleb 症候群 ········ 927
border zone infarcts ········ 887,888
bottom-of-sulcus dysplasia
 ···················· 963,988,989
BPAN ············· 171t,**175**,176f,177f
brain abscess ··············· **265**
brain sagging ······ 1103,1105f,1106, 1110,1111,1111f,1113f,1114,

1121,1122,1123f,1124,1126
brain sagging ･････････････････ 124
brainstem encephalitis ･････････ **433**
bright spotty lesions ･････ 462t,463f,
474,476,476f,477f,481f,482f,489,
490,490f,502,503f,504f,1064,1065t
Broca ････････････････････････ 21,22f
Broca's speech area ･････････････ 27
Broca の運動性言語中枢･･･････ 27,27f
Brown-Séquard 症候群
･････ 1058,1062f,1137,1138,1019f
BTBGD ･･･････････････････ 587,590
Bull's eye like lesion ･････････････ 273
Burkitt dural lymphoma ･････ 1027
Burkitt リンパ腫･･････････････････ 798
butterfly pattern ･････････････････ 547
bvFTD ･････････････ 116,118,1103
B 細胞リンパ球増殖性疾患 ･････ 1014

C

CADASIL ･･･ 123k,151,154,188,226k,
649t,814,**826**,827f,828f,829,830,
833,840t,893,934,1007,1011
calcified microspurs ･･････････････
1105,1106,1113f,1115f,1116,
1117f,1118
calcified tendinitis of the long coli,
acute calcific prevertebral
tendinitis ･････････････････････ **386**
calcifying epithelioma ･･････････ 814
calcium hydroxyapatite ････････ 386
Call-Fleming 症候群 ･････････････ 879
Canavan 病 ･･･････････････ 562,603t
caput medusae ･･････ 927,931,932
CARASAL ･･････････････ 123k,226k
CARASIL
･･････ **831**,831f,832f,829t,840t,934
carbon monoxide poisoning ･･･ **616**
carbonic anhydrase 欠損症 ･････ 105
carcinomatous meningitis ･･･ 1043
carmofur-induced leukoencepha-
lopathy ････････････････････････ 636
carotidynia ････････････････････ **403**
cashew nut sign ･･････････････ 861
CASPR2 ･･･ 426t,427,436,444m,684t
cat scratch disease･･･････････････ **280**
cavernous hemangioma ･･････ **901**
cavernous malformation ･･･ **901**,927
cavernous sinus hemangioma
･････････････････････････････････ 904
cavernous sinus syndrome ･･･ 308m
CBD ･･････････････････ 128,129f,148,151
CBS ･･･････････････････ **128**,130f,131f
central pontine myelinolysis ･･･ 525
central retinal artery occlusion
････････････････････････････････････ 464
central skull base ･･･････････ 716
central tegmental tract ･･･････････ 34
cerebellar atrophy with normal
basal ganglia ･･････････････････ 105
cerebellar diaschisis ････････････ 772f
cerebral amyloid angiopahty
･････････････････････ **838**,936t,1127
cerebral amyloid angiopathy-relat-
ed inflammation ･･････････････ 843
cerebral amyloidoma ･･･････ **846**
cerebral autosomal dominant
arteriopathy with subcortical
infarcts and
leukoencephalopathy
→ CADASIL を見よ
cerebral autosomal recessive
arteriopathy with subcortical
infarcts and
leukoencephalopathy
→ CARASIL を見よ
cerebral cavernous malformation
････････････････････････････････ **901**
cerebral developmental venous
anomalies ･･････････････････ **927**
cerebral malaria ･･･････････････ **326**
cerebral microangiopathy ･･････ 921
cerebral microbleeds ･････ 115,273,
826,840t,841,841f,901
cerebral paragonimiasis ･･････ **335**
cerebral venous and sinus
thrombosis ･･････････････････ 850
cerebromeningeal enhancement
･･････････････････････････････ 975f
cerebroretinal microangiopathy
with calcification and cyst
･･･････････････ 188,921,936t
cerebroretinal vasculopathy ･･･ 925
cerebroretinal vasculopathy with
TREX1 mutation･･･････････････ 467
cerebrotendinous xanthomatosis
･･･････････････････ 106,**549**,674
Charcot-Marie-Tooth 病
･･････････････････ 300t,636,668k,806
chasing the dragon ･･････････ 632
chemical shift artifact
･･････････････ 982,983m,1003f,1004
Chiari 1 型 ･･････････････････ 1064
childhood ataxia with hypomyelin-
ation ･･････････････････････････ 597
cholera ･････････････････････ **281**
chorea acanthocytosis ･･･････ 157
choreoathetosis post-HSE ･･･ 203
chronic active lesion ･･････････ 453
Chronic Encapsulated Intracerebral
Hematoma ･･････････････････ 269
chronic inflammatory demyelinat-
ing polyneuropathy ･･････････ 806
chronic lymphocytic inflammation
with pontine perivascular
enhancement responsive to
steroids → CLIPPERS を見よ
chronic progressive external
ophthalmoplegia ･･････････ **571**
Churg-Straus 症候群 ･･･････････ 715
CIDP ･･･････････････････ 805,806
CIS ････ 450,450t,459,494,707,1088
citrin 欠損 ･････････････････ 694
citrulline ･･･････････････････ 694
CJD → Creutzfeldt-Jakob 病 を見よ
CJD 類似の病変 ･･･････････ 684
CK ･････････････････････ 164,933
Clava の肥大 ･･････････････ 174
clinically isolated syndrome
･･････････････････････ 449,1088
CLIPPERS ･･････ 406,**412**,413f,414,
415t,416,434
cloud-like enhancement ･･･454f,487
CMV ･････････････････････ **242**
coats plus syndrome ･･････････ 921
cobalamin C ･･････････････ 674
cobalamin 欠損症 ･･････････ 669
cocaine addiction poisoning ･･･ **630**
Cockayne 症候群･･･････96k,105,189t
Coenzyme A synthase protein-
associated neurodegeneration
･･･････････････････････････ 171t
COL4A1 関連疾患
･････････ 829t,923,**933**,934f,935f
collateral sulcus ･････････････ 23
collections in the retropharyngeal
spaces ･･････････････････ **387**
complex spinal AVM ･･････ 1071
concentric sclerosis ････････ **468**
contactin-associate protein 2
･･････････････････････426t,427
convexity or cortical subarachnoid
hemorrhage ･･････････････ 867
convexity SAH ･･････････････ 273
cornu ammonis ･･････････････ 777
coronal venous plexus ･･････ 1072
cortcobasal degeneration ･････ 148
cortical superficial siderosis ･･･ 841
cortical cerebellar atrophy ･･････ 69
cortical pencil lining ･･･････178,179f
cortical SAH ･･････････････ 273
cortical subarachnoid hemorrhage
･････････････････････････････ 879
corticobasal syndrome ･･････ **128**
corticopontine tract ･･････････ 32
corticospinal tract ･･････････ 31
COX ･･････････････････ 582
CO 中毒 ･･････････････ **616**
CPEO･･････････････ **571**,574f
CPM ･･････････ 525,527f,528,531
craniocervical junction ･･････ 804
craniofacial localized scleroderma
･･････････････････････ 979
creatine kinase ･･････････ 933
Creutzfeldt-Jakob 病 ･････ 62k,124m,
142,156,214k,227f,249t,341f,342f,
346f,429,429f,430,437,576,581,589
t,619t,662k,684,736,738,775,1045f
Creutzfeldt-Jakob 病（MM1）
･･････････････････････ 345f
Creutzfeldt-Jakob 病（MV2 型）
･･････････････････････ 344f
Creutzfeldt-Jakob 病（遺伝性：V180I
遺伝子変異） ･･･････ 343f,344f
CRMCC･･････････････921,925f
CRMP-5･･････････････ 684t
Crohn 病 ･･･ 464,638,661,663t,746,

836,863,836
cross sign　　　　　　57,72,73,78
crossed cerebellar diaschisis　770
croticobasal degeneration　128
Crow-Fukase 症候群　1049
crowned dens 症候群　388,390
cryptococcoma　303,325t
crystal-induced arthritis　388
CSF-1R　184
CTC1　921
CTLN2　**694**
CTX　**549**,555,673
CV2　684t
cyclosporin　**630**
cysticercosis　328
cytomegalovirus　**242**,475t
cytotoxic lesions of the corpus callosum　198

D

dark signal　411
DARS　611
DARS2　609,611
DARS2 関連白質脳症　226k
DARS 関連白質脳症　226k,668
DAT スキャン　146
Dawson's finger　450,462t
debris　258,261f
deep cerebral venous thrombosis and sinus thrombosis　**864**
delayed enhancement　992
delayed leukoencephalopathy　617k
dementia with Lewy body　**133**
demyelinating plaque　450
dentatorubral-pallidoluysian atrophy　**81**
dermatomyositis　**812**
dermoid　**1003**
Desmopressin　525
developmental venous anomalies　927
diabeteic ketoacidosis　316
diagonal sulcus　21
diamagnetic　841
DIC　1066
diffuse disseminated leukoencephalopathy　729
diffuse large B cell lymphoma　315,1019f,1023f,1024f, 1026f,1029f,1031
diffuse neurofibrillary tangles with calcification　**135**
digital subtraction myelogram　1142f
digital subtraction myelography　1106,1119,1144
diploic emissary veins　927
DIS　449
diskogenic microspurs　1103,1110f
disseminated necrotizing leukoencephalopathy　724

dissemination in space　449
dissemination in time　449
DKA　316,317
DLB　**133**,134f
DLBCL　635
DNT　970f,971f,972
DNTC　**135**,135f
dominant optic atrophy　464
Dorello 管　45,791
Down 症候群　**116**, 675t,688
DRPLA　62k,72k,77,**81**,105,159t,560
DRPLA（若年型）　574
DSM　1144
dual ectasia　1133
dual pathology　940,948,949f,957f,967f,968f
dual rim sign　266,269
dumbbell　906
dura-arachnoid pattern　374
dural arteriovenous fistula　**786**,923
dural ectasia　1119f
dural lymphoma　1028
dural tail sign　263,907,910
Duret hemorrhage　1114
duropathies　842,**1102**,1106,1116, 1127,1128,1129,1131f,1133,1137
DVA　927
Dysembryoplastic neuroepithelial tumor　970
dystrophia myotonica　**814**
dystrophic calcifications　921

E

EAOH　**92**,99
early-onset ataxia with ocular motor apraxia and hypoalbuminemia　**92**,99
EBV → Epstein-Barr ウイルス を見よ
EB ウイルス関連悪性リンパ腫　1020,1026f
eccentric target sign　322,324f
ECD　**405**,409t
ectopia lentis　851
ED-D68　244
elongated ring appearance　484f
empty delta sign　852
empty sella　760,760t,762t,763
encephalocele　940
endocarditis　272
endotheliopathy　911
enterovirus　244,1065t
entorhinal cortex　23
ephedrone 中毒　**161**
epidural blood patch　1103
epilepsia partialis continua　641,961
episodic ataxia type 2　85k
episodic expressive aphasia　422
EPM　525,534
Epstein-Barr ウイルス　198k,**212**, 213f,214k,352,475t,589t,635,668t,

678k,729,1014,1026f,1028
Erdheim-Chester 病　96k,**405**, 405f,406f,408f,415,415t
erythema migrans　299
ethylene glycol intoxication　**621**
Ewing 肉腫　1035
external border zones　876
extra medullary hematopoiesis　727
extrapontine myelinolysis　525,693
extratemporal involvement　200
eye of the tiger sign　171m,172

F

Fabry 病　**548**,549f,829f,840t
face of the giant panda sign　556
facial colliculs　45
faciobrachial dystonic seizure　348,435,436,437f,678k
Fahr 病　96k,678k
false localizing sign　1116
familial hemiplegic migraine　891
familial tauopathy　154
familial/hereditary spastic paraplegia　106
familial/sporadic hemiplegic migraine　649t
fascial plane　287
fatty acid hydroxylase-associated neurodegeneration　171t,**182**
FBDS　435,436,437f,678k
FCD　773,962,**985**
FFI　338t
fibrinoid leukodystrophy　**565**
fibrocartilaginous embolism　1061
fingolimod　204,303,466
Fisher 症候群　783k
Flair arm syndrome　170k
FLAIR での低信号　599
flame sign　484k,485f
flavivirus　1065t
flow voids　1073,1074f,1075,1075f, 1076,1077f,1079f,1080,1109f
focal cortical dysplasia　773,963, **985**,986f,987f,988f,989f
focal subcortical heterotopia　951
fragile X tremor/ataxia 症候群　140,**161**
frontotemporal brain sagging syndrome　124,1103
frontotemporal dementia　116
frontotemporal lobar degeneration　116
FTD　116,125
FTD-MND　117,118,120
FTLD-FUS　117
FTLD-tau　117
FTLD-TDP43　117,120
fucosidosis　189t
FUS　117
FXTAS　140,140f,**161**

G

GABA_A ······················· 426t
GAD → 抗GAD脳炎 を見よ
Gadolinium ······················· 96k
Galen 静脈 ······················· 864f
gangliocytoma ··············969f,976
ganglioglioma ···················· **966**
GAP ································· 394
Garcin 症候群 ···················· 317
GCA ··························· **420**,422
gelastic seizure ················· 939t
gelatinous pseudocyst ·········· 303
gemistocyte ····················· 675
general paresis of the insane ··· 295
germinoma ······················· **1046**
Gerstmann-Straeussler-Scheinker 病 ······························ 338t
giant-cell arteritis ··············· **420**
glioblastoma multiforme ········ 773
gliomatosis cerebri ············ **1039**
globular glial tauopathy ········· 132
glutamic acid decarboxylase
································· 426t
GM1, GM2 gangliosidoses ··· 603t
GM1 ガングリオシドーシス（成人型）
···························· **547**,560
GM1 ガングリオシドーシス type 3（adult type） ······ 155k,156k,157,159t
GM2 ガングリオシドーシス
························· 101k,159t,548
Goldenhar-Gorlin 症候群 ········ 799
Gorham-Stout 病
················· 762,1121,1122,1123f
Gorham 病 ················· 1102,1121
GPA → 多発性肉芽腫症 を見よ
graft versus host disease ······· 728
granulocytic sarcoma ·········· 721
granulomatosis with polyangiitis
··············· 289,372,**714**,784k,1124
grape-cluster appearance ······· 335
Grinker's myelinopathy ········· 616
GSS ·························338t,339
Guilain-Barré 症候群
························300t,1068,1095
Guillain-Mollaret の三角 ·········· 81k
GVHD ····························· 728
gyral contrast enhancement ··· 679
gyral pattern ····················· 227f
gyriform ··························· 576

H

H₂ ブロッカー ··················· 663t
H-ABC ················· 94,105,155k
halo sign ························· 729
HAM ········ 106,169k,215,**219**,220f, 221,221f,475t
Harding 症候群 ·················· 592
Hashimoto encephalopathy······ **683**
HBSL ················· 226k,611,673
HDLS······ 124,124m,132,169k,**184**, 185f,188,829
heat stroke ······················· **776**
Heidenhain 型 CJD ··············· 338

HELLP 症候群
············ 687k,750k,**897**,898f,899f
hematopoietic stem cell transplantation ··············· **727**
hemiballism-hemichorea ········ 675
hemichorea ····················· 675
hemichoreaathetosis············· 363
hemiconvulsion-hemiplegia syndrome ··················· 963,964
hemifacial spasm ··············· **802**
Hemiparkinsonism-Hemiatrophy
··································· 147
hemiplegic migraine ············· **891**
hemodynamic ···················· 887
hemodynamic ischemia ········· **887**
hemodynamic な梗塞 ············· 888
hemolytic uremic syndrome ··· 283
hemophagocytic syndrome ··· **725**
Henoch-Schönlein 紫斑病········· 747
hepatocerebral degeneration ··· 691
hepatocerebral disease··········· 691
hereditary angiopathy, nephropa-thy, aneurysms, and cramps （HANAC）症候群 ··············· 933
hereditary diffuse leukoencepha-lopathy with axonal spheroids
··································· 184
hereditary diffuse leukoencephalopathy with spheroids ························ 829
hereditary endotheliopathy with retinopathy, nephropathy, and stroke → HERNS を見よ
hereditary spastic paraplegia ··· 674
HERNS ······················ 893,935
heroin intoxication·············· **632**
herpes simplex encephalitis ··· **199**
herpes zoster ··················· 796
Heschl 回 ················· 22f,28,28f
heterotopic gray matter ········ 951
HHE 症候群 ······················· 963
HHV-6 ·················· 207,207t,684t
HIBCH 変異 ····················· 589t
high altitude cerebral edema ··· **756**
Hirayama disease ··············· **1056**
histiocytosis····················· 407
histoplasmoma ··················· 317
histoplasmosis···················· 316
HIV······ 215,231f,236,237,242,260, 322,323f,325,325t,475t,484k,667,6 68k,668t,1024,1065t
HIV associated vasculopathy ··· 217
HIV ウイルス ············· 242t,879t
HIV 感染 ························· 302t
HIV 血管症 ············ 217,218f,219f
HIV 脳症 ········· 62k,217f,226k,619f
HLA-B51 ················379,382f
HLA-B54 ················· 385,398,399f
HLA-Cw1 ························· 398t
hockey stick sign ··············· 343
Hodgkin リンパ腫 ·········426t,653
hole ······························· 912

homocystinuria ··················· 850
Hopkins 症候群
··················· 170k,245,246,246k
Horner 症候群 ···················· 803
HSE ······························· **199**
HSE 後ヒョレオアテトーゼ ···203,205t
HSP ································ 674
HSV-1·····························207t
HTLV-1 ········ 62k,215,668t,1065t
HTLV-1 関連症候群 ·············· 169k
HTLV-1 のキャリア ·············· 221f
Hu → 抗Hu抗体 を見よ
human chorionic gonadotropin
································· 1046
human herpesvirus 6 encephalitis
··························· **208**,728
human immunodeficiency virus
··························· 215,1024
human T-cell lymphotrophic virus associated myelopathy ········ **219**
Huntington's disease-like 2 ······ 157
Huntington-like disorder ········· 157
Huntington 病 **154**,154f,155k,156f, 156k,159t,433,548,559,675t,677
Huntington 舞踏病 ····· 85,177,737
Huntington 舞踏病様の症状 ······· 92
Hurst 脳炎··························491t
HUS ································ **283**
hydatid disease ··················· 330
hyperdense paraspinal vein sign
························ 1119,1120
hyperglycemic chorea, hemiballism-hemichorea ······· **675**
hyperglycemic hemianopia ······· 678
hyperhomocysteimeia ·········· 850
hyperintense rim ················· 972
hyperintense vessels···868,868t,869
hyperintensei cortical sign ······ 231
hypermetabolic neuronal necrosis
··································· 768
hypermyelination ·················· 98
hyperviscocity····················· 675
hypoglycemic brain damage ··· **679**
hypomyeination of early myelinat-ing structures ··············· 189t
hypomyelination ··· 105,668,673
hypomyelination with atrophy of the basal ganglia and cerebellum
··················· 94,105,155k,189t
hypomyelination with brainstem and spinal cord involvement and leg spasticity
··················· 189t,226k,611,674
hypomyelination with congenital cataract ··················· 105,189t
hypothalamic hamartoma ······ **995**

I

idiopathic cerebrospinal fluid leak
································ **1102**
idiopathic hypereosinophilic syndrome··················· **876**
idiopathic normal pressure

hydrocephalus ･････････････ **764**
idiopathic orbital inflammation
　････････････････････････ 314,786
idiopathic spinal cord herniation
　････････････････････････ **1137**
IgG4 関連疾患 ･･････ 262t,314,314k,
　372t,373,**391**,392f,464,715t,784k,
　794
IgLON5 ････････････････････ 444m
IIS → inferior intercavernous sinus
　を見よ
IML ･･････････････････････ 233
immune reconstruction
　inflammatory syndrome ･･････ **237**
INAD ････････････････ 101,173,174
inclusion body myositis ･･････ **813**
infantile diffuse cerebral degenera-
　tion with liver cirrhosis ･････ 590
infantile neuroaxonal dystrophy
　････････････････････････ 101,173
inferior intercavernous sinus
　････ 1106,1108,1110,1110f,1111f,
　1113f,1114f,1122,1123f
inflammatory CAA ･････････ **843**
infulenza encephalopathy ･････ **212**
internal border zones ･････････ 876
internal carotid artery occlusion
　････････････････････････ **886**
internal genu of the facial nerve
　････････････････････････ 46
intraarterial high signal ･････ 259k
intractable hiccup and nausea ･ 480
intramedullary arterio-venous
　malformation ･･････････････ 1071
intramyelinic edema ･････････ 637
intratumoral hemorrhage ･･･ 1020
intravascular (malignant) lympho-
　matosis ･･････････････････ 1006
intravascular large B-cell
　lymphoma ････････････････ **1006**
iophendylate ･･････････････ 1095
iPML ･････････････････････ 233
IRIS ･･････････････････ 216,**237**
isolated cortical vein thrombosis
　････････････････････････ 863
isoniazid cerebellitis ･････････ **641**
ivy sign ･･････････････････ 887

J
Japanese encephalitis ････････ **210**
Jarisch Herxheimer 反応
　････････････････････ 295,297,298f
jaw claudication ･･････････ 420
JCVGCN ･･････････････････ 234
JC ウイルス ･････ 199t,215t,223,234f
Joubert syndrome-related disease
　････････････････････････ 105
juxtacortical lesion ･･･ 452,454f,455f

K
Kayser-Fleischer rings ･･････ 556
Kearns-Sayre 症候群 ････ 140,169k,
　230k,546k,561k,562,**571**,572f,573f
knife edge atrophy ････････ 122

Korsakoff syndrome ･･････････ 656
Korsakoff 症候群 ････････････ 656
Krabbe 病 ･･･････ 140,546k,561k
Krabbe 病（成人型）･･････ 169k,226k,
　543,543f,544f,545f,607
Kufor-Rakeb 症候群 ･･････ 171t
Kuf ･･････････････････････ 159t
kuru ･･････････････････････ 338t

L
L-2-hydroxyglutaric aciduria
　･････ 96k,105,230k,**561**,603t,574
L-2-ヒドロキシグルタル酸尿症
　･････････ **561**,561k,562f,687k
Labbé 静脈 ････････････ 855,863
Labbé 静脈血栓 ･･････････ 855
lactate dehydrogenase ･･････ 1006
Langerhans cell histiocytosis ･･･ 405
Langerhans 細胞組織球症
　･･････････････････ 96k,405,678k
Langerhans 組織球症 ･･････ 716
large vessel vasculopathy
　････････････････････ 648,649f
LBSL ････････ 226k,609,**611**,673
LCH ･･････････ 405,407,409t,716
LDH ･･･････ 1006,1008f,1009,1011
lead poisoning ･･･････････ **625**
leave me alone ････････････ 976
Leber hereditary optic neuropathy
　････････････････････････ 674
Leber plus ････････････････ 592
Leber's hereditary optic
　neuropathy ･･････････ 103,**592**
Leber 遺伝性視神経症
　････････････････ 103,104f,**592**
Leber 病 ･･････････････････ 592
Leigh-like ････････････････ 590
Leigh-like 症候群 ･････････ 589t
Leigh 症候群 ････ 96k,548,**582**,583f,
　584f,585t,587,588,589t,592
Leigh 症候群（成人型）･･････ 586f
Leigh 脳症
　････ 81k,497,498f,596,660,662k
Lemierre 症候群 ･････ **282**,284f,387k
lentiform fork sign
　････････ 641,686,687,687k,897
leptomeningeal enhancement
　････････････････････ 259k,487
leptomeningeal melanosis ･･･ 259k
leucine-rich glioma inactivated 1
　→ LGI1 を見よ
leukemia ･････････････････ **721**
leukoencephalopathy with
　brainstem and spinal cord
　involvement and lactate elevation
　･･････････････････ 226k,609,**611**,674
leukoencephalopathy with
　calcification and cyst
　･･････････ 840t,**921**,923f,924f,936t
leukotoxin ･････････････ 617k
Levine-Critchley 症候群 ･･････ **158**
LGI1 ･･･ 348,426t,427,428,**435**,444m,
　678k,684t

Lhermitte 徴候 ･････････････ 652
LHON ･･･････････ 104,**592**,674
limb shaking ･･････････ **886**,886f
Lissauer 型進行麻痺 ･･････ 295
Listeria ････････････････ 647t
Listeria monocytogenes ･･････ **278**
Listeria 髄膜炎 ････････ 305t
Lithium ･････････････････ 534
LMNB1 ･･････････････ 673
LMNB1-related autosomal-domi-
　nant leukodystrophy
　････････････････ 545,**606**,674
LMNB1 関連常染色体優性白質ジストロ
　フィ ････ 169k,170k,226k,545,**606**,
　609
long cord lesion ･････ 470,477f,485f,
　490f,495,501,502,1064
lumpy-bumpy pattern ･････ 451,456f
Luschka 孔 ････････････ 393
LYG ･････ 415,416,488f,**1014**,1014f,
　1015f
Lyme borreliosis ･････････ **299**
Lyme Neuroborreliosis ･･････ 299
Lyme 病 ･･････ 226k,**299**,300k,463
lymphocytic hypophysitis ････ **410**
lymphomatoid granulomatosis
　････････････････････････ 1014
lymphomatosis cerebri
　･･････････････ 1024f,**1031**,1042

M
Ma2 → 抗 Ma2 関連脳炎を見よ
Machado-Joseph 病 ･･･ 62k,**70**,72f,
　73f,74f,75f,76f,77f,91f,668k
macrocephaly ････････････ 601
Magendie 孔 ････････････ 393
maldifferentiated subarachnoid
　space ･･････････････････ 982
malignant external otitis ･･････ 285
malignant lymphoma ････････ **1017**
MALT ･･････････････ 396,720
MALT リンパ腫 ･･････････ 315
mamillary body ･･････････ 28
M-ANCA ･････････････ 715t
manganism ･････････････ **624**
marbled pattern ･････････ 482
Marchiafava-Bignami 病
　･･････198k,226k526,**532**,532f,533f
Marfan 症候群 ･････ 840t,850,851,
　1105,1118,1119f
marginal ramus of cingulate sulcus
　････････････････････････ 25
marginal zone B-cell lymphoma
　････････････････････････ 1027
Marinesco-Sjögren 症候群
　･･････････ 94,**99**,101f,101k,105,552
McDonald 診断基準 ･･･････ 449
McLeod 症候群
　･･････ 155k,156k,157,**158**,159t
MCP sign ･･････････････ 62k
MDEM ･････････････････ 501
MDMA ･･････････ 617k,631t,**632**
Meckel 腔 ･･････ 43,721,798,799f

medial longitudinal fasciculus 37
megalencephalic leukoencephalopathy with subcortical cysts 599,**601**,602f,603t
MELAS 96k,206,346,561k,**575**, 577f,578f,579f,580f,581f,592,649t, 678k,682k,773,829,893,893f,1011
membranous lipodystrophy ... 569
meningeal dissemination **1043**
meningeal leukemic infiltartion 721
meningioangiomatosis **992**
Menzel 型遺伝性オリーブ橋小脳萎縮症 78
Merosin-deficient congenital muscular dystrophy 603t
MERRF 87,103,**574**
MERS **196**,197f,212,496,642
mesial temporal sclerosis 725
metabotropic glutamate receptor 426t
metachromatic leukodystrophy **545**,599
methadone **640**
methanol intoxication **627**
methcathinone 中毒 **161**
methotrexate **674**
methotrexate leukoencephalopathy **633**
metronidazole induced encephalopathy **629**
mGluR 426t
microangiopathy 650f
microbleeds → cerebral microbleeds を見よ
microdysgenesis **967**
midline linear hyperintensity 57,71,74,78,80
MIGB 146
migrainous infarction **891**
mild encephalitis/encephalopathy with a reversible splenial lesion **196**
mild encephalopathy with resticted splenial lesions 642
mild encephalopathy with reversible splenial lesion 496
milky way appearance 237
Miller-Fisher 症候群 249t
Minamata disease **624**
mineralizing microangiopathy 723
mitochondria complex 1 584
mitochondrial disorders 936t
mitochondrial encephalomyopathy **571**
mitochondrial protein-associated neurodegeneration ... 171t,**175**
mitochondrial recessive ataxia syndrome 593
MJD 62k,**70**

MLC **601**,603t
MLF 症候群 37f,382f
MM2 視床型 343
MOGRD → 抗MOG抗体関連疾患 を見よ
Mollaret 髄膜炎 380t
Monro-Kellie の法則 1103
Morel's cortical laminar sclerosis 526
Morvan 症候群 426t,427
moth-eaten 1036f
motor neuron sign 384
MPAN 171t,**175**
MS → 多発性硬化症 を見よ
MSA 36,55f,57k,161
MSA-C 54,55f,57f,57k,58f,59f, 78f,80,81k,735,736
MSA-P 54,56f,57k,58,60f,61f, 63f,64f,65f,66f,67f,68f,156
MS 様の多発性病変 464
MS らしくない病変 462
MTX-LPD 1017
MTX-related lymphoproliferative disorder 635,1017
MTX 関連リンパ増殖性疾患 635,636,1017
MTX による脊髄症 636
MTX による中毒性小脳失調 633,636
MTX の髄注 633f,636,673
mucormycosis **317**
mucosa-associated lymphoid-tissue lymphoma 315,396
multifocal fibrosclerosis ...372t,393
multinodular and vacuolating neuronal tumor 976,976f
multiphasic disseminated encephalomyelits 501
multiple myeloma **1049**
multiple sclerosis **448**
multisegmenal amyotrophy 1141
mutiple system atrophy 54
MVNT 976,976f,977f
mycoplasma 214k
Mycoplasma pneumoniae pneumonia **350**
myelin oligodendrocyte glycoprotein 426t
myelomalacia 1083,1087
Myer's loop (of optic radiation) 31
myoclonus epilepsy associated with ragged-red fibers ... 87,103,**574**
myotonic dystrophy **814**

N

NA-binding protein fused in sarcoma 117
nadir 369,472,1058
nasal septal perforation 715
Nasu-Hakola disease **569**
natalizumab 303,456
nephrotic syndrome 387k

neuro-acanthocytosis 157,158
neuro-Behçet disease **379**
neurocysticercosis **328**
neuroferritinopathy **175**
neurofibromatosis 2 .... **992**
neuro-IRIS 216
neurologic form of immune reconstitution inflammatory syndrome → neuro-IRIS を見よ
neurolymphomatosis 783k,1028,1031f,1032f
neuromyelitis optica → NMO を見よ
neuronal intranuclear inclusion disease **135**
neuropsychiatric SLE 703
neurosarcoidosis **354**
neuro-Sweet disease **398**
neurosyphilis **295**
NF 1 .... 62k,783k
NF 2 .... **992**
Niemann-Pick 病 178
Niemann-Pick 病（C型） 89k,155k
NIID **135**
NMDA 426t
NMDARE → 抗NMDAR脳炎 を見よ
NMO 462,467,**470**,708,709,711
NMO spectrum disoroders ... 471
NMOSD → 視神経脊髄炎関連疾患 を見よ
nocardiosis **285**
nonketotic hyperglycemia **677**
NPH 151
NPSLE 703,719
numb chin (numbness of the chin) syndrome 797
numb chin 症候群 ... 799f,800f,1030

O

occult cancer 850
oculodentodigital dysplasia ... 189t
oculomeningeal amyloidosis ... 848
ODS **525**,534
olfactory hallucination 939t
oligoclonal band 449,462t,472,491,823f,1088
olivopontocerebellar atrophy ... 536
OPA1 464,674
OPCA 536
open ring sign 452,454f,458f, 461,466,467,467f
optic nerve head 761
optic neuritis 297
orbital apex syndrome 308m
orbital infarction syndrome 423
organic mercury poisoning 624
ornithine transcarbamylase deficiency **696**
osmotic demyelination syndrome **525**
OTCD **696**
OTC 欠損症 691t
Ovarioleukodystrophy **597**

overlapping demyelianting lesion ········· 472
overlapping demyelinating syndrome ········ 438,440f,456,458f,499,502
overshunting ········ 1120
ovoid lesion ········ 451,461,462,483
owl's eye sign ········ 489

P

PA ········ 118
pachymeningitis ········ 1124
PACNS ········ **818**,873
palisading granuloma ········ 715
Pallister-Hall 症候群 ········ 995,996f
P-ANCA ········ 715t
pancake-like enhancement ········ 365,367f,1065t,1084,1088,1089f
panencephalopathic type ········ 338
pantothenate kinase-associated neurodegeneration ········ 157,159t,**171**,171t
Panventriculomegaly with a wide foramen of Magendie and large cisterna magna ········ 766
Papez 回路 ········ 24f,947f,948f
Papillary glioneuronal tumor ········ 974
paragonimiasis westermani ········ 335
paramagnetic ········ 841
paramagnetic rim ········ 453,455
paraneoplasitc cerebellar degeneration ········ 442f,435,734
paraneoplasitc tumefactive demyelination ········ 467
paraneoplastic chorea ········ **737**
paraneoplastic encephalomyelitis ········ **738**
paraneoplastic isolated myelopathy ········ **738**
paraneoplastic neurological syndrome ········ **734**
paraneoplastic neuropathy ········ **736**
parasitic myelitis ········ 333
paraspinal AVF ········ 1071
parieto-occipital sulcus ········ 25
Parkinson disease ········ **146**
Parry-Romberg 症候群 ········ 840t,940,**979**,980f
partial syndrome ········ 579
PAS ········ 663t,664
pathognomonic ········ 407
PCD ········ 435,439,442f,**734**
PDE10A 変異 ········ **158**,160f
Pelizaeus-Merzbacher 病 ········ 189t,191
perimedullar venous drainage ········ 1078
perimedullary AVF ········ 1071
perioptic enhancement ········ 504,506f,507f,508f,513
periventricular leukomalacia ········ 933,934
periventricular rim ········ 565,566f
petrous apex cephalocele ········ **799**

phospholipase A2-associated neurodegeneration ········ 171t,**173**
pia-subarachnoid pattern ········ 258
Pick 球 ········ 117
Pick 小体 ········ 117
Pick 病 ········ 117,118,119f,120,122,124m,125
pilomatorixoma ········ 814
pilomatricoma ········ 814
PKAN ········ 159t,**171**,171t
PLA2G6-associated neurodegeneration ········ 173
PLAN ········ 171t,**173**
pleomorphic xanthoastrocytoma ········ 973
PLP1 関連疾患 ········ 191
PLS ········ 674
PMD ········ 191
PMD 様病 ········ 189t
PML ········ 69,216,**223**,234f,456,619t,704f,707,728
PMM2-先天性グリコシル化異常症 ········ 57k,69,**101**,101k,103f
PNFA ········ 117
POEMS 症候群 ········ 372t,1049
Pol III related leukodystrophies ········ 189t
POLG ········ **593**
POLG1 ········ 590
POLG 関連ミトコンドリア病 ········ 754
POLG 変異 ········ 37,591
poliomyelitis-like syndrome ········ 243
polycystic membranous osteodysplasia with sclerosiing leukoencephalopathy ········ 936t
polycystic ovarian syndrome ········ 760
polycythemia ········ **730**
polymerase γ ········ **593**
polymicrogyria ········ **953**
polymyositis ········ **812**
polyneuropathy, organomegaly, endocrinopathy, M protein, and skin changes ········ 1049
porencephalic cyst ········ **957**
porencephaly ········ **957**
porphyria ········ **563**
posterior cortical atrophy ········ 141f,**142**
posterior reversible encephalopathy syndrome → PRES を見よ
posterior spinocerebellar tract ········ 32f
poststreptococcal ADEM ········ 496
posttransplantation lymphoproliferative disorder ········ 729
postvaricella angiopathy ········ 824
Prader-Willi 症候群 ········ 675t
precentral knob sign ········ 20,20f
premotor cortex ········ 20
PRES ········ 62k,198k,230k,481,563,630,649t,670,682k,686,703,724,728,**746**,748f,749f,750k,755,868t,869,870f,871,872,874,879,880,895,896,898f,919,992,1103
PRES（出血を伴った）········ 751f
PRES（脊髄病変を伴う）········ 747,752f
PRES（脳幹型）········ 750f
primary angiitis of the central nervous system ········ **818**
primary CNS lymphoma ········ 1017
primary cranial vault lymphoma ········ **1033**
primary diffuse leptomeningeal gliomatosis ········ 1044
primary familial cerebral calcification ········ 936t
primary lateral sclerosis ········ 674
prion disease ········ **338**
progressive ataxia and palatal tremor ········ 36,593
progressive facial hemiatrophy ········ **979**
progressive infantile poliodystrophy ········ 590
progressive multifocal leukoencephalopathy ········ **223**
progressive non-fluent aphasia ········ 117
progressive supranuclear palsy ········ **147**
protein C deficiency ········ **721**
protein S deficiency ········ **721**
proteolipid protein（PLP）1 遺伝子 ········ 191
pseudocyst ········ 970
pseudohypoparathyroidism ········ 936t
pseudo-SAH → pseudo-subarachnoid hemorrhage を見よ
pseudo-subarachnoid hemorrhage ········ 730,**882**,1107,1104f,1119f
pseudo-TORCH 症候群 ········ 933
pseudotumor cerebri syndrome ········ **760**
pseudoulegyric ········ 695
PSP ········ 37,132,**147**,148f,149f
PSP-P ········ 147,149
PSP-parkinsonism ········ 147
psychostimulant intoxication ········ **630**
PTLD ········ 729
pulvinar sign ········ 343
pure akinesia with gait freezing ········ 147,150
putaminal eye sign ········ 590
PVL ········ 933
PXA ········ 975f
pyogenic ventriculitis ········ **269**
pyrimethamin 脳症 ········ 636

R

racemose cysticercus ········ 330
radial enhancement ········ 847
radial stripes ········ 547
radially oriented white matter band ········ 956,990

radiation injury **645**
radiation myelopathy 651
radiation necrosis 645
radiation-induced telangiectasia
.... 647
Ramsay Hunt 症候群 ....
238,240f,242,300t,805
Rasmussen's encephalitis **961**
Rasmussen 脳炎 155k,427,**961**,
962t,963f,979,1042
RCVS → reversible cerebral
vasoconstriction syndrome を見よ
rebound intracranial hypertension
.... 1122,1123f
red flags 416,472,487
Refsum 病 96k,105
relapsing polychondritis **417**
Rendu-Osler-Weber 症候群 624
repetitive involuntary movement
.... 886
resolving hematoma 269
resolving infarction 269
retinal vasculopathy with cerebral
leukodystrophy 925
retinal vasculopathy with cerebral
leukoencephalopathy 936t
retropharyngeal abscess 388
retropharyngeal space 386
retropharyngeal edema 388
reversible cerebral vasoconstriction
syndrome 755,821,**867**,875,895
rheumatoid arthritis 232,**712**
Rhino-orbito-cerebral mucormyco-
sis 317
rhombencephalitis 278
rhombencephalonsynapsis 105
Ri → 抗 Ri（ANNA-2）抗体 を見よ
Richardson 症候群 149
Richardson 病 147
rim enhancement 728
rim sign 484k,485f
Roland 領域 697
Rosai-Dorfman 病 407,409,409f
Rosenthal fiber (RF) 565,566f
RVCL 926

S

Salla 病 189t
salt and pepper appearance 712
SANDO 593
SAPHO 症候群 372t,**401**,402f
SCA 72k
SCA1 ... 57k,62k,72k,76,78f,79f,81k
SCA12 .... 89k
SCA14 .... 72k
SCA17 .... 72k,80,85,89k,**91**,95f,
155k,156k,157,178
SCA2 .... 57k,62k,69,72k,76f,**78**,
80,80f,81k,82f,83f,89k,559
SCA20 .... 36,81k,**92**,96k
SCA27 .... 72k
SCA3 .... 57k,62k,**70**,72k,80,559
SCA31 .... 81,**90**,95f,877f

SCA34 .... 57k
SCA36 .... 72k
SCA6 .... 72k,77,**80**,81,84f,891
SCA7 .... 36,57k,72k,**87**,95f
SCA8 .... 57k,**89**
scalloped appearance 451,456f
scalloping 1119f
scalloping sign 234
scalpel sign 1092,1094,1140
SCD **663**
Schilder 病 469t
schistosomal myelitis **334**
sclérodermie en coup de sabre
.... 979
SD → semantic dementia を見よ
secondary CNS lymphoma ... 1025
semantic dementia 116,118,121
SENDA 175
sensory ataxia neuropathy dysar-
thria and ophthalmoplegia ... 593
sensory ataxic neuronopathy ... 708
sensory ganglioneuronopathy
.... 708
sepsis 746
septal-callosal interface lesion
.... 451,461,463,456f
septic arthritis of lateral atlantoaxial
joint 388
septic emboli 272
SERAC1 590
seudo-SAH 882
sphingolipidosis **542**
Sheehan 症候群 **897**
shrunken bright cerebellum
.... 101k,102
SIADH 427,428,435,487
sialic acid storage disease ... 189t
SIH 1102,1121
sIL-2R
..... 1006,1008f,1009,1009f,1011
sinus pericranii 927
Sjögren 症候群 207t,209,219,
226k,372t,412,463f,467,469t,475t,
477f,668k,668t,684t,**707**,708f,709f,
710f,711f,712f736,746,796,797f,
1011,1017
skull base osteomyelitis **285**
SLC19A3 .... 584,585f,587,662
SLC30A10 625
SLE 207t,209,223,226k,237,
242,385,475t,489k,491,668t,684t,
703,705f,706f,719746,791,834,
835f,912k
slow flow 869,889
small juxtacortical hemorrhage
.... 861
small-vessel disease 829
SMART 648,649f,650f
SMON 668k
Sneddon 症候群 840t
SNORD118 .... 921,923f
snowball 457t,912

soap bubble appearance 335
solitary cortical tuber 973f
somatotopy 1088
SOX-10 関連症 189t
spastic paraplegia type 2 .... **191**
SPG11 674
SPG2 .... **191**
sphincter dysfunction 1072
spinal arachnoid web
.... 1092,1094,1093f,1140
spinal cord cavernous malformation
(angioma) **903**
spinal cord infarction **1058**
spinal dural arteriovenous fistula
.... **1071**
spinal epidural hematoma ... **1068**
spinal extradural cavernous an-
gioma 905
spinal extrdural AVF 1071
spinal form of CTX 552
spinal xanthomatosis 552
spinocerebellar ataxia 1
.... 62k,**78**,78f,79f
spinocerebellar ataxia 17 ...... **91**,95f
spinocerebellar ataxia 2
.... **78**,80f,82f,83f,559
spinocerebellar ataxia 20 .... **92**
spinocerebellar ataxia 3 559
spinocerebellar ataxia 31 ...... **90**,95f
spinocerebellar ataxia 6 ...... **80**,84f
spinocerebellar ataxia 7 ...... **87**,95f
spinocerebellar ataxia 8 .... **89**
spinocerebellar degeneration ... 54
spoke 912
spongiform myelinopathy 632
spontaneous intracranial
hypotension **1102**
SS → Sjögren 症候群 を見よ
SS-A 抗体 477f
SSPE **222**,619t
Static encephalopathy in childhood
with neurodegeneraton in
adulthood 175
status epilepticus 768
stepping stone appearance
.... 187,829
steroid-responsive encephalopathy
with antithyroid antibodies ... 736
stiatal encephalitis **430**
streaky enhancement 463,463t
stripes（線状影）................ 847
stroke like episodoe 575
stroke-like migraine attacks after
radiation therapy 648
Sturge-Weber 症候群 679k,842
superficial medullary lamina ... 23
subacute combined degeneration of
the spinal cord **663**
subacute necrotizing
encephalopathy **582**
subacute sclerosing
panencephalitis **222**

subacute subarachnoid
　　hemorrhage ············· 879,**881**
subcortical low intensity ······ 679k
subependymal heterotopia ··· 951
subiculum ································ 23
subpial leukoencephalopathy ··· 704
subthalamic nucleus ············· 28
succinate semialdehyde dehydro-
　　genase 欠損症 ··················· 562
sulcal hyperintensity
　　·················· 258,259k,868,870
superficial siderosis ······ 106,**1127**
superior orbital fissure syndrome
　　·· 308m
suppurative retropharyngeal node
　　·· 388
SURF1 ························· 582,584f
Susac 症候群
　　·············· 457t,497,899t,**911**,911f
susceptibility artifact ············· 700
susceptibility-weighted imaging
　　································ 200,1128
Sweet 病 ································ 398
SWI ································ 200,1128
Sydenham chorea ············· 156k
Sydenham 病 ······················ 156k
Sydenham 舞踏病 ········ 433,737
sylvian fissure lipoma ········· **982**
Sylvius 谷 ···························· 1104f
Sylvius 裂脂肪腫 ···· **982**,982f,983f
Sylvius 裂前上行枝 ······· 21,22f
Sylvius 裂の拡大 ··········· 613f,614
Syndrome of inappropriate secre-
　　tion of antidiuretic hormone
　　·· 487
synovitis-acne-pustulosis-
　　hyperostosis-osteitis syndrome
　　→ SAPHO 症候群 を見よ
systemic lupus erythematosus
　　·· **703**

T

T1 hyperintense perilesional signal
　　intensity ······························ 901
T1-black hole ········ 452,455f,457t,
　　457f,461,462t,469,480f
T1 強調像では高信号 ············· 652
tabes dorsalis ······················ **297**
tadpole atrophy ···················· 567
Takayasu arteritis ··············· **919**
target sign ····················· 322,325
tau ·· 117
tauopathy ····················· 117,444m
TDP43 ······················ 117,122,127f
temporal arteritis ················ 420
temporal encephalocele ······ **959**
thalassemia ·························· 726
thiamine ································ 728
thiamine transporoter ········ 348
THTR2 遺伝子変異 ················ 347
thyroid ophthalmopathy ····· **784**
tic douloureux ····················· **795**
tick-borne encephalitis ········ 243

TMS ·· 468f
Tolosa-Hunt 症候群
　　··· 411,**782**,783f,783k,788f,791t
toluen poisoning ················ **620**
toxocariasis ·························· 333
toxoplasmosis ···················· **322**
transactive response DNA-binding
　　protein 43 ··························· 117
transient global amnesia ······· **777**
transmantle sign ················· 985
transverse gyrus of Heschl ······ 28
transverse pontine fibers ·········· 32
TREX1 ···················· 467,925,926
trigeminal hypoplasia ········ **799**
trigeminal neuralgia ·········· **795**
Trousseau 症候群
　　············· **742**,742f,743f,876
TTP ······································ 1066
TUBB4A related hypomyelination
　　·· **188**
TUBB4A 関連髄鞘形成不全症
　　·································· **188**,190f
tuberculoma ················ 260,**262**
tuberculous meningitis ··········· **260**
tumefactive ADEM ············· 492
tumefactive cyst ·················· 646
tumefactive demyelination
　　························ 469t,486,705
tumefactive lesion ······ 384,469,711
tumefactive MS ·················· 461
tumefactive multiple sclerosis
　　···················· 465,466f,467f,468f
tunnel sign ··························· 332

U

ulcerative colitis ················· 836
ulegyria ································ **957**
uncus ··································· 939t
uremic encephalopathy ········· 686
uveomeningeal syndrome
　　································ 354,425t
U 線維
　　······ 571,573,611,844,861,862,922
U 線維が主として侵される疾患 ··· 230k

V

V180I ···································· 342
V180I 遺伝性プリオン病（CJD）··· 339
vaccine-associated paralytic polio-
　　myelitis ································ 245
vacuolar myelopathy ············· 665
vacuolating myelinopathy ······ 632
Valsalva 法 ······· 1058,1072,1102
vanishing tumor ················ 1017
vanishing white matter disease
　　································ 536k,**597**
vanishing white matter disease
　　（VWMD）（小児）········ 598f
vanishing white matter disease
　　（VWMD）（成人）········ 598f
varicella-zoster virus ········ 217,**238**
varicella-zoster virus cerebral
　　vasculopathies ················· 241
vascular endothelial growth factor

　　·· 746
VEGF ····································· 746
venous angioma ···················· 927
ventricular garlands ··········· 566
VGKC ···························· 427,684t
VGKC 抗体 ·························· 437f
vigabatrin ···························· **640**
Virchow-Robin 腔 ·············· 354
Vogt-Koyanagi-Harada disease
　　·· **424**
Vogt- 小柳 - 原田病 ··· 380t,**424**,425t
voltage-gated potassium channels
　　·· 427
VPM ·· 45
VWMD ·························· **597**,599
VZV ······················ 217,**238**,668t
VZVV ···································· **241**
VZV 血管症 ··················· 238,257
VZV 脊髄炎 ························· 239

W

Waller 変性 ······················ 62k,668
wanderling lesion ················· 333
WDR45 ·································· 175
Wegener 肉芽腫症
　　···················· 226k,372,422,425t
Werner 症候群 ···················· 675t
Wernicke encephalopathy ······ **656**
Wernicke-Korsakoff 症候群
　　···························· 70,210t,656
Wernicke 脳症 ········· 45,96k,198k,
　　249t,525,532,567f,582,587,589t,
　　590,629,630,**656**,657f,658f,659f,
　　660f,661f,662k,686,728,791,895
Wernicke 脳症（小児例）········ 660f
Whipple 病 ············ 236k,425t,684t
Wilson 病 ··· 62k,81k,96k,105,155k,
　　156k,159t,169k,178,198k,230k,
　　433,548,**556**,557f,558f,559f,561k,
　　589t,678k,691
Wiskott-Aldrich 症候群 ········ 1017
Wolfram 症候群 ············ 69,675t
Woodhouse-Sakati 症候群 ··· 171t,183

X

X 染色体連鎖異所性灰白質 ········ 951
X 染色体連鎖痙性対麻痺 2 型
　　···················· 62k,**191**,192f,193f

和文索引

あ

亜鉛過剰摂取 ··························· 668
亜急性感覚性ニューロパチー ··· 668k
亜急性期 ····················· 883f,884f
亜急性期のくも膜下出血 ············ **881**
亜急性硬化性全脳炎
　　············ **222**,222f,434,619t,962t
亜急性視神経炎 ······················ 368
亜急性小脳失調 ········ 249t,338,342f
亜急性脳症 ············ 1006,136,139f
亜急性連合性脊髄変性症
　　············ **663**,665f,668k,738,1065t
アキレス腱の黄色腫 ···················· 550

索引 • 1155

アクアポリン 4 …………………… 471
悪性外耳道炎…………… 285,305t,372t
悪性胸腺腫…………………………… 435
悪性黒色腫………………………1017,1043
悪性神経膠腫………………………… 647t
悪性貧血………………………663,666,667
悪性リンパ腫 … 62k,169k,210t,215t,
　216t,236k,262t,280t,300t,303,310,
　311,314k,324,325t,372t,396,411,
　412,415,416,425t,434,435,463,
　464,465,467,469t,473,647t,662k,
　668t,670,707,720,721,727,729,
　737,753,783k,784k,791,791t,798,
　800f,805,806,820,912k,**1017**,
　1028,1030,1034f,1043,1070
悪性リンパ腫（HIV 陽性）（脳原発性）
　………………………………… 1025f
悪性リンパ腫（中枢神経系原発）
　………………………………… 1018f
悪性リンパ腫（脳原発性）
　… 1018f,1021f,1022f,1024f,1026f
亜酸化窒素………………663t,664,668k
アジア変異型………………………… 1006
アスペルギルス………………………215t,880
アスペルギルス眼内炎 ……………… 729
アスペルギルス症 …… 242t,285f,302,
　302t,**305**,306f,310f,311f,312f,313f,
　314k,317,372t,377,724,727,728,
　729,791k,792
アスペルギルス髄膜炎 ……………… 315f
アトピー ……………………………… 660f
アトピー性脊髄炎 …………… 334,668k
アフタ ………………………………… 382f
アフタ性潰瘍 ………………………… 379t
アプラタキシン欠損症 ……………… 92
アポリポ蛋白 E ……………………… 843
アミノ酸 ……………………268,268f,269
アミロイドβ関連血管炎 …………… 425t
アミロイドβ関連脳血管炎 ………… 818
アミロイドーシス …………………… 784k
アメーバ性髄膜脳炎 ………………… 215t
アメーバ赤痢 ………………………… 629
アルコール …………………… 617k,755
アルコール依存症 …………………… 528
アルコール性肝障害 ………………… 692f
アルコール性小脳萎縮症 …………… 532
アルコール性小脳変性症 …………70,71f
アルコール中毒 …………………198k,210t
アルツハイマー病…………… 23,**114**,115f,
　116f,124m,133f,141,210t,765,841
アレキサンダー病（成人型） …… 619t
鞍鼻……………………………… 715,715t
アンフェタミン ………………617k,631,879
アンモニア ……………………… 693,694f
アンモン角 ……………………… 23,24f,25,777

い

イオン飲料 ……………………… 657t,658
異型トランスサイレチン …………… 847
胃酸分泌抑制薬……………………… 755
意識清明期……………………… 616,620f
意識の変容…………………………491t,501
意識レベルの変動 …………………… 685f

異臭…………………………… 939t,969f
萎縮性胃炎 …………………………… 663t
異常行動型前頭側頭型認知症… 1103
移植 ………………………………… 1017
移植後リンパ増殖性疾患 …………… 729
移植片対宿主病……………………… 728
異所性灰白質
　…………… **951**,951f,952f,953f,959
異所性灰白質（帯状） ……………… 953f
異染性ジストロフィ ………………… 226k
異染性白質ジストロフィ …**545**,599,619t
異染性白質ジストロフィ（成人型）
　……………………………… 546f,547f
位相シフトアーチファクト ………… 928
イソニアジド小脳炎 ………………… **641**
一次進行型…………………………… 456
一過性全健忘………………… **777**,778f
一過性の脳卒中様発作 ……………… 720
一過性の脳梁膨大部病変…………… 197f
一過性の脳梁膨大部病変を認めた脳症
　……………………………………… 197f
一酸化炭素………………… 226k,589,617k
一酸化炭素中毒……… 433,**616**,617f,617k,
　619t,632,670
一酸化炭素中毒（間欠型）
　……………………………… 619f,620f
遺伝性 ATTR 型脳アミロイド血管症
　……………………………………… **847**
遺伝性 CJD ………………………… 338t
遺伝性 CJD（V180I） ……………… 342
遺伝性アミロイドーシス …………… 300t
遺伝性痙性対麻痺…… 169k,537,604
遺伝性サイアミン …………………… 675t
遺伝性出血性毛細血管拡張症 ……… 893
遺伝性脊髄小脳変性症 ……………… 68
遺伝性脳血管症………………… 829,829t
遺伝性プリオン病…………………338t,339
イヌ回虫 ……………………………… 333
イヌ回虫症 ……………………… **333**,475t
猪瀬型肝脳疾患………………… 691,691t
胃の全摘 ……………………………… 663
胃のバイパス手術 …………………… 664
意味性認知症…… 116,121f,122f,123f
咽後膿瘍…………………… 387k,388,388t
インターロイキン 6（IL-6）………… 380
咽頭後隙 ……………………………… 386
咽頭後隙液貯留…………… 386,**387**,388t
咽頭後部液貯留（浮腫） …………… 285f
咽頭後浮腫………………………388,388t
咽頭後浮腫および液貯留 ………… 387k
インフリキシマブ …………………… **638**
インフルエンザ ……………………… 198k
インフルエンザ菌 …………………… 834t
インフルエンザ脳症 ………………… **212**
インフルエンザ A …………………… 589t

う

ウイルス感染症 ……………………… 236k
ウイルス性脳炎 ……………………… 679k
上小脳脚 ……………………………… 739f
ウェステルマン肺吸虫症 …………… 335
ウエストナイル脳炎 ……………199t,211
迂回回 ………………………………… 142m

迂回槽 ………………………………… 43
右三叉神経 …………………………… 227
右上眼静脈の拡張 …………………… 285f
運動性言語中枢 ……………………… 27
運動性チック ………………………… 1083
運動前野 …………………………… 20,21
運動ニューロン疾患 ………………… 165
運動皮質………………… 20,20f,21f,168,529f,
　606,661f,692f,693,694f

え

液面形成………………………… 270,1003f
壊死性血管炎 ………………………… 273
壊死性脊髄症 ………………………… 737
壊死性白質脳症 ……………………… 921
エタネルセプト ……………………… 638
エチレングリコール中毒
　………………………… **621**,622f,687k
エフェドラ …………………………… 730
エリスロポエチン産生増加 ………… 730
円蓋部（皮質性）くも膜下出血
　………………………841,850,867,888
円蓋部くも膜下出血 … 751f,850,855f,
　862,868t,870,871f,872f,**879**,881f,
　897,914
縁上回 …………………………… 25,26
炎症性 ………………………………… 668t
炎症性眼窩偽腫瘍…………………284f,786
炎症性残渣…………………………258,261f
炎症性脱髄 …………………………… 499
炎症性脳アミロイド血管症
　………………………… 843,845f,846f
延髄（脳幹）軟膜 …………………… 608
延髄から上位頸髄………………… 474t,479
延髄梗塞 ……………………………… 81k
延髄錐体… 31,32f,34,35f,129,611,673
延髄背側 ……………………………… 711
延髄軟膜 ……………………………… 567
延髄の萎縮 …………………………… 608
延髄前索小脳路 ……………………… 611
エンテロウイルス ……………207,243,244
エンテロウイルス（EV）71 脳炎 … 434
エンテロウイルス 71
　…………… 199t,244,246,750k,1064
エンテロウイルス D68
　…………… 199t,244,246k,502,1064
エンテロウイルス感染 ……………… 300t

お

扇形変形 ……………………………… 1119f
横静脈洞 ……………………………… 876
横静脈洞血栓症………………… 862,864f
横断性脊髄炎 ……………… 475t,653,707
嘔吐 …………………………………… 480
おたまじゃくし（tadpole）型萎縮
　………………… 566,567,567k,568f,608
頤しびれ症候群 ……………… **797**,799f
オピオイド …………………………… 617k
オリーブ … 34,35f,54,57,69,78,80,81k,
　104f
オリーブ橋小脳萎縮型（OPCA 型）
　……………………………………… 542
オリーブ橋小脳萎縮症 ……………… 536
オリーブに高信号 …………………… 152f

オリーブの仮性肥大
　………… 34,36,36f,81k,96k,593
オルニチントランスカルバミラーゼ欠損症
　………………………… 691t,**696**,697f

か

外眼筋腫大 ……… 393,394,716,794
外傷 ………………………… 536k,597
外傷を契機 ………………… 565,597
外転神経 …………………… 42f,45
外転神経核 ……… 33f,45,659,660f,791
海馬 ………………………… 23,24f
海馬硬化症 …… 23,25,662k,940,942,
　944f,945f,946f,947f,948f,949f,957,
　957f,968f,979,985,1000f
海馬溝の遺残腔 ……………… 949
海馬支脚 ……………………… 23
海馬台 ……………………… 23,24f
海馬傍回 ………………… 23,23f,27f
外包 ……… 598f,599,608,609,826,828f,
　828f,829,830,833,864f,893
海綿状血管奇形 …… 651,653**901**,927
海綿状血管腫 ……… 272,724,840t841,
　879,**901**,928f,930,1099f
海綿静脈洞血管腫 ………… 904,907f
海綿静脈洞血栓症 …………… 314k
海綿静脈洞血栓性静脈炎 …… 270
海綿静脈洞症候群 … 44,308m,783,792
海綿静脈洞内での正常逆流 …… 787f
回盲部潰瘍 …………………… 379k
潰瘍性大腸炎 ……… 746,836,836f,863
火炎状の造影効果 …………… 485f
下オリーブ核
　…………… 35f,71,78,582,586f,592
下オリーブ核の高信号 ………… 150
下海綿静脈洞間静脈洞
　……………………… 1108,1114f,1122
下顎神経 …………………… 43,44
下角に沿った病変 ………… 462t,463f
化学シフトアーチファクト … 982,983m
化学療法薬 ………………… 617k
下眼窩神経 ………………… 794
牡蠣 …………………………… 668
可逆性脳血管攣縮症候群 …… 257,752,
　818,820k,821,**867**,870f,871f,
　872f,873f,897,899t,1127t
可逆性脳梁膨大部病変 …… 496,725
下丘 ………………………… 629,658
蝸牛水管 …………………… 47f,48
角回 ………………………… 25,26f
核間性麻痺 ………………… 38
拡散制限 ……… 187,196,197f,198k,
　213f,243,249f,294,469,484k,493,
　511f,528,573,589,599,613f,614,
　647t,683f,701,724,728,729,738,
　751,770,844,855f,859,892,911,9
　17f,1002,1007,1009,1019f,1020,
　1023f,1024f,1028
拡散制限のない膿瘍 ………… 266
覚醒剤中毒 ………………… **630**
拡張型心筋症 ……………… 104
獲得性（感染性）プリオン病 …… 338t
顎跛行 …………………… 420,422,423

過誤腫 ………………………… 996f
カシューナッツ … 858f,859f,861,862
下小脳脚 ……………………… 611
下垂体梗塞 …………………… 898
下垂体卒中 …… 107,108f,867t,873
下垂体低形成 ………………… 183
下垂体の腫大 ………………… 1108
仮性動脈瘤 …………………… 728
下前頭回弁蓋部 ……………… 21
家族性（遺伝性）痙性対麻痺 …… 106
家族性ATTR型眼軟膜アミロイドーシス
　……………………………… **847**
家族性Wernicke類似脳症 …… 662
家族性痙性対麻痺 …………… 544
家族性タウオパチー ……… 153f,154
家族性致死性嗜眠症 ………… 142
家族性軟膜アミロイドーシス …… 369
家族性舞踏病 ………………… 160f
家族性片麻痺性片頭痛
　…………………… 109,891,893f
下大静脈閉塞 ……… 1080,1126
カタレプシー ………………… 444
血管性浮腫 …………………… 729
滑車神経 …………………… 42,42f
括約筋障害 …………………… 1072
化膿性咽頭後結節 …… 387k,388,388t
カフェイン …………………… 730
カペシタビン白質脳症 ……… **642**
カポジ肉腫 …………………… 215t
鎌状赤血球症 ……………… 820k,834f
仮面症候群 ………………… 1017,1022f
可溶性interleukin 2受容体 … 1006
ガラクトマンナン抗原 ………… 308
顆粒球性肉腫 ……… 721,723f,729
顆粒細胞ニューロン症 ………… 225
カルモフール ………………… 637
カルモフール白質脳症 …… **636**,637f
川崎病 ……………………… 198k
癌 …………………………… 262t
感音性難聴 …………………… 716
寛解型 ……………………… 602
眼窩炎症性偽腫瘍 …………… 463
眼窩下神経の腫大 ………… 394,395
眼窩偽腫瘍 ……… 283,464f,715t
眼窩筋炎 ………………… 785f,786f
感覚性失調性神経症・構音障害・眼球
　運動障害 …………………… 593
感覚皮質 …………………… 22
眼窩梗塞症候群 …… 314k,317,423
眼窩脂肪塊の造影効果 ……… 464
眼窩先（尖）端（部）症候群 …… 308m
眼窩先端部 ………… 310f,311f,312f
眼窩尖端部 …………………… 716
眼窩先端部アスペルギルス症
　………………… 305t,308,315
眼窩先端部症候群 …… 44,305,308,
　312f,313f,314k,316,782,792,1030
眼窩蜂窩織炎 ………………… 270
眼球運動失行と低アルブミン血症を伴う
　早発型脊髄小脳失調症 …… **92**,97f
眼球内シリコン ……………… 1004
眼筋麻痺性片頭痛 ………… **792**,805

間欠型 ……………………… 616
肝硬変 ……………………… 625
肝硬変を伴う乳児びまん性脳変性症
　……………………………… 590
眼歯指異形成 ………………… 189t
カンジダ …………… 215t,302t,724
冠状静脈叢 ……………… 1072,1073
眼神経 …………………… 42f,43
眼神経帯状疱疹 ……………… 199t
肝性昏睡 …………………… 691
癌性神経根症 ……………… 668k
癌性髄膜炎 …… 259k,261,463,464,
　1011,1043,1045f
肝性脳症 … 62k,198k,589,678k,**691**
感染性心内膜炎 ………………
関節リウマチ …… 207t,223,232,372t,
　638,668t,**712**,714f,746
感染関連 …………………… 668t
感染性血管炎／血管炎 ……… 242t
感染性心内膜炎 … 269,271,**272**,275f,
　525,527f,701,840t,879,880
感染性塞栓 …………… 275f,276k
感染性塞栓症
　…… 271,**272**,274f,701,743,840t
感染性外側環軸椎関節炎
　……………… 387k,388,388t,389f
感染性動脈瘤 …… 273,275f,276k
感染性脳動脈瘤 …… 879,880,1127t
感染性プリオン病 …………… 340
環椎軸椎亜脱臼 …………… 714,714f
環椎軸椎骨髄炎 ……………… 390
眼痛 ………………………… 500
乾電池 ……………………… 624t
広東住血線虫症 ……………… 328t
眼内悪性リンパ腫 …………… 1017,1022f
間脳 ………………………… 582
間脳下垂体炎 …………… 391,394
肝脳疾患 …………………… 691
間脳症状 …………………… 444
間脳中脳移行部 ……………… 381f
肝脳変性症
　…… 62k,96k,169k,170k,546k,**691**
肝膿瘍 ……………………… 629
顔面痙攣 …………………… 968
顔面上腕ジストニー痙攣 …… 435
顔面神経 ……………… 45,46f,721
顔面神経核 ………………… 45,659
顔面神経丘 ………… 33,33f,45,660f
顔面神経膝 …………………… 33
顔面神経内膝部 ……………… 46
顔面と上腕 ………………… 678k

き

奇異性塞栓症 ……………… 876
疑核 ………………………… 480
菊地病 ……………………… 280t
ギ酸 ………………………… 628
偽腫瘍 …………………… 876,926
偽性髄膜瘤 …… 1127,1128,1129,1130,
　1130f,1133
寄生虫 ……………………… 1065t
寄生虫性脊髄炎 ……………… 333
偽性脳腫瘍症候群 ……… **760**,761f,791

偽性副甲状腺機能低下症	678k	
基底核	729	
基底核に高信号（T1強調像）	678k	
基底核病変に対する鑑別診断	588	
基底核病変の画像	589t	
気脳症	701	
偽嚢胞	970	
偽瘢痕回	695	
偽膜性腸炎	629	
脚間窩	29f,1105f,1107,1111f,1112,1123f	
球後視神経炎	355f	
嗅神経	39,39f	
嗅神経の腫大	989,989f	
急性MTX脳症	633,635	
急性壊死性脳症	211,212,589t,662k	
急性間欠性ポルフィリン症	561f,563,682k	
急性散在性脳脊髄炎	62k,156k,169k,226k,248,351f,385,457t,462,462t,469,469t,475t,489k,**491**,492f,493f,496f,497f,498f,499,499f,501,504f,508,589t,662k,754,822,823f,524,912k,1007,1017,1065t	
急性散在性脳脊髄炎（腫瘤様）	493f	
急性散在性脳脊髄炎（脳幹型）	493f,495f	
急性出血性白質脳炎	491t,**515**,516f	
急性小脳症	**246**,247f,248f,249f,249t,351f,735f	
急性弛緩性脊髄炎	245,246k,502	
急性弛緩性麻痺	502	
急性脳症	280t	
急性白血病	302,302t,747	
急性ポルフィリア	962t	
急性リンパ球性白血病	1028	
急性リンパ性白血病	799f,856f	
橋横走線維	32,33f,34f,54,55f,56f,61,72,87,102,611	
橋横走線維の肥厚	98	
橋横走線維の変性	57k,61,80,80f,82f,103f,161,226	
境界梗塞	887	
橋外浸透圧性髄鞘崩壊症	62k	
橋外髄鞘崩壊症	198k,525,526f,529f,530f,531f,662k	
境界領域梗塞	688	
橋核	32,33f,54,56f,69	
狂犬病	214k	
凝固壊死	646f,651	
橋縦走線維	32,33f	
橋小脳線維	54	
橋小脳路	32,33f	
胸腺腫	426t,445	
橋中心髄鞘崩壊症	198k,277,525,527f,528f,529f,532	
強直性脊椎炎	1095,1137	
強皮症	746	
強膜炎	373f,417	
局所性皮質下異所性灰白質	951	
極長鎖脂肪酸	467,536	
虚血性脳症	589t	
巨細胞性血管炎	314k	
巨細胞性動脈炎	**420**	
巨細胞動脈炎	377,422,423	
巨赤芽球性貧血	665f	
巨脳症	565,614	
ギラン・モラレ三角	34	
起立性頭痛	1102,1107,1110f,1119f,1121	
起立性低血圧	606	
キレート剤	316	
キレート剤投与	303	
筋萎縮性側索硬化症	20,20f,31,32f,117,**165**,165f,166f,167f,169k,170k,246k,544,545f,546k,738,1141	
筋緊張性ジストロフィ	123k,675t,**814**,814f,815f	
筋肉増強剤	730	
筋膜面	287	
筋膜様構造	287f	

く

隅角皮質の侵食像	401	
空間的多発性	449,455f,473t	
空気	701	
空洞前状態	1096f	
空胞性脊髄症	667,668k	
空胞変性	601	
クールー	338t	
くも膜下腔の強い拡大	614	
くも膜下出血	198k,219f,259k,730,883f,867k,**879**	
くも膜絨毛	1119	
くも膜嚢胞	1095,1129	
クリオグロブリン血症	1066	
クリオフィブリノーゲン血症	1066	
繰り返す髄膜炎	380t	
クリキノール	668k	
グリコシル化異常症	101	
グリシン	597	
クリプトコッカス	215t,216,217	
クリプトコッカス症	304f,314k,325,331k,464	
クリプトコッカス髄膜炎	216t,237,**303**	
クリプトコッカス髄膜脳炎	304	
クリプトコッカスによる偽嚢胞	96k	
クリプトコックス・ネオフォルマンス	302t	
グリベンクラミド	679	
グルタール酸尿症I型		
グルカン	308,310f	
グルタミン酸	695	
グルタミン酸塩	695	
グルタル酸尿症1型	96k,589t,**613**,613f	
グルテン感受性自己免疫性疾患	249t,435	
クレアチニンキナーゼ	164	
クローン病	235,784k	

け

経管栄養	678k	
経口糖尿病薬	641,679	
経口避妊薬	863	
経口ポリオ生ワクチン	245	
形質細胞腫	372t	
頸静脈結節	48f	
頸静脈孔	47f,48,48f	
痙性対麻痺	191,192f,596,604,609	
痙性歩行	608	
頸椎症	246k,366f,465,1056,1064t	
頸椎症性髄内浮腫	365,367f,1064t,1065t,**1083**,1085f,1086f,1089f,1090	
頸動脈鞘	803	
頸動脈内膜剥離術	875	
痙攣後脳MRI異常	347,348,510f,775,**768**,768f,769f,770f,771f,772f	
痙攣後脳症	210,617k,651,769	
痙攣重積	198,206,581,649t,747,768,773,774f,949	
外科用メス	1092,1140	
血液パッチ	1103,1105f,1106,1110f,1116,1122,1126	
結核	215t,217,226k,262t,280t,300t,325,325t,372t,425t,475t,715,716,721,724,727	
結核腫	260,**262**,263,264f,269,317,484k	
結核性髄膜炎	216t,236k,**260**,261,263,263f,317,806	
血管圧迫	795f	
血管炎	463,649t,670,1007	
血管症	604	
血管性浮腫	746,747,756,864,871,874,895,896f,898f	
血管中心性膠腫	972,972f,973f,974f	
血管内悪性リンパ腫症	226k,233,475t,528,532,710f,821,1006,1080	
血管内大細胞型B細胞リンパ腫	233,**1006**,1008f,1009f,1010f	
血管内皮細胞増殖因子	746	
血管内皮症	911	
血管壁の造影効果	257	
血管攣縮	753,897	
血球貪食症候群	**725**,725f,1006,1026f	
血行動態的	887	
血行力学的虚血	**887**	
血腫	721	
結晶誘発性関節炎	388t	
楔状束	665,666,710	
楔状束のみに造影効果	666	
血清IgE上昇	412,412f	
血清銅	668	
結節性硬化症	679k,955,990	
結節性紅斑	379t	
結節性多発動脈炎	226k,746	
血栓性血小板減少性紫斑病	746,1066	
血栓性静脈炎	284f	
結腸摘出術	661	
欠乏	656	

血友病·· 231f,1068
血流増加·· 576
ケトアシドーシス································ 313f
下頭頂葉小葉·································· 25,26f
ケトン··· 687
腱黄色腫·· 550
厳格な食事管理································ 660f
嫌気性菌·· 629
限局性髄膜炎······································· 260
限局性皮質異形成······························· 985
限局性皮膚硬化症······························· 979
幻臭·· 939t
剣創状強皮症······································· 979
原発性アメーバ性髄膜脳炎················· **325**
原発性硬化性胆管炎····························· 746
原発性硬膜悪性リンパ腫
　·· **1027**,1029f
原発性進行性失語····················· 124m,187
原発性中枢神経系血管炎······· 754,**818**,
　823f,867,868,880,1011
原発性中枢神経系リンパ腫
　·· 269,1017
原発性軟膜黒色腫症·························· 1044
原発性軟膜神経膠腫症······················ 1031
原発性脳腫瘍······································· 269
原発性脳梁変性症······························· 532
原発性びまん性軟膜神経膠腫症
　·································· 261,262t,1044
原発性マクログロブリン血症············· 230f
健忘症候群·· 210t

こ

鉤·· 939t
抗 AMPAR 脳炎····················· 426t,445
抗 GABA$_A$ 受容体脳炎····················· 445
抗 GAD 抗体··································· 37,428
抗 GAD 抗体関連小脳失調··············· 249t
抗 GAD 脳炎····························· 426t,445
抗 GluR 抗体陽性脳炎······················· 435
抗 Hu 抗体··············· 426t,428,431,433,
　684t,734,736,806
抗 leucine-rich glioma inactivated 1
　·· 426
抗 Ma1 関連脳炎······························ 444m
抗 Ma2 関連脳炎··········· 426,428,433,
　441,443f,444m,481,489,662k,
　663,684t
抗 mGluR 抗体脳炎···························· 430
抗 MOG 抗体関連疾患········· 41,214k,
　426t,434,440f,459,464,469t,
　489k,491,**498**,503f,504f,505f,506f,
　507f,508f,510f,511f,512f,513f,
　514f,515f,679k,775
抗 myelin-oligodendrocyte
　glycoprotein 抗体関連疾患
　→ 抗 MOG 抗体関連疾患 を見よ
抗 NAE 抗体······································ 684
高 Na 血症··· 534
抗 NMDAR 抗体········ 346,431f,432,
　433,435,437,438f,439,439f,440f,
　442f,444m,457,501,508,511f,
　662k,684t,712,719
抗 NMDAR 脳炎··············· 426t,**437**,472

抗 NMDAR 脳炎と脱髄性疾患との重複
　·· 438,456
抗 NMDAR 脳炎の overlapping
　demyelinating syndrome······ 502
抗 NMDA 受容体······························· 589t
抗 NMDA 受容体脳炎 → 抗 NMDAR
　脳炎 を見よ
抗 Ri（ANNA-2）抗体························· 734
抗 TNF（tumor necrosis factor）-α
　·· 638
抗 TPO 抗体······································ 683
抗 VGKC 抗体脳炎······· 198k,428,429f
抗 Yo 抗体·································· 734,735f
抗アクアポリン 4 抗体·········· 1064,1019f
高アンモニア血症······· 198k,226k,639,
　693,693f,694,695f,696f,**697**,698t,
　699,699f
高アンモニア血症（慢性）····· 546k,619k
抗胃壁細胞抗体···························· 663,667
口蓋ミオクローヌス···························· 565
抗潰瘍薬·· 656
抗核抗体·· 474t
膠芽腫······· 207t,262,266,268,269,773,
　774f,1017,1019f,1020
硬化性骨髄腫···································· 1049
高カロリー輸液·································· 657t
抗グルタミン酸受容体抗体陽性脳炎
　·· 198k
抗グルタミン酸脱炭酸酵素（anti-GAD）
　関連小脳失調·································· 736
抗痙攣剤の中止································ 198k
高血圧··· 746,747,748,749f,752f,753,
　820k,826,831,832
高血圧症·· 840t
高血圧性脳症······························ 749f,753
高血圧性網膜症···························· 747,753
高血糖·························· 525,527f,675,737
高血糖性（糖尿病性）舞踏病······· 156k
高血糖性半盲······································ 678
高血糖性舞踏病······ **675**,676f,677f,678k
高血糖によるバリズム・ヒョレア······· **675**
高血流··· 495
膠原病··· 303,1011
高好酸球血症······································· 888
抗甲状腺抗体···································· 249t
抗甲状腺ペルオキシダーゼ················· 683
凝固壊死·· 647
後根入口部··································· 239,240
後根神経節炎······································· 708
後根の造影効果··································· 495
抗サイログロブリン抗体··················· 685f
後索·· 551f,666
好酸球増加··································· 328,328t
好酸球増多·· 334
好酸球増多症······························· 743,853t
高山病··· 756,757f
高脂血症·· 93,826
甲状腺眼症··········· 314k,**784**,784k,785f,794
甲状腺機能亢進症····················· **687**,737
甲状腺機能低下症·········· 678k,683,746
甲状腺クリーゼ··································· 688
硬性（スキルス）線維性乳癌········· 784k

後脊髄小脳路······································ 32f
後脊髄動脈梗塞······· 668k,829,1062f
後脊髄動脈症候群···························· 1058
後脊髄動脈脊髄梗塞·························· 668
高地脳浮腫·················· 198k,**756**,756f,840t
抗電位依存性カリウムチャネル······· 427
後天性感覚性ニューロン症··········· 668t
後天性肝脳変性症········· 691,692f,694f,
　695f,696,699
後天性肝脳変性症（門脈・体循環シャン
　ト）·· 693f
後天性免疫不全症候群··············· 215,223
行動異常·· 491t
行動異常型 FTD································ 116
後頭側頭溝·· 27f
後頭葉てんかん··································· 958
抗内因子抗体······························ 663t,667
高ナトリウム血症············· 198k,525,534
孔脳症·························· 933,934,**957**,957f
後脳梁周囲動脈································ 912k
後部深部白質······································ 610
後部皮質萎縮症························· 141f,**142**
後方可逆性脳症症候群······················· **746**
後方循環領域の梗塞··············· 420,421f
後方優位の白質脳症·························· 604
高ホモシステイン血症········ 604,673,850
硬膜移植後 CJD································ 340
硬膜下（硬膜外）蓄膿························· **277**
硬膜外くも膜嚢胞······················ 246k,1102
硬膜外血液パッチ → 血液パッチ を見よ
硬膜外血腫·· 863
硬膜外脂肪·························· 1109f,1116,1124
硬膜外出血·· 1121
硬膜外静脈叢の拡張················ 1108,1112
硬膜外動静脈瘻································ 475t
硬膜外嚢胞·· 170k
硬膜外膿瘍·························· 390,727,1070
硬膜海綿状血管腫······················ **904**,908f
硬膜下液貯留······································ 716
硬膜拡張·················· 1105t,1118,1119f,1133
硬膜下蓄膿·· 278f
硬膜欠損········· 281,1105t,1113f,1116,
　1127,1129,1130f,1133,1140,1143f,
　1144
硬膜静脈洞の拡張···························· 1108
硬膜損傷··················· 1110f,1113f,1123f
硬膜動静脈瘻····· **161**,162f,750k,782,
　784k,791,862,879,923,927
硬膜動静脈瘻（海綿静脈洞）
　················· **786**,788f,789f,790f
硬膜内くも膜嚢胞··········· 1092,1092k,1094
硬膜肥厚························· 401,1108,1112,1114
硬膜リング······································ 47,48
抗利尿ホルモン分泌異常症候群······· 487
抗リン脂質抗体症候群············· 156k,157,
　737,**834**,834f,835f,897
交連線維·· 168
コカイン··············· 226k,617k,619t,631t,
　715,834t,899t
コカイン中毒················ 169k,**630**,631f
コカイン脳症············ 617k,618,631f
コクシジオイデス······················· 317,328t

黒質網状体 616
黒質 29f,30f
黒色腫 840t
鼓室蓋 281
孤束核 480,480f
骨炎 401
骨外性骨髄腫 1049
骨髄移植後 322,324
骨髄過形成 **726**,726f
骨髄硬化像 408f
骨髄梗塞 917
古典型脳表ヘモジデリン沈着症 842
コハク酸 582
孤発性 Creutzfeldt-Jakob 病 338t
孤発性線維性腫瘍 372t
孤発性皮質結節
 955,955f,956f,967,973f
孤発性皮質静脈血栓症 **863**
孤発性プリオン病 338
抗利尿ホルモン不適合分泌症候群
 427
ゴム腫 **297**,299
コルヒチン 663t,664
コレスタノール 550
コレラ **281**
根髄質静脈 1071,1074f,1077

さ

サイアミン 587,656,658,662
サイアミン・トランスポーター遺伝子変異
 662,662k
サイアミン輸送体 587
細菌性心内膜炎 270
細菌性髄膜炎 236k,**258**,259k,261f
細菌性動脈瘤 **270**,272f,272k
最後野 34,35f,472,475f,478f,479f,
 480,480f,485m,487,501
最後野症候群 473t
菜食主義者 667
再生不良性貧血 302t,308
臍帯血移植 209f
サイトカイン 746
サイトメガロウイルス
 199t,217,**242**,242t,1026f
サイトメガロウイルス感染症
 215t,236k,**242**,244f,806
サイトメガロウイルス脳炎 325t,724
再発性多発軟骨炎
 207,207t,**417**,417f,419f,715
細胞壊死を起こす疾患 678k
細胞毒素性浮腫 865
サザエ 281
痤瘡様皮疹 379t,382f
サラセミア 726,726f,727
サルコイドーシス 226k,237,280t,
 314,395,411,412,463,482f,715,716,
 794
サルモネラ 198k
サワガニ 335
三叉神経 43,43f,721
三叉神経(脳実質内) 611
三叉神経 root entry zone 203
三叉神経運動神経障害 797f

三叉神経主知覚核 796
三叉神経障害 708
三叉神経脊髄路 240
三叉神経脊髄路核 44,203,239,796
三叉神経第一枝(眼神経)の障害
 798f
三叉神経痛 **795**,795f
三叉神経低形成 **799**
三叉神経の脳実質部 611
三叉神経の末梢性感覚分布 44f
三叉神経路(脳実質内) 673
三叉様(tirident)の造影効果 368
産褥期 **895**
酸性アシドーシス 687
酸素投与 259k

し

シアル酸蓄積病 189t
シアン 226k,617k,682k
シアン化合物中毒 618
耳介 418
耳介軟骨 207,207t
耳介軟骨炎 417
耳介に高信号 417f
耳介の腫大 419f
耳下腺炎ウイルス 724
しかめ顔 548,625
磁化率強調像 266
磁化率効果 259k,700
子癇 198k,259k,746,753,**895**,896f
子癇前症 746753
時間的多発性 449
時間的な多相性 449
糸球体腎炎 747
嗜銀顆粒性認知症 141
シクロスポリン 198k,226k,619k,**630**,
 686,728,746
視交叉 459,459f,473t,478f,481f,489,
 491
自己免疫(炎症)性脱髄疾患 **448**
自己免疫性肝炎 668t
自己免疫性疾患 262t,746,753
自己免疫性脊髄炎 1064t
自己免疫性線条体脳炎 214k,346
自己免疫性脳炎 203,280,419f,**426**,
 432f,662k,753
自己免疫性辺縁系脳炎
 427,428f,429f,684t
視索 459,459f
四肢震え **886**
思春期早発症 995
視床 729
視床下核 676
歯状核 74,647
歯状核赤核淡蒼球ルイ体萎縮症
 62k,77,85f,85k,89k,**81**,86f,87f,
 88f,89f,90f,91f,92f,93f,157,560
視床下部 354,356,392t,405,408,
 438,474,478f,481,486f,487,489,
 490,663,716
視床下部過誤腫 662k,**995**,996f,997f
視床下部-下垂体機能障害 481
視床下部の造影効果 444m

視床下核 28,29f
視床下核の萎縮 74,77,150,151f
視床背内側核 658
視床前核 658,661,948f
視床外側 700
視床内側 661f,662,663
視床内側部 657f,658f,659f,662k,663
視床枕 548,579,581,1002
視床の二次変性 1002f
自食作用 175
視神経 40,40f,280,459f
視神経萎縮 596
視神経炎 297,451,459f,470,499,
 500,506f,503f,504,704,805,830,876
視神経炎 / 視神経脊髄炎関連疾患
 484k
視神経炎と視神経周囲炎の鑑別
 463t
視神経-眼球境界部 280,281
視神経膠腫 805
視神経周囲炎 297,368,457,463,464f
視神経周囲くも膜下腔
 760,760t,761f,762t
視神経鞘 40,297,368,464f,506f,508f
視神経脊髄炎 169k,279,362,369,
 465,469k,**470**,475f,477f,478f,481f,
 483f,484f,486f,487f,489k,503f,
 704,708,709,746
視神経脊髄炎(NMO)の診断基準
 472t
視神経脊髄炎関連疾患 169k,369,
 444,444m,457,462,462t,463f,
 465,471,476f,479f,480f,482f,
 488f,490,499,500,507f,528,
 596,661f,663,707,708,711f,
 830,1019f,1064,1064f,1065f,1067
視神経脊髄炎関連疾患の診断基準
 473t
視神経脊髄炎と多発性硬化症の鑑別
 474t
視神経乳頭 297,506f,761,762
視神経乳頭浮腫 500
視神経の脱髄 628
ジスキネジア 472,712
ジストニア 174,175,426,548,550,625
ジストニア-難聴 590
ジストニア様 496
シスプラチン 668t,755
耳性帯状疱疹 199t
自然寛解 1017,1020,1023f
自然消失(脊髄動静脈瘻)
 1078,1081f
自然破裂 1004
持続性部分てんかん 641,685
持続性部分発作 961
失調型感覚性ニューロパチー 708
自動症 939t,942f,943f,957f,995
シトステロール血症 553
歯突起後方(線維性)偽腫瘍 804
脂肪腫 259k
視放線 31,31f,33f,543f
脂肪組織 506f,508f

脂肪抑制	451
脂肪抑制 T2 強調冠状断像	40f,451,459,459f
脂肪抑制造影後 T1 強調横断像	451
脂肪抑制造影後 T1 強調冠状断像	451,459f
視野狭窄	621f
若年性黄色肉芽腫	409t
若年性白内障	550
しゃっくり (吃逆)	479f,480,711f
シャボン玉状	647t
臭化メチル中毒	96k
重金属中毒	624
住血吸虫症	328t,475t
十字型の高信号	57,72
十字型	82f
絨毛癌	895,896,899f
酒石酸プロチレリン	107
酒石酸プロチレリン誘発	108f
出血性梗塞	679k
出血性白質脳症	1009
出産	597,863
腫瘍壊死因子阻害剤	639f
腫瘍性動脈瘤	277
腫瘍形成性脱髄	469t,486,1017
腫瘍形成性多発性硬化症	926,1025
腫瘍様多発性硬化症	465,466f
腫瘍様性嚢胞	646
上衣下	243,354,359,361f
上衣下異所性灰白質	951
上衣下に多発する腫瘍	614
上衣下の造影効果	359
上衣腫	236k,1090
上衣周囲	473t,475t
上衣嚢胞	331k
上咽頭癌	289
上顎神経	42f,43,44f
松果体芽腫	662k
上眼窩裂	41,44
上眼窩裂症候群	308m,783
上眼静脈	284f
笑気 (ガス)	664,668k,673
笑気ガス吸引	666
上丘	658
小細胞癌	426t
常磁性	453,841
上斜筋ミオキミア	42
上小脳脚	611
上小脳脚交差	37,37f
症状の最悪点	472
掌蹠膿疱症	401
掌蹠膿疱性骨関節炎	401
常染色体優性線条体変性症	157
上側頭溝	26f
上頭頂葉小葉	25,26f
小児型 ALD	538f,539f
小脳萎縮	599
小脳梗塞	249t,250
小脳失調	703
小脳出血	249t
小脳浮腫	257,755
小脳扁桃下垂	1066f,1126

上腹部不快感	939t
静脈うっ滞	927,1072,1073,1077f
静脈性血管奇形	931f
静脈性血栓症	1007
静脈性梗塞	927
静脈性梗塞 (脊髄)	1072,1073,1075,1076
静脈洞血栓症	836f,842,1109f
静脈瘤	930,1071,1075
上矢状洞	876
上矢状洞血栓症	855f,856f,857f,858f,859f,860f,862,1114
上矢状洞静脈血栓症	604,861
自律神経障害	606607
視路	459
腎癌	469t,1017
真菌	262t,269,280t,331k,425t
真菌症	311,372t,792
神経 Behçet 症候群	475t
神経 Behçet 病	62k,372t,379,380t,381f,382f,383f,412t,415t,425t,464,469t,716,1025
神経 Sweet 病	385,398,399f,96k
神経因性膀胱	608,609
神経核内封入体病	62k,135,137f,138f,139f,140f,169k,188,230k,546k,561k,619t
神経膠腫	210t,226k,430,465,489,589k,662k,724,843,844,862,865,912k,925,990,990f
神経膠腫症	169k
神経根	478,495,653
神経根の造影効果	495
神経サルコイドーシス	210t,236k,262t,300t,314k,331k,354,355f,357f,358f,359f,360f,362f,364f,372t,376f,377,380t,385,412t,415t,425t,434,464,469t,475t,567k,619t,720,792,806,962t,1017,1025,1031,1033,1034f,1042
神経軸索 spheroid を伴う遺伝性びまん性白質脳症	124,124m,132,169k,184,185f,186f
神経周囲嚢胞	1118,1118f,1119f
神経性食欲不振症	657t
神経節膠腫	475t,942,942f,966,966f,9617f,968f,969f,970,993
神経節膠腫 (小脳)	968
神経節細胞腫	969f
神経線維腫症	96k,805,820k,834f
神経線維腫症 1 型	62k,688,1039,1071
神経線維腫症 2 型	992
神経内分泌腫瘍	668t
神経嚢虫症	263
神経梅毒	123k,206,207t,210t,215t,226k,295,300t,372t,430,619t,720,783,1035,1065t
神経皮膚症候群	927
神経フェリチン症	96k,155k,157,159t,162,171t,175,178f,179f,180f,678k

神経ボレリア症	300t
進行麻痺	210t
神経有棘赤血球症	155k,157,560
神経有鉤嚢虫症	325,328,328t,331k,763,962t,993
神経リンパ腫症	1028,1030
進行性核上性麻痺	69,81k,124m,132,147,148f,149f,150f,151f,152f,159t,754
進行性顔面片側萎縮症	979
進行性多巣性白質脳症	62k,69,199t,215t,216t,217,223,226k,227f,228f,229f,230f,230k,231f,232f,233f,235f,236f,415f,456,561k,619t,638,670,704f,707,724,728,1011
進行性乳児白質ジストロフィー	590
進行性非流暢性失語	117,119f
進行脳萎縮	724
人工弁	700
進行麻痺	123k,295,296f,298f
新生児低血糖	682
真性赤血球増多症	730
真性多血症	730
心臓粘液腫	840t
伸展位	1087,1089f
浸透圧性脱髄症候群	226k,525,589f,750k,754
浸透圧性脱髄性疾患	433
シンナー	620
深部静脈血栓症	662k
腎不全	746,748,753,882k
深部白質境界領域	876
心房細動アブレーション	277,701
心房食道瘻	277,701
心房粘液腫	277

す

髄液-静脈瘻	1106,1126
髄液の引きすぎ	1120
髄液鼻漏	380t
髄外急性骨髄性白血病	727
髄外造血	726,727
髄核	1061
水銀	226k
髄鞘塩基性蛋白	493f
髄鞘形成不全	189
髄鞘障害	604
水晶体転位	851
髄鞘内浮腫	637
髄鞘崩壊症	226k
スイスチーズ様	647t
錐体骨尖端部脳瘤	799
錐体路	167
水痘・帯状疱疹	198k,207t
水痘・帯状疱疹ウイルス	215t,217,236k,238,242t475t
水痘・帯状疱疹ウイルス脊髄炎	241f
水痘・帯状疱疹ウイルス脳血管症	241,243f
水頭症	257,356,393,724,753,848,882,884f,901,912k,930,933,1027,1043,1045f

水痘症後血管症······824
髄内出血 → 脊髄髄内出血 を見よ
髄内転移性腫瘍······474
水平性半盲······472
髄膜······354
髄膜炎······270,464,679k
髄膜炎症性筋線維芽細胞性腫瘍···377
髄膜憩室
······1105,1105t,1118,1119f,1130
髄膜血管腫症······**992**,993f,994f
髄膜腫······263,372f,377,721,724,790f
髄膜神経膠腫症······210t
髄膜脳炎······649t
髄膜の肥厚······354
髄膜播種······62k,679k,**1043**,1043f,
1044f,1045f
髄膜播種（癌性髄膜炎）······347
髄膜白血病浸潤······721
髄膜瘤······1129
睡眠障害······444m
水無脳症······933
頭蓋頸椎移行部······804
頭蓋骨悪性リンパ腫······**1033**,1036f
頭蓋骨静脈洞······927
頭蓋底骨髄炎······**285**,286f,716
頭蓋底中央部······716
頭蓋内圧亢進症
······393,784f,1122,1123f
頭蓋内圧亢進症（血液パッチ後のリバウンドによる）······762f
スギヒラタケ脳症······**621**
すくみ足歩行を伴う純粋無動······147
ステロイド······198k
ステロイド投与は悪化を来す······1072
ステロイドの効果がない······1083
スピロヘータ感染症······295
スフィンゴリピドーシス······**542**
スポーツ飲料······657t,658,663

せ

正円孔······43f,44,44f
脆弱X関連振戦／運動失調症候群
······62k,69,107,140,**161**
正常圧水頭症······151,619t,848
正常髄膜の造影効果······375t
正常中脳被蓋······149f
正常な横静脈洞······861f
成人T細胞白血病······215
成人型(Ⅱ型)シトルリン血症······695f
成人型Alexander病
······62k,536k,608
成人型シトルリン血症······62k,131f,691,
691f,**694**,696f,698t,699
成人大脳型ALD······536
成人ポリグルコサン小体病······**608**,619t
性腺機能低下症······716
精巣······426t,443f
脊椎症······170k
青斑核······30f
赤色ぼろ線維・ミオクローヌスてんかん症候群······87,**574**
脊髄萎縮······608,609
脊髄炎······499,503f
脊髄炎＋両側視神経炎······489k
脊髄円錐······478,483f,502,710f,1011,
1012,1059,1060f,1072,1077f,
1078,1080
脊髄海綿状血管奇形······**903**,905f,906f
脊髄型CTX······550
脊髄空洞症······1066f,1092,1095,1097,
1097f,1126
脊髄くも膜嚢胞（硬膜内）······1139f
脊髄後索······246,489,593,611,640,
653,666,668k,710f,1030,1056,
1058,1059f,1060f,1062f,1065,
1065t,1069f,1080
脊髄梗塞······**1058**
脊髄硬膜外海綿状血管腫······905f,909f
脊髄硬膜外血腫
······1064,**1068**,1068f,1069f
脊髄硬膜外出血······1064t,1065f
脊髄硬膜外動静脈瘻······1071
脊髄硬膜外膿瘍······387k
脊髄硬膜下血腫······1070
脊髄硬膜動静脈瘻······653,**1071**,1074f,
1075f,1076f,1120
脊髄硬膜動静脈瘻（頸髄）······1079f
脊髄硬膜動静脈瘻（頭蓋-頸椎移行部）
······1078f
脊髄サルコイドーシス···364f,366f,465,
472,479,489k,1064t,1065t,1083,
1088,1089,1089f
脊髄小脳変性症······54,104f
脊髄髄内出血
······904,1064t,1065t,1075f,1077f,1099f
脊髄髄内腫瘍······465,653,1090,1099
脊髄髄内動静脈奇形······1071
脊髄髄内膿瘍······484k
脊髄髄膜メラニン細胞腫······198k
脊髄性進行性筋萎縮症······246k
脊髄前角······170k,199f,384,435,482f,
710,710f,1059,1059f,1063,1066,
1066f,1102,1141,1142,1142f,
1143f
脊髄前角炎······170k,**243**,246k,1064
脊髄前根······1059
脊髄長大病変······1011
脊髄動静脈瘻······1077f
脊髄内出血······1011
脊髄軟化······1087
脊髄の長大病変······666
脊髄表面動静脈瘻
······475t,1071,1073,1077f,1080
脊髄表面動静脈瘻（終糸）······1080f
脊髄浮腫······1072
脊髄ヘルニア → 特発性脊髄ヘルニア を見よ
脊髄瘻······**297**,668k
脊椎感染症······305
脊椎前部膿瘍······387k
舌咽神経······46,47f,48
石灰化······678k,704t,707,724
石灰化頸長筋腱炎
······**386**,386f,387f,387k,390
石灰化表（上）皮腫······814,815f
石灰化を伴う内分泌疾患······678k
石灰化を伴うびまん性神経原線維変化病······**135**,135f
舌下神経······46,47f,48
舌下神経核······35f,659
舌下神経管······47f,48f,48,804
舌下神経鞘腫······168,168f
舌下神経麻痺······**803**,803f,804
舌下神経麻痺（核下性）······803f,804
石鹸の泡様······335
摂食障害······657t
舌乳頭の萎縮······665f
ゼラチン性偽嚢胞······303
セリアック病······37
セルロプラスミン······181,556,668
線維(性)軟骨塞栓症······1061
線維化······716
線維軟骨塞栓症······1058,1063f
浅側頭動脈······420,421f
前交連······529
前根が腫大······544
前根軟質動脈······1071,1077
線条体萎縮症······213f,429f,**430**,431f,
432f,438,719
線状の高信号······57f,66
全身性エリテマトーデス······157,209,
223,469f,475f,489k,746,**703**,834
全身性結合織疾患······1105,1119f
全身性リンパ腫······1027f,1028
浅髄板······23,23f,24f,945t,946f
前脊髄梗塞······1063f
前脊髄動脈（脊髄）梗塞···170k,246k
前脊髄動脈梗塞
······490f,1060f,1063,1065,1066
前脊髄動脈症候群······1058
前大脳動脈解離······914,915f,916f
前鳥距溝······27f
穿通枝梗塞······662k
前庭神経内側核······659
先天性白内障を伴う髄鞘形成不全症
······189t
先天性門脈−体循環短絡······624
前頭橋路······537,539f
前頭側頭型認知症······116,125,132
前頭側頭型認知症（行動異常型）
······120f
前頭側頭型認知症−運動ニューロン疾患
······117
前頭側頭葉変性症······**116**,119f,120f,
121f,122f,123f,123k,124f,124m,
155k,188
前頭側頭葉変性症を伴う筋萎縮症側索硬化症······127f
全脳型······338
全脳型（panencephalopathic type）
······345f
前部虚血性視神経症······464
潜伏······850
前部乏血性視神経症······806
前立腺癌······435

そ

造影後FLAIR像······704

造影後脂肪抑制後 T1 強調冠状断像
　　　　　　　　　　　　　　 41
造影剤　　　　　　　　　 259k,882k
早期成人型　　　　　　　　　　 560
造血幹細胞移植　　　　 209,306f,**727**
層状壊死　　　 576,578f,628,748f,769
層状壊死様　　　　　　　　　　 661
層状壊死を起こす疾患　　　　 682k
側頭極　　　 826,828,829,830,893
側頭動脈炎　　　　 372t,**420**,421f
側頭脳瘤　　　　　　　　 **959**,959f
側頭葉外病変　　　　　　　　　 200
側頭葉先端部
　　　　 814,814f,815f,828f,832f,990
側頭葉てんかん　 164,206,646f,**942**,
　942f,943f,949f,977f,995,997f,1003f
側頭葉脳瘤　　　　　　　　　　 **281**
側脳室三角部周囲　　　　　　　 610
側脳室周囲　　　　　　　　　 474t
側脳室上衣
　　　　　 847,1019f,1020,1023f,1025
側脳室上衣の造影効果　　　　 236k
側副溝　　　　　　　　　 23,23f,27f
組織球症　　　　　　　　 409t,784k
組織球肉腫　　　　　　　　　 409t
咀嚼筋　　　　　　　　　　　　　45
外側髄板　　　　　　　　 56f,63,64,66f
外側皮質脊髄路　　　　　　　　 611

た

大円形細胞　　　　　　　　　　 675
対角溝　　　　　　　　　　　　　21
大球性貧血　　　　　　　 664t,671
大径線維　　　　　　　　　　　 665
代謝性アシドーシス
　　　　　　　　　 641,660,687,687k
帯状異所性灰白質　　　　　　　 951
帯状回　　　　　　　　　　 695,698
帯状溝縁部　　　　　　　 20,20f,21,25
帯状疱疹　　　　 199t,226k,305f,668t,
　796,805,1065t
帯状疱疹ウイルス　　　　　　 879t
大豆食品　　　　　　　　　　　 694
体性機能局在　　　　　　　　 1088
大大脳静脈　　　　　　　　　 864f
大頭症　　　　　　　　 601,613,613f
大頭症とびまん性の大脳白質異常
　　　　　　　　　　　　　　 603
大動脈置換術後　　　　 **700**,700f
大脳脚　　　　　　　　　　　　 129
大脳膠腫症　　　　 206,207,207t,210t,
　226k,820k,964,**1039**,1039f,1040f,
　1041f
大脳神経膠腫症　　　　　　　　 753
大脳多結節空胞状神経細胞腫瘍
　　　　　　　　　　　　 976,976f
大脳白質病変を伴う認知症　　 619t
胎盤アルカリフォスファターゼ　 1046
大葉性脳内出血　　　　　　　 829t
第四脳室　　　　　　　　　　　 480t
第四脳室外側陥凹　　　　 358,359f
第四脳室外側陥凹の脈絡叢　　　 48
第四脳室病変　　　　　　　　 331k

大理石様　　　　　　　　　　　 483
タウ　　　　　　　　　　　　　 117
ダウン症候群　　　　　　 **116**,116f
楕円形の病巣　　　　　　　　　 451
多核球優位の細胞増多　　　　 490f
高安動脈炎　　　　　 423,**919**,920f
高安病　　　　　　　　　　　 834t
タクロリムス
　　　　 226k,466,469t,630,728,746
多形性黄色星細胞腫　　　 973,975f
多系統萎縮症　　　 54,57f,58f,59f,60f,
　61f,62k,63f,64f,65f,66f,67f,68f,
　156,159t,170k,178,546k,735
多血症　　　　　　 625,**730**,882k,884
多小脳回　　　　　　　　 952f,**953**
多髄節筋萎縮症
多髄節性筋萎縮症　　 170k,246k,1120,
　1128,**1141**,1142f,1143f,1144,1144f
多相性散在性脳脊髄炎　　　　 501
脱髄・抗 NMDAR 脳炎重複症候群
　　　　　　　　　　　　　　 502
脱髄性症候群　　　　　　　　 707
脱髄性病変　　　　　　 638,639f,704t
脱髄斑　　　　　　　　　　 450,452
ダニ媒介性脳炎　　　　　 198k,243
多嚢胞性卵巣症候群　　　　　 760
多発血管炎性肉芽腫症　　 259,278,
　287f,289f,314,314k,372,372t,
　375,376,377,464,**714**,715f,
　716,746,794,1124
多発性筋炎　　　　　　 **812**,812f
多発性硬化症　　 37f,38,41,62k,96k,
　169k,188,226k,235,303,384,434,
　448,453f,454f,455f,457t,462t,
　463f,469t,475t,484k,489,489k,
　497,505f532,537,592,599,600,619t,
　653,662k,667,668k,679k,711,738,
　783k,796,805,912,912k,1011,
　1017,1064,1090
多発性硬化症（Baló 病様所見）
　　　　　　　　　　　　　　 454f
多発性硬化症（胸髄）　　　　 461f
多発性硬化症（頸髄）　　　　 461f
多発性硬化症（小児例）
　　　　　　　　　 469,470f,471f
多発性硬化症（二次進行型）
　　　　　　　　　　　　 456f,457f
多発性硬化症（左視神経炎）　 459f
多発性硬化症（右視索の病変）
　　　　　　　　　　　　　　 460f
多発性硬化症（右視神経炎）
　　　　　　　　　　　　 459f,460f
多発性硬化症＋辺縁系脳炎　　 458f
多発性骨髄腫
　　　　　 380t,798,**1049**,1051f,1052f
多発性脳膿瘍　　　　　 269,273,278
タリウム　　　　　　　　　　 668k
胆汁性肝硬変　　　　　　　　　 694
単純ヘルペス（単純疱疹）
　　　　　　　　 242t,243,475t,589f
単純ヘルペス脳炎　　 **199**,199t,200f,
　201f,202f,204f,207t,214k,215t,242,

684t,724
淡蒼球内節　　　　　　　　　　 77f
淡蒼球の萎縮　　　　　　　　　 151
淡蒼球の壊死　　　　　　　　　 616
淡蒼球の鉄沈着　　　　　　　　 183
単発性形質細胞腫　　　　　　 1049

ち

チアミン　　　　　　　　　　　 656
チーズ　　　　　　　　　　　 695f
致死性家族性不眠症　　　　　 338t
地中海貧血　　　　　　　　 726,726f
窒素ガス　　　　　　　　　　 617k
腟トリコモナス症　　　　　　　 629
遅発型 Fabry 病　　　　　　　　 548
遅発性ウイルス感染症　　　　　 222
遅発性サイトメガロウイルス感染　 728
遅発性低酸素症白質脳症　　　 917t
遅発性乳児神経セロイドリポフチノーシス
　　　　　　　　　　　　　　 105
遅発性白質脳症　　　　　　 632,640
遅発性白質病変　　　　　　　 204f
中小脳脚　　　　 139f,692f,693,693f
中心管　　　　　　　　　　　 490f
中心管の拡大　　　　　　　　 505f
中心管部の造影効果　　　　　 368
中心溝　　　　　　 20,20f,21,21f,22f,22t
中心後回　　　　　　　　　 545,545f
中心静脈経管栄養　　　　　　 624
中心性橋髄鞘崩壊症　　　　　 1007
中心性橋髄鞘融解　　　　　　 750k
中心前回　　　 129f,169k,606,607,692f
中心前回白質　　　 543f,544f,545f,546k
中心被蓋路　　　　　　　　　　　34
中枢神経系血管炎　　 188,412t,415,427
中枢神経系限局性血管炎　　　 819f
中枢神経系ループス　　 703,705f,706f
中毒性小脳変性症　　　　　　　　70
中脳視蓋　　　　　　　　　 87,657f
中脳周囲脳槽内出血　　　　　 882k
中脳水道　　　　　　　　 474t,480f
中脳水道狭窄　　　　　　　 354,766
中脳水道周囲灰白質　　　 658,658f
中脳水道膜様閉塞　　　　　　 361f
中脳被蓋の萎縮　　　　　　 74,130
聴覚中枢　　　　　　　　　　　　28
長期間のグルコース点滴静注　 657t
長期間の断食　　　　　　　　 657t
鳥距溝　　　　　　　　　　　　　26
超磁性体　　　　　　　　　　 1135
聴神経　　　　　　　　　　 46f,227
長大な脊髄病変　　　　　 473,475t
腸内細菌異常増殖　　　　　　 663t
直静脈洞　　　　　　　　 876,1110
陳旧性血腫　　　　　　　　　 646f

つ

椎体隅角　　　　　　　　　　 402t
椎体梗塞　　 1059f,1060f,1061f,1066
蔓状有鉤嚢虫症　　　　　 330,331f

て

手足口病　　　　　　　　 244,750k
低 Na 血症　　　　　　　　 435436
低アルブミン血症　　　　　　　　93

低栄養状態	656	
低血糖	62k,169k,198k,226k,**679**,680f,681f,682f,682k,683f,917t	
低血糖脳症	589t	
低酸素	226k	
低酸素虚血性脳症	617k	
低酸素性脳症	768,**679**,682k	
低髄鞘症候群	1110	
低髄液圧症候群	372t,715,762,850,867t,1102,1104f,1109f,1110f,1111f,1112f,1113f,1114f,1115f,1117f,1118f,1119f,1122f,1123f,1127	
低髄鞘化	673	
低体温療法	882k,884	
低ナトリウム血症	198k,525,531f,759	
低プロラクチン血症	716	
低マグネシウム血症	755	
低マンガン血症	746	
低メチオニン血症	604	
デオキシヘモグロビン	273,750k,852,852f,882,1069,1073	
テオフィリン中毒	**641**,962t	
溺水後	617k	
デスモプレシン	525	
鉄亜鈴型	906	
鉄過剰	302t,303,316	
鉄過剰症	726	
鉄剤	1135	
鉄代謝異常	281	
手の指状に伸びる	647	
転移	226k,236k	
転移性眼窩腫瘍	784k	
転移性髄内腫瘍	475t,485f,1065f	
転移性脊椎腫瘍（硬膜外）	1070	
転移性脳腫瘍	263,268,300t,310,325,425t,721,753,805,879,896,899t,901,1020,1028	
転移巣	727	
てんかん	91f,**938**	
てんかん重積	682t	
デング熱	214k	
点状出血	675	
伝染性単核球症	300t	
点頭てんかん	640	

と

銅	673	
島回	695,697,698	
動眼神経	41,41f,42f	
洞窟観光歴	317	
洞窟探検	317	
銅欠乏症	668k	
銅欠乏性脊髄症	475t,668	
統合失調症	759	
動静脈奇形	930,932	
動静脈シャント	932	
同心円硬化症	**468**,469	
透析	624,641	
頭節	328,329,329f	
銅代謝異常症	556	
頭頂後頭溝	25	
頭頂側頭橋路	538f	
糖尿病	179,181,286f,287,302t,303,313f,317,525,527f,528,579f,581,641,656,783k,806,832	
糖尿病ケトアシドーシス	316	
糖尿病性腎症	687	
糖尿病に関係する神経変性疾患	675t	
動脈解離	257,820k,867t,868,872,879,879t,883f,914,1068	
動脈瘤	243f,310f	
トキソカラ症	333	
トキソプラズマ症	215t,217,242t,263,269,280t,**322**,323f,324f,325f,425t,484k,619t,636,647t,728,1017,1025	
トキソプラズマ脳炎	226k	
禿頭	829k,831,832,833	
特発性眼窩炎症	314,395,784k,785f,786,786f,794	
特発性眼窩偽腫瘍	784k	
特発性好酸球増多症	862	
特発性好酸球増多症候群	**876**,877f	
特発性骨溶解症	1121	
特発性頭蓋内圧亢進症	760,761f,762,763,791	
特発性正常圧水頭症	**764**,764f	
特発性脊髄ヘルニア	170k,246k,1102,**1137**,1137f,1138f,1139f	
特発性低髄液圧症候群 → 低髄液圧症候群 を見よ		
特発性脳脊髄液漏出症 → 脳脊髄液漏出症 を見よ		
特発性肥厚性硬膜炎	262t,372	
特発性肥厚性硬膜炎（脊柱管内）	376f	
特発性プリオン病	338t	
特発性免疫不全症候群	223	
毒物性疾患	433	
突発性発疹	208	
ドパミントランスポータースキャン	146	
飛び石状	187	
トランスコバラミン II	663t	
トランスサイレチン関連遺伝性軟膜アミロイドーシス	1134	
トリクロロエタン	617k	
トリパノソーマ症	215t	
塗料	620	
トルエン中毒	62k,169k,226k,619t,**620**,621f	
トンネルサイン	332,333	
トンネル状の造影効果	332f	

な

内因子欠損	663t	
内嗅領（野）皮質	23,24f	
内頸静脈血栓症	387k	
内頸動脈海綿静脈洞瘻	784k	
内頸動脈海綿静脈瘻	314k	
内頸動脈解離	48,803,803f	
内頸動脈狭窄（頸部）	881	
内頸動脈狭小化	375f	
内頸動脈痛	**403**,403f	
内頸動脈閉塞症	**886**,887,888	
内頸動脈閉塞症（頸部）	887f	
内頸動脈瘤	314	
内耳神経	46	
内側縦束	35f,37	
内側側頭硬化症	725	
内側毛帯	608,609,611	
内大脳静脈	864f	
内大脳静脈血栓症	1017	
内分泌異常	481	
内包後脚	537,608,609,611,683f	
内包後脚から大脳脚	475t,477f	
内包後脚から右大脳脚	486f,487f	
内包後脚内の皮質脊髄路	31	
内包前脚	537	
那須・Hakola 病	**569**,569f	
ナタリズマブ	224,237	
ナタリズマブ関連 PML	235,236f	
ナタリズマブ関連 PML-IRIS	236	
生のブルーチーズ	279f	
鉛	226k	
鉛中毒	257,**625**,626f	
ナルコレプシー	444,444m,473t,481	
難治性のしゃっくり	362	
難聴	463	
軟膜アミロイドーシス	1134	
軟膜下白質脊髄症	704	
軟膜膠腫症	198k	
軟膜の造影効果	487	
軟膜播種	567k	
軟膜メラニン細胞増殖症	259k	

に

肉芽腫性アメーバ性髄膜脳炎	**326**	
肉芽腫性血管炎	818,820	
肉芽腫性多発血管炎	300t	
肉腫	668t,724	
二次性視神経炎	464	
二次性多血症	730	
二次性中枢神経系悪性リンパ腫	**1025**,1027f	
二次変性	668k	
日本脳炎	199t,**210**,211f,662k	
乳癌	315,432f,464,473,637,668t,797,798f,1043	
乳酸	555,573,660,662,681,894	
乳酸アシドーシス	641	
乳酸上昇	587,591,596,611	
乳酸増加	576,609	
乳酸脱水素酵素	1006	
乳児 Refsum 病	105	
乳児神経軸索ジストロフィ	96k,101,101k,105,173	
乳児片麻痺	933	
乳頭状グリア神経細胞性腫瘍	974	
乳頭体	28,29f,630,657f,658,658f,659,659f,661f,662k	
乳頭体の造影効果	659	
尿素サイクルの酵素欠損	698	
尿毒症性脳症	686,687k	
尿崩症	355,356,392t,716	
妊娠	863,**895**	
妊娠悪阻	656,657t	
認知症	296f	
認知障害	671	
認知症を伴う筋萎縮性側索硬化症		

……………125,126f,127f

ね

ネオマイシン……………………663t,664
猫ひっかき病 …………**280**,280t,425t
熱中症……………………………**96k**,**776**
ネフローゼ症候群……………686,857f
眠気……………………………………486f

の

膿……………………………258,261f
脳アミロイドーマ ……………………**846**
脳アミロイド血管症 …… 243f,275f,277,
829,833,**838**,839f,840f,840t,841f,
842f,867,870,879,881f,935,1127,
1127t
脳アミロイド血管症関連炎症 ………843
脳炎………………………………426t
脳回に沿った形態………………227f
脳回に沿った造影効果……………679
脳海綿状血管奇形……**901**,902f,903f
脳回様………………………227f,576
脳下方陥入… 1103,1105f,1106,1107,
1110,1112,1122,1123f
脳幹萎縮………………………384
脳幹軟膜に高信号………………567k
脳幹脳炎………62k,278,294,294f,**433**
脳幹膿瘍……………………………269
脳腱黄色腫症………81k,96k,105,106,
169k,**549**,550f,551f,555,668k
脳原発性悪性リンパ腫 ……………**1017**
脳梗塞……………………………262f
脳死……………………………882k
脳室炎……… 242,259f,261f,262f,**269**,
270f,271f,882k
脳室周囲白質軟化症……………934
脳室上衣……………………………1129
脳室上衣の造影効果……………270
脳室内出血………………………**888**
脳脂肪塞栓症…………………**917**,918f
脳膿瘍…………………**265**,879,879f
脳症…………………………………590
脳小血管病…………829,831,934t
脳静脈・静脈洞血栓症
850,852f,853f,854f,858f,867t,871,8
73,876,879,880,895,899f,1007,110
6,1114,1127t
脳静脈血栓症……930,931f,259k,380t
脳静脈性血管奇形…………**927**,929f
脳静脈洞血栓症 → 脳静脈・静脈洞血
栓症 を見よ
脳深部静脈／静脈洞血栓症
………………………………864f,865f
脳深部静脈・左横静脈洞血栓症
……………………………………864f
脳脊髄液静脈瘻……1105t,1118,1119
脳脊髄液漏出症 ……… 372t,377,762,
850,882k,1102,1104f,1109f,1110f,
1111f,1112f,1113f,1115f,1117f,
1118f,1123f,1128
脳赤痢アメーバ症 …………………**325**
脳卒中様発作……………………575
囊虫症……………236k,372f,619t
脳底動脈の拡張……………549,549f

脳底部髄膜炎……………262t,317
脳動静脈奇形……………………879
脳動脈瘤…………………………269
脳トキソプラズマ症………………216t
脳内微小出血……………………840t
脳膿瘍……… 215t,265,266f,267f,268,
268f,271f,310,325,325t,1017
脳の下方陥入……………………124
脳肺吸虫症………………………**335**
脳表ヘモジデリン沈着症 ……… 37,46,
96k,106,651,848,882k,1102,1106,
1116,1120,1121,**1127**,1129f,1130f,
1131f,1132f,1133f,1134f,1137,1141
囊胞………………………………645
脳マンソン孤虫症………………**331**,332f
脳網膜血管症……………………467
膿瘍………………………………277,280t
脳葉型出血… 829,840,843t,847,861,
868,872
脳瘤………………………940,959
脳梁…………………………168,465
脳梁萎縮…………………………186,674
脳梁下動脈の梗塞………………656
脳梁周囲動脈……………………912k
脳梁の細胞毒性病変………196,198k
脳梁病変の鑑別…………………457t
脳梁膨大部……196,247f,248,250,326,
497,530f,543f,611,636,642,673,
681,683f
脳梁膨大部病変……… 247f,249f,250,
442f,499f,529,559
ノカルジア症 ………………………**285**

は

パーキンソン症候群 ……………176f
パーキンソン症状 …………175,432f
パーキンソン病 …… 69,**146**,675t
肺炎球菌性髄膜炎……………259f,262f
肺炎連鎖球菌………………214k,258
胚芽異形成性神経上皮腫瘍
………………………970,970f,971f
肺癌………………464,485f,668t,1043
肺結核……………………………303
敗血症…………………………746,840t
胚細胞腫瘍……………426t,443f,469t
胚腫……… 236k,369,662k,678k,865,
996,1025,**1046**,1046f
肺小細胞癌……………………435,668t
梅毒…… 425t,464,469t475t,715,716
白質ジストロフィー …………………191
白質脳症……… 136,532,632,640,665,
671,684,723
白質病変………………………………645
薄束………………………………551f,665
白内障……………………………550,933
橋本脳症…… 37,210t,226k,249t,346,
428,430,435,619t,670,**683**,684t,
736,961,962t
橋本脳症（白質脳症）…… 685f,686f
橋本脳症（辺縁系脳炎）………686f
橋本病………207t,209,226k,424,686t
播種…… 783k,805,882k,1027f,1030,
1033f,1043

播種性血管内凝固症候群………1066
播種性髄内血管症候群（DIC）…724
発汗障害……………………………548549
発汗低下…………………………548t
白血病………300t,303,306f,529,**721**,
783k,805,806,863,1043
白血病眼窩骨壁浸潤……………723f
白血病の髄膜浸潤………………722f
発熱を伴う脳梗塞様所見 ……… 202
ハの字型…………………………666
母親のビタミン B_{12} 不足 ………664,666
羽ばたき振戦……………………694f
馬尾………………………………509,653
馬尾症候群………………………1011
馬尾に造影効果…………………544
バリスム…………………………675
バリスム・ヒョレア………………677
針反応……………………………379t
バルプロ酸………………………591
バルプロ酸脳症…………………**639**
板間導出静脈……………………927
パンケーキ様……………………365
パンケーキ様の造影効果 ………1084
瘢痕回……………………………**957**,958f
反磁性…………………………………841
ハンチントン舞踏病様疾患 ………157
パントテン酸キナーゼ関連神経変性症
96k,157,159t,162,**171**,173f,559
パンヌス………………………714,714f
晩発性膜性中脳水道閉塞症…765f,766
反復性の表出性失語……………422
反復性発作性運動失調症 2 型 …85k
半卵円中心………………636,683f

ひ

ピーナッツ………………………694
ビオチニダーゼ欠損症 ………596,673
ビオチン…………………………587
ビオチン - サイアミン反応性大脳基底核症
……………587,588f,589t,662
ビオチン反応性………………………596
ビオチン反応性大脳基底核症……587
被角血管腫……………………548,548t
被殻の萎縮………… 58,59,60f,66,156
ビガバトリン……………………589t,**640**
非ケトン性高血糖 …… 675,679k,687k
非ケトン性高血糖による痙攣 ………**677**
肥厚性硬膜炎…… 309,313f,315,368,
372,374f,375f,376f,391,393,394,
422,715,715f,792,1108,1113f,1124
皮質壊死…………………………679
皮質下グリオーシス………………142
皮質下梗塞と白質脳症を伴う常染色体
優性遺伝性脳動脈症 ………826
皮質下の低信号…………………679k
皮質基底核症候群…… **128**,130f,131f
皮質基底核変性症
……124m,128,129f,132f,142,151
皮質境界領域……………………876
皮質橋路……………………………32
皮質結節……………………955,993
皮質腫大…………………………1041f
皮質静脈……………………842,1114

皮質静脈・静脈洞血栓症	724	
皮質静脈血栓症	836f,855,855f, 857f,859f,860f,862,871	
皮質性くも膜下出血	753,879,1134f	
皮質性小脳萎縮症	68,69,70f,71f,96k	
皮質性脳炎	500,501,502,506,507f, 510f,511f,679f,775	
皮質脳表ヘモジデリン沈着症	841,1133f,1134	
皮質脊髄路	31,31f,32f,33,33f, 167,169k,475t,477f,483,486,491, 538f,540f,541f,543,551f,665,693f, 694f	
皮質直下の白質異常	561k	
皮質白質境界	136	
皮質浮腫	892,893,893f	
菱脳炎	278,294,294f,434	
尾状核に異常	156k	
尾状核の萎縮	122,164	
尾状核の二次変性	1002f	
微小血管症	650f,651	
微小骨棘	1103	
微小出血	115,187,272,273,274, 275f,276k,661,821t,826,829,832, 832f,833,841,843t,844,845f,846f, 848,917t,918f,927,928,930	
微小膿瘍	273	
ヒストプラスマ症	263,**316**,316f,372t,464,484k	
ヒ素	226k	
脾臓欠損	380t	
ビタミン B_1	587,629,656,661f	
ビタミン B_1 不足	675t	
ビタミン B_{12} 欠乏	663,663t,667	
ビタミン B_{12} 欠乏症	226k,475t,619t	
ビタミン B_{12} 欠乏症（乳児）	667	
ビタミン B_{12} 欠乏性	546k	
ビタミン B_{12} 欠乏性白質脳症	**668**,669f,670f	
ビタミン B_6	668t	
ビタミン B_7	587	
ビタミン E 欠乏症	673	
ビタミン E 欠乏性運動失調症	94,**671**	
ビタミン関連	668t	
左眼窩脂肪織	507f	
左上眼静脈	283	
鼻中隔穿孔	715,715t	
びっくり眼	71	
ヒト T リンパ球向性ウイルス（HTLV-1）	62k,215,372t,1065t	
ヒト T リンパ球向性ウイルス脊髄症	**215**,219,475t	
ヒト絨毛性ゴナドトロピン	1046	
人の手の指状	645	
ヒトヘルペスウイルス 6	207,207t	
ヒトヘルペスウイルス 6（HHV-6）脳炎	199t,**208**,209f,430,728	
ヒト免疫不全ウイルス	199t,215,280t, 469t,1065t	
ヒト免疫不全ウイルス関連脊髄症	475t	
鼻軟骨陥没	715	
皮膚筋炎	**812**,812f
皮膚生検	1011
非ヘルペス性急性辺縁系脳炎	684
非ヘルペス性脳炎	200
非ヘルペス性非腫瘍性辺縁系脳炎	**209**
非ヘルペス性辺縁系脳炎	206,207,210f,211f,429t
非ホジキン（Hodgkin）悪性リンパ腫	1028
肥満	664
肥満症治療	657t
びまん性壊死性白質脳症	724,729
びまん性軸索損傷	840t,917
びまん性大細胞型 B 細胞リンパ腫	635,1031,1036f
びまん性脳浮腫	882k
びまん性白質脳症	603t
表現促進現象	71,81
日和見感染症	217,242,281,285,322
平山病	170k,246k,**1056**,1057f,1102
ピリメサミン	636
非流暢性失語	124f
ヒルトニン	107
ピルビン酸	330,663
ピルビン酸脱水素酵素複合体欠損症	687k
ビンクリスチン	**640**,668k
貧血	746
フィンゴリモド	466,469t
封入体筋炎	**813**,813f
フェニールアラニン	610
フェニールケトン尿症（成人）	**610**
フェニトイン	70,198k
フェリチン	281
フェルモキシトール	1135
不完全梗塞	87,94f
複合型痙性対麻痺	107f
副睾丸炎	379t
副甲状腺機能亢進	678k
副甲状腺機能低下症	96k
複雑部分発作	646f
副神経	46,47f,48
副腎脊髄ニューロパチー	62k,105, 169k,536,538,540f,541f,552,544, 1064t
副腎白質ジストロフィ	62k,226k,**536**, 536f,538f,539f,544,619t,1033
副腎白質ジストロフィ（成人大脳型）	169k,541f
不顕性	850
フコシドーシス	189t
不随意運動	496,509,511f
不随意運動と基底核病変	666
不随意運動と認知症	559
ブタ回虫	333
ブタ回虫症	**333**,475t
舞踏運動	704t
ブドウ球菌	198k
ブドウの房状	330,335
舞踏病	92,707
舞踏病様不随意運動	156k
ぶどう膜炎	219,373f,379t,417,424, 638,1022f
ぶどう膜炎＋髄膜炎	354,379,425t
部分症（partial syndrome）	575
フラジール	**629**
フラジール脳症	81k
フラッシュバック	939t
プリオン病	89k,142,214k,**338**
フルオロウラシル	198k
プロテイン C	**721**
プロテイン S	**721**
プロトンポンプ阻害薬	755,663t
プロピオン酸	589t
プロピオン酸血症	687k
ブロム中毒	662,662k
糞線虫症	215t
分娩後脳血管症	198k
壁内血腫	914
ヘテロ接合体	548
ヘテロ接合体型	536,542
ヘパリン起因性血小板減少症	743,876
ヘモクロマトーシス	726,726f
ヘモジデリン	750k,839,842,882, 902,904,933,1127,1129,1129f, 1141,1143f
ヘモジデリン沈着	105,532,707,863,881f,901
ペラグラ様	532
ヘリコバクターピロリ菌	629
ヘルパンギーナ	750k
ヘルペスウイルス	198k
ヘルペス脳炎	295,426,430,439,581,899t
ベル麻痺	805
ヘロイン	226k,617k,631t
ヘロイン吸入	96k,617k
ヘロイン中毒	169k,**632**
変異型 Creutzfeldt-Jakob 病	162,338t,340
辺縁系	199t
辺縁系脳炎	210t,295,418,429f, 444,457,684,686f,712
辺縁帯 B 細胞リンパ腫	1027
弁蓋形成不全	614
ペンキ塗装	621f
変形性脊椎症	831
偏心性結節	328
片頭痛	820k,826,828,832,834t,872, 911,933
片頭痛性脳梗塞	**891**,892f
片側萎縮	678k
片側顔面攣縮	**802**,802f
片側巨脳症	679k,989
片側大脳萎縮	947f,948,957f,964,979,980
片側脳萎縮	1046f
片側ヒョレア	647
片側舞踏運動アテトーシス	363
扁桃体	25f,728

扁桃体硬化症 999,1000f	末梢性顔面神経麻痺 238	メチルアルコール **627**
扁桃体腫大 998f,999f	マッチ 624t	メチル臭素(臭化メチル) 198k
便秘 606	マラリア 196,198k	メチルマロン酸 589t,664,666
片麻痺性片頭痛 **891**	マラリア脳症 **326**	メチレンテトラヒドロ葉酸還元酵素欠損症
ほ	マンガン 617k	604,605f,754
傍咽頭間隙 287	マンガン中毒 **624**,625f,678k	メトトレキサート 232
蜂窩織炎 389f	マンガン沈着 692,693,699f,729	メトトレキサート関連リンパ増殖性疾患
傍関節嚢胞(環椎後頭骨) 804	マンガン曝露 624t	634f
傍関節嚢胞(環椎とする軸椎関節)	マンガン輸送 624	メトトレキサート脳症 **633**,723
804	慢性MTX脳症 633635	メトトレキサート脳症(急性) 633f
膀胱直腸障害 606	慢性アルコール中毒	メトフォルミン中毒 687k
放射線 226k	525,527f,532,656	メトヘモグロビン 707,852,863,1129f
放射線壊死 269,645,647t	慢性炎症 716	メトホルミン(メトフォルミン)
放射線壊死(嚢胞形成) 646f	慢性炎症性脱髄性多発神経炎 806	663t,641,669
放射線血管症 649t	慢性活動性病変 453,455	メトロニダゾール **629**
放射線障害 **645**	慢性肝機能障害 624	メトロニダゾール(フラジール)脳症
放射線照射 617k	慢性肝脳変性 544	81k,96k,629f,630f
放射線照射後 820k,840f	慢性硬化性唾液腺炎 797798	メラニン 30f,118,125,131f
放射線脊髄症 **651**,652f	慢性硬膜下血腫 1106,1107,1108f	メラニン低下 63,75,75f,76f,77,78,
放射線治療 387k	慢性進行性外眼筋麻痺	79f,83f,127f,131,146,150
放射線治療後 617k	230k,**571**,572f,574f	メラノサイト 424
傍腫瘍性 668t	慢性髄膜炎 317	免疫再構築症候群
傍腫瘍性孤立性脊髄症 **738**	慢性半球性血管炎 964	224,234f,235f,**237**
傍腫瘍性腫瘍形成性脱髄 467	慢性被膜化脳内血腫 269	免疫不全 1017
傍腫瘍性症候群 425t,475t,668k	マンソン住血吸虫脊髄炎 **334**,335f	免疫抑制療法 1017
傍腫瘍性小脳変性症 69,109,249t,	**み**	綿花様白斑 420
250,435,439,442f,**734**,735f	ミオクローヌス発作 445	**も**
傍腫瘍性神経炎 806	水中毒 **759**,759f	盲係蹄症候群 663t
傍腫瘍性神経症候群 226k,432t,	水周り 490	毛細血管拡張症
443f,444m,472,491,**734**	ミトコンドリア 727	98f,647,648f,651,723
傍腫瘍性脊髄炎 737,738,739f,1064t	ミトコンドリア(電子伝達系)複合体1欠	毛細血管拡張性運動失調症
傍腫瘍性ニューロパチー **736**	損症 584	94,97f,98f,157,675t
傍腫瘍性脳脊髄炎 **738**,739f	ミトコンドリア脳筋症 **571**,619t	毛嚢炎様皮疹 379t
傍腫瘍性パーキンソン症候群	ミトコンドリア脳筋症・乳酸アシドーシス・	網膜 242,911
737,432f	脳卒中様発作症候群 **575**	網膜神経 98
傍腫瘍性舞踏病 156,156k,**737**	ミトコンドリア脳症 81k,96k,**102**,104f	網膜中心動脈閉塞症 464
傍腫瘍性辺縁系脳炎 209,429f	ミトコンドリア病 37,105,675t,754	網膜剥離 424
傍脊柱起立筋群の梗塞 1061	ミトコンドリア劣性遺伝性失調症候群	網膜変性症 181
傍脊椎静脈 1119	593	毛様細胞性星細胞腫 974
傍脊椎動静脈瘻 1071,1073,1080	水俣病 624	モズクガニ 335
包虫症 328t,330,331k	脈絡叢 47f,354,1020	モノクローナル抗体薬 237,637
乏突起細胞腫 993	脈絡叢の造影効果 237,424f	モノクローナル抗体関連PML 224
傍皮質下小出血 858f,861,862	**む**	もやもや症候群 1127t
星細胞腫 475t,484k,1001f	無βリポタンパク血症 671	もやもや病 581,679k,682k,687,
ホモシスチン尿症 850	無ガンマグロブリン血症 380t	820k,834t,840t,879t,880,886,888
ホモシステイン 604,664,666	無菌性髄膜炎 424	もやもや病(ivy sign) 259k
ホモシステイン値 667	ムコール真菌症 302t,303,305f,310,	門脈・体循環シャント
ポリオワクチン関連麻痺性ポリオ 1064	313f,314k,**317**,423	691,698,698t,699f,700
ポルフィリン症 **563**,564f	無酸素性脳症 433	**や**
ボレリア症 880	虫の移動 333	薬剤 668t
本態性血小板血症 678k	無症候性PML 236	薬物濫用 834t
ま	無セルロプラスミン血症	火傷 525
マイコプラズマ 198k,475t	96k,171t,**179**,180f,181f,678k,691	野兎病 280t
マイコプラズマ感染症 280t	**め**	**ゆ**
マイコプラズマ肺炎	迷走神経 46,47f,48	有機水銀中毒 **624**
214k,**350**,351f,352f	メープルシロップ尿症 96k,589t	有機溶剤 617k
膜性脂肪ジストロフィ 569	メサドン **640**	有棘赤血球 172
マグネシウム不足 657t,658	メズサの頭 927	有棘赤血球舞踏病 155k,156,156k,
膜様構造 765f,766	メタドン 617k,640	157,**158**,158f,159f,164,178
マクロファージ浸潤 452	メタノール 589t,**627**	有機リン酸 668k
麻疹 198k,214k,668t,724	メタノール中毒 627f,687k	有鉤嚢虫症 269,328,329f,484k
マダニ 299	メタンフェタミン 630	有線野 26

遊走性紅斑 299
有痛性紅斑 398,400
夕焼け状眼底 424
雪だるま状 497
油性造影剤 1095
癒着性くも膜炎 1064t,1065t,1092k,1094,**1095**,1096f,1097,1098f
輸入感染症 316
弓状の高信号 833

よ

溶血性尿毒症症候群 198k,**283**,589t,747,1066
溶血性貧血 682k
溶血連鎖球菌 498f
溶血連鎖球菌感染に伴う急性散在性脳脊髄炎 496
葉酸欠乏症 663,668k,673k
羊水塞栓症 895,896
溶接工 624,625,625f,678k
溶接棒 624t
腰痛 831,831f
横側頭回 22f,28,28f,

ら

ライム病 **299**,372f,425t,805,806
雷鳴頭痛 867t,871,873,874,879,1102
卵円孔 43f,44
卵巣癌 668t
卵巣奇形腫 426,426f,437
卵巣機能不全 597
ランダム皮膚生検 1006

り

リウマチ性（肉芽腫性）髄膜炎 259k,713f
リウマチ性髄膜炎 712,713,720
リウマチ性多発筋痛症 420
リステリア症 269,**278**,279f,294,294f,434
リツキシマブ 224,230f,237,**637**
リボン状の高信号 345
流行性耳下腺炎 198k
良性単クローン性γグロブリン症 1049
両側外転神経麻痺 660f
両側顔面神経麻痺 300t
両側後根 497f
両側視床枕 345
両側視神経炎 508f,509
両側性の椎骨動脈閉塞 422
両側前角 1065
両側線条体病変 350
両側淡蒼球を侵す毒物 617k
両側内頸動脈狭窄（頸部） 886f
両側被殻の壊死 628
両側末梢性顔面神経麻痺 245
緑色腫 721
緑膿菌 285,286f
リング状の造影効果 263,264f,265,268,269,307,322,323f,325t,329,330,335,369,383,452,453f,465,466f,476f,479,484f,485f,486,647,729,1065t
リンパ管腫 1121
リンパ球性下垂体炎 **410**,410f
リンパ球性血管炎 818
リンパ球性増殖性腫瘍 797
リンパ腫様肉芽腫症 226k,415,488f,**1014**,1014f,1015f,1016f,1031
リンパ静脈性血管奇形 927
リンパ節腫大 280t,281

る

類上皮腫 795f,1140
涙腺 393
涙腺腫大 716
ルイ体 28,29f
類皮腫 259k,**1003**,1003f
類もやもや病 **687**

れ

レジオネラ 198k
裂脳症 933
レビー小体型認知症 124m,**133**,134f,142
レプラ 715
連鎖球菌 198k,496
連鎖球菌感染 156k

ろ

ローランド領域 630,698
ロタウイルス 198k,250

わ

若い女性の認知症 684t
ワクチン関連麻痺性ポリオ 245
笑い発作 939t,995

❖ 著者略歴

柳下　章（Akira Yagishita）

1973年3月	慶應義塾大学医学部卒業，4月 同 放射線科
1976年	同 放射線診断部
1978年	フランス マルセーユ大学医学部神経放射線科に留学
1980年	帰国，慶應義塾大学医学部放射線診断部
1982年	都立広尾病院放射線科
1984年	都立神経病院神経放射線科
2013年	定年となり，以後，同病院に神経放射線科医師として勤務

神経内科疾患の画像診断 第2版

2011年 7月 1日　第1版第1刷発行
2019年 4月15日　第2版第1刷発行
2022年 6月30日　第2版第3刷発行

著　者	柳下 章（やぎしたあきら）
発行人	小袋朋子
編集人	小林香織
発行所	株式会社 学研メディカル秀潤社 〒141-8414 東京都品川区西五反田 2-11-8
発売元	株式会社 学研プラス 〒141-8415 東京都品川区西五反田 2-11-8
印刷所	図書印刷 株式会社
製本所	株式会社 難波製本

この本に関する各種お問い合わせ
【電話の場合】●編集内容については Tel. 03-6431-1211（編集部）Fax. 03-6431-1790
　　　　　　●在庫については Tel. 03-6431-1234（営業部）
　　　　　　●不良品（落丁，乱丁）については Tel. 0570-000577（学研業務センター）
　　　　　　　〒354-0045 埼玉県入間郡三芳町上富 279-1
　　　　　　●上記以外のお問い合わせは 学研グループ総合案内 0570-056-710（ナビダイヤル）
【文書の場合】〒141-8418　東京都品川区西五反田 2-11-8
　　　　　　学研お客様センター「神経内科疾患の画像診断 第2版」係

©2019 by Akira Yagishita
Printed in Japan.
●ショメイ：シンケイナイカシッカンノガゾウシンダン　ダイニハン

本書の無断転載，複製，頒布，公衆送信，翻訳，翻案等を禁じます．
本書に掲載する著作物の複製権・翻訳権・上映権・譲渡権・公衆送信権（送信可能化権を含む）は株式会社 学研メディカル秀潤社が管理します．
本書を代行業者等の第三者に依頼してスキャンやデジタル化することは，たとえ個人や家庭内の利用であっても，著作権法上，認められておりません．
学研メディカル秀潤社の書籍・雑誌についての新刊情報・詳細情報は，下記をご覧ください．
　https://gakken-mesh.jp/

JCOPY〈出版者著作権管理機構委託出版物〉
本書の無断複写は著作権法上での例外を除き禁じられています．複写される場合は，そのつど事前に，出版者著作権管理機構（電話 03-5244-5088，FAX 03-5244-5089，e-mail: info@jcopy.or.jp）の許諾を得てください．

表紙・本文デザイン	花本浩一（株式会社 麒麟三隻館）
DTP	和泉裕二（株式会社 麒麟三隻館）
編集協力	有限会社 共同制作社